国家中医药管理局中医药创新团队及人才支持计划项目
（编号：ZYYCXTD-C-202006）

Innovation Team and Talents Cultivation Program of National
Administration of Traditional Chinese Medicine. (No: ZYYCXTD-C-202006)

古今中医名家论疫病

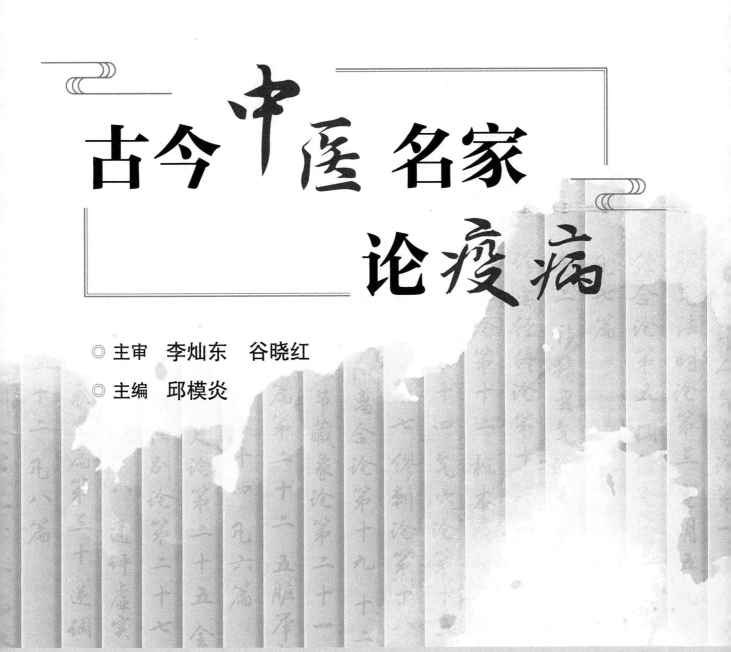

◎ 主审　李灿东　谷晓红
◎ 主编　邱模炎

江苏凤凰科学技术出版社 · 南京

图书在版编目（CIP）数据

古今中医名家论疫病 / 邱模炎主编. —南京：江苏凤凰科学技术出版社，2022.6
ISBN 978 - 7 - 5713 - 2740 - 8

Ⅰ. ①古… Ⅱ. ①邱… Ⅲ. ①传染病－中医治疗法 Ⅳ. ①R259.1

中国版本图书馆 CIP 数据核字（2022）第 020520 号

古今中医名家论疫病

主 审	李灿东　谷晓红
主 编	邱模炎
策 划 编 辑	傅永红
责 任 编 辑	楼立理
责 任 校 对	仲　敏
责 任 监 制	刘文洋

出 版 发 行	江苏凤凰科学技术出版社
出版社地址	南京市湖南路 1 号 A 楼，邮编：210009
出版社网址	http://www.pspress.cn
照 排	南京紫藤制版印务中心
印 刷	江苏凤凰数码印务有限公司

开 本	890 mm×1 240 mm　1/16
印 张	53.75
字 数	1 620 000
插 页	4
版 次	2022 年 6 月第 1 版
印 次	2022 年 6 月第 1 次印刷

标 准 书 号	ISBN　978 - 7 - 5713 - 2740 - 8
定 价	298.00 元

图书如有印装质量问题，可随时向我社印务部调换。

《古今中医名家论疫病》编委会名单

古今中醫名家論疫病　英舜書

传承创新艺术

造福人群健康

张育文

传承精华守正创新
中西医结合取长补短
人类卫生健康
共同体

辛丑小寒 蒙柏

大医精诚

辛丑腊月 宪昌

大醫精誠

大醫精誠

山不至善

横溪先生味
丁亥年
中秋
林玉溪
書

序

众所周知，我国是一个具有悠久历史的文明古国，在中华民族发展的历史长河中，我们经历了一次又一次的瘟疫挑战，在应对疫病的战斗中，中华民族积累了丰富的防治疫病的经验。我国屡次经受瘟疫考验的背后，中医药起到了不可磨灭的作用，它将中华民族一次次从瘟疫的灾难中解救出来。从某种意义上说，一部中医史，就是一部战疫史。中医药学历史悠久，在每一个历史时期都有令人敬仰的名医，他们既是那个时期的代表，也是名垂后世的楷模。中医药学的不断发展与日渐完善，都是建立在后学对先贤的临证精华进行系统总结与全面传承的基础之上。

古今战"疫"名家经历了大量的临床实践，积累了丰富的临证经验，并形成了逐渐深化的对于疫病病因病机、治则治法、证治方药的理论认识，这些经验与认识，丰富和发展了中医药防治疫病的理论和实践体系，是中医药学宝库中的"精华"。有鉴于此，《古今中医名家论疫病》纳入113位战"疫"名家，每位名家的撰写内容包括"生平传略""学术思想""著作考""遣方用药""学术传承""医案选介"，系统总结与展示战"疫"名家的学术思想及其临证经验。本书既有深邃的理论探讨，也有鲜活的临证记录；既有个性的学术思想，也有共性的临证经验；既有公允的客观评述，也有前瞻的主观思考。它既让我们了解这些战"疫"名家的主要成就，又让我们了解取得这些成就的前因后果，以及他们背后的艰辛探索，不仅有利于理论精华传承，而且有利于临证策略创新。

在疫情常态化的大背景下，我们中医药人应该时刻谨记习近平总书记的重要指示"切实把中医药这一祖先留给我们的宝贵财富继承好、发展好、利用好"，以"传承精华 守正创新"为宗旨，在共同战"疫"中，要发出"中医声音"，讲好"中医故事"，贡献"中医智慧"。邱模炎主任师从三代御医之后赵绍琴，在防治疫病方面具有深厚的理论功底和丰富的临证经验，他领衔的团队面向"国家重大需求"和"人民生命健康"，编纂了《古今中医名家论疫病》，具有三个重要意义：一是回顾历史，将中医药防治疫病的经验和教训转化为应对新冠肺炎的智慧和谋略；二是立足现代，提升大众对中医药防治新型冠状病毒肺炎的认知和信心；三是展望未来，为中医药早期、全程、深度融入国家共同战"疫"政策提供重要支撑。一言以蔽之，该书旨在传承战"疫"名家精华，创新疫病临证策略。

"将升岱岳，非径奚为？"该书融合古今战"疫"名家理论精华和临证经验于一炉，是提升中医药防治疫病水平之"门径"，值此书付梓之际，谨志数语，爰以为序，乐观厥成！

北京中医药大学

王庆国　壬寅孟春

前　言

自古至今,人类与疫病的博弈史,跨越数千年,横贯中西方。在中国数千年的历史长河中,有史可考的疫情从公元前243年至1911年都有发生。关于古代医家的防疫、治疫经验,在其相关著作中均有记载。当代中医药学家继承并发扬了古代医家中医防治疫病的经验,例如,在20世纪50年代治疗流行性乙型脑炎,80年代治疗甲型病毒性肝炎、流行性出血热,2003年治疗传染性非典型肺炎(SRAS),2009年治疗甲型 H_1N_1 流行性感冒以及防治现今仍在世界范围内流行的新型冠状病毒肺炎等重大传染病的过程中,发挥了重要的作用。

中医治学当溯本求源,古为今用,继承是发展的必要前提,发展是继承的必然要求。历代名医名家均熟谙经典、勤于临证、发遑古义、创新立说。2020年春,应江苏凤凰科学技术出版社的邀请,我们组织编写了《古今中医名家论疫病》一书。力图通过挖掘和梳理先秦、两汉、晋、唐、宋、金、元、明、清至民国时期及当代,对疫病治疗有突出贡献的历代中医名家有关疫病论治的学术思想和临证经验,以求反映中医疫病防治的学术沿革。全书以各个历史时期的代表医家及其著作为脉络,以年代为序,以医家姓名(或字、号)作为章目,以便读者了解中医疫病学术理论的形成和发展,企望为今后从系统性、理论性和临床指导性等方面完善中医疫病学术体系,提供借鉴。

本书在编写过程中,力避门户之见,力求平正不偏,汲纳各家观点。全书以人名作为章目,共111章,始自以华佗为代表的著名中医药学家共113位。其中,有以医家的姓氏和"字"作为章名,如张仲景、吴又可、喻嘉言、叶天士、薛生白、黄元御、余师愚等;有以医家的姓氏和"号"作为章名,如刘松峰、杨栗山、吴鞠通、朱兰台、雷少逸等;有以医家的姓氏和"名"作为章名,如戴天章、张善吾、郑奋扬等,不苛求一致。每章目在医家名之后,分别附上其代表著作一两部,以便读者检索原著和参考阅读。

全书每位医家之下的内容包括【生平传略】【学术思想】【著作考】【遣方用药】【医话与轶事】【医案选介】有详有略,各栏目不求俱全。【遣方用药】【医案选介】中,入选的古代医家经方和验方,保留原貌,药物计量单位仍使用"两、钱、分",现代和当代医家的验方,大多使用计量单位"g"。古代医案中的中药名称,如栝楼、元胡、金铃子肉等,尊原方,不作修改。书中关于犀角、象牙等国家禁猎动物的药名,为保持古籍原貌,保留原名。在不同的古籍中,"证、症""膜原、募原""温疫、瘟疫"等名称不作统一,不作修改。

附录为中医名家论烈性传染病专题,如名家论流行性脑脊髓膜炎、名家论流行性乙型脑炎、名家论流行性出血热、名家论麻疹、名家论传染性非典型肺炎等专题共12个。

在此书即将付梓之际,感谢各位编审专家和同仁的鼎力相助,尤其感谢本书学术顾问委员会各位专家的指导和支持。

衷心感谢北京中医药大学王庆国教授为本书赐序,国医大师张学文教授、著名书画艺术家吴铎先生、著名书法家柴岩柏先生、邓宝昌先生、林亚溪先生和中国书法家协会副主席申万胜先生为本书题词。

感谢本书编委会全体专家的通力合作和不懈努力,感谢本书编写办公室王嘉玉主任等同仁在本书审校过程中所付出的辛勤劳动,也借此机会感谢不具名的各位朋友的支持和帮助!同时,感谢江苏凤凰科学技术出版社各位领导的支持和帮助。

在组织专家编审的过程中,一定有许多不周之处,敬请各位专家和同仁谅解。本书编写工作量大、时间仓促,如有不妥之处,恳请各位读者批评指正。

《古今中医名家论疫病》编委会

2022 年 5 月

目　录

1. 华佗（青蒿的试验性应用）

【生平传略】

华佗,字元化,又名旉,东汉末年豫州沛国谯县（今安徽省亳州市谯城区）人,生于汉冲帝永嘉元年（145年）,卒于汉献帝建安十三年（208年）。东汉末年著名的医学家,与董奉、张仲景齐名,史称"建安三神医"。

《华佗乡土别传》说:"佗少时,曾于泥台店种花养鱼,读书养性,与曹操实乡土故交。今泥台店东首土堆,即华佗读书台,堆后土坑,传为养鱼池,泥台之得名本此。"《三国志·华佗传》记载:佗"本作士人",是说少年时代的华佗,当时的思想尚存读书报国之心,走仕途之路,并未想到"以医见业"。故少年时代的华佗在泥台店所读之书,应为诸子百家之经典著作,特别是对儒家、墨家、道家之书精读颇多。《三国志》《后汉书》均说华佗"兼通数经"。

当华佗长大成人后,看到当时的社会动荡不安,宦官、外戚轮流专政,豪强地主大量兼并土地,民众生活于水深火热之中,开始从思想上产生对社会不满,乃弃仕从医,走上济世救人的布衣之途。对此,《三国志·华佗传》亦有所记载,"然本作士人,以医见业,意常自悔",即是说在华佗感到难施报国之心,方开始涉猎岐黄之术,大量阅读医学典籍,如《黄帝内经》《扁鹊脉书上下经》《揆度阴阳》《外变》《药论》等医学著作。当华佗获得医学的基本知识后,为提高诊疾疗病水平,又产生深入民间、拜访名医、搜集民间方术之念头,对此《三国志·华佗传》亦明确记载:华佗曾"游学徐土"。

华佗从"徐土"学成归来,即在故里小华庄悬壶应诊。现小华庄仍留有华佗当年医事活动的遗迹。《华佗乡土别传》尚记有华佗在家乡为乡里诊病的情况,如说:"有黄氏家寒,一子溺死于黄家坑,黄氏

孀居,只有一子,悲不欲生,佗慰解备至,曰:'愿竭吾术,以救此子',治逾时果甦,黄氏佩如神明。"从这一病案中可以说明如下事实:其一,华佗从"徐土"学得仓公之遗技,医术高超,声誉日振;其二,华佗治病,医德高尚,能"慰解备至",深受民众信赖。

华佗在小华庄行医数载,声誉大振后,又到当时谯郡郡治所在（亳州市）设药肆（铺）济人。《华佗乡土别传》说:"魏武起兵,华佗居斗武营,并于曹巷口西首,设药肆以济人。华佗善治蛇病,肆内悬蛇累累,不设肆号,时人知为华佗。"

华佗不仅行医于乡里,也经常深入民间到外地看病。《三国志·华佗传》《后汉书·华佗传》《华佗别传》《甲乙经》等古书所载华佗二十余个病案,多数是在外地所看之病案,如到广陵为太守陈登治"胸中烦懑,面赤不食"之内疽案;去东阳为陈东山小儿治疗虚泄案;到彭城用温汤渍手治一妇人蝎螫案;到甘陵为相夫人治疗妊娠六月胎死腹痛案;过盐渎运用望诊论严昕病机案等,说明华佗经常到外地行医济人。有些地方尚不止去过一次。如广陵华佗就至少去过两次,一次是在华佗行医的早年去广陵诊治梅平之疾,并收吴普为徒;一次是在华佗行医的晚年,去广陵为陈登治病,《三国志·华佗传》记载华佗为陈登治病时说:"此病后三期当发,遇良医乃可济就,依期果发动,时佗不在,如言而死。"

至于"徐土"一带（包括彭城、丰、沛等）,华佗最少亦去过两次:一为游学"徐土",一为去彭城用温汤渍手治一妇人蝎螫案,并收樊阿为徒。总之,从《三国志》《后汉书》《华佗别传》等史书所记,华佗确曾到过彭城、丰、沛、盐渎、东阳、山阳、朝歌、许都、甘陵、河内、东城、广陵及邺等地。上述地区包括现在的安徽、江苏、山东、河南、河北、陕西等省。在当时的历史条件下,华佗足迹遍及大河上下、淮河两岸

的广大区域，为民众解除疾苦，其精神确实是难能可贵。故上述地区如徐州、沛县、许昌等为感华佗之德，多建有庙、墓等以示纪念。

华佗的晚年除在家乡或去外地行医诊病外，把较多的精力用于著书立说，对自己多年来所积累的临床经验以及游学徐土所搜集的素材，进行文字上的总结和整理。《隋书·经籍志》所记载的《华佗内事》《华佗方》《华佗观形察色并三部脉经》《华佗枕中灸刺经》，《医藏书目》所载的《华佗外科》，《崇文总目》所载的《华氏佗玄门内照图》，《通志·艺文略》所载的《华氏中藏经》等华氏著作，我们认为多是这一时期的著述。

正由于这一时期华佗医学成就显赫，誉满黄淮，因之也引起了官方的关注。先是太尉黄琬对华佗的医学成就非常了解，故调任太尉时，即向汉廷推荐华佗。稍后陈珪任沛相时，对华佗的情况亦十分了解，故亦推举华佗当孝廉。虽然华佗对黄、陈的荐举"皆不就"，但华佗之名已声振许都，结果导致后来曹操"闻而召佗"，使其"常在左右"达六七年之久。

华佗在曹营，主要为曹操针治头风病，负责曹操的医疗保健，同时亦为达官贵人诊疾疗病，如207年底为司马师在婴孩时割治眼瘤。战时亦运用其外科技术，为战伤官兵治疗。后来随着形势的发展，特别是"太祖亲理，得病笃重"，"使佗专视"，使华佗彻底变成曹操的侍医，无法行使济世救人之宏志。故于建安十二年底，假借妻病，"数迄期不反"，被曹操以"虚诈"之罪，"传付许狱"，于建安十三年（208年）杀害于许狱中。华佗死后许人将其葬于许昌东郊清潩河边，从而结束了一代名医的光辉生涯。

【学术思想】

（一）"六部三法"伤寒学说

华佗论述伤寒病证治的著作，虽久已失传，但在王叔和散佚的医学著作及现存的《诸病源候论》《千金要方》《外台秘要》等医学著作中，都引有华佗关于伤寒病证治的论述。其中，以孙思邈的引述最为系统和详备，也最有参考价值。

孙思邈《备急千金要方》引华佗曰："夫伤寒始得，一日在皮，当摩膏火灸之即愈。若不解者，二日在肤，可依法针，服解肌散发汗，汗出即愈。若不解，

至三日在肌，复一发汗即愈。若不解者，止，勿复发汗。至四日在胸，宜服藜芦丸，微吐之则愈。若病困，藜芦丸不能吐者，服小豆瓜蒂散，吐之则愈也。视病尚未醒，醒者，复一法针之。五日在腹，六日入胃，入胃乃可下也。若热毒在外，未入于胃，而先下之者，其热乘虚入胃，即胃烂也。然热入胃，要须下去之，不可留于胃中。胃若实热为病，三死一生，皆不愈。胃虚热入烂胃也，其热微者，赤斑出，此候五死一生；剧者黑斑出，此候十死一生。但论人有强弱，病有难易，得效相倍也。得病无热，但狂言，烦躁不安，精彩言语，不与人相主当者，勿以火迫之，但以猪苓散一方寸匕，服之。当与新汲水一升，若二升，强饮之。令以指刺喉中，吐之，病随手愈。若不能吐者，勿强与水，水停则结心下也。当更以余药吐之。皆令相主，不尔更致危矣。若此病辈，不时以猪苓散吐解之者，其死殆速耳。亦可先去毒物，及法针之，尤佳。夫饮膈实者，此皆难治。此三死一生也。病者过日，不以时下，则热不得泄，亦胃烂斑出……春夏勿大吐下，秋冬无大发汗。发汗法，冬及始春，大寒时，宜服神丹丸。亦可摩膏、火灸。若春末，及夏月、始秋，此热月不宜火灸及重覆。宜服六物青散，若崔文行度瘴散，赤散、雪煎亦善。若无丸散及煎者，但单煮柴胡数两。伤寒、时行亦可服以发汗，至再三发汗不解，当与汤。实者，转下之。其脉朝夕者，为辟实也；朝平夕者，非辟也。转下汤为可早与。但当少与，勿令大下耳。少与、当数其间也。诸虚烦热者，与伤寒相似，然不恶寒，身不疼痛，故知非伤寒也，不可发汗。头不痛，脉不紧数，故知非里实，不可下。如此内外皆不可攻，而强攻之，必遂损竭，多死，难全也。此虚烦，但当与竹叶汤。若呕者，与橘皮汤。一剂不愈，为可重与也。此法数用，其有效验。伤寒后虚烦，宜服此汤。"《千金要方》与《外台秘要》成书相差百年左右，皆引用华佗的伤寒学说，文字基本相同。

华佗"六部传变"不同于《素问》六经。《素问》《灵枢》之前，中医学认为外感热病虽与伤于寒邪有关，但古人只称其为"热病"，而不名其为"伤寒"。《难经》"伤寒有五"之论，创立了广义伤寒学说，此说以及《阴阳大论》的伏邪温病与多种温热病属于伤寒的思想，对仲景产生了巨大的影响，他撰著了我国第一部外感热病论治的专著，取名为《伤寒杂病论》。华佗在其著作之中只云伤寒，而不称热病，由

此也可推知其学术主张，应当受到《难经》与《阴阳大论》的影响。华佗伤寒"六部传变"的学说是：一日在皮，二日在肤，三日在肌，皆属在表，可用汗法治疗；四日在胸，乃可用吐法；五日在腹，六日在胃。入胃之后可以用下法治疗。华佗在不可能见到《伤寒杂病论》的情况下，不用六经"条块分解"、一经一经地平列伤寒病的证候，而是按由表及里、由浅入深、自上而下的规律描述伤寒病的发展过程，故能自成体系，丰富了《素问》热病的传变学说；也可以说，"六部传变"是温病卫气营血辨证、三焦辨证学说的滥觞；其胃热、胃烂而致斑出的理论，足以弥补仲景之不足，受到温病学家，以及唐宋迄今不少医家的称道与遵循。华佗伤寒"六部传变"的学说，不像仲景《伤寒杂病论》自序那样，标明"撰用《素问》《九卷》《八十一难》《阴阳大论》"等。然而，从其内容来看，华佗创立这种伤寒"六部传变"的学说，虽然主要来自临床实践，但也受到《素问·热论》影响，故云"日传一部"。但华佗"六部传变"学说，毕竟不同于《素问·热论》和仲景《伤寒杂病论》的六经辨证而另成一套辨证体系，体现出他对伤寒病的独特认识。华佗凭着这一独特的认识，指导临床实践，取得了超越前人的疗效。

华佗"六部传变"的传变方式，与《素问·热论》一样，也是把发病日数作为一个非常重要的指标，当成临床治疗的依据，虽有整体把握伤寒病情变化的优点，但是验之于临床，难以完全相符。"日传一部"与《素问·热论》"日传一经"一样失之于拘泥。相比之下，仲景《伤寒例》中"当一二日发""当三四日发"，《伤寒论》"伤寒三四日""太阳病四五日"等"或然之词"的应用，则更能切合临床实际，更符合辨证论治精神，而不是像《热论》那样强调"三日前后分汗泄"，或像华佗那样按伤寒病的日期分别使用汗、吐、下三法，不愧为辨证论治的典范。

华佗治伤寒三法空前丰富：华佗在《素问·热论》以"汗泄二法"治疗热病的基础上，发展为用"汗、吐、下三法"治疗伤寒病。发汗之法，除保留针刺之外，还可以用膏摩、火灸的外治方法取汗解表；也可以通过内服解肌散、神丹丸、六物青散、崔文行度瘴散、赤散、雪煎等方药发汗，或单用柴胡发汗，使解表的治疗方法大为丰富。此外，吐法包括瓜蒂散、赤小豆散、猪苓散、饮冷水探吐等多种方法。华佗对下法有独到的认识，认为早下晚下都是误治，早

下伤人正气，引邪深入，使病情加重；晚下则失去治疗时机，胃中邪热得不到及时治疗，往往导致胃烂斑出，致人死亡。后世温病学"斑出阳明"的理论，与此有着明显的渊源关系。《华佗传》云："府吏倪寻、李延共止，俱头痛身热，所苦正同。佗曰：'寻当下之，延当发汗。'或难其异，佗曰：'寻外实，延内实，故治之宜殊。'即各与药，明旦并起。"二人虽都是头痛发热，华佗却能够区别出一为在表，一为在里，分别用汗法和下法治之而速愈。虽然《华佗传》引文可能有误，但仍然可以说明，华佗对汗法与下法，运用得精妙与娴熟，与其常用三法治疗伤寒的学术特长，完全相符。

自华佗伤寒病的"六部传变"学说行世之后，受到西晋太医令王叔和的重视。"伤寒病者，起自风寒，入与膝里与精气分争，荣卫否隔，周行不通。病一日至二日，气在孔窍皮肤之间，故病者头疼恶寒、腰背强重。此邪气在表，发汗则愈。三日以上气浮在上部，填塞胸心，故头痛、心中满，当吐之则愈。五日以上气沉结在藏，故腹胀身重、骨节烦疼，当下之则愈。明当消息病之状候，不可乱投汤药，虚其胃气也"。王氏此论源于华佗，又有所阐发，使汗吐下三法更明晰易施，同时，论明邪气在胸与入腹，为气之浮沉所致，实为吴鞠通外感温病三焦辨证之雏形。巢元方《诸病源候论》"伤寒诸候"，在引用了《伤寒例》中"阴阳大论"的有关内容之后，又云："伤寒病者，起自风寒，入与膝里与精气交争，荣卫否隔，周行不通。病一日至二日……五日以上，气深结在脏，故腹胀身重、骨节烦疼，当下之则愈。"很显然，这一段文字正是王叔和概括的华佗"六部传变"的有关内容，《诸病源候论》的作者将其置于卷首，其后才引用《素问·热论》"日传一经"的有关文字，足见其对"六部传变"学说的重视。《诸病源候论》"时气诸候"，也是在引用了《伤寒例》有关文字之后，又云："时病，一日在皮毛，当摩膏火灸愈。不解者，二日在肤，法针，服行解散汗出愈。不解，三日在肌，复发汗，若大汗即愈；不解，止，勿复发汗也。四日服藜芦丸，微吐愈；若病固，藜芦丸不吐者，服赤豆瓜蒂散，吐已解，视病者尚未了了者，复一法针之当解。不愈者，六日热已入胃，乃与鸡子汤下之愈……时病始得，一日在皮，二日在肤，三日在肌，四日在胸，五日入胃。入胃乃可下也。"这一段关于时气病传变规律的论述，也源于华佗所说伤寒六部传变和三

法治伤寒的学说。可见,华佗关于外感热病由表入里、由浅至深、自上而下的"六部传变"学说,是一种普遍的规律,因此受到后世医家的重视。《伤寒论》六经辨证体系大行于世之后,华佗"六部传变"学说渐少有传者。宋代之后,世人每当提起伤寒病证治,便想到仲景的学说,很少有人知道华佗的伤寒学术思想。华佗虽事迹列于史传,有弟子吴普、樊阿传其学,而其独特的伤寒学术竟成绝学;后人虽曾对《后汉书》仲景无传,深表遗憾,然而,宋代之后,研究仲景《伤寒论》学术特点,对其方证进行研究和补充的专门著作,多达六百余种,确有深刻的原因在其中。这种现象还见于元代名医李东垣,他曾著有《伤寒会要》三十余万言,其友元好问也称:"大概其学,于伤寒痈疽眼目病为尤长"。然而,其大部头的《伤寒会要》久已失传,而《脾胃论》《内外伤辨惑论》,却因其独特的善补脾胃的学术特长,至今仍被尊崇。华佗的伤寒学说至今不传,也当与其自身的"六部传变"不如仲景的"六经辨证"更为全面详尽有关。然而,历史地看问题,华佗的"六部三法"治疗伤寒的学说,不仅发展和丰富了《素问·热论》的外感热病学说,而且也有不少方面为仲景《伤寒论》所未及,对后世温病辨证理论的形成,体现出古今渊源的继承关系。

(二)茵陈蒿的试验性应用

茵陈蒿又称茵陈、马先、绒蒿,为菊科植物茵陈蒿的幼嫩茎叶,是一味清热利湿的良药。关于茵陈蒿药用,还有一段"华佗三试青蒿草"的传说。

据传,东汉名医华佗给一位黄痨病人治病,苦无良药,无法治愈。过了一段时间,华佗发现病人突然好了,急忙问他吃了什么药?他说吃了一种绿茵茵的野草。华佗一看是"青蒿",便到地里采集了一些,给其他黄痨病人试服,但试了几次,均无效果。华佗又去问已痊愈的病人吃的是几月的"蒿子",他说三月里的。华佗领悟到,春三月阳气上升,百草发芽,也许三月的蒿子药力较强。第二年春天,华佗又采集了许多三月间的"青蒿",给黄痨病人们服用,果然吃一个好一个,但过了三月"青蒿"却又没有功效了。为摸清蒿子的药性,第三年,华佗又把根、茎、叶进行分类试验。临床实践证明,只有在三月里采收蒿子的茎叶,质嫩、绵软、香气浓郁,其清热利胆的作用最强,并取名"茵陈"。他还编

了一首顺口溜供后人借鉴,曰:"三月茵陈四月蒿,传于后人切记牢;三月茵陈治黄痨,四月青蒿当柴烧。"

【著作考】

据古代目录文献及古医籍记载,华佗一生,从基础理论、中药、方剂到临床各科多有著述。因"遭汉献迁徙,晋怀奔进,文籍焚靡,千不遗一"的浩劫,致使华氏著作多所佚亡。

【遣方用药】

华佗是东汉末年杰出的医学家。他对中医药学的发展,做出了卓越的贡献。其中华佗创制的预防疾病要药——屠苏酒,在后世医家论著中多有提及,有辟瘟的用途。

文献记载,酒是一种饮料,用谷类和曲酿造而成。药用有散寒滞、化瘀结等功效。据陈延之《小品方》说:"屠苏酒,此华佗方也",其配制方法是把赤木桂心等药物,"以三角绛囊盛之,除夕夜悬井底,元旦取出置酒中,煎数沸""举家从少至长,次第饮之……岁饮此酒,一世无病"。葛洪的《肘后备急方》载:"小品正朝屠苏酒法,令人不病瘟疫";孙思邈《备急千金要方》曰:屠苏酒"辟疫气,令人不染瘟疫病及伤寒";李时珍《本草纲目》中解释:"苏魂是一种鬼名,该酒能屠灭之,故曰屠苏";南宋陈元靓《岁时广记》称:"屠者言其屠绝鬼,苏者言其苏省人魂",即屠苏有杜绝瘟疫邪气侵袭,促进健康的含义。古今中外绝大多数专家、学者和业内人士都认为屠苏酒具有"辟疫气,令人不染瘟病及伤寒"的药效。"屠绝鬼气,苏醒人魂"乃此酒得名之由来。

屠苏酒之所以有预防疾病的独特功能,是因为这一古老酒剂的药物组成,除用药配伍严谨,剂量别具一格外,还有杀虫解毒、避瘟祛邪、健脾利湿及防疫驱病之功能。因此,一千多年来屠苏酒在人们心中有着深远的影响。

华佗方屠苏酒在民间沿用流传千余年,从古籍记载中看,随着历史演变,屠苏酒的药物组成有所变化,用途也就因之而异。早期的医学文献,东晋葛洪在《肘后备急方》记载:屠苏酒配方为大黄、川椒各五分,桔梗四分,乌头一分,菝葜二分,将中药制为粗末,以三角绛囊盛之,除夕夜悬井中,元旦取出置于酒中,煎数沸止,合家饮用;南北朝时期,陈

延之《小品方》记载为华佗所传，令人不病瘟疫的屠苏酒所用药物为肉桂、防风、菝葜、蜀椒、桔梗、大黄、乌头、赤小豆，将药物研为末，装入布袋中，元日前一日，将盛于药物的布袋沉于井底，第二天正月初一早晨取药，浸于瓶酒内，煮沸后饮用；唐代孙思邈的《备急千金要方》屠苏酒之药物配方则由大黄、桔梗、蜀椒、白术、桂心、乌头、菝葜组成。

大黄排各种滞浊之气，被称为药中的将军；白术健胃、利水、解热，久服能轻身延年；桔梗补血气、除寒热、祛风痹、下肿毒；蜀椒解毒、杀虫、健胃；桂枝活血化瘀、散寒止疼；乌头祛风痹祛痔、温养脏腑；菝葜驱毒、防腐、定神。综上所述，此配方对人体裨益甚多，诚可谓兼滋补保健、防病疗疾、驱邪避瘴等多种功能之良方。

此外，李时珍《本草纲目》中也记载了屠苏酒，其药物组成为赤木囊桂心、防风、菝葜、大黄、桔梗、蜀椒、乌头、赤小豆八味，将其制为粗末，以三角绛囊盛之，除夕夜悬井中，元旦取出置于酒中，煎数沸止，饮用；张景岳在《景岳全书》中记载的屠苏酒之药物配方为麻黄、川椒、细辛、防风、苍术、干姜、肉桂、桔梗各等分，配制时，将药物制为粗末，装入绢袋，浸于适量的白酒中，容器密封，三日后可饮用，该配方具有祛风散寒、温中健脾的作用。清代名医沈金鳌把屠苏酒化裁为屠苏饮，即"白术一两八钱，大黄、桔梗、川椒、肉桂各一两五钱，虎杖根一两二钱，川乌六钱，共剉为末，盛以绛囊，于十二月晦沉井中，正月朔日早取出，把药放入一瓶清酒中，煎数沸，老幼各饮一杯，其余还沉井中，日常取水饮之"（见《沈氏尊生书》）。华佗方屠苏酒经历千余年而演变为沈金鳌的"屠苏饮"，仅是出入药味，其配制和服法以及预防疾病的意义则是相似的。

屠苏酒之所以能够经历千载为民间所沿用，为名人所赞颂，为医典所记载，是由其"合理的内核"支撑所决定的。一是屠苏酒有益于贯彻"治未病"和"预防为主"的方针。华佗按照《素问·四气调神大论》篇"不治已病治未病"的精神，创制了屠苏酒，可谓是"未病先防"的典范。现在认识、探讨、继承华佗预防疾病的学术理论，对于发展卫生事业，丰富祖国医学，弘扬"治未病"的理念，实施"预防为主"的方针，有着重要的现实意义。二是屠苏酒有益于群防群治，水是人类和一切生物生存不可缺少的重要物质。天上降雨雪，地面江河流，水源污染的现象

必然存在。因此，目前怎样实现净水问题，应引以高度重视。古时用华佗方屠苏酒净化饮水，确是预防疾病的一个有效手段。现在，对屠苏酒净化饮水应该用科学的方法进行创新推广，这为实现饮水卫生大有裨益，且有利于群防群治。三是屠苏酒有益于健胃强身，该酒剂的药物组成，多是防解毒质、辟却瘟瘴、祛散疫疠之品。酒能消饮食，通经络。把药物溶沸于酒而成为酒剂，饮用简便，常人服之，既无副作用，又有祛病健身之功。四是屠苏酒有益于勤俭办卫生事业，因为用药精炼，成本低廉，配制简便，故在历史上易为群众所沿用。在当前发展卫生事业中，其可贵的勤俭精神，值得借鉴。

【学术传承】

华佗师祖《内经》《难经》，其师承授受虽无明确史料记载，然其薪传脉络却有显现之处，扁鹊—淳于意—华佗在医学思想和医疗技术上有相通或有共性之处，其师承授受之脉络亦应存在不可分割之关系。有关华佗的弟子，知其姓名者唯吴普、樊阿、李当之三人。华佗重在理论与临床相结合，因具有独特的学术思想和学术见解，对后世医学影响颇大，尤其是为易水学派、补土学派奠定了思想基础，对脏腑辨证理论的形成起到了推动作用。

（一）学术渊源

1. 学宗《内经》《难经》

孙思邈《千金翼方》云："汉有阳庆、仓公、张机、华佗……凡数十家，皆师祖农黄，著为经方。"其《备急千金要方》亦云："黄帝受命，创制九针……故后可得以而畅焉。"即历代医家莫不视《内经》《难经》为经典著作。不论其学术见解如何，而学术渊源皆出自《内经》《难经》之说。华佗师祖《内经》《难经》，极变探幽，在其伤寒学说中体现得尤为突出。如他虽据人体大体解剖层次，独创皮、肤、肌、胸、腹、胃之六部分层辨证论治纲领，但仅论及伤寒的热证及实证，未及虚证和寒证。同时，对病之传变，亦为日传一经，固定不移等，均与《内经·热论》相同。在《中藏经》和《内照法》中，他亦多处引证《内经》《难经》之论，作为自己学术见解的依据。

2. 师承授受

"扁鹊、仓公、华佗、张仲景这些大医学家的薪传脉络，都有文献可征。"此说当有可信处。但就华

佗而论,据史料分析,目前尚无第一手资料能查证华佗的直接师承关系,然其薪传脉络却有显现之处。汉代伟大的史学家司马迁在《史记·扁鹊仓公列传》中就将一为春秋时代,一为西汉时期的两位名医相提并论。西晋太医令王叔和把扁鹊与华佗的诊法经验合为《扁鹊华佗察声色要诀》,收载于《脉经》之中,并在论述扁鹊的脉诊经验后,注曰“华佗仿此”。南朝陶弘景在《本草经集注》一书中,又将淳于意与华佗合并论述。上述司马迁、王叔和、陶弘景三人或与淳于意,或与华佗相距较近,对其薪传脉络当有所了解,因此在各自的著述中加以并论或合述,均非无意之为。说明他们已意识到扁鹊—淳于意—华佗在医学思想和医疗技术上有相通或有共性之处,其师承授受之脉络亦应存在不可分割之关系。《文苑英华》载:唐·王勃在撰写《黄帝八十一难经·序》中说:“秦越人始定章句,历九师以授华佗。”推演年代,秦越人为齐桓公治病,是公元前375年之事,距华佗已五百余年。“历九师以授华佗”之说,尤可征信。因为古代医家授业不外两端。其一,为书传。越人“定立章句”后,以书传人。华佗学医之时,扁鹊的著作如《扁鹊脉书》《五色诊》《奇咳术》《外变》《药论》等,尚未失传,华佗学习并继承扁鹊的医学理论与经验当是可能的。故王叔和将扁鹊、华佗的诊法经验合为一篇收载于《脉经》中,并在论述扁鹊的脉诊后说“华佗仿此”。其二,为法传,亦即师徒相传,耳提面命。扁鹊、华佗前后相距五百余年,亲自授受当不可能。但扁鹊周游列国,足迹遍及河北、河南、山东、陕西、山西一带,其医术由弟子子阳、子豹、子同等继承并下传,历数师传于淳于意亦是可能的。故李茂如在《略论汉书·艺文志医经经方之著录》一文中说:“仓公曾受其师公孙光之方书,又受其师公乘阳庆黄帝扁鹊脉书上下经、五色诊、奇咳术、揆度阴阳、外变、药论、石神、接阴阳禁书。并传授其弟子宋邑、高期、王禹、冯信、杜信、唐安诸人。”林亿等在校订《重广补注黄帝内经素问·序》中亦说:“苍周之兴,秦和述六气之论,具明于左史,厥后越人得其一二,演而述难经,西汉仓公传其旧学。”上述说明扁鹊、仓公、华佗在薪传脉络上是一脉相承的。

淳于意是山东临菑人。其弟子又多是甾川、临菑一带人。仓公之术得弟子传播到山东东南及徐土一带是极有可能的。华佗“游学徐土”数载,自淳

于意的传人中,得习仓公之术不是没有可能的。《脉经》中《扁鹊华佗察声色要诀》就与淳于意继承和传授的“扁鹊之脉书,五色诊病”,故能知人生死,从标目、内容上,颇多雷同之处。它为扁鹊—淳于意—华佗这一师承授受脉络,又提供了一条佐证材料。故陶弘景在《本草经集注》中将淳于意、华佗相提并论。

华佗的师承授受脉络与扁鹊、淳于意有关,扁鹊、淳于意对其学术的影响是多方面的,例如扁鹊精通众科,“随俗为变”之风范在华佗身上颇有体现。同时,扁鹊的外科技术对其影响又尤为突出。

(二)华佗的弟子

华佗的弟子,《三国志·华佗传》《后汉书·华佗传》均称:“广陵吴普,彭城樊阿皆从佗学。”普,广陵人。二十岁左右跟随华佗学习医技,深得华佗真传,故《后汉书·华佗传》及《华佗别传》均赞誉说:“普依准佗疗,多所全济”“普从佗学,微得其方”。后因操演五禽戏出名,曾被魏明帝约于239年召见过。著有《吴普本草》《华佗药方》两部书,但原书早失,其部分内容散见于历代各家本草中。其生卒年月,据本草学家尚志钧教授考证,生活于149年略前至250年前后,寿一百余岁,不会超过一百一十岁。樊阿,彭城人,善针术,“凡医咸言,胸背不可妄针,而阿针背二、三寸,巨阙胸藏五、六寸而病皆廖”。因长期服食漆叶青黏散,寿百余岁仍健康,其生卒年月不详。《梁七录》载:“李当之,华佗弟子也。”李当之,长安人,跟随华佗学习医术,著有《李当之药录》。李时珍在《本草纲目》中曾对该书给予较高的评价,如说:“其书散见吴氏、陶氏本草中,颇多发明。”其生卒年月不详。《华佗别传》记有:“佗令弟子数人铍刀决脉。”说明华佗的弟子较多,有学习内科的,有学习外科的,也有学习针灸的等。但知其姓名者唯吴普、樊阿、李当之三人而已。此外,尚有人认为华佗还收有名叫汪禽者为徒,此说缺乏史实根据,尚难定论。

(三)对后世医学的影响

华佗注重理论与临床相结合,具有独特的学术思想和学术见解,形成了一套较为完整的理论体系,能够有效地指导临床实践。因此,华佗深受历代医家的重视,对后世医学影响颇大,特别是外科方面影响更大,被誉为外科鼻祖。《文苑英华》载,

唐·王勃在撰写《黄帝八十一难经·序》中说，"华佗历六师以授黄公，黄公以授曹元"。黄公直接授受曹元，说明二人当是同时代人，其师承授受脉络来自华佗医学。《唐书·王勃传》载："勃尝谓人子不可不知医，时长安曹元有秘术，勃从之学，尽得其要。"而王勃在评价曹元的医术时又说："夫子讳元，字道真，自云京兆人也。盖受黄公之术，洞明医道，至能遥望气血，彻视脏腑，流肠刳胸之术往往行焉。"医史学家李经纬在《论华佗之外科手术与麻醉术》一文中又明确指出，"在华佗之后，公元七世纪初，巢元方撰《诸病源候论》，该书……具体论述了腹部的外科手术方法和步骤，其断肠之吻合术与华佗之吻合术很相像。"另外，其五禽戏及内科、妇科、针灸等科的技术，对后世医学的发展亦有着深远的影响。华佗在基础理论方面对后世的影响如下。

1. 阳常宜盈说

华佗由于深受先秦哲学，特别是《周易》中有关"阳尊阴卑"思想的影响，在医理中别开生面，首倡"阴常宜损，阳常宜盈"的观点，为扶阳抑阴的易水学派和当今的"扶阳派"奠定了思想基础。

易水学派对阴阳关系的论述，完全继承了华佗"阴常宜损，阳常宜盈"的观点，并在此基础上加以发挥，从而形成易水学派独特的"贵阳贱阴"学说。这一学说是以重视阳气，多用温补，少用寒凉攻伐药物的扶阳抑阴思想为其基本内涵的。

2. 脾胃说

华佗在"阳常宜盈"观点的指导下，对脾胃之气尤为重视。他在遗著《中藏经》一书中说："脾者，土也。""胃者，人之根本。"并且强调，由于脾胃居于中州，为气血升降之枢纽，能"消磨五谷""养于四旁"。故华佗认为，"胃气壮，则五脏六腑皆壮""胃气绝，则五日死"。华佗基于上述思想，在临床上又明确提出，对因脾胃功能失调而引起的疾病，治疗时应本着"宜节饮食以调其脏，常起居以安其脾"的治疗原则，然后再根据具体情况"依经补泻"，从而形成华佗独特的脾胃学说。这一学说对后世补土派有着重要的影响。

3. 脏腑辨证说

华佗首创脏腑辨证之雏形，对后世脏腑辨证体系的完善和发展，起到了巨大的推动作用。首先是孙思邈受其影响，于《千金要方》一书中，在华氏脏腑辨证的基础上加以发挥，做了较为详细的补充和归纳。故《中国历代各家学说》一书认为，孙思邈是继《中藏经》《脉经》后对脏腑辨证颇有建树的医家，他将多种疾病分属五脏六腑进行论治，如将癥和聚属肝，胸痹属心，痢疾属脾……这种按脏腑系统归纳的疾病分类法，基本上是合理的。《千金要方》所载的脏腑虚实寒热辨证法，比之《中藏经》有了明显提高，对后世脏腑辨证的进一步发展有着深远的影响。

受华佗脏腑辨证影响最大者莫如易水派代表张元素，张元素《脏腑标本寒热虚实用药式》，几乎全文述录了《中藏经》一书中《论五脏六腑虚实寒热生死逆顺脉证之法》的内容。张元素结合自己数十年之临床经验，以脏腑生理特点为基础，根据脏腑本气及经络循行部位，从寒热虚实进行辨证，从而形成具有鲜明特点的张氏脏腑辨证学说。

参考文献

[1] 牛正波.华佗研究[M].合肥:黄山书社,1994:11-97.

[2] 彭静山.有关华佗著作初探[J].安徽中医学院学报,1985(1):1-3.

[3] 李经纬,李志东.中国古代医学史略[M].石家庄:河北科学技术出版社,1990:78-79.

[4] 陈光崇.中华民族杰出人物传 第8集[M].北京:中国青年出版社,1991:52-55.

[5] 韩德承.清热利湿茵陈蒿[N].上海中医药报,2015-6-19(3).

[6] 汪建国,吴晓兴,薛成,等.历史名酒屠苏酒的考证与挖掘研发[J].中国酿造,2013,32(5):171-174.

[7] 曹东义.华佗"六部三法"伤寒学说的历史意义[J].中华医史杂志,2002,32(3):32-35.

2. 张仲景（《伤寒杂病论》）

【生平传略】

张仲景（约150—219年），名机，字仲景，东汉南阳郡（今河南南阳市）人。东汉末年著名医学家，被尊称为医圣。张仲景广收博采，创作了传世典著《伤寒杂病论》，他确立的伤寒六经辨证原则，也是中医防治瘟疫的重要法则，对于后世中医学乃至温病学的发展起了巨大的推动作用。

关于张仲景的故里南阳，东汉时期南阳下置三十六县，涵盖河南省西南至湖北省北部一部分地区，但具体为哪个县则有多种说法，有涅阳（陆九芝《补后汉书张机传》《南阳府志》等）、棘阳（《襄阳府志》）、枣阳（《人名大辞典》、黄竹斋《医圣张仲景传》，但《隋书·地理志》记载"枣阳隋置"，即东汉时并无枣阳）、南阳（甘伯宗《名医录》、陶弘景《辅行诀脏腑用药法要》）等说法，当今多从南阳说。

张仲景的生卒年代也有多种说法，如薛凝嵩认为仲景生于142—145年，卒于210年；宋向元认为仲景生于148—152年，卒于211—219年等，今多认为仲景生于150年，卒于219年。

【学术思想】

（一）学术思想形成的社会背景

西汉至东汉初期，我国气候较为温暖。从东汉晚期开始，我国气候开始趋于寒冷。225年，历史第一次记载淮河出现结冰现象。这种气候的变化是导致疫情开始出现并流行的重要原因。东汉末年，社会动荡，各方势力连年混战，战争对社会造成了极大破坏，饥荒的发生，居住和卫生设施的损坏都促成了疫病的发生和流行，而这些因素往往交织在一起，造成更大的破坏。而张仲景生活在疫病频发的时代，这是仲景学术思想形成不可或缺的社会背景。

（二）东汉建安时期疫病流行情况

根据史书记载，东汉后期疫病流行，桓帝时期即发生过三次大型瘟疫，在张仲景生活的年代，灵帝时期发生过五次大规模瘟疫：建宁四年（171年），熹平二年（173年），光和二年（179年），光和五年（182年）和中平二年（185年）。建安时期大规模瘟疫至少发生过四次：建安前期（205年之前），建安十三年（208年），建安二十二年（217年）与建安二十四年（219年）。其中建安二十二年的大瘟疫有较多记载，《后汉书·五行志·疫》记载"献帝建安二十二年大疫"；曹植《说疫气》中提到，"建安二十二年，疠气流行，家家有僵尸之痛，户户有号泣之哀。"可见当时之惨状。当时文坛有名的建安七子亦大多死于此次瘟疫。仲景在《伤寒论》自序中提到的则是建安前期瘟疫，成千累万的人被病魔吞噬，以致造成十室九空的空前劫难。南阳地区当时也接连发生瘟疫大流行，许多人因此丧生。张仲景的家族本来是个大族，人口多达二百余人。自从建安初年以来，不到十年，有三分之二的人因患疫病而死亡，其中死于伤寒者竟占十分之七。面对疫病的肆虐，张仲景内心十分悲愤。"建安纪年以来，犹未十稔，其死亡者，三分有二，伤寒十居其七"。结合当时的气候变化，这几次流行的大疫有可能是寒性疫病，因此仲景针对当时的时代背景和疫病性质，以"伤寒"命名其书。

（三）仲景疫病学术思想及对后世影响

1. 疫病的病因

仲景在《伤寒论·伤寒例》中引用《内经》之论，并做出了自己的解释，仲景认为"阴阳大论云：春气温和，夏气暑热，秋气清凉，冬气冰冽，此则四时正气之序也。冬时严寒，万类深藏，君子周密，则不伤于寒。触冒之者,则名伤寒耳。其伤于四时之气,皆能为病。以伤寒为病者,以其最盛杀厉之气也。中而即病者,名曰伤寒;不即病,寒毒藏于肌肤,至春变为温病,至夏变为暑病。暑病者,热极重于温也。是以辛苦之人,春夏多温热者,皆由冬时触寒所致,非时行之气也。凡时行者,春时应暖而反大寒;夏时应热而反大凉;秋时应凉而反大热;冬时应寒而反大温。此非其时而有其气,是以一岁之中,长幼之病多相似者,此则时行之气也"。指出四时之气皆可致病,而为寒毒所伤最为严重,感触寒毒迅速发病被称为"伤寒",而未当时发病,潜伏至春夏时发病则表现为"温病"或"暑病",其病因仍是感受的寒毒。而在季节出现反常气候,为时行之气,人感受此类邪气发病,不分老幼,症状相近,这类似于今天所说的季节性流行病、传染性强。仲景认为:"天有暴寒者,皆为时行寒疫也。三月四月或有暴寒,其时阳气尚弱,为寒所折,病热犹轻;五月六月阳气已盛,为寒所折,病热则重;七月八月,阳气已衰,为寒所折,病热亦微。"指出不同时节寒邪致病,其症状也有所不同。仲景又认为:"然气候亦有应至而不至,或有未应至而至者,或有至而太过者,皆成病气也。"指出时行疫气与气候的关系。

在《金匮要略》中,仲景指出"六畜自死皆疫死。则有毒,不可食之。"(《禽兽虫鱼禁忌并治第二十四》)指出兽类因疫病而死对人有害不可食。

2. 疫病传变与辨治原则

在伤寒论中,仲景阐述了伤寒病证传变与对应的治疗治则以及转归。比如:

"凡伤于寒,传经则为病热,热虽甚,不死。若两感于寒而病者,多死。尺寸俱浮者,太阳受病也,当一二日发。以其脉上连风府,故头项痛,腰脊强。太阳之为病,脉浮,头项强痛而恶寒。

尺寸俱长者,阳明受病也,当二三日发。以其脉侠鼻、络于目,故身热、汗出、目疼、鼻干、不得卧。

阳明之为病,胃家实是也。

尺寸俱弦者,少阳受病也,当三四日发。以其脉循胁络于耳,故胸胁痛而耳聋。此三经受病,未入于腑者,皆可汗而已。

少阳之为病,口苦、咽干、目眩也。

尺寸俱沉濡者,太阴受病也,当四五日发。以其脉布胃中,络于嗌,故腹满而嗌干。

太阴之为病,腹满而吐,食不下,自利益甚,时腹自痛。若下之,必胸下结硬。

尺寸俱沉细者,少阴受病也,当五六日发。以其脉贯肾,络于肺,系舌本,故口燥舌干而渴。

少阴之为病,脉微细,但欲寐也。

尺寸俱弦微者,厥阴受病也,当六七日发。以其脉循阴器、络于肝,故烦满而囊缩。此三经受病,已入于腑者,皆可下而已。

厥阴之为病,消渴,气上撞心,心中疼热,饥而不欲食,食则吐蛔,下之利不止"。

以上条文,通过病人的脉象与证候判断相应的病证、病情传变和病程,并给出了治法和方药,比如:

"伤寒传经在太阳,脉浮而急数,发热,无汗,烦躁,宜麻黄汤。

传阳明,脉大而数,发热,汗出,口渴舌燥,宜白虎汤,不差与承气汤。

传少阳,脉弦而急,口苦,咽干,头晕,目眩,往来寒热,热多寒少,宜小柴胡汤,不差与大柴胡汤。

传太阴,脉濡而大,发热,下利,口渴,腹中急痛,宜茯苓白术厚朴石膏黄芩甘草汤。

传少阴,脉沉细而数,手足时厥时热,咽中痛,小便难,宜附子细辛黄连黄芩汤。

传厥阴,脉沉弦而急,发热时悚,心烦呕逆,宜桂枝当归汤,吐蛔者,宜乌梅丸。"

太阳,统摄营卫,主一身之表,为诸经之藩篱。风寒之邪袭表,太阳首当其冲,故太阳病为外感疾病的早期阶段。因其病变多在表,故太阳病以"脉浮,头项强痛而恶寒"为提纲,凡外感疾病初起出现此脉此证者,即可称其为太阳病。阳明主燥,多气多血,故邪入阳明,多从燥化,临床多见大热、汗出等热象,无论阳明自身受邪,或病邪从他经传来,其证多属里实燥热性质,故阳明病以"胃家实"为提纲。少阳主相火,主枢机,病则胆火上炎,枢机不利,故以"口苦、咽干、目眩"为提纲。其主要脉证有往来寒热、胸胁苦满、默默不欲饮食、心烦喜呕、舌苔白、脉弦细等。少阳病可由他经传来,也可本经自受。太阴主湿,主运化精微,必赖阳气之温煦。病入太阴,则以脾阳不运,寒湿阻滞为主,故以"腹满而吐,食不下,自利益甚,时腹自痛"为提纲。太阴病可从三阳传陷而入,亦有本经自受者。少阴包括心肾两脏,其病有寒化热化两端。少阴寒化证,由心肾阳衰、气血不足而成,故以脉微细、但欲寐为主症。少阴热化则由肾水不足、心火上炎、水火失济而成,以心中烦不得卧、咽干咽痛,或下利口渴、脉细数等为主要脉证。厥阴病可出现寒热错杂、寒证、热证等不同证候。厥阴病提纲证"消渴,气上撞心,心中疼热,饥而不欲食,食则吐蛔,下之,利不止"为上热下寒、寒热错杂之代表证候。

外邪侵袭,首犯太阳。太阳为六经之首、六经藩篱,"太阳主外",主抵御外邪,具有调和营卫的作用。当疫毒外受,正邪相争,表气郁闭可见发热。太阳经气运行不畅,故周身疼痛、乏力较明显。疾病初期未得到及时治疗,或正弱邪胜,疾病可顺经或越经深入,如太阴寒湿郁久化热,可转入阳明,累及少阳,或伤阳耗气可深入少阴、厥阴,由表入里,表里同病,虚实夹杂。肺与大肠相表里,邪热易传至阳明经,阳明多气多血,阳气昌盛,致邪势加重,若邪盛正弱,太阳经病邪还可顺传至阳明。太阴、阳明里热炽盛,津气两伤,可出现身热、汗出、喘憋气闷、烦渴等表现。太阳与少阴互为表里,病邪亢盛,太阳邪气表里传变,易内陷于少阴。或由太阴失治,疫毒损伤人体正气,伤阴耗阳顺传至厥阴,或由正气衰弱,外邪直中三阴,疾病变化迅速,病势深重。相应治法则涵盖辛温解表、调和营卫、清热解毒、解表清气、攻下泄热等多种治法。

在六经辨证的基础上,张仲景还从三焦角度讨论疾病传变,《伤寒论·辨脉法》中写道:"寸口脉阴阳俱紧者,法当清邪中于上焦,浊邪中于下焦。清邪中上,名曰洁也;浊邪中下,名曰浑也。阴中于邪,必内栗也。表气微虚,里气不守,故使邪中于阴也。阳中于邪,必发热头痛,项强颈挛,腰痛胫酸,所为阳中雾露之气,故曰清邪中上,浊邪中下。阴气为栗,足膝逆冷,便溺妄出。表气微虚,里气微急,三焦相溷,内外不通。上焦怫郁,藏气相熏,口烂食龂也。中焦不治,胃气上冲,脾气不转,胃中为浊,荣卫不通,血凝不流。若卫气前通者,小便赤黄,与热相搏,因热作使,游于经络,出入藏府,热气所过,则为痈脓。若阴气前通者,阳气厥微,阴无所使,客气内入,嚏而出之,声嗢咽塞,寒厥相逐,为热所拥,血凝自下,状如豚肝。阴阳俱厥,脾气孤弱,五液注下,下焦不阖,清便下重,令便数难,齐筑湫痛,命将难全。"仲景认为疫病邪气弥漫三焦,由表及里,六经传变,进而产生全身一系列症状。疫毒多从皮毛、口鼻而入,肺合皮毛,邪气从皮毛而入,侵犯太阳经气;而肺主气,司呼吸,邪气亦可从口鼻而入内犯手太阴

肺经,人体感受邪气初起为太阳病,传至阳明,形成阳明病,最后病传厥阴,病重难治。而三焦辨证则为初期上焦肺卫病变,继则发展为中焦脾胃病变,最终侵犯下焦肝肾,弥漫三焦,病势深重。

3. 预防调护

仲景在《金匮要略·脏腑经络先后病脉证第一》指出:"千般疢难,不越三条;一者,经络受邪,入于脏腑,为内所因也;二者,四肢九窍,血脉相传,壅塞不通,为外皮肤所中也;三者,房室、金刃、虫兽所伤。以此详之,病由都尽。"将包括疫病在内的疾病病因归纳为三大类,并提出"若人能养慎,不令邪风干忤经络,适中经络,未流传脏腑,即医治之,四肢才觉重滞,即导引、吐纳、针灸、膏摩,勿令九窍闭塞;更能无犯王法、禽兽灾伤,房室勿令竭乏,服食节其冷热苦酸辛甘,不遗形体有衰,病则无由入其腠理。"表明了疾病预防和疾病之初干预的重要性,通过远离环境不利因素、节制房事、节制饮食等方式来保持人体健康,预防疾病。

在《禽兽虫鱼禁忌并治第二十四》《果实菜谷禁忌并治第二十五》两篇中,仲景更是详细地列举出了禽兽、果菜等食物可能对人产生危害的情况,告诫人们要加以小心,这也体现了在日常生活中注意卫生预防疾病的思想。

仲景也十分注意病中护理,特别是与方剂配合,比如广为人知的桂枝汤方,就提出了"服已须臾,啜热稀粥一升余,以助药力。温覆令一时许,遍身漐漐微似有汗者益佳,不可令如水流漓,病必不除。……禁生冷、黏滑、肉面、五辛、酒酪、臭恶等物"。提出了疾病中服粥以助药力,以及治疗期间饮食禁忌。此外,在《伤寒论·辨阴阳易差后劳复病证并治》中也专门提到,"以病新差,人强与谷,脾胃气尚弱,不能消谷",指出病人虽已病愈,但脾胃尚弱,除方剂调理外,还应注意节制饮食。

以上这些内容,都体现了张仲景学术思想中重视病前预防和病后调护的重要思想,这种思想对于防治日常疾病或烈性瘟疫无疑都具有重要的参考价值。

4.《伤寒论》与现代疫病防治

张仲景所著《伤寒杂病论》成书以来,确立了中医辨证论治的体系,并且其中有关疫病的内容启发了后世医家,为后世温病学派的诞生和疫病防治思想奠定了深厚的基础。仲景的病因学说和疾病传

变规律经后世不断发展,成为现代指导中医临床的成熟体系,其创立的汗法等治法作为外感疾病的治疗方法,为温病学家治疗瘟疫所继承和发展。《伤寒杂病论》中的方剂,如白虎汤类方,也是后世治疗疫病的常用方剂,在现代传染病防治中依然发挥着重要的作用。在现代中国所经历的几次传染病防治斗争中,仲景学术思想发挥着举足轻重的作用。

(1) 20世纪50年代流行性乙型脑炎　中华人民共和国成立后,流行性乙型脑炎成为高发传染病之一,流行性乙型脑炎是1952年中央人民政府卫生部规定的22种传染病之一。20世纪50年代,我国华北地区成为流行性乙型脑炎广泛流行的地区。流行性乙型脑炎,是一种由蚊虫传播的烈性传染病,叮咬过病人或病畜的蚊虫再叮咬健康人时,将病毒传染人体,使大脑神经系统受到侵害,出现高热、剧烈头痛、呕吐、意识障碍、抽搐等症状,经过10天左右,轻者向愈,重者丧生,可遗留精神失常、失语、痴呆、偏瘫、智力减退等后遗症。

流行性乙型脑炎属中医学疫病范畴。中医认为,感受疫疠毒邪后,临床初期即见高热,呕吐,项强,烦渴,汗出,面赤气粗,尿黄,舌边尖红,苔黄燥,脉数大等阳明气分证候。当时河北传染病院的郭可明医生根据病人的症状和体征,结合伤寒与温病理论辨证论治,采用《伤寒论》经典方白虎汤加减治疗,重用清热解毒,起到了显著的治疗效果,石家庄市成为全国流行性乙型脑炎疫区学习的榜样。

(2) 2003年非典型肺炎　传染性非典型肺炎(SARS)是由SARS冠状病毒(SARS-CoV)引起的一种具有明显传染性、可累及多个脏器系统的特殊肺炎,世界卫生组织(WHO)将其命名为严重急性呼吸综合征。临床上以发热、乏力、头痛、肌肉关节酸痛等全身症状和干咳、胸闷、呼吸困难等呼吸道症状为主要表现。非典型肺炎属于中医学疫病的范畴。其病因属疫毒之邪,由口鼻而入,以发热为首发症状,伴极度乏力、干咳、呼吸困难。起病急、病情重、传变快,主要病位在肺,亦可累及其他脏腑。其基本病机为邪毒壅肺、湿痰瘀阻、肺气郁闭、气阴亏虚。中医诊疗SARS,具有疗程较短,见效明显,副作用小等优点。而中医对此病的认识和诊疗,从辨证论治到治法方剂,都可以从《伤寒论》中找到对应依据,可见仲景学说对疫病诊疗指导意义之所在。

1) 疾病初期:SARS发病初期可有发热或未发

热者,大多恶寒,可伴有头痛,关节酸痛,肌肉酸痛等症。"太阳之为病,脉浮,头项强痛而恶寒。""太阳病,或已发热,或未发热,必恶寒,体痛,呕逆,脉阴阳俱紧者,名为伤寒。"(《伤寒论·辨太阳病脉证并治上》)可见非典型肺炎初期症状符合"伤寒"的定义。

2) 疾病中期:SARS病人和其他呼吸道传染病最大的不同表现为较早出现呼吸加速、气促或呼吸窘迫综合征。《伤寒论》关于气促论述较多,如第35条:"太阳病,头痛发热,身疼腰痛,骨节疼痛,恶风,无汗而喘者,麻黄汤主之。"此条说明,伤寒病早期寒邪外束证与肺气郁闭证并见。寒邪外束,皮毛闭塞,肺合皮毛,肺气不宣,所以无汗而喘。SARS"病位在肺"的特点在伤寒病早期即已显现,可用麻黄汤予以治疗。《伤寒论》第36条:"太阳与阳明合病,喘而胸满者,不可下,宜麻黄汤。"此条说明,本证虽为太阳阳明合病,但以表寒为主,故治以麻黄汤解表定喘,胸满自除。《伤寒论》第37条:"太阳病,十日已去,脉浮细而嗜卧者,外已解也,设胸满胁痛者,与小柴胡汤;脉但浮者,与麻黄汤。"此条说明,本证若见脉浮不变,主病仍在表,虽10日以上,仍应以麻黄汤解表。《伤寒论》第51条:"脉浮者,病在表,可发汗,宜麻黄汤。"本条虽未言证,自必具有麻黄汤证在,非仅凭脉浮即用麻黄汤,曰"宜麻黄汤",不曰"主之"者,示人当用时须审慎周详,全面合参。《伤寒论》第52条:"脉浮而数者,可发汗,宜麻黄汤。"本条言脉浮而数,用麻黄汤,当指浮数而兼紧者。言用麻黄汤时,脉象必须不沉而浮,不迟而数,且见表实症状,乃可发汗,否则不宜用之。脉浮为正气能抗邪达表,浮数而兼紧是寒邪盛,故可用麻黄汤发汗。《伤寒论》第237条:"阳明病,脉浮,无汗而喘者,发汗则愈,宜麻黄汤。"此条说明,阳明病当有里热证在,今脉浮,是见太阳病的脉象,无汗而喘,又是太阳病表实之征,辨证施治当先发汗解表,宜麻黄汤。《伤寒论》中数条皆指出用麻黄汤,可见伤寒病早期的肺气郁闭证持续时间长,也说明寒邪郁闭肺气,非麻黄汤不除。SARS与伤寒病极似,SARS之疫气在肺的特点从麻黄汤中可见一斑。

除麻黄汤证外,小青龙汤证可见有呼吸系统表现及其他兼证。SARS病人症状和体征与之相似。如《伤寒论》第40条:"伤寒表不解,心下有水气,干呕,发热而咳,或渴,或利,或噎,或小便不利,少腹满,或喘者,小青龙汤主之。"此条见证中,SARS病人有干呕者即可能由太阳伤寒主脉主证的第 3 条中的呕逆证一直不愈发展而来，心下有水气，胃气上逆，则干呕。伤寒表不解，则发热。咳，谓无痰而有声，SARS 的咳即多为干咳。水走肠间而为利，SARS 病人有的腹泻，或见喘者，为伤寒表不解，寒邪束肺之见证。由此可见，SARS 病人发病中的干呕、发热，咳嗽中的干咳、泄泻、喘促等症与小青龙汤证相似。泄泻的证候，有伤寒表不解兼见者，如小青龙汤证；有热利下重者，用白头翁汤；太阳与少阳合病自下利者，用黄芩汤；少阴病，下利，脉微者，用白通汤等，需综合伤寒六经病变不同，对泄泻一证加以辨证施治。

SARS 病人除早期寒邪外束、肺气郁闭见证外，随病情变化，还可出现乏力、疲倦、呕吐、腹泻、胸闷、咽痛、眩晕等证，这在《伤寒论》中都有条文叙述。如《伤寒论》第 172 条："太阳与少阳合病，自下利者，与黄芩汤；若呕者，黄芩加半夏生姜汤主之。"《伤寒论》第 311 条："少阴病二三日，咽痛者，可与甘草汤；不差者，与桔梗汤。"《伤寒论》第 263 条："少阳之为病，口苦，咽干，目眩也。"《伤寒论》第 397 条："伤寒解后，虚羸少气，气逆欲吐，竹叶石膏汤主之。"《伤寒论》第 77 条："发汗，若下之，而烦热，胸中窒者，栀子豉汤主之。"《伤寒论》第 310 条："少阴病，下利，咽痛，胸满，心烦，猪肤汤主之。"以上诸证有的还出现在伤寒病六经传变不同阶段中，根据六经辨证，均有其证候所属，都有方药治之。

3）疾病危重期：SARS 病人的一个临床特点是易进展为急性呼吸窘迫综合征，呼吸困难，病情危重，需要呼吸机支持治疗。《伤寒论》第 299 条："少阴病六七日，息高者死。"（《辨少阴病脉证并治》）此条提示少阴病肺气肾气俱脱，极危之候。少阴病至六七日，息高者，生气已绝于下而不复纳，故游息仅呼于上，而无所吸也，属肾气下绝，肺气上脱之征，上下离绝之现象，故为极危之候。SARS 病人的呼吸窘迫综合征与伤寒的少阴病中肺气肾气俱脱之候极似。

SARS 病人危重阶段，除呼吸系统病变外，循环系统也有见证。除呼吸窘迫、憋气喘促，还可见躁扰不安，神志不清，面唇紫黯，汗出肢冷等证候。《伤寒论》第 295 条："少阴病，恶寒，身蜷而利，手足逆冷者，不治。"此条为少阴病纯阴无阳之危候。少阴病纯阴无阳者不治。恶寒者，阳不足也；身蜷而利，恶

寒之甚，亦纯阴之象也。如此阳不足而阴寒极盛，若至手足逆冷，知真阳已败，故云"不治"。《伤寒论》第 296 条："少阴病，吐利，躁烦四逆者死。"此条为少阴病，阴寒独盛，虚阳欲脱，极危之候。《伤寒论》第 346 条："伤寒六七日不利，便发热而利，其人汗出不止者，死。有阴无阳故也。"发热而利，汗出不止，是阴盛亡阳的危候。《伤寒论》第 298 条："少阴病，四逆恶寒而身蜷，脉不至，不烦而躁者死。"此为少阴病阴盛阳绝的极危之候。少阴病四逆恶寒而身蜷，是阴寒极盛。脉不至，不烦而躁，是阳气已绝，有阴无阳，故属极危。SARS 病人心阳暴脱证与伤寒病的少阴病阴阳离绝证极似。此时需及早大剂使用回阳救逆之品，用四逆汤、四逆加人参汤及静脉滴注生脉注射液、参附注射液等。

4）疾病恢复期：SARS 病人进入恢复期，可见胸闷气短、神疲乏力、低热自汗、脉沉细无力等证候。《伤寒论》中《辨阴阳易差后劳复病脉证并治》篇论述了伤寒病大病愈后出现的证候与调理治法。《伤寒论》第 393 条："大病差后，劳复者，枳实栀子豉汤主之。"此为病后劳复的治法。《伤寒论》第 394 条："伤寒差以后，更发热，小柴胡汤主之，脉浮者，以汗解之；脉沉实者，以下解之。"此为差后发热的证治。伤寒差后更发热，是余热未尽，宜与小柴胡汤和解。《伤寒论》第 397 条："伤寒解后，虚羸少气，气逆欲吐，竹叶石膏汤主之。"此为病后元气受伤，津液不足，兼有余热的证治。除了方药治疗，《伤寒论》还专门提到病后调护："病人脉已解，而日暮微烦，以病新差，人强与谷，脾胃气尚弱，不能消谷，故令微烦，损谷则愈。"此条说明病人虽已痊愈，但脾胃消化功能尚弱，应逐步调节食量，以免增加脾胃负担。

（3）2020 年新型冠状病毒肺炎　2019 年 12 月以来，由感染新型冠状病毒（2019 - nCOV）引起的新型冠状病毒肺炎在中国及全球暴发，该病以发热、乏力、干咳为主要表现，部分病人逐渐出现呼吸困难、呼吸衰竭，本病传染性强，传播速度快，影响范围广，已引起全球大流行。面对新型冠状病毒肺炎，现代医学缺乏特异治疗手段，治疗效果不尽人意，而中医药继抗击 2003 年 SARS 后在抗击新冠肺炎过程中再一次发挥了不可或缺的作用，作为中医经典的《伤寒杂病论》，面对复杂多变的新型冠状病毒肺炎病情，以不变应万变，继续在疫情防控、辨证

论治、病后调养等方面发挥重要的指导作用,为我国战胜新型冠状病毒肺炎疫情做出了巨大贡献。

六经辨证是《伤寒论》的理论核心,是阐释外邪侵入人体致病转归的重要依据。在2020年的新型冠状病毒肺炎病程中,可以看到病邪脏腑经络传变的表现。早期多数病人出现太阴肺经伴太阴脾经表现,可兼见阳明与少阳病变,预后一般较好,随着疾病的进展,可顺经传至少阴心肾,出现心悸、喘憋、脉微细、但欲寐等表现,亦有病邪直中太阴、少阴同期而病。若未能得到有效控制,易出现广泛的少阴心肾经损伤和严重的厥阴肝经受邪表现,至太阴、少阴、厥阴三阴并病,至最后的全身器官衰竭,多属正衰危证。对于患有基础疾病的老年病人,甚可出现"外邪直中"三阴,患病率及致死率高。

1)初期:初犯太阳:外邪侵袭,首犯太阳。太阳为六经之首、六经藩篱,"太阳主外",主抵御外邪,调和营卫的作用。当寒湿疫毒外受,卫阳首先御敌。多数病人早期的症状为低热、乏力、干咳等表现,或出现明显高热,甚或无明显症状。正邪相争,表气郁闭可见发热,但因疫毒多夹湿邪,多数病人反倒热势不扬,或因正气不足,邪气强盛,正气抗邪势微,发热不高。邪气束表,寒性收引,湿性黏滞,太阳经气运行不畅,故周身疼痛、乏力较明显。表里气机失衡,又易致干咳、胸闷等表现。在多个版本的《新型冠状病毒感染的肺炎诊疗方案》中显示初期症状为:恶寒发热或无热,干咳、咽干、倦怠乏力,胸闷脘痞,或呕恶、便溏,舌质淡或淡红,苔白腻,脉濡。

《温热经纬·仲景疫病》曰:"疫邪达表,当从汗解。"此时为太阳寒湿之证,治疗可选用麻黄汤、黄芪桂枝汤、九味羌活汤等散寒祛湿,调和营卫。病毒进入人体以后,整体免疫机制启动,出现发热等一系列症状,同时病人体内正气也发挥防御作用,而麻、桂、姜、辛等在解表的同时亦可振奋阳气,在临床中运用广泛。

太阴受邪:太阳经虽奋起抗邪,但单独的太阴病较为少见,或时间短暂,病邪更多的是由口鼻直入太阴,一则此病毒猛烈,又有侵犯肺经的特性,人体没有有效的免疫机制,靠的是天然免疫,多数时候正气不足以抵抗,病邪入里,进展快速;二则"天气通于肺",肺合皮毛,主气司呼吸,病邪自口鼻、皮毛而入,太阴肺经率先受累,且肺为娇脏,不耐寒热,表现较明显。此外,太阳经病变也与手太阴肺经密切相关。寒湿郁肺,气机不畅,可见咳嗽伴或不伴咳痰、胸闷气喘等症。根据报道,除发热、乏力、咳嗽、肌肉疼痛外,部分病人兼有腹泻、胸闷、纳差等太阴脾经表现。"太阴之为病,腹满而吐,食不下,自利益甚,时腹自痛",此时尚为三阴病初始,病情并未过于严重。出现此类症状的病人可考虑先天禀赋不足或素体脾阳虚弱,使得中阳更伤,可出现清阳不升、泄泻不止等表现。脾主运化水湿,为气机升降之枢纽,肺又主宣发肃降,两者共同调节水液代谢,调理气机运行,疫毒夹寒湿壅塞肺脾,使水液代谢紊乱,气机阻滞,易生痰饮等有形实邪,助长邪势。

《新冠肺炎中医诊疗手册》推荐寒湿疫毒袭肺证可使用九味羌活汤,羌活散寒祛风胜湿,宣痹止痛,防风辛甘温,为太阳本经药物,全方九味药物共奏辛温解表,发汗祛湿,兼清里热。在多个版本的《新型冠状病毒肺炎诊疗方案》中均推荐过使用藿香正气散类制剂。藿香正气散主药藿香辛温,疏散太阳表邪,又可芳香燥湿,配紫苏、白芷疏散风寒,桔梗宣肺气;半夏、陈皮等温燥化湿和胃;苍术、茯苓、甘草健脾利湿以助运化。全方芳香辛燥,擅长祛表里风寒湿郁,可配伍桂枝汤、小青龙汤等增强辛温解表、温化水饮之功。

2)中期:疾病初期未得到及时的治疗,或正弱邪胜,疾病可顺经或越经深入,如太阴寒湿郁久化热,可转入阳明,累及少阳,或伤阳耗气可深入少阴、厥阴,由表入里,表里同病,虚实夹杂。新冠疫毒多表现为以湿为主,湿邪易从寒化、热化,易夹杂他邪,体质在转归之中起到一定的作用。但此期的主要病位仍在肺。若治疗得当,正胜逐邪,疾病向愈。

太阴阳明并病:若素体阴虚有热,内有伏火,加之气机不利,寒湿之邪可在太阴经郁而化热,形成湿热蕴肺证,并且可传入阳明。一方面,肺与大肠相表里,邪热易传至阳明经,阳明多气多血,阳气旺盛,致邪势加重;另一方面,邪盛正弱,太阳经病邪可顺传至阳明。太阴、阳明里热炽盛,津气两伤,可出现身热、汗出、喘憋气闷、烦渴等表现,可予白虎加人参汤清热泻火,益气生津。若邪热进一步与腹内糟粕结合,形成里实热结,可出现腹满而喘、便秘、咽燥口苦的阳明经腑证表现。治疗上需注重通腑泻热,可选用宣白承气汤、大小承气汤、升降散等加减运用,亦有提壶揭盖之妙,下焦气机得畅,上焦热气得散,且邪无所依。若顺经传至少阳,则少阳枢机不利而见"口苦、咽干、目眩也",可选用小柴胡汤、柴胡桂枝汤、半夏泻心汤等化裁,往往能取得良效。总体而言,太阴证未罢,阳明证又起,以太阴、阳明并病最为多见,部分病人可累及少阳。因病情进展较快,可能伴有部分太阳表征之象,呈太阳、阳明、太阴并病,病证虚实、寒热夹杂,表里同病,波及多经病变。但阳明少阳多是兼证,太阴肺经为主要病位,湿热深入,最主要的还是邪热阻肺,亦可夹痰。邪热壅肺主方可为麻杏石甘汤加味。张伯礼、刘清泉团队对各地诊疗方案进行统计分析,按照应用频次,中药方剂中麻杏石甘汤使用率最高。《伤寒论》第63条:"汗出而喘,无大热者,可与麻黄杏仁甘草石膏汤。"第162条"下后,不可更行桂枝汤;若汗出而喘,无大热者,可与麻黄杏子甘草石膏汤。"麻杏石甘汤辛凉宣泄,清肺平喘,主治外感疫毒,邪热壅肺证,其方证指征表现为发热,汗出,干咳无痰,呛咳,或咳吐黄痰,喘憋,呼吸困难,口干,欲冷饮,可伴见头痛、鼻塞、肌痛等。

太少两感:寒湿为阴邪,易伤阳气,肾主一身之元阳,在疾病之初已然调动阳气抵抗病邪,必然受累,若病人素体肾阳亏虚,御邪不利,加之新型冠状病毒对肺肾都有直接攻击性,病邪可直中太阴、少阴,太少合病。此外,少阴病变可由太阳病邪内陷及太阴经顺传所致。"实则太阳,虚则少阴",太阳与少阴互为表里,病邪亢盛,太阳邪气表里传变,易内陷于少阴,而少阴之病,多属虚证、寒证,疫毒剽悍,耗损阳气,阳气虚衰,阴寒内盛,太阴疫毒夹寒湿最易顺传入少阴,呈太阴寒化症,发为太少两感,可兼有太阳表征。"少阴之为病,脉微细,但欲寐也"。累及少阴病时,阳虚难以养精神,时可见精神萎靡,倦怠无力的表现。肾阳不足,气化不利,水液泛滥,浊阴上逆易与肺中痰浊邪气结合,症状迁延难愈,而"肺为气之主,肾为气之根,肺主出气,肾主纳气",肺肾亏虚,气若浮萍无根,呼气困难、气喘憋闷逐渐加重。在临床上,在注重开宣肺气的同时也要注意固护肾气。生理情况下,肾水上制心火,心火下温肾水,而此时,水火不济,心火失于约束,虚阳上扰,心中烦躁,心肾同时为病。可出现低热或不发热,或恶寒,胸闷喘憋,动则气喘,食欲不振,或呕恶,肢冷、便溏,舌淡或胖大有齿痕、苔白等寒湿阻肺、水火不济表现。即便未出现心肾的损害,也需注意"先安

未受邪之地"。仲景对于少阴寒化善用四逆辈,温肾回阳,通达内外,若出现阳虚水泛,"其人或咳,或小便利,或下利,或呕者,真武汤主之"。病人出现肾损害如蛋白尿等症状,可以使用黄芩汤、黄连解毒汤、柴苓汤等。

3)后期:邪陷三阴:太阴病初始阶段病情多较为轻浅,一旦未得到及时治疗或者治疗不当,加上人体对于新型冠状病毒没有足够的免疫机制,疾病会深入少阴阶段,影响心肾的气血阴阳,如果本身存在此方面的基础疾病,会加速这个过程,最终顺传入厥阴,甚者外邪直中三阴,三阴并病。疫毒内陷,诸窍闭塞,心神被扰,则烦躁不安、神昏谵语,肝风内扰易致抽搐惊厥,最终可导致内闭外脱。《新型冠状病毒感染的肺炎诊疗方案(试行第七版)》中后期表现为呼吸困难、动辄气喘或需要辅助通气,伴神昏,烦躁,汗出肢冷,舌质紫暗,苔厚腻或燥,脉浮大无根。病至三阴,为病情恶化之征。

或由太阴失治,阴阳虚衰,疫毒损伤人体正气,伤阴耗阳顺传至厥阴,或由正气衰弱,外邪直中三阴。邪气势盛与正气衰微可致抗邪无力,越过三阳直达三阴经,为外邪"直中"。故在后期,病情变化疾速,用药须当机立断,更要注重扶正兼顾祛邪。麻黄附子细辛汤、麻杏石甘汤、宣白承气汤、柴胡汤等只要辨证准确,用药时机恰当,可不拘于病期,灵活运用,疾病危重之时,乃全身气血阴阳失于平衡,不必拘泥于某一经病变。对于热厥,可选用白虎汤,辛寒清热,而"吐利汗出,发热恶寒,四肢拘急,手足厥冷者,四逆汤主之。""阴阳气不相顺接,便为厥。"对于厥脱,重在回阳救逆、清热开窍,纠正阴阳平衡,四逆汤加减及温病"三宝"、回阳救急汤、参附龙牡蛎汤等加减在临床运用广泛,血必净注射液、生脉注射液及喜炎平注射液等也得到广泛认可。

4)恢复期:太阴虚损:恢复期乃人体正气抵御邪气后,正气必然有所亏损,依据患者病情的不同,但以顾护肺脾之气最为主要。即便邪退正胜,正气已然受损,需严防余邪卷土重来,逆传而上,重在扶正固本。病邪直伤肺脾,故而恢复期多存在太阴肺脾气虚表现为气短,倦怠乏力,纳差呕恶,痞满便溏,大便无力,舌淡胖,苔白腻。除气虚表现外,病程中热象明显者热邪耗灼津液,多为气阴两虚,伴有口渴、心烦、纳呆、少寐及舌红少苔、脉虚数等症状,竹叶石膏汤及白虎加人参汤化裁,能够清热和胃,

益气生津，正如《伤寒论》第397条云："伤寒解后，虚羸少气，气逆欲吐，竹叶石膏汤主之。"六经为病尽伤寒，症状百变，每人的疾病过程不尽然相同，在治疗中也应具体情况，具体分析、具体运用，但在整体过程中需时刻谨记顾护正气，扶正即祛邪，调整阴阳，以平为期。

关于新型冠状病毒肺炎诊治，在国家发布的诊疗方案中，仲景思想可谓贯穿始终，方案中主力方剂"清肺排毒汤"是由麻杏石甘汤、五苓散、小柴胡汤等伤寒论经典方剂组合化裁而来。疾病初期在邪在太阳卫表，麻黄、桂枝之品可解表祛邪，防病深入；若病势已成，邪气沿经络入里，波及脏腑，邪热壅肺或寒湿阻肺，则以清肺排毒汤加减化裁，清热解毒，宣肺祛痰，利水渗湿，祛邪透表，即取麻杏石甘汤、小柴胡汤、五苓散之义；当邪退正胜，疾病进入恢复期，此时尚有余热，正气耗伤，可投竹叶石膏汤，清热益气生津，再遵仲景病后防复之法，调养防复。

5. 张仲景主要学术思想与成就

（1）《伤寒杂病论》成书的意义 仲景系统总结了东汉以前的医学成就，将医学理论与临床实践经验有机地结合起来，形成了我国第一部理法方药兼具的医学典籍《伤寒杂病论》。《伤寒杂病论》系统地揭示了外感病及一些杂病的诊治规律，发展并完善了六经辨证的理论体系，从而奠定了中医临床医学辨证论治的基础。

（2）奠定六经辨证的基础 《伤寒论》在《素问·热论》六经分证的基础上，运用《内经》以来的有关脏腑经络、气血、阴阳、病因病机以及诊断、治疗等方面的基本理论与基础知识，创造性地对外感疾病错综复杂的证候表现及演变规律进行分析归纳，创立了六经辨证的理论体系。六经，即太阳、阳明、少阳、太阴、少阴、厥阴，由于六经每一经又分为手足二经，因而总领十二经及其所属脏腑的生理功能，是生理性概念。六经病，是以中医基础理论为依据，对人体感受外邪之后所表现出的各种症状进行分析、归纳与概括的结果。它既是外感病发展过程中的不同阶段，也可看作既互相联系又相对独立的证候，是病理性概念。

六经辨证以六经所系的脏腑经络、气血津液的生理功能与病理变化为基础，结合人体抗病力的强弱、病因的属性、病势的进退与缓急等因素，对外感

疾病发生、发展过程中的各种症状进行分析、综合、归纳，借以判断病变的部位、证候的性质与特点、邪正消长的趋向，并以此为前提决定立法处方等治疗的基本法则。这一理论体系融理、法、方、药于一体，进一步确立了脉证并重的诊断法则与辨证论治的纲领，为中医临床各科提供了辨证论治的基本法则，为后世临床医学的发展奠定了坚实的基础。

（3）奠定治则治法剂型 仲景制定了诸如治病求本、扶正祛邪、调理阴阳等若干基本治则，并首次全面系统地运用了汗、吐、下、和、温、清、补、消八法，为后世医家提供了范例。创制与保存了许多功效卓著的方剂。论中所载113方（缺一方），用药精当、配伍严谨、加减灵活、功效卓著，故被后世誉为"方书之祖"，这些方剂不仅成为后世医家组方用药的典范与临床处方用药的基础，而且已成为中医药现代化研究的切入点与重要课题。《伤寒论》还记载了汤剂、丸剂、散剂、含漱剂、灌肠剂、肛门栓剂等不同的剂型，为中医药制剂技术的发展奠定了基础。

（4）建立杂病诊疗体系 《金匮要略》建立了以病为纲、病证结合、辨证论治的杂病诊疗体系，创制了应用广泛、配伍严谨、疗效显著的杂病治疗经方。仲景的《金匮要略》以整体观念为指导，脏腑、经络理论为依据，运用四诊八纲，建立了以病为纲、病证结合、辨证论治的杂病诊疗体系。首先，原著以病分篇的编写体例，确立了病名诊断在杂病中的纲领地位；其次，原著各篇篇名均冠以"病脉证治"，则进一步提示病与证相结合、脉与证合参、辨证和施治紧密结合的重要意义；再从各篇条文论述方式来看，大多先论述疾病的病因、病机或基本症状，然后分列证候、症状、治法、方药。在《金匮要略》中记载的病因与预防思想："风气虽能生万物，亦能害万物，如水能浮舟，亦能覆舟。若五藏元真通畅，人即安和，客气邪风，中人多死。千般疢难，不越三条……若人能养慎，不令邪风干忤经络，适中经络，未流传脏腑，即医治之……不遗形体有衰，病则无由入其腠理。"充分表明了在与疫病斗争中应重视人与自然的关系，积极预防病因，早期干预治疗的道理。而记载的病后调养等内容也对今日疫病病人的日后康复具有重要的参考意义。

（5）奠定后世温病学派形成基础 仲景学说启发了后世的温病学派，为温病学说的形成奠定了重要基础。如吴鞠通的《温病条辨》，建立了温病学术

体系,温病的三焦辨证即以六经辨证为基础。在六经病中,三阴三阳病证都有相应的脏腑对应。同样在三焦病中,也是以脏腑的病变为基础,其中上焦病涉及肺、心、心包的病变,中焦涉及脾、胃、肠的病变,下焦涉及肝、肾的病变。因此,两种辨证虽然内容不同,但辨证的结果,都要落实到脏腑经络的病变上。若将六经病按照三焦辨证进行划分,阳明病、少阳病、太阴病可归入中焦篇;少阴病、厥阴病可归入下焦篇;霍乱篇根据其主证与病机归为中焦篇,太阳病中涉及面广,但可粗略地将太阳经表证归入上焦病,其他病证如太阳蓄水、蓄血、结胸、痞证及变证也可以依次归入三焦辨证体系中。因此,三焦辨证是对六经辨证的延伸与发展。在疾病传变方面,六经病的传变是由阳转阴,由轻到重的病理过程;而对于三焦病的传变,吴鞠通提出:"上焦病不治,则传中焦,胃与脾也;中焦病不治,即传下焦,肝与肾也。始上焦,终下焦。"其传变也是由上及下、由浅入深的过程。因此,《温病条辨》对疾病传变的认识与六经传变在本质上是相同的,或者说三焦传变实为六经传变在温病方面的延伸。在治法上,《伤寒论》根据病情不同的发展阶段,创制了治病求本、扶正祛邪、因势利导等治则,体现了"汗、吐、下、和、温、清、消、补"八法,汇集了中医治则、治法之大成,指导着后世医家对外感病的治疗,同时也为《温病条辨》中治则、治法的确立奠定了基础。对于三焦病证的治疗,吴鞠通在《温病条辨·治病法论》中讲到"治上焦如羽,非轻不举;治中焦如衡,非平不安;治下焦如权,非重不沉"。该治疗法则是对仲景思想的概括,也是对外感病治疗法则的补充,而《温病条辨》在沿用仲景治法的基础上,创制了治疗湿热病的清热祛湿法,治疗燥热病证的润燥疏表法,治疗热入心包的开窍息风法等,补充《伤寒论》之未及,丰富了外感病的证治。在温病中,只要出现与伤寒病机相同的病证,吴氏都无一例外地采用经方,其中在全书208首方剂中,直接选用仲景原方的有37首,如白虎汤、栀子豉汤、茵陈蒿汤等。另外,吴氏在运用经方的基础上,扩大了经方的临床应用范围,增加了对仲景方的理解和阐发。《温病条辨》在辨证方法、预后传变、治则治法、组方用药等方面继承了《伤寒论》相关理论,并立足于仲景的学术思想之上,创立了具有温病特色的学术思想体系。

叶天士,温病学派的代表人之一。他认为外感热病有寒、热之分,非张仲景"伤寒"所能统括,将温病从伤寒中分离出来,并根据温病的病理特性,创立了卫气营血的辨证纲领,把温病发生发展过程,划分为4个阶段。叶氏进一步认识到温病来势凶猛、传变迅速、逆传心包等特点,不若伤寒由表入里,步步传入。同时阐发了温病营血发斑、虚风内动、灼津伤液等证候,极大地补充了《伤寒论》之不足。叶氏成功地创立了温热病的辨证论治体系,且在突出卫气营血辨证的同时,并未舍弃伤寒六经辨证,而是将二者有机融合,提出了"辨营卫气血虽与伤寒同"这一有见之论。"同",即寒温虽属异气,但均为六淫之邪,其由表入里的传变规律是一致的。因此,卫气营血的辨证可以羽翼六经。反之,将六经的概念用于温病的辨证,同样可以起到补偏救弊的作用。叶氏深谙于此,如温邪久羁气分,既不外解,亦不内传,而留恋三焦,出现往来寒热、胸胁胀满、口苦纳呆、溲短赤、苔腻等症,若照"到气方可清气"显然有悖辨证。于是,叶氏借用"少阳"这一概念,提出"再论气病有不传血分,而邪留三焦,亦如伤寒中少阳病也。彼则和解表里之半,此则分消上下之势,随证变法"。寒温虽易,辨证相同,治法各异,纵横有别。再伤寒邪传阳明,能形成腑实之变;温病热邪内蒸阳明,同样可以出现大便秘结,腹满甚或狂言谵语等腑实证。叶氏云:"再论三焦不得从外解,必致成里结。里结于何? 在阳明胃与肠也。亦须用下法,不可以气血之分,就不可下也。""不可以气血之分"指出不可拘泥于卫气营血之辨。此外,在其医案中将六经用于温热病的辨治亦是屡见不鲜的。

叶氏在"剂之寒温,视疾之凉热"的理论指导下,提出了"辨营卫气血虽与伤寒同;若论治法则与伤寒大异也"的观点,创立辛凉解表、凉血解毒、清心开窍、育阴潜阳、凉肝熄风等治法,均为张仲景所未载。叶氏还善于将张仲景法及方运用于温病的证治。如对下法的运用,张仲景《伤寒论》有缓有急,有早有迟,有夺实有存阴,法度严谨,详而有要。叶氏不但运用娴熟,尚能存同求异,悉心辨识,认为温病下之宜早,就是邪热盛而未成燥屎内结者,也可用下法,其云:"乃上焦气热烁津,急用凉膈散,散其无形之热。"湿邪为病,忌用下法,张仲景已列为治禁,叶氏能突破成规,明智地认为湿邪化燥,里结肠胃,亦须用下法,唯在运用时以轻下为上,且见粪燥则止,移用小陷胸汤、泻心汤等苦泄之法,实寓轻下之意。于其辨证,叶氏在重视《伤寒论》的脉证同时,还非常重视舌苔的变化,单在《温热论》中论下法的舌苔就有六条之多,其云:"亦要验之于舌,或黄甚,或如沉香色,或如灰黄色,或老黄色,或中有断纹,皆当下之",告诫"未见此等舌,不宜用此等法"。补充了张仲景详于脉证而略于察舌的不足。又如温热之邪易耗津液,与伤寒易伤阳气有别,"热邪不燥胃津,必耗肾液",纵观叶案其养阴之法脱胎于张仲景,养胃津者源于麦门冬汤,竹叶石膏汤而有益胃汤之设;增肾液者则有加减复脉汤之订,灵活运用二方于临床,这是叶氏养阴之核心。综上可见,叶氏温病之学是在继承《伤寒论》的基础上发展而来的,并无寒温对峙之见。概而言之,伤寒是温病的基础,温病是对伤寒学说的发展。

(6)对后世预防医学的启发 中医学治未病思想,对于现代预防医学有着重要启示。治未病的概念最早出现于《黄帝内经素问·四气调神大论》:"是故圣人不治已病治未病,不治已乱治未乱,此之谓也。"张仲景建立了较为完善的治未病思想体系。在预防疾病方面,仲景认为"君子春夏养阳,秋冬养阴,顺天地之刚柔也"。人要顺四时阴阳生活,否则便会生病。对于规避疾病病因,仲景也十分重视,提出:"若人能养慎,不令邪风干忤经络。"邪风即包括异常气候在内的种种对人体有害的致病因素,人们应当审慎规避日常生活中的致病因素。仲景还对日常饮食、劳力房事等提出了禁忌。对于疾病初期,仲景提出:"适中经络,未流传脏腑,即医治之,四肢才觉重滞,即导引、吐纳、针灸、膏摩,勿令九窍闭塞。""见肝之病,知肝传脾,当先实脾",在疾病早期就要积极治疗,防止疾病入里传变,病势难愈。对于疾病康复后调养,仲景专设《阴阳易瘥后劳复病脉证并治》一篇,论述病后调养宜忌,以防病复。仲景治未病思想对现代的预防医学起到了承前启后的作用,在现代健康教育和临床实践中具有广泛的指导意义。对于疫病防治,提示人们日常要积极锻炼身体,提高对疾病的免疫力,生活方式要积极健康,规避可能的致病因素和传染源,如果感染疫病,应尽早就医,尽早治疗。

(7)对后世针灸学发展的影响 仲景发展和丰富了东汉之前的针灸理论,对后世针灸学的发展产生重要的影响。在预防疾病传变方面,仲景指出:"太阳病,头痛至七日以上自愈者,以行其经尽故也。若欲作再经者,针足阳明,使经不传则愈。"(《辨太阳病脉证并治》)意即针刺足阳明经穴,阻断邪气沿经络传变,从而使疾病向愈。这也是从针灸角度"治未病"思想的体现。在治疗方面,仲景用针将脉象作为重要依据,"伤寒,腹满,谵语,寸口脉浮而紧,以肝乘脾也,名曰'纵',刺期门。""微数之脉,慎不可灸"。以上内容都体现了仲景以脉象作为施针用灸依据的思想。在具体针灸治疗上,讲求辨证论治,针药互补,如桂枝汤证有"太阳病,初服桂枝汤,反烦不解者,先刺风池、风府,却与桂枝汤则愈"。通过针刺疏通经络,祛风解表,从而与桂枝汤相配合,共奏其功。在针灸禁忌方面,《伤寒论》中有多条与误用温针、艾灸的条文,明确指出针灸的禁忌证,如"微数之脉,慎不可灸,因火为邪,则为烦逆,追虚逐实,血散脉中,火气虽微,内攻有力,焦骨伤筋,血难复也"。指出脉微数不可用灸,脉微数为阴虚之象,用灸则伤阴助火"焦骨伤筋",导致不良后果。仲景的针灸理论,对于后世针灸学的发展起到了重要的引导作用,贡献卓著。在《伤寒论》中记载的针灸方法,也提示人们可以运用针灸方法来积极防治疫病,配合药物等手段,提高治疗效果。

【遣方用药】

在《伤寒杂病论》中,仲景收录了较多上古时期"治天行方",包括小阳旦汤(即现在的桂枝汤)、小阴旦汤(即黄芩汤加生姜)、大阴旦汤(小柴胡汤加芍药)、小青龙汤(即现在的麻黄汤)、大青龙汤(即现在的小青龙汤)、小白虎汤(即白虎汤)、大白虎汤(竹叶石膏汤将人参改为半夏)、小朱鸟汤(即黄连阿胶汤)、大朱鸟汤(即黄连阿胶汤加人参、干姜等),这些都是上古时期治疗外感疾病的经典方剂。

(一)桂枝汤

仲景将小阳旦汤(桂枝汤)作为首选方剂,其功能是解肌发表,调和营卫。治太阳中风,头痛发热,汗出恶风,鼻鸣干呕,脉浮缓。近代常用治普通感冒、流行性感冒、上呼吸道感染等见风寒表虚证者。方中以桂枝散风寒、解肌表为君药;臣药以白芍敛阴和营,二药同用一散一收、调和营卫,使表邪得解、里气得和;生姜助桂枝以散表邪,大枣助白芍以和营卫,共为佐药;炙甘草调和诸药以为使药。可见仲景时期,疫病的主要性质是寒性疫病。

桂枝汤方

"桂枝三两(去皮),芍药三两,甘草二两(炙),生姜三两,大枣十二枚。

上五味,哎咀。以水七升,微火煮取三升,去滓,适寒温,服一升。服已须臾,啜热稀粥一升余,以助药力,温覆令一时许,遍身微似有汗者益佳,不可令如水流滴,病必不除。若一服汗出病差,停后服,不必尽剂;若不汗,更服依前法;又不汗,后服小促役其间,半日许,令三服尽。若病重者,一日一夜服,周时观之。服一剂尽,病证犹在者,更作服。若汗不出,乃服至二三剂。禁生冷、黏滑、肉面、五辛、酒酪、臭恶等物。

太阳病,头痛,发热,汗出,恶风,桂枝汤主之。

太阳病,项背强几几,反汗出恶风者,桂枝加葛根汤主之。

太阳病,下之后,其气上冲者,可与桂枝汤。方用前法。若不上冲者,不可与之。

太阳病三日,已发汗,若吐、若下、若温针,仍不解者,此为坏病,桂枝不中与之也。观其脉证,知犯何逆,随证治之。桂枝本为解肌,若其人脉浮紧,发热汗不出者,不可与之也。常须识此,勿令误也。

若酒客病,不可与桂枝汤,得汤则呕,以酒客不喜甘故也。

喘家,作桂枝汤,加厚朴杏子佳。

凡服桂枝汤吐者,其后必吐脓血也。

太阳病,发汗,遂漏不止。其人恶风,小便难,四支微急,难以屈伸者,桂枝加附子汤主之。

太阳病,下之后,脉促胸满者,桂枝去芍药汤主之。若微恶寒者,去芍药方中,加附子汤主之。

太阳病,得之八九日,如疟状,发热恶寒,热多寒少,其人不呕,清便欲自可,一日二三度发。脉微缓者,为欲愈也。脉微而恶寒者,此阴阳俱虚,不可更发汗、更下、更吐也;面色反有热色者,未欲解也,以其不能得小汗出,身必痒,宜桂枝麻黄各半汤。

太阳病,初服桂枝汤,反烦不解者,先刺风池、风府,却与桂枝汤则愈。

服桂枝汤,大汗出,脉洪大者,与桂枝汤如前法。若形如疟,一日再发者,汗出必解,宜桂枝二麻黄一汤。

服桂枝汤,大汗出后,大烦渴不解,脉洪大者,白虎加人参汤主之。

太阳病,发热恶寒,热多寒少。脉微弱者,此无阳也,不可更汗。宜桂枝二越婢一汤方。"

在条文中,仲景对桂枝汤的组成和服药方法进行了详细的论述,并就伤寒后的疾病传变与服药后可能的疾病变化以及针对措施做了补充,为后世医家提供了重要的参考。

(二)黄芩汤

黄芩汤,具有清热治利、和中止痛之功。治太阳与少阳合病,腹痛下利,或痢疾腹痛有热,舌质红,脉弦数。方中黄芩清热止利,芍药和营止痛,甘草、大枣和中、补益脾胃。

"太阳与少阳合病,自下利者,与黄芩汤;若呕者,黄芩加半夏生姜汤主之。

黄芩汤方

黄芩三两,甘草二两(炙),芍药二两,大枣十二枚。

上四味,以水一斗,煮取三升,去滓,温服一升,日再夜一服。"

(三)小柴胡汤

小柴胡汤是《伤寒论》中治疗少阳病之主方,具有和解少阳的作用。被后世广泛应用于临床各科。外感病此方能和解少阳,疏利肝胆,通达内外;内伤杂病则开郁调气,以利气机枢纽。对于小柴胡汤适应证,仲景主张"有柴胡证,但见一证便是,不必悉具",贵在灵活加减。

"伤寒五六日中风,往来寒热,胸胁苦满,默默不欲饮食,心烦喜呕,或胸中烦而不呕,或渴,或腹中痛,或胁下痞硬,或心下悸、小便不利,或不渴、身有微热,或咳者,小柴胡汤主之。

小柴胡汤方

柴胡半斤,黄芩三两,人参三两,甘草三两,半夏半升,生姜三两,大枣十三枚。

上七味,以水一斗二升,煮取六升,去滓,再煎,取三升,温服一升,日三服。

若胸中烦而不呕者,去半夏、人参,加栝蒌实一枚;

若渴者,去半夏,加人参合前成四两半,栝蒌根四两;

若腹中痛者,去黄芩,加芍药三两;

若胁下痞硬,去大枣,加牡蛎四两;

若心下悸、小便不利者,去黄芩,加茯苓四两;

若不渴,外有微热者,去人参,加桂三两,温覆微汗愈;

若咳者,去人参、大枣、生姜,加五味子半升,干姜二两。

血弱气尽,腠理开,邪气因入,与正气相搏,结于胁下。正邪分争,往来寒热,休作有时,默默不欲饮食。藏府相连,其痛必下,邪高痛下,故使呕也。小柴胡汤主之。

服柴胡汤已,渴者,属阳明也,以法治之。

得病六七日,脉迟浮弱,恶风寒,手足温。医二三下之,不能食,而胁下满痛,面目及身黄,颈项强,小便难者,与柴胡汤,后必下重。本渴而饮水呕者,柴胡汤不中与也,食谷者哕。

伤寒四五日,身热恶风,颈项强,胁下满,手足温而渴者,小柴胡汤主之。

伤寒,阳脉涩,阴脉弦,法当腹中急痛,先与小建中汤;不差者,与小柴胡汤主之。

伤寒中风,有柴胡证,但见一证便是,不必悉具。"

(四)麻黄汤

麻黄汤作为《伤寒论》中的经典方剂,对于外感风寒表实证有着很好的效果,由麻黄、桂枝、杏仁、甘草四味药物组成,具有发汗解表、宣肺平喘的功效,后世医家又进一步发展拓宽其应用范围,除用于治疗呼吸系统疾病外,在其他内外各科也有广泛的运用。但由于对其认识不够、理解不深、缺乏实践经验等原因,目前麻黄汤在临床应用中有所减少,正确认识麻黄汤的方证因机、在实践中悟道提升,是重新发挥麻黄汤潜力的重要途径。

"太阳病,头痛发热,身疼腰痛,骨节疼痛,恶风,无汗而喘者,麻黄汤主之。

麻黄汤方

麻黄三两(去节),桂枝二两(去皮),甘草一两(炙),杏仁七十个(去皮尖)。

上四味,以水九升,先煮麻黄,减二升,去上沫,内诸药,煮取二升半,去滓,温服八合,覆取微似汗,不须啜粥,余如桂枝法将息。

太阳与阳明合病,喘而胸满者,不可下,宜麻黄汤主之。

太阳病,十日已去,脉浮细而嗜卧者,外已解也。设胸满胁痛者,与小柴胡汤。脉但浮者,与麻黄汤。"

(五)白虎汤

白虎汤是《伤寒论》经典方之一,是中医清热的代表方剂。由石膏、知母、甘草、粳米四药组成。具清气热、泻胃火、生津止渴的作用,对外感热病、气分热盛的壮热、烦渴、脉洪大等证,有确切的疗效,在现代临床可用于治疗多种发热、急性感染性疾病等。

白虎汤组成:知母六两,石膏一斤,炙甘草二两,粳米六合。水煎至米熟,去渣,分三次服。功能清热生津。主治阳明经热盛,或温热病气分热盛,症见高热头痛,口干舌燥,烦渴引饮,面赤恶热,大汗出,舌苔黄燥,脉洪大有力或滑数等。方中石膏清热生津,止渴除烦,为君药;知母清热养阴,为臣药;甘草、粳米益胃护津,使大寒之剂而无损伤脾胃之虑,共为佐使药。

"伤寒,脉浮滑,此表有热,里有寒,白虎汤主之。

白虎汤方

知母六两,石膏一斤,甘草二两,粳米六合。

上四味,以水一斗,煮米熟,汤成,去滓,温服一升,日三服。

三阳合病,腹满身重,难以转侧,口不仁而面垢,谵语遗尿。发汗则谵语,下之则额上生汗,手足逆冷。若自汗出者,白虎汤主之。"

【著作考】

《伤寒杂病论》是仲景的传世之作,对祖国医学的继承发展有着举足轻重的作用。但是,由于极为复杂的历史原因,也造成了其版本众多、内容歧异,众说纷纭。因此,加强对《伤寒论》流传版本的整理考证,对于研究《伤寒论》、弘扬仲景学说有着重要的意义。

(一)东汉至西晋时期

《伤寒杂病论》成书时依仲景所言有 16 卷,但《伤寒杂病论》很快便遭散失。有幸西晋太医令王叔和对其进行了整理编次,使其得以重见天日。王叔和《脉经》的七至九卷,是王叔和第一次整理《伤寒杂病论》后最为集中的卷次,以"可"和"不可"的条目进行排列,按"可"与"不可"施治是两汉时期的通行治法。王叔和在对《伤寒论》进行第二次整理时,将《伤寒论》以三阴三阳顺序进行排列。

（二）东晋至南北朝时期

在东晋时期至南朝，《伤寒杂病论》分为《伤寒论》和《杂病论》两书。《小品方》记载"《张仲景辨伤寒并方》有九卷……《张仲景杂方》有八卷"。而在梁代阮孝绪《七录》中《张仲景辨伤寒并方》为十卷，这一说法也被《隋书·经籍志》所采用。在六朝时期，还有淳化本《伤寒论》与《金匮玉函经》。前者被后人收录进宋代《太平圣惠方》卷二十九"伤寒门"，该书六经病有124条，几乎每条都有方剂对应，因而有着重要的学术价值；后者与《伤寒杂病论》书名不同，但内容相同，有王叔和编次和南朝时医师编纂两种说法，该本与唐代孙思邈本《伤寒论》有着极为相似之处。

（三）隋唐时期

在隋朝，《伤寒论》在传抄过程中，因为要避隋文帝杨坚"坚"字之讳，书中"坚"字改为"鞭"，这为研究《伤寒论》的版本流传保留了证据。

唐代《伤寒论》，主要为孙思邈在《千金翼方》卷九和卷十中收录的《伤寒论》。唐本伤寒论是研究晋代至唐初《伤寒论》流传的重要文献资料，还为研究《伤寒论》流传过程中不同版本之间的比较联系提供了重要的参考依据。除了《千金翼方》，王焘的《外台秘要》也引用诸多《伤寒论》的条文与方剂。在唐代，官方还出台了法令，《伤寒论》成为当时从医者必读之书。

（四）宋明时期

宋本《伤寒论》初刻本，为北宋治平二年（1065年）校正书局刻行本，林亿等在序言中记述此版本为《伤寒论》十卷本，该版本因字形较大，又被称为"大字本"。元祐三年（1088年），又刻行小字版本，被称为"元祐本""小字本"。明万历二十七年赵开美刻本即由小字本翻刻而来，因接近宋本原貌，赵开美本亦常被称为宋本《伤寒论》。目前存世5部，分布于中国大陆、中国台湾和日本。从明代以后，翻刻的宋本《伤寒论》成为流传于世的主要版本。

【学术传承】

根据记载，仲景曾学医于同郡的张伯祖并在学识上超过他。仲景在《伤寒论》自序中提到"勤求古训，博采众方，撰用《素问》《九卷》《八十一难》《阴阳

大论》《胎胪药录》，并平脉辨证，为《伤寒杂病论》合十六卷"。可见仲景对中医经典著作的学习与掌握，仲景的学术渊源主要有以下几个方面：

第一，基础理论主要继承于《内经》《难经》《阴阳大论》。

第二，诊法是从《内经》《难经》而来，不过其间的脉诊是将《内经》的三部九候法简化为上中下三部（人迎、趺阳、少阴）诊法，并将其与《难经》的独取寸口法有机结合而成。

第三，药学理论系全面继承了《神农本草经》及《胎胪药录》的成果，并在临床实践中予以发扬光大；

第四，方剂主要来源于上古的《汤液经法》，并在此基础上"博采众方"而成。根据考察研究，仲景撰写伤寒论的重要基础是《汤液经法》一书。《汤液经法》一书已经失传，所幸《辅行诀脏腑用药法要》一书保留了该书风貌。《辅行诀脏腑用药法要》的60首方剂来自《汤液经法》，60首方剂中，有23首见于《伤寒杂病论》，可见《汤液经法》是仲景著书的重要依据。《辅行诀脏腑用药法要》中记载"张机撰伤寒论，避道家之称，故其方皆非正名也，但以某药名之，以推主为识耳"，指出仲景以《汤液经法》为参考撰写《伤寒论》，但出于避讳等原因而将方名以药名替代。在皇甫谧的《针灸甲乙经》序言中也记载"汉张仲景论广汤液为十数卷，用之多验"。这也验证了《伤寒杂病论》的理论来源正是《汤液经法》；

第五，诊治疾病的有效方法是在充分综合前人理论，继承先贤经验的基础上，再加以亲身反复的临床验证总结出来的。

《伤寒杂病论》成书后不久即遭散佚，所幸王叔和将此书寻获，整理编次，使其得以流传后世。后世不断有医家对其进行注解评述，阐发奥妙，刊行广布，使得仲景伤寒理论不断得以传承和发展。

（一）魏晋至宋金时期

王叔和，为魏晋时期太医令，王叔和除了著述《脉经》十卷之外，又整理张仲景之《伤寒杂病论》。《新唐书·艺文志》著录王叔和、张仲景《药方》十五卷，又《伤寒杂病论》十卷。《宋史·艺文志》著录张仲景《金匮玉函经》八卷，下注王叔和集。陈振孙《书录解题》曰：《金匮要略》三卷，张仲景撰、王叔和集，林亿等校正。魏晋之际，社会战乱频仍，动荡不安，张仲景的著作在当时就可能已经散失不全，而王叔

和将仲景著作整理收集,在中国医学史上做出了重要的贡献。

宋朝医家对于伤寒学的发展起到重要的承上启下作用。在这一时期,伤寒研究的特点包括大量增补方药,重视病证辨析,疫病逐渐得到重视等特点,这一时期的著名医家有韩祇和、朱肱、庞安时、许叔微等。

韩祇和,生卒年及字号无从考证,约生活于11世纪,为北宋名医,专研伤寒,为宋代著名的伤寒学家,临证喜用仲景方,是第一位阐发《伤寒论》学术思想的医家,较成无己还早五十余年。韩祇和于北宋元祐元年(1086年)著成《伤寒微旨论》,原书已佚,今传世版本是后人据《永乐大典》中散见的条文辑录而成,收录于《四库全书·子部》中2卷共15篇,并有方论。卷上分伤寒源、伤寒平脉、辨脉、阴阳盛虚、治病随证加减药、用药逆、可汗、可下等8篇;卷下分总汗下、辨汗下药力轻重、温中、小便大便、蓄血证、阴黄证、劳复证等7篇。韩祇和关于伤寒论的研究和见解对后世开展《伤寒论》的研究有较大的促进作用,他的学说对其后的庞安时、朱肱、刘河间、王好古等伤寒名家都产生了深远的影响。

朱肱,字翼中,北宋末年湖州人。朱肱从1089—1108年研究汉代医学家张仲景的《伤寒论》,写成《无求子伤寒百问》3卷,后来又增订为20卷,改书名为《南阳活人书》。朱肱以诊治伤寒著名,对外感热病理论有透彻研究和独到见解。对《伤寒论》原文体裁,发挥己见,补充新知。用经注学学说阐发伤寒六经辨证,把《灵枢·经脉篇》理论与《伤寒论》六经分证直接联系起来,是从朱肱开始的。朱肱重视脉学,吸取了郭高阳生《脉诀》七表八里之论,以补充《伤寒论》论脉之不全。朱肱的《南阳活人书》是研究《伤寒论》比较早的著作之一,它以证分类,随证附方,有论有方,对《伤寒论》多有阐发。当时,有医学家认为"伤寒唯《活人书》最重、最备、最易晓"。后人则评价"宋人之书,能发明《伤寒论》,使人有所执持而易晓,大有功于仲景者,《活人书》为第一"。

庞安时,字安常,北宋时蕲水人。庞安时著有《伤寒总病论》等诸多著作,但大多散佚。庞安时对于《伤寒论》进行了大量增补扩充和辨析。《伤寒总病论》除引自《伤寒论》63方外,另增补方证181个,它们主要源于《金匮要略》《肘后方》《千金方》以及宋代的医家,对《伤寒论》中无证无方、有证无方及方证不全者进行增补。庞安时还对寒温之病进行辨别,提出了四种温病"风温""湿温""温疟""温毒",庞安时还阐发了"天行温病"并将其分成五类辨证论治。庞安时的温病理论为后世温病学派的发展提供了理论依据。

许叔微,字知白,真州白沙人,南宋医学家。许叔微撰有《伤寒百证歌》《伤寒发微论》《伤寒九十论》等著作,在《伤寒论》基础上颇有创新。许叔微注重八纲辨证,在其著作《伤寒百证歌》中论伤寒辨证曰:"伤寒最要辨表里虚实为先。有表实,有表虚,有里实,有里虚,有表里俱实,有表里俱虚。先辨此六者,然后用药,无不差矣。""恶寒发热在阳经,无热恶寒病发阴;阳宜发汗麻黄辈,阴宜温药理中宁。"可见许叔微对于治伤寒讲求八纲辨证,这为后世八纲辨证的发展和完善奠定了基础。《伤寒百证歌》将仲景方论编成歌诀100首,同时也是最早用"按症类证"研究《伤寒论》的著作,全书共列症状53个,它将具有同一症状的若干方证汇集起来,进行排列、分析、比较、辨其异同,为后学者正确地认识、诊断、治疗伤寒,提供了依据。对《伤寒论》中有论无方者,还从其他方书进行补充。许叔微《伤寒九十论》,是许叔微治伤寒的医案集,也是中国医学史上第一部伤寒医案专著。该书载伤寒医案九十论,其辨证、方治及论说皆本于《伤寒论》。每论先叙治疗经过,再以《内经》《难经》《伤寒论》为根据,结合作者的诊疗经验,阐发机制和用药心得,后附按语说明。这些医案是许叔微临床实践的重要记录,为后世留下了宝贵的资料。

成无己,宋金时期聊摄(即今山东茌平县)人,为研究《伤寒论》的大家之一,著有《注解伤寒论》《伤寒明理论》等著作。《注解伤寒论》从《辨脉法》一直到《辨发汗吐下后脉证并治》逐条注解,首开以经(《内经》《难经》)注论、全面注解《伤寒论》之先河。成无己用《内经》《难经》等有关内容为理论依据率先对《伤寒论》112方进行了注解,其注解多从《内经》四气五味理论的角度分析和认识组方原则及配伍意义。另外,成无己在《伤寒明理论·药方论》中,用君臣佐使理论分析组方原理。成无己对医方的注解,为著述方论先驱之一,启迪后世方剂学的发展。

(二)明清至近现代时期

进入明代以来,伤寒学在理论研究和临床运用等方面不断得到探索和发展,诞生了诸多学派,产生了大量研究成果和学术著作,而温病也逐渐从伤寒中独立发展为温病学。在这一时期,涌现了大量著名伤寒学家,如方有执、张遂辰、张志聪、张璐、柯琴、尤在泾、徐灵胎等。

方有执,字中行,明代歙县(今安徽歙县)人。生于明代嘉靖二年(1523年),卒年不详,他的妻儿共7人皆因伤寒而死,故本人留心医学,潜心研究《伤寒论》,在伤寒学术史上占有非常重要的地位。

方有执的学术思想主要体现在《伤寒论条辨》一书,该书于1589年成书,成书时有8卷。方有执研究《伤寒论》认为,《伤寒论》经西晋王叔和编次,已有错简,后又经金代成无己注释又多更改,已非仲景原貌。因此将《伤寒论》重新编次篇目,对条文进行逐条注释。方有执将《伤寒例》一篇删除,认为《辨脉法》与《平脉法》,虽非仲景原著,但有仲景的一些内容,故仍可保留,将其置于篇后。方有执根据其临床经验及对伤寒的理解将太阳病上、中、下三篇内容,编次为"卫中风""营伤寒""营卫俱中伤风寒"三篇。强调伤寒以六经为纲,六经辨证太阳为纲的学术思想。另外,还增设《辨温病风温杂病脉证并治篇》。

在学术思想上,方有执认为伤寒以六经为纲,六经以太阳为纲,而太阳当以伤卫、伤营、营卫俱伤为纲。伤寒论六经是指六部,其不仅有阴阳属性,而且五脏、六腑、四肢、百骸,周身内外无一物不包罗其中。病发于人身,故无论何病,皆可以六经为纲。伤寒之为病,乃风寒之邪袭人,其中伤必沿外体躯壳之三重(太阳、阳明、少阳),内脏次第三层(太阴、少阴、厥阴),逐层而渐进,而六经又各主其所,故伤寒病尤应以六经为纲。太阳主人身之表,而外邪袭人,首犯肌表,肌表营卫之气与邪抗争,则形成太阳病,故太阳为病最易,而其邪之出入,疾病之传变,又最能反映伤寒之顺逆。因此,六经应以太阳为纲。方氏在书中指出,"太阳一经,风寒所始,营卫两道,各自中伤,风则中卫,故以卫中风为病者为上篇""太阳统摄之营卫,乃风寒始入之两途。寒则伤营,故以营伤于寒而病者为中篇""若风寒俱有而中伤,则营卫皆受而俱病,故以营卫俱中伤风寒而病者为下篇",将风寒伤营卫提到整个太阳病的共同病理基础来认识,深刻地提示了太阳病的发病、传变与转归的规律,这对仲景学说是一大发挥。

张遂辰,字卿子,明末清初医家,原籍安徽歙县,随父迁居钱塘(今浙江杭州)。张遂辰临床经验丰富,以成无己《注解伤寒论》为蓝本结合自身经验写成《张卿子伤寒论》七卷。此外,另有《张卿子经验方》一书。其弟子有张志聪、张开之、张亮辰等,均为有名医家。张遂辰认为《伤寒论》经叔和编次后,只是卷数有所出入,而原貌未改。

张志聪,字隐庵,钱塘(今浙江杭州)人,清代医家。张志聪一生著述颇多,有《素问集注》《灵枢集注》《伤寒论宗印》《伤寒论集注》《金匮要略集注》《针灸秘传》《本草崇原》《侣山堂类辩》等书籍,其中《针灸秘传》一书已佚。张志聪门生甚众。在《伤寒论》研究方面,张志聪继承其师张遂辰的观点,主张维护旧论,提倡用气化学说解释并研究六经及六经病证,是"六经气化说"的主要倡导者之一,对后世医家的影响颇大。

《伤寒论集注》为张志聪代表作之一。张志聪晚年始著此书,却于未完稿时病卒,其弟子高士宗承遗训继续撰注《伤寒论集注》,最终完成此书。《伤寒论集注》将原文三百九十八条,共分作一百章节,每章节立题均标明大义,然后论理阐微。首列六经正文,次列《霍乱》《阴阳易》等,末列《辨脉》《平脉》,并将《辨痉湿暍病脉证》一篇列入《伤寒论》中。在条文注解中,张、高两人常以《内经》为本进行注解,并首创六经气化学说,主张以五运六气、标本中气之理来解释伤寒六经的生理、病理。张、高两人在注释《伤寒论集注》时,将很多条文前后进行对比,或者跨经对比,使《伤寒论》的很多医理能够串联起来,旨在令后世医家能够透彻地理解《伤寒论》。

《伤寒论集注》一书对方剂的解释颇为全面,不仅指出了药物的功效,而且对药物的配伍特点、性状以及药物性状与功效之间的关系等进行了详细解释。因此,学习《伤寒论集注》对于本草学同样大有裨益。

张璐,字路玉,江南长洲人,明末清初时期人,清初医学三大家之一。张璐著有《伤寒缵论》《伤寒绪论》《伤寒舌鉴》《伤寒兼证析义》等著作。《伤寒缵论》《伤寒绪论》是张氏研究《伤寒论》三十年的心得。《伤寒缵论》取张仲景《伤寒论》重分其例,分为上下两卷。对原文进行逐条注释,还对王叔和的平脉、辨脉、伤寒例篇章进行注释。《伤寒绪论》亦为两卷,上卷叙述六经传变、合病、并病、三阴中寒等40个证及诊脉查色、辨舌等。下卷论述发热、头痛、恶风等一百种病症，最后还载 148 首方剂（包括附方 35 首）。《伤寒舌鉴》记载伤寒舌诊 120 种，图文并茂。《伤寒兼证析义》则记载伤寒兼杂病证候 17 种。这些著作对《伤寒论》起到了补充，有助于将理论应用于临床实际，对伤寒学派的发展与后来温病学派的形成有着重要的贡献。

柯琴，字韵伯，原籍浙江慈溪丈亭（今属余姚市），后迁居虞山（今江苏常熟县），清朝医家。柯琴著有《伤寒论注》四卷、《伤寒论翼》两卷、《伤寒附翼》两卷，合称《伤寒来苏集》，为伤寒重编派的重要著作。另有《内经合璧》，但已亡佚。《伤寒论注》是将宋本《伤寒论》以方证为纲，重为排编，先置伤寒总论，总论下分列六经脉证，每经脉证下再分述各方证，详加注疏，突出辨证论治思想。《伤寒论翼》为伤寒专题论著，上卷 7 篇，概括阐明了六经的含义、治法及合病、并病、温、暑、痉、湿等病。意在使读者领会六经辨证，不仅适用于伤寒，亦可用于杂病。下卷 7 篇论述了六经病解及制方大法。《伤寒附翼》专论《伤寒论》经方，解释方义及用法颇精，是结合病因、病理及脉证加以阐述的。每经诸方前均列总论，以阐述本经立法之要，对于每一方剂，均分别列其组成意义和使用法则。

《伤寒论注》，是以"方证"为纲对《伤寒论》重为编排，遵从一般的认识规律，先总说后分述、先抽象后具体、先常后变、先独后兼、先本后他，同类相从，即其所言："是编以症为主，故汇集六经诸论，各以类从。其症是某经所重者，分列某经，如桂枝、麻黄等症列太阳，栀子、承气等症列阳明之类。其有变证化方，如从桂枝症更变加减者，即附桂枝症后，从麻黄症更变加减者，附麻黄证后。""分篇汇论，挈其大纲，详其细目，证因类聚，方随附之。"有前后一致、体例统一、逻辑性强等优点，使全书成为一个协调的学术体系。在对具体条文的阐释中，柯琴常运用对偶、排比等句式，将相关条文、方剂、病证等反复对比，前后合参，述其异同，排难解疑，启发读者。

《伤寒论翼》的学术成就主要体现在两个方面：其一，提出"六经地面"说，认为仲景六经非经络之经，而是"分六区地面，所该者广，虽以脉为经络，而不专在经络上立说，凡风寒温热、内伤外感、自表及里、有寒有热，或虚或实，无乎不包"。其二，主张六经为百病立法："原夫仲景之六经，为百病立法，不

专为伤寒一科。伤寒杂病，治无二理，咸归六经之节制。六经各有伤寒，非独伤寒中独有六经也。"此说为六经广泛运用，提供了学术支撑。后人以六经治杂病，多因之而受启发。

《伤寒附翼》为专论伤寒方剂之部分。其论方析药特点是以法制方、注意实际，而破拘于六经之弊，并提出宜因风土、因体质理解仲景制方之要义，对后世颇有启发。在论方时，常不是孤立地论一方一证，而是将与之有联系之方合而论之，从方名、剂量、作用机制等方面，反复比较、详加对照、同中求存、异中求同、洞悉精微，使读者深入理解方义，并了解与类似方的异同关系。

尤怡，字在泾（一作在京），清代长洲（今江苏苏州吴中区）人，著有《伤寒贯珠集》《金匮要略心典》《金匮翼》《医学读书记》等著作。《伤寒贯珠集》是其中备受推崇的佳作。《伤寒贯珠集》一书，上承柯韵伯的《伤寒来苏集》及钱天来的《伤寒溯源集》。除了对条文逐条注解外，其最主要的特点，是在编排结构上突出治法、以法类证。尤怡认为："振裘者必挈其领，整网者必提其纲，不知出此，而徒事区别，纵极清楚，亦何适于用哉？"故于太阳、阳明、少阳、太阴、少阴、厥阴六经，每经皆分列纲目。纲即治法，目即汤证及处方。以法为纲，统率证候和用方。其法则有正治法、权变法、斡旋法、救逆法、类病法、明辨法、杂治法、少阳刺法及少阴清法、下法、温法等。根据每经的不同情况，其法各有不同。《伤寒贯珠集》的注释部分，则深刻体现了尤在泾的学术思想，自成一家之言。如在注释中，尤在泾从临证实际出发，明确反驳了由方有执等发展而来的"三纲鼎立"说。其认为："寒之浅者，仅伤于卫；风而甚者，并及于营。卫之实者，风亦难泄；卫之虚者，寒犹不固。"所以，"但当分病证之有汗无汗，以严麻黄、桂枝之辨，不必执营卫之孰虚孰实，以证伤寒、中风之殊。"无汗必发其汗，有汗则不可更发其汗，而分别用麻黄汤、桂枝汤。至于大青龙汤证，"其辨不在营卫两病，而在烦躁一证"。除了注解条文和注释，尤氏还对《伤寒论》方剂的药物炮制和服用方法的文字有所删节或改写。《伤寒贯珠集》一书条理通达，注解详实，对于读者研究《伤寒论》颇有帮助。

徐大椿，字灵胎，清代吴江县人，著有《难经经释》《神农本草经百种录》《医贯》《医学源流论》《伤寒类方》《兰台轨范》等著作。徐灵胎《伤寒类方》主要

采取"以方类证"的方式。即脱离六经,单纯"以方类证",并明细归类,使仲景方义一目了然,且更便于临床使用。首先,从内容方面,徐灵胎将仲景113方详归12类,每类先定主方,同类诸方附后,分析主方之方证可见相因的治疗大法。其次,编次方面,采用类方相聚和方统条文的方法,并结合其临床经验对原文进行适当的修改。注释方法,徐灵胎依据条文的繁简,分条后注和夹注两种方法,并结合其临床实践,揭示仲景辨证论治之真谛。徐灵胎《伤寒类方》注重方证之研究,通过方剂演变规律,来揭示症候内部之间的联系。

陈修园,名念祖,字修园,另字良有,福建长乐人,清代著名医学家。陈修园尤其推崇张仲景,毕生致力于仲景的《伤寒论》和《金匮要略》的研究,撰有《伤寒论浅注》《长沙方歌括》《金匮要略浅注》《金匮方歌括》《伤寒真方歌括》《伤寒医诀串解》等,以阐发仲景之学。陈修园还撰有《灵素节要浅注》《女科要旨》《神农本草经读》《十药神书注解》《时方妙用》《时方歌括》等。此外,陈氏还是一位医学科普作家,其著作《医学实在易》《医学三字经》《医学从众录》等"深入浅出,返博为约"。陈修园医书十六种,后世合编为《南雅堂医书全集》(《陈修园医书十六种》)。陈修园医书对中医的普及教育发挥了重要的作用。陈修园继承张遂辰、张志聪、张锡驹等的观点,维护旧论,认为《伤寒论》传本至为完整,不可随意妄加改订。陈修园之前,张志聪、张锡驹主要通过"汇节分章"对《伤寒论》进行研究,如把一条至五条分为一节,为伤寒太阳病传阴传阳;六条为一节,系寒邪化热。然后又数节合成一章,共三百九十七节汇一百章。陈修园尊其所分章节,变节为法,说"仲景原论,始于《太阳篇》至《阴阳易差后劳复》止,共计三百九十七法。何以不言节而言法,盖节中字字是法,言法即可以赅节也"。即《伤寒论》每一条自成一法,因此,他在每一节之后,均扼要地标明其法所在,这是与他人的不同之处。陈修园主张以五运六气来研究《伤寒论》的六经,非常重视运气学说。陈修园注解《伤寒论》采取衬注形式,诠释《伤寒论》条文,可以说颇具特色。原文与注文既可以连续,也可以分读,文字通畅流利,语句浅明,使读者看了一目了然,融会贯通,故其《伤寒论浅注》向为后学所推崇。《伤寒医诀串解》六卷,是陈修园晚年融其平生对于《伤寒论》的研究心得,贯通要旨,辨析疑似,以串会

解释伤寒精义的一本著作,采用分经审证一法,对于《伤寒论》方的运用,最有现实意义。为了给后世习诵《伤寒论》的人提供方便,陈修园还根据辨证论治原则,把《伤寒论》方的主治以七言歌括的形式,编著成《伤寒真方歌括》和《长沙方歌括》,文字浅显,顺口好读,对《伤寒论》的普及学习大有帮助。

恽铁樵,名树珏,江苏武进人,清末民国时期著名医家,著有《群经见知录》《伤寒论研究》《生理新语》等多部著作,并办学创刊,培养出大批中医人才。恽铁樵是"中西汇通"思想的代表人物之一,十分重视《伤寒论》的研究,并注重实践,敢于质疑,结合自己的临床经验,提出伤寒六经的新见解,逐步形成了独特的学术思想。恽铁樵对六经实质的脏腑说提出质疑,指出:"六经之三阴三阳非与脏腑配合之谓也,谓太阳是膀胱、少阳是胆、厥阴是肝,无有是处。"根据六经虚实关系恽铁樵认为六经传变规律为"太阳虚即是少阴,少阴实即是太阳;少阳虚即是厥阴,厥阴实即是少阳;阳明虚即是太阴,太阴虚即是阳明"。恽铁樵认为《伤寒论》六经与《内经》六经相同之处,在于均是以病状而定之名词,然不同之处在于《内经》之六经主要描述的是经络的走行以及表里相关,而《伤寒论》之六经则着重于六经证候,他认为"伤寒论之六经是区别于六组证候的界限"。恽铁樵对于《伤寒论》六经提纲提出了新的观点:认为《伤寒论》六经病的提纲惟"中风""伤寒"二者而已。首先,伤寒有化燥、化火者,但在未转化之前都是以"风寒"为主证。由于伤寒、中风皆是太阳病,故太阳病篇为六经病的总提纲;其次,从传经次序上看,病邪由外自内传入的过程中,太阳为最初根据地,不论是顺传、越经传,还是直中,其他各经病均是以太阳病为基础而转化的。他还认为中医的热病相当于西医的伤寒、副伤寒、流行性感冒、肺炎、脑膜炎等,这些病十有八九都有前驱证,大多有头痛、恶寒、发热、骨楚等表现,而这些表现都是太阳病的症状。因此,《伤寒论》自"太阳之为病"至"病人身大热,反欲得衣"为止,论述的均为太阳病中风、伤寒,为全书的总纲领。基于对于伤寒六经提纲的观点,恽铁樵提出了在临床辨证治疗时"欲识传变之后病,当先识未传变之病",由于太阳为病邪的最初根据地,因此,应在病邪未传经之前解其太阳证。除了使病邪不传,恽铁樵另一治伤寒法为"始于太阳,终于阳明"。恽铁樵认为伤寒由太阳传

入阳明,乃是病由重转轻。若太阳误治而使病未传阳明,深入三阴,则此时正气已衰,则病难治,故使病传入阳明是治疗伤寒的一个关键。恽铁樵对《伤寒论》六经实质、六经提纲及临床治疗等有诸多发挥之处。虽然由于时代的局限性,恽铁樵的某些观点,如完全否定六经提纲等有不足之处,但其客观地认识到中西医的差别,并"采西医之长补中医"的先进思想,不仅对于当时中医的发展具有深刻的启迪意义,对现代中西医结合的发展也有一定的参考价值。

【医话与轶事】

有关温疫,在《伤寒论》序言中,仲景描述了家族遭受温疫袭击的惨状:"余宗族素多,向余二百,建安纪年以来,犹未十稔,其死亡者三分有二,伤寒十居其七。"这既是张仲景家族的不幸遭遇,也是当时广大民众罹遭温疫的真实写照,成为仲景立志医学救民于水火的动力。

关于仲景的医术,晋代皇甫谧在《针灸甲乙经·序》中记载:"仲景见王仲宣,时年二十余。谓曰:'君有病,四十当眉落,眉落半年而死。'令服五石汤可免,仲宣嫌其言忤,受汤勿服。居三日见仲宣,谓曰:'服汤否?'仲宣曰:'已服。'仲景曰:'色候固非服汤之诊,君何轻命也?'仲宣犹不信,后二十年果眉落,后一百八十七日而死,终如其言。此事虽扁鹊、仓公,无以加也。"根据考证,王仲宣即王粲,为建安时期著名诗人,逝世于建安二十二年(217年),死因可能与当年的大疫有关。此事后世传为仲景医术之佳话,也为推断仲景生活的年代提供了重要的参考。

参考文献

[1] 张仲景.伤寒论[M].北京:人民卫生出版社,2005.

[2] 张仲景.金匮要略[M].北京:人民卫生出版社,2006.

[3] 杜雨茂.关于张仲景生平一些问题的探讨[J].陕西中医学院学报,1982(2):38-42.

[4] 关祥祖.医圣张仲景生平轶事浅谈[J].陕西中医,1989,10(7):333.

[5] 钱超尘,温长路.张仲景生平暨《伤寒论》版本流传考略[J].河南中医,2005,25(1):3-7.

[6] 赖文,李永宸.东汉末建安大疫考——兼论仲景《伤寒论》是世界上第一部流行性感冒研究专著[J].上海中医药杂志,1998(8):2-6.

[7] 陈业新.两汉时期气候状况的历史学再考察[J].历史研究,2002(4):76-95,190.

[8] 吴华芹,褚瑜光,胡元会,等.浅谈伤寒论中的疫病学思想[J].现代中医药,2008,28(3):1-3.

[9] 张照琪,刘洪德,郭媛,等.郭可明先生治疗乙脑的学术经验[J].河北中医,2009,31(10):1561-1562.

[10] 吴崇典.传染性非典型肺炎与中医的伤寒病[J].天津中医药,2003,20(3):57-59.

[11] 吴琪,张新雪,赵宗江.从《伤寒论》六经传变理论探讨新冠肺炎的转归[J].世界科学技术-中医药现代化,2020,22(3):S44-S51.

[12] 杨华升,李丽,勾春燕,等.北京地区新型冠状病毒肺炎中医证候及病机特点初探[J].北京中医药,2020,39(2):115-118.

[13] 国家卫生健康委员会.关于印发新型冠状病毒感染的肺炎诊疗方案(试行第五版)的通知.(2020-02-05)[2020-02-05].http//www.nhc.gov.cn/yzygj/s7653p/202002/3b09b894ac9b4204a79 db5b8912d4440.shtml.

[14] 王琦,谷晓红,刘清泉.新型冠状病毒肺炎中医诊疗手册[M].北京:中国中医药出版社,2020:7-28.

[15] 国家卫生健康委办公厅,国家中医药管理局办公室.关于印发新型冠状病毒感染的肺炎诊疗方案(试行第七版)的通知.(2020-03-03)[2020-03-03].http://www.nhc.gov.cn/yzygj/s7653p/202003/46c9294a7dfe4cef80dc7f5912eb1989.shtml.

[16] 国家卫生健康委办公厅,国家中医药管理局办公室.关于印发新型冠状病毒感染的肺炎诊疗方案(试行第六版)的通知.(2020-02-18)[2020-02-18].http://www.nhc.gov.cn/yzygj/s7653p/202002/8334a8326dd94d329df351d7da8aefc2.shtml.

[17] 徐旭,张莹,李新,等.各地区中医药预防新型冠状病毒(COVID-19)肺炎方案分析[J].中草药,2020,51(4):866-872.

[18] 王庆国.伤寒论选读[M].9版.北京:中国中医药出版社,2012.

[19] 郑文科,张俊华,杨丰文,等.中医药防治新型冠状病毒感染的肺炎各地诊疗方案综合分析[J].中医杂志,2020,61(4):277-280.

[20] 苏克雷,熊兴江.新型冠状病毒肺炎的经典名方治疗策略与思考[J].中国中药杂志,2021,46(2):494-503.

[21] 熊曼琪.伤寒学[M].2版.北京:中国中医药出版社,2007.

[22] 范永升.金匮要略[M].2版.北京:中国中医药出版社,2002.

[23] 胡琨建,温玉.试述《温病条辨》对《伤寒论》的继承与发展[J].吉林中医药,2018,38(6):726-728.

[24] 王邦才.论叶天士对仲景学说的继承与创新[J].中华中医药杂志,2014,29(7):2101-2104.

[25] 张玉苹.张仲景治未病思想探析[J].北京中医药大学学报,2009,32(7):443-445.

[26] 王红云.浅述张仲景对针灸学的贡献[J].甘肃中医学院学报,2003,20(3):14-16.

[27] 钱超尘,温长路.张仲景生平暨《伤寒论》版本流传考略(续1)[J].河南中医,2005,25(2):3-7.

[28] 钱超尘,温长路.张仲景生平暨《伤寒论》版本流传考略(续2)[J].河南中医,2005,25(3):3-6.

[29] 钱超尘,温长路.张仲景生平暨《伤寒论》版本流传考略(续3)[J].河南中医,2005,25(4):3-7.

[30] 张永文,蔡辉,沈思钰.张仲景生平事迹及《伤寒杂病论》方源考[J].河北中医,2010,32(2):270-272.

[31] 陈梦来.王叔和的生平及学术贡献[J].陕西中医,1985(1):44-45.

[32] 郑东升,郑小伟.北宋医家韩祗和伤寒学术思想探析[J].中华中医药杂志,2007,22(5):274-276.

[33] 陶丽华.宋代湖州名医——朱肱[J].浙江中医学院学报,2004,28(5):28.

[34] 聂广.庞安时对《伤寒论》证治的补充和发挥[J].湖北中医杂志,1987(6):39-40.

[35] 王雅丽.论许叔微治伤寒学术特色[J].中医研究,2005,18(3):10-11.

[36] 尹桂平.浅析成无己《注解伤寒论》学术思想对后世的影响[J].长春中医学院学报,2004,20(1):1-2.

[37] 张星平,肖莹.方有执《伤寒论条辨》对伤寒学的贡献[J].上海中医药杂志,2005,39(7):55-56.

[38] 吴丽君,高永红,张卓文,等.探讨《伤寒论集注》学术特色[J].中华中医药杂志,2016,31(8):2983-2985.

[39] 施淼.浅析张璐伤寒学学术成就[J].北方药学,2012,9(10):65-66.

[40] 薄立宏,张大明.《伤寒来苏集》评述[J].中医学报,2012,27(8):945-946.

[41] 蓝忠仁,谢茂源,林峻生.浅谈《伤寒贯珠集》[J].吉林中医药,2011,31(1):83-85.

[42] 马良梅.徐灵胎对《伤寒论》学术思想的继承和发展[D].北京:北京中医药大学,2012.

[43] 李春生.浅述陈修园对《伤寒论》的研究[J].国医论坛,2001(5):3-4.

[44] 王慧,李鹏英.关于恽铁樵对《伤寒论》六经认识的探讨[J].环球中医药,2017,10(11):1396-1398.

[45] 邓铁涛,邱仕君,邹旭.论中医诊治非典型肺炎[J].世界科学技术,2003(3):17-22,76-77.

3. 苏耽（"橘井泉香"防治瘟疫）

【生平传略】

苏耽（公元前 2 世纪），桂阳（今湖南郴州）人，他早年丧父，孝敬母亲，仁爱乡邻，为世人所称道。在汉文帝时（公元前 179—前 157 年）被誉为苏仙。

苏耽的出生和离世有一个传说，传说苏耽的母亲潘氏在郴州江河边洗衣服，手指绕上五彩带。五彩带竟神奇地钻入潘氏肚里，于是潘氏未婚有孕，为避人口舌，潘氏躲到牛脾山脚的山洞里生下了苏耽后匆匆离去。几天后潘氏思子心切跑回山洞看到白鹿正在给苏耽哺乳，白鹤伸展翅膀给他御寒。于是她将孩子抱回家抚养，当苏耽长大成人后，机缘巧合让他发现了橘树可以救人，于是他以一颗仁爱之心救济广大民众。他济世救人，孝母爱人，德行昭著，上天感动，召其上天，位列仙班。蒙召升天当天仙乐大奏，白鹤飞迎，天使驾临颁召。苏耽跨鹤不小心从鹤背滑下，在石上踩出半个脚印，后来这块石头被称为升仙石或跨鹤台。苏耽成仙后因思母常偷偷下凡在苏仙岭向租屋眺望，以致其上的青松也被感动，松枝也一起向潘氏所住的地方伸展。这就是现在郴阳八景之首的苏岭云松。

【医话与轶事】

苏耽身怀绝技，对母亲极为孝顺，后得道成仙。葛洪在他的《神仙传》中记载了苏仙公"橘井泉香"防治瘟疫的故事。在成仙之前，他曾嘱咐母亲曰："明年天下疾疫，庭中井水，檐遂橘树，可以代养。井水一升，橘叶一枚，可疗人……来年，果有疾疫，远近悉求母疗之，皆以水及橘叶，无不愈者。"他预测明年将有疾疫流行，并且将解决方法一并交代给母亲，即到时可用井中的泉水泡橘叶来救治。到了第二年，果然发生大规模疫情，他的母亲便遵照嘱咐，用井中泉水泡橘叶施救众乡邻，活人无数，一时传为佳话，于是医学史上就有了"橘井泉香"的典故。至今湖南郴州市东北郊苏仙岭上的苏仙观、飞升石、鹿洞以及市内第一中学内的橘井，都是纪念苏仙的遗迹。"橘井泉香"一词与"杏林春暖""悬壶济世"一样，在中医学界广为传颂。过去医家常常以"橘井"一词或橘、杏并用来为医书取名，寓意深刻。

唐朝诗人元结曾作《橘井》诗一首："灵橘无根井有泉，世间如梦又千年。乡园不见重归鹤，姓字今为第几仙？风冷露坛人悄悄，地闲荒径草芊芊。如何蹑得苏君迹，白日霓旌拥九天。"寄托着对苏耽的怀念和崇敬，还有一副对联，是讲"橘井"和"杏林"为中医学、药学界两大美德，内容是这样的："董氏杏林凭虎守，苏家橘井有龙蟠"。

现在还经常在一些医药刊物上见到此类语言，说明了我国人民对传统美德是很珍惜的，并用以勉励后学，使这些珍贵的美德永远流传下去。

参考文献

[1] 李经纬,林昭庚.中国医学通史 古代卷[M].北京:人民卫生出版社,2000.

[2] 周明鉴,杨东方,王婧文.杏林拾趣[M].北京:中国广播电视出版社,2013.

[3] (晋)葛洪撰,周国林译注.神仙传全译[M].贵阳:贵州人民出版社,1998.

[4] 宣扬,李玉荣.医者仁心 中华传统医德读本[M].合肥:安徽大学出版社,2018.

[5] 张浩良,卜开初,汤杏林.医苑轶闻趣谈[M].北京:中国中医药出版社,2012.

[6] 黄瑛.神仙传奇[M].贵阳:贵州人民出版社,2012.

4. 王叔和（编辑《伤寒杂病论》）

【生平传略】

王叔和（约201—280年），名熙，字叔和，高平人，魏晋时期著名医学家。因史书无传，其生卒年和里籍散在于后世医籍中，众说纷纭，宋大仁先生认为王叔和的生卒年约在180—270年，宋向元先生认为王叔和约生于180年，卒于260—263年，朱承山先生认为其生卒年为201—280年，张年顺先生认为其生卒年约在210—280年，而其里籍高平作为地名在历史上有山西、山东之争，最早提出王叔和为"晋高平人"的是唐人甘伯宗，而宋大仁根据《四库提要辨证》和《晋书·良吏传》考证认为高平当属山东高平，1986年济宁市医学会组织召开了王叔和里贯研讨会，山东高平说为多数人所共识，而其生卒年和里籍均有待进一步考证。

东汉末年，北方连年征战，瘟疫频发，王叔和家族由山东高平举家南下襄阳，投奔族家王粲（字仲宣，为"建安七子"之一），王叔和即在此学医。余嘉锡在《四库提要辨证》中云："疑叔和亦尝至荆州依表，因得受学于仲景，故撰次其书。其后刘琮以荆州降，乃与仲宣同归曹操，遂仕于魏为其太医令。"他在祖国医学史上做出两大卓越贡献：一是收集整理编次仲景《伤寒杂病论》，在编纂过程中继承《内经》《难经》经旨，阐发仲景思想，启迪了后世之学，此书奠定了中医辨证论治的基础，并广为流传，成为历代中医抗疫的有力武器。《脉经》一书，为我国中医脉学第一部专著，《脉经》集魏晋以前医学之大成，对《黄帝内经》以来脉学文献进行了广泛收集整理，还收集了扁鹊、华佗、张仲景、淳于意等名家对脉学的论述，对后世影响巨大，被列为唐代太医署和宋代太医局之医学生教科书。

【学术思想】

（一）魏晋时期时代背景

中国古代有4个温暖期和4个寒冷期，王叔和所生活的魏晋时代正处在第二个寒冷期，据有关记载，三国时期曹操在铜雀台种橘，由于气候寒冷，橘只开花不结果。《三国志·魏志》卷二《文帝纪》云："冬十月，行幸广陵故城，临江观兵，戎卒十余万，旌旗数百里。是岁大寒，水道冰，舟不得入江，乃引还。"孙权嘉禾三年（234年），出现"九月朔，陨霜杀谷"的奇寒低温。《三国志·吴志》卷二载，孙权赤乌四年（241年）春正月，江南"大雪平地深三尺，鸟兽死者大半"；《三国志·吴志》卷三载，孙吴太平二年（257年）二月，建康一带出现降雪的"大寒"天气，孙亮下诏"大赦"天下。《资治通鉴·晋成帝咸康二年纪事》载，366年后的3年时间里，渤海湾从昌黎到营口的海面上每年都结冰，冰面的厚度可承受来往的马车及三四千人的军队，由此可见当时气候的寒冷程度。如此反常的气候必然会导致伤寒疫病流行，作为太医令的王叔和"拟防世急也"，而整理编次《伤寒杂病论》，用伤寒学说来指导防控当时大规模伤寒疫病的流行。

（二）确立时气病概念

1. 四时正气为病

王叔和所撰《伤寒例》论述了"四时八节二十四气七十二候决病法"。指出"立春正月，节斗指艮。雨水正月，中斗指寅。惊蛰二月，节指斗甲。春分二月，中斗指卯。清明三月，节斗指乙。谷雨三月，中斗指辰。立夏四月，节斗指巽。小满四月，中斗指巳。芒种五月，节斗指丙。夏至五月，中斗指午。小暑六月，节斗指丁"。

外感病与季节气候有密切的关系，但《伤寒论》

对此阐述并不明确,所以王叔和在《伤寒例》篇首即开宗明义列出四时八节(或十二节)、二十四气、七十二候决病法,指出外感病必须了解四时节气变化的重要意义,并说:"夫欲候四时正气为病,及时行疫疠之法,皆按斗历占之。"

在一般情况下,四时正气并不致病,只是在调摄不慎、机体抵抗力降低时,才可能触冒而导致发病,如冬令的时气病为"伤寒"。这类病的病情大多轻浅。

2. 时行疫气为病

《内经》虽有"五疫"之说,而"时行"一词首创于王叔和撰写的《伤寒例》,王叔和通过结合古气象学,预知全年气候变化,从而达到防治疾病的目的。他提出"四时八节二十四气七十二候决病法",认为四时之气及时行之气皆能致人发病,主张"欲知四时正气及时行疫气之法,皆当按斗历占之"。四时之气为当季应有的气候特点,即"春气温和,夏季暑热,秋气清凉,冬气冰冽"。四时之气过剩或人本气亏虚,皆能为病。如"冬时严寒……君子固密则不伤于寒,触冒之乃名伤寒耳"。同时四时不正之气,即时行之气也可致人生病。时行之气是当季反常气候,《伤寒例》谓:"春时应暖,而反大寒;夏时应热,而反大凉;秋时应凉,而反大热;冬时应寒,而反大温。此非其时而有其气,是以一岁之中,长幼之病多相似者,此则时行之气也。"可知"时行"应具有一定的传染性和流行性。后又对"时行""非其时而有其气"的成因做了进一步的解释,"气候亦有应至而不至,或有未应至而至者,或有至而太过者,皆成病气也"。更举疾病为例具体说明之,"其冬有非节之暖者,名曰冬温。冬温之毒,与伤寒大异,冬温复有先后,更相重沓,亦有轻重,为治不同""从春分以后,至秋分节前,天有暴寒者,皆为时行寒疫也"。后世温病学家创立"风温""暑温""温燥""冬温"等新感温病病名,雷少逸《时病论》重视节气为病,皆受此影响。

(四)首重伤寒

《素问·热论》曰:"今夫热病者,皆伤寒之类也。"《难经·五十八难》亦云:"伤寒有五,有中风,有伤寒,有湿温,有热病,有温病。"以上指出伤寒有广义和狭义之分,皆知《伤寒论》是论述广义伤寒的专著,广义伤寒四时皆有,所以《伤寒例》就将伤寒概

括为"四时正气为病"。但由于《伤寒论》又是侧重于外感寒邪为病,故《伤寒例》着重指出:"凡伤寒之病多从风寒得之。"

《伤寒例》引用了《阴阳大论》中的观点,如"春气温和,夏气暑热,秋气清凉,冬气冷冽"为"四时正气之序",人"伤于四时之气,皆能为病",指出于四时之气中,独重伤寒,"以伤寒为毒者",因"其最成杀厉之气也"。强调人们应注意避寒防寒以免伤寒,"冬时严寒,万类深藏,君子固密,则不伤于寒。触冒之者,乃名伤寒耳""从霜降以后,至春分以前,凡有触冒霜露,体中寒即病者,谓之伤寒也"。

然而,不但冬时,一年四季无时不可伤寒,《伤寒例》载:"九月十月,寒气尚微,为病则轻;十一月十二月,寒冽已严,为病则重;正月二月,寒渐将解,为病亦轻。此以冬时不调,适有伤寒之人,即为病也。""三月四月,或有暴寒,其时阳气尚弱,为寒所折,病热犹轻;五月六月,阳气已盛,为寒所折,病热则重;七月八月,阳气已衰,为寒所折,病热亦微。"可见伤寒范围之广,从而揭示了仲景突出以寒为主的发病学思想。

(五)提出伤寒复感异气为病

伤寒复感异气即新感引动伏邪之意,在《内经》中已有此种观点,如《灵枢·岁露论第七十九》所述,伏邪与立春之虚风两邪相搏方可发病;《素问·疟论篇第三十五》也说:"邪伏体内,至秋伤于风,其病乃成。"王叔和在《伤寒例》中描述的更加详细具体:伤寒之后,"若更感异气,变为他病者,当依后坏证病而治之"。举例而言,"若脉阴阳俱盛,重感于寒者,变成温疟;阳脉浮滑,阴脉濡弱者,更遇于风,变为风温;阳脉洪数,阴脉实大者,更遇温热,变为温毒,温毒为病最重也;阳脉濡弱,阴脉弦紧者,更遇温气,变为温疫。以此冬伤于寒,发为温病,脉之变证,方治如说"。可见温疟、风温、温毒、温疫等各种热病皆由伤寒之后复感各种异气所致。至于治疗"当依后坏证病而治之"即是应当按仲景所说的"此为坏病……观其脉证,知犯何逆,随证治之"。

(六)提出温病的鉴别诊断

1. 冬温与伤寒的鉴别

《伤寒例》云:"其冬有非节之暖者,名为冬温。冬温之毒,与伤寒大异。"冬温为冬季感受非节之暖而成的外感热病,与风温类似,为风热邪气侵袭人

体而成。人之伤于寒则为病热,寒邪侵袭足太阳膀胱经,需辛温发散。若温邪袭人仍用辛温治伤寒之法,如抱薪救火,加重热势,造成误治。

2. 伤寒与伤暑的鉴别

《伤寒例》云:"脉盛身寒,得之伤寒;脉虚身热,得之伤暑。"此条是鉴别伤寒与伤暑。伤寒为风寒袭表,卫阳被遏,腠理闭塞,卫气不能发挥正常的温分肉,充皮肤,肥腠理,司开阖的作用,所以会恶寒偏重,脉浮而有力。然而,暑邪为热邪,易扰神伤津耗气,津伤气耗则脉虚,天暑下迫则身热。二者根本上仍是寒温邪气的鉴别。

3. 时行寒疫与温病暑病的鉴别

《伤寒例》云:"从春分节后至秋分节前,天有暴寒者,皆为时行寒疫也……其病与温及暑病相似,但治有殊耳。"春分节后至秋分节前,为春夏季节,此时应为风热及暑热主令,侵袭人体会表现为身热、口渴、舌红、脉数等热邪表现。然而,天气应热反冷,则是伤寒外袭,虽然初起症状相似,但因邪气寒温性质迥异,故治有殊耳。

(七)提出温病治疗的指导思想

1. 注重早期防治

王叔和重视疾病的早期防治,在疾病未发时未病先防、已发时既病防变。在未患病时,主张避其邪气、调护正气,如"君子春夏养阳,秋冬养阴,顺天地之刚柔也"。以冬季为例,提出"冬时严寒,万类深藏,君子固密,则不伤于寒"。在初患疾病时,主张"时气不和,便当早言。寻其邪由,及在腠理,以时治之"。若疾不早治,"患人忍之,数日乃说,邪气入藏,则难可制",则预后不良。在伏气温病的预防中,温病学家提出要重视冬季藏精,若冬令收藏未固,则易发为春温。对于不藏精的理解,吴鞠通云:"不藏精不专主房劳,切人事之能动摇其精者皆是。"临床上,过食辛辣厚味,劳逸失当,均有可能导致精气先虚,扩展了温病"藏精"的外延。温病学家对疾病的提早干预,体现了王叔和《伤寒例》中蕴含的外感热病调护思想。

2. 重视三因制宜

《伤寒例》云:"土地温凉,高下不同。物性刚柔,沧居亦异。"告诫医者临床上应重视时空、地域、人群间的差异。如温病学家庞安常在江淮暖湿之地运用桂枝汤时,于春夏间加入黄芩,又于夏季加入石膏、知母、大青、升麻等凉药。叶天士针对江南湿邪害人最广的特点,常用芦根、滑石等导热渗湿之品通利阳气。吴鞠通在编写《温病条辨》时变通叶天士处方,使之适合北方温病特点,均体现了对《伤寒例》三因制宜思想的继承。

3. 灵活变通服药方式,不拘泥固定时间及剂量

温热病用药需兼顾其起病急、传变快的特点。如吴瑭在银翘散煎服中记载:"病重者,约二时一服,日三夜一服;轻者,三时一服,日二服,夜一服;病不解者,作再服。"病重的病人较病轻的病人缩短用药时间,并且对不效者继续服用,既能体现温病上焦用药"非轻不举"的特点,又能让足量药物持续作用于上焦,避免"病重药轻"之患,以防传至阳明或逆传心包。温病学的用药理念及方法早在《伤寒例》就有所体现。《伤寒例》云:"凡作汤药,不可避晨夜,觉病须臾,即宜便治,不等早晚,则易愈矣。如或差迟,病即传变,虽欲除治,必难为力。"它提示医者需提早干预,不能拘于传统服药方法,若服药不及时,则易于传变,预后不良。在病重时又需缩短用药时间,甚至继进二三剂,为温热病治疗提供了借鉴。

4. 提出治疗大法,谨防误治

《伤寒例》云:"若不宜下,而便攻之,内虚热入,邪热遂利,烦躁诸变,不可胜数,轻者困笃,重者必死矣。"治疗外感病要遵循一定规律,若用药失序,表里失宜,则易误治。温病中叶天士谓"在卫汗之可也,到气才可清气",提示不到气不可清气,只应辛凉轻解,若提早运用寒凉,则冰伏邪气,病反不除。温病中亦有许多禁下之例,如《温病条辨》上焦篇第43条,就提出湿温下之则洞泄之例。湿温病湿邪阻遏气机,多见中满不饥,若下之则脾气转陷,湿邪乘势内溃而洞泄,在阳明温病恢复期亦不可泻下。《温病条辨》中焦篇第33条:"阳明温病,下后脉静,身不热,舌上津回,十数日不大便,可与益胃、增液辈,断不可再与承气也。"阳明温病后期,气阴不足,应补益气阴。若轻与泻下之法,则"肺燥而咳,脾滑而泄,热反不除,渴反甚",损伤正气及津液。

《伤寒例》在治疗法则中云:"阳盛阴虚,汗之则死,下之则愈;阳虚阴盛,汗之则愈,下之则死;桂枝下咽,阳盛即毙;承气入胃,阴盛以亡。"这提示医者要针对病机遣方用药。如温病初起,吴鞠通就告诫医者:"太阴温病,不可发汗。发汗而汗不出者,必发斑疹,汗出过多者,必神昏谵语。"其在银翘散方论中云:"温病忌汗,汗之不惟不解,反生他患……温病最善伤阴,用药又复伤阴,岂非为贼立帜乎。"因此,《伤寒例》的治疗思想对温病学有着一定的启发作用。

5. 重视预后及病后调养

《伤寒例》与温病均重视疾病恢复期阴津阳气的恢复。王叔和曰:"病后大汗出,是为自愈。"实际上是温病后期的"战汗"。温病学家重视益胃滋液,通过战汗判断病情预后。叶天士《温热论》云:"若其邪始终在气分留恋者,可冀其战汗透邪,法宜益胃,令邪与汗并,热达腠开,邪从汗出。"王孟英亦云:"益胃者,在疏渝枢机,灌溉汤水,俾邪气松达,与汗偕行,则一战而成功也。"对于饮水,《伤寒例》云:"凡得病凡能饮水,此为欲愈之病。若病人中阳不足,小渴而强饮之,则会损伤阳气,反不利于病。"需"饮一斗,与五升",缓缓图之。在战汗后,温病学家主张令病人安舒静卧,恢复阳气,同样受到《伤寒论》病后重视阳气恢复的调护思想影响。

6. 提出针灸治疗温病,拓展温病学治疗手段

《伤寒例》继承《灵枢·热病》"热病三日,而气口静,人迎躁者,取之诸阳五十九刺,以泻其热而出其汗,实其阴以补其不足者"的理论,提出温病针灸治疗的方法——凡治温病,可刺五十九穴。王叔和亦提出刺灸禁忌,虽然有寥寥数语,也并没有提出具体的针刺穴位,但其首提针灸治疗温病,为后世针刺治疗温病提供了理论来源。

(八) 重视切脉辨病

切脉是四诊重要的组成部分,但在汉代仍不为一般医家所重视,如张仲景在《伤寒论》自序中指出:"观今之医,按寸不及尺……三部不参……夫欲视死别生,实为难矣。"至晋王叔和指出:"脉理精微,其体难辨,弦紧浮芤,辗转相类,在心易了,指下难明。"为了提高脉学的科学性,更好地发挥其诊断疾病的作用,迫切需要一部脉学专著。为此,王叔和采集前代医家扁鹊、仓公、张仲景、华佗及《内经》《四时经》有关脉学的论述,考核遗文,摭拾群论,结合临床实际,撰成我国第一部脉学专著《脉经》。王叔和在自序中提到:"今撮集岐伯以来,逮于华佗经论要诀,合为十卷,百病根源各以类例相从,声色证候,靡不赅备。""采撷各家之说",进行了认真鉴别和

整理。书中论脉 24 种,提出独取寸口诊法和脏腑分候,确立了脉学规范,蔚然成大家之言,使后学者有法可循,是脉学上的巨大进步,且为历代医家奉为圭臬。

1. 脉证合参,叙"伤寒"之脉法

1985 年,朱鸿铭在《王叔和学术思想及其伟大成就》中认为:王叔和编次了张仲景《伤寒杂病论》,其中"序例"对《伤寒论》起到开宗明义的作用,辨脉、平脉二法,实乃是六经脉证论治之纲要。其论脉论病,一以贯之,尽管为王叔和所增入,其中多有张仲景轶文遗墨。六经是一个整体宏观的系统,可以根据人体的结构、功能及其相互间的关系划分为太阳、阳明、少阳、太阴、少阴、厥阴六个子系统。子系统之间既相互独立又相互关联。六经病就是这六个子系统在感受外邪后的功能失调或结构损伤。《伤寒例》强调了《伤寒论》注重脉证合参的脉法特点。在《伤寒例》中,对六经病冠以"尺寸俱浮者太阳受病也……尺寸俱微缓者厥阴受病也"。此虽以《热论》六经之表里分证为基础,但显然补充了《热论》六经脉象之缺如,可以说是《伤寒论》六经主脉之缩影。虽以六经分证,但阴阳表里寒热虚实,却无不贯穿其中。

2. 确立三部脉法和脏腑分候定位

在诊脉部位和方法上,进一步完善和推广"独取寸口"的诊法,首次提出腕后高骨为关,关前为寸,关后为尺这一寸口三部定位法,清楚地划分了寸关尺的部位和各占的长度,并且明确了左手寸关尺分主心肝肾、右手寸关尺分主肺脾肾(命门)等脉理,这不仅解决了寸口脉诊的有关技术问题,而且使独诊寸口法在分部主病方面形成一套完整的系统。

如在《两手六脉所主五脏六腑阴阳逆顺第七》篇中引用《脉法赞》之说:"心部在左手关前寸口是也,即手少阴经也……肾部在左手关后尺中是也,足少阴经也。"并根据脏腑表里关系,将小肠配左寸,胆配左关,膀胱配左尺;大肠配右寸,胃配右关,三焦配右尺。这是最早的有关寸、关、尺分候脏腑的说法,后世虽略有变化,但基本以此为纲。又在《脉经·卷四》中指出:"所谓三部者,寸关尺也,九候者……所以别三部九候,知病之所起,审而明之。"进一步明确了寸口脉三部的具体位置、主病部位及其三部九候的意义。至此,寸口脉法已基本成熟

后世医学著作和医家的寸口分候脏腑总体上宗于《脉经》并未改变。

3. 整理规范脉象，做出鉴别

张仲景《伤寒杂病论》中提出脉证并举的思想，共记录了如数、急、弱、浮、紧等 26 种脉象，以阴阳为纲总领全部脉象，提出"凡脉大、浮、数、动、滑，此名阳也；脉沉、涩、弱、弦、微，此名阴也"的辨脉基本思想。仲景脉象并非单纯以脉论脉，尤其注重在脉象当中寓以病因病机、指导诊疗预后，如仲景论述结胸证时借"寸脉浮，关脉沉"以解释结胸证痰水与邪热相搏结的病机。但正是由于仲景过于注重"脉辨病机"，导致对于脉象的指感形态却不愿着墨多言，以《伤寒论》为例，明确描述脉象特点的仅结代等数种脉象，造成后学者于临床实践当中难以揣摩仲景 26 脉象的真谛，如仲景言及葛根芩连汤证时曾言"利遂不止，脉促者"，后世对此伤寒促脉形态众说纷纭，未有统一。

王叔和在仲景 26 脉象的基础上，将其归纳简化为浮、芤、洪、滑、数、促、弦、紧、沉、伏、革、实、微、涩、细、软、弱、虚、散、缓、迟、结、代、动之 24 种脉象，并针对仲景未能将脉象一一描述的缺漏，在《脉经》中着重对脉象的名称和形态指感加以规范统一，在第一卷《脉形状指下秘诀第一》中对每种脉象的形态特征都进行了详尽的描述，如描述芤脉"浮大而软，按之中央空、两边实"，这样规定每一种脉象的具体形态，让后学易于明了，并在明确脉名的基础上首次提出了"浮与芤相类，弦与紧相类，革与实相类，滑与数相类，沉与伏相类，微与涩相类，软与弱相类，缓与迟相类"的脉象归类鉴别思想，为后人对脉象的分类打下了基础。王叔和对脉象进行规范整理后，脉象指征具体明确，临证运用易于操作，最终成为后世脉法的准则。

4. 脉象主病，一一相应

张仲景《伤寒杂病论》中提出"观其脉证，知犯何逆，随证治之"的观点，强调脉证对于辨证论治的重要性，提出脉象亦可作为一个证指导临床诊治，如论述太阳病言"太阳之为病，脉浮，头项强痛而恶寒"，以"脉浮"提示太阳病病位在表，乃外邪侵袭，卫气浮盛于表之表现，总领太阳病各篇章，即大凡条文见太阳字样，多具"脉浮"之证。其后在太阳病分类中又以脉之缓、紧区别太阳中风证和太阳伤寒证，以此说明二者皆属风寒所致，因体质不同而有

中风、伤寒之异。但《伤寒杂病论》所重仍是理法方药，对于脉证主病的考究不多，如《伤寒论》一书绝大部分汤证皆无脉证，纵有脉证亦多为一方多脉，又或一脉多方，缺乏脉象与疾病之间的相对关系，降低脉证在临床辨证论治的可操作性。王叔和继承仲景脉象主病的思想，认为脉象作为机体气血阴阳盛衰变化的外在表象，其对疾病本质的反映具有一定的规律性，提出应将脉象与病症有机地结合在一起，如迟则为寒、洪则为热，并针对仲景未能完全将脉病相结合的遗漏，在《脉经》中采用了某脉主某病、主某症或主某证的形式对脉象主病进行详细具体的论述，如在"寸口脉浮，中风发热头痛，宜服桂枝汤；寸口脉洪大，胸胁满，宜服生姜汤、白薇丸"。书中详尽记载了寸脉在浮、紧、微、数、缓、滑、弦、弱、涩、芤、伏、沉、濡、迟、实、细、洪大时所一一对应的症状、方药和针法，使脉证在辨证论治四诊合参中占有一定的地位。因此，王叔和这种以脉为中心列出一系列病症的基本思路，在脉象与病症相结合方面做出了巨大的贡献。

5. 填补妇人小儿脉象，集脉法之大成

仲景有感于妇人脉象有其特殊性，故于《金匮要略》中，又尤重于描述妇人生理和病理情况下的脉象，如在开篇第 1 条便言"妇人得平脉，阴脉小弱"，指出阴脉较寸关脉稍见小弱，虽异于常人，但却属于妇人妊娠早期生理的平和之脉，并在接下来各篇章依次论述了妇人妊娠的病理脉象与之对比，如言及妊娠腹痛时谓其脉"脉弦"，弦脉主寒主痛，恰恰暗示此时腹痛正是阳虚寒盛所致。

王叔和在仲景妇人脉象的基础上进行了相应补充，尤其是对于妊娠脉象的补充，如首次总结出妊娠临产的脉证，详细描述了"妇人怀妊离经，其脉浮，为今欲生也"和"妇人欲生，其脉离位"的脉象，为妊娠临产提供了脉学依据。王叔和又认为"妇人妊娠四月，欲知男女法，左疾为男，右疾为女"。提出可从左右脉象差异判断胎儿性别。在脉学诊断上，王氏还首次从脉学的角度对崩漏的预后提出见解，认为"诊妇漏下赤白，日下血数升，脉急疾者死，迟者生"和"诊妇漏下赤白不止，脉小虚滑者生，大紧实数者死"，根据脉证符合与否来推断崩漏的预后，其对临床有很好的指导意义与研究价值。此外，王叔和于《脉经》第 9 篇还论述小儿脉证，如卷九《平小儿杂病证第九》中说："小儿是其日数应变蒸之时，身

热脉乱,汗不出,不欲食,食辄吐者,脉乱无苦也。"为后世小儿脉诊奠定了基础。

【著作考】

(一)整理编次《伤寒杂病论》

东汉末年张仲景"勤求古训,博采众方"并结合本人实践经验,著成《伤寒杂病论》十六卷,后由于战乱迁徙,致使原书散失不全。两晋(或魏)太医令王叔和为使这一光辉著作不致湮没殆尽,进行搜集整理,而将该书的伤寒部分另行编次为《伤寒论》。《伤寒例》第87条说:"今搜采仲旧论,录其证候,诊脉声色,对病真方有神验者,拟防世急也。"据《外台秘要》本条句首冠以"王叔和曰",这不仅说明了《伤寒例》是王叔和所写而非仲景原著,而且也清楚地道出了王叔和编次《伤寒论》的动机和目的。成无己在《注解伤寒论》中所言:"至晋太医令王叔和以仲景之书,撰次成叙,得为完佚,昔人以仲景方三部为众方之祖,盖能继述先圣之所作,迄今千有余年不坠于地者,又得王氏阐明之力也。"徐灵胎更确切地说:"此书乃王叔和所搜集,而世人辄加辩驳,以为原本不为此,抑思苟无叔和,安得是书。"

但关于"王叔和撰次仲景遗论",究竟包括哪些著作,皇甫谧却说得很含混,而在很长一段时间里认为只是《伤寒论》,而忽略了还有《金匮要略》。王叔和整理、编次的张仲景的遗著既有"伤寒"也有"杂病"部分。他是《伤寒杂病论》得以传世的功臣。张仲景所著的《伤病杂病论》共十六卷,分"伤寒"和"杂病"两部分。书成后,因汉末三国的兵燹战乱、散失不全。王叔和或见到过此书,或在行医的过程中接触到该书散乱的篇目内容,他用之临床疗效神奇,甚为惊异。于是处处留心,对之进行收集,然后加以整理、编次,集成《张仲景药方》十五卷、《伤寒论》十卷。由于他心静情专、精通医术、擅长诊脉,经他整理的这些书卷,使张仲景散失的医书以接近原貌的形式,较完整地保存下来。所以皇甫谧在《针灸甲乙经·序》中说:"仲景论广伊尹《汤液》为十数卷,用之多验。近代太医令王叔和撰次仲景遗论甚精,皆事施用。"不过,在很长的一段时间里,只知他整理、编次的《伤寒论》共十卷、二十二篇。因此,《伤寒论》一书在扉页上,明白题为"张仲景著,王叔和撰次",从古至今皆如此。然而,《伤寒杂病论》的"杂

病"部分却不知所踪。北宋仁宗时期,翰林学士王洙,发现一部张仲景的书——《金匮玉函要略方》,共上、中、下三卷。该书上卷讲伤寒病,中卷讲杂病,下卷记载了方剂和妇科病的疗法。神宗熙宁年间,朝廷乃令孙奇、林亿等人对该书进行校勘、整理。孙奇、林亿等人删去该书的上卷,因其内容在《伤寒论》中已有,因此把该书的中、下两卷重编为上、中、下三卷。为方便临床应用,把原下卷的方剂部分,分列于各种症候之下。同时,还搜集各家医书中载录的仲景治疗杂病的医方,以及仲景之后的一些医家良方,分类附于每篇之后,名之曰《金匮要略方论》,后人简称为《金匮要略》或《要略》。其实,这就是王叔和对张仲景《伤病杂病论》"杂病"部分的整理、综合。余嘉锡考证说:"盖叔和既撰仲景平生著述以为《药方》十五卷,又取伤寒杂病别行以为十卷。其后别行者,为后人所瞀乱,林亿等校之,即今之《伤寒论》,其本已失叔和之真。其后王洙得之于馆阁,除其上卷之论伤寒者,而传其中卷之论杂病、下卷之方药,并疗妇人者,即今之《金匮要略》。盖王洙所得,实叔和所编张仲景之残本,今蔡某所得,既系叔和之真本,固宜有《金匮要略》附在其内矣。"《金匮要略》也属于王叔和所编次的张仲景的医书。钱超尘先生也认为:王叔和编次的《张仲景药方》十五卷,保留了《伤寒杂病论》的全部内容或主要内容。

王叔和对张仲景著作的整理、编次是较全面的,只是由于流传中佚失不全,而使后人无法窥其全貌,只知其一、不知其二。因此,王仲莘先生说:"王叔和除了撰写《脉经》以外,还对张仲景的《伤寒论》《金匮要略》两书,做了细致的整理工作。"

(二)《脉经》

王叔和在长期的临床实践中,深深体会脉诊的复杂性,掌握极难。所谓"脉理精微,其体难辨",脉象的差异、手指举按的轻重都关乎诊断的准确性。医师诊病用药,是人命攸关的大事,前代大师仓公、扁鹊、仲景都不敢有一丝一毫的疏忽和怠慢。而以前的论述,晦涩深奥,极难掌握。因此,他汇集古今医经和名家关于脉诊的"精论要诀",融入自己的体会、经验,于3世纪中期撰写了《脉经》一书。《脉经》共十卷九十八篇,十万多字,系统地继承了三国之前的脉学成就,并对之进行全面梳理,是脉学的集大成者,王叔和发展和构建了中医脉学体系。隋唐

时,"太医署"把《脉经》列为学医必读之书;宋代在点校古医经方书时,高度评价此书说:"观其书,叙阴阳表里,辨三部九候,分人迎、气口、神门,条十二经、二十四气、奇经八脉,以举五脏六腑、三焦、四时之痾。若网在纲,有条而不紊,使人占外以知内,视死而别生,为至详悉,咸可按用。"该书被列为中医七大经书之一。

(三)其他著述

1.《王叔和论病》

此书,隋代已亡佚,其内容不得详考。《隋书·经籍志》"医方论七卷"条下著录:"梁有……《王叔和论病》六卷……亡。"

2.《新集(书)病总要略》

《崇文总目辑释》著录"新书病总要略一卷"。张叔和撰。侗按《通志略》《宋志》并作《新集病总要略》。旧本"书"字疑误。考《宋史·艺文志》著录:"张叔和新集病总要略一卷。"宋·郑樵《通志·艺文略》医方类·病源细类下著录"新集病总要略一卷。张叔和撰。"明代焦竑《国史经籍志》医家类·经论细类下著录"新集病总要略一卷。张叔。"日本丹波元胤《中国医籍考》方论类目下著录"《张氏叔和新书病总要略》宋志。新书,作新集。《崇文总目》一卷佚。"以上书目均著录该书作者为"张叔和"。

然清丁国钧、丁辰《补晋书艺文志》医方类著录"新书病总要略一卷。王叔和,谨按:见《崇文总目》。钱氏侗曰《通志》《宋志》并作《新集病总略》,'书'字疑讹。"黄逢元《补晋书艺文志》亦著录"新集病总要略一卷。王叔和撰。本《通志》。《崇目》新集作集书,疑误。"此二书目著录该书作者为"王叔和"。然此二书目一采自《崇文总目》,一采自《通志》,而《崇文总目》《通志》均著录为"张叔和"。不知是版本差异,还是讹误所致,有待详考。

3.《脉诀》

《脉诀》,全书以七言歌诀形式加以编写。首为诊候入式、三部九候、下指定位等,次为五脏脉法,次为七表、八里及九道,次为诸病脉法及妊产、小儿脉法。该书著录首见于宋·尤袤《遂初堂书目》"王叔和脉诀"。宋·晁公武《郡斋读书志》亦著录"脉诀一卷。右题曰王叔和撰。皆歌诀鄙浅之言,后人依托者,然最行于世。"《宋史·艺文志》著录"王叔和脉诀一作经一卷"。就该书撰者,历代史志书目著录,多

题为"王叔和"。然南宋陈言在《三因方》谓为六朝人高阳生。因而,后世医家多斥责高阳生,认为高氏伪托王氏之著。吕复《群经古方论》曰:"《脉诀》一卷,乃六朝高阳生所撰,托以叔和之名。谬立七表八里九道之目,以惑学者。"就该书撰年,据马继兴先生考察,此书论述内容、体例均与王叔和《脉经》不同,别系一家之言,故其撰年上限应在三国以后。至于此书撰年下限,至少在隋唐以前。南宋陈言《三因方》首记其为六朝高阳生所作的说法是有一定依据的。

4.《孩子脉论》

《崇文总目辑释》著录"孩子脉诀论一卷",《宋史·艺文志》著录"孩子脉论一卷",未著撰人。《中国医籍考》:"《王氏叔和小儿脉诀》佚。曾世荣曰:宣和御医戴克臣侍翰林日,得叔和《小儿脉诀》,印本二集。"《中国分省医籍考》:"《孩子脉论》一卷,晋王叔和。见乾隆三十九年《高平县志》卷十四《艺术》。"

上述历代史志书目著录医籍属以王叔和者,郭霭春先生认为"按关于王叔和著作书目,除《脉经》确属叔和所著外,其他各书多为伪作"。综上所述,王叔和著述,主要有二:一为撰次"仲景遗论"为《张仲景药方》;二为汇集魏以前医学文献,为《脉经》。其余诸书多为伪托之作。

【遣方用药】

王叔和所著《脉经》在阐述脉象的同时,涉及许多方剂,这些方剂大多为张仲景方,可资考证。但经林亿校正后多数方剂被删除。有学者认为,这些方剂属古代方剂,其中有69首方剂待考,但有许多方剂早已佚失,无从考证。敦煌遗书《亡名氏脉经》源于王叔和《脉经》,更接近王叔和《脉经》原貌,对于王叔和《脉经》的考证,特别是对王叔和《脉经》中古佚医方的考证提供了重要线索,有重要的学术价值和史料价值。现将王叔和《脉经》中的古方做一简要介绍。

(一)摩风膏

该方由丹参、蜀椒、川芎、大黄、附子、巴豆、白芷组成。以往认为:摩风膏方剂已佚,无从考证,而敦煌遗书《亡名氏脉经第二种》则提供了重要的考证线索,《亡名氏脉经第二种》载:"消猪膏四升,用苇薪煎,三上三下,去滓,置新瓦瓮子中,盖好头,勿令尘

焰入。少少取,向火灸痛处,摩之,日三度,疾愈,止摩。"在现刊本《脉经》卷二"平三关病候并治宜第三"中,摩风膏以"摩治风膏"方名出现。原文曰:"寸口脉浮,中风,发热,头痛。宜服桂枝汤、葛根汤、针风池、风府,向火灸身,摩治风膏,覆令汗出。"

(二)前胡汤

前胡汤方最早见于王叔和《脉经》,但无组成和用法。《脉经》卷第二"平三关病候并治宜第三"载:"寸口脉滑,阳实,胸中壅满,吐逆,宜服前胡汤";"寸口脉伏,胸中逆气,噎塞不通,是胃中冷气上冲心胸,宜服前胡汤"。《千金要方》二十八卷"三关主对法第六"原文载:"寸口脉滑,阳实,胸中壅满,吐逆,宜服前胡汤……寸口脉伏,胸中逆气,噎塞不通,是诸气上冲胸中,宜服前胡汤。"又"平尺脉主对法"载:"尺脉弱,气少发热,骨烦,宜服前胡汤。"《千金要方》与《脉经》记载有相似之处,但其后均无前胡汤的组成和用法。

(三)平胃丸

平胃丸是王叔和《脉经》的古医方,《脉经》卷六"脾足太阴经病证第五"载:"脾病,其色黄,饮食不消,腹苦胀满,体重节痛,大便不利,其脉微缓而长,此为可治,宜服平胃圆(丸)。"惜原书只有方名、方证而无组成、用法,并早已佚失。

(四)瞿麦汤

方名见于王叔和《脉经》卷二,在"右中部关脉十八条"中有 3 处记载:"尺脉浮,下热风,小便难。宜服瞿麦汤、滑石散,针横骨、关元,泻之""尺脉缓,脚弱下肿,小便难,有余沥。宜服滑石散、瞿麦汤,针横骨,泻之""尺脉濡,苦小便难。宜服瞿麦汤、白鱼散,针关元,泻之"。敦煌遗书《亡名氏脉经第二种》载:"尺脉浮,小便难,宜服瞿麦汤……瞿麦汤方,主小便血色,涩痛。瞿麦(一两,切)、石韦(二两去黄毛令尽,切)、滑石(二两碎之,绵裹)、石膏(二两,白色纹理者,碎之,吹去末,绵裹),四物以水五升,煮取二升,分四服,将息如初。"敦煌遗书所载此方在组成、用法、方证方面补缺了王叔和《脉经》方剂的不足,敦煌遗书瞿麦汤可能就是王叔和《脉经》中的瞿麦汤。

(五)滑石散

滑石散方名最早见于王叔和《脉经》卷二"右中部关脉十八条"曰:"尺脉浮,下热风,小便难。宜服瞿麦汤、滑石散""尺脉缓,脚弱下肿,小便难,有余沥宜服滑石散、瞿麦汤",但无组成、用法的记载。敦煌遗书滑石散由滑石、石韦、桂心、钟乳、冬葵子、王不留行子、通草组成。功能温阳化气、利水通淋,"主小便竟(尽),余更来",与王叔和《脉经》方证描述基本一致。

【学术传承】

王叔和生活在汉魏之际,与张仲景生活的时间有交叉,余嘉锡先生认为他可能是张仲景的亲授弟子。在《四库提要辨证》中说:"以余考之,王叔和似是仲景亲授业弟子,故编定其师之书。"他经过引证文献资料推测:"使叔和果与仲宣同族(王粲字仲宣,高平人,为王叔和同乡,疑为同宗),又与仲景弟子卫汛交游,当可亲见仲景。……疑叔和亦尝至荆州依(刘)表,因得受学于仲景,故撰次其书。其后刘琮以荆州降,乃与仲宣同归曹操,遂仕于魏,为其太医令。此虽无明文可考,然可以意想而得之者。"李经纬先生也认为:"由于王叔和与张仲景生活的年代相距不远,余嘉锡认为他可能是张仲景的亲授弟子(见《四库提要辨正》),然无确证,存疑待考。不过仲景曾为王仲宣'候色验眉',而仲宣为叔和宗人,故王叔和很可能与张仲景还是比较接近的,对其医学事业亦当比较了解。"他认为,王叔和即便不是张仲景的弟子,也是深受张仲景医学思想影响的一位后学医家。另据《世说新语·雅量篇》《三国志》等文献记载,王叔和是晋代皇亲国戚,家庭条件优越,受到良好的教育,有机会接近皇帝,甚至为太医令,也有条件接触到当时并不十分流行的张仲景著作及其他一些难得的医学典籍,并对仲景学说加以整理。但目前有关王叔和生平的研究远未达成一致,其医学传承经历仍需进一步考证。

参考文献

[1] 宋大仁,徐春霖.伟大医学家王叔和的生平与遗迹的考察并论述其脉学成就(续完)[J].中医药学报,1980(3):35-41.

[2] 朱鸿铭.王叔和的学术思想及其伟大贡献[J].安徽中医学院学报,1985(2):24-26.

[3] 王长瀛.王叔和与《伤寒例》[J].国医论坛,1992,

7(2):1-3.

[4] 朱鸿铭,朱传伟.王叔和外感时病理论的临床意义[J].山东中医学院学报,1994(4):231-232.

[5] 蔡彦.《脉经》对仲景脉学的发挥[J].中华中医药学刊,2008,26(10):2276-2278.

[6] 陈婷.王叔和《脉经》文献研究[D].北京:中国中医科学院,2009.

[7] 徐喆,王兴华.《伤寒例》略探[J].吉林中医药,2011(2):91-92.

[8] 张晶.中医脉学文献源流探微及《脉经》学术贡献[J].山东中医药大学学报,2011,35(2):164-165.

[9] 刘喜平,李沛清,辛宝,等.敦煌遗书《亡名氏脉经》佚方考[J].中国中医基础医学杂志,2012(4):19-21.

[10] 徐静,付峻岭.论王叔和对《伤寒论》的卓越贡献[J].黄冈职业技术学院学报,2013,15(4):105-108.

[11] 李家庚,李江峰,王明华,等.王叔和生平史迹考辨[J].河南中医,2014,34(8):1444-1447.

[12] 谭良啸,王晓乔.三国医学家王叔和的几个问题辨析[J].湖北文理学院学报,2016,37(10):5-9.

[13] 成莉,国华,张雪亮.湖北麻城"药王"王叔和初探[J].中国中医基础医学杂志,2017(7):911-912.

[14] 李卓,于河,顾然,等.《伤寒例》中温病学相关问题的探讨[J].环球中医药,2019(4):550-552.

5. 葛洪（《肘后备急方》）

【生平传略】

葛洪，字稚川，丹阳郡句容县（今江苏省句容县）人，生于晋武帝太康四年（283年），卒于东晋哀帝兴宁元年（363年）。他是位哲学思想家，又是笃信道教的学者，自号抱朴子。"抱朴"一词，最早见于《道德经》，"见素抱朴，绝学无忧，少私寡欲"为老子提出的治国三项具体措施。"素"是没有染色的生丝，用来比喻品质纯洁、高尚的圣人。"朴"本指没有加工过的原木，老子用其来比喻合乎自然法则的社会规律。"见素抱朴"即是说无为而治。葛洪早年就接触到老子的"抱朴"之说，也就以"抱朴子"作为自己的号。

葛洪生卒年份，有两说。《晋书·葛洪传》："洪坐至日中，兀然若睡而卒，岳至，遂不及见，时年八十一。"东晋袁宏《罗浮记》"既至，而洪已亡，时年六十一。"《罗浮记》是袁宏在东晋哀帝兴宁元年（363年）亲自到罗浮山时所写，上距葛洪卒年不远，因而其记载具有较高的史料价值，但多数人仍然以《晋书·葛洪传》为据，认同葛洪生于283年，卒于363年，享年81岁。

葛洪十三岁时，父亲葛悌去世，葛悌为官清廉，家无积蓄，父亲去世后，葛洪陪同母亲扶着父亲的灵柩返乡，从此，家庭陷入困顿之中。由于战火，葛家藏书悉数被焚毁，葛洪便经常借书来读，白天砍柴换钱购买笔墨纸砚，晚上抄写借来的书。十六岁时，读《孝经》《论语》《诗经》《周易》等儒家经典，"以儒学知名"，但他仍贪求博览群书，自正经诸史百家之言，下至短杂文章，近万卷。对葛洪的思想和人生道路有着重大影响的葛氏家族成员，是他的从祖父葛玄，也就是葛奚（葛洪祖父）的族兄，其传记见葛洪的《神仙传》卷八。葛玄号"葛仙公"，其炼丹秘术授弟子郑隐，葛洪又师从郑隐学炼丹秘术，郑隐后来把丹经秘术授葛洪。葛洪自谓有"弟子五十余人，唯余见受金丹之经及《三皇内文》《枕中五行记》，其余人乃有不得一观此书之首题者。"

西晋太安元年（302年），其师郑隐知季世之乱，东隐霍山，唯葛洪仍留丹阳。

西晋太安二年（303年），张昌、石冰于扬州起事，葛洪出任兵都尉，平乱有功，迁伏波将军。事平之后，葛洪即欲到洛阳广寻异书。适逢故友嵇含邀葛洪出任广州参军，葛洪欣然前往，至广州后知道故友被杀，只身滞留粤地，师从南海太守鲍靓，习道教与医学。葛洪撰药方百卷，名曰《玉函方》，后辑要成《肘后救卒方》三卷。鲍靓对葛洪的才学赞赏有加，将女儿鲍姑许配其为妻。葛洪入粤前后约八年时间，隐居罗浮山未入仕。

建兴四年（316年），葛洪还归桑梓。东晋开国，念其旧功，赐爵关内侯，食句容二百邑。后来葛洪又有多次升迁的机会，但皆固辞不就，而上表称闻交趾出产丹砂，自行请求出任勾漏（今广西北流市）令。

东晋成帝咸和二年（327年），葛洪南行至广州，为刺史邓岳所留。

东晋咸和五年（330年），葛洪得邓岳相助，于罗浮山建庵授徒、炼丹修道、采药医病、著述讲学，从学者日益增多。

葛洪晚年归隐罗浮山，直至仙逝（363年）。

【学术思想】

葛洪将道教的神仙方术与儒家的纲常名教相结合，建立了一套长生成仙的理论体系，对后世道教的发展有较大的影响。在医药领域，他所撰著的《玉函方》和《肘后备急方》都是当时最佳的医书，而且在医学史上具有重要的意义。他的医学著作一个很重要的特点就是面对社会基层,为穷苦人民、为偏远地区人民、为缺医少药者着想,以简明扼要、简便廉验为编辑宗旨,正如其《肘后备急方》中所言:"皆单行径易,约而易验,篱陌之间,顾盼皆药,众急之病,无不必备,家有此方,可不用医。"

《肘后备急方》简称《肘后方》,收录了葛洪于民间搜集的大量单方验方。全书共八卷,涉及内、外、妇、儿等各科常见病,特别注重于各科急症的诊治,被公认为我国第一部急救学专书。葛洪在《肘后备急方》中首次将"疠气"作为传染病的病因和相互传染的特点,开后代温病学之先河。在疫病治疗上,葛洪创造性地提出用青蒿治疗疟疾,是我国最早用青蒿治疟的记载,为后人战胜疟疾指明了方向。其记载的以狂犬脑敷治狂犬咬伤的方法,是古代"以毒攻毒"免疫学思想的体现。此外,还对一些急性传染病的病源、病症多有较详尽的阐述和记载,如对狂犬病、天花、结核、疟疾、沙虱病、霍乱、麻风等病的病源、症状、发病经过及传染性都有一定的认识,对疫病的认识与防治具有重要的参考价值。葛洪的《肘后备急方》虽然并不是一本中医疫病的专著,但其中的传染病理论颇具有特色,很值得深入研究。

(一)对疫病病因的认识

对于疫病的病因,远古人们由于无法解释疫病导致人类患病不适、大量死亡的现象,就将其归结于鬼神作祟。中国古代文献中经常出现"疫鬼""厉鬼""疠鬼""疾疠之鬼"等词汇。疫病为鬼行疾的说法在古代流传十分广泛,成为一种被普遍接受解释疫病的观点。葛洪对此有较为先进的认识,他在《肘后备急方·治伤寒时气瘟病方第十三》中,第一次明确地将"疠气"作为疫病的病因提出来,疫病的流行是"其年岁中有疠气兼挟鬼毒相注"而成,并指出:"尸注、鬼注病者,即是五尸之中尸注,又挟鬼邪为害也……以至于死。死后复传之旁人,乃至灭门。"他所强调的"疠气""相注",为后人正确地认识传染病的病因与相互传染的特点,起到了一定的促进作用,虽然还没有完全脱离"鬼毒",但较之前的鬼神之说有了较大的进步。

在发热性疾病的病因、病原方面,书中明确地把它分为温病、时行、伤寒三种。

《肘后备急方·治伤寒时气瘟病方第十三》云:

"伤寒、时行、温疫,三名同一种耳,而源本小异,其冬月伤于寒,或疾行力作汗出得风冷,至夏发,名为伤寒。其冬月不甚寒,多暖气及西风,使人骨节缓惰受病,至春发,名为时行。其年岁中有疠气兼挟鬼毒相注,名为温病。如此诊候并相似,又贵胜雅言总名伤寒,世俗因号为时行,道术符刻言五温亦复殊,大归终止,是共途也。"据葛氏之见,伤寒、时行、温疫三种疫称从根本上讲是指同一类疫病,其诊候相似,故又可总称伤寒。但也可因发病诱因的不同,即由于不同季节的节气异常变化而致不同病候,故也可具体分为伤寒、时行、温疫三种类型。

(二)疫病的预防

数千年来,由于瘟疫的反复流行,曾给中华民族带来了深重的灾难。中国传统医学最为重视的"治未病"思想,一直有效地指导着中国古代社会的防疫对策,以将疫病阻止在未发之前作为最高目标,以此为基础制定相关防疫政策、推行有效的防疫措施。另外,这一思想的普及,指导着民众在日常生活中注重养生并善于养生,讲求万事顺应自然规律而行,符合当时的社会与自然状况,很少采取激进的行为进行防疫,且所采取的方法也多取于自然与生活。在疫病流行时,将空气消毒、井水消毒或投入预防药物后饮用,是古代预防疫病的重要举措之一。书中《治伤寒时气瘟病方第十三》《治瘴气疫疠温毒诸方第十五》等篇介绍了空气消毒法的方子,如太乙流金方、虎头杀鬼方等,涉及佩带、烧熏、悬挂等多种方法;饮水消毒如屠苏酒方。书中防疫方法不仅包含外用、内服,又包含内外兼施之法,其剂型多样、多途并举,相互作用以增加疗效。

1. 空气消毒法

《肘后备急方》首先提出了空气消毒法:用以雄黄、雌黄、朱砂等为主组成的消毒药物制成太乙流金方、虎头杀鬼方等预防传染病的方剂或携带于身上,或悬挂于屋中,或在房屋中烧熏进行空气消毒。唐代孙思邈在《千金要方》中继承了这种空气消毒的方法。

(1)烧熏法 烧熏是将药物燃烧,取其烟气上熏以达防疫目的的一种药物外用方法。药物烧熏起效快、作用范围广,在历代疫病的预防中运用广泛,是瘟疫预防的重要手段之一。《肘后备急方》中收录的单味药物烧熏主要有艾叶,书中"密以艾灸病人床四角各一壮"来达到"断温病令不相染"的目的。据现代研究表明,艾叶燃烧的烟对引起不同传染性、流行性疾病的多种致病菌、真菌和病毒都有抑制作用,故葛洪早在两千年前就用其预防疾病传染是有科学道理的。熏烟防疫复方有太乙流金方、虎头杀鬼方,此二者为晋唐和明清祛邪辟秽防疫方剂的代表。太乙流金方用雄黄、雌黄、矾石、鬼箭羽、羚羊角捣为散,法用"月旦青布裹一刀圭,中庭烧";虎头杀鬼方以虎头骨五两,朱砂、雄黄、雌黄各一两半,鬼白、皂荚、芜荑各一两,捣筛之后以蜡蜜和如弹丸大小,"月朔望夜半,中庭烧一丸"。太乙流金方、虎头杀鬼方皆被《千金要方》《外台秘要》转载。

(2)悬挂法、佩带法 悬挂、佩带是指以绛囊、绢帛或红布包裹药物,悬挂于门户、帐前或戴于手臂、头顶,以预防疫病的药物外用方法,这一方法简便易行,在晋唐时期是预防疫病使用最为广泛的方法之一。辟疫的单味药物主要有女青、马蹄屑和桑根。如书中载女青悬挂法使用:"正月上寅日捣女青屑,三角绛囊贮,系户上帐前,大吉。"《神农本草经》认为女青"味辛,平。主蛊毒,逐邪恶气,杀鬼温疟,辟不祥";书中载马蹄屑佩带法:"马蹄木(《证类本草•马蹄》无'木'字),捣屑二两,绛囊带之,男左女右。"《本草纲目》认为马蹄"甘寒无毒……辟恶气鬼毒,蛊疰不祥"。悬挂与佩带两者兼施,"二月一日,取东行桑根,大如指,悬门户上,又人人带之"。佩带复方主要包括老君神明白散、太乙流金散、赤散、虎头杀鬼方等。老君神明白散被认为是防疫的代表方剂之一。葛洪在《肘后备急方•治瘴气疫疠温毒诸方第十五》中记载老君神明白散如下:"术一两,附子三两,乌头四两,桔梗二两半,细辛一两……一家合药,则一里无病,此带行,所遇病气皆消。"其后,《外台秘要》《松峰说疫》中均有记载。关于组方药物的功效,《本草纲目》认为附子"其母名曰乌头……附乌头而生者为附子……辛温有大毒",除湿痹、破诸积聚。《本草求真》则认为桔梗"味苦气平,质浮色白,系开提肺气至圣药,可为诸药舟楫,俾清气既得上升",清气上升则气机通畅,秽浊之气不得加于身。细辛辛温而烈,除风寒邪气,亦可辟寒邪。全方用药辛温芳香,辟疫气不得近。葛洪书中所载的部分防疫方,大多不拘一种使用方法,如太乙流金方除了烧熏法,还可"三角绛囊贮一两,带心前并挂门户上",进行悬挂与佩带;虎头杀

鬼方涉及"绛囊贮、系臂,男左女右""家中悬屋四角""月朔望夜半,中庭烧一丸",佩带、悬挂、烧熏三种外用方式并用。

2.饮水消毒法

水是生命之源,作为人们生活的必需品,水源的清洁是人体健康的重要保障。葛洪的《肘后备急方》首先提出了井水消毒法。书中载屠苏酒方,谓其"药置井中,能迎岁,可世无此病",提出井水消毒对预防疫病的重要性。唐•孙思邈的《千金要方》中亦有完全相同的记载。

3.服用药物法

葛洪于书中介绍的防疫方药剂型多样,如散剂、丸剂、煎剂、酊剂。

(1)散剂 避瘟疫药干散,方用"大麻仁、柏子仁、干姜、细辛各一两,附子半两(炮)。捣筛,正旦以井华水举家各服方寸匕";另有度瘴散,可避山瘴恶气,方用麻黄、蜀椒各五分、乌头三分、细辛一分、白术一分、防风一分、桔梗一分、桂心一分、干姜一分,捣筛,平旦与酒送服,葛洪认为"黑雾郁勃及西南温风,皆为疫疠之候",此方可"辟毒诸恶气",若冒雾行,尤宜服之。

(2)丸剂 书中载有"辟天行疫疠方",方用雄黄、丹砂、巴豆、矾石、附子、干姜等分,捣后和蜜为丸,"平旦向日吞之一丸,如胡麻大,九日止,令无病"。《肘后备急方》中强调了"疫病温毒"的传染性,并指出此类疾病病人死亡之后仍具有传染性。出于对疫病温病传染性的认识,《肘后备急方》提出了防治的具体方药与预防措施。如大黄甘草麻黄杏仁芒硝黄芩巴豆丸,还指明此方不仅可以用于治疗,还可用于预防"家人视病者,亦可先服取利,则不相染易也"。提出瘟疫病人的"家人"在探视病人时,应该采取必要的预防措施。在提倡"尝便、吮脓、割股疗亲"这样一些愚忠、愚孝举动的古代,这一预防观点的提出,意义可能超出了其预防作用本身。

(3)煎剂 《肘后备急方•治伤寒时气瘟病方第十三》中所载葱豉汤,"葱白一虎口,豉一升,以水二升,煮取一升,顿服取汗"。

(4)酊剂 在抗疫辟瘟的过程中,古代医家也十分注意利用药酒防疫。酊剂如断温病令不相染方"熬豉,新米酒渍,常服之";饮屠苏酒能"辟疫气令人不染温病及伤寒",书中引《小品方》中屠苏酒法,大黄、川椒、白术、桂枝、桔梗、乌头、菝葜细切,"悬置

井中至泥,正晓拜庆前出之,正旦取药置酒中,屠苏饮之",谓其"一人饮,一家无患"。酒在古代被称为百药之长。因此,由众多药材加酒所配制成的防治疫病的药物疗效颇佳。《新修本草》曰:"蜀椒味辛、温、大热、有毒,除五脏六腑寒冷、伤寒、温疟、大风、汗不出……鬼疰、蛊毒,杀虫鱼毒。"

4. 其他外用方法

除了上文介绍的佩带法、烧熏法、悬挂法、口服法等防疫方法外,书中还介绍了外敷、鼻吸、粉身等外用方法。如《卷之八治百病备急丸散膏诸要》载有姚大夫辟温病粉身方,以川芎、白芷、藁本三物等分,下筛,"以涂粉于身,大良"。

纵观全书防疫特点,不难发现较多方药采用内外兼施的方法,以达到增加疗效的目的。如赤散方,方用牡丹、皂荚、细辛、干姜、附子、肉桂、真珠、踯躅捣筛为散,初觉头部不适"以少许内鼻中吸之""温酒服方寸匕,覆眠得汗",鼻吸与温酒服两者结合使用,增加其疗效。如赵泉黄膏方,方用大黄、附子、细辛、干姜、椒、桂各一两,巴豆八十枚(去心皮),捣细,苦酒渍一晚,猪膏煎后做成如梧子大一丸,既可服用,亦可火炙以摩身体数百遍,谓之"并治贼风走游皮肤,并良"。

5. 隔离法

葛洪《肘后备急方》还提到将传染病病人送入深山施行隔离,记述如下:"赵瞿病癞,历年医不差,家人乃斋粮弃送于山穴中","癞"即为麻风病,在当时医疗条件下无法治愈,只有将病人进行隔离才能避免此病对他人的传染。这种将传染病人集中在一处与其他人群隔离的方法,在疫病暴发时起到了非常重要的作用,并一直延续下来,现代医学防疫原则也将其作为首要环节。

(三)疫病治疗

《肘后备急方》中认为"伤寒、时行、温疫,三名同一种耳,而源本小异",故又可总称伤寒,但也可因发病诱因的不同,具体分为伤寒、时行、温疫三种类型,现将治疗方法总结如下。

《治瘴气疫疠温毒诸方第十五》载有治疗疫病的药方,如:老君神明白散,方用白术、附子、乌头、桔梗、细辛捣筛,正旦服一钱匕,谓其"一家合药,则一里无病"。此外,此方根据病人的不同情况,用药方法有所差别:如果他人有得病者,"便温酒服之方寸匕",若病已四五日,"以水三升,煮散服一升,覆取汗出也"。常用辟温病散方,方用真珠、肉桂、贝母(熬之),鸡子白(熬令黄黑)捣筛,岁旦服方寸匕,"若岁中多病,可月月朔望服之,有病即愈。病人服者,当可大效"。除了复方,书中还收录了散剂的单行方,如柏枝散:"西南社中柏东南枝,取暴干,末,服方寸匕,立差。"书中言"疾疫流行预备之"。《治伤寒时气瘟病方第十三》篇所载的黑膏,可"治温毒发斑,大疫难救",方用"生地黄半斤,切碎,好豉一升,猪脂二斤,合煎五六沸,令至三分减一,绞去滓,末雄黄、麝香如大豆者,内中搅和,尽服之,毒从皮中出,即愈"。《肘后方》中,还记载了桃木中的虫子屎可以治疗疫病的方法,这种虫的虫屎可以作为一种"预防针",起到防治疫病传播的作用,如《肘后备急方·治瘴气疫疠温毒诸方》言:"断温病令不相染……又方,桃木中虫屎末,服方寸匕。"

伤寒是一种烈性疫病,在东汉末年伤寒就曾大面积暴发,并引发大量人口死亡,此后伤寒也时有发生。因此,如何有效地防治伤寒一直为汉代以来的医家所重视。这其中要首推张仲景及其《伤寒论》。《伤寒论》是我国第一部防治疫病专著,着重阐述了对于伤寒的防治。张仲景认为节气异常,天有暴寒是导致伤寒病发生的诱因。在此基础上,《伤寒论》创立三阴三阳辨证方法,后人称为六经辨证体系。根据这一治疗原则,《伤寒论》开创了诸如清热宣肺的麻杏石甘汤、清热生津的白虎汤、清热止利的葛根芩连汤、通下腑实的承气汤等一些至今仍广泛而有效地治疗传染病的方剂,这也是中国传统医学的众方之祖。后世的医家对伤寒病依然十分重视,并采取了多种防治措施。《肘后备急方·治伤寒时气瘟病方第十三》云:"伤寒有数种,人不能别,令一药尽治者,若初觉头痛、肉热、脉洪,起一、二日,便作葱豉汤。葱白一虎口,豉一升,以水三升,煮取一升,顿服取汗。不汗,复更作,加葛根二两,升麻三两,水五升,煎取二升,分再服,必得汗。若不汗,更加麻黄二两,又用葱汤研米二合,水一升,煮之少时,下盐豉,后纳葱白四物,令火煎取三升,分服取汗也。"

畜疫在汉末至隋之际的北方地区曾大规模暴发,造成牛、马等牲畜大量死亡。严重的畜疫影响农业生产,但也为这一时期防治畜疫积累了经验。《补辑肘后方》下卷《治牛马六畜水谷疫疠诸病方》

载:"疗牛疫病方:取獭屎二升,以沸汤淋,取汁二升,灌之,良。疗牛马六畜水谷疫病方:取酒和麝香少许和灌之。"此外,书中赤散方下也对牛马疫的治疗进行介绍"以一匕著舌下溺灌,日三四度,甚妙也"。

(四)其他急性传染病的认识与治疗

葛洪所处时代,战火连年,疫病流行,给人民带来重大灾难。面对现实,葛氏着重研究了传染病,尤其是对一些急性传染病的病源、病症多有较详尽的阐述和记载。如对狂犬病、天花、结核病、疟疾、沙虱病、霍乱、麻风病等病的病源、症状、发病经过及传染性都有一定的认识。

1. 狂犬病

葛洪《肘后备急方》中对于猘犬病(狂犬病)的认识是具有开创性的。《治卒有猘犬凡所咬毒方第五十四》载"疗猘犬咬人方,仍杀所咬犬,取脑敷之,后不复发",即用狂犬的脑敷涂在人体被狂犬咬伤的伤口上治疗狂犬病的方法。"凡猘犬咬人,七日一发,过三七日不发,则脱也,要过百日,乃为大免耳",这实际上指出了狂犬病的潜伏期。在所列防治狂犬病的方法中提到"杀所咬犬,并取脑敷之"。这是世界上最早采取的以毒攻毒的免疫防治疗法。1882年,巴斯德成功地从狂犬的脑组织中培育出狂犬病毒,并研制出"减毒活疫苗"——狂犬病疫苗。葛氏与巴斯德同样都用狂犬脑来治疗狂犬病,但由于所处时代的不同,葛洪即使想深入研究,受种种因素的限制,也是无法完成的,但"以脑治病"的思想,却比巴斯德早1 500多年。这种对疾病细微的认识与创造性的实践,在中国医学史上是非常伟大的,对现代免疫学也有极为深远的影响。葛洪在《肘后方》中还记载了健康狗和疯狗的区别,以提醒人们注意防疯狗伤害。他说:"犬寻常忽鼻头燥,眼赤不食,避人藏身,皆欲发狂。"被此犬啮者,难治。

2. 天花

葛洪是我国最早记录天花症状的医家,《肘后备急方·治伤寒时气温病方第十三》中记载了天花的形态、症状、预后以及该疮不是中国原有的病种这一历史事实。对于天花的来源,书中载有"以建武中于南阳击虏所得,乃呼为虏疮""比岁有病时行,仍发疮头面及身,须臾周匝,状如火疮,皆戴白浆,随决随生,不即治,剧者多死,治得差后,疮斑紫黑,弥岁方灭",言明其先在头面,后及全身发疮,很

快蔓延、密布,形状很像火疮。疮头上有白浆,流出来后很快又产小脓浆。不及时治疗,重症者多死,治好后,有瘢痕呈紫黑色,一年左右才会消退,介绍了天花的形态、症状及预后。经研究表明,天花是一种传染性极强的急性出疹性疾病,经呼吸道进入人体,3~5天后,出现天花痘疹,常伴有败血症、骨髓炎、脑炎、肺炎、支气管炎、失明等并发症,死亡率极高。直至18世纪末,爱德华·琴纳才研究出牛痘疫苗以防止天花,因而开辟了免疫学的新领域。葛洪对天花的认识,为后世医家在诊断和治疗方面不断突破与创新开辟了道路,对现代免疫学的建构也具有一定程度的影响,书中这些记载在治疗天花的医史上都是珍贵的资料。

3. 结核病

《肘后备急方·治尸注鬼注方第七》中对结核性传染病的认识,云:"其病变动,乃有三十六种至九十九种,大略使人寒热淋沥,沉沉默默,不得知其所苦,而无处不恶。累年积月,渐就顿滞,以至于死,死后复传之旁人,乃至灭门。觉知此候者,便宜急治之。"这种认识是相当精确和深刻的。所谓"尸注""鬼注"的"注",指一人死,他人复得气相灌注也,就是病菌传染的意思。"死后复传之旁人,乃至灭门"的记载,说明当时已经认识到患疫者尸体是重要的传播媒介之一,对于后世妥善处理患疫者尸体、切断病原提供了一定思路。书中还认为长期过度劳累,或大病后尚未复原之际,比较易罹患结核病。

4. 疟疾

疟疾经蚊虫叮咬或输入带疟原虫者的血液而感染疟原虫所引起的虫媒传染病,在我国主要是间日疟和恶性疟,临床表现为周期性规律发作,全身发冷、发热、多汗,长期多次发作后可引起贫血和脾大。疟疾也是一种常见的疫病。《肘后备急方》中疟疾的治疗有简便方、涂搽、针灸、涌吐、按摩等方法。《肘后备急方·治寒疟诸疟方第十六》中有"青蒿一握,以水一升,渍,绞取汁,尽服之"以治疗疟疾的记载。葛洪对青蒿的药用处理方法与古代药方中多为用青蒿熬成汤药的方法不同,他是用水浸渍后,再绞榨其汁直接喝,而不是采用熬汤药的方式造成高温破坏青蒿的药性。此外,预防或治疗疟疾可以配合运用涂搽法。《肘后备急方》指出疟疾"临发时,捣大附子下筛,以苦酒和之,涂背上",可以防治疟疾。针灸法是预防或治疗疟疾的重要方法。《肘后

备急方》亦用针灸治疗疟疾,具体方法为"大开口,度上下唇,以绳度心头,灸此度下头百壮,又灸脊中央五十壮,过发时,灸二十壮"。通过涌吐法,使得邪毒从上而出。《肘后备急方》认为"若发作无常,心下烦热,取常山二两,甘草一两半合,以水六升,煮取二升。分再服,当快吐,仍断,勿饮食。"

5. 沙虱病

葛洪在《肘后备急方》中最早描述了沙虱。《肘后备急方》卷七《治卒中沙虱毒方》云:"山水间多有沙虱,甚细,略不可见,人入水浴及以水澡浴,此虫在水中著人身,及阴天雨行草中亦著人,便钻入皮里。初得之,皮上正赤,如小豆、黍米、粟粒,以手摩赤上,痛如刺。三日之后,令百节强,疼痛寒热,赤上发疮,此虫渐入至骨,则杀人……已深者,针挑取虫子,正如疥虫,著爪上映光方见行动也,若挑得,便就上灸三四壮,则虫死病除。"葛氏从沙虱病病原体的形态、感染途径、发病地带、临床特征、治疗方法等角度进行了准确的描述,并且以病程顺序,描述出不同阶段的临床表现,这种细致的观察与严谨的医学态度,在当时社会是难能可贵的。沙虱病,医学上称为恙虫病,是一种由恙虫立克次体所引起的急性发热性斑疹伤寒样疾病,主要表现为发热、皮疹、溃疡以及局部或全身的淋巴结肿大。20世纪中叶,美国学者立克次发现了恙虫病的病原体(命名为立克次体)并研制出疫苗,但这一研究却比葛氏的研究晚了1 500多年。

6. 霍乱

霍乱是一种烈性疫病,在汉代就已认识到霍乱这种疫病并有防治的初步办法。两晋时期,对霍乱的病因有了更为深入的认识,并采取了更为有效的防治措施。《肘后备急方·治卒霍乱诸急方第十二》云:"凡所以得霍乱者,多起饮食,或饱食生冷物,杂以肥腻酒鲙,而当风履湿、薄衣露坐,或夜卧失覆之所致。"说明当时已经认识到霍乱可以通过饮食传播。现代医学已证明,霍乱是一种消化道传染病。因此,葛洪在《肘后方》中认为霍乱是由于饮食不洁,特别是食生冷食物所致。这种看法无疑是有科学道理的。葛氏针对这一病因,提出治疗方法:"治之方,初得之便务令暖。以炭火布其所卧床下,大热减之。又并蒸被絮,若衣絮自苞,冷易热者。"若此法不奏效,则采取急灸之法。葛氏对灸法的使用不拘一格,除广泛地应用直接灸法治疗急症外,更

是提出隔物灸理论,在灸法史上实现了一大创举,奠定了隔物灸法的基础。《肘后备急方》用隔盐灸治疗霍乱引起的"烦闷凑满者",言:"以盐内脐中,上灸二七壮。"便是将盐置于脐中灸十四壮以治疗霍乱。

7. 麻风病

癞疾,有时也称疠,即麻风病。《诸病源候论》卷二《风病诸候下·诸癞候》载:"养生禁忌云:'醉酒露卧,不幸生癞。'又云:'鱼无鳃,不可食。食之,令人五月发癞。'"《补辑肘后方》中卷《治卒得癞皮毛变黑方》载有葛氏治白癞、乌癞方:"苦参根皮三斤,粗捣,以酒三斗渍二十一日,去滓。服一合,日三。若是癞疾,即应觉痹。禁杂食。"

(五) 愈后防复

中医强调,疫病后防止复发首先要注意饮食禁忌。《肘后备急方》提出:"凡得毒病后百日之内,禁食猪、犬、羊肉,并伤血及肥鱼久腻,干鱼则必大下痢……又禁面食、胡蒜、韭薤、生菜、虾辈,食此多致复发则难治。"大病初愈正气必伤,导致脾胃对肉食运化能力下降,出现"大下痢"。其次,疫病初瘥应慎行房事。《肘后备急方》认为:"卒阴易病,男女温病,瘥后虽数十日,血脉未和,尚有热毒,与之交接者,即得病,日阴易杀人……若瘥后,病男接女,病女接男。安者阴易,病者发复,复者亦必死。"

【著作考】

《肘后备急方》又名《葛仙翁肘后备急方》或《肘后救卒方》,简称《肘后方》。葛洪所写的医药学方面的著作有两种,即《玉函方》与《肘后方》。《玉函方》是将晋代以前的各种医方著作加以汇编而成的百卷大型著作,而《肘后方》则是选取《玉函方》中简易有效的药方,为治疗急病所需的袖珍著作。据陶弘景序云,原书共86篇("旧方部八十六首","首"字的含义即相当于"篇"),全书三卷。

到南北朝的梁代(500年)时期,医药学家陶弘景对《肘后方》进行了第一次修补。《肘后方》当时确实具有较大的影响,但亦仍存在某些明显的不足,主要表现在各种疾病的分类上。陶弘景针对这种情况,将原书的内容加以合并,即86篇合为79篇,在此基础上又增补22篇。即如陶序所云:"或因葛一事,增构成篇;或补葛所遗,准文更撰。"全书仍分

为三卷，即"上卷三十五首治内病，中卷三十五首治外病，下卷三十一首治为物所苦病"。南宋陈振孙《直斋书录解题》载："《肘后救卒方》，卒皆易得之药，凡八十六首，陶（弘景）并七首，加二十二首，共为一百一首。"因全书增补后共分101篇（首），所以又名为《补阙肘后百一方》。

在南北朝末至隋唐时期，《肘后方》的流传仍很广泛，从现存的目录学资料来看，此一时期所流传的版本至少有8种。如《七录》所载的二卷本和九卷本，《外台秘要》所引的三卷本和十六卷本，《旧唐志》所载的四卷本，《隋志》的六卷本，《日本国见在书目》的十卷本等。就这些流传版本的内容而言，已与葛洪及陶弘景增补的原书有了明显的变化。表现在全书不同的篇节中，进行了很多的增删、调整和修改，在文字方面也往往有很大的出入，在条目的排列上也进行了不少变动与调整。

据葛洪自序可以看出，原书为求简便，所有引文均未记出处，即"无黄帝、仓公、和、鹊、踰跗之目"。同时引进了很多是陶弘景以后或同时期的著作，如《刘涓子鬼遗方》《徐王方》《姚氏方》《集验方》《崔氏方》《近效方》《传信方》等。很显然，这些引文的内容均是在这一时期版本中新增加进去的，而并非葛氏或陶氏书的原貌。

至金朝皇统四年（1144年），出现了杨用道刊本。杨用道用辽天祚乾统年间北方刊刻的《肘后方》作为底本，加以整理，并加进了唐慎微《证类本草》中的方子，列于同篇之末，冠以"附方"二字，每方之前均标明出处。全书名曰《附广肘后方》，书分八卷。这是今日现存《肘后方》各种版本的祖本。也就是说，目前所能见到的各版本《肘后方》均是在杨用道刊本的基础上整理翻刻而来的。

自杨用道本刊行以来，开始衍化出元、明、清以后的各种刊本，目前国内现存最早的刊本为明嘉靖三十年辛亥（1551年）北城吕氏襄阳刻本，即《四库全书总目》所载："《肘后备急方》八卷，明嘉靖襄阳知府吕容所刊。"目前，在国内最常见到的版本，有1956年人民卫生出版社的影印本及1955年商务印书馆的排印本。前者所据的底本为明万历二年（1574年）李栻刊本；而后者是以原书各种版本互校后的排印本。

杨氏刊本固有其保存古籍使《肘后方》能得以流传的功绩一面，但也确实存在着不少误刻、舛错、脱漏及断句欠妥等明显的错误，致使造成句法不通、文意难懂之处。正如日本宇野致远于延享三年（1746年）为沼晋刊《肘后方》序所云："默奈去世千有余年，漫灭传讹，鲁鱼豕亥，殆不可读焉。"

《肘后方》除以上主要版本外，还有道藏本系统及朝鲜传本。但其祖本也是杨用道刊本。据新版《全国中医图书联合目录》记载，现存的《肘后方》版本有28种。

【遣方用药】

（一）青蒿治疟

《肘后备急方》治疗寒热诸疟方所载治疗疟疾的简便方为"青蒿一握，以水二升，渍，绞取汁，尽服之"。在反复研读文献过程中，葛洪"绞取汁"的用法令屠呦呦悟到之前青蒿的提取常用水煎煮或用乙醇提取，但效果都不好，青蒿中的有效成分也许与提取温度有关，并且想到只有嫩叶才能绞出汁来，可能还涉及药用部位的问题，于是又重新设计了以乙醚低温提取青蒿的研究方案，果然发现青蒿乙醚提取物表现出较高的抗疟活性，进一步的分离工作显示，青蒿乙醚中性部分才是抗疟有效部位。2015年10月，屠呦呦又以"从中医药古典文献中获取灵感，先驱性地发现青蒿素，开创疟疾治疗新方法"，获得世界影响力最大的自然科学奖项——诺贝尔生理学或医学奖。

疟疾是全球重大寄生虫病，传播于一百多个国家和地区，每年发病数亿例，年因疟疾致死百万人。青蒿素源于中医药，其发现得益于中医典籍的启示，从事中医药的工作人员是青蒿素研发队伍的开拓者和重要主力军。青蒿素的发现，说明"中国医药学是一个伟大的宝库""是中国古代科学的瑰宝，也是打开中华文明宝库的钥匙"，是"深入发掘中医药宝库中的精华，充分发挥中医药的独特优势"的一个成功范例，"是中医药对人类健康事业作出巨大贡献的体现"。

（二）葱豉汤

葱豉汤由葱白、淡豆豉两药组成，淡豆豉具有"表透"之功，葱白具有"通阳"之效，二者相合具有发汗不伤阴、无凉遏之虞的特点。因此，历代医家中如苏颂、张镜人等对该方治疗时气、温病等皆有论述，彭子益尤为推崇运用该方治疗小儿外感热病。

原文曰:"伤寒有数种,人不能别,令一药尽治之者。若初觉头痛、肉热、脉洪起,一二日,便作葱豉汤。用葱白一虎口,豉一升,以水三升,煮取一升,顿服取汗。不汗复更作。"这里的"伤寒"乃广义伤寒,是一切外感热病的总称,包括狭义伤寒、温病等。当代医家普遍认为:"温病与狭义伤寒虽同属外感热病,但因证脉治完全不同,临床必须严格鉴别。"这与葛洪提出的外感热病初起机制类似,都用葱豉汤治疗的提法略有出入。我们通过临床实践及对历代文献的梳理,认为葛洪所言非虚。外感热病包含的种类虽然复杂,但初起时的病变机制却类似,"表透"之法是为正治,而葱豉汤恰有表透之功,具有发汗不伤阴、无凉遏之虞的特点,故而治疗外感热病初起,只需把握"初觉头痛、肉热、脉洪、起一二日"这几个辨证要点即可使用葱豉汤治疗。

国医大师张镜人认为,外感热病主要有新感外袭和伏气内发两种类型,在初起阶段病变机制类似,治疗原则都是要让邪气从肌表透散:"外感热病不外乎新感外袭和伏气内发二端。新感虽有寒温之分,但外邪侵犯,由表入里,治疗只宜表散;伏气因新感引动,由里出表,治疗亦宜透达。除里结阳明的实证可下外,新感与伏气的出路同在肌表。故'表'与'透'实为治疗外感新病的要法。"外感热病初起阶段还未发生变证之前,"表透"之法乃为正治,而葱豉汤恰有表透之功。

葱豉汤仅由豆豉、葱白二药组成,虽然看似组方简单,药物平淡,但是清代名医费伯雄在《医方论》中评价该方:"解表通阳最为妥善,勿以其轻淡而忽之。"

李时珍在《本草纲目》中曰:"豉,诸大豆皆可为之,以黑豆者入药。有淡豉、咸豉,治病多用淡豉汁及咸者,当随方法。"现代主要用淡豆豉入药。缪希雍在《本草经疏》中曰:"盖黑豆性本寒,得蒸晒之气必温,非苦温不能发汗、开腠理,治伤寒头痛寒热及瘴气恶毒也。"不过淡豆豉的寒温之性与炮制方法有着密切关系。如果淡豆豉与桑叶、青蒿同制发酵,则味辛、甘、微苦,性微寒。张璐在《张氏医通》中曰:"香豉、人中黄又为时疫之专药,豉乃黑豆所盦,得湿热之气,酿成败秽之质,能引内邪从巨阳蒸汗而解。"

历代医家中对葱豉汤治疗外感热病初起颇有感触者不乏其人,如《本草纲目》便记载了苏颂对葱豉汤治疗疫病的体会:"凡得时气,即先用葱豉汤服之取汗,往往便瘥也。"张镜人对葱豉汤的应用更为丰富,他认为对于伤寒初起、邪在卫分者,使用葱豉汤具有一剂知、二剂已的效果,对于新感引动伏邪者,立可促使伏邪由里出表而获速效。他还提出葱豉汤适用于南方,"盖南方多湿而无北地的寒邪阴凝,故卫分之邪偏于寒者,不必赖麻、桂之辛温,辛温则燥湿化热;偏于温者,也不宜于桑菊、银翘之辛凉,辛凉恐其遏其邪。而葱豉汤的微辛微温,恰到好处"。彭子益在《圆运动的古中医学》中说:"温病脉虚身乏、身痛,发热恶寒,是兼感寒温病。葱豉汤煎服……平稳之方也。"在治疗小儿外感热病时,他非常推崇葱豉汤,认为:"小儿荣卫薄弱,麻黄芍药均不能受……用葱头、豆豉以舒金气开收敛。此为难多年,始寻出极妥的办法。"对葱豉汤的适应证做了详细说明:"凡用葱豉汤,舌有黄苔,无论润燥,均用。葱豉能消散胃滞也。如外感初时恶寒,后虽单发热,只要鼻塞身痛头痛,仍宜用之。"这比葛洪所描述的"初觉头痛、肉热,脉洪起,一二日"更为明确。

葛洪以后对葱豉汤加减变化者也不乏其人,如《千金方》中的葱白香豉汤就是在葱豉汤的基础上加了生姜一味。张璐在《张氏医通》中评价该方:"药味虽轻,功效最著。凡虚人风热,伏气发温及产后感冒,靡不随手获效。与产后、痢后用伏龙肝汤丸不殊,既可探决死生,且免招尤取谤,真危证解围之良剂也。"何秀山在《重订通俗伤寒论》中评价该方:"葱白香豉汤,药味虽轻,治伤寒寒疫,三日以内,头痛如破及温病初起烦热,其功最著。"何廉臣对该方的理解也甚为深刻:"四时猝然感冒者,为小伤寒。叶天士云:'当视其寒暄,或用辛温,或用辛凉,要在适中。惟照此立案开方,最为简要。'吾侪可作立方程式,临床医典,不必趋异求新。"

正是由于葱豉汤这种性散平和又润津液的特性,研究者通过临床实践发现,该方对于外感热病初起、邪在卫分、邪浅症轻且无其他兼症者,常有一剂而愈之功。建议病人临卧前煎汤趁热服下,轻覆衣被,无需厚盖,服药3～5分钟后病人会觉得后背微微汗出,或者遍身微似有汗,叮嘱病人安心休息,通常一觉之后热退身安,诸羔悉除。如服药后未见汗出,诸羔如故,可再服一剂。葱、豉乃平常人家之品,但在葛洪的配伍之下,具有治疗外感热病初起的功效。这些病证初起证候不典型,就是医家也易混淆,但是一剂葱豉汤却有以不变应万变之妙,即使是没有医学知识的平常百姓,只要把握"初觉头痛、肉热、脉洪起,一二日"这几个辨证要点就可自行治疗。正如葛洪撰写《肘后方》的初衷:"又见周、甘、唐、阮诸家,各作《备急》,既不能穷诸病状,兼多珍贵之药,岂贫家野居所能立办……余今采其要约,以为《肘后救卒方》三卷,率多易得之药……或不出乎垣篱之内,顾眄可具。苟能信之,庶免横祸焉"。葛洪在博览医书近千卷之后由博返约,对诸多病证示人以简便验廉之法治疗,而这一切都是基于他对病机、药效、配伍的深刻理解。葱豉汤药虽平常,理却精深,正如清代名医费伯雄在《医醇賸义》的序中所言:"天下无神奇之法,只有平淡之法,平淡之极,乃为神奇。"

【学术传承】

(一)学术师承

葛玄以其炼丹秘术授弟子郑隐,葛洪又师从郑隐学炼丹秘术。滞留粤地期间,师从南海太守鲍靓,习道教与医术。

葛洪《肘后备急方》对外感温病的认识,受到《内经》、华佗、《伤寒论》、王叔和等前人论述影响,并结合前人理论与临床实践,对前人理论有所发挥。其治外感病,在临床应用上突破了前人治伤寒藩篱,创制了一系列表里双解的方剂治疗外感温热病。虽然对"瘴气""疫疠""温毒"并无理论性的论述,但其在治疗方药、服药方式、剂型等方面都独具特色,颇成体系。

(二)影响的脉络

明代伟大医药学家李时珍所著《本草纲目》是我国历史上一部划时代的综合性医药学巨著,全书一百九十多万字,共分 16 部 52 卷,载药 1 892 种、附方 11 096 首,该书是李时珍"岁历三十稔,书考八百余家,稿凡三易"而成。有学者考证,李时珍为编撰好《本草纲目》这部鸿篇巨著,其引用文献的数目,可从《纲目·序例》中《历代诸家本草》《引据古今医家书目》《引据古今经史百家书目》获悉。根据《历代诸家本草》等的记载,李时珍直接或间接参考、研究、引用的中医药和文史哲农学等文献 993 种,加之《历代诸家本草》等以外提及和引用的各类书籍还有 130 多种,李时珍总计引据的文献超过 1 120

种。在李时珍所引据的古代医药文献中,尤其重视对葛洪《肘后备急方》的引据。

李时珍在《本草纲目》286 种药物的有关项下引据了《肘后备急方》的医药内容,涉及内、外、骨、妇、儿、皮肤、五官等各科。对《肘后备急方》在临床治疗等方面的重大成就,李时珍均全面地予以继承和发挥。如李时珍在《本草纲目》沙虱(卷四十二)的"集解"项下,继承了葛洪对寄生虫病的认识和治疗方法,同时进一步作了临床发挥。在《本草纲目》狗·脑(卷五十)的"主治"项下,继承了葛洪治疗狂犬病的免疫接种方法;在《本草纲目》青蒿(卷十五)的"附方"项下,继承了葛洪最早提出的用青蒿治疗疟疾的临床方法。李时珍几乎把葛洪《肘后备急方》中具有临床治疗价值的医药精髓完全汲融于《本草纲目》之中。

除了《本草纲目》,葛洪《肘后备急方》中部分方药还被收录于其他医学著作中,如《千金要方》等,因其简便廉验流传至今,在诸多医书中占有一席之地,为后人留下了宝贵的学术资料。

【医案选介】

葛洪继承了《内经》的"治未病"思想,主张"至人消未起之患,治未病之疾,医之于无事之前,不追予既逝之后"。他的著述很多,现存仅《抱朴子》和《肘后方》。《肘后方》中有许多预防和早期治疗传染病的方剂。《抱朴子内篇》中收载了不少古代养生经验和方法。

痢疾案

治天行毒病,挟热腹痛、下痢方。

黄连、黄柏、当归、芍药、升麻、甘草、桂心各半两。上七味,以水三升,煮取一升,服之,当良。(《肘后方·治伤寒时气温病方第十三》)

按语:本案症见挟热腹痛、下痢,症状表现当属痢疾,主要表现为发热、口渴、腹痛、里急后重、下利便脓血等症状。葛洪认为此乃天行毒病,即具有传染性,是感受疫毒病邪所致。痢疾的主要病机是湿热热毒下注大肠,大肠气滞血瘀。本案的治疗正是紧扣病机组方用药。方中黄连、黄柏清热燥湿、泻火解毒,升麻清热解毒,三药共祛病邪。当归、芍药活血化瘀,配以桂心增强通脉祛瘀作用。桂心的辛散,合升麻的辛甘升举阳气,与黄连、黄柏苦寒沉降相配,起到辛开苦降功效,对调整肠胃气机、恢复肠胃功能颇佳。此外,芍药配甘草、酸甘化阴、缓急止痛,对本证的治疗起到很大的协同作用。此种治痢方法对后世启发影响很大。

参考文献

[1] 刘固盛,刘玲娣.葛洪研究论集[M].武汉:华中师范大学出版社,2006.

[2] 王作良.葛洪[M].西安:陕西师范大学出版社,2017.

[3] (晋)葛洪著,刘小斌,魏永明校注.肘后备急方 全本校注与研究[M].广州:广东科技出版社,2018.

[4] 卢央.葛洪评传[M].南京:南京大学出版社,2006.

[5] (魏)吴普等述,(清)孙星衍,孙冯翼等辑.石学文点校.神农本草经[M].沈阳:辽宁科学技术出版社,1997.

[6] (晋)葛洪原著,沈澍农校注.肘后备急方校注[M].北京:人民卫生出版社,2016.

[7] 夏翔,王庆其.历代名医医案精选[M].上海:上海人民出版社,2004.

[8] (晋)葛洪著,梅全喜等编译.抱朴子内篇 肘后备急方今译[M].北京:中国中医药出版社,1997.

[9] 宋月航.中国历代名医传 古方验方、医术医道、医典医案全记录[M].北京:华文出版社,2017.

[10] 王星光.中国古代对疫病的认识与防治[N].河南日报,2020-2-28(9).

[11] 孙中美,李军祥,胡立明,等.葛洪《肘后备急方》应用粪便治疗疾病探析[J].中医学报,2019,34(5):916-919.

[12] 张翀,杨化冰,王平.葱豉汤治疗外感热病初起探赜[J].中国中医基础医学杂志,2019,25(6):814-815.

[13] 黄子天.葛洪《肘后备急方》温病学术思想整理研究[J].中医文献杂志,2017,35(3):15-18.

[14] 袁亚男,姜廷良,周兴,等.青蒿素的发现和发展[J].科学通报,2017,62(18):1914-1927.

[15] 王聪,于冰,张永臣.葛洪《肘后备急方》隔物灸法浅析[J].上海中医药大学学报,2016,30(2):11-13.

[16] 王剑,梅全喜.《本草纲目》引据《肘后备急方》之研究[J].中药材,2016,39(4):918-922.

[17] 董维.中国古代卫生防疫思想变迁的研究[D].哈尔滨:黑龙江中医药大学,2015.

[18] 归潇峰.葛洪的医药思想探微[J].中国道教,2012(4):41-44.

[19] 王飞.3~6世纪中国北方地区的疫病与社会[D].长春:吉林大学,2011.

[20] 王文远.古代中国防疫思想与方法及其现代应用研究[D].南京:南京中医药大学,2011.

[21] 全瑾,吴佐忻.《本草纲目》文献引用初考[J].中医文献杂志,2011,29(2):8-9.

[22] 王婕琼,刘兰林,李泽庚,等.古代中医药有关疫病的预防措施[J].中国中医药信息杂志,2011,18(1):4-6.

[23] 陶西凯.中医疫病源流及证治研究[D].南京:南京中医药大学,2010.

[24] 赖明生,周晓平.浅述我国古代防治疫病的思想[J].现代中医药,2009,29(4):62-63.

[25] 姚伟.晋唐和明清时期瘟疫预防方药及方法的整理研究[D].成都:成都中医药大学,2009.

[26] 梅全喜,吴惠妃.试论《肘后备急方》在医药学上的贡献[J].中医药学刊,2005(7):1194-1198.

[27] 姜丕政,张志斌.《肘后备急方》中的传染病认识[J].中华医史杂志,2005(4):34.

[28] 吴大真,刘学春.中医谈"瘟疫"的预防[J].中国中医基础医学杂志,2004(1):6-8.

[29] 周刚顺.谈《肘后备急方》对传染病学的贡献[J].湖北中医杂志,1987(3):54.

6. 巢元方(《诸病源候论》)

【生平传略】

巢元方,隋代著名医学家,约生于550年,卒于630年,籍贯缺乏考证。曾于大业(605—616年)中任太医博士。奉诏主持编撰《诸病源候论》,于隋大业六年(610年)成书。

唐代《开河记》曾记载巢元方为隋大总管麻叔谋治风逆事。曰:"叔谋既至宁陵县,患风逆,起坐不得。帝令太医令巢元方往视之,曰:风入腠理,病在胸臆。须用嫩羊肥者蒸熟,糁药食之,则瘥。叔谋取半年羊羔杀而取腔以和药,药未尽而病已痊。自后每令杀羊羔,日数枚,同杏、酪、五味蒸之,置其腔盘中,自以手擘而食之,谓曰含酥脔。"麻叔谋为大业间人,巢氏应与其相近。

关于巢元方的生平事迹,除了上述故事之外,鲜少有史料记载,但其著作《诸病源候论》却对后世医家产生了深远影响。

【学术思想】

《诸病源候论》是中国第一部中医病因证候学专著,也是第一部由朝廷组织集体进行编撰的医学理论著作,在中国医学史上占有重要地位,对后世影响十分深远。全书共计50卷,分67门,有1 739条病源病候论。分别列述了内、外、妇、儿、五官、口齿、骨伤等各科疾病的病因与证候,并讨论了一部分疾病的诊断、预后以及预防、摄生、导引按摩、外科手术等治疗方法。至于治疗,不同于历代方书那样列法载方,除附有养生导引诸法外,很少提到其他疗法,关于这一点,在书中也已明白交代"汤熨针石,别有正方",故不收录。因此,本书在我国古典医学中,是一部最早和最完全的病因证候学专著。

《诸病源候论》在总结前人学术思想的基础上,将外感热病分伤寒病、时气病、热病、温病、疫疠病等,并列提出伤寒、时气、热病、温病、疫疠五类疾病的范畴。在此之前,《肘后备急方》曾分述伤寒、时气、疫疠之治法,但言"伤寒、时行、温疫,三名同一种耳,而源本小异"。在《诸病源候论》则明确地从概念上将温病、时气、疫疠从伤寒中独立出来,各自独立成篇,分别论述其病因病机和不同证候表现。对于传染病,隋以前,医学界认为传染病多属伤寒、时病范畴,多为气候变异,人体感触而发病。而《诸病源候论》却提出,传染性热病是由于感受了外界的一种"乖戾之气"而造成的,而且"人感乖戾之气而生病,则病气转相染易,乃至灭门,延及外人",即能引起大流行,导致全家及所接触之人感染此病。书中于伤寒、时气、热病、疫疠病候中,均有对于登痘疮即天花的描述,对于其认识更加系统。对于疫病的治疗,书中虽无载方,但于《温病候》《疫疠病候》《时气诸病·时气候》篇目收载了一些防治瘟疫的养生导引法。《诸病源候论》中关于外感热病的研究为后世温病的发展及疫病的认识提供了重要资料。

(一)外感热病的分类

《诸病源候论》在总结前人学术思想的基础上,将外感热病分伤寒病、时气病、热病、温病、疫疠病等,详细论述了这些疾病的含义、病因病机、临床表现、治疗、传变与预后。此外,还在伤寒、时气、温病、疫疠候的对应部分介绍了令人不相染易候,明确表示这些疾病因岁时不和,温凉失节,感受乖戾之气后,具有传染性,需服药或采取方法来预防。

1. 伤寒病

在论述伤寒病时,书中云"春气温和,夏气暑热,秋气清凉,冬气冰寒,此则四时正气之序也。冬时严寒,万类深藏,君子固密,则不伤于寒。夫触冒之者,乃为伤寒耳。其伤于四时之气,皆能为病,而以伤寒为毒者,以其最为杀厉之气也,即病者,为伤寒"。意思就是说,春季温和,夏季暑热,秋季清凉,冬季寒冷,这是四时正常气候的演变规律。冬天严寒,一切生物处于深藏状态,注意保养身体的人,保护于密室,防避这种气候,就不致被寒冷侵袭。否则,感受了寒邪,就要患伤寒病。其实,感受四时的邪气,都能致病,而特别提出伤寒之为害者,因为它是最厉害的肃杀之气,容易使人致病。感受寒邪,即时发病的,称为伤寒。伤寒这一病名,有广义和狭义之分,此处"触冒之者,乃为伤寒",是指狭义的伤寒。

书中又指出了伤寒由表入里的病理过程:凡是伤寒病,都因为感受风寒,侵入腠理,与正气相争,荣卫运行不畅所致。病起一至二日,邪气在毛窍、皮肤之间,所以病人头痛,恶寒,腰背强急沉重,活动不利,这是病邪在表,用洗浴发汗的方法即能治愈。如其病至三日以上,病邪稽留于上部胸膈之间,症状表现为头痛,胸中满闷不舒,由于病在上焦,当用吐法,即可治愈。若病至五日以上,邪气深结于里,症状表现为腹胀身重,骨节烦疼,当用下法,即可治愈。

在"相病之法"中也指出"视色听声,观病之所。候脉要诀,岂不微乎。脉洪大者,有热,此伤寒病也。夫伤寒脉洪浮,秋佳春成病,寸口脉紧者,伤寒头痛。脉来洪大,伤寒病"。即诊察疾病的方法,望神色,听声音,可以观察疾病的所在。同时,脉诊是一门很深奥的学问,但亦有要诀。如脉来洪大者,为有热,这是伤寒病的脉象。如伤寒而脉浮洪,秋天见此为佳象,春天见此则为病成。如寸口脉紧者,主外感风寒,当见头痛等症。脉来洪大,乃是伤寒热盛之病,详细阐明了诊察伤寒脉象的要点。

对于伤寒病的临床表现,书中根据一日一经的六经传变方式进行了归纳。如"伤寒一日,太阳受之",因太阳者膀胱之经也,作为三阳经之首,故先受病,其经脉循行于腰脊头项,故见"头项背膊腰脊痛也""伤寒二日,阳明受之",因阳明胃之经也,"主于肌肉,其脉络鼻入目",故得病两日见"肉热,鼻干,不得眠"。"伤寒三日,少阳受之",因少阳为胆之经也,经脉循行于胁部,向上循行于颈耳,故得病三日见"胸胁热而耳聋"。言明此三阳经传变,未入脏腑,所以都可以通过发汗而解。"伤寒四日,太阴受之",因太阴为脾之经也,为三阴经之首,所以三阳经受

病终止后,传于太阴,因其"脉络于脾,主于喉嗌",故得病四日见"腹满而嗌干";"伤寒五日,少阴受之",因少阴为肾之经也,经脉循行贯肾络肺,系于舌,故得病五日见"口热,舌干,渴而引饮"。"伤寒六日,厥阴受之",因厥阴为肝之经也,经脉循阴器络于肝,故得病六日见"烦满而囊缩"。如果病至七日、八日、九日不愈者,往往是阴阳诸经络重受之,或汗吐下之后毒气未尽而病证犹在,也可能是"两感伤寒""脏腑俱病"。此外,书中还阐述了伤寒咽喉痛候、咳嗽候、结胸候等伤寒病常见证候,对于伤寒复杂多样的证候表现、病因阐释进行了全面整理。

此外,《诸病源候论·伤寒候》中载有"伤寒令不相染易候",认识到有些伤寒病不具有传染性。书中言"伤寒之病,但人有自触冒寒毒之气生病者,此则不染着他人。若因岁时不和,温凉失节,人感其乖戾之气而发病者,此则多相染易。故须预服药,及为方法以防之"。在对伤寒有了深入理解的基础上,阐发了某些伤寒不具有传染性的观点。文中大意为伤寒这种病,仅是因为感受风寒之邪而发病的,不会传染给他人,如其气候反常,冷热失调,人们感受一种乖戾之气而发病的,都能相互传染。因此需要预先服药及用其他方法,进行预防。从本候所论,可以看出,在我国隋代时期,对传染病病因已有了新的认识,认识到是有一种"乖戾之气",具有"多相染易"的特点,这已近似于对生物性致病因素的认识。书中还提出需要用药物及其他方法进行预防,这种对于"乖戾之气"的认识是难能可贵的。

2. 时气病

书中对于时气病的含义有明确的阐释,称其是"春时应暖而反寒,夏时应热而反冷,秋时应凉而反热,冬时应寒而反温。非其时而有其气,是以一岁之中,病无长少,率相似者,此则时行之气也"。又认为"从春分以后至秋分节前,天有暴寒者,皆为时行寒疫也。一名时行伤寒。此是节候有寒伤于人,非触冒之过也"。言明时行病是一种由于某种气候不在当令的季节出现而导致发病。所以在同一时期之中,无论大人小孩所患疾病,大多症状相似,这就是"时行之气"所引起的。至于春分以后到秋分节前,因天气突然寒冷而使人发病的,则为时行寒疫,又称时行伤寒,这是时令寒气伤于人,不是人自触冒之过。

该部分对时气病的发病情况、病理过程、鉴别

诊断以及治疗方法,都有所论及。时气病既不同于"冬伤于寒,春必病温"的温病,也异于时行伤寒,其发作,一日病在皮,二日病在肤,三日病在肌肉,四日病在胸部,五日病邪入胃,病入于里,热结胃肠,方可用下法治疗。如果热邪尚在胃外,就用下法,必致引邪入里,病变入胃。如是者,当复用下法。如果服下药而不得下,则是胃中实热所致的病变,预后较差,二死一生。这种病经治不能痊愈,胃气虚而邪热进一步发展,影响血分,能使胃烂发斑。轻者斑出色红,五死一生;重者斑出色黑,十死一生。但病人的体质有强有弱,其预后相差亦很大。如果病已在胃,超过时日,不能及时攻下,里热不得清泄,亦可导致胃烂发斑。如病人不发热,但见狂言烦躁不安,精神言语错乱等症,此时不能用火法迫劫,当予猪苓散一方寸匕,用水调服,以刚刚汲取的井水一升,或升半至二升,强令饮之,然后用手指刺其喉头探吐,多能随手而愈。如不得吐者,病多不易治愈,其他药物亦勿需再服。病至精神语言错乱,是属危候。这种病如不及时用猪苓散吐解之,则病人可能很快死亡。也可先用针刺取吐,效果更好。至于时行伤寒与温病、暑病,其症状虽有相似之处,但治法有所不同。

书中时气候最后一候为"时气令不相染易候""夫时气病者,此皆因岁时不和,温凉失节,人感乖戾之气而生病者,多相染易,故预服药及为方法以防之"。此候内容与卷八"伤寒令不相染易候"略同,但"伤寒令不相染易候"指出伤寒触冒寒毒之气生病,不相染易。这里感时气,更加乖戾之气,所以多相染易,同中存异。

3. 热病

热病是广义伤寒病发于夏季者,也就是"伏气"。书中热病候将热病定义为:"热病者,伤寒之类也。冬伤于寒,至春变为温病,夏变为暑病,暑病者,热重于温也"。也就是说热病是属于伤寒一类的疾病,冬季感受了寒邪,到次年春天发病的称为温病,到夏天才发病的称为暑病,所谓暑病,即发热比温病更高。并强调热病的病机是"热争",即热邪与正气相争。正因为"热争",所以出现了五脏热病的各种临床表现,书中描述颇为详细,如"肝热病者,小便先黄,腹痛,多卧,身热。热争则狂言及惊,胁满痛,手足躁,不安卧。庚辛甚,甲乙大汗,气逆则庚辛死"。意思是说,肝热病的症状小便先黄、腹痛、多

卧、身热,热邪与正气相争,热势加重,则出现狂言,惊骇,两胁满痛,手足躁动,不得安卧等症状。肝热病的预后,逢庚辛之日,为金克木,病当加重,逢甲乙之日,为本气自旺,便大汗出而热退,病情缓解。如其邪气胜,正气衰,疾病恶化,则病者往往在庚辛日死亡。此外,五脏在面部各有所候,书中论述了五脏热病面部望诊的内容,可以预知五脏热病的先兆证候,如肝候左颊,心候额,脾候鼻,肺候右颊,肾候颐。五脏发生热病,可先在其相应的部位见到赤色。如在面上某部见到赤色而尚没有发病时,即予针刺泄其邪热,可使病情得到控制,即为治未病。热病还收录了咽喉疮候、口疮候、烦候、大便不通候、衄候、热疮候、呕候等其他热病病证。对这些病证的病机也有明确阐释,如"上实下虚、热气内盛、熏于咽喉"则生咽喉疮;"脾脏有热、冲于上焦"则口生疮;烦候是由于"热气独盛";"热在胃,所以大便不通""邪热与血气并,故衄也";"表有风湿,与热气相搏"则生热疮;"胃内有热,则谷气不和,新谷入胃,与热气相争"则呕。

4. 温病

书中温病候部分对温病的含义做了如下定义:感受伤寒之邪后"不即病者为寒毒藏于肌骨中,至春变为温病,是以辛苦之人,春夏必有温病者,皆由其冬时触冒之所致也"。在伤寒候部分也有言:"从春分后,其中无暴大寒,不冰雪,而人有壮热为病者,此则属春时阳气,发于冬时,伏寒变为温病也"。意思是立春以后,气候温和,没有突然的大寒,也没有冰冻下雪,若此时有患高热病者,是由于冬天感受寒邪,郁伏体内,借春天阳气之升发,而发为温病。综上可知,温病是冬伤于寒,至春变为温病之涵义,也就是"冬伤于寒,春必病温"之温病,即后世所说的伏气温病。而冬时感受非时之暖,发病成为冬温者,亦属温病,如指出"其冬复有非节之暖,名为冬温之毒,与伤寒大异也",实际上论述了伏气温病与新感温病的区别,也是后世"伏气"与"新感"学说的导源。

《诸病源候论》认为邪正斗争、热邪伤阴、热毒内攻是温病的病机特点。书中认为:有些温病病人,在发病过程中,汗出之后,仍复发热,脉象躁动疾速,其病不因汗出而缓解,反见言语狂乱,不能饮食等症,这种证候称为阴阳交。阴阳交者,多为死候,指出"人所以汗出者,皆生于谷,谷生于精,今邪

气交争于骨肉之间,而得汗者,是邪却而精胜,则当食而不复热。热者邪气也,汗者精气也。今汗出而辄复热者,是邪胜也。不能食,精无俾也,病而留者,其寿可立而倾也。汗出而脉尚躁盛者死"。阐述了温病邪正斗争,精气与汗的关系及汗出伤阴对温病预后的影响。温病汗出热退是精胜邪退,若邪胜精退则汗出而热不退,会造成阴液衰竭的死候,对后世治疗温病注重阴液具有重要的指导意义。巢元方还认为"热毒内攻"是温病病机特点,如温病发斑乃毒气不散;温病烦渴是热毒盛,耗伤津液;温病咽喉痛是"热毒在于胸腑……热气上攻";温病发黄是"温毒气疲结在胃";温病毒攻眼是"热毒乘虚上冲于目";温病脓血利是"热毒甚者,伤于肠胃"等。

书中对于温病的脉象有详尽的描述,将脉象与临床表现相结合,通过论述温病的脉证变化,从而观察邪正盛衰,判断预后吉凶"凡皮肤热甚,脉盛躁者病温也,其脉盛而滑者,汗且出也。凡温病人,二三日,身躯热。腹满头痛,食饮如故,脉直疾,八日死。四五日,头痛、腹满而吐,脉来细强,十二日死,此病不治。八九日,头不疼、身不痛、目不赤、色不变,而反利,脉来喋喋、按不弹手、时大、心下坚,十七日死。病三四日以下不得汗,脉大疾者生;脉细小难得者,死不治也;下利、腹中痛甚者,死不治"。

由伤寒而变成的温病,亦属于伤寒之类,所以其病情的发展传变和证候内容与伤寒、时气、热病略同。此外,书中还将温病与暑病相鉴别开,"凡病伤寒而成温者,先夏至日者为病温,后夏至日者为病暑",意思是凡伤于寒邪而发为温病者,夏至以前发病的为温病,夏至以后发病的为暑病。

"温病发斑候"提及发斑不仅由于"冬月触冒寒毒者,至春始发病,病初在表,或已发汗、吐下,而表证未罢、毒气不散,故发斑疮",同时还涉及另一种病因,"冬月天时温暖,人感乖戾之气,未即发病;至春又被积寒所折,毒气不得发泄;至夏遇热,温毒始发出于肌肤,斑烂隐轸,如锦文也"。可见"乖戾之气"参与温病发斑候的发生。

温病与时行病及寒疫,在《诸病源候论》均责之岁时不和、温凉失节,人感乖戾之气而得病,具有传染的特性。但此处与"温病令人不相染易候"相比其传染性较伤寒、时行更强,病证也较严重,指出"乃至灭门,延及外人"。书中重视"须预服药及为法术以防之"这种预防观念。

5. 疫疬病

《诸病源候论》还论述了疫疬病的内容,在"疫疬病诸候"中包含两方面内容:一为疫疬,一为瘴气,将瘴气包含在疫疬之内,统称为疫疬病诸候。"疫疬"一词范围较广,本书中介绍了疫疬的概念、发病原因,还介绍了疫疬疱疮候。书中对于瘴气的介绍,以岭南青草黄芒瘴为例,记载较为详尽。

书中对于疫疬病的含义介绍为:"其病与时气、温、热等病相类,皆由一岁之内,节气不和、寒暑乖候,或有暴风疾雨、雾露不散,则民多疾疫。病无长少,率皆相似,如有鬼厉之气,故云疫疬病"。强调了节气不和、反常气候酿成疫疬的流行,并认识到无论是老人、还是小孩感染发病,症状大多相似,如同鬼厉之气一样,这样的病称为疫疬病。此外,书中论述的疫疬疱疮候,与卷七伤寒登豆疮候、卷九时气、热病疱疮候略同,在"疫疬病诸候"中称疫疬疱疮候,可能是为强调疱疮的烈性传染性和大流行性。

瘴气候是流行在岭南——我国南方山村地带的地方性疾病。由于感触了湿热熏蒸之气,因而产生急性热病。从文中"治不瘥成黄疸,黄疸不瘥为尸疸"的论述来看,似包括现代所说的恶性疟疾在内。对于瘴气病的病因、临床表现、治疗及用药注意事项等内容,书中均有详细记载。例如,对于瘴气病的发病,《诸病源候论》认为,岭南一带多瘴气,有青草瘴、黄芒瘴等,这些病犹如岭北的伤寒病。因为南方天气温和,时虽入冬,草木并不枯黄凋落,虫类也不伏藏,各种毒气易于因暖而发生,所以多生瘴气病。农历二月至五月,多流行青草瘴,六月至十月,多流行黄芒瘴。对此类瘴气病的治疗与用药注意,书中也逐一阐释清楚,明确表示在治疗时应注意地理气候的影响,随宜用药。因为岭南气候温暖,需用寒凉药时,较之岭北应稍寒凉些。反之,如需用温热药时,就应减轻剂量,按一般用量减去三分之二。瘴气病亦由经络传变,与伤寒无异,必须辨明阴阳、表里,审察病之来源,不能妄投温汤及艾灸之类的药物。对于病人原患积热,又感染瘴毒以及原有冷疾,又得温瘴的情况分别论述其治疗方法。书中根据发病过程及表现分别介绍了治疗方法,认为瘴气病第一、二天,邪在皮肤之间,症见头痛恶寒,腰背强重,此为寒邪在表,使用发汗及针刺的方法,常能取得疗效。病至三日以上,邪气浮于上,堵塞心胸,症见头痛胸满、烦闷,此时应该用吐法,得吐以后,病即全愈。病至五日以上,邪气深入脏腑,症见腹胀身重,骨节烦疼,此时应予下法治之。如得病已有多日,方才就医,此时病邪已经很深,非发表解肌所能治疗,应当推究疾病的原由及演变的情况,用药可按其主次缓急,随证治之。

《诸病源候论》对传染病病因病机的论述具有重要的意义。如认为疫疠病是感受"鬼厉之气",瘴气是"得瘴毒",发于岭南地区,仲春、仲夏为青草瘴,季夏、孟冬为黄芒瘴,也属疫疠病范畴。山瘴疟"生于岭南一带山瘴之气,其状发寒热,休作有时,皆由山溪源岭瘴湿毒气故也"。而在伤寒、时气、温病"令人不相染易候"中,均提到了"乖戾之气",特别是在"温病令人不相染易候"中指出"皆因岁时不和,温凉失节,人感乖戾之气而生病,则病气转相染易,乃至灭门,延及外人,故须预服药及为法术以防之"。指出了传染病的传染性、季节性、地域性与危害性。巢元方对烈性传染病注户灭门、延及乡里的严重后果深为忧虑,并对传染病的几种传播途径区别论述,如遗传(姎注)、空气传播(风尘)、食物传播(食注)、接触性传播(死注、尸注)等不同方式,各传染病的感染途径大致得以揭示。在中医书籍中,指出疫疠及瘴气,并列为专候加以讨论的,要以本书为最早。因此,这些资料,在医学发展史上,有其重要的历史意义。

(二)登痘疮的认识

《诸病源候论》中的登痘疮即天花。"登豆",古之礼器、祭器,圆形有盖,木制的称豆,瓦制的称登,疮形如登豆,故名登豆疮。《肘后备急方》称"虏疮",《圣惠方》作豌豆疮,以后又称天痘。卷七伤寒登豆疮候,卷九时气、热病疱疮候、疫疠疱疮候均有论述,证候相似,但发病原因略有不同。在葛洪《肘后备急方》中,对其有所记载,本书所述则更为深入而系统,不仅对天痘的病因、证候有比较细致的描述,而且指出了病证轻重的鉴别要点,这在疫病史上又是一个进步。从《诸病源候论》中的描述可知,祖国医学早在一千多年之前,就对这类烈性传染病有详细的观察记载。

书中伤寒登豆疮候言:"伤寒热毒气盛,多发疱疮,其疮色白或赤,发于皮肤,头作瘭浆,戴白脓者,其毒则轻;有紫黑色作根,隐隐在肌肉里,其毒则重。甚者五内七窍皆有疮。其疮形如登豆,故以名

焉。"意思是说,伤寒热毒邪气壅盛,有发为疱疮者,疱疮色白或红,高出皮肤,有头灌浆,渐成白色脓疱,这是热毒较轻的证候,如其疱疮色暗紫黑,并有根盘,隐隐在肌肉里面,为热毒重的证候,病情严重者,七窍内脏都能发疮。这种疱疮状如登豆,所以称为登豆疮。对于疮发后的灭瘢阶段,书中有"伤寒登豆疮后灭瘢候"专门论之,认为伤寒发登豆疮皆是热毒所致,随着病势减退,则疮亦逐渐痊愈,如果邪毒未能全散,则疮痂虽然脱落,其瘢痕仍为黑色,或遗留瘢痕,皮肤凹凸不平,此时可用消毒灭瘢的药物,作外敷治疗。

时气疱疮发病是由于表虚里实,时行热毒之气内盛导致;热病疱疮候由表虚里实,热气内盛导致;疫疠疱疮候,则是由热毒盛而生疱疮。书中对于三者的发疮特点、病情轻重判断同与伤寒登痘疮候相似,均表现为发于皮肤,形成疱疮。热毒严重者,其疮发遍全身,形状很像火疮,根部色红,头部色白有浆者,表明热毒较轻,如色紫黑者,其热毒较重。

(三)瘟疫的防治

"温病候""疫疠病候"所引《养生方·导引法》内容相同、合为一种,"时气诸病·时气候"针对"时行寒疫",记载了4种养生导引的功法。

1. 存念五气辟疫法

原文:延年之道,存念心气赤、肝气青、肺气白、脾气黄、肾气黑,出周其身,又兼辟邪鬼。欲辟却众邪百鬼,常存心为炎火如斗,煌煌光明,则百邪不敢干之。可以入温疫之中。

操作方法:根据具体需要,可采取坐、卧、立等姿势。两眼轻轻闭合,意识注意头脑中心,默念安静放松5秒左右,然后想心脏的位置、形状,想心脏周围有"心气"、为"赤色",其余四脏以此类推,重复3次。再想五脏之气弥散在身体周围,笼罩整个身体,遮蔽一切邪气的侵扰,两眼轻轻睁开。抑或平时行住坐卧存想自身"心"如熊熊燃烧的炎火,光明朗澈。

操作要领:注意力要高度集中、心无旁骛。

形气神三位一体的生命观认为,神为人体生命的主宰,对人体之气具有调控作用。本法强调了意识——"存念"对气的调控作用,也明确了此导引法对瘟疫可以起到预防作用,"可以入温疫之中"。

2. 挽耳引鬓升阳法

原文:清旦初起,以左右手交互从头上挽两耳,

举，又引鬓发，即面气流通，令头不白，耳不聋。

操作方法：坐、立均可，于清晨太阳初升之时，以左手从头顶环绕至右侧，拇指、示指、中指提捏住右耳，右手对左耳，向上提拉数次至发热为止；后以同样的方式牵引两侧的鬓发，以周身微微发热为度。

操作要领：首先左引右、右引左，交互进行；其次先引两耳，次引两侧鬓发。

清旦为阳气生发之时，"挽两耳""引鬓发"皆为形体导引，且为少阳三焦、胆两经脉所过，加之双手、上肢配合，亦可牵引两胁肋部，可舒达少阳之气，效果是"面气流通"，对舒畅面部之气有重要的作用，面部为阳明经、任脉汇聚之地，主降，阳升阴降，而"头不白，耳不聋"则是强化了肾的作用，肾开窍于耳，且手少阳三焦与足少阴肾为脏腑别通之关系，故亦可促进肾的机能。

3. 浴面去肝气法

原文：摩手掌令热，以摩面从上下二七止。去肝气，令面有光。

操作方法：两手掌互相摩擦，快速搓热，手掌分开，两手掌掌面轻轻贴合面部皮肤为度，从上到下，动作轻柔，如洗脸般轻摩面部，为 1 次，反复 14 次。

操作要领：首先，手掌摩擦要快速，如此方可致温热；其次，手掌与面部贴合要轻，切勿用力，便于手掌热度渗透；再者，顺序从上到下，动作轻柔。

对于"去肝气"之"肝气"，肝色青，当为《灵枢经·经脉》记载"肝足厥阴之脉……面尘脱色。是主肝所生病者"之意，心其华在面，且面部为诸阳经汇聚之地，"诸阳之会，皆在于面"（《灵枢·邪气脏腑病形》），此法可温煦诸阳经，促进气血运行，祛除邪气，防治外中之邪，从面部经脉深入体内，如《灵枢·邪气脏腑病形》中"中于面则下阳明……中于颊则下少阳"，可以佐证。

4. 干浴胜风寒法

原文：摩手令热，摩身体从上至下名曰干浴。令人胜风寒时气，寒热头痛，百病皆愈。

操作方法：同前浴面去肝气法，部位由面改为全身。

操作要领：第一，此法可着单衣进行，亦可于睡前与醒后卧姿进行，亦可由夫妻等亲密之人代为进行操作；第二，顺序遵循从上到下、由阳到阴；第三，不方便者，亦可与身体保持 1~2 厘米处进行。因此法针对全身，乃为卫气所主之处，为太阳卫护之肤

表，有助于顾护卫气，祛除肤表风寒邪气，故可起到"胜风寒时气，寒热头痛"，从而治疗疾病的作用。

以上四法最终的落脚点更侧重于对"气"的调控，存念五气辟疫法强调意识对气的调控作用，挽耳引鬓升阳法、浴面去肝气法、干浴胜风寒法强调形体导引对气的调控作用，最终通过气发挥对导致瘟疫邪气的"隔离"乃至"祛除"作用。与《素问·刺法论》所述针对瘟疫当"正气存内，邪不可干，避其毒气"这一原则相一致。可以对外界之气（疫疠之气）产生抵御作用，不为其所侵染，与《诸病源候论》所说"存神攘辟"相吻合。

对于大家而言，通过其中所述之导引法可以自行学习锻炼，此法简单易学，便于操作。同时导引所具有的作用可以帮助大众锻炼形体，畅通气机，扶助正气，调畅情志，使形、气、神三个生命要素处于和谐平衡的状态，使自身之气能够抵御外界不良之气的侵扰，脱离恐惧之心境，对在隔离防控期民众增强体质具有一定的裨益。

【著作考】

隋朝建立了中国历史上最早的医学教育"太医署"，这也是世界文明史上最早有记载的、规模宏大的官办医学教育机构。由朝廷下诏、命巢元方主持编纂的中国第一部病因证候学专著《诸病源候论》，就是在这样社会时代背景下成书问世的。这是中国医学发展史册中第一部系统化、科学化地详细论述疾病发生原因、证候表现及分类的巨著。在巢元方生活的年代，除了《黄帝内经》《难经》《伤寒杂病论》《针灸甲乙经》讲了一些疾病的道理外，还没有这方面的专门著作。一些行医的人只注意什么病用什么药方，很少追求其中的道理。隋炀帝下诏命令巢元方和太医署的吴景贤负责，发挥集体的力量，着手撰写这部医学专著。巢元方四处搜罗人才，拟订计划并迅速展开工作。他除了把当时能够找到的医书都加以认真研究外，还特别注意对前人没有论及或论述不详的疾病进行调查。为此，他常常跋山涉水、四处寻求、访师问贤、煞费苦心。《诸病源候论》又称《巢氏病源》，足见巢元方对这部巨著问世刊行之功高不可没。《诸病源候论》的问世，标志着中医病因学、证候学理论得以系统建立。它"荟萃精说，沉研精理，形脉证治，罔不该集"，唐代孙

思邈撰著《千金要方》《千金翼方》，王焘编著《外台秘要》，宋代大型方书《太平惠方》，其中关于疾病病因及证候的论述及分析，大都以《诸病源候论》为宗。

由于成书年代久远，《诸病源候论》一书原本早已亡佚。据记载，北宋天圣五年，国子监曾重刊《诸病源候论》，学术界称此本为北宋本，但早已失传。本书现存最早的刊本为南宋年间坊刻本《诸病源候论》（亦称为宋版《诸病源候论》），此本系据北宋天圣五年国子监刊本经过民间书坊重刻而成，流传至今已形成怀仙阁藏本、酌源堂藏本、日本亡名氏手抄本三个传本系统，均系残本。但十分遗憾的是，这三种《诸病源候论》残本国内已不复见，均藏于日本国宫内厅书陵部。另外，我国台湾地区"台北博物院"藏有两种宋代传本，一种是日本人小岛宝素根据怀仙阁本及酌源堂本校勘而成的影印本《诸病源候论》，一种是影印日本所藏怀仙阁残本而成，后者仅有第十四卷至第十九卷六卷内容，这两种传本均属于南宋刊刻本的抄写本，以上存于日本和我国台湾的五种《诸病源候论》传本，自形成后，均未重新刊印发行。我国大陆地区现存最早的版本为元代据宋刻本重刊之《诸病源候论》，即元刊本《巢氏诸病源候总论》。此后，明清时期亦有多种刊本传世，如明代汪济川、江瓘校勘本《诸病源候论》（简称明本或汪本）、清代吴勉学校勘本《诸病源候论》（简称吴本）、清代周学海校勘本《诸病源候论》（简称周本）、清代湖北官书局刊本《巢氏病源》（简称湖本）等，但观其内容，明清时期诸刊本均系据元刻本内容重刻所成，无大变动，所以，绝大多数可归于元刊本系统。国外其他存世版本尚有日本正保二年刊行本《诸病源候论》（简称正保本）。中华人民共和国成立后，影响较大、校勘较精的版本有 1980 年人民卫生出版社出版的南京中医学院校释本《诸病源候论》和 1991 年人民卫生出版社出版的丁光迪校注本《诸病源候论》，但其所据底本亦为元刊本。由此可见，《诸病源候论》一书的大体流传经历，可以说是成书于隋代，隐晦于唐代，重显于宋代，分支流传于元明清代。其流传渊源，用丁光迪先生的话说，即是"一源二流"，一源是北宋刊本；二流是南宋坊刻本和元刊本两个传本系统。另外，我国现存许多古籍中也载有《诸病源候论》部分卷章内容，如《外台秘要》《医心方》《太平圣惠方》《圣济总录》《普济方》《医方类聚》《永乐大典》《四库全书》等，可供学习、研究、校勘时使用。

此外，《诸病源候论》一书中的养生方和导引法，被后世医家辑录整理，形成一些以养生导引法为主要内容的书籍传世。如清人廖平将《诸病源候论》书中部分导引法内容合为一书，集成《巢氏宣导法》一卷，但只辑其 50% 的内容。此后，清人曹炳章复辑其佚文，编为续卷，收入其所编著的《中国医学大成》丛书中，名《巢氏病源补养宣导法》。中华人民共和国成立后，南京中医学院于 1982 年编写了《诸病源候论校释》，将全书的养生导引内容汇为专篇，列于书末并进行了校释。赵邦柱主编的《古代气功治病法——诸病源候论导引法新解》，则将其导引法部分的 213 种功法整理成 158 法，每种功法均赋以新的名称，其中关于推拿方面的计有"按摩冲脉法""交臂摇肘法""搓手熨目法"等 32 种。

【学术传承】

（一）学术渊源

巢氏在撰写《诸病源候论》的过程中，大量引用了先秦、秦汉时期以及魏晋南北朝时期的文献。先秦、秦汉时期是中医药理论体系的孕育、奠基时期，这一时期中国社会急剧变化，诸子蜂起，百家争鸣，学术思想空前活跃，政治、经济、文化迅速发展，中医药学也随之逐渐丰富和发展，尤其是随着秦汉大一统社会文化格局的形成，为中医药理论体系的建构奠定了坚实的社会思想文化基础。先后出现了扁鹊、华佗、张仲景等著名医家和《素问》《九卷》《难经》《伤寒杂病论》《神农本草经》等标志性的著作，这些经典著作从理、法、方、药等方面奠定了中医理论体系的基础，形成了中医学的学术范式，确定了中医学理论体系发展的基本路径。巢元方在编著《诸病源候论》的过程中，十分重视这个时期的学术成就，书中虽未明确指出《素问》《灵枢》《难经》《伤寒杂病论》等著作名称，但却大量引用了其内容，为后世研究先秦、秦汉时期中医药理论体系的形成发展情况和学术流派、学术思想特点等提供了有益的线索。

魏晋南北朝时期，随着中医药理论体系的初步形成，医家们一方面通过对《内经》《伤寒杂病论》《难经》《神农本草经》等古典医籍进行整理和注解，继承与发展中医理论，另一方面重视临床与基础理论的有机结合。在广泛的实际应用中注意摸索行之有效、简便易行、便于操作推广的治疗方法，并及时进行收集整理，且重视对某一专科内容、单方、验方的总结，中医学的发展呈现出学科逐渐分化的趋势。先后出现了王叔和、皇甫谧、葛洪、范汪、刘涓子、陶弘景等著名医家和《脉经》《针灸甲乙经》《肘后备急方》《刘涓子鬼遗方》《集验方》《删繁》等专科性著作和集验方书，使中医理论与临床得到进一步发展。巢元方在编撰《诸病源候论》的过程中，大量引用这个时期的医药文献，充分展示了这一时期的医学成就。

《诸病源候论》中的外感热病学术思想，可以说是集隋代前古医籍及医家之大汇。主要收集了《内经》《难经》《阴阳大论》《伤寒论》《脉经》等古医籍及华佗等的学术思想。如对外感热病的分类主要渊源于《伤寒论·伤寒例》，《伤寒例》论述了外感病的种类，如伤寒、温病、暑病、时行、疫气、冬温、寒疫、温疟、风湿、湿毒、温疫等，《诸病源候论》中多有涉及，而有关时行病的内容较"伤寒例"更丰富。关于伤寒、时气、热病、温病的主要临床表现，遵循了《素问·热论》及《伤寒论》的学术思想，从经络立论，描述的大多是经络病变的病状，其病理过程与《伤寒论》的六经病不一样。五脏热病的内容渊源于《素问·刺热》篇，温病的"阴阳交"渊源于《素问·评热病论》，时气病的病理过程来自华佗的"伤寒学说"。关于外感病的病因病机主要渊源于《内经》《伤寒论·伤寒例》等。如温病热盛伤阴的病机渊源于《素问·评热病论》及《针灸甲乙经》等。在病邪方面还收载了《难经》的有关内容，如在"风病·风邪候"中指出"病有五邪：一曰中风，二曰伤暑，三曰饮食劳倦，四曰中寒，五曰中湿，其为病不同"，内容来自《难经·四十九难》，而"夫伤寒病者，起自风寒，入于腠理，与精气交争，荣卫否隔，周行不通……"的病机则渊源于王叔和。

（二）对后世的影响

《诸病源候论》对后世产生了很大的影响，如唐·孙思邈《千金要方》、王焘《外台秘要》载录众多的《诸病源候论》内容，宋·《太平圣惠方》每章节前大多引《诸病源候论》的原文。宋代将其作为考核医师的必读之书。元代将其"列医门之七经"中，作为经典著作看待。外感热病也不例外，《诸病源候论》已经进行了将温热病从伤寒中分离的尝试，后世对于外感病的分类基本按《诸病源候论》的分类，尤其是四时病。许多学术思想被后世医家继承并发展。如"其冬复有非节之暖，名为冬温之毒，与伤寒大异也"，有关新感温病的论述，宋·郭雍《伤寒补亡论》在此基础上又提出"冬伤于寒，至春发者，谓之温病。冬不伤寒，而春自感风寒温气而病者，亦谓之温"的新感温病的论述。直到明代汪石山明确提出温病有伏气新感两种。关于温病发斑候的预后判断，"微者赤斑出，五死一生；剧者黑斑出，十死一生"。余师愚《疫病篇》在继承的基础上又提出了"以其形之松浮紧束为凭"的新学说。又如对于"乖戾之气""须预服药及为法术以防之"的论述，《千金要方》载录了太乙流金散、雄黄散等辟温方，对于疫病预防思想有了进一步的发展。

书中对于温热病病机的一些观点与认识不断深入，对于后世温病学派的发展产生了深远影响，比如温邪传心说、温病吐衄说、热结伤阴说等。对于温邪传心说，《诸病源候论》专记温邪传心之义："此由阴气少，阳气多，故身热而烦。其毒气在于心府而烦者，则令人闷而欲呕，若其胃内有燥粪而烦者，则谵语而绕脐痛也。"强调温邪入心虽总属阳盛阴亏，但有无形热炽与有形府结的区别。温病吐衄说，《诸病源候论》在"温病衄候""温病吐血候"等诸篇中都深入地阐明了热毒深入迫血妄行，可致吐血、衄血，还指出了瘀血内积的病理机转。这对清代叶天士"入血则恐耗血动血，直须凉血散血"理论的提出，是有很大影响的。热结伤阴是《诸病源候论》剖析温病病机的核心部分。巢氏指出："热毒在于胸府，三焦隔绝，邪客于足少阴之络，下部脉不通，热气上攻喉咽，故痛或生疮也。"他把温病的口渴，直截了当地归咎于"脾胃不和，津液竭少"甚或由于"热感则肾燥"，肾燥则渴引饮。这为甘寒生津和咸寒滋阴提出了理论依据，也为清代叶天士"热邪不燥胃津必耗肾液"理论的提出奠定了基础。

【医话与轶事】

巢元方在医学理论方面颇有建树。他主持编撰了我国第一部病因病机学专著——《诸病源候论》，针对内科、外科、妇科、儿科和五官科等疾病的病因、病理和证候做了详细的分析，虽然没有对治疗做详细的论述，但是研究病因是治病的第一步，因此该书对于医师治疗的指导作用非常大。

《诸病源候论》中对于病因的分析很多都具有创造性。比如，对于疫疠，就是我们今天说的传染病的发病原因，指出是因为自然界中存在一种"乖戾之气"，人传染上就会生病，病发后的症状都是相似的。通过预先服药，是可以预防这种病的。在当时能够对传染病的特点有如此的分析，还能够指出预防的概念，确实是非常难得的。对于一些过敏性的疾病，巢元方在书中说，与人的秉性素质有关，实际上表明了一些人存在着过敏性体质。这些观点，为医家更好地治疗提供了更准确的理论依据。

参考文献

[1] 高文柱,沈澍农.中医必读百部名著 诸病源候论[M].北京:华夏出版社,2008.

[2] 诸病源候论校释 上[M].北京:人民卫生出版社,1982.

[3] 孙理军,李翠娟.诸病源候论发微[M].北京:中国中医药出版社,2019.

[4] 胡建鹏.历代中医医家医著对中医理论的贡献[M].合肥:中国科学技术大学出版社,2018.

[5] 王振国,王鹏.带您走进《诸病源候论》[M].北京:人民军医出版社,2008.

[6] 宋月航.中国历代名医传 古方验方、医术医道、医典医案全记录[M].北京:华文出版社,2017.

[7] 赵吉超,邓萍,章文春.《诸病源候论》瘟疫的病因病机及导引法探析[J].中华中医药杂志,2020,35(3):1113-1115.

[8] 程磐基,张再良,刘俊.《诸病源候论》外感热病析[J].中医文献杂志,2002(4):28-30.

[9] 刘华为.《诸病源候论》、《千金方》、《外台秘要》对温病学的贡献[J].陕西中医函授,1987(5):14-17.

7. 孙思邈(《千金要方》)

【生平传略】

孙思邈,唐代京兆华原(今陕西省耀县)人,其生卒年学术界曾有多种不同说法,目前大多数的认识是孙思邈生于隋开皇元年(581年),卒于唐永淳元年(682年),活了101岁。孙思邈百余岁之生涯中既无字,亦无号,仅有一本名,这在古代名人中是极为罕见的。人们出于对孙思邈的崇敬,而敬奉给孙氏许多崇高的称谓。例如,由于他德盛才高,却又隐居不仕,故人称之为"孙处士";又以其精通孔孟之道,"涉百家,破万卷"而赞美其为鸿儒者;又以孙氏"兼好释典"吸收佛教医学思想,倡导"舍己渡众"医德,而尊之为居士者;又以其"通百家之说,善言庄老",垂髫上学,弱冠成才,号称圣童者;以其"上智之才",虽儒、释、道三教思想兼而有之,但以道家思想修养为主,尊之为孙真人者。更为人熟知的,则是赞颂其在医学领域成就的美称——"药王"。

隋开皇元年(581年),孙思邈诞生于京兆华原(今陕西省耀县)县城东北的孙家塬村一户富裕的农民家庭,婴幼儿时体弱多病,为筹措汤药之资而几罄家产。那时的中国大地,经历南北朝以来分裂战乱的苦难,民不聊生,长安、河南及东征军疫疠传染,死者十之八九,统治者争权逐利,置百姓生死于不顾;朝野士庶多教子弟图谋官宦之道,咸耻医治之术。孙思邈饱受风冷痨瘵的折磨,目睹社会上缺医少药之苦,少年时就励志成为一位品学皆优的大医。

根据《旧唐书》《新唐书》等文献记载,孙思邈7岁就学,至弱冠即20岁时,已能"善谈庄老及百家之说,兼好释典"(《旧唐书·列传第一百四十一·方伎》)。"庄老"即庄子和老子的合称,为先秦道家的代表人物,其学深刻而隐晦,涉及很多重大的哲学

问题。"百家之说"应当主要指先秦各家的学说,如法家、墨家、名家等,这些学说各有奥义,并非常人可以轻易谈论。"释典"便是佛经,其深奥玄幽更是为人公知。孙思邈能"善谈庄老及百家之说,兼好释典",可见其才学非同一般,故文献记载北周大贵族独孤信称其为"圣童"。

隋开皇十九年(599年),孙思邈开始习医。

隋仁寿元年(601年),孙思邈20岁,对道家学说与经典理论已有所学习与钻研。与此同时,谈论庄老、佛典及百家学说,对医药学问尤能潜心领悟,博采各家之长。

隋大业七年(611年),孙思邈30岁,为了丰富自己的才学便长途跋涉,四处拜师钻研。后隐居太白山与释道宣高僧交游,虚心探求医学奥秘。

唐武德四年(621年),孙思邈40岁,动手总结自己的医疗经验,开始撰著《备急千金要方》。

唐贞观三年(629年),孙思邈48岁,魏征等受诏修齐梁陈周隋五代史,屡求教于孙思邈,在8年撰写期间,孙思邈发挥顾问作用。

唐贞观六年至贞观八年(632年至634年),孙思邈伴随唐太宗李世民去九成宫避暑。

唐永徽三年(652年),经历多年的四处访觅、博采群经以及不断地临床实践中,终于完成第一部著作,以"人命至重,有贵千金,一方济之,德逾于此",命名为《备急千金要方》。

唐显庆四年(659年),唐高宗李治欲"拜谏议大夫",孙思邈"固辞不受",同年《新修本草》成书。

唐上元元年(674年),孙思邈辞疾请归,特赐良马,及鄱阳公主邑司以居焉;当时知名之士宋令文、孟诜、卢照邻等执师资之礼以事焉。

唐开耀元年(681年),《千金翼方》完稿。孙思邈在完成《千金要方》后的三十年间,深感《千金要方》之不足,"取锐轵之相济,运转无涯,等羽翼交

飞,抟摇不测"之意,撰写了另一部医学著作《千金翼方》三十卷,借以同《千金要方》相辅相成,互为补充。

唐永淳元年(682年),孙思邈去世,享年101岁。临终前,他嘱其家人"薄葬,不藏明器,祭去牲牢",意思是:要薄葬,不藏冥器,不需要宰杀牛、羊来举行祭祀活动。这在十分重视厚葬及祭祀的封建社会十分罕见,可见其思想品格高尚。孙思邈一生从事医疗实践与医书编写,解除病人疾苦,人们为了纪念孙思邈,把他当作"神仙",尊称为"药王"。他的家乡人民给他修庙立碑,把他隐居过的"五台山"改名为"药王山"。山上至今保留了许多有关孙思邈的古迹,如"药王庙""拜真台""太玄洞""千金宝要碑""洗药池"等。"箫鼓年年拜药王"已成了孙思邈故乡人民千百年的习俗,这也说明历代人民对他的感情是多么深厚。

【学术思想】

《千金要方》作为一部大型方书,内容丰富,是集唐代以前医学之大成,所载的理法方药值得我们仔细阅读、反复推敲。其中,书中收录的疫病相关的内容多种多样,不仅包含对疫病独到的认识与治疗观点,还包含对疫病预防与治疗的单方、复方介绍,具有丰富的研究价值。通过对全书内容的梳理,现从对疫病的基本认识、治疗观念、疫病鉴别、预防和治疗等方面对孙思邈主要学术思想进行介绍。

(一)疫病的基本认识

关于对疫病的认识,孙思邈在书中有明确阐释,《千金方·卷九·伤寒例第一》中云:"天无一岁不寒暑,人无一日不喜忧,故有天行温疫病者,即天地变化之一气也,斯盖造化必然之理,不得无之。"意思是说就像天有寒暑,人有喜忧一样,流行的温疫病,是天地变化之气的一种,这是天地创造化育的必然之理,不可能没有。这句话清晰准确地指出,天行温疫是天地中变化之一气也(疫气),其存在是天地造化的结果,预示着疫病的存在不可避免,并非人为可控。在后文中也写道:"故圣人虽有补天立极之德,而不能废之。"言明虽然圣人有补天而树立最高准则的功德,也不能废掉温疫等天地变化之气,更加突出了这种天地变化之气的必然存在性。

(二)疫病的治疗观念

面对天行温疫这种"不得无之""不能废之"的天地变化之气,该如何应对与治疗呢?孙思邈在书中云:"虽不能废之,而能以道御之。"告诉人们虽然不能凭借主观愿望去废除生老病死的客观规律,但可以在客观条件许可的情况下,运用各种有益的方法来防治。他进而指出"有贤人,善于摄生,能知撙节,与时推移,亦得保全。天地有斯瘴疬,还以天地所生之物以防备之,命曰知方,则病无所侵矣",告诉我们贤人善于保养身体,懂得节制精气的散发,随着时季推移而变化,得以保全自身。天地间的瘴疬之气,还需要用天地所生的物种来防备,懂得方法,邪气就找不到侵入人体的途径。此为贤人的"知方",面对时行温疫等天地变化之气,其余的人如何看待呢?孙思邈云:"然此病也,俗人谓之横病,多不解治,皆云日满自瘥,以此致枉者,天下大半。"孙思邈认为,这种病症,世俗的人叫它横病,都说满了一定的天数后就会自然痊愈,所以很多人不加解救与施治,世间因此夭折的人,数量很多,可见这种疾病观念与实际情况相违背,贻误了病情并带来了不可估量的损失。

后文孙思邈明确地提出了他的治疗观念:"凡始觉不佳,即须救疗,迄至于病愈,汤食竞进,折其毒势,自然而瘥,必不可令病气自在,恣意攻人,拱手待毙。"他要求:凡是开始感觉不好时,就需救治,直到病愈,并且汤药与饮食一起服用,抵消其毒势,自然就会痊愈,不能让邪气恣意攻击人体,拱手等待死亡。孙思邈的这种治疗观念,对于疫病的干预、治疗具有重要的启示。首先,时机对于疫病的治疗是十分关键的,初感不适就及时介入治疗,可以尽早审察病势,尽早进行辨证论治,有利于减少由轻到重的病情转化;其次,汤药与饮食兼顾,逐渐削弱病势,积极治疗。

综上,孙思邈认为"天行温疫病者,即天地变化之一气(疫气)",是造化使然,不能废之,指出天地间瘴疬,既可以"摄生"以防之,也可以"以天地所生之物以防备之",患病之后还可以"汤食竞进"来救疗,为后世疫病防治、瘥后护理的发展产生了深远影响。

(三)疫病鉴别

孙思邈在《千金要方·卷九·伤寒例第一》中,

力辨伤寒、时行(天行)温疫之别,并指出其他医者忽略它们之间的差异。引《小品方》曰:"古今相传,称伤寒为难治之疾,时行温疫是毒病之气,而论治者,不判伤寒与时行温疫为异气耳,云伤寒是雅士之辞,天行温疫是田舍间号耳,不说病之异同也。考之众经,其实殊矣,所宜不同,方说宜辨,是以略述其要。"通过引用《小品方》,指出部分医家忽略对伤寒、时行(天行)温疫之间的差异。孙思邈考察各家经典著作,发现伤寒与时行温疫有大不相同的实质,它们各自所宜不同,处方与论证应详加辨别。

孙思邈对伤寒的阐释为:"春气温和,夏气暑热,秋气清凉,冬气冰冽,此四时正气之序也。冬时严寒,万类深藏,君子周密,则不伤于寒,或触冒之者,乃为伤寒耳。其伤于四时之气,皆能为病,而以伤寒为毒者,以其最为杀厉之气也,中而即病,名曰伤寒。"他认为四时之气有它们各自的属性特点,春天的气温和,夏天的气酷热,秋天的气清凉,冬天的气严寒,这是四季正常气候的顺序。冬天严寒,万物都深深藏伏,善于养生的人如果对起居住行进行周密的安排,就不会被寒气所伤,有的人触犯了冬季的严寒之气,就成为伤寒。四季之气都能致病,而以伤寒最为厉害,其原因就在于它最具杀厉之气。如果机体被这种杀厉之气所侵犯,立即就会生病,此乃伤寒。

孙思邈对温病、暑病的阐释为:"不即病者,其寒毒藏于肌骨中,至春变为温病。至夏变为暑病。暑病热极,重于温也。是以辛苦之人,春夏多温病、热病者,皆由冬时触冒寒冷之所致,非时行之气也。"他总结为:不立即生病的,是其寒毒藏在肌骨中,到春天变成温病,到夏天变成暑病。暑病,是极热之气,比温病更严重。因此,辛苦的人,在春夏季常发生温病、热病,都是由于在冬天时触冒寒冷而导致的,并不是时行之气。这就明确地将温病、暑病这类发热性疾病与时行疫病区别开来。

对于时行,他做了如下归纳:"凡时行者,是春时应暖而大寒,夏时应热而反大冷,秋时应凉而反大热,冬时应寒而反大温,此非其时而有其气。是以一岁之中,病无长少,多相似者,此则时行之气也。"他概括道:凡是时行之气,是春天应温暖却反而特别寒,夏天应炎热却反而特别冷,秋天应凉爽却反而特别热,冬天应寒冷却反而特别温暖,这是违反时令而具有的气。因此,无论老少,一年之中大多

有相似的证候,这就是时行之气。书中孙思邈通过对伤寒、温病、暑病、时行加以总结、阐释,向我们揭示了它们的病因、疾病特点各有不同,故此对于我们认识四者之间的关系大有裨益。

孙思邈认为温疫属于广义伤寒,而麻、桂、青龙所治为狭义伤寒,与天行温疫"考之众经,其实殊矣,所宜不同,方说宜辨"。值得注意的是,虽然孙思邈主张伤寒与时行、温疫不同,但《千金要方》并未另卷标举时气方或温病方,而在伤寒卷内列入"辟温第二"一节,列有多条"辟温方",如"断温疫转相染著""治温病不相染""治天行疫气方""治伤寒时气温疫疼痛壮热脉盛始得一二日方""治伤寒疫气三日已前不解方""治时行头痛壮热一二日水解散方"。这对于温病学的发展具有一定的影响。对于传染病原的认识,在承认寒邪致病的同时,又提出了"天行温疫病者,即天地变化之一气(疫气)",及"瘴疠""温气""温风""热毒""毒气"等病因学概念,在吴又可之前就强调了疫"毒"是传染病的主要病原。

(四)预防与治疗

预防思想是孙思邈医学思想的主要部分之一,倡导防微杜渐。从预防和治疗两方面措施看,《千金要方》所记载的"辟温"方既用于预防疫病发生,又用于治疗疫病,或预防、治疗两者兼施。给药途径既有外用,又有内服之法。书中不拘泥于一种外用给药的方式,常常多种方式兼顾,包括烧熏、佩带、悬挂、药浴、穴位点涂、粉身、鼻塞等方法;内服者剂型多样,包括丸剂、散剂、汤剂、酒剂等,不同方药结合不同剂型使用,以求效果最佳。在疫病的预防方面,本书充分体现了孙思邈"治未病""防重于治"的思想,于书中载有较为丰富的预防方法。药物使用方面,孙思邈于卷九介绍了较多常用的辟温药物,不仅如此,书中还体现了孙思邈传染病防治过程中对特效药物的筛选,极大地丰富了疫病临床用药的内容。

1. 早期治疗思想

孙思邈对传染病的早期治疗思想体现了防微杜渐原则。如《千金要方》卷九:"若时气不知,当自戒勤。若小有不和,即须治疗,寻其邪由及在腠理,以时早治,鲜有不愈者。患人忍之数日乃说,邪气入脏则难可制止,虽和缓亦无能为也。"其他如提倡养成讲卫生的良好习惯"常习不唾地"(即不随地吐

痰)等。以上孙思邈"防重于治"的思想，虽源于《内经》《治未病》之旨，但具体到传染病的预防上，却增补了不少新的措施。

2. 防治措施

（1）外用 《千金要方》中记录了许多方式多样的外用"辟温"方法，如烧熏、佩带、悬挂、饮水消毒、药浴、穴位点涂、粉身、鼻塞等，这些防疫方法，充分体现了孙思邈的预防思想。

熏烟防疫法作为中国古代传统的防疫方法之一，在此书中出现多次，主要集中在"卷九伤寒上·辟温第二"，倡导逢大疫之年、疫气流行时可采用熏烟法对疫病进行预防。《千金要方》中所载的熏烟防疫方不仅涵盖《肘后备急方》中收录的太乙流金方、虎头杀鬼方，还增加了杀鬼烧药方、熏百鬼恶气方、雄黄丸，共5首。其中仅涉及烧熏法的为杀鬼烧药方"末之，以蜜蜡和为丸，如弹子大。朝暮及夜中，户前微火烧之"。"微火烧"能将药物中的有效成分较好地释放出来，充分发挥作用。除此方之外，其余熏烟防疫方不仅涉及烧熏，还可进行悬挂、佩带，如太乙流金方"右五味，治下筛，三角绛袋盛一两，带心前，并挂门户上。若逢大疫之年，以月旦青布裹一刀圭，中庭烧之"；虎头杀鬼丸方"末之，以蜜蜡和为丸，如弹子大，绛袋盛，系臂，男左女右，及悬屋四角，晦望（月末或月半）夜半，中庭烧一丸"；熏百鬼恶气方"末之，烊蜡二十两，并手丸如梧子，正旦，门户前烧一丸，带一丸，男左女右"；雄黄丸方"末之，蜜丸如弹子大。绢袋盛，男左女右带之。卒中恶及时疫，吞如梧子一丸，烧一弹丸户内"。此外，卷十二"胆腑·万病丸散第七"中所载大麝香丸"若欲入毒疫疠乡死丧病处及恶鬼冢墓间，绛袋盛之，男左女右，肘后系之"，言明若欲到有因病而死的疫疠之乡及墓地之处，用大麝香丸肘后系之，可预防病气及邪气。

书中所载熏烟防疫方佩带、悬挂、烧熏三种外用方法并用，全方位预防温疫。这些方中均含有雄黄、雌黄、朱砂、鬼箭羽等药物。实验证明，这些药物焚烧对多种病菌有杀灭或抑制作用。此法亦为中唐时期著名医家王焘之《外台秘要》等所推崇而收载。

《千金要方》中的熏烟防疫药物不仅用于疫病流行时的预防，还用于平时的卫生保健、疾病预防。如当时人们已经认识到阴天大雾不利于人体健康，

且知利用熏烧药物的方法来净化空气，将药物用于平时的"空气消毒"，如"熏百鬼恶气方……阴天大雾日，烧一丸于户牖前佳"。《千金要方》中的空气消毒药方在《肘后备急方》11味的基础上增加到了33种，矿物类增加空青和曾青2种，植物类增加白术、白芷、石菖蒲、川芎、桔梗、藜芦等，动物和其他类增加了羚羊角、龟甲、鲮鲤甲（穿山甲）、龙骨等10种。《千金要方》中的植物类熏烟防疫药物大量增加，如白术、白芷、石菖蒲、川芎、桔梗、藜芦等都是后世方书空气消毒药方的主要药物。唐之后，此种方法更为盛行，大凡房舍、畜圈的消毒和杀虫多沿袭用此法。《荆楚岁时记》曰：腊日"焚辟瘟丹，或苍术、皂角、枫、芸诸香，以辟邪祛湿，宣邪气，助阳德"。敦煌卷子中还记载了醋熏消毒法："熏法，烧一颗石，令极热，即取醋点石上，当熏时密遮四边"，取醋蒸气进行消毒空气。

除了"空气消毒"，书中还记载了"饮酒辟疫"的方法，如屠苏酒"辟疫气，令人不染温病及伤寒，岁旦屠苏酒方（大黄、白术、桔梗、蜀椒、桂心、乌头、菝葜、一方有防风）"，饮之能防疫病，渣置井中，并谓"一人饮，一家无疫；一家饮，一里无疫。饮药酒得，三朝还滓置井中，仍能岁饮，可世无病。家内外有井，皆悉著药，辟温气也"。

书中所载雄黄散方（雄黄、朱砂、石菖蒲、鬼臼）使用时对五心、额上、鼻人中及耳门进行穴位点涂，可"辟温气"。明清之际喜用雄黄酒外涂，亦有较好的效果。大麝香丸外出佩带，使用时还可以少敷鼻下人中穴。《千金要方》亦有用药浴防疫一说，如卷九"伤寒上·辟温第二"载有"凡时行疫疠，常以月望日细剉东引桃枝，煮汤浴之"，又"桂心、甘草、大黄、麻黄，上四味治下筛，患者以生熟汤浴"。粉身法是用"川芎、白芷、藁本各等分，右三味，治下筛，纳米粉中，以粉身"，可"辟温病"。塞鼻法如"辟温疫气，伤寒热病方"的赤散，除了可"置绛囊中带之，男左女右，著臂自随""酒服一钱匕"，还可"觉有病之时，便以粟米大纳著鼻中"。"治天行疫气病方"的乌头赤散（乌头、皂荚、雄黄、细辛、桔梗、大黄），除"清酒若井华水服一刀圭，日二"，还可"人始得病一日时，服一刀圭，取两大豆许著两鼻孔中"。

（2）内服 《千金要方》中，预防与治疗疫病的内服剂型有酒剂、散剂、丸剂、煎剂等，现将其具体内容阐释如下。

1）酒剂：如屠苏酒方，书中谓其有"辟疫气，令人不染温病及伤寒""饮之能防疫病"之效，在用法上"术、豉等分，酒渍，服之妙"，用于"治温，令不相染"。

2）散剂：如"治天行疫气病方"之乌头赤散，以"乌头一两半，皂荚半两，雄黄、细辛、桔梗、大黄各一两。右六味，治下筛。清酒若井华水服一刀圭"。此外，散剂用方还有柏枝散方。

3）丸剂：有"断温疫转相染著，乃至灭门，延及外人，无收视者方"，方用"赤小豆、鬼箭羽、鬼臼、丹砂、雄黄各二两，右五味，末之，以蜜和服如小豆一丸"，服后谓之"可与病人同床传衣"，可见其效果之好。此外，熏烟防疫方中亦有可内服的方药，如"熏百鬼恶气方"中云："辟百恶，独宿、吊丧、问病，各吞一丸小豆大。"可见这些药物还可被用于吊丧、问病，以防染病。雄黄丸方"卒中恶及时疫，吞如梧子一丸"。治疗时行病急黄、瘴疠、疫气及痃疟，可用茵陈丸。

4）煎剂：书中《卷九伤寒上·发汗汤第五》中，载有"治疫气伤寒，三日以前不解者方"，以香豉、葱白、童子便，"上三味，先熬葱豉令相得，则投小便煮取二升，分再服，徐徐服之，复令汗，神验"；治瘴气方，"蒜五子，并皮碎之，豉心一升，又二味，以三岁男儿尿二升，煮五六沸，去滓服之，良"；治伤寒时气温疫，头痛壮热脉盛，始得一二日者方："丹砂一两末之，以水一斗，煮取一升，顿服之，覆取汗。"

（3）内外兼施　《千金要方》中"辟温"的方药往往内服与外用同时进行，典型的有屠苏酒，既可内服饮用，还可"还滓置井中，仍能岁饮，可世无病"。井水是古人饮水的主要来源之一，也是疾病的重要传染途径，此方在注重内治的同时，将药渣投入井中，进行饮用水消毒，更大范围地驱除温疫之邪。

如"辟温疫气，伤寒热病方"之赤散，将藜芦、踯躅花、附子、桂心、真朱、细辛、干姜、牡丹皮、皂荚等研末，"纳真朱合治之，分一方寸匕，置绛囊中带之，男左女右，著臂自随""觉有病之时，便以粟米大纳著鼻中"，又"酒服一钱匕，覆取汗，日三服，当取一过汗耳"，此方佩带、鼻塞、酒服、三法并用，内外兼施，以增加疗效。《卷十二胆腑·万病丸散第七》中所载小金牙方，可治南方瘴疠疫气，脚弱风邪，鬼疰，方用金牙、雄黄、草薢、黄芩、朱砂、黄连等十九味，合牛黄、麝香捣三千杵，既可温酒服、绛袋佩带，又可

夜行、晨昏雾露涂人中。书中所载疫病防治的方药，多以内外兼施见长，对于指导疫病的防治具有重要的指导意义。

3. 常用药物

《千金要方》中防治温疫的常用中药有：雄黄、栀子、牡丹皮、雌黄、石膏、芒硝、赤小豆、鬼臼、桂心、玄参、白术、朱砂、皂荚、细辛、淡豆豉、鬼箭羽等，主要功效为解毒、杀虫、清火、泻下、温散等，寒温并用。

雄黄，为解毒杀虫药，在太乙流金方、雄黄散方、杀鬼烧药方、虎头杀鬼丸方、熏百鬼恶气方、雄黄丸方、乌头赤散中均有使用。《神农本草经》云其能"杀精物恶鬼邪气"，五代《日华子本草》谓其能治"岚瘴"，故对温疫具有辟疫解毒之效，使之成为历代预防温疫的常用药。雌黄、朱砂、寒水石、曾青均为具有解毒作用的矿物药，历代本草或医家有其"辟疫"作用或久服轻身的记载，如朱砂，《神农本草经》谓其"味甘，微寒，主治身体五脏百病，养精神，安魂魄，益气，明目，杀精魅邪恶鬼"。但由于这类矿物药具有一定的毒性，现代鲜少使用。

栀子，属于清热泻火解毒药，善清三焦之火毒，临床常用于各种热毒证，温疫热毒炽盛者，尤适用之。《神农本草经》中云："味苦寒。主五内邪气，胃中热气，面赤，酒鼻，白癞，赤癞，疮疡。"现代药理实验证明，栀子能对多种致病微生物具有杀灭作用。牡丹皮、石膏、芒硝、元参也能清热泻火，驱温疫之邪毒，与栀子同功。

赤小豆，为利水消肿药，《千金要方》中记载其能用于温疫的防治，或入复方，或单味使用，如"治温，令不相染方"中列举许多用法："正旦吞麻子、赤小豆各二七枚，又以二七枚投井中""新布袋盛赤小豆，纳井中，三日出，举家服七枚""常以七月七日合家吞赤小豆，向日吞二七枚"等。明以前本草均不载赤小豆"辟疫"功效，直到《本草纲目》才谓其"煮食一顿即辟瘟疫"。

鬼臼、鬼箭羽，其功效均能解毒杀虫，《千金要方》用之辟温疫。鬼臼，为小檗科植物八角莲的根茎，性味辛温，有毒，《神农本草经》谓其"主杀蛊毒、鬼疰精物，辟恶气不祥，逐邪，解百毒"。现临床有报道八角莲注射液治疗传染性疾病乙型脑炎，取得良好的临床疗效，有较好的退热、抗病毒作用。鬼箭羽又名卫矛，最早见于《神农本草经》，载其"除邪，杀鬼毒蛊疰"，故能辟温疫之毒。

桂心、细辛,为辛香走窜之品,能御邪袭体或驱邪外出,故能用于温疫的预防,特别是对寒疫之证尤为合适,本草对此记载不多,值得挖掘,作为外用品尤佳。

4. 特效药物筛选

潜心致力于特效药物之筛选,是孙思邈对传染病防治的另一大特点。如《伤寒杂病论》所载治疟的3方中,仅蜀漆散1方用蜀漆(常山苗),占33%,而《千金要方》治疟疾方达34方,其中用常山和蜀漆者17方,占50%。又《伤寒杂病论》治热痢的7方中,仅2方用黄连,占28.5%,1方用黄柏,占14.3%;而《千金要方》治热痢方约24方,用黄连者15方,占62.5%,用黄柏者7方,占29.2%。孙思邈指出常山是治疟的特效药,黄连、黄柏是治热痢的特效药,并指出白头翁、苦参治痢亦有确切疗效。

【著作考】

孙思邈一生著述十分丰富,最有名的是《千金要方》和《千金翼方》两部巨著。此外,他的著作还有《〈老子〉注》《〈庄子〉注》《福禄论》3卷,《摄慎录》《会三教论》《枕中素书》各1卷,《龟经》1卷,《千金月令》3卷,可惜这些书都已亡佚,但孙思邈著述之广博,从书目中已可窥见一斑。

孙思邈《千金要方》,将基础、病因病机、方药、针灸、按摩等诸多方面的医药知识融为一体,又广泛收列了内、外、妇、儿各科之疾病,博采相关医方,故被誉为中国最早的临床百科全书。

由于《千金要方》的影响很大,版本甚多,兹择要略述如下。

唐本已佚,但清代《皕宋楼藏书志》孙真人《千金方》与日本天保三年本《千金方》校勘记所引唐本皆合,当是宋代林亿未校以前之原本。所以,日本丹波元坚称为遣唐使人所带回者,定为真人原本。

宋刻本可分为两种。一种是未经林亿校勘的版本,当接近唐本或即是唐本的翻刻本,如黄尧圃所藏宋刻木。另一种是林亿校勘的版本,如1955年人民卫生出版社影印的日本嘉永二年(1849年)江户医学北宋本。据书末"考异"所言,是治平三年刻本。其校订考异的版本有正德本、嘉靖本、万历本等,并称元、明诸本,亦皆据此宋本而来。

现存版本除上述人民卫生出版社影印外,尚

有嘉靖二十二年(1543年)小丘山房乔世定刻本、万历十六年(1588年)刊本、万历三十一年(1603年)吴氏重刻本、刘氏慎独斋刻本(为元本之重刻本)、康熙二十八年(1689年)刻本、《四库全书》本、同治七年(1868年)王培祯重刻本、光绪四年(1878年)徐敏甫刻本、1915年上海中原书局印行本、1934年千顷堂书局石印本,以及商务印书馆据正统道藏本的影印本等。

【遣方用药】

据统计,《千金要方》中防治温疫方三十余首,其中二十余首为复方,组成药物两味至数十味不等,说明唐代方剂学的发展也体现在预防温疫疾病方面,其中不乏非常著名的方剂流传于世,如屠苏酒、雄黄散、乌头赤散等,为后世所习用。此外,孙思邈创拟了葳蕤汤,后世滋阴清热解表之法即祖于斯。

(一)屠苏酒

由大黄、白术、桔梗、蜀椒、桂心、乌头、菝葜(一方有防风)组成。《千金要方》中屠苏酒配方并非自创,而是一个古方,因为在东晋葛洪的《肘后备急方》卷八《小品正朝屠苏酒法》里,就记载了一种"令人不病瘟疫"的"小品正朝屠苏酒"。孙思邈载其炮制和饮用方法为:"㕮咀,绛袋盛,以十二月晦日(月尽)日中悬沉井中,令至泥,正月朔日(夏历每月的初一)平晓出药,至酒中煎数沸,于东向户中饮之。屠苏之饮,先从小起,多少自在。一人饮,一家无疫;一家饮,一里无疫。饮药酒得,三朝还滓置井中,仍能岁饮,可世无病。家内外有井,皆悉著药,辟温气也。"

在《本草纲目》的介绍里,大黄功效"峻快",素享"将军"之号,主治寒热、温瘴、热疟等,具有"荡涤肠胃,推陈致新,通利水谷,调中化食,安和五脏"的功效;蜀椒能够"除六腑寒冷,伤寒温疟大风汗不出",亦具有"散寒除湿,解郁结,消宿食,通三焦,温脾胃"的疗效;桔梗有"养气,除邪辟温"的功能,可以"利五脏肠胃,补血气,除寒热风痹";白术可以"理胃益脾,补肝风虚",兼具"除寒热,止呕逆"的疗效。其他诸如桂心能够活血、散寒,乌头能够祛风痹,菝葜能驱毒,其功效不一而足。这些药物按一定比例和用量组合在一起,诸药配合,配伍精当,解毒之效益增,能"辟疫气,令人不染温病及伤寒",是防治寒热疾疫的良方。《本草纲目》中还介绍说，大黄因为味苦气寒，炮制时要"寒因热用"，一般"用之须酒浸煨熟"；而蜀椒因属南地所产，炮制时最好也要"去目及闭口者，以酒拌湿蒸"。屠苏酒必须要借用酒的助力，用酒煮沸后才能饮用。后世中国有些地区过年时将饮服屠苏酒作为一种习俗，以预防温疫病，保身体安康，并求益寿延年。

（二）雄黄散

由雄黄、朱砂、菖蒲、鬼臼四味药物组成，方中雄黄、朱砂解蛊毒，杀百邪，菖蒲为民间辟邪驱疫常用之品，鬼臼辟恶气。四药相配，以解百毒、辟疫疠。雄黄散多熏烧用，驱邪作用更强。后人在温疫流行季节，常以此预防温疫的发生和流行。

（三）乌头赤散

为"治天行疫气病方"，由乌头、皂荚、雄黄、细辛、桔梗、大黄组成，方中乌头、细辛散寒驱邪，皂荚、雄黄杀虫解毒，大黄泻火解毒通滞，桔梗泻肺散邪，诸药相配，共奏驱邪辟温之效。

（四）葳蕤汤

孙思邈在方剂的运用上，是师古而不泥古的。如对风温的治疗，指出切勿套用仲景麻、桂诸方，以温治温，创拟了葳蕤汤（麻黄汤除桂枝之辛温，加葳蕤、白薇、石膏等滋阴清热之品），后世滋阴清热解表之法即祖于斯。

全方由葳蕤、白薇、麻黄、独活、杏仁、川芎、甘草、青木香、石膏组成，滋阴清热，宣肺解表。方中用葳蕤滋阴生津为君；白薇、石膏清热凉血为臣；麻黄、杏仁宣降肺气而透邪平喘，独活、川芎、青木香以舒经活络，理气行血为佐；甘草清热解毒，调和诸药为使，故可用于外感而兼津液不足者。主治阴虚外感风热，发热头痛，咽干舌燥，气喘有汗，胸脘痞闷，体重嗜睡，苔白，脉浮者。

【学术传承】

（一）学术师承

中医学理论体系的确立，大约在春秋战国时期。反映这一时期医学成就的书是《内经》，它是我国现存最早的一部古典医书。东汉名医张仲景著《伤寒杂病论》一书，该书以六经论伤寒，以脏腑论杂病，确立了理、法、方、药完备的辨证论治原则，使

祖国医学的基础理论和临床实践紧密地结合起来。书中收载的269首方剂，基本上概括了临床各科的常用方剂，因其疗效可靠，一直为后世医家沿用至今。

至晋代，医学家王叔和，对当时已散乱的《伤寒杂病论》进行了汇集、整理、补充和编次，他还总结了3世纪以前的脉学知识，著成《脉经》一书。针灸学家皇甫谧的《针灸甲乙经》，是我国现存最早的针灸专著。医药炼丹家葛洪，精于炼丹术，在其所著《肘后方》中，广泛收集了民间的一些急救单方、验方，以验、便、廉为特点。书中还有对天花和恙虫病的最早记载。

约成书于秦汉时期的《神农本草经》，是我国现存最早的药学专著，收载药物365种。南北朝时期，梁朝陶弘景著《本草经集注》，它在《神农本草经》的基础上，又增新药365种。唐朝政府颁发的《新修本草》，正是在《本草经集注》的基础上完成的。

孙思邈是在继承前代医家著述和经验的基础上完成《千金要方》的。他继承了《内经》的学术思想，在《内经》论述脏腑的基础上，第一次完整地提出了以脏腑寒热虚实为中心的杂病分类辨治方法。孙思邈对《伤寒杂病论》曾进行过深入的研究，《千金要方》中，有4卷专论伤寒，他用以方名证的方法研究伤寒论，以脏腑为纲论杂病，发挥了仲景之学。《千金要方》中对针灸的论述，是在《针灸甲乙经》基础上的发挥，同时也收载了唐代针灸名家甄权的经验，以及民间灸法。孙思邈对药物的论述，渊源于《本草经集注》和《新修本草》。《千金要方》大量收集民间验方和对传染病的载述，与《肘后方》的影响不无关系，《千金翼方》中的飞炼一卷，显然是葛洪炼丹术的继承。此外，北齐徐之才提出的"十月养胎法"，在《千金要方》中也有较详的引述。

（二）影响的脉络

孙思邈所著的《千金要方》《千金翼方》在医学理论、临床各科、外治、单方、验方、养生、养老防治各个方面有着突出的成就，可以说是我国医学史上一部百科全书。孙思邈的高尚医德、精湛医术对后世医学发展有着深远影响，他的学术思想对整个中医学术发展起到了上承汉魏，下接宋元的历史作用，具有崇高的地位，特别是对金元明清医家影响更为突出。

1. 孙思邈学术思想对易水学派的影响

金元之际，学派蜂起，以张元素为代表的易水学派成就卓著。张元素的主要贡献在于根据脏腑的虚实寒热辨证及药物的气味归经，制定了脏腑虚实标本用药式，对中医脏腑病机和证治多有发挥。脏腑辨证，直接沿袭《中藏经》及钱乙的学术思想、孙思邈的《备急千金要方》《千金翼方》。孙思邈的学术思想对张元素影响更为具体和明显，试举肝脏的辨证为例。在孙思邈论肝脏病中，列举肝中风、肝中寒、肝伤、肝水、肝胀、肝积等，肝脏的分证论治，又列举肝虚实、肝胆虚实等。张元素接受其经验并结合自己临床实践，首论肝脏生理，其次论述肝的虚实、寒热脉证，以及肝病的种种演变和预后，从补虚、泻实、祛寒、清热几个方面提出肝病常用的药和方。张元素的脏腑说，不简不繁，自成体系，既有理论，又有经验。在用药上孙思邈对肝虚寒证见"左手关上脉阴虚者"，首选补肝汤（甘草、桂心、山茱萸、细辛、桃仁、柏子仁、茯苓、防风、大枣）。张元素的脏腑、标本、寒热、虚实用药式所谓补肝的三类（补母、补血、补气）药物，大多与《备急千金要方》中治肝虚寒的补肝汤、补肝方的用药相同，尤与胆腑证治中填髓补虚的数方用药，如杜仲、狗脊、地黄、阿胶等相合。可见张元素"药式"在一定程度上吸取了《千金要方》的用药经验。承继张元素学术的李东垣，对脾阳的升发有独到之见，善用补中升阳之法。《千金要方》对脾土亦多有论述，并指出在土失其子时，当"停其阴阳"，李东垣的治内伤用补土生金、升降阴阳之法即遵此意。特别是孙思邈有关脾脏的用药，部分方中由益气与升阳诸品组成。例如，益气黄芪与升麻同用，治脾胃虚寒选用黄芪、党参、防风、茯苓、白芍、白术、泽泻、黄芩、细辛等药，李东垣善用的益气补中、升阳降火即包含此意。同时，在《千金要方》的各篇里，不乏补中升阳并举之方，如治脚气的风引独活汤、脚痹独活汤，均以党参、黄芪与升麻、防风、葛根、当归同用；治虚热翕翕然之五补丸，治不进食喜忘的远志汤，均以党参、黄芪、白术、甘草与升麻、羌活、防风、川芎等同用。另外，《千金翼方》中治发背痈取利后之方，以黄芪与升麻、柴胡、黄芩、竹叶等组成。凡此均表明，以健脾益气与升发清阳诸品的配合运用已相当普遍。因此，不论就其组方，或其主治而言，都有可能为李东垣的创制新方提供了思路。这些正是孙思邈学术思想对

易水学派的影响。

2. 孙思邈学术思想对河间学派的影响

与易水学派相媲美的河间学派，其主要代表刘完素，力倡六气皆能化火，用药多主寒凉。他所创制的一系列名方，如防风通圣散、双解散、凉膈散、黄连解毒汤等颇为后世所常用。然其制方之法度，似亦往往借鉴于《千金要方》。例如治五脏温病阴阳毒之7方，治时行热毒之漏芦汤等，多用栀子、淡豆豉、葱白、麻黄、连翘、芒硝、大黄、石膏、黄芩、大青叶、芍药、葛根诸药，不难发现其主治与选药，与通圣散、双解散相当接近。又如，治发黄之丸方，为栀子、黄连、黄芩、黄柏、茵陈、大黄；《千金要方》主治热实不解，用栀子、豆豉、葱白、黄连、黄芩、芒硝、大黄，分别与黄连解毒汤、凉膈散类同。这一事实充分提示了《千金要方》对刘完素用药可能产生深刻的影响。

由叶天士创立的温病卫气营血辨证施治，无疑是继河间热病论治之后的重大发展。然其有关的新方，与《千金要方》用药不无联系。比如，《千金要方》以葱豉相配治寒热，并佐以竹叶、芦根之方甚多，反映了对风热在表的治法。至于如栀豉汤一类的方剂，佐以白虎汤、麻杏石甘汤为基础的加味方亦众。比较突出的是《千金要方》中有栀子与生地相配，麻杏石甘汤加玉竹、石膏、知母与地黄、芍药相伍等诸方，不仅说明气营两燔的治法已初步形成，而且最后一法已具备温病中化斑汤、玉女煎加减等的雏形。承气汤的加味亦极为众多，包括芒硝、大黄与地黄、元参的配合，与增液承气汤一致，且成为后世诸种承气复方之肇始。至于凉血解毒的犀角地黄汤，则出自《千金要方》。此外，如治胃热渴饮之茯神汤，以生地、麦冬、玉竹、天花粉等为主，也可与后世的益胃汤、沙参麦冬汤等媲美；而紫雪的初方见于《千金要方》，遂成温病中开窍镇惊之宝。

3. 孙思邈学术思想对丹溪学派的影响

朱丹溪虽承河间之学，但独重滋阴降火，谆谆以饮食色欲为箴。这一观点，实与《千金要方》的重视葆养精气的学术思想相合。孙思邈强调指出"恣其情欲，则命同朝露"，认为"凡精少则病，精尽则死"，并提出了保精之法。这对朱氏滋肾阴、泻相火的治法，在学术理论上有一定的影响。更晚的张介宾着重阐发命门的精义，对阴阳互根、精气相生有着深刻的发挥。所创制的左归、右归，具体体现了

阴阳互求的奥旨。这一学术主张,亦与孙思邈之论说及组方有所关联。如《景岳全书》对肾颇为重视,在仲景肾气丸的启示下,不仅收载崔氏八味丸,而且众多的补益之方以附桂温阳与滋阴填精之品同用。如鹿角丸补益方、八风散、干地黄丸、石英煎等,均治肾虚阳弱,五劳七伤,以附子、乌头、天雄、桂心与地黄、山茱萸、山药、菟丝子、杜仲、人参、黄芪、肉苁蓉、巴戟天等阴阳互求,即与右归丸、饮相差无几。《千金要方》中尚有较多的填补精血之方,除去附桂刚燥之物,如无比薯蓣丸治诸虚劳百损;治妇人崩中方,以鹿茸、龟甲、阿胶、地黄等相配。这些方剂的组成,具备了左归及大补元煎的方意,悉以益元填精为主。因而不能不认为,《千金要方》实开后世补益真阴诸方之先河。

此外,孙思邈提倡食治养生、养老为历代医家所重视,它涉及预防医学、心身医学和老年医学,乃至优生医学与饮食疗法。他在《千金要方》的"养性""食治""退居""辟谷"等篇,汇集前代医、道、儒、佛众家养生思想,对朱丹溪的养生、养老论述影响很大,朱氏的《格致余论》论述养生养老内容与孙思邈非常相似。孙思邈是一位学识渊博、品德高尚的医林杰出人物,他的著作更是脍炙人口,他的学术思想影响着后代医家。

【医话与轶事】

(一)医话

孙思邈在《千金要方》卷一中,阐述了习医的领悟,作《大医习业》,其中的部分内容对指导后世培养和造就医学人才有指导意义。

孙思邈云:"凡欲为大医,必须谙《素问》《甲乙》《黄帝针经》《明堂流注》,十二经脉、三部九候、五脏六腑、表里孔穴、《本草药对》、张仲景、王叔和、阮河南、范东阳、张苗、靳邵等诸部经方。又须妙解阴阳禄命,诸家相法,及灼龟五兆,《周易》六壬,并须精熟,如此,乃得为大医。若不尔者,如无目夜游,动致颠殒。次须熟读此方,寻思妙理,留意钻研,始可与言医道者矣。又须涉猎群书。何者?若不读'五经',不知有仁义之道;不读'三史',不知有古今之事;不读'诸子',睹事则不能默而识之;不读《内经》,则不知有慈悲喜舍之德;不读'庄老',不能任真体运,则吉凶拘忌,触涂而生。至于五行休王,七耀天

文,并须探赜。若能具而学之,则于医道无所滞碍,尽善尽美矣。"

孙思邈在这篇文章中,精要地阐发了医学教育的内容、知识结构和品德修养问题。提出了在培养和造就医学人才时,必须医术和医德并重。概括起来,主要有以下三点。

第一,要刻苦学习,钻研以《内经》为核心的医学经典著作,打下坚实的理论基础,同时还要熟读历代医家的论著和临床经验,使理论知识与专业技能结合起来。

第二,要成为一名好医师,不仅应具备丰富的医学知识,而且要涉猎专业知识以外的群书,熟读诸子百家,乃至天文、历法、气象等方面的书籍,以丰富自己文、史、哲等社会科学和自然科学知识,这样才能达到"于医道无所滞碍"的境界。

第三,一名好的医师,不仅医术高明,而且要具有高尚的品德,要懂得"仁义之道""有慈悲喜舍之德",具有济世活人的人生观。在孙思邈看来,若能照此严格要求,努力去做,即可达到"苍生大医"的理想境地。

历史唯物主义认为,人才的成长,有主观条件,更需客观条件。孙思邈能在当时的历史条件下,提出关于医学教育的进步主张,是符合医学教育规律的,要求医师在接受医学教育的同时,勿忘接受医德教育的观点,也完全符合医学伦理学的要求,值得当今社会发扬光大。

在《大医精诚》篇,孙思邈的大医精诚观点,即"精",指医术要精益求精;"诚",指医德要高尚,精诚相兼,也就是德才兼备。文中不仅指出了精与诚的辩证关系,而且详细论述了医德的各个方面,概括了他的医学伦理学思想。这是我国医学史上最早系统地提出的医德规范和要求,对后世医家有着深远影响。它对当今在医学领域开展医德教育,进行社会主义精神文明建设也有积极的现实意义。孙思邈的《大医精诚》是千古传颂的名篇,这种医学伦理学思想,永远值得每个医务工作者学习和继承。

此外,孙思邈在卷一中介绍了自己诊治疾病的原则和方法。

首先,他指出:医学是一门"玄冥幽微"的学问,批评了当时一些医生不学无术,"按寸不及尺,握手不及足,三部不参","相对斯须,便处汤药"的不负责任的医疗作风,并谴责了那种"古来医人,皆相嫉

害"的恶劣行径。这也是当今的医务工作者应引以为戒的。

其次,他指出无论外感、内伤、男女、老幼、四时诸病,"不可不知其本末",治病必求其本。特别指出在处方用药时,要考虑地理环境、气候条件和素体的差异,以江南暑湿,用药轻省;河北地燥,用药重复。尤其强调在施用补泻法时,要特别慎重。凡暴竭精液,虽得微疾,皆不可轻易用利药下之;凡宿病宜服利汤,也不须尽剂,候利之足,则止后服,若病源未除,也要待气力稍事恢复后,再继续服药;凡病是服用利汤治愈的,此后要慎服补益药;对极虚劳应服补药者,也不过三剂即止;对常患之人,不妨行走,气力未衰,欲冷热随宜丸散者,可先服利汤,泻除胸腹中壅积痰实,然后可服补药。这些宝贵的治病原则和经验,很值得借鉴。

最后,他指出诊病要望、闻、问、切,四诊合参,特别强调"问而知之",此亦甚合临床实际。至于"天人相应"的一些论述,宜应有批判地取其精华。

(二)轶事

1.皓首研经络

被尊为"药王"的唐代大医学家孙思邈,在临床上针药并重。但他起初并不在意针灸的作用,后来在临床实践中认识到针灸的妙处后才开始重视,宋人高保衡评价他:"苟知药而不知灸,未足以尽治疗之体,知灸而不知针,未足以极表里之变。如能兼是圣贤之蕴者,其名之良乎,有唐真人孙思邈者,乃其人也。"可见他对孙思邈的这种学术思想评价之高。孙思邈是当时德高望重的医界先辈,有人送给他一位名家甄权的著作《名堂人形图》,他当时对于针灸及经络并不是很精通,所以也就对这本书不当回事。当时有深州的刺史成君卓突然得了急性咽喉炎,颈部肿得很严重,喉中塞,连水都不能饮下已经3天了,就告诉孙思邈,孙思邈想用药物已经没有什么作用了,因为饮水都进不去,所以就请甄权来为之治疗,当时甄权就在成君卓的右手次指端的商阳穴上刺了一针,约有一顿饭的时间,病人气息已经通畅了,第二天饮食谈吐已如正常时那样。可见针灸及经络学说之神奇。孙思邈在其100岁后曾感慨地说:"吾十有八而志学于医,今年过百岁,研综经方,推究孔穴,所疑更多矣。"

从这段话里,一方面可以看到经络学说的博大

精深,而另一方面也能看出孙思邈作为一代名医,皓首穷经的精神不愧为医界千古楷模。另外,还能看出他作为一代医家的博大胸怀,自己用药物没有什么好方法,而能够推荐位在自己盛名之下的甄权为病人治疗,正与他自己在《大医精诚》里说的一样:不作"功夫形迹之心",不考虑个人名誉得失,真可谓名副其实的"苍生大医"。

2."阿是穴"的来历

终南山里有一位老猎人患了脚疼病,病发时疼痛难忍。他多方求医无效,愁自己后半辈子不能上山打猎,怎样维持生活?有一天,他在村头路边听人说长安城有个曾给唐太宗治好病,并被唐太宗封为"药王"的孙思邈,不但医术高明,而且给穷苦人治病,还分文不收。他就带了一些珍藏多年的鹿茸、虎皮等,前来长安求医。他来到长安后,打听到孙思邈回五台山原籍了。老猎人治病心切就来到五台山。他正行走时,迎面走来一位四十开外的中年人。这个中年人见老猎人行走不便,就关切地说:"老人家,你的右腿有病吧?请到敝舍歇息片刻。"

老猎人见这人貌不出众,但却也整齐净洁,就回答说:"谢谢先生的好意。我从终南山来到华原,是为了求药王治病,请先生指点药王府所在,老汉就感激不尽了。"

那人说:"药王名叫孙思邈,有家无府,他不过是个云游四海、采药看病的云游郎中,只要你让人给他捎个口信,他自会上门治病的,何劳老人家远道来寻?"老猎人见他贬低药王,有些生气。这时,那个人才不得不说明自己就是孙思邈,并将老猎人搀扶到自己家里。老猎人在孙思邈家里住下以后,孙思邈就给他精心治疗,每天服药、扎针,但一连治了将近半个月,病也不见好转。老猎人感到自己得了不治之症,要告辞回山。孙思邈见老猎人要走,更是着急,他劝告老猎人再住半个月,决心要给老猎人治好病。他想,半月来给老猎人吃的是一般的舒筋止痛汤,扎针的穴位都是十四经内的穴位,但毫无疗效。是不是可以超出十四经的穴位,另寻新的穴位试试呢?他又担心新穴位会出什么危险,治坏了老猎人怎么办?就先在自己身上试扎了数次。然后,他请老猎人躺在土炕上,手指在老猎人腿上一分一寸地掐试针穴,并不停地问道:"这里疼不疼?是不是这里疼?"老猎人不断地回答:"不是,不

是。"当他掐试到三阴交穴上方的一个部位时,老猎人突然大叫道:"啊是!"

孙思邈一面掐住这个痛点,一面思索着这个部位在自己身上试针的针感,肯定了这里不是扎针的危险区,而且针感极佳,于是毫不犹豫地把一根细长的银针扎入这个穴位,过了一会儿,这位老猎人便呼吸均匀,腿疼减轻了。因为疗效显著,孙思邈就记下了这个新穴位。谁知第二天孙思邈再在那个穴位上扎针时,又不起作用了。孙思邈就运用掐试法,又找到了一个疼痛点。就这样,扎了七天针,换了五个穴位,老猎人的腿疼病终于痊愈了。老猎人万分高兴,临走时,拿出带来的鹿茸、虎皮、麝香等珍贵礼品,送给孙思邈表示感谢。孙思邈婉言谢绝说:"治病救人乃是医家本分,我怎能收你这样的厚礼呢? 老人家还是带回去吧!"

老猎人过意不去,就把虎皮放回背篓,把鹿茸等药材让孙思邈收下,以便治病救人。孙思邈盛情难却收下后,按照市价给老猎人付了银子,还赠给老猎人银两、干粮,送老猎人上路回家。

孙思邈送走老猎人以后,想给这个新发现的穴位起个名字。想起在老猎人身上刚找到这个穴位时,老猎人喊了声:"啊是!"于是就给这个经外奇穴起名为"阿是穴"。这个穴名一直沿用到今天。

【医案选介】

(一)脚气

湘东王至江州,王在岭南病悉如此,极困笃,余作此汤(道人深师增损肾沥汤。编者注)令服,即得力。病似此者,服无不瘥,随宜增损之方。(《备急千金要方·卷七》)

注:病悉如此,是指脚弱疼痹或不遂,下焦虚冷,胸中微有客热,心虚惊悸不得眠,食少失气味,日夜数过心烦,迫不得卧,小便不利,又时复下。

(二)消渴

贞观十年(636年,编者注),梓州刺史李文博,先服白石英久,忽然房室强盛,经月余渐患渴,经数日小便大利,日夜百行以来,百方治之,渐以增剧,四体羸瘦,不能起止,精神恍惚,口舌焦干而卒。此病虽稀,甚可畏也。利时脉沉细微弱,服枸杞汤即效,但不能长愈。服铅丹散亦即减,其间将服除热宣补丸。(《备急千金要方·卷二十一》)

(三)中风

大理赵卿患风,腰脚不遂,不能跪起行。针上髎一穴、环跳一穴、阳陵泉一穴、巨虚、下廉一穴,即得跪。(《备急千金要方·卷第八》)

库狄钦患偏风不得挽弓。针肩髃一穴,即得挽弓。甄权所行。(《备急千金要方·卷第八》)

(四)水肿

有人患气虚损久不瘥,遂成水肿,如此者众,诸皮中浮水攻面目,身体从腰以上肿,皆以此发汗方,悉愈。方:麻黄四两,甘草二两。上二味,㕮咀,以水五升煮麻黄,再沸去沫,纳甘草,煮取三升,分三服。重覆取汗,愈。慎风冷等。(《备急千金要方·卷第二十一》)

贞观九年汉阳王患水,医所不治,余处此方,日夜尿一二斗,五六日即瘥。瘥后有他犯,因而殂矣。(《备急千金要方·卷第二十一》)

有人患水肿,腹大,四肢细小,腹坚如石,小劳苦足胫肿,小饮食便气急,此终身之疾。服利下药不瘥者,宜服此药,微除风湿,利小便,消水谷,岁久服之乃可得力,瘥后可常服方:丹参、鬼箭羽、白术、独活各五两,秦艽、猪苓各三两,知母、海藻、茯苓、桂心各二两。

上十味,㕮咀,以酒三斗,浸五日,服五合,日三。任性量力渐加之。(《备急千金要方·卷第二十一》)

(五)霍乱

武德中有德行尼名净明,患此(指霍乱,编者注)已久,或一月一发,或一月再发,发即至死,时在朝太医蒋许甘巢之徒亦不能识,余以霍乱治之,处此方得愈,故疏而记之。(《备急千金要方·卷第二十》)

参考文献

[1] 钱超尘,温长路.孙思邈研究集成[M].北京:中医古籍出版社,2006.

[2] 焦振廉.带您走进《备急千金要方》[M].北京:人民军医出版社,2008.

[3] 赵健雄,郭志.博极医源的孙思邈[M].北京:中国科学技术出版社,1989.

[4] (唐)孙思邈撰;高文柱,沈澍农校注.中医必读百部名著 备急千金要方[M].北京:华夏出版

社,2008.

［5］宋月航.中国历代名医传　古方验方、医术医道、医典医案全记录[M].北京:华文出版社,2017.

［6］李成文.中医古籍医案辑成　伤寒学派医案1[M].北京:中国中医药出版社,2015.

［7］王妮,屈榆生.隋唐时期疫病防治措施探微[J].陕西中医学院学报,2011,34(1):8-10.

［8］陈仁寿.《千金要方》温疫防治用药与方法探析[J].中医文献杂志,2009,27(5):5-7.

［9］康辉,柯资能,方晓阳.孙思邈《备急千金要方》中熏烟防疫刍议[J].时珍国医国药,2006(11):2340.

［10］刘宁,李文刚.孙思邈学术思想对金元医家的影响[J].北京中医,2003(3):50-51.

［11］张浩良.《千金要方》版本及有关方书简介[J].江苏中医,1988(12):30-31.

［12］朱广仁,王效菊.孙思邈的传染病学术思想和成就[J].陕西中医,1984(3):27-28.

8. 韩祗和（《伤寒微旨论》）

【生平传略】

韩祗和（约 1030—1100 年），专研伤寒，为宋代著名的伤寒学家，临证喜用仲景方，是第一位阐发《伤寒论》学术思想的医家，较成无己还早五十余年。韩祗和于北宋元祐元年（1086 年）著成《伤寒微旨论》，原书已佚。有关韩祗和的祖籍故里和生活年代，史无明载。陈振孙《直斋书录解题》称：《伤寒微旨论》"不著作者，序言元祐丙寅（1086 年），必当时名医也，其书颇有发明。"《四库全书提要》云："祗和实北宋名医，以伤寒为专门者。特《宋史·方技传》不载，其履贯遂不可考耳。"但是根据韩祗和《伤寒微旨论》中所载的地址和年号，可大致推测其医事活动地域，相当于今河北省邢台、磁县和河南省泌阳、汲县一带。据此推测韩祗和祖籍可能为河北省与河南省交界地区。其行医足迹遍及数县，可见其为医有较大的影响。

【学术思想】

（一）提出伤寒郁阳为病的观点，创辛凉解表治法

韩祗和论伤寒与众医家对伤寒的认识和治疗多立足于其病因"寒"上不同，提倡伤寒乃郁阳为病的病机观点，创辛凉解表治法。他在《伤寒微旨论》开篇《伤寒源篇》即提出伤寒病机是体内阳气被寒邪所困，阳气郁结成热病。书中开头云："夫伤寒之病，医者多不审察病之本源，但只云病伤寒，即不知其始阳气内郁结，而后成热病矣。"接下来又说："自冬至之后，一阳渐生，阳气微弱，犹未能上行，《易》潜龙勿用是也。至小寒之后，立春以前，寒毒杀厉之气大行时，中于人则传在藏府。其内伏之阳，被寒毒所折，深伏于骨髓之间，应时不得宣畅。"他进一步指出冬季阳气微弱，复感寒毒之邪，寒邪郁折伏阳，伏阳折于骨髓是导致伏阳内郁的原因。而感寒的轻重，发病的时令，阳郁的深浅，会导致不同的发病类型。"所感寒气浅者，至春之时，伏阳早得发泄，则其病轻，名曰温病；感寒气重者，至夏至之后，真阴渐发，其伏阳不得停留，或遇风寒，或因饮食沐浴所伤，其骨髓间郁结者，阳气为外邪所引，方得发泄，伏阳既出肌肤，而遇天气炎热，两热相干，即病证多变，名曰热病"。因此，他得出"伤寒之病本于内伏之阳为患也"的结论。

韩祗和此论是受唐代王冰"伏寒成温"学说的影响。王冰在注《素问·生气通天论》"冬伤于寒，春必病温"时，指出："冬寒且凝，春阳气发，寒不为释，阳怫于中，寒怫相持，故病温。"王冰注《素问·热论》"人之伤于寒也，则为病热"时，指出："寒毒薄于肌肤，阳气不得散发而内怫结，故伤寒者反为热病也。"二者均强调伤寒成热病的病机是"伏气外发"。但是，王冰强调"寒毒"被郁，在治疗上仍是以辛温为主，宣散寒毒。而韩祗和论伤寒，从郁阳立论，避开了病因上的"寒"字，从证候上的热病和"伏阳为热"的病机上着眼，为辛凉解表铺叙了理论依据。其发汗解表，完全不用仲景辛温解表的方药，组方多为薄荷、柴胡、葛根、黄芩、石膏、知母等宣散郁阳、清解郁热之品，实际蕴含了辛凉解表治法的意义，为后世医家治疗外感病提供了新的思路。韩祗和"伤寒乃郁阳为病"的论点，发展了伤寒病机学的内容，丰富了外感热病学的理论，为运用寒凉药治疗伤寒提供了理论基础。其学说实为外感表证的分化之始，也是辛凉解表理论的发端，为后世寒凉学派的形成以及明清时期温病学说奠定了基础。

（二）以经络阐释六经，首提伤寒传足经不传手经的观点

韩祗和认为："身半以上同天之阳，身半以下同

地之阴。或四时有不常之气,阳邪为病则伤于手经也;阴邪为病则伤于足经也。故冬毒之气则中于足经矣。"以此提出伤寒传足经不传手经的观点。关于伤寒传足经不传手经的观点,朱肱比较认同,朱肱在其著《伤寒总病论》中指出了伤寒传足经先传阳经,后传阴经,其顺序为足太阳→足阳明→足少阳→足太阴→足少阴→足厥阴。而阳邪为病则伤于手经的观点影响了明清时代温病学家的思想。从吴又可的"邪从口鼻而入",到叶天士的"温邪上受首先犯肺",再到吴鞠通提出"温病由口鼻而入,鼻通于肺,始手太阴",正是这一学术观点的延续,以此开启温病卫气营血、三焦辨证之滥觞。韩祗和以经络阐释六经的观点,为《伤寒论》六经学说的研究开辟了新思路,后世医家据此运用经络、脏腑等研究伤寒六经,极大地推动了伤寒学说的发展。

(三)以脉诊析阴阳盛衰,辨脉证用药

辨阴阳盛衰是贯穿《伤寒微旨论》的一大特色,韩祗和尤其重视从脉辨析阴阳的盛衰,如辨浮脉,"若病在表,脉浮,不得便以浮为阳,浮中亦有阳,亦有阴也,盖三阴病在表,脉亦浮也。故有可汗者,有不可汗者"。有了阴阳之别,加上盛衰不同,就有了阴阳盛衰的差异。因此,"病人两手三部脉或浮或沉,关前寸脉小,关后尺脉大,曰阳虚阴盛;关前寸脉大,关后尺脉小,曰阳盛阴虚"。并以此来作为指导用药的方法,如"病人无汗,发热,三部脉浮,寸脉大于关尺者,此为阳盛,阳邪既盛,若入于胃中,即变成热之患,当用解表药以消阳气。解表药者,石膏、甘草、芍药、生姜、豆豉、薄荷、柴胡、葛根之类是也",或"病人汗出,恶风,脉浮,见阴盛者,可投发表药消阴气"。

(四)详辨汗下大法,强调审时用药

韩祗和十分重视汗下两法的应用,他指出:"凡治伤寒病,若能辨其汗下者,即治病之法得其十全矣。"在《伤寒微旨论》一书中,专论汗下之法的就有四篇之多。参合四时六气审时用药,是韩祗和运用汗法的特点。他认为《伤寒论》成书于战乱之时,百姓不得温饱,阳气虚亏,故仲景多用大热药发汗。太平之人,饮食动作过旺,阳气有余,若不分四时六气滥用麻桂解表,必然导致坏病。故韩祗和自立九个发汗解表方剂,作为麻黄汤、桂枝汤的补充。立春以后至清明以前,春阳方生,寒邪余威未尽,韩祗

和以调脉汤治疗太阳伤寒表实证,以薄荷汤治疗中风表实证,以六物麻黄汤治疗风寒两伤证。清明以后至芒种以前,阳气始盛,风寒之邪易于化热内传,韩祗和以葛根柴胡汤治疗风寒表实证,以防风汤治疗中风表虚证,用七物柴胡汤治疗风寒两伤证。芒种以后至立秋以前,阳气由极盛开始转衰,韩祗和以人参桔梗汤治疗风寒表实证,以香芎汤治疗中风表虚证,以发表汤治疗风寒两伤证。从而丰富了《伤寒论》中的发汗解表法。

韩祗和运用汗法多出新意,运用下法之时,却又强调谨遵仲景之旨。他认为运用下法"非仲景气之类,即别药不可对病矣"。为了正确掌握仲景承气汤的运用方法,韩祗和提出慎下及谨守这两个原则。慎下即不可妄攻,《伤寒微旨论》反复强调,有下证无下脉不可妄攻,天之阳气未盛不可妄攻。示人在运用下法时注意审时、辨脉。谨守即不可滥补,投下药后,不可才见病人大便利及三五次,即投补药。应谨守病机,要下彻底。否则实热未清,将导致发斑、衄血、狂走等严重变证。《伤寒微旨论》中强调,寅时投下药,至申时酉时不动,即可再投。至来日鸡鸣时不动,仍可再投。凡投下药,候四五日以后,有下脉及有可下证,仍可下之。他还认为凡投下药不得务急为胜,即不可下之太过,要考虑病人的体质特点。"今太平久也,脏腑柔弱,故气血虚弱,但迟投下药也无害耳……治伤寒病投下药者本不为取积及取食,止为疏解阳毒之气"(《伤寒微旨论·可下篇》)。韩祗和认为凡阳盛阴虚者,用大小承气汤以助阴消阳;潮热者以调胃承气汤主之;阴阳气俱实者,宜黄芩汤和之;并反对用巴豆、水银、粉霜、砒霜、甘遂、石脑油等有毒之药。

综上,韩祗和提出了下法的"三戒",一戒下之太早:"凡投下药,不得务急为胜",这为后世"伤寒下不厌迟"之说开了先河;二戒下之太过:"凡投下药者,当量其脉力轻重,证之深浅,不可下之太过,若太过则病证多变";三戒下后急投和气补热药,认为"大黄等凉药,疏导胃中热气,热气才过,乘虚之际,却投和气补热药,决然变成发黄、斑出、衄血、狂走"。

(五)首推温中之法

韩祗和首推温中之法,并创立温中方剂是其研究伤寒的又一特色。有感于仲景对三阴病证治的不足,他根据自己的临床经验,创立了多首温中方

剂,丰富了伤寒三阴病的证治。如病人两手脉沉迟或缓或紧皆是胃中寒也,用温中汤(丁香、厚朴、干姜、白术、陈皮),橘皮汤(橘皮、厚朴、白术、葛根),七物理中丸(人参、生姜、藿香、白术、桔梗、葛根、蜂蜜)治疗;以二苓汤(赤茯苓、猪茯苓、白术、桂枝、滑石、豆蔻、通草、丁香皮、陈皮)治疗饮停所致的呕逆膈满、腹痛肠鸣之证;以羊肉汤(羊肉、当归、牡蛎、龙骨、桂枝、黑附子、葱白)治疗下焦虚寒之证等。受到后世医家的大力推崇,如元代医家王好古在其著作《阴证略例》中多有引用韩祗和之论,足见韩祗和的温中思想具有较广的影响。

(六)阐释黄疸"阴黄"理法方药,补充《伤寒论》之未备

1. 从"脾弱"论阴黄

仲景临证重视脾胃,在《伤寒论》中有很好体现,其脾胃学术思想对后世医家深有影响,历代医家通过对其著作的研究,使其脾胃学术思想得以彰显,韩祗和通过对《伤寒论》一书的全面研究,发扬了仲景脾胃学术思想。韩祗和在《伤寒微旨论·伤寒源》篇中指出伤寒之病"只受于足三阳三阴",并对伤寒伤足经不伤手经的原因进行了阐释。韩祗和认为发生原因是"同气相求",则"当阴之分,冷病归之""人之生也,禀天地阴阳气……身半以下,同地之阴……阴邪为病,则伤于足经也。故寒毒之气,则中于足经矣""即寒毒之气,只受于足之三阳三阴明矣"。阐明了伤寒伤足经而不伤手经,阳明病篇、太阴病篇诸病证与脾胃则有紧密的联系,阳明、太阴病变可以看作是脾胃及相关经脉的病变。韩祗和认为"伤寒病发黄者,古今皆为阳证治之,往往投大黄、栀子、柏皮、黄连、茵陈之类,亦未尝得十全",指出"伤寒病发黄,本自脾弱,水来凌犯,又胃中空虚而变为黄,是与阴黄不同耳。病人始于二三日,务求汗下为胜,或服发汗温中药太过,加以厚衣盖覆,仍于阴湿不通风处坐卧,或以火劫之,变为黄病,此乃阳黄也,当投寒药以治之"。若"病人三四日后,服下药太过,虚其脾胃,亡津液,引水浆,脾土为阴湿加之,又与暑相会,至第六七日变为黄病,此乃阴黄也"。韩祗和根据多年临床经验,指出"每遇太阳或太阴司天岁,若下之太过,往往变成阴黄,何故如是,盖因辰戌岁太阳寒水司天,寒化太过,即水来犯土,丑未岁太阴湿土司天,土气不及,即脾气虚

弱,又水来凌犯,多变斯证(阴黄)也"。其对阴黄的病因病机进行了探讨,补充了《伤寒论》的不足。

2. 总结黄疸"阴黄"证型,分列方药

有关黄疸的记载,肇始于《内经》。《素问·平人气象论》曰:"溺黄赤,安卧者,黄疸。目黄者,曰黄疸。"《伤寒论》在《内经》的基础上将黄疸分为湿热发黄及寒湿发黄(即后世所谓的阳黄、阴黄)等两大类型,并为湿热发黄证确立了较为完善的辨证论治法则。仲景以茵陈蒿汤治疗湿热并重证,以栀子柏皮汤治疗热重证,以麻黄连翘赤小豆汤治疗湿热兼表证,后世治疗阳黄皆囿于此。然而,对于阴黄,《伤寒论》却未设具体方证。宋以前阴黄理论虽有其名,但仍处于探索阶段,不能形成共识。宋《太平圣惠方》首次提出包括"阴黄"在内的"三十六种黄",并提出治疗上应以健脾益气为法,此处阴黄理论已与后世渐同,韩祗和开启了阴黄发展的重要篇章,韩祗和根据仲景寒湿在里"不可下也,于寒湿中求之"的原则,在《伤寒微旨论》中设专篇讨论阴黄证治。明确地给阴黄、阳黄界定了内容,认为阴黄即阴证黄疸,并讨论了阴黄的病因病机、治法及方药。韩祗和将阴黄证归纳为四个证型,视其寒重、湿重及有无兼证区别对待。以下对其证型及治法进行概述。

(1)寒邪偏重 若寒邪偏重,阳气不足,证见脉沉、细、迟,肢体逆冷,以小茵陈汤主之。用附子、甘草益气扶阳,用茵陈利湿退黄。如果阳虚严重,兼见腰以下自汗出或全身冷汗出者,则加用干姜,同时减少茵陈用量,改服茵陈四逆汤或茵陈附子汤。

(2)湿邪偏重 若湿邪偏重三焦不利,症见脉沉、细,身热,身足寒、喘、呕、烦躁不渴者,以茵陈橘皮汤主之。用茵陈利湿退黄,用茯苓、白术、半夏、生姜、橘皮等温中健脾、理气利湿,通利三焦。

(3)寒湿并重 若寒湿并重,以茵陈吴茱萸汤主之。用茵陈利湿退黄,干姜、附子温阳散寒,吴茱萸温中下气除湿,并配合木通,使湿邪从下窍排出。

(4)寒湿久郁,郁而生热 若寒湿久郁,郁而生热,症见脉沉细数微,四肢冷,身温,小便不利,烦躁口渴,以茵陈茯苓汤主之。用桂枝、茯苓通阳化气利水,猪苓、滑石清热利湿,茵陈利湿退黄。

统计韩祗和所用6首方剂,其中每方必用茵陈,这也体现了治疗黄疸,利湿退黄之根本,并且韩祗和在利湿退黄的同时,温中之品用者较多。倡导温中散寒、利湿退黄之法组方,切中阴黄病机。汉晋

隋唐时期，人们对阴黄证缺乏统一的认识，往往用寒药治疗阴黄。《微旨·阴黄篇》的出现，使医者在辨治寒湿发黄时有章可循。

【著作考】

（一）《伤寒微旨论》

《伤寒微旨论》是北宋名医韩祗和所撰，大约成书于哲宗元祐元年（1086 年）。比庞安常《伤寒总病论》早十四年，比朱肱《类证活人书》早二十二年，是现存的第一部阐发仲景学术思想的专著。原书早已散佚，后人根据《永乐大典》中散见的内容采掇荟萃复辑成书，清代至民国年间曾多次刊印。微者，不明也；旨者，意也。韩祗和以微旨命题立论，以示其书重在阐发《伤寒论》未尽之义。全书 15 篇，间附方论。卷上载伤寒源、伤寒平脉、辨脉、阴阳盛衰、治病随证加减药、用药逆、可汗、可下等 8 篇；卷下载总汗下、辨汗下药力轻重、温中、小便大便、蓄血证、阴黄证、劳复证等 7 篇。立论超然，言简意赅，具有很高的学术价值。

《伤寒微旨论》以《内经》等有关理论，对外感热病病机、平脉辨证、汗下温三法、阴黄证治、蓄血证治等进行了论述，勇于创新，发仲景未尽之意，强调临床实践，丰富了外感热病学的理论与临床，开宋代研究《伤寒论》之风气，对后世产生了很大的影响。《四库全书·提要》赞称该书"推阐张机之旨而能变通其间"。

（二）韩祗和佚文佚书考

萧源等《永乐大典医药集》中尚有未被《伤寒微旨论》辑入的《戒桂枝汤篇》《辨桂枝葛根麻黄汤篇》等内容，近年又发现韩祗和除今本《伤寒微旨论》之外的佚文，主要见于明代刘纯《伤寒治例》、朱橚《普济方》、王肯堂《伤寒证治准绳》、汪机《伤寒选录》、张卿子《张卿子伤寒论》、清代陆懋修《伤寒论阳明病释》、沈金鳌《伤寒论纲目》等，经比较对照有些确属韩祗和佚文，沈金鳌《伤寒论纲目》所谓的韩祗和注文，大多需要正本清源。此外，李时珍《本草纲目·引据古今医家书目》写明引用韩祗和的书目是《伤寒书》，而不言《伤寒微旨论》。一般而言，李时珍所言当是具体书名，而不应是简称或别称。但又据《医籍考》认为明代医家方炯曾写过《伤寒书》，其载："《福建通志》曰：方炯，字用晦，莆田人。尝与方时举

诸人，为壶山文会。精医术，时有一僧暴死，口已噤矣。炯独以为可治，乃以管吹药纳鼻中，良久吐痰数升而愈，前后活人甚多。有酬以资者，贫则却之，富则受之，以济穷乏。自号杏翁。著《杏村肘后方》《伤寒书》《脉理精微》等书传世。"可见写《伤寒书》的还有他人，有待辨析。有些文字尚无出处，需进一步考证。从内容看，有些是对《伤寒论》原文的注释，故不能排除韩祗和或著有除《伤寒微旨论》之外医著的可能。为更好地理解佚文，现选择部分内容摘录如下，并对其进行阐释。

1. 刘纯《伤寒治例》

（1）《烦躁》篇 "烦为扰，扰而烦。躁为愤躁之躁，邪气在里。烦为内不安，躁为外不安。有因火劫，有阳虚，有阴盛兼结胸者死。无求子曰：脉洪实或滑，小便赤者，阳躁也。脉微，手足逆冷，大小便利者，阴躁也……"

灸法：伤寒六七日，脉微，手足厥冷，烦躁，宜灸厥阴穴。

扶阴泄热：少阴，躁不得眠，黄连鸡子汤。《总录》云："鸡清散治烦躁，闷乱。绛雪治狂躁发热。大安丸、凝水石丸治狂躁闷乱"。韩祗和云："不甚实，丹砂丸。轻者，朱砂安神丸。"

（2）《战栗》篇 "（战栗）为病欲解也。战为正与邪争，争则为鼓栗而战。振但虚而不至争，故止从行动而振也。栗为心战，战外为栗内，皆阴阳之争也。战者，正气胜。栗者，邪气胜也"。

助阳：同前。

温经散寒：同前桂枝白术甘草。救逆：韩祗和治汗下后战，与救逆汤。微减，与羊肉汤，再投而战解。

（3）《阴证似阳》篇 《阴证似阳》篇"烦躁面赤，身热，脉反沉微。韩祗和《伤寒微旨论》曰："面色虽见阳证，盖是阳在上焦，其下二焦阴色已盛。若调理得下焦有阳，则上焦阳气必下降也，上焦虽见阳证，其势泄于下焦也。"

阐释：《烦躁》篇中当是韩祗和注释《伤寒论》的文字并提出治疗方剂。《战栗》篇中的羊肉汤出自《伤寒微旨论》，当属《伤寒微旨论》佚文。《阴证似阳》篇明言"《微旨》曰"，当属《伤寒微旨论》佚文。《伤寒治例》"引用诸书诸家姓名"中有"韩祗和"，此三处内容当属可靠。

2. 朱橚《普济方》

《伤寒门·伤寒后虚羸（附论）》:"产脱血虚者,宜用羊肉汤。伤寒汗下太过,亡阳失血,则用救逆,效必迟矣。与羊肉汤,为效神速。病人面色虽见阳,是客热上焦,中下二焦阴气已盛。若调得下焦有阳,上焦阳气下降丹田,知所归宿矣。气有高下,病有远近,证有中外,治有轻重,各适其所为。病八九日,汗下太过,二脉沉细无力,多蜷足卧,恶闻得人声,皮有粒,时战如疟,宜羊肉汤主之。当归、白芍药各一两,黑附子四钱,炮裂,去皮脐,龙骨半两,烧通赤,生姜二两,牡蛎一两,烧赤,桂枝七钱半。上为粗末,每服二两。羊肉四两,葱白五寸,去黄心,同剉烂。以水五升,一升今之大盏也。熬至一半,以绢滤,绞去滓。分三服饮之。"

阐释:羊肉汤出自《伤寒微旨论·温中》篇,《普济方》所载羊肉汤药物组成与《伤寒微旨论》同,部分药物剂量有出入,方后文字有异议。但方剂出《伤寒微旨论》无疑。此外,楼英《医学纲目》、王肯堂《伤寒证治准绳》、汪昂《医方集解》等均载此方,均说明来自韩祗和。

3. 王肯堂《伤寒证治准绳》

《合病并病汗下吐后等病·振战栗》:"韩,汗下后战者,与救逆汤。微减,与羊肉汤。再投而战解。若阴气内盛,正气大虚,心栗鼓颔,身不战者,遂成寒逆,宜灸之。或用大建中汤。仲景治尸厥战而栗者,刺期门、巨阙。"

阐释:文中的"韩",当是指韩祗和。"汗下后战者,与救逆汤。微减,与羊肉汤。再投而战解"。与刘纯《伤寒治例》所引同,当属《伤寒微旨论》佚文。

4. 汪机《伤寒选录》

(1)《振战栗三十二》篇 "太阳病,二日反躁,反熨其背而大汗出,大热入胃,胃中水竭,躁烦必发谵语。十余日振栗而自下利者,为欲解"。

附余:韩祗和曰:"汗下后战者,与救逆汤。微减,与羊肉汤。再投而战解。若阴气内盛,正气大虚,心栗鼓颔,身不战者,遂成寒逆,宜灸之。或用大建中汤。仲景治尸厥战而栗者,刺期门、巨阙。"

(2)《阴症似阳八十七》篇 "此证大率以脉为主,诸数为热,诸迟为寒。若虚阳上膈发烦躁,误以为热,反与凉剂,则反成大病矣。四逆汤加葱白散"。《医林》曰:"烦躁,面赤,身热,脉反沉微也。"韩祗和曰:"面色虽是阳症,皆是阳在上焦。其下二焦 阴气已盛,若调理得下焦有阳,则上焦阳气必降而下。上焦虽见阳,其热泄于下焦也。又曰:脉沉细属里,而当温散。凡热而脉沉为阳经虚。"

阐释:《振战栗三十二》篇内容与王肯堂《伤寒证治准绳》同,当属《伤寒微旨论》佚文。《阴症似阳八十七》篇从内容看当是对"阴症似阳"的阐发。

5.《张卿子伤寒论》

《张卿子伤寒论》中《辨太阳病脉证并治第六·栀子干姜汤方》曰:"衄家,不可发汗,汗出必额上陷,脉急紧,直视,不能眴,不得眠。衄者,上焦亡血也。若发汗则上焦津液枯竭,经络干涩,故额上陷脉急紧。诸脉者,皆属于目。筋脉紧急则牵引其目,故直视,不能眴。眴,瞬,合目也。"《针经》曰:"阴气虚则目不瞑,亡血为阴虚,是以不得眠也。"韩祗和云:"此人素有衄血证,非伤寒后,如前条之衄也,故不可发汗。"

阐释:从内容看当属注文。丹波元简《伤寒论辑义·辨太阳病脉证并治》、山田正珍《伤寒论集成·卷三》均有此条韩祗和相同注文。

6. 陆懋修《伤寒论阳明病释》

《伤寒论阳明病释·卷四》:"身无汗则热不得越,小便不利则热不得降。韩祗和。"

阐释:《伤寒论阳明病释·卷四》为陆懋修收集后世医家有关阳明病的注文,从内容看当是韩祗和注释《阳明病》篇原文199条"阳明病,无汗,小便不利,心中懊者,身必发黄"的注文。

【遣方用药】

(一)辨治太阳伤寒的方剂

1. 调脉汤

药物组成:葛根一两,防风(去芦)半两,前胡三钱,炙甘草半两。

用法:上为末。每服二钱,水一盏,加生姜一块,如枣大劈破,煎至七分,去滓温服。如寸脉力小,加大枣三个,劈破同煎。

主治:太阳伤寒(立春后,清明前适用)。

方义:《伤寒微旨论》指出:"病人两手脉浮数而紧,名曰伤寒。"此处所谓的伤寒应属于张仲景太阳病伤寒,韩祗和认为其病机为"阴气已盛",即寒邪郁表,根据脉证,"若关前脉力小,关后脉力大,恶风不自汗"，其治法应为辛温发汗解表。根据节气的变化，韩祗和自创调脉汤，以辛温解表为主，适合治疗太阳病伤寒。韩祗和认为立春是农历二十四节气中的第一个节气，万物复苏，阳气萌动而未盛，并且《戒桂枝汤篇》指出："治伤寒病发表药，无出仲景桂枝汤，最为古今发表药之精要。于今时之用，即十中五六变成后患。非药之过，乃医流不知其时也……立春以前，天气寒列，用桂枝汤发表，尚有鼻衄、狂躁、咽中生疮之患，甚者至于发斑、吐血、黄生，岂是药之过剂？盖人之肌体阳多，不能任其热药，况乎春之时矣？"故认为汗法不宜过用辛温，况且处在宋代盛世之时人们的物质生活富裕，阳气旺盛，"误投发表药服之则多变成阳毒之患"，若用大热发表则必变成坏病。韩祗和认为投发表药只要消除阴胜之气，不务汗多为法。"故参酌力轻而立方"，因此调脉汤在立春后、清明前使用为佳。

2. 葛根柴胡汤

药物组成：葛根一两半，柴胡一两，白芍二分，桔梗三分，炙甘草三分。

用法：上为末。每服二钱，水一盏，加生姜三片，煎至七分，去滓热服。

主治：太阳伤寒（清明后，芒种前适用）。

方义：《伤寒微旨论》："伤寒。两手脉浮数而紧，若关前脉力小，关后脉力大，恶风不自汗，病在清明以后至芒种以前者，葛根柴胡汤主之。"清明的特点是"冬天已去，春意盎然，天气清朗，四野明净，大自然处处显示出勃勃生机，阳气经过酝酿而向盛大变化，芒种雨量充沛，日照时间变长，由清明至芒种，此时气温显著升高，病邪会出现向热转化的迹象，此时要兼顾热像，葛根与柴胡相配，轻清升散，解表退热，寓辛凉解表之意，桔梗宣肺止咳，芍药和营，生姜助发散风寒，又与甘草调中。诸药合用，起到散寒解表，宣肺止咳的作用"。

3. 人参桔梗汤

药物组成：人参三分，桔梗三分，麻黄一两，石膏三两，炙甘草三分。

用法：每服二钱，水一盏，加荆芥五穗，煎至七分，去滓热服。

主治：太阳伤寒（芒种后，立秋前适用）。

方义：《伤寒微旨论》："伤寒阴气已盛，关前寸力小，关后脉力大，恶风，不自汗，得之芒种以后，立秋以前者，人参桔梗汤主之。"芒种以后、立秋以前

气温升高的幅度最大，人参桔梗汤重用石膏，麻黄与石膏配伍，具有解表清热的功效，符合芒种以后、立秋以前气温升高，表有寒、里郁热的病机。

（二）辨治太阳中风的方剂

1. 薄荷汤

药物组成：薄荷一两，葛根半两，人参三分，炙甘草半两，防风半两。

服法：上为末。每服三钱，水一盏，煎至七分，去滓热服。如三五服，寸脉力尚小，加薄荷二分。

主治：太阳中风（立春后，清明前适用）。

方义：《伤寒微旨论》："中风，两手脉浮数而缓。"韩祗和认为其病机是"亦阴气已盛"，即寒邪郁表，卫阳偏虚，根据脉证，"若寸脉力小，尺脉力大，恶风不自汗"和"若不调药和之，后必恶风自汗出，若立春以后至清明以前者，宜薄荷汤主之"，其治法应为发汗解表。其中薄荷汤以薄荷为主药，发汗力弱，辛凉解表，适用于立春以后、清明前。

2. 防风汤

药物组成：防风半两，桔梗三分，炙甘草半两，旋覆花半两，厚朴三分。

服法：上为末，每服三钱，水一盏，入姜一块如枣大，劈破煎至七分，去滓热服，如三五服，寸脉力尚小，加荆芥穗五七枚同煎。

主治：太阳中风（清明后，芒种前适用）。

方义：《伤寒微旨论》："病人两手脉浮数而缓，名曰中风，若寸脉力小，尺脉力大，恶风不自汗，此亦阴气已盛，先见于脉也，若不调药和之，后比恶风自汗出……清明以后，至芒种以前，宜防风汤主之。"防风汤中的防风、桔梗、甘草配伍亦如张仲景的桂枝汤，和缓发汗，旋覆花配合桔梗调整气机升降，厚朴燥湿理气，对应芒种时雨水渐多的特点，用于清明以后，芒种以前。

3. 香芎汤

药物组成：川芎一分，石膏二两，升麻三分，甘草半两，厚朴半两。

用法：上为末。每服二钱，水　盏，煎至七分，去滓温服。

主治：太阳中风（芒种后，立秋前适用）。

方义：《伤寒微旨论》："病人两手脉浮数而缓，名曰中风，若寸脉力小，尺脉力大，恶风不自汗，此亦阴气已盛，先见于脉也，若不调药和之，后比恶风自

汗出……芒种以后,立秋以前,宜香芎汤主之。"香芎汤中重用石膏,适用于芒种以后,立秋以前气温升高对人体的影响。

(三)据阴阳学说和节气变化辨治伤寒原创方剂

1. 阴盛阳虚型

(1)六物麻黄汤

药物组成:麻黄一两,人参半两,炙甘草半两,葛根三分,苍术三分。

用法:上为末,每服三钱,水一盏,大枣两个,煎至七分,去滓热服。如3～5服后汗未止,加荆芥三分;如3～5服后不祛风,犹自汗出,加舶上丁香皮半两。

主治:阴盛阳虚(风寒在表、卫阳郁遏;立春后,清明前适用)。

方义:《伤寒微旨论》指出:"病人两手脉浮数,或紧,或缓,寸脉短,及力小于关尺脉者,此名阴盛阳虚也,若自汗出,恶风者,是邪气在表,阴气独有余也。"所谓"阴盛阳虚",韩祗和指出:"阴气有余而多汗,身寒是也。"由脉证可知,"阴盛阳虚"的病机是风寒在表、卫阳郁遏,对应的治法是"投消阴助阳发表药治之",方中麻黄、葛根、苍术发汗解表,散寒祛湿;人参补正气;甘草、大枣亦补气,兼调胃。诸药合用,扶正祛邪。

(2)七物柴胡汤

药物组成:柴胡二两,苍术一两,荆芥穗一两,甘草一两,麻黄一两。

用法:上为末。每服三钱,水一盏,加生姜一块如枣大(擘碎),大枣三个(擘破),同煎七分,去滓热服。

主治:阴盛阳虚(风寒在表、卫阳郁遏;清明后,芒种前适用)。

方义:《伤寒微旨论》指出:"病人两手脉浮数,或紧,或缓,寸脉短,及力小于关尺脉者,此名阴盛阳虚也,若自汗出恶风者,是邪气在表,阴气独有余也,《素问》云:阴气有余而多汗身寒是也。即可投消阴助阳发表药治之……清明以后至芒种以前,宜七物柴胡汤主之。"清明至芒种,此时气温显著升高,重用柴胡以加强解表退热之力,因雨水渐盛,加强了苍术的用量,荆芥穗和麻黄是辛温解表药,助散风寒,甘草调和诸药。

(3)发表汤

药物组成:麻黄半两,苍术三分,人参半两,当归半两,舶上丁香皮三分,甘草三分。

用法:上为末。每服三钱,水一盏,加生姜一块如枣大,劈破,枣三个,同煎至七分,去滓热服。

主治:阴盛阳虚(风寒在表、卫阳郁遏;芒种后,立秋前适用)。

方义:《伤寒微旨论》指出:"病人两手脉浮数,或紧,或缓,寸脉短,及力小于关尺脉者,此名阴盛阳虚也,若自汗出恶风者,是邪气在表,阴气独有余也……芒种以后,立秋以前,宜发表汤主之。"麻黄、苍术、丁香皮发散在表之风寒,重用苍术符合芒种后、立秋前雨水多的气候特点,人参、当归、甘草益气扶正祛邪。

2. 阳盛阴虚型

(1)人参汤

药物组成:人参半两,石膏二两,柴胡一两,白芍三分,甘草三分。

用法:上为末,每服三钱,水一盏,姜三片如钱大,同煎至七分,去滓热服,如三五服后依前发热者,每服水一分,如前,热未解,更加石膏二两。

主治:阳盛阴虚(立春后,清明前适用)。

方义:《伤寒微旨论》指出:"病人脉浮数,或紧,或缓,其脉上出鱼际,寸脉力大于关尺,此名阳盛阴虚,若发热冒闷,口燥咽干者,乃是邪气在表,阳气独有余也。"何谓"阳盛阴虚",韩祗和指出:"阳气有余,而身热无汗是也。"由脉证可知,"阳盛阴虚"的病机是表寒里热,即风寒郁表,里有积热,以里热为主,表寒为次,对应的治法是"投消阳助阴药以解表"。人参汤是消阳助阴代表方,立春以后至清明以前发病,伏阳郁折比较轻浅,方中重用石膏、柴胡清透郁热,配以人参、芍药、甘草益气生津。

(2)前胡汤

药物组成:前胡一两,石膏二两,豆豉(熬焦)三分,桔梗三分,甘草半两。

用法:上为末。每服三钱,水一盏,姜一片如枣大,同煎至七分,去滓热服。

依前热未解,每服入豆豉30粒,水一盏半,同煎至八分,去滓热服。

主治:阳盛阴虚(清明后,芒种前适用)。

方义:《伤寒微旨论》指出:"病人脉浮数,或紧,或缓,其脉上出鱼际,寸脉力大于关尺,此名阳盛阴虚,若发热冒闷,口燥咽干者,乃是邪气在表,阳气独有余也,《素问》云阳气有余而身热无汗是也。可投消阳助阴药以解表……清明以后至芒种以前,宜前胡汤主之。"清明后至芒种前发病,伏阳郁折较深,韩祗和以前胡汤治疗。重用石膏、前胡,清宣郁热。配以豆豉、桔梗,苦泄辛开,帮助郁阳外泄。方中不用人参、芍药,恐其留邪。

(3)石膏汤

药物组成:石膏三两,白芍一两,柴胡一两,升麻三分,黄芩三分,甘草三分。

用法:上为末。每服三钱,水一盏半,入豉一合,煎七分,去滓热服,如三五服后热不解,加知母一两,如热未解,加大青一两。

主治:阳盛阴虚(芒种后,立秋前适用)。

方义:《伤寒微旨论》指出:"病人脉浮数,或紧,或缓,其脉上出鱼际,寸脉力大于关尺,此名阳盛阴虚,若发热冒闷,口燥咽干者,乃是邪气在表,阳气独有余也……芒种以后至立秋以前,宜石膏汤主之。"芒种后至立秋前发病,伏阳久郁,又历经炎夏。因此,内热津伤之势最重。韩祗和以石膏汤大力清热透邪。病势严重的,再加用知母、大青叶。

3. 阴阳俱有余型

(1)解肌汤

药物组成:白芍二两,麻黄三分,升麻半两,炙甘草半两。

用法:上为末。每服三钱,水一盏半,入豉半合,煎至八分,去滓热服。如三五服后犹恶风者,加麻黄半两,石膏一两。

主治:阴阳俱有余(立春后,清明前适用)。

方义:《伤寒微旨论》指出:"病人两手脉浮数,或紧,或缓,三部俱有力,无汗恶风者,此是阴阳俱有余。"韩祗和指出:"阴阳有余,则无汗而寒是也。"由脉证可知,"阴阳俱有余"的病机是风寒在表,积热伤阴,对应的治法是"阴阳有余,则无汗而寒是也,可用药平之"。以解表、清热、养阴为具体治法。立春、清明前用芍药、升麻、甘草、麻黄,以发散、透解为主。

(2)白芍汤

药物组成:白芍一两,荆芥穗一两,石膏三两,炙甘草半两。

用法:上为末。每服三钱,水一盏,姜一块,劈破同煎至七分,去滓热服,如三五服后犹恶风,再加枣

三枚,煎法如前。

主治:阴阳俱有余(清明后,芒种前适用)。

方义:《伤寒微旨论》指出:"病人两手脉浮数,或紧,或缓,三部俱有力,无汗恶风者,此是阴阳俱有余。《素问》云阴阳有余则无汗而寒是也,可用药平之……清明以后至芒种以前,宜芍药汤主之。"荆芥穗解表、石膏清热、芍药和甘草酸甘化阴,全方清热益阴兼以解表。

(3)知母汤

药物组成:知母一两,麻黄一两,升麻一两,石膏二两,甘草一两半。

用法:上咬咀。每服三钱,水一盏,入生姜一块,同煎至七分,去滓热服。

主治:阴阳俱有余(芒种后,立秋前适用)。

方义:《伤寒微旨论》指出:"病人两手脉浮数,或紧,或缓,三部俱有力,无汗恶风者,此是阴阳俱有余……芒种以后至立秋以前,宜知母汤主之。"解表药为麻黄、荆芥穗,清热药为石膏、升麻,用知母以养阴清热,甘草调和诸药。

(四)论治黄疸"阴黄"的方剂

1. 茵陈茯苓汤

药物组成:茯苓一两,桂枝一两,猪苓三分,滑石半两,茵陈二两。

用法:上为末。水四升,煮取二升,去滓放温,分作4服。

主治:阴黄(湿热内郁,阳不达表)。

方义:《伤寒微旨论》指出:"茵陈茯苓汤治病人五六日,脉沉细微,身温四肢冷,小便不利,烦躁而渴。"韩祗和认为阴黄可因阳黄服用攻下药太过转化而来,服用攻下药太过,损伤脾阳或肾阳,导致寒湿内生,寒湿与暑相合而成阴黄。茵陈茯苓汤所治病机是湿热内郁、阳不达表,其本质属于阳黄,只不过其脉证出现"脉沉细微,身温四肢冷,小便不利",不同于阳黄的湿热郁蒸发热,自汗出,小便黄,所以韩祗和将其归为阴黄。方中茯苓、猪苓淡渗,利水渗湿,且茯苓健脾以助化湿。桂枝温通经脉,助阳化气以助利水。重用茵陈,本品苦泄下降,善能利湿,为治黄疸要药,佐以滑石之甘寒,利水、清热两彰其功。

2. 茵陈橘皮汤

药物组成:橘皮一两,生姜一两,茵陈一两,白

术一分,半夏半两,茯苓半两。

用法:上为末。水四升,煮取二升,去滓放温,分为四服。

主治:阴黄(中焦湿阻)。

方义:《伤寒微旨论》指出:"茵陈橘皮汤治病人沉细数,身热,手足寒,喘呕,烦躁不渴者。"茵陈橘皮汤所治病机是中焦湿阻、脾不化湿,方中茵陈清利湿热,利胆退黄,橘皮理气健脾,燥湿化痰,生姜温中止呕,半夏行燥湿化痰、降逆止呕之功,茯苓配以白术以燥湿健脾,以运化水湿邪气,茯苓、白术相须,为健脾祛湿的常用组合。

3. 小茵陈汤

药物组成:附子一个,甘草一两,茵陈二两。

用法:上为细末。水二升,煮取一升半,去滓放温,分作三服。

主治:阴黄(阳虚湿阻)。

方义:《伤寒微旨论》指出:"小茵陈汤治病人脉沉细迟,四肢及遍身冷。"方中重用茵陈以利湿祛黄,附子回阳救逆,散寒止痛,甘草益气补中以调和诸药,全方共奏补阳散寒利湿之效。

4. 茵陈四逆汤

药物组成:甘草二两,茵陈二两,干姜半两,附子一个。

用法:上为末。水四升,煮取二升,去滓放温,分作四服。

主治:阴黄(阳虚湿阻加重)。

方义:《伤寒微旨论》指出:"茵陈四逆汤治病人脉沉细迟,肢体逆冷,腰以上自汗出。"方中茵陈能清利湿热,利胆退黄,附子上助心阳、中温脾阳、下补肾阳,能回阳救逆,助阳补火,散寒止痛,干姜能温中散寒,回阳通脉,炙甘草能益气补中,调和药性。四药配伍,共奏温中散寒、利湿退黄之效。

5. 茵陈附子汤

药物组成:附子两个,干姜半两,茵陈半两。

用法:上为末。水两大升,煎取一升半,去滓放温,分作三服。

主治:阴黄(阳虚湿阻更重)。

方义:《伤寒微旨论》指出:"茵陈附子汤治病人服茵陈四逆汤,身如冷,汗出不止者。"方中茵陈利湿退黄,干姜、附子温里助阳,共奏温阳利湿、退黄之功,而茵陈四逆汤因重用茵陈,故利湿退黄之力

大,而茵陈附子汤重用附子,则温里助阳之功强。

6. 茵陈茱萸汤

药物组成:吴茱萸一两,木通一两,干姜半两,茵陈半两,当归三分,附子两个。

用法:上为末。水四升,煎取二升,去滓放温,分作三服。

主治:阴黄(阳虚湿阻,厥寒无脉)。

方义:《伤寒微旨论》指出:"茵陈茱萸汤治病人服附子汤,证尚未退及脉浮者。"吴茱萸温中散寒,木通上清心火,下利湿热,使湿热之邪从小便而去,干姜温中祛寒,茵陈利湿退黄,当归益气养血,配以附子温里助阳,全方合奏清湿热、温中阳之功。

【学术传承】

韩祇和是北宋时期的医学家,也是现存宋代研究仲景伤寒学说著作之中最早、成就最突出的医学家,但是《宋史》并未记载韩祇和,故履贯无从考。其著作《伤寒微旨论》亦曾亡佚,后人从《永乐大典》中"采掇荟萃,以成完帙",其内容显然不全,亦未能广为流传,因而研究韩祇和的学者与论著均较少,但是他的学说对其后的庞安常、朱肱、刘河间、王好古等伤寒大家,都产生了深刻的影响。

韩祇和在著《伤寒微旨论》一书时继承了《素问》、仲景和孙思邈等前代医家的学术思想,他的"伏阳成温"学说就是很好的体现。《伤寒微旨论》指出:"冬至以后,一阳渐生,阳气微弱,犹未能上行,潜龙勿用是也""内伏之阳被寒毒所折,深伏于骨髓之间"。宋以前关于寒毒,亦有所提及,如王叔和在《伤寒例》中指出"寒毒藏于肌肤,至春变为温病,至夏变为暑病";《千金方》中孙思邈认为外感邪气可直入脏腑,尽列了由异气所引起的青筋牵、赤脉攒、白气狸、黑骨温、黄肉随五种温毒病。韩祇和继承了孙思邈的学术思想,指出"寒毒杀厉之气大行时中于人则传在脏腑",认为寒毒可直入脏腑,为后世新感温病理论的提出奠定了基础。韩祇和"伏阳成温"理论的提出,打破了宋代以前医家对温病病机认识的单一性,开创宋代研究伤寒之先河。此后有医家在此基础上提出温病有新感,亦有伏发,还有医家认为温病只有伏发,正是这种学术争鸣,使温病最终摆脱了伤寒的束缚而自成体系。

如其后的庞安时《伤寒总病论》、朱肱《伤寒活

人书》将韩祗和因春夏不同时节而分别创制辛凉清解方药的方法,改进为在仲景麻桂方中加石膏、知母、黄芩、葛根等药,其实质是变辛温发汗之方而为辛凉清解之剂,使古方得以新用。至金元时代,刘完素明确提出"伤寒就是热病",在其著作《刘河间伤寒医鉴》中提到较为著名的"气郁化火"理论。

韩祗和重视辛凉解表的同时,也重视阴证伤寒。《伤寒微旨论》关于阴证伤寒的论述,引起了王好古的推崇,他在《阴证略例》之中,吸收了韩祗和的有关学说,在简要总结韩祗和阴黄理论的基础上,随后又进一步指出:"内感伤寒,劳役形体,饮食失节,中州变寒之病生黄,非伤寒坏之而得,只用建中、理中、大建中足矣,不必用茵陈也。"首次将脾虚血亏之萎黄证列于阴黄辨治,并强调只用温中健脾,不必以茵陈利湿退黄,使阴黄辨证范围更加全面。元代罗天益《卫生宝鉴》在韩祗和的基础上进一步论证了黄疸的辨治规律,指出:"身热不大便而发黄者,用仲景茵陈蒿汤""皮肤凉又烦热,欲卧水中,喘呕脉沉细迟无力而发黄者,治用茵陈四逆汤"。进一步明确湿从热化为阳黄,湿从寒化为阴黄,把阳黄和阴黄的辨证论治系统化。因此,韩祗和在继承仲景学说的同时,敢于创新,发仲景未尽之意,为后世研究伤寒奠定了学术基础,产生了深远的影响。

参考文献

[1] 葛琦.韩祗和《伤寒微旨论》[J].江苏中医杂志,1985(3):20-21.

[2] 葛琦.韩祗和伏气温病学说探讨——评《伤寒微旨论》[J].天津中医学院学报,1985(2):43-45.

[3] 韩祗和.伤寒微旨论[M].北京:中华书局,1985.

[4] 刘辉.韩祗和《伤寒微旨论》评述[J].陕西中医,1986(12):555-556.

[5] 曹东义,王文智.韩祗和名考及其伤寒学说[J].河北中医药学报,2001,16(4):12-14.

[6] 程磐基.《伤寒微旨论》探微[J].上海中医药杂志,2007,41(10):64-66.

[7] 郑东升,郑小伟.北宋医家韩祗和伤寒学术思想探析[J].中华中医药杂志,2007,22(5):274-276.

[8] 杨丽娜.谈《伤寒微旨论》"伏阳成温"说[J].辽宁中医药大学学报,2010(9):53-54.

[9] 许霞.韩祗和论治阴黄组方配伍规律探微[J].安徽中医药大学学报,2011,30(3):5-6.

[10] 刘琼,伍红梅.韩祗和对《伤寒论》脾胃学术思想的阐扬[J].中国中医药现代远程教育,2013,11(17):5,8.

[11] 程磐基.韩祗和佚文佚书探讨[J].上海中医药杂志,2014,48(9):27-30,50.

[12] 王东华,邓杨春,王彤.从《伤寒微旨论》探析韩祗和治学方法[J].中国中医药信息杂志,2015,22(11):102-103.

[13] 杨婷婷.宋元明清时期阴黄证候规律、证候要素及应证组合研究[D].长沙:湖南中医药大学,2016.

[14] 郭留霞.《伤寒微旨论》学术创新思想探析[J].中医学报,2018,33(8):1463-1466.

[15] 陈烨文,孙达.韩祗和《伤寒微旨论》原创方剂研究[J].甘肃中医药大学学报,2019,36(3):29-33.

9. 庞安时（《伤寒总病论》）

【生平传略】

庞安时（1042—1099年），字安常，号蕲水道人，宋蕲州蕲水（今湖北浠水）人，为自晋代至宋代研究伤寒八大家之一，《宋史》中专为庞安时立传。根据记载，庞安时年少时就喜欢读书，过目不忘。他的父亲是家传医师，曾教他诊脉治法，但庞安时不以为然，自行学习黄帝和扁鹊的著作，在通晓这些著作的基础上已经能有自己的思考。后来庞安时不幸患上了耳聋，这更使他专心学医，认真研究《内经》《针灸甲乙经》等典籍，并且对于诸子百家中有关医学的内容都能做到融会贯通。在这些著作中，他最推崇《难经》，认为"惟扁鹊之言深矣"，并结合自己的思考和行医实践，撰写了《难经辨》《主对集》《本草补遗》等著作，还对仲景的《伤寒论》进行了补充。

庞安时医术高超，对于求治的病人治愈十有八九。他还专门开设了馆舍供前来求医的病人居住，在治愈后送病人返回，可以说是今天"住院部"的原型。对于他认为治不好的病人，他会据实相告。对于那些治愈病人家属作为感谢送来的财物，他也分毫不取。

庞安时行医一生，治愈了无数病人，最终在五十八岁时因病去世。

【学术思想】

（一）疫病学术思想

1. 北宋时期疫病情况

有研究显示，庞安时所处的11世纪后半叶，正是气候转寒加剧的时期。竺可桢在报告中提到：历史上有两个阶段，即宋金元时期和明清时期的气候寒暖变化远比其他时期高。中国气候在唐代经历了温暖时期后，从11世纪初期气温开始变冷。但也

有资料显示，北宋时期冬季反而有较多年份较为温暖。

《北宋时期疫灾地理研究》一文统计发现，北宋时期（960—1127年）的168年中，至少有59年发生过疫灾，平均2.85年发生一次疫灾，疫灾频度为35.1％。根据文中资料统计，庞安时生活的年代疫灾之年多达31个，可见庞安时生活年代为北宋疫灾高发期。此外，31个疫灾之年，有明确记载疫病季节的，春季有6次，夏季有9次，春夏季有4次，秋季为3次，冬季为1次，其余疫灾季节不详；疫灾发生提及"旱"字有10次，提及"涝"字或水灾有2次。

以下为庞安时生活时代宋朝发生温疫的记录。

庆历四年（1044年）。夏四月，湖南军士以瘴热，罹疾者众，遣医驰往诊视之。

庆历六年（1046年）。夏秋之交，湖湘官军瘴疠为虐，令太医定方和药遣使给之。

庆历七年（1047年）。春大旱，贝州王则叛，河北安抚使贾昌朝率军二万余人围贝州城。会岁饥，民大疫。

皇祐元年（1049年）。二月戊辰，以河北疫，遣使颁药。

皇祐四年（1052年）。安陆（安州）岁饥大疫，死者横道。九月丁亥，以诸路饥疫相仍，令官员条陈救恤之术。

至和元年（1054年）。正月，汴京大疫。时疫暴作，民中其疾者，十有八九。仁宗碎通天犀和药以疗民疫。祥符县春正月，疫。二月诏曰："乃者调民治河堤，疫死者众，其蠲户税一年，无户税者，给其家钱三千。"

至和二年（1055年）。京东、河北连接畿甸，自去冬以来大旱，麦苗焦死，物价涌贵，至于四月，流民饿殍，充满道路，亢旱已甚，疫疠渐兴，人心彷徨。

嘉祐二年（1057年）。夏，京师旱疫，欧阳修"家

人类染时气",致信汝州友人曰:"今夏京师大热,疾疫尚未衰息,颇闻许、洛特甚,幸喜汝(州)独无之。"京兆府暑甚,疫(泄痢大行),人病多死,独鄠(县)人无死者。

嘉祐五年(1060年)。夏五月旱,京师大疫,贫民为庸医所误,死者甚众。嘉祐中,韩纬以司门郎中出知颖州,时京西大饥,邻境饥民聚颖州就食,因感疾疫,死者相枕藉。黄州嘉祐中民病疫,瘴大行。

治平元年(1064年)。京师(开封府)饥疫,始自春末,深夏甫定。

治平二年(1065年)。夏,京西大疫。许州(即今许昌)岁大旱,民饥疫作。夏,疠疫大作,京畿东南十余州,弥漫数千里,病者比屋,丧车交路。

熙宁元年(1068年)。河朔被水,河南、齐晋旱,淮浙飞蝗,江南疫疠。武进、阳湖县(常州)枯桔生穗,大疫。永嘉(温州)大疫。

熙宁三年(1070年)。三月,两浙荒歉,处处食糟,温、台大疫,十死七八。

熙宁六年(1073年)。十月,赐江南东路常平米七万石,赈济灾疫。常熟县"百里荒芜其八,人辄大疫,而逋且逃,十室虚其九"。

熙宁七年(1074年)。八月,诏成都府、利州路转运等司赈济饥疫,具次第以闻。

熙宁八年(1075年)。南方大疫,吴越尤甚,两浙无贫富皆病,死者十有五六。浙西大旱,饥馑,疾疫,死者五十余万人。杭州饥疫,人死大半。富阳县夏四月,大疫。会稽县旱,饥,民疫。

熙宁九年(1076年)。春,越州大饥疫,死者殆半。(湖州)德清县大疫,有僧"收弃骸于道,加苇衣箦给,聚而焚者以数千计"。金坛县大疫,死者数千人。华亭县大饥疫,卫佐施粥给药,瘗殍给棺,无虑数万。江宁府等州民疫疠,失耕种,诏蠲秋税之半。春,长沙(潭州)民大饥疫,死者相枕籍。襄州大疫。洪州岁大疫,曾巩于州、县、镇、亭、传储药以授病者。春二月,宋军伐交趾,自邕州往安南行进,士马多染瘴疫。时兵夫三十万人,冒暑涉瘴地,死者过半。十一月,安南营将上大疫。至次年春师还,死者数十万。

元丰元年(1078年)。筠州大疫,乡俗禁往来动静,惟巫祝是卜,苏辙多制圣散子及煮糜粥,遍诣病家与之,所活甚众。邕州昨自交贼残杀人民,至今戾气未息,水火疫疠相继。

元丰二年(1079年)。泸州夷扰边,朝廷出师讨罪,万众暴露,瘴疠大起,相枕藉而死者十凡八九,或强而归,则疫及其家,血属皆亡,又不知几千人耳。十月,蜀部疾疫,成都府路转运使括户绝产未售者与死而未瘗者。

元丰三年(1080年)。苏轼谪黄州,会"连岁大疫",以圣散子方治之,所全活至不可数。

元丰六年(1083年)。八月,五万人开修温县大和陂,既而雨水、瘴疫继作,死者甚众。

元祐二年(1087年)。两浙疟疾盛作,常州李使君全家病疟。

元祐三年(1088年)。黄河从浚县小吴决口后北流,对河北为害甚大,因而役兵二万,在浚县、内黄、大名之间大兴堤工,四五月间,盛夏苦疫,河上役兵病死相继。

元祐四年(1089年)。杭州大旱,饥疫并作。夏旱,浙西饥,湖州疫大作。

元祐五年(1090年)。自春至夏秋,蕲、黄二郡人患急喉闭,十死八九,速者半日一日而死。

元祐六年(1091年)。浙西大水,七月,苏州饥民死者,日有五七百人,饥疫更甚于熙宁。湖州贫人入城,死者相继。

元祐七年(1092年)。六月,浙西饥疫大作,苏、湖、秀三州人死过半。

元祐八年(1093年)。五月,汴京大疫,朝廷差使臣逐厢散药,但病者妄请,医者妄散,饮药者多死。

绍圣元年(1094年)。春,京师大疫。宁都州春疫。

绍圣二年(1095年)。南诏(大理)大疫。河南(洛阳)大疫。

元符二年(1099年)。吴中(苏州)大旱,春夏之交,百货涌贵,城中沟浍湮淤,发为疫气。庐州岁饥,大疫。

从熙宁至元符的几十年间,根据历史记录,北宋各地无论东西南北,连年自然灾害不断,疫病四起,可谓民生艰难。而且从以上记载可以看到,瘟疫的发生与自然灾害、饥荒和战争有密切关系,往往灾后必伴大疫。

从地域上看,北宋时期的疫灾主要发生在黄河中下游、江淮之间和长江中下游地区。北宋时期南方地区发生疫灾的年数和所有疫灾累计波及的面积,都要远远多于北方地区,南方成为疫灾重心。

从以上资料可以看出，庞安时生活的时代和地域可以说疫病频仍，这种状况无疑对他的学术思想产生了重要的影响。

2. 庞安时的疫病学术思想特点

（1）多种疫病概念的提出

1）天行温病的概念：庞氏在《伤寒总病论》中，首次将伤寒与温病分论，而温病又分为一般温病和天行温病，后者具有传染性和流行性。庞安时专设《天行温病论》等篇章加以论述。书中这样写道："辛苦之人，春夏多温热者，皆由冬时触冒寒毒所致。自春及夏至前为温病者，《素问》、仲景所谓伤寒也。有冬时伤非节之暖，名曰冬温之毒，与伤寒大异，实时发病温者，乃天行之病耳。其冬月温暖之时，人感乖候之气，未即发病，至春或被积寒所折，毒气不得泄，至天气暄热，温毒乃发，则肌肉斑烂也。又四时自受乖气，而成腑脏阴阳温毒者，则春有青筋牵，夏有赤脉攒，秋有白气狸，冬有黑骨温，四季有黄肉随，治亦别有法。《难经》载五种伤寒，言温病之脉，行在诸经，不知何经之动，随经所在而取之。中风木，伤寒金，热病火，湿温水，温病土，治之者各取其所属。据《难经》温病，本是四种伤寒，感异气而变成温病也。土无正形，因火而名，故以温次热也。土寄在四维，故附金木水火而变病，所以王叔和云：阳脉浮滑，阴脉濡弱，更遇于风热，变成风温；阳脉洪数，阴脉实大，更遇其热，变成温毒，温毒为病最重也；阳脉濡弱，阴脉弦紧，更遇湿气，变为湿温；脉阴阳俱盛，重感于寒，变成温疟，斯乃同病异名，同脉异经者也。故风温取足厥阴木、手少阴火，温毒专取手少阴火，温疟取手太阴金，湿温取足少阴水、手少阴火，故云随经所在而取之也。天行之病，大则流毒天下，次则一方，次则一乡，次则偏着一家，悉由气运郁发，有胜有伏，迁正退位，或有先后。天地九室相形，故令升之不前，降之不下，则天地不交，万化不安，必偏有官分，受斯害气，庄子所谓运动之泄者也。且人命有遭逢，时有否泰，故能偏着一家。天地有斯害气，还以天地所生之物，以防备之，命曰贤人知方矣。"庞安时认为天行温病包括天行之病，脏腑阴阳温毒以及感异气而发之病并明确指出天行之病的传染性。庞氏将温病与伤寒分论并提出天行温病，对于后世温病学派产生了巨大的影响。

2）多种具体病名：在《伤寒总病论》中，庞安时总结了多种天行或时行疾病，这些疾病有的与现代传染病症状较为相似，具有传染性的特点。这些疾病病名有：阳毒风温、时行头痛、天行口疮、急喉闭、天行手足肿、天行劳复、天行差后、暑病、暑病哕逆、发斑、疮豆坏候、时行寒疫、温疫伤寒、天行豌豆疮、黄病证、风温。此外，还有如时气伤食疟疾、黄病疟疾、赤白痢、霍乱、伤寒热痢、伏气腹痛、热病毒气入眼、热病急黄贼风、脚气等，虽未明确描述为天行或时行疾病，但是现代医学也已经归入传染病范畴。

急喉闭：《总病论》第三卷记载："元祐五年，自春至夏秋，蕲黄二郡人患急喉闭，十死八九，速者半日、一日而死。黄州潘推官昌言亲族中亦死数口，后得黑龙膏，救活者数十人。庞曰：急切亦不候合此膏，用古方以意处之。但得蚵皂角一两条，槌碎，水三升半，浸少时，揉汁去滓，甘草一分，人参一分，同煎作稀膏，勿令太稠，乃下后药。霜梅、上白盐、砂焰硝（各等分）三味生研，用前膏斟酌和匀，可以扫得为度。每以鹅毛少许，如前法扫喉中甚效，其将息次第，亦如前法，此膏得力尤速。若日久膏干，以甘草水化之。病瘥后，胸喉外生疮勿疑，无盐梅以白盐代。"庞安时记载了急喉闭的流行情况及治疗方剂，从文中可以看出，急喉闭具有传染性强、致死率高的特点，属于烈性传染病。

豌豆疮：在卷四豌豆疮论中，庞氏记录了豌豆疮的来历以及可能的发病机理和分型："天行豌豆疮，自汉魏以前，经方家不载，或云建武中南阳征房所得，仍呼为房疮。其后名医虽载发斑候，是发汗吐下后，热毒不散，表虚里实，热气燥于外，故身体发斑。又说豌豆疮，表虚里实，一如发斑之理。别云热毒内盛，攻于脏腑，余气流于肌肉，遂于皮肤毛孔中，结成此疮。既是里实，热毒内盛，则未发及欲发，疮斑未见，皆宜下之也；疮已瘥，则再下之。此病有两种。一则发斑，俗谓之麻子，其毒稍轻；二则豌豆，其毒最重，多是冬温所变。"

天行斑疮：庞氏记载："天行发斑疮，须臾遍身，皆戴白浆，此恶毒之气。世人云永徽四年，此疮自西域东流于海内，但煮葵菜蒜薤啖之则止，鲜羊血入口即定。初患急食之，作菜下饭亦得。"这段文字表明此流行病为唐永徽时期从境外传入中国，疾病表现为遍身斑疮伴白色分泌物。

（2）对温疫病因的认识

1）寒毒理论：庞安时提出"寒毒"理论，在全书开篇第一卷《叙论》一篇提出："庞曰：《素问》云：冬三月是谓闭藏,水冰地裂,无扰乎阳。又云:彼春之暖,为夏之暑;彼秋之忿,为冬之怒,是以严寒冬令,为杀厉之气也。故君子善知摄生,当严寒之时,周密居室而不犯寒毒,其有奔驰荷重,劳房之人,皆辛苦之徒也。当阳气闭藏,反扰动之,令郁发腠理,津液强渍,为寒所搏,肤腠反密,寒毒与荣卫相浑。当是之时,勇者气行则已,怯者则着而成病矣。其即时成病者,头痛身疼,肌肤热而恶寒,名曰伤寒。其不实时成病,则寒毒藏于肌肤之间,至春夏阳气发生,则寒毒与阳气相搏于荣卫之间,其患与冬时即病候无异。因春温气而变,名曰温病也。因夏暑气而变,名曰热病也。因八节虚风而变,名曰中风也。因暑湿而变,名曰湿病也。因气运风热相搏而变,名曰风温也。其病本因冬时中寒,随时有变病之形态尔,故大医通谓之伤寒焉。其暑病、湿温、风温死生不同,形状各异,治别有法。"庞氏认为,冬季感触寒毒,邪气伏于体内,春夏季节阳气升发,感时气而发为疫病。

在《时行寒疫论》篇,庞氏引述了《诸病源候论》中的观点:"《病源》载从立春节后,其中无暴大寒,又不冰雪,而人有壮热病者,此属春时阳气,发于冬时,伏寒变为温病也。从春分以后至秋分节前,天有暴寒,皆为时行寒疫也。三月、四月,或有暴寒,其时阳气尚弱,为寒所折,病热犹轻;五月、六月,阳气已盛,为寒所折,病热则重;七月、八月,阳气已衰,为寒所折,病热亦微,其病与温病、暑病相似,但治有殊耳。"据此指出特定时节寒邪致病机制,即时行寒疫。

2)四时邪气:对于天行温病,庞氏在《难经》和王叔和认识的基础上提出要重视四时异气,认为"四时之中,有寒暑燥湿风火相搏,喜变诸疾,须预察之"。"据《难经》温病,本是四种伤寒,感异气而变成温病也。土无正形,因火而名,故以温次热也。土寄在四维,故附金木水火而变病,所以王叔和云:阳脉浮滑,阴脉濡弱,更遇于风热,变成风温;阳脉洪数,阴脉实大,更遇其热,变成温毒,温毒为病最重也;阳脉濡弱,阴脉弦紧,更遇湿气,变为湿温;脉阴阳俱盛,重感于寒,变成温疟"。

3)体质与环境因素:庞氏认为,个人体质和所处环境对疫病的发生亦有影响。庞氏指出,即使感邪相同,但因体质各异,所形成的疫病亦各不相同,"人五脏有大小、高下、坚脆、端正偏倾,六腑亦有大

小、长短、浓薄、缓急,令人终身长有一病者","凡人禀气各有盛衰,宿病各有寒热。因伤寒蒸起宿疾,更不在感异气而变者。假令素有寒者,多变阳虚阴盛之疾,或变阴毒也。素有热者,多变阳盛阴虚之疾,或变阳毒也"。另外,居处环境不同,所易感之邪亦不同,"又一州之内,有山居者为居积阴之所,盛夏冰雪,其气寒,腠理闭,难伤于邪,其人寿,其有病者多中风中寒之疾也。有平居者为居积阳之所,严冬生草,其气温,腠理疏,易伤于邪,其人夭,其有病者多中湿中暑之疾也"。

4)饮食偏嗜及素食药物:庞氏已经认识到饮食偏嗜及滥服药物亦可对感邪之后疫病的发生产生影响,指出"其饮食五味禽鱼虫菜果实之属,性偏有嗜者;或金石草木药素尝有饵者……令人终身长有一病者"。

(3)对温疫病机的认识

1)整体天行温病病机的认识:庞氏引用王叔和的观点"阳脉浮滑,阴脉濡弱,更遇于风热,变成风温;阳脉洪数,阴脉实大,更遇其热,变成温毒,温毒为病最重也;阳脉濡弱,阴脉弦紧,更遇湿气,变为湿温;脉阴阳俱盛,重感于寒,变成温疟"。这反映了不同温疫的病机演化。

2)五种典型温疫证候病机的认识:对于青筋牵、赤脉攒、白气狸、黑骨温、黄肉随这几种典型证候,庞氏也一一进行了解析。

《青筋牵证》篇:"春三月青筋牵证,其源自少阴、少阳。从少阴而涉足少阳,少阳之气始发,少阴之气始衰,阴阳怫郁于腠理皮毛之间,因生表里之。因从足少阳发动及少阴,则脏腑受疹而生其病。肝腑脏阴阳毒气病,颈背双筋牵急,先寒后热,其病相反。若腑虚为阴邪所伤者,则腰强急,脚缩不伸,脐中欲折,眼中生花,此法主之(不可作煮散)。

柴胡地黄汤(方略)

肝腑脏阴阳温毒病,颈背牵急,先寒后热,其病相反。若脏实则为阳毒所损,眼黄,颈背强直,若欲转动,即称身回侧(不可作煮散)。

石膏竹叶汤(方略)。"

庞安时认为,春天发病与肝有关,往往涉及少阴、少阳,脏腑受邪而发病,临床表现多为青筋牵证,常用柴胡地黄汤以及石膏竹叶汤来治疗。

《赤脉攒证》篇:"夏三月,行赤脉攒病,其源自少阴、太阳。心腑脏阴阳温毒气,身热,皮肉痛起,其病

相反。若脏实则为阳毒所侵，口干舌破而咽塞；若腑虚则为阴邪所伤，战掉不定而惊动（不可作煮散）。

石膏地黄汤（方略）。"

夏天发病往往与心有关，涉及少阴、太阳，临床表现多见赤脉攒证，常用石膏地黄汤来治疗。

《黄肉随证》篇："四季月终，余十八日行黄肉随病。其源从太阴、阳明相格，节气相移，三焦寒湿不调，四时关格而起，则脏腑之病随时而受病，阳气外泄，阴气内伏。脾腑脏温毒病，阴阳毒气，头重项直，皮肉强，其病相反。脏实则阳疫所伤，蕴而结核，起于颈下，布热毒于分肉之中，上散入发际，下贯颊，隐隐而热，不相断离（不可作煮散）。

玄参寒水石汤（方略）。

扁鹊云：灸肝脾二俞，主治四时随病。"

长夏发病，病在于脾，发病往往涉及太阴、阳明，临床表现多见黄肉随证，常用玄参寒水石汤来治疗。

《白气狸证》篇："秋三月行白气狸病，其源从太阳系于太阴。太阴受淫邪之气，则经络壅滞，毛皮坚竖，发泄邪气，则脏腑伤温，随状受病。肺腑脏温病，阴阳毒气，其病相反。若腑虚则阴邪所伤，乍寒乍热，损肺伤气，暴嗽呕逆（不可作煮散）。宜石膏杏仁汤（方略）。

肺腑脏温病，阴阳毒气，其病相反。若脏实则为阳毒所损，体热生斑，气喘引饮（不可作煮散）。

宜石膏葱白汤（方略）。"

秋天病在于肺，发病往往涉及太阳、太阴，临床表现多见白气狸证，常用石膏杏仁汤以及石膏葱白汤。

《黑骨温证》篇："冬三月行黑骨温病，其源从太阳、少阴，相搏蕴积，三焦上下壅塞，阴毒内行，脏腑受客邪之气，则病生矣。肾腑脏温病，阴阳毒气，其病相反。若腑虚则为阴毒所伤，里热外寒，意欲守火而引饮，或腰痛欲折。肾腑脏温病，阴阳毒气，其病相反。若脏实则为阳毒所损，胸胁切痛，类如刀刺，心腹膨胀，服冷药瘥过而便洞泄（不可作煮散）。苦参石膏汤（方略）。

扁鹊云：灸脾肝肾三腧，治丹毒、黑骨温之病。

知母解肌汤疗温热病，头痛，骨肉烦疼，口燥心闷；或者夏月天行毒，外寒内热者；或已下之，余热未尽者；或热病自得利，有虚热烦渴者。"

冬天病在于肾，发病往往涉及太阳、少阴，临床

表现多见黑骨温证，常用苦参石膏汤以及知母解肌汤来治疗。

（4）温疫的治法用药　庞安时治疗天行温病，主张在辛温解表的基础上加入寒凉清热药物，寒温并用，变辛温发散之法为辛寒透表之剂，并化裁或创制了相应的方剂。如自创桂枝石膏汤，以桂枝汤为基础，加石膏、栀子、黄芩、升麻、葛根诸品。方中用石膏、栀子、黄芩等清其热，升麻、葛根等透散解毒，桂枝、生姜通阳散邪，变辛温解肌之法为辛寒透表解毒之剂。再如，治疗白气狸之石膏葱白汤，方用豆豉、葱白、生姜辛温解表，配合石膏辛寒清热透邪，栀子、大青、芒硝等苦寒清其内热，诸药寒温并用，共奏清热透邪之功。

庞氏还根据温毒为阳邪，易入里化热的特点，在寒温并用方剂中，重用辛寒、苦寒药物。例如，常用石膏四两、栀子四两，芒硝、大青叶、玄参各一两半，知母半两等。其治疗天行温病辛寒透表，寒温并用，并重用寒凉药物的用药特点，打破了仲景治疗外感病辛温解表的束缚，变通伤寒，为后世温病学的发展奠定了基础。

对于发病急骤、来势猛烈、传变迅速的温毒，庞安时立足于"祛毒"，诸病方证，大量使用清热解毒、辛温散毒、攻下泄毒、扶正托毒等药。例如，豆豉、葱白、生姜、桂枝等辛温解毒以散毒；石膏、知母、大青叶、玄参等寒凉清热以解毒；芒硝攻下泄积毒；白术、生地黄等扶正托毒。

庞安时祛毒不仅善于用清解的方法，而且还重视透发和攻下，给邪以出路。例如，庞氏在治疗温毒病7方中，7次使用栀子，多次使用豆豉、麻黄、生姜、葱白、桂枝等药宣透气机，透毒外出；6次使用芒硝，并且使用茵陈、车前子，或泄下积毒，或淡渗利水，推陈致新，使邪从下走体现了其给邪以出路的治疗思想。

庞安时根据天行温病起病急、传变快、病势重的特点，治疗上主张初起即用大剂量石膏、寒水石、竹叶、栀子、黄芩等大清气分热毒，甚则用生地黄、玄参、大青叶凉血解毒，直捣病巢，救危截变，体现中医治疗急性传染病"早""速""效"的思想。例如，庞氏治疗赤脉攒的石膏地黄汤，方中用石膏、葛根各四两，知母半两，栀子仁、黄芩、芒硝各一两半大清气分热毒，地黄半升、玄参二两、大青叶一两半凉血解毒，截断病邪，防止传变。统计庞安时在治疗

温毒病 7 方中,6 方使用栀子、石膏,多次使用竹叶、知母、黄芩清气分邪热,5 方使用大青叶,3 方使用地黄,多次使用玄参凉血解毒,迅速救急截变。

(5)预防与调护　庞氏在书中专设《辟温疫论》一篇,文中记载了多种预防温疫的方法及方药。如屠苏酒、雄黄散、辟温粉、辟温杀鬼丸等。在第六卷中还专门指出:"君子春夏养阳,秋冬养阴,顺天地之刚柔也。谓时当温,必将理以凉;时当暑,必将理以冷,凉冷合宜,不可太过,故能扶阴气以养阳气也。时当凉,必将理以温;时当寒,必将理以热,温热合宜,不可太过,故能扶阳气以养阴气也。阴阳相养,则人气和平。"指出要顺应四时气候,增强人体的正气以防病。

而对于病后调护,庞安时简要地阐明了温疫病后的各种禁忌。指出当禁酒,要忌食韭、薤、鳝、莼、豆粉,及犬羊肉、肠、血、生果、油肥之物;节制劳作并禁止房劳。以上这些都说明了病后调护的重要性。

(二)庞氏伤寒学术思想成就

1. 补充仲景学说

(1)补充《伤寒论》方证　庞氏对《伤寒论》中方证俱无者,有证无方者与方证不全者进行增补。《伤寒总病论》载 244 首,载证 53 类。其中,引自《伤寒论》63 方,增补方证 181 个。如增补《伤寒论》中方证俱无者:妊娠伤寒证 13 方,伤寒杂证 6 方,小儿伤寒证 7 方,天行温病辟温疫方 7 首,青筋牵证 2 方,赤脉攒证 1 方,黄肉随证 1 方,白气狸证 2 方,黑骨温证 2 方,温病发斑 22 方,等等。对于有证无方者,主要补充时行寒疫证 11 方。对于方证不全者:太阴证增入五苓茵陈汤、橘皮汤;可发汗证增入桂枝石膏汤、葛根龙胆汤、麦奴丸、知母麻黄汤;不可发汗证增入竹叶汤、防风白术散、李根汤、大橘皮汤;可下证增入调中汤、茵陈丸;发汗吐下后杂病证增入槟榔散、顺阴阳五味子汤等 40 方,伤寒劳复证增入葱豉汤、葛根姜豉汤等 8 方;阴阳易证增入爪甲褌灰汤、蘹根鼠矢汤、伤寒口干喜唾方等 3 方。

(2)补充《内经》论述之不足　如在论述《素问·热论》两感证时,庞氏云:"其脉候,素问已脱,今详之。凡沉者,皆属阴也。一日脉当沉大,沉者少阴也,大者太阳也。二日脉当沉而长,三日脉当沉而弦,乃以合表里之脉也。沉长沉弦,皆隐于沉大。凡阴不当合病,惟三阳可以合病,今三阴与三阳合病,

故其脉似沉紧而大,似沉实而长,亦类革至之死脉也。"可见,庞氏结合临床体会,增补两感证之脉象,补《内经》之不足。

再比如五苓散治水逆证,庞氏认为:"治病患水药入口则吐,或渴而呕者,或汗后脉尚浮而烦渴者,或下利渴而小便不利者,或因渴停水心下,短息者,难治。"指出水逆证病机为"停水心下";在预后上病人出现"短息",则较为难治。

(3)补充妇儿伤寒　庞安时在《伤寒总病论》卷五中设立"小儿伤寒证",专门讨论儿科伤寒,在小儿伤寒中,他已观察到"因壮热不除……其项强眼翻,弄舌搐溺,如发痫状"。颇似高热引起抽风,在方中已用到镇惊安神、凉肝息风药,如生龙齿、寒水石、钩藤、白芍等。该书问世先于钱乙的《小儿药证直诀》,可见庞氏具有丰富的儿科经验。庞氏在卷六专立"妊娠杂方",讨论妇女胎前、产后之伤寒证治,补充了相关方面的不足。

(4)开创方论先河　《伤寒总病论》中有五处方论,分别是《伤寒总病论·卷第一·太阴证》桂枝芍药汤"小建中汤不用饴糖,故芍药为君,止痛复利邪故也"。《伤寒总病论·卷第二·可发汗证》桂枝去芍药汤"桂枝汤内去芍药,只用四味也。芍药味酸,脉促胸满,恐成结胸,故去芍药之佐,全用辛甘,发散其毒气也"。《伤寒总病论·卷第三·心下痞证》半夏泻心汤"设下后津液入里,胃虚上逆,寒结在心下,故宜辛甘发散。半夏下气,苦能去湿,兼通心气;又甘草力大,故干姜黄连不能相恶也"。生姜泻心汤"胃中不和,为少阳木气所制,故用二姜之辛味"。《伤寒总病论·卷第三·痉证》桂枝加栝蒌汤"栝蒌不主中风,项强几几,其意治肺热,令不能移于肾也,桂枝汤内当加栝蒌四两"。

庞安时《伤寒总病论》五处方论,早于金代成无己《伤寒明理论》,堪称方论之肇始,对后世方论的发展和方剂学的建立具有重要的启发作用。

2. 发展伤寒六经经络学说

在开篇叙论,庞氏提出:"故足太阳水传足阳明土,土传足少阳木,为微邪。以阴丰杀,故木传足太阴土,土传足少阴水,水传足厥阴木。至第六七日,当传足厥阴肝。"详细论述六经传变规律。在《卷第一·三阴三阳传变证》又补充道"庞曰:伤寒一日,巨阳受病,前所说膀胱详矣。《病源》云小肠,虽则误其标本,其手足阴阳自有并病者。故《素问》云:六日

三阴三阳、五脏六腑皆受病,荣卫不行,五脏不通,则死矣。是表里次第传,不必两感,亦有至六日传遍五脏六腑而死者也。《素问》云:诸浮不躁者,皆在阳则为热,其有躁者在手。假令第一日脉不躁,是足太阳膀胱脉先病;脉加躁者,又兼手太阳小肠也。又云:诸细而沉者,皆在阴,则为骨痛,其有静者在足。假令第四日脉静者,足太阴始传病也。脉加数,又兼手太阴病也。故六日亦能传遍脏腑也。躁谓脉数,静谓脉不数,用药则同,若用针,须取足与手之经也。"庞氏在指出六经相传规律的同时,还指出手足两经并病相传的规律,丰富了六经传变的内容。

3. 发展温病思想

《伤寒总病论·卷第一·叙论》认为广义伤寒包括伤寒(狭义)、温病、热病、中风、湿病、风温,"皆其病本因冬时中寒,随时有变病之形态"。若冬时中寒,即时成病者,即为狭义伤寒。若"不即时成病,则寒毒藏于肌肤之间……"至春夏阳气发生,而随时变病,"因春温气而变,名曰温病也。因夏暑气而变,名曰热病也。因八节虚风而变,名曰中风也。因暑湿而变,名曰湿病也。因气运风热相搏而变,名曰风温也"。

庞氏将温病按病因又分为一般温病和天行温病两大类。《伤寒总病论·卷第五·天行温病论》谓:"辛苦之人,春夏多温热者,皆由冬时触冒寒毒所致。自春及夏至前为温病者,《素问》、仲景所谓伤寒也"。庞氏认为冬时触冒寒毒,"其不即时成病,则寒毒藏于肌肤之间,至春夏阳气发生,则寒毒与阳气相搏于荣卫之间……"此种温病即《内经》、仲景所谓伤寒,属于广义伤寒范畴,为一般温病。而另一种特殊温病为天行温病,庞氏在《伤寒总病论·卷第五·天行温病论》中谓"有冬时伤非节之暖,名曰冬温之毒,与伤寒大异,即时发病温者,乃天行之病耳""其冬月温暖之时,人感乖候之气,未即发病,至春或被积寒所折,毒气不得泄,至天气暄热,温毒乃发,则肌肉斑烂也"。强调人感受"乖气"致温,有"即时发病",即冬温,也有"伏而后发"的伏邪致温。"又四时自受乖气,而成腑脏阴阳温毒者,则春有青筋牵,夏有赤脉攒,秋有白气狸,冬有黑骨温,四季有黄肉随……"认为四时自受"乖气",可受累脏腑致温。《伤寒总病论·卷第五·天行温病论》"据《难经》温病,本是四种伤寒,感异气而变成温病也……更遇于风热,变成风温……更遇其热,变成温

毒……更遇湿气,变为湿温……重感于寒,变成温疟,斯乃同病异名,同脉异经者也"。可见,庞氏认识到四种伤寒复感"异气"可引发伏邪为患而致温。总之,天行温病为感受"异气""乖气"所致的一类温病,属于温疫范畴。

关于天行温病的传播途径,庞氏认为其与伤寒之邪从皮毛而入者截然不同,其主要是通过在空气中传布,由呼吸而入。故其在《伤寒总病论·卷五·辟温疫论》记载涂鼻窍防温疫之气,谓"凡温疫之家,自生臭秽之气,人闻其气,……邪气入上元宫,遂散百脉而成斯病也"。表明庞氏已认识到呼吸道为温疫传播的重要途径。关于天行温病的预防措施,庞氏提出了多种方法,包括"饮、涂、嚏、扑、熏、念"等,如服葛粉散,旦服崔文行解散,预服三豆饮子,常饮屠苏酒、服千敷散,常扑辟温粉,雄黄涂鼻窍取嚏,臂上着藜芦散,门前烧或臂上戴杀鬼丸,戴萤火丸于臂上或系腰下或挂户之上,等等。"涂、嚏、扑、熏"等措施均与呼吸有关,而天行温病之"异气"主要就是通过呼吸道传播,可见庞氏预防措施,重在干预呼吸道,以达到预防温病目的。再如"乌头赤散,治天行疫气病……人始得病,一日时服一刀圭,取两豆许,内鼻孔中。"将乌头赤散内鼻孔中,正是庞氏认识温疫的传播途径与呼吸道有关系,而采取的防治措施。

对于温病的治疗,治疗需因时因地而宜。"如桂枝汤,自西北二方居人,四时行之,无不应验,自江淮间地偏暖处,唯冬及春可行之,自夏至以后,桂枝内须随证增知母、大青、石膏、升麻辈。"对知母、大青叶、石膏之类,庞氏袭《千金》之说,称为"苦酢之药",认为"苦酢之药,令阴气复出,漐然汗出而解也"。对暑病"三日外至七日,不歇内热"。庞氏运用大青消毒汤,方以苦寒之大青叶为君,清热解毒;用辛苦咸寒之芒硝为臣,泻热导滞,使邪之有出路;佐栀子、石膏、豆豉以清除脏腑之热;辅以生地黄滋阴扶正。并提出"暑病通用白虎""暑病哕逆,发斑、疮豆坏候一如温病门治之"。对于下脏温毒之证,庞氏创立五方,重用苦寒之品。至今温病常用之药,仍袭庞氏治温之法。庞氏治温病亦常用汗下两法。运用汗法如麻黄汤、桂枝汤之适应证均根据自己临床观察而立诸症。对于"伤寒三日后,与诸汤不差,脉势如数"的温病之表证,庞氏自制桂枝石膏汤,方用石膏、栀子、黄芩等辛寒、苦寒之剂以清热,升麻

发越阳气并可解毒,桂枝、生姜、葛根发散表邪。全方是以辛温之剂加入辛寒苦寒之品,而变辛温为辛凉透解,并括而言之"凡发汗以辛甘为主,复用此苦药",为治疗温病开创了新的治疗方法。庞氏下法适应证可包括:口舌干燥而不大便;脉沉实而下利;脉滑数而有宿食;日晡则发潮热;喘冒不能卧;有燥屎,发热谵语;大便硬,绕脐痛等。庞氏运用汗、下之法治疗温病,其用药亦多以苦寒、辛寒、甘寒之品,充分体现了《内经》中"热者寒之"的治疗原则。庞氏治温病用药,常在辛温基础上加辛苦寒药,且创制众多寒凉为君的方剂,为温病学的发展做出了重要的贡献。

【著作考】

庞安时著有《伤寒总病论》《难经辨》《主对集》《本草补遗》《验方书》《庞氏家藏密宝方》《脉法》等著作,但现仅《伤寒总病论》一书尚存于世,其余均已亡佚。

《伤寒总病论》在历史流传中有多个命名,在北宋同时期即有《伤寒解》《伤寒论》《伤寒卒病论》等名称。例如,庞安时在《上苏子瞻端明辨伤寒论书》一文中自称为《伤寒解》("安时所撰《伤寒解》,实用心三十余年")。黄庭坚在《报云夫七弟书》中称为《伤寒论》("庞老《伤寒论》无日不在几案间,亦时时择默识者传本与之")。张藏在为《活人书》作序时称为《伤寒卒病论》("蕲水道人庞安常作《伤寒卒病论》")。南宋时期有《庞安时伤寒论》一名。成无己将其称为《卒病论》。从明代起,《伤寒总病论》逐渐成为专指书名,如王肯堂在《证治准绳类方》中提到"按:庞先生安时,为宋代良医,著《伤寒总病论》"。

《伤寒总病论》主要有 10 种刊本及抄本:① 宋刊本;② 明王肯堂活字本;③ 四库全书本;④ 四库阁传抄本;⑤ 士礼居刊本;⑥ 蜚英馆石印士礼居丛书本;⑦ 博古斋影印士礼居丛书本;⑧ 武昌医馆重刻士礼居本;⑨ 抄本;⑩ 未详本,此外还有可能的其他版本。在诸刊本中,以宋刊本、明刊本与清刊本为主。

国内现存版本有:中国中医科学院图书馆所藏日本宽永四年丁卯(1627 年)抄本残卷,中国医科大学图书馆所藏日本宽政六年甲寅(1794 年)抄本,国家图书馆、中国医学科学院图书馆等所藏清道光三年癸未(1823 年)黄氏士礼居覆宋刻本(附礼记一卷),首都图书馆所藏清光绪蜚英馆石印本,中国中医科学院图书馆、上海中医药大学所藏日本江户抄本多纪元简多纪元昕校本(缩微胶卷),宁波市图书馆所藏清宣统三年辛亥(1911 年)郭慕韩重刻本,上海图书馆所藏清汪氏艺芸书舍影宋抄本,国家图书馆、中国中医科学院图书馆等所藏 1912 年武昌医馆刻本。

【遣方用药】

(一)《时行寒疫论》篇

时行寒疫治法

1. 赵泉黄膏

初得时行赤色,头痛项强,兼治贼风走痓寒痹,赵泉黄膏。

大黄、附子、细辛、川椒、干姜、桂枝(各一两),巴豆(五十粒)。

㕮咀,苦酒渍一宿,以腊月猪膏一斤,煎调火三上三下,去滓收之。伤寒赤色,热酒调服梧桐子大一枚,又以火摩身数百遍,兼治贼风最良。风走肌肤,追风所在,摩之神效,千金不传。

2. 崔文行解散

崔文行解散,时气不和,伤寒发热。

桔梗(炒)、细辛(各四两),白术(八两),乌头(炮,一斤)。

细末,伤寒服一钱五铢匕,不觉复小增之,以知为度;若时气不和,旦服一钱五铢匕,辟恶欲省病,一服了去,此时行寒疫通用之。无病者预服,以辟寒为佳,皆酒调下。

3. 藜芦散

藜芦散,辟温疫伤寒。

藜芦、踯躅、干姜(各四分),牡丹皮、皂角(各五分),细辛、附子(各三分),桂枝、朱砂(各一分)。

末之,绛囊带一方寸匕,男左女右,臂上着之。觉有病之时,更以粟米大内鼻中,酒服一钱匕,覆取汗,日再当取一汗耳。

4. 赤小豆瓜蒂散

赤小豆瓜蒂散,在厥阴证中。

瓜蒂、赤小豆(等分)。

细末,别以香豉一合,热汤三盏,煮作稀糜,去滓。取汁和散一钱,温温顿服。不吐者,少少加药再服,得吐快乃止。诸亡血虚家,不可与服(有用丁香者吐之,多霍燥人)。

5. 鸡子汤

治热盛,狂语欲走。

生鸡子(七枚),芒硝(一两)。

井花水一大升,同搅千遍,去沫,频服之,快利为度。

6. 猪苓散

猪苓散即伤寒门五苓散也,在可水证中。(以上六方,载巢氏治时行寒疫合用之方。)

猪苓、白术、茯苓、桂枝、泽泻(各半两)。

细末,白饮调下二钱,日三服,数饮暖水,汗出效。

7. 麻黄葛根汤

庞曰:摩膏火灸,可行于西北二方,余处难施,莫若初服解散、赤散之类,如转发热而表不解,乃行后四方为佳。天行壮热,烦闷无汗者,麻黄葛根汤。

麻黄(五两),葛根(四两)。

粗末,每服五钱,水二盏,栀子二个,葱白五寸,豉一撮,煎八分,去滓沫,温温相次四五服。取汗,止后服。

8. 麻黄汤

天行一二日,麻黄汤(自汗者去麻黄加葛根二两)。

麻黄(二两),石膏(一两半),贝齿(五个,无亦得),升麻、甘草、芍药(各一两),杏仁(四十个)。

粗末,每服五钱,水二盏,煎八分,温服。取汗,止后服。

9. 葛根解肌汤

葛根解肌汤,汗后表不解,宜服此(自汗者去麻黄)。

葛根(四两),麻黄、芍药、大青、甘草、黄芩、桂枝(各二两),石膏(三两)。

煎如前法。

10. 诏书发汗白薇散

诏书发汗白薇散,治时气二三日不解。

白薇(二分),杏仁(三分),贝母(三分),麻黄(七分)。

细末,酒调下方寸匕,相次二三服,温覆汗出愈。汤调亦得。

11. 圣散子方

圣散子方(此方苏子瞻《尚书》所传,有序文)。

昔尝览《千金方》,三建散于病无所不治,而孙思邈特为著论,以谓此方用药节度,不近人情。至于救急,其验特异,乃知神物效灵,不拘常制,至理开惑,智不能知,今予所得圣散子,殆此类也欤。自古论病,唯伤寒至危急,表里虚实,日数证候,应汗应下之法,差之毫厘,辄至不救。而用圣散子者,一切不问阴阳二感,或男女相易,状至危笃者,连饮数剂,则汗出气通,饮食渐进,神宇完复,更不用诸药,连服取差,其余轻者,心额微汗,正尔无恙。药性小热,而阳毒发狂之类,入口即觉清凉,此殆不可以常理诘也。时疫流行,平旦辄煮一釜,不问老少良贱,各饮一大盏,则时气不入其门。平居无病,能空腹一服,则饮食快美,百疾不生,真济世卫家之宝也。其方不知所从来,而故人巢君谷世宝之,以治此疾,百不失一二。余既得之,谪居黄州,连岁大疫,所全活至不可数。巢君初甚惜此方,指江水为盟,约不传人,余窃隘之,乃以传蕲水人庞君安常。庞以医闻于世,又善著书,故以授之,且使巢君之名与此方同不朽也。其用药如下。

肉豆蔻(十个)、木猪苓、石菖蒲、茯苓、高良姜、独活、柴胡、吴茱萸、附子(炮)、麻黄、厚朴(姜炙)、藁本、芍药、枳壳(麸炒)、白术、泽泻、藿香、吴术(蜀人谓苍术之白者为白术,盖茅术也,而谓今之白术为吴术)、防风、细辛、半夏(各半两,姜汁制),甘草(一两)。

锉焙作煮散,每服七铢,水一盏半,煎至八分,去滓热服。余滓两服合为一服,重煎,皆空心服。

12. 华佗赤散

治时气伤寒,头痛身热,腰背强引颈,及中风口噤;治疟不绝,妇人产后中风寒,经气腹大,华佗赤散方。

丹砂(二分),蜀椒、蜀漆、干姜、细辛、黄芩、防己、桂枝、茯苓、人参、沙参、桔梗、女萎、乌头、常山(各三分),雄黄、吴茱萸(各五分),麻黄、代赭(各十分)。

除细辛、丹砂、干姜、雄黄、桂外,皆熬治作散,酒服方寸匕,日二;耐药者二匕,覆令汗出。治疟先发一时服药二匕半,以意消息之。

13. 乌头赤散

乌头赤散,治天行疫气病。

乌头(六分),皂角、雄黄、细辛、桔梗、大黄(各一两)。

细末,清酒或井花水服一刀圭,日二,不知稍增,以知为度。除时气不和,一日进一服。牛马六畜中天行瘴疫,亦以方寸匕。人始得病,一日时服一刀圭,取两豆许,内鼻孔中。

(二)《斑痘疮论》篇

1. 地黄膏

治温毒发斑,大疫难救,兼治豌豆疮不出,地黄膏。

湿地黄(四两),好豉(半升)。

以猪膏一斤和匀,露一宿,煎五七沸,令三分去一,绞去滓,下雄黄末一钱匕,麝香末半钱匕,搅匀,稍稍尽饮之,毒从皮中出则愈。小儿斟酌服。

2. 漏芦汤

小儿时行疮豆,恐相传染,先服漏芦汤下之。本治热毒痈疽,赤白诸丹,热毒疮疖(以下皆是小儿汤剂)。

漏芦叶(无,以山栀子代之)、连翘、白蔹、甘草、芒硝(各一分),升麻、枳实、麻黄、黄芩(各一分半),大黄(四分)。

㕮咀,水二升,煮一升半,下大黄,煮一升,去滓,下芒硝,分减服,以利为度。大人服可倍作(大黄水浸,少时和水下之)。

庞曰:凡觉冬温,至春夏必发斑豆,小儿辈须服漏芦汤下之,得下后,逐日空心饮甘草汁。三岁以上一盏,儿小减之,直候腹疼乃止;未疼可饮至十日,则永不发。或下后饮羊血一盏,则不发。

3. 桦皮饮子

治时行豌豆疮,桦皮饮子。

桦皮二两,细切,水一升,煮至半升,去滓饮汁,分减服。

4. 水解散

天行热气生疮,身痛壮热,水解散。

麻黄(一两),黄芩、桂枝、甘草(各半两)。

细末,暖水调下二钱匕,小儿一钱,覆令小汗。热气在表,已发汗未解,或吐下后,热毒不散,烦躁谵语,此为表虚里实,热气躁于外,故身体发斑如锦纹;或不因汗下,始得病一二日便发,皆由温疫热毒气使然也。甚则发豌豆疮,其色白或赤,发于皮肤,头作浆戴白脓者,其毒则轻;有紫黑色作根隐隐在肌肉里,其毒则重,十死一生,甚者五内七窍皆有疮形如豌豆,故以名焉。脉洪数者,是其候也。

5. 三豆饮子

天行疮豆,预服此则不发,三豆饮子。

赤小豆、黑豆、绿豆(各一升),甘草(一两)。

净淘水八升,煮熟,逐日空心任性食豆饮汁七日,永不发。

(三)《辟温疫论》篇

在《辟温疫论》篇,庞氏记载了多首用于防治温疫的方剂。

1. 屠苏酒

疗疫气令人不相染,及辟温病伤寒屠苏酒(通俗文曰:屋平曰屠苏。《广雅》云:屠苏,庵也。然屠苏平而庵圆,所以不相同,今人寒月厅事下作版阁是也。尊贵之家,阁中施羽帐锦帏,聚会以御寒,故正旦会饮辟温酒,而以屠苏为名也)。

大黄、桂枝、桔梗、川椒(各十五铢),白术(十铢),乌头、菝葜、防风(各六铢)。

㕮咀,缝囊盛,以十二月晦日早,悬沉井中至泥,正旦平晓,出药置酒中,屠苏之东,向户饮之。屠苏之饮,先从小起,多少自任。一人饮一家无病,一家饮一里无恙。饮药酒三朝,还置井中。若能岁岁饮,可代代无病,当家内外井皆悉着药,辟温气也。忌猪肉、生葱、桃李、雀肉等。

2. 辟温粉

芎、术、白芷、藁本、苓陵香(等分)为末,每一两半入英粉四两,和匀,常扑身上,无英粉,蚌粉亦可。凡出汗大多,欲止汗,宜此法。

3. 雄黄并嚏法

入温家令不相染,研雄黄并嚏法。

水研光明雄黄,以笔浓蘸涂鼻窍中,则疫气不能入,与病人同床亦不相染。五更初洗面后及临时点之。凡温疫之家,自生臭秽之气,人闻其气,即时以纸筋探鼻中,嚏之为佳。不尔,邪气入上元宫,遂散百脉而成斯病也。以雄黄点之,则自不闻其气,并辟诸恶怪梦,神良。

4. 千敷散

古今名贤传,许季山所撰千敷散,辟温疫恶疾,不相染着。

附子(一个,一分者),细辛、干姜、麻子、柏实(各一分)。

细末,和入柏实、麻子令匀,酒服方寸匕。服药一日,十年不病;二日,二十年不病;三日,三十年不病,受师法保应。三日服之,岁多疫则预服之。不饮酒,井花水服亦得。忌猪肉、生菜。

5. 辟温杀鬼丸

辟温杀鬼丸,熏百鬼恶气。

雄黄、雌黄(各二两),羊角、虎头骨(各七两),龙骨、鳖甲、陵鲤甲、猬皮(各三两),樗鸡(十五枚,无,以芜青五枚代),空青(一两,无,以石绿代),川芎、真朱砂(各五两),东门上鸡头(一枚)。

细末,以腊二十两并丸,鸡头大,正旦门前烧一丸,男左女右,臂上戴一丸,辟百恶;独吊丧问死,吞下一丸,小豆大;天阴大雾,烧一丸于门牖前,极佳。

6. 务成子萤火丸

务成子萤火丸,主辟疾病恶气,百鬼虎野狼,蛇虺、蜂虿诸毒,五兵白刃,盗贼凶害。

昔冠军将军武威太守刘子南从尹公受得此方,永平十二年于虏界交战败绩,士卒掠尽,子南被围,矢如雨,未至子南马数尺,矢辄堕地,虏以为神人,各解围而去。子南以方教子及诸兄弟为将者,皆未尝被伤,累世秘之。汉末青牛道士得之,以传安定皇甫隆,隆传魏武帝,乃有人得之,故一名冠军丸,一名武威丸(曾试此法,一家五十余口俱染病,唯四人戴者不染)。

萤火、鬼箭(削取皮羽)、蒺藜(各一两),雄黄、雌黄、矾石(各二两),羊角、锻灶灰、铁锤柄(入铁处烧焦,各一两半)。

为末,以鸡子黄、丹雄鸡冠一具和之,如杏子大,作三角绛囊盛五丸,戴左臂,若从军,系腰下勿离身,若在家,挂户之上,辟绝贼盗温疫,神良。

(四)温疫五证方

1. 青筋牵证:柴胡地黄汤、石膏竹叶汤

柴胡地黄汤

柴胡(二两半),生地黄(五合半),香豉(五合),生姜、石膏(各四两),桂枝(半两),大青、白术、芒硝、栀子仁(各一两半)。

咬咀,水七升,煎三升,去滓,下芒硝,温饮一盏,日三四服,未差再作。

石膏竹叶汤

淡竹叶(二升),栀子仁、黄芩、升麻、芒硝(各一两半),细辛、玄参(各半两),石膏(四两),车前草(一升,叶)。

咬咀,水六升,先下竹叶、车前草,煮四升,去滓,

下诸药,煮二升,去滓,下芒硝化匀,温饮一盏。

2. 赤脉攒证:石膏地黄汤

石膏地黄汤

石膏、生葛根(各四两),麻黄(二两),玄参(三两),知母(半两),栀子仁、大青、黄芩、芒硝(各一两半),湿地黄(半升)。

咬咀,水九升,取四升,去滓,下芒硝烊化匀,温饮一盏,日三四服。

3. 黄肉随证:玄参寒水石汤

玄参寒水石汤。

羚羊角屑、大青(各一两),升麻、射干、芒硝(各一两半),玄参(四两),寒水石(二两半),栀子仁(二两)。

咬咀,水七升,煎至三升,去滓,下芒硝烊化匀,温饮一盏,日三四服。

4. 白气狸证:石膏杏仁汤、石膏葱白汤

石膏杏仁汤

石膏(四两),杏仁、前胡(各二两),甘草(一两),栀子仁、麻黄、紫菀、桂枝、大青、玄参、葛根(各一两半)。

咬咀,水九升,煎四升,温饮一盏,日三四服。

石膏葱白汤

豉(半升),葱白连须(二两),石膏、生姜(各四两),栀子仁、升麻、大青、芒硝(各一两半)。

咬咀,水八升,煎三升半,去滓,下芒硝烊化匀,温饮一盏,日三四服。

5. 黑骨温证:苦参石膏汤、知母解肌汤

苦参石膏汤

苦参、生葛(各二两),石膏、湿地黄(各四两),栀子仁、茵陈、芒硝(各一两半),香豉、葱白(各半升)。

咬咀,水八升,煎三升半,去滓,下芒硝烊化匀,温饮一盏,日三四服。

知母解肌汤

麻黄、甘草(各一两),知母、葛根(各一两半),石膏(三两)。

咬咀,水三升,煎一升,去滓,温饮一盏。若已下及自得利下,虚热未除者,除麻黄加葛根成三两,病常自汗者,亦如此法加葛根。无汗而难得汗者,加麻黄成一两半;因变泄者,除麻黄加白薇、人参各一两,加水四升,煎至一升半。

【学术传承】

庞安时家世代行医,但其本人学术基础来自于博览群书。《内经》《难经》《伤寒论》《新修本草》《肘后备急方》《备急千金要方》《外台秘要》《济生方》等中医典籍,为其学术思想提供了重要的基础。

庞安时有子庞璂、庞淇及孙仲容、舒达也从其术,但较为平庸,缺乏发展。

庞氏有门人学生60人左右,其中有较明确记载者6人,分别为张扩、王实、胡道士(胡洞微)、魏炳、李百全与栾仲实之父。

张扩,字子充,歙县(今安徽歙县)人。受业于庞安时,以医闻名,治伤寒为其特长,后传其弟张挥,挥传其子彦仁,彦仁传其子张杲。张杲著有《医说》10卷,是张氏三代世医中唯一有著作流传至今的医家。

王实,字仲弓,官至信阳太守,宋代医家。《宋史·艺文志》载著有《伤寒证治》三卷与《局方续添伤寒证治》一卷,但现已佚失。他继承并发展了庞安时的学说。

胡道士,其史料始见于苏轼《东坡志林》卷三:"庞安常为医,不志于利,得善书古画,喜辄不自胜。九江胡道士颇得其术,与予用药,无以酬之,为作行草数纸而已。且告之曰:此安常故事,不可废也。"在《东坡集》中又有"乃以遗九江道士胡洞微"一语,表明这几人彼此认识,故胡道士真名即胡洞微。

魏炳,庞氏《伤寒总病论》后附有《音训》一卷、《修治药法》一卷,其末云"政和岁次癸巳门人布衣魏炳编"。这是唯一有关记载,魏炳可能是一位民间医师。

李百全,字几道,舒州桐城(今安徽桐城县)人,为宋史中唯一记载的庞安时弟子。在学术方面,李百全继承了庞安时善用针刺治疾和重视起居将养、培补正气的学术思想,是当时桐城的著名医家。

栾仲实之父,在同时期张耒的《跋庞安常伤寒论》中提到"而仲实之父为医,得庞君之妙,谓予言何如也"。

庞安时学术思想对后世具有很大的影响,如其六经经络理论、寒毒理论等被朱肱等所继承,其温病"异气"概念,温疫经呼吸道传播,治温病侧重寒凉等思想均为后世温病学派所继承和发展。

【医话与轶事】

(一)庞安时论天行豌豆疮

庞曰:天行豌豆疮,自汉魏以前,经方家不载,或云建武中南阳征虏所得,仍呼为虏疮。其后名医虽载发斑候,是发汗吐下后,热毒不散,表虚里实,热气燥于外,故身体发斑。又说豌豆疮,表虚里实,一如发斑之理。别云热毒内盛,攻于脏腑,余气流于肌肉,遂于皮肤毛孔中,结成此疮。既是里实,热毒内盛,则未发及欲发,疮斑未见,皆宜下之也;疮已瘥,则再下之。此病有两种。一则发斑,俗谓之麻子,其毒稍轻;二则豌豆,其毒最重,多是冬温所变。凡觉冬间有非节之暖,疮毒未发,即如法下之,次第服预防之药,则毒气内消,不复作矣;有不因冬暖,四时自行者,亦如法下之。古方虽有治法,而不详备,疑当时毒热未甚,鲜有死者耶。近世此疾,岁岁未尝无也,甚者夭枉十有五六,虽则毒气内坏不治,因医为咎,又大半矣。若身疼壮热头痛,不与小汗,何由衰散?大腑久秘,毒攻腰胁,或心腹胀满,不与微利,何由释去?故当消息汗下。然则寒药固不当行,温药反增热毒,若热势大盛,脉候洪数,凉性之药,不阻表里气,亦可通用;若寒气阻碍,脉候浮迟,则温性之药,不阻表里气者,可冀冰释。云不可汗下寒热之药,只可紫草一味者,乃滞隅之流,只是遭逢轻疾,以自瘥为功,若值重病,则拱手待毙矣。世有权贵,自信不任人拘忌,冷热汗下,病或不救,则责医谬误,斯又可为伤叹。夫调瑟者必当移柱,故用古方,附以愚见,为斑豆方,以小儿多染此患,故专用小汤剂,大人可倍用之(《卷第四·斑痘疮论》)。

(二)庞安时论天行温病

庞曰:辛苦之人,春夏多温热者,皆由冬时触冒寒毒所致。自春及夏至前为温病者,《素问》、仲景所谓伤寒也。有冬时伤非节之暖,名曰冬温之毒,与伤寒大异,实时发病温者,乃天行之病耳。

其冬月温暖之时,人感乖候之气,未即发病,至春或被积寒所折,毒气不得泄,至天气暄热,温毒乃发,则肌肉斑烂也。又四时自受乖气,而成腑脏阴阳温毒者,则春有青筋牵,夏有赤脉攒,秋有白气狸,冬有黑骨温,四季有黄肉随,治亦别有法。《难经》载五种伤寒,言温病之脉,行在诸经,不知何经之动,随经所在而取之。中风木,伤寒金,热病火,湿温水,温病土,治之者各取其所属。

据《难经》温病,本是四种伤寒,感异气而变成温病也。土无正形,因火而名,故以温次热也。土寄在四维,故附金木水火而变病,所以王叔和云:阳脉浮滑,阴脉濡弱,更遇于风热,变成风温;阳脉洪数,阴脉实大,更遇其热,变成温毒,温毒为病最重也;阳脉濡弱,阴脉弦紧,更遇湿气,变为湿温;脉阴阳俱盛,重感于寒,变成温疟,斯乃同病异名,同脉异经者也。故风温取足厥阴木、手少阴火,温毒专取手少阴火,温疟取手太阴金,湿温取足少阴水、手少阴火,故云随经所在而取之也。天行之病,大则流毒天下,次则一方,次则一乡,次则偏着一家,悉由气运郁发,有胜有伏,迁正退位,或有先后。天地九室相形,故令升之不前,降之不下,则天地不交,万化不安,必偏有宫分,受斯害气,庄子所谓运动之泄者也。且人命有遭逢,时有否泰,故能偏着一家。天地有斯害气,还以天地所生之物,以防备之,命曰贤人知方矣(《卷第五·天行温病论》)。

(三)庞安时论时行寒疫

《病源》载从立春节后,其中无暴大寒,又不冰雪,而人有壮热病者,此属春时阳气,发于冬时,伏寒变为温病也。从春分以后至秋分节前,天有暴寒,皆为时行寒疫也。三月、四月,或有暴寒,其时阳气尚弱,为寒所折,病热犹轻;五月、六月,阳气已盛,为寒所折,病热则重;七月、八月,阳气已衰,为寒所折,病热亦微,其病与温病、暑病相似,但治有殊耳。其治法初用摩膏火灸,唯二日法针,用崔文行解散,汗出愈。不解,三日复发汗,若大汗而愈,不解者,勿复发汗也。四日服藜芦丸,微吐愈;若病固,藜芦丸不吐者,服赤小豆瓜蒂散吐之,已解,视病尚未了了者,复一法针之当解。不解者,六日热已入胃,乃与鸡子汤下之愈。无不如意,但当谛视节度与病耳。食不消,病亦如时行,俱发热头痛,食病,当速下之;

时病当待六七日。时病始得,一日在皮,二日在肤,三日在肌,四日在胸,五日入胃,入胃乃可下也。热在胃外而下之,热乘虚入胃,然要当复下之。不得下,多致胃烂发斑。微者赤斑出,五死一生;剧者黑斑出,十死一生。人有强弱相倍也。病者过日不以时下之,热不得泄,亦胃烂斑出矣。若得病无热,但狂言烦躁不安,精神言语不与人相主当者,治法在可水五苓散证中。

[此巢氏载治时行寒疫之法焉。温病、暑病相似,但治有殊者。据温病无摩膏火灸,又有冬温、痖豆,更有四时脏腑阴阳毒,又夏至后有五种热病,时令盛暑,用药稍寒,故治有殊(《卷第四·时行寒疫论》)。]

参考文献

[1] 庞安时.伤寒总病论[M].北京:人民卫生出版社,2019.

[2] 刘舟,张卫华.庞安时学术思想及相关的自然气候因素探析[J].现代中医药,2014,34(6):67-69.

[3] 龚胜生,刘卉.北宋时期疫灾地理研究[J].中国历史地理论丛,2011,26(4):22-34.

[4] 李萍,胡亚男,苏颖.《伤寒总病论》中疫病探隅[J].中国医药科学,2012,2(23):97,133.

[5] 杨丽娜,朱邦贤.庞安时天行温病用药特点[J].中华中医药学刊,2011,29(1):113-114.

[6] 高小成.庞安时《伤寒总病论》学术思想研究[D].武汉:湖北中医药大学,2016.

[7] 李隆映.略论庞安时《伤寒总病论》的主要学术成就[J].湖北中医杂志,1983(6):53-55.

[8] 郭永洁.宋代医家庞安时的温病学观[J].湖北中医杂志,1997,19(1):27-28.

[9] 毛德华.庞安时弟子考正[J].江苏中医,1991(1):43-45.

10. 朱肱《南阳活人书》

【生平简介】

朱肱(约1050—1125年),字翼中,别号无求子,晚年号大隐翁,乌程(今江苏吴兴)人。朱肱于宋元祐三年(1088年)中进士,中第后曾任雄州防御推官、邓州录事、奉议郎等职务,故又被称为"朱奉议"。根据周密《齐东野语》记载,朱肱祖父名承逸,曾任湖州孔目官。朱肱其父名临,字正夫,皇祐元年(1049年)进士,官至殿中垂。朱肱兄名服,字行中,官至集贤殿修撰,《宋史·卷三百四十七 列传第一百六》有朱服传。朱肱弟名彤,以学问道德著称。朱氏堪称儒学世家,被称为"一门三进士",即朱临、朱服、朱肱三人。朱肱心怀百姓,为人正直,针砭朝政,崇宁元年(1102年)日蚀,上疏谏言灾异,指摘当政时弊,忤旨罢官,退居杭州大隐坊,酿酒著书,自号大隐翁。隐居期间专心医学,著有《伤寒百问》(后修改为《类证活人书》,《宋史·艺文志》收录为二十卷本),以及在隐居时期有关酿酒的著作《北山酒经》。政和四年(1114年),值朝廷重视医学,遍求精于医术之人,朱肱遂被征为医学博士,负责朝廷医药政令。次年,因直言时事,"坐书苏轼诗"获罪,触犯党禁,被贬于达州(今四川达县),同贬者陈弁、余应求、李升、韩均,时称"五君子"。政和六年(1116年),以朝奉郎提点洞霄宫,召还京师,于政和八年(1118年)创作针灸图谱《内外二景图》,约宋徽宗宣和七年(1125年)卒。

【学术思想】

(一)疫病学术思想

1. 寒毒理论的继承

在《活人书》第五卷,朱肱写道:"《素问》云:冬三月是谓闭藏。水冰地坼,无扰乎阳。又云:彼春之暖,为夏之暑,彼秋之忿,为冬之怒。是以严寒当令,为杀厉之气。君子善摄生,当严寒之时,行住坐卧,护身周密,故不犯寒毒。彼奔驰荷重,劳房之人,皆辛苦之徒也。当阳闭藏而反扰动之,则郁发腠理,津液强渍,为寒所博,肤腠致密,寒毒与营卫相浑。当是之时,壮者气行则已,怯者则着而成病矣。其即时而病者,头痛身疼,肌肤热而恶寒,名曰伤寒。其不实时而病者,寒毒藏于肌肤之间,至春夏阳气发生,则寒毒与阳气相搏于营卫之间。其病与冬时即病无异。但因春温气而变,名曰温病。因夏热气而变,名曰热病。温热二名,直以热之多少为义。阳热未盛,为寒所制,病名为温。阳热已盛,寒不能制,病名为热。故大医均谓之伤寒也。"朱肱继承了庞安时的"寒毒"思想,将寒毒作为温热病的重要的病因。

2. 温疫病名的确立

在《活人书》第六卷,朱肱对"温疫"这一病名做了明确定义并提出了辨证论治。

"(四十六)问一岁之中,长幼疾状多相似。此名温疫也。四时皆有不正之气,春夏亦有寒清时,秋冬或有暄暑时。人感疫厉之气,故一岁之中,病无长少。率相似者,此则时行之气,俗谓之天行是也。老君神明散(杂四九)、务成子莹火丸、圣散子(并杂五十)、败毒散。(杂三十三)冬气温,春气寒,夏气冷,秋气热为时气。时气与伤寒同,而治有异者,盖因四时不正之气而变更,不拘以日数浅深,汗吐下随证施行。所以圣散子不问表里阴阳者,此也。唯圣散子性差热,用者宜详之。若春应暖而清气折之,则责邪在肝。[三四月或有暴寒,其时阳气尚弱,为寒所折,病热犹轻。升麻散(杂一)解肌汤主之。(杂三十八)夏应暑而寒气折之,则责邪在心。五月六月阳气已盛,为寒所折,病热则重。七月八月阳气已衰,为寒所折,病热亦微。调中汤(杂五一)、射

091

干汤(杂五二)、半夏桂枝甘草汤(杂五三)。可选用也。]秋应凉而反大热折之,则责邪在肺。湿热相搏,民多病瘅。瘅者黄也,宜白虎加苍术汤。(杂百十七)煎茵陈汁调五苓散。(正六十六)冬应寒而反大温折之,则责邪在肾。其冬有非节之暖者,名为冬温,此属春时阳气发于冬时,则伏寒变为温病。宜葳蕤汤。(杂四五)仲景云,冬温之毒,与伤寒大异。盖伤寒者,伤寒气而作;冬温者,感温气而作;寒疫者,暴寒折人,非触冒之过。其治法不同,所施寒热温凉之剂亦异,不可拘以日数,发汗吐下,随证施行。要之治热以寒,温而行之,治温以清,冷而行之,治寒以热,凉而行之,治清以温,热而行之,以平为期,不可以过。此为大法。"

在这一篇中,朱肱首先将温疫界定为一类一段时间内人不论老幼,出现类似症状的疾病,点明了温疫的时效和传染性。其次在疫病病因方面,朱肱则提出了四时不正之气即疫疠之气为疫病病因,也即是所谓"天行之气"。最后,朱氏指出,疫疠之气所致温疫,随四时不正之气不同病位病机亦有不同,因此治疗不应拘泥于伤寒论中病程日数,而应当采用汗法、吐法、下法等手段随证论治,其所用方剂则具有明确的针对性。

除了"温疫"这一病名,朱氏在书中还收录了"天行头痛""温毒"等疾病病名,这些病名均与温疫有一定关系。比如"温毒",文中即明确与寒毒与疫疠之气有关:"初春病患肌肉发斑瘾疹如锦纹,或咳心闷,但呕清汁,此名温毒也。温毒发斑者,冬时触冒寒毒,至春始发,初在表,或已发汗吐下而表证未罢,毒气不散,故发斑。黑膏主之。又有冬月温暖,人感乖戾之气,冬未即病,至春或被积寒所折,毒气不得泄,至天气暄热,温毒始发,则肌肉斑烂瘾疹如锦纹,而咳心闷。"

(二)伤寒学术思想

1.《伤寒论》的整理编次

朱肱对《伤寒论》的整理编次有"以症类证"和"以方类证"的特点。

以症类证,即朱肱将临床类似的证候,对症状等进行分类鉴别,将症状相同或相似但病机病性不同的疾病用症状进行分类,之后采用脉象鉴别等方法加以归纳分析,从而达到分类鉴别诊断的效果。

比如潮热(问五十七):"潮热者,大率当下。仲景云:潮热者实也。大承气汤证云,其热不潮,未可与也。则知潮热当下无疑矣。虽然更看脉与外证,脉若弦若浮。及外证恶寒,犹有表证,且与小柴胡汤以解之。(正二十九)若腹大满不通者,可与小承气。(正四十二)微和其胃气,勿令大泄也。(仲景云。日晡发热者属阳明也,脉实者大承气)(正四二)(大柴胡也)(正三十)脉虚者,桂枝也。(正方一)纵使潮热当行大承气,亦须先少与小承气。若不转矢气,不可攻之,后发热复硬者,大柴胡下之。(正三十)若胸胁满而呕,日晡发潮热者,小柴胡加芒硝(正三十四)主之。又有日晡发潮热已而微利者,又有微发潮热而大便溏者,或潮热而咳逆者,皆当用小柴胡也(正二十九)(伤寒十三日不解。胸胁满而呕。日晡发潮热,已而微利。潮热者。实也。先服小柴胡以解外。后以柴胡加芒硝汤下之。阳明潮热。大便溏。胸满不去者。小柴胡汤主之)。冬阳明潮热,当行黄芩汤。(冬阳明病脉浮而紧,必发潮热,发作有时。但脉浮者,必盗汗,黄芩汤主之)(正八十五)以上潮热,并属阳明也。太阳有潮热乎?仲景大陷胸汤一证,(正三十八)结胸有潮热者,为大结胸,属太阳也。"虽然症状表现为潮热,但根据其余症状和脉象,属于不同证候,包括小柴胡证、桂枝证、大柴胡证等,在所病经络上亦分阳明与太阳。

以方类证,即不泥于《伤寒论》条文的原有篇属和先后,采用以方为纲,单独标目,独立成节的形式进行重新类归与编次。这种编次始自桂枝汤,终于烧裈散,凡一百十三方,具体是卷十二为一至二十九方,卷十三为三十至四十七方,卷十四为四十八至八十方,卷十五为八十一至一百十三方。这种编排有两大特点:首先,从整体编排而言,各方虽单独成目,但在前后编排中,又将论中相类方证汇列一处,如第一至十九方是桂枝汤类方、二十至二十八方是麻黄汤类方、二十九至三十四是柴胡汤类方等。从而既有利于每个方证的具体学习,也有助于类似方证间的前后对照。其次,就每方后的条文编排而言,是将论中原本散见于不同篇章中的该方主治条文悉归其后,并标明原出篇属。这种编排,将该方主要适应证、禁忌证、疑似证及服此方后的转归证等几个方面,以及此方组成与用法都归类在一起,方便读者全面学习。如桂枝汤,朱编以之为起始方,标序是一,方后汇列了《伤寒论》与之有关的二十五个条证。从这些条文的篇数来看,朱氏明确标示前二十条"属太阳",次二条"属阳明",后三条分别"属太阴""属厥阴""属霍乱"。这样既全面汇列了论中有关此方的主要条证,又明确标示出这些条证的原有篇属,使人阅后顿觉脉络清楚,章法井然,而又不失原编分篇布局的辨证意义。而在适应证指出其"宜服""可与""不可与",使人读后能对桂枝汤的适应证有完整的了解。比如桂枝汤条下列首先列举《伤寒论》条文第16条"桂枝本为解肌,若脉浮紧,发热汗不出者,不可与之"的论述,即首先道明桂枝汤的禁忌证。后列桂枝汤的加减如《伤寒论》第26条"服桂枝汤,大汗出,脉洪大者,与桂枝汤。若形似疟,一日再发者,宜桂枝二麻黄一汤";《伤寒论》第26条"服桂枝汤大汗出,大烦渴不解,脉洪大者,白虎加人参汤主之";《伤寒论》第28条"服桂枝汤或下之,仍头项强痛,翕翕发热,无汗,心下满微痛,小便不利者,桂枝去桂加茯苓白术汤主之"(《活人书·卷第十二》)。这样就对桂枝汤的各种适应证进行了充分而全面的反映。再者注明方药的用药剂量、制剂、煎煮方法、药引、服药方法和用药加减,更有利临床运用。如桂枝汤后"上挫如麻豆大,每服抄五钱匕,水一盏半,入生姜五片枣二枚,煎至一盏,去滓,温服。须臾,啜热稀粥一盏,以助药力。温覆令一时许,遍身漐漐微似有汁者佳"。在此之后又附其方随证加减法,"春末及夏至前加黄芩一分""夏至后有桂枝证,可加知母半两,石膏一两,或加升麻一分"(《活人书卷第十二》)。

2. 阐发经络学说

朱氏认为,经络在伤寒中具有非常重要的意义,其以经络学说来分析伤寒之三阴三阳。他认为"治伤寒先须识经络,不识经络,触途冥行,不知邪气之所在,往往病在太阳,反攻少阴,证是厥阴,乃和少阳,寒邪未除,真气受毙。"(《活人书·卷第一》)即治疗伤寒病必须先认识经络,否则不识病邪之所在,导致误治,病人危殆。在其经络学说中,朱肱尤重视足三阴三阳经络。朱氏云"伤寒只传足经,不传手经",故在卷一列足之六经的经络走向图。朱氏是用足经来先辨伤寒病位再言病性,如"足太阳膀胱之经(肾与膀胱为合。故足少阴与足太阳为表里)从目内上头连于风府,分为四道,下项并正别脉上下六道以行于背,与身为经,太阳之经为诸阳主气,或中寒邪,必发热而恶寒。缘头项腰脊是太阳经所过处,今头项腰脊是太阳经所过处,今头项腰脊强,其脉尺寸俱

浮者,故知太阳经受病也"。又如"足阳明胃之经(脾与胃为合。故足太阴与足阳明为表里)从鼻起挟于鼻,络于目。下咽分为四道,并正别脉六道上下行腹纲维于身,盖诸阳在表,阳明主肌肉,络于鼻,故病患身热目疼鼻干不得卧。其脉尺寸俱长者,知阳明经受病也"。

朱氏将疾病主症与脉象同经络联系起来,在下文即按经络写明治则治法与疾病之传变使人对一经之病一目了然,如太阳阳明二经:"(一)问伤寒一二日,发热恶寒,头项痛,腰脊强,尺寸脉俱浮,此足太阳膀胱经受病也。……太阳病头疼发热,汗出恶风,宜桂枝汤。(正一)轻者,只与柴胡桂枝汤(正方三十一)太阳病头痛发热无汗恶寒,宜麻黄汤。(正二十)轻者只与桂枝麻黄各半汤。(正二)麻黄汤桂枝汤,二者均为解散,正分阴阳,不可不慎也。仲景所谓无汗不得服桂枝,有汗不得服麻黄,常须识此,勿令误也。今人才见身热头痛,便发汗,不知汗孔闭而用麻黄,汗孔疏而用桂枝。伤寒伤风,其治不同。古人有汗者当解肌,无汗者可发汗。(二)问伤寒二三日。身热目疼鼻干,不得卧,尺寸脉俱长,此足阳明胃经受病也。……伤寒二日,阳明经受病,可发其汗,非正阳明也。(正阳明者。身热汗出不恶寒。反恶热。故可下也)今言一二日传阳明经,身热目疼,鼻干不得卧,其脉俱长者,是太阳阳明可表而已。若无汗尚恶寒,宜升麻汤。(杂方)有汗微恶寒者,表未解也,宜桂枝汤。(正方一)无汗脉浮,其人喘者,与麻黄汤。(正二十)又问十二经皆一,而阳明有三,何也? 有太阳阳明,有少阳阳明,有正阳阳明也。(后略)"朱氏先写主症"发热恶寒,头项痛,腰脊强""身热目疼鼻干,不得卧",再写对应脉象"尺寸脉俱浮""尺寸脉俱长",然后界定归属经络"此足太阳膀胱经受病也""此足阳明胃经受病也",之后则言论治与变化"宜桂枝汤。轻者,只与柴胡桂枝汤……""若无汗尚恶寒,宜麻黄汤。(杂方)有汗微恶寒者,表未解也,宜桂枝汤"。

朱氏的伤寒经络学说为后世六经纲领之说的发展起到重要的启发作用,意义非凡。

3. 重视问诊和切诊,"脉证合参"

朱肱在中医四诊中尤其重视问诊。《活人书》卷一"伤寒看外证为多,未诊先问,最为有准"。《活人书》的前半部分即为伤寒百问,以问答体为主。通过问诊,可知病位归经,这也与朱肱经络学说相

一致。如《活人书》卷第一所言："病家云发热恶寒，头项痛，腰脊强，则知病在太阳经也；身热目疼，鼻干不得卧，则知病在阳明经也；胸胁痛耳聋，口苦舌干，往来寒热而呕，则知病在少阳经也；腹满咽干，手足自温，或自利不渴，或腹满时痛，则知病在太阴经也；引饮恶寒，或口燥舌干，则知病在少阴经也；烦满囊缩，则知病在厥阴经也。"

同时，朱氏也指出切诊之重要，《活人书》卷二开篇即言："治伤寒先须识脉，若不识脉，则表里不分，虚实不辨。仲景犹诮当时之士，按寸不及尺，握手不及足，必欲诊冲阳，按太溪而后慊，况于寸关尺耶。大抵问而知之以观其外，切而知之以察其内，证之与脉不可偏废。"朱氏还提炼了六经之脉象总纲："太阳经病，其脉尺寸俱浮；足阳明经病，其脉尺寸俱长；少阳病，其脉尺寸俱弦；少阴经受病，其脉尺寸俱沉；足太阴脾经病，尺寸俱沉细；足厥阴肝经受病，其脉尺寸俱微缓；太阳阳明合病脉浮大而长。"对于脉证合参，典型的例子是《活人书》中结胸证"病人心下紧满，按之石硬而痛者，结胸也。结胸证于法当下，虽三尺之童皆知用大黄甘遂陷胸汤下之，然仲景云结胸脉浮者，不可下，下之则死。以此推之，若只凭外证，便用陷胸汤则误矣"。此例充分说明脉证合参对于正确诊治、避免误治之必要。

4. 强调辨表里阴阳

朱肱论治伤寒注重辨别表里。《活人书》卷三云"治伤寒，须辨表里。表里不分，汗下差误"。伤寒有表证、里证，如初起见"发热恶寒身疼而脉浮者为表证也"，"表证者，恶寒是也"，"不恶寒，反恶热，手掌心并腋下汗出，胃中干涸，燥粪结聚，潮热，大便硬，小便如常，腹满而喘，或谵语，脉沉而滑者，里证也"。此外，还有半表半里、表里两证俱见、无表里证等。

对于相同症状的表里鉴别，以发热为例：

"均是发热，身热不渴为表有热，小柴胡加桂主之。（正二十九）厥而脉滑为里有热，白虎加人参主之。（正六十五）（黄帝所谓发表不远热，攻里不远寒也）均是水气干呕，微利发热而咳为表有水，小青龙加芫花主之。（正三十六）身体凉，表证罢，咳而胁下痛为里有水，十枣汤主之。（正八十九）均是恶寒发热而恶寒者，发于阳也，麻黄桂枝小柴胡主之。无热而恶寒者发于阴也，附子四逆汤主之。（正七十五）均是身体痛，脉浮发热头疼身体痛者为表未解，

麻黄汤主之。（正二十）脉沉自利身体痛者为里不和，四逆汤主之（正七十五）。以此观之。仲景之于表里亦详矣，学人宜深究之。（卷第三）"根据主症和脉象差别，则有不同病机证候，而治法方药亦不相同，有用白虎者，有用小青龙者，有用麻黄者。

而对于不同症状的表里，则分开论述：

"发热恶寒，身体痛而脉浮者，表证也（浮者，阳也。别本作表阳。其脉按之不足举之有余。《素问》云：寸口脉浮而盛，曰病在外。寸口脉沉而紧，曰病在中。仲景云：脉浮者病在表，可发汗。又曰：表有病者，脉当浮。又曰：结胸证，脉浮者，不可下，则知脉浮者，表证也）（卷第三）。"此为表证之论述。"不恶寒，反恶热，手掌心并腋下漐漐然汗出，胃中干涸，燥粪结聚，潮热，大便硬，小便如常，腹满而喘，或谵语，脉沉而滑者，里证也。（仲景手足漐漐然汗出者，此大便已硬也。伤寒欲下而小便少，手足心并腋下不滋润者，不可攻也。）里证者，内热是也。内热者，里之弱，此属阳明，宜下之。"此为里证之论述，根据脉证之不同，则可鉴别表里之不同。

对于表里证俱见："假令病人脉浮而大，是表证当汗，其人发热，烦渴，小便赤，却当下，此是表里证俱见，五苓散主之。仲景谓之表里不解：本太阳病，医反下之，因而腹痛，是有表，复有里。此皆仲景治伤寒有表复有里之法（卷第三）。"

对于无表里证："伤寒四五日后，以至过经（十三日为过经）无表证，又于里证未可下者，但非汗证，亦非下证者，皆可用小柴胡。（正二十九）随证加减用之。"

此外，朱肱对于表里寒热错杂者提出了自己的治法，填补了仲景未论之空白："问病患有身大热，反欲得衣，有身大寒，反不欲近衣者，此名表热里寒，表寒里热也。病患身大热，反欲得衣，热在皮肤，寒在骨髓也，仲景无治法。宜先与阴旦汤，（杂方六）寒已，次以小柴胡加桂（杂三十九）以温其表。病患身大寒，反不欲近衣，寒在皮肤，热在骨髓也。仲景亦无治法。宜先与白虎加人参汤（正六十五）热除，次以桂枝麻黄各半汤（正方二）以解其外。大抵病有标本，治有先后，表热里寒者，脉须沉而迟，手或微厥，下利清谷也。所以阴证亦有发热者，四逆汤（正七十五）、通脉四逆汤主之（正八十一）。表寒里热者，脉必滑而厥，口燥舌干也，所以少阴恶寒而时时自烦，不欲浓衣，用大柴胡下之（正三十）而愈，此

皆仲景之余议也。"朱肱仍从主症与脉象出发,辨别表里错杂之寒热,从而鉴别诊治。

辨表里,还要辨阴阳。朱肱对辨阴阳同样重视。朱肱认为:"治伤寒须识阴阳二证。手足各有三阴三阳,合为十二经。在手背者为阳属表为腑,在手掌里者为阴属里为脏。足经仿此。伤寒只传足经不传手经。素问热论,亦只说足三阴三阳受病。(卷第四)"将伤寒分为阴阳两证,又与经络联系起来,分三阴三阳以及手足经之别。

辨一般阴证阳证:"太阴少阴厥阴,皆属阴证也。太阴者,脾也。少阴者,肾也。厥阴者,肝也。……贼风虚邪者,阳受之。饮食不节,起居不时者,阴受之。阳受之则入腑,阴受之则入脏。……伤寒虽是三阴三阳。大抵发于阳则太阳也。发于阴则少阴也。""太阳阳明少阳,皆属阳证也。太阳者,膀胱也,发热恶寒头疼腰痛而脉浮也。阳明者,胃也,不恶寒反恶热,汗出,大便秘,潮热而脉长也。少阳者,胆也。口苦咽干胁下满,发热而呕,或往来寒热而脉弦也。(卷第四)"在阴证阳证总纲之下,又各列治疗方剂,如阴证之理中汤、甘草干姜汤,阳证之麻黄桂枝、柴胡、承气之类。

辨阴证似阳、阳证似阴:"问身微热烦躁,面赤脉沉而微。此名阴证似阳也。阴发躁热发厥,物极则反也。大率以脉为主,诸数为热,诸迟为寒,无如此最验也。假令身体微热,烦躁面赤。其脉沉而微者,皆阴证也。身微热者,里寒故也。烦躁者,阴盛故也。面戴阳者,下虚故也。若医者不看脉,以虚阳上膈躁,误以为实热,反与凉药,则气消成大病矣。外台秘要云,阴盛发躁,名曰阴躁,欲坐井中,宜以热药治之。仲景少阴证面赤者,四逆加葱白主之。"而阳证似阴则为:"问手足逆冷,而大便秘,小便赤,或大便黑色,脉沉而滑,此名阳证似阴也。重阳必阴,重阴必阳。寒暑之变也,假令手足逆冷而大便秘,小便赤,或大便黑色,其脉沉而滑者,皆阳证也。轻者白虎汤(正六四),甚者承气汤(正四二)。伤寒失下,血气不通,令四肢逆冷,此是伏热深,故厥亦深,速用大承气(正四一)加分剂下之,汗出立瘥。(仲景所谓厥应下之者此也)兼热厥与阴厥自不同。热厥者,微厥即发热。若阴厥即不发热,四肢逆冷,恶寒脉沉而细。大小便滑泄矣。(卷第四)"这两问朱氏对阴证似阳、阳证似阴两种证候做了鉴别诊断,其方法仍是脉诊合参,以症状和脉象结合判断

本质是阴是阳,从而针对治疗。

5.辨明病名,辨证论治

广义伤寒是一切外感热病的总称。古代医家将一切外感热病均称为伤寒,如《素问·热论》云:"今夫热病者,皆伤寒之类也。"狭义伤寒,是指外感风寒,感而即发的疾病。《难经·五十八难》说:"伤寒有五,有中风,有伤寒,有湿温,有热病,有温病。"其中"伤寒有五"之伤寒为广义伤寒,五种之中的伤寒,为狭义伤寒。为区别二者的不同,朱氏在《活人书》卷第六单独进行了讨论"天下之事,名定而实辨,言顺则事成。又况伤寒之名,种种不同,若识其名,纵有差失,功有浅深,效有迟速耳不得其名,妄加治疗,往往中暑乃作热病治之,反用温药,湿温乃作风温治之,复加发汗,名实混淆,是非纷乱,性命之寄,危于风烛"。朱氏对广义伤寒中的狭义伤寒、伤风、热病、中暑、温病、风温、温疫、中湿、风湿、湿温、痉病、温毒等勘定名义与证候,并附以辨证论治。

伤寒(狭义):"脉浮而紧涩,头疼,身体拘急,恶寒无汗,寒多热少,面色惨而不舒,腰脊疼痛,手足指末微厥,不烦躁。此名伤寒也。伤寒之候,发热恶寒,头疼腰脊痛,脉紧无汗,宜发汗而解。麻黄汤主之(正三十)。轻者只与桂枝麻黄各半汤(正二),又人参顺气散(杂三十)、葱豉汤(杂七四)、苍术散(杂三一)、麻黄葛根汤(杂三十二)可选而用之。"

伤风:"脉浮而缓,寸大而尺弱,自汗,体热,头痛,恶风,热多寒少,其面光而不惨,烦躁,手足不冷。此名伤风也。伤风之候,头疼发热,脉缓,汗出恶风,当须解肌。宜桂枝汤主之(正一)。轻者只与柴胡桂枝汤(正三十一),败毒散(杂三十三)、独活散(杂三十四)可选用之。"

温病:"夏至以前,发热恶寒,头疼身体痛,其脉浮紧,此名温病也。春月伤寒,谓之温病。冬伤于寒,轻者夏至以前发为温病,盖因春温暖之气而发也。(又非温疫也)治温病与冬月伤寒、夏月热病不同,盖热轻故也。(春初秋末,阳气在里,其病稍轻,纵不用药治之,五六日亦自安)升麻汤(杂一)、解肌汤(杂三八)、柴胡桂枝汤(正三一)最良。热多者小柴胡汤主之(正二九)。不渴外有微热者,小柴胡加桂枝也。嗽者小柴胡加五味子也。或烦渴发热不恶寒与虚烦者,并竹叶石膏汤(正九五)。次第服之。麻黄、桂枝、大青龙,唯西北二方四时行之无有不验,若江淮间,地偏暖处,唯冬月及正初乃可用正

方,自春末至夏至以前,桂枝、麻黄、大青龙内宜加减也。"

温疫:"一岁之中,长幼疾状多相似,此名温疫也。四时皆有不正之气,春夏亦有寒清时,秋冬或有暄暑时,人感疫厉之气,故一岁之中,病无长少,率相似者,此则时行之气,俗谓之天行是也。老君神明散(杂四九)、务成子萤火丸、圣散子(并杂五十)、败毒散(杂三十三)。冬气温,春气寒,夏气冷,秋气热,为时气,时气与伤寒同而治有异者,盖因四时不正之气而更改,不拘以日数浅深,汗吐下随证施行。"

温毒:"初春病患肌肉发斑瘾疹如锦纹,或咳心闷,但呕清汁,此名温毒也。温毒发斑者,冬时触冒寒毒,至春始发,初在表,或已发汗吐下而表证未罢,毒气不散,故发斑。黑膏主之。又有冬月温暖,人感乖戾之气,冬未即病,至春或被积寒所折,毒气不得泄,至天气暄热,温毒始发,则肌肉斑烂瘾疹如锦纹,而咳心闷。但呕清汁,葛根橘皮汤主之(杂九四),黄连橘皮汤(杂百廿五)尤佳。"

在朱肱定义的病名中,热病、中暑、温病、风温、温疫、湿温等皆属于后世温病学的内容,朱肱勘定病名,辨证论治,为后世温病学发展做出了巨大的贡献。

【遣方用药】

朱肱治疗温疫,既有张仲景《伤寒论》之经方,又有收集补充之医方,补充论治之不足。与温疫有关的主要有如下方剂。

(一) 五苓散

五苓散(六十六)

太阳病发汗后,大汗出,胃中干,烦躁不得眠,欲得饮水者,少少与饮之,令胃气和则愈。若脉浮,小便不利,微热消渴者。发汗已,脉浮数,烦渴者。伤寒汗出而渴者(不渴者与茯苓甘草汤)。中风发热,六七日不解而烦,有表里证,渴欲饮水,水入则吐,名曰水逆者。本以下之,故心下痞,与泻心汤,痞不解,其人渴而口燥烦,小便不利者(属太阳)。太阳病,寸缓关浮尺弱,其人发热汗出,复恶寒,不呕,但心下痞者,此以医下之也。如其不下者,病患不恶寒而渴者,此转属阳明也。小便数者,大便必硬。不更衣十日无所苦也。欲饮水,少少与之,但以法救

之。或渴者(属阳明)。霍乱,头痛发热身疼,热多饮水者,并主之(属霍乱)。

泽泻(一两一分),猪苓(去黑皮,秤)、茯苓(去皮,秤)、白术(各三分),桂枝(去皮,半两,不见火),上捣筛为散,拌和。每服抄三钱匕,白汤调下。此药须各自事持秤见分两。然后合。

(二) 败毒散

败毒散(三十三)

治四时伤风、温疫、风湿,头目昏眩,四肢痛,憎寒壮热,项强,目睛疼,寻常风眩、拘倦、风痰,皆可服之,神效。

羌活(去苗)、独活(去苗)、前胡(去苗)、川芎、枳壳(麸炒,去穰)、白茯苓(去皮)、桔梗、人参(各一两,去芦)、甘草(半两,炙),上件捣为末,每服三钱,生姜三片,水一盏,煎至七分;或沸汤点末服亦可,老人小儿亦宜,日三二服,以知为度。又烟瘴之地,山岚瘴气,或温疫时行,或人多风痰,或处卑湿脚弱,此药不可阙也。

(三) 解肌汤

解肌汤(三十八)

治伤寒温病。天行头痛。壮热。

葛根(一两)、黄芩(半两)、芍药(半两)、甘草(炙,一分)、桂心(一分)、麻黄(三分,去节,汤泡一二沸,焙干,秤),上锉如麻豆大,每服抄五钱匕,水一盏半,枣子一枚,煮至八分,去滓,日再服。三四日不解,脉浮者,宜再服发汗;脉沉实者,宜下之瘥。

(四) 老君神明散

老君神明散(四十九)

辟疫疠。

白术(二两)、桔梗(一两)、附子(二两,炮去黑皮)、乌头(四两,炮去皮脐)、真华阴细辛(一两),上捣粗筛,缝绢囊盛带之,居闾里皆无病。若有疫疠者,温酒服方寸匕,覆取汗,得吐即瘥。若经三四日,抄三寸匕,以水二碗,煮令大沸,分三服。

(五) 务成子萤火丸

务成子萤火丸(五十)

主辟疾疫恶气,百鬼虎狼蛇虺蜂虿诸毒,五兵白刃盗贼凶害,皆辟之(后略)。

萤火、鬼箭(削取皮羽)、蒺藜(各一两),雄黄、雌黄、矾石(各二两,炒汁尽),羚羊角、锻灶灰、铁锤柄

（入铁处烧焦各一两半），上捣筛为散，以鸡子黄并丹雄鸡冠一具和之，如杏仁大，作三角绢囊盛五丸，戴左臂，仍更挂户上。

（六）圣散子方

续添圣散子方（后苏轼序，略）

木猪苓（去皮）、石菖蒲、茯苓、高良姜、独活（去芦头）、附子（炮裂，去皮脐）、麻黄（去根节）、厚朴（去皮，姜汁炙）、藁本（去沙土）、芍药、枳壳（麸炒，去穰）、柴胡（去芦头）、泽泻、细辛（华阴者）、防风（去芦头）、藿香（去土）、半夏（汤洗，姜汁浸，各半两），肉豆蔻（十枚，去皮，面里煨），甘草（一两，炙），吴茱萸（半两），吴术（庞安常云：蜀人谓苍术之白者为白术，盖茅术也，而谓今之白术为吴术。半两），上锉为粗末，每服五钱，水一盏半，煮取八分，去滓热服。余滓两服合为一服重煎，空心服之则效。

（七）调中汤

调中汤（五十一）

治夏末秋初，忽有暴寒折于盛热，热结于四肢，则壮热头痛，寒伤于胃则下利，或血、或水、或赤带下，壮热晕闷，脉沉数，宜下之。

大黄（去皮三分）、葛根、黄芩、芍药、桔梗（去芦）、藁本（择真者，无此以芎代之）、茯苓（去皮）、白术、甘草（炙，各半两），上锉如麻豆大，每服五钱匕，水一盏半，煮取一中盏，去滓，温服，移时再服之，得快利，壮热便歇。小儿减与服（凡秋夏暑热积日，或有暴寒折之，热无可散，喜搏着肌中，作壮热气也。胃为六腑之表，最易为暴寒伤之而下利也，虚弱人亦不壮热，但下利或霍乱也，不宜服此，少实人可服。又有服五石人喜壮热，适与别药断下，则加热喜闷而死矣。亦不止便作痹热毒，若壮热不渴则剧，是以宜调中汤下，和其胃气也。调中汤去大黄，即治风温证，兼治阳病因下，遂协热利不止，及伤寒不因下而自利，表不解而脉浮数者，皆可去大黄煎服之，殊验也）。

（八）射干汤

射干汤（五十二）

治初秋夏月暴雨冷，及天行暴寒，其热喜伏于内，咳嗽曲折不可得气息，喉哑失声，干嗽无唾，喉中如哽。

射干、当归、肉桂、麻黄（去节，汤泡，焙秤）、枳实（炙）、紫菀、独活、橘皮、甘草（炙，各二两），生姜（四两，炮）、半夏（五两，洗）、杏仁（三两，去皮尖，两仁者，炒）、上锉如麻豆大，每服抄五钱匕，水一盏半，煮至八分，去滓温服。

（九）半夏桂枝甘草汤

半夏桂枝甘草汤（五十三）

治伏气之病，谓非时有暴寒中人，伏气于少阴经，始不觉病，旬月乃发，脉便微弱，法先咽痛，似伤寒非喉痹之病，次必下利，始用半夏桂枝甘草汤，次用四逆散主之。此病只二日便瘥，古方谓之肾伤寒也。

甘草（炙）、半夏（汤洗七次）、桂心（各等分），上等分，锉如麻豆大。每服抄五钱匕，水一盏半，煮至七分，放冷，少少含细咽之，入生姜四片煎服。

（十）黑神丸

黑神丸（六十七）

治温疫时气有食积者。

巴豆新好者（一两，轻槌去谷，以急流水二碗浸一宿。然后更煮三五十沸，候冷漉出，去心膜，以帛子拭去水，然后研如膏，用厚纸十数层裹，以重物压去油用）、五灵脂（二分，黑色者为上）、大戟（半两，生用去皮。裹面如粉白者为妙）、荆三棱（半两，生用）、杏仁（半两，炒过后研。入药再研）、豆豉（二两，须是新软者为妙，不得令晒干。与巴豆膏同研细），上三味为极细末，方入巴豆、豆豉研细，后入杏仁更研，令细，别入飞罗面半匙，以井花水调如糊，渐次拌药，搜和得所，入白中捣二三千下，丸如绿豆大。晒干，入瓷合内。频晒，或微火焙亦得。如遇伤寒有食积者，脉沉结，身体不热，即下之，量患人脏腑虚实加减丸数服用，煎姜枣汤吞下，取微利为度，不可太过。溏泄身热，下之则为痞气、结胸。若病在上可吐者，同生姜干嚼三五丸。

（十一）白虎加苍术汤

白虎加苍术汤（一百十七）

治湿温多汗。

知母（六两）、甘草（炙，二两）、石膏（一斤）、苍术（三两）、粳米（三两），上锉如麻豆大，每服抄五钱匕，水一盏半，煎八分。去滓，取六分清汁，温服。

【学术传承】

朱肱在《活人书·进表》中提到自己的学术来

源"著成百问。上稽伊芳尹汤液之论,下述长沙经络之文,诠次无差,搜罗殆尽。从微至著,盖不可加。亘古及今,实未曾有"。朱肱将他所能见到的经典医书《内经》《难经》《针灸甲乙经》《伤寒杂病论》《诸病源候论》《外台秘要》《千金要方》《太平圣惠方》等医书都作为学识的来源,学习古人的理论并发展创新。除了经典医籍,朱肱在他的书中也采用了同时代医家的医书,如庞安时《伤寒总病论》的部分学术观点,博采众之所长。

如庞安时《伤寒总病论·卷第一·叙论》中"桂枝汤自西北二方居人,四时行之,无不应验。自江淮间地偏暖处,唯冬及春可行之。自春末及夏至以前,桂枝、麻黄、青龙内宜黄芩也。自夏至以后,桂枝内又须随证增知母、大青、石膏、升麻辈取汗也"。这一段论述经方临证加减当注意三因制宜,根据居处、时令气候等条件进行调整,这是对仲景学术思想的补充,这一原则在朱肱《活人书》中便加以引用。

《活人书·卷六·问热病》:"然夏月药性须带凉,不可太温,桂枝、麻黄、大青龙须用加减法。夏至前桂枝加黄芩半两,夏至后桂枝、麻黄、大青龙加知母一两、石膏二两,或加升麻半两也,盖桂枝、麻黄汤性热。地暖之处,非西北之比,夏月服之,必有发黄斑出之失。热病三日外,与汤不瘥,脉势仍数,邪气犹在经络,未入脏腑者,桂枝石膏汤主之,此方夏至后代桂枝证用,若加麻黄半两,可代麻黄青龙汤用也。古方三月至夏为晚发伤寒,栀子升麻汤,亦可选用也。又问夏至后皆可行白虎汤液耶,暑与汗后一解表药耳。今之医者,见六月中病,多云中暑,不辨热病,用药大凉。又况夏月阴气在内,最难调治,白虎汤尤宜戒之。"

而与桂枝汤等配合发汗之法,庞氏有"凡发汗,须如常覆腰以上,浓衣覆腰以下,以腰足难取汗故也。半身无汗,病终不解"之法,在朱肱处亦有继承,在卷三问表证篇有"凡发汗欲令手足俱周,然一时许为佳,不欲如水淋漓,服汤中病即止,不必尽剂。然发汗,须如常覆腰以上,厚衣覆腰以下。盖腰以上流漓,而腰以下至足心微润,病终不解。凡发汗病证仍在者,三日内可二三汗之,令腰脚周遍为度"。可见朱肱继承了这一方法。

而庞安时的六经经络学说、寒毒学说等朱肱也多有继承。以寒毒学说为例,朱肱在卷五所言寒毒:"《素问》云:冬三月是谓闭藏。水冰地坼,无扰乎

阳。又云:彼春之暖,为夏之暑,彼秋之忿,为冬之怒。是以严寒当令,为杀厉之气。君子善摄生,当严寒之时,行住坐卧,护身周密,故不犯寒毒。彼奔驰荷重,劳房之人,皆辛苦之徒也。当阳闭藏而反扰动之,则郁发腠理,津液强渍,为寒所搏,肤腠致密,寒毒与营卫相浑。当是之时,壮者气行则已,怯者则着而成病矣。其即时而病者,头痛身疼,肌肤热而恶寒,名曰伤寒。其不实时而病者,寒毒藏于肌肤之间,至春夏阳气发生,则寒毒与阳气相搏于营卫之间。其病与冬时即病无异。但因春温气而变,名曰温病。因夏热气而变,名曰热病。温热二名,直以热之多少为义。阳热未盛,为寒所制,病名为温。阳热已盛,寒不能制,病名为热。故大医均谓之伤寒也。"而庞安时对寒毒的叙述为:"《素问》云:冬三月是谓闭藏,水冰地裂,无扰乎阳。又云:彼春之暖,为夏之暑;彼秋之忿,为冬之怒,是以严寒冬令,为杀厉之气也。故君子善知摄生,当严寒之时,周密居室而不犯寒毒,其有奔驰荷重,劳房之人,皆辛苦之徒也。当阳气闭藏,反扰动之,令郁发腠理,津液强渍,为寒所搏,肤腠反密,寒毒与荣卫相浑。当是之时,勇者气行则已,怯者则着而成病矣。其即时成病者,头痛身疼,肌肤热而恶寒,名曰伤寒。其不实时成病,则寒毒藏于肌肤之间,至春夏阳气发生,则寒毒与阳气相搏于荣卫之间,其患与冬时即病候无异。因春温气而变,名曰温病也。因夏暑气而变,名曰热病也。因八节虚风而变,名曰中风也。因暑湿而变,名曰湿病也。因气运风热相搏而变,名曰风温也。其病本因冬时中寒,随时有变病之形态尔,故大医通谓之伤寒焉。其暑病、湿温、风温死生不同,形状各异,治别有法。"对比可见,朱肱对于庞安时的寒毒思想是高度继承的。

此外,朱肱还效仿庞安时,专为妇女儿童设伤寒篇章,分别置于第十九、二十卷。

朱肱《活人书》成书后,对后世影响极为深远,诸多医家对其研读评注,或将此书理论与临床相结合应用于诊疗实践,一时"只知有《活人书》"。

王作肃,宋代医家,在朱肱《活人书》基础上作《增释类证活人书》。如"楼钥序曰:世以医为难,医家犹治伤寒为难,仲景一书,千古不朽,盖圣于医者也。……无求子朱公肱,士夫中通儒也,著南阳活人书,尤为精详。吾乡王君作肃为士而习医,自号诚庵野人,以活人书为本,又博取前辈诸书,凡数十

家，手自编纂，蝇头细字，参入各条之下，名曰增释南阳活人书。可谓勤且博矣"。

许叔微，宋代医家，著有《伤寒百证歌》。该书是以歌诀体裁将仲景方论编成100证，以便后人学习。《活人书·卷三》"（十七）问病人有身大热，反欲得衣，有身大寒，反不欲近衣者。答曰此名表热里寒，表寒里热也。病人身大热，反欲得衣，热在皮肤，寒在骨髓也。仲景无治法，宜先与阴旦汤（杂六）。寒已，次以小柴胡加桂（杂三十九）以温其表。病人身大寒，反不欲近衣，寒在皮肤，热在骨髓也，仲景亦无治法，宜先与白虎加人参汤（正六十五）。热除，次以桂枝麻黄各半汤（杂二）以解其外"。而在《伤寒百证歌》表里寒热歌曰："病人身热欲得衣，寒在骨髓热在肌，先与桂枝使寒已，小柴加桂次温之，病人身寒衣褛退，寒在皮肤热在髓，白虎加参先除热，桂黄各半解其外。"可见许叔微在表里寒热辨证论治对朱肱的继承。

《活人书》的问世，不仅对后世伤寒学术发展影响巨大，对其稍后的妇科学家陈自明也影响甚深。陈氏将《活人书》卷第十九前面的总论和妇人伤寒药方全部收录于《妇人大全良方》。

尚从善，元代医家，著成《伤寒纪玄妙用集》。尚氏受朱氏影响颇深，主要表现在两个方面：一是秉承朱肱足六经的经络说，以《内经》之理述各经病症之要，他提出引领六经病的十二个主方以及六经禁忌。十二主方分别为：足太阳膀胱经——桂枝汤、麻黄汤；足阳明胃经——大承气汤、小承气汤和调胃承气汤；足少阳胆经——小柴胡汤；足太阴脾经——桂枝加芍药汤；足少阴肾经——麻黄附子细辛汤、麻黄附子甘草汤；足厥阴肝经——当归四逆汤、麻黄升麻汤和干姜黄芩黄连汤。二是对于《伤寒论》有论无方及某些症状，尚氏补充了朱肱《活人书》之方及古法，如尚氏论发斑脉证并治，仲景无治法，《活人书》有数方选而用之。论痉脉证并治中，尚氏提到"其病身热足寒，颈项强急，恶寒时头热面赤，目赤，独头动摇，卒口噤，背反张者，痉病也，小续命汤主之。《活人》八物白术散、桂枝煮散，可选而用之"。对于呕吐一证，尚氏除仲景的柴胡汤类及吴茱萸汤外，还补充了《活人书》的大橘皮汤、橘皮竹茹汤、生姜橘皮汤。

徐灵胎，清代医家。朱肱"以方类证"的分类方法对徐灵胎影响很深，徐氏仿《活人书》形式，写出

《伤寒类方》，将伤寒方分为桂枝汤类、麻黄汤类、葛根汤类、柴胡汤类、栀子汤类、承气汤类、泻心汤类、白虎汤类、五苓散类、四逆汤类、理中汤类、杂法类等十二类的分类方法与朱氏之排列顺序相似。由此可见朱氏对明清伤寒"以方类证"派的形成有很大的影响。徐氏在《医学源流论》的"书论"中单列一节"活人书论"，云"宋人之书，能发明《伤寒论》，使人有所执持而易晓，大有功于仲景者，《活人书》为第一。盖《伤寒论》不过随举六经所现之症以施治，有一症而六经皆现者，并有一症而治法迥别者，则读者茫无把握矣。此书以经络病因传变疑似，条分缕晰，而后附以诸方治法，使人一览了然，岂非后学之津梁乎？"此论足以体现出徐氏对朱肱的推崇与赞赏。但徐氏也认为"前宋朱肱《活人书》亦曾汇治法于方后，但方不分类，而又无所发明，故阅之终不得其要领"，指出了《活人书》所存在的不足。

【著作考】

《活人书》的版本较多。书名历代就有《无求子伤寒百问》《南阳活人书》《重校证活人书》《增释南阳活人书》《类证活人书》等多种，其卷数有二十卷本与二十二卷本不等，目前主流的版本是二十二卷本。

朱肱于元祐四年（1089年）开始撰写此书，于大观二年（1108年）完成，此书由于采用问答体编撰，初名《无求子伤寒百问》《伤寒百问》），于政和元年（1111年）武夷张蒇将此书命名为《南阳活人书》并作序："其论伤寒活法者，长沙太守一人而已。华佗指张长沙伤寒论为活人书。……余因揭其名为南阳活人书云"。后由朱肱子朱遗进献朝廷，当时蔡京当政，命国子监刊印颁行。

《活人书》成书后，政和六年（1116年），朱肱从达州被朝廷召回，经过杭城（今属湖北当阳），拜见同年范内翰，范内翰反馈说："《活人书》详矣。比《百问》十倍，然证与方，分为数卷，仓卒难检耳。"经过睢阳（今河南商丘南），又见王先生，即王作肃。王氏与朱肱同时人，以《活人书》为底本，采纳前代诸书数十家，采摘要义，作为附注，参入各条之下，题名《增释南阳活人书》，在京都（今开封）、湖南、福建、两浙等五处印行，但朱氏所见此书"不曾校勘，错误颇多"。后来经过洪州（今南昌），听说名医宋道方在该地，就携所著书以求见。宋道方留朱肱款谈，座中

指驳数十条,皆有考据。朱肱回京城后并取《活人书》缮本,重新参详,修改一百余处。政和八年(1118年)又命杭州大隐坊镂版刊行(《类证活人书序》)。

明代万历十九年(1591年)徐镕以《南阳活人书》校订为《活人书》二十卷本,于万历二十年(1592年)完成。明万历二十九年(1601年)吴勉学校订为《增注类证活人书》二十二卷,收入《古今医统正脉全书》。明万历四十四年(1616年),徐镕与阳柏等重新校订,名为《南阳活人书》本(《活人书》本)。目前,明代刊刻本是主要流传的版本。

在清代,《活人书》未再经过校订,在光绪年间有多种刻本,在这一时期,日本亦有刻行本。

参考文献

[1] 朱肱.活人书[M].北京:中国中医药出版社,2009.

[2] 刘素平.朱肱《类证活人书》的伤寒学术思想研究[D].沈阳:辽宁中医药大学,2012.

[3] 丁国强.湖州人朱肱及其《北山酒经》[J].浙江档案,2011(10):62-63.

[4] 靳士英.朱肱《内外二景图》考[J].中国科技史料,1995,16(4):92-96.

[5] 李金田.略论朱肱对《伤寒论》的整理编次[J].甘肃中医学院学报,1996(3):5-7.

[6] 高小威.庞安时《伤寒总病论》学术思想研究[D].武汉:湖北中医药大学,2016.

[7] 李旭.朱肱对《伤寒论》学术思想之继承与发展[D].北京:北京中医药大学,2011.

[8] 张慧蕊.现存宋代伤寒著作文献研究[D].北京:北京中医药大学,2015.

11. 成无己（《注解伤寒论》）

【生平传略】

　　成无己（约1063—1157年），山东聊摄人。成无己生平资料稀少，多记载于他人记述之中。1142年严器之在《伤寒明理论前序》称："聊摄成公，家世儒医，性识敏，记问该博，撰述《伤寒》，义皆前人未经者。"在1144年《注解伤寒论序》中，严氏又云："昨者邂逅聊摄成公，议论该博，术业精通，而有家学，注成《伤寒论》十卷。"1172年王鼎《注解伤寒论后序》云："此书乃前宋国医成无己注解，四十余年方成，所谓万全之书也。后为权贵挈居临潢，时已九十余岁矣……目击公治病，百无一失。"可见成氏有"儒医"之称，医术高超。成无己出生后与年轻时为宋朝人，但从1141年起由于宋金和议，淮河以北广大地区割给金国，成无己也被迫成为金国之人，故一般称为金·成无己。按王鼎之记述，成无己后来被掳掠至临潢（临潢，辽置，为上京，即辽之首都，金灭辽后，改为北京，又改为临潢府，故城在今热河林西县，即巴林左翼之波罗和屯，以临潢水为名），最后可能于当地去世。

　　根据考证，成无己约在北宋建中靖国（1101年）或崇宁初年（1102年）开始撰写《注解伤寒论》一书，1141年聊摄地区割给金国，此时成无己已有七十余岁。1142年成无己写成《伤寒明理方论》，1144年严器之撰写《注解伤寒论序》，则该书成书年代约为1144年。1155年或1156年，成无己在九十余岁高龄时被掳掠至临潢，后去世，享年九十余岁。1171年成无己一乡人从金国被放回，王鼎从此人处得到成无己所托《注解伤寒论》手稿，最终于1172年刊行。

【学术思想】

（一）成无己对温疫的认识

1. 寒邪为温疫重要病因

　　《伤寒论·伤寒例》中有"冬时严寒，万类深藏，君子固密，则不伤于寒。触冒之者，乃名伤寒耳""以伤寒为毒者，以其最成杀厉之气也"。成注"冬三月纯阴用事，阳乃伏藏，水冰地坼，寒气严凝，当是之时，善摄生者，出处固密，去寒就温，则不伤于寒。其涉寒冷，触冒霜雪为病者，谓之伤寒也""热为阳，阳主生；寒为阴，阴主杀。阴寒为病，最为肃杀毒厉之气"。指出寒邪为病之厉。"中而即病者，名曰伤寒；不即病者，寒毒藏于肌肤，至春变为温病，至夏变为暑病。暑病者，热极重于温也"。成注《内经》曰："先夏至日为温病，后夏至日为暑病。温暑之病，本伤于寒而得之，故太医均谓之伤寒也。"寒毒之邪如果当时不发病可在人体内潜伏，春季则发为温病。

2. 疫病的概念与病性病机

　　"是以辛苦之人，春夏多温热病，皆由冬时触寒所致，非时行之气也。凡时行者，春时应暖，而复大寒；夏时应大热，而反大凉；秋时应凉，而反大热；冬时应寒，而反大温。此非其时而有其气，是以一岁之中，长幼之病多相似者，此则时行之气也"。成注"四时气候不正为病，谓之时行之气。时气所行为病，非暴厉之气，感受必同，是以一岁之中，长幼之病多相似也"。此处成氏指出疫病与时行之气密切相关，且症状长幼相似，即传染病的普遍易感性。"夫欲候知四时正气为病，及时行疫气之法，皆当按斗历占之"。成注"四时正气者，春风、夏暑、秋湿、冬寒是也。时行者，时行之气是也。温者，冬时感寒，至春发者是也。疫者，暴厉之气是也。占前斗建，审其时候之寒温,察其邪气之轻重而治之,故下文曰:九月霜降节后,宜渐寒,向冬大寒,至正月雨水节后,宜解也。所以谓之雨水者,以冰雪解而为雨水故也。至惊蛰二月节后,气渐和暖,向夏大热,至秋便凉"。成氏认为,温疫即暴厉之气,预见和治疗疫病应当考察当时气候历法,研判气候之寒温,邪气之轻重。"从立春节后,其中无暴大寒,又不冰雪,而有人壮热为病者,此属春时阳气,发于冬时伏寒,变为温病"。成注"此为温病也。《内经》曰:冬伤于寒,春必病温"。引出温病之概念。"从春分以后,至秋分节前,天有暴寒者,皆为时行寒疫也。三月四月,或有暴寒,其时阳气尚弱,为寒所折,病热犹轻;五月六月,阳气已盛,为寒所折,病热则重;七月八月,阳气已衰,为寒所折,病热亦微。其病与温及暑病相似,但治有殊耳"。成注"此为疫气也。是数者,以明前斗历之法,占其随时气候,发病寒热轻重不同耳"。成氏提出疫气病性与当时所处气候密切相关。

3. 温疫的防治应因地制宜

"又土地温凉,高下不同;物性刚柔,餐居亦异。是黄帝兴四方之问,岐伯举四治之能,以训后贤,开其未悟者。临病之工,宜须两审也"。成注"东方地气温,南方地气热,西方地气凉,北方地气寒,西北方高,东南方下,是土地温凉、高下不同也。东方安居食鱼,西方陵居华食,南方湿处而嗜酸,北方野处而食乳,是餐居之异也。东方治宜砭石,西方治宜毒药,南方治宜微针,北方治宜灸,是四方医治不同也。医之治病,当审其土地所宜"。指出处地不同,生活习惯不同,防治也有所不同。

4. 温疫的脉象诊断

"阳脉洪数,阴脉实大者,遇温热,变为温毒。温毒为病最重也"。成注"此前热未已,又感温热者也。阳主表,阴主里,洪数实大皆热也,两热相合,变为温毒。以其表里俱热,故为病最重""阳脉濡弱,阴脉弦紧者,更遇温气,变为温疫。以此冬伤于寒,发为温病,脉之变证,方治如说"。成注"此前热未已,又感温气者也。温热相合,变为温疫"。此为温毒与温疫的脉象特点,成氏从脉象出发,指出温毒和温疫的病因病机。

(二)成无己伤寒学术思想

1. 以经注经,全面注解《伤寒论》

在成无己《注解伤寒论》问世之前,对《伤寒论》的研究多为医家根据经典和个人临床经验对《伤寒论》进行辨析和补充仲景之所遗,并没有医家对《伤寒论》全文进行逐条注解。《注解伤寒论》是我国现存最早的《伤寒论》全文注解,开创了全文注解《伤寒论》之先河,有着极为重要的学术地位。

成无己的《注解伤寒论》以经解经,用经典释病机、释方药、释治法,其引用的著作出处有《素问》《灵枢》《伤寒论》《金匮要略》《脉经》《难经》《备急千金要方》《金匮玉函经》《外台秘要》《圣济经》《针灸甲乙经》《论语》《诸病源候论》等著作。此外,在注解中还有"王冰曰""华佗曰"等出处,可见成氏对其所处时代保存的医书有广泛的涉猎和了解。对于文献引用,成无己在引用时并非全部采取逐字逐句引用的方式,很多时候是根据需要采取节引、意引等方式。

节引,即节取文字引用。如"厥阴病"篇中,成氏注释麻黄升麻汤时引《金匮要略》文"肺痿之病,从何得之,被快药下利,重亡津液,故得之"。今《金匮要略·肺痿肺痈咳嗽上气》"从何"作"何从",全句为:"问曰:热在上焦者,因咳为肺痿。肺痿之病何从得之?师曰:或从汗出,或从呕吐,或从消渴,小便利数,或从便难,又被快药下利,重亡津液,故得之。曰:寸口脉数,其人咳,目中反有浊唾涎沫者何?师曰:为肺痿之病。若口中辟辟燥,咳即胸中隐隐痛,脉反滑数,此为肺痈,咳唾脓血。脉数虚者为肺痿,数实者为肺痈。"因成无己文中只涉及病因"大下",故"之"后的内容即其余病因均省略而未引入。

意引,即为了便于阐释医理,只引用原文大意而非原句。这种引用方式使《注解伤寒论》中原文与引文存在差异。如"辨太阳病"篇,第111条原文:"太阳病中风,以火劫发汗。邪风被火热,血气流溢,失其常度,两阳相熏灼,其身发黄。阳盛则欲衄,阴虚小便难。阴阳俱虚竭,身体则枯燥,但头汗出,剂颈而还。腹满、微喘,口干、咽烂,或不大便,久则谵语,甚者至哕、手足躁扰、捻衣摸床。小便利者,其人可治。"成注引《内经》文"火气内发,上为口干咽烂者,火热上熏也",《素问》无此句,而《素问·至真要大论》中有"火气内发,上为口糜",其义虽同,文字有异。又第335条原文:"伤寒一二日至四五日厥者,必发热;前热者,后必厥。厥深者热亦深,厥微者热亦微。厥应下之,而反发汗者,必口伤烂赤。"成注引《素问》文:"火气内发,上为口糜。"成氏引文引用同一语意,且前一句均同,后一句文字相异,但文意相同,故第111条的引文可能为意引。

成无己的引文方式,节引和意引等方式很多时候并没有如实地反映所引内容的原貌,加上在传抄和翻刻中的错误,使得书中存在一些争议之处。但由于全书引用了大量的金代以前的文献资料,实际上仍然保存了这些医学文献的内容,而这些书籍在流传和翻刻过程中已经较原始版本发生了很多改变,成无己作为文献古本的保存者,因此在文献互相校勘方面具有重要的意义。

成无己以经注论,包括以经论证,以经论方,以经论治等。

以经论证:如《伤寒论》第20条桂枝加附子汤证,成无己注解云:"太阳病,因发汗,遂汗漏不止而恶风者,为阳气不足,因发汗,阳气益虚而皮腠不固也。《内经》曰:膀胱者,州都之官,津液藏焉,气化则出。小便难者,汗出亡津液,阳气虚弱,不能施化。四肢者,诸阳之本也。四肢微急,难以屈伸者,亡阳而脱液也。《针经》曰:液脱者,骨属屈伸不利。与桂枝加附子汤,以温经复阳。"仲景汗、吐、下三法的应用有严格的要求,掌握适用之证则邪气除而正气不受损伤,反之,邪未能除而致阳气阴液受损,病反加重。仲景在桂枝汤方后服药之法中对发汗有明确的要求,即"温覆令一时许,遍身漐漐,微似有汗者益佳,不可令如水流漓,病必不除"。今发汗后,导致"汗漏不止而恶风",《内经》所谓"阳者,卫外而为固也",误汗之后,阳气受损,卫表虚弱,皮肤腠理大开,汗孔大张,则汗渗漏不止且恶风。成无己引《素问·灵兰秘典论篇》之条文,原文为"膀胱者,州都之官,津液藏焉,气化则能出矣"。所引《针经》的话出自《灵枢·决气篇》:"液脱者,骨属屈伸不利,色夭,脑髓消,胫痠,耳数鸣。"因为汗出过多,津液损伤,阳气虚亏,化气行水功能受损,故出现"小便难";不能温煦、濡润四肢,则"四肢微急,难以屈伸"。成无己对经文的引用与《伤寒论》记载证候息息相关,说理清楚,可见对医理融会贯通。

以方论证:成无己率先对《伤寒论》所载经方的配伍之法进行阐释,并在《伤寒明理方论》中对其中医门常用者二十首立专篇进行阐析,做了更深入的论述。以桂枝汤为例,成无己对桂枝汤注解云:"《内经》曰:辛甘发散为阳。桂枝汤,辛甘之剂也,所以发散风邪。《内经》曰:风淫所胜,平以辛,佐以苦甘,以甘缓之,以酸收之。是以桂枝为主,芍药甘草为佐

也。《内经》曰:风淫于内,以甘缓之,以辛散之。是以生姜大枣为使也。"成无己的上述注解三次引用《内经》经文,其中"辛甘发散为阳"出自《素问·阴阳应象大论篇》,"气味辛甘发散为阳,酸苦涌泄为阴",指出桂枝汤为辛甘之剂。"风淫所胜"句出自《素问·至真要大论》"司天之气,风淫所胜,平以辛凉,佐以苦甘,以甘缓之,以酸泻之"。"风淫于内"句同见于《素问·至真要大论》"诸气在泉,风淫于内,治以辛凉,佐以苦,以甘缓之,以辛散之"。"风淫于内"是指在泉之风邪,淫袭人体,而"风淫所胜"是指司天之风邪淫其所胜之气,风在五行属木,其所胜之气为土,故风邪淫其所胜的土气。治疗在泉之气所致之病称为"治",而治疗司天之气所致之病称为"平"。成无己将《内经》原文"风淫所胜,平以辛凉"句改为"平以辛,佐以苦甘,以甘缓之,以酸收之",而对"风淫于内"仅取"以甘缓之,以辛散之",可见成无己运用《内经》四气五味、六气胜复等理论并结合自己的临床经验解释仲景组方意义,如《素问·阴阳应象大论》的"辛甘发散为阳"。《素问·至真要大论》的"风淫所胜,平以辛,佐以苦甘,以甘缓之,以酸收之""风淫于内,以甘缓之,以辛散之""热淫于内,治以咸寒,佐以苦甘""寒淫于内,治以甘热,佐以苦辛""寒淫所胜,平以辛热""热淫于内,以苦发之"。《素问·藏气法时论》的"肾苦燥,急食辛以润之""肺欲收,急食酸以收之""肝苦急,急食甘以缓之""脾欲缓,急食甘以缓之,用苦泄之"等。他引用这些理论以阐释方剂组成配伍的次数非常多。

以经论治:第51条"脉浮者,病在表,可发汗,宜麻黄汤",成无己注云:"浮为轻手得之,以候皮肤之气。《内经》曰:其在皮者,汗而发之。"本条主旨在于凭脉言治,条文未明确提出症状表现,但从方测证知其必有恶寒,发热,无汗,头项强痛等症,成氏首先指明浮脉的特点为"轻手得之",主病在表,"以候皮肤之气"。因《素问·阴阳应象大论篇》谓:"其在皮者,汗而发之"。邪在皮肤,言邪气在表在外,可施汗法,使其外泄而解,亦即"因其轻而扬之"之意。成氏引据经文作为本条使用汗法的理论依据,引证准确,突出了以经论治,用《内经》理论指导临床治疗的效果。书中举凡以经审证、释方、言脉、论治之文,所在皆有,贯穿全书,实为成氏注解诠释伤寒之一大特色,亦是成无己治伤寒学之法要。

2. 发展辨证论治体系

成无己在继承仲景辨证论治思想体系的基础上,结合自己的临床经验,对八纲辨证、脏腑辨证、风寒营卫辨证等方面皆有独特见解,对六经辨证论治体系进行了很好的完善与发展,对后世产生了重要的影响。

(1) 八纲辨证

1) 辨阴阳:成无己《注解伤寒论》重视"阴阳"在病因病机中的作用。他在注释《辨脉法》中提到"一阴一阳谓之道,偏阴偏阳谓之疾,阴偏不足,则阳得而从之;阳偏不足,则阴得而乘之。阳不足,则阴气上入阳中,为恶寒者,阴胜则寒矣;阴不足,阳气下陷入阴中,为发热者,阳胜则热矣"。第169条白虎加人参汤,原文:"伤寒无大热、口燥渴、心烦、背微恶寒者,白虎加人参汤主之。"成注"背为阳,背恶寒,口中和者,少阴病也,当与附子汤,今口燥而渴,背虽恶寒,此里也。则恶寒亦不至甚,故云微恶寒,与白虎汤,解表散热,加人参止渴生津"。第290条"少阴中风,脉阳微阴浮者,为欲愈。"成注"少阴中风,阳脉当浮,而阳脉微者,表邪缓也;阴脉当沉,而阴脉浮者,里气和也。阳中有阴,阴中有阳,阴阳调和,故为欲愈"。第295条"少阴病,恶寒、身蜷而利、手足逆冷者,不治。"成注"《针经》曰:多热者易已,多寒者难已。此内外寒极,纯阴无阳,故云不治"。第304条"少阴病,得之一二日,口中和,其背恶寒者,当灸之,附子汤主之。"成注"少阴客热,则口燥舌干而渴。口中和者,不苦不燥,是无热也。背为阳,背恶寒者,阳气弱,阴气胜也。"第330条"诸四逆厥者,不可下之;虚家亦然。"成注"四逆者,四肢不温也。厥者,手足冷也。皆阳气少而阴气多,故不可下,虚家亦然。下之是为重虚,《金匮玉函》曰:"虚者十补,勿一泻之"。第336条"伤寒病,厥五日,热亦五日,设六日当复厥;不厥者自愈。厥终不过五日,以热五日,故知自愈。"成注"阴胜则厥,阳胜则热。先厥五日为阴胜,至六日阳复胜,热亦五日,后复厥者,阴复胜;若不厥为阳全胜,故自愈。经曰:发热四日,厥反三日,复热四日,厥少热多,其病为愈"。第342条"伤寒厥四日,热反三日,复厥五日,其病为进。寒多热少,阳气退,故为进也。"成注"伤寒阴胜者先厥,至四日邪传里,重阴必阳却,热三日,七日传经尽,当愈。若不愈而复厥者,传作再经,至四日则当复热;若不复热,至五日厥不除者,阴胜于阳,其病进也"。第343条

"伤寒六七日,脉微、手足厥冷、烦躁,灸厥阴。厥不还者,死。"成注"伤寒六七日,则正气当复,邪气当罢,脉浮身热为欲解;若反脉微而厥,则阴胜阳也。烦躁者,阳虚而争也。灸厥阴,以复其阳;厥不还,则阳气已绝,不能复正而死"。这都体现了"阴阳"失衡是疾病发生发展的原因,"阴阳"是辨证的纲领,从根本上揭示了仲景辨证论治思想的核心。

2) 辨表里:如第99条小柴胡汤证,"伤寒四五日,身热、恶风、颈项强、胁下满、手足温而渴者,小柴胡汤主之。"成氏注曰:"身热恶风,颈项强者,表未解也;胁下满而渴者,里不和也。邪在表则手足通热,邪在里则手足厥寒;今手足温者,知邪在表里之间也。与小柴胡汤以解表里之邪。"此为辨病位在表、在里,还是在表里之间。又第163条桂枝人参汤,"太阳病,外证未除而数下之,遂协热而利,利下不止,心下痞硬、表里不解者,桂枝人参汤主之。"成注"若表解而下利,心下痞者,可与泻心汤,若不下利,表不解而心下痞者,可先解表,而后攻痞,以表里不解,故与桂枝人参汤和里解表。"此辨表证之有无以施以不同的治法。

在辨表里之中,成无己首次提出了"半表半里"之证。半表半里之证在六经辨证中属于少阳病证。外邪由表入里之时,正邪相争,以致少阳枢机不利,病位在表里进退变化中出现的证候。病人出现往来寒热,胸胁苦满等是其重要特征。但仲景《伤寒论》文中无"半表半里证"一词,仅有第148条"伤寒五六日,头汗出、微恶寒、手足冷、心下满、口不欲食、大便硬、脉细者,此为阳微结,必有表,复有里也。脉沉,亦在里也。汗出,为阳微;假令纯阴结,不得复有外证,悉入在里,此为半在里半在外也。"成氏于第96条小柴胡汤证首次提出"半表半里证"一词,第96条原文为"伤寒五六日中风,往来寒热、胸胁苦满、嘿嘿不欲饮食、心烦喜呕,或胸中烦而不呕,或渴,或腹中痛,或胁下痞硬,或心下悸、小便不利,或不渴、身有微热,或咳者,小柴胡汤主之。"其谓:"病有在表者,有在里者,有在表里之间者,此邪气在表里之间,谓之半表半里证。""邪在表则寒,邪在里则热。今邪在半表半里之间,未有定处,是以寒热往来也。邪在表,则心腹不满,邪在里,则心腹胀满。今只言胸胁苦满,知邪气在表里之间,未至于心腹满,言胸胁苦满,知邪气在表里也。嘿嘿,静也。邪在表,则呻吟不安,邪在里,则烦闷乱。《内经》曰:"阳人之阴

则静。默默者,邪方自表之里,在表里之间也。邪在表则能食,邪在里则不能食,不欲食者,邪在表里之间,未至于必不能食也。邪在表,则不烦不呕,邪在里,则烦满而呕,烦喜呕者,邪在表方传里也。邪初入里,未有定处,则所传不一,故有或为之证。"成氏以为病位在表里之间者均可为半表半里证。

从第 96 条后,成无己在多处均以半表半里对《伤寒论》条文加以解释。第 97 条"血弱、气尽,腠理开,邪气因入,与正气相搏,结于胁下。正邪分争,往来寒热,休作有时,嘿嘿不欲饮食,脏腑相连,其痛必下,邪高痛下,故使呕也,柴胡汤主之。服柴胡汤已,渴者属阳明,以法治之。"他认为:"邪因正虚,自表之里,而结于胁下,与正分争,作往来寒热。默默不欲饮食,此为自外之内。经络与脏腑相连,气随经必传于里,故曰其痛下。痛,一作病。邪在上焦为邪高,邪渐传里为痛下,里气与邪气相搏,逆而上行,故使呕也。与小柴胡汤,以解半表半里之邪。"邪在半表半里之间,往来交争因此寒热反复,胸胁苦满。第 98 条继续谈柴胡汤之禁忌证。"得病六七日,脉迟浮弱、恶风寒、手足温,医二三下之,不能食而胁下满痛,面目及身黄,颈项强,小便难者,与柴胡汤,后必下重。本渴饮水而呕者,柴胡汤不中与也,食谷者哕。"成注:"得病六七日,脉迟浮弱,恶风寒,手足温,则邪气在半表半里,未为实,反二三下之,虚其胃气,损其津液,邪蕴于里,故不能食而胁下满痛。"邪气在半表半里,不可轻下。第 99 条"伤寒四五日,身热、恶风、颈项强、胁下满、手足温而渴者,小柴胡汤主之。"成注:"身热恶风,颈项强者,表未解也;胁下满而渴者,里不和也。邪在表则手足通热,邪在里则手足厥寒;今手足温者,知邪在表里之间也。与小柴胡汤以解表里之邪。"提出了鉴别邪气寒热之法。第 100 条"伤寒,阳脉涩,阴脉弦,法当腹中急痛,先与小建中汤;不瘥者,小柴胡汤主之。"成注"脉阳涩、阴弦,而腹中急痛者,当作里有虚寒治之,与小建中汤,温中散寒;若不瘥者,非里寒也,必由邪气自表之里,里气不利所致,与小柴胡汤,去黄芩加芍药,以除传里之邪。"虽未出现半表半里字样但"邪气自表之里……传里之邪"仍是指邪气处于半表半里的阶段。第 101 条"伤寒中风,有柴胡证,但见一证便是,不必悉具。凡柴胡汤病证而下之;若柴胡证不罢者,复与柴胡汤,必蒸蒸而振,却复发热汗出而解。"成注"邪在半表半里之间,

为柴胡证,即未作里实,医便以药下之;若柴胡证仍在者,虽下之不为逆,可复与柴胡汤以和解之。得汤,邪气还表者,外作蒸蒸而热,先经下,里虚,邪气欲出,内则振振然也。正气胜、阳气生,却复发热汗出而解"。第 147 条柴胡桂枝干姜汤证,原文"伤寒五六日,已发汗而复下之,胸胁满微结、小便不利、渴而不呕、但头汗出、往来寒热、心烦者,此为未解也,柴胡桂枝干姜汤主之。"成注"伤寒五六日,已经汗下之后,则邪当解。今胸胁满,微结,小便不利,渴而不呕,但头汗出,往来寒热心烦者,即邪气犹在半表半里之间,为未解也。胸胁满,微结,寒热心烦者,邪在半表半里之间也。"认为其病机为邪气犹在半表半里之间,为未解也。第 150 条"太阳、少阳并病,而反下之,成结胸;心下硬,下利不止,水浆不下,其人心烦。"成注:"太阳少阳并病,为邪气在半表半里也,而反下之,二经之邪乘虚而入,太阳表邪入里,结于胸中为结胸,心下硬;少阳里邪,乘虚下干肠胃,遂利不止。若邪结阴分,则饮食如故,而为脏结;此为阳邪内结,故水浆不下而心烦。"成氏将太阳少阳并病认为是半表半里证。

成无己提出的"半表半里"丰富了八纲辨证的内容,对后世医家影响十分深刻,被广泛采纳,作为一个独立的证候进行研究,对中医理论的发展起到了重要的促进作用。

3) 辨寒热:《伤寒论》第 11 条"病患身大热,反欲得衣者,热在皮肤,寒在骨髓也;身大寒,反不欲近衣者,寒在皮肤,热在骨髓也。"成注"皮肤言浅,骨髓言深;皮肤言外,骨髓言内。身热欲得衣者,表热里寒也;身寒不欲衣者,表寒里热也。"此为成氏注解表里寒热鉴别之法。第 306 条桃花汤"少阴病,下利便脓血者,桃花汤主之。"成注"阳明病下利,便脓血者,邪热也,少阴病下利,便脓血者,下焦不约而里寒也。"此为辨便脓血之阴阳寒热的属性。又第 173 条黄连汤"伤寒,胸中有热,胃中有邪气,腹中痛,欲呕吐者,黄连汤主之。"成注"湿家下后,舌上如苔者,以丹田有热,胸上有寒,是邪气入里,而为下热上寒也。此伤寒邪气传里,而为下寒上热也。胃中有邪气,使阴阳不交,阴不得升而独治于下,为下寒,腹中痛,阴不得降而独治于上,为胸中热,欲呕吐。"此为辨黄连汤证为上热下寒还是下热上寒证。

4) 辨虚实:《伤寒论》第 31 条葛根汤证"太阳病,项背强几几,无汗,恶风,葛根汤主之。"成注"太

阳病,项背强几几,汗出恶风者,中风表虚也;项背强几几,无汗恶风者,中风表实也。表虚宜解肌,表实宜发汗,是以葛根汤发之也。"从是否有汗出对疾病虚实属性进行辨别。第38条大青龙汤证"太阳中风,脉浮紧,发热,恶寒,身疼痛,不汗出而烦躁者,大青龙汤主之;若脉微弱,汗出恶风者,不可服之。服之则厥逆、筋惕肉,此为逆也。大青龙汤方。"成注"此中风见寒脉也,浮则为风,风则伤卫;紧则为寒,寒则伤荣。荣卫俱病,故发热恶寒,身疼痛也。风并于卫者,为荣弱卫强;寒并于荣者,为荣强卫弱。今风寒两伤,则荣卫俱实,故不汗出而烦躁也。与大青龙汤发汗,以除荣卫风寒。若脉微弱,汗出恶风者,为荣卫俱虚,反服青龙汤,则必亡阳,或生厥逆,筋惕肉,此治之逆也。"成无己认为感受风寒两邪侵袭,荣卫俱实,出现无汗、烦躁症状;出汗恶风,为荣卫俱虚,虚证妄用大青龙汤可导致亡阳厥逆等证,这是从荣卫虚实角度辨析大青龙汤适应证与禁忌。第68条芍药甘草附子汤"发汗病不解,反恶寒者,虚故也,芍药甘草附子汤主之。"成注:"发汗病解,则不恶寒;发汗病不解,表实者,亦不恶寒。今发汗病且不解,又反恶寒者,荣卫俱虚也。汗出则荣虚,恶寒则卫虚,与芍药甘草附子汤,以补荣卫。"此为辨别表里虚实,根据发汗与恶寒与否辨荣卫虚实,虚证用芍药甘草附子汤补益。第375条"下利后更烦,按之心下濡者,为虚烦也,宜栀子豉汤。"成注"下利后不烦,为欲解;若更烦而心下坚者,恐为谷烦。此烦而心下濡者,是邪热乘虚,客于胸中,为虚烦也,与栀子豉汤,吐之则愈。"此为辨别下利后烦之虚实。

(2)脏腑辨证 八纲辨证之外,成无己也对脏腑辨证予以重视,对许多病证与脏腑相对应,根据脏腑生理特点和功能进行辨证。

如第75条"未持脉时,病患手叉自冒心,师因教试令咳而不咳者,此必两耳聋无闻也。所以然者,以重发汗,虚故如此。发汗后,饮水多必喘;以水灌之亦喘。"成注"喘,肺疾。饮水多者,饮冷伤肺也;以冷水灌洗而喘者,形寒伤肺也。"此条可归为肺系病证。发汗后,饮冷水过多而出现的喘症,为"饮冷伤肺";医用冷水灌洗而致病人作喘,则为"形寒伤肺"。此段注解援引了《内经》"形寒饮冷则伤肺"的观点,认为饮水多、以水灌之,是"饮冷伤肺""形寒伤肺",肺气被伤,宣发肃降之职失调,肺气上逆从而发作为喘证。

成无己认为太阴病即是脾脏之病。如第259条发汗后黄疸,"伤寒,发汗已,身目为黄,所以然者,以寒湿(一作温)在里不解故也。以为不可下也,于寒湿中求之。"成注《金匮要略》曰:黄家所起,从湿得之。汗出热去,则不能发黄。发汗已,身目为黄者,风气去湿气在也。脾恶湿,湿气内着,脾色外夺者,身目为黄。若瘀血在里发黄者,则可下;此以寒湿在里,故不可下,当从寒湿法治之。"发汗后,寒湿入里所致的身目发黄,成氏注援引《金匮》"黄家所起,从湿得之",接着运用《内经》"脾恶湿"的观点,说明发汗后"风气去湿气在";然后指出"脾恶湿,湿气内着,脾色外夺"故见发黄症状。成氏引经文指出黄疸病的重要致病因素是湿邪。湿气内盛,致使脾色外现,从而出现黄疸病。再如第274条之太阴中风证,"太阴中风,四肢烦疼,阳微阴涩而长者,为欲愈。"病见四肢烦疼,诊脉浮取得微,按之涩而长,是欲愈之兆,成氏注"太阴,脾也,主营四末。"脾主四肢,将四肢烦疼归为脾系病证。

对于少阴病,成无己将其归于肾之病证,对于第305条附子汤证"少阴病,身体痛,手足寒,骨节痛,脉沉者,附子汤主之。"成注"少阴肾水而主骨节,身体疼痛,肢冷,脉沉者,寒成于阴也。身疼骨痛,若脉浮,手足热,则可发汗;此手足寒,脉沉,故当与附子汤温经。"成无己从"少阴肾水而主骨节"角度予以阐释,取《内经》肾主骨理论,肢体骨节疼痛脉沉为肾阴寒之象,少阴肾寒则骨节四肢疼痛。第316条真武汤证"少阴病,二三日不已,至四五日,腹痛,小便不利,四肢沉重疼痛,自下利者,此为有水气,其人或咳,或小便利,或下利,或呕者,真武汤主之。"成注"少阴病二三日,则邪气犹浅,至四五日邪气已深。肾主水,肾病不能制水,水饮停为水气。腹痛者,寒湿内甚也;四肢沉重疼痛,寒湿外甚也;小便不利,自下利者,湿胜而水谷不别也。《内经》曰:湿胜则濡泄。与真武汤,益阳气散寒湿。"成无己从《内经》"肾主水"理论出发,肾病不能制约体内之水,水饮不得正常气化,而停留成为水气。腹痛、小便不利、四肢疼痛、下利均与水气内停有关。成氏认为腹痛是寒湿内盛;四肢沉重伴有疼痛,是在外寒湿特盛之故;而小便不利,自下利,是湿胜而水谷不别,混而下利。可见真武汤诸症的出现,其关键在于肾阳虚不能正常制水,水气泛溢为病。第320条"少阴病,得之二三日,口燥咽干者,急下之,宜大承气汤。"成注"伤寒传经五六日,邪传少阴,则口燥舌干而渴,为邪渐深也。今少阴病得之二三日,邪气未深入之时,便作口燥咽干者,是邪热已甚,肾水干也,急与大承气汤下之,以全肾也。"少阴病二三日之时,出现口咽干燥之证,即以大承气汤急下之,成无己注指出少阴病初得二三日,邪气犹未深入,便出现口咽干燥,则为邪热太甚,"肾水干"即热竭肾水所致,故急处大承气汤攻下热邪,泻热存阴保存肾水"以全肾也"。第 321 条"少阴病,自利清水,色纯青,心下必痛,口干燥者,可下之,宜大承气汤。"成注"少阴,肾水也。青,肝色也。自利色青,为肝邪乘肾。《难经》曰:从前来者为实邪。以肾蕴实邪,必心下痛,口干燥也,与大承气汤以下实邪。"少阴病以大承气汤急下,成无己注释指出少阴属肾水;青是肝之色;自下利,其色青,是"肝邪乘肾";又因"肾蕴实邪",故有心下痛,口干燥之证。谓少阴即是肾,"自利色青"是肝邪乘肾,子病犯其母气所致。可见,成氏对少阴病诸症医理的阐释多依据内经所论肾脏生理病理的内容进行论述。

(3)风寒营卫辨证 成无己在风寒营卫辨证首创"风伤卫,寒伤营,风寒两伤营卫"的理论。《辨脉法》提出"寸口脉浮而紧,浮则为风,紧则为寒。风则伤卫,寒则伤营。营卫俱病,骨节烦疼,当发其汗也。"成注"《脉经》云:风伤阳,寒伤阴。卫为阳,营为阴,风为阳,寒为阴,各从其类而伤也。《易》曰:水流湿、火就燥者,是矣!卫得风则热,营得寒则痛。营卫俱病,故致骨节烦疼,当与麻黄汤,发汗则愈。"此即成氏"风伤卫,寒伤荣,风寒两伤营卫"的理论来源。

成无己注释第 2 条"中风",原文"太阳病,发热汗出,恶风,脉缓者,名为中风。"成注"风,阳也。寒,阴也。风则伤卫,发热,汗出,恶风者,卫中风。荣病,发热,无汗,不恶风而恶寒;卫病,则发热,汗出,不恶寒而恶风。以卫为阳,卫外者也,病则不能卫固其外,而皮腠疎,故汗出而恶风也。伤寒脉紧,伤风脉缓者,寒性劲急而风性解缓故也。"本证属"风伤卫",卫病则不恶寒,汗出,由于风性缓,所以"伤风"则脉缓。注释第 6 条的"风温",原文"太阳病,发热而渴,不恶寒者,为温病。若发汗已,身灼热者,名风温。"成氏提出"风伤于上,而阳受风气,风与温相合,则伤卫"。第 12 条、第 95 条的桂枝汤则注释为"阳以候卫,阴以候荣。阳脉浮者,卫中风也;阴脉弱

者,荣气弱也;风并于卫,则卫实而荣虚,故发热汗自出也。""太阳中风,风并于卫,则卫实而荣虚。荣者阴也,卫者阳也。发热汗出,阴弱阳强也。《内经》曰:阴虚者阳必凑之,故少气时热而汗出,与桂枝汤解散风邪,调和荣卫"。"卫中风"所以阳脉浮,"荣气弱"所以阴脉弱,病机为"卫强营弱"。"风并于卫"所以发热自汗出,并且他提出"卫虚则恶风,荣虚则恶寒",他认为桂枝汤证的病机是"荣弱卫强",但《伤寒论》条文中出现"啬啬恶寒""淅淅恶风",他认为恶寒是荣虚导致的,恶风则是由于自汗出,腠理疏导致的。他注释第 53 条"病常自汗出者,此为荣气和"的病机也用了"风则伤卫,寒则伤荣"的观点,"自汗出"则是"卫受风邪荣不病"。第 175 条甘草附子汤证的"汗出,短气,恶风不欲去衣",他认为病机是"风则伤卫,风胜则卫气不固"。

成无己《注解伤寒论》注释第 3 条"伤寒",原文为"太阳病,或已发热,或未发热,必恶寒,体痛,呕逆,脉阴阳俱紧者,名为伤寒。"成注"经曰:凡伤于寒,则为病热,为寒气客于经中,阳经怫结而成热也。中风即发热者,风为阳也。及伤寒云,或已发热,或未发热,以寒为阴邪,不能即热,郁而方变热也。风则伤卫,寒则伤荣,卫虚者恶风,荣虚者恶寒,荣伤寒者,必恶寒也。气病者则麻,血病者则痛。风令气缓,寒令气逆,体痛呕逆者,荣中寒也。经曰:脉盛身寒,得之伤寒,脉阴阳俱紧者,知其伤寒也"。第 35 条麻黄汤证原文"太阳病,头痛、发热,身疼,腰痛,骨节疼痛,恶风,无汗而喘者,麻黄汤主之。"成无己认为是"太阳伤寒""寒则伤荣",太阳经荣血不利所以头痛,身疼,腰痛,以至牵连骨节疼痛,第 35 条麻黄汤证《伤寒论》原文是"恶风,无汗而喘",成无己认为无汗恶风是"荣实而卫虚"。注释第 35 条时他提出"风并于卫,卫实而荣虚者,自汗出而恶风寒也;寒并于荣,荣实而卫虚者,无汗而恶风",正是总结了第 12 条桂枝汤证"自汗出,恶风汗"和第 35 条麻黄汤证"无汗,恶风"的病因病机。他注释第 68 条芍药甘草附子汤证为发汗后"荣卫俱虚",他注释本条时提出"汗出则荣虚,恶寒则卫虚",与注释第 12 条、第 35 条时提出的"卫虚则恶风,荣虚则恶寒"有异。第 119 条的"太阳伤寒"他也提出"寒则伤荣"。成无己《注解伤寒论》注释第 38 条大青龙汤证为"中风见寒脉""风寒两伤",导致"荣卫俱病,荣卫俱实",所以"发热恶寒,身疼痛,不汗出而烦躁"。

成氏用"风伤卫"的病机阐释条文时，多认为"风伤卫"导致"卫病""卫受风"，因此多有"汗出"的症状，桂枝汤证有"恶风"也有"恶寒"的表现，"恶寒"是"荣虚"的原因，"恶风"是卫虚汗出腠理疏松导致的。他用"寒伤荣"的病机阐释第 3 条"恶寒"的病机，但《伤寒论》第 35 条麻黄汤证原文是"恶风"，成无己解释为"寒伤荣，荣实卫虚"，第 68 条芍药甘草附子汤证，他又提出"汗出则荣虚，恶寒则卫虚"，对于这些条文的病因病机，成无己以"风伤卫，寒伤荣，风寒两伤营卫"为其基本的学术思想，但这也是后世医家一直争论的焦点。

成无己的学术思想影响了后世医家的看法，如喻嘉言、许叔微、方有执等倡"三纲鼎立"之说：认为风伤卫，桂枝汤；寒伤营，麻黄汤；风寒两伤营卫，大青龙汤。但有许多医家认为"风不独伤卫、寒不独伤营"，《医宗金鉴》也认为"恶风恶寒仲景每互言之"。尤在泾认为"不必执荣卫之孰虚孰实，以证伤寒、中风之殊"，麻黄汤、桂枝汤辨证要点在于有汗无汗，他还提出"桂枝主风伤卫则是，麻黄主伤寒营则非，盖有卫病而营不病者矣，未有营病而卫不病也。至于大青龙汤证，其辨不在营卫两病，而在烦躁一证。其立方之旨，也不再并用麻桂，而在独加石膏"。柯韵伯还认为"冬月风寒，本同一体，故中风伤寒，皆恶风恶寒。营病卫必病，中风之重者便是伤寒，伤寒之浅者便是中风，不必在风寒上细分"。成无己的这一学术思想争议较大，确实在阐释条文时有不妥之处，但一定程度促进了后世医家对《伤寒论》的研究和发展，为阐明《伤寒论》的旨要奠定了基础。

（4）首次提出"太阳腑病"学说 《伤寒论》中并没有明确区分"经证""腑证"，也没有提出"经证""腑证"的概念，朱肱的《活人书》以经络释六经，在第1～6问中明确了足太阳膀胱经、足阳明胃经、足少阳胆经等六经病的症状表现，但未提到腑证。首次提出腑证雏形的就是成无己注释桃核承气汤证、抵挡汤证的"太阳经邪热不解，随经入腑，热结膀胱"。另外，阳明也有经、腑证之不同，由经病入腑则为胃家实，如成无己《注解伤寒论》注释第 179 条"问曰：病有太阳阳明，有正阳阳明，有少阳阳明，何谓也？答曰：太阳阳明者，脾约（一云络）是也；正阳阳明者，胃家实是也；少阳阳明者，发汗，利小便已，胃中燥、烦、实、大便难是也。"提出"邪自太阳经传之入腑者，谓之太阳阳明""邪自阳明经传入腑者，谓之正阳阳明""邪自少阳经传之入腑者，谓之少阳阳明"。注释第 181 条"问曰：何缘得阳明病，答曰：太阳病，若发汗，若下，若利小便，此亡津液，胃中干燥，因转属阳明。不更衣，内实大便难者，此名阳明也。"他提出"太阳之邪入腑，转属阳明"所以大便难，第 183 条"问曰：病有得之一日，不发热而恶寒者，何也？答曰：虽得之一日，恶寒将自罢，即汗出而恶热也。"则是"邪未全入腑，尚有表邪"，所以"病得之一日，犹不发热而恶寒"。第 202 条"阳明病，口燥但欲漱水，不欲咽者，此必衄。"成注"阳明之脉，起于鼻，络于口，阳明里热则渴欲饮水，此口燥，但欲饮水，不欲咽者，是热在经，而里无热也。阳明气血俱多，经中热甚，迫血妄行，必作衄也。"此为阳明经证之表现。第 206 条"阳明病，面合色赤，不可攻之。必发热，色黄者，小便不利也。"他注释为阳明病面色通赤是热在经，误下后则经中之热，乘虚入胃，必发热色黄，小便不利。他的"邪气随经入腑"这一学术思想，对后世"经证""腑证"学说的形成和发展有很大的启发作用。

【著作考】

《注解伤寒论》历代有金刻本、南宋刻本、元刻本、明刻本等。常见的流传版本有明汪济川本（刻于 1544 年）、明赵开美本（刻于 1599 年）、明吴勉学《医统正脉》本（刻于 1601 年）。最早的版本难以考证，有元刻本，极为罕见。元刻本《伤寒论注解》十卷，为民国时期李盛铎藏书，今存北京大学图书馆，本书无刊行年月及刊印书坊。书名"注解"二字后置。首为伤寒论十卷排门目录（总目录），其前为少阳、太阴、太阳、阳明、少阴、厥阴上下加临补泻病证之图、运气加临汗差手经指掌之汗差图、足经指掌之图、棺墓手经指掌之图、棺墓足经指掌之图、脉候寸尺不应之图、六气主客上下加临病证之图、五运六气生病加临转移之图，以及南政阴阳脉交死四个长方形图、北政阴阳脉交死四个长方形图，此八幅长方形图后刻有"右《素问》曰阴阳交者死"九字，以解释《素问》"阴阳交者死"深意。诸图之后，有图解运气图说、释运气加临民病吉凶图及汗差棺墓总括歌三段说明文字。以上诸图及说明，统名图解运气图钤，一卷。无洛阳严器之序。在图解运气图钤后为全书目录。其排目与汪济川刊本、赵开美刊本、吴勉学刊本大不相同。总目名为"伤寒论十卷排门目录",为卷一至卷十之目,其后为"伤寒药方目录",用以统计各卷方数并举方名,至卷六止,无卷七至卷十方数及方名,此为缺失。如卷一下有"无方"二字,卷二下有"方六道"三字,卷三下有"方二十七道"五字,卷四下有"方一十九道"五字,卷五下有"方十道"三字,卷六下有"方二十道"四字。在方数之下皆列有药方名称。这种设"药方目录",与《伤寒论》古本"条论于前,方汇于后"的编撰体例相似。以上这些特点,与赵开美本、汪济川本、吴勉学本不同,可见其特殊之处。元刊本《伤寒论注解》十卷,除卷十之末略有阙佚外,其余部分完好,殊为珍贵。

明嘉靖本《注解伤寒论》现存两部,一部藏于涵芬楼,为汪济川校,郑佐序,后归北京图书馆;一部藏于吉林大学白求恩医学部图书馆,为汪通值校,汪济川序。汪通值校本刻于嘉靖乙巳年,仿宋字,《四部丛刊书录》著录的嘉靖版本正是汪本《注解伤寒论》。赵开美刻仲景全书序有:刻印《注解伤寒论》恐书中"鱼亥不可正,句读不可离矣,已而购得数本,字为之正,句为之离,补其脱略,订其舛错"的记载,宋本《伤寒论》《金匮要略方论》《伤寒类证》与《注解伤寒论》组成了《仲景全书》,流传十分广泛。吴勉学也是明代万历年间著名的刻书家,他所刻的医籍最著名的就是《医统正脉》,收录了《注解伤寒论》。近现代时期,商务印书馆于1955年出版了《注解伤寒论》,该版本是以上海涵芬楼影印明嘉靖汪济川刊本《注解伤寒论》为底本,参照了赵开美本和吴勉学本校勘的。此外《注解伤寒论》除在中国刻行出版外,日本近代也有根据明刻本翻刻出版者。

【学术传承】

《注解伤寒论》采取以经注论的方式对《伤寒论》进行注解,因此除《伤寒论》之外,还引用了大量中医经典文献。据统计,《注解伤寒论》中明确提出引用的古籍文献大约有391次,按照这些古籍文献所出的篇章进行统计,共引用《素问》约145次、《灵枢》约33次、《伤寒论》约97次、《金匮要略》约35次、《脉经》约19次、《难经》约18次、《备急千金要方》约11次、《外台秘要》约4次、《圣济经》约3次,此外,还有《甲乙经》等著作。可见成氏著作涉猎之广,学术来源之深。

成无己的《注解伤寒论》问世之后,一直是许多医家学习研究《伤寒论》的底本。但也并非没有批评者。明代医家方有执对王叔和、成无己本的《伤寒论》持反对意见,认为《伤寒论》经西晋王叔和编次,已有错简,后又经金代成无己注释又多更改,已非仲景原貌,应当重新修订。有不少医家,如喻嘉言、张璐等诸家响应,认同方有执的看法,从而形成伤寒学派中的错简重订派。而张遂辰、张志聪、陈修园等则维护王叔和、成无己本《伤寒论》,形成维护旧论派。另外,柯琴、徐灵胎、钱天来、尤在泾则不过分追究《伤寒论》的错简与真伪,更加注重仲景的辨证论治思想。错简派和旧论派等学派的学术之争,使伤寒学派的发展进入鼎盛时期。

后世推崇成无己的医家也有许多,如明末清初的医家张遂辰。张遂辰临床经验丰富,以成无己《注解伤寒论》为蓝本结合自身经验写成《张卿子伤寒论》七卷,另有《张卿子经验方》一书。其弟子有张志聪、张开之、张亮辰等,均为有名医家。他认为成无己"引经析义,尤为详洽,诸家莫能胜之,初学不能舍终索途",他继承了成无己《注解伤寒论》的学术思想,又与自己的临床经验和理论创新融合。明末清初医家汪昂非常推崇成无己,在他的著作《医方集解》中提到"方之有解,始于成无己,无己慨仲景之书后人罕识",他认为不读成无己之书,就无法入仲景之门。他认同成无己"半表半里""和解"的理论阐释,认为和法还应该包括和解半表半里、升降阴阳、太少两解、调和气血、调和六气等。丹波元简是日本江户后期著名的医学文献学者,他在整理研究《注解伤寒论》时,写成校勘专著《注解伤寒论考异》,全书共出考异539条,校勘方法有对校、他校、理校、意校、本校,同时指出校本之讹误,对《注解伤寒论》进行了全面的校勘。民国医家陈伯坛对《伤寒论》也做了全文注解,也主张"以经解经",注释经文也主要引用《内经》来论述,与成无己《注解伤寒论》注释方法基本相同。

后世医家对《注解伤寒论》的注释争议较大的内容有不少,但也有许多医家对《伤寒论》的注释直接用了成无己的原句和理论,虽然有关《注解伤寒论》存在诸多学术争议,但成无己的贡献是不容置疑的,《注解伤寒论》对仲景《伤寒论》的广泛传播及伤寒学术流派的形成和发展起到了巨大的推动作用。

参考文献

[1] 成无己.注解伤寒论[M].北京:人民卫生出版社,2020.

[2] 钱超尘.《伤寒论注解》元刊本及成无己考[J].中国医药学报,2003(9):515-521,575.

[3] 李玉清,张灿玾.《注解伤寒论》引书简考[J].中医文献杂志,1999(1):3-5.

[4] 李玉清,程立新.《注解伤寒论》的学术特色[J].山东中医药大学学报,1999(6):456-458.

[5] 薛军承.成无己伤寒学术思想研究[D].武汉:湖北中医药大学,2017.

[6] 雎世聪.成无己《注解伤寒论》学术思想研究[D].长沙:湖南中医药大学,2019.

12. 许叔微（《许氏伤寒论著三种》）

【生平传略】

许叔微(1079—1154年)，字知可，宋代真州(今江苏仪征县)人。幼年家贫，《普济本事方》中指出，许氏年少时父母在百日内相继病逝，因痛感乡里没有良医，成年之后便苦研方书，志于学医。绍兴三年(1133年)考中进士，后任集贤院学士，所以又称为许学士，因为时逢秦桧当国，许氏称病辞官归里，隐居于马迹山(今无锡马山镇一带)，潜心岐黄，专以医为业，凡有病请其医治，不分昼夜、不问贫富，志在救人，不求回报，颇受时人嘉许。许氏学而有成，医术精湛，《伤寒百证歌·张郊序》中记载，建炎初年(1127年)，张遇攻破真州，真州疫病流行，经许氏诊治者十活八九，可见其医术精湛。许氏曾与南宋蕲王韩世忠等交游，位于马山镇桃坞村处的"梅梁小隐"厅堂内尚保存韩世忠的题词"名医进士"的匾额。因此，许氏既是宋代著名的医家，也是宋代士人业医的代表。

《伤寒论》为论述外感热病的专著，许氏特别重视对《伤寒论》的研究与发挥，善于博采众家之长，上自《黄帝内经》《难经》，下至成无己、庞安时等众多医家，对于阐发张仲景的理论均进行收录，并以此为基础进行创新和发展，指出虽然《伤寒论》分论三阴三阳，但如果只是单纯区分阴证与阳证，过于笼统，所以论治关键在于分清证候的表里虚实，重在八纲辨证，正所谓"伤寒治法，先要明表里虚实，能明此四字，则仲景三百九十七法，可坐而定也"。此外，许氏对于杂证辨治同样有独到之处，所著《普济本事方》，对不少类似病证提出了较为可靠的鉴别方法，并对脾肾的关系提出了独到见解，认为补脾须先补肾，强调肾气丸温补肾气，其肾重于脾的思想，对后世藏象学说的学术发展有重要的影响。许

氏著作颇丰，除传世的《伤寒百证歌》五卷、《伤寒发微论》上下两卷、《伤寒九十论》《普济本事方》外，还撰有《仲景三十六脉法图》《伤寒类论》《治法》《辨类》等，但均已散佚，尤以《许氏伤寒论著三种》《普济本事方》称誉医林。清代徐彬评价许氏为"古来伤寒之圣，唯张仲景，其能推尊仲景而发明者，唯许叔微为最"。

【学术思想】

在历史记载中，我国是一个流行性疾病多发的国家，瘟疫在宋代被称为四大灾荒之一，当时江南地区是宋朝统治的核心区域，因其特殊的生态环境和社会环境而成为流行病的高发区。许氏生活的年代瘟疫频发，《伤寒百证歌·张郊序》中记载了其参与瘟疫诊治的经过，疗效颇佳，但是囿于当时医学发展的局限性，许氏阐释瘟疫尚不能脱离伤寒，也未对瘟疫另立篇章进行论述，但许氏治疗瘟疫的思想寓于伤寒著作和《普济本事方》。许氏重视表里虚实辨证，对后世八纲辨证理论的形成和发展具有一定影响，并补充发展了《黄帝内经》"因虚受邪"的病机理论，重视祛邪治病，强调伤寒辨治应该以真气为主，尽早医治。《伤寒九十论》将医案与《伤寒论》条文结合，并施用仲景方治疗，阐述医理，对相关流行性传染病，比如黄疸、斑疹、痢疾、疟疾、霍乱等进行阐释，尤其是提出黄疸病机为寒湿与湿热，对后世辨治伤寒具有启迪作用。同时，许氏将运气学说与疫病相结合，重视对特殊运气进行研究，意在提醒后世医家明辨运气的常变。《普济本事方》卷第八和卷第九中分为伤寒时疫上、下，并列举了伤寒时疫的方剂和灸法共计51首，内附医案共计34例，虽然没有明确指出治疗瘟疫的专方，但后世医家对于瘟疫治疗多有应用。许氏在区分伤寒与

时疫方面,存在一定不足,但是充分体现了辨证论治、灵活用方的思想。

(一)伤寒证治阐发

许氏的学术重点是对伤寒证治的阐发,推崇仲景学说,正如《伤寒百证歌·序》指出,"论伤寒而不读仲景书,犹为儒而不知有孔子六经也",在《伤寒论》研究的基础上加以发挥,重视辨证,明确阴阳、表里、寒热、虚实,并结合《黄帝内经》强调"因虚受邪",并以祛邪为先,主张伤寒辨治以真气为主,须及早治疗,以顾护真气,形成了许氏独特的临床辨治体系。同时,需要明确指出的是,此处所论的"伤寒",指的是"广义伤寒",为外感热病的总称,由外感寒邪侵袭,并以发热为病症,通称为伤寒。

1. 八纲辨证

自晋代至宋代,中医界偏重于搜残补缺、荟萃方药、义疏经论,尤其是宋代盛行运气学说,而忽略了辨证论治,许叔微深感于此,在著述中反复强调辨证论治。《伤寒论》虽以三阴三阳分证,但是分析病情、决定治则的关键,还在于明辨阴阳、表里、寒热、虚实,许氏以张仲景《伤寒论》为主线,参考《素问》《灵枢》等经典之论,旁及晋唐诸家,并引述宋人诸说,以歌诀形式着重阐述了伤寒辨证,虽无八纲之名,却有八纲之实,从而形成了其独特的八纲辨证系统。

(1) 以阴阳为纲 八纲之中,尤以阴阳为总纲,如果阴阳不辨,就不能进一步分析表里、寒热、虚实,许氏在《伤寒百证歌·卷一》第一证伤寒病证总类歌中指出,三阳为阳,而阳热证以阳明为甚,三阴为阴,而阴寒证以少阴为甚。"发热恶寒发于阳,无热恶寒自阴出,阳盛热多内外热,白虎相当并竹叶,阴盛寒湿脉沉弦,四逆理中最为捷,热邪入胃结成毒,大小承气宜疏泄",说明阳、热、实的典型证是白虎汤证、承气汤证,阴、寒、虚的典型证是四逆汤证、理中汤证。这种以阴阳总括伤寒证候的方法,确有提要钩玄之妙。

(2) 表里虚实辨证为关键 许氏认为,张仲景《伤寒论》的辨证关键在于辨清表里虚实,并在《伤寒发微论》论表里虚实中指出,"伤寒治法,先要明表里虚实。能明此四字,则仲景三百九十七法可坐而定也",《伤寒百证歌·卷一》第六证表里虚实歌中强调,"伤寒最要辨表里虚实为先。有表实,有表

虚,有里实,有里虚,有表里俱实,有表里俱虚。先辨此六者,然后用药,无不差矣"。可见许氏特别重视"表里虚实",对证候的辨析以其为重点,将其作为提纲挈领的辨证施治方法,并将相关内容进行归纳在"表证歌""里证歌""表里虚实歌""表里两证俱见歌""无表里证歌"等。许氏在论述表里的同时经常结合阴阳、寒热、虚实而论,在表则表现为身热,恶寒,脉浮,宜发汗治疗,在里则有阴阳之别,在阳则专指阳明腑证,在阴则总赅太阴、少阴、厥阴。《伤寒百证歌·卷一》第四证里证歌中指出,对于阳明腑证来说,表现为不恶寒反恶热,胃中干燥、潮热,手心、腋下汗出,腹满而喘,兼有谵语,小便如常,大便秘结,脉沉而滑,三阴证来说,太阴证,腹满时痛,少阴证,口燥、心下渴等。结合脉诊对表里虚实证进行鉴别,"脉浮而缓表中虚,有汗恶风腠理疏;浮紧而涩表却实,恶寒无汗体焚如。脉沉无力里虚证,四逆理中为对病。沉而有力紧且实,大柴承气宜相应",从脉浮缓无寒与脉浮紧无汗辨虚实,同时通过脉沉有力与无力进行虚实辨析。此外,许氏重视对具体证候的辨析,对于辨析懊憹、拂郁、腹痛等,总以虚实为纲,重视脉证结合,如在《伤寒百证歌·卷四》第六十九证腹痛歌中指出,"腹痛有实亦有虚,要关证与脉何如,尺脉带弦并泄利,阳明虚痛建中须。关脉若实大便秘,更加腹满实中居",认为腹痛虽病位在阳明,但是有虚实之辨,虚则宜缓中补虚,实则宜承气汤导下。上述以表里虚实统伤寒诸方,无疑是对仲景六经辨证的进一步完善。

(3) 寒热是辨证的重要内容 寒热、虚实关系密切,同时又与表里有着错综复杂的关系,寒热、虚实有表里之分,同样,表里也得分寒热、虚实,这些都是辨证时应当详审的,许氏总结辨析寒热疑似证的要点在于,"病人身热欲得衣,寒在骨髓热在肌""病人身寒衣褫退,寒在皮肤热在髓",以喜暖欲衣与喜凉恶衣为鉴别要点,从实践角度进行论述,十分方便后世学者掌握。临证时还有寒极似热、热极似寒、真寒假热、真热假寒之证,尤为难辨,毫厘之失,则生死反掌,许氏认为,对于疑似症的鉴别,重视脉证合参,必要时舍证从脉。《伤寒百证歌·卷一》第十九证阴证似阳歌中指出,"烦躁面赤身微热,脉至沉微阴作孽,阴证似阳医者疑,但以脉凭斯要诀",并在第十九证阴证似阳歌中指出,"小便赤色大便秘,其脉沉滑阳证是,四肢逆冷伏热深,阳证

似阴当审谛",后世学者如果能够举一反三,临证便能应付自如。

由上可见,许氏论治伤寒,以阴阳总括伤寒证候,重视对表里虚实的辨析,并进一步辨析寒热,总以阴阳、表里、虚实、寒热,对后世的八纲辨证理论的形成与发展具有重要影响。同时,许氏虽然强调八纲辨证,但是并不等于不重视六经分证,在其辨证体系中,将六经分证作为重要组成分支,主张结合六经。从总体来看,八纲辨证能够揭示《伤寒论》六经学说的实质,而六经学说同样也能丰富八纲辨证的内容,两者相互联系,相得益彰,在临床运用的时候,应灵活机变,注重两者结合,提高临床辨证的能力与水平。

2. 因虚受邪,攻邪为先

"邪之所凑,其气必虚",是《黄帝内经》阐发的重要病机理论之一,许氏在《黄帝内经》所论发病原因的基础上,就疾病的病机提出了新的认识。在《伤寒九十论》伤寒表实证第七十八中指出:"或问伤寒因虚,故邪得以入之。今邪在表,何以为表实也?予曰:古人称'邪之所凑,其气必虚'。留而不去,其病则实。盖邪之入也,始因虚。及邪居中,反为实矣。"可知许氏在"邪之所凑,其气必虚"的基础上,提出了"留而不去,其病则实"的论点,认为人体致病的内因固然多因于正虚,但受邪之后,随着邪气的留滞,疾病的性质往往发生属实的变化。这是对虚实理论的一大发展,比如外感伤寒初起,发热、头痛、身痛、无汗等症,即属表实,主要是因为外感邪气留滞于人体,"留而不去"所致。如果表实不解,外邪化热入里,出现壮热、烦渴、腹痛、便秘,则又成里实证,此外,内伤杂病也多见于邪留成实证,比如宿食不化、腹胁疼痛、痰饮水气、肿满蛊胀、肠风脏毒、痢疾泄泻、热毒痈疽以及妇人血瘀经闭、癥瘕积聚等。

邪气侵袭是疾病发生的重要条件,正气不足,卫外不固,邪气侵袭,留而不去,如果不祛邪,反而为患,因此许氏主张先去邪后议补,认为临床上对很多疾病的治疗要先祛邪气。如在《伤寒九十论》先汗后下证第四十九中指出,治伤寒主张"拟欲攻之,当先解表,方可下之"。《普济本事方·卷第四·脏腑滑泄及诸痢》指出治痢有沉积者,主张"不先去其积,虽安暂安,后必为害""积痢不可强止,血结于脐胁下,非抵挡丸不可"。许氏将张仲景治疗下焦瘀血的方剂,灵活变通,用来治疗久痢邪结血瘀,并

且攻邪不忘补虚,在《普济本事方·卷第三·膀胱疝气小肠精漏》指出,此病因虚得之,不可以因其证虚而骤用补药,须必先荡涤所蓄之邪,然后补之,此即为先攻后补。同时,许氏对于病情危重,真气虚损的病人治疗用药不拘于常规用药,能熟练应用药性猛烈或有毒之品,从而收到意想不到的效果。由于许氏专注邪留成实的病机,在临证过程中十分推崇葛根、柴胡解肌,大黄、巴豆荡涤,全蝎、蜈蚣搜络,乳香、没药活血,川乌、草乌宜痹,苍术燥湿,运用奇方猛剂、剧毒金石、通利犷悍、虫蚁搜剔之药较多。总之,许氏重视祛除邪气,但须进一步辨析,或用先补后攻,或用先攻后补,临床需要灵活施治。

3. 保养真气

许氏重视辨别正邪之间的主次关系,正气不足,抗邪无力,即可发病,在临证过程中注重保养人体真气。真气,又名元气,是人体生命活动的动力,由先天之气和后天之气结合而成。《素问·上古天真论》指出,"恬惔虚无,真气从之;精神内守,病安从来",以此为基础,许氏在《伤寒发微论·卷上》论伤寒以真气为主中指出,"伤寒不问阴阳证,阴毒阳毒,要之真气完壮者易医,真气虚损者难治",明确诊治伤寒疾病时真气盛衰对疾病影响的重要性,认为下元亏虚,触冒风寒,为难治。同时,许氏指出"阳病宜下,真气弱则下之多脱;阴病宜温,真气弱则客热便生"。医者难于用药,不是病邪不可治,主要是因为本虚无力。"自身无病,真气完固,虽有寒邪,易于用药",许氏认为不管伤寒是阴证还是阳证,人体的真气最为重要。真气充盛,正气充足,抗邪能力强,邪不易侵袭而致病,即使得病,也多为正邪斗争剧烈的实证,病势虽急,但不易传变,病程也较短暂,容易治愈,此即为"真气完壮者易医"。真气虚衰,正气不足,抗邪能力弱,不但易于感邪,且易深入,病情多变,易发生重证或危证,难以治疗,此即为"真气虚损者难治"。因此,真气的盛衰不仅决定感邪的深浅,病情的轻重,而且与治疗用药有密切的关系,强调真气的盛衰对于疾病的治疗与转归有着决定意义。

伤寒病变化迅速,许氏通过对《伤寒论》的研究指出伤寒须早治,如在《伤寒发微论·卷下》中指出,"凡作汤药,不可避辰夜,觉病须臾,须宜便治,不等早晚,则易愈矣。如或差迟,病即传变,虽欲除治,必难为力"。因此,"早为治疗,如救火拯溺",强调及

时治疗的重要性。在"论治伤寒须依次第"中许氏主张,注意辨析疾病浅深,"顾及表里,待其时日",依次第施治,以能切中病情,不致有实实虚虚之误。同时,许叔微指出,治疗伤寒"不循次第,虽暂时得安,损亏五脏,以促春期",这一观点,对后世温病学家依"卫气营血"次第施治的思想不无启发。

(二)疫病专论

许叔微推崇《伤寒论》,深入研究《黄帝内经》《难经》《千金方》《外台秘要》等医学经典著作,将其融会贯通,在此基础上对张仲景理论进行发挥,并结合病案分析加以阐释,用来指导临床诊疗。虽然许叔微并未将伤寒与时疫分开论述,但是在《伤寒百证歌》《伤寒九十论》中可以见到部分关于温疫的阐释,以及其他传染病的相关论述,尤其是在强调寒湿作为黄疸的病机方面,对后世黄疸证辨治产生一定的影响。同时,许叔微重视五运六气研究,将其与疫病的发生与预后相联系,为后世疫病预防与诊治提供参考。

1. 辨温疫与伤寒

许叔微在《伤寒论》的基础上对温疫与伤寒进行辨析。《伤寒百证歌·卷四》第九十四证"辨伤寒疫气不同歌"中指出,春气温和,夏暑气热,秋气凄凉,冬气凛冽,为四时正气调和,不犯寒邪,冬天寒冷中而即病为伤寒,触冒寒邪,毒气深入,伏后而发,从为春季或为夏季,至春为温病,至夏为暑病,都是由冬时触冒寒邪所致。温疫则为感受不时之气,春季应暖反大寒,夏季应热反寒,秋季应凉反大热,冬季应寒反似春,无论长幼,病症相似,称为温疫。因此,伤寒病主要是为四时之气触冒寒邪,而温疫为感受不时之气。同时,在《伤寒百证歌·卷二》第二十七证中,将温病、温疫进一步辨析,温病,感受寒邪春天发病,表现为头痛、发热兼见恶寒,脉浮数,最宜采用升麻解肌汤,或者小柴胡汤、竹叶石膏汤等治疗。温疫,为感受不时之气,更遇温气侵袭,为温疫时行,无论老幼病症相似,脉象见阳脉濡弱,阴脉弦紧,应采用寒热温清治法,顺应四时,以平为期。此外,在《伤寒九十证》青筋牵引证以及风温证中同样强调,感受不时之气发为疫病,但是具体病证表现各异,如果邪气在头项,则表现为青筋牵引证,如果温气大行,则表现为风温证,与伤寒三阳经合病不同,多表现在手少阴经、足厥阴经,依据

随经所在论治。由此可知,许氏对流行性疾病的认识并非局限于伤寒时疫,同时认为疫病的表现形式各有不同。

2. 疫病辨治

(1)辨证论治为总体原则 许氏对于疾病治疗注重辨证施治,《伤寒百证歌·卷一》伤寒病证总类歌中指出"伤寒中风与温湿,热病痓暍并时疫,证候阴阳虽则同,别为调治难专一",上述诸证,证候或者阴阳大体相似,但需要分别调治,外寒证,桂枝汤、麻黄汤、青龙汤三足鼎立;阳证,发热恶寒,内外热盛用白虎汤、竹叶石膏汤;阴证,无热恶寒,阴盛寒湿用四逆汤、理中汤等;热邪入胃,用大承气汤、小承气汤疏泄热结;胸满,按之不痛为痞气,用泻心汤,按之即痛为结胸,根据疾病的深浅应用大陷胸汤、小陷胸汤;发黄证,用茵陈汤;下痢兼血证,用柏皮汤;病在半表半里,用小柴胡汤。

(2)黄疸 张仲景《伤寒论》对于黄疸的病机,主要观点是"瘀热在里"和"从湿得之",黄疸理论以湿热为基础,而"被火""寒湿""血证"等是辅助认识。宋金元时期,在重新了解、重视和继承仲景黄疸湿热说的基础上,湿热(寒)论逐渐建立。许氏是最早明确将黄疸分为湿热和寒湿的医家,他在《伤寒九十论》中将黄疸分为三证:发黄证、湿家发黄证、黄入清道证。《伤寒百证歌·卷三》发黄歌中指出"寒湿入里,热蓄于脾,湿热郁宿谷相搏,导致发黄"。同时,鉴别发黄证与瘀血证,两者病因都为瘀热在里,但发黄证多表现为小便不利,瘀血证多表现为小腹硬满,大便色黑;鉴别发黄证与白虎证,两者都可以表现为身热,但是白虎证,周身发汗,而发黄证,头面有汗,齐颈汗止,所以前者不发黄,后者发黄。《伤寒九十证》发黄证第四十六中进一步说明,伤寒八九日后身体发黄,鼻目俱黄,头项、腰部、上肢拘急,二便色黄如金,脉紧数。许氏认为,湿邪伤脾,暑热蓄积在足太阴经,与宿谷相搏,湿热郁蒸,头汗出,脉证相应,用茵陈汤调五苓散。在"湿家发黄证第四十七"中,对湿热黄疸与寒湿黄疸进行探讨,临床表现为身体疼痛,面黄,喘满,饮食自如,二便如常,但是如果表现出鼻塞、烦躁,脉象虚大,为寒湿。许氏指出仲景有论而无方,其治则治法参合诸医家,引《外台秘要·卷四·诸黄方》所论"治天行热毒,通贯藏府,沉鼓骨髓之间,或为黄疸,须瓜蒂散",用瓜蒂散搐鼻治疗。此外,"黄入清道证第四十八"中

指出,"清道者,华盖肺之经也",仍用瓜蒂散治疗。许叔微明确将寒湿与湿热并列起来,详细论述其症状,指出病因病机,确立方药。至此,黄疸湿热(寒)论体系初步建立。对于小儿黄病,钱乙和刘昉都认为是"胎热",刘完素认为湿热需开结除湿,爆热当退热润燥,许叔微结合成无己以颜色判断寒湿、湿热发黄的临床经验认为黄疸应寒湿、湿热分治,对隋唐时期混乱的黄疸分类的纠正,体现了宋元时期医家的理论思维水平和创新能力。

(3)疟疾 《伤寒百证歌·卷二》第二十七证中指出,重感于寒变为温疟,寸脉尺脉弦数有力,先热后寒用小柴胡,但热不寒用白虎汤。在《伤寒九十证》伤寒温疟证第六十五中论述,伤寒阳明证,再次受寒,导致寒热大作,为温疟证,认为疟疾不能皆用小柴胡汤、白虎汤等。《伤寒发微论·卷下》论温疟证进一步阐释,疟证变化多端,有暑疟、食疟、瘅疟、脾寒疟,手足三阴经、三阳经病可以见疟证,而脾、肺、肾、肝、心、胃等脏腑也同样见疟证,瘅疟但热不寒,当用白虎汤,食疟为伏积,当用下法,对于暑疟脾寒,不可妄用凉药,用厚朴、草果治疗。许叔微强调众人都认为疟疾难治,主要是因为未重视对疟疾的辨治,应重在详辨病证,根据疟疾不同,分而论治,充分体现了许氏辨证论治的思想。

(4)温毒发斑 《伤寒百证歌·卷二》第二十七证中,温毒为瘾疹发斑似锦文,阳脉洪数,阴脉实大。"第五十一证发斑歌"中指出,温毒为冬月感受寒气,春天发病在皮肤,而热病为表虚里实,热毒不散,此时不可以用发汗开泄,宜用升麻汤治疗,如果用发汗药,会加重病情,宜用升麻玄参汤,如果热毒乘虚入胃,导致胃烂发斑,证见赤斑为五死一生,证见黑斑为十死一生。《伤寒九十证》发斑证第六十六中指出,妇人伤寒七八日,表现出发斑,身热,心中烦满,脉牢洪数,此为温毒发斑,用升麻玄参汤,斑退而愈,并指出热毒未入胃,如果过早采用下法,将导致邪热乘虚而入,如果当下失下,导致邪热不得外泄,同样会加重病情,许叔微强调治疗发斑类疾病,应重视下法的应用时机。

(5)霍乱 《伤寒百证歌·卷四》霍乱歌中指出,呕吐下利,如果为寒证,不欲饮,用理中汤治疗,如果为热证,口渴欲饮,用五苓散治疗,如果在暑季,突然表现出两脚转筋,多有冷汗,上吐下利,兼烦躁,采用香薷散治疗。《伤寒九十证》霍乱转筋证

第七十一中指出,此病多为暑热,阴阳不和,清浊相干,饮食倍伤,导致三焦混乱,腹痛烦渴不止,两足转筋,需要及时治疗,不可贻误病情。《普济本事方·卷第四》翻胃呕吐霍乱篇中,列举了附子散、枇杷叶散、白术散、竹茹汤、槐花散等进行治疗。许叔微认为霍乱须分寒热证,并且补充仲景《伤寒论》未记载的香薷饮,以供后世医家参考。

3. 疫病与运气学说

宋代医学重视运气学说,作为当时太医局考试内容,颇受诸多医家重视,许叔微精通五运六气,重视特殊运气条件与疫病的相关性研究。《伤寒百证歌·卷四》第九十四证"辨伤寒疫气不同歌"中指出,"欲知正气与天行,要在潜心占斗历",与《伤寒论·伤寒例》阐释基本相同,即"夫欲候知四时正气为病及时行疫气之法者,当按斗历占之"。郭雍在此基础上对疫病发生的预测以及预后判断进行了深入思考,对后世医家有很大启发。《伤寒九十论》伤寒暴死证中举例说明,太乙天符之年,土气亢盛,但是初运少角,初之气为厥阴风木,木气亢盛,土气受制,初运后期,木气渐衰,土气郁发,因而发病,并结合《黄帝内经》阐释,天符、岁会、太乙天符,由于运气同化,其纯一之气容易亢盛致病,或与其他运气因素形成胜复关系时容易化生出暴戾的病邪。同时,许叔微指出,"臣为君则逆,逆则其病危,其害速"。《黄帝内经》原文,"君位臣则顺,臣位君则逆,逆则其病近,其害速,顺则其病远,其害微"。"君位臣",指客气是君火,加临于主气相火之上,"臣位君"则相反,指客气是相火,加于主气君火之上。"君位臣则顺",是说少阳相火主时之时(在三之气,即小满至大暑这一段时间),而该时客气值少阴君火,也就是说这个季节天应炎热而实际并不太热,问题不大,所以称之为"顺",对人而言,则其病远,其害微。"臣位君则逆",是说少阴君火主时之时(在二之气,即春分至小满这一段时间),而该时客气值少阳相火,也就是说这个季节天应温而反大热,属于太过,这种反常的气候变化,影响就很大,所以称之为"逆",对人而言,则其病危,其害速。可知许叔微认为遇到太乙天符之年,臣位君之时,可能会出现疫病,重视疫病的预测与预后判断。

张志斌在《中国古代疫病流行年表》记载,绍兴九年,即1139年,京师大疫;宋代陈言《三因极一病证方论》在"六气时行民病证治"记载,"卯酉之岁,阳

明司天,少阴在泉,气化营运后天……二之气,少阳相火加少阴君火,此臣居君位,民病疠大至,善暴死",方药中曾经提到,凡是属于太一天符(即太乙天符)之年,一般来看,气候变化特别猛烈,同样对于人体疾病来说也就特别凶险,皆与上述结论相符。同时结合现代临床研究,张轩等通过对1970—2004年天符、太乙天符年份作为研究对象,探讨其运气特点与北京地区实际气候变化的相关性以及对部分传染病流行情况的影响,结果显示,部分传染病流行基本符合运气同化年份中天符、太乙天符年的运气特点推测,应对这些特殊年份加以重视,为传染病的预防及时有据地采取措施。鲁晏武等通过收集南京地区2003—2014年的肺结核发病资料,探讨中医运气学说与南京地区肺结核发病情况的相关性,该研究将发病率按照不同时段划分,从运气角度对其进行分析。分析结果:从岁运方面来看,肺结核发病率在金运不及之年最多;从六气方面来看,以二之气最多,三之气次之;从运气相合方面来看,在太乙天符年、天符年、天刑年较高。以上结果说明,运气理论可以较好地诠释南京地区肺结核的动态变化,对于做好肺结核的防控有一定的参考价值。刘玉芝对郑州地区1953—1983年传染性肝炎、痢疾、伤寒、流行性感冒、猩红热、流行性乙型脑炎等六种疾病的流行资料进行分析指出,传染性肝炎等六种病的发病率高峰年,绝大多数年份为太乙天符、天符、同天符、天刑、小逆、不和,说明运气理论中认为上述所论年份,气候变化剧烈或比较剧烈,多有疾病流行的论述是符合实际情况的。此外,许氏不仅重视时疫与运气学说的相关性,同时将运气学说应用在杂病诊治,例如《普济本事方》第一卷"中风肝胆筋骨诸风",将诸风类疾病归于肝胆病,强调风邪与肝胆的五行对应关系,邪气侵袭人体倾向于损伤肝胆的选择性,这一分类的革新实际是由运气学说对杂病体系进行的重构。

【著作考】

《伤寒百证歌》五卷,卷一和卷二为伤寒辨证总纲歌诀,卷三至卷五为伤寒各种证候歌诀,本书是许氏在《伤寒论》进行深入研究的基础上,就论中表里、阴阳、咽痛、霍乱、吐逆、腹满、自汗、脉象、合病、并病、治疗等主要问题,用通俗的七言歌诀形式归

纳成方歌一百首,并附以诸方治法,近代名医何廉臣评论,"宋时为其学者,有成无己之注,李梴之《要旨》、王实之《证治》、韩祗和之《微旨》……虽皆各有所长,而知可之书为最能得仲景之精义……足以继往开来,大有功于仲景者,当以《伤寒百证歌》为第一",极赞此书,并将其珍藏抄本校汇刊行,作《增订伤寒百证歌注》行世。《伤寒发微论》二卷,收载许氏论文二十二篇,第一论列举伤寒七十二证,并逐一阐释病机和辨证用药经验,第二论以下则为许氏抒发己见的短篇医话、医论,内容涉及伤寒的证候、病证、脉法、治法和用药等方面,陆心源在《伤寒辨注》中指出,"探微索赜,妙语神通""皆发明仲景微奥之旨,书名发微,称其实矣"。

《伤寒百证歌》与《伤寒发微论》虽为二书,但自元代以来均合刻刊行,明万历刻本更是合二书为一,我国台湾"中央图书馆"收藏的一部影抄元刊本许叔微自序中,指出"歌括百首,次为五卷,名之曰《伤寒百证歌》,复作《发微论》上下卷、《义论》二十二条,续次于末"。可知《伤寒百证歌》撰写完成后,又续写的《伤寒发微论》。目前,《伤寒百证歌》最早见于宋代陈振孙的《直斋书录解题》,次见于马端临的《文献通考》。元代刊刻的《伤寒百证歌》《伤寒发微论》是现存最早的刻本,从元刊迄今可知有三部存于世,日本静嘉堂,来自归安陆氏丽宋楼,中国国家图书馆,为常熟瞿氏铁琴铜剑楼旧物,南京图书馆,为苏州顺氏过云楼旧藏。现流传的《伤寒百证歌》与《伤寒发微论》主要有四种版本:一为三部元刊本;一为明万历辛亥刘龙田乔山堂所造明刊本;一为刘晓荣同治庚午年(1870年)将"修本"进行复校重刻,为述古丛书钞本(简称"述本");一为陆心源《十万卷楼丛书》本,晚清光绪七年(1881年)陆心源根据钱遵王收藏的元刊本对《伤寒百证歌》《伤寒发微论》进行重雕,十万卷楼丛书本(简称"楼本")。

《伤寒九十论》是现今为止第一部记述性中医医案专著,记载了许氏临床诊疗的九十例病案,其中经方医案六十一则,涉及经方三十六首,每案首记病例和治疗经过,然后依据《内经》《难经》《伤寒论》等典籍,结合个人见解,阐发机制和处方用药心得,是我国现存最早的医案专著,在医案发展史上以及仲景学术的临床应用方面具有不可忽视的开创意义,也是学习《伤寒论》的重要参考书。《伤寒九十论》成书于南宋绍兴十九年(1149年)之后,许氏

谢世十余年后,三书于南宋乾道年间(1165—1169年)刊刻行世,可惜此本未能流传下来,时至元代,又第二次进行了刊刻,元刊本可能刻于元初,但流传不广。许氏伤寒著作中一直未见历代书目著录,直到清代才见到记载,最早版本为收入《永乐大典》中的版本。此后,清咸丰三年(1853年)胡珽根据张金吾抄本活字排印《伤寒九十论》一卷,收入《琳琅秘室丛书》第3集中。清光绪九年(1883年)会稽董氏云瑞楼以木活字重刊,又有光绪十四年(1888年)会稽董氏取斯堂重刊本,与云瑞楼本版式相同。1936年,上海大东书局铅印《中国医学大成》本。中华人民共和国成立后,1956年商务印书馆根据元刊本、十万卷楼丛书本及琳琅秘室丛书本,将许氏三部伤寒著作再次进行了校勘,并将此三书合订为《许叔微伤寒论著三种》使其广为流传。由上可知,随着清代中后期许氏的伤寒论著三种陆续校刻刊行,各种校勘本日益增多,流传日益广泛。

《普济本事方》十卷,按病分为23门,收载370余方,为许氏晚年汇集平生治验所撰写的临床专著,记载了许氏治疗伤寒、时疫、中风等用方及案例,书中既辑录了古代文献中的方剂,也收载了自拟方、当代名医方、民间单验方,重在辨证论治,详于理论阐述,每引仲景条文为论理依据,对于经典的理解以及临床对经方的应用具有较高的学术价值,《普济本事方》是宋代影响较大的一部方书,该书的刊本及抄本较多,目前流传的版本主要有两种:一种是日本享保二十年向井八郎刊本,1959年由上海科学技术出版社重新校印;另一种是清代嘉庆十八年扫叶山房藏版刊本,名《类证普济本事方》,该刊本有序言数篇。另外,还有《类证普济本事方后集》一书,疑为他人伪托,非许氏的著作。

【遣方用药】

破阴丹

组成:硫黄一两(舶上者),水银一两,陈皮半两(去白),青皮半两(去白)。

用法:上先将硫黄铫子内熔,次下水银,用铁杖子打匀,令无星,倾入黑茶盏内,研细,入二味研匀,用厚面糊圆如桐子大,每服三十圆。

服法:阳证,冷盐汤下。阴证,冷艾汤下。

主治:阴中伏阳。

方解:许氏结合医案进行阐释方用,《伤寒九十论》阴中伏阳证第十和《普济本事方·卷第八·伤寒时疫上》记载,李氏头疼,身温,烦躁,手指末端皆冷,中满,恶心,六脉俱沉不见,深按至骨则脉弦紧有力。虽然表面看似少阴证,但是许氏进行综合辨析,认为其未见下利清谷,脉微细,结合身温、烦躁等,均提示为热象,病机为阴伏阳中,导致水火升降失常,寒热格拒,如果用热药治疗将导致阴邪隔绝,不能引导其阳,反生客热,如果用寒药治疗,则所伏真火销铄。对于上述危重症治疗,许氏不拘于常规用药,熟练应用药性竣猛或者有毒的药物,用破阴丹治疗。破阴丹以硫黄、水银、青皮、陈皮组成,硫黄为纯阳大热之品以开阴寒凝结,水银为阴寒之品,直达阴中,配伍硫黄,以制阴阳格拒,陈皮、青皮各半两为末,健脾理气,顾护中焦脾胃,并且用面糊裹药丸,在顾护中气的同时,缓解药性。此外,用冷盐汤水送服,取调和上下之义。许氏以破阴透阳治疗,药性猛烈,用量较大,足见体现其以攻邪为先的思想,同时攻不忘补,以建中焦之气。此处须注意现代临床已不用水银入药内服,以免损伤机体,但是许氏善用有毒药物的思想值得我们学习。

【学术传承】

许叔微为宋代伤寒著名医家,在《伤寒论》研究方面,善于采撷诸家之精要,上迄《内经》《难经》,下及庞安时、朱肱等,凡能发明仲景隐奥及余意者均有收载,并进行发挥。或以歌诀形式,对《伤寒论》中百证进行阐发,或列举验案,结合《伤寒论》条文加以印证,或针对《伤寒论》中的病证和方药加以分析,探隐发微,彰明仲景心法,正如许氏常说:"仲景云:不通诸医书以发明隐奥,而专一经者,未见其能也,须以古今方书,发明仲景余意。"许氏在此基础上,进行发展和创新,重视表里虚实辨证,并系统归纳整理其内容,在反映其严谨的辨证论治精神的同时,对明代医家张景岳等提出"二纲""六变"和八纲辨证的确立产生了很大影响,丰富和促进了辨证论治体系形成和完善。许氏对病机的论述,始于王叔和,对方剂的分治,源于孙思邈,其高明之处在于把王、孙二家之说有机地联系起来,从而使伤寒太阳"三纲鼎立"之说得以彰明,对后世影响甚大,明代方有执对太阳篇的修订,实是在许氏的基础上加以归类和扩充而成。随着许氏伤寒论著作的影响日益广泛，其学术价值在中医学术界逐渐得到充分肯定，如清代徐彬在《伤寒方论》称赞，"古来伤寒之圣，唯张仲景，其能推尊仲景而发明者，唯许叔微为最"。

许氏晚年总结生平救治诸方撰写《普济本事方》，受到后世众多医家的重视，明代王肯堂《证治准绳》、清代汪昂《医方集解》、徐灵胎《兰台轨范》等，都辑录了《普济本事方》的许多相关内容。叶天士《临证指南医案》引述许氏的论述、化裁许氏之方每每可见，叶氏称赞其为"盖士而精于医者也，观其用方制药，穷源悉委，深得古人三昧"，可见叶氏对许氏的推崇。

【医话与轶事】

《伤寒九十证》青筋牵引证中论述，春病伤寒，先寒后热，颈项强急，脚蜷缩，难以伸展，许氏在庞安时论述四时受乖气而成脏腑阴阳湿毒的基础上，认为天行之病，大则流毒天下，小则一方一乡，或者一家，结合临床表现应考虑此为气运郁结变成乖戾之气，属于春气在头项，从而引起青筋牵引，症见先寒后热，脚蜷缩，用柴胡地黄汤进行治疗。"风温证第四十四"中论述，己酉年，疫疠大作，表现出身热自汗，体重，多眠睡，难以转侧，当时医家认为此属三阳经合病，或者属于漏风证，但是许氏认为其属于风温，温气大行，更遇风邪，正值春夏，不属于火证，不可以用下法，也不可以用发汗，治疗上可取手少阴经、足厥阴经，重在随经所在而论治。

【医案选介】

《伤寒九十论》伤寒暴死证第十一中记载："己未岁，一时官病伤寒，发热狂言烦躁，无他恶证，四日死。或者以为两感，然其证初无两感证候。是岁得此疾，三日四日死者甚多，人窃怪之。予叹之曰：是运使然也。己为土运，土运之岁，上见太阴，盖太乙天符为贵人。中执法者，其病速而危；中行令者，其病徐而持；中贵人者，其病暴而死，谓之异也。又曰：臣为君则逆，逆则其病危，其害速。是年少宫土运，木气大旺，邪中贵人，故多暴死。气运当然，何足怪也。"

按：病情及诊治过程分析，病人发病后表现出"发热，狂言烦躁，无他恶证"，许叔微诊断其病属于

伤寒，仅凭上述临床表现，难以判断属于何经之病，并且传变特征也不明显，所以认为可能是伤寒两感。罹患"伤寒暴死证"后，病情发展迅速，短短三四日之间身亡的人很多，接诊的医师都觉得奇怪，大概是因为治疗无效，所以此医案并未记录治疗过程及方药。许氏不但精通伤寒，更熟读《黄帝内经》，并对五运六气进行了深入研究，所以能够洞察此病，根据病人的临床表现，认为这是由于己未年在运气学说中属于"太乙天符"，其年份特殊，在遇到这种运气特点的年份，有可能出现暴死证的病例。因此，许氏此医案讨论的重点内容不在于方药论治，而在于对疫病进行推测、判断与预后辨析。

五运六气分析，任应秋在《运气学说六讲》中结合《黄帝内经·素问》，对天符、太乙天符、岁会、贵人、执法、行令等概念进行阐释，所谓"天符"指的是，通主一年的中运（俗称大运）之气，与司天之气相符而同化，《黄帝内经·素问·天元纪大论》中同样说明运气与司天之气相应而符合的意思。同时，根据《黄帝内经·素问·六微旨大论》记载，"土运之岁，上见太阴"，"上"指的是司天，此医案为己未年，为土运；所谓"岁会"指的是，通主一年的中运之气，与岁支之气相同。《黄帝内经·素问·六微旨大论》指出"土运临四季"。"太乙天符"指的既是"天符"，又是"岁会"。"贵人、执法、行令"，为"中执法者，其病速而危；中行令者，其病徐而迟；中贵人者，其病暴而死"。因此，常位运气为己未年，己为年干，运属阴土，未为岁支，五行也属土，未年太阴湿土司天，年中运、岁支、司天三气会合，为太乙天符，此年土气纯而亢盛，可能成为独亢的土邪，人为此土邪所伤，或为因土之胜复而次生的其他邪气所伤，从而出现不少的伤寒暴死症，导致与其他年份相比将会有更多的疾病暴发、症状严重、病死风险极高的病例出现。

后面许叔微的议论部分，不同的读者可能由于句读不同而产生不同的文义理解，文中"是年少宫土运，木气大旺，邪中贵人，故多暴死"一句，应断作："是年少宫土运，木气大旺。邪中贵人，故多暴死"，因为上述只强调了岁运在疾病中的主导作用，而未对太乙天符三气合治同化纯一的特殊作用进行分析，未能完全领会许氏原意。其中"少宫土运，木气大旺"，这是己年，即己未年、己丑年、己卯年、己巳年、己酉年、己亥年的共同特点，因甲己化土，甲为

阳土有余,己为阴土不足,所以这六年的岁运均为岁土不足,风乃大行,是为六己年之常。第二句"邪中贵人,故多暴死",指的是己丑、己未两年,这两年的地支均属土,并且司天之气为太阴湿土,所以为"太乙天符",有"邪中贵人"的情况出现,而己卯年、己巳年、己酉年、己亥年并非如此,此为有常有变。许氏所指,前一部分讲的是"常",后一部分讲的是"变",前者为一般情况,后者为特殊情况。许氏记述本案的主要目的在于提醒后世医家,须重视特殊运气情况对疾病的影响作用,同时应辨别运气的常变,从而进一步把握疫病的发生发展规律。

参考文献

[1] 许叔微.许叔微伤寒论著三种[M].北京:商务印书馆,1956:15.
[2] 李经纬,林昭庚.中国医学通史[M].北京:人民卫生出版社,2000:393.
[3] 刘景超,李具双.许叔微医学全书[M].北京:中国中医药出版社,2006:169-173,183-184.
[4] 方药中.黄帝内经运气七篇讲解[M].北京:人民卫生出版社,2007:161-162.
[5] 张志斌.中国古代疫病流行年表[M].福州:福建科学技术出版社,2007:168.
[6] 任应秋.运气学说六讲[M].北京:中国中医药出版社,2010:82-88.
[7] 许占民.许叔微的《普济本事方》及其学术思想[J].河北中医,1983(3):13-14.
[8] 刘玉芝.郑州地区六种传染病流行资料对运气学说的验证[J].河南中医,1988,8(5):2-7.
[9] 范洪亮,徐国仟.许叔微伤寒论著探析[J].山东中医学院学报,1992,16(5):6-9.
[10] 黄亚博.许叔微学术思想探赜[J].江苏中医,1997,18(1):33-35.
[11] 茅晓.论许叔微祛邪治病学术思想[J].山西中医,1998,14(4):7-9,57.
[12] 赵允南,张蕾.许叔微经方医案考[J].河南中

医,2004,24(1):22-23.
[13] 徐保来.许叔微学术思想管窥[J].河南中医,2005,25(1):28-29.
[14] 尹娜.两宋时期江南的瘟疫与社会控制[D].上海:上海师范大学,2005:17.
[15] 李董男,方晓阳,盛伟.宋元时期黄疸湿热(寒)论的建立与传承[J].南京中医药大学学报(社会科学版),2006,7(1):31-34.
[16] 李玲.许叔微及其《伤寒百证歌》[J].中医研究,2011,24(2):78-80.
[17] 李翠娟.许叔微扶正祛邪思想研究[J].现代中医药,2012,32(6):57-58.
[18] 李致忠.元刊许叔微伤寒百证歌与伤寒发微论[J].收藏家,2013(3):41-46.
[19] 逯铭昕.许叔微伤寒著述成书考论[J].中华医史杂志,2015,45(6):327-329.
[20] 李成卫,王庆国.《普济本事方》珍珠丸证理论探析[J].上海中医药杂志,2015,49(2):23-25.
[21] 张轩,刘忠第,贺娟.北京地区天符、太乙天符年份气象特征及与传染病流行的关联性研究[J].河北中医,2016,38(2):173-176,216.
[22] 鲁晏武,陈仁寿,孟庆海,等.从运气角度分析南京地区2003~2014年肺结核发病情况[J].时珍国医国药,2017,28(9):2280-2281.
[23] 王玉凤,吴元洁,张亚辉,等.许叔微《伤寒九十论》临证方药初探[J].江西中医药大学学报,2018,30(3):9-10,17.
[24] 老膺荣,宾炜,吴新明.许叔微《伤寒九十论》伤寒暴死证的运气解读及其对疫病预测作用的思考[J].中医文献杂志,2018,36(1):37-40.
[25] 张旭.《伤寒百证歌》与《伤寒发微论》的文献研究[D].北京:北京中医药大学,2018:11.
[26] 孔令旗,孔军辉.从《寓意草》看喻嘉言的寒囊思想[J].中国中医基础医学杂志,2019,25(4):442-443,504.

13. 郭雍(《伤寒补亡论》)

郭雍(1106—1187年),字子和,自号白云先生,南宋著名易学家和医学家。《宋史》中列入《隐逸传》,祖籍洛阳,父亲郭忠孝,号兼山,拜入程颐门下,对《易经》《中庸》研究颇有心得,郭雍对其父的易学学术思想进行继承与发扬,共同创立"兼山学派"。

郭雍面对战乱纷争、国破家亡的局面,在"靖康之难"后退隐山林,隐居在峡州(今湖北省宜昌东南),游浪长杨山谷间,精研易学,与朱熹、陆游等多有学术来往,著有《郭氏传家易说》《蓍卦辨疑》《中庸说》《卦辞指要》《历书》《丛书》,后三本已佚。乾道年间(1165—1173年),张孝祥向朝廷推举郭雍,旌召不就,赐号冲晦处士,宋孝宗闻其贤,经常向身边的大臣称赞郭氏,后又封为颐正先生,取其尽得程颐真传之意。张孝祥晚年专攻医学,笃好仲景学说,与当时医家认为仲景不能治疗时行瘟疫的看法不同,认为是《伤寒论》年代久远,流传至宋代,已经有残缺,以采撷《素问》《难经》《诸病源候论》《千金要方》《外台秘要》等医学经典著作,以及朱肱、庞安时、常器之、王仲弓等名家之说,折中诸家,进行辑佚补充,以为补亡,并结合自己的观点创立新说,著有《伤寒补亡论》二十卷,以全仲景之义。该书内容更为丰富,采撷众家,对与仲景学说相符合的论述进行补录,在此基础上郭氏结合自己的观点进行发挥,同时收录部分已佚的常器之和王仲弓伤寒论著作,使常氏与王氏的伤寒学术思想得以流传至今,具有重要的意义。

总体来看,郭雍在整理和发挥仲景学说方面颇有建树,为后世外感病研究做出了较大的贡献,可称为南宋一代伤寒大家,对后世具有启迪意义。《伤寒补亡论》刘序中称赞,郭氏能够发前人之所未发,《伤寒补亡论》足以补充《伤寒论》残缺亡佚之处。

两宋时期社会进步,是我国古代历史上的重要转型期。该时期气候由温暖期过渡到寒冷期,又因战事连连,同时也是灾害高发期,瘟疫频发,在医学著作和历史文学作品中都可以见到不少关于瘟疫的记载,尤以孝宗至宁宗时期瘟疫发生频率最高。北宋时期印刷技术革新,大量出版《伤寒论》,当朝重视中医学发展,促进了《伤寒论》的广泛流传,仲景学说研究蔚然成风,伤寒学派在此时期进一步形成与发展。宋代医家研究伤寒多继承晋唐,注重临床实践,在宋代理学的影响下,格物与穷理,复古与创新相互交织影响,形成了两种流派。一是"法不离《伤寒论》,方必宗仲景",代表着尊古崇圣的风气;一是"古方今病不相能",标志着变革创新的思潮。结合当时社会环境、气候变化、疫病流行,如果完全套用张仲景《伤寒论》原方,难以完全适用外感病的治疗,促使临床医家对外感热病进行更为深入的研究,"补亡"作为两种矛盾思想的产物应运而生。正如,郭雍曰"仲景《金匮玉函经》之书,千百不存一二,安知时行疫病不亡逸于其间乎?"又曰"仲景之书,残缺已久",其既不妄言张仲景《伤寒论》存在不足,又在临床中进行补充。郭氏生活在北宋向南宋过渡时期,与历史上瘟疫频发时间段多有重合,尤其重视对伤寒学术思想研究,推崇仲景学说。郭氏在前人研究的基础上,倡导"温病有三",奠定明清温病新学,既侧重阐述伤寒六经,又着眼温热、温毒、类伤寒等辨病施治,开创传染病鉴别诊断学的先河,进一步丰富疫病分类,对疫病病情轻重、传变与治疗进行探讨,补充发展了外感热病的理论体系。同时,郭氏重视以"毒"来解释疫病病机,提出"毒血

"相搏"导致黄疸,强调黄疸的外感性和传染性,邪气化为热毒通过血脉流传并败血郁结成黄,以血脉为基础重构了黄疸病因病机理论。

(一)提出"温病有三",倡导"新感温病"

郭氏对先前温热病学说兼收并蓄的基础进行发挥。在《伤寒补亡论·卷十八》温病论六条中指出,先前医家认为温病只有一种,论述存在不足之处,大胆提出温病其实有三种:第一种是冬伤于寒,至春发病;第二种是冬时不伤于寒,春时自感风寒温气而发病;第三种是春时感受非节之气,发为疫病,这就是"温病有三"之说。从病因角度阐释,温病有感受寒邪、感受风寒温气、感受非节之气的不同,这三者实际指的是伏气温病、新感温病和疫病。从伏气温病来看,《黄帝内经·素问》指出,"冬伤于寒,春必病温",后世医家据此倡导寒毒伏邪之说,认为温病是由冬伤于寒而引起的一类疾病。郭氏同样从感邪性质出发,将伤寒与"伏炁温病"进行统一,均归为冬伤于寒。《伤寒补亡论·卷十八》伤寒温疫论一条中指出,古人认为冬伤于寒,如果感邪较轻,夏至以前发病,如果感邪较重,夏至以后发病,称为暑病。两者都归属于伤寒,只有感邪即发病,与感邪不立即发病,而是伏后发病的区别。郭氏对先前医家寒毒伏邪之说进行继承,又进一步发挥,认为"冬伤于寒,春必病温"并不完全等同于"病温必伤寒",倡导新感温病,指出新感温病为自感温气,冬不伤寒,自感温气而发病,同样属于温病。同时,郭氏在《伤寒补亡论·卷十八》温病论六条中,以春温为例,对同样发于春天的伏气温病和新感温病进行区分,两者都可以表现出发热恶寒、头身疼痛等症状,鉴别的关键在于是否传经,如果表现为传经属于伏气温病,如果表现为不传经属于新感温病。此外,需要明确,郭氏所论述的温病不仅仅为上述三种,《伤寒补亡论·卷十八》风温温毒论四条中,论述风温、温毒,《伤寒补亡论·卷十七》湿病十八条中论述湿温等,对于郭氏温病学术思想的研究,倡导"温病有三",但同时不应局限在所论述的伏气温病、新感温病、温疫等方面。

在温病学说形成和发展过程中,对于温病病因的认识,从《内经》倡导的寒毒为病根的伏邪说,到新感温病的提出对于温病学说的发展至关重要,是一个突破性的进展,只有认识到温热病邪也能客于

卫表形成风热表证这个前提,才能使温病初期运用辛凉解表成为名正言顺的法则,郭氏对于新感温病的提出,颇有创建,进一步发展了温病学说,对后世温病理论发展具有启迪意义。针对首倡新感温病的考证,目前很多医家认为汪机是"新感温病"的首倡者,但是陆翔指出在汪机《伤寒选录》中并没有发现支持该论断的充分依据,书中既没有直接提出"新感温病"的名称,也没有明显突出这一学说的陈述。陆翔同时指出何廉臣在《重订广温热论》中对汪机《伤寒选录》原文的错误引述,是将"新感温病"首倡者误判为汪机的根源,以致后世沿袭其说,其实早在南宋时期,郭雍就已经提出"新感温病"说。此外,赵国平同样指出郭雍的"新感温病"说比汪机约早 300 年。

(二)辨疫病概念及分类

1. 伤寒与热病病名辨析

《伤寒补亡论·卷一》伤寒名例十问中记载,《难经》五十八难曰:"伤寒有五,有中风,有伤寒,有湿温,有热病,有温病是也。何以一病而有五名也。"郭氏解释为,上述五种皆属伤于寒,发为热病,冬时有风、寒二证,分为中风与伤寒(此处指的是狭义伤寒),春时为温病,夏时为暑病,也称为热病,秋时为湿温,上述都是在伤于寒的同时重感四时之气,将其分别命名是为了结合四时之气论述,但总体来看,都称为伤寒,或称为热病。可见,郭氏认为伤寒有广义伤寒与狭义伤寒之分。根据此段辨析"伤寒"与"热病"具体的涵义,应包含两层,在"伤寒有五"论述中,热病代指暑病,在"皆曰热病"中,热病代指广义伤寒,包含狭义伤寒、温病、瘟疫等多种疾病。

2. 伤寒与温热病辨析

温病学说源于《黄帝内经》,其概念在《黄帝内经·素问》中分为两种,《阴阳应象大论篇》论述,冬伤于寒,至春则发为温病,《六元纪大论篇》和《本病论篇》,则指出感受反常的温热气候导致疫疠之邪流行于四时,症状复杂多变。虽然《黄帝内经》将温病、温疫、伤寒分开论述,但后世论述多有混杂,且《热论》篇中指出"热病者,皆伤寒之类也",导致温病、温疫历史上很长时间都难以脱离伤寒。《伤寒论·伤寒例》中虽然将温病疫疠归为"时行",但后续并未详加阐释。唐代仍有许多医家将瘟疫看成温病的一种,并认为与伤寒不异,正如《千金方》所

引《小品方》中记载，虽然认为伤寒为难治之病，时行温疫是毒气病，但是论治的时候，"云伤寒是雅士辞，天行温疫是田舍间号"，并未判伤寒与时行温疫的不同。直到晋唐时期伤寒与温病之争初见端倪。庞安时提出伤寒与瘟疫不同，倡导天行温病。郭雍在此基础上加以发挥，提出"温气成疫"之说，将疫病多归为温病范畴，正如后世吴又可所言"近世称疫者众""温疫多于伤寒百倍"。

3. 疫病分类辨析

郭雍丰富了疫病的分类，发展了疫病学说。郭氏对于时行之气的阐释与《伤寒论·伤寒例》大致相同，将时行之气称为不正毒气，春时应暖反寒，夏时应热反凉，秋时应凉反热，冬时应寒反温，为非其时而有其气，所以导致无论老少所患病症相似，可见郭氏对于疫病的特点进行总结，直接病因为感受非时之气，具有流行性。郭氏进一步辨析寒疫与温疫，《伤寒论·伤寒例》指出，春分之后，至秋分之前，天气骤冷，为时行寒疫，而温疫为"更遇温气，变为温疫"。《伤寒补亡论·卷十八》伤寒温疫论一条中指出，温疫又称为"天行时行"，温疫如果在冬季冷寒之日，一方之内众人都患此病，称为时行寒疫。与《伤寒论·伤寒例》相比，郭氏将寒疫发病的时间由春分后至秋分前，改为在冬日发病，同时又将寒疫归为在冬时发病，将温疫归为"天行时行"，可知此处论述的温疫为广义温疫，等同于瘟疫或疫病。郭氏按照疫病的发病时间进一步划分并扩大了疫病所属的范畴。在《伤寒补亡论·卷十八》温病论六条中指出，"若夏暑成疫，秋温成疫，冬寒成疫"，治法各不相同，应该随其发病的时间而分别治之，可见郭氏将疫病按照所属的夏季、秋季、冬季等进一步划分，强调"因时制宜"。同时，郭氏将短时间内感染时行之气，无论老少皆患有症状相似的疾病都称为疫病，如"疟痢相似，咽喉病状相似，赤目相似"，等等。郭氏扩大了疫病的研究范围，为后世疫病学说的形成打下了基础。

（三）辨疫病病因

辨疫病病因首先应明确寒温，郭氏从"温病有三"出发，将伏气温病与新感温病再次进一步划分。《伤寒补亡论·卷十八》温病论六条中指出，伤于寒邪，在夏至日前发为温病，在夏至日后发为暑病，都是因为冬伤于寒，而新感温病，在发病之初无寒毒

根源，不可以称为伤寒。可见，郭氏以"寒毒根源"对伏气温病与新感温病进行鉴别。在"温病论六条"中进一步指出，"春天行非节之气中人，长幼病状相似者，此则温气成疫也"。新感温病和温疫都无寒毒根源，从发病时间来看，均属于感邪即发，但是新感温病与温疫的不同在于，新感温病感受温气，而温疫为非时之气与温气共同作用。郭雍又指出："假令春时有触冒，自感风寒而病……不因春时温气而名温病，当何名也？"在《伤寒补亡论·卷一》伤寒名例十问中引巢元方所言，"伤寒，冬也……温病，春也"，将伤寒归为冬时，将新感温病中感受寒邪而发的疾病，因在春时发病，所以归为温病，并未对春时感受风寒与春时感受温气进行鉴别，存在不足之处。后世医家提出，郭雍划分"温病有三"主要是将伤寒限定在冬感寒邪而即发，将其他所有外感热病连同时气病都归属于温病，主要用意是借此缩小伤寒的范围，而扩大温病的范围，强调不只是伤寒可以导致外感热病发生，新感春温以及非时之气同样可以导致外感热病。无论是上述倡导"寒毒根源"，还是进一步扩大温病的范畴都对疫病学说的发展有一定的意义。

郭雍在《伤寒补亡论·卷十八》伤寒温疫论一条中，将伏气温病、新感温病与温疫的不同进行总结，从感邪性质来看，前两者或是自感风寒，或是自感温气，而温疫则是感受非节之气或者不正之气，并从有无感受寒邪出发，将伏气温病归为冬感，而将新感温病与温疫归为春感，进一步将三者进行辨析。此外，郭氏在脉法上对伤寒与温病进行辨析，《伤寒补亡论·卷一》脉法及刺法六问中指出，"伤寒之脉，阴阳俱盛而紧涩……温病之脉，行在诸经……各随其经之所在而取之"，可见对于伤寒病随六经论治，温热病则随经所在论治。

（四）辨疫病病情轻重与传变

1. 辨轻重

从病情轻重来看，总体上，《伤寒补亡论·卷十八》伤寒温疫论一条中指出，"盛强者感之必轻，衰弱者得之必重"，郭氏结合体质进行论述，如果感受同一种病气，发病的轻重与人体正气强弱与否具有相关性。同时，郭雍进一步指出，感邪即发，病情轻，感邪后经时而发，病情重。伏气温病属于既伤于寒，又感受温气，两邪相搏，合而发病，所以比春季

只感受温气来说病情重。结合时行瘟疫进一步阐释，冬病伤寒、春病温气与时行瘟疫，根本是寒邪蕴积，才感即发，病情严重程度不能与寒毒蕴蓄的伏邪温病相提并论。冬季感受寒邪至春发病，寒毒藏于肌肤，病久根深，其热在里，病情较重。春温为春时自感之温，无寒毒之根，病邪在表，病情较轻。郭雍将新感温病与时行瘟疫归为无寒毒蕴蓄一类，认为时行瘟疫无寒毒之根，才感即发，病情轻。对于既往感受伏邪的疫病来看，郭雍指出，如果冬天伤于寒，伏而后发，有寒毒根源，再感受四时不正之气，则病情重，如果冬季伤于非节之暖，又感受寒邪伤表，腠理郁闭，温毒郁积，日久毒伤肌肤，表现为发斑如锦文，或表现为烂疮，发为疫病，病情重。总结来看，人体正气是否亏虚在一定程度上能够决定感邪的轻重，伏气温病、新感温病与时行瘟疫相比，新感温病与时行瘟疫两者与伏气温病相比无寒毒根源，病邪表浅，病情轻，伏气温病与时行瘟疫既往感受伏邪，伏发疫病病情更重，此即为感邪深重则病情重。此外，郭雍结合伏气温病夏至日前与夏至日后病发轻重进一步阐释，认为夏至以前发病则病情轻，夏至以后发病则病情重，同样体现出感邪越深，则病情越重的思想。郭雍对于上述疾病病情轻重的论述，具有一定的临床参考价值。

2. 辨传变

在疫病传变规律上，郭雍有自己的创见。自《诸病源候论》问世以来，医家多认为疫病传变规律与伤寒类似，逐日六经传变。庞安时虽然赞同《诸病源候论》中另一种疫病传变规律，即"一日在皮，二日在肤，三日在肌，四日在胸，五日入胃"，突破了六经传变，但仍然拘泥于日数。郭雍认为，疫病在传变规律上与伤寒有别，伤寒遵循六经传变，而温病传变则不依次第而传，没有明显的逐日传经规律，其治疗也不拘泥于日数，如《伤寒不忘论·卷十八·温病六条》中指出："瘟疫之病，多不传经，故不拘日数，治之发汗吐下，随症可施行。"同时，郭雍以春温为代表进一步举例说明，认为如果表现出伤寒六经传变的规律，则属于冬感，如果不遵循六经传经则属于春感。

（五）疫病治疗

从总的治疗原则来看，郭雍指出"不拘日数，治之发汗吐下，随症可施行"，所以疫病治疗不应该拘于传经时日，随其证而施治。在总的治疗原则基础上，郭雍认为关键在于先辨寒温，《伤寒补亡论·卷十八》风温温毒论四条中指出，"大抵治疫，尤要先辨寒温，然后用药"，并举例说明。庞安常论述的寒疫方剂，比如华佗赤散、解圣散等，如果用来治疗瘟疫，则会加重热势，使病情更为严重。同时，在《伤寒补亡论·卷十八》温病论六条中进一步阐释，疫病治疗应按春温成疫、夏暑成疫、秋瘟成疫、冬寒成疫的不同，各因其时而治之，治疗方法亦不相同。春季气候应暖反凉，治疗应以肝脏为主，方用升麻解肌汤；夏季气候应热反寒，治疗应以心为主，方用射干汤、半夏桂枝甘草汤等；秋季气候应凉反大热，治疗应以肺脏为主，温热相搏，多患疟疾，方用白虎加苍术汤、茵陈汤调五苓散等；冬季气候应寒反大温，本应感受伏寒，结果感受伏温，方用葳蕤汤治疗。对于脾土当令时发病，应随经所在而治疗，上述虽为治疗四时温气的方法，但是郭雍认为，温疫治疗大法与此大致相同。

郭雍认为对于新感春温，古代没有制定专门的治疗方法，所以进一步补充了春温及疫病治法，在《伤寒补亡论·卷十八温病六条》中指出，"升麻解肌汤最良。热多者，小柴胡汤主之；不渴，外有微热者，小柴胡加桂枝也；嗽者，小柴胡加五味也；烦躁发渴，脉实，大便闭塞者，大柴胡微利也；虚烦者，竹叶汤；次第服之，此治春温之法。其伤寒成温者，并依伤寒治之，治温疫之法，并同春温，而加疫药也"。由此可见，新感温病重在解肌，并指出与疫病治疗原则相同，此处强调的是两者都应不拘于传经进行治疗，在具体治疗方面新感温病应比疫病轻，疫病则应专加疫药，具体来看，最宜应用升麻汤、解肌汤等。如果热势盛，运用小柴胡汤治疗；如果表现出身有微热，无口渴，运用小柴胡汤加桂枝治疗；如果表现出咳嗽，运用小柴胡汤加五味子；如果表现出烦躁发渴，脉实，大便不通，运用大柴胡汤，采用轻微下利的治疗方法；如果表现出虚烦，运用竹叶汤治疗等，同时列举春温成疫的方剂，运用老君神明散、务成子萤火丸、圣散子、败毒散等。此外，对于温病变证治法进行方药补充，根据常器之的《补治论》，温病治疗后如果出现下利或者热势加重，都是逆证，选用白虎加人参汤、桂枝柴胡各半汤、桂枝去芍药加蜀漆龙骨牡蛎救逆汤等进行治疗。同时，对温病治法在传经与不传经方面进行辨析，如果传经，是由于感受伤寒成温病，其治法大致与伤寒相同，如果不传经，按照温病治疗，分而论治。

（六）发疹类疾病专论

郭雍十分重视疾病的鉴别诊断，是我国历史上最早注重鉴别诊断的医家之一，在传染病相关的皮肤发疹类疾病方面，颇有建树。郭雍指出，《伤寒论》没有关于斑、疮、瘾、疹论述，仅在《金匮要略》中记载，阳毒发病，面红赤，发斑形状与锦纹相似。郭雍指出因为发斑证在张仲景《伤寒论》中的论述亡佚，导致后世医家虽然有很多关于发疹类疾病的论述，但是难以统一，并且论述不清，未能对毒邪在表与在里的不同进行区分，而是将疮、疹类疾病混为一谈，导致误汗、误下，使病情进一步加重，结合对各医家的论述，认为《千金方》中关于记载华佗论治发疹类疾病的论述最为精当，而庞安时、朱肱善于探究疾病根源，并采撷诸家论述精华结合自己的临床经验进行发挥，为明清发斑类疾病辨治奠定了基础。在《伤寒补亡论》卷十四"发斑十三条"，卷十八"风温温毒论四条"，卷十九"小儿疮疹上四十七条"，卷二十"小儿疮疹下十八条"，以及最后卷二十"斑疮瘾疹辨一条"中进行总结，辨析斑疮瘾疹，对其病因、症状及治法，并补充小儿疱疹，论述精详。

1. 辨斑疮瘾疹

《伤寒补亡论·卷二十》斑疮瘾疹一条中指出，斑、疮疱与瘾疹，实际上是三种不同的临床表现，所属疾病相同，伤寒热病发斑，形状似丹砂样小点，斑退后皮肤不留痕迹，同时不表现出生疮。温毒发病之初就能表现出生疮，古人称为毒热疮表现各异，命名不同。豌豆疮，因为其形状与豌豆相似，所以命名为豌豆疮，并指出豌豆疮最毒。麻子表现为水疱，又称为水疱。麸疮，又称为麸疹，如麸片，不成疮，表现出蜕皮。瘾疹表现出皮肤发痒，如果搔抓，则瘾疹突起，相连成片，不生疮，不化脓，也不蜕皮。风尸为疹出快，疹退也快。同时，郭雍在《伤寒补亡论·卷十四》发斑十三条中进一步阐释，伤寒发斑，发斑之初表现为朱砂样细点，像跳蚤咬过的痕迹，比较稀少，随着斑出渐加稠密。瘾疹与风尸略有相似，但是高起皮肤程度比不上风尸。瘾疹分为赤色与白色两种，赤色者形状与锦文相似，渐渐发疹而连成片，初起多表现在臂部与腿部，其次表现在腹部与背部。温毒发斑，与赤色瘾疹略有相似，但是

又不同于伤寒发斑。郭雍既分析了斑疹之间有大小、形状、分布稀密不同，辨析了伤寒发斑与温毒发斑、阳毒在临床表现方面的不同，对后世发疹类疾病诊治具有重要的意义。时至今日，结合现代西医临床医学皮肤类传染病同样可以与上述所论疾病相对应，伤寒发斑为斑疹伤寒，豌豆疮为天花，水疱麻子为水痘，麸疮为麻疹，瘾疹为荨麻疹，足见郭雍对于发疹类疾病论述精当，影响深远。

2. 斑疹辨证施治

（1）辨表证与里证　郭雍强调斑疹类疾病首先应该辨别病邪在表在里，将发斑治疗的方法总结为平凉解肌祛风法和下法，如果是表证，应采用平凉祛风解肌，如果是里证，应采用下法，并指出治疗发斑或有下之过早，或有应下失下，引用王仲弓的论述，如果下法采用过早，会导致毒热入胃，导致发斑，如果下法采用过迟，会导致毒邪不及时祛除，同样表现出发斑。可见，斑疹类疾病病情复杂，郭氏强调掌握下法时机具有重要的意义。同时，郭雍在《伤寒补亡论·卷十四》发斑十三条指出，发斑热毒入胃应当用下法，并不是下斑毒，而是下胃中热毒，并指出只有发斑后才可能表现出胃中有热毒，以此作为判别是否属于胃中热毒的依据。如果皮肤间突然出疹，没有表现出里热证，不可以采用下法治疗，应当服用平凉祛风解肌药，或外用药膏进行治疗。此外，郭雍结合四时论治，如果斑疹类疾病发病在春末或夏季，不应该采用火灸或温覆取汗的治法，重在辨证施治，应依据病邪浅深，区分病邪在内在外的不同，分而论治，不能盲目用药。

（2）辨温毒发斑和伤寒发斑　郭雍通过辨别温毒发斑、伤寒发斑进一步确定治法。从发斑病因病机来看，温毒发斑，温毒本来是邪气久伏在里，再次感受寒邪，导致腠理闭塞，邪不得外出，当气候温暖的时候，腠理开泄，表虚郁而发斑，此为在内的毒邪表现于外，所以此时需要采用解肌的治法而不是下法。伤寒发斑为伤寒毒邪，同样是伏气在里日久，春天的时候再感受温气，腠理开，邪气出于表，所以刚开始表现为表证，如果过早采用下法，因为体内无毒邪则会损伤胃腑真气，真气受损，则导致胃气亏虚，此时毒邪乘虚而出，正气亏虚，邪气亢盛，导致胃毒热盛，所以表现出发斑，温毒发斑为表虚郁发，伤寒发斑为误治后邪毒入里，此所谓"温毒之斑，郁发之毒也，伤寒之斑，烂胃之证也"。从治疗来

看,伤寒邪毒,应过早采用下法或汗法,导致胃气亏虚,邪毒入里,引起发斑,据此判断毒邪已入胃。结合临床辨证,如果此时没有表证,而有下证,宜调胃承气汤,以除胃热,使在胃肠的毒邪随大便外出。而对于温毒发斑,如果为表证而非里证,应该采用解肌治法。因为表虚不可采用汗法,所以麻黄、桂枝等发汗解表药不可以运用。同时,也不可运用凉药,避免毒邪郁闭在里,导致烦躁、口渴较前加重。如果误用凉药,此时应重在解表,急须采用辛热药,使郁闭毒邪外出,如果毒邪入里,同样表现出"烂胃之证",此时治疗的方法与伤寒发斑需要用下法相同。如果温毒发斑,内外热毒俱盛,不能偏表偏里,此时须采用两解法,同时治疗内外热盛,运用白虎加人参汤或化斑汤,如果温毒发斑内外热甚至极,治法可以按照阳毒论治,即采用凉药。上述阐释对后世影响深远,符友丰指出,郭雍所指的"烂胃之证",开叶天士《温热论》中论述"斑色红者属胃热,紫色热极,黑者胃烂"的先河。

此外,郭雍对于瘾疹中的赤疹进行阐释,发病之初,没有伤寒证的表现,但是比前一两天饮食减少,精神不振,在此之后表现出臀部、腿部瘙痒,搔抓后皮肤表现出锦文,此时应按照丹毒论治,在皮肤患处涂抹赤小豆等,如果胸中余毒停滞,表现出胸中烦闷,两三天难以进食,此时应服用石南汤、玄参升麻汤解毒,胸中余毒清而愈。

(3) 补充小儿疮疹　疮疹,又称为痘疮,郭雍认为关于小儿疮疹从汉至魏的医方相关记载非常少,到东晋《伤寒身验方》中才开始出现时行热毒疮方,《诸病源候论》中才有关于疫病疮疹的论述。郭雍认为小儿疮疹是一种非常严重的疾病,对于庞安时认为在古时小儿疮疹,热毒未甚,病情不重的论述进行辩驳,指出上古岐黄时期的疾病尚且与今天的疾病没有很大的差异,不可以认为古时疾病与今时不同,或是病名不同,或者是医书因年代久远而导致亡佚也未可知,对于疾病论述应仔细考察,不可臆断,并进一步指出王仲弓称小儿疮疹为时行,巢元方称该病为疫病。由此可见,当时医家同样把小儿疮疹归在时行疫病的范畴。

1) 温毒疮:郭雍非常重视小儿疮疹的研究,并在"小儿疮疹"上下篇中进行大量阐释。首先认为疮毒属于温毒,又称为温毒疮,感受冬时非时之暖,毒邪入于肌肤,郁积日久入里,在春夏季毒发,表现

出皮肤溃烂成疮。如果毒邪藏于骨髓,称为脓胞,又称豌豆疮;如果毒邪藏于肌肉,称为水疱,又称麻子疮;如果毒邪藏于腠理,称为麸疮,又称麸疹。以豌豆疮毒邪最甚,其次是水疱,最后是麸疮,豌豆疮生疮七日,才能贯脓成痂后病愈,水疱,生疮数日后,形状变圆,疮水满流出后病愈,麸疮,生疮后很快就变焦,其他部位再生疮,然后再变焦,如此可遍及全身,三者均以疮不结痂为逆证。同时,引朱肱论述,疹病多为突然感受病邪,从病因来看不属于冬温,病情轻,不发疮,表现为瘾疹。

2) 下法应用辨析:郭雍对治疗小儿疮疹采用的下法进行阐释。在《伤寒补亡论·卷二十》小儿疮疹下十八条中指出朱肱认为疮疹发病之初,与发疮后尚有余毒都不可以采用下法,而庞安时则认为疮疹欲发未发,还没有表现出疮疹的时候,应该采用下法,对于疮疹治愈时也应该采用下法,两者论述完全相反。郭雍在此基础上,关于小儿疮疹治疗中对下法进行辨析。若腠理密闭,毒气无处宣泄,上攻头面部、胸膈,表现出头热面赤、口疮等,预先采用下法,祛除温毒;若疮疱色黑内陷,不结痂,症状较轻,可以采用发疮之法;若疮毒入里,不能发疮,需要急下之;若疮疱已退,但余毒尚存,发为痈疽,可以用下法,除上述三者以外,都不可以用下法。同时,郭雍还通过辨析有无余热和脉象的衰弱来判断是否可以用下法。若证无余热,脉象已经衰弱,就不可以采用下法,因为小儿本来已经虚弱,再采用下法则会加重正气亏虚,导致脏腑受损,旧病未罢,新病复加,难以治疗。此外,郭雍指出,如果已经表现发疮,则不应该采用汗法,宜用解肌药,以托毒外出。韩辉等对郭雍辨证施治疮疹进行评价,认为全文分析极精审,叙述有重点、有主次,议论可以补充钱乙之未备,足见其学术水平之高。

(七) 黄疸专论

黄疸主要临床表现为目黄、身黄、小便黄,其中以目精黄染为标志性特征,与萎黄相鉴别。早在《黄帝内经·素问·平人气象论》就有关于黄疸的记载,"溺黄赤,安卧者,黄疸……目黄者,曰黄疸"。后世医家对于黄疸的论述很多,但主要是继承前人的经验,在相当长的时间内,并没有对疸证具有传染性进行明确描述,直到清代沈金鳌《沈氏尊生书》一书中明确提出"瘟黄"的概念,才指出黄疸具有传

染性的特点。结合现代医学,黄疸与传染病具有相关性,急性或慢性病毒性肝炎等临床上表现为皮肤、巩膜黄染,小便黄,兼见乏力、食欲减退等,大多将其归为中医"黄疸"或"胁痛"范畴。郭雍对于黄疸的论述虽然没有明确指出传染性,但在《伤寒补亡论·卷十四》发黄三十条中指出"《千金方》记载,时行病、急黄、瘴疫、疫气等应采用茵陈丸治疗",将上述与疫病相关的病症共同论述,可知郭雍将"急黄"归为疫病范畴,同时"孙真人云:凡遇天行热病,多内热发黄",郭雍将上述观点进行引用,可知其认同黄疸与传染性疾病存在相关性。

郭雍认为,或误用下法,或火熏,或瘀热与宿谷相搏都能导致黄疸,并在张仲景、巢元方等前人的基础上进一步发挥,提出毒血相搏导致黄疸。他强调黄疸具有外感性的特点,明确指出寒之邪伤人,日久不去,变成热毒,如果在春季,腠理不开,不能汗出,郁而在里,邪毒扩散蔓延,流传在血脉之中,毒邪亢盛,遇血相搏,表现出豚肝、墨色等,血为邪气所败,轻者随衄血出,涩者随溺去,使邪有出路。但是如果既不能从汗出,又不能随衄出,又不能随小便出,将导致邪气散于毛窍,进退不能,所以表现出至黄之色。此外,在《伤寒补亡论·卷二十》小儿疮疹下十八条中指出,冬感与寒,热势甚急,表现为发斑或发黄,进一步说明发黄与外感热病的相关性。郭雍主张"从毒立论",善于用"毒"来阐释病机,其中《伤寒补亡论》一书中"毒"字高达324次,使用"毒气"一词共计43处,黄疸病即为"从毒立论"。此外,郭雍还创立"毒气致厥"说,认为伤寒之厥与《内经》气逆之厥不同,重点为"毒气扰经",指出"毒气并于阴则阴盛而阳衰……故为寒厥,毒气并于阳,阳不能容……故为热厥",治疗应随毒气发展趋势因势利导。

(八)补充类伤寒

郭雍除对发疹、黄疸等疾病进行鉴别诊断外,同样重视对类伤寒疾病进行鉴别。类伤寒,在临床表现方面与伤寒相似,但是不属于伤寒病。《伤寒论》中提到"形似伤寒",《类证活人书》中指出,"与伤寒相似,实非伤寒也"。郭雍在前人的基础上进一步发挥,在《伤寒补亡论·卷十七》虚烦证七条中引王仲弓所论,"凡似伤寒证有五:一曰痉,二曰湿,三曰暍,四曰霍乱,五曰虚烦",前四证为张仲景所论,

虚烦则出自孙思邈。《伤寒补亡论·卷十八》伤寒相似诸证十四条中,则进一步将类伤寒扩充为14种,补充了瘴毒、温疟、射工毒、水毒、疮疡、虫毒、食积、脚气、酒病等疾病。

1. 霍乱

我国海关总署于2019年1月成立全球传染病疫情风险监测工作组,实时收集各个国家和地区传染病疫情信息,并经专门机构审核、整理和分析,形成全球传染病疫情风险监测报告,对重点关注的传染病疫情态势进行研判分析。2020年3月全球共监测到传染病58种,涉及201个国家和地区,死亡病例数位于前5位的传染病分别为新型冠状病毒肺炎、麻疹、登革热、拉沙热和霍乱。可见,对于霍乱的研究具有重要的意义。在《仲景伤寒补亡论·卷十七》霍乱二十六条中,郭雍将霍乱作为类伤寒的一种,详细阐释了病因、病机以及治疗方法,其主要观点与张仲景《伤寒论》大致相同,并对《灵枢》《千金要方》《千金翼方》《活人书》等论述多有遵从。郭氏认为霍乱往往因饮食失节导致胸中逆乱,逆乱在胸导致呕吐,逆乱在肠,导致下利。在治疗方面,郭雍认为应该在《伤寒论》霍乱篇所论述的基础上增补孙思邈的竹叶汤,即"霍乱吐利,已服理中、四逆、四顺,热不解者,竹叶汤主之"。他认为治疗霍乱的方法,以《千金要方》最为详备,在治疗的时候可以作为参考。郭雍对古人治疗中暑霍乱,将香薷、厚朴、扁豆作为治疗的要药,并采用饮冷水服用的方法表示赞同,并指出用冷水送服理中丸同样具有疗效。此外,郭雍对干霍乱进行辨析,认为霍乱为五乱之一,表现为呕吐、下利,但是干霍乱不见呕吐、下利,属于乱气,并引《灵枢》五乱证,进行论证。他认为只有乱于肠胃称为霍乱,而其余四证,不见呕吐、下利,只能称为乱气。基于此,对干霍乱病名范畴进行辨析,霍乱属于乱于胃肠,干霍乱属于乱于气,虽然干霍乱不同于霍乱,但是同样属于五乱之一,须加以鉴别。

2. 疟疾

疟疾古已有之,在古籍或医籍中有很多相关记载,《礼记·月令》中指出,"寒热不节,民多疟疾",《黄帝内经》中记载,"疟之始发也,先起于毫毛",等等。我国海关总署全球传染病疫情风险监测工作组对2019年12月传染病形式进行分析,结果显示,全球共监测到传染病64种,涉及82个国家和地区,

死亡病例数位于前5位的传染病分别为麻疹、疟疾、登革热、霍乱和埃博拉病毒病。可见,在当今研究疟疾具有深远意义。疟疾是由于虚弱之体感受疟邪或山岚瘴气、疫疠之邪引起的机体休作性寒战、壮热、汗出、头痛、烦渴等为主要表现的虫媒传染病。郭雍在《仲景伤寒补亡论·卷十八》伤寒相似诸证十四条中,引巢元方所论,对温疟与瘴疟进行阐释,瘴疟常见于岭南,发病病因为山溪源岭中的瘴湿毒气侵袭人体,表现为寒热往来,休作有时,如果在发病初起,表现出休作无时,则与伤寒相似,但是比伤寒、暑疟更加严重。容小翔指出,传统医学中所讲的"瘴气",是指南方山林中湿热蒸郁能致人疾病的有毒气体,多是指热带原始森林里动植物腐烂后生成的毒气。对于温疟,郭雍指出初感邪气与伤寒类似,但是表现与伤寒不同,所以称为温疟,而不是伤寒。温疟为寒中三阳经,如果症见发热,用小续命汤去附子,肉桂剂量减半治疗,如果症见烦躁,用紫雪丹治疗,症见便秘,用脾约丸、神效丸、五柔丸、木瓜散等治疗。

【著作考】

《伤寒补亡论》成书于1181年,为郭雍晚年著作,本书共二十卷,元明时散佚第十六卷。郭雍治学态度严谨、客观,推崇仲景学说,但并不盲从,认为仲景之书在流传过程中难免有传抄之误,对仲景某些言论及用方提出质疑,并采撷诸家,结合自己的见解补充仲景著作所未备之治法或方剂,尤其是对《伤寒论》中有证无方的条文进行阐释,丰富了疫病相关内容。虽然郭雍补录的内容,未能完全符合仲景原意,李经纬等指出该书著作体例不够严谨,仲景原文与后世注文混杂,难以明确原始出处,但是这种研究《伤寒论》的方法值得我们学习。该书引用了大量《伤寒论》的内容,所以明确本书参考的《伤寒论》祖本,具有重要的意义。由于宋代《伤寒论》流传版本较多,《脉经》《千金要方》《千金翼方》《外台秘要》等都记载了《伤寒论》的相关内容,关于底本问题存在争议。有医家认为《伤寒补亡论》参考的底本为林亿等校定的宋本《伤寒论》,也有学者指出,郭本引《伤寒论》文与林校本存在不同,认为所依据的底本可能另有版本,限于资料有限,还需进一步考证。

《伤寒补亡论》的出版与朱熹及其弟子十分相关,"朱子跋郭长阳医书"中记载,南宋光宗绍熙五年(1194年)朱熹从郭雍弟子谢谔处得到《伤寒补亡论》,第二年就开始着手整理并帮助刊印此书。该书流传至今,仍被视为伤寒学派的经典著作之一,影响深远。目前,该书尚未见到宋刊本,而宋代以后有明万历年间刻本、清道光元年(1821年)重校心太平轩藏本、清宣统元年(1909年)豫医双璧本、清宣统三年(1911年)武昌医馆重校心太平轩本、1925年再版本。中华人民共和国成立后,1959年上海科学技术出版社出版铅印本,命名为《仲景伤寒补亡论》,1990年上海三联书店将该书收录在《历代中医珍本集成》中,1992年中国书店和1994年人民卫生出版社再版。

【学术传承】

郭雍并无医学的授受渊源,其医学学术思想大多继承于《伤寒论》,采撷《素问》《难经》《诸病源候论》《千金要方》《外台秘要》等经典医籍,凡是在三阴三阳病有证无治、有治无方的情况下,常常对朱肱、庞安时、常器之等学术思想结合自己的临床经验进行发挥。从传承方面来看,大概是因为郭雍长期隐居于峡州,朝廷旌召而不应,《伤寒补亡论》一书流传不广,未能产生很大的影响,正如《许叔微伤寒论著三种序》中指出,"其能言简而赅,又能继往开来者,如郭白云《伤寒补亡》以及此书而已,况此等书流传绝少,世罕有知之者"。但是,郭雍通过对《伤寒论》的补亡、拾遗研究,参考了当时的很多资料,使得常器之、王仲弓的资料得以借助《伤寒补亡论》的引用流传至今,为后世学习研究《伤寒论》提供了极其宝贵的文献资料。同时,郭雍在《伤寒论》的研究中始终保持着一种扬弃的精神,在一定程度弥补了仲景证治的不足,尤其是新感春温之说得到了明朝汪机的传承并发展至今,对温病学的发展产生了深远影响。此外,对于疫病、类伤寒等的补充,对当今研究疫病仍有现实意义。

【医案选介】

《伤寒补亡论·卷二十》小儿疮疹下十八条记载,郭雍的孙子四五岁时,患有豌豆疮,已经发病数日,背上可以见到很多豌豆疮,疮根色淡且颜色不鲜活,疮半平半陷,可以见到部分紫黑色疮。郭雍急用两次牛李膏,但是疮根颜色仍然偏淡,再用猪尾血滴研龙脑,水调服,服用后不久,就表现出疮根颜色鲜活如初,第二天陷疮起,此后数日继续疮发,表现为形状圆满如珠,最后结成焦痂而痊愈。

　　按:郭雍认为豌豆疮根边颜色红,其形圆满如珠,为顺;如果初发时,形状不圆,疮根色红淡,则需要注意观察病情变化。其孙疮根色淡并见凹陷,伴有紫黑色疮,提示预后不良。既往郭雍治疗豌豆疮采用牛李膏效果良好。牛李膏出自宋代钱乙的《小儿药证直诀·卷下·诸方》中,钱乙用来治疗疮疹。郭雍同样认为该方为治疗疮疹的主方,如果毒邪在表从表出,如果毒邪在里从里下,对于疮出不快或疮出稠密等都可以治疗。牛李子个头偏大,呈黑紫色的为上品,个头偏小,呈深黑色的为下品。此次应用毒邪未解,是因为其孙病情危重,猪尾膏比牛李膏功效更为显著,以解热毒,并指出如果没有冰片,可以用麝香来替代,通利小便,毒邪随小便出于体外,毒邪衰退,逐渐痊愈。

参考文献

[1] 李经纬,林昭庚.中国医学通史[M].北京:人民卫生出版社,2000.

[2] 秦进修,王安邦.郭雍的《伤寒补亡论》[J].河南中医,1981(3):20-21.

[3] 徐荣斋.心精学博 阐奥发微——郭雍《伤寒补亡论》初探[J].河南中医,1983(2):23-26.

[4] 赵国平.南宋郭雍是新感温病的首倡者[J].江苏中医杂志,1986(5):36.

[5] 符友丰.郭雍外感温热思想浅探[J].陕西中医,1986,7(12):553-555.

[6] 聂广.评郭雍与陆九芝论"伤寒有五"[J].上海中医药杂志,1987(11):41-42.

[7] 聂广.宋代"伤寒补亡"与温病学的产生[J].上海中医药杂志,1990(6):41-43.

[8] 李清,张灿玾.《伤寒补亡论》引《伤寒论》文所据祖本之探讨[J].中医文献杂志,1998,(2):1-3.

[9] 孙劲松.兼山学派考[J].中州学刊,2005,(5):130-134.

[10] 张蕾.郭雍研究伤寒方法刍议[J].中医文献杂志,2006,(4):27-29.

[11] 梁永宣.宋以前《金匮要略方》流传史研究[D].北京:北京中医药大学,2006.

[12] 李铁松,潘兴树,尹念辅.两宋时期瘟疫灾害时空分布规律初探[J].防灾科技学院学报,2010,12(3):94-99,124.

[13] 容小翔.瘴气与突发性传染病[J].中国民族医药杂志,2010,16(12):69-70.

[14] 吕芹,卞华,孙中堂.宋代名医郭雍伤寒补亡研究探赜[J].国医论坛,2010,25(6):1-3.

[15] 王敏,关忠新.中医诊治疟疾[J].中外健康文摘,2011,8(27):414-415.

[16] 李董男.郭雍疫病学术思想浅析[J].中国中医基础医学杂志,2011,17(6):612-613,619.

[17] 吕芹.浅谈《伤寒补亡论》的学术贡献[J].国医论坛,2011,26(5):1-3.

[18] 陆翔."新感温病"首倡者考辨[J].中华医史杂志,2011,41(3):161-164.

[19] 黄玉燕.《仲景伤寒补亡论》的疫病发病理论探讨[J].中国中医基础医学杂志,2012,18(5):481-483.

[20] 赵凯.新安医家内科疫病学术思想及临床经验研究[D].合肥:安徽中医药大学,2016.

[21] 韩辉,伍波,宋亚京,等.2019年12月全球传染病疫情概要[J].疾病监测,2020,35(1):3-5.

[22] 韩辉,伍波,贾娇娇,等.2020年3月全球传染病疫情概要[J].疾病监测,2020,35(4):280-282.

14. 刘完素（《素问玄机原病式》）

【生平传略】

刘完素（约 1120—1200 年），金代河间（今河北河间市）人，字守真，别号宗真子、通玄子，自号通玄处士、河间处士。刘完素原籍河北肃宁杨边村（今师素村），三岁时因家乡水患，避居河间，后人敬称他为刘河间。明代程道济在《新刊素问玄机原病式序》记载刘完素："夙有聪慧，自幼年耽嗜医书。因母病，三次延医不至，不幸病逝，遂之立志学医。"刘完素在其母去世后，笃定学医的决心，先是自学很多医书，但是"千经百论，往往过目无所取，皆谓非至道造化之书"。25 岁时，他从《内经》入手，朝夕研读，手不释卷，精研不辍，废寝忘食，至 60 岁方止，共研究了 35 年，终有所悟，写成了医学名著《素问玄机原病式》。

刘完素深入研究《内经》，尤其对于五运六气理论研究最为深入，创新性地将"病机十九条"发展为病机学说。他还突破了《伤寒论》的"经验-个例"思维范式，首开"理论-机要"范式之先河，又以对"亢害承制"理论的发挥，发展了五行学说。首先提出"心为君火，肾为相火"，构建了"相火—三焦—命门—肾"的系统，为后续朱丹溪的"相火论"和明代命门学说提供了一定的理论基础。刘完素重视《内经》理论，说"法之与术，悉出《内经》之玄机"（《素问玄机原病式·自序》），他的著作丰富，是中医学术继承创新的典范，在当时很受欢迎。杨威在《保命集》序中载，不论农民、手艺工人，乃至和尚、道士、秀才，都应当备置该书。

刘完素作为金元四大家之首，非常重视中医理论对临床的指导作用，强调理论与临床实践相结合。在学术上，他既系统继承前人，又敢于质疑学术流弊，独辟蹊径着重探讨中医病机理论，并根据当时北方外感热病猖獗以及气候（运气）变化特点，创造性地提出六气皆能化火、五志化火及阳气怫郁的学术观点，治外感热病敢于突破辛温用药，用寒凉创火热论，开温病学之先河，成为火热论的创始人，以此揭开了"医之门户分于金元"的序幕。

刘完素所处时代和当世的学术风气，也间接成就了他自立门户创立学派。南宋金元之际，南北战争频繁，灾荒纷至，疫疠流行。大疫出大医，大疫使医者在实践中认识新病种，增长新经验，激发新思想。刘完素所处的时代，兴定年间（1217—1222 年）百姓操百草为食，天兴元年（1232 年），汴京大疫凡五十日，死亡以数万计，包括刘完素在内的很多名医都于疫情中奋起创新理论。当时瘟疫病种复杂，鼠疫流行，而仲景时代多是不发疹，从表传里之伤寒已经不完全适用于宋代从肺传入的发疹性传染病种，很多医家也已经注意到这点。但宋代医学初期，仍有陈师文、裴宗元等著《和剂局方》（简称《局方》），多以辛温香燥之品组方，不仅人皆遵用，甚至因袭滥用于瘟疫；北宋名医朱肱在所著的《南阳活人书》，把伤寒六经中的阴阳解释为寒热，按此理论治三阴病证也概用温药。据此刘完素提出："若专执旧本，以为往古圣贤之书，而不可改易者，信则信矣，终未免泥于一隅。"（《素问玄机原病式·序》）刘完素以自己的实践为依据，深研运气之学，吸收前代医家经验乃至道教思想等，经数十年的努力，创立了河间之学。

刘完素不仅医术精湛，医德也非常高尚。他主张"医道以济世为良，以愈疾为善"，金章宗完颜璟三次聘他为官而不就，被赐号高尚先生。他一直走访民间，为百姓除病痛，其医德医术，被民众广为颂扬。

刘完素卒于金承安五年（南宋庆元六年），他死后，河间县为他筑碑立庙，附近的几个县城乃至保定府也都建有守真庙。至今河间县城东二十里刘守村中，还存有刘完素坐化的瓮葬坟基，村中原有刘爷庙，但在抗日战争时为日本侵略者所毁。

【学术思想】

（一）研发运气之学预测瘟疫病

刘完素以五运六气为"学之门户"。他的学术最为核心的是五运六气。五运六气是他学术起源，而他在此方面又有重大的创新和发扬。五运六气来自唐代王冰在注《素问》时补入的"七篇大论"，是最晚纳入《内经》的理论，成书于东汉晚期，但五运六气以更系统、更阔大的理论框架，构建了究天人之际的医学，把中医学的动态和不同模式下的病证防治原则论述得至真至要，以其从时间之序论五运，空间变化述六气，合以物候，使对疾病流行具有预测性，其中阐发了六气为病、气化学说、病机学说和治法治则。刘完素重视五运六气，言"夫别医之得失者，但以类推运气造化之理，而明可知矣"。他既不是惟运气所从，把推演格局绝对化，也不是皆"歌颂铃图而已，终未备其体用，及互有得失，而惑人志者也"。（《素问玄机原病式·序》）为此，他创造性地运用五运生病和六气主病作为疾病分类的纲领，分析疾病发生发展的机制，使《素问》病机十九条纲目更清晰，他还补充了"诸涩枯涸，干劲皲揭，皆属于燥"的病机。他认为亢害承制是五运六气的基本规律。他在《素问玄机原病式·序》中说："所谓木极是金，金极是火，火极是水，水极是土，土极是木者也。故经曰：亢则害，承乃制。谓以亢过极，则反似胜己之化也。"他深入阐发"亢则害，承乃制"的论述，指出这种自然界气象变化及调节机制，在疾病过程中也堪为本与标，即本质和现象之间关系的规律，这是对五行生克规律的发展。他在发掘运气的探索中，创立了著名的"火热论"。

（二）创立新的瘟疫病治则"火热论"

刘完素所处时代正值宋金交战，民不聊生，天灾横行，疫疠蔓延，热性疾病广泛流行。当时人们多使用《太平惠民和剂局方》中的成方治病，习惯于用温补药物，很少自己辨证处方。疾病的变化与固守成方之间的矛盾日益突出。刘完素在《伤寒标本心法类萃》中将"伤寒"与"传染"分别论述，并指出传染为热性疫病。主张处方用药，应视病人体质、所处的环境和疾病的实际情况而定，不可一成不变，并结合五运六气，辨析寒热虚实，提出了火热论，为一改当时医家滥用温燥药物治疗疫病的习惯提供依据。

火热论是《伤寒论》延传近一千年之后，在外感热病理论与实践上的重大突破。明代医家李濂在所著《医史》中称赞刘完素说"河间刘守真先生医术精妙，发古人所未发"，在他的诸多理论创新中，最为著称的是创立了火热论，又在火热论的指规下，重用寒凉药以为治。这一对《伤寒论》的重大突破，源自历代医家的实践。汉代医学家张仲景所著《伤寒论》以首开辨证论治先河贡献厥伟，对外感热病属伤寒者，初用麻黄汤、桂枝汤等辛温之剂治疗。但唐宋以后温热病渐多，还一味地用辛温之品远非所宜，唐代孙思邈已经开始在辛温药中加入辛凉合治，例如千金葳蕤汤等。宋代治小儿痘疹的著作已认识到痘疹不同于伤寒。

刘完素在此基础上，结合自己的实践，第一个指出温热病用辛温解表的流弊，提倡辛凉解表。他先以《素问·热论》之六经病皆是热证为根据，力辟用温热，提倡寒凉，继而发挥五运六气中的病机十九条，以其主火主热竟有九条之多，提出"六气皆从火化"和"五志过极皆为热病"的观点，阐述火热证的广泛性。他在《素问玄机原病式·序》中说"识病之法，以其病气，归于五运六气之化"，提出"火本不焰，遇风冽乃焰""积湿生热""金燥虽属秋阴，而其性异于寒湿，反同于风热火也"。至于寒气，可使"阳气怫郁，不能宣散"而生热。他认为火热是一切疾病的本源，风湿燥寒均能化火生热，而火热又往往是产生风湿燥的原因，他认为寒类病也与火热有关，如云"大凉之下，天气反温，乃火化成于金也"。他据《内经》"热者寒之"的治疗原则，多用寒凉药，表证则用辛凉之剂，而里证则用苦寒降泄之剂。对此他选用了很多名方，辛凉之剂有益元散、凉膈散、甘露饮等辛凉解肌，苦寒降泄用仲景大小承气诸方。对表里兼证者，他师法张仲景大柴胡汤之意，创立表里双解法，推出了双解散和三一承气汤两张名方；邪在半表半里用双解散，是防风通圣散与天水散的合主；表证未尽、下证已具有用三一承气汤，是大小承气调胃承气三方加重甘草的合方。这一创变深合《易经》变动不居之理，清代黄凯钧认为他对仲景方有青蓝之胜。刘完素以其火热论为据，从消除病机为治,用下法消郁热而病愈。元代医家许国桢说道:"刘完素用药,务在推陈致新,不使少有怫郁,正造化新新不停之义,医不知此,无术也。"

刘完素举出五运六气的"六气"(厥阴肝木、少阴君火、少阳相火、太阴湿土、阳明燥金、太阳寒水)中,木、土、金、水之气各一,唯火有君、相二气。因此,刘完素认为,病机总火热居多是由"天地造化之机"所决定的。

总结:刘完素的火热病机学说,主要针对当时疫病流行的特点而形成。他自己解释所创学说与前人不同,是因为"此一时,彼一时,奈五运六气有所更,世态居民有所变"。(《原病式·火类》)刘完素看到一些医家在入金以后仍按北宋常规治疗疫病多有失误,《原病式》中多处提到一些医家"误以热药投之,为害多矣"的教训,因而从实际出发加以研究,得出火热病机的观点。刘完素根据《黄帝内经》中"不知年之所加,气之盛衰,虚实之所起,不可以为工矣"的观点,充分注意到运气变化对疫病的影响,他的火热病机理论是对当时所流行疫病的研究所得,反映了当时疫病的特点。

(三)创立新的瘟疫病治法和方剂

1. 辛凉解表法

早在唐代孙思邈的《千金方》中,就曾在辛温药中加入辛凉之品,如葳蕤汤。刘完素认为,外感表证,出现身热、怕冷、头痛、身痛等症,多属热邪在表,不应滥用辛温发汗之品。当在发散药中加入甘寒辛凉之品,或直接以辛凉药物宣郁散热,解除表热,斯是正治。他说:"且如一切怫热郁结者,不必止以辛甘热药能开发也。如石膏、滑石、甘草、葱、豉之类寒药,皆能开发郁结,以其本热,故得寒则散也。"由于刘完素对《伤寒论》伤寒表实证之恶寒、发热、头痛、项强、脉浮等症在病机认识上与众不同,认为是热在表而非寒在表,所以强调寒凉药物的使用。他对张仲景用麻黄汤治疗外感风寒表实证的机制做了全新的解释:其一,辛温发汗发散的不是表寒而是表热,"身热恶寒,麻黄汤汗之,汗泄热去,身凉即愈,然则岂有寒者欤?"其二,辛温热药有疏通腠理、宣散阳气的作用,故取其辛散,可治疗较轻的病症或暂时使病情缓解。但由于没有从根本上进行治疗,故药力尽则病会加重。他说:"假令或因热药以使怫热稍散而少愈者,药力尽则病反甚也。其减则

微,其加则甚。俗无所悟,但云服之获效,力尽而病加,因而加志服之,由是诸热病皆生矣。"于此,刘完素突破《伤寒论》温药发表的成规,另辟辛凉解表以治温热的新路,开后世温病学派之先河。

2. 表里双解法

张仲景《伤寒论》治表里同病的原则是先解表而后清里热,刘完素则主张表里同治。他认为,据伤寒由表及里的传变规律,当表证未解,里热已盛而表现为表里俱病时,切不可再以辛甘热药复发其表,也不可但下里热。因为"表虽未罢而里证已甚,若不下之,则表热更入于里,而里热危极"。如果"伤寒日深,表热入里,而误以辛甘热药汗之,不惟汗不能出,而又热病转加,古人以为当死者也"。此时必须采用表里双解的方法,宣通表里郁热,"宜以大柴胡、小承气下之,双除表里之热,则免使但下里热,而下后表热乘虚又入于里,而生结胸及痞诸病之类也"。表里双解的理论依据是:郁热在表,宜辛凉以解之;郁热在里,"复得开通,则热蒸而作汗也"。这里所说的"开通",就是通散郁结在里的热邪,而并非指汗法。用寒凉药物亦能使人发汗,其机制是郁热结滞得以开通,热气蒸腾外散,汗随热出。代表方剂为防风通圣散、双解散,或用天水一凉膈半散、天水凉膈各半散,以散风壅、开结滞,使气血宣通,从而郁热自除。

3. 下法

主攻里实热盛,刘完素在具体应用时,分三种情况:其一,凡表邪已解,下证悉备,均可使用下法,如用大承气汤、三一承气汤等。其二,热邪进一步深入,而见遍身清冷疼痛,心腹痛满,闷乱喘急,咽干或痛,脉来沉细等阳厥阴伤的情况,此热邪深入血分,单纯使用承气攻下,恐药力难达病所,必须与黄连解毒汤配合使用。其三,大下之后,热势尚盛,或大下后湿热尤甚,下利不止而热不退,脉弱气虚,或诸湿热内余,小便赤涩,大便溏薄、少而急痛者,可用黄连解毒汤继续泻其余热,必要时佐以养阴药物。在汗法与下法临证选择上,刘完素对伤寒由表传里,当下之证,不失时机地采用下法,下后不解,仍主张据热之多少,调制多种寒凉下剂因证而异地继续攻下。他说:"虽然古人皆云三下热不退即死矣,亦有按法以下四五次、利一二十行热方退而救活者。"正因他对火热病机有深入透彻的体验,才敢坚定地用下法救厄扶危。有人认为河间用药过偏,

其实是不全面了解刘完素的学术思想,诚如冯惟敏在《重刻刘守真先生宣明论序》中所言:"而近世傍求医论,以谓热病用河间,其亦就所重立言邪,可谓独识其全矣。泛观河间诸书,乌附等药亦多用之。"这说明他是在辨证论治基础上,用攻下治热病。

4. 养阴退阳法

《内经》重视人体的阳气,强调"阳予之正",张仲景《伤寒杂病论》也重视温阳,唐代王冰虽然提出了"壮水之主,以制阳光",但是未能列出方剂,直到宋代钱乙才在儿科领域以六味地黄丸滋阴补肾,刘完素循从道家重视"水"(阴)"恶火"(阳)的意念,加之提出"火热论",使他进一步发挥了养阴的方法,创立了养阴退阳法。当热邪深入于里,失下而热极,"以致身冷脉微,而昏冒将死者,若急下之则残阴暴绝,阳气后竭而立死,不下亦死,当以凉膈散或黄连解毒汤养阴退阳,蓄热渐以消散,则心胸复暖,脉渐以生,至阳脉复有力者方可以三一承气汤微下之"。此时虽里热炽盛,但决不能贸然攻下。因为热为阳邪,易伤阴精,当里热失下,蓄久而炼阴灼液,势必导致热深厥深,亡阴亡阳的危证。其病机是阳胜伐阴,阴气将亡。如果阴绝,阳也随之竭绝,若此时攻下,阴气更伤,从而导致阴阳两竭而亡。但也不能不下,不下则热邪灼阴不止,也会出现阴绝阳竭之势。因此,此时防止阴阳俱竭,是疾病能否出现转机的关键。故刘完素提出养阴退阳的治疗法则,用凉膈散或黄连解毒汤护阴液、清热邪,待阴回阳复之时,方可用缓下之剂微微下之。这一治法,对后世温病学派于清热中处处顾护阴液无疑是有启示的。

5. 养肾水泻心火

对热病后期阴虚火旺,或内伤杂病引起的水衰火实,刘完素主张养肾水、泻心火的治疗法则。因为肾为水脏,虚则热,实则寒;心为火脏,靠肾水制约,水火不济,则心火独亢而为病。他论述火热病机,在心肾关系上的主要论点之一就是肾水常亏,心火易旺,所以治疗这类疾病,养肾水是治本,泻心火是治标,标本兼治,方能"泻实补衰,平而已矣"。对于肾水衰弱的虚热证,他提出使用寒凉药物,反对庸医用热药滋水退热。"抑不知养水泻火,则宜以寒,反以热药欲养肾水,而令胜退心火,因而成祸不为少矣"。他的益肾养阴治疗阴虚火旺的原则,启发了其后朱丹溪滋阴为主的学术思想。

【著作考】

《素问玄机原病式》为刘完素的代表作,对后世影响较大,历代史志及书目著录中多有记载。《素问玄机原病式》刊行后,经历代翻刻,形成了多种版本,其中主要有单行本与丛书本之分,仅单行本《全国中医图书联合目录》著录就有二十种,丛书本亦有十余种,版本较多。

关于卷次,有一卷与二卷之分,为著录时所据版本不同所致。史志著录中最早的为焦竑《国史经籍志》"原病式二卷。刘守真"。书目著录最早为高儒《百川书志》:"素问元机原病式二卷。宋河间处士刘完素守真,述五运六气十一篇。"又如,《郑堂读书记·补逸》:"素问元机原病式一卷《医统正脉本》金刘完素撰。完素,字守真,河间人。《四库全书》著录。倪氏《补辽金元志》、钱氏《补元志》俱作二卷。盖别据一本,故钱氏止作《原病式》,又注云一作一卷也。"

现存最早的《原病式》版本,明宣德六年辛亥怀德堂重刻本,收藏于浙江中医药大学。该丛书共四册。第一、第二册为《素问病机气宜保命集》,第三册为《保命集》下卷与《原病式》第一卷的合刻本,第四册为《原病式》第二卷与《宣明论方》卷之一的合刻本。在《重刻保命集序》后落款为:"宣德辛亥三月初二日丙寅矇仙书"。此版本《原病式》分为二卷,前有程道济的序文(素问玄机原病式序),后有刘完素自序(新刊注释素问玄机原病式序),无凡例,亦无目录。正文首题:"河间刘守真撰集魏博薛时平注释南州刘一杰校正绣谷吴继宗重订金谿吴起详刊行"。本书有薛时平注文八十余处,以双行小字书写,字数与正文相同。薛氏之注颇有卓识,自古医家甚为推崇,后期医家在批校《原病式》时,也多引用薛氏注文。

明嘉靖元年本为现存较早的《原病式》版本之一,收藏于中国中医研究院,刊刻质量较优,元年本行文中省略了较多的"而""又"之类转折词或连接词,用句略简练。

薛时平注释、吴起样刊行之(新刊注释)《素问玄机原病式》本收藏于上海中医药大学。薛时平注本虽为单行本,但是从内容来看,它与宣德本属同一系统,异文情况也基本一致,只是它缺少了程道济的序文。属这一系统的其他丛书本,如明朝万历十三年吴谏重刊本、清朝新安程郊倩本异文情况也大致相同。

另一类属于底本的丛书系统,这一类的标准就是都题有"吴勉学校刻"的字样。上海第二医科大学所藏清李蕙批校本,除了有毛笔书写的潘闱跋文以及李蕙的批文外,基本与底本一致,该版本刊刻质量较好。底本(即吴勉学校《医统正脉全书》本)要明显优于各本,不仅文中错误相对较少(为诸版本中最少的),而且其刊刻质量也较好。

【遣方用药】

刘完素对于热病和杂病的治疗,有着丰富的经验,他善于应用清热解毒的方药来治疗热病。刘完素的"火热论"是根据《内经》和《伤寒论》而进一步发展而来,但他又认为古方不可能完全适应现在的疾病,创制新方,以切合当世实用,如防风通圣散、三一承气汤等,疗效显著。

(一)防风通圣散

防风通圣散为刘完素所创制的代表名方之一,其组成为:防风、川芎、当归、白芍、大黄、薄荷叶、麻黄、连翘、芒硝各半两,石膏、黄芩、桔梗各一两,滑石三两,甘草二两,荆芥、白术、山栀各一分,生姜三片。河间以火热立论,首先明确了"言风者,即风热病也"的概念,详细阐述了风热怫郁所致疾病的种类与表现,倡言防风通圣散为治疗诸风热病的首方。王旭高赞其为"表里、气血、三焦通治之剂""汗不伤表,下不伤里,名曰通圣"。

1. 辛散宣通,透散发越

本方重用辛散之风药,借风药升、散、透、窜、燥、动之性以宣通郁结,然风药有寒凉温热之别,其功用亦有所差异。《素问玄机原病式》言:"辛甘热药皆能发散者,以力强开冲也。"辛寒凉药"能开发郁结,以其本热,故得寒则散也"。故方中以辛温解表发散之荆芥、麻黄、防风合辛凉轻扬疏透之薄荷、连翘令表郁开通,热散气和。

2. 苦寒咸下,泻火通腑

火郁在里,上焦多为清虚之地,火性炎上而为氤氲之热,或怫郁于中下二焦,耗伤津液,与肠胃中秽浊之气相搏而为燥结腑实。故方中以苦寒清气之石膏、黄芩、栀子合咸寒涌泄之大黄、芒硝,泻火

通腑,宣行气液。辛散发表之麻黄、防风、荆芥、薄荷与苦泄通腑之石膏、黄芩、栀子、大黄、芒硝相伍,汗不伤表,下不伤里,有通行表里,通彻上下之妙。

3. 甘温辛润,养血活血

火郁甚者,伏于血分,气血亦随之郁结,不能宣通。《素问玄机原病式》言:"气血通利,而能为用;闭壅之则气血行微,而其道不得通利。"火热消耗阴血,血虚则生风,则生疮疡、疥癣。故方中以甘温辛润、养血活血之当归、川芎、白芍以行血郁,寓"治风先治血"之意,因清热凉血之药易寒凉冰伏,故用甘温辛润之当归、川芎、白芍合辛散透表荆芥、防风、薄荷、麻黄以透散血分热毒外出,使"血随气运,气血宣行,其中神自清利,而应机能用矣"。

4. 甘苦淡渗,燥湿利水

火热甚者,怫郁壅滞,水液不能宣行,聚而为湿,热湿相合,《素问玄机原病式》言:"热甚则沸溢,及热气熏蒸于物,而生津者也。"故方中以甘苦淡渗之栀子、滑石以清热燥湿利水,白术健脾燥湿,甘草和中缓急。"盖以辛散结,而苦燥湿,以寒除热而随其利,湿去结散,热退气和而已"。

防风通圣散于辛散开郁之中又寓有数法,故其主治广泛,《医方集解》概括为:"一切风寒暑湿,饥饱劳役,内外诸邪所伤,气血怫郁,表里三焦俱实,憎寒壮热,头目昏晕,目刺睛痛,口苦口干,咽喉不利,唾涕稠黏,咳嗽上气,大便秘结,小便赤涩,疮疡肿痛,折跌损伤,瘀血便血,肠风痔漏,手足瘈疭,惊狂谵妄,丹斑瘾疹。"本方可发散郁火,松动六腑郁结,活血透发血分热毒,故能治疗风、火、湿、食之毒郁结所致的水肿、小便不利、大便不通,斑疹不能透发,五官诸窍不利等病证。

(二)三一承气汤

刘完素认为,大承气汤可双除表里之热而为效最速,小承气汤"多攻里,少除表",调胃承气汤"止能攻里,不能除其表热",二方均为"微下及微和胃气"之剂。故临证当细辨热邪在表里的有无、多少,以谨慎选方用治。在三承气汤的基础上,他创制了一首名方,即三一承气汤。三一承气汤即大承气汤加一味甘草,亦可视作大承气汤、小承气汤、调胃承气汤三承气汤合而为一,这也是其方名的由来。刘氏认为,三一承气汤可通治三承气汤证,"于效甚速,而无加害也""善能随证消息,但有此方,不须复用

大、小、调胃承气等汤也"。

三一承气汤是刘完素用于治疗表里热势俱甚或蓄热极深等急重热证的方剂，他认为其"善能开发、峻效"，加甘草的目的显然非为"固护正气""扶正补虚"等而设。他还认为甘草"味能缓其急结，温能润燥，而又善以和合诸药，而能成功""大承气汤得其甘草，则尤妙也"。因此，甘草在这里的目的是减缓大承气汤一下而过的峻猛仓促之势，使药力更长时间地留于体内，持续不断地泄热开结，延长了大承气汤的作用时间，使深蓄于内的热邪得除，郁滞得散。

【学术传承】

《金史·张元素传》记载了刘完素与张元素二人的交谊："完素尝病伤寒八日，头痛脉紧、呕逆不食，(张)元素往候，令服其药，完素大服，如其言遂愈。(张)元素自此显名。"此后二人齐名，"世号刘张法"。

刘完素传人众多，金元四大家除李杲的补土派之外，攻下派的张从正，滋阴派的朱震亨，与他的学术也都有私淑或直系的师承关系，都属于刘完素创立的河间学派。直接师承者有穆大黄、荆山浮屠和马宗素。其中，荆山浮屠传罗知悌，罗知悌传朱震亨。刘完素的私淑弟子有张从正、葛雍、镏洪、麻九畴、常德等。其中张从正独有发挥，自成体系。刘完素在世时就颇有盛名，服膺者遍及南北，治其学者代有传人，完素热论竟风靡一时，逐渐形成以刘完素为代表的"寒凉派"，或称"河间学派"。刘完素所授弟子，见于著录的有穆子昭、董系、马宗素、荆山浮屠等。

程道济在《素问玄机原病式·序》中称："线溪野老云：友人穆子昭，乃河间门人，子昭亦善于治火热之胜气者。"又说："董系医术高超，宗河间之法善用寒凉，他曾治程道济腰脚痛疾。道济之疾，俗医以为寒，令服姜附硫黄诸燥药，艾灸中脘、脐下，已两年而无效。董系则诊为肾经积热，气血不通，竟用辛甘寒药，泻其积热，积去热除，济神清体健而愈。"故程道济盛赞董系能使"病者生，危者安"。

马宗素，平阳洪洞（今山西洪洞）人，师事于河间门下，著《伤寒钤法》《伤寒医鉴》以传完素之学。他在《素问要旨》序中说："完素自幼习医术，酷好《素

问内经》《天元玉册》灵文，以师先生门下，精得其意趣。"可知他是亲炙完素的及门弟子。

关于荆山浮屠，据《明史·戴思恭传》载："以其为河间守真门人，罗知悌之师也。"《青岩丛录》亦载："李(东垣)氏弟子多在中州，独刘(河间)氏传之荆山浮屠师，师至江南，传之罗知悌，南方之医皆宗之。"完素门人中，穆、董、马的师承关系已不见经传，唯荆山浮屠一支，授受不绝，代有记载。荆山浮屠一传罗知悌，再传朱震亨。传朱氏学说的，先后则有赵道震、赵以德、戴元礼、王履诸人。

刘完素医道和医技上乘，但因用药风格与世俗不合，多遭同道诽谤，直到徒孙程道济的出现，刘完素在医界的地位才有所改观。程道济师从于刘完素的弟子董系，而董系与程道济的师生缘则由程道济的病而起。

程道济在中都（今北京）监修大内时，得了腿脚疼痛的疾病，被诸医诊为肾部虚寒，屡用姜、附、硫黄及艾灸中脘脐下，治疗两年无寸效。一日求诊于董系，董诊为肾经积热，要用凉药泻热。程道济略通医理，业余也行医，便与董系畅谈起来，交谈过程中他发现，董系所熟悉的不过五行生克之理，治病时所惯用的也就那么几首方剂，对于脉诀等医书皆不通晓。所以，他并不信任董系。试服了一剂药后，泻利频频，身形困顿，于是他对董系的医术更加怀疑了。然而，他没有就此否定董系，经过数月的观察，他发现董系治疗伤寒杂病，多用寒凉疏通的药物，而且十医十愈，其应如神，对于贫困的病人，皆不收诊金，有的还赠以药费。渐渐的，程道济对董系敬重了起来。当他们再次见面，谈及腿脚疼痛的疾病时，董系为之详细讲解了五行生克制化之理，程道济这才恍然大悟，坚持服药。服用数十日之后，疼痛减弱，精力爽健，非旧日可比。此后，程道济于饮食服药，多崇尚寒凉，几年之后，宿疾全除，神清体健。程道济通过亲身经历，益加叹服河间医派的神奇，董系也将自身经验和师门《素问玄机原病式》悉心传授。程道济学成之后，将河间医派用于扶危救急，不计报酬，三十余年间，所治伤寒在七日之内痊愈者多达四五千人，诸般危症坏症，医家束手不治者，救活有二百余人。此外，程道济还利用自己开国侯的身份，举荐其师父董系为达官贵人治病。

自天德五年起，董系医名大震，士大夫之家争

相延请,一时间名利双收。河间医派也由此渐渐进入上流社会。程道济宦海浮沉,每到一处为官,皆不忘公余聚集诸医解说《素问》经旨。大定二十二年(1182年),程道济为官邢台时,遇到一位医师,名叫孙执中,他决定出资请刻《素问玄机原病式》,以广为流传,使天下疾苦大众皆受其益。程道济闻言欣然应允,当即挥毫写长序一篇。四年后,即真定二十三年(1186年),《素问玄机原病式》首次刊行于世,河间医派由此大昌。

【医话与轶事】

刘完素的一生与道教关系密切,后人推测其名"完素",字"守真",意为"完守《素问》之真"。他的几个别号"宗真子""通玄子""通玄处士"等,都表明刘完素可能属于道教居士,著名医史学家范行准先生也疑其为全真教中人。他的著作中多次引用道教经书《仙经》和《清净经》等,自述其学术的开蒙解难,也启悟于道士,死后坐化瓮葬,也与道教有关。

相传刘完素一日读书完毕,静室中澄神端坐入定,似睡似醒之间,忽然见到两位道士从门而入,一位道士手持一杯美酒,让其服下。小小一盏酒,一口就可以喝完,于是刘完素一饮而尽,然而再看盏中,仍是满的。他不停地喝了二三十口,实在喝不下去了。两位道士见状笑了,其中一位对刘完素说:"如果实在喝不下去,就吐回盏中吧。"刘完素依言将酒吐回了盏内。道士将酒盏接过,把酒倒入随身携带的葫芦中,转身走了。刘完素恍然如梦初醒,口中仍有酒的余香。连忙出门追寻两位道士,却早已没有踪影。说来也奇怪,自从幻境中饮美酒之后,刘完素心智大开,诸多不解之经文,一一悟透,此后他执笔著述了《宣明方论》和《素问玄机原病式》。

刘完素一直未曾与他人提及这段经历,直到多年以后,遇到了自己的徒孙,曾任安国军节度使的程道济,才将这段"饮上池水"的奇特经历讲述出来。刘完素的这段轶事,正如唐代医学家王冰在《黄帝内经素问注序》里记载的:"刻意精研,探微索隐,或识契真要,则目牛全无。故动则有成,犹鬼神幽赞,而命世奇杰,时时间出焉。"

【医案选介】

因刘完素本人没有医案记录,今从张子和《儒门事亲》中,选出与刘氏医学有关的医案三则,以说明刘完素医学对临证实践的指导意义。

案一:治面肿风

南乡陈君俞,将赴秋试,头项遍肿连一目,状若半壶,其脉洪大。戴人出视。《内经》:面肿者风。此风乘阳明经也,阳明气血俱多。风肿宜汗,乃与通圣散,入生姜、葱根、豆豉,同煎一大盏,服之微汗,次日以草茎鼻中,大出血,立消。(《儒门事亲·卷六》)

按:本案用"防风通圣散""生姜""葱根""豆豉"等药取汗,完全是刘完素的解表主张。从本案的治疗不但可以看出"防风通圣散""葱""豉"等在临证时的使用范围,并可说明刘氏"热本风标"以及"肿属于热"这一论点的临床意义。子和虽说此案是"风乘阳明",但又指出"阳明气血俱多",实际是在阐发刘氏以"风"为风热病的论点。

案二:治狂

一叟年六十,值徭役烦扰而暴发狂,口鼻觉如虫行,两手爬搔,数年不已。戴人诊其两手脉,皆洪大如絙绳。断之曰……口者,胃之上源也,鼻者,足阳明经起于鼻,交頞之中……故其病如是。夫徭役烦扰,便属火化,火乘阳明经,故发狂。故《经》言:阳明之病,登高而歌,弃衣而走,骂詈不避亲疏。又况肝主谋,胆主决,徭役迫遽,则财不能支,则肝屡谋而胆屡不能决,屈无所伸,怒无所泄,心火磅礴,遂乘阳明金。然胃本属土,而肝属木,胆属相火,火随木气而入胃,故暴发狂。乃命置燠室中,涌而汗出,如此三次。《内经》曰:木郁则达之,火郁则发之,良谓此也。又以调胃承气汤半斤,用水五升,煎半沸,分作三服,大下二十行,血水与瘀血相杂而下数升,取之乃康。以通圣散调其后矣。(《儒门事亲·卷六》)

按:本案是根据刘完素"躁扰狂越皆属于火"的认识而治疗。刘氏认为,心火旺则肾水衰,乃失志而狂越。他说:"火实制金,不能平木,故肝实则多怒而为狂。"又说:"五志所发皆为热,故狂者五志兼发。"子和对本案的认识以"徭役烦扰"便属火化,"肝屡谋而胆屡不能决,屈无所伸,怒无所泄,心火磅礴"为主要论点,都与刘氏的认识相同。先涌去痰,后用"调胃承气汤"下二十行而愈,除吐法是子和的独到处外,其下法则和刘氏的治疗主张完全相合。

案三:治白带

息城李左衙之妻,病白带如水,窈满中绵绵不绝,臭秽之气不可近,面黄食减,已三年矣。诸医皆云积冷,起石、硫黄、姜附之药,重重燥补,污水转多……炳艾烧针,三年之间,不可胜数。戴人断之曰:此带浊水,本热乘太阳经,其寒水不可胜,如此也。夫水自高而趋下,宜先绝其上源,乃涌痰水二三升,次日下污水十余行,三遍,汗出周身。至明旦,病人云:污已不下矣。次用寒凉之剂,服及半载,产一子。……治带下同治湿法,泻痢,皆宜逐水利小溲,勿以赤为热白为寒,今代刘河间书中言之详矣。(《儒门事亲·卷六》)

按:刘完素在《素问玄机原病式》中阐发了"白带属热"的理论,纠正了当时以白带属寒的认识。刘氏认为"下部任脉湿热甚者,津液涌溢而为带下",其颜色的赤白和下痢赤白的道理相同,他认为白痢为燥热,燥为金化故色白。子和对本案的治疗,除先用吐法外,用寒凉之剂久服而治愈。案后又谆谆告诫医者"勿以赤为热白为寒",是其治法和论点,亦完全取法于刘氏。

参考文献

[1] 岳冬辉.温病论治探微[M].合肥:安徽科学技术出版社,2013.

[2] 胡勇,张永.基于"火郁"学说探析防风通圣散的方证[J].中国民族民间医药,2018,27(8):20-22.

[3] 赵婷,包洁,范永升.刘完素"阳气怫郁"论治火热病浅探[J].浙江中医药大学学报,2017,41(7):553-555.

[4] 岳冬辉,毕岩,张瑞彬.刘完素对温热病的论治特色探析[J].中华中医药杂志,2016,31(6):2057-2059.

15. 李东垣（《内外伤辨惑论》《脾胃论》）

【生平传略】

李东垣（1180—1251 年），金代医学家。名杲，字明之，真定（今河北正定）人，晚年自号东垣老人，他是中国医学史上"金元四大家"之一。李东垣自幼沉默寡言，喜爱读书。他出生在一个书香门第，父辈们也都是崇文好读之人，与当时的名流雅士有密切的交往。他家是当地的豪门望族，富有钱财，李杲虽生在富贵人家但生活严谨，行为敦厚，令人敬重。在他二十多岁时，其母亲患病，经多名医师诊治，均无果，最终病亡。这件事对他影响极大，从此立志学医。他听说易州的张元素名声很大，便携重金前去拜师学医。凭着他扎实深厚的文学功底，经过数年的刻苦学习，名声超出老师，成为一代名医。

李杲生活在兵荒马乱的年代，时有瘟疫流行，他见到许多人患了"大头天行"的病，头大得像西瓜一样，非常痛苦，便潜心钻研《内经》《伤寒论》等书，终于研究出了一张方子，治疗此病非常有效，后来，他将这张方子刻在木碑上，插在人来人往的热闹地方，病者抄了回去，几乎没有治不好的。有人还将这张方子刻在石碑上，以便流传更广，当时人们都以为是神仙留下的神方，李杲也就有了"神医"之名。

他精通医学，但他不行医。每次给人治病，疗效都很好，经常去亲朋好友那里看病开方，对于治疗很有经验，特别是对中焦脾胃在治疗中的意义有独到的见解，他的老师张元素非常重视脾胃，他的理论完全继承了这一点。李东垣出身富豪之家，他的朋友大都是有钱有势的人，他们娇生惯养，饮食甘美，容易伤脾胃。此外，当时元兵南下，战事频频，百姓饥肠辘辘、惊慌失措，他们大多饮食不规律，容易伤脾胃。鉴于此，李杲认为仅读古方是不够的，

必须面对新的社会现实，分析病人特点来研究方剂，这也是他建立脾胃学说的社会条件。

李杲虽非易水学派的起始人，但在老师张元素的影响下，颇多创见，著述甚丰，故在易水学派中影响较大。其著述有《内外伤辨惑论》《脾胃论》《兰室秘藏》《医学发明》《东垣试效方》《活法机要》等。另有《伤寒会要》《保婴集》《伤寒治法举要》《东垣心要》《万愈方》《医学辨论》《用药珍珠囊》《五经活法机要》《疮疡论》《医方便儒》《药性赋》等，有些已佚失，有的系依托之作，故真伪尚待考。

【学术思想】

（一）治疫注重顾护脾胃

金元时期是中医理论发展的重要时期，同时也是疫病学术形成与发展的重要时期。李杲所处年代正当金元之交，兵荒马乱，温疫流行。据《内外伤辨惑论》载："向者壬辰改元，京师戒严，迨三月下旬，受敌者凡半月，解围之后，都人之不受病者，万无一二，既病而死者，继踵而不绝。都门十有二所，每日各门所送，多者二千，少者不下一千，似此者几三月。"可见当时温疫流行的严重程度。李东垣的脾胃学说正是在这种社会背景下形成的。《脾胃论》和《内外伤辨惑论》是李杲对当时疫病认识和治疗的总结，是对疫病内伤病机的阐发，可称为"内伤热病说"。

李杲对当时流行的疫病注重于内伤病机的研究。对单一外感病因说提出质疑："此百万人当俱感风寒外伤者耶？"他描述当时的实际情况道："大抵人在围城中，饮食不节，及劳役所伤，不待言而知。由其朝饥暮饱，起居不时，寒温失所，动经三两月，胃气亏乏久矣，一旦饱食太过，感而伤人，而又调治失宜，其死也无疑矣。非惟大梁为然，远在贞

祐兴定间,如东平,如太原,如凤翔,解围之后,病伤而死,无不然者。余在大梁,凡所亲见,有发表者,有以巴豆推之者,有以承气汤下之者,俄而变结胸、发黄;有以陷胸汤、丸及茵陈汤下之,无不死者。盖初非伤寒,以调治差误,变而似真伤寒之证,皆药之罪也。"根据上述情况,他得出了当时疫病流行的病机主要是脾胃内伤的结论。脾胃之气受伤,中气不足,清气下陷,不能上升,水谷精微之气不能上输心肺,荣卫之气就不足,皮肤腠理得不到阳气的滋养,不能卫护肌表而产生寒热症状,此"诸病所由生也"。

因此,李东垣提出"火与元气不两立",指出脾胃受损,元气虚衰,则邪易乘虚而入,外感为标,内伤为本,重视疫病发病的内因。他认为在疫病中,病人脾胃内伤情况较为明显,因此扶正需贯穿于治疗过程的始终,减少使用寒凉类药物,疫病全程均需注意对病人脾胃元气的顾护。"正气存内,邪不可干",必须保存人体正气以对抗邪气。在治疗上,李氏提出了"甘温升阳除热"法,采用补中益气汤、调中益气汤、补脾胃泻阴火升阳汤等。同时,李东垣用升阳除湿法治疗疫病,重点在于调理脾胃的气化功能。

1. 脾胃为元气之本

李氏认为脾胃为元气之本,是人身生命活动的动力来源,突出强调了脾胃在人体生命活动中的重要作用。

脾胃是人体后天之本,气血生化之源。天食人以五气,地食人以五味。人得五味之养,全赖脾胃功能健全;脏腑及躯体的营养都依靠脾胃的消化功能。脾胃机能正常则人体气血充足,正气旺盛;脾胃机能不振则人体气血来源匮乏,正气虚衰。《脾胃论》中"元气充足,皆由脾胃之气无所伤,而后能滋养元气",可见脾胃是人体元气之本,若脾胃虚损,则元气将衰,四肢百骸失养,从而导致疾病的产生。

2. 脾胃为人体气机升降的枢纽

李氏认为脾胃为人体气机升降的枢纽。李氏对脾胃升降作用的认识总结为精气的输布依赖于脾气之升,湿浊的排出依赖于胃气之降。

《脾胃论》中记载:"万物之中,人一也,呼吸升降,效象天地,准绳阴阳。盖胃为水谷之海,饮食入胃,而精气先输脾归肺,上行春夏之令,以滋养周身,乃清气为天者也;升已而下输膀胱,行秋冬之令,为传化糟粕,转味而出,乃浊阴为地者也。"强调脾胃是人体气机升降的枢纽,升则上输心肺,降则下归肝肾、膀胱,人体精气升而复降,降而复升,是正常的生理现象,若脾胃虚,气机升降失常,则九窍不通,脏腑经络皆病。

3. 内伤脾胃,百病由生

李东垣提出"内伤脾胃,百病由生"的观点,其理论源于《黄帝内经》"谷气通于脾,六经为川,肠胃为海,九窍为水注之气,九窍者,五脏主之。五脏皆得胃气,乃能通利""人以脾胃为本,盖人受水谷之气以生"等论述。

李东垣经过长期的临床实践,观察人们长期经历战争、灾害、劳役、恐惧、紧张等,导致脾胃受损,从而引发各种疾病。师承其老师张元素"运气不济,古今异轨,古方新病,不相能也"的思想,提出"内伤脾胃,百病由生"。《脾胃论》中记载:"若胃气之本弱,饮食自倍,则脾胃之气既伤,而元气亦不能充,而诸病之所由生也。"说明脾胃受损则元气不能得其养,元气衰败则诸病由生。

"内伤之病,皆由之喜怒悲忧恐,为五贼所伤,而后胃气不行,劳役饮食不节继之,则元气乃伤。"也就是说情志过极是基础,进而导致脾胃功能失常,损伤人体生命赖以生存的元气,元气是一切脏腑功能活动的基础,元气亏虚,故脏腑功能失常,内伤病由此而生。李东垣把胃气放在这段论述的中间,从侧面看也是他想反映脾胃居于脏腑中央,起承上启下枢纽作用的体现,从而告诉我们脾胃在内伤病的发病中占有重要的地位,治疗内伤病要重视脾胃。

(二)疫病病机"气虚阴火"论

当时流行的疫病,仍是发热性疾病,内伤脾胃何以能引起发热呢?李杲创用了"阴火"的概念。他认为阴火的产生,主要由于饮食劳倦等原因,损伤脾胃元气所引起。他说:"夫饮食不节则胃病,胃病则气短精神少,而生大热"(《脾胃论·脾胃胜衰论》)"有所劳倦,形气衰少,谷气不盛,上焦不行,下脘不通,胃气热,热气熏胸中,故内热。脾胃一伤,五乱互作,其始病遍身壮热,头痛目眩,肢体沉重,四肢不收,怠惰嗜卧,为热所伤,元气不能运用,故四肢困怠如此"。(《脾胃论·脾胃虚实传变论》)他认为阴火出于下焦,又称之为相火、包络之火。若"脾胃气虚,则下流于肾,阴火得以乘其土位"。他提出"火与元气不能两立,一胜则一负"的观点。元气若充沛,阴火自降敛;元气不足时,阴火则亢盛;阴火愈炽,元气将愈被伤耗。疾病的发生与改变,主要决定于元气与阴火两者之间的胜负关系,因而他把这种阴火称为"元气之贼"。

李杲还认为,情志不宁,也会引起阴火上冲:"夫阴火之炽盛,由心生凝滞,七情不安故也。心君不宁,化而为火"。(《脾胃论·安养心神调治脾胃论》)

李杲将由脾胃气虚,阴火上冲产生的热病称为"内伤热中"证,因可表现为形似"外感"的症状,临床上医家常不能分别,故李氏详加讨论,逐症分辨。综合其所辨要点如下:畏风寒但得温则止;手心热而手背不热;清涕或有或无但不鼻塞(无明显其他症状);气高而喘时有短气神疲的特点;心烦闷乱伴肢体怠惰;虽口干咽燥但多饮则峻下,冷饮则胀;蒸蒸燥热但得凉即止;苔黄而浮,舌质不绛,或有齿印;脉洪而缓,重按无力,气口大于人迎。

(三)"甘温除热"治疫病

李杲重视脾胃元气的抗病作用,提出"脾旺不受邪"的观点,治疗上以健脾为本,慎用苦寒易伤脾胃之品;又认为"火与元气不两立",阳气升发则阴火下潜而热自退,因而创用益气升阳法而不是用寒凉泻火药来治疗阴火。李杲根据《内经》"劳者温之""损者温之"的治则,主张多用甘温之药。其论曰:"惟当以甘温之剂补其中,升其阳,甘寒以泻其火热则愈""盖温能除大热,大忌用苦寒之药泻胃土"。这就是"甘温除大热"说的由来。李氏"甘温除热"法的代表方剂有补中益气汤和升阳散火汤等。

(四)未病先防

李东垣在《脾胃论》中指出:"顺四时之气,起居有时,以避寒暑,饮食有节,以及不暴喜怒而颐神志,常欲四时均平而无偏胜则安,不然损伤脾……而有病皆起。"四时、起居、饮食、情绪等在疾病预防中均起到一定的作用。春夏之升浮、秋冬之沉降,缺一不可。饮食应以适量为宜,过饥,则生化无源,正气亏虚,易继发他病;反之,暴饮暴食,可致气机阻滞,食滞脾胃。因此,切勿过饥、过饱。饮食物应寒温适度,不可五味或寒温偏嗜刺激胃肠,否则必当损伤脾胃之气。根据外环境寒热气候的变化,人

体应及时适应并调整,如调节衣被、调节饮食和调节室内环境。过度劳倦与脾胃功能失司关系密切,劳逸过度,损伤脾气,即所谓"劳则气耗",则可出现腹胀、便溏、纳呆、懒言、少气无力、肢体倦怠、形体消瘦等,而适中的劳作和运动可疏经通络,消除疲劳,调畅情志,改善精神,增强体质,延长寿命,防治疾病等。心的正常机能活动反映了元气是否充足,元气充足,则外邪不容易乘虚而入,因此李东垣强调顾护心神。

【著作考】

纵观李东垣一生,其医学生涯大致可分前、中、后三期。前期因母亲病逝,痛心疾首,促使东垣学医,而当时医生地位排在九流之末。受人轻视,故其希望走上仕途,为国效力。中期由于民族矛盾,战乱不断,在此期间,东垣十分关注饮食不节、劳役过度所致的疾病,认为饥饿、寒暑、劳累等是造成疾病的一大原因,感受到脾胃对元气的重要性,在前人的基础上,发展脾胃内伤思想。后期由于东垣素体虚弱,加上年轻时战乱的颠沛流离,此时他主要以立书和授徒为主。历史上关于李东垣的著作有很多,将近十余种,如《内外伤辨惑论》《东垣试效方》《脾胃论》《兰室秘藏》《活法机要》等。

《内外伤辨惑论》于1232年成书,1247年刊订,是李东垣生前定稿并作自序的唯一一部著作。《脾胃论》于1249年成书,为其晚年之作,刊行于其身后。此二书出于李氏之手,已成公论。余书真伪素有异议,除佚失本外,对《脉诀指掌病式图说》《脉理玄微》《珍珠囊药性赋》诸书,学者多有探究,皆指为托名之作。而东垣弟子罗天益所编的《医学发明》《活法机要》《兰室秘藏》《东垣试效方》,笔者以为,仍有考证必要。

李东垣生活在大疫流行的时代,其用于"大头天行"的普济消毒饮为治疫名方,所著《脾胃论》实由汴京大疫催生而成。1232年发生于汴京的大疫,任应秋认为是"流行性胃肠病",牟允方认为是感冒,范行准、符友丰认为是肺鼠疫。可见,李东垣所见疾病实为疫病,其认为导致病人大量死亡的原因为"世人用药之误",因此创制"甘温除大热"之补中益气汤,并获得显著疗效。书中载:"伤之重者,不过二服而愈。"《脾胃论》全书分上、中、下三卷,上卷七

论,中卷十二论,下卷十五论,共计三十四论。上卷论述脾胃的生理功能、表里关系、病理虚实传变、气火关系失调及治疗上升降浮沉补泻方法,中卷阐述"内伤脾胃,百病由生"之后,各病症的证治原则及方法,下卷对上中二卷重点部分进一步发挥,以及对其论述不足部分进行补充。后附四篇,即病时的饮食调理禁忌,也可作为平人日常调理方法。《脾胃论》非常重视脾胃在疫病发生发展中的作用,脾胃虚弱作为内因可以致疫邪入侵,与发病的不同类型也相关。东垣倡导的"补脾胃、泻阴火"可指导临床实践、预防疫病。《脾胃论》实由当时的汴京大疫催生而成,其中从内伤出发、重视扶正思想对防治疫病具有重要的意义。

【遣方用药】

(一) 普济消毒饮

黄芩半两酒炒,黄连半两酒炒,人参三钱,陈皮去白二钱,甘草二钱生,连翘一钱,僵蚕七分白者炒,黑参二钱,升麻七分,柴胡八分,桔梗五分,板蓝根取兰叶或真青五分代之,马勃、鼠黏子各一钱上为末,服如上法,或加防风、川芎、薄荷、归身,细切,五钱水煎,时时稍热服之。如大便燥结加酒蒸大黄一二钱利之,肿势甚者,砭针刺之。

大头瘟因感受风热疫毒,壅于上焦,发于头面所致。病邪侵犯卫表而郁,症见恶寒发热,但持续时间较短;热毒侵犯肺胃,可见烦渴、壮热、口渴引饮,咽喉肿痛;邪毒攻窜头面,致头面红肿疼痛,甚则溃烂等温毒典型症状。疏散上焦之风热,清解上焦之疫毒,故法当解毒散邪兼施而以清热解毒为主。方中重用酒黄连、酒黄芩清热泻火,祛上焦头面热毒为君;以牛蒡子、连翘、薄荷、白僵蚕辛凉疏散头面风热为臣;玄参、马勃、板蓝根有加强清热解毒之功,配甘草、桔梗以清利咽喉,陈皮理气疏壅,以散邪热郁结,共为佐药;升麻、柴胡疏散风热,并引诸药上达头面,且寓"火郁发之"之意,功兼佐使之用。诸药配伍,共收清热解毒,疏散风热之功。方中黄芩、黄连、板蓝根、连翘四药互伍,苦寒直清气分之热;连翘、升麻、柴胡、薄荷、僵蚕五药相配轻清宣透,以疏散风邪,透热达表,且有解毒之功;桔梗、生甘草、马勃、牛蒡子四药相合,清热泻火解毒,清利咽喉而止痛;玄参咸寒,滋阴降火,以治气分热盛

津伤,又能制约诸药,防其燥烈伤津之弊;陈皮味辛,理气疏滞,以散温毒之郁结,而利于消肿;桔梗又为"舟楫之药"有载诸药上行之功;柴胡入少阳经,升麻入阳明经,为引经之药。生甘草又有调和诸药之力。本方诸药配伍,共奏疏风清热、泻火解毒之功。

(二) 补中益气汤

黄芪(病甚,劳役热者一钱),甘草(以上各五分,炙),人参(去芦,三分,有嗽去之),上三味,除湿热烦热之圣药也。当归身(二分,酒焙干,或日干,以和血脉),橘皮(不去白,二分或三分,以导滞气,又能益元气,得诸甘药乃可,若独用泻脾胃),升麻(二分或三分,引胃气上腾而复其本位,便是行春升之令),柴胡(二分或三分,引清气,行少阳之气上升),白术(三分,降胃中热,利腰脐间血),上药咬咀。都作一服,水二盏,煎至一盏,量气弱气盛,临病斟酌水盏大小,去粗,食远,稍热服。如伤之重者,不过二服而愈;若病日久者,以权立加减法治之。

李东垣立论,从"论阴证阳证"开始,提出临证当明辨内伤、外感,指出内伤病的发生是因饮食、劳倦损伤胃气,阴火内生。内伤病的治疗当以补中、升阳、泻阴火为大法。方药接以补中益气汤及"四时用药加减法"。补中益气汤为治疗内伤脾胃的代表方剂。

本方治证是因饮食劳倦,损伤脾胃,脾胃气虚、清阳下陷所致。脾胃为气血生化之源,脾胃气虚,运化无力,故纳少、懒言、大便溏稀;脾主升清,脾虚则清阳不升,气虚下陷,故见子宫下垂、胃下垂、脱肛等;清阳下陷,郁遏不达,则见发热;气虚腠理不固,阴液外泄则自汗。方中黄芪补中益气,升阳固表为主药;党参、白术、炙甘草甘温益气,补益脾胃,为辅药;脾胃为气血营卫生化之源;脾虚易致气滞,故用陈皮理气和胃,使诸药补而不滞,共为佐药。升麻、柴胡升阳举陷,协助君药以升提下陷之中气;气虚则血虚,故用当归补血和营,均为佐使药。诸药合用,共奏补中益气、升阳固表、强健脾胃之功。

(三) 升阳益胃汤

脾胃之虚,怠惰嗜卧,四肢不收,时值秋燥令行,湿热少退,体重节痛,口苦舌干,饮食无味,大便不调,小便频数,不嗜食,食不消。兼见肺病,沥沥恶寒,惨惨不乐,面色恶而不和,乃阳气不伸故也。当

升阳益胃,名之曰升阳益胃汤。

升阳益胃汤重用黄芪,并配伍人参、白术、甘草补气养胃,柴胡、防风、羌活、独活升举清阳,祛风除湿,半夏、陈皮、茯苓、泽泻、黄连除湿清热,白芍养血和营。适用于脾胃气虚,清阳不升,湿郁生热之证。

【学术传承】

(一)李东垣对张元素学术思想的传承

张元素,字洁古,宋金时期著名的医学家。张元素的学术思想是以《内经》理论为主要依据,从五运六气之化,以言制方遣药。对脾胃病的诊断治疗,提出全面、系统,理法方药一线贯穿的理论。张洁古治病,不用古方,独树一帜,具有创新思维,临证疗效很高。其在脏腑辨证、制方遣药等方面自成一家之言。

在张氏学术影响下,易水学派传人逐步转向对某特定脏腑的专题研究并各有创见。其弟子李杲创立脾胃内伤学说,在脏腑病机辨证中独重脾胃,提出著名的"内伤脾胃,百病由生"的说法,在多部著作中详细阐述了内伤发热和外感发热病因病机、症状表现之异同,提出"阴火"概念,述其本质为脾胃气衰,清气下流,以致下焦阴盛,元阳畏避而致阴火上乘,从而制定升阳泻火、甘温除热大法,创制补中益气汤、升阳益胃汤等名方。

(二)李东垣的脾胃观对《内经》的继承与发展

李东垣认为病从脾胃生,反复阐释胃为水谷之海,脾胃分化饮食,养五脏,通九窍的生理功能,这些秉承于《内经》对脾胃生理功能的认识。在《脾胃论》中大量引用《素问》篇章,从各个角度进行论述,介绍五脏六腑的基本生理特性,再阐释胃为水谷之海,脾胃分化饮食,为人体气血之源的重要作用。总而言之,《脾胃论》中更加系统、清晰地描述脾胃的生理功能,形成"水谷—脾胃—五脏—九窍生理轴"使人一目了然。

李东垣认为大多外邪伤人皆因阳气不固所致,并且强调情绪变化对人体的影响。李东垣在《脾胃论》中充分体现了《内经》的脾胃观,将其中观点贯通发展,阐述脾胃在人体发病过程中为外邪入里的关键,内伤发病的起始的重要观点。

(三)后世医家对李东垣脾胃学说的发展

李东垣受业于张元素,张元素提倡"古方今病不相能也",在此思想的启示下,结合自己临床经验,提出"内伤脾胃,百病由生"的学术观点。

王好古,元代赵州人,年轻时曾与李东垣一起在张元素门下学习,后跟随李东垣行医学习,可谓得到张元素和李东垣两人的真传。他认为"阴证"的病因有内因、外因、不内外因三种。王好古重在阐述内感阴证,认为饮食生冷,过服凉药,口鼻吸入雾露雨湿之气,这些"冷物"都可通过口鼻入腹,损伤脾胃阳气而成阴证。王好古在易水脏腑辨证、脾胃内伤学说的影响下,在不断地临床实践中,提出病机以脾肾内伤为主的阴证思想。

罗天益是李东垣得意门生,在李东垣脾胃思想的基础上,罗氏将饮食伤分为饮伤、食伤,劳倦伤,当辨虚中有寒和虚中有热。罗氏对脾胃学说进行继承与发展,在李东垣益气升清、调补脾胃的基础上,用辛热温药扶补阳气,在李东垣脾胃学术思想上推陈出新。

薛己是明代温补学派的先行者,他认为脾胃为气血之本,为统血之脏,不论内因外感皆由脾胃虚弱引起,将脾胃与肾、命门相联系。薛己学术思想的形成,受李东垣等医家的影响,以病证为主体,分属脏腑,是医学上的一大进步。

(四)后世医家对李东垣阴火学说的发展

王好古从脾肾阳气虚损的角度探讨《伤寒论》的三阴证,发展成阴证学说。他认为发热有外感发热与内伤发热之分,不可将内伤误诊为外感伤寒,提示临床医家要根据疾病仔细分析,多加辨别。前有李东垣详细阐述内伤发热,认为很多发热的症状往往是由内伤脾胃造成的,提出阴火病机。王好古在李东垣阴火学说的基础上,从三阴入手,为《伤寒论》的三阴证进行补充。

朱丹溪是金元医家中的代表人物之一,他对李东垣的脾胃学说、阴火学说、相火论均有继承和发展。他在《格致余论·序》中说:"夫假说问答,仲景之书也,而详于外感;明著性味,东垣之书也,而详于内伤。医之为书,至是始备,医之为道,至是始名。"他对李东垣的脾胃内伤学说作出很高的评价。在脾胃内伤学说的基础上,朱丹溪对李东垣的阴火学说有了继承和发展。李东垣与朱丹溪的学说对日本医学有深远的影响。

叶天士是清代温病大家,在继承李东垣的脾胃学说和阴火学说之上，创立了胃阴学说，他的滋补胃阴等养胃阴方法，虽然与李东垣本旨不尽相同，却使得脾胃学说更加完整。

【医话与轶事】

李东垣出生在名门望族，祖上是宋朝驻守边关的大将军，这位大将军晚年奉命驻守边关，防止西夏入侵，李东垣正是这位大将军的四世孙。宋朝大将军的后代，生活在金国的管辖范围内，难免会生出是非，惹出祸端，于是李氏家族就编出一些类似神话的故事，分散他人的注意力。说李东垣祖上年轻的时候是个穷书生，晚上正在挑灯夜读之时，从屋子西边的地下突然冒出一个如花似玉的美女，李东垣的祖上不仅没有被吓倒，却坐着和这位美女聊了起来。他问人家姑娘："您是什么鬼种呀？属于哪个部分啊？"美女听了，嫣然一笑，没说话，拿起笔来，在案几上写了行字，写的是："许身愧比双南"。写完了，就又回到地里去了。后来这位祖上阅读了杜甫写的诗，恍然大悟，明白了原来她写的是说自己是金子，然后就在那个美女消失的地方狂挖，结果就挖出了一个竹篮子（掘地得一箧），上压着一块石头，石头上刻着："金一箧，畀李氏，孙以医，名后世"。

李东垣向国家交纳钱财买到了一个官职（当时国家允许），监察济源地方的税收。那一带的百姓感染了当时的流行疫病，即俗称的"大头瘟"。大夫们查遍医书，均未寻到治疗疫病的方药，于是便根据自己的见解给病人服用泻下药，未见效果，再用药病人便一个个死亡。大夫们和病人们都认为是疫病难治而导致的死亡。李东垣独自在心中悲伤而哀悯，于是废寝忘食，对疾病循其流而溯其源、察其标而求其本，终于创制一药。给病人服用后，居然有效。他便特地把此方刻写下来长期保留，并且印刷后张贴在人群聚居的地方。服用此方的病人没有一个不见效的。当时人们认为是神仙传授的药方，就把它刻在圆顶的石碑上。

李东垣家中很富足，用不着以医技谋生，又加上他看重自己的品行操守，因此不轻易屈尊为人治病，人们也不敢把他叫作医生。就是那些士大夫得了病，如果不是非常危急，迫不得已，通常也不敢请他来诊治。他最初也没有把医作为名分的事，许多人也不知道他精通医学。后来，他因躲避蒙古军队

入侵而到了汴梁，才凭借医术结交了一批公卿权贵。他治病时效果显著的验案另有书籍记载，下面只是载于史书中或出于名家手笔的几个验案。

【医案选介】

案一：泰和二年四月，民多疫病，初觉憎寒壮热体重，次传头面肿甚，目不能开，上喘，咽喉不利，舌干口燥，俗云大头伤寒，染之多不救。张县丞患此，医以承气汤加蓝根下之，稍缓翌日其病如故，下之又缓，终莫能愈，渐至危笃。请东垣视之，乃曰：身半以上，天之气也。邪热客于心肺之间，上攻头面而为肿，以承气泻胃，是诛伐无过，殊不知适其病所为故。遂以芩、连各五钱，苦寒泻心肺之火；元参二钱，连翘、板蓝根、马勃、鼠黏子各一钱，苦辛平，清火散肿消毒；僵蚕七分，清痰利膈；甘草二钱以缓之，桔梗三分以载之，则诸药浮而不沉；升麻七分，升气于右；柴胡五分，升气于左，清阳升于高巅，则浊邪不得复居其位。经曰：邪之所凑，其气必虚，用人参二钱以补虚。再佐陈皮二钱以利其壅滞之气，名普济消毒饮子。若大便秘者，加大黄，共为细末，半用汤调，时时服之。半用蜜丸嚼化，且施其方，全活甚众。

按语：大头天行，为感受风湿热毒，清热解毒乃其正治之法，但治疗需因人而异。平素正气本虚，或老人妇幼，罹患此疾，标证虽急，亦必得适当加入补中升阳之品。此病人经屡下之后，正气必伤，故东垣以少量人参、陈皮、甘草扶助正气。升麻、柴胡之用，一举有三善：一者引诸药直达病所；二者诸药苦寒，升麻、柴胡发散，可防其凝聚；三者人之气机，肝升于左，肺降于右，脾胃为中枢，故升麻入肺，柴胡升肝，以助人体气机运行。升柴可助升发脾阳，资助正气抗邪，再以诸苦寒清热解毒之主药攻之则效果显著。

案二：李正臣夫人病，诊得六脉中俱得，弦洪缓相合，按之无力。弦在上，是风热下陷入阴中，阳道不行，其证闭目则浑身麻木，昼减而夜甚，觉而开目，则麻木渐退，久则绝止，常开其目，此证不作，惧其麻木，不敢合眼，致不得眠。身体皆重，时有痰嗽，觉胸中常似有痰而不利，时烦躁，气短促而喘。肌肤充盛，饮食不减，大小便如常，惟畏其麻木，不敢合眼为最苦。观其色脉形病相应而不逆。《内经》曰："阳盛瞋目而动，轻；阴病闭目而静，重。"又云：

"诸脉皆属于目。"《灵枢经》云:"开目则阳道行,阳气遍布周身;闭目则阳道闭而不行,如昼夜之分。知其阳衰而阴旺也。且麻木为风,三尺之童,皆以为然,细校之则有区别耳。久坐而起,亦有麻木,为如绳缚之久,释之觉麻作而不敢动,良久则自已。以此验之,非为风邪,乃气不行。主治之,当补其肺中之气,则麻木自去矣。如经脉中阴火乘其阳分,火动于中为麻木也,当兼去其阴火则愈矣。时痰嗽者,秋凉在外在上而作也,当以温剂实其皮毛,身重脉缓者,湿气伏匿而作也。时见躁作,当升阳助气益血,微泻阴火与湿,通行经脉,调其阴阳则已矣。非五脏六腑之本有邪也,此药主之。"

补气升阳和中汤

生甘草(去肾热)一钱 酒黄柏(泻火除湿)一钱 白茯苓(除湿导火)一钱 泽泻(除湿导火)一钱 升麻(行阳助经)一钱 柴胡一钱 苍术(除湿补中)一钱半 草豆蔻仁(益阳退外寒)一钱半 橘皮二钱 当归身二钱 白术二钱 白芍药三钱 人参三钱 佛耳草四钱 炙甘草四钱 黄芪五钱

上咀,每服五钱,水二盏,煎至一盏,去渣,食远服之。

按语:麻木为风证,多以肝论治。李氏指出此证亦有因脾气虚,不能升阳布津而致周身麻木者。昼日阳气布行于表则麻木稍减,脉按之无力,身体沉重,皆脾气虚弱的表现。脾阳不升则下陷于阴分,使阴火上冲,又可见烦躁,气短促而喘,脉洪缓等证。治疗应以补脾胃、升清阳、降阴火之法治之。方中人参、黄芪、白术、甘草、蔻仁补脾益气,黄柏、泽泻、茯苓为除湿导火而设,升麻、柴胡可助升发脾阳。东垣论治肝风,又补入因气虚而作一种,为完善肝风病机理论做出了贡献。

案三:戊申六月初,枢判白文举,年六十二,素有脾胃虚损病,目疾时作,身面目睛俱黄,小便或黄或白,大便不调,饮食减少,气短上气,怠惰嗜卧,四肢不收。至六月中,目疾复作,医以泻肝散下数行,而前疾增剧。予谓大黄、牵牛虽除湿热,而不能走经络,下咽不入肝经,先入胃中。大黄苦寒,重虚其胃;牵牛其味至辛,能泻气,重虚肺本,嗽大作。盖标实不去,本虚愈甚,加之适当暑雨之际,素有黄证之人,所以增剧也。此当补脾、胃、肺之本脏,泻外经中之湿热,制清神益气汤主之而愈。

清神益气汤

茯苓二分 升麻二分 泽泻三分 苍术三分 防风三分 生姜五分 青皮一分 橘皮二分 甘草二分 白芍药二分 黄柏一分 麦冬二分 人参二分 五味子三分

上件锉如麻豆大,都作一服,水二盏,煎至一盏,去渣,稍热,空心服。

按语:病人近八八之年,精气已衰,况平素脾胃虚损,先后天俱虚,水谷不能化精,聚为湿热,是本为虚,标为实。湿热熏蒸,故目睛身面俱黄;中虚则尿白,湿热下注则尿黄,故小便或黄或白;湿热阻隔,清阳下陷,故大便不调、饮食减少;中焦枢机不利,肺失禀受,故气短、上气。脾胃为生气之源,故曰肺本重虚,肝实未去。故以清热益气,补脾、胃、肺之本脏,泻外经中湿热。防风、升麻、茯苓、泽泻都走经除湿,人参、白术、甘草皆能补中益气,黄柏、麦冬、五味子去湿热阴火,其中三味为生脉散原方,故一方之中人参重出。从以上病案可以看出,李氏对脾胃内伤病的处理,总以升补中气为主,兼法祛湿泻火,则可根据情况适当增减。

参考文献

[1] (金)李杲撰,(元)罗天益编集,杨金萍点评.东垣试效方[M].北京:中国医药科技出版社,2018.

[2] (金)李东垣著,张年顺校注.脾胃论[M].北京:中国中医药出版社,2018.

[3] (金)李东垣著,张年顺校注.内外伤辨惑论[M].北京:中国中医药出版社,2017.

[4] (金)李杲著,刘更生,臧守虎点校.兰室秘藏[M].天津:天津科学技术出版社,2010.

[5] 袁利梅,李荣立,张晓娜,等.李东垣学术思想及其用药规律探析[J].中医研究,2020,33(11):52-54.

[6] 李敏,督俊杰,成肇仁.李东垣阴火理论刍议[J].湖北中医杂志,2019,41(7):51-52.

[7] 林柳兵,沈艳婷,阚任烨,等.李东垣《脾胃论》治未病思想探讨[J].江苏中医药,2017,49(3):14-16.

[8] 李冀,孙琳林,柴剑波.浅谈李东垣对枳术丸的运用[J].福建中医药,2005(6):50-51.

[9] 张世英.李东垣脾胃学说的核心重视元气[J].中

医药信息,1996(1):3.

[10] 佟文君.基于文献整理升阳益胃汤临床医案证治特点的研究[D].哈尔滨:黑龙江中医药大学,2018.

[11] 王京芳.基于临床病案的李东垣脾胃学说的继承与应用研究[D].广州:广州中医药大学,2012.

[12] 刘瑞霞.脾胃学派及其在当代中医内科的传承[D].济南:山东中医药大学,2009.

[13] 刘佩弘.李东垣医著考[J].中医药通报,2003(2):105-107.

[14] 吴少祯.李东垣生平、著作、学术考辨[D].哈尔滨:黑龙江中医药大学,2003.

16. 王安道（《医经溯洄集》）

【生平传略】

王履（约 1332—1391 年），明代昆山人，字安道，号畸叟，又号抱独山人。工诗能文，善画山水，尤精于医。洪武四年（1371 年），任秦王府良医所医正。对医经创见颇多，尤其对"亢害承制""四气发病"的阐述有不少精辟的见解。对《难经》阴阳虚实补泻和《伤寒论》理法方药的探讨均有所发挥。他区别伤寒与温热病的观点，为明清温热学说的形成奠定了重要的理论基础。评述医学诸家，纠偏立论，自成一家言。王履是我国元末明初一位杰出的医学理论家。《古今医统》称王履"学穷天人，文章冠世，极深医源，直穷奥妙"。《四库全书总目提要》称其"实能贯彻源流，非漫为大言以夸世者"。充分说明了王履之医学理论具有颇深的造诣，至今对临床实践还有指导作用。

王履初学医于金华朱丹溪，是金元四大家之一的滋阴派创始人朱丹溪的亲炙弟子。

王履在吸取前人成就的基础上，结合个人心得，对伤寒与温病加以比较并提出自己的见解："尝谓《素问》人伤于寒则为病热，是论病之常。"他认为伤寒与温病虽病因同出一源，均为受寒而致，但属于不同类型的疾病，不能混为一谈，应区别治疗。仲景始分寒热而义犹未尽，又言阳明篇无目痛，少阴篇无胸背痛，太阴篇无嗌干，厥阴篇无囊缩，必有脱简。乃取三百九十七法中有方治者，得二百三十八条，为二百三十八治，书凡二十一篇，名《医经溯洄集》。辞虽夸伐，于医道实有发明，足矫当时积习。明祁门徐春甫云："钩玄医统二书若存，利济民生匪浅。"在其著作中，王履还认为温病是感天地恶毒之气所致。对伤寒温病的治疗，主张伤寒可仿仲景之法，温病则首清里热，解表兼之。

此外，他对"四气所伤"的阐述，三阴证寒热的辨识及"泻南补北"的解释，都显示出独特的见解。尤其是他对"中风病"的见解："不知因于风者，真中风也；因于火，因于气，因于湿者，类中风而非中风也。"王履对于"中风病"亦提出了自己的独特看法，认为"中风病"中有外感风邪者的"真中风"，还有因火、因气、因痰而致的"类中风"，使中风的理论更趋完整，他的创新理论受到后辈医家的推崇。他不仅首创真中风、类中风之说，而且开创了把不同学说融合于一说的趋势，对其以后医学理论的发展很有影响。

【学术思想】

王履根据《内经》"亢则害，承乃制"的观点，阐发人体内外环境的统一性，论述人体以五脏中心的五大功能系统的相互制约和协调统一，在人体生理、病理中所起的作用。并以此原则广泛地讨论病理与治疗法则，对温病与伤寒的研究颇有心得。王履从理论上分析了温病的病理机制、传变过程及治法。从而把温病与伤寒区分开来，对温病学的发展有一定影响。

（一）分辨寒温（瘟疫）开温热病学先河

1. 温疫病临床症状

王履认为伤寒、温病、热病三名称，瘟疫病包含于温病之中。其中有病因、有病形；当辨其因，正其名，察其形，辨明各自范畴，才能进一步区别治疗。王履就三者的病因、病机、初起临床表现等进行了论述，指出伤寒、温病（瘟疫病）、热病三者，通以伤寒称之，是由于"三者皆起于感寒"。

伤寒以病因为病名，温病（瘟疫病）、热病则以天时与病形为病名。伤寒即发于天令寒冷之时，寒邪在表，闭其腠理；温病（瘟疫病）、热病为冬时严寒，触冒伤寒之毒，中而不即病，后发于天令暄热之时，怫热自内而达于外，郁其腠理，无寒在表。即病之伤寒有恶风、恶寒之症，为风寒在表，表气受伤；后发之温病、热病则无恶风、恶寒之症。故仲景曰："太阳病，发热而渴，不恶寒者为温病。"强调伤寒与温病（瘟疫病）、热病初起临床表现之不同以示区别。王履认为温病（瘟疫病）及热病若有恶风、恶寒之症，则是"重有风寒新中，而表气亦受伤""非冬时受伤过时而发者""或是温、暑将发而复感于风寒""或因感风寒而动乎久郁之热，遂发为温、暑"。或有不因新中风寒，亦见恶风、恶寒之症，是由于病人表气本虚，热达于表，伤及于表所致。

王履进一步指出："温病（瘟疫病）、热病亦有先表证而后传里者，盖怫热自内达外，热郁腠理不得外泄，遂复还里而成可攻之证。"此与伤寒从表开始的发病规律不同。王履还从脉象上区别伤寒与温病（瘟疫病）、热病的不同，指出紧脉为寒脉，有寒邪则见之，无寒邪则不见。"温病（瘟疫病）、热病或见紧脉者，乃重感不正之暴寒与内伤过度之冷食"，两者不可混淆。

2. 温病（瘟疫病）与暑病、寒疫的异同

王履认为暑病是冬时严寒触冒伤寒之毒，中而不即病，至夏季而发的病证。他认为"夫秋冬之伤寒，真伤寒也；春夏之伤寒，寒疫也，与温病、热病自是两途，岂可同治？"暑病也与温病一样，有"不恶寒且渴"的表现，只是程度上较重。其云："暑病者，热极重于温也。"寒疫是"从春分以后，至秋分节前，天有暴寒"而感之者，症状可因节气不同而有轻重之别，"其病与温及暑病相似，但治有殊耳"。由此说明，伤寒多发于寒冷季节，是感寒即病，寒邪郁表，必恶风寒，病邪由表入里；温病（瘟疫病）多发于温热季节，是感而后发，怫热在里，常无恶风、恶寒之表证，热邪由里达表；暑病是热重于温病（瘟疫病），寒疫是感于春分后秋分前，而伤寒则是感于霜降后春分前。

《诸病源候论》将外感热病分为伤寒病、时气病、热病、温病（瘟疫病）四类，后世对于外感热病的分类基本按《诸病源候论》的分类，尤其是四时病。王履在此基础上，肯定了伤寒与温暑两者治法的不同，澄清了温病（瘟疫病）与伤寒的混淆之处。他认为《伤寒论》的治法借以治温暑则可，但不是通为温暑设，此说为温病学派的创立奠定了基础。清代医

家吴鞠通认为王履"始能脱却伤寒，辨证温病"。

（二）论温病（瘟疫病）的独立性

王履认为"读仲景之书，当求其所以立法之意"。伤寒、温病（瘟疫病）、暑病，三者所受之原均为寒邪，故都称为伤寒，但病证类型不同，故"施治不得以相混"。强调指出"法也，方也，仲景专为即病之伤寒设，不兼为不即病之温、暑设"。今人虽以治伤寒法治温、暑，亦不过是借用，非仲景立法之本意。

王履进一步指出，寒邪初客于表，非辛温之药不能开腠理以泄其热，故有麻黄汤的创立。风邪伤表，腠理不固，正气受伤而不能流通，故也发热。治疗必以辛甘温之药发其邪，邪去而腠理密，故有桂枝汤的创立。其不加寒药是由于风寒在表，又当天令寒冷之时。后人不知仲景立法之意，惑于麻黄、桂枝之热，犯春夏之司气而不能用，故有加寒药之论。王履认为仲景为温、暑立方，必不是麻黄、桂枝之类。至于时行、寒疫、温疟、风温等也必有他法，惜其遗佚不传，致后人有多歧之患。

王履感慨医家不明仲景《伤寒论》立法之意，认为韩衹和《伤寒微旨论》"以温暑作伤寒立论"，未能窥仲景之藩篱。朱肱《伤寒类证活人书》对《伤寒论》虽有发明，但"亦不知仲景专为即病者立法""每以伤寒、温暑混杂议论"。而刘守真"亦以温暑作伤寒立论，而遗即病之伤寒"。王履从辨析《伤寒论》立法原意入手，论证其为即病之伤寒设，不为不即病之温暑设。继而明辨伤寒、温热之异，彻底从理论上将温热与伤寒并列起来，结束了温热隶属伤寒的历史。

（三）论温病（瘟疫病）"四气所伤"与发病

1. 论"因病知原"

王履提倡依临床表现探求病因，认为众多医家从病因推断病机变化，由于"推求太过"而"不得经旨"。其云："风、暑、湿、寒者，天地之四气也。其伤于人，人岂能于未发病之前，预知其客于何经络、何脏腑、何部分而成何病乎？及其既发病，然后可以诊候，始知其客于某经络、某脏腑、某部分成某病耳。"强调要有临床症状后才能辨其病因、病机。

由于邪气之传变聚散不常，正气之虚实不等，故有当时发病者，有过时发病者，有久而后发病者，有过时之久自消散而不成病者。如以伤风言之，当时即发，则为恶风、发热、头疼、自汗、咳嗽、喘促等，

过时已久而发则为疬风、热中、寒中、偏枯、五脏之风等,而洞泄、飧泄是过时而发之病。因洞泄、飧泄之病生,以形诊推之,则知其为春伤风,藏蓄不散所致。若洞泄、飧泄之病不生,孰能知其已伤风于前,将发病于后呢? 而"夏伤暑为痎疟,冬伤寒为温病,意亦类此"。强调只有在临床表现出现后才能审证求因,推断病因病机,提出"因病知原"的观点。正如清代医家钱潢在《伤寒溯源集》中所指出的"外邪之感,受本难知,发则可辨,因发知受"。其揭示了中医学诊察疾病的方法与特点,堪称不刊之论。

2. 论"秋伤于湿"

王履还对"秋伤于湿,上逆而咳,发为痿厥"进行论述。认为其因病知原与其他三者同,其令行于时,则与三者异。"春之风,夏之暑,冬之寒,皆是本时之令也。湿乃长夏之令,何于秋言之"? 指出春、夏、冬各有三月,长夏则寄旺于六月。秋虽亦有三月,但长夏之湿令,则过秋而行,故曰"秋伤于湿"。

王履云:"秋令为燥,然秋之三月前近于长夏,其不及则为湿所胜,其太过则同于火化,其平气则又不伤人。此《经》所以伤于人止言风、暑、湿、寒而不言燥也。"王履深知秋之时令之气为燥,但受尊经思想的影响,认为"《经》无明文,终亦不敢比同",未能明确提出"秋伤于燥"的学术观点。

3. 辨"伤寒三阴证之寒热"

王履认为仲景《伤寒论》太阴病篇有"以其藏有寒故也,当温之,宜服四逆辈"等论述,少阴病篇有附子汤、白通汤、白通加猪胆汁汤、通脉四逆汤等温热之剂,厥阴病篇有当归四逆汤、四逆汤等温热之剂。指出"观仲景此论,则伤寒三阴必有寒证,而宜用温热之剂"。但刘河间认为"伤寒邪热在表,腑病为阳;邪热在里,脏病为阴",即有寒热阴阳之不同证候。王履指出:"《素问》论伤寒热病有二,篇名曰热,竟无寒理。兼《素问》并《灵枢》诸篇运气造化之理推之,则为热病,诚非寒也。"据此,刘河间认为伤寒无问在表在里,三阳三阴,都是热证,而非寒证。

王履指出上述两种学说不同,此为"伤寒大纲领"的问题,是非曲直当判明。朱肱《类证活人书》虽能提出"伤寒即入阴经为寒证"的观点,但不知仲景专为即病者立法,每以伤寒、温暑混杂议论;又将次传阴经热证与"即入阴经寒证"合为一说,未免自相矛盾。成无己亦"止是随文而略释之",不明言何由为热,何由为寒。

王履提出三阴病或寒或热,是由于寒邪伤人,或太阳经郁热后依次传至阴经,或太阳直传三阴经,或寒邪直伤阴经。若直伤即入,寒邪化热,表现为初期是寒证,后期是热证。郁热传阴经,寒邪化热,则为热证;直伤阴经或从太阳即入少阴,则为寒证。此为三阴病或寒或热的原因。可见王履是以病邪在传变过程中是否化热为依据的。他还认为《内经》所论三阴病是热证为言其常,仲景所论三阴病或寒或热是言其变,两者不相悖。

(四)温病(瘟疫病)与"亢害承制"

"亢害承制"理论源自《素问·六微旨大论》,其曰:"亢则害,承乃制,制则生化,外列盛衰,害则散乱,生化大病。"历代医家对此从不同角度提出不同的理解诠释。唐代王冰将其用以阐释天地间的六气相承制约。金元时期医家刘完素赞同王冰的注释,在肯定此乃自然气候、物候现象的基础上,提出:"亢则害,承乃制。谓己亢过极则反似胜己之化也。"王履则在"王太仆发之于前,刘河间阐之于后"的认识基础上,进一步阐发自己的观点,论述了人体内外环境的统一性,人体以五脏为中心的五大功能系统相互制约,协调和统一,以及在人体生理病理中所起的作用。

首先,他认为自然界的一切事物都是不断运动和不断变易的,宇宙万物没有固定不变的东西;同时事物的运动、变化始终保持一定的规律性,即相互间的协调与平衡。他指出:"故易也者,造化之不可常也,惟其不可常,故神化莫能以测,莫测故不息也,可常则息矣。若然者,盖造化之常,不能以无亢,亦不能以无制焉耳。"如果违反了这个规律,则世上万物的生机紊乱。推之于人,则机体就会产生疾病,甚至丧失生命。

其次,他认为"亢则害,承乃制"是人体"造化之枢纽",不仅从正常生化角度论述了亢害承制对机体的调节作用,还从文词、字句角度上分析亢害承制理论的含义。王履指出"承,犹随也。然不言随而曰承者,以下言之,则有卜奉之象故曰承。虽谓之承,而有防之之义存焉。亢者,过极也;害者,害物也;制者,克胜之也。然所承也,其不亢,则随之而已,故虽承而不见;既亢,则克胜以平之,承斯见矣。然而迎之不知其所来,迹之不知其所止,固若有不可必者,然可必者,常存乎杳冥恍惚之中,而莫之或欺也"。他把人体的"亢"分为"亢"与"不亢"两个层面来理解，同时将"承"的含义也分为"克胜之"与"防之"与之相对应，将"可必"与"不可必"统一而论，从而将有制之常与无制之变融为一理，指出机体本身存在着"亢而自制"的能力。这种能力既能维持人体正常生理的动态平衡，又能克服某种一时偏亢的病理状态，使人本身具有的调节、修复、抗邪并促使机体协调统一的能力，真正挖掘出王冰、刘完素的"未悉之旨"。

再次，他认为温病(瘟疫病)的发生过程中，"亢害承制"既有表现为"亢而自制"的能力，也有"亢而不能自制"的时候。倘若"亢而不能自制"，则人体产生病理变化发为疾病，医者便可运用"汤液、针石、导引之法"进行治疗，扶助和加强人体的自制调节能力，以制其亢，除其害。

（五）温病(瘟疫病)的审证求因

王履认为，温病(瘟疫病)发生的原因是多方面的，应从病邪之聚散、正气之虚实、体质之强弱、时令之太过与不及等综合因素加以分析。他强调认识病因，除了研究可能致病的客观因素和条件外，必须依据机体对温邪的反应而表现出的疾病证候从而推论出其病因病机、病位，然后得知所感为何邪气，决不能以因测病。因此，他反对前人医家阐释《内经》四时发病时将感时令之邪与逾时发为何病之间视为一种必然联系，并评论这些论述"皆不得经旨者盖由推求太过故也"，"往往有泥于必"之一字。

他认为《内经》所述出现的证候只是伏邪逾时发病的一种情况，并不是必然。应当说王履较正确地理解了《内经》四时发病的精神，提出不能以四气之因来推导致病之理，强调因发知受，临证必须审证求因，对前人"形而上"的学术观点给予了有力批判。

【著作考】

王履著有《医经溯洄集》一卷、《百病钩玄》二十卷、《医韵统》一百卷、《伤寒立法考》和《医史补传》等，可流传后世的仅有《医经溯洄集》二十一篇。

【遣方用药】

王履多在历代医家名方基础上，根据临床经

验，提出温病(瘟疫病)代表方相关的独到见解。王氏认为伤寒"寒邪在表，闭其腠理，故非辛、甘温之剂不足以散之"。方如桂枝汤、麻黄汤类，以散表寒之邪。温病(瘟疫病)、热病"怫热自内而达于外，郁其腠理，无寒在表，故非辛凉或苦寒或酸苦之剂不足以解之"。方如水解散、大黄汤、千金汤、防风通圣散等，解里热之邪，同时兼解表邪。其云："凡温病(瘟疫病)热病若无重感，表证虽间见，而里病为多，法当治里热为主，而解表兼之。"提出了伤寒治疗应以解表为主，温病(瘟疫病)治疗代表方应以清里热为主的学术观点。

【学术传承】

王履学术传承于河间学派，河间学派是以阐发火热病机及辨证治疗为中心内容的学术流派，始于金·刘完素。刘氏发挥《内经》中关于火热病机的论述，大倡火热之说，用药多寒凉。因刘完素为河北河间县人，故后世称其为刘河间，以其为代表的学术流派则称为河间学派。

河间学派主要盛行于宋、金、元、明时期，其火热之说主要经过王履、张从正、朱震亨、戴思恭等医家的发挥而得以发展和完善。张从正发挥刘完素之火热论，倡导攻邪学说，学术上主张"先论攻邪，邪去而元气自复也"，并提出用"汗、吐、下"攻邪三法祛除病邪。朱震亨"从生理角度来补充"了火热发病的生理机制，提出"相火论"与"阳有余而阴不足"二论，完善火热病机，并阐发杂病诊治之法。

王履发展河间学派的主要代表著作之一是《医经溯洄集》，本书是公认的首次将伤寒与温病、热病进行区别的著作。基于河间学派对于火热病机的重视，以火热发病病机为依据，将伤寒与温病、热病从概念、病因病机、治法等方面进行区别。

王履秉学派之火热病机，对诸多疾病的证治多有新论与阐发，如从朱震亨"六郁"之说出发，阐释《内经》五郁治法；阐释"阳虚阴盛"和"阳盛阴虚"两证，认为寒邪外客者为阴盛阳虚证，当用辛温解散之法；热邪内炽者为阳盛阴虚证，当用咸寒攻下之法；辨中暑、中热证，以辛温轻扬之剂治之；辨积热沉寒，认为当审证求因，积热重当益肾水而制心火，沉寒重当益心火而制肾水；在《中风辨》提出"类中风非中风"，区别"中风"与"类中风"，从而创立"中风非风学说"。

王履对伤寒与温病的鉴别,虽不够全面系统,但开了伤寒与温病相区别的先河。此后杨栗山将此概括为虽有表证,实无表邪。其论述温病有先表后里的机制,是怫热达表不能宣泄,返而入里成可下之里证。

杨栗山病机继承了王履的学术观点,并结合临床经验发现伤寒与温病初起证候迥异。其认为伤寒感常气而作,由外之内,由气分传血分;温病感杂气乃发,是"杂气由口鼻而入,直行中道,流布三焦,散漫不收,去而复合,受病于血分,故郁久而发",强调"怫热内炽",自里达外,由血分而发出气分。指出伤寒感风寒外邪侵袭肌表,多始于太阳经,按六经传变;温病毒邪通过口鼻侵入机体,首先侵犯中焦,然后按三焦传变,其基本病理变化为"热毒内郁"。

【医话与轶事】

王履除具有较高的医学造诣,还擅长诗文绘画,洪武十六年,游华山,作画四十幅,奇秀绝伦,称《华山图册》,《明史》有载。

王履留给后世的《华山图册》,成为山水画中的经典。明代著名文学家王鏊看到《华山图册》后曾发出赞叹:"知其能诗,不知其又工于文与画也。今观此册,三者皆绝人远甚。"《华山图册》创作于王履年近半百的时候。

明代大书画家董其昌在《画旨》中载"闻秦中有国医"。意为陕西名医云集,王履为了提高自己的医疗技术,于是背井离乡,外出求教。在三年的寻医求教生涯中,王履收获颇丰。在一次外出华阴县出诊的偶然机会中,发现眼前就是人称五岳之首的华山,远眺山势,峰峦叠嶂。经过数天游览,华山上的莲花峰、落雁峰、朝阳峰、玉女峰尽收眼底。他饱览了华山的雄奇壮伟后,心中已有挥笔泼墨的冲动。华山归来,随即开始了《华山图册》的创作,由于构思精巧,画技出众,而成为传世杰作。后择优选40幅图页印行,另有自作记、跋、诗叙、图叙共66幅,合成一册。现故宫藏图页29幅,余藏上海博物馆。每幅一景,每景均有精妙的诗词描绘。用笔挺拔峭劲,表现出华山坚实的石质,树木则以简洁笔

墨显示出挺秀之姿。全册图像或险峻,或幽深,或苍茫,或清旷,将华山万秀千奇的佳景胜迹表现得淋漓尽致。笔力刚劲挺拔、浑厚沉着、墨气明润,浓淡虚实相生。

与王履绘画艺术同样具有高超水平的,是他在《华山图册》中所作记、序、诗、跋等文字里所表达的艺术思想。他强调生活是艺术之源泉,作画应师法自然,还提倡应宗法古人的传统,但不墨守成规,贵在创新,王履的这些艺术观,对当时与后世的绘画艺术产生了深远的影响。因此,王履不仅是个具有独特见解的医学家,而且还是一个博采众长的美术家。

《医经溯洄集》是王履唯一的传世之作,从中可见其既善于继承,又勇于开拓。一方面,他重视医学基本理论的研究,广泛了解并博采历代医家医著,特别是经典医籍之长;另一方面,又学不泥古,穷经善辨,并以临床实践作为断经的依据,不为经说所囿,对于过去的经典著作,敢于在论述中提出大胆批评,甚至对他的老师朱丹溪也不例外,体现出科学的求实精神和严肃的批判态度。《医经溯洄集》对中医理论研究有着重要的贡献,蕴含其中的医学思想对明清医学发展的影响深远。特别是王履明辨伤寒温病等论述,不仅推动了明清"伤寒学"的研究,更是在很大程度上影响了明清"温病学"的成长,成为明清温病学理论的重要奠基者。当然,王履在书中历数前人"少可而多否",被认为迹嫌于傲,亦遭到一些非议。对此,《四库全书总目》评价"然其会通研究,洞见本源,于医道中实能贯彻源流,非漫为大言以夸世也",是较为公允的。

参考文献

[1] 丁光迪.金元医学评析[M].北京:人民卫生出版社,1999.

[2] 王履著,左言富点注.医经溯洄集[M].南京:江苏科学技术出版社,1985.

[3] 王尔亮,程磐基.王履外感热病学术思想初探[J].上海中医药杂志,2010,44(12):13-16.

[4] 胡利平.王履《医经溯洄集》学术思想初探[J].广西中医药,1988,11(6):261-263.

17. 方有执(《伤寒论条辨》)

【生平传略】

方有执(1523—1599年),字中行,明代嘉靖、万历年间医家,歙县灵山(今安徽歙县)人。《伤寒论条辨·痓书叙》中写道,方氏因为家人患病,屡遭庸医误治,以致其前后两任妻子与孩子皆死于中伤风寒,以至于陷入"厄苦惨痛、凄凄无聊"境地。此后方氏在游历淮楚之地散心的时候,正值淮楚大旱,赤地千里,瘟疫大起,不幸身染瘟疫,其后治愈,幸免于难。方氏在痛失至亲,目睹广大民众深受伤寒之苦和瘟疫旷日持久的肆虐后,由儒学转向精研医术,立志著书救世。他自谓其天性鲁钝,"愚于儒且惮不能",又因其以儒通医,并非自幼学医的人,因而在医学基础理论和医学临床实践方面,颇有不足,方氏为精进医学,四处交游,跋山涉水,在二十多年的时间里,东达齐鲁之地,南至川陕之边,履迹遍布全国各地,一旦寻访到有造诣的名医,即向其家拜师学艺,经年累月地随师学习医学,探究伤寒的真谛,至老返乡,打下了扎实的伤寒学理论基础与临床实践经验。

方氏深受张仲景《伤寒论》的影响,认为"古今治伤寒者,未有能出其右者,其书为方书之祖",并指出《伤寒论》原文虽然经西晋王叔和编纂,但是所据版本可能因竹简"颠倒错乱殊甚",以致《伤寒论》的原意不明,到宋代成无己进行注释的时候,又有误改,因此有必要对《伤寒论》进行重新考订与编次。方氏注重搜寻留存在世的仲景遗书,并与王叔和整理的仲景《伤寒论》加以比较,同时又于各地不懈地搜集古时医治伤寒方,力求汇集各家伤寒学说,博采众长,不断提升自己的伤寒学理论与临床实践经验。历经二十余载,反复绌绎,涉苦万端,推溯张仲景著作原意,结合自己的临床体会,重新考

订编纂为《伤寒论条辨》一书,共八卷,二十二篇。此书将《辨脉法》《平脉法》二篇相合,删去《伤寒例》一篇,附有《本草钞》《或问》《痓书》各一卷。该书形成的"三纲鼎立"学说,在学术上是大胆创举,具有很高的学术价值,开《伤寒论》研究不同流派的先河。后世对此给予很高的评价,喻嘉言《尚论篇》称其"削去叔和序例,大得尊经之旨"。清代吴仪洛赞其"自叔和后,《伤寒论》一书沉沦于羊肠鸟道中凡千余年,有明方有执出,著《伤寒论条辨》,澄儿研理,卓识超越前人"。陈大舜在《中医各家学说》中指出,方氏为明代治伤寒之学的大家之一,作为伤寒派形成和发展的关键人物,不仅力持错简的观点,而且重新改订了《伤寒论》,实属一种创举,其敢于疑古,学不墨守成规的创新精神,难能可贵,在当时医学界引起了很大反响,从此拉开了伤寒学派内部派系争鸣的序幕,掀起了医学界进一步深入研究《伤寒论》的第二次高潮(第一次高潮应该在宋金时代),使伤寒学派的发展进入成熟阶段,对后世伤寒学的发展产生了深远影响。

【学术思想】

方有执是明朝中后期的新安医家,该时期正值明代瘟疫肆虐。从流行病学来看,我国自十六世纪八十年代起到十七世纪中期,明代万历、天启、崇祯三朝正处于全球气候的"小冰河世纪",酷寒使降雨区域普遍南移,南方的水灾,北方的旱灾,加之蝗、雹、风、地震、霜雪等自然灾害频发,诸多因素加重瘟疫的发生。方氏未能幸免于难,两位妻子和五个儿女都因为伤寒亡故,此后自己又感染瘟疫,治愈后,凭借不懈的努力,走上医学之路。方氏撰写的《伤寒病条辨》,对《伤寒论》进行逐条考订和重新编次,在此基础上进行发挥,以求符合仲景原意,更好

地治疗外感热病。作为错简派的代表人物,方氏的主要学术贡献是对"三纲鼎立"进行阐发,该思想后经喻嘉言的大力倡导,最终发展成为"三纲鼎立"学说。方氏指出《伤寒论》不仅论述伤寒,其论述范围还包括风温、温病、杂病等,并在《伤寒论条辨·痉书叙》中指出,"疫盖《素问》热病、伤寒类也",对先前医家的认识进行纠正,进一步扩大《伤寒论》论治范围,更加体现出了张仲景辨证论治的思想,以仲景学说辨治诸病,为后世医家临床治疗提供思路。同时,方氏认为六经并不是六条经络,其实质是人身的六大层次,六个分部,从区域分布的角度阐释六经,进一步拓展了六经学说,同时认为"伤寒以六经为纲""六经以太阳为纲",从而进一步体现了《伤寒论》能够论治百病及其辨证施治的学术思想。此外,方氏注重研究本草用药,对《伤寒论》中的药物在《本草钞》一卷中进行阐释,辨明药物的功用。由此可见,方氏重新编次《伤寒论》条文,为"三纲鼎立"形成做出了突出贡献,扩大了《伤寒论》论治范围,充分体现了辨证论治思想,并对药物功用进行研究,对后世产生了多方面的深远影响。此外,方氏是最早在滑苔中描述苔"腻"的医家,对伤寒舌诊中腻苔概念的形成做出了一定的贡献。

(一)错简重订的背景与措施

宋代以后,各医家无不以王叔和《伤寒例》为引导,朱肱《活人书》为蓝本来增补《伤寒论》的治法方药,《伤寒论》为治疗伤寒病的专书,几成定论。后世虽有刘完素明确指出照搬《伤寒论》治伤寒热病存在不妥,认为"六经传受,自浅至深,皆是热证",但是终究未能改变整个医学界对《伤寒论》的总体看法。究竟如何认识《伤寒论》,该书的临床指导意义究竟体现在何处,无疑是当时医学界急需解决的问题。方有执通过对《伤寒论》钻研二十余年,大胆创立错简重订派,对《伤寒论》原文进行具有实质意义的修订,以便更好地应用于临床,从而进一步丰富和发展了伤寒学派。

1. 错简重订背景

方有执生长在素有"东南邹鲁"之称的新安,当地向来重视文化教育,推崇程朱理学,其深受"格物致知"思想的影响,重视医理的研究和考据,以儒通医,对伤寒病的医学研究中,重视考据源流。方氏认为《伤寒论》成书于东汉末年,约为 200 年至 210

年,当时正处于封建割据,社会动荡时期,同时造纸术不成熟,纸张尚未广泛使用,印刷术也未发明,很可能是写于竹简上,但是由于竹简材质的特殊性,年深日久,穿凿之绳容易被腐蚀,导致散落佚失。晋代王叔和发现《伤寒论》遗文并整理成册,很有可能错置了竹简原文的次序,并对其进行了一定程度的发挥。金代成无己用《内经》《难经》的理论与《伤寒论》相互注释和验证,与王叔和一脉相承。方氏经过深入地研究《伤寒论》发现有诸多谬误,大胆质疑当时的《伤寒论》已经并非完全是仲景原文,所以进行了修订。

2. 错简重订措施

方氏采取了"削""改""移""调""合""加"等方法,对颠倒错乱的《伤寒论》加以修订。"削",方氏认为《伤寒例》为王叔和伪造,非仲景《伤寒论》原文,所以削去。"改",对《太阳篇》进行改订,分为"卫中风""营伤寒""营卫俱中伤风寒"三篇,是全书的重点,与宋本《伤寒论》进行对比,从条文数量方面来看,由30 条增至 66 条,其中保留原条文 18 条,调出 12 条,调入 48 条,其中 8 条是依照宋本一分为二进行修订;从条文排列顺序方面来看,除宋本第一条和第二条以外,其余条文均打乱了原来的顺序。"移",《辨脉法》和《平脉法》包含仲景内容,保留移于篇后,改为《辨脉法》,《辨痉湿暍病脉证》移于篇后。"调",阳明与少阳为第四卷,太阴、少阴、厥阴为第五卷,温病、风温、杂病、霍乱病等为第六卷。"合",将两篇合为一篇或两条合为一条,如第 21 条"太阳病,下之后,脉促胸满者,桂枝去芍药汤主之",第 22 条"若微恶寒者,桂枝去芍药加附子汤主之",方氏将其进行整合,便于前后连贯学习。"加",根据需要对条文进行部分补充,如第 219 条,"三阳合病……发汗则谵语",方氏在谵语后面加一"甚"字,表示谵语的程度。从总体来看,方氏对条文的重新编排,反映了其对伤寒病的发生发展、传变转归的实践与认识,由此可见方氏的编次具有实质意义。

当然,方氏在重订《伤寒论》中也存在一些不足,比如削去《伤寒例》,后世医家认为证据欠充分。清代闵芝庆指出,《伤寒例》一篇"前后一贯,岂容偏哉",邓铁涛教授同样认为,方氏虽然对伤寒病有一定心得体会,但是未能尽知其意,偏重方与药,而轻法与理。同时,杨运高指出,《伤寒论》原文中第71~77 条论述五苓散证治,理法方药连贯,但是方氏却分开编排,不利于相互对比。但是尽管如此,方氏以其超人的才华,开拓的精神,开创了《伤寒论》研究的新纪元,对于当今研读《伤寒论》,我们应正确对待考据《伤寒论》著作,去粗取精,学会辨证的继承与发展。

(二)《伤寒论》不限于伤寒病

方氏将《伤寒论》看作是方法俱备的全书,而且不能局限于治疗伤寒病,此处的伤寒指的是狭义的伤寒,其概念指的是外感风寒,侵袭人体发病,而广义的伤寒是对一切外感热病的总称。方氏认为《伤寒论》辨证治法可以统赅百病,正如《伤寒论条辨·序》中指出,"读之者皆知其为伤寒论也,而不知其乃有所为于伤寒而立论,所论不啻伤寒而已也。……所以法而世为天下则,方而世为万病祖"。同时,新增"辨风温、温病、杂病脉证并治第九",并将条文带有"病人"或"病"以及相关杂病的条文,均归于此篇中,意在说明,触冒六淫之邪,可能会患伤寒,也可能会患其他病,拓宽了《伤寒论》的临床应用思路。上述见解为清代程郊倩所推崇,在《伤寒论后条辨·辨伤寒论一》中指出,"仲景各论,虽曰伤寒,实是法之总源也",并在《伤寒论后条辨·辨伤寒论二》中指出,"《伤寒论》之有六经,非伤寒之六经也,乃因伤寒而设六经……无非从伤寒角立处定居,从伤寒疑似处设防,处处是伤寒,处处非伤寒也"。同时,清代柯琴在《伤寒来苏集》中指出,"仲景六经,为百病立法……伤寒杂病,治无二理,咸归六之节制"。何秀山在《通俗伤寒论》指出,"病变无常,不出六经之外,《伤寒论》之六经,乃百病之六经,非为伤寒所独也"。可见众多医家与方氏见解相同,认为《伤寒论》实为指导外感、内伤各种疾病的辨证论治,对临床实践具有指导意义。同时,方氏将《伤寒论》与《素问·热论》中所论述的"伤寒"进行辨析,指出"伤寒论之书,本《素问·热论》之旨也,《热论》略,《伤寒论》详,譬如八卦起艮之连山,起坤之归藏也。以详而言,譬如六十四卦起乾治易也",说明《伤寒论》中所论述的内容即为热性病,是对《热论》的继承和发展,与仲景自序撰用《素问》《九卷》之意相合。从总体来看,所论述的内容基本一致,只不过《热论》内容比较简单,而《伤寒论》的内容则更加具体与详备。由此可知,方氏论述的"伤寒"是更为广义的伤寒。此外,黄煌教授指出,由于《伤寒例》是

《素问·热论》的深化,所以方氏删去《伤寒例》后,也就使《伤寒论》的研究摆脱了《素问·热论》的束缚,从伤寒病的探讨转向辨证论治方法论的研究。

(三)六经学说

北宋以前的医家将《素问·热论》六经与《伤寒论》六经混为一谈,为深入研究仲景的辨证论治规律带来了极大的困难。方氏推翻了宋代伤寒家朱肱创立的"六经经络说",以区域分布来阐释六经的实质,并认为六经学说是《伤寒论》辨证论治体系的核心,进一步为后世应用《伤寒论》辨证论治打开思路。

1. 六经实质发挥

《伤寒论条辨》开篇明义,列出"阳病在表自外而内之图""阴病在里自下而上之图",认为"若以六经之经,断然直作经络之经看,则不尽道,惑误不可胜言……六经之经,与经络之经不同。六经者,犹儒家六经之经,犹言部也……人身之有,百骸之多,六经尽之矣"。方有执提出六经不是六条经络,而是人身的六大层次,六个分部,以区域分布的不同来阐释六经的实质。同时,进一步指出所对应的区域,"风寒著人,人必皮肤当之,当之则发热,热在皮肤,皮肤在躯壳之外,故曰表。有汗无汗在荣卫,荣卫亦在表",所以太阳经为皮肤。"风寒之邪过皮肤而又进,接皮肤者肌肉也,不曰肌肉而曰阳明者,肌肉居五合之中,为躯壳之正,内与阳明足胃合也",所以阳明经为肌肉。邪过肌肉则至躯壳之内、脏腑之外,所谓半表半里者,为少阳经。上述三经皆在表、在外,为阳病。过此三经则内入脏腑,腑合表而病,脏主内,在里为阴病,即为脏受病。太阴经为三阴经所先受,属脾脏,其后依次是,少阴经属肾脏,厥阴经属肝脏。综上所述,太阳经所对应的是"皮肤",阳明经所对应的是"肌肉",少阳经所对应的是"躯壳之内、脏腑之外",太阴经对应的是"脾脏",少阴经对应的是"肾脏",厥阴经对应的是"肝脏",这就是"六经分部"说的基本内容,六部不仅具有阴阳属性,而且还将五脏、六腑、四肢、百骸,人体周身表里内外无一不包罗其中。这种六经分部的思想,正说明了《伤寒论》不是研究具体的某种疾病,而是研究机体在疾病状态下各种部位的反应。《伤寒论》六经也决非伤寒病所独有,六经辨证具有普遍的指导意义。综上,方氏的六经分部是对《伤寒论》研究的

一个成就,并进一步说明《伤寒论》不限于伤寒病,开拓了《伤寒论》的应用范围,进一步发展了伤寒学。

2. 伤寒以六经为纲

张仲景最早提出贯穿《伤寒论》始终的"六经辨证"思想,将外感疾病演变过程中的各种证候群进行综合分析,归纳其病变部位,寒热趋向,邪正盛衰,传变规律以及立法处方等。六经学说是《伤寒论》辨证论治体系的核心,对于《伤寒论》六经辨证,方氏强调伤寒应该以六经为纲,并在《伤寒论条辨·或问》中指出,"经为纲,变为目,六经皆然也",同时结合六经分部,进一步阐释,无论何病都以六经为纲,六经各为其主,所以伤寒应该以六经为纲。《伤寒论条辨·序》中结合天人相应思想阐释六经为纲,"是论也,本之风暑湿寒,发之于三阳三阴。风暑湿寒者天之四气也,三阳三阴者,人之所得乎天,周于身之六经也。四气有时或不齐,六经因之而为病,是故病统乎经"。《伤寒论条辨·阳病阴病图说》进一步将三阴经与三阳经归于统一,"表道自外而内,里道自下而上,三阳三阴,参经络贯之于一,以统而言之"。同时,方氏指出,手足三阴、三阳经脉及其络属脏腑是六经辨证的物质基础,六种类型病证关系相互联系,相互传变的,病变由太阳、阳明、少阳、太阴、少阴、厥阴的发展演变,反映了邪气由表入里,由阳入阴,正气渐衰的过程。疾病之名,难以计数,疾病的发生,总因脏腑、经络、气血、阴阳失常,不外表里、寒热、虚实诸证,所以仲景所论六经,是对脏腑经络生理功能和病理变化的概括,此处的六经辨证,虽无八纲之名,而有八纲之实,所以总以其为纲。此外,在疾病传变方面,方氏指出传经不应拘于实际患病的天数,对三阴三阳病的传变规律,仲景所论重在传变的次序,所以临床上应以"证"为主,正所谓"证见如经为诊,不可拘日拘经以冒病"。

3. 六经以太阳为纲

方氏认为六经以太阳经为纲,所谓"统属太阳"。《伤寒论条辨》卷一中指出,"六经之首,主皮肤而统荣卫,所以为受病之始也……此揭太阳之总病,乃三篇之大纲",六经以太阳为纲,皆统属于太阳经。《伤寒论条辨·或问》中指出,"太阳一经,紧关始有病荣卫之道二,所以风寒单合而为病三,三病之变证一百五十八,故分三病为三纪,以为各皆领其各该所有之众目,以统属于太阳"。《伤寒论条辨·痉书》中指出,"风寒本天之二气,于人身为外

物,故其中伤于人,必自外而内,人之中伤之,必皮肤先受起,以病方在皮肤。皮肤属太阳,故曰太阳病。盖举大纲而言始",太阳主人身之表,而外邪袭人,首犯肌表,肌表营卫之气与邪抗争,从而形成太阳病,所以太阳为病最容易,而其邪气的出入,疾病的传变,又最能反映伤寒的顺逆,从传变角度进一步说明,六经应以太阳为纲。此外,从编次方面来看,太阳篇修订幅度大,也从侧面反映了方氏认为六经以太阳为纲。方氏以提纲总挈六经病证的这种方法,是对六经病证的高度概括,使各病证的概念更加具体和明确,也使《伤寒论》条文"有条而不紊"。清代医家柯韵伯在《伤寒来苏集》中对提纲学说作了进一步发挥和完善,成为《伤寒论》研究者所注重的内容之一,相袭沿用数百年,直至现在高等院校的教材仍在应用。由此可见,六经纲领学说对后世的深远影响。

4. 三纲鼎立学说

《伤寒论》指出,"五邪中人,各有法度",晋代王叔和经整理《伤寒论》后指出,"风伤卫,寒伤营,风寒营卫两伤",唐代孙思邈辨析麻黄汤证、桂枝汤证以及青龙汤证,开三纲鼎立学说的先河,成无己对《伤寒论》原文进一步阐发,"卫为阳,营为阴,风为阳,寒为阴,同气相求,故风伤卫,寒伤营,风寒俱中伤营卫",以上这些都是"三纲"学说的初体。虽然王叔和倡导在前,孙思邈、成无己论述在后,但是都未能从整个太阳病进行考辨。唯有方氏独具卓识,在此基础上,认为风伤卫、寒伤营、风寒二伤营卫最合仲景《伤寒论》原书之意,重视伤寒学的病因研究,把风寒伤营卫提到整个太阳病的共同病理基础来认识,至此对伤寒病,尤其是太阳病有了更加深入的认识。所以将王叔和整理的《伤寒论》打乱原文,重新移整改订。在太阳篇中以"风则中卫,以卫中风而病者为上篇",凡桂枝汤及其变证的条文皆列于此篇。以营伤于寒而病为中篇,但凡是麻黄汤证、有伤寒二字列于各条之首的,都归于此篇。"风寒俱有而中伤,则营卫皆受而俱病,故以营卫俱中伤风寒而病者"为下篇,但凡是青龙汤证及脉浮紧、伤寒脉浮皆列于此篇。桂枝汤、麻黄汤、大青龙汤为三纲,分属三篇,从而建立较有系统的三纲鼎立学说。同时,方氏对在太阳经为何独分为三治的问题时进行了回答,"太阳一经,犹边疆也,风也,寒也,风寒俱有也,三病犹三寇。方其犯边之初,南北东西,随其

所犯,御之当各明辨其方法,譬如陆之车马,水之舟船,有所宜,有所不宜,是故,桂枝麻黄,用之在各当其可,夫是之谓道也。余经犹服里,四夷八服,为寇则同,随在执之是已,不在屑屑必以种类为别也"。

方氏论述病邪入侵人体后的发病方式与类型,深刻地提示了太阳病的发病、传变与转归的规律,这对仲景学说是一大发挥。《伤寒论条辨》太阳病篇的修订,突出地表明了方氏的三点学术见解:第一,对于太阳病而言,由于感受邪气不同,中伤的病位层次不同,所以发病方式与类型不同,而外感风寒邪气的发病方式与类型不外三种,即"卫中风""营伤寒""营卫俱中伤风寒"。第二,由于发病方式与类型不同其传变转归也就大不一样,各有各的变证、坏证。第三,尽管发病方式与类型不同,转变与转归不一,但都属于太阳病,因为有其共同的病理基础,即"营卫不和"。用"三纲鼎立"学说阐释错综复杂的太阳病篇,加强了原书的系统性和条理性,突出了辨证论治。基于上述理论,方氏认为应该根据病邪的性质来确定基本治法,中风属阳,伤寒属阴,风寒两伤则阴阳夹杂,与《伤寒论》辨阴阳的主旨相同,因此不应该拘泥于六淫风邪与寒邪。风伤卫用桂枝汤,寒伤营用麻黄汤,风寒中伤营卫用青龙汤,三纲分立,提示伤寒开局正法,如果开局一乱,将会变证迭起,仲景《伤寒论》中同样对变证进行阐释,可见方氏重编《伤寒论》,倡导三纲鼎立学说,是出于发挥仲景辨证论治的需要。同时,对于《伤寒论条辨》中其他五经的条文来说,虽然未明确按照三纲编次,但在方氏的注释中同样能够体现其学术思想。此外,这种以"三纲"为中心归纳条文的研究方法,对后世以方为中心的"按方类证"、以治法为中心的"按法类证"、以病因为中心的"按因类证"等,以突出某一研究主题而使用不同的分类方法,同样对我们有所启发。

(四)特色用药荟萃

成无己注解版本的《伤寒论》虽然在每味药物后逐一注释其性味功能,对于从本草出发对学习《伤寒论》的论治具有一定的帮助,但是方氏认为"烦冗无义",即虽然内容丰富,但是实用性不强,所以其在《伤寒论条辨》后附《本草钞》一篇,以"易于检对"。《本草钞》在《神农本草经》的基础上,对仲景《伤寒论》一百一十三个方中所涉及的八十余味草药,进行汇总整理分析,便于明确仲景论本草之意。随着药物学的进一步发展,临床各医家使用的药物品种逐渐增多,对药物功用性能的发挥也逐渐增多,但是在发展过程中逐渐出现一些关于药物功效妄加揣测的论述。因此,方氏在重视实用的基础上,正其谬误,对所列药物的论述颇有独特的见解。

《本草钞》中在参合各医家本草学的基础上,对诸多能够治疗时行病或疫病的药物进行发挥。桂枝,主温中,头痛出汗,通血脉,霍乱转筋,宣导百药,扩大了桂枝的应用范围。同时,从发汗与不发汗的角度出发,《名医别录》指出,仲景《伤寒论》发汗用桂枝,《神农本草经》指出,桂枝虽然属于辛温之品,但是无发散之说。方氏认为,桂枝虽然味甘辛大热,但是"出汗不出汗,有权在经",所以桂枝应用不可拘于发散或发汗。麻黄,主治伤寒头痛,温疟,发热出汗,咳逆上气,消黑赤斑毒,不可多服,方氏对于麻黄的功能性用同样进行了补充,认为其能够消黑赤斑毒,并强调不可多服,以免发散太过,助热伤津,加重病情。柴胡、升麻二药,从金元时期,张洁古大力倡导上述药物具有升阳和上提的功用之后,此说风靡一时。方氏指出,柴胡主寒热邪气,推陈致新,除伤寒心下烦热,诸痰热结实,胸中邪逆。《药性论》指出,柴胡主治时疾内外热不解。升麻,主解百毒,辟疫疠瘴气,时气毒疠头痛,寒热风肿诸毒,喉痛口疮等。可见,方氏对柴胡、升麻二味药的认识更为全面。芍药,主治邪气腹痛,寒热癥瘕,散恶血,利水气,时行寒热等,一改当时诸多医家片面地认为芍药专用补阴收敛的认识。黄芩主治诸热黄疸、肠澼泄利,疗痰热,胃中热。《日华子本草》指出,黄芩主天行热病。黄连,主明目,肠澼,下利,五脏冷热,调胃厚肠。《日华子本草》认为,黄连"止惊悸烦躁,天行热疾"。大戟,主十二水,腹满急痛,积聚,利大小肠。《日华子本草》指出,大戟主治天行、黄病、瘴疟等。猪苓,主痎疟,蛊疰,利水道。《药性论》指出,大戟主伤寒温疫、大热发汗等。石膏,主治中风寒热,心下逆气,惊喘,除时气,头痛身热,三焦大热,解肌发汗等。《日华子本草》指出,石膏主治天行热狂。瓜蒌,主治"八疸,身面黄",消渴身热,烦满大热等。《日华子本草》指出,瓜蒌治疗热狂时疾,《图经》同样指出,治疗时疾发黄,心狂烦热等。干姜主霍乱不止,温中。葱白,主伤寒寒热,《日华子本草》指出,葱白治疗天行时疾,头痛热狂,霍乱转筋。赤石脂治疗腹痛,下利赤白,解大肠寒滑,禹余粮同样可以治疗下利赤白。综上所述,方氏所列药物,多是依从古人的用药经验,结合自己的临床实践经验,与当时的医家,乃至后世医家论述上存在不同,需要我们进一步研究,在临床中进行学习应用,以求更合仲景之意。

(五)痉病专论

伤寒外感,表现为发热汗出,容易发为痉病。方氏在《痉书》篇中指出,"仲景殁,痉亡于痓而此义不明,此义不明而斯道晦,斯道晦而惊风之乱起,乱起而儿家之祸兴",其五个子女都死于痉病。但当时医家不识"强痉",不能正确认识外感高热抽搐的病因,错误地混称为惊风,导致失治误治,最终贻误病机。方氏痛感于此,对当时医家所论"病起太阳,证惟强耳。强而汗,汗而湿,湿而寒,寒而痉",进行了辩驳,认为痉病主要是因为多汗,导致血虚,小儿血气未充,新产妇气血损耗,所以"血虚惟儿家为最",而后"新产妇人次之",上述都是各种原因引起机体血虚,筋脉失养。结合《惊风论》所述,方氏认为鉴别痉病,要明确"惊、风、痰、热"四个字,对于小儿气血虚弱,"虚则生热,热盛生痰,痰盛生惊,惊盛生风,风盛发搐",并进一步辨析,既言虚,虚则无物,无物何以生热,热因何而来,又何以生痰,如果无痰,又何以生惊,无以生风,则何以见抽搐。对于具体的治疗方法,仍然遵从张仲景,将《伤寒论》与《金匮要略》两书中关于"痉"病得方药进行汇编,扩成一篇,并加入自己的见解,对痉病的病因论述重在血虚论治,为后世医家治疗提供了不同的思路。

(六)补充舌诊

舌苔这一概念可以追根溯源至张仲景《伤寒论》,腻苔的发现、概念形成与伤寒病舌诊具有密切的联系。腻苔起源于滑苔,《伤寒论》一书就有3处提到了滑苔,"脉阴阳俱紧者,口中气出……舌上苔滑,勿妄治也""如结胸状、饮食如故、时时下利,寸脉浮、关脉小细沉紧,名曰脏结。舌上白苔滑者,为难治""脏结,无阳证,不往来寒热,其人反静,舌上苔滑者,不可攻也"。此后在很长一段时间内,医家遵循《伤寒论》中的阐述,并没有提出新的见解,直到方氏对此进行发挥。经过文献考证,目前来看《伤寒论条辨》是最早记载苔腻的著作,"脏结无阳证,不往来寒热,其人反静,舌上苔滑者.不可攻也……

舌,心之苗也。苔滑,生长滑腻如胎膜也",用"腻"来描述滑的表现形式,对脏结滑苔有了滑腻的描述。从表面上看,"腻"是用来说明滑苔的,但从更深的层面上看,也可以认为方氏已经注意到了在所见的滑苔中,有一种较为特殊的舌象表现,进一步体现出其诊察疾病的细微之处。

诊断学发展的意义在于指导临床治疗。诊法上的新发现,都必经理论提升的过程,才可更广泛、有效地指导临床。《伤寒论》中提出滑苔是一种难治之病症,在很长的一段时间内,是伤寒病治疗的圭臬,伤寒病滑苔难治,难在滑苔的病机为阴证、寒证,难在治疗时的"不可攻"。方氏赞同张仲景学说指出,苔滑本来是因为丹田有热,胸中有寒,但是丹田为阴,胸中为阳,热反在阴,而寒反在阳,所以不可以采用攻法。同时,张前进等指出,当滑苔分离出一种具备滑的特征,还具备腻的特征时,就可以摒弃"不可攻"的禁忌,因此滑腻苔可以应用攻法,并认为以往医家多遵从腻苔是由温病学家提出的这一观点,通过研究发现,腻苔从滑苔中分化而出的轨迹,进一步反映了伤寒舌诊与温病舌诊的内在联系,有助于更全面地认识中医舌诊发展的历程,更有效地进行舌诊的理论与临床研究。

【著作考】

历经二十余年的编撰,方有执在晚年著成《伤寒论条辨》,该书初稿成于明万历壬午年(1582 年),经修改定稿于万历己丑年(1589 年),刊刻于万历二十一年(1593 年),当时方氏已经年逾七十岁,除了《伤寒论条辨》八卷以外,另著有《本草钞》一卷、《或问》一卷、《痉书》一卷,均附于《伤寒论条辨》后。《伤寒论条辨》八卷,卷首有序言、引文、阳病阴病图及图说,卷一为太阳病上篇,列风伤卫证,共计 66 条;卷二为太阳病中篇,列寒伤营证,共计 57 条,32 方;卷三为太阳病下篇,列营卫俱中伤风寒证,共计 38 条,18 方;卷四为阳明病,共计 77 条,10 方,少阳病9 条,无方;卷五为太阴病,共计 9 条,2 方,少阴病,共计 46 条,15 方,厥阴病,共计 54 条,6 方;卷六为温病风湿杂病,共计 27 条,4 方;卷七为痉湿暍病、脉法上下篇;卷八为可汗不可汗、可吐不可吐、可下不可下病、汗吐下后脉证及刘复真"脉法要捷"、严三点捷法、神圣功巧括。《本草钞》录有《伤寒论》中所涉及的药物,并逐药阐释,以便初学者应用。《或问》一卷提出的"表里三层"说,《痉书》对痉与惊风的论述,皆设为问答形式,以发挥条辨未尽之意等,均系方有执研究伤寒的学术成果。

《伤寒论条辨》现存明万历二十年至二十七年歙县方氏浩然楼刻本,藏于北京图书馆、中国科学院图书馆、首都图书馆、中国中医研究院图书馆、军事医学科学院图书馆、山东省图书馆、上海图书馆等;清康熙浩然楼刻本,藏于中国医学科学院图书馆、中国中医研究院图书馆、天津市人民图书馆、山西省图书馆、辽宁省图书馆、浙江省图书馆等。清同治四年(1865年)成都过学斋刻本,藏于天津卫生职工医学院图书馆。清秩斯堂刻本,藏于浙江中医学院(现浙江中医药大学)图书馆。清苏州隆溪堂刻本,藏于江西中医学院图书馆(现江西中医药大学)。清刻本,藏于北京图书馆。1925年渭南严氏孝义家塾刻本,藏于北京图书馆、中国科学院图书馆、中国中医研究院图书馆、四川省图书馆、同济医科大学图书馆、重庆市图书馆等。抄本藏于中国科学院图书馆。1957年四川人民出版社依据1925年渭南严氏原版重印,同年人民卫生出版社出版铅印本。此外,还有很多版本是将本书列入丛书中进行合刊,如1991年上海古籍出版社《四库医学丛书》、2000年上海科学技术出版社《中国医学大成续集》、2009年中国中医药出版社《新安医学名著丛书》、2009年北京学苑出版社《伤寒论注十人书》等。对于《伤寒论条辨·或问》和《伤寒论条辨·痉书》版本与馆藏同《伤寒论条辨》。由上可见,《伤寒论条辨》诸多版本在后世广为流传,产生了很大的影响。

【遣方用药】

桂枝去桂加茯苓白术汤

组成:茯苓三两,白术三两,芍药三两,甘草二两(炙),生姜三两(切),大枣十二枚(擘)。

煎服法:上六味,以水八升,煮取三升,去滓,温服一升,小便利则愈。

主治:伤寒或中风误下后,水饮内停。

方解:桂枝去桂加茯苓白术汤出自《伤寒论》,但是后世医家对该方加减用法存在争议比较多。以方有执为代表,主张去桂枝留芍药,遵从原文张仲景主张"去桂",许宏、柯韵伯、陈修园、唐容川等皆

持此观点。此外,尚有以《医宗金鉴》为代表,主张留桂枝去芍药,认为方中无去君药的道理,桂枝外以散解,内以协助茯苓化气利水。以成无己为代表主张留桂留芍,认为本方为表里双解之剂,桂枝解表,茯苓、白术健脾利湿,使水邪从水道出。方氏认为此方的应用范围为中风或风寒,服用桂枝汤不解,或又采用下法,产生变证。如果表现为头项强痛、翕翕发热、无汗,为风寒表邪未除,心下满、微痛,为误下后病邪入里,导致小便不利,水饮内停,去桂枝加芍药以益阴,误下后损伤脾胃之气,姜枣健脾胃和中,茯苓淡渗利窍,白术健脾利水,祛除在内的停饮,治疗前面的误治。伤寒医家刘渡舟赞同方氏的看法,认为芍药和桂枝有滋阴和阳之功,苓桂术甘汤是通阳之法,而苓芍术甘汤,即本方是和阴之法,治疗心下满微痛,小便不利,茯苓须得芍药才能发挥去水气利小便的功效。当今有学者同样赞成方氏的看法并进行辨析,认为去桂的原因在于从表里同病的治则入手,表证未解,又误用下法,当表里同病,里证明显,正虚无力抗邪,当先治里后解表,内有停饮,而祛除水邪最快的办法是从水道走,因而去掉偏重走表的桂枝,同时加茯苓、白术以有利于水邪下走利水。留芍争议的原因在于"胸满去芍药",但是与脾胃虚弱导致的"心下满微痛"病机不同,留芍药配伍茯苓、白术利水,并对《医宗金鉴》中"芍药之酸收,避无汗心下满"认为去桂乃去芍为传抄之误。方氏明确本方为桂枝汤去桂留芍加茯苓白术,为仲景经典方正名。

【学术传承】

新安医学肇始于宋代,鼎盛于明清时期,先后涌现出一大批著名医家和医著如宋代张杲,元代王国瑞,明代汪机、方有执、孙一奎等,清代程国彭、吴谦、郑梅涧、许豫和等,流传至今成为徽州区域性综合医学。其中,明朝中后期的新安医家方有执开创《伤寒论》错简学派的先河,影响深远,在其"错简重订"说的影响下,江南地区掀起了热火朝天的伤寒学术流派争鸣,以徽州方有执为代表的"错简重订"派、浙江张志聪为代表的"维护旧论"派,以及江苏柯琴为代表的"辨证论治"派,三派呈鼎立之势。

方氏深受程朱理学熏陶,其著书立说,往往援理入医,以理论医。《伤寒论条辨》中多次提及朱熹、

程颐,如"程子曰:五经如药方""朱子曰:正意不可无,邪意不可有"等。方氏提出的错简重订说、三纲鼎立说、《伤寒》所论不啻伤寒说等,皆与程朱理学渊源极深,其中"错简重订说"与朱熹《大学》"错简论"具有一定的思想渊源,"三纲鼎立说"与朱熹的《大学》"三纲领",存在一定的联系,方有执《伤寒论条辨》中处处渗透着朱熹"理一分殊"的思想,如"事物皆归一于意矣""三者所受之因虽殊,而其为病则一"等,认为万病诚万殊,然理归于一,治亦归于一。因此,《伤寒》之法,法而世为天下则;《伤寒》之方,方而世为万病祖。

方氏在重订《伤寒论》的过程中,对太阳篇的改动影响最大,他的"卫中风""营伤寒""营卫俱中伤风寒"学术观点的形成,对后世提出的风伤卫用桂枝汤,寒伤营用麻黄汤,风寒两伤营卫用大青龙汤产生了一定的影响。该学术思想,上承晋代王叔和,王氏在《伤寒论·辨脉法第一》中指出,"风则伤卫,寒则伤营,营卫俱病,骨节烦疼"。唐代孙思邈,在《千金翼方·卷九》中指出,"夫寻放之大意,不过三种,一则桂枝,二则麻黄,三则青龙,此之三方,凡疗伤寒,不出之也"。宋代许叔微,在《伤寒发微论·卷上》中指出,"桂枝治中风,麻黄治伤寒、青龙治中风见寒脉,伤寒见风脉"的论述。此外,王新智指出,宋代以来,一些医家已在研究《伤寒论》上作出了一些新的尝试,比如宋代朱肱的《类证活人书》、郭雍的《伤寒补亡论》均未按照宋本原文顺序,而是采用新的编排方法,这些无疑给方氏以方法论上的启示。

下启明末清初医家喻嘉言,其对方氏大加赞赏,"万历间方有执著《伤寒论条辨》……其于太阳三篇,改王叔和之旧,以风寒之伤营卫者分属,卓识超越前人"。其以《伤寒论条辨》为基础,并遵从方氏六经辨证学说,撰写《尚论篇》,卷首论述仲景伤寒学说,提出"以冬月伤寒为大纲,伤寒六经中,又以太阳一经为大纲;而太阳经中,又以风伤卫、寒伤营、风寒两伤营卫为大纲",此即"三纲鼎立"学说,重点突出三纲鼎立。后来方氏殁,《伤寒论条辨》散佚,流传不甚广,而喻嘉言《尚论篇》盛行于世,所以存在将"三纲鼎立"学说归于喻嘉言的误解,在此须明确"三纲鼎立"学说的进一步发展是以方氏为基础的。此外,喻嘉言以三纲之法分析脉、法、方、证,并将此思想进一步发挥,提出了"温病三纲"之说,为后世温病学派的卫气营血辨证提供了一种辨证思路。在方氏和喻氏的影响下,诸多医家,比如张璐、黄元御、吴仪洛、周扬俊、程应旄、郑重光、章楠、吴谦等,都是以错简探讨《伤寒论》的代表医家。张璐研究《伤寒论》三十余年,著有《伤寒绪论》《伤寒缵论》,认为诸多医家论述存在分歧,难以统一,而方有执的《伤寒论条辨》和喻嘉言的《尚论篇》才"忽有了悟,觉向之所谓多歧者,渐归一贯",认为三纲鼎立之说是关钥,在《太阳篇》中分"辨风寒营卫甚严"。吴仪洛推崇喻嘉言《尚论篇》,认为喻嘉言能振举《伤寒论》大纲。程应旄著有《伤寒论后条辨》,对方有执颇为欣赏,认为方有执以《伤寒论》为方法俱备全书,但是不局限伤寒病的论述,并与《伤寒论》的辨证治法,统赅百病,与方有执一脉相承。郑重光著有《伤寒论条辨续注》《伤寒论证辨》,参校《伤寒论翼》等,推崇方有执,《伤寒论条辨续注》以《伤寒论条辨》为原本,并适当修改,名曰《续疰》,卷首仍冠以方有执之名,可知其推崇方有执之意。章楠所著的《伤寒本旨》,言明"择善而从,即依方氏而分篇目",遵从风伤卫、寒伤营、风寒两伤营卫分篇的精神,并将其中有关于《伤寒论》所载病症,以及辨阴阳虚实诸理,分植于六经篇中。周扬俊著有《伤寒论三注》,采方有执与喻嘉言之说,并进行发挥,"病有发热恶寒者,发于阳也;无热恶寒者,发于阴也",将有热、无热作为辨识阳证、阴证的大纲,并认为"阳经受病,则恶寒发热;阴经受病,则无热恶寒",虽然大体本于方氏和喻嘉言,但是有所发挥,独辟蹊径。黄元御十分支持错简之说,重订诸条文,其对《伤寒论》进行重新修订的思想与方氏与喻氏大体相同,但是其持论颇高,倡发五运六气,探究伤寒脏腑、经络、营卫、表里、阴阳、寒热、虚实诸病变。吴谦在主编清代大型医学丛书《医宗金鉴》,重订《伤寒论注》时,削《伤寒例》,合并《辨脉法》《平脉法》置于卷末,伤寒分经等均依《伤寒论条辨》之例,进一步发挥说"首揭此条为太阳病提纲,凡上中下三篇内称太阳病者,皆指此脉证而言也",并在六经病下选择有代表性的条文作为各证的提纲。柯韵伯在《伤寒来苏集》中对提纲学说作了进一步发挥和完善,成为《伤寒论》研究者所注重的内容之一,相袭沿用数百年,直至现在高等院校的教材仍在应用。

此外,错简派的观点影响到日本,1856年(日本安政三年)丹波元坚弟子堀川济以日本枫山秘府所藏赵开美《伤寒论》(坊刻本,非原刻)为底本翻刻之名曰《翻刻宋版伤寒论》。1981年,在中日《伤寒论》学术讨论会上,任应秋教授《研究伤寒论的流派》一文,将方有执列为重订错简派之鼻祖,足见其在学术上影响深远。

参考文献

[1] 任应秋.中医各家学说[M].上海:上海科学技术出版社,1980:102-104.

[2] 裘沛然.中医历代各家学说[M].上海:上海科学技术出版社,1984:160.

[3] 陈大舜.中医各家学说[M].武汉:湖北科学技术出版社,1989:192-195.

[4] 王乐匋.新安医籍考[M].合肥:安徽科学技术出版社,1999:81-91.

[5] 邓铁涛,赵立诚,邓中炎.《伤寒论》叙例辨[J].中医杂志,1982(8):4-6.

[6] 卓群.方有执与《伤寒论条辨》[J].天津中医学院学报,1984(2):39-40,27.

[7] 刘渡舟.谈谈苓芍术甘汤的发现及其治疗意义[J].国医论坛,1987(4):11.

[8] 杨运高.方有执是怎样错简重订的[J].中医药学报,1988(2):5-7.

[9] 黄煌.《伤寒论》研究的拓荒者——介绍明代著名伤寒家方有执[J].江西中医药,1990,21(4):56-57.

[10] 吴曼衡.新安医家对《伤寒论》研究的贡献[J].安徽中医学院学报,1991,10(4):21-23.

[11] 黄兆强,黄孝周.皖歙著名医家及其对祖国医学之贡献[J].中医文献杂志,2003(4):42-44.

[12] 逯敏,贾妮.三纲鼎立学说在喻氏《尚论篇》中的反映[J].甘肃中医,2005,18(9):1-2.

[13] 张星平,肖莹.方有执《伤寒论条辨》对伤寒学的贡献[J].上海中医药杂志,2005,39(7):55-56.

[14] 朱长刚.谈新安医学文化特征[J].中华医史杂志,2007,37(1):56-59.

[15] 王新智.方有执对《伤寒论》的重大发挥[J].福建中医学院学报,2008,18(5):53-54.

[16] 邹交平.新安医学学术贡献概述[J].中医药临床杂志,2009,21(3):253-254.

[17] 游心慈.喻嘉言对《伤寒论》学术思想之继承与发展[D].北京:北京中医药大学,2010:16.

[18] 李艳.国医大师李济仁[M].北京:中国医药科技出版社,2011:321-323.

[19] 杨奕望,吴鸿洲,陈丽云.明代瘟疫的产生、暴发与诊治思路[J].中国中医急症,2012,21(1):85-86.

[20] 张前进,梁嵘,姚叙莹,等.伤寒舌诊对腻苔概念形成的贡献[J].世界科学技术(中医药现代化),2012,14(6):2274-2277.

[21] 万四妹.明清新安医家伤寒文献研究[D].南京:南京中医药大学,2012:15-16.

[22] 钱超尘.章太炎对王叔和之简考[J].中医文献杂志,2014,32(4):23-26.

[23] 夏宛廷.由"疗伤寒不出麻桂青龙"浅析三纲鼎立学术思想[J].四川中医,2014,32(11):14-15.

[24] 谢韬.浅谈方有执对《伤寒论》的发挥[J].江西中医药大学学报,2015,27(5):22-23.

[25] 徐斐.论歙人方有执首创《伤寒论条辨》及其治学特点[J].湖北函授大学学报,2016,29(6):114-115,151.

[26] 秦高凤,赵琰,屈会化.桂枝去桂加茯苓白术汤方证辨析[J].环球中医药,2016,9(11):1422-1424.

[27] 冯树.明代名医——方有执[J].益寿宝典,2017(21):59.

[28] 刘家楷.错简派新安医家伤寒学术思想研究[D].合肥:安徽中医药大学,2018:17-18.

[29] 何叶博,严世芸,陈丽云.方有执《伤寒论条辨》的理学渊源[J].中华中医药杂志,2020,35(8):3821-3823.

18. 缪希雍(《先醒斋医学广笔记》)

【生平传略】

缪希雍(约 1546—1627 年),字仲淳,号慕台。祖籍常熟,侨居长兴,老于金坛,葬在阳羡中。缪希雍童年丧父,体弱多病,遂拜无锡名医司马铭鞠为师,尽得其传,后以医名世,声振江淮。其一生不事王侯,淡泊名利,潜心医道,精于本草,勤于临证,多有奇效。著有《神农本草经疏》30 卷、《本草单方》19 卷、《先醒斋医学广笔记》4 卷。

《先醒斋医学广笔记》原名《先醒斋笔记》,是其好友丁元荐搜集缪希雍临床效方、验案而成。后经其本人"增益群方,兼采本草常用之药,增至四百余品,详其修事,又增入伤寒、温病、时疫治法要旨",故更名为《先醒斋医学广笔记》。全书共四卷。卷一至卷三主要集录了缪希雍对内、妇、外、儿等各科常见病的治疗心得、所用效方及临床验案。卷四为炮炙大法及用药凡例,记叙了常用的四百余味中药的炮炙方法、畏恶宜忌,以及丸散膏汤的制法、煎服法等。书中反映了缪希雍精湛的医学造诣,独到的治疗经验和丰富的药学知识。

【学术思想】

(一)治疫强调固护阴液,影响深远

缪希雍认为"伤寒瘟疫三阳症中往往多带阳明者",指出疫病多见阳明肠腑之证。阳明为多气多血之经,以津液为本,故治疗上提倡先防亡阴,以清润为治疗原则,即清解阳明、护其津液,尤为善用石膏这类辛凉苦寒之品。

明代末年,温病学说尚未成熟,医家统称外感热病为伤寒,但缪希雍在临床实践中已认识到温热致病的广泛性。其在辨治外感病方面多有创见,实开温病之先河。首先,缪希雍认为外感热病,阳明证或兼阳明者居多,邪气从口鼻而入。他说"伤寒、瘟疫,三阳证中,往往多带阳明者,以手阳明经属大肠,与肺为表里,同开窍于鼻;足阳明经属胃,与脾为表里,同开窍于口,凡邪气之入,必从口鼻,故兼阳明者独多"。伤寒与瘟疫均属外感热病范围,而于临床上以阳明证多见,其原因在于手足阳明通于口鼻的缘故。缪希雍虽仍称伤寒而未明言温热者,但"三阳多兼阳明"之说,开阔了仲景治疗三阳病的理论范畴;邪从"口鼻而入"之说,对明清温病学家,如吴有性、叶桂、吴瑭等有深远影响,打破了千年以来,外感之邪"由毛窍而入"的框框。这两点为温病学说的发展起到了铺石奠基作用。其次,缪希雍疗热病强调速逐热邪。他认为热邪传变迅速,易犯营血,易耗竭阴液,如不及时救治,往往见邪热上攻,内扰神明,头痛如劈,狂乱谵语;深入血分,吐衄、发斑;甚者肾阴耗伤,水不涵木,手足蠕动,时时欲脱,形消神倦,阴损及阳,冷汗淋漓,四肢厥逆。其曰:"邪在三阳,法宜速逐,迟则胃烂发斑。或传入于里,则属三阴。邪热炽者,令阴水枯竭,于法不治矣。此治之后时之过也。"这种急速驱邪存阴液的思想,为温病学派以及温疫学派的辨治原则提出了宝贵的实践经验。最后,缪希雍重视津液的保护,慎用汗下。他治疗外感热病,例如疫病,既慎用温燥劫阴之品,又慎用苦寒之品。盖苦寒之品苦燥伤阴,苦寒又易败胃,使津亏难复。汗则津泄,下则津脱,故对汗下之法应用十分谨慎,非适应证不可轻投。他说:"近代医师鲁莽,既不明伤寒治法,又不识杂证类伤寒,往往妄投汗、下之药,以致虚人元气,变证丛生。元气本虚之人,未有不因之而毙者矣。戒之哉!汗、下之药,焉可尝试也。"如临证治疗伤寒太阳病,以羌活代麻、桂,防发汗太过,徒伤津液;太阳证如见口渴等,解表剂中即可参佐清法而投石膏、麦冬等品;对于下法,必待邪热内结,腑实已成,方可

先用小承气汤,不行,换大承气汤,勿大其剂,且强调投下药"以腹中和,二便通利为度",以免下之太过,伤胃伐阴。至于津枯肠燥,大便不通之证,他则断不予下药,诛伐无辜,而是借大剂甘蔗汁、梨汁等品,滋液润肠则腑行自利,后世医家称"增水行舟"之法。可见缪希雍拳拳于护养津液,对后世温病学家有很大的启示。综上所述,缪希雍论治外感热病,认为阳明证或兼阳明者居多,邪气从口鼻而入;强调速逐热邪;拳拳于护养津液,确为"上获仲景之真髓,下启温病学家法门"。

不同的时代,方土、时气、习俗、政治等条件不同,往往有其多发之病,这从客观上促使新的医学理论提出及一个医学流派的形成。李东垣"正值中原战乱频繁之时,人民生活颠沛流离,精神上的恐惧,无休止的劳役,再加上饥饿、冻馁等恶劣条件,对于脾胃内伤病的形成,就显得尤为突出了"。这促使其形成侧重脾气之升发,以甘温药补中气,取升麻、柴胡、葛根、防风等"风药"以鼓舞下陷之清阳,用药偏向温燥调补脾胃的风格及"内伤脾胃,百病由生"的独到见解。生活于北方的刘完素,面对《局方》(用药多偏温燥)盛行,北方气候干燥,人多充实刚劲,力倡"六气皆能化火""五志过极皆为热甚"之说。明末之际,瘟疫时有流行,尤以江浙一带为著,且该地区气候溽暑,热病盛行,这为温病学的形成奠定了基础。可见时代对新的医学理论提出及一个医学流派的形成起到十分重要的作用,并促进了中医学的发展。时至明末,特别是南方地区,以气候区域而言,东南地低卑湿,湿热相火为病居多;以生活习惯而言,饮酒吸烟日趋普遍,助热增火,势不能免;以饮食口味而言,辛辣厚味,已成日常餐桌之必需;加之当时温补盛行;由于无战乱之苦,常见的劳倦伤中的致病因素已大减,以上种种因素相互影响,必然耗劫脾胃津液,致使脾阴损伤之候甚多。缪希雍立足临床,从时气、方土、习俗等实际出发,提出了新的观点"脾阴之说"。其专立补养脾阴之法,以"甘寒濡润"作为补脾阴的用药原则,用药常以石斛、木瓜、牛膝、白芍药、酸枣仁等为主,佐以生地黄、枸杞子、茯苓、黄柏等品。"脾阴之说"不仅补充了李东垣脾胃学说之不足,纠正了当时奉行的温补脾阳之偏,并对叶桂的胃阴学说亦有很大的影响,对脾胃论治的发展也起到了承先启后的作用。

(二)论治瘟疫病法则

缪希雍指出"伤寒、温疫,三阳证中往往多带阳明者,以手阳明经属大肠与肺为表里;足阳明经属胃,与脾为表里,同开窍于口,凡邪气之入,必从口鼻,故兼阳明证者独多"。缪希雍在外感热病的治疗上重视阳明,善用清法;保护津液,慎用汗法。临床遣方用药,常以白虎汤、竹叶石膏汤及连翘、玄参等清热养阴之品,尤喜用石膏,其曰:"石膏辛能解肌,镇坠能下胃家痰热;解肌热散则不呕,而烦躁壮热皆能解矣。"其思想对清代的温病学家有重要的学术影响,实为清代温热病学之先驱。一般多认为"邪从口鼻而入"的理论创自吴又可,实则以缪希雍为先,其在《先醒斋医学广笔记》中云:"伤寒、温疫,三阳证中往往多带阳明者,以手阳明经属大肠,与肺为表里;足阳明经属胃,与脾为表里,同开窍于口,凡邪气之入,必从口鼻,故兼阳明证者独多。"具体分析外感热病病机,提出了病邪从口鼻而入,而以阳明受邪独多的观点。阳明病易于化热伤津,缪希雍临床用药,常以白虎汤、竹叶石膏汤清热保津。联想到刘完素在《伤寒直格》中所阐述的重要观点"六经传受,自浅至深,皆为热证",而缪希雍则认为"伤寒、温疫,三阳证中往往多带阳明者",一从病气立论,一从病位阐发,角度虽不相同,然都强调必须着眼于邪热。故刘氏常用双解散、通圣散、黄连解毒汤、三一承气汤或表里双解,或苦寒直折,或苦寒下夺,适应于火热之证;缪希雍则常用白虎汤、竹叶石膏汤及连翘、玄参等清热养阴之品,适宜于燥热之证,二者互补,而为清代温热病学之先驱。

缪希雍辨治外感热病的特点:重视阳明,善用清法。缪希雍认为,外感热病以阳明或兼阳明证者独多,故应注重阳明辨治。阳明又有经、腑之别殊,缪氏则尤重阳明经证。缪希雍善用辛凉、甘寒清气之法,尤善用石膏。临床常取仲景白虎汤、竹叶石膏汤方,并提出解表用白虎汤的观点。在外感热病的治疗中,注意顾护津液是缪氏的另一特长,尤其对阳明病的治疗,在清热的同时,尤当重于保津,故缪氏虽运用竹叶石膏汤,却不用其中温燥劫阴的半夏。至于苦寒之品,既恐其苦燥伤阳,又虑其损伤胃气,使津液亏耗而难复,亦往往慎用。

缪希雍在治法上以清润为原则。缪希雍认为伤寒六经热病为多,耗液伤津,故"先防亡阴,继防亡阳",治疗上以清润为原则,清其邪热、护其津液。如对于太阳病的治疗,缪希雍主张用羌活汤(羌活、前胡、甘草、葛根、生姜、枣、杏仁),重用羌活,避开麻黄、桂枝,又因阳明病证多见,故加入葛根。同时,缪希雍强调速逐热邪,其云:"邪在三阳,法宜速逐,迟则胃烂发斑,或传入于里,则属三阴热炽者,令阴水枯竭,于法不治矣。此治之后时之过也。"

缪希雍慎用汗下之法,不轻易施用温热及苦寒之品。他指出,"汗则津泄,下则液脱",除确属适应证,不可轻投,尤其是下法。缪希雍对大黄提出十三种禁忌证,"以其损伤胃气故也"。缪希雍治太阳病不用麻黄、桂枝之剂,治阳明病去除温燥劫阴的半夏,对三阴病施用温热药也很慎重,除确属"寒邪直中"或"极北高寒之地"温热药不能轻用。他在附子"简误"中指出:"内、外、男、妇、小儿共七十余症,病属阴虚及诸火热,无关阳弱,亦非阴寒,法所均忌",若应用于"伤寒,温病,热病,阳厥等证,靡不立毙""阳厥之病,若系伤寒温疫……此当下之病也"。对干姜虽亦强调使用禁忌。同时,缪希雍也较少使用苦寒药,避免苦燥伤阴,伤及胃气则津液不存。

缪希雍强调因地因人制宜。缪希雍认为"若大江以南……天地之风气既殊,人之所禀亦异。其地绝无刚猛之风,而多湿热之气,质多柔脆,往往多热多痰"。江南地区地理多湿热,江南人的体质也相对较为柔弱,不宜用温热药物、峻猛药物。

(三)论治瘟疫疾病多有创见

1. 论治痧疹

缪希雍明确指出,痧疹的病因是由于肺胃的邪热炽盛,说:"痧疹者,手太阴肺、足阳明胃二经之火热,发而为病者。小儿居多,大人亦时有之。殆时气瘟疫之类与!"针对肺胃二经的邪热,缪希雍指出:"痧疹不宜依症施治,惟当治本。本者,手太阴、足阳明二经之邪热也。解其邪热,则诸症自退。"因此,治疗应以清凉发散为主,药用辛寒、甘寒、苦寒以升发之。缪希雍还指出,痧后脾胃虚弱,元气未复,此时应调养脾胃,培养元气,宜用白芍药,炙甘草为君,莲肉、白扁豆、山药、青黛、麦冬、龙眼肉为臣,此方多多服用,必可令身体逐渐强壮。但缪氏仍告诫,慎勿轻用参术。

2. 论治梅毒

缪希雍指出,梅毒的病机为"此疾始由毒气干

于阳明而发,加以轻粉燥烈,久而水衰,肝挟相火来凌脾土。土属湿,主肌肉,湿热郁蓄于肌肉,故发为痈肿,甚则拘挛"。可知,毒气炽盛为其标,而脾胃被侮为其本。因此,在梅毒初期,邪势鸱张阶段,缪希雍处方中也不乏保津护胃药物,注重"虚为百病之本"。值得一提的是,缪希雍认为硬下疳是属于肝经生病,又因为"肌肉乃脾胃所生,收敛皆气血为主,二者相济以成",因此他多是从厥阴经与阳明经入手匡复正气,同时兼顾他经。特别是遇到霉疮溃破,难以收口的病人,因此时体内余毒未清,而脾胃虚弱又不能助行药力,所以这个时候就应该匡复正气,用调和气血的方药,待得气血恢复、正气旺盛能够胜邪之时,再开始驱邪,投用解毒祛湿、通经活络的药物,这样或许能够解除病根,有望痊愈。

(四)阐发脾阴奥旨,纠正既往偏颇

明代以前,论治脾胃多侧重脾胃之阳而略脾胃之阴,李东垣被后世奉为补土派之始祖,也不例外。清代叶天士创立了胃阴学术,明确了脾胃分治,似与东垣对立,实则相辅相成,其弥补了东垣学术之不足,使脾胃学术趋于完善。然而,介于此间的明代,却是一个承先启后的重要历史阶段,不少医家在脾胃论治方面颇具卓识而有建树。医家缪希雍,不偏主一家之言,撷取诸家学术之精华,论治脾胃主张区别阴阳,而更侧重脾阴。其阐发脾阴奥旨,制定补益脾阴大法,不仅纠正了历代医家重视脾阳而忽略脾阴之弊,而且对叶天士的胃阴学术具有深远影响,堪为脾胃学术发展的转折点。"人体五脏,皆有阴阳之分",脾脏亦然,若无脾之阴则无从谈及脾之阳,"只有脾阴脾阳的协调运动和相互平衡,脾脏才能发挥其正常的生理功能"。但鉴于脾的主要生理功能,主运化,主升清,运动特点以升发为主,皆阳气作用,故许多医家对脾阴及其病证论及甚少。虽《内经》曰"真脏濡于脾",其中"濡"字寓有脾阴的作用;《金匮要略》中言"脾中风者,翕翕发热,形如醉人,腹中烦重……其脾为约,麻子仁丸主之",描述了脾阴不足的症状并提出了治决方药;《丹溪心法》中说"脾土之阴受伤,遂成膨胀",涉及脾阴虚之病理,但都未提出脾阴之说。缪希雍立足临床,从实际出发,突破传统理论中认为脾为阴脏,脾为太阴及脾为至阴之见,大胆提出"世人徒知香燥温补为治脾之法,而不知甘寒滋润益阴之有益于脾

也"创"脾阴说"。缪希雍论治脾阴虚典型症状为不思食、形体倍削、腿疼、困惫之极、不能行立、烦懑身热、不眠。再从其典型症状加以分析脾阴虚病机，可简要概括为以下三点：运化失司、濡润无权、阴虚内热。脾运化功能的正常发挥，依赖脾阴脾阳的相互协同，脾阴不足，则运化失司，水谷不化，故不思食，日久则形体瘦削；脾阴源于水谷之精微，可化生营血津液，脾阴亏虚，化源缺乏，营血不生，精微不布，可致脏腑器官、四肢百骸失却濡养，加之脾主四肢，往往见腿疼，甚者困惫之极、不能行立；阴虚则内热，内热扰乱神明，常出现烦懑身热、不眠。继后历代医家及现代对脾阴病机的研究，也未越以上三点，足见缪希雍对脾阴虚病机的见解是比较全面的。至于脾阴虚的病因，缪希雍虽未列出，但也"不外乎六淫之邪、七情之变以及饮食厚味等化热化火，使营阴受损，伤及脾阴；或思虑烦多、劳倦过度，营血暗耗，而又运化不健，脾阴无生化之源；或汗、吐、下太过，过用辛燥苦温之剂，耗伤脾阴，等等"。缪希雍常以白芍药、石斛、甘枸杞、麦门冬育养脾阴，佐以人参、甘草、扁豆以益气，茯苓、橘红、薏苡仁、木瓜、黄柏、滑石等以清热利湿，这突出生津益气，润中寓清的用药特点。气与津之间，是一对互相依赖，互相滋生，互相制约的整体，如《素问·六节藏象论》曰："气和而生，津液相成。"育养脾阴辅以补气之品也体现了阴阳互生之理。脾阴虚则内火生，佐以甘寒清热之品，清虚热而不损胃气；佐以甘淡利湿之品，益胃阴而不呆滞。缪希雍育养脾阴用药虽不多，但对后世医家影响却很大。如胡慎柔的养真汤（山药、党参、白术、茯苓、甘草、莲子肉、白芍、五味子、麦冬、黄芪），吴澄的中和理阴汤（山药、党参、莲肉、扁豆、老米、燕窝），陈藏器的六神散（山药、党参、白术、茯苓、甘草、扁豆），《圣济总录》的山芋丸（山药、党参、白术），喻昌辉的益脾汤（太子参、山药、莲子、薏苡仁、芡实、扁豆、茯苓、石斛、白术、桔梗、谷芽、炙甘草）等，其处方用药虽各有特点，但所用之药基本在缪希雍育养脾阴用药范围之内。叶天士养胃阴用药也多从缪氏，其养胃阴遣药组方与缪希雍如出一辙，只是叶氏继承和发扬了缪希雍育养脾阴之法，悟其真谛，别出"胃阴之说"。综上，缪希雍阐发脾阴奥旨，见解独树一帜，其不仅纠正了历代医家重视脾阳而忽略脾阴之弊，而且对后世脾阴学说影响深远。

（五）论中风须辨真假，见解独到

对中风病的认识，在唐宋以前主要以"外风"学说为主，多以"内虚邪中"立论；唐宋以后，特别是金元以降，突出以"内风"立论，如刘河间的主火说、李东垣的气虚说、朱丹溪的湿热痰说、薛己的肝肾亏损说等。缪希雍对中风首明真假内外，从南北地域之特点进行论述，并提出"内虚暗风"说。内虚即阴虚，暗风即内风。他认为其病机为"真阴既亏，内热弥甚，煎熬津液，凝结为痰，壅塞气道，不得通利，热极生风"，症见"或不省人事，或口眼㖞斜，或语言謇涩，或半身不遂"，发病先期，多有内热证候，如口苦舌干，大便秘结，小便短涩等。对此缪氏提出了顺气开痰以治其标，养阴补阳以治其本的原则，并告戒尤不可误用治真中风之风燥药，否则祸福反掌。具体用药"清热：天门冬、麦冬、甘菊、白芍、白茯苓、天花粉、童便；顺气：紫苏子、枇杷叶、橘红、郁金；开痰：贝母、白芥子、竹沥、荆沥、瓜蒌仁；益阴：何首乌、石斛、菟丝子、天冬、甘菊、生地黄、白芍、枸杞子、薯蓣、梨汁、霞天膏、麦冬、五味子、牛膝、人乳、阿胶；补阳：人参、黄芪、巴戟天、鹿茸、大枣"。如《先醒斋医学广笔记》载案曰："乙卯春正月三日，予忽患口角㖞斜，右目及右耳根俱痛，右颊浮肿。仲淳曰：此内热生风及痰也。治痰先清火，清火先养阴，最忌燥剂。真苏子三钱、广橘红三钱、瓜蒌根三钱、贝母四钱、天门冬三钱、麦门冬五钱、白芍药四钱、甘草七分、鲜沙参三钱、明天麻一钱、甘菊花三钱、连翘二钱。河水二盅半，煎一盅，加竹沥、童便各一杯，而后随证加减，历时五月，病方痊愈。"此案是对缪希雍法度的印证。可见缪希雍对中风的治法遣方已脱离唐人的散外风与金元诸家的单从某一病机入手的旧法，而从标本两方面兼顾，其独成一家，被后世所称许。清代医学大家叶天士"论治中风、肝风，主于肝肾阴虚'内风暗袭'，无疑继承了缪氏的'内虚暗风'论"。如《临证指南医案·中风》叶氏处方用药，"膏方多用天冬、麦冬、沙参、天麻、白蒺藜、竹沥、芦根汁、梨汁、柿霜等；丸方用天冬、枸杞子、何首乌、甘菊花、茺蔚子、豆衣、茯苓、石斛、虎骨胶等。"凡此用药风格，在叶案中处处可见，无不与缪希雍同轨共辙。

（六）吐血三法之论，立意独特深远

论治吐血，临床医家多宗血得热则行，得寒则止的教条,不究出血之因,不求证候性质,而是简单集合凉血止血药物进行治疗。或有效,或无效,或取效于一时,遗害于一生,成不知其所以成,败不知其何以败。孰不知,吐血原因复杂,证候性质寒热虚实不尽相同,甚至错杂互见。缪希雍在深入研究吐血病因病机基础之上,结合临床实践,创造性地提出了"吐血三法"(宜行血,不宜止血;宜补肝,不宜伐肝;宜降气,不宜降火),发前人所未发,立意独特,影响深远,具有宝贵的运用价值。缪氏认为宜行血,不宜止血。《先醒斋医学广笔记·吐血》中曰:"宜行血,不宜止血。血不行经络者,气逆上壅也。行血则血循经络,不止自止。止之则血凝,血凝则发热、恶食,病日痛矣。"缪希雍认为,出血是血不能循经运行,多气血上壅所致。壅者宜行,逆者宜降,行血如同禹凿渠治水,因势利导,使得血行经络,则无壅溢之患,不必止血而血自止。如一见出血就全方位止血,虽能取效一时,但其弊随之而至,反复出血,发热、发闷、恶食,病情日益痼结难解。行血一法可以疏闭畅流,使血归于经,环行上下,不复壅遏,有不止血而血自止之妙。此法对慢性出血、色暗不鲜、量少不畅、连绵不断者尤为适宜,而且对其他类型的出血也有积极的意义。其一,可消除体内离经外溢之血,防止恶血内留,瘀积而衍他症;其二,可消散经隧中的瘀血,避免瘀血阻滞损伤经脉导致新的出血;其三,祛瘀生新,有利于新血的化生和正常运行;其四,有的行血药兼可以止血,标本同治,达到快速止血的目的。行血一法,后世医家多有继承和发挥。如叶天士强调"莫见血以投凉,勿因嗽而理肺"。对于出血病证,处方用药中,止血治标药用得很少,仅在个别案中出现其一二。然而,方中却常用郁金、琥珀、丹参、降香、牛膝、童便、川贝等宣通之品。如"《临证指南医案·吐血》邵新甫按语曰:若慎怒而动及肝阳,血随气逆者,用缪氏气为血帅法,如苏子、郁金、桑叶、丹皮、降香、川贝之类也;若郁勃日久而伤及肝阴,木火内燃阳络者,用柔肝育阴法,如阿胶、鸡黄、生地、麦冬、白芍、甘草之类也。"这充分体现了其对缪希雍治吐血二要法的领悟。血证大家唐容川也指出"凡有所瘀,莫不壅塞气道,阻滞生机,久则变为骨蒸、干血、劳瘵,不可不急去之也。且经隧之中,既有瘀血据住,则新血不能安行无恙,终必妄走而吐溢矣。……顾旧血不去,则新血断然不生,而新血不生,则旧血亦不能自去也。此血在

身,不能加于好血,而反阻新血之化机。……一切不治之证,总由不善去瘀之故。凡治血者,必先以去瘀为要"。可见其深明缪希雍吐血三要法之旨。缪希雍提出"宜行血,不宜止血"。并非否定前人出血止血的重要性和积极意义,而是强调对于出血一症,要审证求因,不要机械教条,明确止血和行血的辩证关系。告诫医者治疗血证时,要在不影响血液畅通运行的前提条件下去遣方选药,以实现止血目标,甚至借助行血达到止血的目的。缪希雍认为宜补肝,不宜伐肝。《先醒斋医学广笔记·吐血》中曰:"宜补肝,不宜伐肝。《经》曰:五脏者,藏精气而不泻者也。肝为将军之官,主藏血。吐血者,肝失其职也。养肝则肝气平而血有所归。伐之则肝虚不能藏血,血愈不止矣。"肝藏血主疏泄,体阴用阳是其生理特点;肝阴肝血易虚、肝气易郁、肝阳易亢是其病理特点。肝疏泄气血,在机体内无处不到,所以肝病涉及面广,症候多样,病因病机最为复杂,大多始为实证,继而由实转虚,形成虚实夹杂或本虚标实之证。但世人对肝病吐血,常常只看到肝火盛、肝阳亢等标象,却不去追究其亢盛之势的起因,就简单运用黄芩、龙胆草、夏枯草、山栀等清肝伐肝药物,治标有余,治本不足,甚至完全背离病本,因而每每造成病机未除而肝阴肝阳两伤的严重后果。最终肝火未必得清,阳亢未必得平,疾病却反复发作,愈演愈烈,病人体质也每况愈下。所以缪希雍明确提出"宜补肝不宜伐肝"。缪希雍"宜补肝,不宜伐肝"之说,一是基于其对肝苦欲补泻及肝的生理特性的深刻认识。他在《神农本草经疏·五脏苦欲补泻论》中说:"肝为将军之官,言不受制者也。急则有摧折之意焉,故苦而恶之、缓之,是使遂其性也。甘可以缓,甘草之属是已。扶苏条达,木之象也;升发开展,魂之用也。故其性欲散,辛以散之,解其束缚也,是散则补也。辛可以散,川芎之属是已。若其太过,则屈制之,毋使逾分,酸可以收,芍药之属是已。急也,敛也,肝性之所苦也,违其性苦也,肝斯虚矣。补之以辛,是明以散为补也,细辛、生姜、陈皮之属是已。"二是其抓住肝病血证之本质。肝以血为体,失血则血损,血损则肝失所养,肝体不足;木实则乘土,土弱不能植木,久则肝木不荣;肝为刚脏,气常有余,体常不足,肝气过旺,肝体必伤,诚如唐容川在《血证论》补肝之论中说:"肝为藏血之脏,血所以运行周身者,赖冲、任、带三脉以管领之,而血

海胞中，又血所转输归宿之所，肝则司主血海，冲、任、带三脉又肝所属，故补血者总以补肝为要。李时珍谓肝无补法，盖恐木盛侮土，故为此论。不知木之所以克土者，肝血虚则火扰胃中，肝气虚则水泛脾经，其侮土也如是，非真肝经之气血有余也"。《先醒斋医学广笔记·吐血》中曰："宜降气，不宜降火。气有余即是火，气降即火降，火降则气不上升，血随气行，无溢出上窍之患矣。降火必用寒凉之剂，反伤胃气，胃气伤则脾不能统血，血愈不能归经矣。"缪氏曰："天地之间，动静云为者，无非气也；人身之内，转运升降者，亦气也。"其视气机之升降顺调与否为病之枢要，指出升降乃治法之大机。因此，他认为血病为患，多气郁化火，火随气升，迫血上溢所致，治宜降气。气降则火自降，火降则气归元，阳交于阴，血自止。他更进一步指出，如用苦寒之剂降火，最容易损伤中阳，一方面可能因为脾阳虚怠、血失统摄而出血加重，另一方面又可因中气虚衰，气血生化乏源或气机升降失序而变生他病。缪氏之降气法，主要是指引导气机下行，削夺其势，减少气的壅滞、蓄积、逆乱，而不致生热化火，亢而为害。此外，还有行气、调气，以疏其郁滞的涵义，因而可广泛运用。再者降气一法，巧妙之处还在于常常和甘凉濡润之剂相配伍，与养阴之法并进，从而避免降气药克伐胃气、耗伤津液之弊。因此，"宜降气，不宜降火"一说对后世医家治疗血证有深远影响。医家程履新《易简方论》治血证分为八法，首法就是降气，他认为"血循气行，气升则升，气降则降，火气上升，逼于火则血因之上溢；湿气下行，滞于湿则血因之而下渗。故治上溢无如降气，治下渗无如升阳"。鲜明突出了降气法的价值。在《血证论》中唐容川提出"止血、消瘀、宁血、补虚"通治血证四法，在阐述四法的具体内容时受到了缪希雍见解的深刻影响。《血证论·吐血论》云："顾止血之法虽多，而总莫先于降气，故沉香、降香、苏子、杏仁、旋覆、枳壳、半夏、贝母、厚朴、香附之类，皆须随宜取用。"治血证要"降其肺气，顺其胃气，纳其肾气，气下则血下，血止气亦平复"。缪希雍之"宜降气，不宜降火"，体现了气火同源、火气相因、消长平衡的整体观思想。对轻微的火证，通过降气，就可以达到降火的目的，又无降火的弊端。当然，若真是火热实证，又必须降火直折火势，佐以降气之品则疗效更佳。他提示对苦寒清热法则的应用必须有很强的针对性，

的确有火热实证才能使用，并且时时不忘顾护脾胃，中病即止。否则可能南辕北辙，雪上加霜，使治疗陷入困境，给病人造成更大的痛苦，或者事倍功半，留下很多后患，不能长治久安。

根据伤寒易于热化的特点，缪希雍治疗强调速逐热邪。如谓："邪在三阳，法宜速逐，迟则胃烂发斑；或传入于里，则属三阴，邪热炽者，令阴水枯竭，于法不治矣。此治之后时之过也。"由此可见，其速逐热邪的重要意义有两个方面：其一，热邪传变迅速，易犯营血。"胃烂发斑"即阳明热极，气血沸腾之象。其二，热为阳邪，易耗阴液，速逐阳明之热，可以避免病邪劫夺阴液，深入下焦肝肾。

【著作考】

《先醒斋医学广笔记》自问世以来，为后世医家所推崇，代有刊刻，广为流传。此次校勘以明天启二年（1622年）京口大成堂刊本为底本，明崇祯十五年（1642年）虞山李枝刊本为主校本，并参照1983年江苏科学技术出版社铅印本核校而成。全书采用简体横排、现代标点。对底本中的明显错字、古今字、通假字予以径改，异体字除药名外一律律正，费解的字词、生僻药名予以诠释，以飨读者。

【遣方用药】

（一）脾肾双补丸

缪希雍在脾胃论治上更有其独到见解，如其认为肾为先天，脾为后天，脾肾相互资生，治脾应兼顾肾，自创了脾肾双补丸（人参、莲肉、菟丝子、五味子、山茱萸、真怀山药、车前子、肉豆蔻、橘红、砂仁、巴戟天、补骨脂）；肝木太盛，必乘胃害脾，法当制肝实脾、平肝和胃，先以风药发散升举，次用健脾益气之品；五脏皆分阴阳，脾胃自不例外，其强调临证当区分脾阴、脾阳，以甘寒滋润为育脾阴之大法；脾失健运，则易化湿，调治脾胃须注重化湿，其喜用茅山苍术，化湿健脾。创资生丸（人参、白术、白茯苓、广陈皮、山楂肉、甘草、怀山药、川黄连、薏苡仁、白扁豆、白豆蔻、藿香叶、莲肉、泽泻、桔梗、芡实粉、麦芽）调理脾胃兼清热化湿。因此，缪氏对脾胃论治的见解，值得我们临证组方用药借鉴。

（二）集灵方

缪希雍杂病养阴，常化裁于集灵方。集灵方由

天门冬、麦门冬、人参、枸杞子、牛膝、生地黄、熟地黄组成,缪希雍认为此方:"补心肾,益气血,延年益寿。"方中二冬滋阴养胃,润肺清心,为补阴之上品,正如东坡有诗云:"一枕清风值万钱,无人肯买北窗眠。开心暖胃门冬饮,知是东坡手自煎。"二地填精益髓;枸杞子、牛膝补益肝肾;人参补中益气,与大量养阴相伍,大有补气生精之功,因此其可谓养阴之名方。集灵方对后世影响也很大,如王孟英将其收入《温热经纬》,易名集灵膏,谓"峻补肝肾之饮,无出此方之右者"。顾松园的保阴煎也出于集灵方。缪希雍临证灵活化裁集灵方,每每伍以白芍、甘草酸甘济阴之用;淡渗之茯苓用于甘寒滋腻之剂中,使补而不滞;橘红乃缪希雍常用之品,较之陈皮,理气之功更佳,《药品化义》曰:"橘红辛能横行散结,苦能直行下降,为理气要药。"橘红与大量养阴为伍,使补而不壅滞。

(三)资生丸

缪希雍临证立论深邃,构思灵巧,语简法备,善用清凉甘润的药物疗病;行医之余,勤于笔耕,资生丸为其名方之一。资生丸方中人参、白术补脾气;山药、白扁豆、莲子、芡实补脾阴;茯苓、薏苡仁、泽泻淡渗利湿;橘红行气燥湿;白豆蔻、藿香芳香化湿;醒脾开胃,走气分,入脾胃经;山楂开胃和营,走血分;山楂、神曲、麦芽可消食积,除生湿之源;湿易郁生热,黄连可清之;山药、莲子、芡实兼能益肾固精,可防茯苓等淡渗太过;桔梗升清阳,和淡渗利湿药物互相配合,升清降浊。值得一提的是,水液代谢和肺、脾、肾关系密切,脾土制水,位处中心。资生丸虽应用大量补脾祛湿之品,重在补脾祛湿,但尚有芡实等益肾固精,以恢复肾主水之功,桔梗宣发肺气,助通调水道,因此资生丸兼顾了肺脾肾三脏,治疗湿邪为病,其效自然突出。

【学术传承】

缪希雍父早殁,幼年孤苦,一生游走四方。在周游之时,到处为医,寻师访友,切磋学问,采药搜方,丰富自己的学识和经验。十三岁,父尚志病故。十七岁,得疟疾,久治不效,检读《内经》《本草》等医书,自治而愈,自此留心医药,开始研习医书。二十岁,应举不中,家道中落,奋志读书,精求药道。二十七岁,久经揣摩,医道以成,春,治愈赵景之梦遗证。三十岁,开始游寓行医,其足迹遍布浙江、福建、湖

南、湖北、江西等地,如在南京,与王肯堂相晤,共谈医道,传其秘方资生丸于王氏;在无锡,与东林党魁高攀龙论交;在南昌识医官邓思济,传其秘方;在九江得宋氏"痘科异治"一卷;与金坛于玉立、长兴丁元荐、常州沈伯和、丹阳贺学仁、松江康孟修、同里钱谦益诸人订金兰之盟,被尊为兄长等。五十六岁,收同里李枝为学徒,开始撰写《神农本草经疏》。

在学术思想传承方面,叶天士言温病之邪侵入人体宗缪希雍"由口鼻而入"的观点,认为温病先从上焦始,由此创立了温病卫气营血的辨证纲领,制定了各阶段的治疗大法。在温病发展的整个过程中,他都非常注意顾护阳明之津液,如说"热邪不燥胃津,必耗肾液""救阴不在血,而在津与液"。他认为灼津劫液是温病发生发展中的重要病机,因此他在外感温热病中重视津液。他的卫气营血辨证纲领可说是以津液受灼轻重而立论。他提出的验齿、辨白等法主要从色泽的枯萎分析津液的存否,从而判断病邪之轻重,预后之吉凶。在治疗上他更重视阳明之津液,例如他对温邪入营用清热凉血佐以透斑之品引邪外达,如身热仍不退,他就认为属胃阴不足,不能制胜余热,治疗就直取甘寒生津之品以滋养胃液,胃液复则身凉脉静。叶氏有"存津液为第一"之说,他在治疗中非常注意顾护阳明津液。而顾护阳明津液的目的则是借此拯救整体的阴液。叶桂重阳明津液的认识在理论上与缪希雍观点一脉相承。

【医话与轶事】

缪希雍一生游走四方,在周游之时,到处为医,寻师访友。一方面,悉心揣摩每位医家用药治病的独特方法;另一方面,结识各地名医,切磋学问,研讨治病用药之术,协力诊治,丰富自己的学识和经验。列举其与王肯堂诊治医案,此为缪希雍与王氏珍贵的会诊记录。两位大家相互切磋,拟定从饮证论治,投五饮丸,立瘥。疾病往往错综复杂,千变万化,协力诊治,共同研讨,疗效更满意。缪、王二人虽为一代名医,但"在学术上相互尊重,共同探讨,共同提高,无文人相轻,怀才自傲的陋习"。他们谦虚好学的大家风范,实乃我们现今为医者的楷模。

【医案选介】

案一:臧玉涵次郎,年十六,因新婚兼酒食,忽

感痘。诸医以为不可治。施季泉至,八日浆清,寒战咬牙,谵语,神思恍惚。诸医皆欲以保元汤大剂补之,季泉以为不然。改用犀角地黄汤,得脱痂,后忽呕吐,大便燥结,淹延一年,群医束手,告急仲淳。仲淳视其舌多裂纹,曰:必当时未曾解阳明之热,故有是症。命以石膏一两,人参一两,麦门冬五钱,枇杷叶、橘红、竹沥、童便为佐。一剂即安。再进二剂,膈间如冷物隔定,父母俱谓必毙。仲淳曰:不妨,当以参汤投之。服两许,即思粥食,晚得大便,夙疾顿瘳。

按语:缪希雍注重急则治其标,先解其阳明之热,再投补剂固其元气。

案二:从妹患泄后虚弱,腹胀不食,季父延诸医疗之。予偶问疾,见其用二陈汤及枳壳、山楂等味。予曰:请一看病者。见其向内卧眠,两手置一处,不复动。曰:元气虚甚矣,法宜用理中汤。恐食积未尽,进以人参三钱,橘红二钱,加姜汁、竹沥数匙。夜半思粥,神思顿活。季父大喜,尽谢诸医。再以六君子汤加山楂肉、砂仁、麦门冬调理之,数剂立起。

按语:缪希雍注重固护脾胃,以理中汤配粥以补脾健胃,治病注重治本求原。

案三:义兴杨纯父幼儿病寒热,势甚棘。诸医以为伤寒也,药之不效。仲淳曰:此必内伤。纯父不信,遍询乳媪及左右,并不知所以伤故。仲淳固问不已,偶一负薪者自外至,闻而讶曰:曩见郎君攀竹梢为戏,梢折坠地,伤或坐此乎?仲淳曰:信也。投以活血导滞之剂,数服而起。仲淳尝言:古人先望、闻、问而后切,良有深意,世人以多问嘲笑,医者含糊诊脉,以致两误,悲夫!

按语:缪希雍提出辨伤寒与内伤的重要性,且重视脉诊在四诊中的重要价值,对后世有深刻的警醒意义。

案四:存之一家人妇伤寒,来乞方。仲淳已疏方与之矣。见其人少年,问曰:若曾病此乎?曰:然。曰:愈几日而妻病?曰:八九日。曰:曾有房欲否?曰:无之。仲淳故曰若有房欲,此方能杀人也。其人即置方不取。遂以裈裆、雄鼠粪、麦冬、韭白、柴胡,二剂势定;更用竹皮汤,二三剂痊愈。

按语:缪希雍料到一家人丈夫先病,妻子后病,为房劳过度,遂用竹皮汤清解而愈。

案五:姚公远内子病,延仲淳入诊,其继母乘便亦求诊。仲淳语伯道曰:妇病不足虑,嫂不救矣。闻者骇甚,曰:吾方新婚,无大恙,何至是耶?予私叩

之。仲淳曰:脉弦数,真弱症也。不半岁,夜热咳嗽,势渐剧。仓皇延仲淳,疏方预之曰:此尽吾心尔!病不起矣。逾年医家百药杂试,竟夭。

按语:缪希雍望诊和切脉的功夫了得,从看到病人就知道病人命不久矣。间接说明缪氏医术高超,远非常人能及。

案六:太学顾仲恭,遭乃正之变,复患病在床。延一医者诊视,惊讶而出,语其所亲云:仲恭病已不起,只在旦晚就木,可速备后事。仲恭闻知,忧疑殊甚。举家惶惶,计无所出,来请予诊脉。按其左手三部平和,右手尺寸无恙,独关部杳然不见,谛视其形色,虽尫羸而神气安静。予询之:曾大怒乎?病者首肯云:生平不善怒,独日来有拂意事,恼怒异常。予曰:信哉!此怒则气并于肝,而脾土受邪之证也。《经》云:大怒则形气俱绝,而况一部之脉乎!甚不足怪,第脾家有积滞,目中微带黄色,恐成黄疸。两三日后,果遍体发黄,服茵陈利水平肝顺气药,数剂而瘳。

按语:病人右手关脉不见,通过问诊知平素易怒气伤肝,肝木乘脾土,且目黄,缪希雍用茵陈利水平肝则愈。

案七:高存之长郎患腹痛。仲淳问曰:按之痛更甚否?曰:按之则痛缓。仲淳曰:此虚症也。即以人参等药饮之,数剂不愈,但药入口则痛止。其痛每以卯时发,得药渐安,至午痛复发。又进再煎而安,近晚再发。又进三剂而安,睡则不复痛矣。如是者月余,存之疑之。更他医药则痛愈甚,药入痛不止矣。以是服仲淳方不疑,一年后渐愈。服药六百剂全疗。

按语:扁鹊拟定"六不治",缪希雍已诊断为腹痛的虚症,然病人将信将疑,不配合缪希雍的治疗,即使医术再高超的医生,也无法治愈疾病。

案八:于中甫长郎痘,患血热兼气虚,先服解毒药,后毒尽作泄,日数次不止,痘平陷矣。仲淳以真鸦片五厘,加炒莲肉末五分,米饮调饮之,泄立止。王宇泰继以人参二两,黄芪三两,鹿茸三钱,煎服。补其元气,浆顿足。盖以先服解毒药,已多无余毒矣,故可补而无余证。

按语:缪希雍在此案运用了下法,攻其邪气,下后用米粥调之,米粥养胃气。继用人参等补气壮阳之品,因邪气已除,补阳气亦可。

案九:云间康孟修患寒热不食久之,势甚危,以

治寒热剂投不应。遍检方书,与王宇泰议,投五饮丸,立瘥。盖饮证原有作寒热之条,故治饮,病自去矣。

按语:此案体现了缪氏善从痰饮论治的思想,痰饮祛除,则病人才欲饮食。

参考文献

[1] 缪希雍.先醒斋医学广笔记[M].北京:中国医药科技出版社,2019.

[2] 赵瑞站,叶素川.缪希雍临证用药组方规律浅析[J].河南中医,2010,30(4):346-348.

[3] 易峰,杨进.缪希雍脾阴学说探讨[J].中医药导报,2009,15(5):4-5.

[4] 简志谋,严世芸.《先醒斋医学广笔记》探微[J].上海中医药杂志,2001(1):44-46.

19. 吴又可(《温疫论》)

【生平传略】

吴有性(1582—1652年),字又可,号淡斋,江苏吴县(今苏州吴中区)东山人,明末清初温病学家。其医术高明,尤其擅长诊治各种传染病、疑症杂症,诊病用药颇为独到,为人称道,《温疫论》为其代表作。1642年,明崇祯十五年,全国瘟疫横行,十户九死。南北直隶(相当于现在的河北、河南、江苏、安徽等地)、山东、浙江等地大疫,五六月间益盛,江苏吴县一带"一巷百余家,无一家仅免;一门数十口,无一口仅存",其惨象不忍目睹。更有甚者,家里的鸡鸭牛羊等禽畜也都悉数全亡。仅仅几个月时间"斗粟千钱,人相食,死亡塞道",赤地千里,到处尸横遍野,死者不计其数。吴氏亲身经历温疫的流行,知疫病之传染性及病情缓急有别于张仲景所论之伤寒。面对温疫肆虐,对于当时医者束手无策,吴氏对现实深感痛惜。他悉心研索,深感"守古法不合新病",指出病人"不死于病,乃死于医;不死于医,乃死于圣经之遗亡也"。于是"静心穷理,格其所感之气,所入之门,所受之气,及其传变之体",在借鉴前人对温疫的研究经验的基础上,结合"平日所用历验之法"于1642年著成《温疫论》一书。

吴又可在《温疫论》中全面、深刻、系统地论述了温疫的病因、发病条件、传染途径、病变趋势、临床表现、诊断方法、治疗禁忌和选方用药等。该书不仅广泛继承了前人有关温疫病因证脉治的认识,而且通过自己的临床实践有了许多重大的突破,书中许多内容都是"平日所用历验方法",因而与传统理论相较有很大的不同,在中医外感热病学中独树一帜,形成了颇有影响的"温疫学派",并对后世温病学的发展和趋于成熟起了重要的作用。《温疫论》问世后,研究温疫的医家和著作相继涌现,其中影响较大的有戴天章的《广温疫论》、余师愚的《疫疹一得》、刘松峰的《松峰说疫》、熊立品的《治疫全书》、陈耕道的《疫莎草》、李炳的《辨疫琐言》等。该书是中国历史上第一部关于传染病研究的专著,这是中医发展上的一次重大突破,开创我国传染病学研究的先河,在世界传染病学史上也是一个伟大的创举,是中医疫病学的奠基之作。吴又可在治疗温疫方面的创新使现实医家受益匪浅,他的关于"戾气"致病学说在现在的疫病和传染病来说也十分先进,他的治疫思想及临床经验对后世温病理论的发展及温病的临床治疗有很大的指导意义。

【学术思想】

(一)"温""瘟"无别

吴又可认为"瘟""温"二字,不过是字形的孳乱,含义并无不同,在《温疫论·正名》篇中提出:"《伤寒论》曰:'发热而渴,不恶寒者为温病',后人省'氵'加'疒'为瘟,即温也⋯⋯。盖后人之自为变耳,不可因易其文,以温瘟为两病⋯⋯夫温者热之始,热者温之终,温热首尾一体,故又为热病即温病也。又名疫者,以其沿门阖户,又如徭役之役,众人均等之谓也。今省文作'殳'加'疒'为疫⋯⋯各个不同,究其病则一"。吴又可的这种说法对后世的影响很大,这一观点后世医家争议颇多,如陆九芝、雷少逸等,对此持有不同看法,认为温病和温疫是两种不同的疾病,一般传染的称为温疫(即疫中之温),不传染的称为温病(即不疫之温),正如周扬俊所说"一人受之谓之温,一方受之谓之疫"。但以中医传统的观点来看,二者还是有区别的必要。吴又可的学说,其目的在于说明温病是具有传染性的,广义的温病包括急性传染病,如温疫、时行,同隶属温病范畴。而温疫仅是其中传染性较为强烈,能引起广泛流行的急性传染病。把两者区别开来，对于预防、诊断、治疗急性传染病，还是十分必要的。

（二）伤寒、温疫有异

温疫与伤寒同属热病范畴，但温疫是指有传染性、流行性的温热病，两者又有很大的不同，故必须加以鉴别。吴氏在《温疫论》中有"辨明伤寒时疫"专篇详论。现据此篇论述，并结合该书其他有关内容归纳如下：

（1）病因有别　温疫因感杂气（疫气、疠气、戾气）所致，但也可因六淫及饥饱劳累、精神因素而诱发；伤寒乃感受风寒邪气所致，或单衣风露，或冒雨入水，或临风脱衣，或当檐洗浴等。

（2）感邪途径有别　温疫自口鼻而入，伤寒自毫窍而入。

（3）发病有别　温疫感久而后发，淹缠三三日或渐加重，或淹缠五六日，忽然加重；伤寒感而即发，感发甚暴。

（4）病位有别　温疫感邪多伏于膜原；伤寒感邪在六经。

（5）传变有别　温疫传变从膜原分传表里，传里内侵于腑，传表外淫于经，经不自传；伤寒传变自表及里，以经传经。

（6）初起证候有别　温疫初起，忽觉凛凛以后，但热而不恶寒；伤寒初起，发热恶寒并见。

（7）传染有别　温疫能传染于人，伤寒一般不传染于人。

（8）治疗有别　温疫初起以疏利为主，先里后表，里通表和，下不嫌早；伤寒初起以发表为先，先表后里，先汗后下，下不嫌迟。

（9）预后有别　温疫发斑为外解；伤寒发斑为病笃。温疫虽汗不解，汗解在后；伤寒因汗而解，汗解在前。

温疫与伤寒不同点固多，但也有相同之处。如吴有性谓："其所同者，伤寒时疫，皆能传胃，至是同归于一，故用承气汤辈导邪而出。要知伤寒时疫，始异而终同也。"

（三）提出杂气病因说

吴又可《温疫论》中，有关杂气病因说，内容极其丰富，涉及范围极广，是吴氏学术思想中最重要的内容之一。吴氏认为杂气由口鼻而入，其种类多样，不同的杂气可致不同的温疫，"为病种种，是知

气之不一也""究其所伤不同，因其气各异也"。同时，吴氏提出专病专药。

吴又可在《温疫论·伤寒例正误》中提到："夫疫者感天地之戾气也，戾气者，非寒、非暑、非暖、非凉，亦非四时交错之气，乃天地间别有一股戾气。"《温疫论·原序》中说："夫温疫之为病，非风、非寒、非暑、非湿，乃天地间别有一股异气所感。"《温疫论·杂气论》中提到："惟天地之杂气，种种不一，亦犹天之有日月星辰，地之有水火土石，气交之中有昆虫草木之不一也。"温疫病均因杂气致病，自然界的杂气，就像天上有日月星辰，地上有水火土石，天地之间有花虫草木一样种类繁多。每一种温疫病都有不同的杂气所引发，杂气不一，杂气所引发的疾病种类众多，如书中所言"是气也，其来无时，其着无方，众人有触之者，各随其气而为诸病焉。其为病也，或时众人发颐；或时众人头面浮肿，俗名为大头瘟是也；或时众人咽痛，或时音哑，俗名为虾蟆瘟是也；或时众人疟痢；或为痹气，或为痘疮，或为斑疹，或为疮疥疔肿，或时众人目赤肿痛；或时众人呕血暴下，俗名为瓜瓤瘟，探头瘟是也；或时众人瘿痎，俗名为疙瘩瘟是也"。杂气虽多，但仍有药物可以"制气"，如《温疫论·论气所伤不同》中所说："夫物之可以制气者药物也，如蜒蚰解蜈蚣之毒，猫肉治鼠瘘之溃，此受物气之为病，是以物之气制物之气。"《温疫论·论气所伤不同》中提出："故万物各有所制，如猫制鼠，如鼠制象之类，既知以物制物，即知以气制物矣。以气制物者，蟹得雾则死，枣得雾则枯之类，此有形之气，动植之物皆为所制也。"将疫病的治疗与生活紧密联系在一起，用生活中的实物举例，"猫制鼠""鼠制象""蟹得雾则死""枣得雾则枯"。本篇还提出"能知以物制气，一病只有一药之到病已"，这表明吴氏在寻求治疫之法时，大胆设想，多方面、多层次分析，充分体现出吴氏的创新性。

（四）详述疠气发病说

吴又可在《温疫论》中说"邪自口鼻而入，则气所客，内不在脏腑，外不在经络""伤寒之邪，自毫窍而入；时疫之邪，自口鼻而入""盖温疫之来，邪自口鼻而入，感于膜原，伏而未发，不知不觉"。吴又可已经认识到温疫有空气和接触两种传染方式。

晋代葛洪《肘后备急方》载："凡所以得霍乱者多起饮食。"孙思邈《千金要方》亦载："原霍乱之为病

也，皆因饮食，非是鬼神。"《诸病源候论》又载："毒者，是鬼毒之气，因饮食入人腹内……连滞停久，故谓之毒注。"又曰："人有因吉凶坐席饮啖，而有外邪恶毒之气，随食饮入五脏……乍瘥乍发。以其因食得之，故谓之食注。"由此可以看出，前人的确早已从生活实践中发现了疾病可经口因饮食传染的事实。"邪自口鼻而入"的认识源于宋金时代，医家对"邪从口鼻而入"的认识是自宋代开始逐步清晰起来的，而非从吴又可开始凭空而出。宋代杨士瀛《仁斋直指方》曾提出"暑气自口鼻而入，凝之于牙颊，达之于心包络"。可以看出，吴又可是古代口鼻受病说的集大成者，从现代医学角度来分析有其进步的一面。

同时吴氏认为疫病，其邪多伏匿于膜原，故其病多在不表不里之间，起病常见膜原证。至于传变，吴又可则认为分九种。"继而邪气一离膜原，察其传变，众人不同者，以其表里各异耳。有但表而不里者、有但里而不表者、有表而再表者、有里而再里者、有表里分传者、有表里分传而再分传者、有表胜于里者、有里胜于表者、有先表而后里者、有先里而后表者，凡此九传，其去病一也"。

九种传变可归纳为四大类：

1. 向表传变

（1）但表不里　症见头疼身痛，发热而复凛凛恶寒，内无腹胀胸满等症，谷食不绝，不烦不渴，此邪外解，由肌表而出，或自斑消，或从汗解，斑则有斑疹、桃花斑、紫云斑，汗则有自汗、盗汗、狂汗、战汗之异。此病气使然，不必较论，但求得汗得斑为愈。凡自外传者为顺，邪轻者，勿药亦能自愈；邪重者，可用达原饮疏利膜原，达表外解。间有汗出不彻而热不退者，宜白虎汤；斑出不透而不退者，宜举斑汤（赤芍、当归、升麻、白芷、柴胡、穿山甲）；若斑出不透，汗出不彻而热不除者，宜白虎合举斑汤。也有斑汗并行而自愈者。

（2）表而再表　如所发未尽，膜原仍有隐伏之邪，或二三日后、四五日后，又依然如前发热，脉洪而数。斑者仍从斑解，汗者仍从汗解，未愈者仍如前法治之。吴氏认为表证现复发，缘于疫邪未能一次全部从膜原出表，故治疗仍如前法，或用达原饮疏利膜原，或用白虎汤辛凉发散，或用举斑汤托毒透斑。

2. 向里传变

（1）但里不表　外无头痛身痛，亦无发斑汗出，惟胸膈痞闷，欲吐不吐；或虽得少吐，而吐亦不快，此邪传里之上，宜瓜蒂散吐之，邪从吐减，邪尽病已。若邪传里之中下者，心腹胀满，不呕不吐，或大便秘，或热结旁流，或协热下利，宜承气辈导去其邪，邪去病减，邪尽满已。若上中下皆病者，不可吐，吐之为逆，但宜承气导之，则在上之邪顺流而下，呕吐可止，胀满可除。

（2）里而再里　愈后二三日，或四五日，前证复发，在上者仍吐之，在下者仍下之。吴氏认为再里者常事，甚有三里者，凡此复发，亦属正常现象，非关饮食劳复，乃膜原尚有余邪隐匿，故治仍同前，当吐则吐，当下则下。如《温疫论·叠下医案》记载："朱海涛者，年四十五岁，患疫得下证，四肢不举，身卧如塑，目闭口张，舌上苔刺。问其所苦，不能答。因问其子两三日所服何药？云进承气汤三剂，每剂投大黄两许不效，更无他策，惟等日而已。但不忍坐视，更祈一诊。余诊得脉尚有神，下证悉具，药轻病重。先投大黄一两五钱，目有时而小动；再投，舌刺无芒，口渐开能言；三剂，舌苔少去，神思少爽。四日服柴胡清燥汤，五日复生芒刺，烦热有加；再下之七日，又投承气养营汤，热少退。八日，仍用大承气汤，肢体能少动。计半月，共服大黄十二两而愈。数日后，始进糜粥，调理两月才平复。"

此案乃吴氏"九传治法"中"但里不表"及"里而再里"证。案中脉证记载虽不甚详，但以"脉尚有神"一句看来，最低限度，其脉尚柔和，有胃气。再以"下证悉具"一语推断，其人必有大便秘结，心腹胀满，按下疼痛，小便黄赤短少等证。"舌上苔刺"，其色必焦黄甚或灰黑。案中四肢不举，身卧如塑，口不能答，是由里气不通，表气内闭而形成的肢体强直，舌本强硬现象。目闭口开，似虚脱征象，然本案既无呕吐泄利，又无自汗亡血，则元气当不致有外越之机，故在此证应作实极似虚论，即所谓"大实有羸状"。因此，吴有性用大承气汤，并连服半月攻下药，邪结程度之浅深，已不言而喻。病人中途因症状减轻，病情向愈，曾改服柴胡清燥汤（柴胡、黄芩、天花粉、知母、陈皮、甘草、生姜、大枣），因方中无大黄等攻下药，膜原余邪隐匿未去，里证复加，故舌苔复生芒刺，烦热又起，必须再下，续用承气乃愈。

3. 同时向表向里传变

（1）表里分传　此以邪气从膜原同时向表里分传，半入于里，则现里证；半出于表，则现表证。然表里俱病,内外壅闭,此不可汗,强求其汗,必不得汗,宜承气先通其里,里气一通,不等发散,多自能外解,或斑或汗,随其性而升泄之。若诸症悉去,既无表里证,而热不退者,膜原尚有已发之邪未尽也,宜三消饮调之。

(2)表里分传再分传 有表里分传表里俱病之证,解后复发者,宜如前法,再服三消饮可愈。吴氏指出:"三消者,消内、消外、消不内不外也,此治疫之全剂,以毒邪表里分传,膜原尚有余结者宜之。"故此证最是三消饮的适应证,用之甚合。

(3)表胜于里,里胜于表 若表胜于里者,即募原伏邪发时,传表之邪多,传里之邪少,表证多而里证少,当治其表,里证兼之;若里胜于表者,即募原伏邪发时,传里之邪多,传表之邪少,里证多而表证少,但治其里,表证自愈。治表参见"但表不里"证,治里参见"但里不表"证。因膜原分传表里,未必是平分,故有"表胜于里,里胜于表",其症状表现与表里分传大同小异,治法亦与之大体一致而略有区别。

4. 表里先后传变

(1)先表后里 疫邪从募原先传表后传里,始则但有表证而无里证,宜达原饮。见有三阳经者当用"三阳加法";若经证不显,但发热者,不用三阳加法,只用达原饮即可。若表证后,继而脉洪大兼数,自汗而渴,邪离膜原未能出表者,宜白虎汤辛凉解散,邪从汗解,可脉静身凉而愈。若见里证在上者,宜用瓜蒂散吐之;在下者,宜承气汤导之。

(2)先里后表 疫邪从膜原先传里后传表,始则发热,渐加里证,下之里证悉除,二三日内复发热,反加头疼身痛脉浮者,宜白虎汤。若下之热减不甚,三四日后,精神不慧,脉浮者,宜白虎汤汗之。服汤后不得汗者,乃因津液亏乏,可加人参生津助汗而解。以上九传证治,说明吴有性已经掌握了较为系统的辨证施治方法,对临床有一定的指导意义,特别是对某些高热急症颇有实用价值。但是,他又指出:"所谓九传者,病人各得其一,非谓一病而有九传也。"又云:"夫疫之传有九,然亦不出乎表里之间而已矣。"可见,吴氏对温疫传变的认识及九传治法,既有规律可循,又从临床实际出发,其纲要不外表里两端而已。

由此可见,邪气壅塞于膜原是一个疾病的僵持状态,应用达原饮,调节其枢机之利,使得邪气有内传和外转之机,向六经和六腑转化,然后分消而化。

邪溃之后,可能出表,越于三经,可汗而已;也可能达里,内传于胃,可下而解。治疗上的特点是"注意逐邪勿拘结粪""下不厌早""下不以数计"。

温疫后期可能有顺、逆两种情况。顺者,表里气相通,里邪下而去之,表邪或从战汗而解,或从瘈出而化。逆者,则应根据邪正虚实的情况酌情论治。

(五)开创疏利透达法

吴又可认为疫邪侵入人体后,伏于经络与胃肠之间,故曰"半表半里",即膜原。吴氏用辛苦雄烈之品,直捣病所,逐邪外出;吴氏开创疏利透达法,创立著名的达原饮、三消饮诸方。

《温疫论》中针对温疫的治疗有多种方法,第一步就是疏利透达。疏利透达法是用于温疫初起,此时邪不在经,又未达胃,而在"伏脊之前,胃肠之后"。《温疫论·统论疫有九传治法》中指出:"盖温疫之来,邪自口鼻而入,感于膜原,伏而未发者,不知不觉。已发之后,渐加发热,脉洪而数,此众人相同,宜达原饮疏之。"温疫初起,疫邪入里,邪伏膜原,正邪交争,湿浊内生,病人出现热甚、脉洪数,苔厚如积粉。此时邪不在表,发汗则伤表气,热不得减,邪亦不在里,攻下则伤胃气,且渴愈甚,为此,吴又可首创达原饮,方中槟榔、厚朴、草果三味合力,疏利透达,直捣病所,使疫邪溃败,速离膜原。吴氏根据疫邪所处位置,灵活变通,对达原饮加减运用,"设有三阳现证,用达原饮三阳加法"。达原饮三阳加法即疫邪位于少阳经时加柴胡,位于太阳经时加羌活,位于阳明经时加干葛。欲入胃者则用三消散,即达原饮加柴胡、羌活、葛根、大黄,消除表、里、半表半里所弥漫之邪。另外,有柴胡清燥汤、槟芍顺气汤、芍药汤、柴胡汤等,基本上立足于辛开苦降,用药或偏重于寒泻,或偏重于温燥,总的不外寒温并用,疏利透达。吴氏还根据疫邪的传变,拟定发汗、攻下等治法。

(六)主张逐邪贵早

吴又可认为在疫病治疗上辨别疫病的缓急十分重要,直接关系到病人的生死,须注意病情的急剧变化,采用适当的治法。吴又可擅长攻下,强调早拔病根极为关键,吴氏认为疫病病情危重,救治须尽早,必须药随证转,辨证施治。他认为使用攻下法时,不必等待全部证候都出现,不要局限于"下不厌迟"。

吴又可在《温疫论·急症急攻》中提到,温疫发热,一日之间有多种变化,因其疫毒较重,传变迅速,故用药不得不紧,急症急攻。历代医家对攻下多强调肠中燥结才可攻下,吴氏认为结粪并不是攻下的标志,攻下要趁早。吴氏在《温疫论·注意逐邪勿拘结粪》中针对攻下逐邪与结粪的关系展开详细的论述。吴氏强调对于疫邪应该趁早治疗,要在人体气血未乱,阴液未损,病情转坏之前祛邪,预后较好。他认为疫邪是致病的根本原因,发热、结燥是次要矛盾,只是一种外在症状表现,治疗应以祛邪为主,攻下只是祛邪的一种手段,不要局限于"下不厌迟",要认识到"承气本为逐邪而设,非专为结粪而设"。吴氏举例论证,若其人平素大便不实,里热壅盛,邪热熏蒸使大便味臭状如败酱,此乃应下之证。吴氏强调,攻下热结应因人制宜,并非所有结粪都是因邪热所引起,如老年人阴液亏少,或久病气血未复,致大便燥结,应滋阴养血,润肠通便。

(七) 主张扶正祛邪、攻补兼施

《温疫论·补泻兼施》中指出:"邪热一毫未除,元神将脱,补之则邪毒愈甚,攻之则几微之气不胜其攻,攻不可,补不可,补泻不及,两无生理。"温疫在失治、误治、缓治的情况下,疫邪未除而正气已耗,在邪盛正虚的情况下,若攻则正气将尽,若补则邪愈盛,吴氏用黄龙汤,在承气汤的基础上加入补虚之品,达到攻补兼施的效果。若纯用承气,下证稍减,但会造成四肢厥冷、循衣摸床等大虚之危证,此时应急用人参养营汤,人参虽可大补元气,但可助长疫邪,故吴氏注明人参乃"不得已而用之"。吴氏多处强调因人制宜,如《温疫论·下后反痞》《温疫论·下后反呕》《温疫论·老少异治论》等。因人体质不同,或因病情发展情况不同,吴氏采用不同的治疗方法,至今对温病临床治疗有指导意义。

(八) 体质因素

正气不足,疫邪乘虚而入。吴氏继承了《内经》的思想,并做了进一步的阐发,指出了体质因素在温疫发生中的重要性,对后世温病的辨证论治有很大的影响。

《温疫病·原病》中指出"本气充满,邪不易入,本气适逢亏欠,呼吸之间,外邪因而乘之……若其年气来之厉,不论强弱,正气稍衰者,触之即病"。吴氏举例"饮酒者病",酒为谷物所化,据《本草纲目》载:酒能杀百邪恶毒之气,行气活血、通经活络、携药性至病所,还能调节情志、开胃健脾并能够解除某些有毒物质的毒性,如马肉毒、桐油毒、蜘蛛疮毒等。现代医学研究认为,少量饮酒能舒张血管,加强血液循环,兴奋精神,解除疲劳,刺激胃壁,增加消化液的分泌,增进食欲等。饮酒者未进食,无谷气相充,该人虽得酒之相助,也不免受邪而发病。既未进食,又未饮酒者,正气虚弱,故感邪后不仅发病,而且病情严重而致死亡。邪气太盛,正不胜邪而致发病。即吴氏《温疫论》所说:"若其年气来盛厉,不论强弱,正气稍衰者,触之即病,则又不拘于此矣。"《温疫论·传变不常》提出了"传导不常,皆因人而传"的看法,并具体列出由于体质差异而出现不同传变的例子。吴氏强调在感受温疫病邪既病之后,由于体质不同,其临床表现就有相对特异性。《温疫论·知一》指出:"至又杂气为病,一气自成一病,每病又因人而变,统而言之,其变不可胜言,医者能通其变,方为尽善。"还有"其恶寒或微或甚,因其人之阳气盛衰也"等论述,都充分说明了体质因素在温疫病变过程中的重要性。吴氏在其处方用药时,处处体现按体质论治的精神。《温疫论·注意逐邪勿拘结粪》指出"但要谅人之虚实,度邪之轻重,察病之缓急,揣邪离膜原之多寡,然后药不空投,投药无太过不及之弊"。在具体用药时,指出应根据不同体质进行适当加减,三甲散的运用是一个很好的例子。

(九) 防治温疫用药特色

吴有性对温疫的治疗颇多创见,最有特色的是采用开达膜原法及下法并重视疫后调理。运用此方法进行治疗,效果显著,对后世临床研究有一定的借鉴价值。

1. 运用疏利透达法治疫

吴氏在治疗温疫上,主张透达膜原,分消内外,通里和表。温疫之邪,居于膜原,汗之不得,下之不可。吴氏创立了著名的达原饮、三消饮诸方,使邪气溃散,表里分消。达原饮中槟榔攻下破结,除伏邪;厚朴破戾气所结;草果辛烈气雄,宣透伏邪。三味协力,可直达膜原逐邪外出。若达原饮中加大黄、葛根、羌活、柴胡、生姜、大枣即为三消饮。三消即消内消外不内外,使邪气溃散、表里分消。吴氏创立了治温疫的名方,为治疗温疫开了先河。

2. 运用下法治疫

吴氏在治疗温疫上以善用下法最为著称,认为"无邪不病,邪去而正气得通"。《温疫论·注意逐邪勿拘结粪》中指出:"温疫可下者,三十余证,不必悉具。"其证或见温疫初起,或见邪气分传之后,或见温疫后邪气复聚而下证始著。在临证时因人、病之缓急、邪之轻重而异,施以承气类,丰富了下法的使用范围。对后世医家启发很大,值得认真研究。

3. 重视疫后调理

吴氏对疫后调理亦很重视,提出疫后宜养阴清余热,忌投参术;重视饮食调理,顾护胃气,使其渐复;谨防劳复、食复、自复等。

4. 防治温疫方药统计与分析

《温疫论》中共选方34首,用药78味,药物共出现219频次。其中药物出现频次占前8位的依次是:甘草17次,当归15次,生姜13次,大黄11次,白芍、知母各10次,陈皮、厚朴各8次。不同功效药物使用频次统计,如表19-1。

表 19-1　《温疫论》中药物使用频次统计

类别	次数/次	总体比例/%	第一位药
解表药	23	10.50	生姜
清热药	37	16.89	知母
泻下药	16	7.31	大黄
化湿药	9	4.11	厚朴
利水渗湿药	19	8.68	茯苓
温里药	4	1.83	干姜
理气药	9	4.11	陈皮
驱虫药	4	1.83	槟榔
活血化瘀药	8	3.65	桃仁
化痰止咳平喘药	7	3.20	半夏
安神药	3	1.37	远志
平肝息风药	3	1.37	僵蚕
开窍药	2	0.91	麝香
补气药	30	13.7	甘草
补阳药	3	1.37	破故纸
补血药	33	15.07	白芍
补阴药	5	2.28	麦冬
收涩药	3	1.37	五味子
涌吐药	1	0.46	瓜蒂

5. 吴又可用药特色

从表19-1可以看出清热药、补血药、补气药、解表药、利水渗湿药、泻下药出现的频率都很高,占有很大的比例。吴又可治疗温疫的特点:一是强调客邪贵乎早逐;二是认为邪为本,热为标,治疗温疫发热,当以祛邪,邪去则热自清,故将逐邪外出列为治病大纲。大黄、厚朴出现的频率,就证明他重视下法,主张祛邪安正;而当归、白芍、知母出现的频率则体现他在祛邪安正的同时更不忘滋阴护液的治疫原则。

值得一提的是,在《温疫论》中用药味数最多的是利水渗湿药,共用了12味药,分别为茯苓、泽泻、茯神、猪苓、草果仁、车前子、灯心草、木通、赤小豆、草果、茵陈蒿、滑石,占总用药频次的8.68%。如果再加上藿香和厚朴两味化湿药,则占总用药频次的12.79%,仅次于清热药、补血药和补气药。这充分证实了吴又可《温疫论》中所论之疫,是湿热之邪为患,治疗时在祛邪安正的基础上,应以化湿辟秽为主。此外,书中方剂多为吴氏首创,例如组创了达原饮、三消饮、三甲散、茵陈汤、托里举斑汤等名方。

【著作考】

明末时期温疫流行,造成全国大量人口死亡。吴又可等众多民间医生奋斗在抗击疫情的第一线。由于先前中医理论不足以应对这次疫病,疫情得不到控制,病人得不到有效的救治。面对疫情的肆虐,医者的束手无策,吴又可"静心穷理"地研讨当时严重威胁人民生命和健康的温疫,结合自己毕生治疫的心得体会,将"平日所用历验之法",从实际出发,创立戾气致病的病因学说,明确了疫病是由特定外邪入体而致病,并提出疫邪在体内的侵袭部位即膜原、传变规律、治疫思想、方剂等,著成《温疫论》。《温疫论》为吴氏的主要著作,分为上、下两卷,上卷论温疫的病因、特点及主要证治等,下卷主要为温疫理论阐述及兼夹证、变证的治疗。该书在温疫的病因、病机、传变及治疗等方面均有卓见,是中医温病学的奠基之作,在世界传染病学史上有很大的影响。

吴氏在《温疫论》中全面、深刻、系统地论述了温疫的病因、发病条件、传染途径、病变趋势、临床表现、诊断方法、治疗禁忌和选方用药等。该书不仅广泛继承了前人有关温疫病因证脉治的认识,而且通过自己的临床实践有了许多重大的突破,书中许多内容都是"平日所用历验方法",因而与传统理论相较有很大的不同,在中医外感热病学中独树一帜,形成了颇有影响的"温疫学派",并对后世温病学的发展和趋于成熟起了重要的作用。《温疫论》问世后,研究温疫的医家和著作相继涌现,其中影响较大的有戴天章的《广温疫论》、余师愚的《疫疹一得》、刘松峰的《松峰说疫》、熊立品的《治疫全书》、陈耕道的《疫莎草》、李炳的《辨疫琐言》等。温疫学说对温病学的形成和发展起了重要的作用,后世医家对吴又可有很高的评价。《温疫论》是中医温病学的奠基之作,开我国传染病学研究之先河。书中所体现的治疫思想至今受用,值得更深入地研究与学习。自《温疫论》问世以来,校注本众多,1949年以来较为重要的有:1955年人民卫生出版社出版的《温疫论补注》;1976年黑龙江中医研究所评注、人民卫生出版社出版的《温疫论评注》;1977年8月浙江省中医研究所评注、人民卫生出版社出版的《温疫论评注》;1982年2月由南京中医学院温病学教研室编著的温病学教学参考书《温疫论校释注评》等。

【遣方用药】

(一)达原饮

《温疫论》卷上:"槟榔能消能磨,除伏邪,为疏利之药,又除岭南瘴气;厚朴破庚气所结;草果辛烈气雄,除伏邪盘踞,三味协力,直达其巢穴,使邪气溃败,速离膜原,是以为达原也。热伤津液,加知母以滋阴;热伤营气,加白芍以和血;黄芩清燥热之余;甘草为和中之用。以后四品,乃调和之剂,如渴与饮,非拔病之药也。"

槟榔,厚朴,草果仁,知母,芍药,黄芩,甘草。

上用水二盅,煎八分,午后温服。

该方是为瘟疫秽浊毒邪伏于膜原而设。疫邪入膜原半表半里,邪正相争,故见憎寒壮热;瘟疫热毒内侵入里,导致呕恶、头痛、烦躁、苔白厚如积粉等一派秽浊之候。此时邪不在表,忌用发汗;热中有湿,不能单纯清热;湿中有热,又忌苦面燥湿。当以开达膜原,辟秽化浊为法。方用槟榔辛散湿邪,化痰破结,使邪速溃,为君药。厚朴芳香化浊,理气

祛湿;草果辛香化浊,辟秽止呕,宣透伏邪,共为臣药。以上三药气味辛烈,可直达膜原,逐邪外出。凡温热疫毒之邪,最易化火伤阴,故用白芍、知母清热滋阴,并可防诸辛燥药之耗散阴津;黄芩苦寒,清热燥湿,共为佐药。配以甘草生用为使者,既能清热解毒,又可调和诸药。全方合用,共奏开达膜原,辟秽化浊,清热解毒之功,可使秽浊得化,热毒得清,阴津得复,则邪气溃散,速离膜原,故以"达原饮"名之。

(二)三消饮

《温疫论·温疫初起》按语中提到:"或者见加发散之药,便欲求汗,误用衣被壅遏,或将汤火熨蒸,甚非法也。然表里隔绝,此时无游溢之邪在经,三阳加法不必用,宜照本方可也。感之重者,舌上苔如积粉,满布无隙,服汤后不从汗解,而从内陷者,舌根先黄,渐至中央,邪渐入胃,此三消饮证。"

《温疫论·表里分传》中提到:"温疫舌上白苔者,邪在膜原也。舌根渐黄至中央,乃邪渐入胃。设有三阳现证,用达原饮三阳加法。因有里证,复加大黄,名三消饮。三消者,消内消外消不内外也。此治疫之全剂,以毒邪表里分传,膜原尚有余结者宜之。"

槟榔、草果、厚朴、白芍、甘草、知母、黄芩、大黄、葛根、羌活、柴胡。

加生姜、大枣,水煎服。

达原饮三阳加法即疫邪位于少阳经时加柴胡,位于太阳经时加羌活,位于阳明经时加干葛。欲入胃者则用三消散,即达原饮加柴胡、羌活、葛根、大黄,消除表、里、半表半里所弥漫之邪。另外,有柴胡清燥汤、槟芍顺气汤、芍药汤、柴胡汤等,基本上立足于辛开苦降,用药或偏重于寒泻,或偏重于温燥,总的不外寒温并用,疏利透达。

(三)桃仁承气汤

《温疫论·蓄血》中提到:"小便不利亦有蓄血者,非小便自利便为蓄血也。胃实失下,至夜发热者,热留血分,更加失下,必致瘀血。初则昼夜发热,日晡益甚,既投承气,昼日热减,至夜独热者,瘀血未行也,宜桃仁承气汤。"

大黄,芒硝,桃仁,当归,芍药,牡丹皮。

照常煎服。

方以大黄为君,泻热攻下,逐瘀通经;桃仁助大黄活血逐瘀,芒硝助大黄攻下泻热,软坚散结,共为

臣药；芍药、牡丹皮活血化瘀，当归养血活血，共为佐药。六味相配，共奏攻下泻热、凉血逐瘀之效，适用于温邪久羁，入于下焦，与血相结而见"小便自利，大便黑而易"的胃肠蓄血证，故其方中去辛温助热的桂枝、甘草，加入牡丹皮、芍药、当归，以增强凉血柔肝祛瘀之功。

（四）三甲散

《温疫论·主客交》中提到："夫瘤疾者，所谓客邪胶固于血脉，主客交浑，最难得解，且愈久益固，治法当乘其大肉未消、真元未败，急用三甲散，多有得生者。更附加减法，随其素而调之。"

三甲散

鳖甲，龟甲（并用酥炙黄为末，如无酥，各以醋炙代之），穿山甲（土炒黄为末）。

吴氏认为："正气衰微，不能托出表邪，留而不去，因与血脉合而为一，结为瘤疾也。而且客邪胶固于血脉，主客交浑，最难得解，久而愈锢。"三甲散是治疗"主客交"的主方。方中鳖甲、龟甲等血肉有情之品，既逐阴分之邪，又滋养精血；合穿山甲、地鳖虫、牡蛎、僵蚕以通络、搜邪、散结；当归、白芍、甘草以益气养血，共奏驱邪扶正之功。

（五）茵陈汤

发黄疸是腑病，非经病也。疫邪传里，遗热下焦，小便不利，邪无输泄，经气郁滞，其传为疸，身目如金者，宜茵陈汤。

茵陈汤

茵陈，山栀，大黄。

水煎服。

疫邪入里，热侵下焦，导致小便不利，邪气不能疏泄于外，郁结于内，故出现目黄如金。吴又可用茵陈汤治疗。茵陈是治疸退黄之专药，发黄因小便不利，故用山栀除小肠屈曲之火，瘀热既除，小便自利。当以发黄为标，小便不利为本。及论小便不利，病原不在膀胱，乃系胃家移热，又当以小便不利为标，胃实为本。是以大黄为专功，山栀次之，茵陈又其次也。设去大黄而服山栀、茵陈，是忘本治标，鲜有效矣。或用茵陈五苓，不唯不能退黄，小便间亦难利。

【学术传承】

（一）"邪从口鼻而入"的传承

叶天士在其著作中虽未明确重申吴又可关于邪从口鼻而入的观点，但在此基础上叶天士在《温热论》中提出："温邪上受，首先犯肺，逆传心包。"温邪的侵袭途径是从口鼻而入，感受部位为肺。口鼻为清窍，在人体上部；肺如华盖，位置最高，居脏腑之首。故（温）邪从口鼻而入犯于肺曰上受。叶天士的此观点即吴又可邪从口鼻而入观点的传承与发展。

吴鞠通在《温病条辨》中提到："温病由口鼻而入，鼻气通于肺，口气通于胃，肺病逆传则为心包。上焦病不治，则传中焦，胃与脾也。中焦病不治，即传下焦，肝与肾也。始上焦，终下焦。"吴鞠通受到邪从口鼻而入观点的启示，不仅对其进行论述，并且时常与伤寒对立而言，如"伤寒由毛窍而入……温病自口鼻而入"。吴鞠通进一步提出了"始上焦，终下焦"理论。

薛雪在《湿热论》中提到："湿热之邪从表伤者十之一二，由口鼻入者十之八九。阳明为水谷之海，太阴为湿土之脏，故多阳明、太阴受病。"此处湿热之邪从口鼻而入，亦是对吴又可邪从口鼻而入观点的继承与发挥。

（二）"邪伏膜原"的传承

叶天士在《临证指南医案·湿》中多次提到膜原，如"时令湿热之气，触自口鼻，由膜原以走中道，遂至清肃不行，不饥不食""吸受秽邪，膜原先病""秽湿邪吸受，由膜原分布三焦"。叶天士膜原的观点与吴又可邪伏膜原理论一脉相承。

薛生白在《湿热论》中提到"湿热证，寒热如疟，湿热阻遏膜原""以膜原为阳明之半表半里，湿热阻遏，则营与气争"。他肯定了吴又可邪伏膜原之说，但他对于膜原的位置有自己的观点，他认为膜原是三焦之门户，是位于半表半里的特殊部位。薛生白在承传了吴氏"邪伏膜原证"的前提下，对其进行继承与完善，提出"膜原为三焦之门户"的学说。

（三）"下法"的传承

吴又可倡导"温病下不厌早"，提倡"非专为结粪而设""勿拘下不厌迟""邪未尽可频下"，主张"注意逐邪，勿拘结粪"。吴氏认为下法可应用于瘀血、黄疸。对于温病反复攻下损伤肝肾、亡失阴液的情况，主张清燥养荣汤治疗。吴氏为攻下法的传承、发展、应用奠定了基础。

叶天士在《温热论》中提到："再论三焦不得从

外解,必致成里结。里结于何,在阳明胃与肠也。亦须用下法,不可以气血之分,就不可下也。但伤寒邪热在里,劫烁津液,下之宜猛;此多湿邪内搏,下之宜轻。伤寒大便溏为邪已尽,不可再下,湿温病大便溏为邪未尽,必大便硬,慎不可再攻也,以粪燥无湿也。"叶氏打破"湿温禁下"的前训,将下法运用在湿温病中,他认为湿温病中若见湿热积滞、搏结肠腑的病证,可用轻法频下。选用质轻清扬之品,多次服用,缓慢吸收。

吴鞠通《温病条辨》中对承气汤的运用,充分体现出温病下法的特色。他补前人之未备,总结创立多首承气新方,将其灵活运用于温病治疗中,其扶正祛邪、固护津液、润肠通便等法在全书占有重要地位。

【医话与轶事】

崇祯十四年瘟疫从河北传染至北京,人偶然腋下或者大腿起了个脓肿,过不了多久就会吐出淡淡的血而死去,阖门死绝,无人收葬。有的新婚之家,新婚夫妇一起死在婚礼之上,有人骑马而行正在说话,后面的人突然吐血死了。现在看来这里说的脓肿很可能是对腺鼠疫病人淋巴结肿大的称呼。吴又可在亲历过鼠疫灾害的过程中,不断摸索发病的根源,果断地提出瘟疫很可能是病人口中呼出的杂气所致,这种杂气通过呼吸道完成人与人之间的传播。吴又可撰写完成了《温疫论》一书,开创了我国传染病研究之先河,并且首先猜想到了细菌的存在,这比欧洲要早了200年。吴又可经历了数次疫情创立了达原饮治疗瘟疫。然覆巢之下安有完卵,1644年清军入关,吴又可因拒绝剃发令而被清军杀害。

【医案选介】

案一:吴江一本"沈青来之室",少寡,素多郁怒,而有吐血证岁三四发,吐后即已,无有他证,盖不以为事也。三月间,别无他故,忽有小发热,头疼身痛,不恶寒而微渴。恶寒不渴者,感冒风寒,今不恶寒微渴者,疫也。至第二日,旧证大发,吐血胜常,更加眩晕,手振烦躁,种种虚躁,饮食不进,且热渐加重,医者病者,但见吐血,以为旧证复发,不知其为疫也,故以发热认为阴虚,头疼身痛,认为血虚,不察

未吐血前一日,已有前证,非吐血后所加之证也。诸医议补,问予可否?余曰:失血补虚,权宜则可。盖吐血者内有结血,正血不归经,所以吐也。结血牢固,岂能吐乎?能去其结,于中无阻,血自归经,方冀不发。若吐后专补内则血满,既满不归,血从上溢也。设用寒凉尤误。投补剂者,只顾目前之虚,用参暂效,不能拔去病根,日后又发也。况又兼疫,今非昔比,今因疫而发,血脱为虚,邪在为实,是虚中有实,若投补剂,始则以实填虚,沾其补益,既而以实填实,灾害并至。于是暂用人参二钱,以茯苓、归、芍佐之,两剂后,虚证咸退,热减六七,医者病者皆谓用参得效,均欲速进,余禁之不止,乃恣意续进,便觉心胸烦闷,腹中不和,若有积气,求哕不得,此气不时上升,便欲作呕,心下难过,遍体不舒,终夜不寐,喜按摩捶击,此皆外加有余之变证也。所以然者,止有三分之疫,只应三分之热,适有七分之虚,经络枯涩,阳气内陷,故有十分之热。分而言之,其间是三分实热,七分虚热也。向则本气空虚,不与邪搏,故无有余之证。但虚不任邪,惟懊、郁冒、眩晕而已,今投补剂,是以虚证减去,热减六七,所余三分之热者,实热也,乃是病邪所致,断非人参可除者,今再服之,反助疫邪,邪正相搏,故加有余之变证,因少与承气微利之而愈。按此病设不用利药,宜静养数日亦愈。以其人大便一二日一解,则知胃气通行,邪气在内,日从胃气下趋,故自愈。间有大便自调而不愈者,内有湾粪,隐曲不得下,下得宿粪极臭者,病始愈。设邪未去,恣意投参,病乃益固,日久不除,医见形体渐瘦,便指为怯证,愈补愈危,死者多矣。

要之,真怯证世间从来罕有,令患怯证者,皆是人参造成。近代参价若金,服者不便,是以此证不生于贫家,多生于富室也。

按语:首先,要注意的是病人素有吐血证,三月间先出现发热、头疼身痛、不恶寒而微渴等症状,第二日旧病复发,进而发热等症状更加严重。医者见吐血症状,以为旧疾复发,以为阴虚导致发热、血虚导致头疼身痛,故用补剂。在病人有痼疾又患有新病之时,应考虑新病与痼疾之间有无必然联系,是新病引发痼疾,还是痼疾导致新病的发生,根据病人具体情况进行全面分析。吴氏认为"恶寒不渴者,感冒风寒,今不恶寒微渴者,疫也"。因疫而发,血脱为虚,疫邪为实,若投补剂,则会出现"始则

以实填虚,沾其补益,既而以实填实、灾害并至",治疗应当根据实际情况采用攻补兼施、先攻后补或先补后攻的治法。

案二:朱海畴者,年四十五岁,患疫得下证,四肢不举,身卧如塑,目闭口张,舌上苔刺,问其所苦不能答,因问其子,两三日所服何药?云进承气汤三剂,每剂投大黄两许不效,更无他策,唯待日而已,但不忍坐视,更祈一诊。余诊得脉尚有神,下证悉具,药浅病深也。先投大黄一两五钱,目有时而小动,再投,舌刺无芒,口渐开能言。三剂舌苔少去,神思稍爽。

四日服柴胡清燥汤,五日复生芒刺,烦热又加,再下之。七日又投承气养荣汤,热少退。八日仍用大承气,肢体自能少动。计半月,共服大黄十二两而愈。又数日,始进糜粥,调理两月平复。凡治千人,所遇此等,不过三四人而已,姑存案以备参酌耳。

按语:病人因疫出现四肢不举、身卧如塑、目闭口张、舌上苔刺,用承气汤三剂,但药浅病深。第一剂投大黄一两五钱,目有时而小动;第二剂再投舌刺无芒,口渐开能言;第三剂舌苔少去,神思稍爽;第四日服柴胡清燥汤;第五日复生芒刺;在第七日时投用承气养荣汤,热少退;第八日仍用大承气汤,肢体较前好转。病人共服药半月而愈,服大黄十二两,后进糜粥调理,两月时间痊愈。本案着眼于根据舌象对药物进行调理。

案三:施幼声,卖卜颇行,年四旬,禀赋肥甚,六月患时疫,口燥舌干,苔刺如锋,不时太息,咽喉肿痛,心腹胀满,按之痛甚,渴思冰水,日晡益甚,小便赤涩,得涓滴则痛甚,此下证悉备,但通身肌表如冰,指甲青黑,六脉如丝,寻之则有,稍按则无,医者不究里证热极,但引《陶氏全生集》,以为阳证。但手足厥逆若冷过乎肘膝,便是阴证,今已通身冰冷,比之冷过肘膝如无,比之无力更甚,宜其为阴证二也;阴证而得阴脉之至,有何说焉?以内诸阳证竟置不问,遂投附子理中汤。未服,延予至,以脉相参,表里正较,此阳证之最者,下证悉具,但嫌下之晚耳。盖因内热之极,气道壅闭,乃至脉微欲绝,此脉厥也。阳郁则四肢厥逆,若素禀肥盛,尤易壅闭,今亢阳已极,以至通身冰冷,此体厥也。六脉如无者,群龙无首之象,证亦危矣。急投大承气汤,嘱其缓缓下之,脉至厥回,便得生矣。其妻闻一曰阴证、一曰阳证,天地悬隔,疑而不服。更请一医,指言阴毒,须灸丹田,其兄叠延三医续至,皆言阴证,妻乃惶惑。病者自言:何不卜之神明。遂卜得从阴则吉,从阳则凶,更惑于医之议阴证者居多,乃进附子汤,下之如火,烦躁顿加。乃叹曰:吾已矣,药之所误也。言未已,更加之,不超时乃卒。嗟乎!向以卜谋生,终以卜致死,欺人还自误,可为医巫之戒。

按语:病人患时疫,口燥舌干,苔刺如锋,不时太息,咽喉肿痛,小便赤涩等症状可见是热证,但病人同样有通身肌表如冰,指甲青黑,六脉如丝等一派虚寒证的变现。心腹胀满,按之痛甚,日晡益甚则为阳明腑实的变现。病人虽有虚寒之象,但实际是湿热证,真热假寒之象。第一位医者,单从虚寒之象,认为服用附子理中丸治疗;第二位医者认为是实热;第三位医者认为是虚寒。本医案告诉我们,要根据病人的整体情况,具体分析,病人安危在于医者反掌之间,医者一定要透过假象看到本质,正确用药。

案四:张昆源正,年六旬,得滞下。后重窘急,日三四十度,脉常歇止,诸医以为雀啄脉,必死之候,咸不用药。延予诊视,其脉参伍不调,或二动一止,或三动一止,而复来,此涩脉也。年高血弱,下利脓血,六脉短涩,固非所能任,询其饮食不减,形色不变,声音烈烈,言语如常,非危证也。遂用芍药汤加大黄三钱,大下纯脓成块者两碗许,自觉舒快,脉气渐续,而利亦止。数年后又得伤风,咳嗽,痰涎涌甚,诊之又得前脉,与杏桔汤二剂,嗽止脉调。乃见其妇,凡病善作此脉,大抵治病,务以形色脉证参考,庶不失其大体,方可定其吉凶也。

按语:病人出现雀啄脉,必死之候,而吴又可认为,其饮食不减,形色不变,声音烈烈,语言如常,并非危症,认为病人是年高血弱,下利脓血所致。通过这则医案可知,在诊治过程中,不可仅根据脉象或其他一部分证候、表现就下结论,要注重整体观。

案五:严正甫正,年三十,时疫后,脉证俱平,饮食渐进,忽然肢体浮肿,别无所苦,此即气复也。盖大病后,血未盛,气暴复,血乃气之根据归,气无所根据,故为浮肿。嗣后饮食渐加,浮肿渐消,若误投行气利水药则谬矣。

按语:病人在疫后脉证俱平,出现肢体浮肿的现象,是由于病后气血皆损,气未复而气暴复,气无所根据,故为浮肿。在诊治过程中,不仅要根据现状下结论,要结合既往病史正确判断,准确用药。

案六：余里周因之者，患疫月余，苔刺凡三换，计服大黄二十两，始得热不复作，其余脉证方退。所以凡下不以数计，有是证则投是药，医家见理不透，经历未到，中道生疑，往往遇此证，反致耽搁。但其中有间日一下者，有应连下三四日者，有应连下二日间一日者。其间宽缓之施，有应用柴胡清燥汤者，有应用犀角地黄汤者。至投承气，某日应多与，某日应少与，如其不能得法，亦足以误事，此非可以言传，贵乎临时斟酌。

按语： 吴又可在本案中点出了使用下法的心得即"凡下不以数计，有是证则投是药"。只要病人具备使用下法的临床适应证，就可使用下法，不必拘于使用下法的次数。舌生苔刺是使用下法的临床适应证。"瘟疫下后二三日，或一二日，舌上复生苔刺，邪未尽也。再下之，苔刺虽未去，已无锋芒而软，然热渴未除，更下之，热渴减，苔刺脱，日后更复热，又生苔刺，更宜下之"。至于使用下法的频率和攻下药物的轻重则要视病人的具体情况而定，"要谅人之虚实，度邪之轻重，察病之缓急，揣邪气离膜原之多寡"。吴又可对使用下法的频率有以下经验："其中有间日一下者，有应连下三四日者，有应连下二日间一日者"。

案七：尝遇微疫，医者误进白虎汤数剂，续得四肢厥逆，病势转剧，更医，谬指为阴证，投附子汤病愈。此非治病，实治药也。虽误认病原，药则偶中。医者之庸，病者之福也。盖病本不药自愈之证，因连进白虎，寒凉慓悍，抑遏胃气，以致四肢厥逆。疫邪强伏，故病增剧。今投温剂，胃气通行，微邪流散，故愈。若果直中无阳，阴证误投白虎，一剂立毙，岂容数剂耶。

一人感疫，发热烦渴，思饮冰水。医者以为凡病须忌生冷，禁止甚严。病者苦索勿与，遂致两目火迸，咽喉焦燥，不时烟焰上腾，昼夜不寐，目中见鬼无数。病剧苦甚，自谓但得冷饮一滴下咽，虽死无恨。于是乘隙匍匐窃取井水一盆，置之枕旁，饮一杯，目顿清亮，二杯，鬼物潜消，三杯，咽喉声出，四杯，筋骨舒畅，饮至六杯，不知盏落枕旁，竟而熟睡，俄而大汗如雨，衣被湿透，脱然而愈。盖因其人瘦而多火，素禀阳藏，始则加之以热，经络枯燥，既而邪气传表，不能作正汗而解，误投升散，则病转剧。今得冷饮，表里和润，所谓除弊便是兴利，自然汗解宜矣。更有因食、因痰、因寒剂、因虚陷致疾不愈者，

皆当舍病求弊，以此类推，可以应变于无穷矣。

按语： 吴又可这两个医案提示感邪轻微或余邪未清的特殊情况下，医生治病有舍病治药和舍病治弊之权宜，即医生不是治疗原发病而是去纠正因误治和饮食调理等不当所造成的危害。舍病治药案中病人感邪甚微，病人病势加剧实为医生过用寒凉所致。使用附子汤的医生并未真正认清病原，用药不过偶合，其实病人所染微疫，不药亦可自愈。舍病治弊案中病人仅余邪未清，只要饮食调护得当即可痊愈。奈何医生和家属囿于"凡病须忌生冷"陋习，以致"两目火迸，咽喉焦燥，不时烟焰上腾，昼夜不寐，目中见鬼无数"。以上过用寒凉和调护失当所造成的弊害，已胜于原发病，此时只要消除此弊害，余邪亦随之而解，即吴又可所言"除弊便是兴利"。

参考文献

[1] 曹洪欣.温病大成第二部[M].福州：福建科学技术出版社，2007.

[2] 岳冬辉.温病论治探微[M].合肥：安徽科学技术出版社，2013.

[3] （清）吴有性著，张成博，李晓梅，唐迎雪点校.温疫论[M].天津：天津科学技术出版社，2011.

[4] 岳冬辉，苏颖.吴有性《温疫论》浅析[J].长春中医学院报，2006，22（1）：9-10.

[5] 洪金亿.叶天士《温热论》中"先安未受邪之地"思想研究[D].北京：北京中医药大学，2006.

[6] 孙敏.温疫学派治法研究[D].南京：南京中医药大学，2008.

[7] 刘琼，李成年.《温疫论》中体现的学术致思方向[J].吉林中医药，2011，31（12）：7-8.

[8] 欧阳八四."吴门医派"温病学说形成的3个重要时期[J].河北中医，2016，38（3）：439-441.

[9] 党思捷，吴文军，苏悦，等."阴阳交"理论新解[J].中华中医药杂志，2017，32（5）：2112-2114.

[10] 彭鑫，汤尔群.达原饮在疫病治疗中的运用[J].中国中医基础医学杂志，2011，17（9）：978，982.

[11] 罗思宁.伏邪学说的理论发展与临床应用[J].中医学报，2012，27（12）：1600-1601.

[12] 张茂云，苏颖.明清医家防治温疫特色研究概

述[J].中国中医基础医学杂志,2013,19(9):
998-999,1005.

[13] 惠毅,闫曙光,杨宇.浅析吴又可《温疫论》下法
[J].四川中医,2012,30(3):53-54.

[14] 曹南华.试论伏邪学说之争[J].广州中医学院
学报,1986,3(4):1-4.

[15] 林德云.试论戾气学说与中医传染病学的发展
[J].江苏中医药,2010,42(7):63-65.

[16] 张再良.思考吴又可的温疫证治[J].上海中医
药杂志,2018,52(3):6-9.

[17] 李永宸,赖文.吴有性医案是瘟疫理论的具体
表达[J].中国中医急症,2008,17(3):97-98.

[18] 臧文静,朱颖.吴有性治疗瘟疫特色[J].山东中
医杂志,2010,29(1):12-13.

[19] 赵艳,于华芸.吴有性治疫方探析[J].辽宁中医
药大学学报,2011,13(8):150-151.

[20] 梁丽君,冯明.吴又可《温疫论》关于升降出入
辨证的理论[J].山西中医学院学报,2015,
16(5):10-11.

[21] 郭瑨,赵勇.吴又可发现疠气病因的推理过程
展示[J].北京中医药大学学报,2017,40(6):
445-450.

[22] 刘先利,刘寨华,刘思鸿,等.邪伏膜原源流考
[J].中国中医基础医学杂志,2016,22(3):
310-311,367.

[23] 肖永华,刘宁,赵进喜,等.杂气致病,理论创
新;透达膜原,切合实用[J].环球中医药,
2018,11(1):68-70.

[24] 邱模炎,高杰东,黄福开.中医疫病学[M].北
京:中国中医药出版社,2004.

[25] 刘景源.温病学的形成与发展及文献版本源流
(一)[J].中医教育,2002,11(6):45-47.

20. 喻嘉言《《尚论篇》《尚论后篇》》

【生平传略】

喻昌(1585—1664年),字嘉言,号西昌老人,江西新建人,享年80岁。喻嘉言祖籍为江西新建(今南昌市),清初移居江苏常熟。喻嘉言学识极精,才气横溢,曾习举于业,在崇祯年间以副榜贡生进京城,但未能在朝当官。不久,清兵入关,明亡,即研习禅学,后又攻习医学,遂成为一代名医。先后教习弟子七十余人,文献称其精心妙术,冠绝一时。著述甚多,主要有《尚论篇》《尚论后篇》《医门法律》《寓意章》《喻选古方试验》等。喻嘉言对《伤寒论》有深刻的研究,同时也在《伤寒论》的基础上对温热病的证治提出了许多新的见解,并认为当时的医生对温热证"茫然不识病之所在,用药不当,邪无从解,留连辗转,莫必其命"。

【学术思想】

(一)论温疫之发生防治颇有见地

喻嘉言认为疫气乃病气、尸气和非时之气三气交蒸融合而成。《尚论篇》曰:"上焦为清阳,故清邪从之上入;下焦为浊阴,故浊邪从之下入;中焦,为阴阳交界,凡清浊之邪,必从此区分。"喻氏提出疫邪分清浊二种,阳中雾露之邪者为清邪,阴中水土之邪为浊邪,二者分别从口鼻而入,必先注中焦,以次分布三焦,总结出了疫病三焦传变规律,此为三焦,论治的开始。指出治疗温疫应根据三焦病位分而论治,上焦如雾,升而逐之,中焦如沤,疏而逐之,下焦如渎,决而逐之,以解毒逐秽为第一要义。

喻嘉言对于疫病的发生有独到的见解,认为疫病的产生是"病气、尸气,混合不正之气,斯为疫",也就是疫病的发生,其传染源是病人及病死者,所以疫病多发生于饥馑兵凶之际。虽然喻氏对疫病的

病因还不能全面地认识,但比前人所说的疫病因"非其时而有其气"的认识前进了一步。对于疫病的发生季节,喻嘉言认为疫病多发于春夏之交,而其受邪途径,多为邪自口鼻而入。对于疫邪,喻氏又分为清邪与浊邪两类:人之鼻气通于天,所以阳中雾露之邪者为清邪,从鼻息而上入于阳;人之口气通于地,故阴中水土之邪者,为饮食浊味,从口舌而下入于阴。上焦为清阳,所以清邪从之上入;下焦为浊阴,所以浊邪从之下入;中焦为阴阳交界,凡清浊之邪,必从此区分,甚则三焦相混。

对于疫病的防治,喻嘉言认为在疫病发生之前,可先饮芳香正气药,以抵御疫邪入侵,这是上策。如邪已侵入而发病,即当"以逐秽为第一义"。具体地说,又分三焦论治:上焦如雾,升而逐之,兼以解毒;中焦如沤,疏而逐之,兼以解毒;下焦如渎,决而逐之,兼以解毒。这种按病邪在上中下三焦分治的方法,为后世吴鞠通创三焦辨证开了先河。不少医家对喻嘉言的这种观点给予了很高的评价。如黄坤载说:"先辈喻嘉言,将《辨脉篇》中'清邪中上焦,浊邪中下焦'节,为仲景论疫依据,可谓独具只眼者矣。其治法以逐秽为第一义……论识超千古。"由此可见,喻氏在疫病学说方面的贡献及对温疫学说形成所起的重要作用。

喻嘉言认为温疫与热证不能混为一谈。喻昌提到:"后汉张仲景著《伤寒论》,欲明冬寒、春温、夏秋暑热之证,自不能并入疫病,以混常法。然至理以毕具于脉法中,叔和不为细绎,乃谓重感于寒,变为温疫。又谓春时应暖,而复大寒;夏时应大热,而反大凉;秋时应凉,而反大热;冬时应寒,而反大温;此非其时,而有其气。"

喻嘉言认为以季节划分温疫性质。他指出:"又谓冬温之毒,与伤寒大异,冬温复有先后,更相重沓,亦有轻重,为治不同。又谓从春分节以后,至

秋分节前，天有暴寒者，皆为时行寒疫也。盖以春夏秋为寒疫，冬月为温疫。"即春夏秋易发生寒疫，冬天易发生温疫。其致病机制为三四月份，天气暴寒，此时阳气虚弱，寒邪直中则热象不显；五六月份，阳气已渐盛，此时寒邪直中则病情的热象也会重；若七八月份，阳气已衰竭，寒邪伤人热象亦微。

喻嘉言《尚论后篇》系统地阐发了温病的病因、病机和治法。在卷一《尚论篇·春三月温症大意》中指出："触冒寒邪之病少，感发温气之病多。寒病之伤人十之三，温病之伤人十之七。"基于这样的认识，为了解决当时实践中的问题而勤求古训，发掘整理《伤寒论》中有关温病的内容就变得迫在眉睫。首先，喻嘉言将《伤寒论》中明确论述温病的条文，以及被人认为是论述伤寒，实则是论述温病的条文都作了重新归纳整理。其次，喻嘉言从理论和实践中分别确认温病是一种完全不同于伤寒的疾病，他说："阳分之邪浅而易疗，阴分之邪深而难愈。"因此，"病温之人，有发表三五次而外证不除者，攻里三五次而内证不除者"。温病的症状是"以为在表也，又似在里；以为在里，又似在表"。用药不当则"用温则阴立亡，用寒则阳随绝"。凡是伤寒可以出现的种种危重症候，温症皆有可能出现。既然温病的病因病机和症状均与伤寒不同，那么伤寒与温病就一定要有不同的治则和治法。因此，他在伏气温病的框架下不断的深入研究，从病因、病机、病理表现到治则、治法上不断完善这一理论，使伏气温病学说得到长足的发展。

喻嘉言根据《内经》之旨，将温病的成因归纳为三个原因：其一，为"冬伤于寒，春必病温"。其二，为"冬不藏精，春必病温"。其三，为"冬既伤于寒，冬又不藏精，至春月两邪同发"。这即是被后世所称的"温病三纲"说。很多医家认为温病三纲是基于外感热病"三纲鼎立"的理论之上，难免有牵强附会嫌疑。尤在泾在《医学读书记》中说："喻嘉言所分三例，其实不过一端，而强为区划，辞愈烦而理愈晦矣。"然而，喻嘉言这样立论只是为了归统温病临证治疗的具体实践，从而进一步寻找治疗温病的具体方法。客观上温病三纲说将疾病划分为实证、虚证、虚实夹杂三种类型，基本上是符合临床实践的。喻嘉言认为，温病的病因是风寒之邪，其病机为冬月感邪后，邪气潜伏于人体，至春而发。由于病因不同，感邪后邪气潜伏的位置也不同。冬伤于寒

者，其邪潜伏于肌肤，"肌肤者，阳明胃之主也。阳明经中久郁之热，一旦发出而外达于太阳"。冬不藏精者，则其邪潜伏于少阴，"冬不藏精者，阴分受邪，少阴肾经主之"。其发病及传变过程表现也随病因而不同：冬伤于寒者发病从阳明开始，由阳明而达太阳。"温热自内达外，热郁腠理，不得外泄，遂复还里而成可致之证"。冬不藏精者发病则从少阴开始，"自内达外，既从太阳之户牖而出，势不能传遍他经，表里只在此二者为恒也"。

既然喻嘉言认为温病的病因、病机、临证表现均不同于伤寒，那么其治疗原则与治法当然也不同于伤寒。他说："温症之分经用法，比之伤寒大有不同。"他认为温热"表症间见而里病为多，故少有不渴者，法当以治里为主，而解肌兼之"；同时"亦有治里而表自解者"。这与伤寒发表的一般原则有很大区别。由于温病的性质不同于伤寒，所以即使在使用解表之法时，喻嘉言仍强调辛凉解表法。如他说："凡发表不远热之法，适以增温病之困厄耳。"又因温病以里证为多，易于化热入里，所以喻嘉言提出"下法"是温病祛邪的主要治法。喻嘉言云："温症未必从表始。故攻之亦不为大变，然郁热必从外泄为易。"这一观点对后世"下不厌早"治法的形成大有启示，形成了温病学派下不厌早，治瘟疫急下，屡下的治法。又由于喻嘉言认为"冬不藏精"是温病的主要病因之一，津液亏损是温病发病的内因，津液多少是疾病转归的决定因素，因此他十分推崇保津液在温病学中的重要地位，治疗中主张滋养津液。他说："祗虑邪久据，阳明胃中津液先伤，故当汗而惟恐过汗，当下而惟恐不急下以存其津液也。"所以，他用下法的目的还是为了保津液。

在温病"下不厌早"的思想影响下，有些医家主张在温病初起时即用下法。戴北山说"伤寒下不厌迟，温病下不厌早"，并提出"温病不论表证罢与不罢，但兼里证，即下"。明代医家吴又可在《温疫论》中指出温疫可用下法的有三十余证，"但见舌黄、心腹痞满，便予达原饮加大黄下之"，并提出"大凡客邪贵乎早逐勿拘于下不厌迟之说"。他认为"承气本为逐邪，而非专为结粪设也"，指出下法并非单纯为攻逐肠道燥屎而设，而是为了逐邪。王孟英认为伤寒为阴邪，最虑邪气下陷，而有早下之戒；温热为阳邪，火性炎上，难得下行，如其邪能由腑出，正是病之去路。清代名医柳宝诒说："邪热入胃，则不复

它传",故"温热病热结胃腑,得攻下而解者,十居六七"。因此,温病"早投攻下,不为大害"。顾晓澜也说伤寒宜发表,"有一分表证,仍宜表之",故"下不嫌迟";而温邪宜清里,"有一分下证,仍宜下之""故下不厌早"。"下不厌早"的意思是温病运用下法的机会颇多,治疗温病应当早下。下法,是去邪的一种有效方法,其目的在于"祛邪存阴"。

本法具有通腑泻热、荡涤积滞、通瘀破结等作用。常用的方剂有大承气汤、枳实导滞汤、增液承气汤、抵当汤等。通下法尤其是通腑泻热之法,在温病中运用机会颇多,如果能使用得当,则奏功甚捷。但是在临床实践中,温病用下法也不是越早越好,有一分下证就下,在运用下法的时候有很多禁忌证。关于温病的治则,多数医家认为"存得一分津液,便有一分生机"。温病是热病,最易伤津耗液,故保津存液极为重要。也正因为如此,更有医家提出"温病忌下"的观点。因为"下"不得当同样能造成失水,导致耗伤津液。张凤逵在《伤暑全书》中说:"暑病首用辛凉,继用甘寒,终用甘酸敛津,不必用下。"他认为暑温之邪本来就耗气伤津,滥用攻下则更伤津液,多生变证。温病下不厌早,有"一分下证即应下之"的观点和"温病忌下"的观点都太片面。针对这个问题,喻嘉言提出用药全在临时较量:如果"阴盛阳微,即以温为主";如果"阳盛阴微,即以下为主";如果"阴阳错杂,温下两有所碍,则参伍以调其偏盛为主也。"他又说:"治有先后,发表攻里,本自不同之义互见,正欲学者之以三隅反也。"因此,即使在喻嘉言对温病的认识还不够全面的情况下,他也并不主张凡是温病一概早下。临床上要正确地看待治温病"下不厌早",因为在临床实践的时候,还要区分是否仍有表证,温热与湿热,邪热是无形还是已经结实,体质禀赋的差异等一些具体情况。因此,在许多情况下,温病不宜早下,更不可滥下。

(二)论治瘟疫倡导养阴思想

喻嘉言十分推崇津液在温病学中的重要地位,由此提出治疗温热病的"保阴"思想,其中尤其重视胃中津液的养护。他指出:"阳明热邪炽盛,劫烁阴液时,一不可过汗,二急当用下。"所谓保阴,一是发汗不可过分,当汗而唯恐过汗,反重伤其津液;二是急当用攻下法,如果当下而不急于下,则消耗其津液也。这与后世"救阴不在血,而在津与汗"的思想

是一致的。喻嘉言认为仲景的大承气汤是急下存阴的代表方剂。他在解释仲景原文"阳明病,发热汗多者,急下之,宜大承气汤"时说:"胃中止一津液,汗多则津液外渗",如"加以发热,则津液尽随热势,蒸蒸腾达于外,更无他法可止其汗,惟有急下一法",才可"引热势从大肠而出",不至于使津液外越。明确指出阳明经有如下三证时当"急下以存津液":一为汗多津亏于外,二为腹满津亏于内,三为目睛不慧,津亏于中。喻嘉言同时主张不宜过早滋阴,只有在热邪已溃,阴液损伤之时,才可运用生津之法。因为"生津液即是补虚"。具体用药可以使用"麦冬,生地,人参,梨汁之属""皆为治法"。同时,喻嘉言治疗"冬不藏精"所致的虚证,在温经的同时,也注意病人阴亏的程度,而兼顾补阴。针对其人"阴水将竭,真阳发露,外见种种躁扰之"证,他主张"必先温其在经之阳,兼益其阴,以培阳之基"。喻嘉言云:"真阴为热邪久耗,无以制阳",所以治疗病温的人"邪退而阴气尤存一线者,方可得生"。由此我们可以看到喻嘉言的保津液不仅通过"下法"实现祛除热邪,还可以通过"补法",即生津液的方法来保津液。这是和其他温病学家有所区别的。

通常认为在《伤寒论》问世后,温病学说的发展,走过伏气温病和新感温病两个阶段。伏气温病是在伤寒框架内进行的对于温病理论的酝酿,因此它从思想上始终没有摆脱伤寒的约束。尽管喻嘉言等伏气温病的倡导者穷经皓首,学富五车,依然被新感温病的代表人物批评。然而,新感温病是建立在伏气温病的基础之上的,正是由于喻嘉言等医家对温病的贡献,对伏气温病说在温病的病因、病机、症状、治法、方药方面均进行了充分的探讨,从而才使温病成为完全不同于伤寒,又自成体系的一类疾病。伏气温病一旦在病因上突破原有的禁锢,就能使人们对温病有全新的认识。后来的温病学家对喻嘉言在温病学方面的成就给予了很高的评价。如吴瑭说:"宋元以来诸名家,皆不知温病伤寒之辨",但"论温病之最详者,莫过张景岳、吴又可、喻嘉言三家"。虽然新感温病说是当前温病学派的主流,但它尚不能完全取代伏气温病说。比如,现代医学中的流行性脑脊髓膜炎、乙型脑炎及急性白血病等并不按照叶天士所说的"卫气营血"的规律传变,这些病起病急骤,很快便出现高热、神昏、出血、惊厥等一系列里热炽盛、热入营血的表现。这些临

床表现与伏气温病更为吻合。喻嘉言提出正虚伤阳、邪陷阳虚的理论，以及在治疗上采取温肾助阳、鼓邪外出的治法。这些观点遭到后世众多医家抨击。

众所周知，叶氏温病派在温病史上占有重要的地位，其对温病的治疗论述精详，众多医家对其倍加推崇，他尤擅长于清热养阴法治疗温病。因此，对于喻嘉言温肾助阳的观点，有很多医家持批判的态度，他们简单地认为温病用大辛大热的药是犯了低级错误。然而，喻嘉言的观点并非只停留在理论上。实践证明，重症温病晚期伤阳并不鲜见。喻嘉言认为"冬不藏精，春必病温"所致的虚证，由于邪伏少阴，用药应始先"深入肾中，领邪外出，则重者轻，而轻者即愈矣"。至于用附子、细辛这类大辛大热药的原因则是："在里之邪欲其尽透于表，则非专经之药不可，故取附子、细辛以匡麻黄，为温经散邪。"另外，喻嘉言在温经的同时注意病人的阴亏程度，也不忘兼顾补阴。对那种"平素消瘦，兼以内郁之邪，灼其肾水，外现鼻煤舌黑，种种枯槁之象""必急下以救将绝之水"，在"麻黄附子在所必用之时"，也要"倍加阴药以辅之，如芍药、地黄、猪胆汁之类"。喻嘉言自知温病用温药的思想难以被更多的人接受，所以他解释道："附子细辛以匡麻黄，为温经散邪千古不易之正法""奈何后人全不知用"！感叹"明明见脉沉身重，嗜卧倦语之证""尚且漫用三阳经之表药，屡表不应，十中不能活一，复诿之伤寒偏死肾虚人"。从中我们可以看到喻嘉言是完全从临床实践出发的，他根据"脉沉身重，嗜卧倦语"的实际症状来选方用药，对临床有很重要的指导价值。

因此，单纯地认为温病不能用温药的想法是错误的。现代临床在急性传染性或感染性疾病中，临床表现为血压下降、四肢逆冷、脉微欲绝、神淡、尿少者，可以从这里得到一些借鉴。清代温病学家柳宝怡很赞成喻嘉言温病用温药的观点，并且在他自己的医案中，也采用这种方法化裁，他以人参、附子扶正，黄芩、大黄泄热，使病人转危为安。综上所述，喻嘉言对于温病，尤其是伏气温病的研究，从病因、病机，到治则、治法都有很大的贡献，我们应该学习他这种勇于从医疗实践出发去寻求理论创新的思想。

（三）以《伤寒论》学说演绎温病

喻嘉言认识到在外感热病中，以温病为多见，

而真正的伤寒较少，即认为"触冒寒邪之病少，感温气之病多。寒病之伤人十之三，温病之伤人十之七"，所以对温病的证治理论较为重视。其所说的"温气"与叶天士在《温热论》中所说的"温邪"概念相似，也可以看做为叶天士"温邪"之说开了先河。他在研究《伤寒论》的基础上，认为《伤寒论》中也包括对温病的治法。他针对有的医家提出的"仲景书详于治伤寒略于治温"的观点，认为张仲景治疗温病的法度俱在《伤寒论》的治伤寒之中。因后人不能理解《伤寒论》中的义例，所以在治春温时"漫无成法可师"。由于他深感"古今缺典，莫此为大"，所以就按照《内经》之义，"以畅发仲景不宣之奥"。最为突出的就是他的"温病三纲"之论。"温病三纲"是指温病（主要指春温）可分为三类：一是属"冬伤于寒，春必病温"者；二是属"冬不藏精，春必病温"者；三是属"冬伤于寒，又冬不藏精，至春而发为温病"。喻嘉言对这三种温病的病理变化进行了深入的论述。如其中冬伤于寒，感受春月之温气而发病者，是因为邪郁肌肤，从阳明化热，病邪主要盘踞于太阳阳明二经。而冬不藏精者，是由于肾阴已伤，寒邪乘虚而内侵于骨髓，至春月因风木上升而引发内伏之邪，但邪势较深，不能外达，所以热在骨髓之间，病情要比前者深重。至于冬伤于寒而兼有冬不藏精，到春时发病，病位涉及太阳和少阴二经。这观点的提出是借鉴了伤寒有中三阳、中三阴和两感这三例，用以说明温病有新感有伏邪、有新感引动伏邪之不同，在温病的发病学说方面甚有贡献。但按冬伤于寒、冬不藏精和冬伤于寒又不藏精来说明温病的三种发病情况似乎过于机械，也与临床实际不相符合。

（四）对瘟疫治法多有阐发

喻嘉言认为，温病和伤寒的治法是有区别的，特别是对温病及瘟疫初起治疗大法的论述和强调温热病过程中的救阴是他对温病治法的重要贡献。

喻嘉言对温病表证的治疗主张不能投用辛温之品，他说："凡发表不远热之法，适以增温病之困厄耳。"对于当时有些医生以治伤寒之法来治温病提出了异议。如说："按温热病原无风伤卫。寒伤营之例，原无取于桂枝、麻黄二方也，表药中即败毒散、参苏饮等方，亦止可用于春气未热之时，若过时而发之温病暑病，尚嫌药性之常温，况于麻桂之辛

热平。"对于温热病间有表症的治疗原则，喻氏提出："按温热病表症间见，而里病为多，故少有不渴者，法当治里为主，而解表兼之，亦有治里而表自解者。"限于历史条件，当时喻嘉言虽然认识到这一点，但是在用药方面尚不能完全脱离原有的治表之方药，其用药仍多属辛温之品，而后世叶天士、吴鞠通等温病学家才在这一认识的基础上制定了辛凉解表的方药。喻嘉言对温热救热病的病理特点有深刻的论述，特别对温热病易于伤阴的论述引起后世的重视。他指出："缘真阴为热邪久耗，无以制亢阳而燎原不息也。"如温热病原有真阴耗伤，其病必重。而阴液之盛衰在亡与病情及预后有密切的关系，因此病温之人，如邪退而阴气犹存一线者，方可得生，否则病情重而预后差。基于这一认识，喻嘉言对温热病的治疗强调用甘寒柔润以救胃阴而制亢阳。对此，后世吴鞠通曾予以充分的肯定，指出："喻氏甘寒之论，其超卓无比伦也，叶氏宗之，后世学者，咸当宗之矣。"

（五）论述秋燥独具卓识

喻嘉言继承了刘河间的观点，认为在《内经》中对燥气为病的论述较少，特别是在《素问·阴阳应象大论》的病机十九条中，独缺燥气为患，而刘河间对病机十九条燥气为病的补充，即"诸涩枯涸，干劲皴揭，皆属于燥"尚不能完全揭示燥邪为病的全部内容，所以专著"秋燥论"一篇，以系统论述燥气为病。其中对燥气为秋之主令、燥气伤肺、秋燥病的主要证候和治法等，都进行了系统的论述。

喻嘉言指出，在《内经》中的"秋伤于湿，上逆而咳，发为痿厥"以及"秋伤于湿，冬生咳嗽"等论述，其"湿"都是"燥"之讹。喻嘉言明确指出，秋季的主令是燥，所以秋季致病的主要原因是燥气而非湿气。他指出："燥之与湿，有霄壤之殊。燥者，天之气；湿者，地之气也。水流湿，火就燥，各从其类，此胜彼负，两不相谋。春月地气动而湿胜，斯草木畅茂，秋月天气肃而燥胜，斯草木黄落。故春分以后之湿，秋分以后之燥，各司其政，今指秋月之燥为湿，是必指夏月之热为寒然后可。"据此可见秋伤于湿是错误的。同时，喻嘉言还提出，燥的发生并不是在入秋之后立即就有，而是在大热之后，继以凉生，凉生而热解，渐至大凉而燥令行，燥可致病。因燥气通于肺，所以燥气易伤于肺。喻嘉言认为《内经》病机

十九条中所说的"诸气膹郁，皆属于肺"和"诸痿喘呕，皆属于上"，以及《素问·生气通天论》中所说的"秋伤于湿，上逆而咳，发为痿厥"，都是燥伤于肺而出现的病证。喻嘉言引《内经》中所说的"逆秋气，则太阴不收，肺气焦满"之文，证明秋季所伤实易伤于肺。同时提出："肺气不燥，则诸气禀清肃之令，而周身四达，亦胡致愤郁耶？……惟肺燥甚，则肺叶痿而不用，肺气逆而喘鸣，食难过膈而呕出，三者皆燥证之极也。"指出了秋、燥、肺三者之间的内在关系。

对于燥气为病的治疗，喻嘉言在总结前人经验教训的基础上，制定了独具特色的方剂，重点在于保护人体的阴液。他指出，自古以来，治疗肺郁者，都是用辛香行气之方药，结果是以燥治燥："百首方中，率皆依样葫芦，如乌药、香附、紫苏、半夏、厚朴、丁、沉、诃、蔻、姜、桂、蓬、棱、槟榔之属，方方取是，只因《内经》脱遗燥证，后之无识者，竞相以燥治燥，恬于操刃，曾不顾阴气之消亡。"喻嘉言提出了治燥的原则："治燥病者，补肾水阴寒之虚，而泻心火阳热之实，除肠中燥热之甚，济胃中津液之衰，使道路散而不结，津液生而不枯，气血利而不涩，则病自已。"在这治则指导下，他制定了治疗诸气膹郁，诸痿喘呕，属燥之伤肺者的清燥救肺汤。制方大旨是强调治肺当主以胃，因胃土为肺金之母，所以用桑叶为君以清润肺金，煨石膏肃肺清热，生甘草和胃生金，人参养胃之津，补肺之气，配合胡麻仁、阿胶、麦门冬以滋阴润燥，杏仁、枇杷叶润肺下气。在治燥方中对苦寒之品的运用极为慎重，提出："天门冬虽能保肺，然味苦而气滞，恐反伤胃阻痰，故不用也；知母能滋肾水，清肺金，亦以苦寒而不用。至苦寒降火，正治之法，尤在所忌。"

可见，喻嘉言对燥证的治疗是肺胃兼顾，重视保养胃气，防苦寒伤胃，亦避免苦燥伤阴。这一指导思想在温病学中得到充分的应用和发展，成为治疗燥气为病的主要原则。喻嘉言对秋燥的论述弥补了前人在燥病方面的不足，奠定了后世温病学中关于秋燥病理论和证治的基础，对于温病学的形成和完善起到了重要的作用。

【著作考】

喻嘉言的医学著作很多，其中最具代表性的是《喻嘉言医学三书》，即《尚论篇》《医门法律》《寓意

草》三部。这三部著作均有很高的学术价值，它们各具特色，对后世医家有重要的影响。其中《寓意草》是他的第一部著作，这是一部具有笔记文学特征的医案集，里面记载的医案均为喻嘉言治疗内科杂病和伤寒疑难杂症的病例，见解独到，用方奇特，共计六十余例。此外，这部著作中提到的议病式、病例书写要求规范等，在现在看来仍有很高的参考价值。《医门法律》这部著作主要以阐述内科杂病为主，尤其强调辨证论治。这个"法"是指正面阐述辨证论治的法规法则，"律"是指在临床辨证治疗上容易犯的错误，指临床治疗的禁忌。

《尚论篇》是喻嘉言研究《伤寒论》的代表著作，同时也是"错简重订"派的重要代表著作，该著作集中体现了喻嘉言的伤寒思想。全篇分为《尚论篇》四卷和《尚论后篇》四卷，《尚论篇》主要阐释六经疾病证治及方药，《尚论后篇》主要是阐发温病的内容。《尚论篇》的学术思想主要集中体现在错简重订立论的基础上，以三纲鼎立、以纲统法的思想来重新编次《伤寒论》，重新解读《伤寒论》。在《尚论后篇》中喻嘉言对于温病尤其是伏气温病的病因、病机及治法作了全面的阐述。此外，还通过答门人问阐述了自己很多独特的观点。

除上面三部最有影响的著作外，喻嘉言的著作还有很多，如《(痘疹)生民切要》《喻氏古方试验》《伤寒尚论篇次仲景原文》《伤寒问答》《伤寒后论》《温证朗照》《伤寒杂论十二则》《伤寒脉证歌》《温燥论治》《伤寒抉疑》《会讲温证语录》等十余部著作。这些著作均是喻嘉言多年临床治学的学术思想结晶。

【遣方用药】

（一）人参败毒散

喻嘉言常用人参败毒散治外邪陷里而成痢疾者，后人称之为"逆流挽舟"法。痢疾之成，多因湿热疫毒，壅滞肠道，其病势向内向下，治宜清热化湿解毒，调气和血导滞。而"逆流挽舟"法所治痢疾，由表邪内陷于里，肠道壅滞，气血失调而成，此时宜采取逆其病势而解表法治之。用解表药物，使内陷之外邪从表而解，尤如逆流之舟上行，故称"逆流挽舟"法。方中人参、茯苓、甘草健脾渗湿，扶正祛邪，流通津液。其人参之"坐镇中州"，更是功不可没，此即

"昌所为逆挽之法，推重此方。借人参之大力，而后能逆挽之耳"之意。如此配伍，解表散寒以除致病之因，调气和血以疏肠道之滞，益气健脾以匡其正，照顾了外邪致痢的各个方面，痢疾而兼风寒表证者，多应手辄效。

（二）炙甘草汤

炙甘草汤，出自仲景原文第一百七十七条"伤寒，心动悸，脉结代，炙甘草汤主之"。喻嘉言将炙甘草汤证列于《尚论篇·太阳经中篇》。现代临床主要以治疗各种原因引起的心悸、心律失常为主。历代医家对炙甘草汤证的认识较为一致，通常认为它是主治伤寒而见脉结代，心动悸，心阴阳两亏之证。治当益气滋阴，通阳复脉。喻嘉言对这个解释和以往的医家不大相同，他是从津液亏虚的角度认识脉结代，心动悸的病机。他认为"伤寒病而至脉结代，心动悸，真阴已亡，微邪搏聚者，欲散不散，故立炙甘草汤"。所以他认为炙甘草的作用是"补胃生津润燥，以复其脉"。另外，在具体用药时，他说可以"少加桂枝以和营卫，少加清酒以助药力，内充胃气，外达肌表，不驱邪而邪自无可容矣"。这和他在治疗温病是顾护津液的思想似乎有相似之处。喻嘉言对此方评价甚高，他说"仲景伤寒门治邪少虚多，脉结代，心动悸之圣方也""千金翼用之以治虚劳，外台用之以治肺痿，然本方所治亦何止于二病"。

吴鞠通在《温病条辨》中以炙甘草汤衍生出一甲、二甲、三甲复脉汤和大定风珠，治疗热邪灼伤真阴之症。可见，吴鞠通在本意上也是认为炙甘草汤具有补胃生津润燥的作用。他的立方基础和喻嘉言的思想应该是一致的。

（三）大青龙汤

喻嘉言对一些方剂的命名解释很有意思，比如大青龙汤。仲景原文"太阳中风，脉浮紧，发热恶寒，身疼痛，不汗出而烦躁者，大青龙汤主之"。喻嘉言解释道："解肌兼发汗，而取义于青龙者，龙升而云兴，云兴而雨降，郁热顿除，烦躁乃解，匪龙之为灵，何以得此乎？"他说"天地郁蒸，得雨则和；人身烦躁，得汗则解"。所以大青龙汤专为无汗而设。但他又认为如果脉现微弱则不可用大青龙汤，因少阴病脉必微细。他解释道："青龙为神物，最难驾驭，必审其人无少阴脉证，乃可用之，以少阴亦主烦躁故也。"

【学术传承】

喻嘉言生于明代万历十三年（1585 年），卒于 1664 年，享年八十岁。他的一生颇具传奇色彩，年轻时欲走科举道路，但因仕途不顺，郁不得志，后削发为僧，潜心研究医学，对《黄帝内经》《伤寒论》等医学著作均有很深的研究，又因他对佛学的造诣同样也很深，所以他的医学思想带有一定的佛学色彩。他以"不为良相，即为良医"自勉，晚年在江苏常熟一带行医，医术精湛，善于治疗各种疑难杂症。喻嘉言行医的地点最初主要在江西南昌靖安一带，晚年时接受好友钱谦益的邀请，遂在江苏常熟定居并在此行医。当时恰逢江南地区温热病流行，这也给他提供了认识温病的实践基础。作为一代名医，他不仅医术高明，而且医德高尚。如他在《医门法律》中说："医，仁术也。仁人君子必笃于情，笃于情，则视人犹己，问其所苦，自无不到之处。"同时他自己在诊病时也能做到"仁"，不论穷富，尤其给穷人治病的时候，更是体察病人的疾苦，有时不仅免除药费，还在药包中给病人赠送银两。晚年时喻嘉言开始教书育人，开办讲堂，著书立说。因为他深感"执方以疗人，功在一时"，还不如"著书以教人，功在万里"。他的学生很多，当时比较有名的医家有徐忠可、程云等。

【医话与轶事】

《清史稿·喻昌传》载："喻昌，幼能文，不羁，与陈际泰游。明崇祯中以副榜贡生入都上书言事，寻诏征不就，往来靖安间，披剃为僧，复蓄发游江南。顺治中侨居常熟，以医名，治疗多奇中，才辩纵横不可一世。"喻嘉言前半生致力于读书求取功名，《新建县志》也曾记载他"中崇祯庚午副榜"，崇祯庚午即 1630 年，也就是 45 岁才中了"副榜"，在科举制度中副榜低于进士、举人。他本欲在仕途有所作为，在京期间，与诸生上书崇祯，要求修整法制、安定百姓，但未被采纳。在京三年左右，无所成就，郁郁不得志而返回故里，当时年龄接近 50 岁。回乡后喻嘉言转以"不为良相，即为良医"自励，研习岐黄之术，开始行医。因为他的姐姐居住在靖安，他没有子嗣，所以经常往来于南昌和靖安一带行医，据《靖安县志》载："明季副贡，学博才宏。隐于医，其女兄嫁

邑之舒氏，故居靖安最久。治疗多奇中，庐外之履常满焉。"可见其医名卓著。1644 年，明朝灭亡，清定都北京，年号"顺治"。《新建县志》载"顺治初寻诏征，力辞不就，佯狂披发，复蓄发游三吴，侨居常熟"。即顺治初期，喻嘉言为躲避朝廷征召，"诏征不就"出家为僧，隐于禅。清兵于 1645 年攻克南昌，因此喻嘉言出家为僧的时间至少在 1645 年之后，即 60 岁之后。喻嘉言行医最初主要集中在江西南昌、靖安一带，后期主要在江苏常熟一带。他喜游历，不拘礼教的约束，足迹遍于赣、浙、苏、皖。他医术高明，性格不羁，诊病非常谨慎细致，关心病人疾苦，他在《寓意草》自序中写道："昌于此道无他长。但自少至老。耳目所及之病。无不静气微心，呼吸与会，始化我身为病身。负影只立，而呻吟愁毒，恍忽而来，既化我心为病心。"

【医案选介】

案一：金鉴春月病温案。病人因春温误治，出现"壮热不退，谵语无伦"之症，喻嘉言曰"春温症不传经，故邪气留连不退，亦必多延几日"，故以仲景表里二方同治，先用麻黄附子细辛汤，再行附子泻心汤，解表攻里，次日即愈。

按语："治病必先识病，识病然后议药""病经议，则有是病，即有是药，病千变，药亦千变"的思想贯穿喻氏医案始末，也为后世辨证施治树立了标榜。喻嘉言特别推崇仲景经方和其学术思想，用伤寒论处方的就有二十五案，或纯用一方，或合三方为一方，临机应变，随症损益。

案二：时多暴怒，以致经行复止，入秋以来，渐觉气逆上厥，市医治之不效，喻嘉言用人参三五分，即安宁片刻。

按语：喻嘉言在许多危急重症中，均是时医反对运用人参，或者病家惧怕运用人参，而喻氏力排众议，妙用人参，使病人转危为安。

案三：袁继明素有房劳内伤，病人脉大空虚，精神恍惚，其为元阳虚脱之候，内虚肠滑，独参不能胜任，急投附子理中汤，刚中济柔，温中健脾以回阳，四剂后能言。

按语：脾胃是营卫气血生化之源，气机升降之枢机，为后天之本。喻氏认为理脾重在温阳，刚中济柔，脾胃为后天之本，通过应用附子理中汤，达到

速补脾阳的效果。

参考文献

[1] 喻嘉言.尚论篇[M].北京:学苑出版社,2009.

[2] 谭永东.喻嘉言祛邪反应学术思想探析[J].中国中医基础医学杂志,2013,19(8):863,866.

[3] 阎星诗,刘景超,洪素幸.试述《寓意草》中喻嘉言的建中思想[J].世界中西医结合杂志,2009,4(1):8-9.

[4] 游心慈.喻嘉言对《伤寒论》学术思想之继承与发展[D].北京:北京中医药大学,2010.

[5] 马淑芳.喻嘉言《尚论篇》学术思想研究[D].昆明:云南中医学院,2013.

21. 张遂辰（《张卿子伤寒论》）

【生平传略】

张遂辰（约 1589—1668 年），生于明万历年间，卒于清康熙年间。根据康熙《钱塘县志》记载，张遂辰享年八十岁，在其遗集后面，附有其外孙"金张"的跋语，"于先生殁二十年（戊辰）因舅氏屋屡徙，丧失板若干块，觅工补完"，以及书眉有吴用威题他为"明遗民"和画像有"隐君"的称呼，推算其诞生约在明万历十七年（1589 年），殁于清康熙七年（1668年）。张遂辰原籍为江西，后随其父迁徙至杭州，年少时博览群书，尤工诗词，曾赋野花诗十首，有"微霜茅屋鸣残叶，细雨林塘湿野花"等名句，有"张野花"之称，著有《湖白上下集》。

张遂辰学医缘于其年少时多病，经常数年不出门户，面孔黄瘦，屡治无效，自学医学，探究医理，后来不仅治好自己的病，为他人治病也屡屡见效。曾经居住在武康县三桥里，适逢路侍御家有病，请他诊治，很快就好了，从此名声大噪，前来求诊的病人很多。《仁和县志》称他，"少羸弱，医不获治，乃自检方书。上至岐鹊，下至近代刘、张、朱、李诸大家，皆务穷其旨"。张遂辰临床经验丰富，晚年隐于城东，每日读书不倦，潜心行医。由于医术精湛，以善于治疗伤寒闻名乡里，病人争相求治，正如其在《莲宅编诗集》序中所说，"余自白下归，念犬马之齿及矣，思效菰庐中一无事人，因庐舍茖水上，拟偕儿子治秋稼，扶来以老，顾善病，喜读黄帝书，见同病者辄恻恻然相哀怜，为之决死生，辨强弱，无论中与否，丐其求诊，遂妇孺知名"。可知其诊务繁忙，后人为纪念张遂辰，以明亡后其所居之地杭城东昌蒲巷尊为"张卿子巷"，为浙江大学旧址。当时著名的肖像画"波臣派"创始人曾鲸为其作画，创制其传世作品之一《张卿子像》，该真迹现存于浙江博物馆，画像

形神兼备，得以使后世之人见张遂辰全貌，张遂辰乌巾朱履，意态安详，颇有大家之风。《晚明医人张卿子事迹》，厉太鸿（鹗）有题张卿子先生画像称赞曰："猗嗟先生，渊机研理；早游上庠，文辞清绮；顾厨名逃，桑海时徙；含华隐曜，期山期水；晚托于术，采丸起死；真冷犹存，彭殇一视；我读遗诗，松风入齿；百世之下，孰传高士"。

张遂辰对《伤寒论》非常有研究，造诣颇深，在明末清初的《伤寒论》研究中首倡"维护旧论"，认为在整理《伤寒论》中应维护《伤寒论》原有编次，与"错简重订说"形成相互对立观点。《张卿子伤寒论·凡例》中指出，"仲景之书，精入无比，非善读者未免滞于语下……初学不能舍此途也。悉依旧本，不敢专取"，所著《张卿子伤寒论》至今仍是研究伤寒学的必读版本。张遂辰是明末清初以前历代医家中尊崇王叔和，赞赏成无己的最有力者，他认为王叔和的编次只是卷数上与仲景原书不同，内容并无大的出入，成无己的注释尤称详洽。同时，他对历代研究《伤寒论》的医家也十分尊重，认为"诸家论述，各有发明"。张遂辰在成无己《注解伤寒论》原有编次著述的基础上，在分卷上进行改动，在《伤寒论》条文后补充了郭雍、张洁古、庞安时、李东垣、朱丹溪等医家之说。另著有《张卿子经验方》《秘方集验》等。张遂辰与当时的医家卢复、卢子颐等多有往来，进行交游切磋，使当时的杭州医学界呈现出一片繁荣的气象，其最大的学术贡献在于培养了一批学验俱丰的弟子，据《清史稿》记载，以"张开之、沈亮辰为最著"，其实结合历史文献研究，其最著名的弟子应该当属张志聪、张锡驹，正是此"二张"承袭并发展了张遂辰的学术思想，相继为恢复医经的原貌而不懈努力，形成了闻名海内的"钱塘三张"，从而构建了"钱塘医派"以及"尊经维旧"的治学特色。正如康熙《钱塘县志》记载，"董文敏公其昌，陈征君继

儒见之,曰:天下奇才也"。

【学术思想】

张遂辰认为经西晋王叔和编次整理的《伤寒论》与原著版《伤寒论》只有卷数的不同,其具体内容并无明显差异,对于流传的成无己版本《伤寒论》不能随意取去,应力求保持其原貌,以体现完整的《伤寒论》思想体系,所以在《张卿子伤寒论·凡例》中指出,"悉依旧本,不敢去取",明确提出应尊崇张仲景《伤寒论》原本,并以成无己《注解伤寒论》为蓝本,编撰《张卿子伤寒论》。该书中的"辨脉法""平脉法""伤寒例",以及辨六经病脉证并治和"辨霍乱""辨阴阳易""汗吐下可不可"等,都是以成无己的《注解伤寒论》为基础,并且对于成无己的注释采取照录不误的方法,只是在成氏注解后,引用诸多医学典籍,如《黄帝内经》《难经》《千金方》《圣济总录》等,并根据自己的临床经验,有选择性地列举自宋代以来的名医名家,如许叔微、张洁古、庞安时、李东垣、朱丹溪、王安道、王三阳、王宇泰等的医学论述,采诸家之长,进行补充。同时,除补充上述医家的注解外,甚至将自己的学生沈亮宸的意见也纳入其中,可见张遂辰对于《伤寒论》的注释比较客观。张遂辰尊崇王叔和编次后的《伤寒论》,并推崇成无己的注解,被称为"维护旧论"派,与方有执为代表的大篇幅修订《伤寒论》的错简重订派进行辩驳,并力图维护王叔和编次后的原貌。但是需要注意的是,张遂辰虽然"尊王赞成",可是这并不等于全盘接受,张遂辰进行了一定程度的调整与发挥,选论颇精。其一,是采撷诸家注解之精华;其二,是对众多医家研究《伤寒论》的学术思想进行研究与整合,从临床角度对成无己《注解伤寒论》中不足之处进行补充,充分体现出了仲景辨证的精华与实质,以求能够合仲景原意,更好地传承与发展伤寒学说。

(一)尊经崇古,维护旧论

张遂辰认为王叔和编次的《伤寒论》虽然卷数上略有出入,但是具体内容是依据张仲景原本,成无己依旧本进行注释,其"引经析义,诸家莫能胜之",所以将其撰写的著作,称为《伤寒论参注》。张遂辰悉依成氏注本,篇卷次第及成氏注文不变,并选择性地增列后世医家。在伤寒学派中,张遂辰可谓是"尊王赞成"旗帜最为鲜明的拥护者,为维护旧

论派的代表医家。维护旧论派是指主张维护世传《伤寒论》旧本内容的完整性和权威性的众多医家。与批判王叔和、成无己的错简重订派不同,维护旧论诸家对王叔和编次的《伤寒论》和成无己首注《伤寒论》倍加推崇,认为成无己注解引经析奥,为后世诸注家所不及。因此,世传旧本《伤寒论》的内容不能随便改动,尤其是《伤寒论》中的十篇,即六经证治部分并无错简,无须重订,只可依照原文研究阐发,才能明其大意,主张仿照经学的章句法进行注释,所以称之为维护旧论派。除张遂辰外,代表医家还有张志聪、张锡驹、陈修园等。金元以来,医家们虽然推崇《黄帝内经》和《伤寒论》,但是很少进行诠释,多是加以发挥和引论。明末清初时,不少医家曲解金元医家的本意,打着"重今轻古"的旗帜,不愿意在医学经典的研习上下苦功夫,一意走捷径、图速成,仅凭当时流行的通俗医书、方书行医,结果自然根基浅而医术低下,庸医泛滥,正是在这样的背景下,由于积重难返,此时的张遂辰、张志聪、张锡驹"三张"振臂疾呼,站出来力挽狂澜,他们注解《伤寒论》也是兼收并蓄,继承与创新并举,针砭时弊,但是一致认为继承是必要的基础。

回溯宋金以前,伤寒医家治疗伤寒病各有专长,而缺乏医家之间的学术争鸣。《伤寒论》作为一部医学史上地位极高的临床医学专著,虽然有非常多的医家在研究,但大多是基于王叔和所编次的,而质疑其编次问题的医家较少,直至明代医家方有执倡导错简,实施重订,认为王叔和的编次是错误的,由此引发了一场关于《伤寒论》的大辩论。此次辩论,开启了后世伤寒学术争鸣之端,至明清诸家各张其说,由争鸣而渐次形成伤寒内部不同的学术流派,错简重订派、维护旧论派和辨证论治派。张遂辰是当时较为有名的代表医家,以善治伤寒病而闻名,指出《伤寒论》经王叔和编次后,内容大体上仍然是按照张仲景原意写的。张志聪师事张遂辰,推崇张遂辰维护旧论的思想,在《伤寒论宗印·凡例》指出"本经章句,向循条则,自为节目,细玩章法,连贯井然,实有次第,信非断简残篇,叔和之所编次也",强调六经编次条理通贯,此后,他进一步强调"成氏之后,注释本论,皆散叙平铺,失其纲领旨趣,至今不得其门,视为断简残篇,辄敢条裂节割。然就原本而汇节分章,理明义尽至当不移,非神游仲景之堂,不易得也"。张锡驹同样认为,《伤寒论》三

百九十七条,不仅没有错简,而且前后条贯,没有要改订的理由,并认为《伤寒论》是治百病的全书,并非仅仅用来治疗伤寒病。陈念祖继承"钱塘二张"的学术思想,反对"错简",维护"旧论"。现代伤寒大家刘渡舟教授也是"错简重订"的反对者之一,认为《伤寒例》为仲景书中的旧有之论,而不是王叔和撰次的"遗失之论",并指出《脉诊》两篇是仲景学说的重要组成部分,其脉法有独到的特点,为中医学发展做出了贡献。沈敏南评述明代伤寒学时指出,方有执《伤寒论条辨》用三纲创立错简之说,与张遂辰的《张卿子伤寒论》"尊王赞成"的学说相争鸣,为伤寒学史上所罕见的。详加辨析可以看出,两派学者运用考据学的方法,穷究《伤寒论》的原版,创立了不同的学说,既有争论,又有相互联系,前者重视病因三纲,强调病因在外感热病的重要地位,对后世有一定的影响,同时又强调错简,导致《伤寒论》原文支离破碎。而张遂辰以及其他维护旧论一派的代表,反对错简重订,驳斥三纲之说,重视义理贯通,并从《黄帝内经》出发,阐发六经气化,认为《伤寒论》至属完整,能够揭示《黄帝内经》与《伤寒论》的源流关系,"尊王赞成"的倾向是显而易见的,但是难免存在强牵附会之处。

综上所述,张遂辰的尊经崇古,"尊王赞成"的学术思想值得我们学习,张遂辰主张尽可能保留仲景旧本原貌,并且继承成无己对《伤寒论》条文进行的阐释与发挥,对后世学者产生了较大的影响,为伤寒学派的进一步发展做出一定的贡献。同时,作为当今时代的我们,对待"维护旧论派"与"错简重订派"应该辩证地看待,既不盲从,也不一味排斥,既尊重仲景《伤寒论》旧版,又在继承的基础上进行发挥,这是当今我们对于古人的论著进行学习的基本思路。

(二)继承《注解伤寒论》,旁涉《药方论》

张遂辰在继承《注解伤寒论》中对《伤寒论》注释优点的基础上,又将成无己的其他著作,《药方论》中的相关内容,在《张卿子伤寒论》中采用"成氏云""成无己云"等方式,补充到注释中,这样能够较为完整地体现成无己注解《伤寒论》的思想,将两者相互结合,相得益彰,使论述更为详备,临床诊疗重在理法方药,这种研究方法也充分体现出张遂辰注解《伤寒论》是以临床实践为基础,更能反映其高超

的临床诊疗水平。

桂枝汤方:成注结合《黄帝内经》对桂枝汤的功用以及方药配伍进行了解析,指出桂枝汤为辛甘之剂,用以发散风邪。方药配伍以桂枝为君药,芍药、甘草为佐药,生姜、大枣为使药。但是张遂辰认为其对于生姜、大枣的功用诠释,未能尽明其义,引用《药方论》,进一步阐释,"桂枝用姜枣,不特专于发散,以脾主为胃行其津液,姜枣之用,专行脾之津液而和荣卫者也",使运用生姜、大枣的用意更加深入具体。但是又唯恐后世医家对麻黄汤中不用生姜、大枣产生误解,所以进一步辨析,"麻黄汤不用姜枣者,谓专于发汗,不特行化而津液得通矣",通过结合麻黄汤共同探讨,便于后世医家多角度、多层次理解此处应用姜枣的用意。

小柴胡汤方:成注在《黄帝内经》的基础上阐释,"热淫于内,以苦发之",所以柴胡、黄芩两味药,味苦以发散邪热,里气亏虚者,人参、甘草,以缓中补气,邪半入里,里气逆,半夏辛散除烦止呕,邪半在表,营卫相争,生姜、大枣调和营卫。张遂辰为使其方意更加清晰明了,引用《药方论》,"伤寒邪气在表者,必渍形以为汗。邪气在里者,必荡涤以取利。其于不外不内,半表半里,是当和解则可也,小柴胡汤和解表里之剂",补充此条注释。先是指出如果邪在表者,应当采用顺势发汗解表的治法,使邪随汗出而解。随后指出,如果邪在里,而成里实证,则应当治以荡涤之法,此处的意思是攻下,采用攻下法祛除实邪,使实邪从下泄于外。但是如果病邪介于"不外不内,半表半里"之间,此为邪在少阳,导致枢机不利,治法应当和解枢机,鼓舞机体正气以抗邪于外,最终使半表半里之邪外解,将汗法、下法以及和解枢机的方法进行鉴别,明晰三者的治疗要点,后世医家读到此处,一目了然。

大柴胡汤方:成注指出柴胡、黄芩味苦,入心经,清其热,枳实、芍药味酸苦,治涌泄而扶阴,半夏辛散逆气,姜枣调和营卫。张遂辰引用《药方论》指出大柴胡汤为缓下之剂,并与承气汤的用法进行鉴别。方剂有轻重缓急之分,如果"大满大实,坚有燥屎者,……是以有大小承气之峻也",如果对于邪热甚而采用攻下的方法,应运用大柴胡汤,用以逐热邪,可知大小承气汤与大柴胡汤不同,前者所下之物为里结,后者所下之物为邪热,病邪不同,治疗方法也不同,正所谓,随其所在而攻之。张遂辰对于

方剂的注解,往往是从临床出发,虽然同为下法,但是仍须仔细辨别,明确其治疗功效,更好地指导临床。

栀子豉汤方:成注指出,"酸苦涌泄为阴,苦以涌吐,寒以胜热,栀子豉汤相合,吐剂宜矣",此处重在阐释邪在高位的时候,应采用"因而越之"的疗法,用栀子豉汤吐胸中之邪,清胸中邪热。虚烦与痰实虽然都可以导致烦躁,同样表现出"吐证",但是两者有不同之处,在临床诊疗中须加以辨别。因此,张遂辰引用《药方论》,"吐证亦自不同。如不经汗下,邪气蕴郁于膈,则谓之实也,应以瓜蒂散吐之。瓜蒂散,吐胸中之实邪也。若发汗吐下后,邪气乘虚留于胸中,则谓之虚烦,应以栀子汤吐之,此吐胸中虚烦也"。张遂辰将栀子豉汤与瓜蒂散结合辨析对比,不仅对栀子豉汤的药理功用了然胸中,而且对虚烦与胸膈痰实致烦进行了鉴别,如此可称之为泾渭分明,易于辨析。此外,需要明确,此处强调不是临床一定要表现出"吐证",重点在于"烦"。

抵挡汤:成注为,"苦走血、咸胜血,虻虫、水蛭之咸苦,以除蓄血",桃仁、大黄以下热结,引用《药方论》进一步阐释,"人之所有,气与血也",气属阳,"气留而不行者,则易散",因此阳病容易治愈。而血属阴,蓄血不行,为难散,因此阴病不易治疗。对于蓄血证,此时须采用峻猛之剂,以荡涤邪结。甘草泻心汤,《药方论》指出,气结不散,壅滞不通,为结胸,用陷胸汤治疗。如果塞而不通,为"痞",用泻心汤治疗。通过所处病位的高下进行辨析,如果邪结在胸中为陷胸,邪留在心下为泻心。白虎汤证:成注为,石膏、知母清热,因热则伤气,甘草、粳米缓和益气,《药方论》指出,如果热甚于内,则以寒凉之药,如果热甚于外,则以凉解之,如果内外俱热,内不得泄,外不得发,采用白虎汤来清内外热。张遂辰的引用注释中,对外热、内热与内外俱热进行辨析,易于指导临床应用。

(三)汲取精华,兼收并蓄

张遂辰注解《伤寒论》的总体特点是"述多作少",重视择取诸医家的注释,兼收并蓄,在《注解伤寒论》的基础上,进行再次注解,采取的原则是与方氏意同者从之,与方氏意异者辨之,使原文注释内容更加丰富。同时,治学严谨,对于先贤医家的精粹论注,即使只是注解一两句,也进行摘录,可见张

遂辰虽然尊崇成无己,但是并不盲从,注重吸取各家之精华,博采众长。张遂辰在《凡例》中指出,对王叔和、张潜善等十人的注释补充在成无己的注语后,实际上不仅是此十人,但凡引用张遂辰均标明其姓或名,足见其讲求实际。

卷三辨太阳病脉证并治中,麻黄杏仁甘草石膏汤方证,成注指出,发汗后喘,是因为邪气壅盛,桂枝汤不可发散邪气,所以不可再用桂枝汤进行治疗,此时应该用桂枝加厚朴杏仁汤,使汗出喘愈,并进一步阐释,汗出而喘,如果有大热,为内热气甚,如果无大热,为表邪甚,用麻黄杏仁甘草石膏汤以散其表邪。张遂辰在成注后引用张兼善注解,指出张仲景在《伤寒论》中常言发汗后,表证得解,不可再行桂枝汤,此处所论汗出而喘,无发热,重在强调上焦余邪未解,所以用上方以散上焦邪气,并且张遂辰对桂枝加厚朴杏仁汤的论述也与成注不同,此方用于桂枝汤证兼有喘证,非成注所论邪气壅盛。该注释中,成氏指出不可再用桂枝汤,应从表解,如果再次更行桂枝汤,将会进一步加重热邪,所以"太阳汗解后,不宜复行暖剂",张遂辰对成注的不足之处进行了补充。

卷六辨少阴病脉证并治中,麻黄附子细辛汤与麻黄附子甘草汤两条,在成注后选取赵嗣真的注解,"仲景发汗汤剂,各分轻重不同。至少阴发汗二汤,其第一证,以少阴本无热,今发热,故云反也。盖发热为邪在表而当汗,又兼脉沉,属阴而当温,故以附子温经,麻黄散寒。而热须汗解,故加细辛是汗剂之重者"。上述指的是麻黄附子细辛汤方证,少阴经病本无发热,如果表现出发热,为邪在表,又因为脉沉,为阳虚,属于阴证,所以采用温法,附子温经,麻黄散寒,细辛与附子配伍温散少阴寒邪,发汗力度大,所以是发汗重剂,此处是相对第二证,即针对麻黄附子甘草汤而言的。第二证,"既无里寒之可温,又无里热之可下,求其所以用麻黄附子之义,则是脉亦沉,方可名曰少阴病。身亦热,方行发汗药,又得之二三日,病尚浅,比之前证亦轻,所以不重言脉证,而但曰微发汗,所以去细辛加甘草,是汗剂之轻者"。麻黄附子细辛汤证既无外寒可温,又无里热可下,与前证相比较轻,细辛加甘草的发汗力度减轻。同时,进一步注释,四逆汤中生附子配伍干姜,取其"补中有发"之意,而麻黄附子细辛汤和麻黄附子甘草汤中熟附子配伍麻黄,取其"发中

有补"之意。李嘉璞指出,上述两条注释须结合来看,取互文见义,病之轻重,药随证变,与原注互参,在分析对比中,使其意更加明确深刻,易于临床掌握与应用。

卷六辨少阴病脉证并治中,"少阴病,下利,便脓血者,桃花汤主之"。成注为"下焦不约而里寒也,与桃花汤固下散寒",此处指的是虚寒滑脱失禁,下利便脓血的桃花汤证,其后又注释寒邪入里,导致腹痛,属里寒,肠胃虚弱,下焦不固,所以用桃花汤固肠止下利。成氏虽然阐述了下焦失约而里寒的病理机制,但是临床下利便脓血有阴阳寒热之别,其证候特点未能阐明,所以张遂辰又引吴注进行辨析。"吴氏云:凡下血,便脓血,有阴阳冷热之不同",同时,《金匮要略》指出,"阳证内热,则溢出鲜血;阴证内寒,则下紫黑如豚肝也",其注虽然稍显简略,但是对于临床辨脓血阴阳寒热的特点已经阐明。可见,张遂辰旁征博引之功,实属其结合临床经验而进行阐发,将各家注释汇总分析,相互对比,在短短几句注释之间,就将下利脓血,寒热阴阳的特点进行了鉴别,使人一目了然。此外,张遂辰又从补亡的角度阐释仲景未尽之意,"伤寒哕而腹满,视其前后知何部不利,利之则愈",成氏对于此条注释为,顺文译释,而其引用《类证活人书》,进一步阐释方证,即"前部宜猪苓汤,后部宜调胃承气汤"。

同时,张遂辰重视对方药的解析进行对比,从而进一步加深了对原文与方义的的理解。例如"少阴病,下利,白通汤主之"条文后,选取张兼善的注解,指出白通汤,白通加猪胆汤,真武汤以及通脉四逆汤,都是针对少阴下利的方剂。但是上述方剂中除姜附两味药相同外,其余用药各不相同的原因,在于"少阴下利,寒气已甚",此时须要用干姜与附子来祛除少阴寒邪。下利虽然是少阴经病引起的,但是兼证各有不同,所以用药也不同,并与成注合参,既加深了对本方的理解,又开拓了思路,明确主证与兼证的不同,分而治之。张遂辰进一步阐释,附子有生熟之别,姜有生姜、干姜之分,各方证所用附子不同,白通汤、白通加猪胆汤以及通脉四逆汤所用为生附子,惟独真武汤所用为熟附子,其在白通加猪胆汤方后引用张兼善注释以辨析附子生熟之别。"凡附子生用则温经散寒,炮熟则益阳除湿。干姜辛热,故佐生附为用;生姜辛温,少资熟附之功",白通汤及其类方主要是治疗下利,而真武汤证主要用来祛寒湿,所以用药各有侧重,将《伤寒论》条文前后互参,阐述生姜与干姜,生附子与熟附子的应用之理,以便使后世医家研读后,既可以知晓上述姜、附的生熟用药之意,又明确了二药配伍的规律性,可知张遂辰注解颇有深意,值得我们学习与研究。

(四)结合临床,独抒己见

《中国医籍考提要》指出,"张卿子既采辑各家之长,亦独发己见……他并未盲从前人的看法。同时张遂辰对脉理及六经辨证等内容,均阐述的全而透彻"。张遂辰在《张卿子伤寒论》中在注解后附其己见共计二十余条,并进行标记为"张卿子云",其对于《伤寒论》原文的注释,与其意同者,兼收并蓄,与其意见不同者,独发己见,同时与临床实际紧密联系,充分体现了张遂辰的独创精神。

卷一辨平脉法中,张氏对于脉理进行论述,"荣气盛,名曰章",成注为"暴泽而光",同时张遂辰于细微处辨析为,"此章子,责其暴著也",加以区分病脉。"高章相搏,名曰纲",并指出"总,满盈也",仲景所论为荣卫俱盛,恰与下损相反,并结合"荣气弱,名曰卑",以此进一步阐释,"高者,卫盛于外,卑者,荣弱于内"。对于"迟缓相搏,名曰沉"而言,张遂辰注解为,迟缓脉,多属平和,同时以营卫内外分论,对缓脉与迟脉进行辨析,缓脉为阳,迟脉为阴,与浮躁相对比,迟缓取"沉静之意",所以在研读《伤寒论》时,须仔细体悟仲景之意。"趺阳脉滑而紧,滑者胃气实强",张遂辰见解独特,结合"趺阳脉滑则为哕",进行探讨,认为此属虚寒。所以"脾胃之为实为强,非真实真强也",须明辨虚实,如果"以实持之,以强击之",恐怕会导致机体损伤。由上可知,张遂辰精通脉理研究,对于《伤寒论》注解同样重视脉法。

卷二辨痉湿暍脉证中,"湿家之为病,一身尽疼,发热,身如熏黄"。成氏注解为,身黄如橘色,表里有热,此为阳明瘀热,但是身色如熏黄,一身尽疼,非伤寒客热,而是湿邪为患,湿伤脾病则表现出黄如烟熏,非正黄色。同时,张遂辰进一步补充成注,身黄发热,本来是栀子柏皮汤证,但是此处为白术附子汤证,须与阳明瘀热相鉴别。张遂辰在该卷中,明确指出了成氏注解的不足之处,提出了自己的见解,"问曰:风湿相搏,一身尽疼痛,法当汗出而解,值天阴雨不止,医云此可发汗,汗出不愈者,何也? 答曰:发其汗,汗大出者,但风气去,湿气在,是故不愈也"。成注指出,"值天阴雨不止,明其湿胜也。《内经》曰:阳受风气,阴受湿气……风湿相搏,则风在外,而湿在内,汗大出者,其气暴,暴则外邪出而里邪不能出,故风去而湿在"。张遂辰认为成氏论述"在表为风,在里为湿"存在不足,"风湿相搏,法当汗出而解",正如前面条中所论的麻黄加术汤,微发汗,使表里气和,则风湿俱去,此论述更为妥当。对于如何治疗的问题,张遂辰补充王肯堂的注释指出,"风湿宜汗,桂枝加白术黄芪防己汤",可见张遂辰尊崇成无己,但是并不盲从,善于从临床经验出发,纠正成氏之偏,并将其心得体会融汇其中。

张遂辰在《张卿子伤寒论》中本人叙述虽少,大多属于心得之类的论述,为张遂辰在临床实践中的体会与成果,虽然论述比较简短,但是见解精辟。如卷二辨太阳脉证并治中对桂枝二越婢一汤方证注解中,"太阳病,发热恶寒,热多寒少,脉微弱者,此无阳也",张遂辰强调,"无阳二字宜审",需要仔细体悟,此处无阳,"脾气不发越",并依据寒热多少来调整桂枝与石膏的用量。寒少,则桂枝用量少,热多则石膏用量多,以此进行方解。桂枝去桂加茯苓白术汤方中,成注中指出,此为表证未罢,又欲成结胸证,又因其有停饮,所以以桂枝汤解外,同时加茯苓、白术利小便,以行停饮。王肯堂指出,非桂枝汤证,邪不在表,为水饮内蓄。张遂辰在上述两位医家的注解上进一步指出,此处不用陈皮、半夏逐饮的原因在于停饮为胃虚,所以症见无汗,与五苓散方证类似,上述两条均属于阐释上存在一定困难的条文,张遂辰均提出了自己独到的见解。又如在卷六辨厥阴病脉证并治提纲证中指出,"厥阴之为病,消渴,气上撞心,心中疼热,饥而不欲食",成注为邪传厥阴成消渴证,为热甚消水,导致饮水多而小便少,而张遂辰则进一步分析,从《内经》"阴证三条,皆指传邪"出发,指出"尝见厥阴消渴数证,舌尽红赤"。此为病在血分之证,与厥阴经病相契合,可谓真知灼见,非常值得我们学习与体悟。

【著作考】

《晚明医人张卿子事迹》中记载,张遂辰著述,

《张卿子伤寒论注》七卷,《经验良方》若干卷(见《钱塘县志》),《张卿子秘方》《张卿子外科秘方》《张卿子秘集验案》(一作《张卿子秘方》),俱见《本草纲目拾遗》等书。《伤寒论注》(即现今《张卿子伤寒论》),间或援引成无己纂注《伤寒论》,引经析义,多有阐明,并参酌许叔微、张兼善、张洁古、李东垣、朱丹溪等名医名家,对于各医家论述都加以甄别,取其精华,主要是以成无己《伤寒论》原本,增后世医家的发挥,汇集成一书,又有《易医合参》一卷(见《武康县志》)、《心远堂要旨》(见《脉诀汇辨》)。可见张遂辰著作甚丰,但是因年代久远,难以窥其全貌,流传至今以《张卿子伤寒论》影响最大。

《张卿子伤寒论》成书于清代顺治元年(1644年),全书共七卷,卷一,"辨脉法""平脉法";卷二,"伤寒例""辨痉湿暍脉证""辨太阳病脉证并治法上";卷三,"辨太阳病脉证并治";卷四,"辨太阳病脉证并治下";卷五,"辨阳明病脉证并治""辨少阳病脉证并治";卷六,"辨太阴病脉证并治";卷七,"辨霍乱病脉证并治""辨阴阳易瘥病脉证并治",以及汗吐下可不可诸篇等。张遂辰认为所得版本在编次上与仲景旧本有所出入,在《凡例》中指出,"今坊本仅得十卷,而七八卷又合二为一,十卷仅次遗方,先后详略非复仲景、叔和之旧矣",所以对此进行改动。对前六卷,即"自伤寒大例及六经",编次有问题,调整先后顺序,卷八、卷九中的"诸可诸不可"相关内容,并入卷七后,删除卷十中的第二十二篇,"其遗方并入论集",这样汇成七卷本。根据《中国中医古籍总目》中记载,该书共有8个版本,南京中医药大学馆藏清初刻本,有学者经考证其破损严重,未经修复;苏州大学医学院图书馆藏一清刻本,但是经实查已佚;中国医学科学院图书馆馆藏"明刻本",为诸版本中最早最完善的,但是从其封面、自序、体例、目录等均无法找到依据,且见多处俗字及现代简化字,为民间仿刻本;清初刻本圣济堂藏版内容和"明刻本"未见差异,最能体现原本原貌;清文翰楼刻本略晚于清初刻本圣济堂藏版,与其为同一版本体系;清锦和堂刻本与清初刻本圣济堂仓板非同一版本体系,存在较多错讹内容。经考证《张卿子伤寒论》一经刊出,张遂辰从临床角度考虑,为了便于医家阅读医典,又参合各医家论著,并进行发挥,与赵开美版《仲景全书》中的《伤寒论》《金匮要略方论》《伤寒类证》《注解伤寒论》合编,称之为张遂辰手

定版《仲景全书》，并很快传入日本，被称为江户版《仲景全书》。宝历六年(1756年)的日本京师书坊刻本是其刊印的版本之一，后又传回我国，张卿子手定的《仲景全书》又一次推动了成无己《注解伤寒论》的刊行和普及，现藏于中国中医科学院图书馆。在河南中医药大学图书馆馆藏的仲景全书(五种本)，该书序言中明确记载《张卿子伤寒论》为日本京师书坊刻本。由此可见，《张卿子伤寒论》流传范围广，影响深远。

【学术传承】

张遂辰的医学学术思想是在《伤寒论》的基础上，尊崇王叔和，赞成成无己，正如在《张卿子伤寒论》一书中开篇写有"医林列传"列举张仲景，称"古今治伤寒者，未有能出其右者也，其书为诸方之祖"，并认为扁鹊、仓公无出其右，后世尊称为"医圣"。王叔和，性情沉静，博好经方，撰成《脉经》十卷，编次《张仲景方论》三十六卷，大行于世。成无己家世儒医，博闻强识，一改前人未能发明仲景之义，精研《伤寒论》，并颇有建树，在《黄帝内经》《难经》等经典医籍的基础上，辨析《伤寒论》之理，阐明表里、虚实、阴阳死生之说，探究用药与病情轻重，评价其为"真得长沙公之旨趣"，著有《伤寒论》十卷，《明理论》三卷，《论方》一卷，大行于世。张遂辰医学源于自学，并深受上述三位医家的影响。他认为张仲景《伤寒论》精妙绝伦，诸医家对其各有发挥，但是成无己引经析义最为详细恰当，后世医家难以超越，对于初学者为了避免误入歧途，都应遵照《伤寒论》的旧本，不可随意去取，以免曲解仲景《伤寒论》原意。张遂辰"尊王赞成"的同时，又注重博采众家，在书中大量引用各医家论述，对此进行研究与阐发。《张卿子伤寒论·凡例》中指出，对仲景原意，多有阐发的医家有北宋医家许叔微，著有《伤寒百证歌》《伤寒九十论》《伤寒发微论》《普济本事方》等；金代医家张洁古，撰有《医学启源》，宋代医家庞安时，著有《伤寒总病论》；明初医家王安道，撰有《医经溯洄集》《伤寒立法考》等；明代医家王三阳，撰有《东垣先生伤寒正脉》；以及同为明代医家的王肯堂，著有《证治准绳》，可知张遂辰参考名医诸家，在研读《伤寒论》的基础上，融合经典医籍《黄帝内经》《难经》等，对成无己的学术思想进行继承，同时对各医家

的学术思想进行发挥，可知张遂辰虚心好学，涉猎面甚广。

明末清初，当时浙江钱塘(今杭州市)曾出现过医学史上少有的繁荣局面，医家云集，盛极一时。清代王琦在《侣山堂类辨·跋》中称赞为，"自顺治至康熙之初四十年间，外郡人称武林(钱塘别称)为医薮"，可见清初时钱塘在海内影响之大，集结在钱塘的医家，行医自成一体，讲学蔚然成风，研经大倡维旧尊古，时人尊称为"钱塘学派"。张遂辰为该学派的开山鼻祖，首倡"维护旧论"，是维护旧论派中极力"尊王赞成"者，张遂辰的弟子们对其学术思想进行了继承与发展，为维护和恢复《伤寒论》的本来面目相继做出了不懈努力。在《清史稿》中记载以"张开之、沈亮辰"，但是后世学者认为其最得意、最著名的弟子应为张志聪和张锡驹，与张遂辰合称"钱塘三张"。其中张志聪为钱塘学派承上启下的中坚人物，师从于张遂辰，尽得其传，对《伤寒论》的研究多有独到之处和精辟的见解。值得一提的是，他奠定了《伤寒论》的气化学说，认为"学者当于大论中之五运六气承之，伤寒之义，思过半矣"，对后世有一定的启迪作用。其著作颇丰，《侣山堂类辩》《本草崇原》《素问集注》《灵枢集注》《伤寒论集注》《金匮要略集注》等。由于其建侣山堂论医讲学，同道及生徒从学者甚众，所以名望在张遂辰之上，钱塘学派的真正形成可以说是由他完成的，除同学张开之、沈亮辰、张锡驹外，尚有莫仲超等十多人，其门人有朱济公等十多人，堪称一代大师。张锡驹同样为钱塘学派的代表人物，早年与张志聪一起师从张遂辰，后来又深受张志聪的影响，对张志聪的学术思想进行了一定的继承，同时对伤寒学研究有自己独特的见解，认为《伤寒论》是治百病的全书，其著作有《伤寒论直解》。《伤寒论直解》基本上是"依隐庵《集注》之分章节"，该书由于文字通俗、质朴不浮，问世后流传较广，医家多有习诵。古吴薛公望还曾编过《伤寒论直解证歌诀》，载于唐大烈的《吴医汇讲》中。陈修园虽然不属于钱塘学派，但他是继张志聪、张锡驹之后，反对错简，维护旧论，影响最大的医家。陈氏晚年所著的《伤寒医诀串解》六卷，颇具融会贯通之意，得其要旨之能事。高世栻，为张遂辰再传弟子，张志聪最为得意的学生，《清史稿》记载，"少时家贫，初读时医通俗诸书，年二十三，即出疗病，颇有称，后自病，时医治之益剧，久之不

药自愈,翻然悔之,乃从张志聪讲论轩岐、仲景之学,历十年,悉窥精奥,遇病必究其本末,处方不流俗"。其一生追随张志聪,撰有《素问直解》《医学真传》等著作。门人有王子佳等近十人,在儿科临证方面同样造诣较深,当时天花肆行,时医多遵从清利温补之成法,高氏据其师张志聪的经验,总结出一套临床实用的治疗方药,以辨痘的形态来判断预后。从《医学真传》所载的几则治疗痘疹的验案来看,疗效是比较好的,高氏虽然没有《伤寒论》专著,但是其协助张志聪,尤其是在其去世后辑补《伤寒论集注》并进行出版,付出了毕生心血。

此外,钱塘学派早期的主要人物还有明末清初名医卢之颐,张遂辰与卢氏当时多有医学往来,并对张志聪的讲学以及其学术思想形成产生了一定的影响,学术上推崇《内经》,尤尊仲景,与张遂辰颇相一致,所撰《痎疟论疏》,详细阐发《素问·疟论》,用方同样精当,另著有《伤寒金镜疏钞》《摩索金匮》《本草乘雅半偈》《学古诊则》等。仲学辂是钱塘学派后期的重要人物,私淑张志聪,清光绪间名医,初行医于宁波一带,后返钱塘开设杭垣医局,传先师之学于后世,其著作有《本草崇原集说》,在张志聪、高世栻的《本草崇原》基础上增补校订并另加按语而成。钱塘学派由张遂辰开创,形成于清初,发达于康熙乾隆年间,延伸至光绪年间,经久不衰,在我国医学史上有着比较深远的影响,为祖国医学之发展做出了积极的贡献。

【医案选介】

《清史稿》记载,张卿子治妇人伤寒案,塘栖妇人伤寒,十日热不得汗,或欲以锦黄下之,主人惧,延遂辰脉之,曰:脉强舌黑而有光,投锦黄为宜。此人舌黑而润不渴,此附子证也。不汗者气弱耳,非参、芪助之不可。一剂而汗。

按:钱塘医派首开集体探讨分析与编著经典医籍之风,在经典医集研究中取得了相当大的成就。通过对该医派研究过程中发现,史书有案记载的钱塘医家论治妇科疾患的资料并不多。张遂辰对《伤寒论》的研究造诣颇深,同时注重经典研习,精通医理,对伤寒病有其独到的见解,并进一步拓展到妇科诊疗。张遂辰治疗此医案中的妇人患伤寒,并未拘泥于汗法或下法,而是善于辨析伤寒的实证与虚

证,并重视舌诊辨析。张遂辰从舌苔色黑,结合舌苔润燥,辨析其属于实证或虚寒,该妇人虽然表现出舌苔色黑,但是舌苔润,口不渴,又无汗,所以张遂辰大胆推断其病机为虚寒,用大温大补的药物,即附子、人参、黄芪等,服用一剂后,就汗出热退而愈。如果此时妄投大黄苦寒药,真阳将灭,会进一步加重病情,难以治愈。张遂辰重视对舌诊的辨析,《景岳全书》中同样指出,"若苔色虽黑滑而不涩者,便非实邪,亦非火证,非惟不可下,且不可清也。……欲辨此者,但察其形气脉色,自有虚实可辨,而从补从清,反如冰炭矣。故凡以焦黑干涩者,尚有非实非火之证。再若青黑少神而润滑不燥者,则无非水乘火位,虚寒证也。若认此为火,而苦寒一投,则余烬随灭矣。故凡见此者,但当详求脉证,以虚实为主,不可因其焦黑,而执言清火也"。与上述所论不谋而合。伤寒病治疗如此,对于其他疾病治疗同样如此,此医案一方面展示了张遂辰对妇人伤寒辨证的绝妙境界,另一方面也启示为医者当四诊合参,抓住真实病机,透过现象看本质,方不致持刀杀人。

参考文献

[1] 任应秋.中医各家学说[M].上海:上海科学技术出版社,1980.
[2] 俞慎初.中国医学简史[M].福州:福建科学技术出版社,1983.
[3] 李经纬,程之范.中国医学百科全书[M].上海:上海科学技术出版社,1987.
[4] 陈梦赉.中国历代名医传[M].北京:科学普及出版社,1987.
[5] (清)丁丙.武林坊巷志第8册[M].杭州:浙江人民出版社,1990.
[6] 李儒科.医圣张仲景[M].武汉:湖北人民出版社,1998.
[7] 张承烈.钱塘医派[M].上海:上海科学技术出版社,2006.
[8] 吴章穆.百家名医临证经验[M].杭州:浙江科学技术出版社,2006.
[9] (明)张遂辰.张卿子伤寒论[M].北京:中国中医药出版社,2015.
[10] 竹剑平,胡滨.试论钱塘学派[J].浙江中医学院

学报,1985(4):36-39.

[11] 李嘉璞.《张卿子伤寒论》特点初探[J].山东中医学院学报,1988,12(4):56-58.

[12] 沈敏南.评述明代伤寒学之特色[J].国医论坛,1993(2):39-40.

[13] 刘渡舟.试论"错简派"之非[J].北京中医药大学学报,1997,20(1):3-5.

[14] 林亭秀.张志聪六经气化学说之研究[D].北京:北京中医药大学,2010.

[15] 胡正刚,陈莉.张卿子《仲景全书》版本流变简考[J].中医文献杂志,2012(1):5-8.

[16] 张卓文,吴小明.钱塘医派妇科学术医疗特色及医案赏析[J].中医文献杂志,2013,31(2):46-48.

[17] 马淑芳.喻嘉言《尚论篇》学术思想研究[D].昆明:云南中医学院,2013.

22. 陈尧道(《伤寒辨证》)

【生平传略】

陈尧道,字素中,三原人,生卒年月无从考证,说法不一。谢观(《中国医学大辞典》)、陈邦贤(《中国医学人名志》)及1981年版《中医大辞典》均笼统作"清代医家",清光绪六年刊刻之《三原县新志》亦仅作"国朝"。三原县志、后代学者研究资料显示陈尧道生年基本可确定为明万历三十七年乙酉(1609年)。卒年有清康熙二十二年癸亥(1683年)和清康熙二十六年丁卯(1687年)两说。据李明廉、陶根鱼《痘疹辨证》点校本点校说明所言,陈尧道卒于清康熙二十六年丁卯(1687年),享年79岁。

陈尧道幼年时曾为诸生,专心研究儒家的经典著作,励精学古,工博士家言。后读书渐注重实用,经史子集而外,方技杂家无不博览。据石朗序中介绍,陈氏读书"必关性命,经路世务,有埤天下后世之实用者,无不穿心出胁,洞澈源委,释典道藏,俱能研究。其旨趣且精于六书、说文之学"。可见他的治学特点是广泛涉猎,悉心研究,尤其注意理论与实践结合。陈尧道对医学的研究也是这样,他日诵笔记,潜心体会,深入钻研《黄帝内经》等经典及后世历代著名医学家的著作,务必达到无疑不释,融会贯通的境界。石氏称他:"上溯岐黄,下迄来兹,无论内、难、金匮、甲乙诸经,以及华源、河间、东垣、丹溪诸集,俱能彪炳日月,昭垂千祀者,靡不抉微察奥。即近代如吴郡之《医案》、会稽之《类经》、云间之《徽论》、三山之《救正》之类,莫不洛诵澜翻,至横口竖笔,略无留难。"陈尧道的治学态度十分严谨,他反对墨守成规,故步自封,注意随时修正、补充自己的观点。他在《痘疹辨证》自序中说:"余自丙戌集有《痘科辨证》,亦觉条分缕析,越今颇进阶级,遂取前书删补之""苟留意此书而去其胶柱刻舟之见,庶几

无少乖戾乎!"其实事求是,不断进取的精神皆如是。

陈尧道不仅学识渊博,医学造诣甚深,医德亦相当高尚。他终身隐居乡间,不慕名利,热心为广大贫苦群众解除病痛,不愿为少数达官贵人服务。据清乾隆四十八年刘绍攽纂《(乾隆)三原县志》刻本卷七记载,陈氏"幼为诸生,潜心岐黄,制方奇效,远近来者满户,尤施药,济贫困。为人方正纯谨,凡乡里纷难,德其排解"。石序中说他"遇人无贫富疏密,虽委巷绳枢必往""尝谓人曰:医称司命,药同用兵,若不读书,是以医戏耳"。其晚年医术愈发精湛,虽名播遐迩,而雅好静摄,即便是郡邑诸大夫前来邀请,辄多婉言谢绝。从此可以看出,陈氏沉湛笃修,精勤业医,治病救命,扶困救危,在他身上,充分体现了古代中医学家崇高的医学品德。

【学术思想】

(一)重视运气

陈尧道认为多数方书是以痰证、食积、虚烦、脚气四证为类伤寒,但其实此四证较易辨别,所以在《伤寒辨证》中,特举出其中最易混淆的七个类伤寒证来叙述,其中第一个便是疫病。陈尧道称之为"时气",是由于天疫暴戾之气流行,凡四时之令不正者之时乃有此气流行也,如春当温而反凉,夏当热而反寒之类。可以看出陈尧道认为四时不正之气是疫病发生的关键因素,在《伤寒辨证》卷一第一节便是"运气"。他认为疫病病人若感之则长幼相似而病乃能传染丁人,这种病邪也可称为"疫气",是不可与伤寒温热病同论的,治疗上以"解散疫气扶正气"为要,若多日不解,邪热传变何证,可以从"伤寒变证条内详而治之",所以陈尧道对于疫病的治疗也是主要依据《伤寒论》等条文叙述。唯发散之药则不同,虽发在冬时亦不可误作伤寒来治疗,

而可以选用人参败毒散或者九味羌活汤,大约以驱热为主,表药或下药应以人中黄为君药,人中黄是古名,在古时疫病之中运用较为广泛,"治时疫大热者以新汲水调下三钱,热不禁下者,尤宜用之"。

中医学重视人与自然的整体联系,把人与自然环境看作密切相关的统一体。"天人合一"的思想是中医学的精髓之一,强调人的疾病与气候密切相关,"百病之生也,皆生于风寒暑湿燥火之化之变也"。而气候的变化产生于天体的运动:"天有五行御五位,以生寒暑燥湿风"。对于运气之学说,陈尧道极为重视,认为此间道理之深奥,非浅学可明白,金木水火土与五运六气之间有着淫胜平气等差异,如果医生不知其中道理,便难以有所大成。《黄帝内经》曰:"不知年之所加,气之盛衰虚实之所起,不可以为工矣。"陈尧道以其临床经验验证了这种五运六气所主宰的疾病导向,他发现无论是伤寒还是痘疹,某一年会是清泻有效者多,有一年是以温补最为有效,这便是"大运秘移于上,人不得而主之也"。《黄帝内经》中所讨论的运气是言其常,王太仆的标注也是注其有定纪之常气,如某年某气司天当寒,某气司天当热之类,但陈尧道认为运气除了常气之外还有变气,如某年某气司天当寒反热之类,如果按图索骥以求运气之必应,则是远远失去了其中真正含义,不通其理。像是疫病多与四时不正之气有关,如果仅仅是以常气来制定方剂,遇到变气就以变气来制定方剂,是不知其中胜负平气之理。如果疾病不是当年之气,可以看看此病与哪一年的运气相同从其中求取治法,方知都在其中,于变中求常,这也体现了疫病史的重要性,每一次的治疗经验都是宝贵的财富。运气也会影响脉象,如某司天某在泉,其脉当不应,此为正常表现,是为吉,如果尺寸相反是死证,左右交换也是死证,多为产生凶险的变证,此时司天不应,亦还有常变之理。

陈尧道对于痘疹的研究非常详尽,他认为痘疹亦与运气密切相关。"此痘疹之见端,一运气为之也"。痘内发于脏腑,外应乎运气。天动人随,毫发不爽。所以治痘者,以明运气为急,他回顾往年之历史,虽然各年有零星出现的,间一有之,而其大发之期,则三年为准。所为三年者,多系子午、卯酉之年。"子午少阴君火司天而阳明燥金在泉;卯酉阳明燥金司天而少阴君火在泉。诸疮非火不发,非金不收。痘以少阴、阳明二经为正者.为是故也。然玄

化密移,主客互用"。五运六气有太过、不及、平气之殊,六气有常化、淫胜之异。些许差别,都会导致疾病不尽相同。痘有当盛行而不盛行,不当盛行而传染周遍之不同,此为运气之变,又需要灵活应变。他反对朱丹溪所言近时小儿痘疮,需用陈文中木香散、异功散。"殊不知被立方之时,为运气在寒水司天,时令又值严冬,为寒气郁遏,痘不红绽,故用辛热之剂发之。今人不分时令寒热,一概施治,则误矣"。他认为按经所谓必先藏气,顺应天时,于痘疮而言,更为紧要。陈氏治疗自乙酉、丙戌年以来,每见痘证宜温补者十之六七,宜清解者十之三四,只有庚子年,温补之药一概不敢用,自始至终,多宜用芩连之辈以折其炎郁之气。陈氏不由感慨运气之理的神奇,明白古之医者或用温热,或用寒凉,皆参照了天时地气,各有所宜。古人用解毒而效,用补托而亦效,皆天时地气之不同。痘疹应运气而为虚实,有气虚,有血虚,有毒盛;有血虚毒盛,有气虚毒盛;有毒盛似气虚,有气虚似毒盛。若辨证不准确或不审运气时事,则即便运用了解毒补托之法,也总无是处。譬如善将之兵者,战则胜,守则固;不善将兵之人打仗,战则败,守则溃。他强调所以医家明运气极为重要,而不可以专执一偏之方治疗疾病。

(二)辨证为要

陈尧道除了重视运气之外,最为注重的还是辨证。而辨证重在四诊合参,尤为突出诊脉与察色。至于时行不正之疫气,及重感异气而变者,或热或寒,陈氏认为"当观其何时何禀,参酌伤寒温热病之治法,增损治之"。所以,对于疫病的治法之真义也蕴含在《伤寒辨证》之中。

其言"治伤寒不知脉,如无目冥行。动致颠损,且伤寒多从脉,少从证,若能指下了然,验证施治,岂有差错也"。可见对脉诊的重视,且认为伤寒脉法,与杂证略有不同,伤寒脉法,与温热病更是不同,但观伤寒脉证之理,可推延百病之诊疗。伤寒表证,欲发其汗,脉浮有力者才可以,若脉浮而无力,或尺中弱、涩、迟、细者,皆真气内虚,不可汗也,误汗则可能导致病证严重。若伤寒里证已具,大便不通而欲使用下法之时,也要查看脉象,若脉沉有力,或沉滑有力,才可以下。若脉沉细无力,浮而虚者,是真气内虚,此时不可以用下法,下之也会导致变证,病情危重。仲景治疗少阴病,一二日,发热脉

沉者，用麻黄细辛附子汤主之。有太阳之表热，故用麻黄，有少阴之脉沉，故用细辛、附子之类。"发表温中并行，此皆证治之奇，脉法之微"，故《黄帝内经》曰微妙在脉，不可不察也。同时，陈尧道除了阐释《伤寒论》中所言，也引述了《黄帝内经》《类经》及王太仆、李东垣等对于脉诊的叙述。如《黄帝内经》曰："脉至而从，按之不鼓，诸阳皆然。"王太仆认为病热而脉数，按之不鼓动于指下者，是寒盛格阳所导致，而并非是热证，若"脉至而从"，当是手下按之鼓甚而盛。症状表现若是寒，脉象按之反而脉气鼓动于指下而盛，是热盛格阳于外所导致，为真热假寒。李东垣曾有一治疗伤寒的病例，其人的症状是目赤而烦渴，其脉一息之间七八至，按之不鼓，似乎是一派热象，但其实是阴格阳于外，并非是热证，给予姜附之剂后，病人便汗出而愈。还有一例病人症状是阴虚发热恶热，烦渴引饮，肌热燥热，至夜尤甚，其脉象洪大，按之无力，是为血虚发燥证，可以当归补血汤治疗。若是误认为大热之证治以白虎汤，则会错过至关重要的脉象所提示的信息，全在沉脉中分虚实。如果轻手按之，脉来得大，重按之则无，乃是无根蒂之脉，是为散脉，因虚极而元气将脱所致。切不可发表攻里，如误治之则死，需要以大剂量的人参生脉汤救治。王海藏也有一例与此相仿，他曾用建中汤治愈一例身热脉小之病人，也是内有寒而身显热象。陈氏列出这些例子是为了提醒后学之辈"水火征兆之微，为医者要当穷究其旨趣，不可轻易而切之也"。脉象需要细细详查，辨其细微。为此，陈氏特列出浮、中、沉脉的诊法。

浮诊法，"以手举于皮肤之上，切其浮脉之来，以查表里之虚实"。凡是尺寸俱浮，是太阳经之病。若脉浮而紧涩，是寒邪在表，浮而数者为热邪在表。以脉中有力为有神，可以发汗；浮而缓者为风在表，宜解之而不宜汗；浮而无力为虚、为无神，不可汗。凡尺脉浮，寸脉浮，俱有力，可汗。若尺脉迟弱者，此真气不足，不可汗也。浮大有力，为实为热，可汗之；浮大无力，为虚为散，不可汗也。浮而长，太阳合阳明；浮而弦，入阳合少阳。通过寸关尺三部脉象的浮沉之别，便可确定是否为可汗之象，而脉浮主表，预示着不可攻里。

中诊法，"以手不轻不重，按至肌肉之分而切之，以察阳明、少阳二经之脉也"。若是尺寸脉俱长是病在阳明，若浮长有力则兼有太阳经病证，是表

邪未解，若此时无汗，可以使用汗法，汗出而解。若脉长而大，有力者是为热，当解肌之法；长而数且有力为热甚，当平热也；长洪、长滑有力，是因胃中实热，可选用攻法祛其实邪。尺寸俱弦者是为少阳也，宜和解；浮弦有力兼太阳，也是表未解也，可发汗；弦洪、弦长、弦数、弦滑有力为热甚，宜清解之；弦迟、弦小、弦微皆内虚有寒，宜温之也。凡弦脉只可和，不可与汗、下之法，也不可利小便。

沉诊法，重手按至筋骨之分而切之，以察里证之虚实。尺寸俱沉细者是病在太阴，俱者是病在少阴，俱沉弦者是病在厥阴。若其脉沉疾、沉滑、沉实为有力有神，为阳盛阴微，宜急滋阴以退阳；沉迟、沉细、沉微为无力无神，为阴盛阳微，急宜生脉以回阳也。虽然都是沉脉，尚有疾、滑、迟、细等区别，阴阳之间大不相同，陈氏言："大抵沉诊之脉，最为紧关之要，以决阴阳寒热，用药死生在毫发之间。"辨证有误，则失之毫厘，差之千里。总体而言脉中有力为有神，可治；脉中无力为无神，难治。用药宜守而不宜攻，宜补而不宜泻也。不可不仔细谨慎以察其脉象。而凡是三阴经证始先脉沉，后变微浮者，是阴尽阳复，即将愈合之征兆。

脉象相似，但疾病不同，治法也会有差异。伤寒之病始本于太阳，发热头痛而脉反沉者，虽曰太阳，实为少阴之脉，故用四逆汤温之。若为温病始发之时，也常会出现发热头痛之症，而见脉沉涩而小急，这是由于伏热之毒滞于少阴，不能发出阳分，所以身大热而四肢不热。陈氏总结认为凡是内外有热，其脉沉伏，不数也不洪，但是指下沉涩小急，是为伏热，不可误认为是虚寒，而以温热之药治疗，是增加其热邪之势。阳病阴脉，惟有脉沉实，且有阳明腑证病证之时，需紧急用承气汤下之，不可拘泥于阳病阴脉。此外，双手之间脉象亦有不同，如伤寒病起始之时，虽然发热，一二日之内很少见到烦渴之证，左手指脉，必紧盛且比右手明显的多。温热病，其热自内达表，必不恶寒而发热，一热就会口干咽燥喜饮，右手脉洪大甚于左手，若能洞悉此间差异，用药上自无错谬。

至于察色，在现在的临床中常常被忽视，《黄帝内经》曰："能和色脉，可以万全""声合五音，色合五行，声色符同，然后可以知五藏之病也"。《难经》曰："望而知之谓之神。"故陈尧道强调看伤寒，必先察色、切脉和审证，综合四诊情况综合分析才能决出

死生吉凶。首先为察面色，这也是多数病人进入诊室首先观察到的一项，若为肝热则左颊先赤，肺热则右颊先赤，心热则额先赤，脾热则鼻先赤。肾热则颐先赤。面黑者多为阴寒，面青为风寒，青而黑者主风主寒主痛之证。而白色为湿、为热，是为气不调。青而白，是为风、为气滞、为寒、为痛也。自准头、年寿、命官、法令、人中皆有气色，其色泽滋润而明亮者为吉，暗而枯燥者是为凶。须得仔细观察。又若是阴寒内极，逼其浮火行于面上也可发为赤色，并非单是热邪为患，此为戴阳，阳已戴于头面。不知者会当作表有热邪而行散，将会导致孤阳飞越，阴阳离决，性命危殆。

察眼目时，陈尧道认为"凡开目而欲见人者，阳证也；闭目而不欲见人者，阴证也。凡目中不了了，睛不和，热甚于内也"。目色红赤也是热证，当目瞑之时必将衄。白睛发黄，身也将发黄。若瞪目直视，或戴眼反折，或睛昏而不识人者，是为不治之症。察鼻：鼻头色青者可能会出现腹中痛。若鼻头色青而冷，病证较为严重。白色者，为气虚。赤色者，为肺热。鼻孔干燥者，属于阳明之热，鼻将衄血。鼻孔干燥，黑如烟煤，是阳毒热深的表现。鼻孔冷滑而黑是阴毒冷极。鼻塞浊涕者，是为风热。若鼻孔煽张便为肺热，肺绝而不治也。辨口唇之色时，凡口唇焦干为脾热，焦干而红者预后良好，病证较浅，若焦而黑者是为凶证。若唇口俱肿是热甚也。口唇俱黑则是冷极所致。一般来说，口苦者是胆热，口中甜者是脾热，口燥咽干者是肾热。若舌干口燥而欲饮水者，是阳明之热气上炎，若环口黧黑，口张气直，口如鱼口，皆为不治之症。察耳：凡耳轮红润者生，或黄、或白、或黑、或青而枯燥者死。薄而白、薄而黑，皆为肾散之证。若耳聋、舌卷、唇青，此属厥阴，较为难治。察舌：凡邪在表者，舌上无苔。邪在半表半里，苔是白苔而滑的。因为肺主气而色白，又主皮毛，故凡白苔犹是带了表证。胸中有寒，治宜和解，禁用攻下，攻下必致结痞。有尖白根黄、尖白根黑及半边苔滑此三者，虽病证不同，舌象有些差异，但皆属半表半里之证。传里则会出现舌干燥，热深则颜色发黄，热极则变为黑色。两种颜色皆非易治之证，需要引起注意。火极似水者，为热极，水来克火者，为寒极。细细分辨就会发现即便都是黑色也大不相同，热极者，舌黑色而苔燥，或如芒刺，寒极者，舌青灰色而苔滑。

（三）痘科辨治

痘疹又称天花，中医称其为"痘疮"，是由天花病毒引起的烈性传染病。有些医家则根据其病因、形态等将其称为"虏疮""天疮""百岁疮""豌豆疮"。我国早在晋朝时期就已有该病的相关记载，自此以降，我国历代医家对痘疹的病因病机、诊治方法等进行了不懈探索，有关痘疹的论说、专著层出不穷。陈尧道鉴于"小儿痘疹，吉凶在数日之内，证之暴险，较伤寒更为急速"，而著痘疹之书，虽然自谦为"汗牛充栋"，但载证齐全，考实鲜矣。加之其"仲儿于顺治乙酉年（1645 年）痢后出痘，元气太虚，至十一日后，忽然目睛露白，俗不解其何证，遍简诸部方书，并无其说"，而于《博爱心鉴》偶得之。慨书之不全，误事极多，于是便博览群书，汇集粹言，结合个人体会及临床经验，著成《痘科辨证》一书。

关于病因，陈尧道推崇万密斋《痘疹世医心法》《片玉痘疹》的胎毒之说，合之以感伤天时疫疠之气，认为内外感伤乃痘发之源也。痘疮上古所无，建武以后始有之。时逮末世，已非太和之年岁，秽毒淫火，日甚一日。可见痘疹之发不止源于胎毒，也与运气息息相关。王宇泰先生曰：一切众生，自妄想颠倒而成三界，如之何又疑乎痘疹？

陈尧道在《痘科辨证》中详细论述了痘疮之病因、病机、辨证、立法及处方用药。痘疹终身只出一次，此为胎毒无疑，然必在廛市村落之间互相传染，出则俱出者，因此陈氏认为痘证必借天时疫疠之气而出。既借天时疫疠之气而出，却依然有出痘和不出痘的区别。不出痘的病人多是由于内无伤外无感，也就是正气无损。然而，出痘的病人有最轻的不过出三五粒痘疹，不避风寒，不忌饮食，数日就可以痊愈；出痘也有最重的，痘粒稠密间隙，紫暗干枯，或八九日，或延至十四五日就导致病殒，这是由于胎毒轻重之差异。

在治疗上，自钱仲阳立方，以解毒为主，张洁古、王海藏咸宗之；陈文中立方，以温补为主，魏桂岩宗之；朱丹溪立方，似调停于钱、陈二家之间，以解毒、和表、安中为主，王节斋、徐春甫、聂久吾咸宗之，而万罗田则独集大成。钱氏一派，以解毒而效，陈氏一派，以温补而亦效，朱氏一派，以解毒、和表、安中而无不效，个中缘由陈尧道认为还是在于运气之不同。建武以后，开始出现斑疮，痘也是逐时而生,所以治痘者也应逐时而立方。时遇痘证热盛焮发,痘色赤紫,腮红气急,烦躁而渴,足胫冷,大便秘、小便涩,脉洪数,形气壮勇,此属实热之证,凉血解毒之药可予以缓解。又或值君火司天在泉之岁,并可用之也。有些痘证病人身凉而静,痘色淡白,顶灰陷,目睛青,腹虚胀,足胫冷,大便频,小便清,脉沉细,形气怯弱,此属于虚寒之证,辛温补气之药,能够予以缓解。又或值寒水司天在泉之岁,并可用之也。且痘发于表,不可妄汗,若强行开泻,则会导致荣卫更加亏虚,易出难靥;毒根在里,不可妄下,若采用妄下之法则会导致内气益虚,毒不能出而反而更加入里,必有黑陷之变。如果表证过急,不能及时发汗解表,则毒无出路,就会留伏于内,里证若急,苟不下之,则会导致蓄毒煎熬于中。失汗失下与妄汗妄下,对于疾病而言都是不恰当的。正确的方法是,表实者补表,则溃烂不结痂;若里实者补里,则导致痂毒内结。然痘与杂证,有似实而虚者,有似虚而实者,有重变轻,轻变重者,务须辨证准确,灵机变通,通过现象看透疾病的本质所在。

"表热非解不除,里热非清莫瘥,是矣,而实有妙中之妙者,解表清里,相需为用",此之为陈尧道认为痘疹治疗大法的精妙之处。清里固然可以和表,而解表实也能够协助清里。因为火之性,遏之则郁结,扬之则易越界。遏则郁热犹存,加之以发扬,则炎炎之势皆烬矣。内外分消其热势,有如派兵分击邪气。《内经》曰:火郁发之,是也。况且痘疹尤非他证可比,其本身也是借发痘以表散出其毒。若单用寒凉之剂,恐冰凝其血气,反致痘陷伏于内不能出。至于补托之法,诸医家多云六日以前,宜用清解,六日以后,宜用补托,亦如诸疮之肿疡宜解毒,溃疡宜补益也。但事实上要依据具体情况而定,若六日以前有内虚证,即当补益,六日以后有实热证,还当清解。如痘疮稠密,知是毒盛,急当清解。既稠密,又恐气血周贯不到,那便可以在使用解毒药的同时兼用补药以助成脓,否则恐变为虚寒之证。如虚寒甚者,先当温补,补后略略给予一些解毒之品,否则又恐生出热毒之证。如毒盛当解,而内虚尤不可不补,则一面解毒,一面托里。或解毒药七分,补托药三分;或补托药七分,解毒药三分,此俱用药之权衡也。临床用药不可莽撞行事。

在辨证之时,伤寒之病,包括疫病在内,陈尧道认为还需要"明方宜"。《伤寒论》提出土地温凉高下不同,物性刚柔及饮食起居特各有所异。《黄帝内经》有四方之问,岐伯也列举四治之能。故临病之时,当审病人所在地域情况。一般来说,东南土地湿气较重,四季常行春夏之令,冬无凛冽之寒气,所以当地人腠理多是疏薄。《黄帝内经》云:使人热中,病疮疡,病挛痹,故不耐温热发汗,亦不耐受苦寒峻攻。西北土地极为干燥,四时常行的是秋冬之令,夏无蒸溽之热,当地之人腠理多坚厚。邪多不能直接伤于表,但其病易自内而生,脏寒而生满病。故而耐受辛温发汗之剂,但是也需要斟酌用量。中央地区水土湿气一般,春夏秋冬四季分明,当地人多食杂而不劳。病多是痿厥寒热,所以元气平均,所受邪气也较轻,以导引、按摩等术就可以治愈疾病,不必用峻猛之药内治,针灸石砭外治。这些所述的是平气所致疾病的大致特点,若真是感染伤寒诸病,不可以拘泥于这其中趋势,毕竟描述的是一种常态罢了。有时东南之人,适宜用西北之治疗方法,相反亦然。陈尧道引述龙安时所言:一州之内,有居山者,为居积阴之所,盛夏冰雪,其气寒,腠理密,难伤于邪,其人寿。其人病者,多中风、中寒之疾也。有平泽居者,为居积阳之所,严冬生草,其气温,腠理疏易伤于邪,其人夭。其有病者,多中湿、中暑之疾也。四方之势能够为我们诊病提供一些依据,但是也并非绝对之理,临床当细查思辨,整体论治。

【著作考】

陈尧道毕生忙于诊务,至晚年始潜心著述,既知其著作有:《伤寒辨证》(原名《伤寒活人辨证》,一名《活人书辨证》)《痘科辨证》《疹科辨证》《医学心得》(书稿失传)等数种。其中《伤寒辨证》一书,撰于康熙戊午年(1678年),首刊于1679年,是陈尧道晚年对其潜心研究《伤寒论》二十年之经验总结,书中汇集宋元以来诸家研究伤寒论著,分析比较,综合归纳,认为各家学说虽从不同角度阐发了仲景辨证论治的思想,但众说纷纭,使读者难以适从。于是,陈氏便进行了总结与发挥,务使"万派千条,理归一贯",便于读者掌握和运用,是一部以类证形式研究《伤寒论》的专著,也是作者研究温病学说的代表作。《伤寒辨证》一书刊行后,即风行海内,清嘉庆、咸丰年间曾多次翻刻,并有抄本行世,1957年人民卫生出版社曾据嘉庆刻本影印发行。书分四卷,凡九十三篇,涉及八十六个证候,共计七万五千余字。全书共附方剂 122 首,其中经方 71 首。该书的基本内容是阐述《伤寒论》的辨证论治及伤寒温病证治等问题,简明扼要地论述了伤寒、温热病过程中所出现的 86 个证候的辨证论治问题。以阴阳、表里、虚实、寒热等中医理论为纲,汇集宋、元以来各家学说,分析和论证各种有关伤寒病的辨证论治问题。其特点是强调寒温辨证的异同,详论阴阳错杂证的鉴别,阐明"坏病"的辨证和治疗,活用仲景之方,熔经方与时方于一炉等,在实践中发展了仲景学说,开创了明清以来温病学说形成和发展的先河。已故名中医黄竹斋先生曾对此书给予了相当高的评价:"有清一代关中医家之作品,当推陈素中先生编集之《伤寒辨证》为之首。是书撷伤寒温病诸书之精华,参以数十年经验之心得,抉疑阐微,纲举目张。书分四卷,简要精详,融会古今,最切应用,《明理论》《活人书》后仅见之作,为研究内科时病之要籍。"乾嘉间主编《四库全书》的礼部尚书纪昀曾为该书之嘉庆刻本作序。当时侍御劳镜浦之父劳皮廷精于岐黄,名闻乡里,其业医所赖者,即陈尧道《伤寒辨证》一书,曾曰:"伤寒一门,长沙之义理深奥,后人阐发精微,代有作者,然因时因地,以施补救,而持论各有所偏,不善读之,适足为害。惟三原陈素中先生所著《活人辨证》(即《伤寒辨证》),汇宋元以来诸家之说,而以王、刘二家为宗,补其所未备,衍其所未畅,条分缕析,使读者一目了然,随证施治,可无歧惑。"该书之价值与影响,可以概见。

《疹科辨证》:撰于康熙戊午(1678 年),现存有道光乙丑(1829 年)三原董汉杰校刊之《疹科类编》附刊本,咸丰二年(1852 年)聚奎堂刊《伤寒痘疹辨证合编》本。该书全文分疹家三忌、疹将出形证、疹出证治、疹将收证治、疹后证治等五部分,论述了麻疹一病的辨证与治疗。陈氏提出"发表解毒"乃为治疗疹病的提纲,强调根据时令气候、禀赋强弱、病证表里寒热等异同,分别采取相应的治疗措施,充分体现了中医整体恒动、辨证论治等特点,至今仍颇有参考价值。

《痘科辨证》:撰于顺治丙戌(1646 年),现存咸丰二年聚奎堂《伤寒痘疹辨证合编》本。书成之后,又验之临床近四十年,而于康熙二十八年癸亥(1683年)删补付梓。《疹科辨证》著于康熙十七年戊午(1678 年),亦历验有年,《痘科辨证》《疹科辨证》,虽为陈氏隔年之作,但均在清康熙二十二年癸亥(1683年)于家合刻传世(疹科辨证附于痘科辨证后)。清乾隆二十一年丙子(1756 年)至诚堂、清咸丰二年壬子(1852 年)聚奎堂均曾将其与《伤寒辨证》合刻重刊。另有清刊本《痘科辨证》,其版本源流待考。该书将痘疹分为血虚、毒盛、气虚、血虚毒盛、气虚毒盛、毒盛似气虚、气虚似毒盛等不同证型,分别讨论了各型的辨证与治疗。其治疗大法大致以疏解、解毒、补托为主。书后附录了王海藏、万密斋、朱惠民、徐春甫等"先哲治痘大法"凡 103 条,及痘科常用药方等,纲目分别,条理清楚,卓然成一家言。前人曾赞之曰:"其痘疹辨证,精要称是,厥意勤,厥功远。"此外,陈氏尚著有《医学心得》一书,书名见康熙己未年间石朗为《伤寒辨证》所作之序。据书名可知,为陈氏研究医学之心得集,惜其书未见。

【遣方用药】

冷敷法用于高热症,常被视为离经叛道。其实这种用法古人早有先例。《伤寒论》第 141 条"反以冷水潠之,若灌之",提示后汉以前就有"以冷制热"的外治法。《叶天士温热论》有古人治孕妇高热"用井底泥蓝布浸冷覆盖腹上"以保胎元的记载,证实后世也有冷敷法用于临床。此法在陈尧道的《伤寒辨证》中有了更为具体的介绍,为"水渍法":"阳毒甚者,宜用水渍法,以水渍布薄之,叠布数重,新水渍之,稍挼去水,搭于胸上,须臾蒸热,又渍令冷。曾见虚人大热,如此治之而愈。"冷敷法其实本属于中医常用治法之一,属于我们现在常用的物理降温之法,在现代临床运用十分广泛。高热是包括疫病、温病、伤寒及内伤杂病等多种病证过程中非常常见的症状,症情复杂,非任何一种治法可以蔽之。物理降温是一种对症处理,但需要注意的是需要有相应的适应证,不可盲目运用。选用冷敷法一般应考虑以下两点:一是病势有无外解之机。如寒邪袭表,纵有高热亦当汗解,断不可妄用;即使温热之邪,只要去表未远,也不可冷敷降温。仲景所以有"反以冷水……"嗔怪之语,就是因为"病在阳,应以汗解"之故。至于湿浊之邪,法宜宣化利。汗出之症,阳热外泄,冷敷乃凉镇之法,与病机相背,皆非所宜。若邪热在里,盘踞营血,有动风、动血、闭窍、劫液之势者,则内用清营凉血,外以冷敷,两治相得。

二是要权衡病情的危重程度对机体影响的大小。如热度过高或高热久羁,非指日可退者,可选用冷敷降温,以解燃眉。如不然,任热势炽盛,津液被炼,脏腑被伤,则可导致变证蜂起,甚至危及生命。此时用冰冷以制热,纵有不当,但利大于弊。

此外,陈氏卷四中对于历来一些治疫方剂进行了论述,如藿香正气散。由广藿香一钱五分、白术、姜制厚朴、白芷、陈皮、姜制半夏各九分、茯苓、桔梗各一钱、大腹皮(姜汤泡洗)一钱、紫苏叶一钱、炙甘草五分、生姜三片、大枣一枚水煎去滓温服,可以治疗四时不正之气挟食及瘴湿内伤外感而成霍乱之疾。此方中,蕴含内伤调其中的思想,藿香、白术、厚朴、陈皮、半夏、茯苓、桔梗、大腹皮都是调理中焦之药,调中则能存正气于内,白芷、紫苏叶是疏表药,疏表则能正气存外。

【学术传承】

在《伤寒辩证》这部书中,除核心部分是引证《伤寒论》原文外,其余论点多为采撷历代有关医著及陈氏本人心得,对学习和研究《伤寒论》的辨证论治方法有一定的参考价值。陈氏汇集宋、元以来诸家学说,特别是对刘河间的《伤寒直格》,王安道的《医经溯洄集》、陶华的《伤寒六书》中有关理论较为推崇,并结合自身经验而成书,他说:"惟王安道直穷奥妙,著有《温病热病说》与《伤寒立法考》,令温热病与伤寒较若列眉,宵行冥途,忽遇灯炬,何幸如之……刘河间制双解散等方,以治温热病,以温热病为汗病、大病,其见高出千古……"书中有多处先贤格言,宋代医家李子健"伤寒十劝",明代医家陶华的伤寒"十法"以及孙兆、戴元礼、张景岳等关于伤寒辨证的言论,作为附篇。卷四附有方剂 122 首,其中经方 71 首(《伤寒论》方 63 首、《金匮要略》方 8 首)、时方 51 首,对刘河间的双解散、凉膈散,李东垣的清暑益气汤等方,尤有较多的发挥。总之,从《伤寒辨证》一书可以看出陈尧道的学术传承自众多古籍,诸多医家,长耽典籍,博览群书,最终形成自己的学术思想。

杨栗山是温疫学派代表人物之一,字玉衡,号栗山,其著作《伤寒温疫条辨》是温病学重要著作之一,集诸医家学说之所成,而陈尧道的《伤寒辨证》从数量上来讲是《寒温条辨》引用最多的书籍,可见

陈尧道的思想对于杨栗山的影响。陈尧道的《伤寒辨证》主要内容是鉴别伤寒与温病,与杨栗山《寒温条辨》主旨相同。其成书年代依自序是康熙戊午秋月,即 1678 年,而《寒温条辨》自序为 1785 年,其成书在《寒温条辨》之前。陈尧道注重五运六气,然并不刻板,其强调学者应明白淫胜郁复,平气之理,遇到常气,以常气制方药,遇到变气,照变气制方药。其脉诊宗于《内经》、仲景及陶节庵浮、中、沉三法。其辨舌,邪在表舌无苔,邪在半表半里,白苔而滑。传里则干燥,热深则黄,热极则黑。火极似水者,苔黑偏青灰色而滑。伤寒由表入里,舌苔由白滑变他色,温病自内而外,一发即见黄黑诸苔。凡温病见黄白苔,宜凉膈、双解散。其对伤寒与温病的鉴别概括为伤于寒,即病者为伤寒,过时而发者为温热病。伤寒在表宜辛温发汗,温病表证宜辛凉清解。伤寒半表半里,以小柴胡汤和之,温病则以大柴胡汤微下之,或以白虎汤清解之。伤寒里证,可用苦寒攻之者,与温病同法,有可用温补者,伤寒温病同法。伤寒直中阴经之真寒证,只须温之。有重感异气变化者,随证治之。对于两感说,其在双解散条目下注解为,伤寒两感者少,温病为多,因为温病都从少阴发出太阳,皆是亢极之证。除阳证阴脉不治以外,双解散宣散其表,和解其里,可以救之。杨栗山对《伤寒辨证》进行了大幅的摘录,其《脉义辨》《寒热为治病大纲领辨》《发表为第一关节辨》《坏病辨》《伤寒合病并病辨》等论述均采自《伤寒辨证》,在卷二、卷三伤寒与温病临床症状的鉴别中,亦大量采录《伤寒辨证》,其对该书内容引用之多,直让人叹为观止。

同时,杨栗山对《伤寒辨证》在引录时也有增删之处,这些增删体现了学术理论的区别。《伤寒辨证·两感》提到温病两感较伤寒为多,陈尧道治疗温病两感,用双解散、三黄石膏汤加减治之。杨栗山则更进一步,推广双解、三黄之意,定温病十五方,他还提到地龙汤疗效亦可靠。可以说,杨栗山在《伤寒辨证》的基础上丰富了对两感的治疗方法,扩大了两感治疗的选方范围。《伤寒辨证》论"温病发热,自内达于外,断无正发汗之理,发热轻者,用黄芩汤或小柴胡汤去参、半加桔梗、黄连、花粉、枳壳、葛根;热盛宜三黄石膏汤、双解散"。《寒温条辨》则论述为"温病发热,杂气怫郁三焦,由血分发出气分,断无发汗之理。发热轻者,神解散、小清凉散之

类,重者,加味凉膈散、增损三黄石膏汤之类"。陈尧道对寒温的鉴别早于杨栗山,而杨栗山《寒温条辨》有许多摘取自《伤寒辨证》,但所摘所引内容并非杨栗山学术理论的核心部分。杨栗山对《伤寒辨证》有选择的提取,是因为其在许多观点上与陈尧道并不相同。

《痘科辨证》一书,以论述痘疮之病因、病机、辨证、立法及处方用药为中心内容。其学术思想也源自多位医家之综合。关于病因,陈氏推崇万密斋《痘疹世医心法》《片玉痘疹》的胎毒之说,合之以感伤天时疫疠之气,认为内外感伤,乃痘发之源也。至于发病机制之说,主崇费启泰《救偏琐言》,主张"痘内发于脏腑,外应乎运气""大率三年一发"等思想。在治疗上,陈氏吸收先哲解毒、补托两法而不拘泥,推崇万密斋"灵活变法"的治疗思想及费启泰的运气学说,认为"痘疹之治法,亦运气为之也"。

【医话与轶事】

关于陈尧道的记载并不详细,但从一些医家及县志等的记载中能够大略勾勒出一个医德高尚、医术杰出的形象。能够急病人之所急,有求必往,不避风雨寒暑,饥渴疲劳,为他人救生,陈尧道曾说过:"以济世活人为事,有医者,无分贵贱,无替寒暑风雨,有东垣、丹溪之遗风。"

【医案选介】

关于陈尧道的医案未见较多记载,但从其书中可见多例其摘录其他医家医案,遂记录于下。

施季泉医案:一患儿出痘,初热即泄,日十数行。见痘泄不止,时医以脾胃药止之,却愈发严重。施季泉认为此病人实为不治之症,主人却定要治疗。施季泉言止泄不难,以发药中加黄连二钱,黄

芩一钱,一剂就可以泄止,主人异常高兴。施曰:非也。毒火太炽,故泄。初泄时即以解利药乘热导之,或可望生,今迟矣。过四日即欲解毒,无及矣。最后坐视七日,患儿还是死亡。

万密斋医案:一妇患痘,稠密而色带胭脂,势甚危急。万氏细察其证,发现是血热气虚,但热毒方炽,骤难补气,只能先投以养血凉血解毒发毒之剂,一经服用则毒很快发出。时方五朝,经忽大行,痘即渐伏,又投以大补血之药,而兼之以解毒,至八九朝,便开始加人参保养元气,最终痊愈。

按:陈尧道录此医案也是为了说明清与补之间,妙有权衡,其中乾坤,还需医者仔细琢磨,方能掌握。

参考文献

[1] (清)陈尧道.伤寒辨证[M].北京:人民卫生出版社,1957.

[2] (清)陈尧道编集,李明廉等点校.痘疹辨证[M].北京:人民卫生出版社,1996.

[3] 张维骏,刘润兰,张波.新型冠状病毒肺炎之五运六气解析[J].中华中医药学刊,2020,38(3):10-12.

[4] 张大鹏.杨栗山学术渊源研究[D].南京:南京中医药大学,2015.

[5] 文颖娟,潘桂娟.万全痘疹诊治思想探析[J].中医杂志,2011,52(6):454-457.

[6] 顾植山.从SARS看五运六气与疫病的关系[J].江西中医学院学报,2003,15(3):13-16.

[7] 苏礼.陈尧道生平事迹考略[J].陕西卫生志,1985(1):60-62.

[8] 苏礼.陈尧道《伤寒辨证》刍探[J].中华医史杂志,1984,14(4):239-242.

23. 张志聪（《伤寒论集注》《侣山堂类辩》《本草崇原》）

【生平传略】

张志聪（约 1610—1674 年），字隐庵，明清年间浙江钱塘（今浙江杭州）人。《伤寒论宗印·序》记载，张志聪家族世居南阳，时逢汉室战乱隐居在浙江钱塘，张志聪少年丧父，弃儒习医，自称张仲景后裔，师事名医张遂辰，得其开示，广览医书，《清史稿》记载"张志聪之学，以《灵枢》《素问》《伤寒》《金匮》为归。生平著书，必守经法"。其门人弟子高世栻（字士宗）在《伤寒论集注》序中称，耄耋之年，未倦于学，与张遂辰、张锡驹并称为"钱塘三张"，张志聪集讲学、习读经典、临床行医诊治于一体，为钱塘医派集大成者。《侣山堂类辩·跋》记载，与张志聪同时期卢君晋公，善用禅理来参证医理，张志聪继之名声鹊起，并效仿卢氏建侣山堂，"侣山"二字取意于苏轼《赤壁赋》"侣鱼虾而友麋鹿"中蕴含的"侣伴以傍山"。张志聪广揽同道中人并招收弟子，讲论医理，参习经论，当时众多医家，均向二者求教，张志聪弟子众多，对其学术思想多有继承，并将张志聪论医讲学内容撰成《侣山堂类辩》二卷。另外，著有《黄帝内经素问集注》九卷、《黄帝内经灵枢集注》九卷、《伤寒论宗印》八卷、《金匮要略注》四卷、《医学要诀》四卷、《针灸秘传》（今散佚），晚年又撰写《伤寒论集注》与《本草崇原》，这两本书均未撰写完成而卒，高世栻续撰成《伤寒论集注》六卷、《本草崇原》三卷，其中《伤寒论集注》《黄帝内经素问集注》《黄帝内经灵枢集注》《本草崇原》《侣山堂类辩》流传较广，对后世产生了较大的影响。

【学术思想】

张志聪生活在明清年间浙江钱塘，明清时期商品经济发展，城镇人口激增，特别是江南地区经济繁荣，加之气候温暖潮湿，湖泊河流遍布，交通发达，人口稠密，流动频繁，瘟疫在此历史时期多有流行。根据我国气象学家竺可桢在《中国近五千年来气候变迁的初步研究》中指出，"在这五百年间，我国最寒冷期间是在十七世纪，特别以 1650—1700 年最冷"，与张仲景所处年代气候变化颇有相似。东汉时期我国气候逐渐趋于寒冷，于第 3 世纪后半叶，尤其是 280—289 年，寒冷程度达到顶点，结合气候严寒的特点，以及江南地区瘟疫频发，致使张志聪十分重视六淫邪气对人体的影响。张志聪作为维护旧论派，倡导"尊经维旧"，注重对《黄帝内经》《伤寒杂病论》《神农本草经》等经典医籍的全面继承与阐释，强调尊重原文，以经解经，并以此为基础，结合运气学说，首创六经气化，以经气学说作为辨证方法阐释人体生理病理，结合本草药性与药用，力求统一伤寒与温疫的治疗，以应对当时所流行的伤寒与痘疹。在《侣山堂类辩》中专篇记述了痘疹的辨治，把伤寒病的诊疗方法作为痘疹治疗的依据，体现了张志聪将两者融会贯通的学术思想。

（一）经气学说辨证

张志聪从《内经》五运六气出发，参合天人相应，首创六经气化学说，以六经为集经络、脏腑、气化于一体，后世医家多有赞同，并认为疾病有在气分与在经分之别，或为气病，或为经病，或两者兼病，须分别论述。从传变来看，初始在气病，而后入经为经病，继而影响脏腑功能，张志聪对疾病由浅入深，甚至进展为深重阶段，即入腑干脏等病理过程进行阐释，并注重与八纲辨证结合，为后世医家丰富发展六经辨证学说打下了坚实的基础。

1.《内经》溯源

《伤寒论集注·凡例》指出，张志聪注解《伤寒论》，必尊崇张仲景本论，《伤寒论》序中记载，仲景选用《素问》《阴阳大论》《八十一难》《胎胪药录》等著作，其中《阴阳大论》为《素问》大论七篇，主要论述五运六气、司天在泉，以及阴阳上下、寒热胜复，《伤寒论集注·伤寒论本义》在天人相应的基础上进一步阐释，"人之阳气应天气在外，五脏五行应五运之在中，升降出入，环转无端"。如果人感受风寒之邪，将会表现出或表或里之病，其发病机制应当求于五运六气，以运气学说来阐释伤寒病，则"伤寒大义思过半矣"。可见张志聪六经气化学说源于《黄帝内经·素问》，重在将运气理论应用于阐释伤寒诸病，以全其义。

2. 六经集气化、经络、脏腑于一体

《侣山堂类辩·卷上·伤寒传经辩》曰："夫阴阳之道，一阴一阳，分而为三阴三阳。三阴三阳，应脏腑之十二经脉"。将无形之气与有形之经相合，如"君火与相火，发原在肾，太阳之气生于膀胱，风气本于肝木，湿气本于脾土，燥气本于胃金"，使六气与脏腑、经络相统一。在《伤寒论集注·凡例》中进一步阐释气化，太阳、阳明、少阳，为三阳，太阴、少阴、厥阴，为三阴，三阳三阴此为六气。相较于天有六气来说，人同样有六气，若无病则六气运行如常，若感受伤寒之邪，则伤寒三阴三阳，多为六经气化。在临床上，病在气分而不入经的情况比较常见，而从气分入经的情况较为少见，并强调气化应与经络、脏腑于一体，而不是单纯将经络与脏腑相联系。外感风寒，邪气伤正，始于气与气之间相感应，而后则气入于经，重在经气，不可脱离气化，如果是只要见太阳经便对应膀胱，只要见阳明经便对应胃腑，只要见少阳经便对应胆腑等诸如此类，则是舍本逐末，"迹其有形亡乎无形，从其小者，失其大者"。总结来看，张志聪指出外邪伤人，刚开始在气分，气化失常，未能治愈，病情进一步发展，由气分入经，进而影响脏腑生理功能，后世著名伤寒医家刘渡舟教授以此为基础将《伤寒论》六经的实质概括为经络、脏腑、气化的统一体，并为当今多数医家或学者所赞同。

3. 病在气分为气病，病在经分为经病

病在气与病在经分而论之，气病为在表在外，以致脏腑功能气化不及或失调，而经络内连脏腑，外络肢节，以经络为渠道沟通内外，若气病不解，入于经络为经病，抑或为经气兼病。《侣山堂类辩·卷上·伤寒传经辩》指出，《灵枢经》记载，"膀胱者，毫毛其应。是太阳寒水之在下，而巨阳之气卫于通

体皮毛之间"。病邪伤人，首先侵犯人体体表，病邪在太阳经，临床表现为发热，因寒邪反而化热，如果太阳寒水经脉，向上循行于头项，则表现为头项强痛，此为病气分而及于经，并非是经气兼病，并指出，如果邪气入经，见桃仁承气汤下证，将不会再传至阳明经，同样对于邪留阳明经，则表现出白虎汤渴证、承气汤燥证，将不会再传至少阳经，如此类推。又如《黄帝内经素问集注·热论》中，张志聪注解指出，伤寒病，变幻无常，或表现出病在六气而不涉及六经，或表现出经气兼病，或表现出气分之邪转入于经分，致病多表现不同。因此，太阳经论述气分而不论述经，而阳明少阳经则对经气均有论述，可见该病复杂多变。此外，张志聪在注中多处阐述"经气交互之道"，在《伤寒论集注》中"胸痹心痛短气病"篇的条注中指出，此章应将脉与气兼论，脉不离气，气不离脉，因此本篇论述中，或有病在气，或有病在脉，或有病在气而后及于脉，或有病在脉而后及于气，或有脉气兼病等论述。此外，有经病欲出气分的论述，如"百合病"篇，条注指出，发热为脉络之病，转入于气分，则表现为发热，同样体现了经与气之间的相互关系。

4. 辨入脏与入腑

《金匮要略》中张志聪评注卒厥，为邪在经络，内入脏腑，入脏则为阴证、为里证，因病情严重，治疗上存在困难，入腑则为阳证，邪气容易外出，容易治愈。《侣山堂类辩·卷上·腹痛论》则从腹满痛进一步阐释病邪由浅入深的规律，张志聪认为，腹满痛有入腑入脏的区别，临床如果表现出突然绞痛剧烈，面色发青，四肢厥冷，为邪气直入阴分，应当急用刺法，泄邪外出；如果表现出呕吐、下利剧烈，邪伤阳明经，为霍乱病；如果表现出发热、头痛，为邪从外出，即将治愈；如果表现出腹痛下利，但是能够饮食，此为邪气在肠中，下利止后则愈；如果病邪发病之初在皮毛、腠理，正气不能抵抗邪气，病邪扩散蔓延至血脉，传至于内至脏，则表现出腹痛，这是败绝之证，不易治愈，并指出二十天之内将不治身亡，为死证。由上可见，入腑为阳，容易导邪外出而愈，入脏为阴入里，以致五脏败绝，实为难治。张志聪在注释"人又有六微，微有十八病"时，同样体现了邪气入腑，容易治愈，因邪在腑在外，病情轻微，并认为"入腑"指的是入于胃腑，则邪气有出路，容易治愈，而"五脏风寒积聚病"，条注邪气入脏，为脏

腑风寒死证,反映了邪气干脏,病情危重,难以治愈。由上可知,邪气伤人由气分入经,由经入脏腑,或入胃腑,或邪干五脏,均表明了疾病由浅入深的发展趋势,而邪气入腑干脏的理论阐释了疾病发展的最深重的阶段,入腑则邪可出于肠胃而病愈,入脏则邪无出路为死证。

5. 经气学说与八纲辨证

张志聪经气学说在一定程度上将八纲辨证寓于其中。《侣山堂类辩·卷上·中风论》中指出,邪气伤人有皮肉、筋骨、脏腑等浅深不同,并随阴阳、寒热、燥湿气化,天有六淫邪气,如果风邪袭于阳,则表现为热化,如果中于阴,则表现为阴寒,如果湿盛,则表现为痰涎上壅,如果燥盛,则表现为便秘,总体归属为风邪气化,侵袭人体则表现为寒热、虚实、燥湿,从虚实来看,如果邪气盛,则表现为病气与形气皆盛,如果正气虚,则表现为病气形气皆虚,在总体上强调,诸病不离表里、阴阳、寒热、虚实,又如在《金匮要略》中注解,"夫形骸脏腑,不外乎气血阴阳,是以本经多归论于经气,盖以气为外为阳,经血为阴也",在经气学说的基础上,将脏腑、气血、阴阳归于统一。

(二)本草药性辨析

张志聪以运气之理对《伤寒论》进行研究,自成一家,在药物研究方面不囿于前人只谈药用,独辟蹊径,从五运六气出发,对药性和药用进行研究,取其格物致知、形气相感之意,并将药物之性与疾病之理归于统一,阐释本草治病机制以此形成独特的理论。其药性理论主要归于《本草崇原》和《侣山堂类辩》二书,现对学术思想进行阐释,并列举疫病相关特色药物,以期在疫病治疗方面提供药性理论支持和具体用药参考。

1. 重视辨析药性

(1)格物用药 张志聪从运气学说出发,探究药物自然本性,以期格物用药。明末清初社会崇尚理学,程颐指出,"格,犹穷也。物,尤理也。犹曰穷其理而已",朱熹认为,"所谓致知格物在格物,言欲至吾之知,在即物而穷其理也",可见"格物"重在穷究其理。张志聪受到程朱理学影响,认为本草研究,不能只讨论某药治某病,某病需要某药进行治疗,这只是对药物的治法进行分析,偏重药用,而忽视药性,应注重探究药性之理,在明晰药性的基础

上探究药用,将药性与病性相结合,只有明确药性才可以针对病性采用寒热、升降、补泻等治疗方法,使药物的应用具有依据,更便于临床治疗,于是着重诠释《本经》,还原药物本性。张志聪注重将世间万物与人体百病相统一,认为万物各有其自然属性,而疾病发生发展有其独特的规律,应研究其本性,探究其机制,以融会贯通,并从五运六气出发,辨草木、金石、虫鱼、禽兽药性,合于人体五脏六腑十二经脉,使其归于统一。

(2)辨四时顺逆 在五运六气的基础上,将药物参合寒热温凉、升降沉浮之理,加以辨析四时顺逆,《侣山堂类辩·卷下·本草纲领论》指出,天地万物禀五运六气化生而成,所以天有寒热温凉之气,而药物同样有寒热温凉之性,四时有升、浮、沉、藏交替,药物同样也有升降沉浮等不同,张志聪进一步指出,疾病治疗不仅应掌握药物四气五味、升降沉浮之性,更应明辨四时顺逆的规律,升降浮沉应当顺应四时之性,寒热温凉应当逆四时之性,正如《侣山堂类辩·四气逆从论》指出,春天宜用升药,助其生气,夏天宜用浮药,以助长气,秋天宜用降药,以顺应秋主肃降,冬天宜用沉药,以顺应冬主封藏;春时天气温,宜用凉药,夏时天气热,宜用寒药,秋时天气凉,宜用温药,冬时天气寒,宜用热药,四时之气如此,病邪同样如此,应把握时气或病气不同,明晰疾病变化的规律。

(3)运气理论参合五行学说 所谓五行此处所论为五色、五气、五味之理,结合具体药物详加说明,黄连、白芷、青黛、玄参等,为以"色"命名;甘草、苦参、酸枣仁、细辛等,为以"味"命名;寒水石、香薷等,为以"气"命名。以五运六气所感不同,阐释生克制化,《侣山堂类辩·卷下·药性形名论》指出,如夏枯草夏天枯萎,半夏夏天生长,白术夏天收获,此三者皆得火土之气,所以能化土,秋天生长的菊花和蝉蜕,感受金气而能制风,此为金克木,而经冬不凋谢的药物,感受寒水之气,因其性寒,所以能清热去火,随春季生长的药物,禀春时升发的特性,将天地生克制化之理寓于药性中。同样,张志聪指出格物用药应重视参合其自然形象,取类比象,认为取药物皮部用于治疗皮肤类疾病,取外形为藤蔓的药物治疗筋脉受损,取血肉有情之品以补人体血肉等等,同样《侣山堂类辩·卷下》中,由龟首常藏于腹的现象,认为其能通任脉,将龟板入药,可以补心

肾、补血以养阴，又由鹿鼻常反向尾的现象，认为其能通督脉，将鹿角入药，可以补命门、补精气以养阳。但是后世医家认为，在《本草崇原》中张志聪将运气学说注释本草药性，使《神农本草经》原本采用朴素唯物观点论述药物的主治与功效，蒙上了唯心主义的色彩，部分论述恐有牵强附会之义，同时也有学者将运用"五运六气"之理与"格物致知"之法辨析药性，看做是药性理论的一种形式，是对四气五味药性理论的有力补充。我们不应以现代科学依据全盘放大古人的缺点和局限，而应是以更为包容的态度、更为广阔的视角发掘其现代应用价值。

2. 特色用药荟萃

（1）紫草茸主治痘疹　紫草茸取以类触类之意，李时珍记载，紫草气味苦寒，宜治疗痘疹欲出未出，血热毒盛，大便闭涩，如果大便已出，但其色紫黑，艰涩难出，同样也可以用，如果大便已出，颜色鲜红，或色白而兼利，则不可以用。《直指方》记载，紫草善于治痘，通利大便；《活幼新书》同样记载，紫草性寒，若小儿脾气实者可用，若脾气虚，慎用，用之或见泻下。《侣山堂类辩·卷下·紫草茸》指出，古方用紫草茸治痘毒，取其初得阳气，以类触类，所以用来发痘毒外出，同时指出"茸"，即初生之蒙茸，非紫草之外，另有"茸"，并引《酉阳杂俎》对产于异域的紫铆进行对比，紫铆树生于希腊、波斯二国，树高盈丈，枝繁叶茂，冬天不凋，或见雾露，或见雨露，则枝条出铆，状如糖霜，颜色紫赤，能治痘毒。

（2）金银花、王不留行主治热毒下痢　金银花、王不留行善行荣卫阴阳气血，《侣山堂类辩·卷下·鸡子、金银花、王不留行》指出，金银花，开黄白色花，其藤称之为忍冬，以其得水阴之气而蔓延成藤。陶弘景称其能行荣卫阴阳。荣卫行则寒热肿胀退消，得阴气则清热解毒，所以用金银花治疗寒热腹胀。张志聪门人同样认为，金银花不仅可以败毒消肿，还因得冬令寒水之气，而具有行荣卫血气的功效。王不留行，同样开黄白色花，称为金盏银台，性善行。陶弘景认为血气留滞，则生百病。王不留行能行气血，荣卫营运，精神自倍。王不留行取之以色，金银花既用之以形，又取之以色。

（3）升麻、木香辟瘟疫，治瘴气　《本草崇原·卷上·本经上品》指出，升麻气味甘苦平，甘属土，苦属火，善从中土而达太阳之气，太阳标阳本寒，太阳禀寒水之气行于肤表。太阳在上，主光明，太阳

之气，行于皮肤肌表，故主辟瘟疫、瘴气、邪气。张志聪同时将柴胡、细辛与升麻进行比较，认为此三者功效大体相同，仅有细微差别，柴胡、升麻二者，皆通达太阳之气，柴胡从中土达太阳之标阳，而升麻则兼启动太阳寒水，细辛则启动寒水之气于泉下，内合少阴。木香气味辛温，"禀手足太阴天地之气化，主交感天地之气"，使上下相通，因天气光明，所以辟毒疫。

（4）黄连、黄芩治肠澼下痢，解痘疹毒　《本草崇原·卷上·本经上品》记载，肠澼多因火热内乘于阴分，热淫在内，阴分受损，则表现出腹痛下痢，多由风寒暑湿之邪伤其经脉，邪气不能从肌腠外出，则下行入肠胃，所以出现腹痛下痢的临床表现。黄连，产于西蜀，气寒味苦，"禀少阴水阴之精气"，以阴济阳，泻火热养阴，所以能清除热气，主治肠澼腹痛下痢；《本草崇原·卷中·本经中品》记载，黄芩气寒味苦，色黄、形质中空，称为腐肠，又名空肠，能清肠胃之热，其外皮性寒，能够清解肌表退热，为手足阳明经兼手太阴经之药，诸经邪热入大肠则表现为泄痢，黄芩因为形质中空，所以能清肠胃之热。《侣山堂类辩·卷上·疹论》对黄连与黄芩治疗痘疹进行记载，黄连形状累累如连珠，能够泻心火，黄芩外皮色黄而内中空，能够清表泄肺，因为肺主气、心主血，所以两药相配伍，黄连为君药、黄芩为佐药，能够清痘毒，而黄芩为君药、黄连为佐药，能够清疹毒。

（5）疟疾特色用药　《本草崇原》中，关于疟疾治疗的药物阐释，同样颇有特色，张志聪认为，疟疾为伏邪，留滞在脏腑及膜原之间，称为三阴疟。《内经》指出，冬伤于寒，病邪藏在肾脏之中，病邪发作，表现为先热后寒，称为温疟。病邪藏于心，而表现为但热不寒，称为瘅疟。张志聪重在温疟，并对相关用药详加阐释。牡蛎、当归、白薇主治温疟洒洒，伤寒寒热，张志聪将先热后寒称为"温疟"，将皮毛微寒称为"洒洒""洗洗"。牡蛎禀寒水之精华，质地坚硬，禀太阳之气，生于水中，所以行于肌表，主治温疟兼见皮毛微寒。当归，气味苦温，其花色红，其根色黑，禀少阴水火之气化生，助心行血，从经脉而外充于皮肤，治温疟寒热洗洗。白薇，不同于大多数草木因感春气而生，《本经》记载，白薇能随春气生升，禀受太阳寒水之气在下，标阳之气在上，上行外达，主治温疟兼见皮毛微寒。防己、麻黄主治风

寒温疟。防己,色白纹黑,禀金水相生之气,启动在下之水,使其转输于外。麻黄生长在冬天不积雪的地方,所以能从至阴而达阳气于上,因太阳之气,本为膀胱寒水,遍布于全身毛窍,所以能祛邪热。

(三) 痘疹专论

天花,在清代时又被称为"痘疹",清代初期天花曾多次流行,从寒冷地区来的满人缺乏抵抗力,畏之如虎,其传染性强、致死率高,是一种烈性传染病。《清实录》曾记载,顺治六年正月,"上避痘,免朝贺",顺治九年正月,"上避痘南苑,免行庆贺礼",可以推知痘疹这种传染病在当时影响非常大。该时期与张志聪所处年代有部分重合。张志聪指出,"能医伤寒即能医痘疹,能医痘疹即能医痈毒",可见其致力于将伤寒与痘疹、杂病融于一体的学术思想。痘疹论治主要见于《侣山堂类辩》中"痘论"和"疹论",该书所论述的痘疹,多见于小儿,具有传染性。结合现代医学,当今应将其视作更为广泛的概念,应包含西医所指的麻疹、幼儿急疹、手足口病、水痘等多种疾病,临床主要见皮肤黏膜出现多形态的斑疹、丘疹或疱疹等病理表现。从流行病学来看,丰达星等通过收集 2014—2019 年中国疾病预防控制中心传染病监测系统河南省的水痘报告病例信息,分析河南省水痘病例的流行病学特征、空间自相关分析和时空聚集分析,结果显示,河南省水痘疫情呈现上升趋势,以河南省中部地区为主,呈现较明显的时空聚集性;李羚等采用描述性流行病学方法,对四川省 2011—2019 年报告手足口病例进行分析,以了解四川省近年来手足口病时空特征,探究疫情变化特点,结果显示,四川省手足口病年均发病率为 95.01/10 万,年均死亡率为 0.018/10万,发病率呈现波动上升的趋势。因此,开展"痘疹"的研究,对当今小儿斑丘疹或疱疹类传染病治疗仍具有一定的借鉴意义。

1. 痘疹病因

张志聪认为"痘"属于先天之毒,"疹"属于后天之邪,并参照天人相应的思想,辨析痘疹先后天之邪,同时结合经气学说阐释痘疹发病病机。从"痘毒"来看,人秉受阴阳水火之气而成形,有正气,则必有邪气,这是天地自然之理。痘毒,始于婴儿初成形的时候,就像太极分两仪,三月成形,先生两肾,指出痘毒根源在肾脏。肾为水脏,主藏精而化

血,又为生气之源,其少阳之气,为水中之生阳,上与心主包络相合,所以痘毒初发,随少阳之气而上达于心包经。所以"痘"为先天之毒,人体正气受邪气引动,在萌生之初病邪蕴于肾脏中,病情进展,随少阳之气上达于心包经,表现为痘毒。从"疹毒"来看,自婴儿从产道分娩出后发声吮乳开始属于后天,婴儿发声的时候,口中有毒气,从咽喉下入阳明经,所以疹毒,始于阳明,上达于肺,而毒邪表现在皮肤。"疹"为后天之毒,毒邪从口入阳明经,表现为疹毒。

2. 辨痘疹传变与顺逆

张志聪重视对中医经典古籍的研究,认为从古至今,研究痘疹的医家,虽然多达百余人,但是众多医家均不参读研究《灵枢》《素问》等医学经典著作,不明辨脏腑、血气,虽然能够知道顺、险、逆之证的临床表现,但是不知道顺、险、逆证的病因,因此难以治愈痘疹。人体的阴阳血气,与天地自然之道相应,气为阳,血为阴。《内经》云,"经脉者,所以行血气而营阴阳"。张志聪在《黄帝内经素问集注》中多次注解,"内入于经,与荣血相搏",以此推知张志聪所指的经络应该归为血分,皮肤、腠理为气分,肺合于皮毛,脾合于肌肉,而皮肤、肌肉中虽然有血络,但是因为肝主之,所以同样归为气分。张志聪重在气病与经病分论,认为痘毒为血分之毒,疹毒为气分之毒,并将此理论应用在痘疹顺证、逆证辨析中,《侣山堂类辩·卷上·痘论》和《侣山堂类辩·卷上·疹论》中对此详加论述。

(1) 痘毒走血分为顺,入肝、脾、肺经为逆 痘毒为精血中感受火毒,入血分,心主血,心包络主脉,所以痘毒从经至脉,从脉至络,从络至孙络,从孙络出于皮肤,此为顺证,在疾病后期能够化脓结痂,如果痘毒入气分,则多表现为水疱、白壳,为逆证,并进一步阐释,痘毒发于阴,如果表现为头面稀疏,为顺证,如果临床表现为痘毒从经络而陆续发出皮肤外,大小参差不齐,根窠收敛,同时因为毒邪未伤及皮肤、肌肉,所以常表现为界地分明,血色润泽,根红顶白,气行脉外而血随气化,为顺证。痘毒逆证,毒入气分,临床表现为痘毒像痱子一样同时涌出,称为肺经痘;如果留滞肌肤腠理,表现为唇肿、眼胀,但是痘平塌,称为脾经痘;若留滞皮肤、肌肉之间的血分,则表现为痘毒皮薄而颜色娇红,光亮如灯,称为肝经痘,此三者均属于入气分,无血难

以化脓结痂,为逆证。需要注意,此处所指的肺经痘、脾经痘、肝经痘,是因为毒邪随气外合于皮肤、肌肉,而入于肺脏、脾脏、肝脏,并不等同于肺经、脾经、肝经的痘毒。综上所述,上述三者都因为痘毒入气分,而后逆传肺、脾、肝三经,入脏腑,导致痘毒郁闭,无法化脓结痂,则表现为病情危重。同时,认为痘毒入血分表现出发狂则可以治疗,痘毒入气分表现出发狂则难以治愈。肾气交心包经,必从中焦而上行,表现为邪在阳明经,症见呕逆。如果阳明经热盛,则会出现发狂的症状,这是毒邪向外解的表现,所以可以治疗。如果痘毒在气分,肝、脾、肺经外合皮肤肌肉,此时毒邪不解,如果损伤肝脏,则表现出发狂的症状,如果损伤脾脏,则表现出泄泻,如果损伤肺脏,则表现出气喘急迫,此三脏受损,所以痘疹入气分表现出发狂,为不治。

(2)疹毒入于气分,以血和之为顺 疹毒发于阳明经,上达于肺脏,从皮毛出,所以疹毒为气分之毒,其病情进展与痘毒相比速度更快,如果疹毒停留在胃腑则表现为牙龈溃烂,如果阻滞在肺脏则表现为鼻翼煽动,气喘急迫,如果入血分则表现为疹尖有紫赤斑,为逆证。疹发于阳,如果表现为头面部出疹,为顺证,如果疹毒只表现在心胸部位,为逆证。对于痘疹相兼为病,气分和血分均入,尚可以治疗。如果单纯入气分,则难以治疗。张志聪除对痘疹顺证和逆证进行阐述外,还详细描述了痘疹险证,如果毒邪留滞肾脏,则表现为腰疼、腹痛、寒战,甚至表现为紫斑黑陷,如果毒邪留滞心包,则多表现为壮热烦躁、便血,甚者神昏,由上可知,痘疹险证多因火毒太盛,或者留滞肾脏,或者留滞心包。

3. 痘疹治疗

张志聪在《侣山堂类辩·卷上》中记载,"能医伤寒,即能医痘疹,能医痘疹,即能医痈毒",可见其致力于将伤寒、痘疹、痈毒治疗进行统一。张志聪强调伤寒治疗应与八纲辨证结合,辨治伤寒,应知其表里、阴阳、寒热、气血、邪正、虚实,所以对于治疗痘疹类疾病、痈毒等杂病同样如此,应当审其表里、虚实,分而治之,同时主张痘疹治疗应未病先防、既病防变,治痘求之于心肾血分,治疹求之于气分,并对痘疹特色遣方用药加以阐释,以期为今后痘疹诊疗提供参考。

(1)痘疹与痈毒辨治 张志聪认为痘疹与痈毒辨证论治基本相同,阴毒在内而不起发,则痘毒内

陷;根盘收敛而高耸,则"痘"界地分明;如果表现为脓稠,则痘浆厚;如果无脓,则痘毒不化;能够饮食,则痘毒已发于外;不能饮食,为毒气仍留滞在内;如果收口,为结痂;如果臭烂,为坦烂不收。在治疗方面,总体来看,应当辨证施治,痘证如果见表证者,治疗当清解其表;如果为里实证,应当疏利其里;如果血热,应当凉血;如果气逆,应当理气;如果邪毒盛,急当清热解毒;如果正气虚,应当兼补正气,为气虚,应补气,为血虚,应补血,为表虚,应固表,为里虚,应实里。因此,治痘有寒热温凉、有攻解补泻等多种治法,大体为实证泻其热毒,虚证补其正虚。

(2)治痘求于血分 《侣山堂类辩·卷上·痘论》中对五类救逆丹来源记载为,张志聪门人金西铭在丹阳得到救逆方,又在邱汉冲先生手中,得到一丸方,斟酌增减,合为一方,命名为五类救逆丹,用于治疗痘毒险证,心肾血分,火毒太盛,龟板配伍天花粉、玄参滋肾阴,鹿茸配伍菟丝子,补肾阳,犀角(现代临床多以水牛角替代)配伍生地凉血清心解毒,血余炭配伍地龙、穿山甲等活血通络,配伍当归、川芎补血活血等等,心肾同治,重在血分,并用甜酒使卫气先行皮肤,先充络脉,将在皮肤的外毒与络脉相通,张志聪指出,"此为血气出入之妙用"。

(3)表里、虚实、缓急辨治 张志聪认为儿科医家钱乙治痘方论,多用清凉,因为其以清热毒为主,而儿科医家陈文中专用温补疗法,认为血气充足才能化毒成浆,二医家皆存在不足之处,应当审其邪正虚实而施治,不囿于寒凉,不失于温补,并为钱乙百祥丸正名,认为该方治疗痘毒色黑且内陷深入其里,痘毒发源在肾脏,初起腰疼、腹痛、寒战咬牙,此为热毒太盛,不能透发从里走表,此时必须采用大戟、大黄、芒硝之类泻下药,并以取类比象,格物用药之理进行方解,大戟,味苦寒而色紫赤,能泻水中之火毒,浸于水中,颜色青翠,治子以泄母,为釜底抽薪,使毒邪从表出,透发于外。对于痘疹兼夹,表实证应解表,里实证应疏里,热毒盛治疗上应急用清解,不起发治疗上应攻发,须明辨轻重缓急,并对冰肌散救逆,进行辩驳。张志聪认为此方平易,不能治疗危逆证,应随证施治。

(4)未病先防,既病防变 张志聪注重结合传变规律论治,《侣山堂类辩·卷上·痘论》指出,擅长治痘的医家,在痘疹之初进行治疗,及时截断病情进展,体现了治未病的思想,痘初发三日,主春

生,痘胀三日,主夏长,痘化脓三日,主秋成,痘结痂三日,主冬藏。如果秋冬不能收成,多因病邪酿于春,所以热毒虽盛,但能够生长透发,如果秋冬仍有收成,多因正气虚脱,用温补法治疗。如果邪毒留滞,正气亏虚,此时如果采用补正气的治疗方法,但可能会导致热毒留滞,若采用清热解毒的治疗方法,又可能会导致正虚伤其正,贻误病情治疗,因此临床上如果见热毒虽盛但不能透发的表现,在治疗上较为困难。

【著作考】

张志聪晚年潜心撰写《伤寒论集注》,本书刊于1683年,迄今已知最早的刻本为清康熙刻本(1683年前后),首列六经正文,次列"霍乱""阴阳易""痉湿喝"等诸篇,末列"辨脉""平脉",用运气学阐释六经病机。另有平远楼刻本(清刻本年代待考),清光绪二十五年石印本(1899年)。《侣山堂类辩》分为上下两卷,上卷载医论六十篇,内容涵盖丰富,或涉及脏腑、经络、气血等基础理论,或涉及四诊、八纲等诊断学说,或涉及医籍评介,下卷论述本草卷首和卷末载药论及名方,卷中各论药名、性味和功用,清代王琦赞其为"观其准古衡今,析疑纠谬,足为后学规矩准绳"。据考证各本皆来源于乾隆年间,王琦汇刻的《医林指月》丛书,首刊于清康熙九年庚戌(1670年)刻本,但流传者甚少,另有清乾隆三十四年己丑(1769年)宝笏楼刻本《医林指月》丛书和清光绪二十二年(1896年)铅印本。张志聪从五运六气出发编撰《本草崇原》,创立阴阳消长的药气理论,详细阐明药性,尤重视格物用药,运气的观点为其最大特点,同样也是张志聪在本草方面最大的成就,该书最早见于王琦收录的《医林指月》丛书,初刊于清乾隆三十二年(1767年),另有清光绪二十二年(1896年)上海铅字排印《医林指月》本和清光绪二十四年(1898年)香南书屋刊本。当今多依据上述流传版本为底本或参校本,或单本刊印,或合刊为《张志聪医学全书》。

【遣方用药】

(一)五类救逆丹

组成:龟板一两(用大龟底板酒炙),鹿茸九钱(大茄茸酥炙),犀角九钱(乌鱼尖镑,以人气制研万遍),地龙一两(去土焙燥),穿山甲三钱(炒),落花生三两(如芋者是,切片焙燥),血余炭一两(用童男童女者,入新罐内填满,盐泥封口,炭火煨其灰成块,研细),天花粉一两一钱,银柴胡一两一钱,当归一两(大归头酒洗,切片焙燥),川芎五钱,牡丹皮一两一钱(酒浸一宿,切片焙燥),茜草一两(酒洗),玄参一两(焙燥),地骨皮一两,菟丝子一两(煮出丝焙燥),连翘七钱,生附子二钱(脐中者,生用),桂枝二钱,生地黄一斤(洗净,捣取自然汁,调和前药为丸)。上药研为极细末,加入犀角、血余炭和均,用生地黄汁和杵为丸,药丸大小如龙眼核,朱砂飞过为衣。

服法:用天泉煎汤,空腹调服一丸,幼儿较小者服用半丸,较大者可以用二三丸。如果表现为形证不顺,服用此丹进行预防,如果见成脓十分有三,提示有生气,如果为险证,痘疹透发不起,服此丹以使痘疹透发,如果表现为毒盛,导致起发不快,可以每日服用二三次,如果表现为逆证,患病幼儿能够饮酒,则在服药时,饮用甜酒一盏,或者多次少量频服。

主治:痘疹逆证、险证。

方解:痘疹险证为火毒太盛,或留滞于肾脏,或留滞于心包,治疗应通经络,清热毒,走心肾血分,使在内余毒,从经络而出于皮肤之外。张志聪指出随此丹与甜酒共服,因甜酒随卫气先行皮肤,先充络脉之义,使外毒,与络脉相通。《侣山堂类辩·下卷》认为,龟板、鹿茸皆入肾,肾主骨,任、督二脉,为阴阳百脉之宗,又皆出于肾,本方用上述两味中药,一取其养阴清热,一取其透顶败毒,导肾中的火毒,从百脉而外出于皮肤,两味合为君药。《本草崇原·卷中》指出,犀角苦酸咸寒,主治百毒蛊疰,邪鬼瘴气,现代临床多以水牛角替代,《侣山堂类辩·下卷》记载,肾藏精,其荣在发,心主血,发为血之余,血为其所生之精汁,奉心神而化赤,所以血为神气,血余炭治疗痘疹取其能导肾精中的毒气,归于心神,行于脉络,而又能败毒,两者共为臣药。天花粉、玄参助龟板以滋养肾阴;菟丝子助鹿茸以滋养肾阳;生地助犀角以凉血清心,养阴生津;当归、地龙、穿山甲、茜草、川芎助血余炭以养血活血,解毒通络。《本草崇原》记载,柴胡,从太阴地土、阳明中土而达外于太阳,从阴出阳,以治寒热邪气,连翘性寒,其形状与心肾相似,禀少阴之气化,苦寒泄心,牡丹始生西北,气味辛寒,禀金水相生之气化,辛以散之,寒以清之,通调血脉,合地骨皮共为佐药,以清透伏热解毒。《本草崇原》指出，附子禀阳火之气，以散阴寒，赤桂辛温，为水中所生之木火，秉少阳之木气，通利三焦，同时助君火之气，此为大辛大热之品，佐助火毒外出。本方从肾论治，补阴益阳，走血分，以清心凉血，活血败毒，同时寒热之品并用，寒药清热解毒，热药透邪外出，以使痘毒行于经而出于皮肤，则痘毒得解。

（二）玄菟丸

组成：玄参、菟丝子。

主治：解肾阴虚痘毒。

方解：张志聪指出，痘为先天之毒，天一生水，地二生火，水火相济，阴阳互交，为水中之火毒。玄色具有水天之色，"参"取参天地化育之义。菟丝子，又名女萝，《尔雅》称其为玉女，取兔为月魄，纯阴之物，所以称之为玉女。《抱朴子》记载，菟丝子根初长成时，其形状似兔子，割其血，以和丹药，菟丝子秉纯阴之性，得清凉水土之气，而后发芽，故得火暖而丝长，此为物理阴阳之妙用。《内经》云："肾者，至阴也；至阴者，盛水也。肺者，太阴也。少阴者，冬脉也。故其本在肾，其末在肺，皆积水也，肺肾天水之相通。"玄参与水天之色相同，能于水中以清发其天花。菟丝子有阴阳之妙用，能于至阴之中而透其阳毒。张志聪对该方进行高度评价，认为方理甚是精微，效果甚佳，婴儿出生百天之内，如果服用此丸，或服用到三岁，则表现出毒盛者稀，甚至毒邪微不发痘毒，将其作为预防方。

（三）治瘄主方

组成：葛根、桔梗、荆芥、防风、杏仁、甘草、牛蒡子、陈皮；加减：随四时之气而加减。寒闭应用麻黄，热闭应用石膏，食闭应用枳实、厚朴、山楂。热甚应加用黄芩、黄连，毒甚应加用白花地丁、西河柳，渴者应加用知母；喘者应倍用杏仁；里实应加用葶苈子、牵牛子。

煎服法：用泉水煎服。

主治：麻疹初起。

方义：疹毒发于阳明，上达于肺，发于皮毛，重在气分。据《本草崇原》记载，葛根延引藤蔓，主经脉，甘辛粉白入阳明，皮黑花红合太阳，所以能够宣达阳明中土之气，外合于太阳经脉，主治身大热，解诸毒，疏风清热、透疹解毒为君药；牛蒡子助葛根，疏风散邪，透疹解毒，荆芥其性温，禀阳明金土之

气，而肃清经脉，两者共为臣药；防风，味甘，其气香，其色黄，禀土运之专精治周身之风证，长于疏风；桔梗为气分之药，上中下皆可治；陈皮气味苦辛，性主温散；陈皮行气通络，使疹毒上达于肺；杏仁气味甘苦，性偏温，其质冷利，主治咳逆上气，利肺气，三者合之宣降肺气为佐助，疹毒发于体表，甘草解毒和中为使药。

加减用药：张志聪应用该方的同时注重随四时之气，结合其寒热虚实以进行加减的用药，寒闭用麻黄散寒；热闭用石膏清热；食积用枳实、厚朴、山楂宽中消食理气。张志聪善用取类比象，灵活掌握药性与功效，黄连从形质来看累累如连珠，其功效为泻心火，黄芩从形质来看，外皮呈现黄色而形质为中间空，功效为泻肺而清肌表，并且根据肺主气而心主血，将两者相配伍，并根据所患疾病是痘毒还是疹毒，调整两者的君臣配伍关系，清心肺之火，解清疹热毒，则将黄芩作为君药，将黄连作为佐药，足见张志聪善于引申触类，用药微妙无穷。白花地丁、西河柳，此两味药专门用于治疗疹毒。葶苈子、牵牛子主治泻下破结。金银花，黄色花入血分，而白色花入气分，所以既可以解血分痘毒，也可以解气分疹毒。张志聪同时认为，痘疹有血分、气分的不同，临床用药同样应该有所区分，如大黄、大戟，为泻血分之药，葶苈子、牵牛子，为泻气分之药。

【学术传承】

张志聪师从明末钱塘伤寒名家张遂辰，其师为"尊王赞成"，即尊崇王叔和，赞同成无己的维护旧论派，张志聪与同门张锡驹将张遂辰的学术主张共同继承与发扬，后世合称三者为"钱塘三张"。钱塘医家主张"尊经复古"，张志聪后来因为卢之颐（字子繇，号晋公）用禅理来参证医理，张志聪深受卢氏的影响，并建立侣山堂论医讲学，传承中医。其所遗留的"侣山堂"医学精神代代传承，时至今日，仍为后世医家所称道。张志聪门生众多，其中以高世栻最为有名，高氏在其门下学习长达十年之久，尽得张志聪真传，在张志聪仙逝后，高氏继承衣钵，辑补编写完成《伤寒论集注》和《本草崇原》，并继续于侣山堂书院讲经论医，如此长达四年，此后与其门下弟子共同撰写《医学真传》，该书为继《侣山堂类辩》后可与之比肩的又一经典传世佳作，书中充分

体现了高世栻"以示正道,以斥旁门,而使初学者不可不慎也"的学术思想。张志聪的长子张兆璜,字玉师,曾经参校《黄帝内经灵枢集注》,传张志聪家学。此外,门人弟子,有据可考者王弘义、王廷贵、黄绍姚、朱景韩、莫昌善、徐永时、金绍文、倪大昌、朱轮等,上述皆有医名。

【医案选介】

《侣山堂类辩·病因》记载,邻家有一女孩,年龄大约十三四岁,才出痘,痘发后七八天,痘浆仍未化脓,其父告诉医生,家中一切事务均为此女孩料理,平日非常辛苦,医生听闻后,调整加大黄芪、白术的用量,女孩用药后烦躁加重,第二天,医生从女孩用药后的表现了解到,先前误用黄芪、白术,于是再用清凉解毒治法,并用皂角刺、穿山甲攻之,最终导致毒邪不化,不治身亡。

按:该案张志聪引《内经》条文指出,"治之极于一,一者因得之。闭户塞牖,系之病者,数问其情,以从其意",认为对于疫病治疗应重视病因辨治,首先应明晰病因,才能确定所属疾病,进一步制定治则治法。同时,强调抓住主要矛盾的重要性,并指出对于疾病诊治不应过多听从病人的说法,避免产生盲从,导致临床误诊误治之事的发生,对于疾病诊治应察其志意,审其神气,考虑饮食、居处、劳逸,并参其脉证,予以综合判断,体现了整体观的辨证思想。

参考文献

[1] 清世祖实录:卷六十二[M].北京:中华书局,1985.

[2] 李经纬,林昭庚.中国医学通史[M].北京:人民卫生出版社,2000.

[3] 陈明,刘燕华,张保伟.刘渡舟伤寒临证指要[M].北京:学苑出版社,2007.

[4] 郑林.张志聪医学全书[M].北京:中国中医药出版社,1999.

[5] 竺可桢.中国近五千年来气候变迁的初步研究[J].中国科学,1973,16(2):2-24.

[6] 尚志钧.《本草崇原》简介[J].皖南医学院学报,1984,3(2):44.

[7] 鲍晓东,张承烈,胡滨.试论"钱塘医派"的治学态度与方法[J].浙江中医药大学学报,2003,27(5):13-15.

[8] 林亭秀.张志聪六经气化学说之研究[D].北京:北京中医药大学,2010.

[9] 张艳丽.清代北京地区瘟疫流行的社会影响及政府应对[J].防灾科技学院学报,2011,13(2):99-104.

[10] 张卓文.论侣山堂书院[J].浙江中医药大学学报,2016,40(9):660-662.

[11] 张立平,黄玉燕,汤尔群.浅析张志聪本草药性论[J].中华中医药杂志,2018,33(7):2760-2762.

[12] 周楠,张倍齐,覃薇,等.《侣山堂类辩》中痘疹的诊疗经验[J].广西中医药,2019,42(2):44-46.

[13] 李羚,许军红,蔺鸿,等.2011—2019年四川省手足口病时空特征分析[J].预防医学情报杂志,2020,36(10):1271-1275,1284.

[14] 杨丹倩,徐楚韵,姜涛,等.从历史地理学角度探讨钱塘医派的兴衰起落与历史价值[J].中医杂志,2020,61(4):351-353,356.

[15] 丰达星,肖占沛,王文慧,等.2014—2019年河南省水痘报告病例空间分布特征[J/OL].疾病监测:1-7[2020-10-30].http://kns.cnki.net/kcms/detail/11.2928.R.20201019.1540.004.html.

24. 张璐（《张氏医书七种》）

【生平传略】

张璐(1617—1699年)，字路玉，晚年自号石顽老人，江南长洲(今江苏省苏州市)人，与喻昌、吴谦并列为清初三大家。张氏年少聪颖，医儒兼习，本欲走仕途之路，但张氏所处年代为明末，朝纲混乱，所以弃绝科举，明朝灭亡后隐居在太湖洞庭山十余年，精研医道，以行医为业，以著书为乐，正如《医通》序记载："专心医药之书，自岐黄迄近代方法，无不搜览。"张氏在学术上推崇张仲景、孙思邈，并采撷喻嘉言、薛己、张景岳、方有执等诸家，集各家之长，对伤寒、杂病多有研究，偏重实用，备受后世医家重视，以医术高超、学识渊博，享誉吴中，被誉为"国手"。张氏著作颇丰，撰有《伤寒缵论》二卷、《伤寒绪论》二卷、《张氏医通》十六卷、《本经逢原》四卷、《诊宗三昧》一卷、《伤寒舌鉴》一卷、《伤寒兼证析义》一卷，后三本为其子整理而成，后世合刊为《张氏医书七种》，又称为《张氏医通》，可视为十六卷《张氏医通》之扩充。

【学术思想】

张璐作为清初具有承前启后作用的一代医学大家，非常重视对《素问》《灵枢》《伤寒论》《金匮要略》等经典医籍的研究，并在《张氏医通》凡例中写道，轩岐与张仲景本为一脉相承。张氏生活的年代为明末清初，战乱频繁，在此期间瘟疫横行，以致其非常重视对外感热病的研究，采撷众家并多有发挥。他对伤寒、温病、瘟疫等进行辨析，认为疫病有大疫与常疫之别，力主寒温分论，对卫气营血辨证产生深远影响，并丰富了外感热病的诊疗，为温热病辨治体系打下坚实的基础。同时，他认为疫病总不离湿，结合临床实践，对其治疫方药进行辨析，善

用攻法，并根据疫病不同，分而论治，随其病证施治，并补伤寒之未备，注重舌诊的辨治应用，丰富疫疠辨证诊治。张氏外感热病学术成就主要集中在《伤寒缵论》《伤寒绪论》姊妹篇，为其积三十年心得始成，杂病的学术思想主要体现在《张氏医通》一书，张氏采撷众家之言，上自《黄帝内经》，下达清初各家，皆融会贯通，在内、外、妇、儿各科证治均有建树，尤对痢疾论治，强调温里气机，自成一家，进一步丰富了临床辨治痢疾的思路与方法。

(一)外感热病概念辨析

中医外感病学，肇始于《黄帝内经》，张仲景进行阐发，后世对于伤寒研究，多以此为基础进行发挥，但是关于温热病论述存在不足。随着中医学的进一步发展，外感热病名目论述繁多，难以统一，多有寒温混杂，张氏感于此，在结合诸医家认识的基础上，从临床实践出发，对各类外感热病的命名及临床表现进行详细总结和阐释，以期更为明确外感热病的所属范畴，现将对伤寒、正伤寒、寒疫、温疫与温疫、时行疫病等逐一进行辨析，并对疫病进行详细辨析，认为疫病有大疫与常疫不同，为临床辨证提供参考。

1.伤寒、正伤寒与寒疫

伤寒为寒邪外犯皮毛，初犯太阳，感邪之初即见发热、头痛，如《伤寒缵论·卷下·伤寒例》指出，伤寒为感受天时肃杀之气；《伤寒绪论·卷上·总论》指出，"伤寒以冬月寒水主令"，如果感受伤寒之邪，先犯太阳经，感邪之初就可见发热；张氏在《伤寒论·伤寒例》基础上进一步阐释，冬时严寒，机体感受伤寒之邪，在霜降以后，春分之前病发，症见发热、头痛，为正伤寒，可见张氏缩小正伤寒的感受寒邪的时间，把其局限在霜降后至春分前这一时间段；对于寒疫而言，《伤寒论·伤寒例》指出，在春分

以后到秋分之前,天有暴寒,称为时行寒疫,并在《伤寒绪论·卷上·总论》进一步阐释,将春、夏、秋三时,感受触冒非时暴寒,临床表现为恶寒发热无汗、头疼骨节疼痛、呕逆恶心,病俱相类,脉象多见人迎浮紧或弦数,称为寒疫,也称为感冒,并指出寒疫不是时行疫气,只是因为非其时而有其气,将其称为寒疫,该论述结合现代临床来看,还有待商榷,或因张氏所处时代局限,认为寒疫为非疫,又或因张氏认为疫病有严重与不严重之分,如果不严重,感染人数少,即使有传染,也不过小范围,临床表现多见发热、头痛,与感冒相似,但仍属疫病,综合参考上述辨析,仍将本书论述的寒疫划分在疫病范畴,以期为今后寒疫治疗丰富临床参考内容。

2. 温病、冬温与温疫

(1)温病 《素问》提出,冬伤于寒,春必病温,《张氏医通·卷二·诸伤门》在此基础上进一步阐释,冬季初犯邪气,伏而未发,在春分前后,冬时感受的伏气随阳气外发,则见温热,进一步发展了伏邪理论,并指出临床表现为不恶寒反恶热,口渴较甚,脉多数盛。

(2)冬温 《伤寒绪论·卷上·总论》指出,冬时有非节之暖,春时阳气发于冬时,冬时不正之气,人感邪后发病,为冬温。冬温虽为不正之气,关键在于正气虚,正气虚邪得以入少阴,少阴经上入咽喉,下入腹,所以症见咽痛,或见下利,张氏对于温病的阐释重在伏邪,而对于冬温则认为冬时感受非时之气。

(3)温疫 《伤寒绪论·卷上·总论》指出,温疫为温病将要发病时或在温病发病后,感受时行疫气,临床表现为浑身壮热,昏昏不爽,具有传染性,多见于春季与夏季之间,强调感受时行疫气,具有传染性。同时,重视结合伏气理论做进一步阐释,春天时令反常,浊气郁蒸,触发引动冬时伏气,伏邪内动,与在外的疫气相召,正气被邪气入侵,则致怫郁烦扰,行运失常,表现出壮热,此为表证。如果热郁腠理,邪不得外泄,则入侵于里,此为里证。如果正气虚,感受疫气,因正气本虚,所以阳脉濡弱,邪伤血脉,所以阴脉弦紧。

3. 大疫、常疫与时行疫疠

张璐在《张氏医通·卷二·诸伤门》中将疫病分为大疫与常疫,大疫较为少见,或数年,或数十年发生一次,多由饥荒或兵荒引发,影响范围大,一方

之内,老幼皆病;常疫则影响范围小,或数家,或一家之中的一二人或三五人感染,且病症相同。张璐指出即使像痘疹、麻斑之类的疫病,或间隔一二年或间隔三五年才发生一次,如果不是大疫流行,比较难以察觉。疫病治法不同,大疫则应因时制宜、因地制宜,难以提前拟出治法方药。常疫之气,为湿土之邪郁发,治疗上应分解表里,随邪气所在而攻之。《伤寒绪论·卷上·总论》指出,春夏温热之邪,具有传染性,称为时行疫疠。张璐认为,多种时行疫疠在临床上没有得到清晰的认识和应有的重视。如软脚瘟被医者当作脚气治疗;捻颈瘟被医者当作喉痹治疗;绞肠痧被医者当作臭毒治疗;杨梅瘟被医者当作丹肿治疗;黑骨瘟被医者当作中毒治疗。只有疙瘩瘟和大头瘟因发病急、传染快、病死率高,被医者广泛认同为时行疫疠。

(二)力主寒温分论

《伤寒缵绪二论自序》曰,"详六经,明并合,疏结痞,定温热"。"定温热",重在"定",强调将伤寒与温病进行区分,并单独另立温热篇进行论述。同时,温热篇中指出,仲景论述的温病、热病,与伤寒六经例相混杂,导致后世医家错误使用黄芩汤、白虎汤用来治疗伤寒。可见如果伤寒、温病不能明晰,则治法就难以明确,容易造成误治。张氏从临床实践出发,力主寒温分论,对狭义伤寒与温热类疾病进行辨析,以明辨伤寒与温病传变规律,使后世医家在寒温病诊治方面有法可循,不致误治或混治。

1. 辨病因

伤寒多因感受寒邪,感邪即发,寒邪从皮毛而入。寒疫则为感受非时暴寒。温病多因冬时触犯邪气,伏于体内,在春分前后,感春夏阳气发动为温病,《伤寒缵论》温热篇中的大纲论述为"温病自内而发于外"。《伤寒绪论·卷上·总论》中指出温疫的病因,既不同于伤寒,也不同于湿热,又不同于感受非时寒疫,此为在感受温气的基础上,感受非时疫气,为毒气,也为邪气。张氏对时行寒疫与温病或热病进行辨析,在《伤寒缵论·伤寒例》中指出,非时暴寒病症,虽然与温热病相似,但从发病病因来看,温病为以伏气自内发外,而非时暴寒则从外感受触冒。总体来看,伤寒为外感,寒疫同样为外感,感受非时暴寒,重于伤寒,而温病多为自内发外,温疫则重在感受非时疫气。

2. 辨病症与传变

（1）辨病症　从病症来看，张氏以《温疫论·下卷·论阳证似阴》论述为基础指出，阳病发展到极期可以表现出阴证，这种情况均可见于瘟疫与温病、热病、伤寒之中，而阴病发展到极期可以表现出阳证，这种情况只见于伤寒，不见于瘟疫，同时从小便或色白，或色赤方面辨伤寒与瘟疫，前者为外寒内热，所以表现为小便赤涩，而后者为上热下寒，所以表现为小便清长；温热里证与伤寒热邪入里不同。《伤寒缵论·卷下》温热篇指出，温热里证则在发病之初就表现为发热烦渴，而不见恶寒，发病三四日后，或表现为腹满，或表现为下利，而对于伤寒来说，发病之初即表现恶寒发热，发病三四日后，表热之邪入里，才表现为烦渴。寒疫与温病虽然都可以表现出热盛，但《张氏医通·诸伤门》指出，暴感风寒之初，临床表现为畏寒而不渴，发病二三日，热邪耗损津液，表现为口渴，而温病热病在发病之初，就表现为昏昏不爽、大热烦渴。此外，从脉象来看，寒疫脉象表现为左手脉多浮盛，而温病则为右手脉数盛。

（2）辨传变　从传经规律来看，伤寒传变，《伤寒绪论·卷上·总论》指出，伤寒主令冬月寒水，六经传变首先行于身体背部，其次行于身体前面，其后行于身体两侧，如果入腑，则邪气留滞，无脏腑传变。而温病传变，从卫气营血传变来看，《伤寒绪论·卷上·总论》中同样指出，"凡温病热病，营未交者可治，阴阳交者必死。夫所谓营未交者，言营分热毒之色，未交遍于卫分也"，认为入营分则表现为热毒炽盛，病情危重，难以治愈。同时，在《伤寒绪论》脉法篇中进一步辨析，伤寒之邪，从表入里，病初在太阳经，从皮肤、肌肉，入筋骨、肠胃，而温病、热病，病邪伏于少阴经，从少阳经发出肌表，可表现出邪在表，或邪又传里至肠胃。同时结合伏邪理论进行探讨，在《伤寒绪论·卷上·总论》中提出，伏气发温，必先见少阳证，是热邪自内达外，多兼有包络三焦，而对于瘟疫传变，"瘟疫之邪，则直行中道，流布三焦"，上焦为清阳，所以清阳之邪从上，下焦为浊阴，浊邪之邪从下，中焦为阴阳交界，以分清浊之邪，阳明经行中道，随表里虚实而发，并非遵循经络传变。此外，张璐从两感出发，阐释伤寒与疫病，在《伤寒绪论·卷上·总论》中指出，《伤寒论·伤寒例》所指的"六日死"，是伤寒两感，而《素问》所指的

"三日死"，是热病、疫病两感。张氏认为因为疫病病势比伤寒病势更为严重，下元亏虚的人如果感染疫病，多在三日之内不治身亡。

3. 寒温分治

伤寒为风寒外邪客于表，寒邪在外，宜解表散邪，所以将辛温发汗作为治疗大法，如果邪入胃腑，表现为腹满、大便坚，则应采用下法。对于温病的治法，《张氏医通·诸伤门》指出，最忌辛温发汗，如果误用辛温发汗，将会进一步加重病情，导致燥热无汗、闷乱不宁，并引古语所云，"温热病误下不为大害，误汗为害"。《伤寒缵论·卷下》温热病篇以黄芩汤为例，张氏认为黄芩汤是治疗温病的主方，该方为桂枝汤以黄芩更换桂枝，去生姜，主要是因为桂枝主在表风寒，而黄芩主在里风热，温病初发，用黄芩汤清热，如果伤寒邪热入里，传至少阳，则可以用黄芩汤加柴胡，以和解少阳，对于温病发病之初，就可以采用清热之法。对于伤寒发病之初，则应该采用辛温发汗，伤寒六经传变入里才可清里热。对于冬温治法同样如此，《伤寒绪论·卷上·总论》指出，冬温治疗当以辛凉为主，并认为如果此时采用辛温发汗治法，则容易变为温毒。张氏虽然强调温病不宜辛温发汗，但这并不与温邪可从汗而解相悖，正如《张氏医通·诸伤门》指出，临床中可以见到浑身壮热，服用黄芩汤、葱白香豉汤得汗而解的情况，也可以见到服用承气汤，表现出大汗淋漓而痊愈的情况，还可以见到口渴严重，饮水后，全身汗出而热除的情况，上述均为从汗而解，重点在于给邪以出路，因势利导。同时，张璐从两感出发对伤寒与温病进行辨治，《伤寒绪论·卷上·总论》中指出，伤寒两感比较少见，而温病热病两感比较多见，温热两感为从少阴经发出太阳经，同时引用先前医家创制的凉膈散、双解散、白虎汤、承气汤等，用来两解温热病表里热毒。张璐从根本上区分了伤寒与温病治法，辩驳"以热治温"，并提出了"辛凉解热"治疗原则，对后世医家治疗温热类疾病具有指导作用。

（三）疫病论治

张璐重视对疫病辨治，推崇吴又可的《温疫论》，并以此为基础进行阐释与发挥，善用攻法，强调攻邪退热，截断疫病进展的重要性，并谨遵祛邪不伤其正，同时注重从湿辨治，并对治疫方药进行

特色阐释,随其病证施治。瘟疫证类多端,张璐重视强调针对不同疫病分而论之,正所谓"一时详一时之证,一方用一方之法",为疫病治疗提供了诊疗思路与方法。

1.推崇《温疫论》,善用攻法

《伤寒绪论·总论》中对吴又可的治疫思想进行阐释,对吴又可的学术观点加以推崇。张璐赞同吴又可所论,瘟疫之邪的传染途径为从口鼻而入;从传变来看,或表现为感而即发,或表现为感后伏发,多伏于半表半里的募原,推崇"疫有九传"理论;从治疗来看,病邪在外则从外从汗解,如果表现为胃气壅郁,攻下后,得战汗而解,病邪内陷,表现为胸膈痞闷、腹痛便秘、协热下利,或呕吐、恶心、谵语等,则根据病情进展而随证施治。以温疫初起为例,吴又可创制经典名方达原饮,以透达募原邪气,如果表现为太阳、少阳、阳明经病证,加入三阳经药为引,如果表现出大汗、大渴、脉长洪数,此为邪气欲表未表,用白虎汤治疗;如果病邪内陷,舌根先黄,逐渐扩展至中央,此为病邪逐渐入胃腑,用三消饮治疗,如果舌苔转为纯黄色,此为病邪已入胃腑,用承气汤治疗。同时,吴又可治疗瘟疫善用攻法,遵从客邪贵乎早治,勿拘于下不厌迟之说,并在结合临床表现和脉诊、舌诊辨析的基础上,进行相应辨治,张璐在《伤寒绪论·总论》所阐释的内容与吴又可一脉相承。

(1)《温疫论》攻下法 张璐对吴又可所论的攻下之法进行汇总与分析,里热盛极,见汗出频繁,目赤咽干,扬手掷足,小便赤黄,脉沉数,应下;胃家实,见潮热谵语,善太息,应下;心下满,见腹胀满痛,拒按,应下。由上可知,里热证与实证均可用下法,同时对于表里分传证,也应当先用大承气汤通里,里气通,则邪随自汗而解。对于疫毒炽盛,传变迅速,则应急症急攻,瘟疫发热一至两天,舌苔变为黄色,此时已经邪毒传里,症见胸膈满痛、大渴、烦躁,用三消饮治疗,当热退去六七成,又表现出发热烦躁,舌苔变黑并生芒刺,此时已毒邪到胃,急用大承气汤。张璐引《温疫论》中"注意逐邪勿拘结类"篇指出,对前人将承气汤看作是专治结粪的论述进行辨析,认为承气汤本为逐邪,不可拘泥于结粪与否,并举例进行阐释,湿热体质的人,难以成粪结,经枯血燥、血液亏虚的人,多生燥结,而不是粪结,如果当下失下,可能会引起血液为热所搏,导致产生诸多

变证。对吴又可所论的发斑下法也进行了分析,邪留血分,里气壅闭,采用下法使斑出。如果斑出,则表明毒邪外解;如果表现为渐出,此时即使有下证,也应该用承气汤徐徐下之,不可急下妄下;如果下后斑出,再妄下,则见斑毒内陷,为中气不振,用托里举斑汤治疗。又指出,如果表现为循衣摸床、撮空理线,脉微,则上方加人参一钱,取补发斑疹之意。此外,吴又可重视将舌象的变化与疫病治法进行结合。例如,对舌苔由白色渐变成黄色甚至变成黑色进行辨析,如果舌苔表现为白色时不能用下法,如果舌苔表现为黄色时则应该采用下法,如果舌苔表现为黑色时则亟需采用下法。对于舌苔有芒刺,舌上有裂纹,舌短,舌硬,舌卷,舌苔为白砂苔或黑硬苔,都应该采用下法。张璐基于吴氏所论,同样重视对舌象进行研究。

(2)攻下之法应用 张璐认为疫邪行中道,不可从表散,邪在中焦,散漫不收,应采用下法。张璐以《温疫论》"因证数攻"篇中所论为基础,瘟疫下后,如果舌上复生苔刺,为邪未尽去,应再下;如果下后苔刺软,仍有口渴、发热,应再下;如果苔刺脱,热退后,复发热,苔刺复生,应采用下法。从结合临床经验出发,驳斥前人所论,三下后,热不退者死。对于时疫热极,或用凉膈散和解毒汤,或用合承气汤下之,如果下后热不退,再下,或下三五次,见到下利一二十行的临床表现时,就可知热将退,病将痊愈。强调下法不应拘于次数,应随其病情而施用。张璐以《温疫论》"补泻兼施"篇为基础,认为毒邪停积在胃,用大承气汤连下,如果见恶臭稀便,在承气汤中加入人参一钱。又以"邪气复聚"篇为基础指出,里证下后复发热,应再下,但因为邪气微,应注意切勿剂量过大。上述两篇均强调了在实施攻法时顾护正气的重要性。结合临床辨析妇人妊娠可下、不可下,妇人妊娠时感染时疫,如果为实热便秘,可下,急宜凉膈散、承气汤;如果表现为大小便如常,可以推知内里无热,不可下。同时,为避免引邪入内导致胎元受损,可以不用承气攻法,急夺其里热,改为采用青黛、伏龙肝为末,井底泥和之涂于关元,以解热毒,而不致伤胎。

(3)勿拘泥于体质 张璐同时重视疫病诊治,对于当用攻下之法者,不应拘于体质虚弱,而错失攻邪的最佳时机,在《伤寒绪论·卷下·自汗》中强调及时决断的重要性。郭某五月间感染时行疫病,

体质素来孱弱,既往患有失血证,临床表现为壮热昏聩,烦渴饮引,自汗如蒸,脉时而洪大,时而偏小。经发散和解治疗后,燥热更甚,此时不须碍于体质虚弱,急用攻法,用白虎人参汤合调胃承气汤,随脉或沉或浮,邪气出入,间或施用,两汗三下后,所下之物皆为黄水,至第四次,用黄龙汤治疗,所下之物终见燥结五六枚,随后见周身大汗,热退而愈。如果当时失于攻下,将会导致邪热炽盛,损耗元气,难以治愈。

张璐在吴又可《温疫论》的基础上对于攻法详加阐释并进行发挥,颇有心得。但是后世有医家指出,其对于温热病的治疗尚无突破性的进展,对于病重,只有攻下一途径,方法单一,疗效欠佳,对于滋阴生津治法尚无明确认识,治疗时常感力绌。综上所述,张璐对于攻法的应用可谓是得心应手,虽然在治法上具有局限性,同样为后世应用攻下法治疗疫病提供参考,具有一定的临床意义。

2. 重视湿邪

张璐认为,时行疫疠为湿土郁蒸之气,并在《张氏医通·诸伤门》引罗谦甫所论述的己未年京师大疫进行阐释。罗氏指出,春夏相交之际,或者因为阴雨,或者因为引饮过多,病证表现与伤寒相似,汗自出,肢体沉重疼痛,难以转侧,小便不利,此病是风湿,而不是伤寒,应用五苓散,祛湿通利小便,忌发汗或泻下。当时医家未能辨识此为风湿,都按伤风论治,或发汗,或泻下,病都不能痊愈,而罗氏按照风湿论治,疗效甚佳,可见时疫与湿邪甚是相关。同时,张璐从地域因素出发,认为东南地区湿热郁蒸,导致该地区的人多患有冬温和痘疮。《伤寒绪论·总论》同样指出,中原之气夹杂诸多秽气,不分老少,但凡接触,则会表现出相同病状。

《张氏医通·诸伤门》伤寒篇中,阐释上仁渊祖道台治疫大义,进一步阐释疫病总体不离湿。从病因来看,张璐认为土主受盛,平时污秽之物,皆有所受,时逢岁气并临,或冬天太过暖,或秋天失于肃降,或春天天气大寒,或夏天湿热极盛,平时所受的浊恶之气,趁机发作,污秽之气交争,发于山川、陆地、河井、沟渠中等,与瘴雾毒邪相似。从传染途径和传变来看,时疫为邪气皆从口鼻入膜原,至阳明经,脉象表现为右脉盛于左脉,并进一步指出,"湿土之邪,以类相从,而犯于胃,所以右手脉盛也"。阳明经居于太阳经之里,位于少阳经之外,为三阳经

中道,时疫初感一两天,邪犯募原,临床表现为背部微微畏寒,额头晕胀,胸膈痞满,手指酸麻,与伤寒初感即发热头痛不同,三天后,邪乘表虚外发,症见昏热头汗,或见咽喉肿大发斑,或见兼有食积等,表现各异。《伤寒缵论·伤寒例》同时指出,伤寒是感天时肃杀之气,时行是感湿土郁蒸之气,阳明为荣卫之源,初病则见荣卫俱病,三焦相溷,其意与上述所论大致相同。

3. 随证施治

张璐将疫病治疗大法归结为随证施治,重视证候辨析,总体来看,先分温病与伤寒感邪较轻,发病前两天无大热,发病后四五天突然表现热势加重,此时不可按伤寒施治,如果误用解表药发汗,会导致热势更重,甚至病危;次分表里,以表证立方,如果发病之初表现为恶寒、发热、头痛,则用败毒散;如果表现为燥热无汗,则用通解散;如果表现为头痛,则用十神汤。同时,以表里双解法为依据立方,发病之初就表现出壮热、不恶寒,多汗神昏,呕逆,痞满等,用凉膈散、双解散、三黄石膏汤、黄连解毒汤等。

根据头痛头胀、表里俱热、发斑、发狂等表现不同,分而论之。论头痛、头胀,时行疫疠初起表现为头痛,慎用发表药,用黄芩汤、白虎汤治其内,用葱豉汤、葛根葱白汤解其外,或用凉膈散、双解散、达原饮、承气汤加葱白、豆豉、生姜、大枣内外合治,里气一通,则头痛自愈;如果表现为头重胀痛,多因湿热火气内燔,忌用发散药,用白虎汤。论表里俱邪,三焦大热,烦躁大渴,选用白虎汤、解毒汤、凉膈散、双解散、承气汤、三黄石膏汤。论发狂,热毒内盛,腹满、便秘、发狂、脉大,用承气汤合黄连解毒汤,如果有脉浮的表现,兼有表证。张璐指出,发狂得汗者生,不得汗者死,用凉膈散、双解散、三黄石膏汤,或大承气汤加生姜、大枣,发汗解表。论发斑,临床表现为憎寒壮热、头痛、骨节痛,满闷拘急,提示尚有表证,用白虎汤。论短气,时疫多有短气,如果有表证,白苔如屑,用黄芩汤、白虎汤、达原饮,如果舌苔黄,甚至表现为焦黑色,急用凉膈散、双解散、解毒汤、承气汤等。论口渴,舌上苔白,口渴,用白虎汤,舌根渐黄至中心,用凉膈散、双解散,甚则合用解毒汤、承气汤下之;舌上苔黄润,渴不能饮,多见呕血,用犀角地黄汤加大黄。论夹食、干呕,如果有夹食,无论表证还是里证,无论初感还是久感病邪,均用

凉膈散加消导药,如果有干呕、烦闷的表现,用黄连解毒汤。论厥逆,厥逆发热,热多寒少,或表现为痈脓,或表现为咳唾脓血,或表现为咽痛喉痹,上述均为热邪有余。论误治,时疫施用下法后,如果表现出盗汗不止,身微热,用小柴胡去人参、半夏加陈皮;如果误用发表药,以致热邪传至三焦,表现为谵语闷乱,用三黄石膏汤加大黄下之。

4. 疫病分治

(1)寒疫论治 《伤寒绪论·卷上·总论》指出,治疗非时感冒或寒疫,应采用辛平解散法,以发散为主,方剂可选用参苏饮、芎苏散、香苏散、神术汤、十神汤等,因寒疫为非时邪气,用药不必拘泥于伤寒六经例论治。非时暴寒伤人,因寒气易犯太阳寒水之经,所以寒疫大多始于太阳经,但考虑到时令因素,如夏天暑寒之证,临床多表现为头痛、骨节疼、恶寒,并非是太阳经证,应仔细详辨,不可囿于非时伤寒必犯太阳经。同时,结合古人治疗寒疫不分三阳经,张璐进一步辨析,春分后少阳风木主令,春寒兼有风邪,风伤少阳,少阳经在内,太阳经、阳明经在外,此为三经皆病,所以见某经证,则权衡加用某经药,如果见太阳证则用羌活、防风,如果见阳明经证则用葛根、葱白,如果见少阳经证则用柴胡、半夏,随经所在而论治。

张璐在《伤寒绪论·卷下·杂方》中将寒疫所属血分与气分不同进行辨治,芎苏散重在血分,张璐将其作为治疗非时感冒的首要方剂,方中川芎、苏叶、柴胡、葛根四味药,为通治三阳经的外感药,取川芎、苏叶作为方名,是因为这两味中药重在祛除邪伤血分,合以二陈汤,治疗内伤饮食,加枳壳、桔梗宽膈利痰,诸药合之,总司外内。参苏饮为芎苏散去川芎、柴胡,加人参、前胡、木香,主在气分,应用上述两方治疗寒疫时,应明辨两者血分与气分之不同。非时感冒,难以分辨六经时,用香苏散,使汗出热除。时疫感冒,如果表现为头痛严重,用十神汤,该方虽然在香苏散的基础上化裁,但因为有升麻、葛根,为避免引邪入阳明经,所以太阳经伤寒禁用。如果有挟食,则为停食感冒,藿香正气散专治四时不正之挟食,随证加减。寒疫发汗后,仍表现出发热,此为正气亏虚难以祛邪,用人参败毒散,扶正祛邪。

(2)温疫论治和湿温疫疠论治 张璐指出,温疫表现出壮热,为表证,热郁腠理,邪不得外出,邪气入里,则表现为里证,治疗大法以驱热为主,必须用下法,或兼用解表法,以人中黄为君药,并认为前人用清热解毒汤送服人中黄丸,治疗疫病热毒均有疗效。同时,对时疫初起进行分析,初起热甚,烦躁恶寒,用六神通解散使疫毒得汗解。如果邪气初犯膜原,用达原饮,并随证遣方用药。如果表现出正气不足之证,为防邪气入里,加人参,补泻兼施。如果表现出口渴,用小柴胡去半夏加石膏、知母。如果表现出烦躁热甚,昏不识人,病情较轻则用凉膈散,病情较重则用双解散。如果表现出泄泻,则用黄连解毒汤。如果见呕血之证,则用生犀饮。如果证见内外热毒极盛,用三黄石膏汤,应注重辨内热与外热,内热加大黄,外热加麻黄。不同于春时主厥阴风木,秋时主阳明燥金,冬时主太阳寒水,此三时各司其政,春分后至秋分前,少阳相火、少阴君火、太阴湿土合之共行其事,此时热、暑、湿三气交蒸,所以疫病好发于春夏之际。对于湿温疫疠,夏月天之热气,日之暑气、地之湿气,三气交动,以天之热气下,地之湿气上,人居其中,以无形之热蒸动有形之湿,即使正常人也未能幸免于难,对于湿热体质或者下元亏虚的人,更容易罹患。湿温治疗最忌发汗,发汗则湿与热合,损伤中气,变为难治之证,治疗应以分解为主,先扶中气,使中气徐领其表其里,则上下尽消,可以进行治疗。湿温疫证,如果表现为邪气与正气混合,邪气极胜,正气极衰,如果用苦寒之法则伤其胃气,用温补之法则助其邪气,此时,张璐指出用人中黄丸进行治疗。

(3)大头瘟论治 大头瘟又名大头天行病,发病初见憎寒壮热,头面部肿大,气喘,咽喉不利,口干舌燥,治疗主方为普济消毒饮,张璐认为此病病情危重,如果不能得到及时治疗,十有八九为死证。李东垣认为:"身半已上天之气也,邪热客于三阳之间,上攻头面为肿,切不可用降药"。阳明之邪则见头肿大,主要表现为额头与面部,焮赤肿大,或见壮热气喘,口干舌燥,或见咽喉肿痛不利,脉象数大,普济消毒饮加石膏,如果里实热甚,加酒大黄以下内热;少阳之邪发于耳部前后上下,额角旁与面部红肿,甚则表现为双目难开,或见寒热往来,口苦咽干,胸胁满闷,普济消毒饮加柴胡、瓜蒌根。本方应缓用,在饮食后少量频服,如果一次服用药量过大,可能会过其病所,导致上热未除,中寒复生。如果症见气虚脉弱,加人参;症见脉实、大便秘结,少加酒大黄下利。三阳经俱受邪,表现为头面、耳鼻红肿,同样应用普济消毒饮,辛凉轻清,散其上盛之湿热。此外,太阳经受邪,项下与耳后肿赤,用荆防败毒散,如果热甚,去人参加黄芩、黄连。陶华在普济消毒饮的基础上去人参、升麻、白芷、玄参、马勃、僵蚕、板蓝根,加川芎、羌活、防风、荆芥、射干、姜汁等,命名为芩连消毒饮,功效与普济消毒饮大抵相同,并强调大黄须用酒洗,如鸟在高巅,只能射取,大黄酒洗,酒主发散,取助药上行之义。

(4)其他 捻颈瘟,临床表现为喉痹失音,颈大,腹胀形似蛤蟆,用荆防败毒散,如果表现出两颐颊下肿大,用小柴胡去人参、半夏加羌活、防风、荆芥、薄荷、桔梗、马勃治疗,也可以用荆防败毒散治疗。如果为发颐,用连翘败毒散治疗。如果因夏暑湿热气蒸,用消暑十全散加荆芥、防风、马勃治疗。瓜瓤瘟,临床表现多见胸高胁起,呕汁如血,用生犀饮治疗。杨梅瘟,临床表现多见遍身紫块,用清热解毒汤送服人中黄丸,并刺块出血以祛邪毒。疙瘩瘟,临床表现为,块状似瘤,遍身流走,用人中黄散,并用三棱针刺委中穴。绞肠瘟,临床表现为肠鸣干呕、水泄不通,如果内入五脏则不识人,应急救,用双解散探吐。软脚瘟,临床表现为大便清泄,色白,足肿难以走动,将此归为湿温遍行,用苍术白虎汤治疗。

5. 痢疾专论

痢疾,古代称为"肠澼",所下之物或见白色,或见赤色,或见脓血,多表现为发热、腹痛、里急后重等。张璐论述痢疾,引《内经》所言:"饮食不节,起居不时者,阴受之……阴受之则入五脏……入五脏则腹满闭塞,下为飧泄,久为肠澼"。饮食起居失宜,以致神气内伤,水谷失运,留滞胃肠则表现为腹满飧泄,脏气久滞,运化津液失常则表现为肠澼。张璐重视对《黄帝内经》《伤寒论》及历代医家的研究,并旁征博引,取其精华,同时结合自己的临床经验,对"利下白沫属虚寒,利下脓血属湿热",以及"身热则死,寒则生"进行辨析,对历代各医家论述含混不清之处进行阐释,并提出"温里其气"之法,丰富了痢疾辨治,为后世诊疗痢疾提供了参考。张璐并未完全将痢疾纳入疫病的范畴,而是归为杂病,只是在《伤寒绪论·总论》中可以见到关于疫痢的简短论述。但是结合现代中医临床研究来看,痢疾是一种常见的急性肠道传染病,《中医内科病证诊断疗效

标准》指出,痢疾因感受湿热病毒,积滞肠腑,导致脂膜血络受伤,以腹痛、腹泻、里急后重、大便呈赤白黏冻或脓血为主要临床表现,常见于夏秋季节,多有饮食不洁史。急性痢疾发病急骤,可伴有恶寒发热,慢性痢疾则反复发作,迁延不愈,相当于西医的细菌性痢疾或肠阿米巴病。在我国《传染病防治法》中将痢疾归为乙类传染病,开展痢疾研究对于传染病防治仍具有一定的意义。为与张璐所论述的其他疫病进行区别,特立此"痢疾专论"。

(1)辨痢下赤白 《内经》指出肠澼,或大便兼白沫,或便血,或便脓血,并认为白沫属寒,脓血属热。如果临床表现为白沫但是脉浮,或大便见脓血但是脉弦涩悬绝,为血气殆尽,这两种情况皆为脉与证不相对应,为死证。张璐在《张氏医通·卷七·大小腑门》中对先前医家治疗痢疾的理论进行总结,认为先前医家都将白沫归为虚寒,脓血归为湿热。刘完素认为寒邪与热邪不能同时作用在肠胃,而表现为大便赤白相兼。朱丹溪推崇此论,认为赤痢与白痢均因感受湿热之邪,并将赤痢病位归为小肠,白痢病位归为大肠。后世医家以此为基础,都认为痢疾属热,采用苦寒攻法,李东垣认为湿热之邪损伤胃肠,则表现为大便脓血,应该采用苦寒疏利治法。综上论述,张璐之前的医家论述痢疾,或认为白沫属寒、脓血属湿热,或认为痢疾皆属湿热,治疗方法多采用苦寒疏利,张璐认为先前所论存在不足,并提出自己见解进行完善,大便呈白沫并非都属于寒,大便带脓血并非皆属于热,应该以辨证为主,并结合大便血色鲜暗浓淡进行辨析。如果下痢血色鲜紫浓厚,属热;如果血色瘀晦稀淡或见玛瑙色,为阳虚不能制阴而下,属虚寒。由此可知,热盛可以表现为便血,虚寒同样也可以表现为便血,不可单纯将便血与否作为下痢寒热病性鉴别的依据。此外,张璐指出痢疾病机为传化失职,导致津液损伤,不可妄用攻伐,应于临证中详加辨识。

(2)辨痢疾身热 《内经》指出,肠澼便血,症见身热则死,症见寒则生。结合脉证来看,如果肾脉沉小,阳和之气匮乏,表现为身热,真阴下脱,为死证。如果脉沉小偏涩,营血匮乏,又表现为身热,为死证。而张仲景提出身热手足温,为回阳可治,如果四肢厥逆,为阳气绝,为死证。张璐对此进行辨析,认为《内经》论述的为阴虚下痢并兼有其他病

邪,而张仲景论述的为伤寒阴证,不能等同于在夏秋发病的痢疾,应该对两者进行鉴别。张璐认为下痢便血,表现为身热,即是死证的论述,还须进一步商榷,同时感受其他病邪的痢疾或疫痢都可以表现为身热,应当使病邪从表出,热退身凉则愈,不可一概将其归为死证。以疫痢为例,认为疫痢的病因为冬时伏气,正值春夏时节多雨,火邪为湿邪阻遏,等到秋季真阳与邪气相争,邪气不能从发于外而得疫痢,临床表现为发热、烦渴,脉象表现为气口洪盛,用败毒散加陈仓米治疗。可见,张璐在临床的基础上,对外感痢疾、外感病后期下痢变证及内伤痢疾的身热进行辨析,以厘清思路,不致盲从。

(3)痢疾治疗 张璐对痢疾证治进行详细辨析,如果表现为脉滑大数实,可用黄芩、黄连、芍药、泽泻等;如果表现为热甚、里急后重、烦渴,可用白头翁、黄连、白芍、秦皮等,不可妄用苦寒疏利;如果频繁使用黄连,导致虚阳外出,则表现为发热发斑,或有虚阳内扰,突然表现出除中;如果频繁使用大黄,或表现为洞泄,更有甚者表现为呃逆、吐蛔。张璐创建性地提出,如果阳虚不能制阴而表现为下痢,应当采用温理其气的治法,并在《张氏医通·卷气·大小腑门》中指出,"理气如炉冶分金,最为捷法"。如果是气病,则表现为肠中疼痛,应用温理其气法以止痛;如果是气陷,表现为浊气下坠,应用升举法以除后重;如果是气伤,表现为津液外脱,应用补气法以固脱;如果是阴虚,表现为夜晚身微热、腹痛,应峻补其阴以止痛。同时,对瘀晦清血诸痢,即虚寒痢的遣方用药进一步阐释,用甘草、干姜,专门调理脾胃,用肉桂、茯苓,专门攻伐肾邪。如果初起腹痛后重,兼加木香、槟榔、厚朴泄之;如果腹痛后重加重,兼人参、白术、升麻、柴胡升补;如果进食少,兼加枳实、白术助运化;如果干呕、不进食,为阴气上逆,兼加丁香、吴茱萸温中;如果呕吐涎水,兼加陈皮、半夏、生姜豁痰;如果脓血稠黏,兼加茜草根、乌梅理血;如果水道不通,兼加升麻、柴胡升举,如果身热不除,兼加桂枝、芍药、生姜、大枣调和。

此外,张璐同样对久痢后重、休息痢、噤口痢、妇人下痢等治疗进行阐释,久痢后重,多为中气下陷,兼有气滞,用三奇散治疗。该方将黄芪、防风相配伍主开阖,枳壳破滞气,如果后重较前减轻,再改用补中益气汤。休息痢多因过早运用固涩药物,加之调摄失宜,未能节食戒欲,导致痢疾时发时止,用

补中益气汤合驻车丸加肉桂、木香。如果证见阴虚火旺,用驻车丸加人参、肉桂、乌梅等,利水破气之品均为禁忌。噤口痢,初起湿瘀胃口,用黄连祛湿热,如果胃虚则不宜用。久痢噤口,因胃气匮乏,不能饮食,用大剂量人参、白术,佐以茯苓、甘草、藿香、木香、葛根,大补胃气,兼行津液。如果能稍微进食,用独参汤稍加陈皮、制香附,徐徐补之,同时疏通滞气。妇人妊娠下痢,张璐用甘草干姜汤加厚朴、茯苓、木香治疗妊娠见白痢,用千金汤、三物汤、胶艾汤治妊娠血痢,连理汤加阿胶、艾叶治疗痢疾见大便赤白相兼,如果胎前下痢,产后下痢不止,用伏龙肝汤丸,随证加减。

(四)补充疫病舌诊与脉诊

张璐重视舌象研究,其理论根源于《伤寒论》,并对《敖氏伤寒金镜录》进行补充和发挥,正如《伤寒绪论·辨舌》中指出,"舌苔之名,始于长沙……金镜三十六治法……余括其捷要,分条辨论于下"。张璐补前人未备,尤重对舌苔颜色、薄厚、燥润等变化规律与瘟疫或温热类疾病发展的相关性进行总结与辨析。张璐之子对其学术思想进行归纳总结,汇编成《伤寒舌鉴》。张璐非常重视舌象研究,并对后世产生深远影响,尤其是著名清代医家叶天士重视舌象研究的思想大抵根源于此。张璐在脉诊辨治疫病方面同样有自己独到的见解,同时重视顺逆之辨,《诊宗三昧·逆顺》指出:"诊切之要,逆顺为宝,若逆顺不明,阴阳虚实死生不别也。"张璐遵从《黄帝内经》辨论脉证顺逆,同时结合诸家之言,将病症与脉证详加阐释,明辨病症顺逆。受此影响,其子在《诊宗三昧》中,撰写"逆顺篇",发展了外感热病的诊断理论,丰富了临床诊治疫病的方法与思路。

1. 辨舌论治

(1)辨红舌 张璐重视红舌与瘟疫辨析,指出见红舌是因为心胃有伏热,在内伏热表现于外,如果是瘟疫或者疫病,热毒内盛,可以应用下法,如果兼有湿邪,不可以用下法,可以用解毒汤或白虎汤。如果舌色纯红,揭示瘟疫邪热,刚刚在体内蓄积,用败毒散加减或者升麻葛根汤等。如果舌色红,舌苔兼夹灰干舌苔,为温热兼有寒食,用凉膈散加消导之品。温热病同样可见灰色,为疾病后期伤食,如果脉滑则用下法,如果脉涩则采用下法治疗后,所下之物为黑色粪便,为难治。如果舌上有紫疮,瘟

疫多见,临床表现为不恶寒,口渴,烦躁,或咳痰,采用解毒汤加玄参、薄荷合以益元散;如果舌短,口中有疱,兼见声音嘶哑、咽干烦躁,或是因为瘟疫发汗过多,或是因为伤寒未发汗,用黄连犀角汤、三黄石膏汤等。如果舌心干黑,因为瘟疫饮食失调,或调治失宜,亟需采用一两次下法,等病情稍微缓解后,再用下法,以平为期。如果瘟疫发病两三天表现为舌尖红、舌根黑,急用凉膈散、双解散,如果到四五天,颜色逐渐变为深黑色,此时即使采用下法也难以治愈。

(2)辨白苔　白苔虽然主寒证、主表邪,但对于温病或疫病也应注意辨析,张璐在《伤寒绪论·卷上·辨舌》中指出,温病或热病,一发病就能表现出壮热、昏愦、烦躁、口渴,舌色红,舌苔白滑,应当采用白虎汤清气分热盛。如果瘟疫初犯膜原,舌苔白如积粉,用达原饮开达膜原;如果表现为三阳经表证,随经加用柴胡、羌活等;如果表现为里证加用大黄。同时,张璐在辨舌篇对传经、合病、并病、邪入半表半里的舌象进行总结。如果舌苔为纯色,提示病邪未传经;如果舌苔两边与中间颜色不一致,提示病邪已传经;如果舌苔中间为白色,兼有舌苔两边为黄色,提示为合病;如果舌根到舌尖,苔色横分两三截,提示并病;如果舌尖白、舌根黄或舌尖白、舌根黑,舌半边苔滑,提示病邪在半表半里。结合寒温分而论治,舌苔中心黄黑、滑润,舌边苔白,提示尚有表证。如果是感受伤寒病邪,则采用大柴胡汤,表里双解;如果是感受温热时疫,则采用凉膈散或白虎汤合承气汤攻下。

(3)辨黄苔　《伤寒绪论·卷上·辨舌》指出,舌苔黄提示阳明腑实,主里证。张璐认为采用下法治疗疾病应当根据病情的轻重缓急,如果舌苔黄且滑润,提示热邪未盛,不可以采用下法;如果舌苔黄燥,提示热邪盛,急需采用峻下之法;如果舌苔黄并见芒刺、黑点,提示热势极盛,胃液干枯,同样急需采用下法。张璐指出温病和时行疫疠与伤寒不同,如果属于温病、热病,稍见黄白苔,不需要考虑舌苔的燥润,应采用凉散、双解散,如果属于时行疫病,稍见白苔,就采用白虎汤、达原饮,而对于舌苔黄黑,同样不需要考虑舌苔的润燥,都应采用大承气汤、调胃承气汤,急攻内热。张璐重在祛除内邪,认为温热、热病或疫病传变速度快,应及时祛除内邪,尽早截断病邪进展,既病防变。

(4)辨黑苔或灰色舌　张璐在《伤寒舌鉴》黑苔舌总论中,结合黑苔对伤寒与疫病进行辨析,黑苔不主表证,伤寒病后五到七日,如果表现出黑苔,提示病危,如果白苔中心渐渐变为黑色,提示伤寒邪热入里,如果红舌的舌苔逐渐变为黑色,提示瘟疫传里。对于灰色舌,提示病邪传经或者病邪直中,《伤寒舌鉴》灰色舌总论指出,如果直中阴经,初感病邪则表现出灰黑舌,并且没有积苔,如果是传经,感邪四五天后热邪传至三阴,舌苔表现为灰色。同时,对与瘟疫传变相关的灰色重晕舌进行辨析,瘟疫热毒传至三阴经,每向内传一经,舌苔就多见一层灰晕。如果见一层灰晕,提示病情较轻;如果见两层灰晕及重晕,提示病情危重,急需采用凉膈散、双解散、解毒汤、承气汤等攻下;如果见三层灰晕,提示死证。同时指出,如果舌苔上表现出两三层横纹,与重晕相似,可见张璐观察入微,辨析精当。

2.辨脉论治

张璐采用浮、中、沉三法论述疫病。从浮脉来看,寒疫发病之初,伏气内发同时感受外邪,表现为脉浮紧、大渴、腹胀满,时行不正,邪在气分,同样表现出脉浮。从中脉来看,中脉属阳明经与少阳经,常表现在温病、热病与时行疫疠发病之初,禁用汗法,采用黄芩汤、白虎汤。如果表现出脉弦、胁痛属少阳经,应用小柴胡汤去人参、半夏加枳实、陈皮;如果脉弦盛有力,前方加石膏、知母;如果脉弦无力,前方应保留人参;如果表现出呕吐,用半夏,慎用生姜。从沉脉来看,属三阴经病。春季或夏季的温病热病,如果表现出脉沉小、微弱、短涩,提示伏毒停滞在少阴经,如果表现出身大热,四肢厥冷,为死证。时行疫疠表现出脉沉,提示毒邪内伏,如果此时不能采用下法,则为死证。张璐非常重视辨析沉脉,并将沉脉作为判别阴阳寒热与决断生死的依据。

张璐同样认为,诊脉应重视辨别顺逆。对于温热类疾病,《诊宗三昧·逆顺》指出,脉数有力为顺,脉细小无力为逆,对于时行疫疠或天行大头病,脉数滑利为顺,脉沉细虚涩为逆,同时指出对于常疫,左手脉弦小,右手脉数有力,采用辛凉的治法为顺,采用辛热治法为逆,疫病大疫因热邪内蕴,如果解表散邪,病会加重病情。总结来看,温疫如果表现出脉盛有力,此为阳证,为顺,能够治疗,如果表现出脉沉细无力,为阳病见阴脉,为逆,难以治疗。

【著作考】

《伤寒缵论》《伤寒绪论》成书于 1662 年,为张璐精心研究《伤寒论》三十年的结晶。《伤寒缵论》以《伤寒论》为基础,重新编排体例,分为上下两卷,对《伤寒论》原文进行注释。现存主要版本有清康熙四年(1665 年)刻本、清康熙六年(1667 年)思德堂刻本、清嘉庆六年(1801 年)刻本、1925 年上海锦章书局石印本等。《伤寒绪论》张璐认为后世流传的张仲景原书有很多残缺,采撷诸家论述的精华,并结合自己的见解,对《伤寒论》进行补充,分为上下两卷,上卷包括六经传变、合病、并病等证以及诊脉察色、辨舌,下卷论述恶风、发热、头痛等病症。现存主要版本有清康熙六年(1667 年)刻本、清嘉庆六年(1801 年)刻本、清光绪二十年(1894 年)上海图书集成印书局铅印本、1925 年上海锦章书局石印本等。《张氏医通》,又名《医归》,刊于康熙十四年(1675 年),是一本以论述杂病为主的综合性医书。康熙年间,医风减衰,张璐为振兴医学,对《医归》进行点校,参考一百三十多本中医著作,反复修稿多达十次,其子又在该书中补充了《目科治例》和《痘疹心传》,终于撰写完成,并把书名改为《张氏医通》。编纂体例模仿《证治准绳》,是张璐学术思想的代表作,康熙四十四年,张以柔进呈朝廷,御医张睿查看后,交给裕德堂装订,刊行后广为流传,被编入《四库全书》,对清代医学发展产生了很大的影响。现存主要版本有清康熙四十八年(1709 年)宝翰楼刻本,清嘉庆六年(1801 年)金阊书业堂刻本,日本文化元年(1804 年)思德堂刻本,清光绪二十年(1894 年)上海图书集成印书局铅印本,清光绪二十五年(1899 年)浙江书局刻本,1925 年上海锦章书局石印本,1959 年上海科学技术出版社铅印本,1995 年中国中医药出版社铅印本等。《伤寒舌鉴》在《观舌心法》的基础上进行勘误,共插图 120 幅,对于临床研究舌诊,有一定参考价值,现存主要版本有清康熙七年(1668 年)刻本、日本文化元年(1804 年)赤西斋刻本、思德堂藏本、清光绪十一年(1879 年)扫叶山房刻本、1954 年上海锦章书局铅印本、1958 年上海卫生出版社铅印本、1959 年上海科学技术出版社铅印本等。《诊宗三昧》成书于 1689 年,作为脉诊方书,阐释了三十余种脉象、主病、预后与鉴别。现

存主要版本有清康熙二十八年(1629 年)金阊书业堂刻本,日本文化元年(1804 年)思德堂刻本,清光绪二十年(1894 年)上海图书集成印书局铅印本,1925 年上海锦章书局石印本,1958 年上海卫生出版社铅印本,1959 年上海科技出版社铅印本。上述著作,现刊行本可以见到单行本或丛书,丛书主要包括《伤寒大成》《张氏医通》《张氏医书七种》等。

【遣方用药】

张璐并未创制治疗疫病的方剂,但善于运用方剂对疫病进行治疗,其中双解散和三黄石膏汤,使用频繁,用方广泛,所以在此对上述两方进行论述。

(一)双解散

组成:防风半两,麻黄半两,薄荷半两,川芎半两,连翘半两,当归半两,芍药半两,大黄半两(酒洗),芒硝半两,石膏一两,黄芩一两(酒洗),桔梗一两,炙甘草二两,白术二两五钱(姜汁拌,勿炒),荆芥二两五钱,栀子二两五钱,滑石三两。

服法:上方制成散剂,每次服用三钱,加入三片生姜,水煎去滓温服。

主治:温热病表里大热。

方义:为凉膈散与通解散相合,去白术,加川芎、当归、芍药、荆芥、防风、桔梗等,主治表里大热,内邪与外邪均盛,麻黄、防风为解表药,用来发散表邪,风热在表,需要采用汗法,使病邪从表解;荆芥、薄荷清上热;大黄、芒硝通利,使在胃肠的湿热邪气随大便排出体外;滑石、栀子通调水道,使在膀胱的湿热邪气随小便排出体外;热邪在胸膈,容易导致肺胃受邪,石膏、桔梗清肺胃热;连翘、黄芩,祛诸经火邪;肝经主风热,川芎、当归、芍药,调和肝血,息风热;甘草、白术,调和胃气,健运脾土,祛湿热,该方与益元散相比,增加滑石与甘草的用量。温热病,伏气湿热熏蒸,既需要发表,又需要渗利,双解散的实质为发汗、利小便,此外大便通利,不能用大黄、芒硝,如果有微汗出,不能用麻黄。该方为刘河间创制,张氏称之"实开温热病之法门也"。

(二)三黄石膏汤

组成:黄连二钱(酒洗),黄芩二钱(酒洗),黄柏二钱(酒洗),栀子二十枚(碎),石膏五钱(碎),麻黄一钱(泡),香豉一合,生姜三片,葱白三茎。

服法:水煎,服用半日,如果不得汗,再服。

主治：热郁三焦。

方义：经发汗或者下法治疗，病邪仍然未退，此时表现出热郁三焦，大便滑、小便涩。寒能治热，热证用寒药，所以用石膏祛热，苦能下热，所以用黄芩、黄连、栀子、黄柏清热，上述诸药合用重在祛除热邪。麻黄、香豉药性发散为佐药。温热证治疗，如果应用苦寒药物，容易导致热邪郁闭在里，病邪难祛，所以用麻黄、香豉发散在内的郁热。如果表现出脉数、便秘，气喘急迫，舌卷囊缩，表现出下证，此时应去麻黄、香豉以免加重在内的邪热，并加用大黄、芒硝攻里热。

【学术传承】

张璐作为清初易水学派医家之一，学术思想受到张景岳和薛己的影响，方药主要将《薛氏医案》和《景岳全书》作为基础。张璐的弟弟张汝瑚为《医通》作序，张璐共有四个儿子，分别为张登、张倬、张以柔、张钠，长子是张登，字诞先，著有《伤寒舌鉴》一卷，同时与张倬共同参订《伤寒缵论》《伤寒诸论》各二卷，次子张倬，字飞畴，著有《伤寒兼证析义》一卷，除了参订《伤寒缵论》《伤寒绪论》外，还补充了《张氏医通》中的"目科治例"，同时又补治验17例，颇受张璐器重，三子张以柔，字安世，为儒医，著有《痘学心传》，编入《张氏医通》中，四子张钠，字逊言，与诸兄共同参订《张氏医通》。张璐重视医学传承，后代门人众多，能够考证的就有十余人，包括郭友三、黄二乾、施元倩、邹恒友、邹鹤坡、王舜年、汪楚文、黄采芝、朱丹臣等，再传弟子有丁振公、丁绣原等。日本人腾谦斋研读《张氏医通》后，编著《张氏医通纂要》，刊行于日本安永五年（1776 年）。综上所述，张璐学术思想传播范围广，影响深远。

【医案选介】

案一：《张氏医通·卷二·诸伤门》记载，陈瑞之感染疫病，发病之初只表现出发热，没有表现出恶寒，或连续发热两三天，或间隔半天或一天再发热，发热时，烦渴无汗，热退后大汗出。陈氏自认为房劳过后乘凉导致发热，服用香薷饮、九味羌活汤、柴胡枳桔汤等，烦渴壮热较前加剧，于是请张璐诊治。脉象表现为六脉俱洪盛搏指，舌苔焦枯，口唇干裂，大便四五天不通，张璐急用凉膈散加黄连、石

膏、人中黄，服用后下利三次，热势较前减轻，第二天夜晚又表现出发热烦渴，用白虎汤加人中黄、黄连后没有再次表现出烦热口渴，病愈。两天后左颊发颐，一天自内变平，同时表现为气急神昏，仍用白虎汤加人参、犀角、连翘，服后再次见发颐，服用犀角、连翘、升麻、柴胡、甘草、桔梗、马勃等两次，后右颐又发颐，高肿赤亮，请疡医外治，调理四十天痊愈。

按：初诊，六脉洪盛搏指为热邪炽盛，舌苔焦枯，口唇干裂为津液大伤，"大便五六日不通"，提示病位在阳明胃腑，病机为热邪亢盛，胃液干枯，再加上先前采用发汗解表进行治疗，加重津液损伤，导致热结胃腑，大便不通，治疗上须急下存阴，大黄配伍芒硝，峻下热结存阴，大黄配伍黄连，荡涤阳明胃热，黄芩、薄荷、栀子、连翘相配伍清上焦热，石膏清气分热，淡竹叶清热生津除烦，服用后热邪下利减轻。二诊时，夜晚再次表现出发热、烦渴，阳明气分热盛，用白虎汤清气分热，加用黄连、人中黄清热，张璐重视对疫病病位进行辨析，阳明胃腑热盛，急下存阴，转为气分热盛，用白虎汤清气分热。三诊，两天后发颐，肿胀在一天之内变平，为元气下陷，在祛邪同时加人参补元气，加犀角（现代临床多用水牛角替代）、连翘清热凉血，解毒散结，服用后再次表现为发颐，治疗以清热解毒，疏风散邪为主，之后出现右侧发颐，进行外治，同时内调，最终痊愈。张璐认为疫病初期湿土之邪为患，时医不识，当下失下，并误用发散和解的治疗方法，导致疫毒泛发，此时虽然采用攻下的方法，也难以取效，所以对于疾病治疗应明辨病因，避免失治误治。同时指出，应重视对发颐的治疗，以免贻误病情，导致出现流注溃烂，难以治愈。

案二：《张氏医通·卷二·诸伤门》记载，山阴景介侯，辽东人，感染疫病寒热不止，舌苔黄润，服用大柴胡治疗后，烦闷神昏，其后服用白虎人参汤、补中益气汤，热势较前加剧，多次服用黄芩、黄连、知母，热势未减。张璐进行诊治，左脉弦数有力，右脉与左脉相比更盛，周身发红斑，只有中脘部位斑色发白，张璐用犀角、连翘、栀子、人中黄治疗，连用两剂后，病愈。

按：从上述病人就医经历来看，先后采用表里双解、苦寒攻下、补中益气的方法，可见治法混乱，无章法可循，容易导致失治误治，张璐详加审查发现，虽然病人周身表现出红斑，但是在中脘处独见

斑色发白,结合先前诊治的医家,都未辨析中脘独发白斑。综合考虑,判断本病病机为过用苦寒药物,导致中焦阳气失职,所以表现为白斑,并制定透邪发斑,兼通气化的治疗方法。人中黄为粪土之精华,治疗天行病发狂,温毒发斑最为捷要;犀角(现代临床多用水牛角替代)凉血散血,通利阳明血结;栀子,专除心肺邪气,下行能降火,使邪随小便外泄;连翘,为手少阴经、厥阴经气分药,疏利少阳胆经气郁,诸药合用,使邪随大小便而出热退斑消。张璐在医书中,多次使用人中黄治疗温病、热病、疫病等,虽然现代中医临床已不应用,但其用药思路值得我们学习。

参考文献

[1] 张民庆,王兴华,刘华东.张璐医学全书[M].北京:中国中医药出版社,1999.

[2] 李经纬,林昭庚.中国医学通史[M].北京:人民卫生出版社,2000.

[3] 孙化萍,李丽,袁惠芳,等.清代名医张璐生平探析[J].河南中医,2007(5):24-25.

[4] 郭建欣,张海艳,徐文彩,等.2008—2013年北京市东城区细菌性痢疾流行病学特征[J].首都公共卫生,2014,8(3):117-119.

[5] 痢疾的诊断依据、证候分类、疗效评定——中华人民共和国中医药行业标准《中医内科病证诊断疗效标准》(ZY/T001.1—94)[J].辽宁中医药大学学报,2016,18(5):235.

[6] 余安妮.张璐的伤寒学术思想探讨[D].广州:广州中医药大学,2016.

[7] 陈蕊娜.2018年西青区传染病流行现状[J].中国城乡企业卫生,2020,35(5):131-133.

[8] 杨琳,李勤,赵寒,等.2008—2018年重庆市肠道传染病流行特征分析[J].实用预防医学,2020,27(3):327-329.

25. 程应旄（《伤寒论后条辨》）

【生平传略】

程应旄，字郊倩。生卒年不详，他应生活在明末清初，卒于清康熙年间。程应旄的生平，他的门人王式钰在《伤寒论后条辨·跋》中有记载。跋曰："大医必本于大儒，先生为海阳名硕，髫年辄以冠军补博士弟子员。生平著述甚富，虽屡战棘闱不售，顾驰声艺苑者垂三十年，经明行修，从而问字者踵相接也。遭值申酉，避地来吴，乃去儒而医，遂为大医。"程应旄在他作于康熙八年己酉（1669年）的《医读·序》中也说到了自己的生平："余今岁读书吴门，方有事于仲景之《伤寒论》而条辨之""今余所注仲景《伤寒论后条辨》，业已垂成"。综合上述两家记载，我们可知程应旄年少时曾以第一名的成绩考取秀才，但一直未考取举人。约在己酉年（1669年）间寄寓苏州，去儒为医。1669年，开始写作《伤寒论后条辨》，并于当年接近成书。

文献记载程应旄为海阳人。海阳为休宁的别称，即今安徽省休宁县。因在《东皋草堂医案》卷首有程应旄的序文，序文末没有署作序时间。此刊本正文首页头行题为"东皋草堂医案"，二行、三行题"雷溪程郊倩先生鉴，古吴王式钰仲坚著（旧字翔千），同学朱元度月思校"，据此可断定程应旄为雷溪人。雷溪，位于休宁境内。《新安名族志》后卷《孙》："草市，在邑东南约十五里，一名雷溪。"此处的"邑"即休宁县城，程应旄的家乡在明代通行名称为草市，别名为雷溪。此地在清代的通行名称仍是草市。雷溪（草市）的行政归属屡有变迁，现今为安徽省黄山市屯溪区屯光镇所辖，但拆分为上草市村和下草市村。

【学术思想】

（一）六经形层界限

程应旄在方有执六经解剖部位学说的基础上进一步提出《伤寒论》之六经非经络之经，是用以画限辖病的，代表着疾病浅深之层次。明疾病之前必须要先明六经，瘟疫之疾也可在此中找到辨证之法。他在《伤寒论后条辨卷之四辨太阳病脉证篇第一》说："伤寒之有六经，无非从浅深而定部署。以皮肤为太阳所辖，故署之太阳。肌肉为阳明所辖，故署之阳明。筋脉为少阳所辖，故署之少阳云耳。"他引述华佗所言：伤寒一日在皮，二日在肤，三日在肌，四日在胸，五日在腹，六日入胃。只有躯壳见约略及浅深，而并不署太阳、阳明等名。程应旄认为仲景将疾病分之为太阳、阳明等，亦是含有画限之意，用以辖病，"经则犹言界也""经界既正，则彼此辄可分疆。经则犹言常也，经常既定，则徒更辄可穷变"，六经部署清晰，表里明了，则阴阳也划分开来。疾病虽然不同，表里寒热各异，但只要六经部署分明，则可以以此来统辖疾病。名曰六经，其本质其实是表里脏腑四字各与身体部位的界限。

简单来说，程应旄认为的《伤寒论》之六经，不仅仅是方有执所说的人体不同的解剖部位，更重要的是它反映了疾病浅深的层次和界限，据此可以分表里、判阴阳，即以六经来统辖疾病。六经之设定是从人身画下疆界，辖定病之所在，无容假冒，无容越逃。一经有一经之主脉，一经有一经之主证。以太阳一经为例，脉浮，头项强痛而恶寒，自是太阳之为病，与其他经无关。又为何会出现阳明亦有太阳，少阳亦有太阳，三阴中亦有太阳？无非是与此条之脉证有相符合之处罢了。又有些太阳病，不能作为太阳病处治者，无非是与此条之脉证有所出入。名曰六经，实是为"表里府藏"四字。各与之设一个地方界限。有地方界限，可以行保甲。因地方界限，以之作释遁，此众人之六经。脉浮，头项强痛而恶寒，是太阳受病。其经气中自见出此脉与证也，审查其他脉证是出自何经，方可定乘此经的是何种邪气,而病及太阳。非谓脉浮头项强痛而恶寒,便是伤寒。程应旄的这一见解,已经完全摆脱了"六经是经络"的束缚,虽然没有明确说明,但是在一定程度上,已经把《伤寒论》六经看成是辨证的纲领。

他在阐明这一学术见解时,将《伤寒论》的六经与《素问·热论》所言六经进行了对比分析。他认为《素问》之六经,是一病共具之六经。同一疾病可以有六经的变化,而仲景之六经,是异病分布之六经,根据不同疾病的规律总结出六经的性质。《素问》之六经,是因热病而原及六经,仲景之六经更为广泛,所论的是所有的疾病,设六经以概尽众病。伤寒三阳经属热,三阴经属寒。热病则三阳三阴只有热而无寒。伤寒三阴受病不及三阳,三阳受病不及三阴,以五藏六腑表里名别故也,而热病则三阴三阳五脏六腑皆受病。热病首尾只此一个病因,虽六经各有见证,其为阳旺阴衰、津液内竭则一,若伤寒则病随经变,脉从病转,其虚实寒热等,一经有一经之病,则一经有一经之脉,故治法有实表、发汗、吐下、和解、温经等不同。显然,将适宜于热病的《素问》六经牵扯到适宜于诸病辨证的《伤寒论》六经中去是不妥的,因这对于正确理解《伤寒论》带来了很大的困难。因此,《素问》之六经与《伤寒论》之六经,其名虽同,其本质则异。前者是因病而论经,重在经络。后者乃辖病以分证,重在辨证。他的这一认识,侧重从证候特点角度研究《伤寒论》六经涵义,注重《伤寒论》六经对病证的分辖和概括,强烈反对"以经络释六经",突出掌握运用《伤寒论》六经辨证论治法则的重要性,不仅进一步阐明了他的"形层说",也为人们从体用结合的角度研究《伤寒论》六经涵义开拓了道路,为扩大《伤寒论》理法的应用范围作了理论上的准备,对后世产生了较大的影响。

在传变上,程应旄认为《伤寒论》中只云太阳阳明等,太阳阳明字下,并无"经"字,何复言传?"大抵人身无病之气,恒由里而达表;有病之气,恒由表而达里"。其中由里达表者,是身体之正气,为顺传,而由表达里者,是客外之邪气,为逆传。凡病邪之来,自然是表轻里重,表浅里深,病邪久久不去,就会有里向之趋势,便是此经之病未有治愈,其他经又因此经病所影响,使得轻病变重,浅病转深,必须要注重防护,使邪气外解为佳。其传变远非太阳必传阳

明,阳明必传少阳,如此固定不变的。且传经之"传"字,乃从"受"字得来。以热病为例,热病一日,太阳受之,既受此热邪,虽是太阳寒水之经,也会因此变寒为热,发热而渴,不恶寒便是由此而见。

而传经与否,从寒热而分,是为异气,则欲明伤寒者,亦需明白异气之为病,疫病也应囊括于此。盖风寒暑湿,病虽异而不失其为同,其邪气皆自表而入于人体,故皆见太阳恶寒证,即便是伤寒亦有热渴而不恶寒者,必然是由寒邪变热,转属得之。如果说太阳病初得之一日,便出现不恶寒,发热而渴,这是由于邪乍外交,气早内变。外交之时,太阳持其发端;而内变者,热蓄并非一朝一夕之力。可能冬不藏精而伤于寒时,肾阴已亏,一旦到了春季春阳发动,即未发之于病,而周身经络,已经被阳盛阴虚之气所充斥。春发为温病,是自其胚胎便可能受之于邪,"病"字只当"气"字看,如今发病之时借太阳病为掩护,发热而渴不恶寒之证是从内转出于外。程应旄以陈桥兵变类比,犹之赵匡胤取代后周,建立宋朝,于陈桥一朝黄袍加身并非是一时之事,而是早就有取而代之之心,其京城守将石守信、王审琦等早已叛变。这便是温病的本质,"温病虽异于伤寒,然热虽甚不死,以其病即伤寒中转之病,而温病以之为初传,热在于经隧之间"。但治疗之时又非是伤寒入里胃家实者可比,治法只宜求之太阳之里、阳明之表。

(二)三阴三阳辨析

中医独特的理论精华便是辨证施治,而六经学说又能有效地体现辨证施治。为此,历代医家大多从六经实质着手进行研究,如朱肱作经络解,张志聪作气化解,各执其理,各有发挥。程应旄立足临床证候,创表里、脏腑学说阐发六经之精微,当明确六经之本质,则外感诸疾病辨证能够了熟于心,治疗内伤杂病也会一呼百应。

程应旄将三阳经之实质用表里部位来解析。太阳经主营卫为一身之表,邪入肌表,营卫受病则为太阳经病。若风邪侵入太阳,卫分受邪则卫强营弱,故恶寒轻,发热重;风善疏泄致腠理开泄,故汗出;邪客皮肤正邪相争则脉浮,就形成太阳表虚证。若寒邪侵入太阳,营分受邪则恶寒重、发热轻;寒性闭藏致腠理致密,故无汗;邪在表分则脉浮,就形成太阳表实证。阳明经以里证立论,其证候以里证为

主，较太阳经为深，其外候以肌肉为病，较太阳经为里，其内症以腑病为主，亦为里也。如该经之壮热比太阳经翕翕发热为重，该经之濈然汗出比太阳经发热汗出为多，该经之大脉比太阳经之浮脉为深，少阳经程应旄以半表半里解，其半表半里之实质在于一"枢"字，重在枢纽，少阳经之往来寒热、胸胁苦满是半表之症，口苦、咽干、目眩是半里之症，《伤寒后条辨》曰："表邪从开处欲合，里气从合处欲开，两邪互纽于其枢，遂成少阳之病矣。"再论阳明之病，程应旄认为伤寒能使阳明为病，则表邪归里，寒从热化，最为佳兆。因为在表之风寒湿热之邪，易流为坏病，变化无穷，多是由于热从外转，散漫天归之故。一旦得到约束归于阳明，则前无去路，"任尔穷山药海之寇，直从莘毅下擒夺之无余力，何快如之"。阳盛之人，其人少水多火，虽是他经受邪，与胃腑无关，而胃中燥热之气，可自成郁遏，所以一经汗下，津液被夺，则在表之邪，迅速归里，随燥热而内结，此之谓表虚里实，实则邪无去路，故此时逐邪能够事半功倍。但去路本源自来路，若求去路得了脱，须是来路讨分明。可见，程应旄将三阳经用表里来揭示病机所在，是符合病情的。柯琴《伤寒来苏集》用区域解六经实质，也是由此启悟而得。

程应旄将三阴经以脏腑来解析。三阴经即太阴、少阴、厥阴经也，其病为脏腑功能失常而成，故《伤寒后条辨》主要以脏腑学说来解析三阴经之实质。如认为太阴病之提纲273条"太阴之为病，腹满而吐，食不下，自利益甚，时腹自痛，若下之，必胸下结硬"，就是脾脏为病之典例。因脾与胃相表里，脏腑相连，程应旄把桂枝加大黄汤证以脾胃脏腑来解析。少阴经之证候有寒化、热化二类，历代许多学者仅重视心、肾二脏，忽视胃腑对少阴经之作用。《伤寒后条辨》以心肾及胃立论，立"跌阳负少阴"之论，来解释下利、畏寒、厥逆、腹痛之寒化症状；立"少阴负跌阳"之说，来辨析咽痛、大便干、发热、不得寐之热化症状。这就表示胃气之强弱是产生少阴病寒、热两大证候的关键。厥阴经主要是肝脏疾患，并与子（心）、母（肾）二脏相关，程应旄曰："肝虽阴脏而木中实胎火气……然少阴即厥阴母家，未有母寒而子不受母气者。"此外，程应旄以肝、心、肾三脏揭示厥阴经实质。上热下寒是厥阴经的主要病机，因肝木失条达之能，以致心火上炎，肾水下寒，而形成阴极于下、阳阻于上的乌梅丸证、麻黄升麻汤证、干

姜黄芩黄连人参汤证。厥热胜复是该经的又一主要病机，厥多于热，是肾水阴寒内盛，心肝木火不足；热多于厥，因心肝火旺致肾水真阴不足。必须说明，三阴经实质用脏腑解，虽非程应旄首创，但前人仅限于本经所属脏腑辨析，而程应旄从临床证候出发，强调脏腑的表里、生克关系来解析三阴经精微，确是与众不同，洞见病源。总之，程应旄以证候立说，从外感病不同阶段而论，三阳经重视病变部位，三阴经注重脏腑功能，这是来自实践颇有见地的理论。

其实，程应旄对于三阴三阳经的辨析重在"表里脏腑"四字，本质在于强调辨证论治的核心观念，程应旄重订《伤寒论》条文时，十分重视其辨证研究，明确提出以"表里脏腑"读《伤寒论》。程应旄以为，读《伤寒论》者，不应仅以"伤寒"二字来读之，而应从"表里脏腑"四字上读《伤寒论》，若能自一字、一句、一节以推及全部《伤寒论》，"皆从表里腑脏四字法着手眼，则何啻伤寒，虽广之百千万奇形怪状之病，无不可以伤寒赅之矣"。"表里脏腑"四字的核心在于条分缕析、详辨其证，若能在字句内外与条文之间细加揣摩、着意辨析，则以《伤寒论》辨证论治的大法，既可治伤寒，也可治温热病，包括疫病在内的疾病，其本质相通，治法可明。程应旄又曰："《伤寒论》之有六经，非伤寒之六经也，……处处是伤寒，处处非伤寒也。"表明运用六经辨证，不仅局限于外感病的诊治，对内伤杂病的论治，也同样具有指导意义。程应旄提出从临床实际出发，强调六经辨证与八纲辨证以及脏腑辨证的有机结合。

（三）重释三纲学说

明代中后期新安医家方有执首倡《伤寒论》错简重订，在其《伤寒论条辨》中采用了削、改、移、调等方法对《伤寒论》加以重新编订，提出"风则中卫、寒则伤营、风寒俱有则营卫皆病"，基本形成了"三纲学说"。明末清初喻嘉言继之，明确提出"三纲鼎立"学说。此后以三纲订正错简之风大兴，以致形成影响很大的伤寒论"错简重订派"。程应旄即是代表人物之一，程应旄推崇方、喻的三纲学说，但并不拘于二人依三纲学说的编次，其在《伤寒论后条辨》中对三纲学说补充其不足，纠正其偏误。

三纲学说是重视不同病因在伤寒病中的主导作用，认为"风伤卫、寒伤营、风寒两伤营卫"是《伤寒

论》之精华,程应旄在《伤寒后条辨》中对"三纲学说"补其不足,纠其偏误,具体内容有以下两个方面:

1. 补风伤卫、寒伤营之联系

程应旄以前的三纲学说,仅重视三纲在病因辨证中的作用,而忽视了内在联系。为了体现风伤卫、寒伤营间的内在联系,程应旄特立太阳中篇以示其关系。以桂枝汤证为例,邪伤于肌之里分,营阴受闭,是曰伤寒。法当发之,以其脉浮紧发热汗不出,皆为实邪。营主收敛,得寒而更凝故也。只因它们均属于表,故脉浮则同,又因其一虚一实,故脉有缓紧之分,有汗出不出之差异。若是风伤卫气,肌腠遂虚,脉必浮缓,证必自汗出,故主治汤剂为桂枝汤。取桂枝、生姜之辛热,以助表阳而御邪。取甘草、大枣、芍药之甘缓酸收,从卫敛营,而防里阴失守。桂枝汤是补卫之剂,为太阳表虚而设,所谓解肌也是救肌,救其肌而风围自解。若脉浮紧,发热汗不出者,是寒邪侵袭且中于肌之血脉而伤及营。此时宜从肌之里一层将邪气驱而逐出。程应旄认为医者出现失误多是由于仓促,须时刻辨析明了营卫之来去之路,两两相形,两两互勘,阴阳不悖,虚实了明,方不至于临时诊疗出现错误。"不以桂枝误脉浮紧汗不出之伤寒,自不至以麻黄误脉浮缓汗自出之中风矣"。缘营卫为太阳虚实攸分,同病异病,关系最重,故仲景特借桂枝汤之证,以作戒严。程应旄认为风伤卫、寒伤营虽病因不同,证候也有一定差异,但论其病机关系,风伤卫为表虚,寒伤营为表实,是有虚实之异;言其部位,风伤卫是太阳经证之浅层,寒伤营为太阳经之深层,是有深浅之别;言其体质,体质素弱腠理常疏者,易成风伤卫证,体质素强腠理常致者易成寒伤营之证。通过程应旄的补充,就能从病因、病机、病位、体质四个方面较全面地认识风伤卫、寒伤营证候的内在联系,对阐发仲景辨证心法足资借镜。

2. 纠风寒两伤营卫之偏颇

三纲学说认为风寒两伤营卫是伤寒挟风、伤风挟寒所致,可用大青龙汤治之。从临床体验看,单用以上之说很难解释大青龙汤证中的烦躁症,及大青龙汤用石膏之意义。程应旄认为大青龙汤证是寒郁化热,形成外寒内热之证候。尝谓:"阴寒在表,郁住阳热之气,在经而生烦热,热则并扰其阴而作躁也。"而寒温二邪为患,亦可形成外寒内热的大青龙汤证。正如程应旄曰:"唯二气(寒、温二邪)有交

错之时,则阴外闭而阳内郁,烦躁自此生矣。"这就纠正了风寒两伤营卫是大青龙汤证主要病机的不完全认识。这种不囿前人之圈所述,按临床实践出发,修正三纲偏误,对完整三纲学说有一定的作用。

此外,风、寒各自中伤,程应旄认为并不是绝对的,风属阳易伤卫,寒属阴易伤营,只是在"经气"为主导因素下,风伤营时亦从阴化并为寒,寒伤卫时亦从阳化并为风。他认为风寒不必同气,然亦有交互之时,特别是在邪气中于卫分之时,寒亦从阳化,而并为风。并为风,只属虚邪,缘自与卫主疏泄的功能。经曰:气有定舍,因处为名。卫所处之舍为虚地,营所处之舍为实地。"犹之巢居来风,穴居来涂,不然而然者"。伤在营分多从阴化而并为寒,属于实邪,是由于营主秘固。风寒虚实,从营卫之所受而分,不必风自风,寒自寒,就像邪在太阳,则从寒水化气,入阳明,则从燥土化气,有时没有出现这样的转归可能是因为经气不同所导致的。

(四) 重视体质因素

《黄帝内经》中认为体质是先天因素和后天因素相互作用的结果,体质和先天禀赋、年龄因素、性别因素、地理因素、气象因素、饮食因素、社会因素等其他因素息息相关。即便是同一种疫病,不同的人感邪也会有不同的疾病表现,不同地区的人也会有不同的疾病变化特征和诊疗方案,其中重要的因素之一便是体质。程应旄在其《伤寒论后条辨》中禀《黄帝内经》之旨,重视体质因素与发病的观点,提出关于体质与脉的关系、体质和三阴三阳发病的内在联系及体质与疾病传变的关系等论述。

首先,从体质上来说,中医学的整体观念,阴阳学说高度概括了宇宙、自然、人类的内在联系,因此,人的脉象与其体质也必然存在着内在的联系。程应旄在《伤寒论后条辨》中认为:"阴阳虽属二气,然有藏气之阴阳,有病气之阴阳。二者偏于胜负,自形诸脉。"在体质上把阴阳分为藏气之阴阳,在感邪发病中分为病气之阴阳,阴阳之气不同,则其脉象与病机亦有不同,"阴阳之结属藏气,藏气能容久偏,有定期。故不曰病有,而曰脉有。盖二气所禀,有偏胜也""阳结者偏于阳,而无阴以滋液,责其无水。阴结者偏于阴,而无阳以化气,责其无火"。因此,脉有阴阳与人的体质有虚实寒热密切相关,如凡是脉大浮数动滑者,名为阳,而脉沉涩弱弦微,此

名阴。凡是阴病见阳脉者生,阳病见阴脉者死,由此说明人的内在的阴阳体质的变化必需结合外在的脉象,才能比较客观地抓住疾病发展、病机转变的内在规律。体质为何能从脉象上反映出来,就一般情况而言,脉存在于人体,与人所生长的、长期居住的地域环境、性别、年龄、高矮、胖瘦等均有关系。就地域而论,北方人之脉,多见沉实,而南方人之脉,多现细软略数。从性别而言,女性之脉大多弱于男性,男子寸强,女子尺弱,反之为病。就年龄而言,小儿脉多疾数,成人脉多实大,少壮之脉多大,衰老之脉多虚。就人之大小长短而论,脉之大小长短,皆如其人其形则吉,反之则逆。总之正常体质脉象有胃、神、根,即有神又有力。迟冷质者脉多见沉、迟、缓、小、弱等。因此,临床辨证中要诊脉法、观体质、辨证合参,方能准确诊断疾病。

其次,对于体质和三阴三阳发病的关系,程应旄认为发病与各经的特点及人体正气之强弱有密切关系,在《伤寒论后条辨·辨太阳病脉证篇第一》中认为"太阳经实邪,只有伤寒,伤寒外之太阳,都是夹虚"。须从一个表字上,审及在里之脏腑气血之强弱,方不致治疗上的偏差。卫气慓疾,统气而行于脉外,因其作用疏泄而属阳,邪气也易侵犯。凡其犯之也,则皆为虚邪,皆可见相乘之脉,程应旄认为太阳经突然得病,实邪不过占百分之一二,所见最多的往往是虚邪。又认为坏病是因虚而得,"伤寒自无坏病矣,坏病多得之于虚""病气盛者,元气衰也。阴阳为元气祖,世以伤寒杀人者,知有病气,不知有元气耳"。人身之有卫气,能够温分肉、充皮肤、肥腠理而司开阖。若卫气充盛,邪气则无由入其腠理,邪气既然进入人体,必然有卫外之阳不足的缘故在其内。故《灵枢》曰:虚邪不能独伤人,必因身形之虚而后客之。对于疾病的认识和治疗,程应旄认为病气和人体的本气要兼顾,"人之身,有病气,有本气,治病辄当顾虑及本",其人平素本有寒气,积于胸膈之间,一旦遭遇外邪,则本身所隐匿的病气也会随之发作,心下结而不能卧,便是由于此缘故。与阳邪陷入于里而结着之证大相径庭。再如阳明蓄血证,程应旄认为"太阳循经有蓄血,阳明无血证,乃有病而喜忘者。其人素蓄血,而热邪凑之也"。在三阴病中,如《伤寒论》言:"病人脉阴阳俱紧,反汗出者,亡阳也,此属少阴,法当咽痛而复吐利。"此条中,认为汗出亡阳,咽痛、泄利等症的出现,

和先天肾阳有着极大的关系。肾阳素虚,一旦遇寒气侵袭脏腑,脏气辄不能内守,而亡阳于外,既已亡阳,虽有太阳病的特征也属于少阴经之证,所以为孤阳飞越。由此观之,程应旄提倡扶阳,也和改善病人体质来预防发病有一定的关系。

最后,当体质不同之时,证型也会大不相同。体质的不同,即使感受相同的邪气,也会表现出不同的病机特点。如阳明病有中风和中寒之别,辨析其呈现寒热不同的原因,在于病人本身体内有热,而阳邪应之,阳化谷,故能食。就能食者名之曰中风,犹如云热则生风,其实是郁热在里之证。若其人本就有寒,则阴邪应之,阳不化谷,故不能食,就不能食者,名之曰中寒,犹如云寒则召寒,其实是由于胃中虚冷。程应旄从本因寒、本因热两方面的体质因素来揭示中寒和中风两种证候类型的差异。程应旄认为,在疾病的治疗中也要根据病人的体质采取不同的治法。《伤寒论》中也有言发汗后,恶寒者,是体质虚的缘故,不恶寒仅发热者是体质实的缘故,当和胃气,与调胃承气汤。程应旄对此条的注解同样反映了体质因素的重要性,"实者,表解里未和也,故曰和胃气,同一汗后,而虚实不同者,则视其人之胃气素寒素热,而气随之转也"。可见治病须顾及其人之本气与病气之间的相互作用。

(五)重视顾护阳气

程应旄自认为《伤寒论》是一部以"扶阳"为基准的疗病之书,其重视人体阳气于此可见一斑。在《伤寒论后条辨·礼集·辨伤寒论三》中有言"知天下不可一日无主,则知人身之亦不可一日无主。人身之主何也? 曰阳也,阳即人身之天王也"。天下有共主,则可以正治而定乱;人身惟有阳气可以守正而御邪。故程应旄认为仲景一部《伤寒论》,亦只有"扶阳"两字而已,"凡阴病见阳脉者生,阳病见阴脉者死",只此开章二句说话,即仲景全部《伤寒论》著书之大旨体现。《伤寒论后条辨·乐集·辨脉法》再次指出仲景以伤寒名论,一起手便撇去伤寒,归之阴病阳病,及勘到生死,却不言及阴脉,而归结于"阳"之一字,可知此书为一部扶阳书。在谈及少阴之气时,亦有言:"余曰,仲景之书,为扶阳而著,少阴属水藏,只怕阴盛生寒,断无阳盛生热之理。"关于扶阳的思想,程应旄认为张仲景在《伤寒论》中就明确有"贵阳贱阴"之要旨,原是寓有和阳济阴之意,

关键在于后学者用心体悟。

经藏中之阴阳互根互换，重在平衡，而不能有所偏胜，稍一挟邪，阳便不可虚，若是阳虚受侮，必然损伤机体，阴更不可盛，阴盛生寒，乃具杀气。阳可拒邪，阴则易容邪。程应旄主张人身以阳气为主，是滋生发育之本，人身真元之气与府藏之气、营卫之气、脾胃之气、宗气、焦气以及真阴之气，无不是从"阳"之一字以验盛衰，以定消长，而且"下焦无阳，气不蒸腾；中焦无阳，气不转运；上焦无阳，气不宣布"。程应旄亦认为卫表之阳在外抗邪以顾护周身，非常重要。曰："太阳为诸阳主气。气者何？营也，卫也。诸阳者何？下焦肾阳，中焦胃阳，上焦膻中之阳，协胆府升发之阳也。"得之于诸阳布护于周身才使得各脏腑各司其职，不被外邪侵扰，全藉于卫外之阳的捍御功能，此之谓表。表兼营卫者，经云：心营肺卫，通行阳气是也。所以对于六经而言，府藏为根，营卫为叶；就太阳一经而言，则又营为根，卫为叶。其又曰："人身之有卫气，所以温分肉而充皮肤，肥腠理而司开阖者也，卫气若壮，邪何由入？邪之入也，由卫外之阳不足也。"故《灵枢》曰："虚邪不能独伤人，必因身形之虚而后客之。"识得此意，方知仲景太阳诸处治，无非扶其阳以宣通营卫。

程应旄认为阳虚则阴气可化而为火，退火须扶阳，恰如其在《辨太阳脉证篇》所述："身只此阴阳二气，阳气生发，阴气皆化而为津与血。阳若不足，阴气皆化而为火，津血枯故也。枯则成火，故五藏愈虚者，邪火愈炽，若退邪火，须是复得津血。复得津血，须是扶阳退阴。"现代医界火神派的思想与此观点不谋而合。程应旄认为人身之阳有邪阳、正阳之分，而且两者的治疗大则不同：邪阳以攻，正阳以补。认为阳气为人身之天王，是生身之主，邪阳可驱，正阳宜辅，汗下二法，凡扶阳亡阳，重点便在于此处。

此外，程应旄非常重视胃气，尤其是脾胃之阳气。他不仅在《伤寒论后条辨》整部书中反复阐述胃气，强调脾胃的重要性，其更认为欲学张仲景之医理，必先学李东垣以脾胃论治百病的思想。诚如其所言："然则东垣之有《脾胃论》，殆亦仲景《伤寒论》之纲目哉？绍仲景之传，而不以伤寒作伤寒治者，东垣一人而已。凡师仲景而欲入其室者，且先求东垣之堂而升之，庶几《伤寒论》之统系犹存，不至流于邪说诬民一派也夫。"程应旄认为胃气之所

以重要是因为"凡人之生，皆受气于谷，万物资生之本也"，并认为汤药起到治疗作用要靠胃气的鼓动，药之所以能够逐邪，必须要借助胃气以施布药力，才能温吐汗下，以逐其邪。并提出"胃为一身之主"，认为有病无病皆宜养胃："胃为一身之主，百病之来，要阳明有所担当，所称五藏六府之海者"，不但无病之时宜注意防护，有病时更需要顾惜。又可见治病须顾及其人之本气为主。在太阴篇提及胃气时说："胃气"二字，为人身根本，五藏六府有病，皆宜照料及，不独是太阴。又言："凡病能奠安治定者，全藉中焦脾胃之气为之。"

又因为重视胃气，所以程应旄认为阳明病切不可随意以胃火来论，进而妄用寒凉攻下之法，"攻药不远寒，虚寒相抟必哕，胃阳被伤故也""本虚以平素言，热以阳明病言"。在治疗过程中需处处顾及脾胃之阳气。

（六）辨析伤寒新义

程应旄认为要想解读《伤寒论》，首先要弄清"伤寒"二字所蕴含及代表的真实含义，即"治伤寒之法，首宜正名者，所以为出治之地也"。所以，在《伤寒论后条辨》的开篇"礼集"中首先对"伤寒"及《伤寒论》进行细致的诠释。其对"伤寒"的理解如下："五十八难曰：伤寒自五，有中风，有伤寒，有湿温，有温病，有暑病。可见'伤寒'特指伤寒有五中抽出之一病耳。其伤寒有五之'寒'字，则只当得一'邪'字看。"他认为邪有虚邪、有实邪、有阳邪、有阴邪，均以"寒"之一字来概括。伤寒有五虽不同，而感受之寒部则同，故总名之曰伤寒，此则"伤寒"二字。所谓"伤"字，则有正伤、有邪伤，邪统之于寒，正伤不统之于寒。若以伤寒对中风，则中风为虚邪，伤寒为实邪，若以伤寒对温病，则温病为阳邪，伤寒为阴邪，而暑湿之邪介于虚实阴阳之间，既然邪气各有不同，但是仲景却以"伤寒"来统述，程应旄认为这是因为所伤均在太阳寒水之表。"寒必兼风，风寒合乃为伤寒，寒若无风是为中寒"。程应旄甚至认为"伤寒"字有三解，一曰伤寒，一曰伤寒病，一曰伤于寒。

程应旄认为《伤寒论》的基本精神是重视实证，其对于病因的认识，均是基于病人机体的发应，而不仅仅是某一季节的寒热温凉所产生的病因。王叔和将《伤寒论》误作时病书。"因论有'伤寒'字，误

认仲景为冬月一季而设，遂从'冬'字上铺演出春夏秋，从'寒'字上铺演出温、清、暑来。不知仲景论中寒热温凉俱备，特根脚总在人体躯表里府藏上，经理出病之寒与热，岂同望杏瞻蒲，作一部医门月令书者？"程应旄认为叔和整理的《伤寒论》满纸都是春夏秋冬，而仲景所论只有"火法春夏宜发汗""大法春宜吐""大法秋宜下"，数条而外，未曾有一字涉及春夏秋冬。程应旄对王叔和序例的批评，意在再次强调《伤寒论》辨证论治的科学实证精神，试图澄清宋以来医学界对《伤寒论》的模糊认识，这决不仅是一般的文献考订，而具有更深层的学术思想内涵。此外，《伤寒后条辨》对《伤寒论》辨证论治体系中的核心内容，诸如六经、阴阳等均有独到见解。他扼要地将辨证论治称为"活法"，他说："病邪万端，人身之府藏总无两副，从此处定法以擒倒病邪，则仲景所云料度府藏，独见若神者也，是之谓举一而万事毕，是之谓活法。"程应旄在《伤寒论后条辨》中提出的这些学术见解，尽管距今已三百多年了，但依然有其现实意义。

【著作考】

程应旄自撰的医著，可以明确为三种：《医经句测》二卷、《伤寒论后条辨》十五卷、《读伤寒论赘余》一卷。这三种著述均初刻于康熙初年，具体刊刻年代应为康熙九年至十一年，均由式好堂刊刻。此外，程应旄还曾在康熙八年己酉（1669年）补辑并作序刊行汪机的《医读》一书。康熙年间，程应旄为弟子王式钰的《东皋草堂医案》作序。又北京故宫博物院藏有《名医类编》一书，原题程应旄类编，此书或即曹禾《医学读书志》所说程应旄撰就的"药方二卷"；中国中医科学院中国医史文献研究所收藏有《伤寒秘解》二卷，原题亦作程应旄编。又，《孝慈堂书目》著录有程应旄《痘疹参同》一卷，现今各家书目均未著录存世，应当已经亡佚。

日本人丹波元胤所撰的《医籍考》著录了程应旄的《伤寒论赘余》，并录入了程应旄的序言。但国内久未见此书，上海科学技术出版社2002年出版的《中国医籍大辞典》说此书亡佚，上海辞书出版社2007年出版的《中国中医古籍总目》亦未著录此书。但事情往往出乎意外，安徽中医学院藏式好堂本《伤寒论后条辨》末册有《读伤寒论赘余》一卷（不分

卷）。《读伤寒论赘余》的卷前有程应旄作于康熙十一年壬子（1672年）的序，从中得知，此为程应旄写作《伤寒论后条辨》之前的"逸稿"，由门人王式钰"鳞缉成帙"。遗憾的是，安徽中医学院所存《读伤寒论赘余》并非全璧，现存者有49页，估计所阙者并不多，为1~2页。《读伤寒论赘余》已经由王旭光、汪沪双整理完毕，交付中国中医药出版社出版，该书在2009年与《伤寒论后条辨》合并为一书出版发行。

《伤寒论后条辨》，书名为今日的通称。程应旄以方有执《伤寒论条辨》为基础，逐条辨析，并收录江西喻昌《尚论篇》，以便后学参看比较，其书名曰《后条辨》者，意即以方氏《条辨》为基础，而出于其后。《伤寒论后条辨》版本种类不多。1669年，《伤寒论后条辨》接近成书；1670年，书成就，程应旄作序交付刊刻；1671年，书刻成，门人王式钰书跋"此即式好堂本"。国内后来有致和堂刻本、文明阁刻本、美锦堂刻本行世。国外有日本定永元年（1704年）博古堂刻本行世。宝历五年（1755年）又有陶山南涛的《伤寒论后条辨抄译》二卷行世，这是对《伤寒论后条辨》中难解字句、部分内容加以简单注解的书。

程应旄推崇方有执错简重订说，亦认为《伤寒论》非限于伤寒病，而是一部理法方药俱全的著作，不仅可辨伤寒，而且可辨杂病。但程应旄编次又不同于方有执、喻嘉言两家，基本保留王叔和编次内容，注释方面多博引经言，但注中引言较赘，是其一弊。

【学术传承】

在《伤寒论》的传承过程中，因其成书年代距今久远，在流传过程中不可避免会出现各种各样的遗漏、错误，甚至散佚。于此，历代医家不乏有志于恢复《伤寒论》原貌者，但诸医家多是偏执一词，略论及一二，并未把重编《伤寒论》落实到行动中。明代方有执所撰的《伤寒论条辨》打破了《伤寒论》自王叔和辑纂以来的固定条文顺序，以一种全新的面貌展现在大家眼前。其开创的全面"错简重订"研究方法为诸多医家所认同，继承其学术观点的诸医家被后之学者喻为"错简派"，亦称"错简重订派"。方有执的《伤寒论条辨》已能代表错简派的核心思想，又有喻昌撰《尚论篇》、程应旄作《伤寒论后条辨》、郑重光作《伤寒论条辨续注》进行继承、补充、发挥，是

有学说、论著及承袭人，可成一流派。另有张璐、周扬俊、钱潢、吴谦、黄元御、吴仪洛、程文囿、徐忠、程知、章楠、汪莲石、王少峰等亦祖述方有执，提及"错简"。继而，"错简重订"思想引领众多医家以新的视角研究《伤寒论》，成为清代研究伤寒学的主流方法。乃至今日，亦有多版《伤寒论》教材是按"错简"来进行编排，可见错简派影响之深远。尽管错简派诸医家所编内容不尽相同，但经过诸位医家对《伤寒论》重新编排以后，不仅增加了六经条文的条理性、系统性，使《伤寒论》看起来更为明朗通顺。更有诸家的注解阐释在一定程度上消除了《伤寒论》中某些难解难懂的地方，易于理解学习。错简派诸医家的其他伤寒学术思想亦是对《伤寒论》的发挥，将指导学者多些方法和思路以更好地应用仲景学说于临床。

程应旄除了是错简派的重要传承人物外，更是新安医学名家。新安一隅，地灵人杰，新安医学以名家众多著称于世。据考证，自宋迄清，见于史料记载的新安医家达八百余人，其中在医学史上有影响的医家达六百余人。明清两代更是新安医学的鼎盛时期，此间数百年，人才辈出，名家迭见，新安一地也因此被当代中医界誉为孕育中医名家的"硅谷"。众多的新安医家在医学理论和临床上卓有建树。明清时期对整个中医学的发展产生了深远的影响，一些代表性学术思想和理论观点已成为当代中医理论的重要组成部分。

【医话与轶事】

程应旄所著《伤寒论后条辨》一书，学术界的评价不一，具有不小的争议。清人汪琥说："此程应旄一片苦心，独出己见而条注此书，然惜其闲话太多，攀引经史百家之书及歌曲笑谈，无所不至，绝无紧要，何异痴人说梦邪？恐注书者无是体也。"清末陆懋修在《论程郊倩生地、麦冬为骨蒸劳热源头》一文中则批评说："郊倩所有《条辨》，卷首数十页，纯学金圣叹，既为医中魔道。而其足以害人者，尤在第四卷'论温'数页中。"《续修四库全书总目提要》对此书的评价也不高："应旄自命其高，喜驾空立论，文多诙谲，尤为人所集矢。方、喻两书，《四库》已著录，应旄特扬其波而逐其流，疵累经人指摘，已有定评。而书在当时，亦颇流行，《钦定医宗金鉴·订正伤寒论》间采其说，今姑存其目焉。"由于《伤寒论后条辨》多年未得到再版，更未得到整理，因此现代学者难以读到此书，直至20世纪晚期，才有沈敏南、黄煌两位学者各发表了一篇论文，探讨并正面肯定了此书的学术价值。其他学者或出版物都想当然地以为程应旄与方有执、喻昌、郑重光等治学属同一路数，他们都以主张错简重订为特征，其实程应旄的治学意趣颇具个性特征，与错简重订派的其他人物既有相同之处，更多相异之处。

与其他学者不同的是，程应旄极力主张《伤寒论》是一部形而上的著作，而非形而下的方书。他在《辨伤寒论一》中说："仲景名论，虽曰伤寒，实是法之总源也，则论中无数题韶已包在此二字内矣，此为题面，至于题诀责责重处，则全在'论'字上。论之为言，有法有戒有案有例，在仲景俨然以笔削自任，作一部医门断定之书，并要人从伤寒字贬之驳之，议及绳想纠谬之法也。仲景顾虑后人俗懂解不出'论'字意来，随于每篇标首另以'辨'字顶去'论'字，特为'论'字下一注脚，并示人'论'字中下手处，乃活法之源头也。""故'论'字断不可以曰编曰书曰集等字代之，曰编曰书曰集云者，乃经验之方书，无论《丹溪心法》等类为方书，即仲景之《金匮要略》亦方书"。

《伤寒论后条辨》一书言辞激烈，也体现程应旄的性格特点。特别是攻击王叔和不遗余力，在错简重订派中可谓第一人，这一点早已为学者们所知。其实程应旄的言辞激烈，还体现在有失中庸，有失厚道上。如卷十四中言："血薄肉消而成暴液。暴液云者，点滴皆火气煎熬而出，犹民脂已竭，徒以磊征成赋也。""小便利者，肾汗尚滋，小便难者，已成枯鱼之肆矣，故可救不可救卜诸此。"以上言辞显失中庸与厚道，恐难以比喻不当来解释。此类说法在书中颇多，读来确使人不快，这也许又是此书长期遭人指责的原因之一。另外，程应旄书中似乎与医学无关的议论过多，也屡遭人批评。但在《伤寒论后条辨》刊行后不久，汪昂就在他所撰的《医方集解》中引述了程应旄的辨说。清代乾隆年间修《医宗金鉴》，编纂者摒弃《伤寒论后条辨》中与医学无直接关联的激烈议论，而将书中持论公允的医学主张大段录入。如沈金鳌的《伤寒论纲目》、王少峰的《伤寒从新》等，也都录入了程应旄的医学主张。这都说明了程应旄此书的学术价值。

虽未查询到程应旄的医案,但从书中描述可知其在治疗之中非常强调脉法的重要性。他认为所有疾病"任他换胎夺荫,幻出许多牛鬼蛇神,如风温瘟疫等类,算来只消仲景寸口脉浮为在表一句,脉法概括无遗矣"。在《伤寒论后条辨·辨伤寒论一》中有言曰:"六经何尝为伤寒而设,乃辨在六经,伤寒自不能逃。更以此推之,脉法未尝因六经而立,辨乎了脉法,六经自不能诡,此所谓道之根源也。"于《辨脉法》篇首曾表示仲景定伤寒有六经,是为使人用六经,而不是为六经所左右,否则凡一切似是而非之病,皆会假伤寒以诡投,真伤寒不一入纲。而伤寒杂病,同此六经,能够区别的关键就在于脉法。"有脉法,则可以用六经。无脉法,遂不免为六经用""而不从二脉中辨定之,百千法有何用处"。又曰"凡病之来,非阴即阳,邪却定矣。其间转移进退,机则系乎脉""欲于伤寒门讨法,诚莫如脉矣""凡表里府藏,只在脉上辨定,或有不合处,仍在脉上推求其故也"。可谓处处体现其对脉法的慎重。

参考文献

[1] (清)程应旄撰;王旭光,汪沪双校注.《伤寒论后条辨》《读伤寒论赘余》[M].北京:中国中医药出版社,2009.

[2] 刘家楷.错简派新安医家伤寒学术思想研究[D].合肥:安徽中医药大学,2018.

[3] 程新,邓勇,王旭光.程应旄生平与《伤寒论后条辨》学术价值[J].中医文献杂志,2016,34(4):11-14.

[4] 万四妹.明清新安医家伤寒文献研究[D].南京:南京中医药大学,2012.

[5] 李平.《伤寒论后条辨》重视体质因素与发病关系的观点[J].中医学报,2012,27(5):549-550.

[6] 吴桂香,王旭光.6位新安医家生平资料新证[J].安徽中医学院学报,2010,29(4):4-6.

[7] 黄煌.对《伤寒论》学术价值再认识的一部力作——清代伤寒家程应旄《伤寒论后条辨》述评[J].国医论坛,1994(3):42-43.

[8] 洪必良.《伤寒论》错简重订派补识[J].安徽中医学院学报,1992(2):5-7.

[9] 沈敏南.试评《伤寒论后条辨》的学术思想[J].安徽中医学院学报,1984(3):23-25.

26. 周扬俊（《温热暑疫全书》）

【生平传略】

周扬俊，生活于 17 世纪中叶，具体生卒年代不详。字禹载，清初苏州吴县人，少攻举业，初为副贡生，屡试不中，年近四十时弃儒从医，钻研仲景学说，十余年后学有所成。康熙辛亥年（1671 年）游历京师，受业于林北海门下，程门立雪，三五年间，极蒙提命，王公贵族延治者日不暇给。周氏有著作数种，其中的代表作即《温热暑疫全书》。《温热暑疫全书》是专门论述温病、热病、暑病和疫病的著作，成书于康熙十八年（1679 年），全书共四卷。此外，周扬俊认为张仲景的《伤寒论》原本是同时阐发寒温外感病证的，其精华在于辨证论治，经王叔和整理后，已非原貌，必须纠偏补缺，重新编著，于是采方有执、喻嘉言两家学说，并融入自己临证所得予以补充，于康熙癸亥年（1687 年）撰成《伤寒论三注》十六卷。又补注元人赵良仁的《金匮方论衍义》，撰成《金匮玉函经二注》二十二卷（1687 年）。周扬俊还十分推崇葛可久的《十药神书》，于康熙二十六年（1687 年）注释刊行了该书。在周扬俊的众多弟子中，最为著名的有温病学派的创始人之一叶天士。

【学术思想】

（一）辨明温热暑疫与伤寒

周扬俊通过实践体会温热暑疫为病危害尤烈。晋唐以来的医家，视伤寒是威胁人体健康最为严重的疾病，如王叔和《伤寒例》说："以伤寒为毒者，以其最成杀厉之气也。"同时，也把各种外感病统称为伤寒。周扬俊通过实践体会，深深感到伤寒为病固然严重，而温热暑疫为病则危害尤烈。因此，周扬俊在《温热暑疫全书·自序》中指出："凡病，伤寒最重，温热尤烈，伤寒仅在一时，温热暑疫，每发三季，为

时既久，病者益多。"周氏并极力主张，温热病与伤寒应分清源流，才能不致误治，所以他强调指出"苟不明其源，溯流不得清也；不辨其类，疗治不得当也。则温、热、暑、疫皆热证也。燎原之下，竟乏清凉一滴。"

周扬俊对当时医者用温热药以治温病，以及伤寒与温病概念混淆极力反对。周扬俊在《温热暑疫全书·自序》中指出："自晋以来，疑鬼疑蜮，陋湿无已。如崔文行解温，用白术、乌头、细辛、桔梗四味，更加附子，名老君神明散，更加萤火，名务成子萤火丸。热药相投，以火济火，谁其辨诸？"周氏还提到"朱肱《活人书》谓：发热恶寒、头痛、身痛者，为温病，已悖圣训矣""迨刘完素《伤寒直格》，于热病每多入理深谈，然混在正伤寒中，在人眼光采择，不免金屑杂于泥沙者欤""张凤逵治暑书，申明理蕴，精确不磨"。这些论述，对汲取前代医家的经验、教训，对当时临床实践的指导，是很有裨益的。

（二）细析温热病证治预后

周扬俊对温病、热病的认识遵"伏寒化温"的观点，认为"彼冬伤寒，发于春为温病，发于夏为热病"。但他对于温病、热病的病机变化和证候表现以及治疗方法等都有新的阐发。如周扬俊认为《伤寒论》中所谈的温病、风温、太阳与少阳合病、三阳合病以及少阴病篇中之甘草汤证、桔梗汤证、黄连阿胶汤证等，均属于伏气温病；脉滑而厥、三阳合病、白虎汤证、白虎加人参汤证等，均属于伏气热病。这种将《伤寒论》中的某些证候，勉强地分属于伏气温病、伏气热病的说法，以今天的观点来看，虽未必确当，但周扬俊认为《伤寒论》中已包含有温热病的多种证候和治疗方法，在当时来说，则是有其积极意义的。

周扬俊认为温病的发生是由于当春而温邪自

内而发。木旺水亏,所郁升发,火气燔灼,伏邪自内而发,一达于外,表里俱热,热势既壮,邪郁耗液,故发而即渴,其表本无邪,故不恶寒。因其木火较旺,故有胸胁满闷,或头痛,或口苦而干等。如邪郁较深,中气本弱,邪不能一时尽泄于外,势必下走作利。由于里热外达于表,而又有邪郁少阳见证,所以称太阳少阳合病。周扬俊又指出:"所病者温也,所伏者少阴也,所发者少阳也,故病必有阳而无阴,药必用寒而远热,黄芩汤其主治也。"这对后人所述春温初起证治很有启示。如叶天士在《三时伏气外感篇》中所述:"春温一证,由冬令收藏未固,昔人以冬寒内伏,藏于少阴,入春发于少阳,以春木内应肝胆也。寒邪深伏,已经化热,昔贤以黄芩汤为主方,苦寒直清里热,热伏于阴,苦味坚阴,乃正治也。"可见周扬俊对后世温病学家的影响非常深远。

周扬俊认为热病与暑温的病因都是冬寒。冬伤于寒,夏必病热,则是热病与暑温的病因都是冬寒,而非夏时所感之时热。周扬俊在《温热暑疫全书·夏热集补证治并方》中指出:交夏至后,炎暑司令,相火用事,人有发热、身疼、不恶寒,但大热、大渴者为热病,以白虎汤为主治。从现在的观点分析,周扬俊所述的温病、热病,总属病发于里的温热病,其中一为春温,一为暑温,其病因各不相同。如阳热亢极,而见壮热、躁闷不安,或狂言骂詈、妄见妄言,或面生斑纹,六脉洪大而数等,除内服清热解毒药外,主张以青布渍冷水搭病人胸膛,"必喜,热即易之,须臾得睡"。可见周扬俊对高热病人的处理,重视内服寒凉药与外用冷敷并重。亦可见用冷敷以疗高热,也是中医传统的治法之一。

(三)总论温热病死脉死证

周扬俊通过临床实践总结出温热病死脉死证一十七条。春温死证死脉六条,一一列出:二阳搏,病温者,死不治。虽为入阴,不过十日死。二阳者,手、足阳明也。温病发于三阴,脉微足冷者,难治。温病大热,脉反细小,手足逆冷者死。温病初起大热,目昏谵语,脉小足冷,五六日而脉反躁急,呕吐昏沉,失血痉搐,舌本焦黑,脉促、结、代、沉、小者,皆死。温病汗后反热,脉反盛者,死。温病误发汗,狂言不能食,脉躁盛者,皆不治。夏热病死证死脉一十一条如下:热病七八日,脉微小,溲血,口中干,一日半而死。脉代者,一日死。热病七八日,脉不躁,

躁,或躁不散数,后三日中有汗,三日不死,四日死。热病已得汗,脉尚躁,喘且复热,喘甚者,死。热病不治痛处,耳聋不能自收持,口干,阳热甚,阴颇有寒者,热在髓,死不治。热病汗不出,大颧发赤,哕者,死。热病泄甚,而腹愈满者,死。热病目不明,热不已者,死。热病汗不出,呕吐下血者,死。热病舌本烂,热不止者,死。热病咳而衄,汗出不至足者,死。热病,热而痉者,死。腰折、瘛疭、齿噤䪿也。以上是周扬俊通过临床实践总结出温热病死脉死证一十七条。这些脉象的出现提示医者应予以足够的重视,并非一定是死证死脉,但一定预后较差。其总的原则是邪盛而正虚者预后较差。其中有邪盛而气虚,或热盛而肾虚,或热盛而中气败绝,或阳热盛而阴液涸竭者,均属凶险之象。这些论述对温热病预后的判断具有一定的参考意义。

(四)明辨暑病与热病之异同

周扬俊认为暑病与热病病因不相同,而其证治则基本一致。《金匮要略》中的"太阳中暍""太阳中热"即是暑病。暑病与热病虽均发于夏季,但其致病原因并不相同,而其证治则基本一致。周氏指出"暍自外来而渴,热由内伏而发,实为两途""然暑为夏火之令,伤人之气,脉虚身热,遂令人大渴,齿燥,汗出而喘,与伏发无异,并治以白虎汤"。津液耗甚者,必加人参。可见周扬俊认为夏季之温热病有伏气与新感之别,所用的治疗方法则无明显差别。当然,在发病之初新感者可有表证,所治自然专所不同。

周扬俊对于正确地使用祛暑药香薷作了专门阐述。传统上多把香薷作为祛暑药,但如何正确地应用,在当时很多医家却不甚清楚,周扬俊有鉴于此,特作了专门论述。他指出:"今人以香薷一味,谓伤暑必用之药,不知乘凉饮冷,遏抑阳气,或致霍乱者宜之;若强力作劳,内伤重者,清暑益气,庶几近之,苟用香薷是重虚其虚矣。"周扬俊关于明确香薷适应证与禁忌证的论述,在现今仍不失其指导意义。

(五)论述疫病的发生及治疗

1. 治疫攻下逐邪,邪去正安

周扬俊详细论述疫病的可下之证和应下失下之证。可下之证通过舌脉可以判断,如"疫发一二日,舌上苔白如粉,早服达原饮一服""疫病初起,脉虽数,未至洪大""疫病下后,二三日舌上复生苔刺,

邪未尽也,再下之"等。周氏在判断何时用下法尤其注重舌象的变化,他提出:"舌苔,邪在膜原故白,在胃则黄,苔老则沉香色。白者不可下,黄者下,黑者急下。下后苔不脱,舌刺,舌裂,舌短,舌硬,舌卷,白沙苔,黑硬苔,皆当下。白苔滑泽,邪在膜原,倘别有下证,宜达原饮加大黄。"应下失下证可见于厥证、热结旁流、循衣摸床等证中,周扬俊分别分析其病机,提出对应的方剂。周扬俊对应下失下证的论述,对后世医家产生重要的影响,使后世治疗疫病者有据可参,防止失治误治的发生。

周扬俊论治疫病强调祛邪外出。他认为邪气伤人有行邪和伏邪之分,瘟疫之邪伏于膜原,必俟其浸淫之际,疏达膜原,使伏邪外出,邪去方可病愈。周扬俊指出疫病初起,邪盛则病重,邪微则病轻也。在疫邪乖张之际,使其速离膜原,才是祛邪的恰当时机。因此,他强调:"全在后段功夫,识得表里虚实,详夫缓急轻重,投剂不至差谬,如是可以万全。即使感受之最重者,按法治之,必无殒命之理。"周氏祛邪思想是在继承吴又可攻下逐邪思想的基础上加以发挥形成的,对后世治疗疫病有重要的启发意义。

周扬俊在疫病治疗中下法的运用相比吴又可可谓有过之而无不及。较之吴又可"大凡客邪贵乎早治"的论述,其针对疫病诸可下之证,大胆提出"凡疫邪贵乎早下",虽看似存在些许片面,然却能反映下法的重要性。在具体的应用过程中,凡疫病"但见舌黄,心腹胀满",吴又可选方为达原饮加大黄以下之,而周氏则其攻下之力不及,提出"选用承气以驱其邪"。吴又可通过达原饮中加一味大黄提示后人应注意病证的变化,治法应当由透向攻下进行转变,所表达的是一种动态的治疗思路,而周氏则以"承气"之法警醒后人此阶段运用下法的重要性与时效性。若迟疑不下,致其人气血已乱,津液已枯,则欲治难矣。周氏并非仅仅局限于承气类方,亦是表达一种治疫的思维。在对于疫气留于血分,里气壅闭的情况下,周扬俊认为"不下则斑不出",而斑渐出后,吴又可虽言"不可更大下",然其却认为"更不可下",此又体现出周氏运用下法的谨慎。为了提示后人伤寒与疫病在下法运用上的区别,周扬俊在吴又可关于结粪的论述基础上,从疫邪的角度提出"疫气多湿,岂能即结",亦颇有启迪。在疫病治疗过程中,周扬俊将调护亦作为不可或缺

的一个重要组成部分。对于疫病尚未实盛于胃的病人,他强调"切勿绝其饮食,但少少与之耳",重视固护胃气,以求其能资正气以御邪;针对服药过程中出现"药停不行"的情况,采取"加生姜以和其性";对药量的调整,亦能体现其调护之妙。

2. 论疫病机传变,明寒疫之别

周扬俊在《温热暑疫全书·卷四》中详细阐述疫病的病因病机、发生传变及治则治法。周氏在《温热暑疫全书·疫病方论》中,遵吴又可《温疫论》疫病学观点,并将《温疫论》大量原文和方药附于书中。周扬俊在《温热暑疫全书·疫病论》中指出:"疫之行于天地间久矣,而人之治之者未之知也。治之而适奏其效者,亦未知之也。观《周礼》方相氏所掌,傩以逐疫,则疫者气为之也。惟气,故为害,从口鼻入。虽然六淫之气皆气也,而风、寒、暑、湿、燥、火之病,不闻有沿门阖境相染触发者,何也?六淫之气,日留于天地之间,偏盛则病,且人之病之者,每因于己之所不胜,以淫于所胜,而不独天地之气足以害之也。若疫古今来虽有是证,而天地间实无是气,或因天之风雨不时,地之湿浊蒸动,又因骨骸掩埋不厚,遂使大陵积尸之气,随天地之升降者,漂泊远近。人在气交中,无可逃避,感之而病而死。"

周扬俊详细论述了瘟疫的九种传变方式,分别为但表不里,但里不表,表而再表,表里分传,再表再里,先表后里,先里后表,表证偏胜,里证偏胜。其中,表而再表指瘟疫之邪所发未尽,膜原尚有隐匿之邪;再表再里为医家误治使病情反复;表里分传为邪气伏于膜原,在半表半里之间,此时必先通里使里邪去,才能达表;先里后表者宜用下法,再考虑解表。周扬俊在继承吴又可表里九传辨证思维模式的基础上,将温疫病由博返约,由繁致简,阐明辨表里虚实的重要性。

周扬俊不同意喻嘉言曾谓《平脉篇》所述:清邪中于上焦,浊邪中于下焦,以为此即仲景论疫之言的这一观点。周扬俊认为:天下秽恶之气,至疫则为毒极,人犯者,三焦混淆,内外无间,不分表里,直行中道。而中上中下之说,仲景实论湿气之脉如是,只因内外不通等语,有似乎疫,而实则无涉。此嘉言善读书处,能开发人之聪明,譬之茫无畔岸,借为指南则可,谓竟为疫之脉证,则甚谬。然则如世俗所称大头瘟者,下非不病也,特瘠于上耳。所称

疙瘩瘟者,内非不病也,特现于外耳;所称虾蟆瘟者,腹非不病也,特痹于喉耳。其他证显多端,要以寒凉解毒则一。施治之法,先上先下,从内从外,可以因证起悟。予惟奉吴又可先生书主治,大法以证为则,无专以脉为据。

周扬俊明辨伤寒与时疫之异同。周氏指出:"伤寒必有感冒之因,恶风恶寒,头身疼痛,发热而仍恶寒,脉浮紧无汗为伤寒,脉浮缓有汗为中风。时疫初起,原无感冒之因,忽觉凛凛,以后但热而不恶寒,然亦有所触发者,或饥饱劳役,或焦思怒郁,皆能触动其邪也,然不因有所触发而自发者居多。且伤寒投剂,一汗即解;时疫发散,虽汗不解。伤寒不染;时疫能染。伤寒之邪,自毫窍入;时疫之邪,自口鼻入。伤寒感而即病;时疫感而后发。伤寒汗解在前;时疫汗解在后,伤寒可使立汗;时疫俟其内溃,自汗、盗汗、战汗。伤寒不发斑;时疫能发斑。伤寒感邪在经,以经传经;时疫感邪在内,邪溢于经,经不自传。伤寒感发甚暴,时疫多有淹缠,二三日或渐加重,或至五六日忽然加重。伤寒初起,以发表为先;时疫初起,以疏利为主。其所同者,皆能传胃,至是同归于一,故用承气汤导邪而出。故伤寒、时疫,始异而终同也。"周扬俊认为伤寒与时疫在病因、感邪途径、传变方式、治法有不同之处,但因皆传变至胃,皆可用承气汤导邪而出,为"始异而终同也"。周氏还认为伤寒与时疫虽皆用下法,但两者下法不尽相同。伤寒用下法病可痊愈;时疫因其疫邪多有表里分传,一半向外,一半向里,用下法可使里气通,表气顺。

【著作考】

《温热暑疫全书》成书后流传较广,版本较多,最早刊行于康熙十八年己未(1679年),现藏于上海中医药大学图书馆、南京图书馆等处。2002年,上海古籍出版社《续修四库全书》子部第1004册中,影印出版了南京图书馆所藏康熙十八年(1679年)刻本。此外,本书还有乾隆十九年甲戌(1754年)吴门蒋氏庸德堂刻本、抄本、光绪十六年(1890年)扫叶山房刻本、上海千顷堂书局石印本、节抄本、中国医学大成本等几种版本行世。

需要指出的是,本书在20世纪80年代末曾有校点本问世,称所用底本为康熙十八年(1679年)刊本。经核对,其所用底本实为乾隆十九年甲戌(1754年)吴门蒋氏庸德堂刻本。该书中有"乾隆十九年,岁在甲戌春三月,平江太守陇右赵文山氏题于郡斋"的序言。试想既是康熙年间的版本,为何会出现乾隆年间的赵氏序?其为乾隆间版本当无疑问。

【遣方用药】

《温热暑疫全书》全书共分四卷,卷一为温病方论,其中有温病方五道,附集方二十九道;卷二为热病方论,其中有热病方四道,附集方一十八道;卷三为暑病方论,其中有暑病方二道,附集方二十九道;卷四为疫病方论,其中选《温疫论》方一十五首,有疫病方一十六道,附集方一十六道。现选周扬俊代表名方辑录如下。

(一)犀角大青汤

1. 犀角大青汤临床主治证候

犀角大青汤出自《温热暑疫全书·卷一》,周扬俊用此方治疗温毒发斑,他指出"斑不透,犀角大青汤"。此方后被载入《医学心悟》中,程钟龄将其方证论治补充完整,并详细论述此方的病机特点,他认为"温毒发斑者,冬应寒而反温,或冬令感寒,春夏之交发为温热之病,热毒蕴蓄,发为斑也,犀角大青汤主之"。犀角大青汤用来治疗斑出已盛,心烦大热,错语呻吟,不得眠,或咽痛不利等症。

2. 犀角大青汤组成及方义

犀角大青汤由犀角、大青叶、黑参(《医学心悟》为元参)、升麻、黄连、黄芩、黄柏、栀子、甘草组成。方中犀角、大青叶为君药,犀角苦寒,入心肝血分,能清热凉血,泻火解毒,可治血热毒盛,发斑发疹。大青叶苦寒,善于清解心胃二经实火热毒,又入血分而能凉血消斑,可用治温热病心胃火热毒盛,热入营血,高热神昏,发斑发疹。犀角与大青叶共奏凉血消斑之效。方中黄连、黄芩、黄柏、栀子均为苦寒之药,佐君药以清热燥湿、泻火解毒。升麻甘寒,亦可治疗阳毒发斑。元参咸寒入血分,佐君药清热凉血、泻火解毒。甘草调和诸药。

《验方妙用》中记载:"若温毒夹斑带疹,色赤如丹,甚或紫红,胃经血热上蒸心包也,急宜缪氏竹叶石膏汤(古方选注方),甚则犀角大青汤(邵步青温病论方)肃清胃热,凉透血络,使斑疹发透,则温毒自解。"表明犀角大青汤可清泄胃热,凉营透疹。

（二）柴胡清燥汤

1. 柴胡清燥汤临床主治证候

柴胡清燥汤出自吴又可《温疫论》，周扬俊将其加减用于治疗疫病下后余邪未尽证。周扬俊认为"应下失下，口燥舌干而渴，身反热减，四肢时厥，欲得被近火，此阳气伏也。既下厥回，脉大而数，舌上生津，不思水饮，此里邪去而郁阳暴伸也，宜柴胡清燥汤去瓜蒌根、知母，加葛根，随其性而泄之。"周氏指出此类病患有应下之证时，常伴有热厥之象，即可见到"口燥舌干而渴，身反热减，四肢时厥，欲得近火拥被"等阳热内郁、真热假寒证，其原因是由于热邪内闭，气机壅滞，阳气具宣泄之力可透邪外出，故以柴胡清燥汤去天花粉、知母加葛根，助其升泄之力。

2. 柴胡清燥汤组成及方义

柴胡清燥汤由柴胡、白芍、当归、生地黄、陈皮、甘草、竹心、瓜蒌根、知母十味药组成。方中柴胡为君，辛散苦泄，微寒退热，善于祛邪解表退热和疏解少阳半表半里之邪，此方中用柴胡欲透邪外出；白芍、当归佐柴胡疏肝养血；陈皮佐柴胡疏利气机；生地黄甘寒质润，功能清热养阴生津；瓜蒌根甘寒清润，善于清热润燥；知母味苦性寒质润，苦寒可清热泻火除烦，甘寒可生津润燥止渴；诸药相配，使郁热得清，邪去正安。

疫乃热病，邪气内郁，阳气不得宣布，疫邪暴解之后，余邪未尽之时，阴血未复，大忌人参、黄芪、白术之类，得之反助其壅郁，余邪留伏，日后必生各种变证。周氏认为调理常用清燥养荣汤或柴胡养荣汤。既以养阴，又以清除余邪。

（三）举斑汤

1. 举斑汤临床主治证候

举斑汤出自《温热暑疫全书·卷四》，周扬俊用此方治疗斑毒内陷之证。他指出："疫气留血分，里气壅闭，不下则斑不出，出则毒邪从外解矣。如下后斑渐出，更不可下。设有下证，宜少与承气缓服。倘大下则元气不振，斑毒内陷则危，宜托里举斑汤。如下后斑毒隐伏，反见循衣撮空，脉微者，本方加人参三钱，得补发出者不死。"

2. 举斑汤组成及方义

举斑汤由白芍、当归、升麻、柴胡、白芷、穿山甲、水姜组成。举斑汤以升麻、柴胡为君，补气升阳；白芍、当归佐君药养血柔肝；白芷辛散温通，佐君药托毒排脓；穿山甲活血消痈，消肿排脓；生姜辛温发散，可透邪外出。此方体现了周扬俊透邪外出的思想，斑毒内陷，病情危重，应急急透斑为要。

郭谦亨教授曾应用托里举斑汤治疗虚斑内陷案。由于斑疹是"热闭营中"的结果，故治热以寒，宜透外达，是对斑疹为特征一类病证治疗的常法。但在一些特殊情况中，恰又与此相反，而是外补、外温，不能使斑疹外透、内消。这是对出现斑疹病变中，正气无力托邪的特殊现象，所采用的变法。

（四）《温热暑疫全书》中选用方药

1. 整理方法

将书中治疗温热暑疫的方药进行统一分类。中药按功效分类，参考中国中医药出版社出版的普通高等教育中医药类"十一五"规划教材《中药学》的药物分类进行分类，如教材缺如者，查《中药大辞典》和《中药药典》写明其功效，并按照前面的标准给予分类。对于书中所载方剂，根据中国中医药出版社出版的普通高等教育中医药类"十一五"规划教材《方剂学》的分类方法按功效分类。而教材缺如者，查找《中医大辞典·方剂分册》。

2. 方药统计

《温热暑疫全书》中方剂使用数量统计，如表26-1。

表26-1 《温热暑疫全书》中方剂使用数量统计

类别	数量/首	总体比例/%
解表剂	5	4.85
泻下剂	6	5.83
和解剂	5	4.85
清热剂	43	41.75
祛暑剂	13	12.62
温里剂	10	9.71
补益剂	4	3.88
开窍剂	3	2.91
治燥剂	5	4.85
祛湿剂	7	6.80
涌吐剂	2	1.94

《温热暑疫全书》中共选用方剂103首，用药135味，药物共出现频率699次。其中出现频率占前十五位的依次是：甘草66次，黄芩32次，生姜28次，黄连27次，芍药和人参各21次，陈皮18次，升

麻 17 次,大黄和白术各 16 次,石膏、知母和厚朴各 14 次,茯苓和当归各 13 次,栀子和柴胡各 12 次,大枣 11 次,半夏和桔梗各 10 次,黄柏和生地各 9 次,香薷、滑石和干姜各 8 次。使用频率 20 次以上的药物共 6 味,药物共出现频率 195 次,占全部用药总数的 27.90%;使用频率 10 次以上的药物共计 20 味,药物共出现频率 371 次,占全部用药总数的 53.08%;其中仅使用一次的药物共 50 味,占全部用药频率的 7.15%。黄芩、黄连出现的频率说明周氏治疗温热暑疫病以清泄里热为主,这些药物的应用和使用频率体现了周氏治疗温热暑疫病的特点:应以祛除暑热邪热为主,同时兼顾体质重视养阴、扶正的治疗宗旨。

3. 周扬俊治疫特色

(1) 针对病因,重视清解温热暑疫之邪　根据表 26-1 统计可知,清热剂是治疗温热暑疫病最常用的一类方剂,占方剂总数的 41.75%,全书四卷中均可见清热类方剂。说明温热暑疫病变过程中最易出现热证。《伤寒论·辨太阳病脉证病治》就已提到温病"发热而渴,不恶寒",后世温病学家也多称温疫之邪为温邪,"热者寒之",故清热剂应用最多。因为发热是温热暑疫病变的主症,所以清热剂在整个病变过程中都可应用,由于影响疾病的因素很多,必须根据各人体质的差异、感邪的轻重、病变程度等,在病变过程中选用不同作用的清热剂。

表 26-1 结果显示,祛暑剂在《温热暑疫全书》中有 13 首,占方剂总数的 12.62%。在书中卷三专列暑病方论,列出治疗各种暑病的方剂。周氏在《温热暑疫全书·辨寒暑各异》中强调暑气之毒盛于寒。文中指出:"伤寒至七、八日方危,暑病则有危在二、三日间,甚至朝发暮殒,暮发朝殂,尤有顷刻忽作,拯救不及者,如暑风、干霍乱之类。然则暑之杀厉之气,视寒尤甚,彰明较著矣。"周氏并在书中列出暑病病名种种,如暑中二阳、常暑、动暑、静暑、夹水伤暑、内伤夹暑、伏暑、暑风、暑疡、暑瘵、暑疮、暑痿、绞肠痧、霍乱、干霍乱等,治疗方剂列于后。

(2) 攻下逐邪,邪去正通　表 26-1 结果显示,泻下剂占所用方剂总数的 5.83%,应用较多,充分体现了周氏治疗温热暑疫病的攻击性疗法。周氏承吴又可之学,与吴氏治疗观点一脉相承。吴又可在《温疫论·注意逐邪勿拘结粪》中特设专篇论述下法,举可攻下逐邪病证种种,其适用范围甚广,还告诫后世医家,用攻下之法是为逐邪,下其邪热,不可拘泥于"腹满燥实"之结粪证。认为"无邪不病,邪去而正气得通"。还提出:"温疫可下者,约三十余证,不必悉具。"周氏在《温热暑疫全书》中也选用相应的泻下方剂以意攻邪。后世温病学家吴鞠通在《温病条辨》中创制新加黄龙汤、宣白承气汤、导赤承气汤、牛黄承气汤、增液承气汤等一系列承气方剂,使下法的运用更趋于完善。可见在温疫暑疫病的治疗中,如能适时恰当运用下法,则奏效甚捷。

(3) 祛湿清热,气机得通　祛湿剂占所用方剂总数的 6.80%。说明温疫暑疫病病变过程中多兼有湿邪为患,存在湿阻气机的病理状态。周氏所论述的暑疫病也多为暑湿疫邪为患所致。后世温病学家叶天士提出"暑必夹湿",而王孟英则强调"暑多夹湿"的观点,足可见暑邪致病易兼夹湿邪。由于发生地域、季节的不同、体质差异等因素的影响,湿邪表现的轻重也会有所不同,所以选用不同作用的祛湿剂以化湿泄浊,清解邪热。可以看出,明、清时期的温病医家对温病的治疗多重视宣化湿邪,说明此时对温病的认识已趋于完善。

值得说明,《温热暑疫全书》中与《增评伤暑全书》选用方剂有 44 首完全相同。这 44 首方剂主要是祛暑剂和大部分清热剂,还有一些清热祛湿的方剂。两部书中所列的治疫方基本相同,《温热暑疫全书·疫病方论》卷四附集方一十六道中有一十五道与《增评伤暑全书》中的治疫名方完全相同。可见,周氏学术成就承张凤逵治暑之学。

【学术传承】

(一) 学术脉络传承

周扬俊师承于林起龙,随其学医数年。林起龙授意周扬俊刻张凤逵治暑书,周氏阅后觉其申明理蕴,精确不磨,但瑕不掩瑜。周扬俊治疗疫病后觉"舍吴又可之言,别无依傍也",遂参阅张凤逵、吴又可、喻嘉言等诸家的论述,结合个人见解,选辑《伤寒论》《温疫论》等书中有关原文加以注释发挥,分为温病、热病、暑病和疫病四卷,详细分析上述四类病证的各种脉论、证治及方药,并附前人临证医案作为佐证,著成《温热暑疫全书》。

温疫学说一脉,自吴又可始开温疫学说,经戴天章整理发挥著成《广温疫论》,其学说又被吴门中周扬俊、陈耕道等所吸收。清代著名医家叶天士曾投师周扬俊,受其学术思想及革新精神的影响,结合自己长期的医疗实践,阐发温病的论治规律,成为温病学说的创始人之一。叶天士生于世医家族,其祖父叶时,父叶朝采,皆为当时名医。十四岁丧父,从其父门人学医,先后从师十余人,于临床各科无不精通。作为临床大家,叶天士治方不持成见,神悟绝人,贯彻古今医术而名满天下。叶天士一生专于诊治,著作甚少,流传于世的著作多为其门人所整理,计有《温热论》《温证论治》《临证指南医案》《种福堂公选良方》《未刻本叶天士医案》《幼科要略》等,另有《香岩经》《医效秘传》《景岳全书发挥》等多书似为托名叶天士之作。《温热论》作为温热学说的开山之作,为其门人顾景文所整理。

(二)学术观点传承

《温热暑疫全书》是继吴又可《温疫论》之后的又一部温疫病专著。周氏倡言区分温热暑疫与伤寒,谓伤寒仅在一时,温热暑疫则常发于三季,持续时间长,病人更多。四证均为热证,治当寒凉为主,全书平正通达,立言精要,对温热病证的阐述给后人予诸多启示。在疫病论治方面,周氏吸收吴又可的学术观点。周氏承袭吴又可治温疫达邪通里之法,以达原饮、三消饮等方用于温疫的治疗。周扬俊在继承吴又可学术思想的基础上,对疫病的论治加以发挥,自成一派。

叶天士创卫气营血辨证体系,分温病为新感与伏气,总结出温病察舌、验齿、辨斑疹白㾦等特有的诊断方法,创立了辛凉透表、分消上下、化湿导滞、开泄宣化、苦泻清化、渗湿清化、甘寒养阴、咸寒滋阴等温热病的治疗大法。叶天士辨明了温病与伤寒之异,系统阐述了温病的发生发展规律,创立了卫气营血辨证体系,确立了温病治疗大法,丰富了温病诊断学内容,并且论述了妇人温病与小儿温病的证治特点,对温病学的形成和发展做出了不可磨灭的贡献。

从吴又可《温疫论》,经周扬俊《温热暑疫全书》,至叶天士《温热论》问世,反映出温病学派逐步发展成熟的历史进程,而周氏的《温热暑疫全书》是其中重要的津梁。

【医话与轶事】

周扬俊在康熙十七年戊午(1678年)时疫盛行之时,怜悯编户之疾苦,遂下询瘟疫之所始,并投身于疫病的救治。在治疗瘟疫的过程中,他感叹如果能明治疫之理法方药,循行救治,可救苍生之性命。周氏志存高远,不安苟且,日引光明之藏,志披榛莽之途。他纵观历代治疫之法,未有定见,便将温、热、暑、疫四证,采集方论,各自成轶,遂成《温热暑疫全书》。

【医案选介】

案一:成化二十一年,新野疫疠大作,死者无虚日。邻人樊滋夫妇,卧床数日矣。余自学来。闻其家人如杀羊声,急往视之。见数人用棉被覆其妇,床下重火一盆,令出汗,其妇面赤声哑几绝,余叱曰:急放手,不然死矣。众犹不以,乃强拽去被,其妇跃起,倚壁坐,口不能言。问曰:饮凉水否?颔之,与水一碗,一饮而尽,始能言。又索水,仍与之,饮毕汗出如洗,明日愈。或问其故,曰:彼发热数日,且不饮食,肠中枯涸矣。以火蒸之,速死而已,何得有汗,今因其热极,投之以水,所谓水火既济也,得无汗乎?观以火燃枯鼎,虽赤而气不升,注之以水,则气自来矣。遇此等证者,不可不知。

按语:此案为疫病误治,本为热病却用汗法,肠中津液枯竭,后投之以水,气则自来。

案二:虞恒德治一妇,年二十九,三月间患瘟疫证,病三日,经水适来,发热愈甚。至七八日病剧,胸中气筑作痛,莫能卧。众医技穷,入夜迎虞治。病者以棉花袋盛托背而坐于床,令婢摩胸不息,六脉俱微数而无伦次,又若虾游状。虞问曰:恐下早成结胸耳。主人曰:未也。虞曰:三日而经水行,致中气虚,与下同。乃用黄龙汤、四物汤、小陷胸汤,共为一剂,加姜、枣煎服。主人曰:此药何名?虞曰:三合汤也。一服诸证悉减,遂能卧,再服热退病安。又因食粥太多,复病热,作内伤治,用补中益气汤出入加减,调理而愈。

按语:此案为虞恒德治妇人验案,妇人患瘟疫三日后,经水来,发热甚,虞氏判断为下早成结胸,且经水致中气不足,用气血双补并宽胸散结之剂则愈。

案三：汪石山治一人，年弱冠，房劳后，忽洒洒恶寒，自汗发热，头背胃脘皆痛，唇赤舌强，呕吐，眼胞青色。医投补中益气，午后谵语恶热，小便长，初日脉皆细弱而数，次日脉则浮弦而数。医以手按脐下痛，议欲下之。汪曰：此疫也。疫兼两感，内伤重，外感轻耳。脐下痛者，肾水亏也。若用利药，是杀之耳。古人云疫有补、有降、有杀，兹宜合补降二法以治，用清暑益气汤，除苍术、泽泻、五味子，加生地黄、黄芩、石膏。服十余帖而安。

按语：此案为汪石山治疫之案，病人房劳后，恶寒发热，服补中益气汤后谵语恶热，脉浮弦而数，他医欲下之，汪断为疫病，结合周扬俊辨疫之法，可知谵语恶热非伤寒之证，病人房劳伴肾水亏，此时不可下，汪用补降二法同治，十帖病安。

案四：壶仙翁治文学张微伯，病风热不解。时瘟疫大行，他医诊其脉，两手俱伏，曰：此阳证见阴，不治。欲用阳毒升麻汤升提之。翁曰：此风热之极，火盛则伏，非阴脉也，升之则死矣。卒用连翘、凉膈之剂，一服而解。

按语：病人风热之极反见伏脉，真热假寒之象，张微伯用辛凉轻解之剂，一剂而解。

案五：泰和二年出四月，民多疫疠，初觉憎寒壮热，体重，次传头面肿盛，目不能开，上喘，咽喉不利，舌干口燥。俗云大头伤寒，诸药杂治莫能愈，渐至危笃。东垣曰：身半以上，天之气也，邪热客于心肺之间，上攻头面而为肿耳。用普济消毒散如法服之，活者甚众，时人皆曰天方。

按语：此案为李东垣治疗大头瘟的病案，周扬俊提出大头瘟乃天行之疠气也，初憎寒壮热，体重，头面肿甚，目不能开，上喘，咽喉不利，舌干口燥。不速治，十死八九，宜普济消毒散。

案六：罗谦甫治中书右丞姚公茂，六旬有七，宿有时毒，至元戊辰春，因酒再发，头面肿疼，耳前后肿尤甚，胸中烦闷，咽嗌不利，身半以下皆寒，足胫尤甚。由是以床相接作坑，身半以上卧于床，身半以下卧于坑。饮食减少，精神困倦而体弱，命罗治之。诊得脉浮数，按之弦细，上热下寒明矣。《内经》云：热胜则肿。又曰：春气者病在头。《难经》云：蓄则肿热，砭射之也。盖取其易散故也。遂于肿上约

五十余刺，其血紫黑如露珠之状，顷时肿痛消散。又于气海中，大艾炷灸百壮，乃助下焦阳虚，退其阴寒。次于三里二穴各负三七壮，治足趾冷，亦引导热气下行故也，递处一方，名既济解毒汤。论曰：热者寒之。然病有高下，治有远近，无越其制度。以黄芩、黄连苦寒，酒炒，泻其上热以为君；桔梗、甘草，辛甘温上升，佐诸苦药以治其热；柴胡、升麻苦平，味之薄者，阴中之阳，发散上热以为臣；连翘苦辛平，以散结消肿；当归辛温，和血止痛；酒煨大黄苦寒，引其上行至巅，驱热而下以为使。投剂之后，肿消痛减，大便利。再服减大黄，慎言语，节饮食，不旬日良愈。

按语：此案为罗谦甫治上热下寒案。病人头面肿痛但身半以下皆寒，不难判断为上热下寒证，罗氏治病治法值得探究，他先于肿上刺络放血，灸足三里，后处方"既济解毒汤"，遵循《内经》"热者寒之"之法，用黄芩、黄连苦寒，酒炒，泄其上热以为君；桔梗、甘草，辛甘温上升，佐苦药以治其热；柴胡、升麻苦平，味之薄者，阴中之阳，发散上热以为臣；连翘苦辛平，以散结消肿；当归辛温，和血止痛；酒大黄苦寒引药上行，趋热下行。此方寒热并用，是《内经》"味厚者为阴，薄为阴之阳"理论的鲜活应用。

案七：秋官陈同野，元气素弱，脉细微而伏，用人参、白术、川芎、当归、陈皮、柴胡、升麻、炙甘草以升举阳气，用牛蒡、玄参、连翘、桔梗以解热毒。二剂，肿顿消而脉亦复矣。设以脉微细为纯阴，以肿为纯阳，药之鲜有不误者。

按语：此案中脉象微细为阴脉，用升举阳气的药物配伍清热解毒的药物，可治疗元气素虚的肿胀病。

案八：江篁南治给事中游让溪。嘉靖壬子正月，忽感大头风证，始自颈肿，时师以为外感而误表之，继以为内伤而误补之。面发赤，三阳俱肿，头顶如裂，身多汗，寐则谵语，绵延三日，喘咳势急。其亲汪子际以竹茹橘皮汤调散合白虎汤去人参，服一剂而减。次日用前方去寒峻药，至晚渐定，耳轮发水疱数个，余肿渐消，独耳后及左颊久不散。又次日以当归六黄汤为主，加散毒之药，延及二旬，顶巅有块如鸡子大，突起未平，及面颊余肿未消，有时头痛，大便稀溏。时二月中旬，江至，诊得左脉浮小而驶，右脉浮大近快，有勃勃之势。江按脉

证,当从火治,以生黄芪八分,白术、薏苡各一钱半,茯苓、黄芩各八分,生甘草三分煎,加童便服。次日脉稍平,然两颊犹赤,早间或觉头痛,盖余火未全杀也。黄芪加作一钱二分,薏苡加作二钱,顶块渐消。以后加生黄芪二钱,更饮绿豆汤、童溲,五剂而愈。

按语:察脉象为左脉浮小而驶,右脉浮大近快,有勃勃之势,为火有余也。

案九:靖康二年春,京师大疫,有异人书一方,凡因疫发肿者,服之无不效。方用黑豆二合,炒令香熟,甘草二寸炙黄,水二盏,煎半,时时呷之。

按语:此为治疫发肿之验方,用黑豆二合,甘草二寸炙黄,时时服之。

综上所述,可见周氏对温热暑疫疾病的病因、病机、证候、治法等方面,都有比较全面而深刻的论述。书中采辑了喻嘉言、张凤逵、吴又可等医家的论述,选择了《伤寒论》《温疫论》等有关原文加以注释发挥,结合个人见解,分析了各种病证的临床表现和治法,并收集了前人的典型病案作为佐证。周

氏的学术思想,对后世温病学的发展起到了重要的作用。

参考文献

[1] 岳冬辉.温病论治探微[M].合肥:安徽科学技术出版社,2013.

[2] 曹洪欣.温病大成第三部[M].福州:福建科学技术出版社,2007.

[3] 岳冬辉,毕岩,苏颖.清代医家周扬俊论治温病特色与贡献探析[J].中国中医基础医学杂志,2014,20(5):561-562.

[4] 万宇翔,熊乙霓,冯全生.周扬俊疫病学说拾缀[J].辽宁中医杂志,2013,40(10):2025-2027.

[5] 张一丹.郭谦亨教授治疗温病急重症验案四则[J].陕西中医学院学报,1991(4):39-40.

[6] 樊开周,何廉臣.验方妙用[J].浙江中医杂志,1997(6):288-295.

27. 郑重光（《温疫论补注》）

【生平传略】

郑重光（1638—1716 年），字在辛，号素圃，明末清初医家，享年七十九岁。郑氏因医术高超而在江浙一带享医名五十年，殁后亦不衰。据《道光重修仪征县志》第四十卷记载"郑重光，字在辛，事亲孝，尝割股疗父病，友爱兄弟，抚孤侄若己子，性颖慧，读书辄了悟，雅善方术，多治奇症，其子增贡生钟蔚能承其业，曾孙太学生枚，醇悫和厚，善守家学以医行世""殁数十年，黄童白叟无不知其名""郑素圃先生以医名世几五十年，远近公卿大夫延领恐后，国中托命者奔走阗咽其门，日不暇给"。《重修扬州府志》云："重光之医，克绍吴普、许叔微之脉，其学不在滑寿下。"郑氏医术之高由此可见一斑。

根据现有资料分析，郑氏习医属于自学成才，无明确的师承关系。郑氏跟古代大多数由儒而医的医家一样，有感于亲人病重，加之自身患病，对时医之医术深感失望后而发愤学医。康熙元年（1662 年）父亲病重，郑氏开始矢志学医，博览殚究《内经》《伤寒论》《温疫论》诸医书，又精勤好问，"遇前辈名家，莫不虚心质问"，并且"验之临证，以观其效""其有不效，则又参互考证"。在这种精神的支撑下，郑氏苦学五年，终于彻悟医理，临证施治，颇有法度，治奇病多获良效，于是医名大盛，对伤寒、温病尤多独到见解。

关于郑氏籍贯，一般认为郑氏为新安歙县人，即现在的安徽省黄山市歙县。此说的主要依据是其著作中序言和卷端落款等，如《伤寒论条辨续注·序》落款："康熙乙酉年（1705 年）冬月，新安郑重光述"，该书卷端有："歙邑方有执中行甫条辨，同里郑重光在辛甫续注"。《素圃医案·自序》落款："康熙丁亥（1707 年）小暑后三日，新安素圃老人郑重光题于守一斋，时年七十。"《温疫论补注·序》落款："康熙庚寅年（1710 年）孟夏月，新安郑重光在辛甫识"。本书卷端有："古歙郑重光在辛甫补注"。《伤寒论证辨·自序》落款："康熙五十年岁次辛卯（1711 年）仲冬月，新安素圃老人郑重光在辛甫识"。此外，民国 26 年（1937 年）《歙县志》卷十五《艺文志·书目》载："《伤寒论证辨》三卷、《伤寒论条辨续注》十二卷、《温疫论补注》二卷、《素圃医案》四卷，俱郑重光。"《伤寒论条辨续注·序》载："惟吾乡方中行先生《条辨》一书为最。"方中行即明代歙县名医方有执，郑重光称方有执为"吾乡"，遂认为郑氏亦是歙县人。

另一说则根据嘉庆十五年（1810 年）《重修扬州府志》卷之五十四《人物·艺术》载："郑重光，字在辛，仪征人，始居瓜洲（今江苏省扬州市邗江区），继迁府城。"另光绪七年（1881 年）《江都县志》卷之二十二《人物·笃行》、光绪十六年（1890 年）《重修仪征县志》卷四十《人物志·艺术》均列"郑重光"。《素圃医案·自序》曰："不佞寄居芜城凡三十年。"芜城，即广陵城，在今江苏省江都县境。由此认为郑氏乃仪征人，寄居江都，后迁扬州府城。《重修仪征县志》载："康熙四十八年（1709 年）举乡饮。殁数十年，黄童白叟无不知其名。"郑氏于康熙五十五年（1716 年）殁，时年七十九。郑氏育有四子，子郑钟蔚，为增贡生，继承其业。曾孙郑枚，为太学生，醇悫和厚，善守家学，以医行世。根据以上考证，郑重光在署名时均冠以"新安"地名，而在方志方面，《江都县志》《仪征县志》《扬州府志》对郑氏有较为翔实的记载，《歙县志》仅在《艺文志·书目》中收录了郑氏的作品。由此推断，郑重光祖籍应是新安歙县，而其出生于仪征，又寄居江都，后迁扬州府城。

郑氏生活的明末清初，战乱频仍，在一定程度上间接造就了医学的变革。正如清代医学家张璐云："甲申世变,黎庶奔亡,流离困苦中病不择医,医随应请,道之一变。"由于战乱瘟疫的流行,运用常规的伤寒法治疗效果不佳,迫使医家们不得不进行深入研究,温病学也由此萌芽,温病派开始形成,这其中最具代表性的医家就是吴又可,其所著《温疫论》影响颇大,后世医家多受其影响。由于政治原因,清代学术界讲究切理求实,注重收集资料和罗列证据,推崇"无征不信"的朴学研究方法。医学界受此风气的影响,"崇古"之风十分浓厚,医学著作多是对前人文献的注疏与诠释为主,此类著作虽然鲜有理论的阐述与发挥,但多会参以个人临床经验心得,对前人文献发挥的内容进行补充,因此也颇有临床实际意义,郑氏《温疫论补注》便是此类著作之一。

【学术思想】

（一）详细阐述温病与瘟疫的不同

1. 温病责之少阴,疫证责之三焦

郑氏所处的时代,温疫是时令病的统词。吴又可《温疫论》一书,亦将温、疫统称,名实相混,给后世造成了迷惑,给学习带来了不便。《内经》云"冬伤于寒,春必病温""藏于精者,春不病温""其热病内联肾,少阳之脉色荣颧前,热病也"。张仲景曰:"太阳病,发热而渴,不恶寒者,为温病。若发汗已,身灼热者,名曰风温。"李东垣曰:"春月木当发生,阳以外泄,肾水内竭……身之所存者热也,时强木长,故曰温病。"刘河间在张仲景温病戒汗、戒下、戒火熏的警示下特治辛凉之剂,以图成功。郑氏根据《内经》《伤寒论》以及刘河间、李东垣等医家对温病的相关论述,认为此乃病机为"冬不藏精"的时令温病与感受疠气、三焦传染的疫病不同,疫病"始于天行,盛于传染,衰于气化改革",由口鼻感受,中州受邪,上行极而下,下行极而上,内外壅塞,邪气炽盛,阴阳孤绝,此二病"一责少阴,一责三焦,病机治法,风马牛不相及。"吴又可《温疫论》提出的治法治则仅是为"二焦传染热淫时疫而发",可用于治疗三阳热疫,不得将此法混治时令温病,以免偾事。

2. 疫分阴阳,不得混治

吴又可在《温疫论》中言疫邪皆入胃腑,多阳证,阴证十分罕见,因此立方多主承气辈决而逐之。郑氏并不认同吴氏的观点,认为疫邪因人的体质的不同而导致疫病寒热不同。疫邪若侵袭真阳素亏或者素体阴盛之体,则会耗损人体阳气而虚寒愈重,此时阳脱在即,即刻应用回阳尚恐不及,岂可用苦寒下法再克伐真阳? 若疫邪侵袭禀赋阳旺者则致热证,此时当主以大承气汤泻土救水,临证时当灵活权衡。之所以出现混治的现象,还是由于后世时医温、疫不分,而吴又可《温疫论》又是为三焦传染热淫时疫而作,并未详细阐述《内经》、仲景厥少二阴温证。若将吴又可《温疫论》所载的方法治疗三阳热疫,当万举万当,若在临证中碰到"内发连脏之候",则应当"别会长沙经旨",以图万全。

（二）补注《温疫论》

《温疫论》作为一部重要的温病学专著,自成书之日起就受到了医学家的强烈关注。其首先提出了温疫的特殊病因——疠气,详细地阐述了温疫的九传治法,并分析了温疫与伤寒的不同。郑氏作为后辈医家,其辨治温疫的思想深受吴又可的影响。郑氏在学习及运用《温疫论》时,发现吴氏存在"时或意以执而遂偏,辞有略而不尽"的问题,因此结合自身学验,作《温疫论补注》一书,主要是对吴氏原书某些观点的说明、补充和纠正。

1. 对治法方剂的补充

《温疫论·自汗》:"若面无神色,唇口刮白,表里无阳证,喜热饮,稍冷则畏,脉微欲绝,忽得自汗,淡而无味者为虚脱,夜发则昼死,昼发则夜亡,急当峻补,补不及者死。"吴又可只云急当峻补,并未给出具体的治法方剂。郑氏补注当遵仲景意,用附子汤;若误汗亡阳,则当用真武汤救之。

《温疫论·虚烦似狂》:"时疫坐卧不安,手足不定,卧未稳则起坐,才着坐即乱走……元气不能主持,故烦躁不宁,固非狂证,其危有甚于狂也,法当大补。"吴氏云法当大补,然而未列具体方药。郑氏补充了未经汗下的黄芪建中法,下后烦躁的茯苓四逆法,以及因亡阳而振振欲擗地,需要急救的真武汤。

2. 对吴氏方剂的订正

《温疫论·下后反痞》:"疫邪留于心胸,令人痞满,下之痞应去,今反痞者,虚也……今愈下而痞愈甚,若更用行气破气之剂,转成坏证,宜参附养营汤。"郑氏认为,疫病下后反痞,为气分之证,不属于营分。吴氏参附养营汤中当归、地黄、芍药为血分

之药,用之不确。根据下后痞满兼症的不同,将方剂订正为心下满不痛的半夏泻心汤与心下痞而兼恶寒汗出的附子泻心汤。

3. 对证候治法的补充

《温疫论·发斑》:"邪留血分,里气壅闭,则伏邪不得外透而为斑。……设有下证,少与承气缓缓下之。若复大下,中气不振,斑毒内陷则危,宜托里举斑汤。"吴氏认为瘟疫发斑为热邪,治法当用下法。郑氏则补充道,温疫发斑寒热虚实均可发生,提出了治疗时要根据人体元气的虚实与否,脉象的有力无力来确定治疗方法,并补充了升麻葛根汤、犀角玄参汤、黄连解毒汤、大柴胡汤、附子理中汤、真武汤等方剂。

4. 对治法的订正

《温疫论·热邪散漫》:"温疫脉长洪而数,大渴复大汗,通身发热,宜白虎汤……脉微欲绝……此当急投承气缓缓下之,六脉自复。"郑氏订正为,脉微欲绝,不可杂进寒凉,脉沉细有力方可用承气汤下之,否则不能孟浪用之。

《温疫论·停药》:"服承气腹中不行,或次日方行,或半日仍吐原药,此因病久下失,中气大亏,不能运药,名为停药,乃天元几绝,大凶之兆也。宜生姜以和药性,或加人参以助胃气,更有邪实病重剂轻,亦令不行。"吴氏认为本病为失下所致,又提出天元几绝,当用生姜或人参以助胃气。郑氏则订正为误下胃冷所致,并将治法订正为回阳救逆,主以四逆汤加人参。

综上所述,郑氏在《温疫论补注》中,结合自己的临证经验与体会,有针对性地对吴又可的《温疫论》原文进行了系统的解释,纠正了某些错误的理论,补充了一些治疗方剂,并对原文进行了一些评论与注解。

【著作考】

郑重光《温疫论补注》约成书于清代康熙四十九年(1710年),并自序刊行。此刻本今已不存,其版本特征已无法考知。盖初刻本刊行之后不久,或因郑重光去世(1716年)而流传不广。目前发现的最早版本为清代同治三年(1864年)新镌刻本樊川文成堂藏版,中国中医科学院图书馆、山东省图书馆、齐齐哈尔市图书馆等均有收藏。清代光绪六年

(1880年)扫叶山房藏版,其扉页为增补温疫论。清代光绪六年(1880年)的襄陵乔文耀斋刻本、世恩堂俗吏藏版,此版本乃是根据清代同治元年(1862年)重刻本。此外,尚有清代光绪二十一年(1895年)扬州文富堂版、清代光绪三十三年(1907年)校经山房石印本。

【遣方用药】

(一)四逆汤

四逆汤出自《伤寒论》第323条:"少阴病,脉沉者,急温之,宜四逆汤。"其组成为:附子(一枚,生用,破八片),干姜(一两半),炙甘草(二两)。遣唐使带去日本所抄录的《古本康平伤寒论》此方名"回逆汤",也即"回阳救逆"之意。郑氏在疫病坏证的治疗中,十分重视阳气的作用,《温疫论补注》曰:"不待大汗、大下,固已急在亡阳,迄乎迁延失治,真气愈夺,虽比之阴证,即用回阳犹恐不及。"《素圃医案》中指出:"万物体阴而用阳,二气屈阴而伸阳,圣人贱阴而贵阳。人之身,阳不尽则不死,阴不胜则不病""尊《内经》之旨,补专事苦寒之偏,而予以和阴阳而遂生意,则是编也""余所以留热,以存阳也"。郑重光将四逆汤作为升阳温肾的代表方剂,常常根据疫病病情灵活加减运用。如《温疫论补注·呃逆》:"如果胃寒,丁香柿蒂散宣之,不若四逆汤功效殊捷。"《温疫论补注·停药》:"若更肢冷脉沉,即宜四逆汤加人参。"《温疫论补注·虚烦似狂》:"若下肢,病仍不解,即宜茯苓四逆法。"《温疫论补注·夺气不语》:"如表里无大热,而妄攻之,致四肢渐厥,危在旦夕,宜急回阳,惟四逆理中辈,庶可拯危。"似此等治法,郑氏书中比比皆是。

(二)真武汤

真武汤出自《伤寒论》。《伤寒论》少阴篇316条:"少阴病,二三日不已,至四五日,腹痛,小便不利,四肢沉重疼痛,自下利者,此为有水气,其人或咳,或小便利,或下利,或呕者,真武汤主之。"根据《伤寒论》条文可以看出,真武汤针对的病机为肾阳虚衰,致水气内停、通行不利。一方面比较侧重描写水气泛溢的层面,另一方面却侧重描写肾阳虚衰。在具体运用真武汤时,常常需要将这两方面具体结合起来一同理解才能达到全面。郑氏对于疫证失治误治,造成肾阳虚损,恶寒亡阳,振振欲擗地

等症,往往借用真武汤救逆。如《温疫论补注·自汗》："若恶寒亡阳,准误用大青龙汤法,以真武汤救逆也。"《温疫论补注·虚烦似狂》："甚者,即伤寒振振欲擗地之状,乃亡阳也,当用真武汤救急。"

（三）理中丸

理中丸出自《伤寒论》,又名人参汤。其组成为:人参、干姜、甘草（炙）、白术各三两。方有执《伤寒论条辨·辨霍乱病脉证并治第十》曰:"理,治也,料理之谓。中,里也,里阴之谓。参术之甘,温里也,甘草甘平,和中也,干姜辛热,散寒也。"理中汤是温中散寒的名方,其疗效卓著,郑氏将之广泛运用于疫病的治疗当中,并且在其基础上根据临床的需要加减化裁,扩大了其应用范围。如《温疫论补注·发斑》:"元气素虚,先有欲事,适感瘟疫,凉剂过甚,寒伏于下,逼其无根失守之火,熏灼肺胃,而发阴斑,脉或散大,或沉细,其色淡红,惟手足多而胸背少,头面皆无,当仿伤寒治法,以附子理中汤,得温补之剂,阳回而阴火自降,此治本不治标也。"《温疫论补注·蛔厥》:"若已汗下,身无大热,不渴时烦,或病久不食而吐蛔者,定属虚寒,理中辈又所必需。"《温疫论补注·蓄血》:"若证见虚寒,非理中建中,何以救危殆乎。"

郑重光有感于吴又可《温疫论》中所述的"阴证罕有而不计肾阳素亏",详于阳证而略于阴证,于是结合自己的临证经验对其进行了补注。在郑氏治疫体系中,十分强调阳气的生理作用,其《素圃医案》云:"尊《内经》之旨,补专事苦寒之偏,而于以和阴阳而遂生意。"郑氏临证以温补见长,对温补方剂特别是仲景温补方在疫证中的运用颇有心得,郑氏重视阳气,善用附子温补命火,附子欲达到至阴以助少火生气,使北方之坎水能正常发挥少火生气之生理功能,配合干姜纳阳归肾,强调阳为阴主,治疗主张温阳益火之剂,阴证扶阳,阳证益阴,擅用四逆汤、理中汤、真武汤等,加减灵活,补充和完善了吴又可《温疫论》,形成自身独特的治疫体系。

【学术传承】

郑重光的治疫思想远绍张仲景、王叔和,近师吴又可《温疫论》。郑氏尊先贤而不拘泥古,其《温疫论补注》一书,其确者发扬之,其误者订正之,其不足者补充之,形成自己独特的治疫思路。瘟疫一症,古无专书,不过微见其意于伤寒书中。世人咸熟读伤寒,以为百病俱不外于六经,讲明伤寒,余症悉可类推。不知瘟疫四时皆有,伤寒惟冬至后间或有之,伤寒甚少,而瘟疫十居八九。伤寒是寒,瘟疫是热,其感受施治有霄壤之分,若以伤寒方治瘟疫,罔不毙者。

郑氏生活在明清时期,战乱瘟疫频发,特殊的社会环境间接促进了中医瘟疫学说的发展和成熟,1642年,吴又可《温疫论》的成书问世标志着中医温疫学说的成熟。吴氏创立这一学说后,郑重光同其他温疫学说的推崇者共同组成中医温病学的特殊派别——温疫学派,此学派的学说构成中医疫病学的主要内容。以温疫学派的医家各出手眼,推阐发明,著有成书,瘟疫一门于斯详备,活人实多。郑重光本人也作为温疫学派的重要学术传承人之一,不仅坚守了此学派认为的疫病大多是热证,更是突破了疫病寒证很少的理论,提出了寒疫的治疗原则,并且在此基础上潜方用药,颇具心得,进一步将温疫学派发扬光大。郑重光与其他温疫学派的学术传承人一起,重实践而有所突破,通过不懈的努力,使清代的瘟疫学说日趋成熟,这也标志着有两千多年发展历程的中医热病学说形成了完整的体系。

【医话与轶事】

《扬州府志》谓郑重光之医,克绍吴普、许叔微之脉,其不在滑寿下。《江都县志》以入"笃行传",《仪征续志》虽入"方技",但以泛辞誉之。太史公为扁鹊司马季主作传,必详述其技,盖人以技传,不详其技,不如录其人也。其论最合著述之要。近代文人为医家作传,往往以虚辞称扬,不能历叙其治验,即叙治验而不详方案,皆未知纪述之体裁也。（出自《冷庐医话》）

可见郑重光的学术经验绝非空谈,同时也反映郑氏因医术的高超在当地名噪一时。其对温病学的学术发展做出了贡献,成为温疫学派的一大家。

【医案选介】

郑重光对后世临床辨治疫病的巨大贡献,不仅在于将其治疫经验悉数总结传播于世,更加难得的是其将临床辨治验案的难症、重症、验症总结,著以《素圃医案》以示后学。现举例如下。

案一：赵宅寡居蒋氏，年四十外，五月得时疫伤寒，初医未辨时疫，概作伤寒正治，发表有汗而热不退，再用清热，即干呕吐蛔。七日后延余往治，脉弦数而无力，余曰："此时疫证，仍邪自里发于表，非若伤寒自表而传于里也。初因误汗，徒伤正气，清热必定寒中，以致干呕吐蛔，急宜温中安蛔，免邪入里。"即以小柴胡汤加炮姜，去黄芩。四剂呕止蛔安而经水适至，夜则谵语，即前方加当归、赤芍、红花，作热入血室施治。至十一日，乃大战汗出而解，已身凉脉静，一日一夜矣。忽复烦躁，面赤戴阳，渴欲冷饮，赤身跣足，或歌或哭，谵妄如狂。他医有谓汗后余热未尽，当用竹叶石膏汤者；有谓汗虽出而里未通，宜用承气者；又有谓余先误用炮姜热药贻患者，议论杂出。余答曰："皆不然。初因邪未出表而误汗，以伤阳气，致中寒干呕吐蛔，又值行经而伤阴血，气血两虚，故出战汗。幸战而有汗，邪方外解，若战而无汗，正属不治。今身不热而脉反大，乃真阳外越，不急用参、附，必再战而脱。"余主用四逆汤加人参，煎成而不敢服，瞬息间，病人索被恶寒，方信余言。即以前四逆乘冷灌之，面赤渐淡，就枕略睡片刻，醒则又躁，即急煎如前大剂，亦用冷饮，方熟寐一时，及醒，问前事全然不知，反倦卧于床，不能昂首矣。用参、术、炮姜，一月方瘳。

按语：郑氏根据《温疫论》瘟疫九传的理论，确定本病为自里发表，非伤寒之自表传里，因医者失治误治，处以清热药而寒中，因此处以小柴胡汤，去黄芩加炮姜，又因经水适来，夜而谵语，此为热入血室，故加活血养血药治之。至若忽现谵语如狂，面赤渴饮，则一派三阳热证表现，而对于亡害危殆的三阴证等似是而非的表现，却往往最见医生辨证功力。郑氏根据前后病情之转归，以及身不热而脉反大，显系真阳外越，故处以四逆汤加人参，虽众见纷纭，郑氏却力排众议，见定不移，重用参、附、姜，月余而瘳。此案可见郑氏治疫得力于《伤寒论》《温疫论》，以扶阳为先，以脉象为据，以症候为参，体现了其深厚的治疫经验。

案二：余青岩广文令眷，年近三十，夏初得时疫伤寒，初起不恶寒，但发热身痛目赤，用败毒散，二日微汗，而热不退，延至六七日，身发稠密赤斑，狂乱谵语，声变北音，发则不识人，似属阳明热证，但脉细如丝而弦紧，口虽干而不渴，有议用凉膈、化斑者，余以脉为主，作时疫阴斑亡阳危证。幸程至飞

团弘春，定议金同。主以真武、理中合剂，重用参、附者五日，阳回斑散，始克有生。

按语：症候真假之辨，在疫证治疗中意义重大。尤其在表象都是热证表现的情形之下，郑氏在参合病人症状的基础之上，舍症从脉，断定此病人为时疫阴斑之病，亡阳危殆之候，从而避免清凉之法误治伐阳，而以真武汤合理中汤治疗此疾，使斑散阳回，转危为安。可见其凭脉辨证的胆识过人，在脉症不相合时，郑氏进一步指出要"凭脉不凭证"，通过脉象来透过繁杂的表象，发现疾病的本质，达到拨乱反正之功，可见这种以脉辨病机的思想是郑氏辨识疫病阴阳之机的重要方法。

案三：辛酉仲夏，予迁郡城之次年，其时疫气盛行，因看以贫人斗室之内，病方汗出，旋即大便，就床诊视，染其臭汗之气，比时遂觉身麻，而犹应酬如常，至第三日病发，头眩欲仆，身痛呕哕外，无大热，即腹痛下利，脉沉细而紧。盖本质屡弱，初病邪气即入少阴，脉证如斯，不得不用姜、附、人参以温里。如此六七日，里温利止，而疫气遂彰，谵言狂妄，胸发赤斑数点，舌苔淡黄而生绿点，耳聋神昏，脉转弦数，此由阴出阳，必须汗解之证也。病剧会真州，诸医束手不治。适山紫家叔来探问，数当不死。余忽清爽，细道病源，谓非正伤寒，乃染时疫，缘本质虚寒，邪气直入少阴，服参附里气得温，逼邪外发，但正气甚弱，不能作汗。今脉弦耳聋，邪在少阳，乞用小柴胡汤本方，加人参三钱，必然取效。山紫家叔遂照古方，一味不加增减，而入人参三钱，一剂得寐，再剂又熟寐。夜又进一剂，中夜遂大汗至五更，次日即霍然矣。继服人参半斤始健。

戊寅年九月杪，余年六十一矣，又染时疫，初则巅顶微疼，夜则两腿酸痛，次日即呕哕，午后寒热似疟，而无汗解，夜半热退，邪气混合三焦，难分经络，若六七日不得汗，势必要死。预召门人熊青选，授以治法。而脉弦紧无常，寒则细，热即数，漫无专经。惟以初病巅疼，作厥阴病治。用桂枝、细辛、赤芍、半夏、姜、附、吴萸、人参、甘草，解肌温里。如斯五日，病不减而增剧。至六日，中夜寒热不得汗，烦躁欲死。与门人商之，余非邪气实不得汗，乃正气虚不能汗也。以人参三钱，生姜三钱，仿露姜饮法试之。煎服颇安，渣再煎服，有欲睡之机，而胃中饥甚，索米饮。家人见热甚不与，余勉起床，取糕数片，索汤，家人不得已，与汤一碗，将糕泡化，尽食之，觉胸中

泰然,就枕片刻,即汗出,自顶至踵,衣为之湿,至五更汗方敛,次日即全解矣。经云:汗生于谷。良不诬也。以此征之,时疫邪不传胃,不能尽绝谷气。

按语:上两案,均郑氏自感时疫而自治验案。疫邪侵袭人体,人体阳虚体质,故病邪直中少阴,故起初用温热药以托邪外出,使邪气从三阴而出三阳,冀其汗解。然而,郑氏素体正气虚弱,邪气留恋三阳而不能作汗而解,故表现出三阳见证而缠绵不愈。医者苟无定见,见三阳见证而误用寒凉而伤阳,或滥用表药而误汗,则祸不旋踵。郑氏于此等病证,常常能透过症候的繁芜表现,把握疾病本质,故用人参、生姜等鼓舞正气,缠绵之邪一汗而散,遂收全功。从上两案可以看出,郑氏认为疫邪因人的体质不同而导致病发阴阳的不同。禀赋厚者感受疫气而发热证,禀赋薄弱者疫气侵袭则消耗人体阳气而致虚寒见证,疫证常常多见阴证,虚寒疫证常被误治,宜急用参、附、姜等以回阳救逆,若稍有差池则致阳脱。

综上所述,郑重光《温疫论补注》之经验对于当今临床预防和治疗疫病,具有实际的指导意义和临床参考价值,是一部值得深入研究和继承的古典医籍。《温疫论补注》一书特色鲜明,探病求源,根据瘟疫之病因病机,总结出温病责之少阴,疫病责之三焦,对于寒疫应以温肾回阳为急务,则重用附子、干姜并兼顾扶正回阳的治疗原则,开拓了寒疫治疗的新门径,为温病学的发展做出了贡献。今年全球暴发的新型冠状病毒肺炎,仝小林院士便将其被命名为寒湿疫,可见郑氏理论至今仍具有一定的指导意义和参考价值。

参考文献

[1] 周仲英,于文明.中医古籍珍本集成温病卷温疫论补注[M].长沙:湖南科学技术出版社,2014.

[2] 郑重光.温疫论补注[M]//熊益亮,林楠.中医古籍珍本集成:温病卷.长沙:湖南科学技术出版社,2014.

[3] 张璐.张氏医通[M].北京:中国医药科技出版社,2011.

[4] 郑重光.伤寒论条辨续注[M].北京:中国中医药出版社,2009.

[5] 柯琴.伤寒来苏集[M].北京:学苑出版社,2009.

[6] 方有执.伤寒论条辨[M].太原:山西科学技术出版社,2009.

[7] 江苏府县志.中国地方志集成(道光重修仪征县志)[M].南京:江苏古籍出版社,1991.

[8] 郑重光.伤寒论证辨[M].扬州:江苏广陵古籍刻印社,1988.

[9] 郑重光.素圃医案[M]//裘庆元.珍本医书集成.上海:上海科学技术出版社,1986.

[10] 阿克当阿.重修扬州府志:卷五十四[M].刻本.1810(清嘉庆十五年).

[11] 熊益亮,陈丽,刘珊,等.新安医家郑重光生平考[J].安徽中医药大学学报,2016,35(5):8-9.

28. 郭右陶（《痧胀玉衡》）

【生平传略】

郭志邃，字右陶（生卒不详），清初檇李（今浙江嘉兴）人。郭右陶出身于儒门世家，从其高祖开始，郭家数代治儒。郭右陶自幼勤奋读书，一心治学，希冀能继承祖业。郭右陶少时就胸怀大志并能体恤民生之疾苦，曾立下为"愁者解困、危者苏命"之愿。由于身处明清更迭乱世，经儒治国之术无从施展，他曾说"夫君子生于斯世，不屑为天下无所用之人，则必求为天下所必需之人，故君子不为良相，则为良医。盖良相济世，良医济生。其所以行我心之不忍者，事有相符，而道有相类也"，于是转从医学。他遍阅仲景、东垣、丹溪诸家医论，颇有己见，后因战乱流徙至江淮、吴越一带。

17世纪中叶，江南地区一度疫病流行，痧症频发，郭右陶在痧症发蒙论中对此有详细记录，谓："迩来四方疫气时行，即今丑寅年间，痧因而发，乡村城市之中，俱见有此等症，或为暗痧，或为闷痧，或为痧痛，或为落弓痧、噤口痧、扑鹅痧、角弓痧、盘肠痧，或又因伤寒、疟、痢，与夫胎前产后等症，而兼痧发，甚至阖门被祸，邻里相传，可不重悼。余尝遇此等症，临危急救，难以屈指。"当时众多医家对该病认识不足，乏救治方法，危害甚广。郭右陶认为痧症为天地疫气所致，发病甚暴，变化甚速，辨治失宜则症转凶险，而世间无专著论述，便萌发了研究痧症以济世的想法。遂搜求前人有关学术治验，钻研《内经》《针灸甲乙经》与仲景学说，并向杏林先辈、贤异隐人请教，终于领悟痧症变端、纲要及相应措施，并验之于临床，疗效颇著。正如其在本书自序中云："惜专籍无传，沉埋日久，而古人精秘尚未出也。余日夕究心，始悟痧胀变端，总其大纲，撮其要领，遂得历历措施，无不响验。"郭右陶为救治更多

人于危难之中，"恐前人无论，难启后贤，因著为集，仍不敢秘，以公诸世。"决定将毕生所学及经验编辑成卷，以飨后人。

康熙十三年甲寅（1674年），郭氏完成《痧胀玉衡》上、中、下三卷的撰写，初刊于康熙十四年乙卯，康熙十七年戊午（1678年），郭右陶有感于"书中凡叙痧说，似已具详，两年来痧之变幻，更有隐伏于别病中者，伤人最多，非为世所罕识，尤余前书之所未及，因又有痧刻之续，凡以因时所犯，略采异验为集。"续刻名"痧胀看法"，补前卷之未备，再刊时并入前刻中列为"卷后"。合成《痧胀玉衡》一书，全书合为四卷，计七万余字。该书提纲挈领，立说定义，明列治验，广搜文献，不仅内容丰富，实践性强，且提出诸多创新之治法，如郭氏提倡刮痧放血法，至今仍有广泛应用，极具特色。

【学术思想】

（一）主要内容概论

全书分为上、中、下三卷，上传列痧胀发蒙论、痧胀要语及痧胀脉法。痧胀发蒙论为全书总纲，提出治痧三法：痧在肌肤者刮之；在血肉者放之；痧胀危症，以药济之。痧胀玉衡要语诸篇详载痧症病因、病机、证候、诊断、鉴别诊断、治则、治法、禁忌等基础理论。痧胀玉衡脉法诸篇着重鉴别诊断，同时提出方书脉句宜参、脉贵审于几先、痧脉决生死法。卷末又细述发蒙论所不尽。中卷列各种痧证及案例治验，主要结合实际治例阐发各种具体疹症的因、证、脉、治等，共载痧证45种。除角弓痧、胎前痧痛论、疯痧外，均附以治疗验案。其他诸病如不兼痧者则不在论述范围；又一般心腹疹痛，简单刮痧放血即愈者论述亦从简。全书并录医案212则。下卷继续列举霍乱痧等实际案例治验，并附玉衡备用

要方。载述治痧常用方剂、煎服方法,共载汤、丸、丹、散记56方,另载便用方7首、绝痧方。各方的说明涉及功效主治、组成、制法、用法、用量、加减、注意事项等。

药性便览载有治痧药物七十余种,痧症忌用、禁用药物二十余种,并逐一点评其对痧症治疗的利弊,简明扼要。后卷前有续序。后卷载有郭氏补撰的一些痧症证治内容,其中对兼证和辨证的治法尤多,如麻疹兼痧胀、痧胀兼麻疹、痧类阴证、呃逆痧、盘肠痧、口舌兼痧、筋骨疼痛痧等,可补前三卷之未备。

(二)病因与病机

1. 病因

郭右陶认为,痧症为病,不同于一般外感,而是感受一种痧毒之气所致。这种痧毒之气属时行疫气、疠气、秽气,多于夏月暑热时作乱。在传感途径上,郭氏承袭了明代医家吴又可"戾气自口鼻侵入人体"之说,认为"痧症寒热不由外感,往往毒从鼻吸而入,搏激肌表","是时行之气所感,由呼吸而入"。

郭右陶认为痧兼秽气、暑气、寒气而言,扩大了病因范围。其发病有不同情况:"先吐泻而心腹绞痛者,从秽气痧发者多;先心腹绞痛而吐泻者,从暑气痧发者多:心胸昏闷,痰涎胶结,从伤暑伏热痧发者多;遍身肿胀,疼痛难忍,四肢不举,舌强不言,从寒气冰伏过时,郁为火毒而发痧者多。"说明感邪之后,可即时而发;亦可伏于肌肤、血肉间为伏热火毒,乘机而发。后者至春秋而发,变为瘟症,又名瘟痧。

痧症发病与体质因素亦密切相关。其一,先患他病则痧症易发:"有或因病,而感夏月暑热时行之气;有或床第不洁,秽恶冲人,而兼之平时伏毒深藏,一时痧症均可乘隙窃发。"由此书中多有"痧缘痢生"一类说法。郭氏还认为,痘疮、麻疹一类时行疫病,如果感触秽气,即可变为痧症。其二,如果素体亏虚,则痧症更易反复发作:"痧症多犯者,由元气虚,则易感触邪气……痧之易感,必由于胃气本虚,遂乃数犯。"

2. 病机

痧症的主要病机为热毒逆乱,气血壅闭。痧毒之气为热毒之邪,侵入机体后,热毒不但逆乱攻窜

为患,又导致气血壅闭。邪在气分,或作肿作胀,或升发头面四肢;邪入血分,则为蓄、为瘀。如遇食积、痰火之类,更易结聚而不散。郭氏反复强调痧症属火热之证,所谓"痧症之发,未有其寒者矣"。但也有一种寒痧,典型情况是旅行中感暑热之气,而过饮山涧凉水,顿生危殆。这是由于痧毒攻心,服寒饮太过,而痧毒随冰寒凝结于心胸而致,其实是由热证转化而来。如果因患痧热之症而药食过于寒凉,再有食积、痰血内阻,以至痧毒反冰伏凝阻于中,也可出现类似寒痧之象。痧症有时还会出现真热假寒的情况。如痧症有时会有恶寒发热之象,这是由于痧毒之气搏激于肌表,毒热郁隔于里,阳气不得外达而致,系内真热而外假寒,并非是外感风寒的表寒之证。这种情况也可以说是一种真实假虚之象,因为外感多为表虚邪侵而致,而痧症是由于毒从鼻吸而入,"肌表必实",所以才会出现热毒之气内胀、无从而泄的情况。临证如遇这类真假疑似之象,尤需审慎辨别。总之,痧症的主要病机为热毒逆乱,气血壅闭,从八纲的角度概括,痧症属里热实证。

(三)证候特征

以脏腑而言,初感痧气,可见咳嗽,这是肺经受伤,并非外感伤风。痧毒入于半表半里,可见胸中作闷,或呕吐,并导致腹痛。入于里,可见欲吐不吐,欲泻不泻。如果痧毒冲心,则心胸大痛;痧毒攻腹,则肠道大痛。痧毒入深,痧气壅阻,可逆攻心胸,见发晕昏闷。

以上下内外而言,痧毒上攻头面三阳,可见目闭耳塞,面色红黑,头面虚肿,头眩内热,或半边头痛,心烦不安,甚则痛入脑髓,昏闷不省人事;若上凌肺金,可见气逆发呛而咳嗽,痰涎上涌,或呕哕恶心,或心胸烦闷。痧毒流注于下,可见十指青黑、手肿、足肿。痧毒壅滞于内,可致食结、痰结、血结、吐蛔、泻蛔等。痧毒流散于外,可发大肿、大毒、流火、流痰等。郭氏曾慨叹道:"痧之为怪,更有甚于痰也。"

以气血而言,痧毒入于气分则闭塞不通,作肿作胀。入于血分则壅蓄为瘀,又有凝、壅、聚、结的轻重之别。凝为初犯之症,凝多而塞即为壅,聚指血壅或左或右,结指血滞一处。结为重,聚次之,壅又次之,凝为轻。痧毒入血,既可导致心痛、胁痛、腹

痛、腰痛、盘肠吊痛、手痛、足痛、遍身疼痛诸痛证,又可发为鼻红、吐红、泻血、便血等血证。

(四) 诊断

1. 常见症状

痧症最为常见的典型症状是腹痛吐泻,心烦昏闷,痰喘声哑,遍身肿胀或麻痹不仁,痧筋显现等。其脉象多洪数,或沉伏而紧,或大或洪实有力。

痧毒入于大小肠,多发腹痛。轻者微微绞痛,胀闷非常;重者绞绞大痛,或如板硬,或如绳缚,或如吊拽,或如锥刺,或如刀割,痛极难忍。郭氏称为盘肠痧,也有医家称之为"绞肠痧"。如明代医家秦昌遇曾有记述:"痧胀腹痛之症,忽尔胸腹胀痛,手足厥冷,指甲带青,痛不可忍,不吐不泻,或吐或泻,按之痛甚,俗名绞肠痧,此即痧胀腹痛之症也。"吐泻则是由于痧气上下冲激而致。

心主血,痧毒入于血分,故易攻心。痧症昏迷不醒,即是毒气犯心,壅塞心膈所致,临证最需提防。这又分两种情况:一种称为痧气冲心,属邪在气分,可见胸腹时痛时止,痰涎壅盛,昏迷烦闷,但症情相对较轻,尚可救治;一种称为痧毒攻心,为毒入血分,则胸腹大痛不已,昏沉不醒,此时毒邪极易攻坏脏腑,所以病情甚为凶险。

痧气壅盛于气分则痰涎胶结,若阻逆气道则声哑。遍身肿胀或麻痹不仁,是痧毒滞塞于经络血肉之间,气机失之转运而致。

2. 辨脉

首先要辨脉,"而明其最要者,须看脉之真假,认症之的确,然后投剂必当,用药无虑"。有脏腑经络之痧与外感内伤之痧脉症的区别。脏腑经络之痧脉象为肺痧芤而浮,心痧芤而散,脾痧芤大而滑实,肝痧弦长而动,肾痧沉细而动止不匀,大肠之痧类于肺而长,小肠之痧类于心而细,胃之痧类于脾而紧,胆之痧类于肝而数,膀胱之痧类于肾而浮虚,三焦命门之痧脉必怪异;痧毒搏激于经络、血肉之分,故脉洪数,或大而无伦,或洪实有力;痧毒之气阻抑于经络、血肉之间,故脉沉伏而不见。外感内伤之痧脉象为伤风之痧多沉微,伤寒湿之痧多沉细,伤暑之痧多洪滑而疾数,秽触之痧多变异不常,伤食之痧多战动,伤气之痧多沉伏或形如雀啄,伤血之痧多芤滑。总之,脉证不符,多半为痧。急痧脉多沉伏,或沉细滞涩;慢痧脉多濡滞,或弦滞。《痧胀玉衡》有"痧脉十二经辨""痧脉要诀"专节论痧脉。

3. 察舌象

痧症本身并无一类特异性的舌象,如患痧症时的舌苔也不过是病性寒热的征兆而已。所以在痧症的诊治中,应先全力治痧,待痧毒退后再据舌苔之象善后。另外,在痧症病人昏迷不醒、口不能言时,可通过观其唇舌来辨别病情之寒热轻重,即色淡红者有热,病情较轻;色黄者为内热,病较重;色黑者知热极凶。由于痧症本身症情复杂,加之病情传变以及痧似他证、他证似痧、他证兼痧等种种情况,以致《痧胀玉衡》中冠以痧症名目者达四五十种。不过,由于有痧筋这样的标志性体征,因此痧症的症状又具有一定的典型性。

4. 识痧筋

痧筋是指常发于腿弯、肘弯上下怒张的静脉,呈深青、紫色或深红色,这是痧症的一种典型体征。痧毒入于气分,痧筋可不现;若入于血分,必有痧筋。辨识痧筋可以作为诊断暗痧的重要指征之一。痧筋的辨识,是确诊痧症的一种重要方法,也可以说是痧症诊断的一种特异性方法。痧筋的有无,对痧症能否确诊具有决定性作用。因此,郭氏一再指出"医家当识痧筋",反复强调辨识痧筋的重要性。郭氏指出:"吾观世有暗痧而人不识,往往多误,则曷不取痧筋以验之;盖针锋所刺不过锋尖微微入内,有痧毒方有紫黑血流,若无形者,其锋尖虽刺,点滴全无,故痧有痧筋可辨,亦如别病之有别症可辨也。""痧症轻者,脉固如常,重者,脉必变异。若医家但识其脉,不识痧筋,势必据脉用药,而脉已多变,则实病变虚,虚病变实,诚不可恃。曷若取脉症不合者,认痧筋有无,有则据痧用药,无则据脉用药,乃无差误。故余谓医家当识痧筋。"

5. 分经络

"腰背巅顶连风府胀病难忍,足太阳膀胱经之痧也。两目红赤如桃,唇干鼻燥,腹中绞痛,足阳明胃经之痧也。胁肋肿胀,痛连两耳,足少阳胆经之痧也。腹胀板痛,不能屈伸,四肢无力,泻泄不已,足太阴脾经之痧也。心胸吊痛,身重难移,作肿,作胀,足厥阴肝经之痧也。痛连腰肾,小腹胀硬,足少阴肾经之痧也。咳嗽、声哑,气逆发呛,手太阴肺经之痧也。半身疼痛,麻木不仁,左足不能屈伸者,手太阳小肠经之痧也。半身胀痛,俯仰俱废,右足不能屈伸者,手阳明大肠经之痧也。病重沉沉,昏迷不醒,或狂言乱语,不省人事,手少阴心经之痧也。或醒、或寐、或独语一二句,手厥阴心包络之痧也。胸腹热胀,揭去衣被,干燥无极,手少阳三焦之痧也。"

(五) 治疗

1. 长于攻邪

以表里而言,痧症虽属里证,但其病邪袭人,也有一个自外至里的过程,病位也有所不同,治疗须依病位而定:"若痧在肌肤,当刮即刮。痧在血肉,当放即放。痧在肠胃经络与肝、肾、脾三阴,当药即药。若痧气肆行,不拘表里,传变皆周,当三法兼用。以寒热而言,痧症属热证,内热者,宜攻其里;表热者,宜透其肌。"

以虚实而言,无论病人体质是虚是实,痧毒袭人,总为邪实之证,故以驱邪为首务。"人有痧毒,亦无不先驱之为是也。故痧发不论虚实,驱毒在所当先……此痧之所以有实而无虚也"。

如果是痧症兼夹有其他病证,则以痧症为标为急,他病为本为缓。细辨正虚邪实、标本缓急之后,先治其标实、后理其本。虚痧症不但在标本缓急的意义上属急,其发病本身也往往表现为急证,容易出现痰喘呼吸困难、二便不通以至昏迷不醒等危急之症,此时更应积极救治。如昏迷不醒时,应先以急救方药治之,消散其邪热、秽气、食积、痰血之因,"俟其稍醒,然后扶起,再行别法疗治"。

2. 治痧三法

郭右陶治疗痧症,归纳为刮、放、药三法:"其治之大略,有三法焉:如痧在肌肤者,刮之而愈;痧在血肉者,放之而愈,此二者皆其痧之浅焉者也,虽重亦轻。若夫痧之深而重者,胀塞肠胃,壅阻经络,直攻乎少阴心君……即欲刮之放之,而痧胀之极已难于刮放矣。……痧症至此,信乎非药不能救醒,非药莫能回生。则刮放之外又必用药以济之""凡气分有痧宜用刮,血分有痧宜用放,此不易之法。至脏腑经络有痧,若昏迷不醒等痧,非放刮所得治,兼用药疗之又足怪也""肌肤痧,用油盐刮之,则痧毒不内攻。血肉痧,看青紫筋刺之,则痧毒有所泄。肠、胃、脾、肝、肾三阴经络痧,治之须经络脏腑,在气在血。则痧之攻内者,可消、可散、可驱,而绝其病根也"。也就是说,痧在肌肤或入于气分,应采用刮的方法,使痧毒尽透肌表而出。痧在血肉,痧毒难以

外透肌表,应采用放的方法,使痧毒随血而出。刮、放部位一般于痧筋显现之处。有时痧筋隐而不现,需查找原因先行针对性治疗,使痧筋复现,痧气中散行,而后刮放。如果是痧至脏腑经络甚而昏迷不醒,或经刮放而痧毒不尽,则应选取祛热逐邪解毒、顺气活血等类方药治疗,"借草木以挽凶危"。当然,临证时不能将此三法机械割裂开来,应视病情而定单用或合用,至若"痧气肆行,不拘表里,传变皆周,当三法兼用"。

刮法,《痧胀玉衡》所载刮法的具体方式为:"背脊、颈骨上下及胸前胁肋、两背肩臂痧,用铜钱蘸香油刮之,或用刮舌子脚蘸香油刮之。头额、腿上痧,用棉纱线或麻线蘸香油刮之。大小腹软肉内痧,用食盐以手擦之。"这类方法在民间发展得更为丰富,如运用器具还有边缘光滑的嫩竹板、瓷器片或碗的边缘、瓷酒杯、小瓷汤勺、银圆、玻璃、毛发等。此外,还可用医者的指甲,如清代医家夏云集所用之"夏法":"刮者,医指挨皮肤,略加力而下也"。所用润滑剂除香油外,还有其他食用油、桐油、酒及清水等。

放法,放法又称刺法,凡痧有青筋紫筋,或现于数处,或现于一处,必须用针刺之,先去其毒血。郭氏总结出10处常见的放痧部位,即头顶心百会穴、印堂、两太阳穴、喉中两旁、舌下两旁、双乳、两手十指头、两臂弯、两足十趾头与两腿弯。刺时只需针锋微微入肉,不必深入。刺头顶心时,须挑破略见微血即可,不可直刺。有些部位则不能采用放刺法。放痧的器具,郭右陶最为推崇银针,他说:"余惟以银针刺之,则银性最良,入肉无毒,以之治至深之痧毒,不尤愈于铁针乎?此余所以刺痧筋者,独有取乎银针也。"运用放法时需要注意的是,有时痧筋并不明显而呈微现、乍隐乍现,甚至伏而不现的情况,这往往是由于痧毒壅阻于脏腑经络之间而致。若勉强刺放,或刺而无血,或虽有微血而点滴不流。此时的治疗原则,是必须先采用药物等其他治法,使痧筋显现后再用放法。

药法,所谓药法,即采用方药进行治疗,这是相对于刮、放等外治法的内服方法。经过刮放之后,肌肤血肉之毒已除,但脏腑经络之毒仍有未尽,这就需要采用治疗痧症的专门方药继续进行治疗,才能达到治愈疾病的目的。需要注意的是,采用方药治疗,首先要在肌肤血肉之痧毒经刮放尽后才能进行,否则很可能用药不效;其次,要辨证准确、用药

得当,如"轻者用药不可重,重则恐伤本原;重者用药不可轻,轻则治之不效"。另外,由于痧症症情复杂,如犯在气分有兼痰兼血,在血分有兼食兼积,或又有兼外感内壅等,用药需考虑周到,所以郭氏又有"痧胀用药不厌多"之说。由于痧症的主要病机为热毒逆乱、气血壅闭,所以调理气血可谓治痧的要术。

3.诸痧治疗

痧症发病时可有不同的症状表现,如伤风咳嗽、腹痛、半身不遂以至昏迷等;又有痧似他证,如痧似麻疹等;他证似痧,如诸痛类痧等;他证兼痧,如伤寒兼痧、疾喘急兼痧、劳弱兼痧、疟疾兼痧、胎前产后痧等。凡此种种,《痧胀玉衡》中均对其证治予以专门详述,尤其在书中所载医案中有生动体现。《痧胀玉衡》录有郭右陶经治的 212 则医案,这些医案是郭氏系统医药理论和丰富临证经验的集中反映,具有较高的学术水平,足资痧症研究者和临床医生借鉴。

(六)禁忌及病后调理

痧症的禁忌,主要是禁饮食温热如热汤、热酒、热粥及其他温热饮食等,不论病人体质虚实或有无兼夹之症,均在所禁。这是由于患痧后进食温热,易与痧毒结成痧块,导致病情复杂而难于治疗。需要注意的是,在经过治疗病情有所缓解但尚未痊愈时,仍要守此禁忌,否则很容易导致痧症复发加重,此时除禁食温热外,还不可进食过早,以免食物与未尽之痧毒相裹,结于胸腹而难以解散,可视情况以忍耐一二日为宜。另外,痧气未尽,也不宜服用人参、黄芪等甘辛温热大补之类的方药,否则可能助长残余痧邪之势。

痧症病愈后的调理,要注意饮食清淡,勿过油腻,对此郭右陶举僧人为例说:"更见禅僧痧胀,愈后不复再发,以无荤腥故也,自今而后,凡遇痧患得愈者,当知所戒,即无屡发之患。"

【著作考】

《痧胀玉衡》撰于清康熙十三年甲寅(1674 年),该书原为三卷,初刻于康熙十四年(1675 年,乙卯刻本)。卷上为痧症理论,卷中列各痧症状,卷下载治痧方药。康熙十七年(1678 年),郭右陶因"年来痧之变幻,更有隐伏于别病中者,伤人最多,非惟世所

罕识,尤余前书之所未及",故又续编此书,别为后卷,再刊时并入前刻。续刻成于清康熙十七年戊午(1678 年)名"痧胀看法",补前撰之未备,再刊时并入前刻中列为"卷后"。这样全书合为 4 卷计 7 万余字。是以全书共四卷,前三卷涉痧 50 种,后卷又增入 36 种。康熙年间,欧阳调律即将《痧胀玉衡》加以提要,汇辑改撰成《治痧要略》一书[现有清道光元年辛巳(1821 年)丁得天翻刊袖珍本]。至 1852 年,管颂声又将《治痧要略》与《痧症旨微集》(作者不详)二书合刻改名《痧法备旨》。王凯于 1686 年编成《痧症全书》一书,有人认为是抄袭《痧胀玉衡》之作。此外,《痧胀玉衡》还被收入《说疫全书》《疫痧二证合编》等清代医学丛书中。

现存主要版本:清康熙十四年乙卯(1675 年)刻本、清康熙十七年戊午(1678 年)扬州有义堂刻本、日本亨保八年癸卯(1723 年)京都书肆刻本、日本亨保八年癸卯(1723 年)尚书堂刻本、日本亨保九年甲辰(1724 年)书肆竹田藤助刻本行雷薄堂藏版、日本宽保元年辛酉(1741 年)刻本、清道光二十六年辛酉(1846 年)九皇宫刻本、清扫叶山房刻本、清刻本、1921 年益世报馆铅印本、日本影刻本等。1995 年 7 月人民卫生出版社曾出版刘玉书点校本,2008 年本书还被收入《温病大成》。此外,2014 年底,湖南科学技术出版社出版扬州有义堂刻本的影印本。

【遣方用药】

(一)宝花散

郁金一钱,细辛三两,降香三钱,荆芥四钱。

(二)防风散痧汤

防风、陈皮、细辛、金银花、荆芥、枳壳等分。

(三)沉香郁金散

沉香、木香、郁金各一钱,乌药三钱,降香二钱,细辛五钱,共为细末,每服三分,砂仁汤稍冷服。

(四)如圣散

金银花、连翘、牛蒡子、川贝母、苏梗、薄荷、甘菊、枳壳各一钱。

(五)忍冬解毒汤

金银花、连翘、荆芥穗、牛蒡子、甘菊花、土贝母、甘草、木通、红花、紫花地丁各等分,胡桃肉一枚。

【学术传承】

《痧胀玉衡》成书于 1675 年,是清代最早的痧证专著,也是我国第一部系统的痧证专著,首次较为系统地总结了清代以前有关痧症辨治的基本理论与实践经验。该书丰富了中医痧证外治法理论与实践,为后世论痧之祖,其版本流传颇广,对其后痧证学术的发展产生了较大的影响。郭氏所提的 10 个放血部位,为针灸放血疗法总结了许多可贵的临床经验,同时发展了刺血疗法在急症方面的应用,堪称痧书之祖。郭氏提出刮、放、药的治痧三法,对后世治痧影响颇大,光绪四年《嘉兴府志》卷八十一"经籍·子部"称其"推穷极变,成一家言,足备前贤所未备。"曹炳章《医学大成提要》则说"后世痧书,皆本是书以增损之"。

通观全书,郭氏刮放之法治疗九十多种病症,列举治验 200 余条。其中有属疫疠之气所致温病范畴的痧胀,也不乏兼痧之内外妇儿五官杂症,体现了治痧而不囿于痧的原则。如有"筋骨疼痛痧""痫症兼痧""倒经痧""小儿夜啼痧""眼目痧"等,丰富了疫疠气病因说,扩大了刮痧放血疗法在临床的运用,为我们今天治疗骨关节病、癫痫、妇科、儿科、眼科疾病提供了新的思路。

郭右陶在扩大治疗病种和推广普及刮痧、放血疗法方面做出了重大的贡献,对后世产生深远的影响。至今不但在民间行之有效,而且在一些医院亦广泛应用放血法,如应用刺络放血法治疗流行性感冒、哮喘、湿疹、带状疱疹、血栓性静脉炎、各种过敏性疾患等,均有良好的效果。如果按郭氏理论,上述所治疗的疾病均为痧症、痧之变症或杂症兼痧。因此,《痧胀玉衡》的针灸学术思想及刮痧放血疗法对现代仍有很大的临床实用价值。

【医话与轶事】

清人王庭记述其家乡的情况说:"无何,则吾乡挑痧之法盛行矣。先是乡人有类秽感痧,利用钱物蘸油而刮,及此多用挑。然行之大都妇人,以故为名医者不道。"此处所说的挑痧之法源于郭志遂的《痧胀玉衡》。

古代医家对痧症的研究在清代取得了突破性进展,其主要标志就是出现了第一部研究痧的专著——郭志遂撰于康熙初期的《痧胀玉衡》,该书对痧症的病源、流行、表现、分类与刮痧方法、工具以及综合治疗等方面都做了较为详细的论述。

传染病学家王孟英也特别注重刮痧疗法的应用,在其著作中多处引用了《痧胀玉衡》之论述,如"郭右陶曰:先吐泻而心腹绞痛者……宜用油盐刮其皮肤,则痧不内攻",并且在其引后按语中指出:"若乾霍乱之治,虽有探吐刮背之妙,然有不因痰湿饮食之滞,《玉衡》书具有,兹不多赘"。

【医案选介】

案一:车文显次子恶寒发热十二日,昏迷沉重,不省人事。适尔至乡,延诊之,见其面色红黑,十指头俱青黑色,六脉数,皆曰:新婚燕尔、症必属阴。余曰:"非也。若以阴治,一用温补热药,殆迫其死矣。"夫脉洪数者,痧毒搏激于经络也。十指青黑者,痧之毒血流注也。面色红黑者,痧毒升于头面三阳也。及视腿湾痧筋,若隐若现,放之,微有紫黑血点而已。其父素知痧患,便云此真痧也。奈前因暗痧莫识,数饮热汤,毒血凝聚于内,放之不出,将何以救之。余用宝花散,晚蚕沙汤冷饮之,渐醒,痧筋复现于左腿湾二条,刺出紫黑毒血如注,乃不复如前之昏迷矣。但发热身重,不能转侧,肩背多痛,用大剂桃仁、苏木、乌药、香附、白蒺藜末、泽兰、独活、山楂微温服之,渐能转运。尤身热不凉,大便不通,用卜子、麦芽、枳实、大黄、紫朴、桃仁温服,便通热减,后调补三月而痊。

按语:痧症初起,可见恶寒发热,类似伤寒,昏迷沉重者,病势危急。若误认伤寒足太阳膀胱经症,用羌活、麻黄发表太甚,反助痧毒火邪,益张其焰,势必恶毒攻冲,作肿作胀,立时见凶。故痧症与伤寒,其头痛,恶寒,发热虽同,治之当异。其治疗要点就在于痧症宜清凉,则痧毒可内解;伤寒宜辛散,则寒气可外舒。故不可以治痧症者治伤寒,更不可以治伤寒者治痧症也。本案先以宝花散、晚蚕沙汤冷服之,祛风除湿去秽。宝花方由郁金、细辛、降香、荆芥四药组成,方见《痧胀玉衡》卷下,可主治绞肠痧。药后配合刺筋放痧,转危为安,再以方药调补而痊愈。

案二:余邻许秀芝女,嫁为养媳妇,手足下半身俱肿,大腹亦胀,发出两腿足紫血疱,如圆眼大,密难数记,皆云此烂疯之症,服药益甚。秀芝怜惜其女,载与俱归,求余治。视疱多可畏,及见有痧筋,发现于腿湾,方知痧者,尤树之根疱者,尤树之叶也。遂为放痧三针,又刺指头痧二十一针,尽去其毒血。复诊其脉,六部俱和,殆其痧毒之气已散,但存肌表紫疱而已,用苏木、红花、泽兰、桃仁、乌药、桔梗、川芎、牛膝,二剂温服,凡紫血疱尽收靥结痂而愈。

按语:痧证若肿若毒之外,发为紫血疱者,为痧证之异者也,其治法先以外治法放其毒血,再以活血化瘀之品内服善后。

案三:曹洪宇子之外戚,争夺家产,涉讼公庭,有老妇造其家,互相争殴,发热沉重,咳嗽吐痰,胸中胀闷,诸亲戚惟恐毙于曹姓室中。延医青来王兄,更邀余往视,青来几不敢任,余怜悯此妇不治,入命重情,彼此俱败,若一救之,不特活妇一命,亦且保全两家,是亦大德。余为诊之,知其内伤兼痧症也。刺痧筋二十余针,付宝花散微温服之,胀闷稍松。爰定一方,即于青来厢中取药,用桃仁、赤芍、泽兰、玄胡索、红花、陈皮、乌药、独活,治其内伤。服后,下黑粪,瘀血俱消,诸症俱愈。但其旧有不足之症,非参不可,后青来用参芪大补,乃健而归。

按语:外感之症,不独风寒,即夏月暑热之气,时疫传染之气,秽恶触犯之气,一受于身,亦如外感。然则内伤者本病,外感者标病。故伤寒集中,有内伤外感之症,此之集中,有内伤兼痧之症。治法主意,先辨痧症治其标,后审内伤治其本。

案四:曾奉先,七月间发热,下痢血水。日百余次,肛门急迫,腹痛异常,呕哕不食。延余治之,六脉迟数不常,或时歇指,此痧痢也。刮痧放痧讫,痛乃减半。用沉香阿魏丸,砂仁汤稍冷饮之,用当归、山楂、红花、枳实、赤芍、泽兰、青皮、卜子、槟榔各一钱,熟大黄五分,加童便一盅稍冷饮二服,痢下赤白甚多,诸症俱愈。

按语:夏伤于暑,秋必痎疟。痢疾初发,必先泄泻,肠胃泄泻,必致空虚。内虚则易感触秽恶之气,即成痧痛。痢不兼痧,积去之后,便可得痊。若一兼痧,势必绞痛异常,只治其痢,用药无效。郭右陶唯先治其痧兼治其积,则痢消而积易去,积去而痧可清,故其用山楂、枳实、莱菔子、槟榔等消导积滞之品去其积,实乃治痧痢之良法。

参考文献

[1] 郭志邃.痧胀玉衡[M].刻本.1675(清康熙十四年).

[2] 秦昌遇.症因脉治[M].攸宁堂原刊本.1708(清康熙四十七年).

[3] 赵美丽,焦玉梅,李贤巧,等.古代痧症的诊断与鉴别诊断[J].中国中医基础医学杂志,2007(11):854-856.

[4] 周震,李岩.论《痧胀玉衡》的学术思想及其贡献[J].针灸临床杂志,2007(3):5-7.

[5] 杨金生,赵美丽,王莹莹,等.《痧胀玉衡》痧症辨证论治研究[J].中华医史杂志,2007(2):76-79.

29. 刘松峰（《松峰说疫》《温疫论类编》）

【生平传略】

刘奎，约生于雍正末年，卒于嘉庆初年，具体生卒年代不详。字文甫，自号松峰山人，山东诸城（今山东省诸城县）人。刘奎出身于官宦世家，其父为官，并以医术见长，刘奎深受其父影响，因仕途不成，后专攻医学，纵览岐黄医书，在其年代，著书立说纷纭，但论及瘟疫方面的内容却是寥寥无几。

刘奎生平信服吴又可的《温疫论》，认为吴氏的卓识高于诸家。但是吴氏之书次序杂乱，前后倒置，且行文详略未能合宜，字句多有不当，或是未经订正的初稿。因此，命其子刘秉锦重编吴氏书，并加以评点，删其繁芜，补其缺漏，分为诸论、统治、杂证、提要、正误五卷，取名《温疫论类编》，较之原书更为完善。同时，于该书之外，就其所经历者，独抒心得，以补充吴氏书；于温疫之外，添以杂疫、寒疫，名著方论，分为述古、论治、杂疫、辨疑诸方、运气六卷。该书主要由其子刘秉锦编撰，题为《松峰说疫》。二书均成于乾隆己酉与庚戌（1789—1790 年）之间。此外，又著有《濯西救急简方》《松峰医话》《景岳全书节文》《四大家医粹》等书。其中《松峰说疫》一书，将北方俗语所说的诸疫症名称、症状一一剖析；又因贫寒病人无力购药，而取穷乡僻壤常见药，阐明其功用，补本草所未备，多有心得。日本医学家著述中，论温疫者也多采刘奎之说。刘奎父亲伯叔都在朝廷做官，而他本人不入仕途，志在治病救人。所著诸书大抵效法吴又可的《温疫论》，而加以发挥补充，对于瘟疫一门有相当贡献。

由于瘟疫变化莫测，症状多样，临床上必须对症下药辨证治疗，他创用了瘟疫统治八法中的除秽、解毒、针刮、罨熨等法治疫屡屡见效，是中医临床的经典宝库。他的《松峰说疫》内容丰富，论证翔实，有述古、论治杂疫、辨疑、诸方、运气等六卷，杂疫中列病症 140 余种，方剂 200 个，发展了景仲学说，为医界所推崇。刘奎的医学专著不仅为国内医学界学习运用，还流传到日本。

【学术思想】

刘奎所著《松峰说疫》继承吴又可的《温疫论》思想，强调治疫当先明辨瘟疫之名义，在吴又可对瘟疫病因与发病认识的基础上，又明确了瘟疫的分类，开阔了瘟疫学派的视野。在治疗瘟疫方面，吴又可《温疫论》主张"知邪之所在，早拔去病根为要"，刘奎主张"真知其邪在某处，单刀直入批隙导窾"，不仅阐发了《温疫论》的下法，而且对其他治法的临床应用均阐明颇详，其论著中也遵张仲景《伤寒论》六经辨治，突出辨证论治的精神。

其主要内容有"述古""论治""杂疫""辨疑""诸方""运气"6 个方面，深入研究《松峰说疫》疫学思想及避瘟除疫方药特点，对临床防治传染性疾病具有重要的价值。

（一）疫病有三种论

刘奎在继承吴又可理论的基础上，独抒心得，在瘟疫之外，又增加了寒疫、杂疫。刘奎认为，疫病一症所概甚广，瘟疫不过疫中之一症，始终感温热之疠气而发。

《松峰说疫》云："疫……其病千变万化，约言之则有三焉。一曰瘟疫……二曰寒疫……三曰杂疫。"明确指出疫病包括瘟疫、寒疫、杂疫，并指出治瘟疫有一定之法而治杂疫却无一定之方。

"夫瘟者，热之始，热者，温之终。始终属热症。"瘟疫是感受温热邪气而致的外感发热性疾病。

寒疫"不论春夏秋冬，天气忽热，众人毛窍方开，倏而暴寒，被冷气所逼，……感于风者有汗，感

257

于寒者无汗"。此病与太阳伤风相似,但系天作之孽,众人所病皆同,且间有冬月而发疹者,故亦得疫称。其治法有发散、解肌之不同,其症状与温疫相似,而不受凉药,未能一汗而解。

杂疫"其症则千奇百怪,其病则寒热皆有,除诸瘟、诸挣、诸痧瘴等暴怪之病外,如疟痢、泄泻、胀满、呕吐、喘嗽、厥痉、诸痛、诸见血、诸痈肿、淋浊、霍乱等疾,众人所患皆同者,皆有疠气以行乎其间"。所患寒热皆有,症状千奇百怪,众人所患皆同,但以平素治法不奏效,故称杂疫。

同时强调,临床上以上三种治法都应当悉心观察,变通治疗。

(二)疠气自口鼻而入

《医学心悟》云:"若夫一人之病,染及一室,一室之病,染及一乡,一乡之病,染及阖邑,此乃疠气、秽气相传染。其气息俱从口鼻而入。"《松峰说疫》卷一述古中摘录了此观点,刘松峰认为颇为近理。故他深受《医学心悟》时疫发病学思想的影响,在《松峰说疫》中云:"瘟疫者,不过疫中之一证耳,始终感温热之疠气而发,故以瘟疫别之。"提出疠气自口鼻而入的发病学观点:"其与伤寒不同者,初不因感寒而得,疠气自口鼻入。"

(三)瘟疫的表里分传

《松峰说疫》云:"其表里分传也,在表则现三阳经症,入里则现三阴经症,入府则有应下之症。"瘟疫在三阳经则在太阳易化热、在阳明易化燥,在少阳易化火;在三阴经则在太阴易化湿为燥,在少阴化寒为热,在厥阴易病热;瘟疫入府则"瘟疫三阳经病,营郁热盛,热必内传胃腑。"

(四)瘟疫的主症

《松峰说疫》云:"夫瘟者,热之始,热者,温之终,始终属热症。"瘟疫主症为发热,其机理为卫闭而遏营血,营郁而发热,并指出该病初期即有发热、自汗而渴、不恶寒等。

(五)瘟疫有别于伤寒

《松峰说疫》云:"瘟疫之不明也,以伤寒乱之",强调瘟疫有别于伤寒。认为瘟疫与伤寒不同,首先,在病因上瘟疫是"疠气自口鼻入",而伤寒是感受寒邪而发。其次,在传变规律上,瘟疫的传变是表里分传,三阳传府;伤寒是六经传变。在病症特

点上,伤寒之病有寒有热,瘟疫始终以热为主,特别是邪在太阴与少阴,《松峰说疫》明确指出:"百病之在太阴皆是湿,而惟温病之在太阴则化湿为燥""百病之在少阴多是寒,而惟温病之在少阴则化寒为热"。因此,治瘟疫不能完全遵循伤寒六经辨证治法。

(六)引数家避瘟除疫学术思想

刘松峰对《黄帝内经》《难经》等具有精深研究,《松峰说疫》中引用了《黄帝内经》《难经》等观点阐述其对瘟疫的认识。又对张仲景、张景岳、吴又可、陈良、朱丹溪等数家观点进行了深度剖析。如"辨吴又可偏用大黄",瘟疫之证认为由邪疠之毒则十之六,由感温热之毒则十之四。因此,邪热内传,应服凉药,如生地黄、牡丹皮、天门冬、麦冬、元参、金银花、童便、石膏、栀子、黄芩等。吴又可戒用寒剂而专用大黄,因大黄虽寒,其性走而不守,当瘟疫胶固之时,得此一番推荡,邪便散解,较用纯凉,更胜一筹。

(七)瘟疫统治八法

《松峰说疫》云:"所以瘟疫用药,按其脉证,真知其邪在某处,单刀直入批隙导窾",指出用解毒、针刮、涌吐、罨熨、助汗、除秽、宜忌、符咒八法及时祛除病邪。

解毒:刘松峰认为瘟疫之病,逢五运之害制,六气之乖违。饥寒辛苦之辈或战事劳顿之人所感较多,年高虚怯之人所感偏重,是皆有毒气行乎其间,此毒非方书所载阳毒、阴毒。既中疠气,疫毒伏藏而未发觉,发病之时出现诸多恶候。虽应用清热解毒之法,但刘松峰强调并不用黄芩、黄连、栀子、黄柏。用自创新方金豆解毒煎(金银花、绿豆、生甘草、陈皮、蝉蜕、井花水或再加僵蚕)和绿糖饮(绿豆、白糖)。

针刮:分为针法和刮法。针法有二,用针直入肉中曰刺,将针尖斜入皮肤向上一拨,随以手摄出恶血曰挑。刮法有四,用蛤壳,用磁盅,用麻蒜,用铜钱。刮时,或蘸清水,或盐水,或香油。亦有用小枣蘸烧酒刮之者,刮出紫疙瘩如熟椹,随用针斜挑破,摄出血,再另刮出疙瘩挑之,刮毕挑止,其意为以火攻火。刘松峰指出瘟疫初感或待邪气入里再用针刮法俱可,对针刮法的具体位置亦有详尽论述。

涌吐:刘松峰认为涌吐之法在当时鲜有人提出,然而确有奇效。在刘奎之前,吴又可提出邪在

胸膈,欲吐不吐者才可用涌吐法。刘松峰则曰:"瘟疫不论日数,忽得大吐,甚是吉兆,将欲汗解也。"他还认为吐法含有发散之意,吐法"能发瘟疫之汗"。《松峰说疫》提出了涌吐法五种。

罨熨:凡瘟疫伤寒,诸结胸痞气,支结脏结,其有中气虚弱不任用药攻击者,以此法治疗,则滞行邪散。罨熨法用生姜、生葱、生萝卜捣烂后布包,入锅炒热后,熨患处。

助汗:瘟疫常用汗、吐、下三法治疗,而刘奎认为汗法居首。瘟疫虽不宜强发其汗,但有时伏邪中溃,欲作汗解,或其人禀赋充盛,阳气冲击,不能顿开者,得取汗之方以接济,汗易出,邪易散。书中论述出汗方19首,止汗方1首。出汗方不仅有口服药,还有握手中取汗、沐浴取汗、蘸药点眼角等各种出汗方法。

除秽:刘奎指出"凡瘟疫之流行,皆有秽恶之气,以鼓铸其间。"即瘟疫的流行与秽恶之气密不可分,刘奎亲临疫区,发现青蝇聚集之处秽恶之气最甚,再兼人之秽气,人受其熏触,便会发为瘟疫。因此,治瘟疫应重视除去秽恶之气。刘松峰制定新方除秽靖瘟丹,苍降反魂香,口服或焚烧佩戴,则秽气潜消。

符咒:《松峰说疫》中记载赤灵符、避瘟神咒等符咒三个。符咒是古人通过心理暗示的方法,以增强民众避瘟之信心。

(八)重视瘟疫治疗宜忌善后

宜忌:《松峰说疫》云:"不知所宜,不能以速愈;不知所忌,不足以益疾。"指出房中只宜焚降香,不可烧诸香;不宜见日光、灯光;足宜常暖,不必戴帽,衣被不可太暖;不可恼怒,不宜过饱;忌鱼肉、忌房事、忌劳心力、忌饮烧酒等。强调淫欲、劳顿、忍饥是人最易忽略之处。

善后:刘松峰同样重视瘟疫的善后,其云"所关甚巨也"。刘松峰认为,瘟疫虽治愈多日,但病人气血尚不充足,一旦复发将终身饱受疾病之苦。他将瘟疫善后分为三点:一曰淫欲,行房事之人必会泄出周身精华,气血未充,七日未能来复,如若加倍纵欲,定积损成劳,折损寿命,二曰劳顿,远行或劳苦之人,精疲力竭,日后肢体积劳成疾,未老先衰;三曰忍积,瘟疫愈后如果感到饥饿,必须食饮有节,不可暴饮暴食,否则伤及肺脾胃,使旧病复发。

(九)独创瘟疫六经治法

《松峰说疫》曰:"仅读伤寒书不足以治瘟疫,不

读伤寒书亦不足以治瘟疫""瘟疫虽与伤寒不同,但邪在膜原,正当经胃交关之所,半表半里,其热淫之气,浮越于某经即显某经之症,专门瘟疫者,又不可不知也。"因此,创立了瘟疫六经治法。

太阳经:肺主卫、肝主营,而总统于太阳。太阳之经,在皮毛之部,营卫者,皆皮毛之统辖。瘟病卫闭而营郁,法当清营热而泄卫闭。

阳明经:阳莫胜于阳明,燥热在经,不得泄越,迟则胃府积热,腑阴渐枯,便伏异日危机。于其腑热未动之时,凉泄经络,以清其热。

少阳经:少阳经以相火主令,足少阳以甲木而化气于相火,顺则下蛰而温肾水,逆则上炎而刑肺金,故少阳经最易病火。当以清凉和解之法,散其炎烈。

太阴经:太阴以湿土主令,手太阴以辛金而化气于湿土,阳明盛则太阴化气而为燥,太阴盛则阳明化气而为湿,故百病之在太阴皆是湿,而惟温病之在太阴则化湿为燥。治宜清散皮毛,泄阳明之燥,而滋太阴湿土也。

少阴经:少阴以君火主令,足少阴以癸水而化气于君火,阳盛则丁火司权而化热,阴盛则癸水违令而生寒,故百病之在少阴多是寒,而唯温病之在少阴则化寒为热。治宜清散皮毛,泄君火之亢而益肾水之枯。

厥阴经:厥阴以风木主令,手厥阴以相火而化气于风木,治则木达而化温,病则火郁而生热。治宜清散皮毛,泄相火之炎,而滋风木之燥。

书中论述了瘟疫六经治方18首,其中12首方是《伤寒论》经方化裁而得。18首方中用药频率最高者为浮萍,强调浮萍可代麻黄解表。"但瘟之愈,终由汗解,能发瘟疫之汗者,莫过于浮萍,其性浮散,入肺经,达皮肤,发汗甚于麻黄"。

(十)治瘟疫最宜变通

刘松峰强调世之重疾,无非风、劳、臌、膈四类,总有方法可寻。然而,唯有瘟疫"变化莫测,为症多端,如神龙之不可方物",瘟疫的发生发展变化多端,无规律可寻,所以在临床辨证时应当注意变通,不该墨守成规。如杂疫所谓诸瘟、诸痧、诸挣等症,各具疗法,难以施治。在治瘟疫时应注意各种情况,如刘松峰曰:"必深明乎司天在泉之岁,正气客气之殊,五运六气之微,阴阳四时之异,或亢旱燥热

烦灼,或霖雨而寒湿郁蒸,或忽寒而忽暖,或倏晴而倏阴,或七情之有偏注,或六欲之有愍情,或老少强弱之异质,或富贵贫贱之殊途,细心入理,再加以望闻问切,一一详参,庶病无遁情,而矢无妄发。至于治法,千变万化,随宜用药,莫可名言。"

(十一)治瘟疫舍病治因

刘松峰认为瘟疫应重视治因。关于瘟疫,他认为无非是因食、因酒、因痰、因惊、因郁、因气、因思水不与、因饮水过多、因过服凉药、因误服温补、因服诸药错误、因信巫祝耽搁,种种原因,根据其因,以治因,即食宜消之,酒宜解之,痰宜化之,惊宜镇之,郁宜开之,气宜顺之,水宜行之,寒宜温之,热宜凉之,再佐以瘟疫之药治疗。

(十二)治瘟疫重视五运六气

《松峰说疫》指出治疗温疫应重视五运六气,指出"治疫者,必先明乎化水化火之微,客气主气之异,司天在泉之殊致,五运六气之分途"。书中专设《五运五郁天时民病详解》篇,论述五运郁发的天时、民病和治法时,突出一个"郁"字;制方也从治郁入手,如用竹叶导赤散"治君火郁为疫,乃心与小肠受病,以致斑淋吐衄血,错语不眠,狂躁烦呕,一切火邪等症。"《松峰说疫》卷六专论"运气",除《五运详注》和《六气详注》两篇介绍运气一般常识外,专设《五运五郁天时民病详解》篇,论述五运郁发的天时、民病和治法,突出一个"郁"字。制方也从治郁入手,如:"竹叶导赤散,治君火郁为疫,乃心与小肠受病,以致斑淋吐衄血,错语不眠,狂躁烦呕,一切火邪等症。"书中还提出治水郁之疫的连翘解毒饮。

【著作考】

本书的版本有合刻本、单行本,合刻本有嘉庆四年、道光二十年三让堂以及咸丰五年敦厚堂和咸丰十年近文堂的《温疫论类编》《松峰说疫》合刊本;道光二十六年与1932年千顷堂书局的《说疫全书》本;道光二十六年广安九皇宫与光绪十七年善成堂的《疫痧二症合编》本。单行本有嘉庆四年本衙刊本及几种年代未详的清刻本。

2007年李成卫以嘉庆四年本衙藏版(线装书,藏中国中医科学院)为底本,以影印上海中医药大学本衙本为主校本,以道光二十年三让堂本、咸丰五年敦厚堂本、咸丰十年近文堂本以及1932年千顷堂本为他校本,参考中国中医科学院所藏年代不详的清刻本点校出版,收入《温病大成》一书,是为最新的排印本。

【遣方用药】

(一)用党参宜求真者

刘松峰认为,党参作为大补元气之品,加入解表药中可助发汗,加入攻里药中而不伤阴。因此,瘟疫所用补药,总以党参为最。年高虚怯而患疫者,迫切需要党参治疗。将党参捆做一把,称为"把党",因其形似防风,又称"防党",以扶正祛邪。又有人用葳蕤代替党参,刘松峰将葳蕤代替党参给瘟疫病人服用,病人出现头痛、恶心等病症,故他认为葳蕤不可替代党参。

(二)治瘟疫慎用古方大寒剂

瘟疫之火,因邪而起,邪散火自退,如妄用寒凉之剂,恐会直折其火,邪气未散而先受寒凉之苦。受寒则表里凝滞,邪气难以除去。如黄连、黄柏、龙胆草、苦参等大苦大寒之药皆当慎用。生地黄、天门冬、麦冬、元参、牡丹皮、栀子、黄芩、金银花、犀角、白茅根、竹沥、童便、葛根、石膏、人中黄等物应适当减少用量,达到泻火之功足矣。

(三)用大黄石膏芒硝

刘松峰虽强调慎用大苦大寒之剂,但治瘟疫可用三承气、白虎汤等。因为石膏虽大寒,但阴中有阳,其性虽凉能散,善祛肺与三焦之火,尤为阳明经之要药,阳狂、斑黄、火逼血升、热深、便秘等症皆可用石膏。大黄虽大寒有毒,然能推陈致新,走而不守。瘟疫阳狂、斑黄、谵语、燥结、血郁等症,可用熟大黄,以消大黄峻猛之力。芒硝虽属劫剂,但《本草》称其有劫热疫之长,而又软坚散结,但比起石膏、大黄,用芒硝应当更加慎重。刘松峰十分推崇石膏、大黄的功效,认为治瘟疫二药不可或缺。

(四)疫诊方药统计与分析

刘松峰在《松峰说疫》卷二中论述治疗瘟疫的药物152味,其中发表药19味、攻里药9味、寒凉药42味、利水药14味、理气药10味、理血药12味、化痰药9味、逐邪药11味、消导药6味、温补药20味。其中药性寒凉者占所用药物的27.6%,即治疗瘟疫选用寒凉药者居多。

1. 避瘟方药分析

刘松峰在卷五避瘟方中提出68首方,其中避瘟方剂65首,符咒2法,治瘟方1首。在65首避瘟方剂中,共用药物116味,用药频率为212次。使用频率占前5位的依次是雄黄、苍术、赤小豆、细辛、酒,其中只有赤小豆性凉,其余4味都性温。统计116味药物,温热药92味占药物总数的79%。瘟疫治疗用药组方、大多数用寒凉药,而避瘟之品多选温热药物。

67首方剂中除一方为"将初病人贴身衣服,甑上蒸过",一方为闭气进入人家中,其他65方共有10种用法,即内服、熏烧、佩带、嗅鼻、取嚏、纳鼻中、悬挂于庭帐、置于水缸及井中、探吐、沐浴等。在10种方法中31方选用内服、16方采用熏烧、9方采用佩带、6方悬挂于庭帐、8方采用置于水缸及井中,其他方法则使用较少。

刘松峰注意避瘟方的使用时间,67首方剂中20首方剂明确指出用药时间,其中9首方剂要求在元日使用,部分方剂明确到了采药时间、制药时间及服药时间,如:"初伏,采黄花蒿阴干,冬至日研末收存,至元旦蜜调服。"

2. 除瘟疫方药分析

《松峰说疫》卷五中亦论述了除瘟方,书中所载方剂50首,其中避瘟方2首,除瘟方48首,除瘟所用药物共104味,用药频率为147次。用药频率占前5位的依次是朱砂、甘草、雄黄、生姜、麝香、皂角。48首方剂共有6种用法,即内服、点眼角、吹鼻孔、熨法、搽法、探吐。与避瘟方不同的是除瘟方中近90%的方剂使用内服之法来治疗瘟疫。

不同功效的药物使用频率统计,如表29-1。

表29-1 《松峰说疫》药物使用频率统计

类别	次数/次	总体比例/%	第一位药
解表药	191	19.55	生姜
清热药	182	18.63	生地
泻下药	31	3.17	大黄
祛风湿药	11	1.13	独活
化湿药	43	4.40	苍术
利水渗湿药	25	2.56	赤小豆
温里药	1.84	1.84	干姜
理气药	71	7.27	陈皮

续 表

类别	次数/次	总体比例/%	第一位药
消食药	7	0.72	生萝卜
止血药	25	2.56	艾叶
活血化瘀药	43	4.40	川芎
化痰止咳平喘药	147	3.89	桔梗
安神药	31	3.17	朱砂
平肝息风药	19	1.94	羚羊角
开窍药	27	2.76	麝香
温里药	18	1.84	干姜
涌吐药	9	0.92	藜芦
驱虫药	4	0.41	槟榔
补益药	147	15.05	甘草
收涩药	10	1.02	刺猬皮
解毒杀虫药	40	4.09	雄黄
拔毒化腐生肌药	3	0.31	硼砂
息风止痉药	40	4.09	钩藤

【学术传承】

刘奎之所以成为一代名医,其实与家学渊源是有密切关联的。

受其父熏染,与医有缘。其父刘绶烺,字尔重,号引岚,刘棨三子,刘统勋三哥,刘墉三伯父,诸城槎河山庄东槎河(五莲县户部乡杨家峪村)人,康熙五十二年(1713年)考中举人,授直隶唐县知县,敕封文林郎。他为官清廉公正远近闻名,鞫狱皆谆复开导,不假威刑,人称"刘一板"。他承袭家传,兼通医道,精于医理,南北宦游,虽薄书鞅掌,间闻人疾苦,莫不竭力拯救。刘奎置身如此家庭,从小耳濡目染,理所当然深受影响和启发,从"根"上就有学医的因素和倾向。

自习有悟,富有天性。刘奎龆年善病,因得于暇日,取家藏岐黄书纵观之,故颇有会心处。也就是说,他青少年时期常生病,有空就翻出父亲家藏的医书看,很有感悟。这对于他以后研究医学起到了启蒙作用。

刘奎曾跟随做京官的叔父刘统勋在北京学习,叔父多次推荐他为官做事,终因志趣不同官运不济未入仕途。因见当时瘟疫横行乡里,百姓死伤惨重,于是发愤学医,立志济世救人。青年时他随堂兄刘墉督学江苏、安徽,在协助刘墉处理一些政务的同时,读了大量的书,尤其是医学专著,学问和医术大为长进。他边研读边实践,阅读医药典籍,访问民间医生和老药农,义务为贫苦人家治病。在京期间,他曾向名医郭右陶学习临床医术,同时精研《内经》《难经》,对金元四大家的名著研考尤深。他能融古出新,在治疗瘟疫方面独树一帜。他充分运用和发展了医界"戾气说"治疫病的理论和实践。刘奎研究历代瘟疫名家张景岳、吴又可等前辈的理论,广采众家有关瘟疫的论述,明辨其学术渊源,终成《松峰说疫》一书,并在自序中写道"第就自所经历者,聊纾管见,以羽翼又可,当亦谈疫者之所不斥也"。他崇尚吴又可《温疫论》,认为吴又可对瘟疫的见识高于诸家,但吴又可的《温疫论》次序杂乱,曾让其子刘秉锦重编《温疫论》,取名《温疫论类编》,并对吴又可的学术思想加以发挥补充,独抒心得,在治疗瘟疫病方面独树一帜。

【医话与轶事】

刘奎心怀仁德,著书立说,学医治病,志在救人,从未图名求利。他一直秉承济世救人的民本思想和慈善之心,坚持"多为穷乡僻壤难觅医药者说法""又以贫寒病家无力购药,取乡僻恒有之物可疗病者,发其功用"。足见其以医济世,救人病灾的仁慈心怀。他的这种医理用药人人可以看懂,治病药物便宜可得,百姓生病可以自救,便是等于把自己化为千千万万个郎中,可以治愈万万千千个病人。实是功德无量,真正是大爱无疆,令后人肃然敬仰!

【医案选介】

案一:天时,太虚曛曀,大明不彰,炎火行,大暑至,山泽燔燎,材木流津,广厦胜烟,土浮霜卤,止水乃咸,蔓草焦黄,风行惑言,风热交炽,人言乱惑。湿化乃后,火本旺于夏,其气郁,故发于申未之四气。四气者,阳极之余也。民病少气,壮火食气。疮疡痈肿,火能腐物。胁腹胸背,头面四肢,膜愤胪胀,疡痱阳邪由余。呕逆,火气冲上。瘈疭火伤筋。骨痛,火伤骨。节乃有动,火伏于节。注下火在肠胃。腹暴痛,火实于腹。血溢流注,火入血分。精液乃少,火烁阴分。目赤火入肝,心热,火入心。甚则瞀闷,火炎上焦。懊憹,火郁膻中。善暴死,火性急速,败绝

真阴。此皆火绳之为病也。

火郁发之。发者,发越也。凡火郁之病,为阳为热。其脏应心与小肠、三焦,其主在脉络,其伤在阴。凡火所居,有结聚敛伏者,不宜蔽遏,故因其势而解之散之,升之扬之,如开其窗,如揭其被,皆谓之发,非仅发汗也。

竹叶导赤散　治君火郁为疫,乃心与小肠受病,以致斑淋吐衄血,错语不眠,狂躁烦呕,一切火邪等症。

生地二钱,木通一钱,连翘一钱去隔,大黄一钱,栀子一钱,黄芩一钱,黄连八分,薄荷八分。

水煎,研化五瘟丹服。

按语:火气被郁,至极乃作。从岁运来看,火郁有两种情况:一是火运不及之年,水乘火而产生火郁现象,二是水运太过之年,水乘火而产生火郁现象。从岁气来看,二之气少阴君火或三之气少阳相火用事之时,若客气是太阳寒水,则客胜主而发生火郁现象。火郁之极会因郁而发,反侮其所不胜之气,出现火气郁发、火气偏胜的气候、物候及疾病表现。治疗应遵循"火郁发之"的原则,发越被郁之火邪。竹叶导赤散由生地、木通、连翘、大黄、栀子、黄芩、黄连、薄荷等药物组成,方中并未提及竹叶,竹叶具有清热除烦之功效,方中未提及此,恐与印刷中的失误而遗漏所致。全方清心利水,养阴通淋,主治心经热或移于小肠所致的心胸烦热、疮疡痈肿等,善治火郁之疫,以及一切火邪之症。

案二:此症因气逆而血不行,并恶血上攻于心也。多由怒气相冲,或忧郁气结不散,或恼怒复伤生冷,或房劳后受寒湿,以致精神恍惚,心慌气喘,噎塞上壅,呕哕,恶心,头目昏眩,胸膈痞满,心腹刺痛,胁肋、腰背胀痛,头痛,脑痛,口苦舌干,面青唇黑,四肢沉困,百节酸痛,或憎寒壮热,遍身麻痹,手足厥冷,颤掉,默默不语,不思饮食等症,皆恶血攻心所致。古无治法,惟刺两手曲池上青筋,出瘀血可愈。或屡患屡刺,莫之能除。夫人以气血为主,故丹溪曰:气血和,百疾不生。此病先伤于外,而复损其血,兹制一方,名白虎丸。白虎西方肺金之谓,青筋乃东方肝木之象,以白虎而治青筋,金能平木,有至理存焉。能代针砭之苦,且免后之复发。兼治男子久病便血,妇人崩漏带下,并一切打扑内损,血不能散,心腹痛欲死者,服之神效。

白虎丸

千年煅石,不拘多少,刮外杂色泥土,研细水

飞,糊丸如梧子大。每用烧酒送五十丸,看轻重加减。初觉一剂取效,过三五日病已老,宜多服。

按语:此为青筋,因情志过极或房劳后受寒湿,以致精神恍惚所致,因治法以刺两手曲池穴上青筋为主,故名青筋。刘奎以千年石灰糊丸,以烧酒送服为治法,取名白虎丸,以西方白虎之意平东方肝木之象,顺气散血,化痰消滞。

案四:腿湾上下有细筋,深青色或紫色,或深红色者便是(皮白嫩者方显紫红色)。刺之则有紫黑毒血。腿上大筋不可刺,刺亦无毒血,反令人心烦,两腿边硬筋上筋不可刺(硬筋,腿之大粗筋,其上筋,乃指靠皮之小筋言),刺之恐令人筋吊(缩也)。手臂筋色亦如此辨之。至于宜针挑者,唯取挑破皮略见血(如无血,手挤之)。至于指尖刺之太近指甲,令人头眩。凡刺不可太深,银针方佳,铁性有毒。

俱用针斜挑皮挤血。至于少商穴及两手足指尖,乃系直刺,如无血亦须挤之。

按语:两腿湾、两臂湾,止此二处宜寻痧筋刺之。余处亦不言痧筋,是无痧筋也。只按穴放之可耳。法有直刺、斜挑之异,故以放字该之。至于挑法,亦当有随症施治者,如头痛则挑印堂及太阳穴,胃痛则挑心窝,腹痛则绕脐挑之。胁痛则密挑两肋以及挑肩井穴,挑背挑项,挑耳尖耳叶,挑腰挑软肋(数处皆诸痧必挑之穴),俱用针挑皮挤血。

案五:此症仕宦幕友不可不知,倘遇患此死者,而顾执言为人所逼勒可乎? 可补《洗冤录》一则。

闻之老医臧枚吉云:余髫时闻先祖言,凡人无故自缢者,为扣颈瘟。伊芳时未解详问,及后遍阅方书,并无此说。辛巳年一人来言:其乡有一妇人,平日家道充裕,子女成立,夫妇和谐,忽一日无故自缢几死,救之始免。询之毫无所为,惟日郁郁不乐,藏绳袖中,无人处即自缢。罗守月余,饮食言动如常,述此求治。余因忆少时所闻,细绎其或者血弱气尽,腠理开,邪气因入,与正气相搏,不结于胁下,而结于手足厥阴,及手太阴之三脏合病者。《内经》曰:膻中者,臣使之官,喜乐出焉。今病则忧戚,可知刺疟论曰:厥阴之疟,意恐惧,腹中悒悒。又,肝疟者,善太息,其状若死。又,肺疟者,善惊,如有所见。疟如此,疫可类推。因处一方,用香附、郁金、雄黄为九气汤,开膻中之郁,再加二陈以开膈中之痰,更加羌活、细辛温肝逐风,鬼箭羽、丹参、赤小豆,以通心包兼泄火邪,生姜煎服。服后竟头痛,发热,身痛,瘟

疫症悉具,自出其袖中之绳云:谁纳我乎? 告以自缢,茫不记忆。寝疾七日,又服发汗药而解。始知此症亦系疫疠或百合病之类乎。

按语:此症原名扣颈伤寒,因与寒疾没有关联,故刘奎将其改名扣颈瘟。扣颈瘟为人无缘无故自缢之病,从现在的角度来看属于抑郁症的范畴。刘奎认为,患病者气血虚弱,腠理开,邪气因入,与正气相搏,不结聚于胁下,而结聚于手足厥阴经以及手太阴肺经,心包、肝、肺三脏合病。刘奎先以香附、郁金、雄黄为九气汤,开膻中之郁,再加二陈以开膈中之痰,加羌活、细辛温肝逐风,鬼箭羽、丹参、赤小豆以通心包兼泄火邪,生姜煎服。服用之后出现了发热、头痛、身痛这些症状,具备了瘟疫的症状,旁人告知病人意欲自缢,她却浑然不知。卧床治疗七天,服用发汗药后痊愈。扣颈瘟的病机治法与现代中医内科学中的郁证不谋而合,为现代中医治疗抑郁症提供了宝贵的经验。

随着新型冠状病毒肺炎疫情的出现,中医界对于瘟疫有了更加深入的认识,对瘟疫的诊治更加准确。刘奎《松峰说疫》中对于瘟疫的治疗、预防以及善后的思想提示现代中医人以辨证论治为中心结合针对性祛邪应该是未来中医药治疗疫病的方向。《松峰说疫》的瘟疫学思想不仅是明清时期温病学派对于瘟疫的认识,更应该成为现代中医开拓新的瘟疫治疗、预防及善后思路的有力指导理论。

参考文献

[1] 李顺保.温病学全书下卷[M].北京:学苑出版社,2002.

[2] 苏颖.《明清医家论温疫》[M].北京:中国中医药出版社,2013.

[3] 吴兆利,王庆其.刘奎《松峰说疫》治瘟疫学术思想[J].实用中医内科杂志,2014,28(2):8-10.

[4] 陈丽云,吴鸿洲.试述《松峰说疫》诊治疫病特色[J].时珍国医国药,2008(11):2732-2733.

[5] 刘毅,张思超.《松峰说疫》疫病预防思想探析[J].山东中医杂志,2019,38(1):25-28,32.

[6] 孙敏.《松峰说疫》治法特色[J].中国临床研究,2011,24(3):242-243.

[7] 李霞.《松峰说疫》疫学思想及避瘟除疫方药特点探析[J].陕西中医,2009,30(8):1073,1097.

30. 戴天章（《广瘟疫论》）

【生平传略】

戴天章（1644—1722年），字麟郊，晚号北山，人尊称北山先生，生于上元（今江苏江宁），清代著名温病学家。戴天章博览群书，涉猎广泛，尤其精于医学，不但医术高明，且医德高尚，声名远播，《上元县志》记载："所读经史，能通部逆背，如瓶泻水状……自天文、地理、射弋，以及书、画、琴、弈之类，无不探微极要。尤精医理，博览沉思，活人无算，谢之金。挥不受，四方淹雅名流，至必下榻请教。"其一生著有多部著作，但大多散失未得保存至今，如《咳论注》《疟论注》《伤寒》《杂病》等，现存著作中以《广瘟疫论》（又名《瘟疫明辨》）成就最高，影响也最大。戴天章所处的明末清初，各地瘟疫接连不断，此起彼伏，由于灾民的流动，疫情大面积扩散，人畜大范围感染且感染者多有病情严重、病症复杂者，按照伤寒辨治，效果不佳，死亡率高。戴天章极推崇吴又可的《温疫论》，他在《广瘟疫论·自序》中说："至吴又可先生贯串古今，融以心得。著时行瘟疫一论。真可谓独辟鸿蒙，揭日月于中天矣！"但又惋惜当时的医者"有见其书而不能信者，或知而不用者"，于是他结合自己的多年临床经验，删改增补后撰写了《广瘟疫论》一书，书名也意在辨别瘟疫完全有异于伤寒，并"广其说"，对瘟疫的防治做出了贡献。

【学术思想】

（一）内容概要

《广瘟疫论》全书4卷，短小精悍，但卷卷精华毕露，书中善用对比论述手段，论理透彻，论法精要，条理明晰，使得瘟疫学说在理论、治法、方药方面都更加完备，自成一派。《广瘟疫论》以对称、对照方式论述，集伤寒与瘟疫的"论""治"于一体，让后学者一目了然，其论瘟疫病机、辨证、治瘟疫五法较吴氏更为详尽，大大地推广了瘟疫病诊治法的临床应用。

1. 卷一

以气、色、舌、神、脉5个方面为纲论述伤寒、瘟疫之辨证鉴别要点，辨时行疫疠与风寒，辨传经与兼夹证。卷一目次：一辨气、二辨色、三辨舌、四辨神、五辨脉、辨时行疫疠与风寒异气、辨时行疫疠与风寒异受、辨传经、兼寒、兼风、兼暑、兼疟、兼痢、夹痰水、夹食、夹郁、夹血、夹脾虚、夹肾虚、夹亡血、夹疝、夹心胃痛、夹哮喘。

2. 卷二、三

卷二与卷三从表、里两方面详细写了瘟疫的不同症状表现及部分方药，其中卷二列瘟疫夹表证31证，卷三列里证41证。卷二目次：发热、恶寒、寒热往来、头痛、头眩、头胀、头重、目胀、项强酸、背痛酸、腰痛酸、膝痛酸、胫腿痛酸、足痛、肩背痛酸、腕痛、周身骨节酸痛、身重、自汗、盗汗、战汗、狂汗、头肿、面肿、颈项肿、耳旁肿、胸红肿、周身红肿、发黄、发疹、发斑。卷三目次：烦躁、呕、咳、渴、口苦、口甘、唇燥、齿燥、鼻孔干、耳聋、鼻如烟煤、鼻孔扇张、咽干、咽痛、舌燥、舌强、舌卷短、胸满痛、胁满痛、少腹满痛、自利、便血、便脓血、大便闭、小便不利、小便黄赤黑、小便多、遗尿、囊缩、多言、谵语、狂、善忘、昏沉、循衣、摸床、撮空、多睡、身冷、呃逆、吐蛔。

3. 卷四

论治瘟疫汗、下、清、和、补五法以及四损、四不足、三复、寒热虚实真假的辨识和遗症（属病后不表里证），及"辨似"一条，以审疑似之证。卷四目次：汗法、下法、清法、和法、补法、四损、四不足、三复、辨似、遗症（发肿、发颐、发疮、发痿、索泽、发蒸）、妇人、妊娠、小儿。

4. 附

卷末另附有本书用方 83 首。83 首选方博采众长，包括大量经方、其他医家治疗瘟疫的经验名方，也有戴天章自拟的数首治疫方。

（二）瘟疫五辨

戴天章对吴又可的《温疫论》推崇备至，对瘟疫的病因倡导吴又可的"杂气论"。《广瘟疫论》中戴天章提出了从气、色、神、舌、脉 5 个方面辨识、鉴别，皆以伤寒瘟疫对比论述。本书的一大学术价值在于确立了瘟疫的鉴别诊断思想，五辨不但为辨伤寒与瘟疫，也是中医四诊合参的完美结合，被后世医家沿用甚多，可以说在温病学的研究上取得了突破。

1. 辨气

辨气即通过闻诊对病人的呼吸、分泌及排泄物所散发出的气味进行辨别，以鉴别瘟疫与伤寒。戴天章认为，瘟疫为大地间之杂气，属败气、秽浊之气，最易侵及人体，直取中道，可位于半表半里。其气由秽热蒸腐气血津液而成，从体内散发于外，极度秽恶难闻，形成尸体腐败之气味，不同于一般的五行原有之臭气（五行原气即肝臊、肺腥、心焦、脾香、肾腐）。而风寒邪气伤人至病，不会出现尸臭气，其临床表现酸臭者多属湿热郁蒸，口气臭秽喷人者多为阳明腑热，有血腥之气多见于热入血分迫血妄行，皆不作尸臭气。原文论述"风寒，气从外收敛入内。病无臭气触人，间有作臭气者，必待数日转阳明腑证之时"。尸臭气触人则不可名状，"轻则盈于床帐，重则蒸然一室"。只要医生注意嗅气味，就可分辨得出。

2. 辨色

面色者，五脏六腑荣气也，头者，三阳之会也。"风寒，主收敛，敛则急，面色多绷急而光洁。瘟疫，主蒸散，散则缓，面色多松缓而垢晦"。戴天章认为，颜面为外荣之象，由于寒性收敛，外感风寒可使腠理收敛、拘急，收则气机郁闭、血脉不通，脏腑之气不能上荣于面，敛则腠理紧闭，气血津液不能输布于表，故皮肤紧绷。因此感受风寒者面色多绷急而光洁，无懈怠之色。而瘟疫乃秽热之气，属阳邪，热性炎上，主蒸散。散则缓，邪气蒸腾，诸窍皆开，皮肤松弛无度，故面色垢晦松缓。津液随蒸腾之邪气上溢于肌表、头面，或如烟熏晦暗，或如油腻脏浊，一望即可明了。

因此戴天章指出，外感病见面色垢滞者，即使有头痛、发热、肢节酸痛等表证症状，也不主张用辛热发散之剂以免耗散表气清阳，而应予凉解之法。如伴见烦躁、呕、咳、渴、诸窍不利、胸胁腹痛、舌黄、烦渴等一派里热证，不论是否兼表都应予苦寒之剂及时攻下直折其郁热，再参舌脉辨轻重缓急以治之，不可拘泥于"下不厌迟"之说。

3. 辨舌

戴天章继承了吴又可重视舌诊的思想，认为舌诊在温热病诊断中的价值高于脉诊。如卷二"表证"中论述"若脉症夹杂模糊，难于分辨者，须以舌苔为据"，"凡头痛见症混杂，难分表里者，总以舌苔辨之"，将舌诊的位置排在脉诊之前。戴天章在临症中把舌诊的重点放在更灵敏反映邪气变化的舌苔上，书中对舌苔的记录有 133 处之多，数量明显多于吴又可的《温疫论》。

戴天章认为当风寒在表，舌苔变化多不明显，若有白苔，舌苔多薄白而滑，待至寒邪入里化热，舌苔则由白转黄，或由黄转燥，再或由燥转黑。当瘟疫初期，伴随头痛、发热之症，病人即出现白厚苔，或见淡黄苔，再或见积粉苔。若疫毒传至阳明，则舌苔变化更复杂，舌苔可见苔白而燥，亦或苔黑不燥等情况。书中记述最多的舌象是黄苔和燥苔，并且新提出了厚苔、无苔、粗苔、舌痿等概念。

他提出了阴液损伤时的特征性舌苔"无苔"，认为无苔舌反映了阴虚，不可通下，治疗需用六味地黄汤合生脉饮，或吴氏清燥养荣汤加麦冬、玄参、知母、贝母等药。这一思想为之后叶天士的温病舌诊奠定了基础。

在辨识瘟疫兼夹证的过程中，吴又可以舌黄为辨别使用通下法的依据，虽易于操作，但总有简单之嫌，戴天章则更加详细地对舌象作了论述，把舌苔颜色的变化与舌苔厚度、干燥程度等因素结合起来进行观察，形成了综合分析信息进行舌诊的思路，丰富了瘟疫舌诊的内容。他认为时疫有夹痰水、夹食、夹郁、夹肾虚等情况。如夹水，即使"烦躁谵妄沉昏诸证具备"，"然舌苔仍白，或满舌黄黑，半边夹一二条白色，或舌尖舌本俱黄，中夹一段白色者"，不可轻用下法，治疗仍需燥湿、利水、利气为先；若时疫夹食，"舌苔白厚，而微兼淡黄"，需消导行气，甚至"用吐法以宣之"；时疫夹肾虚可见"舌上燥而无苔，或有黑苔"，愈清而愈长，或有燥苔，愈下而愈燥,则应使用大剂补肾之品。

4. 辨神

风为天地四时之气,寒属阴邪,戴天章认为风寒之邪伤人之初,一般神志清楚,扰神之征象不显,病人仅见恶寒、头痛之表证,"令人心知所苦"而神志清楚。至寒邪入里化热,传里入胃,方有扰神之神昏谵语。

瘟疫为天地不正之气,中人人伤,中物物伤,有"专昏人神情"的特点,其戾气最易蒙蔽心神,初起即可见烦躁不安、扰乱惊悸、如醉如狂,惊悸不安,人"不知所苦",即偶有神清者,亦会夜寐不安,幻听幻视,随之出现神昏谵妄,提示了瘟疫病变的危重性。归结其缘由,在于瘟疫邪气最易内陷心包,扰乱神明,这一论断为瘟疫的早期诊断提供了宝贵经验。

5. 辨脉

戴天章认为,瘟疫初起与风寒脉象迥异有别,瘟疫与伤寒虽同为外感性致病因素,但病邪致病特点不同,其病因病机截然不同,故二者脉象差异性较大,不可不辨。

风寒初起脉象多浮,或可见浮紧脉,或可见浮缓脉,或可见浮洪脉。至寒邪传变入里化热,脉见数脉,而不见浮脉。瘟疫之脉,初起与风寒之脉迥异,但传变之后却与风寒相似。瘟疫初起,多见沉脉,至邪由里出表,乃见数脉,或为弦数脉,或为数大脉。值得注意的是,瘟病初起脉沉迟,不可辨为阴寒之象,为邪在阴分,热郁气滞之故;而脉见沉数无力,也不可辨为虚证,为疫毒耗气,气不行血,故脉应指无力。此即病因病机不同,虽脉同亦不同治。

戴天章提出的辨气、辨色、辨舌、辨神、辨脉之五辨,均来源其对临床实践的不断总结,为辨识瘟疫的有效手段,可谓是《广瘟疫论》的精髓所在。

(三)表里兼夹证

1. 辨瘟疫表、里证

《广瘟疫论》处处将时疫与伤寒鉴别,因此也借助了六经理论来论述表里。如《广瘟疫论·辨传经》指出疫病由于表里分传,故多兼见几经病证,还提到了半表半里之少阳证:"若温疫本从中道而出表,故见表证时,未有不兼一二里证者,且未有不兼见一、二半表里之少阳证者。……若夫表里分传之证,风寒十无一二,疫证十有六七。但据传经之专

杂以辨之,一经专见一经证者多风寒,一经杂见二三经证者多疫证;日久渐转属者多风寒,一日骤传一二经或二三经者多疫证。"但实际上,戴天章辨表里更主要的依据是根据症状来辨别:"所谓表者,发热,恶寒,头痛,头弦,项强,背痛,腰疼,腿膝足胫酸痛,自汗,无汗,及头肿,面肿,耳目赤肿,项肿,发斑,发疹皆是。所谓里者,渴、呕、胸满、腹满、腹痛、胁满、胁痛、大便不通、大便泄泻、小便不通、小便黄、赤、涩痛、及烦躁,谵妄,沉昏,舌燥、舌卷、舌强,口咽赤烂皆是。"可见,其论时疫传变虽结合六经,但仍本于表里。正如戴天章明确提出:"疫邪见证千变万化,然总不离表里二者。"

戴天章《广瘟疫论》中以五辨作为主要诊断方法,辅以五兼十夹之表现,共列出71个常见表、里症状的鉴别诊断。对每一症状,戴天章又分别阐明其病机、详述其鉴别要领,并对相应治疗方药也作了详细归纳。如论发热症状时,先提出瘟疫发热与伤寒之不同,强调瘟疫的发热有在表、在里、在半表半里、表里夹杂、在募原、在虚人等各种不同体现。有曰:"表证发热,脉不浮、不沉而数,寸大于关尺,热在皮肤,扪之烙手,久按反轻,必兼头痛、项强、腰痛、胫酸,或头面、身体、皮肤有红肿疼痛。诸证不必全现,有一于此,便是表证发热,九味羌活汤、人参败毒散、六神通解散选用。冬月严寒及恶寒甚者,大青龙汤、葳蕤汤、越婢汤、阳旦汤可借用。全不恶寒者,白虎汤、黄芩汤可加减用。"对比之下,再论里证发热:"里证发热,脉或滑,或沉数,或洪滑,关尺盛于寸,热必在肌肉、筋骨,初扪热轻,久按热甚,必兼烦渴,胸腹满,大便或不通,或自利,或便血及脓,小便黄赤,或谵妄、狂昏。诸证虽不必全现,必兼二、三证方是里证发热,栀子豉汤、黄连解毒汤、小陷胸汤、三承气汤、导赤散、泻心汤、猪苓汤、天水散选用……"后不一一列出。再如对于"自汗"的论述:"疫邪自内蒸出于表,初起作寒热时,多自汗,甚至淋漓不止,不可以表虚论。兼头痛、身痛仍以解表为主,羌、独、柴、葛之类。兼烦渴,直清阳明之热为主,白虎之类。有热、有结,破结为主,陷胸、三承气之类。若屡经汗、下,邪已全退,脉虚而舌无苔,二便清利如常,内外无热证,方可从虚敛汗。盖以时疫得汗,为邪有出路,而宜敛汗者,恒少也。"

在论述里证之"烦躁"中,分析此症状"在时疫总属郁热。热浅在上,则见烦躁之形;热深在下,则

渐近昏沉而不烦躁……凡初起憎寒发热而烦躁者，邪在半表半里，三消饮、九味羌活汤、六神通解散选用。隆冬寒甚，汗难出者，大青龙汤、葳蕤汤可借用。舌苔已黄，渴而喜饮，身热汗出而烦躁者，邪入于胃也，白虎、黄芩、三承气、小陷胸、三黄泻心、凉膈散选用。舌苔已黑，烦躁渐近昏沉者，邪入心包也，犀角地黄汤加羚羊角、黄连解毒汤选用"。同时，详细说明不同误治情形，"屡经汗、下、清凉，或用汗解、清利、滋润诸法不应而烦躁加甚者，当细验舌苔……"不可不谓详尽。

书中如此逐条辨析，分析其病机实质再斟酌方药予以施治，更填误治失治后的病机变化和相应治法，使各个症状一目了然。由证立法，以法定方，理法方药一以贯之，相互呼应，被后世医家在瘟疫鉴别辨证上不断仿效，做出了不可磨灭的贡献。

2. 辨瘟疫兼、夹证

戴天章对于瘟疫的辨证论治，贡献还在于对瘟疫的兼夹证详细论析。他认为，由于病人身体素质的不同，同患瘟疫临证表现也有差别："至若辨气、辨色、辨舌、辨神俱已清楚，而投之以治疫之药，复有不效者，则以时疫有独发，有兼夹他证之故，是以辨时疫异于他证矣……尤当细辨。"戴天章将兼证总结为五种，即兼寒、兼风、兼暑、兼虐、兼痢。十种夹证可分为三类，一类是夹实邪，包括痰水、食积、血瘀、气郁；一类是夹虚证，包括脾虚、肾虚、亡血；一类是夹旧疾，包括疝、哮喘、心胃痛。

对于兼证和夹证的认识，戴天章曰："凡言兼者，疫邪兼他邪，二邪自外而入者也。凡言夹者，疫邪夹内病，内外夹发者也。"基本上概括了瘟疫的临床发病特征，强调诊疗时应慎于瘟疫复杂的兼夹之证。治疗原则方面，要分清主次和缓急。戴天章主张兼证以治疫邪为重、他邪为轻，略兼治他邪而病即解。夹证当分虚实，夹证属实者应治夹邪为先，疫邪为后，其夹邪而温热疫毒才得透达解利；夹证属虚者治疫邪为主，扶正为辅，因疫邪最宜伤正，故不可养正而遗邪；夹旧疾者，治疫邪则旧病自已，因旧病为新邪所迫而发，对于旧疾可适当兼顾。

具体治法上戴天章指出，瘟疫兼寒，疫重寒轻，烦躁多，则以败毒散加知母、石膏，或达原饮加羌活、防风、柴胡、葛根，或六神通解散均可；寒重疫轻者，烦躁必轻，只用败毒散，冬季风寒束于外，烦躁更甚，则用大青龙汤，其他月份可用九味羌活汤。

瘟疫兼风，可于治疫方中加荆芥、防风，咳嗽者加前胡、杏仁、苏子。瘟疫兼暑，于治疫方中微减发表散邪之药，戴天章认为："时疫多汗，暑证更多汗，两邪逼出表汗，则表必虚，故发表之味不可重复也。"时疫兼疟，似疟者，因邪气盘错于募原，故见半表半里之少阳证，以达原饮加柴胡为主。转疟者，乃汗、下后，邪衰正复，寒热发作有时，以小柴胡汤、炙甘草汤、柴胡四物汤、参胡三白汤为主。如瘟疫兼疟，可以疫证之方治之，不可以治疟方药治之使病情加剧。瘟疫兼痢，表里俱病，可先用治疫之法解表，表解里自和，其痢多有不治。

夹证是疫邪夹内病，情况比较复杂，临床需视具体情况而定。瘟疫夹实证中，夹痰者，可于治疫药中加瓜蒌、贝母，甚至牛黄。夹水者，可于治疫药中加辛燥、利气、利水之品。夹食者，需视宿食积滞部位不同选择不同治法，食入肠胃阳明诸证，可予三承气汤下之；若食积胸膈之上可予加枳、桔、青皮、莱菔、神曲等，甚至可以吐法宣之，使胸膈开而阳气宣达而热自除。夹郁者，可于治疫药中加宣气、舒郁之品，如苏梗、木香、大腹皮、香附等类，则表易解，里易和。夹蓄血者，治法必兼一二味消瘀之品，如红花、桃仁、归尾、赤芍、元胡等。瘟疫夹虚证中，需注意勿养正而遗邪。戴天章认为，夹脾热者难治，因治疗瘟疫往往需得汗下而后解，脾虚则表不能作汗，里不任攻下，或用汗法而气随汗脱，用下法而气从下脱。因此治疗此类病症，发表时必兼顾养正，攻里时需兼顾误伤气津，可用人参败毒散或黄龙汤。夹肾虚者，更难治。肾阳虚者，一经汗、下、清之法，则极易发生脱绝之症；肾阴虚者，一经汗、下之法，则枯竭之症随见。此类病症可于通表药中加人参、白芍，阳虚者加杜仲，阴虚者加知母等。夹亡血者，解表清里时用药务必时时顾护荣血，如九味羌活汤中用生地，人参败毒散之用人参，达原饮加用人参之意。瘟疫夹宿疾，戴天章主张急则治标，认为多数宿疾乃疫邪所诱发。如夹疝者，治愈瘟疫则疝疾自消，如依一般的方法治疝，用吴茱萸、肉桂、附子等温燥之品，那么轻者疝变为囊痈，重者则呃逆昏厥而失救。如夹心胃痛者，可于达原饮中加木香、苍术等开通郁疫，透发于表，则痛自得消。如夹哮喘，治疫则哮喘自除，也可于治疫药中加贝母、瓜蒌、淡豆豉、桑白皮等。

戴天章对五兼证、十夹证的辨证论治，实际上是强调临证时应根据温热病的复杂病变,分清其标本先后缓急而采取不同措施,进行不同处理,显示出独特的临床见解,不失为临床辨证治疗之准绳。

(四) 论治五大法

《广瘟疫论》卷四中基于治疗瘟疫的汗法、下法、清法、和法、补法五大治法之上细述了其应用范围及五法间的联合应用。

另外,鉴于临床症候的常与变,应随常应变,灵活运用,并细列出常、变症候、方药的加减变化,昭显出戴天章临床辨证的智慧。

1. 汗法

汗法为治时疫之大法,但其与风寒之汗法不同,戴天章认为"风寒汗不厌早,时疫汗不厌迟"。主张"风寒发汗,治表不犯里;时疫发汗,治表必通里",意风寒宜早用发汗之法,时疫不宜过早用发汗之法,强调汗法应用的时机。风寒发汗之原则,治表不犯里,瘟疫发汗之原则,治表同时必通里,此乃伤寒发汗法与瘟疫汗法之别。并且风寒发汗,应辅以辛温辛热之法以宣通阳气,而瘟疫发汗,应辅以辛凉辛寒之法以固护阴液。瘟疫使用汗法不仅在于解表,还在于通其郁闭之邪气,给邪热以出路,是与风寒的不同之处。临证之时可依据证之不同,而采用辛凉发汗、辛寒发汗、表里双解等治法。如应用辛凉发汗法,选用荆防败毒散、人参败毒散之类;应用辛寒发汗法,选用大羌活汤、九味羌活汤、大青龙汤之类;应用表里双解法,选用防风通圣散、六神通解散、三消饮之类。

2. 下法

下法为治时疫的常法,戴天章运用中强调"下其郁热",并主张"下不厌早"。伤寒下法与温疫下法不同,瘟疫应用下法宜早,而伤寒应用下法宜迟。伤寒目的在于下其燥屎内结,时疫在于下其郁热邪气,以釜底抽薪使郁热有外泄之机;伤寒里证须待表邪已解才可用下法;而时疫不论表邪解与不解,见里证即可用下法。

伤寒邪在上焦不可用下法,待邪至中下焦才可因势利导应用下法,而瘟疫邪在上焦亦可用下法。伤寒应用下法,中病即止,服药一般不过三剂,而时疫应用下法,应尽逐其邪,服药少则三剂,多则一二十剂。

具体瘟疫下法分为 6 种:结在胸上,贝母可下之;结在胸及心下,小陷胸可下之;结在胸胁连心下,大柴胡汤可下之;结邪在脐上,小承气汤可下之;结邪在当脐及脐下,调胃承气汤可下之;症见痞满燥实三焦俱结,大承气汤可下之。此外,有素体虚弱、年老、久病之人,即便俱备下证,应用下法时也要慎之又慎,可选用麻仁丸、蜜煎导法、猪胆导法等缓下之法,以期祛邪而不伤正。

3. 清法

戴天章十分重视清法在瘟疫治疗中运用,他指出:"时疫为热证,未有不当清者也。其在表宜汗,使热从汗泄,汗法亦清法也。在里宜下,使热从下泄,下法亦清法也。"瘟疫为热证,在汗、下后热邪可能流连不去,而清热之关键在于探究邪热之浅深。若邪热在表,已汗而热不退,宜用发汗解表法使热随汗而解;邪热在里,已下而热不解,宜用泄下清热之法,使热从二便而解;或本有热而无结,则就以寒凉之品而直折其热。具体临证可灵活选用汗、下、清三法,可单用,也可合而用之。热浅者在营卫,用药以石膏、黄芩为主,柴胡、葛根为辅;热深者在胸膈,用花粉、知母、薏苡仁、栀子、豆豉为主;热在肠胃者,当用下法,不同清法或下法兼清法亦可;热入心包者,用黄连、犀角、羚羊角为主,直入心脏则难救矣,用牛黄或尚可一救,用量至少一钱许,量少无效。

4. 和法

戴天章所称和法是指调和之法,而非和解少阳,他将相互对立的几种治法同用即称为"和"法:寒热并用谓之和,补泻合剂谓之和,表里双解谓之和,平其亢厉谓之和。寒热并用,即瘟疫之热夹有他邪之寒者,方中黄连与生姜、黄芩与半夏、石膏与苍术、知母与草果等同用皆是此意;补泄合剂,用于瘟疫之邪气实,人之正气虚者,方中有人参、当归、白芍与芒硝、大黄、枳实、厚朴等药同用。表里双解,瘟疫既有表证,又有里证者,用此法以和之,方中升麻、葛根、羌活、防风、柴胡、前胡与芒硝、大黄、栀子、黄芩、茯苓、泽泻、枳实、厚朴等合用;平亢其戾,瘟疫之大势已去,而余邪未解者,可用下法但减少其剂量,缓其时日服用,或用清法但变其汤剂为丸散服用。可见戴天章所述和法,实际上蕴含了汗、下、清、补诸法综合运用之意,是疾病在常与变过程中所调整的治疗方法,具有"乱中整合,调营卫,和阴阳"之意。

5. 补法

戴天章认为,补法本不应为瘟疫常用之法,但个别病人经多次发汗、泄下、清解治疗不缓解者,或为正虚,或为药伤,必待补而愈。瘟疫热证居多,阴伤者十之七八,但也有过用寒凉而致伤阳者,戴天章认为此时"当消息其所伤,在阴在阳,以施补阴补阳之法"。补法包括补阴以济阳、补阳以养正:"凡已经汗下清和,而烦热加甚者,当补阴以济阳……当其汗下清和,热退而昏倦痞利不止者,当补阳,所谓养正以却邪者是。"具体临证时,当明辨阴偏衰、阳偏衰之不同,予以补阴、补阳之法,并选择对症方药治疗。经发汗、泄下、清解、和解而烦热更甚者为伤阴,当给予六味、四物、生脉、养荣等诸方;经发汗、泄下、清解、和解而热退神昏、痞利不止者为伤阳,可予四君、异功、生脉、六君、理中、建中、附子等方酌情选用。可见戴天章"补阴补阳,又当酌其轻重,不可偏废"之说实为从临床实际之总结。

(五)其他

《广瘟疫论》卷四中,针对病人不同体质,戴天章提出瘟疫病人四损、四不足、三复的因人制宜治疗思想。四损为大劳、大欲、大病、久病后,此类病人素有宿疾,气血俱虚,阴枯阳竭,复感疫邪,正虚邪深,加之汗、下伤正而正气欲脱,治疗上较为棘手;四不足指气虚体质、阴虚体质、阳虚体质、血虚体质。戴天章指出四损由后天饮食劳倦所伤,四不足由先天禀赋不足所致。四损、四不足之人皆为正气不足,治疗上需先扶正后祛邪,如果服攻邪之药,虚象再现,仍需补其不足,使祛邪而不伤正。三复即病情已愈,却因劳碌、或因饮食过多、或若无故自复者,戴天章认为系伏邪未尽,当问从前所见何证,服何药而解,则继予前药以涤其余邪。如时疫屡复之后,则必兼四损、四不足证,需参照四损、四不足之法治之。对于临床病人由于先天禀赋与后天失养所致体质不同,在瘟疫治疗以及病后复热过程中坚持辨体论治、因人制宜具有重要的指导意义。

此外,但由于当时处于温病学的萌芽阶段,其学术思想亦有些许尚未成熟之处,且对其瘟疫预防措施未行阐述,在"治未病"方面留有空白。

【著作考】

戴天章最具影响力的著作为《广瘟疫论》,现今流传的《广瘟疫论》和《瘟疫明辨》实为异名同书之作。本书约于康熙十四年(1675 年)成书,《广瘟疫论》成书后稿本并未直接刊刻。约清乾隆十六年,戴天章的孙子戴祖启看到一部坊刻本的书,与他祖父的《广瘟疫论》内容一模一样,书名却是《瘟疫明辨》,作者署名是歙县的郑奠一。戴祖启于乾隆四十三年(1778 年)把家藏的手抄本《广瘟疫论》校刻出版,以纠正讹传。1937 年曹炳章将此书收录于上海大东书局出版的古典医学巨著《中国医学大成》丛书中,书名仍沿用了《瘟疫明辨》。后在《广瘟疫论》基础上又衍生出《广温热论》《重订广温热论》等著作,进一步丰富发展了中医瘟疫理论和临床实践经验。

【遣方用药】

《广瘟疫论》中戴天章治疗选方博采众长,不拘一格。该书附方 83 首,方中用药 109 味。

书中使用了大量经方,达 29 首,包括大青龙汤、小柴胡汤、炙甘草汤、大承气汤、小承气汤、调胃承气汤、人参白虎汤、越婢汤、阳旦汤、黄芩汤、栀子豉汤、小陷胸汤、猪苓汤、大柴胡汤、瓜蒂散、桃仁承气汤、茵陈蒿汤、竹叶石膏汤、大半夏汤、理中汤、十枣汤、白虎汤、大陷胸汤、大陷胸丸、抵挡汤、葛根芩连汤、麻仁丸、附子汤、建中汤等方剂。书中用吴又可汤方 11 首,包括吴氏达原饮、吴氏三消饮、吴氏清燥养荣汤、吴氏承气养荣汤、吴氏举斑汤、吴氏安神养血汤、吴氏蒌贝养荣汤、吴氏柴胡养荣汤、吴氏柴胡清燥汤、吴氏人参养荣汤、吴氏参附养荣汤。用《和剂局方》中方剂 9 首,包括人参败毒散、四物汤、逍遥散、平胃散、凉膈散、藿香正气散、橘皮半夏汤、二陈汤、四君子汤。用刘完素方 4 首,包括柴胡四物汤、天水散、防风通圣散、四苓散。用李东垣方 4 首,包括生脉散、补中益气汤、普济消毒饮、清燥汤。

戴天章自拟方较少,学者一般认为有 5 首:参胡三白汤、葛根葱白汤、白虎举斑汤、犀角大青汤、柴葛五苓散。这并不影响戴天章在疫病防治领域的地位,其将古方进行创新性应用也是对古方新用的发挥。以下简要阐述参胡三白汤的应用。参胡三白汤方用:人参(一钱半),白术(一钱半),柴胡(二钱),白芍(一钱半),白茯苓(一钱半),白水煎。若脉微弱,口渴心烦,加麦冬、五味子。若烦,口苦,心下痞,加黄连、枳实。若不眠,加竹茹。《广瘟疫论》中用于瘟疫寒热往来、气虚病后调理,或瘟疫"经汗、下、清解,其热转甚"伴一派虚损之象者,如:"屡经汗下之余,脉或虚微、濡弱、结代,心或悸动,神或委倦,形或羸弱过甚,当养阴益气,助正却邪,温热伏火夫病后调理";以及"平素虚损,或老人,或大病后复染时疫或全无表、里实证,或六脉豁豁然空,或屡用下药而舌燥更甚,此皆邪退正虚之发热也"。《古今名医方论》有论:"此热是少阳之虚,不得仍作火治,故于柴胡方中去黄芩;口燥而不呕,故去半夏;少气而反去甘草者,欲其下达少阴也。于真武汤中不取附子,欲其上通少阳也;所藉惟人参,故用为君;佐白术,以培太阴之母;白芍滋厥阴之血,茯苓清少阴之水,生姜助柴胡散表邪,大枣助人参补元气。信为大病后调理之圣剂,至当而可法者也。"

【学术传承】

戴天章并非医学世家出身,而是在博览医书、研习多位医学大家的基础上,进行了大量临症实践,其学术思想多受《黄帝内经》《伤寒杂病论》《宣明五气论》《脾胃论》《温疫论》等经典著作深刻影响。

(一)《黄帝内经》

我国古代医家对瘟疫的认识在一代代传承中不断深化、明晰。《黄帝内经》有云"五疫之至,皆相染易,无问大小,病状相似",戴天章虽认为"瘟疫一证,古无成书",但其对瘟疫传播特征无疑与《黄帝内经》有共同的认识。此外,戴天章首创瘟疫辨气、辨色、辨舌、辨神、辨脉之五辨,为《广瘟疫论》之精华,《黄帝内经》有云"天之在我者德也,地之在我者气也。生之来谓之精两精相搏谓之神。神统魂、魄、志、思惟一身"。其中重视辨"神"思想亦与其一脉相承。

(二)沿袭张仲景

张仲景在《伤寒杂病论》中载有小柴胡汤、大柴胡汤、大青龙汤、调胃承气汤、越婢汤、阳旦汤、白虎汤、黄芩汤等诸条,并详细罗列了相应病症的临床表现,戴天章发现其"诸条列瘟疫之见证",但"散见于诸经条中而未尝直指其名为瘟疫",认为张仲景"非不欲明言也,其书本伤寒立论……非专论瘟疫之书,且上古文辞简易,详于辨证,而不详于立名"。戴天章"从证上细辨"借鉴了前人的宝贵经验,在

"汗、吐、下"法的基础上创立对后世影响深远的汗法、下法、和法、双解法等治疗大法,并且沿袭了大量仲景之治法方药,选用经方达29首。为后世外感病及瘟疫病的辨别和治疗提供了弥足珍贵的借鉴价值。

(三)秉承刘完素、李东垣

金元时期是中医学学术思想百花齐放,百家争鸣的繁荣时期,以刘完素、张从正、李东垣、朱丹溪等医家为代表。由于当时瘟疫时有流行,众医家在不断实践中对瘟疫认识有所提高,并有一些治疗疫病的名方问世。戴天章对刘河间《宣明五气论》多有赞许,认为其"论瘟疫较详,立法更备",如治疗霍乱吐泻之桂苓甘露饮、治疗三焦火毒证之黄连解毒汤、治疗丹斑瘾疹的双解散,都是为瘟疫而设的经典名方。在戴天章的《广瘟疫论》中也收录了刘河间的天水散、防风通圣散等。李东垣更创立了治瘟疫的名方,如治疗大头瘟之普济消毒饮、治疗感冒之九味羌活汤等,戴天章认为其立法立方则更完备,也在书中借鉴沿用了其多个方药。但也指出对瘟疫病"亦无专书、无特名"是这些前辈医者著作的不足之处。

(四)宗于吴又可

明朝末年,内乱外侵,灾荒不断,各种传染病不断暴发流行。人们发现这种疫病"偶触其气"则必死无疑。《吴江志》记载:"阖门相枕藉,死无遗类者。"当时主流医家仍拘守于"法不离伤寒,方必宗仲景"的思想,对吴又可的"瘟疫论"停滞在"虽见其书,而不能信"的状况,可是以外感病治法或伤寒治法往往无效,甚至病情恶化。吴又可认为这种病为"疠气"感人所至,与伤寒绝不相同,既非风又非寒,既非暑又非湿,并不是六淫外侵,提出"古方今病不相能"进而创立了"温疫"学说,为温病学说的形成和完善创造了先决条件。

戴天章《广瘟疫论》继承了吴又可对于疫病的大部分认识,在疫病传变方面同样主张表里分传。在卷一中,戴天章将疫病感邪途径与传变规律概括为"时证从口鼻而入,先中中焦,后变九传。其传自里出表,虽出表,而里未必全无邪留,经过之半表,未必全无邪干"。可见戴天章亦主张吴又可"表里九传",戴天章认为邪客部位,乃中焦、中道,而非膜原,以"邪中中焦"取代了吴又可的"邪伏膜原"。但

其所指的中焦、中道实际仍是半表半里,故也有出表入里之变,形成 相对复杂的传变规律。

吴又可所著《瘟疫论》初时不能被医家主流高度重视,戴天章对此书推崇备至的同时更觉痛惜,深究其因,戴天章认为是"知其名而未得其辨证之法耳"。《广瘟疫论》一书即是在《瘟疫论》原著的基础上进行删改、注释而成,书中简要地划分出伤寒与瘟疫的同途异归变化规律,并举证相对比,为后世温病的辨治留下一笔珍贵的财富。戴天章所论瘟疫之学,本于吴又可,同时能结合自己的临床经验予以发挥,很大程度提高和发展了瘟疫的辨证体系。比如戴天章著作精华部分"五辨"之中,将舌诊构建为支持瘟疫理论和临床诊疗的有利工具,即是紧紧抓住了吴又可关于舌象对温热之邪反应灵敏这一特点。

在吴又可之前,大多医家都把舌诊的内容纳入伤寒的诊疗体系,直至《温疫论》才在舌诊与瘟疫病之间建立了明确的联系。戴天章在继承吴又可舌诊思想的基础上,进一步丰富了舌诊的内容,强调将舌诊作为瘟疫诊断的重要手段。众所周知,《温疫论》是温热病从伤寒病诊疗体系得以独立的标志,吴又可对于舌诊的论述、戴天章积累的舌诊诊治经验,为建立温病辨证体系的舌诊奠定了基础。虽然两位医家都过于偏重对舌苔的观察,对舌质观察尚不充分,但随着后世医家对温热病舌象研究的深入,温病舌诊理论最终走向成熟,吴又可和戴天章两位温病学家奠定了重要的学术基础。

戴天章对瘟疫的经典阐释,秉承了历代医者的学术思想,同时结合个人的临床经验,在吴又可《温疫论》的基础上予以发挥和补充,推动了当时与后世医家对瘟疫辨证施治的认识,对中医温病学的发展做出了不可磨灭的贡献。

【医话与轶事】

戴天章博览医书,精心研学经方、金元大家著作及吴又可《温疫论》,守正创新。在研学过程中,认为前辈著作亦有论证不充分之处。如认为对瘟疫之病症未能区分于伤寒,无明确予瘟疫病以命名,"未尝直指其名为瘟疫","无专书、无特名",是导致后世医家拘泥于"法不离伤寒,方必宗仲景"的重要原因。后得吴又可《温疫论》,戴天章推崇至极,但也

曰其存在"知其名而未得其辨证之法耳"的不足,故将《瘟疫论》删减增补、修改著成《广瘟疫论》。

陆懋修,字九芝,著名清代温病学家,认为戴天章《广瘟疫论》将伤寒与温热辨分清晰,"此书明辨温热与伤寒病反治异,郎若列眉,实足为度世金针",但同时慨叹"伤寒之与温热,北山(戴天章之号)能辨之,而温热之与瘟疫,北山亦混之",并且指出"然其书明是论温热,而其书名则曰广瘟疫"。陆懋修"爱其论之精,而惜其名之误,乃于所称瘟疫者,悉改之曰温邪《广温热论》"。于是陆懋修又以《广瘟疫论》为蓝本,详细研读揣摩后进行修订,将其名易为《广温热论》。

何廉臣,字炳元,清末温病学家。何廉臣细读陆九芝《广温热论》给予高度评价,认为"论温热症甚精,论温热病中种种发现之症,尤极明晰,询当今最有实用之书"。但又谓"余细玩原书,见其于湿温、燥热二证言之甚略,尚少发明,即用药选方,亦多未尽善处"。于是将《广瘟疫论》作了系统的增减,并加入了许多经古今历代名医证实有效的良方,将书名变更为《重订广温热论》,希望可以"与戴天章结撰之精心,陆氏删订之苦心,心心相印,永垂久远"。

明清时期温病学派渐从伤寒理论中独立出来,自立门户并不断成熟,各医家在前人基础上有关病因、病机、辨证、治疗观点的阐述推进了温病学的发展,促进了温病学说不断完善。温病医家们精进研习、并勇于质疑权威学术观点的精神渊源流传,在温病学的发展历史长河中意义深远。

【医案选介】

由于年代久远和战乱原因,戴天章在瘟疫治疗方面的医案目前已无法查找,但其确立的瘟疫诊治原则在后世历次抗疫中得到了应用,现就后世对其学术思想的应用,简要举例,来说明戴天章在中医疫病发展中所发挥的作用。

孙某,男,56岁,主因"发热,咳嗽伴乏力2天"于2020年1月24日入住当地定点医院,体温:38.2℃。家中8人聚集性发病,7人确诊,有密切接触史。入院症见:发热,咳嗽,痰黏难咳,下肢酸软。体格检查:意识清楚,精神差,呼吸急促,双肺呼吸音粗,双下肺可闻及干啰音,心率86次/min,律齐,未闻及病理性杂音。辅助检查:白细胞$5.58×10^9$/L,

淋巴细胞 0.9×10^9/L,血气氧合指数 466 mmHg,肺部 CT 示双肺小斑片状磨玻璃影。诊断为疑似新型冠状病毒肺炎。住院治疗 11 天,给予诊疗方案西药常规治疗,淋巴细胞进行性下降,CT 检查示双肺多发磨玻璃样改变加重,至 2020 年 2 月 3 日氧合指数降至 206 mmHg,病情存在进一步恶化的可能,遂转求中医治疗。

2020 年 2 月 3 日,王庆国教授受邀于线上首诊病人,症见发热(体温 37.5℃),咳嗽,痰黏难出,胸闷憋气,深吸气则胸痛,肌肉酸痛,烧心反酸,口干甚,微口苦,纳差,眠可,二便调,舌质暗苔黄腻,脉濡数。血常规示:白细胞 7.5×10^9/L,淋巴细胞 0.44×10^9/L;血氧饱和度(SPO_2)62 mmHg(吸氧浓度 30%),氧合指数 206 mmHg;鼻咽拭子检测阴性。西医诊断:疑似新型冠状病毒肺炎(重型);中医诊断:疫病;中医辨证:湿热阻遏膜原。治宜和解少阳,透达膜原,清化湿热;予柴胡达原饮加减。处方:柴胡 15 g,黄芩 10 g,枳壳 10 g,厚朴 10 g,草果 6 g,槟榔 10 g,瓜蒌 15 g,天花粉 10 g,浙贝母 15 g,海螵蛸 15 g,蝉蜕 3 g。2 剂,1 天 1 剂,3 次分服。

2 月 4 日二诊,一剂药后,病人自诉咳嗽减轻,痰黏难咳、胸闷憋气未减,反酸烧心好转,最高体温 37.5℃,可自行降至正常,胸痛减轻,纳食好转,仍口干,微口苦,二便调;舌质暗,苔黄腻。复查 CT 示双肺磨玻璃样病变较前加重。方药对证,前方继服。

2 月 5 日三诊,咳嗽减轻,痰少而黏,无发热,深吸气后胸痛消失,反酸烧心大好;但活动后胸闷憋气明显,口干甚,无口苦,食欲佳,小便调,大便日 2 行,为成形软便;舌暗红,苔黄腻。辨证:湿热;疫毒闭肺,肺失宣降;治法:清热化湿,分消走泄。上方加芦根 30 g,冬瓜仁 30 g,鱼腥草 30 g,虎杖 15 g,大黄 10 g。2 剂,1 天 1 剂,3 次分服。

2020 年 2 月 7 日四诊,咳嗽、胸闷、憋气好转,连续三日未发热,口干减轻,无口苦,纳可,二便调,舌苔黄腻较前减轻。继续加强清热化湿,分消走泄。上方去枳壳、瓜蒌、天花粉、海螵蛸,加茵陈 30 g,白蔻仁 10 g,滑石 20 g,杏仁 15 g,煅牡蛎 15 g,竹茹 15 g。2 剂,1 天 1 剂,3 次分服。

2020 年 2 月 9 日五诊,咳嗽、憋气进一步减轻,干咳无痰,连续 5 天未发热,偶口干,无口苦,无烧心、反酸,纳可,二便调,舌苔黄腻明显减轻。复查血常规示:白细胞 4.86×10^9/L,淋巴细胞 1.21×10^9/L,

C 反应蛋白 28.4 mg/L;血气分析示:氧合指数 300 mmHg,胸部 CT 示双肺间质病变未加重,继续芳香化浊。上方去煅牡蛎,加苍术 20 g,藿香 10 g。3 剂,1 天 1 剂,3 次分服。

2 月 12 日六诊,咳嗽、憋气大减,多日未发热,可下床活动 10 分钟,口干减,无口苦,二便调,舌质淡嫩苔薄白。氧合指数 346 mmHg。胸部 CT 示双肺炎症较前吸收。辨证:湿热之邪已退。上方去大黄,加桂枝 10 g。3 剂,1 天 1 剂,3 次分服。

2 月 15 日七诊,咳嗽喘憋不显,可小跑 30 分钟,无发热,无口干、口苦,二便调,舌淡嫩,苔薄白。辨证:热病后期气血耗伤。上方加人参 10 g,当归 10 g 善后。3 剂,1 天 1 剂,3 次分服。

按语:本患为家庭聚集性发病。2020 年 2 月 3 日首诊,病人一派湿热之象。此乃湿疫入侵,邪伏膜原。清代薛雪在《湿热病》中言"邪由上受,直趋中道,故病多归膜原",并解释"膜原者,外通肌肉,内近胃腑,即三焦之门户,实一身半表半里也"。湿伏膜原,阻滞三焦,清阳不升,浊阴不降,则胸闷,纳差;杂气郁于膜原,阳气不达而周身酸痛,湿邪遏阳,故身热不扬;湿阻气机,肺失宣降而咳嗽;气机不畅,津液失布而口干。辨证为湿热阻遏膜原,治以祛邪为第一要义。此次新冠肺炎以湿邪为病理核心,治疗首当祛湿清热、开达膜原;予柴胡达原饮加减。本方以柴、芩为君,用柴胡疏达膜原之气机,如《本草正义》所云:"为外邪之在半表半里者引而出之,使达于表而外邪自散。"柴胡得黄芩共泻膜原之郁热。臣以枳壳开上,又可消痞除满。厚朴、草果疏利宣泄,宽畅中焦。佐以槟榔达下,下气行水。本方开上、畅中、达下共奏疏利三焦之功,使伏邪从膜原而出。初期治疗,邪未陷里,治以透邪为要,不可重下过用寒凉,否则遏伤阳气,使邪留恋。次日二诊见症减,此方证相应,前方继服。三诊症状虽有好转,但胸闷憋气明显,舌质暗红苔黄腻未减,考虑湿热遏伏严重,治疗必使气机调畅。吴又可认为疫邪"首尾以通行为治";预"通行"可从两方面入手,一是重视"温病下不厌早"。吴氏认为下法不仅逐邪,亦可通达里气,有助外散疫邪,正所谓"邪自窍而入,未有不由窍而出"。此时病人即使大便通常,但湿热内盛,恐邪内陷成害,故应分消走泄,泻下通腑。二是重视祛逐湿邪,湿邪黏腻最易困阻气机,故三诊加强清热祛湿的同时,佐以下法攻逐。但此时不可重下,需少量轻下,加用虎杖、大黄,并嘱多次频服。病人胸闷、咳痰较甚,加芦根、冬瓜仁取千金苇茎汤之意,旨在清肺化痰。四诊见病人胸痛、烧心反酸消失,药后再无发热,舌苔较前好转,故去除瓜蒌、天花粉、枳壳、乌贼骨。但病人仍诉口干,观之舌苔不燥,考虑此乃湿热阻碍气机,津液失布所致,继续加强化湿逐邪之力,加用白蔻仁、杏仁、滑石、茵陈、竹茹,取三仁汤之意,分消走泄。又加煅牡蛎软坚化痰,并防反酸再作。五诊见诸证好转,且感染指标均已正常,CT检查提示未见加重,病情向愈。但因湿性黏滞,缠绵难愈,加用苍术、藿香巩固化湿。六诊诸证减轻,湿热渐退,复查CT提示双肺炎症逐渐吸收;但病人舌质淡嫩,苔薄白,恐寒凉太过,去大黄而加桂枝。七诊咳嗽喘憋不甚,诸证大愈;恐温病耗气伤血,给予人参、当归善后。该病人早期湿盛,治以宣透祛邪,随之观脉证、视舌象,见湿热未退,循《温疫论》所言:"温疫可下者,约三十余证,不必悉具,但见舌黄、心腹痞满,便予达原饮加大黄下之"。药后湿热渐消,效如桴鼓。中后期恐寒凉伤阳,恐温耗气血,去寒凉补耗损则收效显著,病人终而向愈。温邪为患,传变迅速,最易伤津动血;治应早下,防邪久稽。但湿热有轻重,体质有壮衰,且新冠肺炎不同时期病机各有侧重,应观其脉证,通权达变,下之有时。"下不厌早"之说旨在告诫后世,"下之"为法,而"通之"为用;若有可下之证,则应当机立断,绝不可贻误时机。但用下之辈乃审证度势,若滥施攻下,药石伤人,岂废吴氏之匠心乎?

参考文献

[1] 戴天章.广温疫论[M].北京:中国中医药出版社,2009.

[2] 何廉臣.重订广温热论[M].北京:人民卫生出版社,1960.

[3] 薛清录.全国中医图书联合目录[M].北京:中医古籍出版社,1991.

[4] 曹洪欣,王致谱.温病大成[M].福州:福建科学技术出版社,2007.

[5] 李军胜.明清温病学派研究[D].兰州:兰州大学,2007.

[6] 李奕祺,林立元.浅析《广瘟疫论》的流传版本及其学术成就[J].山西中医学院学报,2011,12(1):5-6.

[7] 刘晚霞,孔竞谊,任润媛.浅析《广瘟疫论》中"治疫五法"[J].湖南中医杂志,2015,31(2):108-109.

[8] 毕岩,孙大中,岳冬辉.清代医家戴天章温病辨治特色探析[J].中国中医基础医学杂志,2014,20(12):1617-1619.

[9] 鲁玉辉.《广温疫论》版本源流考证及学术价值[J].福建中医药大学学报,2013,23(6):63-64.

[10] 陈枝伯,陈扬荣.戴天章与《广瘟疫论》[J].福建中医学院学报,2000,10(1):44-45.

[11] 杜松,彭鑫,李菲.疫病诊法理论探讨及其在流行性乙型脑炎中的应用[J].中国中医基础医学杂志,2012,18(9):942-944.

[12] 陈聪爱,王雪茜,程发峰,等."温病下不厌早"对诊断新型冠状病毒肺炎的启示与应用[J].海南医学院学报,2020,20(23):1770-1774.

31. 柯琴(《伤寒来苏集》)

【生平传略】

柯琴(1662—1735年),字韵伯,号似峰,一说仙峰,清著名医学家,著名的伤寒注家之一。原浙江慈溪人,后迁居江苏常熟。约生活在康熙、雍正年间,但实际出生时间可能较此为早。《清史稿》载其"博学多闻,能诗古文辞,弃举子业,矢志医学。家贫游吴,栖息于虞山,不以医自鸣,当世亦鲜知者。著《内经合璧》,多所校正,书佚不传。注《伤寒论》,名曰《来苏集》"。他对《内经》《伤寒论》颇有研究。据称,其"闭门读书,不求闻达,研究医术,尤精于伤寒之学",惜其初未以医自鸣,当时亦少有人知。然所著医书及整理注释之典籍,在其身后流传甚广。彼时伤寒为世所重,但诸家的谬误诸多,未能辨析仲景之义,故将仲景《伤寒论》予以校正、注疏,用六经方证分立篇名,重加排编,每经先以脉证为总纲,再立一主治方证,而各以类从,使成系统,证因类聚,方随证附,辨明异说,发挥隐旨,撰成《伤寒论注》四卷,又作《伤寒论翼》两卷、《伤寒附翼》两卷,谓:"仲景之六经,为百病立法,不专为伤寒一科;伤寒杂病,治无二理,咸归六经之节制。六经各有伤寒,非伤寒中独有六经。"对历代伤寒注家之得失,详加评述。反对许叔微"三方鼎立"、方中行"三纲鼎立"、卢子由"六经配六义"诸说。又有《伤寒附翼》两卷,三书合刊时总称《伤寒来苏集》,辨理通透,对后世有较大的影响。

关于柯琴先生的生平,文献记载不详,《慈溪县志·技艺传》载其"一生贫困潦倒",从多方面的记载来看,大抵是可信的。其同乡孙介夫在《伤寒论翼》所写的一段序言中说:"吾乡似峰先生,儒者也,好为古文辞,又工于诗,余目为一书生耳。……惜其贫不能自振,行其道于通都大国,而栖息于虞山之邑,又不敢以医自鸣,故鲜有知之者。"冯明五的序言,也有类似的叙述,"为吾慈摩彦,不得志于时……岂非夭抑其遭际,以毕志寨修,潜通《灵》《素》幽隐,上接仲景渊镣哉",认为他困于天命,贫困潦倒,但却志向高远,深刻领悟到《内经》的精义、继承了仲景学说的源流所在。名为虞山友人的季楚重在题序中,对他也颇有赞誉:"先生好学博闻,吾辈以大器期之。今焚书弃举,矢志于岐黄之学,此正读书耻为裕儒、业医耻为庸医者。"朋友们期待其可功成名就,可见对其学识的肯定,他博闻强识,工诗善文,胸怀大志,视功名为草芥,但终究于科场失意,仕途无缘,愤于现实的残酷,终是"焚书弃举",后辗转各地。据光绪二十五年《慈溪县志》记载柯琴"游京师,无所遇,归过吴门,值叶桂行医有盛名,乃慨然叹曰:'斯道之行,也由运会乎?'于是闭户著书"。记载虽简,但字里行间,不难见其生平之艰难。

柯琴虽家境贫寒,但品行高洁,刚正不阿,治学态度严谨。尤怡曾经指出:注家"性高明者,泛鹜远引,为曲呈其说,而失之为浮;守规矩者,寻行数墨,而畏尽其词,而失之为隘。是隘与浮者,虽所趣不同,而其失一也。"以柯琴之才气及品性,无疑为"性高明者",不免有些"鹜于方法条例之外"之失。他在《伤寒论注》自序中说:"尝谓胸中有万卷书,笔底无半点尘者,始可著书,胸中无半点尘,目中无半点尘者,才许作古书注疏。大著书固难,而注疏更难。"胸中无半点尘,目中无半点尘,即是不带任何私心杂念和偏见,但这种境界可以说是极难达到的,一般人认为著书难而注疏易,柯氏却反说注疏比著书更难,亦是因其严谨作风,"著书者往矣,其间几经兵燹,几番播迁,几次增删,几许抄刻,亥豕者有之,杂伪者有之,脱落者有之,错简者有之。如注疏者着眼,则古人之隐旨明、尘句新;注疏者失眼,非依样葫芦,则另寻枝叶,鱼目混珠,砆砆胜玉矣"。柯氏认为读《伤寒论》须"凝神定志,慧眼静观,逐条细勘,逐词研审",可见其对于医学的谨重严毅,勤勉认真。

【学术思想】

(一)六经为百病立法

自西晋以来,众多医家认为《伤寒论》是论述外感病的专著,六经辨证是针对外感疾病而设的辨证纲领,认为《伤寒论》是以六经辨外感,《金匮要略》是以脏腑辨杂病。然仲景在自序中云"虽未能尽愈诸病"可知仲景所治之病,绝非单指外感,如此思量便是混淆了伤寒通治内外疾病的本质。仲景之《伤寒杂病论》始为一书,伤寒杂病原不分,其内不仅仅蕴含外感伤寒、疫病,也包括内伤杂病等的治疗法则,至后世才析分出《伤寒论》《金匮要略》,谓"六经为外感病辨证之纲领"。柯琴认为凡风寒温热内伤外感,自表及里,有寒有热,或虚或实,应全部包含在内。故以伤寒杂病合为一书,而总名《伤寒杂病论》,以六经提纲,各立一局,不为经络所拘,更不为风寒划定也。然仲景既云撰用《素问》,当于《素问》之六经中广求实质,总而言之,仲景之六经,是一个辨证的纲领或方法,并不能机械地凿分伤寒与杂病,即使杂病也可用此辨证的方法,而今之《伤寒论》《金匮要略》亦有参错之处,强分六经为外感之辨证纲领,是曲解了仲师原旨。近年来,有关经方的运用越来越受到重视,如桂枝汤、小柴胡汤、大承气汤等等。其所主治的范围早已超出外感病,如小柴胡汤用于流行性腮腺炎、乙型病毒性肝炎、艾滋病、胃炎等的治疗;桂枝汤治疗不明原因低热、更年期自汗出、慢性荨麻疹、慢性泄泻、妊娠恶阻等病症均有佳效,总不离营卫失和之病机,调和营卫之治法。柯氏所言"愚常以此汤治自汗、盗汗、虚疟、虚痢,随手而愈"绝非虚谈。又如真武汤证有两条,一条为"太阳病,发汗,汗出不解,其人仍发热,心下悸,头眩,身瞤动,振振欲擗地者,真武汤主之。"一条为"少阴病,二三日不已,至四五日,腹痛,小便不利,四肢沉重疼痛,自下利者,此为有水气,其人或咳,或小便利,或下利,或呕者,真武汤主之。"同是一方,太阳病过汗伤阳而导致水气泛滥可用,少阴虚寒,肾阳虚衰所导致的水气不化亦可用,无论过汗还是虚寒,都是肾阳虚而水气为患,"合是证便用是方"都用真武汤治疗。柯氏认为应在辨证论治上立法,并

不拘于何经何络,"按仲景自序云,虽未能尽愈诸病,其留心诸病可知。故于诸病之表里阴阳,分为六经,令各得所司,清理脉症之异同,寒热之虚实,使治病者只在六经下手"。

金元时期的王好古就提出"内伤杂病与伤寒外感统一,且以六经为纲领、框架合而论述"的思想,但王氏未能将内伤杂病的所有病证都按某一脏腑病变归类,所述有不甚合理甚至模棱两可之处。但王氏力倡用六经贯穿外感与内伤杂病,为柯琴"六经为百病立法"埋下伏笔,无疑是对伤寒六经辨证的一次创新。与王氏不同的是,柯氏将伤寒方证重新编次,着重辨明各方所主之证,把握疾病的本质,柯氏在《伤寒论翼·卷上·全论大法》中言:"原夫仲景之六经,为百病之立法,不专为伤寒一科。伤寒杂病,治无二理,咸归六经之节制,六经各有伤寒,非伤寒中独有六经也。"柯琴认为,《伤寒论》创立的六经辨证体系,不仅适用于外感病,而且同样也适用于内伤杂病,指出"六病之外无奇疾,方证之中有活法"的学术思想,为后世医家所广泛认同和使用。六经为百病立法有其理论和现实意义,在理论上,柯氏在《伤寒论翼·全论大法第一》指出如果按仲景自序所说作《伤寒杂病论》合十六卷,便是从未将伤寒杂病分为两书。如太阳之头项强痛,阳明之胃实等都是六经之为病,绝不是六经之伤寒,"乃是六经分司诸病之提纲,非专为伤寒一症立法也"。同时,柯氏又强调仲景独于太阳篇,列名为伤寒、曰中风、曰中暑、曰温病、曰湿痹论述,而其他经不再分,是一隅之举,望读者可以举一反三,融会贯通。诸病终不过六经之内,"岂知仲景约法,能合百病,兼该于六经,而不能逃六经之外"。辨证之时"只在六经上求根本",而不是在疾病名目追求细枝末节,无论是伤寒、温病还是瘟疫,病名虽异,但终究不过六经之间的辨证。所以,六经为百病辨证的方法,认为六经为外感病而设,如同一叶障目,湮灭仲景真意。在临床实践中,柯氏认为"凡条中不冠伤寒者,即与杂病同义",虽此言有点广泛化,但验之临床,确有实效。此外,柯氏还提出六经提纲说,反对方有执提出的"三纲学说",坚持阴阳学说,体现着其注重理论联系实践的治学态度。

柯氏的"六经为百病立法"之说,真正指出《伤寒杂病论》的核心在于辨证论治,只要辨明表里寒热虚实,识得标本轻重缓急而运用汗下和吐温清消

补八法,则知常达变,变中有常皆可以从六经立法。若孜孜于外感专书之说,则对《伤寒论》条文难以索解,不能灵活运用仲景之方,更不能领会平脉辨证之精髓。至于瘟疫之病也不可逃离六经论述,柯氏言"仲景治伤寒,只有温散,温补二法。其清火、凉解、吐下等法,正为温暑时疫而设,所以治热,非以治寒,治热淫于内,非治寒伤于表也"。同时,柯氏对于温病与温疫混淆的作风非常痛心,他认为温与暑,是偶感天气而病轻,有不藏精者此为自伤,病情较重。但若再感风土之异气,此三气相合便成温疫。温热利害,只在一人;温疫移害,祸延邻里。"今人不分温热温疫,浑名温病,令人恶闻而讳言之,因于辞之害义矣"。柯氏在《伤寒论翼·卷上·风寒辨惑》中将疫病与风寒之病相鉴别,如果认为时行疫气为天地温热之毒,那么当凉风一起,疫邪自散,又为何会遇寒而反重。如果在盛夏之际,突发温疫,那么是否等秋凉气节到来,病情自然就好了呢?自然不是如此的。2019 年冬季暴发的新型冠状病毒肺炎时至 2021 年 6 月盛夏依旧在全球范围内蔓延。有人将疫与寒相提并论,但柯氏言:"疫与寒,如风牛马之不相及,何得以寒冠时行之疫? 若为暴寒所折而病,即是三时之伤寒,勿得妄以疫名之矣。"他认为病寒病热,当审其人阴阳之盛衰,不得拘天气之寒热。"天气之寒热伤人,必因其人阴阳之多少,元气之虚实为轻重,不全凭时令之阴阳为转移也",因此对于包括瘟疫在内的疾病,不可过于拘泥于天气的寒暑,而在于人体之变化。"所以仲景制方,全以平脉辨证为急务,不拘于受病之因,不拘于发病之时为施治",重在辨证论治的核心,于六经之间寻找真谛,如此才能真正地理解和运用六经为百病立法。

(二)六经地面说

既然六经是百病之立法,便要明了"六经"的本质,才能正确地理解和辨析外感内伤诸病。自朱肱在其《类证活人书》内首次将《伤寒论》的三阴三阳称为"六经"以来,其实质是什么,历来众说纷纭,莫衷一是,有脏腑说、经络说、气化说、六经层次说,等等。《伤寒论》的注家和读者们,习惯于称"三阴""三阳"为六经,容易使人错误地认为"经"即"经络"之经,由此而引入歧途。如刘草窗提出"伤寒传足不传手";朱肱亦云:六经是足太阳膀胱经、足阳明胃

经、足厥阴肝经。张景岳、汪唬等随而和之,并推广至手足十二经。但始终有人持反对意见,如方有执、程效倩、柯琴等。柯琴认为王叔和引用《素问·热论》之文著成《序例》,加于仲景《伤寒论》之首,使《伤寒论》六经辨证意义受到了极大的限制。因此,他列出"六经正义篇",想要纠正叔和之误,认为单从其篇名《辨××病脉证并治》来看,也并非是"辨××经病"。

柯琴在其《伤寒论·六经正义》中提出了著名的"六经地面说"。首先柯氏否认"六经"来源于《素问·热论》,认为《伤寒论》之六经与《素问·热论》之六经,虽然名同,而在实质内容上则大不同,后世医家则将两者等同起来,导致后世医家误认为《伤寒论》六经即《内经》经络的误解,他提出六经理论应源于《素问·皮部论》:"按皮部论云:皮有分部,脉有经纪,其生病后异,别其部分,左右上下,阴阳所在,诸经始终,此仲景创立六经部位之原。"他提出伤寒六经是以地界分而不专以经络立论的观点,并在《伤寒论翼》中明确指出,"夫一身之病,俱受六经范围者,犹周礼分六官而百职举,司天分六气而万物成耳,伤寒不过六经中一症,叔和不知仲景之六经,是经界之经而非经络之经,妄引《内经·热病论》,作《序例》以冠仲景之书,而混其六经之症治,六经之理因不明"。经界就是将伤寒六经病证的发生和演变落实到人体的形态结构上,对疾病的具体定位颇为重视。伤寒六经为人体分界之六经,虽冠以经络之名,实以经络为载体。伤寒六经为"地面",地面范围广泛,遍及全身,经络如"地面"之"道路",虽能到达周身,但终究狭窄,六经借经络通调各方,外涉皮、脉、肉、筋、骨,内及五脏六腑,即"分六区地面,所该者广,虽以脉为经络,而不专在经络上立说,凡风寒温热,内伤外感,自表及里,有寒有热,或虚或实,无乎不包"。如此六经将不再局限于经络之间,这是对整体观念的进一步发展,同时他又在藏象学说基础上,以六经分类对机体重新进行整体划分。机体正气受损时,六经地界杂合内伤外感、表里寒热、阴阳虚实等多种因素,称为六经病。

柯氏以列国喻六经,对六经地面作了详细论述"请以地理喻,六经犹列国也",并准确分辨了三阴与三阳:"腰以上为三阳地面,三阳主外而本乎里;腰以下为三阴地面,三阴主里",明确各经的分布,如太阳部位为"心者三阳夹界之地也。内由心胸,

外自巅顶,前至额颅,后至肩背,下及于足,内合膀胱,是太阳地面",故麻黄汤证、桂枝汤证、葛根汤证等涉及头项肩背,桂枝甘草汤证、桂枝加桂汤证、桂枝甘草龙骨牡蛎汤证等均涉及胸中心肺。以"犹近边御敌之国"来形容其"经统领荣卫,主一身之表证"的功能,"内自心胸,至胃及肠,外自额颅,犹面至腹,下及于足,是阳明地面",阳明地面涉及心、胸、胃肠,故有栀子豉汤证、白虎汤证、承气汤证。"由心至咽,退场门颊,上耳目,斜至巅,外自胁,内属胆,是少阳地面,比太阳差近,阳明犹京畿矣",少阳主以胸胁、肝胆,故有小柴胡汤、柴胡桂枝干姜汤、黄连汤,等等。三阴者"自腹由脾及二肠魄门,为太阴地面。自腹至两肾及膀胱溺道,为少阴地面。自腹由肝上膈至心,从胁肋下及于小腹宗筋,为厥阴地面。此经通行三焦,主一身之里证,犹近京夹辅之国也"。机体不同部位分布气血有异,所受邪气从本经所禀阴阳气血多寡而变化,六经如诸列国,风土人情不同,邪气从化因经而异。"六经分界如九州之风土,人物虽相似,而衣冠、食饮、言语、性情之不同,因风土而各殊",可见柯琴所言经气不仅在气血之多少,且与体质和禀赋有关。

柯琴还糅合了脏腑、经络、气化学说。如对273条太阴病提纲:"太阴之为病,腹满而吐,食不下,自利益甚,时腹自痛,若下之,必胸下结鞭。"柯琴注曰:"太阴为开,又阴道虚,太阴主脾所生病,脾主湿,又主输,故提纲主腹满时痛而吐利,皆是里虚不固,湿胜外溢之症也。"又曰:"脾为湿土,故伤于湿,脾先受之,然寒湿伤人,入于阴经,不能动脏,则还于府,府者胃一也,太阴脉布胃中,又发于胃,胃中寒湿,故食不内而吐利交作也。太阴脉从足入腹,寒气时上,故腹时自痛。"对太阴病是脏(脾)腑(胃)、经络(太阴、阳明)、气化(开阖、升降)功能失调所致病的分析,甚为全面。

由上可见,柯琴对六经的分区,除依据经络循行外,还依据伤寒六经病症涉及的范围、五脏功能等多方面来确定,内接脏腑、外达肢体、上达于巅、下及胸腹,在部位上相互嵌合,功能上相辅相成,正常时相互为用,异常时相互影响,此种划分在生理上可囊括人体全部功能,病理上则可反映人体各种病变。柯韵伯曰"四经部位,有内外出入、上下牵引之不同,犹先王分土域民、犬牙相制之理",力求把伤寒六经病证的发生与演变落实到具体的区域,使

之形象化、具体化,增加了医者临床中的实际可操作性,根据发病的部位以及症状,按图索骥,达到迅速发现、治疗、预防疾病病变的最终目的,即"明六经之地形,始得握百病之枢机;详六经之来路,乃能操治病之规则",是对伤寒六经理论的丰富和发展,六经地面理论对伤寒论的临床无疑是具有重要的实践指导意义。

(三)六经兵法说

南朝齐梁间的褚澄则首先明确指出"用药如用兵论",至今依旧为临床所青睐。"用药如用兵",从狭义而言,它是指用药之法,讲究君臣佐使之间的配伍运用,治疗疾病所造成的机体紊乱,徐灵胎《用药如用兵》以用兵之道类比用药之法,提出慎用药、治疗十法、攻剂、原则等,并认为"孙子十三篇,治病之法尽矣"。从广义而言,当是指中医学的指导思想,包含中医学的核心辨证论治,而治则、治法以及方药配伍等都与用兵之道有相似之处。柯琴所谓"明六经地形",即是要认识六经为病的本质,通晓病势之变化,进而掌握百病之枢机,从而治疗疾病。"路详六经来",即须识邪之所以生,病之所以起,邪气来去的路径与方法,然后知证之所以成,则治法自明。

疾病发生发展的主要矛盾便是正邪斗争,疫病之邪侵袭人体,人体正气自然奋起抗邪,若正盛邪弱,则病难下传,病程较短,预后良好。反之,若正弱邪盛,则邪气长驱而入,疾病进展迅速,累及诸经,预后多不良。无论是何邪气,都有其特异性侵袭的来路,也有特定的去路,通晓其来去之理,对于疾病的治疗无疑是事半功倍的。《读医随笔》云:"大抵治病必先求邪气之来路。而后能开邪气之去路。"病邪在人体脏腑组织出入皆有通路,而柯琴明确将六经视作病邪通行道路,《伤寒论翼》曰:"更请以兵法喻,兵法之要,在明地形,必先明六经之路,才知贼寇所从来,知某方是某府去路,某方是某郡去路。"当知其来路,临证之时便可截断传播途径,先安未受邪之地,也是"治未病"思想的体现与运用。六经地形是根据人体的形态结构、生理特性所划分,各经地形藏邪深浅与祛邪之难易程度均有差别,柯琴将太阳比喻为大路,少阳为僻路,阳明是直路;太阴为近路,少阴为后路,厥阴为斜路。诸邪以六经地形为交通,视正气之强弱而出入。阳经位居体表,

守城卫护,尤其是太阳经,如同防御抗敌的边疆地带,进一步便是国土,倘若三阳正气不足则风寒邪气得以乘虚伤之,因此柯韵伯认为三阳经为邪气来路,在治疗上如《伤寒附翼》所言:"三阴之表自三阳来,所以三阴表剂,仍用麻黄、桂枝为出路。"伤寒之中多阴邪,喜趋阴传里,伏三阴之地,故柯琴认为三阴经为邪气去路,此处去路也是指邪气传变趋向,即"来路是边关,三阳是也。去路是内境,三阴是也"。

六经传变即"犹寇贼充斥,或在本境,或及邻国,或入京师也",柯琴将伤寒比作大寇,病从外来。中风若流寇,病因旁及,杂病则为乱民,病由中起。邪入太阳,可用发汗之法,"犹陈兵器于要害,乘其未定而击之也",邪有轻重,分别在营卫之间,再重者可致胸膈,如同病邪在关外、关上和关内,若为关外,"麻黄为关外之师",关内者"桂枝葛根为关上之师",而"大小青龙为关内之师",当外寇到来之际,易起内乱,所以仲景先生立有双解之法,如大小青龙汤和桂枝麻黄汤等,当内忧外患之时又有五苓散、十枣汤、陷胸汤、抵当汤等可以治疗。柯琴认为太阳病与心密切相关,"太阳主表,为心君之藩篱",风寒初感,先入太阳,以发汗为要,若发汗而仍不解,是"君主之令不行也"。"汗为心之液,本水之气,在伤寒为天时寒水之气,在人身为皮肤寒湿之气。"若汗解则君火内发,寒水之邪外散,病可解。若君火不足,则肾液输于心下者,心下有水气,此时又以利水为要。若邪入少阳地界,需防御解利之法,因其为偏僻小路,利于短兵,不擅金戈铁戟,易守难攻。柯琴认为少阳轻者入腠理,可以小柴胡治之,重者入募原,大柴胡汤可治,若是再重,便入于脾胃,小建中汤、半夏泻心汤等为少阳脾剂,柴胡加芒硝、牡蛎是少阳胃剂。若太阳少阳合病可使用柴胡桂枝汤作为两路分击之师。在近现代多次疫病中,柴胡剂的加减运用确为广泛,良有奇效。当三阳合并病之时,柯琴认为重点在于阳明,攘外必先安内,如白虎汤、大承气汤等。六经虽以地界等加以分辨,但实为整体,相互联系紧密,即便是阴阳之间也是互通有无,三阳之里便是三阴,三阴之表便是三阳。如太阴和阳明之间,"地面虽分,并无阻隔""阳明犹受敌之通衢,甲兵所聚,四战之地也,太阴犹仓廪重地,三军所根据,亦盗贼之巢穴也"。当元气有余之时,邪入阳明,可背水一战,取胜较为简单。反之,入

于太阴,若焚其粮仓,是军备耗竭,难以御敌。而厥阴之处相火游行,其本气为少火,为一身之生机,当风寒燥湿之邪入境,悉化为热即成为一身之大患,为壮火,又可通达三焦,累及全身。柯琴以乌梅汤为平治厥阴之主方,起到寒热并用、攻补兼施、通理气血、调和三焦的作用。少阴为六经之根本,外通太阳,内接阳明,"故初得之而反发热,与八九日而一身手足尽热者,是少阴阳邪侵及太阳地面也,自利纯青水,心下痛,口燥舌干者,少阴阳邪侵阳明地面也"。黄连阿胶汤、麻黄附子细辛汤、四逆汤等均可为少阴之剂。然"兵无常势,水无常形。能因敌变化者,取之神",战场诡谲,兵行无常,人体面对疾病也是变化多端,所以辨证更重要的是能够知常达变,看透疾病本质,这也是临床的要点及难点。

既知邪为何物,又知道邪自何处来去,将六经地面学说融于六经兵法论中,将会对疾病整体的走向有着更为清晰的认识。可见柯琴的学术思想确实对实践运用颇有意义。

(四)六经类方法

孙思邈首开"方证同条,比类相附"之例,将经方与具体病证相类而从。其后成无己又以大、小、缓、急、奇、偶、复七方之制研究《伤寒论》方剂分类规律。许宏则以主方统类方,由表而及里,排序研究经方之加减异同规律。柯琴亦受这些思路影响,在多年钻研参悟《伤寒论》原著基础上,综合前人研究之优劣,创立六经类方法,以方类证。究其根本是建立在六经为百病立法、六级地面学说及六经兵法学说的基础上,以辨证论治为核心的分类方法。柯琴在《伤寒附翼》中以六经为据,条列类分,按六经类方,即为"太阳方""阳明方""少阳方""太阴方""少阴方""厥阴方",特点是先列六经方总论,如"太阳方总论""阳明方总论"……"六经方余论"等,每一经方总论后析列代表性方,如"太阳方总论"下列桂枝汤、麻黄汤、大小青龙汤、抵当汤等,"阳明方总论"下列栀子豉、白虎汤、承气方类等,"少阳方总论"下列大小柴胡、黄连汤等,"六经方余论"下列麻黄升麻汤。方后皆有方论,结合相应条文、《黄帝内经》和柯琴自己的临床见解加以诠释。《伤寒论注》中也是首论六经总论,分析条文,再论各经主方,其下再列各类方,使得病机变化及辨证论治更加清晰系统。

柯琴的以方类证实际上便是以六经辨证论治

的实际体现,根据六经病证的不同而立法处方。他认为六经辨证实涵八纲辨证,病分六经,制方也分为表里寒热虚实六法蕴含于六经之中,但是会有所偏重。如太阳偏于表寒,立方以发表为主,依据虚实的不同,"立桂枝、麻黄二法"。阳明偏于里热,病在胃实,柯琴以为"当以下为正法矣,然阳明居中,诸病咸臻,故治法悉具""以棋喻之,发汗是先着,涌吐是要着,清火是稳着,利水是闲着,温补是忿着,攻下是末着",发汗、涌吐、清火、利水、温补及攻下等法均可视病情运用。太阴偏于虚寒,温补以理中是为正法。厥阴偏于实热,柯琴以乌梅丸之缓,制相火之逆也。惟有少阳与少阴两经司枢机之职,故无偏重,但此两者中少阳偏于阳,少阴偏于阴,少阳邪在半表,"制小柴胡以解虚火之游行,大柴胡以解相火之热结",善制少阳寒热往来,若邪入心腹之半里可用半夏泻心、黄连、黄芩等剂。柯琴的六经分类法,是抓住了六经、八纲辨证论治的精髓,"于诸病之表里阴阳,分为六经,令各得其司。清理脉症之异同,寒热之虚实,使治病只在六经下手,行汗、吐、下、和解、温补等法而无失也"。

此外,柯琴认为仲景六经制方也在于"经气""一人身里之寒、热、虚、实皆因经气而异""风寒暑湿伤人,六经各有所受,而发见之脉不同,或脉同证异,或脉证皆同而主证不同者,此经气之有别也",人的体质、地域和时节、病因各有差异,更是结合各经的特点等造成表征的异同,制方亦需参此而定。如"少阳之经气虚热,故立方凉解,每用人参,太阴之经气主虚寒,故立方温补,不离姜附,少阴之经气虚寒,故虽见表热而用附子",各经有自身特点的同时又受到病人本人的影响,病机表现及治法自然不同。因此,柯琴虽以六经为百病立法,推崇六经辨证及方证用药,但却从不局限于六经之间,主张"方各有经,而用可不拘",且"六经各有主治之方,而他经有互相通用之妙",如真武汤虽为少阴水气所设,也能治太阳之汗后亡阳者;瓜蒂散为阳明胸中痞硬所设,少阴之温温欲吐者亦用之;猪苓汤为少阴不利所设,阳明病小便不利者亦宜之。其中蕴含异病同治之理。临证立法处方当是"合是证便用是方,方各有经,而用可不拘,是仲景法也""不拘病之命名,惟求症(证)之切当,知其机得其情",方虽有各经归属,用却则当据证而施,于症(证)中审病机察病情者,是为良工。

柯琴论方,非孤立地论一方一证,而是将与之有联系之方合而论之,从方名、剂量、作用机制等多方面比较对照,求同存异,洞悉精微,帮助读者深入理解方义。其在书中所体现的学术思想不惧流俗,不拘前注,破旧立新,颇有卓识,对于读者理解《伤寒论》和临床辨证有很大的启迪作用。

【著作考】

柯琴曾编校《内经合璧》,可惜未见刊行,已无缘见到。《伤寒来苏集》在柯琴生前也尚未梓版。据1994年出版的《伤寒论研究大辞典》记载,在柯琴逝世后二十余年,此书方得昆山马中骅刊刻于世。其中,《伤寒论注》成书于1729年;《伤寒论翼》《伤寒附翼》成书于1734年。三书合一,总名《伤寒来苏集》。书曰"来苏"者,言其所注解之《伤寒论》,从此得而复苏。《尚书·商书·仲虺》:"徯予后,后来其苏"是其义也。全书共分8卷。《论注》4卷,依据六经的方证,分立篇名,每经先以脉证为纲,继即立一主治方证,而各以类从地归纳了加减变化诸法,成为一个系统。《论翼》2卷,上卷7篇,概括阐明六经经界、治法和合并病等;下卷7篇,为六经病解及制方大法。《附翼》2卷,论述《伤寒论》六经方剂,除有每经方剂总论外,每一方分别列述其组成意义和使用法则。此书有清马中骅校刻本、清博古堂刊本、清灵兰堂刊本等版本、清乾隆嘉庆间古香室刻本、清初三多斋刻本、日本文政四年辛巳(1821年)、京都须原屋平左卫门刻本、清道光二十年庚子(1840年)一经堂刻本等,后又有1921年上海会文堂书局石印本(六卷无《论翼》)、1931年上海千顷堂书局石印本、1931年大众医学社石印本、1932年广州民强书局铅印本、1933年广东顺德吴尚德堂铅印本、1956年上海卫生出版社铅印本等近三十余种版本,后又有1959年上海科学技术出版社出版铅印本。现国内中国科学院图书馆、北京医学院图书馆、南京图书馆、四川省图书馆等藏有清乾隆二十二年乙亥(1755年)昆山马中骅校刊本;中国医学科学院图书馆、上海中医学院图书馆藏有清乾隆三十一年丙戌(1766年)博古堂刊本;福建省图书馆藏有清同治四年乙丑(1865年)灵兰堂刊本;浙江医科大学图书馆、重庆市图书馆藏有清光绪二十六年庚子(1900年)世德堂刊本。

由此便可知《伤寒来苏集》流传之广泛，影响之深远。该书引用《内经》理论，悟仲景之旨，辟诸家之谬，议脉论证，阐隐发微，多有精辟处，且行文明快畅达，朗朗上口，堪称历代研究注疏《伤寒论》之佳作。罗美亦曾为《伤寒论翼》作序，序中云："我友韵伯柯先生愤其所以然，晓夜孜孜于先圣《内经》之蕴，返视一听，冥搜玄悟，攻苦二十余年，遂能抉其堂奥而昌明之。"叶桂为其书作序时指出："韵伯之注疏，透澈详明可谓精而不乱，予深得其味。"

【遣方用药】

（一）桂枝汤

柯琴认为桂枝汤为仲景群方之魁，乃滋阴和阳、调和营卫、解肌发汗之总方。桂枝汤证类有关脉证 16 条，桂枝坏证 18 条，桂枝疑似证 1 条，有关桂枝附子 18 方，如桂二麻一汤、桂枝加附子汤、芍药甘草汤等。"凡头痛发热恶风恶寒，其脉浮而弱，汗自出者，不拘何经，不论中风、伤寒、杂病，咸得用此发汗。若妄汗妄下，而表不解者，仍当用此解肌""愚常以此汤治自汗、盗汗、虚疟、虚痢，随手而愈。因知仲景方可通治百病"。

桂枝汤由桂枝、白芍、生姜、大枣和甘草组成，其中桂枝为赤色，通心温经，能扶阳散寒，其味甘能益气生血，辛能解散外邪，内辅心之君主，发心液而为汗，是为解肌发汗。故麻黄汤、葛根汤、青龙汤之辈，凡发汗御寒者都可使用，但是桂枝汤不可用麻黄，麻黄汤却不可无桂枝。在此方中皆辛甘发散之品，惟芍药偏于收敛，其性味微苦微寒，能益阴敛血，内和营气。有先辈认为无汗不得用桂枝汤便是由于芍药能止汗也。但芍药之功，本在止烦，烦止汗亦止，故反烦、更烦，与心悸而烦者都赖之以治。若倍加芍药配以饴糖，便是小建中汤，不再是发汗之剂而为温中补虚。甘草又有安内攘外之功，用以调和气血，还可以调和表里，协调诸药。总体而言，用桂枝发汗，即用芍药止汗，以生姜之辛，佐桂枝以解肌，大枣之甘，佐芍药以和里。桂、芍之相须，和营敛阴，发表中寓有敛汗之意，和营中有调卫之功，姜、枣之相得，阴阳表里，并行而不悖，是刚柔相济以为和也。此方使用之时精义尤在于啜稀热粥以助药力。当水谷气精微之气内充，外邪可不再次侵袭，且热粥以继药之后，余邪难以流连，有复方之妙

用。因此，以桂枝汤发汗，自不至于亡阳，用之止汗，自不至于殆患。柯琴言："今人凡遇发热，不论虚实，悉忌谷味，刊桂枝方者，惧削此法，是岂知仲景之心法乎？"要知此方专治表虚，能解肌，以发营中之汗，并非开皮毛之窍，以出卫分之邪。其论桂枝汤之应用，谓头痛、发热、恶寒、恶风、鼻鸣、干呕等症，但见一症即是，不必悉具，不拘何经，更不论病名为中风、伤寒、瘟疫还是其他杂病，惟以脉弱自汗为主，然则头痛发热恶风与麻黄证同，本方重在汗出，脉弱自汗，是其外在病情，而寓其表虚营弱之病机，才是关键所在，汗不出者，便非桂枝证；若脉但浮不弱，或浮而紧者，是麻黄证的脉象，初起无汗，当用麻黄发汗；如汗后复烦，即脉浮数者，不得再与麻黄而更用桂枝；如汗后不解，与下后脉仍浮、气上冲，或下利止而身痛不休者，皆当用桂枝汤以解其外。盖此时表虽不解，腠理已疏，邪不在皮毛而在肌肉，故脉证虽同麻黄，而主治当属桂枝也。其"腠理已疏"之语，正是审机察情之关窍。柯琴言"今人凿分风寒，不知辨证，故仲景佳方置之疑窟"，故而精准辨证，灵活用方才能真正发挥仲景经方之功效。

（二）麻杏石甘汤

麻杏石甘汤在临床中运用甚广，疗效显著。柯琴注云：此方为温病之主剂，凡冬不藏精之人，热邪伏于藏府，至于春风解冻，伏邪自内而出，法当乘其势而汗之，热随汗解矣，然发汗之剂，多用桂枝。此证头项强痛，反不恶寒而渴，是有热无寒也。将其主治与桂枝汤证相鉴别，因阳浮则强于卫外而闭气，故身重，当用麻黄开表以逐邪，阴浮不能藏精而汗出，当用石膏镇阴以清火，表里俱热，则中气不运，升降不得自如，故多眠鼻鼾，语言难出，当用杏仁，甘草以调气，此方备升降轻重之性，足以当之。此外，麻黄汤证、大青龙汤证、麻杏石甘汤证、白虎汤证，依次是病邪由表入里、由寒化热的过程，先后次第是十分清楚的。柯琴认为麻杏石甘汤证变化过程，正处在表寒重而里热轻的大青龙汤之后和邪已完全化热入里的白虎汤证之前，这就更便于麻杏石甘汤的临床辨证使用。柯琴言："同是凉解表里，同是汗出而喘，而用药有毫厘之辨矣。"病证变化之间找到主要矛盾，方能准确制方，万般变化只在毫厘之间，更考验医者的医学素养和对待病人的严谨端正之心。

【学术传承】

目前,未见到关于柯琴的师承及其弟子的明确记载,其学术思想是其在精研古籍、临床实践中凝练而成,而其学说及《伤寒来苏集》影响甚远,传承至今,后人以六经治杂病,多因之而受启发。如罗东逸辑《古今名医方论》,采取琴之学说甚多。陆九芝曾在《世补斋医书》中曰:"余之治伤寒也,即从《来苏集》入手,故能不以病名病,而以证名病;亦不能以药求病,而以病求药。即治杂病,亦能以六经分之,是皆先生之教也。"徐灵胎认为随证立方为仲景之本意,于是"不类经而类方",著《伤寒类方》,其编次承袭柯琴"以证名篇,而以论第次之"的方法,将《伤寒论》113方分为桂枝汤类、麻黄汤类、葛根汤类、柴胡汤类、栀豉汤类、泻心汤类、承气汤类、白虎汤类、五苓散类、四逆汤类、理中汤类、杂法方类共十二类,每类各有主方,同类诸方附后,分析主方之方证,明病机病位,分析主方之方药,则明其治则。日本汉方医学古方派著名医家吉益东洞亦认为叔和所整理的仲景著作不仅不能反映原貌,反而打乱了以六经为纲的条例,这与柯琴似出一辙。他将仲景《伤寒论》与《金匮要略》的处方以类聚之,共收方221首,将仲景方分为19类,另有未试成功方18首(《金匮》),拾遗方11首,后被榕堂尾台收入《类聚方广义》之中。

柯琴"以方类证"的编次方法也为后世医家注疏《伤寒》提供了思路。如尤怡言:"柯氏援引地理兵法,喻病邪之深浅,方药之大小,可谓深切著明。"再如,沈金鳌《伤寒论纲目》按症类证,以症状为归类标准。又如,钱璜《伤寒溯源集》按因类证,采取以方证的原因为归类标准。柯琴的"六经地面学说"对于后人理解六经提供了崭新的思路,俞根初据此提出"六经形层说",恽铁樵提出六经即是六界。他指出:"六经者,就人体所著之病状,为之六界说者也。是故病然后有六经可言。不病直无其物。"刘渡舟也指出:"'经者,径也',据经则知邪气来去之路;'经者,界也',据经则知病有范围,彼此不相混淆。"有了经界,辨证便更加清晰。

柯琴所提倡的"六经为百病立法说",从古至今的临床运用已经很好地论证了其合理性,仲景经方在内、外、妇、儿辨证中疗效非凡,即便是在瘟疫流行之际经方也发挥了强大的功能。正如陆懋修所言:"仲景之六经为百病立法……见人于治伤寒时,但拘伤寒,不究六经中有杂病之理。治杂病时,又以《伤寒论》之六经为专论伤寒,绝无关于杂病。韵伯可谓善识时弊者矣。嗟乎!伤寒而外皆杂病,病不离乎六经……故凡不能治伤寒者,亦必不能治杂病。"已故名医蒲辅周、岳美中、金寿山等,都以擅用六经理论解决疑难病而享盛名。柯琴从临床实际出发,对《伤寒论》的阐发和创新,至今仍受到医家的赞誉和效法。

【医话与轶事】

虽无关于柯琴具体医案具体记载,但从其论注《伤寒论》的言语之间,可折射出其临床诊疗过程,细微灵动,其经验之言确实值得思考,更能抒发新意,启奥析疑,独树创见。《伤寒论》所描述的"脉来动而中止,更来小数,中有还者反动"现象,即为后世所谓"雀啄脉"。"动"者数而短,如乌雀啄食,连连急数,三五不调,断数不定,时有止而复动数。仲景尚未明确地将促结二脉区别开来,混称而论。柯琴对此提出了争议。他对结脉的注释为:"阴阳相搏而动,伤寒见此,是形冷恶寒,三焦皆伤矣。况有动中见止,更来小数,中有还者反动,究如雀啄之状,不以名促,反以结名者,以其为心家真藏之阴脉。更有动而中止,不能自还,因而复动,宛如虾游之状,不可名结。"这种见解已经认识到仲景所描述的"结脉"不同于"脉来缓,时一止复"之结脉。促脉是脉来数而时一止,止无定数,结脉是脉来缓而时一止,止无定数,鉴别要点在于脉率。至于代脉,是脉来或数或缓而有中止,不能自还,止有定数。三者迥然有异。

【医案选介】

在《伤寒论翼·孙序》中曾记载同里孙介夫介绍自己的喘嗽病被柯琴治愈的经验,近似于现代传染病肺结核病例。近人蔡氏引《医学举要》记载此医案谓:孙介夫春间病咯血,旋愈旋作,因其幼年多病,所以留心医学二十余年,也粗通医药,初用芩连等寒凉之剂而愈,继而寒凉不效,又以参芪温补之剂而愈,后用温补不愈,等再用寒凉之剂还是不愈。遂到虞山找柯琴诊治,柯琴开了肾气丸方,仅一剂而喘嗽宁,再剂而神气爽,谓之:"斯未求其本耳。诸寒之而热者取诸阴,所谓求其属也。君病阴虚而阳盛,以寒药治之,阳少衰故病稍愈耳,再进温补,而阴亦虚;复进寒凉,而阴阳俱虚;故绵连而不解耳。岂知脏腑之原有寒热温凉之主哉? 必壮水之主,以制阳光,斯为合法。"孙介夫大服其能。

按语:观其病案,其根本在于阴虚而阳盛,本当滋阴抑阳以治之,一再纯用寒凉,则抑其亢阳进而虚其阳气。复用温补扶阳,以致辛温生热而伤其阴。再用寒凉,不仅不能除其热,反而苦寒化燥其热必更盛,且寒凉伤阳,更虚阳气,于是形成阴阳两虚,虚热上亢之证,柯琴用肾气丸,实寓"引火归源"之义。此阴阳之辨,也是临床常见的难题。由于柯氏"不敢以医自鸣",很少撰写医案,关于医案、医话的记载很少见,探究柯琴的临床经验只能从现存的《伤寒来苏集》或他人著作中搜寻蛛丝马迹。但观其书,从疾病的发生、发展、治疗、预后都作了精辟的论述,切合临床实际,使后人在学习《伤寒论》时思路明晰,足见柯琴并不只是理论功底扎实,更应是一临床大家。

参考文献

[1] (清)柯琴编撰.伤寒来苏集[M].太原:山西科学技术出版社,2010.

[2] 傅延龄.伤寒来苏集[M].济南:山东科学技术出版社,1994.

[3] 李敏,荆鲁.从《伤寒来苏集》初窥柯韵伯六经新论[J].环球中医药,2019,12(11):1667-1672.

[4] 杨军.柯琴《伤寒来苏集》主要学术思想及临床应用[J].陕西中医药大学学报,2019,42(6):63-65.

[5] 符强,顾皓雯,周璇.柯韵伯《伤寒附翼》经方研究特色探析[J].国医论坛,2019,34(6):17-19.

[6] 李明轩.柯琴及其学术思想研究[D].济南:山东中医药大学,2016.

[7] 陈秭林.柯韵伯学术思想及源流研究[D].武汉:湖北中医药大学,2015.

[8] 薄立宏,张大明.《伤寒来苏集》评述[J].中医学报,2012,27(8):945-946.

[9] 姜华,辛仲斌.中医药治疗足跟痛的临床研究进展[J].中国中医骨伤科杂志,2011,19(5):71-73.

[10] 胡志洁,田思胜.《伤寒贯珠集》学术思想探讨[J].江西中医药,2008(6):11-12.

[11] 杨金萍.柯琴六经类方法的由来及意义[J].江西中医药,2004(9):14-15.

[12] 沈强.柯琴临床辨证观述要[J].实用中医内科杂志,2003(3):159.

[13] 文小敏.浅谈柯韵伯经方研究之思路[J].浙江中医杂志,2003(11):10-11.

[14] 俞雪如.柯琴、周南与吉益东洞之《类聚方》暨周南其人考[J].医古文知识,2001(2):27-29.

[15] 贺学林,李剑平.清代医家柯琴学术思想揽要[J].中医药学刊,2001(1):18-20.

[16] 李惠义,贾鹏.柯韵伯兵法类比医理学术思想探讨[J].时珍国医国药,2000(6):528-529.

[17] 麦沛民,李任先.柯韵伯《伤寒论翼·制方大法》学术思想简介[J].广州中医药大学学报,2000(1):88-89.

[18] 李惠义.柯韵伯对中医诊断学的贡献[J].浙江中医杂志,1995(5):219-220.

[19] 盛燮荪,沈敏南.柯琴《伤寒来苏集》学术思想评述[J].陕西中医,1983(1):5-7.

[20] 薛盟.柯韵伯的生平及其对伤寒注疏的贡献[J].中医杂志,1981(4):8-11.

[21] 李惠义.柯琴经界学说之研究[J].浙江中医学院学报,1981(5):26-28,18.

32. 叶天士（《温热论》）

【生平传略】

叶天士（1666—1745年），名桂，字天士，号香岩，晚号上津老人。江苏吴县（今苏州）人，是清代著名医学家，四大温病学家之一，与薛雪等齐名。叶天士从小熟读《内经》《难经》等古籍，先后拜过名医数人。叶桂幼时便随父亲学医，十四岁时，父亲去世，便又随父亲的一位姓朱的门人继续学习。他勤奋好学，聪颖过人，没几年，就超过教他的朱先生，声名远播。他是中医学史上温病学派的创始人，其声望地位不在"金元四大家"之下，也是名贯大江南北的人物。其著作《温热论》至今仍被临床医家推崇备至。

叶天士信守"三人行必有我师"的古训。不管什么人，只要比自己有本事的，他都希望拜之为师。这样，他的老师有长辈，有同行，有病人，甚至有庙中的和尚。当他打听到某人善治某病，就欣然前往，学成后才离去。从十二岁到十八岁仅仅六年，他除继承家学外，先后踵门求教过的名医，就有十七人。叶天士虚心求教，师门深广，令人肃然起敬。

尚书沈德潜曾为他立传，说："以是名著朝野，即下至贩夫竖子，运至邻省外服，无不知有叶天士先生，由其实至而名归也。"（《沈归愚文集·叶香岩传》）叶天士不仅精通医术，而且治学讲求宏搜博览，学究天人，精细严谨，使医术与学术相得益彰，他认为"学问无穷，读书不可轻量也"。故虽享有盛名，但却手不释卷，广采众长。稽璜"序"曾说："先生之名益高，从游者益众，先生固无日不读书也。"其为人"内外修备、交朋忠信……以患难相告者，倾囊助之，无所顾藉"。

他为医却不喜欢以医自名，临终前对他的儿子说："医可为而不可为，必天资敏悟，又读万卷书而后可借术济世。不然，鲜有不杀人者，是以药饵为刃也。吾死，子孙慎勿轻言医。"

《温热论》乃集叶天士论述温热病之精华，是叶天士游洞庭山时，口授由其学生顾景文记录而成。全篇篇幅不长，但是内容丰富，主要阐明了温病的发生发展规律，并且创立了卫气营血学说，奠定了温病辨证施治的理论体系。篇中辨舌验齿、辨斑疹白㾦更具有温病独特的诊断意义。

【学术思想】

（一）疫病防治重在调理脾胃

叶天士汲取张仲景、李东垣学说并结合自己的临床实践，创立胃阴学说。早在《内经》中阐述的脾胃生理功能及解剖形态，为后世确立脾胃学说奠定基础。《伤寒杂病论》中提到"胃为卫之本，脾为营之源"，《脾胃论》中提到"内伤脾胃，百病由生""脾胃伤则元气衰弱，元气虚弱则百病而生"，强调了脾胃的重要性。叶天士深受李东垣《脾胃论》的影响，重视脾胃的生理作用，在疾病防治方面，注重脾胃与其他脏腑之间的关系，重视调理脾胃在疾病防治中的作用。

叶天士言："时毒疠气，必应司天。癸丑太阴湿土气化运行，后天太阳寒水，湿寒合德，挟中运之火，流行气交，阳光不治，疫气乃行。故凡人之脾胃虚者，乃应其疠气，邪从口鼻皮毛而入，病从湿化者……湿犹在气分，甘露消毒丹治之。"（《续名医类案·疫证》）因鼻通天气，口通地气，而气交居于其中，湿毒疠气从口鼻而入，后天脾胃虚弱不能抵御外邪，致使火毒流行于气交，寒湿合德，火郁于中，阳气不能宣畅透达，故叶天士创制甘露消毒丹以离德寒湿、清中运之火，俾使脾胃得健，气交畅通，阳光得以周流。脾胃乃人后天之本、气血化生之源，五脏六腑,四肢百骸皆赖以所养。当病人内因先天禀赋不足,或因后天操劳过度、情志不畅、饮食失节等原因而造成脾胃虚弱,阳气郁结于中,外因寒邪束于太阳寒水之经,寒湿相合、气化失常而致的各种疾病,径投本方往往可获良效。

(二)重固护津液

叶天士指出:"留得一分阴液,便有得一分生机。"固护津液始终贯穿温病治疗的始终。固护津液方法的实施,是以卫气营血及三焦辨证论治为指导的。叶天士根据温病发展的客观实际,创立了反映温热过程中正邪进退、传变规律的卫气营血辨证纲领。

《温热论》中:"舌白干薄者,肺津伤也,加麦冬、花露、芦根汁等轻清之品,为上者上之也。"舌苔干薄是邪气在表,津液已伤的表现,治疗需加入生津养阴之品。护津与养阴两者配合,不仅补充津液以充足汗源,使邪可随汗而出,而且增加津液以避免邪热更加深入伤津耗液。"色绛而舌中心干者,乃心胃火燔,劫烁津液,即黄连、石膏亦可加入"。此时心胃火燔,津液已伤,故加入黄连、石膏清气之品,苦可清心火,辛寒可平胃热,清热以避免津液再耗。

"三焦不得从外解,必致成里结,里结于何?在阳明胃与肠也,亦须用下法"。阳明腑实劫烁肾阴之时,当咸苦急下存阴,同样体现固护津液之意。《温热论》中在具体运用时说到"营分受热,则血液受劫",以凉血清热加犀角为主法,"从风热陷入者"或加竹叶,"从湿热陷入者"或加花露,"急急透斑为要"。"若舌绛而干燥者,火邪劫营,凉血清火为要"。从"血液受劫"和"火邪劫营"可见叶天士非常重视营阴的损耗。只有通过清除血分火热,凉解血分热毒,才能护救营阴。生地黄、牡丹皮、赤芍、元参等,临床常用,确有卓效。"若斑出热不解者,胃津亡也,主以甘寒""舌绛而光亮,胃阴亡也,急用甘凉濡润之品""如舌无苔而有如烟煤隐隐……口渴烦热,平时胃燥舌也……若燥者,甘寒益胃"。甘寒之品既有润养津液之功,又无滋腻碍胃之弊。叶天士提出"重则如玉女煎,轻则如梨皮、蔗浆之类",俱是甘凉之品,可谓药证相投。

"舌苔白厚而干燥者,此胃燥气伤也。滋润药中加甘草,令甘守津还之意。"此时浊邪入侵,且津液已伤。肺胃气伤,津液不布,浊邪不得运化。治疗

是应注意不可因燥而纯用滋补之药,恐其有碍浊邪。滋补之品大多寒凉,脾胃气虚者不宜。宜用守中气、复津液,气复则津液得以散布,浊邪自除。

(三)创卫气营血辨证

《温热论》曰:"大凡看法,卫之后方言气,营之后方言血。在卫汗之可也,到气才可清气,入营犹可透热转气。"此段精辟论述,成为温病的辨证论治纲领,确立了卫气营血辨证法在温病辨治体系中的主导地位。叶天士认为外感温热类疾病病邪大致可分风热(温热)与湿热两大类,皆"从口鼻而入",顺传则侵犯气分之肺,逆传则侵犯营分之心;故将邪气传变的浅深层次,也就是表里次序分为卫分、气分、营分、血分四个阶段,进而将前人较为笼统的"治热以寒"的治疗原则,细化为辛凉轻解、清气分热、透热转气、凉血散血四大类。每个层次叶天士皆有创新,这种创新是相辅相成的。

1. 何为卫及邪气在卫的治疗

《温热论》云"肺主气属卫",是指卫气通于肺。"温邪则热变最速,未传心包,邪尚在肺,肺主气,其合皮毛,故云在表"。说明人体最先与邪气接触的部位在卫分,并且卫分是邪正交争最表浅的部位,此时正气盛,病情较轻。但"热变最速",邪气在卫分停留时间较短,迅速传内。温病初起,邪在肺卫,肺主卫,卫有温分肉、充皮肤、肥腠理、司开阖的作用,温邪侵入导致肺卫失宣,肌表腠理开阖失常。此时温病卫分证治疗用辛凉解表为主即可,辛能宣散,透邪达卫,凉能清热,保津护液,邪去热清,肺复宣降,三焦通畅,营卫调和,津液布散,自然微微汗出而愈。

2. 何为气及邪气在卫的治疗

"卫之后方言气"即指邪气更加深入人体。"若其邪始终在气分流连者,可冀其战汗透邪,法宜益胃,令邪与汗并,热达腠开,邪从汗出。"此时邪气停留于气分,仍可从腠理将邪气驱逐,但须战汗透邪,使邪随汗而出。"再论气病有不传血分,而邪留三焦""再论三焦不得外解,必致成里结",以上可看出气分证范围较广。温病发展到气分证阶段,温热病邪由表入里,又未入营血,此时正处于邪气盛而正气未衰,正邪交争剧烈导致脏腑功能失常,津液耗伤。因气分范围涉及脏腑较多,故证候较为复杂,但其病机主要是阳热亢盛,津液耗伤。此时温病气分证时,才可以使用寒凉清解热邪的治法。"到气

才可清气"不仅论述了气分证的治疗原则,而且指出清气之法不是万能,一定要掌握好适用证,即"到气",未到气分或已过气分,都不能乱用,以免诛伐无过或闭塞气机之弊。

3. 何为营、血及邪气在营、血的治疗

"营分受热,则血液受劫,心神不安,夜甚无寐,或斑点隐隐"。其营分有奉养功能,营气通于心,故营分有热,必导致心神不安,夜甚无寐。营行脉中,营热则迫血外行,可见斑疹隐隐,此时营气虽受热邪煎熬,但血脉未受损。"入营犹可透热转气",说明气和营相互联系,在一定条件下可相互转换。"营之后方言血"此时邪气更伤"营气"。"入血就恐耗血动血"则斑疹乃现,热已损伤血脉。斑从肌肉而出,疹从血络而出。虽然斑与疹均属于血分,但分热在心包、热在胃。从斑疹颜色亦可判断病情轻重,颜色深则表明病情更重。"斑出热不解者,胃津亡",营气生于中焦,胃津亡则源竭,预后较差。营分与血分虽病位相同,但热邪损伤程度不同,营分热邪损伤较血分轻。此阶段温邪交气分更加深入,是温病的危重之候,此时可导致脏器受损,病情较重,但是营与血相比较轻。营分证,除了清营热、养营阴外,还可以使用宣散透泄之品,使营分热邪透出气分外解。透热转气的关键在于透,即疏通血脉,宣畅气机,使脏腑器官之间的通道畅通无阻,这样才能使入营的热邪转出气分外解。

(四)辨舌验齿,辨斑疹白㾦

叶天士在《温热论》中,专门论述望舌、望斑疹在温病诊治过程中的意义,将舌象和斑疹表现与病情进退、预后情况以及用药紧密联系在一起。同时,重视验齿,他将验齿与外感病中正气的情况及病邪的进退联系起来,且通过验齿的荣枯程度来判断温病过程中阴液的存留。

1. 叶天士辨舌

《温热论》中:"再论其热传营,舌色必绛。绛,深红色也。初传绛色中兼黄白色,此气分之邪未尽也。泄卫透营,两和可也。纯绛鲜色者,包络受病也,宜犀角、鲜生地、连翘、郁金、石菖蒲等。"本条主要阐述热邪入营和热邪入营但兼有卫分、气分之邪未尽的舌象及对应的治疗方法。"再论舌绛而干燥者,火邪劫营,凉血清血为要"。邪热入营则舌象变现为舌绛而干燥,叶天士认为应凉血清血。"其有

舌心独绛而干者,亦胃热而心营受灼也""舌尖独绛而干,此心火上炎""至舌绛望之若干,手扪之原有津液""舌色绛而上有黏腻似苔非苔者,中挟秽浊之气""舌绛而抵齿难伸退场门者,痰阻舌根""舌绛而光亮者,胃阴亡也"等原文均通过观察舌象判断病邪的深浅,从而决定其对应的治疗方法。"再有热传营血,其人素有淤伤宿血在胸膈中,挟热而搏,其舌色必紫而暗,扪之湿,当加入散血之品……若紫而肿大者,乃酒毒冲心;若紫而干晦者,肾肝色泛也,难治。"本条原文叶天士通过舌诊判断温病治疗的预后情况。

2. 叶天士验齿

"再温热之病,看舌之后,亦须验齿",齿与龈在脏腑经络分属上为肾与胃,齿与龈之病变与肾、胃脏腑密切相关,故验齿也是重要的辨治内容,临证必须详辨。"齿若光燥如石者,胃热甚也",齿燥所反映的病机有胃热津伤、肾水枯竭、卫阳郁阻、心火上炎。"若齿垢如灰糕样者,胃气无权,津亡而湿浊用事,多死",可见齿垢反映的病机为胃热灼津,蒸腾湿浊,或胃热劫灼肾水。

3. 叶天士辨斑疹白㾦

叶天士在《温热论·辨斑疹》开篇论述斑和疹的区别。"凡斑疹初见,须用纸拈照看胸背两胁,点大而在皮肤之上者为斑;或云头隐隐,或琐碎小粒者为疹。""再有一种白疹,小粒如水晶色者,此湿热伤肺,邪虽出而气液枯也,必得甘药补之。若未至久延,气液尚在未伤,乃为湿郁卫分,汗出不彻之故,当理气分之邪。枯白如骨者多凶,气液竭也。"

(五)方药统计与分析

《温热论》中共用药80味,药物共出现149频次。其中药物出现频次占前7位的依次是:甘草、犀角、地黄各7次,黄芩、桃仁、麦冬、半夏各4次。不同功效药物使用频次统计,如表32-1。

表32-1 《温热论》中药物使用频次统计

类别	次数/次	总体比例/%	第一位药
解表约	12	8.05	生姜、薄荷
清热药	43	28.85	地黄、水牛角
泻下药	6	4.02	大黄
化湿药	3	2.01	厚朴
利水渗湿药	4	2.68	茯苓

续　表

类别	次数/次	总体比例/%	第一位药
温里药	1	0.67	肉桂
理气药	9	6.04	枳实
驱虫药	3	2.01	雄黄
活血化瘀药	11	7.38	桃仁
化痰止咳平喘药	10	6.71	半夏
安神药	5	3.36	琥珀、朱砂
平肝息风药	5	3.36	牛黄
开窍药	6	4.02	麝香、冰片
补气药	13	8.72	甘草
补血药	11	7.38	阿胶
补阴药	5	3.36	麦冬
收涩药	1	0.67	五味子
消食药	1	0.67	楂肉

叶天士的用药特色从表32-1可以看出清热药、解表药、补气药、补血药、活血化瘀药、化痰止咳平喘药出现的频率都很高,占有很大的比例。清热药占28.85%,温热病当以清热为主,补气药、补血药分别占13%、11%,可见叶天士在治疗温热病时注重扶正以祛邪。大黄、厚朴出现的频率,就证明他重视下法,当以祛邪,邪去则热自清,故将逐邪外出列为治病大纲。活血化瘀药、化痰止咳平喘药分别占11%、10%,同样表明治疗当以祛邪为主。而当归、白芍、麦冬出现的频率则体现他在祛邪安正的同时更不忘滋阴护液的治疗原则。理气药占9%,表明调畅气机也很重要。

【著作考】

叶天士最擅长治疗时疫和痧痘等症,是中国最早发现猩红热的人。他在温病学上的成就,尤其突出,是温病学的奠基人之一。清代乾隆以后,江南出现了一批以研究温病著称的学者。他们以叶天士为首,总结前人的经验,突破旧观念,开创了治疗温病的新途径。叶天士著的《温热论》,为我国温病学说的发展提供了理论和辨证的基础。他首先提出"温邪上受,首先犯肺,逆传心包"的论点,概括了温病的发展和传变的途径,成为认识外感温病的总纲;还根据温病病变的发展,分为卫、气、营、血四个阶段,作为辨证施治的纲领;在诊断上则发展了察

舌、验齿、辨斑疹、辨白痦等方法。清代名医章虚谷高度评价《温热论》,说它不仅是后学指南,而且是弥补了仲景书之残缺。

《温热论》为温病学的奠基之作。治疗上,强调要分解湿热,而突出"以湿为本治"的原则,倡导祛湿当治从三焦,分消上下,尤其重视淡渗利小便以除湿;同时告诫治湿还须重佐理气,气畅湿易散。此外,要兼参体质,顾护阳气。《温热论》对疫病的防治同样具有指导意义。《温热论》中"温邪上受,首先犯肺,逆传心包。肺主气属卫,心主血属营。辨营卫气血虽与伤寒同,若论治法,则与伤寒大异"。明确指出病邪的传变途径,其中也包括疫邪,由肺卫之表传气传营血,此为顺传。逆传为由卫分直入营分,产生危重症。《温热论》所言"湿与温合……浊邪害清也",若邪伏募原,气机不畅,当治以辛开苦泄,轻清透达。《温热论》中指出若邪盛正虚,应顾护其阳气。恢复期重在安舒静卧,以养阳气来复。从叶天士《温热论》探索疫病的病因病机、病机转归和传变的发生发展规律,为临床治疗提供重要依据。

【遣方用药】

甘露消毒丹

飞滑石十五两,淡黄芩十两,茵陈十一两,藿香四两,连翘四两,石菖蒲六两,白蔻仁四两,薄荷四两,木通五两,射干四两,川贝母五两,生晒研末,每服三钱,开水调下,或神曲糊丸,如弹子大,开水化服亦可。此方清热利湿,解毒化浊。

甘露消毒丹在暑湿之际运用最为广泛。王孟英《温热经纬》中记载:"甘露消毒丹……治湿温时疫之主方也……温湿蒸腾,更加烈日之暑,烁石流金,人在气交之中,口鼻吸受其气,留而不去,乃成湿温疫疠之病。而为发热倦怠,胸闷腹胀,肢酸咽肿,斑疹身黄,颐肿口渴,溺赤便闭,吐泻疟痢,淋浊疮疡等,但看病人舌苔淡白,或厚腻,或干黄者,是暑湿热疫之邪,尚在气分,悉以此丹治之立效"。清·魏玉横《续名医类案》记载:"雍正癸丑,疫气流行,抚吴使者,属叶天士治方救之。叶曰:'时毒疠气……人之脾胃虚者,乃应其病气,邪从口鼻皮毛而入湿化者,发热,目黄,胸满,丹疹,泄泻,当查其舌色,或淡白,或舌心干焦者,湿邪犹在气分,甘露消毒丹治之。'"从历代医家著作可看出甘露消毒丹主

要以治疗暑、湿热疫之病且邪在气分、湿热并重之证,并见身热困倦、胸闷腹胀、咽肿、舌苔淡白或厚腻或干黄者等证。以辛开苦降、芳香淡渗之法为主,并以开上、畅中、利下使暑湿之邪尽去。

【学术传承】

(一)学术师承

叶天士酷爱医学,性格谦逊,凡是听说有比自己高明的医生,都不远千里前往求教,从不矫作遮掩。曾有一位病人,命在旦夕,他认为是无法救治了,可一年后,却又见到了这个人,原来是一位老和尚把他的病治好了。第二天,叶桂便赶往宝山寺向和尚求学。他隐姓埋名,从学徒做起,挑水担柴,劳动之余就精研学问。过了几年,老和尚对他说,你已经学到了我所有的本事,可以下山了,以你现在的医术,完全可以独立行医,你的水平甚至已经超过了江南名医叶天士。他闻得此言,连忙伏地叩首,告诉老和尚自己就是叶天士,老和尚感动不已。就这样,叶天士先后拜了十七位老师,终成医界骄子,他的谦恭诚恳,也成为后世的习医者学习效仿的典范。虽流传叶天士"业经十七师",但经考证,叶天士应主要师承其父叶阳生、师兄朱某(师从叶阳生)、周扬俊、王子接四人。叶天士的医学思想形成在继承古人的同时又来源于师承,博采张仲景、葛洪、孙思邈、寇宗奭、朱肱、张元素、刘河间、朱丹溪、张景岳、缪希雍、喻嘉言等历代名医的方药论述。这亦是其师王子接的治学特色。

叶天士继承仲景的脾胃学说,并汲取后世医家的思想,在脾胃分治、固护胃阴、通补阳明、辛通胃络及调理肝木等方面均有所发展,形成了自己的特色,使中医脾胃学说进一步完善。

叶天士继承前代诸家经验,明确提出了中风病辨证论治的"阳化内风"学说。"阳化内风"学说是叶天士继承刘河间"将息失宜、心火暴甚、肾水无权、肝阳变动、风阳乘窍"之水不制火说,朱丹溪"湿土生痰,痰生热,热生风"之湿热相火论,张景岳中风非风说,缪希雍"内虚暗风"说等理论的基础上,治法上上溯侯氏黑散、下承王子接,并结合了个人临床经验发展而来,较之前人更为深刻。其他如孙思邈温养奇经九法、朱南阳以浊化浊法、李东垣以内

伤治外感法、张景岳精气互生法、缪希雍降气治血法等治法,以及师承王子接之冲和肝胃法,叶天士皆能灵活运用。

叶天士根据温病卫气营血的发展规律,热邪易化燥伤阴的特质,于著作《温热论》中首次提出"先安未受邪之地"的观点。

在后世医家中,王孟英十分重视养阴思想,在温病治疗过程中一直不忘顾护阴液,重视肺胃之阴,泄阳以存养津液有多种法门,王氏在养阴食疗方面独树一家,独具自身特色;张锡纯在治疗中也十分顾护津液,他在治疗中重用石膏及创制的"三解汤"无一不体现了重视养阴顾护津液的思想。

保津养阴法的应用,可起到调节阴阳,扶正祛邪的作用,不仅适用于温热病,而且适用于内科杂病。现今气候环境发生了巨大的变化,对人体与疾病产生了重大的影响,致病因素多元、复杂疾病多发、疾病发展多变,存津液的思想及保津养阴法对于我们在临床治疗以及平时生活饮食都具有十分重要的指导意义。

(二)影响的脉络

1. 吴鞠通对叶天士固护津液思想的传承

叶天士指出:"留得一分阴液,便有得一分生机气。"固护津液始终贯穿温病治疗始终。叶天士在《三时伏气外感篇》中提到:"苦寒直清理热,热伏于阴,苦味坚阴,乃正治也。"吴鞠通提出:"救阴之法,岂能出育阴、坚阴两法。"两人说法一致。

温病导致阴液耗损的病机演变始终存在于病程发展的整个过程中,邪热炽盛或伤阴耗液,整个治疗过程始终存在清热和补阴两法,只是温病发展的阶段不同,病情轻重有别。吴氏在《温病条辨》中提到:"盖热病未有不耗阴者,其耗之未尽则生,尽则阳无以恋,必脱而死也。"由于温病过程中伤及阴液时病情较重,因此温热病的治疗始终以补救阴液为主。五汁饮、雪梨饮、益胃汤甘寒养阴生津、白虎汤辛甘寒清热生津、承气类加减急下存阴、清营汤、化斑汤、清宫汤养阴增液清热、大定风珠、小定风珠、阿胶鸡子黄汤镇补真阴潜阳息风、人参乌梅汤救阴护阳等,均体现吴鞠通固护津液的思想,这与叶天士的思想一脉相承。

2. 吴鞠通对叶天士三焦理论的传承

三焦辨证本出于《内经》，到叶天士已应用于临床且起了重大的作用。吴鞠通将之完善，梳理验案之证法方药，分门别类，结合三焦辨证温病病机将其进行逻辑上的重组，成为三焦辨证的基本内容。

叶天士强调在温病的诊疗过程中，要注重病变在脏腑间的传变以及病变部位的辨别。如"温邪中自口鼻，始而入肺为咳喘，逆传心包"。叶天士创造性地将三焦辨证与卫气营血辨证相结合，运用到温热病辨治中，形成温病辨治体系大致框架，也为吴氏创立完整的三焦辨证体系提供重要的理论源泉。吴鞠通在叶天士理论基础上进行创新，巧妙地将六经辨证与卫气营血辨证融于其中，形成纵横交错、更为立体的辨证体系，即先以三焦为纲领，分上下深浅，继而分六经脏腑之不同，卫气营血之次第。《温病条辨》中倡导："治上焦如羽，非轻不举，治中焦如衡，非平不安，治下焦如权，非重不沉"的治疗原则，为临床诊治温病提供理论基础。

【医话与轶事】

叶天士少承家学。他的祖父叶紫帆，名时，父亲叶阳生，名朝采，都精于医术。白天，他从师读经书；晚上，他父亲就教他"岐黄学"。因此，他从小时就自《素问》《难经》及汉唐宋诸名家所著书，无不旁搜博览。可惜的是，当他十四岁，父亲就死去。他幼孤且贫，为了维持生活，只好一面开始行医应诊，一面拜父亲的门生朱某为师，继续学医。不多久，他在医学上的造诣就超过了其师。但他毫不自满，孜孜不倦，又去寻找别的老师求学。

山东有位姓刘的名医，擅长针术，叶天士很想去学，只苦于没人介绍。一天，恰巧有位姓赵的病人，是那位名医的外甥，因为舅舅没法治好他的病，特地来找叶天士医治。叶天士专心诊治，给他服了几帖药就好了。姓赵的病人很感激。叶天士趁机请他介绍去拜姓刘的那位名医做老师。这个要求得到允诺。叶天士就改名换姓去当学生。他在姓刘的名医那里，每逢临证处方，都虚心谨慎地学习。

一天，有人抬来一位神志昏迷的孕妇就诊。姓刘的医生候脉后，推辞不能治。叶天士仔细观察琢磨，发现孕妇因为临产，胎儿不能转胞，是痛得不省

人事的。于是，取针在孕妇脐下刺了一下，就叫人马上抬回家去。到家，胎儿果然产下。姓刘的医生很惊奇，便详加询问，才知道这个徒弟原来是早已名震远近的叶天士。叶天士接着便把如何要向他学习的苦心如实说了出来。姓刘的医生很受感动，终于把自己的针灸医术全部传授给他。

又有一次，一位上京应考的举人路过苏州，请叶天士诊治。叶天士诊其脉，问其症。举人说："我无其他不适，只是每天都感口渴，时日已久。"叶天士便劝那位举人不要赴考，说他内热太重，得了消渴，不出百日，必不可救。举人虽然心里疑惧，但是应试心切，仍然启程北上。走到镇江，他听说有个老僧能治病，就赶去求治。老僧的诊断和叶天士的诊断一模一样。

可是，叶天士当时还拿不出办法，而老僧却能把防治的方案具体地告诉了举人说："既有其病，必有治方。从今天起，你每天即以梨为生，口渴吃梨，饿了也吃梨，坚持吃一百天，自然会好。"举人按嘱咐每天吃梨，果然一路平安无事。当他衣锦回家时，在苏州又遇见叶天士，便把经过一五一十地说了。叶天士知道老僧的医术比自己高明，就打扮成穷人模样，到庙里拜和尚为师。他每天起早摸黑，除挑水、砍柴等外，就挤时间精心学医。老僧见他勤奋好学，很喜欢他。每次出诊，必带他一起去。经过三年的刻苦学习，叶天士把老僧的医术全部学到手。

有一天，老僧对叶天士说："你可以回去了，凭你现在的医术，就可赛过江南的叶天士了。"叶天士一听便跪下自认自己是叶天士。老僧很受感动。

碰到自己治不好的病，叶天士乐于倾听同道的意见，哪怕是"名未著"的医生，他也虚心吸取其诊病立方的长处。

【医案选介】

案一：朱，疫疠秽邪从口鼻吸受，分布三焦，弥漫神识，不是风寒客邪，亦非停滞里症，故发散消导即犯劫津之戒，与伤寒六经大不相同。今喉痛丹疹，舌如朱，神躁暮昏，上受秽邪，逆走膻中。当清血络以防结闭，然必大用解毒以驱其秽，必九日外不致昏愦，冀其邪去正复。疠邪入膻，渐干心胞。

犀角、连翘、生地、玄参、菖蒲、郁金、银花、金汁。

按语:叶天士认为疫疠之邪从口鼻而入,弥漫于三焦,逐渐伤及心包,影响神志,因其并非同风寒客邪,故不用仲景六经辨证治法,而是用清热解毒、凉血辟秽之剂,目的在于清血络之邪气。

案二:姚,疫毒,口糜丹疹,喉哑。治在上焦。

犀角、鲜生地、玄参、连翘、石菖蒲、银花、金汁、至宝丹。

按语:疫疠之邪侵犯人体,传至上焦,则为喉哑、口糜,若逆传膻中,出现神昏舌绛,则为喉痛丹疹。叶天士用清解之品加芳香之药通窍逐秽,如犀角、石菖蒲、银花、郁金等药,加至宝丹治之。其用意在于用有灵之物内通心窍,通者通,镇者镇。

案三:谭,口鼻吸入秽浊,自肺系渐干心胞络,初病喉痛舌燥,最怕窍闭神昏之象。疫毒传染之症,不与风寒停滞同法。

玄参、连翘、郁金、银花、石菖蒲、靛叶、射干、牛蒡。

冲入真白金汁一杯。

按语:疫疠之邪从口鼻而入,自肺系传变,最恐邪犯心包,出现窍闭神昏之象。叶天士再次强调,疫疠之邪与风寒客邪不同,故不能与其同治。

案四:杨,吸入疫疠,三焦皆受,久则血分渐瘀,愈结愈热。当以咸苦之制,仍是轻扬理上,仿古大制小用之意。

玄参、西瓜翠衣、金银花露、莹白金汁。

按语:疫疠之邪从口鼻而入,三焦同受,久则血分渐瘀,愈结愈热,理当用咸苦之法治之,但恐其速变走下,故用玄参、金银花露、金汁、西瓜翠衣,清扬理上,此谓仿古法而不拘泥其法。

案五:丁,口鼻吸入热秽,肺气受邪,气痹不主宣通,其邪热由中及于募原,布散营卫,遂为寒热,既为邪据,自然痞闷不饥,虽邪轻未为深害,留连不已,热蒸形消,所谓病伤,渐至于损而后已。桂枝白虎汤。

按语:本医案其病机是膜原邪热,阻滞中焦,气机不利。邪热阻遏膜原,布散于营卫,导致营卫不和,故恶寒发热;邪热阻滞中焦,故痞闷不饥。对于诊疗,邪热较甚,兼营卫不和,故用白虎汤清热达表,桂枝调和营卫。

案六:某,三三,秽暑吸入,内结募原,脘闷腹痛,便泄不爽。法宜芳香逐秽,以疏中焦为主。

藿香梗,杏仁,厚朴,茯苓皮,半夏曲,广皮,香附,麦芽。

按语:本医案其病机是感受暑湿秽浊,结于膜原,致中焦气机不利。暑湿下趋大肠,故便泄不爽;中焦气机不畅,故脘闷腹痛。对于治疗,杏仁、半夏、厚朴、橘皮,以苦能燥能降,辛能散能行,辛开苦降,疏利畅达中焦气机。湿与气滞较著,故用藿香梗芳香化湿逐秽,香附、麦芽理气消滞醒胃,茯苓皮利水除湿、分消走泄。

案七:李,三二,时令湿热之气,触自口鼻,由募原以走中道,遂致清肃不行,不饥不食,但温乃化热之渐,致机窍不为灵动,与形质滞浊有别,此清热开郁,必佐芳香以逐秽为法。

栝蒌皮,桔梗,黑山栀,香豉,枳壳,郁金,降香末。

按语:本医案其病机是以膜原湿秽传归脾胃,中焦气机内阻,升降不利。湿热之邪传至中焦脾胃导致中焦气机不利,故不饥不食;湿渐化热,热蒸于上,故清窍不灵。对于治疗,故治宜清热开郁,佐芳香逐秽。用栝蒌皮、黑山栀苦寒清热,桔梗、香豉开肺宣郁,枳壳、郁金、降香行气解郁,降香兼能辟秽逐恶气。湿秽,虽都属湿病范畴而且病机相同,但邪之偏盛、病变阶段、病位所在却不尽然,故用药显然同中有异。

参考文献

[1] 岳冬辉.温病论治探微[M].合肥:安徽科学技术出版社,2013.

[2] 叶桂.温热论[M].北京:人民卫生出版社,2007.

[3] 叶天士.临证指南医案[M].北京:人民卫生出版社,2006.

[4] 魏述程,岳冬辉,于连贺,等.甘露消毒丹治疗湿热类疫病临床研究概述[J].中医药临床杂志,2017,29(5):735-738.

[5] 岳冬辉,毕岩,张瑞彬.刘完素对温热病的论治特色探析[J].中华中医药杂志,2016,31(6):2057-2059.

[6] 魏述程,岳冬辉,魏建,等.甘露消毒丹防治湿热

类疾病实验研究概述[J].中医药临床杂志，
2016,28(2):266-269.

[7] 岳冬辉,孙健,毕岩.甘露消毒丹立方本旨及在
临床中的应用[J].中国中医基础医学杂志,
2015,21(12):1586-1587.

[8] 李利,贾淑红,李健,张新渝.《温热论》学术特点
初探[J].河南中医,2005(6):12-13.

[9] 周益新.《温热论》学术渊源探析[N].中国中医
药报,2011-09-30(4).

[10] 王荣.叶天士治疗温病的辨证及组方配伍规律
研究[D].哈尔滨:黑龙江中医药大学,2008.

[11] 洪金亿.叶天士《温热论》中"先安未受邪之地"
思想研究[D].北京:北京中医药大学,2006.

33. 尤在泾（《伤寒贯珠集》）

【生平传略】

尤怡，出生年岁不详，卒于1749年，即清乾隆十四年，清代著名医学家。字在泾，又作在京，号拙吾，晚年自号饲鹤山人，长洲（今江苏苏州吴中区）人。其医学与诗歌成就，在当时即为人称道。工诗，时人谓其得"唐贤三昧"，著有《北田吟稿》，沈德潜编《清诗别裁》，内收尤怡诗词九首；善书，尝因家贫而鬻字于佛寺，又曾务农。一生坎坷，早年丧妻，遗下幼儿，他曾作诗以诉心中忧虑，"所急在治生，岂伊慕高古。贫贱惜筋力，忧伤亦何补""清光缺复满，佳人难在期"。在其弱冠之年即博涉医学，后师从苏州名医马俶，马俶有医名，从游者甚众，得尤怡而喜甚，谓"吾今得一人，胜得千万人"，其学术成就甚至在其师之上，并协助其师，参订师祖沈朗仲先生《病机汇论》。尤怡业医，于仲景学说致力甚深，最有心得。同时师法百家，广采博取，融会贯通，故临证有奇效，晚年医术益精，治病多验，遂名噪三吴，与叶天士、徐大椿、王晋山等联镖接轸，辉映后先，与徐大椿往来密切。其人性格沉静恬淡，不求闻达，喜好宽泛，行医之暇喜读书、灌花、饲鹤、观鱼，隐居花溪，饲鹤观鱼，自号"饲鹤山人"，著书自得。鲍最称他"不慕荣利，沉酣典籍"，沈德潜称他"不求人知"，他自谦为"幸中成虚名，多为来者误"。其有诗言："有生宁不劳，俯仰各有取……慎尔失故步，顺撅乃贻羞。天分固有定，躁进非良谋"，可见其信奉敢于付出，勤勉踏实，循序渐进才能有所成就。其所著作之书也是以临床实际运用为准，言辞透彻，务实恳切，真正体现其切实之风。

尤在泾博览群书，一有心得，"辄笔诸简端"，善于思索，"务求当于古人之心而后已"，治学态度十分严谨。所著除《伤寒贯珠集》八卷外，还有《金匮要略心典》三卷，《金匮翼》八卷，其临证经验，后经江阴名医柳宝诒择其精者十之四五，录入《柳选四家医案·静香楼医案》刊行于世，论病源流俱澈，切中脏腑病机；论治灵活化裁，不蹈袭成方。另辑有《医学读书记》二卷。《伤寒贯珠集》《金匮要略心典》，发仲景奥旨，立论中肯，释义简要，条理清晰。朱陶性说："尤在泾先生所注《伤寒贯珠集》八卷，汇诸家之学，悟仲景之意，遂能提其纲，挈其领，不愧轮珠在手。"徐大椿称《金匮要略心典》"条理通达，指归明显，辞不必烦而意已尽，语不必深而旨已传……由此以进，虽入仲景之室无难也"，为研究仲景学说较有影响的著述。后复取杂病，祖述仲景遗意，荟萃各家学说，参以论断，详其证治，广其方药，著《金匮翼》，羽翼《金匮要略》。

【学术思想】

（一）瘟疫之病，计有三门

在《伤寒贯珠集》中，尤在泾准确的区分了温病与瘟疫的差异。"瘟疫之病，近代诸家，多与温病同论，以其声称之同，与病形之似也。"从发病时节来看，春时阳气发外，冬时伏寒则变为温病。从春分以后，至秋分节前，天有暴寒者，皆为时行寒疫。同样，当病人又感异气，变为他病是需依坏证病治疗方法处置。从症状上来看，若阳脉浮滑，阴脉濡弱，又遇风邪，则变为风温；阳脉洪数，阴脉实大者，感于温热，变为温毒，病情较重；当阳脉濡弱，阴脉弦紧，更通温气，则变为瘟疫。冬温寒疫皆是由于"非其时而有其气"，即所谓天行时气。温病者是冬时伏寒，遇春而发，即春温。瘟疫是本有温病，而又感厉气，如此便为瘟疫，在言及此病治疗之前，当先实此病之名，知其为何，才可论治。

尤在泾在《金匮翼》中又设"瘟疫"一节，列出治疫大法。他认为疫疠之行,有表里寒温热湿之分,简而言之,可以表里之分,计为三门,分别为表里俱病而盛于表者、其病不在表又不在里而独行中道者及表热既盛,里证复急,治表治里,救疗不及者。若是表里俱病盛于表,可选择东垣普济消毒之法。此方是泰和二年四月,民间盛行疫疠之病,初期表现为憎寒壮热,身体沉重,随后出现头面肿盛,目不能开,喘息气急,咽喉不利,口燥舌干,俗称大头伤寒。诸药夹杂而治始终没有效果,渐至危笃,回天乏术。东垣认为身半以上,为天之气所主,邪热客于心肺之间,上攻头目所以为肿。需要用黄芩、黄连等药,共为细末,半用汤调,时时稍热服之;半用蜜丸嚼化,待要服尽,不久便可治愈,很多病人皆因此而愈。此方便为效方,被后人广为运用。如果大便硬,可加酒蒸大黄一钱或二钱利大便通畅;如果肿势过甚,则需配合砭针刺之,或加防风、川芎、薄荷、当归各五钱,水煎,时时服之,可愈。

若其病不在表在里,独行中道,则可用吴又可之达原饮。表现为脉不浮不沉而数,昼夜皆热,日晡益甚,头疼身痛,不可用辛热药汗之,又不可下,宜用达原饮以透膜原之邪最宜。吴又可定义表里之分为舍于伏脊之内,去表不远,附胃亦近,即《内经》疟论所谓横连膜原。尤在泾治疗瘟疫颇受吴又可《温疫论》之思想指导。疫疠之邪,自口鼻而入,伏于膜原,若感之浅者,有触而发;感之深者,中而即病。其初感之,阳格于内,营卫营运之机受阻,遂觉凛凛恶寒,甚至四肢厥逆,当发展至阳气困郁而通,厥逆之感好转,中外皆热,昏昧不爽,壮热自汗。此时邪伏膜原,纵使有汗,热不得解。必俟伏邪已溃,表气潜行于内,精气自内达表,表里相通,振栗大汗,邪方外出,此名战汗,脉静身凉而愈也。若伏邪未尽,依据感邪之轻重与元气之盛衰,复而发热,有久有浅。元气强盛之人,毒易传化,元气稀薄者,邪不易化,难以去除,淹留日久,愈沉愈伏。要皆始先恶寒,即而发热,至于发出,方显变症。其症或从外而解,舌苔亦薄,脉亦不甚数,感之较轻,或从里内陷。前者,或发斑,或战汗、自汗。后者出现胸膈痞闷,心下胀满,腹痛,燥便闭,热结旁流,协热下利,或呕吐恶心,谵语舌黄,及黑苔芒刺等症,需辨证施治。吴又可创表里九传,有表里先后多寡之分,更为细致,亦可借鉴。除了表里,也需参照各经病变特点选择相应经药,不可执滞。

若其表里俱盛,救疗不及者,则用陶尚文三黄石膏汤之法。此方治瘟疫大热无汗,发狂不识人。尤氏言:"疫邪充斥内外,为头痛身热,为烦渴闷乱,发狂不识人,欲表之则里已急,欲里之则表不退。"而三黄石膏汤可融清里解外两法于一体,譬如大军压境,孤城四面受围,自可攻城掠地,大胜病邪。或者也可使用《千金》雪煎,或《古今录验》之麦奴丸并佳,病情轻微者大青消毒汤可解。此三门为瘟疫入手法门,对于临床治疗富有指导意义。

此外,还有当邪气独盛于表,而里无热症时也可以运用活人败毒散;当寒湿独行,病在肌皮胸膈者,东坡圣散子可治,此方能治一切山岚瘴气、时行瘟疫、伤寒风湿等疾,有非常之功。宋嘉祐中,黄州民病疫瘴大行,此药疢救活人无数。徽州郑尚书在金陵,用此方治伤寒亦有良效,可知此方可大散寒湿,驱除瘴疟,有超凡之效。此两法在临床中所见较少,"亦十中未得其一二也",但法不可不备,所以尤在泾将其合前文三法,共为五法。当其病稍久,或六七日,或十余日,发热势深不解者,便当伤寒、温热同治。《静香楼医案》中"疟疾门"中记载时疟之病,治疗上选用和解之法。乃"暑风相搏,发为时疟",依照小柴胡汤的和解之法治疗,予以黄芩、知母、竹叶清其热,半夏、茯苓、厚朴、陈皮和生姜去其湿,和其表里两歧之邪,散湿热两混之证。若湿重于热,药可稍偏温燥,如藿香、半夏、杏仁、通草、厚朴、广皮和竹叶配伍,是苦辛温法,始终抓住湿热的本质。

仲景当年立升麻鳖甲汤(升麻、当归、蜀椒、鳖甲、雄黄、甘草)治阳毒为病,面赤斑斑如锦纹,咽喉痛,唾脓血之证,若阴毒为病,面目青,身痛如被杖,咽喉痛,则以此方去雄黄、蜀椒治之。无论阴毒阳毒均是"五日可治,七日不可治",可见阴毒、阳毒均可能是重险之急性传染病,乃当时之瘟疫病,二者同出一源。尤在泾认为毒即蕴蓄不解之邪,所谓阳毒是邪在阳,阴毒是邪在阴,阴阳分别为邪在表及写在表之里,始终以表里去分辨。升麻功擅升阳解毒,辟瘟疫瘴气;鳖甲长于滋阴清热,平肝散瘀,搜剔阴络之邪,二味一升一潜,入气入血。无论阴毒、阳毒均用升麻、鳖甲,提示阴毒、阳毒常相兼夹,相互转化,故需兼顾,如同表里之间,未见表里孤立出现,应表里兼治。

（二）整体观念，天人相应

尤氏言："夫治病者，必先识病，欲识病者，必先正名，名正而后，证可辨，法可施矣。""病"是对疾病全过程的特点与规律所作的概括，辨病论治可以辨识每个病可能存在的病理特点、基本病机，然后根据这些基础来立法处方。故而尤在泾重视疾病病名的识别和定义，其实是强调对于疾病整体情况的掌握，识别不同疾病整体过程中不同的病机变化及传变预后，识别细微差别才能用药更加精准，充分发挥整体观念。例如，伤寒与风温、温病均可见发热、脉浮，并能传变，有相似之处，但其病因病机及治疗均不相同，风温、温病作为伤寒之反照列于太阳类病法中，也是为正名辨病论治可以辨识每个病可能存在的病理特点、基本病机，然后根据这些基础来立法处方，还有上文所述之温毒、温病、瘟疫等，尤在泾均将其仔细分辨。温病者，是冬月伏寒化热，至春而发，所谓春时阳气发，其实就是冬时伏寒。风温者，是温病而兼新风，通过发汗可以去风，而温气发之时可见身灼热。温疫者，是为温气盛而成疠。与湿温不同的是湿温中湿气而兼湿邪，湿能生温，温亦生湿。温毒是温气发而不能遽散，怫郁成毒，比如伤寒中的阳毒、阴毒。温疟者，温病系在少阳，时作时止，午进午退者也。

在识得病名之后，需得诊治，无论是瘟疫、伤寒还是温病，关键在于辨证论治。《伤寒论》成书以后，动乱迭起，散失亡佚，幸得王叔和重新编次保留，后又经林亿等整理，成无己注解，到明清注家益多，因而引起了有关编排次序的论争。尤在泾则认为，张仲景立说本旨在于辨证论治，却病活人，无需胶执于条文顺序是否为仲景之原貌，是新论旧论等，一切以实际价值最为重要。在临床之中辨证无疑是重中之重。因此，尤在泾也格外重视对于相似病证的辨别与统一。如对于历节病，尤氏比较分析其不同的脉象，异中求同，发现历节病的病机虽各不相同，但病皆从虚而得。观"寸口脉沉而弱"条，此病是肝肾先虚而汗出入水，但水气是否导致发病，在于体质强弱，"盖非肝肾先虚，则虽得水气，未必便入筋骨"；"少阴脉浮而弱"条，病机是"风血相搏者，少阴血虚而风复扰之"，亦属从虚得之；"盛人脉涩小"条，说明外强内干之人，饮酒汗出，导致风湿相搏而成历节，其病之本因还是气虚。故三者虽病机有所

侧重，然得病之本质皆由于虚，"历节病因，有是三者不同，其为从虚所得则一也"。尤氏注重病之标本，于整体表现之中抓住了病机的本质，领悟仲景"欲举其标，而先究其本，以为历节多从虚得之也"之本义。而观其辨证，也强调四诊合参，重视脉象。尤在泾认为，从脉象可以说明病因、病理及病位，如"有是邪，则有是脉""脉大者为阳，小者为阴""脉浮者，气多居表；脉沉者，气多居里"等，尤氏还认为，有的脉象是辨证论治、判断预后的重要依据，甚至是唯一的依据。"不详见证，而但以脉之浮沉为辨而异其治""病有热多者，有寒多者；有里多而可下者，有表多而可汗、可吐者；有风从热出，而不可以药散者，当各随其脉而施治耳"。可见尤氏对脉象的研究是相当重视的。在治疗瘟疫之疾时，同样也是如此，核心在于四诊合参，辨别病证核心，以证类方，方可解决疾病的主要矛盾。

《金匮要略》及《伤寒论》都极为主张整体观，尤氏深得其旨，多次强调不可忽视整体观念，认为人体是一个有机统一体，其间脏腑相关，经络相联，"人身十二经络，本相联贯"，一窍不通则九窍不利，一脏受病则累及或影响他脏。尤氏再三强调临证时要注重辨证抓纲，辨别疾病整体之虚实、表里、寒热、阴阳以指导用药原则。"有者求之，无者求之，虚实之间，不可不审""治实证者，以逐邪为急，治虚证者，以养正为急"，表证当解表，里证宜救里，表里同病时，需要依据缓急诊治，里急则"急当救其里"，当里证稍缓，又当救表，否则"表邪不去，势必入里而增患"以脏腑来看同样也是需整体辨证，所以尤氏认为对诸如"见肝之病，知肝传脾，当先实脾"的理论必须予以充分的重视。尤其对于瘟疫，其邪气亢盛，进展迅速，变化多端，常常累及全身，以整体观念去防治保护，能够最大限度地保护未病之脏腑、经络等。"仲景治肝补脾之要，在脾实而不受肝邪"，故治疗肝实之证，当先实脾土，以杜绝病邪滋蔓之祸；若为肝虚之证，更需直补本官，以防其他邪气乘虚而入。同时肝又与脾肾等脏息息相关，如"肝阳盛，肝阴虚，吸引及肾，肾亦伤矣"，凡肝阴不足，必得肾水以滋，血液以濡之，使肝性调达舒畅。若胃之气阴亏虚，则气血生化乏源，肝失其滋柔之本而愈亢，反之肝木得柔而又可杜亢阳传至中焦脾胃，引发疾病。

在治疗上也是如此，尤在泾用药尤其在乎药物

的升降浮沉之机，他认为升浮沉降是人体的功能活动，以及药物在机体所发挥作用的基本形式。机体的升降浮沉有序平衡则疾病可愈，所以强调制方用药，必本升降浮沉。他认为凡病势向下者，制方用药宜升。如尤氏治泄，认为是"清气在下者，乃人之脾胃气衰，不能升发阳气"，故治宜补中益气汤"用升麻、柴胡助甘辛之味以引元气之升，不令下陷为泄也"。治气虚头痛，认为其病势是"清阳气虚，不能上升也"，治宜"升阳补气，头痛自愈"。药可选用黄芪、人参、白术等补气升阳之品。凡病势上升者，制方用药宜降。如尤氏治阴虚证，认为其病势是"阴虚者，气每上而不下"，故治疗多用六味地黄丸，其中熟地黄、山茱萸、山药味厚体重，可补阴益精，茯苓、泽泻为甘淡助降之品。治痰饮内阻之呕哕，为痰饮内阻，胃气上逆，故选用旋覆代赭汤降逆化痰，益气和胃。"谷之不入，非胃之不纳，有痰饮以阻之耳，是当以下气降痰为法。"

除人体自身之整体观外，尤在泾也极为强调天人相应观，如在《金匮要略心典》中有言"气之有盈有缩，为候之或先或后，而人在气交之中者，往往因之而病，惟至人能与消息而无忤耳"。环境百般变化，人处在其中，难免受累，但若是人体能够适应环境，增强体质，很多疾病是可以避免的。当自然界气候衍变，人体也会受影响，如瘟疫，尤氏曰："天地之厉气也，最为恶毒，感之而病者，往往致死，其甚者，致于灭门"。仲景亦言"从春分以后，至秋分节前，天有暴寒者，皆为时行寒疫也"。尤氏对运气之说能见微知著，"时有常数而不移，气无定刻而或迁"，认为客气与主气"相得则和，不相得则病"，疫疠之邪"且也岁运有太过不及之殊，天时有恒雨恒旸之异"。因此，疫疠之行，亦有表里寒温热湿之分。若冬春间之温病，调治得理，则未必致死，亦必不传染多人。

（三）以法类证，以证论治

历代对于《伤寒论》一书的真伪，大致上分为两种学派：一种是维护旧论，认为王叔和编次体现出该书的本来面目，另一种是持有错简论，认为王叔和编次大失原貌，应重新编制。尤在泾《伤寒贯珠集》之编次，不囿于两派之争，而是从临床实践出发，以辨证施治为原则，开创以法类证的先河。尤在泾认为："振裘者必挈其领，整网者必提其纲，不

知出此，而徒事区别，纵极清楚，亦何适于用哉。"故于太阳、阳明、少阳、太阴、少阴、厥阴六经，每经皆分列纲目。这里的纲即治法，统率证候和用方，目即汤证及处方。具体体例为：病分六经，每经首列条例大意，以阐明本经证治之大要。经下统法，如太阳之正治、权变、翰旋、救逆诸法。法下又赅方证，再列诸证，证随方出，如太阳篇之麻黄汤脉证、桂枝汤脉证，阳明篇之大承气汤证、调味承气汤证等。其法证之划分先主法主证、后变法变证，再后为类证辨识，法下又按方证相似将条文组合排列，井然有序，环环相扣，层层设防，可谓用心良苦，清明透彻。

例如，太阳一经，下分五法，太阳经原发之病和正治之法归为"正治法"。实际上就是太阳经证中风、伤寒以及太阳与他经合病之证。视其汗之有无，脉之缓急，或合阳明，或合少阴，分别用麻黄汤、桂枝汤、葛根汤、黄芩汤等，而照顾到病者内因不同，体气有虚实，脏腑有阴阳，素体有痰饮、痞气、咽、淋、疮、衄、血、汗等疾或病后产后等差异，所患伤寒亦不能一概而论，需分别情况用小建中、复脉、大小青龙、桂二麻一等方，体现了"因人制宜"的原则，归结为太阳"权变法"。在辨治太阳证过程中，不仅需要辨证准确，法方对病，治疗用药也需恰当，以防出现太过或不及，如发汗不彻，邪不外散而致病情不解自然传变，或发汗太过，过犹不及，亦伤及阴阳导致变证，为御变而设更发汗，更药发汗，以真武汤、四逆汤等法方从中翰旋调停，是为太阳"翰旋法"。临病对证，辨识不清，法方运用失当，以致汗下妄施、温灸水撲混用，治疗结果适得其反，出现种种坏证、逆证，如结胸、痞证、挟热下利、惊狂不安等，相应有陷胸汤、半夏泻心汤、葛根芩连汤等补救措施，为太阳"救逆法"，又有风温、温病、中暍、霍乱等病与伤寒相似而实不相同，俱列搐中，配以相应法方，示医者于相似中求出不似，以资鉴别，为太阳"类病法"。关于温病与瘟疫的鉴别也列于此，"所谓变为瘟疫者，本有温病，而又感厉气，故为瘟疫也"，从立春节后，若无暴寒，又无冰雪，而有人壮热为病，此属春时阳气发外，冬时伏寒变为温病。从春分以后，至秋分节前，天有暴寒者，便为时行寒疫也。其他五经也仿照太阳的体制，阳明经有"正治法""明辨法""杂治法"；少阳经有正治法、权变法、刺法；太阴经有桂枝发汗法、先里先表法；少阴经有清法、下法、温法、生死法、病禁；厥阴经有清法、温法、厥阴进退之

机、生死微甚等辨别。

尤在泾对于治法的重视不仅在于对六经病以法分类，他在《金匮翼》一书中也会对不同的疾病汇总分析后详列其证法，诸如卒中八法、治痰七法、四种治湿之剂、吐血八证、头痛十三证等，使后学之辈能够快速掌握这个疾病整体的病机表现，面对疾病变化，应对有序。"怪病多由痰作祟"，历次瘟疫流行之际，都不乏痰饮为患之证，故以治痰七法为例，尤在泾依旧是先行总论，集和各家之所得，结合自身经验分析痰饮之疾的病机关键，认为痰饮是由于三焦气涩，脉道不通，则水饮停滞，不得宣行，所以聚成痰饮，为病多端。因此，尤在泾主张治痰饮者，当以温药和之，盖人之气血，得温则宣发流通。如若结成坚癖，则兼以消痰破饮之剂攻之。总则之下列有尤在泾的"治痰七法"：攻逐、消导、和、补、温、清、润。第一法为"攻逐"，是当痰饮"停积既甚，譬如沟渠癖塞，久则倒流逆上，污浊臭秽，无所不有"之时，必须使用攻逐之剂，是取"决而去之"之意。尤在泾在此法下，举控涎丹、十枣汤、礞石滚痰丸等为代表方，均为攻逐痰饮的峻剂，所以尤在泾对此下数方的方义和使用分寸，阐述较明。他认为痰之与饮，同类而异名。痰为食物所化，饮者为水饮所成，痰质稠，饮质稀，痰多从火化，饮多从寒化，故治法上痰宜清而饮宜温也。痰多胶固一处，饮多流溢上下，故痰可润而饮可燥。第二法为"消导"，是治"凡病痰饮未盛，或虽盛而未至坚顽者"，消谓"损而尽之"，导谓"引而去之"。尤在泾在此法下，举二陈汤、导痰汤、青礞石丸等为代表方，均为消导痰饮之缓剂。第三法为"和"，始因虚而生痰，继因痰而成实，补之则痰益固，攻之则正不支，唯有寓攻于补，或寓补于攻，使得正复而痰不滋，痰去而正无损，是在辨其虚实多寡而施之。第三法为"和"，显然非和解枢机之谓，乃攻补之间协调均衡之意也。第四法为"补"，是治疗肾虚或脾虚所致的痰饮本证。此证关键在于元气衰惫，正如尤在泾所云："夫痰即水也，其本在肾，痰即液也，其本在脾，在肾者气虚水泛，在脾者土虚不化。"此证在治疗上攻之则弥盛，补之则潜消，如尤在泾选用济生肾气丸、苓桂术甘汤、四君子汤为代表方，抓住了本证是由肾虚或脾虚而生这一关键所在，诚为治本之良法，亦仲景之余绪也。第五法为"温"，是治疗"凡痰饮停凝心膈上下，或痞，或呕，或利，久而不去，或虽去而复生者"。尤在泾认

为若痰本于脾，温则能健，痰生于湿，温则易行。这说明温法主要是温健脾土，而使痰饮白化之意。列有千金半夏汤、沉香茯苓丸、吴茱萸汤、本事神术丸等代表方剂，其中千金半夏丸治冷痰，本事神术丸治肠中停饮。第六法为"清"，是治疗痰热交结不解，病情难解。症状表现为"咽喉干燥，或塞或壅，头目昏重，或咳吐稠黏，面目赤热"。尤在泾指出此证"欲去其痰，必先清其热"。他在此法下，举洁古小黄丸、圣济千全散等为代表方，盖清热与祛痰并用也。最后一法为"润"，多是由于病结日久，或疾病损耗导致肺虚阴涸，枯燥日至，气不化而成火，津结成痰，不可辛散与燥夺，清之则气自化，故润之则痰自消，可选用杏仁煎等。

（四）尊经不泥，独具创见

尤在泾著书"以吾心求古人之心，而得其典要"，尊经法古，承仲景之说，《伤寒贯珠集》书中常溯本求源，引诸家之论，如王叔和、成无己、巢元方、郭雍、王好古、柯琴等，但其食古能化，不拘泥于古说，结合自己多年的研究体会，灵活变通，创建新义。《伤寒贯珠集》中尤氏之注释，拾前人之遗，纠前人之失，释前人之疑，结合临床深入浅出，确是值得称道的。

首先，尤在泾创立寒邪六经俱受理论。风寒之邪由太阳经自表及里，由阳至阴顺序内传，乃言其常，尤在泾受王好古、柯琴等医家的影响，提出"六经皆能自受风寒，何必尽从太阳传入"，可以不通过太阳而径中阳明、少阳或三阴而出现表证，他在注释太阴病提纲时说："太阴为病，不特传经如是，即直中亦如是。"他还认为不特伤寒，包括疫病在内的杂病亦如是，即便是寒湿之疫邪侵袭人体，也不独在太阳经，而是六经俱可受邪。在《伤寒论》中六经都有中风的脉法和治法，并引证原文194、265、301、274、327等条文加以说明。他提出"夫风寒中人，无有常经，是以伤寒不必定自太阳，中寒不必定自三阴"，世人只知"有三阴之里，不知有三阴之表也"。尤在泾还区分了"传经""白受"的不同，指出病在三阳有经腑之分，在三阴有经脏之别，而六经自感风寒，均在经证阶段，而"经病有传经、自受之不同"。以三阴来说，不能与直中混淆，"直中者病在脏，此则病在经"。六经自感风寒表证不一定完全相同，其表现证治可自有其特点，如在《阳明病风寒不同

证治》节中，他指出"太阳主肌表，故有有汗无汗之分。阳明为胃府，故有能食不能食之辨"。又有风寒初中阳明之证"其见证与太阳中风伤寒相类。而阳明比太阳稍深，故中风之脉不浮而迟。伤寒之脉不紧而浮。以风寒之气，入肌肉之分，则闭固之力少，而阻遏之力多也"。对三阴在经宜汗之证，他主张"少阴之麻黄附子细辛，厥阴之麻黄升麻皆是也。桂枝汤甘辛入阴，故亦能发散太阴之邪"。尤在泾在《伤寒贯珠集》中发明少阴清法与厥阴清法，同时说明了不同经的寒邪转热亦不相同，认为少阴之热有从阳经传入也有自受寒邪，久而变热。阳经之寒，变则热归于气，或入于血；阴经之寒，变则热入于血，而不归于气。

其次，以脏腑、经络诠释六经。对《伤寒论》六经的实质，历代学者看法不一，如朱肱以经络解，李时珍、高学山以脏腑解，张志聪以六气解，这些见解各有所长，亦各有所不足。《伤寒贯珠集》尤在泾用经络、脏腑之学说来解释六经之实质，取两家之长，比较完妥地阐明六经病机制，至今仍具有一定的研究价值。尤在泾将三阳病以经、腑立论，三阴病以经、脏立说，用经络、脏腑学说解释六经之实质。如第1条："太阳之为病，脉浮，头项强痛而恶寒。"尤在泾注曰："太阳居三阳之表，而其脉上额交巅，入络脑，还出别下项。故其初病，无论中风、伤寒，其脉证皆如是也。"又如第35条："太阳病，头痛发热，身疼腰痛，骨节疼痛，恶风，无汗而喘者，麻黄汤主之。"尤在泾注曰："足之太阳，其脉上际巅顶，而下连足，而寒之气，足以外闭卫阳而内郁营血，故其受病，有头痛发热，身疼腰痛，骨节疼痛，恶风无汗而喘之证。"太阳经病，用经络学说注释，既切实中肯，又发微阐幽。三阴经病，尤在泾亦用经络学说来注释，如第310条："少阴病，下利，咽痛，胸满，心烦者，猪肤汤主之。"尤在泾注曰："少阴之脉，从肾上贯肝隔，入肺中循喉咙，其支别者，从肺出络心，注胸中，阳邪传入少阴，下为泄痢，上为咽痛、胸满、心烦。"综上所述，三阳、三阴篇之经病与三阳之腑病、三阴之脏病相比较，经病为表，脏腑为里。伤寒之邪，从外而来，必犯经络，经络内属脏腑，外络肢节，不同的经络受邪反映了不同的病理变化，尤在泾用经络的不同生理功能及循行部位来解释伤寒经病的机制，确有见地。

尤在泾治学态度严谨，客观求实。尊古师古而不泥古，对经典学术内容敢于勘正。太阳病"三纲

鼎立"之说，起于王叔和、孙思邈。王叔和曰："风则伤卫，寒则伤营，营卫俱病，骨节烦疼。"孙思邈尝谓："夫寻方之大意，不过三种：一则桂枝，二则麻黄，三则青龙。"后至成无己、喻昌又加以发挥，成后世"三纲鼎立"之说，风行一时，尤在泾持于异议，尝谓："以愚观之，桂枝主风伤卫则是，麻黄主寒伤营则非，盖有卫病而营不病者矣，未有营病而卫不病者也。"他认为大青龙证，其辨不在营卫，而在烦躁一证，且仲景立方之旨，亦不在并用麻、桂，而在独加石膏。其后又补充道："寒之浅者，仅伤于卫；风而甚者，并及于营。卫之实者，风亦难泄；卫而虚者，寒犹不固。"对于如何鉴别病人适用麻黄汤还是桂枝汤，尤在泾也给出了自己的观点，谓："但当分病证之有汗无汗，以严麻黄、桂枝之辨；不必执营卫之孰虚孰实，以证伤寒之殊。"麻黄汤中用桂枝、甘草，尤在泾认为"虽曰佐之，实以监之"以制麻黄"泄而不收，升而不降"之性，可见尤在泾研究伤寒体会之透彻切实。此外，在《伤寒贯珠集》中，尤在泾不仅评斥了王叔和编次《伤寒论》的错误之处，而且对某些注家的纰漏也给予了纠正，同前人不同的学术观点进行了争鸣。他明确指出《伤寒论》中第375、379、354、380、378、373、363、361、350条"均非厥阴本病，叔和不察，误编厥阴篇中"。对《伤寒论》第8条的注释，尤在泾指出："诸注家俱误，盖于经脏腑未审耳。"在《医学读书记》中，尤在泾明确指出了《素问》《甲乙经》等错误之处，专门编写了"《素问》传写之误""《甲乙》之误""王注之误"等章节。尤在泾这种在学术上直言不讳，发前人之所未发，正前人之所误，其精神是难能可贵的，更重要的是能够对于经典著作有自己的理解和明辨之力，也是后学之辈需要传承之精神。

【著作考】

尤在泾一生著述颇多，其共著有《伤寒贯珠集》8卷、《金匮要略心典》3卷、《金匮翼》8卷、《医学读书记》3卷附《续记》1卷、《静香楼医案》2卷，共计5部医学著作。其中《伤寒贯珠集》是尤在泾对《伤寒论》的注释，是他研究仲景学说的心得体会，对张仲景的《伤寒论》原书做了逐条注解和阐发，并对《伤寒论》原书的有些内容次序做了重新编排归类。此书首创治法分类法，归类《伤寒论》条文，遵循先主

法主证,后变法变证,最后为类证的原则,环环相扣,如珠之贯,犹如"千头万绪,总归一贯,百八轮珠,个个在手"。故名《伤寒贯珠集》。该书成书于1729年(清雍正七年),成书之后,早期以抄本形式流传民间,初刊于1810年(清嘉庆十五年),由朱陶性以活字版印成,从此盛行于世。在不到300年的时间内屡经翻刻,因此版本的流变状况较为复杂。据《全国中医图书联合目录》所载,现存版本有18种左右。最早者为清嘉庆十五年(1810年)朱陶性活字本(白鹿山房藏版),以下还有嘉庆十八年(1813年)苏州会文堂刻本,日本文政九年(1826年)小川汶庵校刻本(稽古斋藏版),光绪二年丙子(1876年)刻本及清绿润堂来苏阁、绿荫堂刻本,清末广州惠济仓刻本,上海千顷堂石印本等。

有人对以上各版本考查发现《伤寒贯珠集》所依据的《伤寒论》原文,主要是成无己《注解伤寒论》,但亦有据宋本《伤寒论》者。同时,尤在泾也做了一些改动,主要是对《伤寒论》方剂的药物炮制和服用方法的文字有所删节或改写。在现存的诸版本中,以日本小川汶庵校刻本最佳。经与成无己《注解伤寒论》比勘,可以明显看出,小川汶庵校刻本是经过认真校核,而且刊刻精良。另外,小川汶庵校刻本前还附有小川汶庵序、丹波元胤叙,书后附有石家尹(汶上)跋、尤怡小传(《清诗别裁集》),及摘录唐立三《吴医汇讲》中有关《伤寒贯珠集》的论述,皆为诸本所无,有裨读者研读本书。

《伤寒贯珠集》一书,上承柯韵伯的《伤寒来苏集》以及钱天来的《伤寒溯源集》,是其中备受推崇的佳作,被视为学习《伤寒论》的津梁,后世学者认为"由是而进,则义之可疑者始明,理之难晓者自显"。如朱陶性说:"尤在泾先生所注《伤寒贯珠集》八卷,汇诸家之学,悟仲景之意,遂能提其纲,挈其领,不愧轮珠在手。"唐大烈在《吴医汇讲》亦称赞说:"独有喻氏之书,脍炙人口者,以其简繁得宜,通乎众耳;然以尤在泾先生贯珠集较之,则又逸庭矣。"由此可见,《伤寒贯珠集》的卓越地位不言而喻。

【遣方用药】

锡类散是治疗口腔溃疡的常用方剂,最初用于治疗烂喉痧。"烂喉痧"属于温病学"温毒"范畴,是感受时疫毒邪引致的热性传染病。锡类散在1953年版至2010年版由国家药典委员会选录的《中华人民共和国药典》中均有收入,随着我国加入《濒危野生动植物种国际贸易公约》缔约组织,并对象牙、犀牛角等动物药的使用进行限制,2015年版的《中华人民共和国药典》删去了锡类散。作为经典名方制剂,锡类散被广泛地运用于耳鼻喉五官科、热病、妇科疾病、消化系统疾病、肿瘤等临床各个领域,疗效可靠,有较高的临床应用价值。最早记载锡类散的为《金匮翼》,当时的方名为"烂喉痧方",而尤在泾也是第一个提出"烂喉痧"病名的人。

该方组成为西牛黄(五厘),冰片(三厘),真珠(三分),人指甲(五厘,男病用女,女病用男),象牙屑(三分,焙),壁钱(二十个,焙,土壁砖上者可用,木板上者不可用),青黛(六分,去灰脚净),共为细末,吹患处起效。

书中尤在泾未对此方做详细方解,但依据烂喉痧的病机对应治则应突出的是清热解毒,消肿生肌。对应烂喉痧的病机"热毒炽盛,循经上攻于咽喉",体现了上焦热毒宜清解,以透邪外出为要务的温病治疗思想。尤在泾所列的首味药物是西牛黄,牛黄味甘、性凉,归心、肝经,有清热解毒、息风止痉、化痰开窍的功效。肝之经脉循喉咙入颃颡,肝之经气上于咽喉,牛黄入肝经,有直达病位之功,冰片味辛、苦,性寒,归心、脾、肺经,有开窍醒神、清热止痛的功效。真珠(珍珠)味甘、咸,性寒,归心、肝经,有镇惊安神、清热息风、明目去翳、解毒、生肌的功效。此方以牛黄为君,清热解毒,直入咽喉;以冰片、真珠为臣,芳香走窜,收溃生肌,共奏辛凉透表,苦寒泻热之功,亦有甘润顾护阴液之效。

【学术传承】

尤在泾的医学师承马俶(字元仪),受明朝医家李中梓、清代医家喻昌影响较大。喻昌传世的著作有《瘟疫明辨》《温症论》《寓意草》《伤寒扶疑》等,对于尤在泾治疗瘟疫、杂病等有着不可磨灭的影响。根据谢观《中国医学源流论》的考证,认为李中梓及其后世师承的医家共同形成一个医学流派,谢氏称为"士材学派"。谢观在《中国医学源流论·士材学派》中称,在明末医家中并没有特别突出见解之士,虽然李中梓属于"大体平正不颇者",但是李中梓的"士材学派"有一个特殊的传承,非常清晰地考证了尤在泾师承的脉络。从李中梓开创士材学派，一传为沈朗仲，再传为马元仪，三传为尤在泾。根据任应秋的研究，李中梓、马元仪、尤在泾皆属于"私淑易水学说诸家"，又称喻昌和尤在泾为"伤寒学派诸家"思想组成部分。由此可见，在尤在泾的医学思想结构中必定存在仲景思想和易水学派及历代医家思想。尤在泾毕生致力于仲景著作的研究、继承和发挥。

从师承脉络来看，尤在泾是李中梓医学流派的集大成者，私淑喻嘉言。徐荣斋认为，尤在泾不仅学术之精深超过其师辈李中梓、沈额和马俶，而且尤在泾对《伤寒论》《金匮要略》的注疏，对温病学说之出新，均有所突破。《伤寒贯珠集》和《金匮要略心典》等尤在泾专著得到徐大椿、唐大烈、章太炎、陆渊雷的盛赞，其特点在于深入浅出，精当明畅，与李中梓的《内经知要》有异曲同工之妙。

【医话与轶事】

尤在泾在《金匮翼》附录中较为详细地交代了烂喉痧方的来历。传闻该方是由其笔友张瑞符所创。此人是湖州府人也，与尤在泾往来二十年，为人敦厚和平，年过五旬，并未生育，虽娶了妻妾但终不得怀孕。忽然一日遇到李相士，欢喜地告诉他即将要有孩子了。李相士是张瑞符同乡好友。张瑞符有些错愕，认为自己半生已来，并未生育，李相士所言是为戏耍他，但李氏告诉他昔年曾看他面相，命中无子。但如今阴骘纹已满面，是有子之相，后果如其言。尤在泾好奇地问张这一生是如何为善的，做了些什么善事。张瑞符直言："生平并未有善，只有两事，亦人所当为者也。一舍弟早亡，所遗一子，我抚养长大。而舍弟所有主顾，我已相与二十年矣。舍侄既长，我使之去，彼不愿。我曰：尔在我处，我甚有益。但尔不去，终身只作店伙，我所不忍，今于尔笔，同往各主顾家，相致曰：此即我舍弟某之子也，今已长，可仍用其笔。况此子自幼在我店习业，彼之笔即我之笔也。又此方甚效，我所不秘，余亦无所为"。张瑞符本人无后嗣，助养了友人遗孤，并慷慨地将此方毫无保留地用以救治病人，医术得以传承发扬。尤在泾感慨道这件事确实是件大善事，"有侄少孤，抚之成立，并使其能继父业；有急救之方而公之于世，善莫大焉"。自此尤在泾获得此

方，并详细记载此方之来历。"锡类"二字取自于《诗经》。《诗·大雅·既醉》曰："孝子不匮，永锡尔类"，本意为上天赐福，孝顺的子孙层出不穷。据《尔雅·释诂》，锡，假借为赐，表示赐给、赏赐。《诗经》的注释著作《毛传》记载："类，善也。""锡类"即为"赐类"，意为赏赐美好的事物。"锡类散"之名也是为了纪念本方发明者张瑞符济世救人的高尚医德，助养遗孤的忠义美德。

【医案选介】

尤在泾医案的案语重议论或推阐病原或明辨治法，皆能依据经典理论对病情做出分析，进而阐明自己的观点，甚至可将医案当作医论来详读。在《静香楼医案》中列有"疟疾门"，记载疟疾医案，记录如下。

暑风成疟，恶心胸满，和解则愈。尤在泾选用半夏、黄芩、茯苓、知母、厚朴、陈皮、竹叶、生姜组方。柳宝诒按曰：小柴胡法之和解，和其表里两歧之邪也。此之和解，和其湿热两混之邪也。生姜、半夏、厚朴、广藿香，去其湿也；茯苓、知母、竹叶，清其热也。两意兼用，故亦云和解也。

按语：此湿热并重者，故清燥兼用。此与下条皆暑湿内伏，发为时疟之病。苦辛宜泄，最为合法。若拘于疟疾之成方，概用柴胡、鳖甲则误矣。若暑风相搏，发为时疟，则临床表现为胸满作哕，汗不至足，为邪气尚未清解。尤在泾认为当以苦辛温法治之，可选用藿香、半夏、杏仁、通草、厚朴、陈皮、竹叶组方。此时湿重于热者，故用药稍偏温燥。尤在泾分析，随着疾病进展病机为：疟发而上下血溢，责之中虚，而邪又扰之也。血液消耗很多，但疟邪依旧在体内盛行，中原被扰，一直处于被消耗的状态。他谨按古法，将其辨为中虚血脱之证，从元独任血药之理。疟病经久不愈，必须固护其中气。因此，拟理中一法，止血与止疟并用，方用人参、白术、炮姜、炙甘草。标本兼顾，于立方正意，确实周到。若是邪伏阴分而发，非和解可愈。久发不止，补剂必兼升阳，引伏邪至阳分乃愈。以人参、当归身、鹿角胶、枸杞子、鹿茸、附子、茯苓、沙苑组方。柳宝诒按：阴疟本有此法，而不能概用此法，须相题为之。尤在泾所记载医案多列出疾病的多个证型，展现疾病的变化、转归与预后情况，对相似症状加以鉴别，语言简

练,切合实际,可见其对于疾病整体情况了然于心,对于学习其治学思想大有裨益。

参考文献

[1] (清)尤在泾编注.伤寒贯珠集[M].太原:山西科学技术出版社,2006.

[2] (清)尤怡著,张印生,韩学杰,张兰芹,校注.金匮翼[M].北京:中医古籍出版社,2003.

[3] (清)尤在泾著,(清)柳宝诒评选,盛燕江校注.柳选四家医案[M].北京:中国中医药出版社,1997.

[4] 黄羚,刘铁钢,白辰,等.经典名方锡类散小考[J/OL].中国中药杂志:1-6[2020-06-09].htps://doi. org/10. 19540/j. cnki. cjcmm. 20191227.501.

[5] 欧晓波.尤怡对《金匮要略》痰饮理论的阐发及其证治思想研究[D]. 广州:广州中医药大学,2016.

[6] 夏晨,厉有名,陈韶华.《伤寒贯珠集》六经病阐幽[J].浙江中医杂志,2010,45(2):89-90.

[7] 张云龙,马超,田思胜.《静香楼医案》调肝思想探析[J].辽宁中医药大学学报,2010,12(10):73-75.

[8] 陈强.尤在泾学术思想研究[D].乌鲁木齐:新疆医科大学,2010.

[9] 李怀之.谈清代医家尤怡对《金匮要略》的贡献[J].四川中医,2008(10):38-39.

[10] 胡志洁,田思胜.《伤寒贯珠集》学术思想探讨[J].江西中医药,2008(6):11-12.

[11] 丁海涛,王君.《金匮要略心典》辨治思想探析[J].中国中医基础医学杂志,2005(12):937-948.

[12] 关新军,王娅玲.尤怡临证特色述要[J].江苏中医药,2004(4):6-7.

[13] 伊广谦,张慧芳.尤在泾与《伤寒贯珠集》[J].江西中医药,2004(3):57-58.

[14] 肖莹.浅析《伤寒贯珠集》之特色[J].国医论坛,1999(1):37-38.

[15] 安艳秋.尤怡学术思想探讨[J].光明中医,1996(6):6-8.

[16] 张宗栋.尤怡生平事迹补遗[J].云南中医学院学报,1992(3):44-45.

[17] 李惠林.从《伤寒贯珠集》看尤在泾治伤寒学说的主要学术观点[J].陕西中医函授,1987(4):1-3.

[18] 竹剑平.尤在泾及其《伤寒贯珠集》[J].北京中医,1986(5):45-47.

[19] 沈敏南.浅谈尤在泾《伤寒贯珠集》[J].河南中医,1981(5):21-23.

[20] 王祖雄.条文缕析层次井然——论尤在泾"治痰七法"[J].上海中医药杂志,1985(5):3-6.

34. 薛生白（《湿热病篇》）

【生平传略】

薛生白(1681—1770年)，别名雪，字生白，号一瓢，又号槐云道人，晚年自署牧牛老朽，以字行。清代吴县人，与叶天士同时而齐名。早年游于名儒叶燮之门，诗文俱佳，又工书画，善拳技。后因母患湿热之病，乃肆力于医学，技艺日精。薛生白一生为人，豪迈而复淡泊，年九十岁卒。故也知薛生白并非专一业医者，但他于湿热证治特称高手，所著《湿热条辨》即成传世之作，于温病学贡献甚大。又尝选辑《内经》原文，成《医经原旨》六卷(1754年)。唐大烈《吴医汇讲》录其《日讲杂记》八则，阐述医理及用药；另有《膏丸档子》《伤科方》《薛一瓢疟论》(抄本)等。

乾隆初年，薛生白两征博学鸿词科，两征不就。因母多病，遂研读《内经》，究心医学。他博览群书，精于医术，医理晓畅，治疗每奏奇效，尤长于湿热病，著《湿热病篇》，该书对湿热之辨证论治有进一步发挥，丰富并充实了湿热病学的内容，对湿热病的发展有相当贡献。《清史稿》称他"于医，时有独见，断人生死不爽，疗治多异迹""与叶天士先生齐名，然二公各有心得，而不相下"。

薛生白是一位自学成才的医家。究其成才原因，主要有两个方面。首先，薛生白具备坚实的古文基础，加上他刻苦好学，广搜博采，触类旁通，所以能对经典著作及各家学说理解深透。其次，他天性聪颖，悟性很高，古语谓"医者，意也"，这个"意"，不是"臆测"，而是思想活动，是一个通过对各种文献和事物的学习、观察、思考、觉悟的过程。薛生白与苏州名医吴蒙等曾协助整理过王晋三的《绛雪园古方选注》，还校辑刊行了周扬俊的《温热暑疫全书》四卷。通过对两位吴中名医著作的校辑、整理

和讨论，这对薛生白的医疗实践和编著《湿热病篇》裨益很大。

【学术思想】

（一）病机以中焦为中心

《湿热病篇》主要阐发湿热为病，尤其着重于"湿"的病机特点。《湿热病篇》第一条下注："湿热病属阳明、太阴经者居多。中气实则病在阳明，中气虚则病在太阴。"脾主为胃行其津液者也，脾失健运则湿饮停聚于内，凡内湿素盛者，暑热入侵，最易形成湿热病；相反，若体内湿不盛者，暑邪入侵，无所依傍，则不成湿热，或病情轻微。如："太阴内伤，湿饮停聚，客邪再至，内外相引，故病湿热。此皆先有内伤，再感客邪，非由腑及脏之谓。若湿热之证，不挟内伤，中气实者，其病必微。"脾气虚弱基础上产生的胃肠湿热蕴阻，也容易招致外邪。既有太阴脾气虚弱，正气不足无力抵御外邪，又有阳明胃肠湿热蕴阻招致外邪，则外感邪气很容易乘虚乘乱侵入机体，与阳明胃肠湿热搏结，湿热越亢盛，少阳胆火郁结越重。

（二）保存津液，固护阳气

湿热病邪侵袭人体，在素体阳气旺盛者，易从热化，病变以胃为中心，易化燥伤阴，传营入血；在素体阳气旺盛者，易从湿化，病变以脾为中心，易损伤人体阳气，淹滞不解可出现阳微湿胜见证。"湿热证，壮热口渴，舌黄或焦红，发痉，神昏谵语，或笑，邪灼心包，营血已耗。宜连翘、犀羚角、生地、元参、银花露、钩藤、鲜菖蒲、至宝丹等味"。本条论述湿热化燥，内陷心营，气营两燔证治。湿热病留恋日久，从气分化燥伤津而入营分，此为气营交炽。邪灼心包，营血已耗，津液大伤，不能按湿热治疗，必须用清心开窍、凉营救液之法，如生地、玄参救液，菖蒲、

至宝开窍,犀牛角、羚羊角清血中之热。"湿热证,壮热烦渴,舌焦红或缩,斑疹,胸痞,自利,神昏,厥,痉,热邪充斥表里三焦。宜大剂犀羚角、生地、元参、银花露、紫草、方诸水、金汁、鲜菖蒲等味。"本条论述湿热化燥,热邪充斥气血及表里三焦证治。阳明热甚则壮热烦渴,热盛伤津则舌焦红而短缩,毒火外透则发斑疹,里热迫行则下利,热在营血则神昏痉厥。治疗当用凉血解毒、清热生津、开窍息风之法。"湿热证,四五日,口大渴,胸闷欲绝,干呕不止,脉细数,舌光如镜,胃液受劫,胆火上冲。宜西瓜白汁、鲜生地汁、甘蔗汁。磨服郁金、木香、香附、乌药等味。"本条论述湿热证胃阴受伤、肝胆气逆证治。治疗当用滋养胃津、疏通肝胆气机之法。"若留得一分津液,便有一分生机",贯穿始终的"存阴"不仅有助于"清邪",更有利于身体正气的恢复。

(三)注重舌诊

舌诊是《湿热病篇》中最有特色的温病诊法之一。望舌的主要目的在于判断热之深浅轻重与津液之存亡。第1条"舌白或黄,口渴不引饮",湿邪内盛则舌白,湿热交蒸则苔黄。第5条"舌黄或焦红",第7条"舌焦红或缩",湿邪、热邪逼入营阴,损伤津液。第13条"舌根白,舌尖红,湿渐化热,余湿犹滞",应佐以清凉。第15条"舌光如镜,胃液受劫",营阴素亏,木火素旺,现木乘阳明而耗伤津液,须甘寒滋养胃液佐以疏肝理气。第35条"苔黄起刺",当权衡津液存亡情况,甘润凉下或投以苦寒下夺,以急下存阴。"惟舌为心之外候,浊邪上熏心肺,舌苔因而转移"。舌象可以客观地反映湿热之进退,是湿热病临床上的特殊指征,薛生白重视察舌,于此可见一斑。

(四)创立三焦辨证方法

薛生白在《湿热病篇》中讨论湿热病证治规律,突出三焦辨治这一要领。"湿热之邪,不自表而入,故无表里可分,而未尝无三焦可辨""湿多热少,则蒙上流下,当三焦分治"。薛生白认为,三焦辨治是湿热病辨治之常法。薛生白论病机以中焦为中心,辨证以三焦为要领。

湿邪蒙于上焦,需分虚实。若湿热病初起,浊邪蒙蔽上焦,此时为实,当以涌泄祛邪,邪从吐散。若病久,余邪蒙蔽上焦则为虚,当宣阳除湿。湿邪伏于中焦,有轻重之分,轻者当以芳香化湿,重者当

以辛开,宣畅气机。湿热流于下焦,当渗利清热,或开上,源清则流洁。

(五)用药特色

1. 方药统计与分析

《湿热病篇》中共用药134味,药物共出现261频次。其中药物出现频次占前8位的依次是甘草17次、滑石11次;石菖蒲8次;藿香、半夏各7次;连翘、生地、草果各6次。不同功效药物使用频次统计,如表34-1。

表 34-1　《湿热病篇》中药物使用频次统计

类别	次数/次	总体比例/%	第一位药
解表药	22	8.42%	薄荷、银花露
清热药	39	14.94%	连翘、生地
泻下药	5	1.91%	大黄、芒硝
化湿药	23	8.81%	藿香
利水渗湿药	26	9.96%	滑石
温里药	6	2.30%	肉桂、附子、姜汁
理气药	15	5.75%	厚朴
驱虫药	2	0.77%	槟榔
活血化瘀药	7	2.68%	穿山甲、土鳖虫
化痰止咳平喘药	21	8.04%	半夏
安神药	7	2.68%	琥珀、朱砂、枣仁
平肝息风药	13	4.98%	羚羊角
开窍药	11	4.21%	石菖蒲
补气药	33	12.64%	甘草
补血药	2	0.77%	何首乌、芍药
补阴药	7	2.68%	鳖甲
补阳药	2	0.77%	桃仁、益智
收涩药	3	1.15%	莲心
消食药	6	2.30%	谷芽
止血药	4	1.53%	荷叶、茜根
祛风湿药	6	2.30%	木瓜
攻毒杀虫止痒药	1	0.38%	雄黄

2. 薛生白用药特色

从表34-1可以看出,解表药、清热药、利水渗湿药、化湿药、补气药、化痰止咳平喘药出现的频率都很高,占有很大的比例。薛生白用药特点:一是用药简练精当,药量轻重多寡,方剂药物数多少悬

殊较大，但精炼严明，有法可循；二是温热病后期，重视养正，以脾胃为主，兼顾肾脏；三是祛邪安正的同时更不忘滋阴护液的原则；四是治疗多以中焦为主，燥湿、理气、健脾为主。综观《湿热病篇》条文，药证具备，强调立法，除推古方外，较少提出新方名，只列举所用药物。此乃薛氏重法而不拘方名，依法遣药特点。

【著作考】

1.《医经原旨》

医经著作，六卷。由清代薛雪撰注，刊于1754年。本书选录《内经》中的重要内容加以注释。以作者十分推崇张景岳，故主要参酌《类经》中的注释，也吸收了其他各家学说。书中共分摄生、阴阳、藏象、脉色、经络、标本、气味、论治和疾病等类，共14篇。注文简要，但全书略于针灸的记述。

2.《湿热病篇》

薛生白精于医又善于文，《湿热病篇》乃其毕生苦心实践之结晶。因有些鉴别条文穿插其间，又有湿热病发不同阶段的善后调理顺列其内，致令读之有错杂之感。细心领悟揣摩，方知《湿热病篇》不仅医理精邃且全篇文字简练，结构严谨，各条之间，对比互明，井然有序。

《湿热病篇》早期的文字仅见于多种清代温病著作中，未见同治年间以前的单行本。考察存有该书早期的各种清代书籍，《湿热病篇》条文有两大来源，其一为徐行《医学蒙求》，其二为舒松摩重刻《医师秘笈》，此二本皆有条文35条，主体内容相同。王孟英《温热经纬》将陈平伯《温热论指南集》中31条亦作为《湿热病篇》收入，与前35条并不相同，互有参差，共成46条。现在一般认为其前35条确实薛雪手笔，后11条则实出陈平伯。

《湿热病篇》计有条文35条，正文千余字，加上自注，亦不过六千之数。重点辨析湿热受病的原委，各种临床表现及治疗，指出湿热多由阳明、太阴两经表里相传。以其分析透彻，辨证精微，故其立论明确治法得体，每为后世所宗。嗣后章虚谷曾加注释。王孟英根据本书内容曾予补订并另加按语，辑入《温热经纬》卷四，名为《湿热病篇》。现存石印本等。

3.《扫叶庄医案》

《扫叶庄医案》，四卷，薛生白撰。本书以内科时病、杂病为主，兼有外、妇、儿科治案，案语简明。薛氏擅长于湿热病，其辨证之法，突出三焦特点，对其病因、病理、治法分析尤详，有独到的见解。现有清抄本及《珍本医书集成》本。

【遣方用药】

1. 五叶芦根汤

湿热证，数日后脘中微闷，知饥不食，湿邪蒙绕三焦。宜藿香叶、薄荷叶、鲜荷叶、枇杷叶、佩兰叶、芦尖、冬瓜仁等味。

附注《湿温时疫治疗法》用藿香叶、佩兰叶、薄荷叶、鲜荷叶各一钱。先用去毛枇杷叶一两、鲜冬瓜皮、活水芦根各二两，煎汤代水。

后世认为芦尖即是芦根，根据文中用药定名为"五叶芦根汤"。

主治湿热症数日后，湿热已解。余邪蒙蔽清阳，胃气不舒，脘中微闷，知饥不食者。"湿热证，数日后"，仅出现"脘中微闷，知饥不食"，而无发热、胸痞等症，说明湿邪不重，仅脾胃功能尚未恢复，余邪弥漫三焦。故以轻清宣畅、化湿和中之法。五叶芦根汤，诸药合用具有宣畅头面清窍、苏脾醒胃、疏利三焦及清涤湿热余邪的功效，且药性平和。

2. 参麦茯神汤

湿热证，曾开泄下夺，恶候皆平，独神思不清，倦语不思食，溺数，唇齿干。胃气不输，肺气不布，元神大亏，宜人参、麦冬、石斛、木瓜、生甘草、生谷芽、鲜莲子等味。

自注：开泄下夺，恶候皆平，正亦大伤。故见证多气虚之象。理合清补元气，若用腻滞阴药，去生便远。

湿热病后，肺胃气阴两虚。此为湿温恢复期，肺胃气阴两虚证，故药用人参、麦冬等养阴益气。湿热病后期邪退正衰，胃气不输，肺气不布，元神大亏，此时只宜清补以益气生津，调补肺胃，不宜滋腻，否则反不利于气液输布。

3. 犀羚救焚汤

犀角二钱（磨汁，冲），羚羊角二钱（锉细末，冲），鲜生地二两（绞汁，冲），元参五钱（原支，擘去皮），银花露二两（冲），紫草三钱，方诸水、莹白金汁一两（冲），鲜石菖蒲一钱。

薛生白此方，以治湿热化火，充斥三焦，热极生风,津液涸竭者也。以其痉厥并见,壮热烦渴,斑疹鲜赤,舌红焦或缩。故以犀、羚为君,清心解毒,凉肝息风;臣以鲜生地、银花露、紫草凉营泄热化斑;佐以玄参、金汁、方诸水,甘寒生津,咸寒救液;使以鲜石菖蒲,芳香化浊,以为开窍之用。

【医话与轶事】

清朝乾隆年间,薛雪和叶桂是苏州城里有名的医生,两人均精通医术,擅长治疗温病,但两人对彼此有相轻之嫌。一天,有一位更夫患水肿病,找薛雪看病,薛雪认为他的病已经无药可救,让他准备后事,更夫听后绝望地离开,后两眼发黑,晕倒在路边。刚好被路过的叶桂发现,叶桂通过对更夫气色、舌象、脉象进行诊察,待更夫清醒后,叶桂问:"你晚上值班的时候是不是经常用一种有毒的蚊香?"更夫回答:"是的,水乡蚊虫较多,若不用有毒的蚊香,将会彻夜难眠。"叶桂说:"你的病虽然很重,但是并不是不能治愈,你的病是因长期使用有毒的蚊香造成的,我给你开个方子,你按时服用即可。"更夫听后,便按照叶桂的嘱咐,抓药回煎,服后效果明显。

待更夫痊愈后,便向人讲述此事,苏州城内妇孺皆知。当薛雪听闻此事,非常恼火,也非常嫉妒,觉得有失颜面,于是想和叶桂一决高下。同时,他也为自己的住宅取名"扫叶庄",并将横匾悬挂门首。叶桂得知此事之后,非常气愤,于是也为自己的书斋取名"踏雪斋",并将横匾悬挂书斋门首。

有一天,叶桂的母亲忽然重病不起,经过长时间的调治仍不见好转。薛雪的弟弟与叶桂交情甚好,便将此事告诉薛雪,薛雪得知病情之后,认为叶母患的是阳明经证,非白虎汤不能扑灭其燎原之焰,生石膏至少得用两斤。薛雪的弟弟把哥哥的见解告诉叶桂,叶桂恍然大悟,按照薛雪的建议,果然叶母的病有所好转。之后,叶桂和薛雪冰释前嫌,叶桂主动登门拜访薛雪,薛雪感受到诚意,并向叶桂道歉,取下"扫叶庄"的牌匾。两位名医结为知己,经常切磋学问,共同为温病的发展做出巨大的贡献。

薛生白与叶天士在学术上有所分歧,《苏州府志》称"雪生平与叶桂不相能",这本来是正常的。但后人却将这"扫叶庄"与叶天士联系起来。其实"扫叶庄"之名,有两个含义,与叶天士都无关系。一是系薛生白著《周易粹义》时,其书稿屡定屡更,芟汰

疵类,好似扫去落叶,旋扫旋生,说明薛生白治学之严谨。另一个意思,南园原来树木葱郁,常为落叶封径,行人迷踪,常须童仆扫去落叶,是因特定的地理环境赋以儒雅的文学色彩。沈德潜曾作《扫叶庄记》一文,说得甚为详细。

薛生白不仅以医闻名,且风流偶傥,所交皆文坛名流,如沈归愚、袁子才辈,诗酒流连,一时传为佳话。沈归愚在《一瓢斋诗存》序中,极口称赞薛生白,将薛生白与明初吴中高士王光庵相比。他说:"吾友薛子生白,游横山叶先生之门,自少已工于诗,既长托于医,得食以养,有司欲荐之出,不应。是生白隐居与光庵同,养亲与光庵同,能诗而以医自晦与光庵同。而工八法,解绘声绘色事,至驰骋于骑射刀鞘之间,又有能光庵之所不能者。"

【医案选介】

案一:尊体本阴虚,阳气并邪独发,热廿余日不解。盖阴液枯,不能作汗,邪亦不解也。连剂养阴之后,邪少松则大汗泄,是云行雨施,品物咸亨之候,何疑其脱耶?但弱体久病不解,元气愈亏,此邪稍出,大汗作,亦属接补关头,不容少懈耳。心静,则气定而神住,切不可忧扰神气,致阳气上升。至嘱:人参四钱,熟地一两,抱木茯神二钱,天冬三钱,制首乌五钱,左顾牡蛎六钱。

按语:病人战汗,他人认为汗出为脱证,担心耗尽阳气,而薛生白认为是正胜邪却的表现,是好转之象,此时最紧要的是让病人保持充分的休息,使其元气缓慢恢复。治疗上薛氏采用大补气阴、敛阴安神之药,与此同时,再三嘱咐病人要静心养病,叮嘱家属切不可频频惊扰。战汗是正邪交争所致,在正邪剧烈斗争的阶段,战汗则是病变发展的转折点。若汗出热退,脉静身凉,则提示邪去正复;若汗出而身热不退,脉来急促,则提示邪盛正衰。

案二:病本湿温,元气不能载邪外出,有直犯中焦之势矣。拟栀子、豆豉上下分开之,生姜、黄芩左右升降之,芳香之草横解之,以冀廓清诸邪。未识得奏肤功否:黑山栀、黄芩、川郁金、生香附、炒香豉、生姜、鲜石菖蒲、生甘草。

按语:在治疗湿温病方面,薛生白从上下左右各个方向上疏利气机,"拟栀、豉上下分开之,姜、芩左右升降之,芳香之草横解之"。湿热病邪弥漫三

焦,使三焦气机受阻,而三焦气化、水行又皆以中焦脾胃为枢纽,因此以中焦脾胃为中心的三焦气化失常是湿热证的病理基础,治疗当抓住要害,以调理气机、恢复正常气化功能为主要宗旨。

案三:舌赤头痛,恶心,脉大,温邪入膜原也。

白蔻仁、桔梗、枇杷叶、鲜醒兰、瓜蒌皮、天花粉、大杏仁、枳壳。

按语:本案有模仿吴又可邪入膜原之意。吴又可认为"邪气盘踞于膜原,内外隔绝,表气不能通于内,里气不能通于外,不可强汗""盖温疫之来,邪自口鼻而入,感于膜原……宜达原饮疏之"。达原饮方中槟榔、厚朴、草果三味合力,疏利透达,直捣病所,使疫邪溃败,速离膜原。薛生白的组方吸收吴又可的思想,全方以开达气机为主。方中以桔梗宣肺、杏仁、枇杷叶降肺,配合枳壳、桔梗升降相合,瓜蒌皮宽胸散结,诸药合用宣通气机,疏散郁滞。

案四:热邪久伏,风寒外侵,春温气机不藏,内蓄之邪复章,咳嗽,咽痛,足畏冷。拟辛凉轻剂,制其潜伏之邪热。

桑叶、南沙参、郁金、黑山栀、杏仁、菊花、桔梗、生甘草。

按语:本案不单单是春温初起,内热外寒。治疗当清里热兼疏散表邪。薛生白用辛凉透表、宣肺清热之法,因有"足畏冷",故少配伍一些如荆芥、防风辛温发散之品。辛温之品配伍清热之品,温得以遏制,不助热势,且发散力较强。

参考文献

[1] 岳冬辉.温病论治探微[M].合肥:安徽科学技术出版社,2013.
[2] 薛生白.湿热论[M].北京:人民卫生出版社,2007.
[3] 王孟英.温热经纬[M].北京:人民卫生出版社,2005.
[4] 李树强.叶桂与薛雪温病学术思想比较[J].甘肃中医,2004(10):1-2.
[5] 王景宜.叶天士与薛生白温病学术思想的比较研究[J].广西中医药,1993(1):34-35,32.
[6] 赵晓梅,冀敦福.《湿热病篇》保津养阴思想探析[J].天津中医学院学报,1991(1):15-17.
[7] 冀敦福.《湿热病篇》治湿思想探析[J].天津中医学院学报,1988(4):11-13.
[8] 肖照岑,屠延寿.《湿热病篇》学术思想探讨[J].天津中医学院学报,1984(1):14-22.
[9] 张凡农.《湿热病篇》湿热证治规律研究[D].武汉:湖北中医药大学,2018.
[10] 叶梦怡.基于《湿热病篇》的湿热病证治规律研究[D].西宁:宁夏医科大学,2017.
[11] 周岩.薛生白《湿热病篇》用药规律研究[D].郑州:河南中医药大学,2016.
[12] 韩燕.薛生白《湿热病篇》论治湿热病思想研究[D].济南:山东中医药大学,2010.

35. 徐灵胎（《伤寒论类方》）

【生平传略】

徐灵胎（1693—1771 年），名大椿，曾名大业，字灵胎，晚号洄溪老人，世居吴江西城下塘毓瑞堂，是清代著名的中医大家。他在《洄溪府君自序》中曾介绍其姓名的来历，云："余生前三日，有僧来家，向先祖曰：我有一弟子寄汝，是时贫衲不能来，遣苍龙送来矣。三日，见一僧入堂直进，追呼莫得，内即报生余。庶母顾孺人取米煮汤，母饮，见有金色大蛇盘旋而去，想即苍龙也。先祖因即名余曰徐大椿，字灵胎。"观其一生所成，不亏"灵胎"之名。而"大椿"二字源于徐灵胎的儒道渊源，《庄子·逍遥游》："上古有大椿者，以八千岁为春，八千岁为秋"，后虽更名大业，但在他的著作和为他人著作评注或作序中，从不用大业之名，而分别署徐大椿、徐灵胎，以及晚号洄溪道人、洄溪老人、洄溪主人等，就连晚年居画眉泉摩崖石刻中的二处徐灵胎题刻亦不例外。徐氏 7 岁入塾，14 岁学时文，18 岁时研究水利书籍，20 岁拜周意庭为师，是年中庠生。地方上录为廪膳生，排名 38 位。经江苏督学推荐，为贡太学，随后又弃去这一职务，在这段时间他积累了深厚的文化底蕴，也为后面的医学成就埋下了伏笔。其祖父徐釚博学宏词，曾参与编修《明史》，其父徐养浩是徐釚的长子，好读书，精通水利，徐氏家族是书香门第，所以徐灵胎族中长辈期待他能够继承祖业，克振家声。但徐灵胎却生性不喜功名利禄，对八股文尤为鄙夷，据说他"游庠"时见众学子抱着时文帖括摇头晃脑地死记硬背，心中极为不适，满腔激愤地在卷中写道："徐郎不是池中物，肯共凡鳞逐队游"，学使说他违反学规将其黜革，但也因此徐灵胎可以专心投入到医学研究中，为后世留下宝贵的财富。

《清史稿·徐大椿传》载其："生有异禀，长身广颡，聪强过人。为诸生，勿屑，去而穷经，探研易理，好读黄老与阴符家言。凡星经、地志、九宫、音律、技击、勾卒、嬴越之法，靡不通究，尤邃于医，世多传其异迹。"徐灵胎一生建树颇丰，著书十余部，涉及古医籍校注、医学评论、医案和文学词曲等，充分展现了徐灵胎在医学、文学、史学等多方面的卓越才能，尤其《医学源流论》《兰台轨范》《洄溪医案》等医学著作广有盛誉。然如此医学大家，却是半路自学成才，虽徐大椿出身名门望族，家学渊源，却无医学背景，更没有师承渊源。30 岁时，他目睹三位弟弟病逝的惨状，其父徐养浩也因丧子之痛而过早离世，为疗亲长之疾，拯骨肉之厄，徐灵胎走上医学的道路，终成一代医家。

徐灵胎临终前自撰两联，其一："满山芳草仙人药，一径清风处士坟。"徐灵胎一生极为重视医者对于药物的掌握，认为唯有深谙药性，辨证精准，才能在纷繁复杂的病证变化之中，找出最适的治疗方法。"当广集奇方，深明药理，然后奇症当前，皆有治法，变化不穷。"其二："魄返九原，满腹经纶埋地下；书传四海，万年利济在人间。"此联则是徐灵胎自我才学与勤勉的肯定，他极为强调医德，唯德行与医术均匹配之人才称得上是良医，观徐氏所为修身律己，济世活人，直指时弊，面对罔顾性命、用药混乱的情况痛心疾首，致力于纠正某些医者错误的治疗理念，强调医学伦理之学，是真正"独善其身"与"兼济天下"两者兼得之人。彭启丰与徐灵胎有亲戚之谊，遂为其撰写墓志铭，彭启丰评价他："君之医，世所师；阴行善，人不知；其骨侠，其心慈；时屈伸，道有之；贻厥子，昌其施"，将徐灵胎之优秀品格简言括之，也是徐氏一生之缩影。

【学术思想】

（一）重视运气

徐灵胎在《兰台轨范》中写道："一岁之内，节气不和，寒暑乖候，或有暴风疾雨，雾露不散，则民多疾疫，无长少卒皆相似，如有鬼厉，故云疫疬。"直言气候的异常变化，容易导致瘟疫的发生。节气变化不仅易导致瘟疫的发生，同时也会对瘟疫的性质起到关键作用。昆山瘟疫大行，见不少病人为医所误。徐氏又强调凡治病不可不知运气之转移，分析此次疫病之原因在于"去岁因水湿得病，湿甚之极，必兼燥化"，临床运用之时，需辨证用药，变化随机，绝不可执往年所治祛风逐湿之方，来治疗今年的瘟邪燥火之证，一旦水湿之邪化热，温燥之药反成禁忌之品。用药当需随证变化，更需依据当年之运气变化选择正确的用药方向。对于常变之理，徐灵胎在《医学源流论》特列出"司天运气论"一节，提出警示："今之医者所云，何气司天则生何病，正与《内经》圆机活法相背耳。"针砭时弊，表明运气变化虽与疾病有关，却绝非绝对因素，需将运气与疾病和病人的特质结合辨证，融会贯通，而非一运生一病，若是如此岂非同一时节百姓所患疾病皆相同，如此思辨岂不按图索骥。运气异常的原因受到多种因素影响，如"其外又有南政、北政之反其位，天符、岁会、三合之不齐，太过、不及之异气"。他指出应用之旨为"至于病，则必观是年岁气胜与不胜"。若为厥阴司天，是风淫所胜，百姓易患心痛、胁满等病证。倘若这一年风淫虽胜，百姓却易生他病，就不能再将其认定为风淫之病。"盖司天运气之说，黄帝不过言天人相应之理如此"，徐氏提出天人相应整体观，当天之运气加之于人，可验之于脉，见之于证。比如在少阴司天，可能会出现两手寸口不应，厥阴司天则右寸不应，太阴司天则左寸不应，若在泉则尺脉不应，亦如之，但"若脉不当其位，则病相反者死，此诊脉之一法也"，遇此相反之脉必须注意。

运气学说对于中医理论与实践有着重要的影响，在历代的疫病中不乏以五运六气预测及论治之人。徐灵胎重视运气在疾病中的运用，但更强调要合理去理解天人相应之理，时节运气并非孤立存在，需随机达变，灵活结合脉证与节气变化，所以徐氏的天人相应之观蕴含"三因制宜"的理念。徐

认为"人禀天地之气以生，其气体随地不同"。不同地区之人有着不一样的体质，治疗上也应有相应的偏向，如西北之人，气深而厚，凡受风寒，难以透出，宜用疏通重剂，东南之人却气浮而薄，遇风寒，宜用疏通轻剂以疏泄。若再精细分区，又会见到一些细致的不同。面对疫情之时各地区也会依据当地风土民情制订相应的方案，以使治疗更加契合病人的病机表现。内伤七情，外感六淫无甚特殊之处，但受感之人却表现各异，因为人的正气有强有弱，体质有阴有阳，生长于南北东西各方，性情刚柔有别，筋骨坚脆不一，生活中劳逸不同，何况男女老少，所食有膏粱藜藿之殊，各自心境大不相同，还有天之冷暖温凉之差异，自然受病有深浅各异，临床表现千变万化。因此，人患疾病是一个多因素的复杂的综合的辨证的过程，反映在用药上也需结合药物、剂量、服药时间及方式等，以符合人体疾病走向，祛邪扶正。徐灵胎在《伤寒论类方》中特引用了朱肱《活人书》中桂枝汤的因时加减应用：春末及夏至以前，桂枝证可加黄芩一分，谓之阳旦汤。夏至后，有桂枝证可加知母半两，石膏一两，或加升麻一分。虽然徐灵胎极度推崇仲景先生的方子，但又并非原样照搬，而是结合其他医家与自身的临床经验，总结出更具适应性的辨证施治方案，他的这种尊古却不守古的思想颇益后学之辈。

（二）慎用温补

受明代温补思想的影响，清初医学界滥用温补法盛行，人人以"邪之所凑，其气必虚"为治病要旨，凡病多以人参、附子、黄芪、当归等补其所虚，认为正气回复则病邪自除。徐氏多次直指当时某些医家滥用温补的时弊，指出在临床诊治疾病中，应该审证求因，正确地运用辨证论治的原则和方法。滥用温补的作风是医学发展的错误倾向，他在《医学源流论·中风论》中指出纯用温补来治病是"助盗矣"。补正即可驱邪是大缪之言论，"惟其正虚而邪凑，尤当急驱其邪以卫其正"，此时若是再补会益其邪气，正气反而不能得到补充。即使正气全虚，不能托邪于外，也应该于驱风药中，少量加以扶正之品，以助驱邪之力，而非是纯用温补。在《伤寒论类方》中，可见徐氏对于解表、攻下等驱邪之法的重视，但是又非纯攻无补，治法当以病人的病证为准，辨证论治，灵活运用，汗下有序，温补其度。以桂枝

汤证为例："太阳病,下之后,其气上冲者,可与桂枝汤,方用前法。若不上冲者,不可与之。"徐氏《伤寒论类方》按:"此误下之证,误下而仍上冲,则邪气犹在阳分,故仍用桂枝发表。若不上冲,则其邪已下陷,变病不一,当随宜施治。"他认为太阳病,外邪未解之时尚不可下,以此为禁下总诀,下之则为逆。当是"言虽有当下之症,而外症未除,亦不可下。仍宜解外而后下也"。

徐灵胎并非不用温补之剂,以参附为例,桂枝加芍药生姜人参新加汤乃是发汗后,身疼痛,脉沉迟之主方。徐灵胎认为发汗后身疼痛是表邪未尽,故仍以桂枝汤为底方增减。此时身疼痛是气虚已甚,邪未尽,宜解表驱邪,而气虚不能胜散药,故用人参,凡素体虚而过汗者,此方可用。"太阳病,外症未除,而数下之,遂协热而利,利下不止,心下痞硬,不解,桂枝人参汤主之。"徐氏解析此条文为:此必数下之后而现虚证,故虽协热,而仍用温补。多是由于过早过多运用下法,使得邪气内陷入里,但邪在上焦犹属于半表。解表宜桂枝,温里宜四味。运用温补的关键在于适度,把握时机。徐灵胎认为参附一类温补药,可助火助痰留邪,即使应用得当,亦只可短暂使用而不可久用。若误用久用,则易导致"孤阳独旺而阴愈耗",最终阴阳离决而死。如里实证用清里药,治疗效果尚暂时未显现,便误以为是虚寒证,以参附用药,反会致热冒昏厥,邪留于上焦,呃逆不止;痰火上逆不思饮食者,如果久服参附之类温补之剂反而助长湿热之气,也许初始会有食欲大增,似乎痊愈的表现,但可能终会吐血而亡。徐灵胎可谓是当时纠正这种弊端的先驱之人,他还言辞激烈地评判了温补派的代表人物,如李东垣、赵养葵等。也许有矫枉过正之嫌,但确实一针见血地看见当时隐藏的弊端,为当时的医学界带来一股清流,这种不拘于时代的原则与见识也是源自于他深厚的医学底蕴。

其言瘟疫:"疫疠之发,乃天地不正之气,混合身中湿热之气,或杂病气、尸气,发于阳明。而乱志昏神,其势猖獗。弥所底止,故温热利害,只在一人,温疫传染,祸延他人。此温热与温疫之不可混也。慎夫!"疫疠之邪易混和于人体湿热之气,可自阳明而发,若见病人正盛邪弱而滥用温补之辈,反而助长邪势。同时,需要注意瘟疫之病祸在延及他人,临床上需要注意防范,且并非全由身体湿热之气为主,一味言疫病为温热病难免偏颇。在近现代的多次疫病经历中,均可以见到百姓大肆竞购滋补保健之品,想要提高抵抗力预防或治疗疾病,或补益身体之亏损,适量的扶正可以减少病邪入侵,起到"治未病"的作用,但是对于已病之人或体内湿热之积已重者反致留邪,需要引起人们的警惕。徐氏斥责某些医生"不过欲欺人图利""全无怜悯之心"。《慎疾刍言》则集中体现了徐氏力排众议,敢于直言不讳地针砭时弊的精神,痛斥当年大火的温补作风,毫不避讳地指出很多当时治疗的陋习,可见他实乃真性情,刚正不阿之人,更是其对于黎民百姓性命之重视。相传当年徐灵胎写《慎疾刍言》是有感于友人蒋奕兰误治而死之事,蒋奕兰一向身体健壮,只因暑月食积,又不慎感染秽气,出现发热、头痛等表现,请了所谓名医,诊为虚证,重用参附,不二日便狂躁、昏厥而毙。徐灵胎吊唁友人,触目伤情,作《慎疾刍言》希望可以一正医风,告诫大家医法一误,必徒伤生命,不可不慎。着实当年有不少因失治误治而耽误病情,甚至丧命之人。淮安商人杨秀伦,年七十四,因外感停食四处求医,很多医生认为其年高体虚,需多用补剂,以至于闻到饭气就作呕,寝食难安,每日以参汤续命。徐灵胎以生大黄为方,众家属皆大惊失色,以为不可。但病人服药半剂就能安寝一夜,次日再服一剂,下宿垢,身和。第三日则能起床、扫地,饮食如常,精神渐复。徐灵胎不苟同于时医对老年病人滥用补法,认为辨证施治,才能有此良效。

(三)顾护元气

徐灵胎《医学源流论》的首篇就是"元气存亡论",可见其对于元气的重视,同时也是为了警醒乾隆丁丑年间,盛行于江浙一带的那股温补之流。徐氏对于理论的理解多基于《内经》《难经》《神农本草经》《伤寒杂病论》等经典之书。《难经·八难》曰"故气者,人之根本",《内经》曰"正气存内,邪不可干""邪之所凑,其气必虚"。《神农本草经》曰:"上药一百二十种,为君,主养命以应天,无毒。多服、久服不伤人。欲轻身益气,不老延年者,本上经。"《伤寒杂病论》中用药服药也多注重顾护脾胃,注重祛邪而不伤正,此外还有张景岳的命门学说及孙一奎的命门动气学说的影响。自古以来人们都认识到元气在人类生理、病理中的重要作用,甚至决定着疾病的发生、发展及预后,也是人们生命的根本物质之一。某些养生论医者所认为的天下之人,皆可以无死,其死是由于"嗜欲戕之也""劳动贼之也""思虑扰之也",徐氏提出:"若是可以无死,四十以前,未尝无嗜欲、劳苦、思虑,然而日生日长。四十以后,虽无嗜欲、劳苦、思虑,然而日减日消,此其故何欤?"情志内伤、饮食劳倦、疫疠天行、六淫外感等均可致人体耗损,但即便没有这些损伤,人依旧会死,且生老病死皆有自己的规律,如《黄帝内经》所言男子"八八则齿发去",女子"七七,任脉虚,太冲脉衰少,天癸竭,地道不通,故形坏而无子也"。徐灵胎认为这种限制人生老病死的力量便是"元气",认为"当其受生之时,已有定分焉。所谓定分者,元气也"。而"元气"视之不见,求之不得,附于气血之内,宰乎气血之先,他是看不见摸不着的物质,但主宰着人们的生死定数。当人类成形之时,元气已有定数,秉受于先天,生命开始之后,这股力量犹如置薪柴于火上,初始是小火微温,越烧越烈,过至巅峰之后渐渐消亡,终致火熄。《内经》所言的"尽终其天年",是一种较为理想的状态,徐氏言"所言故终身无病者,待元气之自尽而死,此所谓终其天年者也",但柴火也有久暂之殊,材料坚脆厚薄之异质。

即便徐灵胎重视元气的作用,却不主张妄补元气,"寒热攻补不得其道,则实其实而虚其虚,必有一脏大受其害。邪入于中,而精不能续,则元气无所附而伤矣"。若不得其法则易犯虚虚实实之忌,导致脏腑损伤,病邪深入其中,元气若浮萍无更,反而耗散更为严重,这也是为什么徐氏极力反对滥补。他在《慎疾刍言·补剂论》中指出人生病不过是因为风、寒、暑、湿、燥、火等外因和喜、怒、忧、思、悲、惊、恐的情志内因,在这十三因,又有哪个是补能够去除的呢?所以徐氏治疗疾病,提出"凡有邪者当引邪外出,治病应以驱邪为先"的治疗原则,当邪气已去,元气自然恢复且病邪也在不断损耗人体正气,及早除去病邪才是扶正的正确措施,不知道致病之因,徒补无益,因果倒置,即便把人置于参附等大补之药中,也是无用的。也许言辞过于绝对,但确实具有实际意义,因为这种现象从古至今都存在,"常人之情,无不好补而恶攻",病人看到医者给了补益之类的药物便觉有用,一见攻伐之品便生担忧,然治病救人,汗、吐、下、和、温、清、消、补每一法皆蕴含精妙之处,又岂能以补法一概而过。

那么究竟如何去协调元气与疾病之间的关系,徐氏认为重在一"谨"字,"人之一身,无处不宜谨护,而药不可轻试也"。一味蛮补反而遮掩了疾病的表现,不利于辨证,同时易致变证、坏证,病邪不断暗耗人体元气不是真正的顾护元气。"药猛厉则邪气暂伏,而正亦伤,药峻补则正气骤发,而邪内陷。一时似乎有效,及至药力尽而邪复来,元气已大坏矣"。以人参为例,徐灵胎在《神农本草经百种录》中言"盖人参乃升提元气之药,元气下陷,不能与精血流贯,人参能提之使起……此补之义也"。人参作为一种常用的滋补药品,如果使用得当,确实可以起到补益人体元气的作用。徐氏对人参的运用也很广泛,《洄溪医案》记载佩芳体弱患疟,徐灵胎用人参、附子、童便灌之,治愈。有一人唤毛公裕,患有痰喘病,徐灵胎使用清肺消痰饮和小块人参,仅服两剂,毛公裕便已痊愈。也曾用含有参须的琼玉膏、人参末与鲜生地浓汁、人参与阿胶等药物治愈病人的血证。还有很多妇科、外科案例均使用了人参,《伤寒类方》与《兰台轨范》中对含有人参的方剂与治疗方式多有记载。同时,他在《神农本草经百种录》中提出"(人参)力大而峻,用之失宜,其害亦甚于他药也",甚至有"破家杀身之害",关键在于辨证与适度。

(四)遵循古方

时代背景会对人们的思想产生不可避免的影响,徐灵胎也不例外,他生于乾隆盛世,盛行科举和文字狱,清政府的怀柔及高压手段使得学子们逐渐出现崇古之风。徐灵胎也是尊经崇古的重要代表人物,综观徐氏之书,足见其不轻易废古立新,而是立足古之经验之上,刻苦钻研,付诸实践,故其能在医学上有很高的造诣。《难经经释·序》曰:"惟知溯流以寻源,源不得则中道而止,未尝从源及流。"《医学源流论·医学渊源论》记载:"不知神农黄帝之精义,则药性及脏腑经络之源不明也,又不知仲景制方之法度,则病变及施治之法不审也。"《医学源流论·脉经论》曰:"学者必当先参于《内经》《难经》及仲景之说而贯通之,则胸中先有定见,后人之论,皆足以广我之见闻,而识力愈真。"《慎疾刍言·宗传》中又重申之:"一切道术,必有本源。"徐灵胎初入医道,并没有直接开始临床,而是花了数年时间潜心研究经典,熟读众家医书,他先从家藏医书入手,自

《内经》以至元、明诸书,广求博采,几万余卷,而后胸有实获,不能已于言。他读书梳理文章脉络、探究理论思路、总结主体思想,每每读罢多有收获。如读《难经》多以《内经》的条文加以诠释,同时结合《伤寒论》《金匮要略》等书配合解析,也会不断提出自己的不同想法。如今对经典医书的解说与改编之书越来越多,学者通过网络与实践去积累一些治疗的方药,便觉得恍若胸有成竹,想去一展身手,但却忘了对于古书的精读与思考,不知大道之本源,便难以对后学之书形成正确的评判,易误入歧途,不能去其糟粕,形成自己的知识体系,现如今流派众多,各有特色,如何取舍也会成为难题。他在为尤在泾的《医学读书记》做序时提到:"多读古人之书,斯能善用古人之书,不误于用意,亦不泥于用意。"

有人称徐灵胎为"师古派",对于其极为重视古学的思想褒贬不一,张元素认为"运气不齐,古今异轨,古方今病不相能也",朱丹溪也说"操古方以治今病,其势不能尽合"。但徐灵胎却指出并非是古方不能治今病,而是很多人胡乱改编古方,使得方证不对应,致使古方失去疗效。古人制方之义,着实微妙精详,不可思议。需审察病情,辨别经络,参考药性,斟酌轻重,对于所治之病,明察秋毫,不必有奇品异术,即便是沉疴艰险之疾,用药也会有神效。徐氏对于古方的研究极其重视,在《伤寒论类方》序中言明:"盖方之治病有定,而病之变迁无定,知其一定之治,随其病之千变万化而应用不爽,此从流溯源之法。"但徐灵胎并非是完全守古之人,所写所注均可见自己的独特见解。他无门无派,对于诸家学说的理解较为客观,极具批判精神。因其博览群书,其治法多变,在妇科、儿科、老年病、外科等多种学科均有不小的成绩。此外,徐灵胎极为重视对针灸的研究,认为针、灸、熨、贴、按摩诸法自古以来皆有功效,应广为采用,不可丢弃。他认为《灵枢经》与《素问》两书论针法多于论方药,惜于人们"乐于服药,而苦于针",渐至人们忽略针灸治疗。他认为疾病"有汤剂所必不能愈,而必用刺者"。《伤寒论类方》中记有当人阳病初取桂枝汤,反烦不解者,徐灵胎遵从张仲景先刺风池、风府,再服用桂枝汤则愈。并写出具体的针刺之法,"风府一穴,在顶上入发际一寸,大筋内宛宛中,督脉、阳维之会也。刺入四分,留三呼。风池二穴,在颞后发际陷者中,足少阳、阳维之会。针入三分,留三呼"。服用桂枝汤并

非是用错方,而是风邪凝结于太阳之要路,使得药力不能流通,以针刺疏导以解其结,药力流通,经气顺畅则病可解。徐灵胎以从流溯源,寻根究底的研学态度研究医学问题,对于后代学者具有一定的学习意义。

【著作考】

《伤寒类论方》是徐灵胎在《伤寒论》领域的杰出成就,从其学医之初便开始筹划,主要是因感慨于当时对于《伤寒论》,后人各生议论,每成一书,必前后更改数条,转换体例,并且互相訾议,各持己见,演变的愈发意乱,没有定论,对于人们研读造成不小的困扰,便想加以归类汇总,以利后学。徐氏始终怀疑叔和所编《伤寒论》有部分错误,并非是仲景依经立方之书,应是本救误之书,于是他探求三十年,而后悟其所以然之故,于是不类经而类方,著为《伤寒论类方》。"盖方之治病有定,而病之变迁无定,知其一定之治,随其病之千变万化而应用不爽。从此流溯源之法,病无痛形矣"。盖因误治之后,变症错杂,必无循经现症之理。当时著书,亦不过随症立方,本无一定之次序也。这也解释了为何《伤寒论》中对于六经传变规律及病因描述不详,更偏向对于脉证的描述。如仲景自序所言:伤横夭之莫救,所以寻求古训,博采众方。这本书徐灵胎历经三十年研究考证,六十岁开始纂辑成帙,又经七年五易其稿,于乾隆二十四年(1759年)成书,其所成不可谓不艰难。

《伤寒论类方》版本较多,清乾隆年间有:乾隆二十四年己卯(1759年)刻本、乾隆半松斋徐氏医书六种本、乾隆松风斋本、日本聿修堂本。同治年间有:同治三年甲子(1864年)彭树萱善成堂刻本、同治吴江半松斋徐氏医书十二种本、同治十二年癸酉(1873年)湖北崇文书局徐氏医书六种本。此外,还有咸丰、光绪、宣统年间所刻版本。通过对有关馆藏的考察,乾隆年间刻印,标注为乾隆半松斋藏版的"医书六种"丛书本,包含《难经经释》《医学源流论》《神农本草经》《医贯砭》《伤寒论类方》《兰台轨范》,总计六种九册。还有标注为乾隆年间的单行本。乾隆半松斋藏版的版式:每页9行,每行22字,正文前有序与目录。经过仔细审阅发现标注为乾隆年间的单行本,与乾隆半松斋丛书本的内容、版

式完全一致。

徐灵胎于此书中所主张的以方类证法,广为后世医家所宗。他依方剂的组方原则、用药规律、加减法度,参之病机及临床体会,将《伤寒论》113方归为12类,分为桂枝汤类、麻黄汤类、葛根汤类、柴胡汤类、栀子豉汤类、承气汤类、泻心汤类、白虎汤类、五苓散类、四逆汤类、理中汤类、杂方类,定一主方,类似方剂列出于后,先论方,后纳条文,并随文注释该方的巧妙构思及病症来去之理,而不便归类的22方及其方证皆列为杂法。《伤寒论类方》还有一个重要的特点,便是将方剂罗列在最前面,后面跟上相关的条文,一方面体现了徐灵胎对于伤寒论方的极度推崇,另一方面也可以将该方所应对的疾病及疾病过程中病机的变化完整的展现,利于学者去辨证施治,在症候变化之时,方剂也会重新排兵布阵。

徐灵胎"以方类证"的思想使得整个《伤寒论》精简有序,方义一目了然,尤利于精研古方。而左季云《伤寒论类方汇参》、任应秋《伤寒论证治类诊》、张志民《伤寒论方运用法》、刘渡舟《新编伤寒论类方》等更是将"以方类证"形成学派,昌盛至今。庆云阁在《医学摘粹·伤寒十六证类方·自叙》云:"余读徐氏《伤寒论类方》,见其从流溯源,芟除一切葛藤,颇觉精简可取。"《四库全书总目提要》称其"削除阴阳六经门目,使方以类从,证随方列,使人可按证以求方,而不必循经以求证。虽于古人著书本意未必果符,而于聚讼纷呶之中,亦芟除葛藤之一术也"。

除了《伤寒论类方》,徐灵胎一生所著颇丰。有学者认为《六经病解》《杂病源》《洄溪脉学·辨脉真象》等并非是徐灵胎所写。只因清末时期,印刷术逐渐盛行,书籍翻印变得简单起来,人们对书籍的渴求不断增长,所以某些书商投机取巧,盗印集合各种古籍,请名家作序后出版,且当时对于出版物的审核机制尚未建立,使得书籍真假难辨,鱼龙混杂。有史所考,并且附有徐灵胎自序确切可信的由徐灵胎所撰医学著作有七本:《难经经释》二卷、《神农本草经百种录》一卷、《医贯砭》二卷、《医学源流论》二卷、《伤寒论类方》一卷、《兰台轨范》八卷、《慎疾刍言》(又名《医砭》)一卷。评注前人的著述则有《外科正宗》《评叶氏临证指南》等。徐灵胎经治案例,由后人整理成册,称为《洄溪医案》;另有未刊稿本《管见集》。后人辑刊或托名为徐氏撰著的医书,如《内经诠释》《杂病证治》《女科医案》等。医学丛书则有《徐氏医书三种》《徐氏医书六种》《徐氏医书八种》等。非医学著作有《乐府传声》《道德经注》等十种,其文学著作《洄溪道情》也颇为著名,《时文叹》嘲笑当年科举考试,揭露八股文弊端获得世人盛赞。从这些书籍可以看出徐灵胎高超的医学水平和深厚的文学素养。

【遣方用药】

徐灵胎辨证用方多以经方为基础,随症加减,或配合以针、灸、熨、贴等手段,灵活百变,理解其方重在对其学术思想的参悟。他曾归纳治疫之方,对于临床治疗瘟疫或有启迪之用。如《素问》中小金丹方,辰砂二两,水磨雄黄、叶子雄黄各一两,紫金半两,徐氏认为可以金箔同药一起研磨成细末。"每日望东吸日华气一口,冰水下一丸,和气咽之,服十粒,无疫干也"。《金匮要略》还魂汤可救猝死,方含麻黄、杏仁与甘草。《外台秘要》中记载治瘟方,由赤小豆、鬼箭羽、鬼臼、雄黄及丹砂组成,辟瘟杀鬼丸,由虎头骨、朱砂、鬼臼、雄黄、皂荚和芜荑配伍而成。此外,还有紫金锭、苏和丸等,多以急救为主,含雄黄、朱砂等金石之品,在《临证指南医案》徐灵胎评本中,徐灵胎于疫病一节明确强调"若疠疫则一时传染恶毒,非用通灵金石之品,虔制数种,随症施用,不能奏效也"。但具体的疫病各期的治疗还是需依据病情,辨证求本。

【学术传承】

关于徐灵胎的记载中,尚未见到关于其师承的准确描述,若说徐灵胎的师父,大抵就是那些经典著作。当时的名医叶天士,看不起崭露头角的徐大椿,曾轻率批评他"药味甚杂,此乃无师传授之故"。但后来读过宋版《外台秘要》,方知徐大椿之遣方用药,俱依古法,转而赞叹有加。徐氏的学医走的是"先读书,后临床"。徐灵胎的学术思想,主要源于《黄帝内经》《难经》《神农本草经》及仲景之书,又取法诸家思想,在医学理论上崇尚《黄帝内经》,在辨证论治上源于《伤寒论》与《金匮要略》,并吸取唐代《备急千金要方》《外台秘要》等书的精华,集众家之大成,自成一家。其治学,主张从源及流,设溯流导源,源不得辄易中道而止。源,即经典著作。流,即百家流派。他在《兰台轨范·序》中极力推荐"至于推求本源,仍当取《内经》《金匮》等全书潜心体认,而后世之书亦能穷其流派,掇其精华,摘其谬误"。其于经典著作,钻研仲景之书即占其半生岁月,盖仲景有法有方开辨证论治之先河也。同时,因徐灵胎无门无派,所以他不拘于门户之见,对各种学科和医学手段均有涉猎。

有资料显示,徐灵胎的首个弟子是吴蓟(1736—1824年),字兰佩,江宁府(今江苏南京)人,吴蓟家学渊源,少时跟随父亲和祖父在医馆学医,洞明药性,颇多疑难杂症,都可手到病除。后因吴母突患肺岩,吴蓟虽全力医治,遍寻各地名医,仍无法痊愈。吴蓟痛下决心肆力于岩疾,为求医技精湛,拜入名医徐大椿门下,成为其首个弟子,追随在其身边学医十数年,终得其真传,医术精湛。相传徐氏还有弟子名金复村,《洄溪医案》抄本虽是王士雄编次加案,但系王士雄得之于吕慎庵所赠,吕谓得之徐氏及弟子金复村。关于徐氏弟子门生记载较少,但徐灵胎的医德、医术及其医学思想对后学之辈影响深远。例如,王泰林,晚号退思居士,清代著名医家,承袭徐灵胎分类法,并加以改进而著成《退思集类方歌注》一书。王泰林将《伤寒论》《金匮要略》及后人附方,按照主、从方之序分为类,其中《伤寒论》方18类,无徐氏之杂法方类,又附以后世之加减方。王泰林的《医方歌诀》亦本《兰台轨范》通治方而作,故所注多遵徐书,而博采群书,添加新的备注。民国时期,在左季云编著的《伤寒论类方法案汇参》序中言:"宗洄溪之方式,以方名编次,不类经而类方,且繁微博引。为见证施治之准绳,必不拘于一经二经,单传双传,自与仲景之意无不符合。"左季云在《伤寒论类方》之基础上,每一方剂又多详列适应证、禁忌证、方解、加减变化、煮服方法、药后反应、预后等,补充了条文和适应证,扩大了经方之运用。任应秋、刘渡舟等对《伤寒论》方的分类研究,取自徐灵胎以方类证法。日本医家喜多村直宽(士栗)编著的《伤寒杂病类方》将徐灵胎的《伤寒论类方》和日本吉益东洞的《类聚方》二书加以整理厘正、重新编辑而成。

【医话与轶事】

在苏州越溪城皇山阿爹庙上有匾额"城隍山庙",里面供奉的神像,是一彩塑的神像,衣冠端庄,就像戏曲里的王。其实他就是吴江名医徐灵胎。当地人将徐灵胎放于城皇山道院仙人群,可见对其的尊崇之情。据《石湖志》记载,他医术高明、宅心仁厚,为贫困百姓义诊施药,声誉远播。一年瘟疫流行,日死数人,群心惶惶不可终日。徐大椿拟出一张预防瘟疫的草头方,以既普通又价廉的药材,推广附近村民服用,以致越溪一带竟抵御了瘟疫的侵袭。当地人对他很感激,尊称其为"阿爹"(苏州话为长者、祖父、爷爷),又建此神像,纪念其功德。

徐灵胎在当时的医学界久负盛名,乾隆曾两次召其入宫,也为他的人生更添一抹光彩。《清史稿》有关徐灵胎的条目记载:"乾隆二十四年,大学士蒋溥病,高宗命征海内名医,以荐召入都。大椿奏溥病不可治,上嘉其朴诚,命入太医院供奉,寻乞归。后二十年复诏征,年已七十九,遂卒于京师,赐金治丧。"蒋溥出身于常熟官宦之家,户部尚书蒋廷锡之子,雍正八年状元,著名画家,是乾隆皇帝信赖的重臣,他生病后,乾隆帝召集众名医无果,此时徐灵胎的世交好友大司寇秦蕙力荐了徐灵胎,乾隆帝便遣人礼聘徐氏前来。但当时徐灵胎因病推辞了,直至第二年正月,徐灵胎待身体好些才进京。当其他医生不敢直言蒋溥的病情时,只有徐灵胎如实汇报乾隆帝此病不可治,并且精准地预测了死亡日期——"过立夏当逝",果不其然,蒋溥在当年四月立夏过后逝世。清高宗认为他"学问既优,人又诚实",在紫禁城、圆明园多次召见,并连发特旨6次,欲其留京效力,但徐灵胎不喜官场名利驱逐,约束颇多,就以年迈多病为由,执意返乡。徐灵胎面圣之后,名闻天下,却依旧淡泊名利,归隐家中,一心治病救人,著书立说。"隐於洄溪,矮屋百椽。有画眉泉,小桥流水,松竹铺纷。登楼则太湖奇峰鳞罗布列,如儿孙拱侍状。先生啸傲其间,望之疑真人之在天际也。"他晚年自号洄溪老人也是由此而来。得益于医名大振,他接诊的病人也越来越多,其中有不少疑难怪症,使得徐灵胎的医术上愈发成熟,效验明确。更是在这段时间写了《兰台轨范》《慎疾刍言》两书。后因贵人生病,乾隆再次想到徐灵胎,于是再次召他入京。此时的徐灵胎已年近八十,深知体已衰老,推测自己未必能够撑到回乡,就吩咐次子徐燨带着棺木同行。考虑已是隆冬季节,北方更为寒冷,萨载(江南河道总督)周到地添置冬衣鞋子,还派钟煐陪同,果然徐灵胎到京城三日而亡,乾隆皇帝十分惋惜,"赐帑金,命爨扶槥以归"。

徐灵胎是人品端方、心术纯正之人,对于医道,更是怀有敬畏之心。他在《医学源流论·医家论》中指出:"医之高下不齐,此不可勉强者,然果能尽智竭谋,小心谨慎……正其心术,虽学不足,犹不至于害人,况果能虚心笃学,则学日进,则每治必愈。"以此告诫医者心术甚于医术,唯有敬畏之心加之勤勉好学方可有所成就。徐灵胎将所学融会贯通,遂对于疑难杂症亦常有奇效。袁枚记载芦墟有一位叫迮耕石的病人,已经六日不进食、不言语,但双目炯炯,日夜睁着。徐灵胎诊断其病为"阴阳相搏证也",他开出两帖药,服下第一帖药,双眼就能闭合,而且能开口说话,第二帖药吃下去后,就能正常起床。另一个医案讲的是张雨村有一农妇,生一子,却无皮,形容惨淡,不忍直视,家人自觉难以抚养其长大,便想将其抛弃,徐灵胎听闻此事后,立即差人用糯米粉洒在孩子身上,再用绢布包裹,埋在土中,露出头部,如此照常哺乳,只两天时间,孩子的皮肤已经长齐全,宛若新生,世人无不称奇。徐灵胎是灵活结合了危亦林和葛乾孙的治疗经验,拯救了一条小生命。

但徐灵胎不仅在医学上取得了卓越的成就,他家学渊源,从小好学,在天文、史地、晋律、梁刺、兵法、文学、水利等各方面均有不小的造诣,尤其是在水利方面。乾隆年间地方编纂《吴江县志》《震泽县志》,徐灵胎被力荐,应邀编辑界域、形胜、山水、塘路、桥梁、治水、修塘等内容,并负责绘制县图。

【医案选介】

案一:《洄溪医案》曾记载徐氏治疗雍正十年的昆山瘟疫:因上年海啸,近海流民数万,皆死于昆,埋之城下。至夏暑蒸尸气,触之成病,死者数千人。汪翁天成亦染此症,身热神昏,闷乱烦躁,脉数无定。徐灵胎经过诊察之后选择清凉芳烈之品,如鲜菖蒲、泽兰叶、薄荷、青蒿、芦根、茅根等药,兼用辟邪解毒丸散,病人渐渐苏醒过来,醒后向人们诉说其昏晕之时所经历的场景,虽然言之凿凿,但终究是虚妄,故而医案未记载。徐灵胎始至昆山之时,惧应酬不令人知,汪翁痊愈之后,便要返回,见百姓疾苦,便积极施治,记载显示"语出而求治者二十七家,检其所服,皆香燥升提之药,与证相反。余仍用

前法疗之,归后有叶生为记姓氏,愈者二十四,死者止三人,又皆为他医所误者,因知死者皆枉"。

按语:风湿之邪,一经化热,即宜清解,温升之药,咸在禁例。喻氏论疫,主以解毒,韪矣。而独表彰败毒散一方,不知此方虽名败毒,而群集升散之品。凡温邪燥火之证,犯之即死,用者审之。当时因天行海啸,湿邪深重,可兼燥化,所以治疗上再以温燥之品岂不是助长邪势,害人至深,所以徐氏用轻灵透解之药配合专用的祛毒之品,给邪以出路,病自当解。医者用药当是谨慎,与性命攸关,自然慎之又慎。

案二:西塘倪福征患时证,神昏脉数不食不寝,医者谓甚虚,投以六味等药,此方乃浙中医家不论何病必用之方也,遂粒米不得下咽,而烦热益甚,诸人束手,徐灵胎诊之曰:热邪留于胃也,外感之邪久必归阳明,邪重而有食,则结成燥矢,三承气主之,邪轻而无食则凝为热痰,三泻心汤主之,乃以泻心汤加减及消痰开胃之药两剂而安,诸人以为神奇,不知此乃浅近之理,伤寒论具在,细读自明也。若更误治则无生理矣。

按语:本案是感受时邪发热后误用六味丸等药导致烦热、痞满不食的病例,通过这个医案可提示临床应当注意研究具体的疾病及其传变规律,同时,劝导人们重视基本理论的学习,尤其是《伤寒论》。本案反映了徐灵胎辨病专治的医学思想。痞证是一种以上腹部痞闷不适为主要特征并伴有烦热等症的病证,多发生于外感疾病的后期,其基本病机为寒热互结,治法为苦辛通降,半夏泻心汤、生姜泻心汤及甘草泻心汤是治疗痞证的专方。徐灵胎正是抓住了这个思路,才能迅速地做出诊断和治疗。先前的医生只是单纯强调阴虚而滥用补剂,而六味地黄丸擅治肝郁脾虚之证,强调阴阳,滥用补药,用药的理想化、玄学化的风气,始于宋明,清代依然盛行,徐灵胎就是通过这则医案,对当时医学界的弊病作了批评,从本案可以看出中医辨证,也包括辨病在内,将辨证与辨病对立起来的认识是错误的。以半夏泻心汤为代表的三泻心汤对于胃炎、肠炎、神经症、失眠等均有较好的疗效。

参考文献

[1](清)徐灵胎著.徐灵胎四书[M].太原:山西科学

技术出版社,2009.

[2] 沈慧瑛.清代名医徐灵胎考[J].档案与建设,
2017(11):64-66.

[3] 陈昱良,王永炎.徐大椿的大医之路[J].中华中
医药杂志,2016,31(5):1752-1755.

[4] 吕金伟.徐灵胎对人参的认识[J].中医药文化,
2016,11(5):11-16.

[5] 李具双.徐大椿及其《伤寒论类方》[C].中华中
医药学会医古文分会.第二十三次全国医古文
研究学术交流会论文集.中华中医药学会医古
文分会:中华中医药学会,2014:142-144.

[6] 丁晶,袁静.徐灵胎"主病主方主药"医学思想探
究[J].安徽中医药大学学报,2014,33(5):7-9.

[7] 朱立鸣,段永强,梁玉杰.徐大椿临证用药经验
探析[J].甘肃中医,2008(7):1-3.

[8] 叶险峰,李成文,张会芳.徐灵胎针灸思想探讨
[J].中国中医基础医学杂志,2007(7):545-546.

[9] 黄煌.徐灵胎医案选读——清代名医医案选读
之三[J].江苏中医药,2005(8):36-39.

[10] 杨运高.徐灵胎重阴精学术思想初探[J].四川
中医,1991(4):8-9.

[11] 邹正和.徐大椿著作真伪考[J].中医杂志,1985
(4):76-77.

[12] 沈敏南.徐大椿《伤寒类方》的学术思想[J].天
津中医学院学报,1985(1):32-34,6.

[13] 徐涌浩.徐灵胎治疗经验再探[J].安徽中医学
院学报,1984(4):9-12.

[14] 马良梅.徐灵胎对《伤寒论》学术思想的继承和
发展[D].北京:北京中医药大学,2012.

[15] 莫伟,肖莹.徐灵胎学术思想渊源初探[J].中医
文献杂志,2003(4):9-11.

[16] 刘元.清代名医——徐大椿[J].中医杂志,1956
(1):53-55,39.

36. 吴本立(《痢证汇参》)

【生平传略】

吴道源(1698—1775 年),字本立,清代常熟县梅李人。习举子业不售,改攻医学,乃从师陈天锡学医。吴本立开业于梅李镇之西街,一生业务甚忙。以内妇科执业,尤精妇科,行医达数十年,名噪乡邑。

清乾隆三十三年(1768 年),该处疫痢流行,求诊者甚多。吴本立时年已 71 岁,白天奔波于病人之间,夜则翻读前人有关治痢诸论,手自辑录,并与所治病案相对照,勘验得失。是以治愈渐众,经验日深。疫情之后,乃将治疗经验参以前人论述,纂辑成《痢证汇参》一书,刊于清乾隆三十八年(1773 年)。

【学术思想】

《痢证汇参》是祖国医学史上第一本痢证专书。全书共 10 卷,首卷汇集前贤论述以及《临证指南医案》中痢疾治案。第二卷至第四卷分论痢疾之各种证治;第五卷至第七卷论治妇人、小儿诸痢;第八卷至第十卷分条列出治痢诸方。

(一)宗前贤治痢思想,尤推喻、李

乾隆戊子年(1768 年)疫痢盛行,吴本立有感于"治者罔知折衷,庶民因失于调治而夭亡甚众",故立志编纂痢证专书。正如其在书首自序谓:仲景未列痢疾一证,是以后贤无所禀承,甚至各执己见,或用苦寒,或专消导,或骤加温补,以致"病源脉候之未究,外感内伤之不分,症为药误者,亦复不鲜"。全书首载"诸贤总论"及叶桂"指南医案",书中广引诸家之学术,收集前贤精论,凡标本治法之明晰者,几无遗漏。吴氏全书共摘引、载述历代医家论述或医籍要语七十余种,诸如金元之刘河间、李东垣、朱丹溪;宋之成无己、严用和;明之戴元礼、孙一奎、张三锡、缪仲淳、王肯堂、赵献可、张介宾、李用粹、吴又

可;清之程钟龄、张石顽等,皆有医论精语,采撷其间,吴本立皆予评注,使人一目了然。特别是明末医家喻嘉言及李中梓,尤为吴本立所推崇。其在《凡例》谓:"痢证自无专科,至明喻李两先生出,始分外感内伤,湿火燥火,三阴三阳以及疏散、凉解、升举、温补诸法,有脊有伦,宗之辄验,后之临证者,大可据以下手。"吴本立对于喻李二公议论,尤为折服,其在《汇参·卷一·诸贤总论》开卷即以《医门法律·痢疾门》要论冠其首,并标出"治痢警语"以为戒。有曰"治痢不分标本先后,概用苦寒者,医之误也""治有不审病情虚实,徒执常法,自恃专门者,医之过也""治痢不分受湿热之多寡,合成丸药误人,医之罪也"。吴本立对松江李中梓氏所论"痢之为证,多本脾肾",李中梓为纠苦寒治痢之偏弊,竭力推崇痢证可用补法,而尤注重脾肾两脏,此法亦实为吴本立所叹服,吴本立认为李中梓强调的"必以见证与色脉辨之,而后寒热不淆也"的论述,对于痢证的论治都是至关重要的。

(二)汇历代名家证治,供临证参考

吴本立汇集前人治法,将其融会贯通,分门别类,布阵于诸痢及兼证的辨治中,犹如鉴之烛物,一举了然在目。如外感之痢,吴本立综合发表散邪治法,列举《张氏医通》治法"其人面少赤,身有微热,下利清谷者,必发郁冒,汗出而解"。张三锡《治法汇》记载"脉浮数,身痛寒热者,挟外感,败毒散主之"。楼全善《医学纲目》记载"下痢发热恶寒,身骨俱痛者,此为表证,宜汗之"。《医学源流》谓"下痢挟风邪,恶寒发热,遍体疼痛,表证也,速宜汗之,神术散之属,后用治痢药"。吴本立通过对古法的继承与弘扬,痢证外感治用发表散邪更为后世所重。《内伤痢》篇,吴本立则罗列赵养葵见解,寒毒内伤下痢宜姜附理中汤等温补法,强调扶元固本为要着。噤

口痢之治,引用张三锡"消导"之法,并举《外台秘要》白术散加石菖蒲、仓米"开肠理气"法。汇参还广罗历代名家验案,案中之法,各臻其妙,学者如能逐案细思,自有悟处。如喻嘉言"逆流挽舟",以人参败毒散提邪出表案,孙东宿以当归、川芎、阿胶、艾叶疗治胎前痢立见奇效案,刘宗厚以补火生土法治产后痢案,王肯堂、张之锡等小儿证治案治法,诸如此类皆理法精深,开拓思路。

（三）辨证精细,勇于质疑

吴本立并不满足仅仅汇集诸法,更善于研摩前贤议论。其尤为重视辨证,通过临证质疑前人之误并举例以发凡,使痢疾辨证更为精细。《汇参·泻痢》篇"泻痢之证……,虽有痛不痛之异,然皆里急后重,考之于经,似云属热。近来涉历,竟有大虚大寒者,不可不知。河间丹溪,专用苦寒,未为允当"。吴本立在深入的医疗实践中体会到前人论治有偏,故于质疑之同时又提出里急后重并非全属于热,后人当谨慎辨析,细审病机,分别施治。下痢、口渴为常见之症,时医大多将口渴误以为火,妄投清火之药,吴本立则谓"虽有火故渴,无火亦能发渴",临证必须详辨,如"火盛于中,则熏脾烁胃,津液耗干,喜饮冰水,多而不厌,愈凉愈快,随饮随消者,此因热而渴也。"但"如干作渴,虽饮水而不能多者,此非真火,不宜凉也",更有口虽干渴,喜热而不喜凉者,此寒聚于中,属"无根之火浮载于上,即是假渴",因此吴本立尤审"痢疾之证,因其水泄下,必津涸于上,故不免于渴、缘内水不足,欲得外水以相济也,务必察实病情,方可施治"。又如噤口痢之治,丹溪常之于胃热而善用人参、黄连,吴氏临证所遇,惟脾胃虚寒者居多,故尖锐地指出:"丹溪之用黄连,悉以实为言,特一曲之见耳,不可信以为然。"亦当细辨其寒热虚实,方可论治无误。吴本立重视辨证,不囿陈见,如下痢纯血,证属危殆,"古谓下纯血者死",吴本立着重强调必须仔细"察脉参证,未必尽死",并以临证实践谓"余治千人皆活,用佛手散加阿胶、炮姜炭、蒲黄、地榆、秦艽、黄连之类,或用四物加阿胶、艾叶之属"。足见吴本立敢于质疑,勇于探索,临证精审辨识,实事求是,不为前贤之所限、权威之所囿。

（四）遣方用药,博采众长

《痢证汇参》以全书收录载述历代医家治痢方剂273方,为治痢证所用。这些方剂大多列述主治证候、适应证及方药组成,有些还详陈煎服法、炮制法、痢证"放痦疗法"及小儿推拿法等。于书末附载《古制用药大略》,便于后学临证检索参酌。纵览全书,吴本立治疗痢疾,师古不泥古,善于博采众长,临证遣方用药皆能谨守病机,方证相合,并根据实际情况随证化裁,灵活变通。如治三阳自利证,见头痛身热,或寒热如疟,呕恶,痞满,不思饮食,肠胃痛,下痢脓垢等症,则宜羌活汤或败毒散先疏其表邪,再俟其汗透身凉而议用香连导滞丸去积。治三阴自利证,恶心,呕吐,乍寒乍热,四肢厥冷,所去如鱼脑,豆汁,则先投挂枝汤解表祛邪,后以理中汤或四逆汤温里。吴本立推崇喻嘉言提邪出表治法,即"逆流挽舟"。但若外感湿热之痢,"三阳不解,湿热内缩传里而成痢"之证,则严禁汗法,而遵"流湿润燥"法,宜河间黄连汤。燥火之痢两伤气血,伤血分者,宜当归大黄汤散热清燥,次用当归银花汤;而燥伤气分者,则宜枳壳大黄汤合益元散主之。

下痢常兼腹痛,寒热虚实尤当细辨,治法当以行气为主,扶寒者,温中汤;挟热者,黄芩芍药汤;因积滞而痛,木香导气汤;血虚而痛者,当归芍药汤。下痢纯血之重证,用方更须胆识,据吴本立经验:"血痢不急,属阳虚阴脱,治宜八珍汤加升举之药。"若"有阵阵自下,手足厥冷,脉渐微缩",此属"元气欲绝",必速用附子理中汤。小儿泻痢常伴脱肛,时医多以升举兜涩之药,然吴本立广采博引,援《片玉新书》养血调气之药治,撰用"芎归白术与黄芪,白芷人参赤石脂,槐角建莲山药,龙骨五倍随之,研细合成丸子",并嘱"务必陈皮汤吞"。妇人产后痢证则引《医宗金鉴》之所述,热者清之,宜槐连四物汤;冷热不和者,用黄芩芍药汤;虚寒滑脱者,宜真人养脏汤;气血大虚者,则以十全大补汤。

【著作考】

《痢证汇参》痢疾专著,十卷,刊于1773年。吴本立鉴于1768年疫痢流行,因误于调治而死者颇多,遂广选前人有关痢疾的论述和治疗经验,分门别类编撰而成。

【遣方用药】

（一）黄连阿胶汤

黄连、阿胶（炒）、茯苓,主治冷热不调下痢赤白。

（二）芍药汤

白芍、归尾、黄芩、黄连、木香、槟榔、甘草、大黄、肉桂，主治下痢赤白，属湿热痢兼气血失调证，治以清热燥湿与调和气血并进，且取"通因通用"之法，使"行血则便脓自愈，调气则后重自除"。

（三）白头翁汤

白头翁、黄柏、黄连、秦皮，治热毒血痢，乃热毒深陷血分，功能清热解毒、凉血止痢，使热毒解，痢止而后重自除。

【学术传承】

1806 年，四川戎州（今四川省兴文县）医家齐秉慧编有《齐氏医书四部》，其中收入《痢证汇参》。

1981 年，《中医大辞典·医史文献分册》出版，吴本立才被收入医史人物篇中，所著《痢证汇参》亦列入该书中专条介绍。

吴氏有子曰朝栋，传其术，以后世代为医，名皆不显。至清光绪间，其裔孙吴霭如以女科名于乡，霭如崇东垣学说，故别字西垣，常从脾胃立论治经带等症。霭如有子曰元相，时当戊戌政变之后，废科举，兴洋务，乃入学堂读书，从此离开梅李，转就他业，吴氏世医随废。

参考文献

茅晓.吴本立《痢证汇参》特色初探[J].浙江中医学院学报,1986,10(6):29-30.

37. 熊立品（《治疫全书》）

【生平传略】

熊立品（1703—1780 年），字圣臣，晚号松园老人，新建（古称西昌，今属江西）人，是名医喻嘉言的同乡，清代著名温病学家。少习儒学，兼习《灵枢》《素问》等医籍，后以医为业。他力学多才、博精医理、医术精湛，尤其对温疫的治疗最有心得。在总结治疗温疫经验基础上，取吴又可治疫之书详细加以考订，参之以喻嘉言论温之说，著成《治疫全书》六卷。在完成《治疫全书》之后，复取痢疟之症，附以泄泻，编撰成《痢疟纂要》八卷，后又编撰《麻痘绀珠》六卷，三部书合编为《温疫传症汇编》刊行于世。

【学术思想】

（一）精究吴氏《温疫论》并参之喻论

《治疫全书》（六卷）是熊立品取《温疫论》详予考订，兼采喻嘉言有关春温、疫病的论述以及其他有关温疫著作编成。

1. 温疫初起与伤寒之异

熊立品参照吴又可之说认为，温疫初起，亦有发热、恶寒等类似伤寒之症，但其区别亦显而易见，伤寒是邪气自皮毛侵入，渐由皮毛而入肌肉脏腑，表现为通身发热，昼夜如常，恶寒，头身痛，脉浮紧或浮缓，口不渴。温疫，是感受天地间之疠气，自口鼻而入，而不是皮毛肌肉，初起停于表里之间，初觉恶寒，蒸蒸发热，继而但热而不恶寒，日晡时加重，脉象不浮不沉而数，甚则头痛如劈，身痛若鞭，面红眼赤，咽干口渴，舌苔有芒刺，胸胁苦满，烦躁不宁。亦有温疫初起表现，一阵恶寒，一阵发热，有时寒热并作，谵妄如狂，不思饮食，头疼身痛，心中郁闷，体倦神疲。

2. 透邪外出之机

熊立品指出，疫邪虽停留于人体表里之间，从内而发，但应注意其浮越于太阳、阳明、少阳三经之时，此时病人有头痛，身热，腰背项痛，恶寒发热，即用达原饮加入羌活，兼阳明症加干葛，兼少阳症加柴胡，均用大剂量服之，以使疫邪速从三阳出于肌表，轻者一二剂可愈。故凡治温疫，务必注意疫邪浮越于各经之时，并及早透邪外出，切不可错过此良机，此法屡试屡验。

3. "冬伤于寒"根源之辨

关于王叔和对《内经》"冬伤于寒，春必病温"的解释，熊立品提出了不同意见，他认为"冬伤于寒"之"伤"乃内伤之意，"寒"指太阳寒水主令之时。其鲜明观点如下：

（1）"冬伤于寒"之病位为肾脏。原因为太阳寒水主令之时，肾中精失闭藏，寒邪得以直入肾脏，即"冬不藏精"。而不同意王叔和之冬月皮肤触寒，邪在肌肤之说，熊立品亦认为喻昌所执仍是叔和之见。

（2）关于"冬伤于寒"之真正根源，熊立品认为首先是由于"冬不藏精"，即冬气严寒，万物收藏之时，若施泄无度，则肾脏空虚，寒邪乘虚而入肾脏。而非叔和所言冬月皮肤受寒，久藏于肌肤，遇春而发。

4. "温疟"与"春温"之关联

熊立品认为"温疟"与温疫大同小异，温疟与春温，均是冬月风寒藏于骨髓，见证虽不同，受病则同。如临床疟疾因邪气深藏不能透达于外，每日一发，或隔一日，或隔二三日一发，医家以温经与散邪并举，用草果、槟榔、厚朴、知母，如吴氏达原饮之类，往往效果显著。

（二）集撰疫病脉症方治并分类整理

因感于历代多有对时疫之辨证审脉，立法制方切中病情，能拯救民命于颠危者，故熊立品对此采集分类,分门汇成一卷,以启后学。

1. 温疫辨证九条

(1)疫病之传染源 山岚瘴气,黄沙毒雾弥漫,沟渠聚集之污秽,土壤藏污过甚。

(2)传播条件及途径 天气寒凉萧肃则疫邪收敛闭藏,待到气候温暖干燥之时,疫邪郁蒸而飞腾发越传之于人。熊立品亦提出受疫邪影响的人体因素为人本身的正气强弱,疫邪侵袭人体,若人的正气亏虚,卫外不固,邪气从口鼻乘虚而入,发为疫病。关于疫病的传播途径熊立品也做了详细的论述:① 与病人密切接触而传播:病人感染疫邪后痛苦莫名,卧病在床,父母、妻小侍奉左右,端茶送水,洗衣梳洗,日复一日,受疫气之熏蒸,难保疫邪之气不相互传染。② 长期失治,延误病情而亡,对于尸体的处理如果不得当,殓骨埋棺,而没有掩埋封闭尸气,故疫邪之秽气萦绕于空气中扩散。③ 感染疫毒之人,受当时人们世界观的影响,很多人会认为是鬼神作怪,于是求符请咒,通宵达旦进行迷信活动,此间锣鼓喧闹,灯火辉煌,于是病人更加劳神费力,神疲体倦,病情加重。参与的其他人等在席间贪恋荤食酒肉而致伤食冒寒,几日后,参与求神之家人邻里难免不受疫邪传染。因此,熊立品提出"伤寒无鬼,气候相传""祸福无门,惟人自召",提示疫病的预防以与病家隔离为首务,切忌"不识向避",要做到"凡遇此等,尚其慎重而谨防之"。

(3)疫病分类 对于疫病的分类,吴又可早有论及,但熊立品又对几种常见疫病的症状进行了详细收集整理,如① 大头瘟,临床表现为"巅顶火热,头面腮颐肿似瓜瓠者"。② 蛤蟆瘟,表现为"喉痹声哑,肚膨气促,颈筋胀大者"。③ 瓜瓤瘟,表现为"胸高胁起,心腹绞疼,呕汁如血者"。④ 疙瘩瘟,表现为"通身上下,结核成块,红肿如瘤者"。⑤ 绞肠瘟,表现为"脐筑湫痛,腹鸣干呕,水泄不通者"。⑥ 软脚瘟,表现为"膝胫冰冷,便清泄白,足重难移者"。

(4)疫病之证 疫邪停于人体半表半里,其向外浮越于某经,即显某经之症。熊立品进一步举例说明,即疫邪浮越于太阳经,则症见头项痛,身热脊强,腰痛如折,发热恶寒,身体痛,脉浮紧;若疫邪浮越于阳明经,症见身热,目痛,眉棱骨痛,鼻干,不寐,脉洪长;若疫邪浮越于少阳经,症见两胁痛,耳聋,寒热往来,呕而口苦,咽干,目眩,脉洪数。总结来看,大概疫邪浮越于太阳经者居多,浮越于阳明经

者次之,少阳经又其次。

(5)疫病之汗 疫病之有汗无汗,与疫邪结之轻重有很大关联。若疫邪重,即便有汗,乃肌表之汗,若邪气属外感在经之邪,则能通过一汗而解,但疫邪在半表半里,汗出于表只能更加损耗人体之真气,邪气深伏于半表半里则不能祛除,因此必须待伏邪减弱之时,表气才能潜行于内,正气与疫邪交争,邪气自内由膜中以达表,此时表里相通,故大汗淋漓,邪从汗而解,故名战汗。病人当即脉静身凉,神清气爽,由汗而解者即不药自愈。若伏邪未清,或者所出之汗,不过是卫气渐通而已,热势只是暂时减轻,过时又会发热,午后潮热者即是此种情况,阳气被疫邪郁积过甚,因此只有发热而无恶寒,其恶寒程度的轻重,是由其人阳气之盛衰而决定的,阳气充足则恶寒轻,阳气衰少则恶寒表现重;其发热持续时间长短,或昼夜持续发热,或黎明之时发热稍作减轻,是由疫邪之轻重而决定的。

(6)疫病之变证与预后 疫病之变证,或从外解,或从内陷,从外解者为顺,预后好,症见发斑,或战汗、狂汗、自汗、盗汗等;从内陷者逆,预后差,症见胸膈痞闷、心下胀满、腹痛、燥结便秘、热结旁流、胁热下利、呕吐、恶心、谵语、唇黄、舌黑苔刺等。因症而知变,因变而知治。

(7)疫病之杂气论 熊立品总结自然界中的致病之气除外六淫,还有一大类称为杂气,其致病特点为:① 杂气之分类多种,其致病也多种。如表现为众人发颐,或头面浮肿的称为大头瘟。表现为目赤肿痛,或呕血暴下的称为瓜瓤瘟、探头瘟。表现为咽痛或音哑的称为蛤蟆瘟。② 杂气之所发无时。当时之某气,专入某脏腑某经络,并且此病不被季节气候所拘泥,也并非五运六气所能定者。③ 杂气之所至方向不定。或发于城市,或发于村落,他处则无。

疫病之气属杂气之一,但又甚于他气,为病颇重,名之为疠气,至于瓜瓤瘟、疙瘩瘟,病情缓者朝发夕死,病情急者顷刻而亡,此在诸瘟之中最重,属几百年来罕有之症,不与常瘟并论。至于发颐咽痛、目赤斑疹之类,如果偶有一二人罹患,其他不发病,但考证其症与某年某处众人所患之病相同,治法亦同,此即当年之杂气,但如今邪气不重,所患者即少,因此又不可以众人的无有,推断为非杂气致病。

熊立品认为,杂气为病最多,而举世皆误认为六气,如误认为风者,如大麻风、鹤膝风、痛风、历节风、中风、肠风、疬风、瘫风之类,用风药治之无效,实非风也,皆杂气之为病。又有误认为火者,如疔疮、发背痛、痔毒、气毒、流注、流火、丹毒,与夫发斑、痘疹之类,以为痛痒疮疡,皆属心火,治以芩连栀柏无效,实非火也,亦杂气之所致。至于误认为暑者,如霍乱、吐泻、疟痢、暴注、腹痛、绞肠痧之类,因作暑症治之无效,亦为杂气。

熊立品强调杂气致病的因素应引起重视,其指出"杂气为病,多于六气为病者百倍"。六气有限,推测容易,杂气无穷,推测困难。专注于六气而不顾杂气,"未能包括天下之病情"。

(8)伤寒与温疫之异　熊立品指出"伤寒与温疫有霄壤之隔",并且总结出二者的不同。

病因不同——伤寒必有感冒之因,或单衣风露,或强力入水,或临风脱衣,或当筵出浴,遂觉肌肉栗起,继而四肢拘急,恶风恶寒,脉浮而数,脉紧无汗为伤寒,脉缓有汗为伤风;至于温疫初起则无感冒之因,忽觉凛凛,以后但热而不恶寒,然亦有有所触因而发者,或饥饱劳碌,或焦思气郁,皆能触动其邪,是促其发也,但不因所触无故自发者居多,促而发者十中之一二。

感邪部位不同——伤寒之邪自毛窍入,温疫之邪自口鼻入。

感邪后发病时间不同——伤寒感而即发,温疫多感久而后发。

病邪传变不同——伤寒感邪在经,以经传经,温疫感邪在内,内溢于经,经不自传。

病势不同——伤寒感发甚暴,温疫多迁延二三日逐渐加重,或迁延五六日忽然加重。

初起治则不同——伤寒初起以发表为先,温疫初起以疏利为主。

治以汗法后——伤寒投剂得汗而解,温疫用发散法治疗虽汗但仍不解;伤寒解以发汗,温疫解以战汗;伤寒汗解在前,温疫汗解在后。

与发斑之关系　伤寒发斑则病情危笃,温疫发斑则病衰。

传变之不同——伤寒不传染,温疫传染,二者各自不同,其所相同之处在于,伤寒、温疫皆能传胃,故皆能用承气类方导邪而出。"伤寒温疫始异而终同也"。

2.治疫诸方五十四方

熊立品在这里不仅将在临床上治疗温疫效验的方剂总结而出,而且将某些方剂当年立方时的疫情背景及该方剂应用情况也一一阐释,如在论及"二圣救苦丸"时熊立品提到,万历丙戌年春,大梁(今河南开封)温疫大作,平民士兵许多毙命,很多街巷人们皆相染易,甚至灭门,其见症多为头疼身痛,壮热恶寒,头面颈项都红肿,并有神志昏愦、谵狂等症。二圣救苦丸用牙皂开关窍而发其表,大黄泄诸火而通其里,其服用效果"一服即汗,一汗即愈"。但对本方的适应人群亦有阐述:禀赋强体壮之人百发百中,但体弱者,需先服人参败毒散,再服本方,病情轻者服后即愈,如果未愈的,用牛蒡芩连汤"可收全功"。

熊立品不仅列出各有效方剂的药物组成,而且全面指出该方所适应的疫情,临床见症如何,对于方剂的各种临床加减情况都详加论述,不愧是遵照"治疫全书"之宗旨。如清温解毒汤,熊立品指出,此方治疗温疫初起,四时伤寒,见症:头痛,发热恶寒,恶心、呕吐,咳嗽,气喘有痰,面红目赤,咽喉肿痛。上症服用本方"其效如神"。指出此方除用于温疫流行之时治疗疫病之用,尚可用于无病之人预防用药。此方于乾隆三年颁发于山东、满洲官兵,其效果"百试百验"。对于临床治疗加减方面,若系疫病表现胸满、口渴、舌苔焦黄、狂言、便秘等,可加枳实、酒大黄、厚朴微利,属表里双解之法。

3.温疫各证治法二十六法

(1)取吐法

适应证:凡疫病四五日,病在胸膈,痰气交阻而不得息者。

具体治法:苦瓜或甜瓜蒂炒黑,同赤小豆各等分为末,每服一钱,豆豉煎汤调服,以吐为度。

(2)止吐法

适应证:凡服药即吐者。

具体治法:将生姜汁半盏热饮。

(3)搐鼻法

适应证:凡大头瘟病头痛鼻塞者。

具体治法:苦瓜蒂为末,令病人口中含水,将此末搐入鼻中,出黄水自愈;另有一法将牙皂、细辛加麝香少许共研细末,名通关散,吹入鼻中取嚏。

(4)止鼻衄法

适应证:凡疫病内外热极,实火上冲,鼻血不止者。

具体治法:用山栀炒黑为末,吹入鼻中,外用湿草纸搭于鼻冲。

（5）扑汗法

适应证:凡温疫服发汗药,汗出过多,衣被湿透者,恐有亡阳之患。

具体治法:煅龙骨,煅牡蛎,糯米粉,共为细末,周身扑之,汗自止;一方用浮小麦同黄芪、白术、白芍、酸枣仁,煎水服;一方用凤凰衣,即鸡蛋壳内白膜十几个,焙干,煎水服。

（6）沃积法

适应证:凡温疫内外皆实,火气猛烈,喜饮水者。

具体治法:取新汲井水,使病人坐于水中,并以井水自背顶向下沃之,待水热则病自减。如病人喜饮水,也应如其意给予冷水饮之,但不可多饮。

（7）制发狂法

适应证:凡发狂难制者。

具体治法:以铁秤锤或结炭,火烧通红,用木勺盛之,将淡米醋淬入,连连郁鼻内冲之,醋气入鼻即定。

（8）扑胸法

适应证:凡觉心胸发热,烦躁至极者。

具体治法:用新小鸡一只,破除内脏,趁热覆其胸口。

（9）姜熨法

适应证:凡胸膈不舒,一切寒结、热结、水结、食结、痰结、大小便结、胸痞气结者。

具体治法:用生姜捣烂如泥,去汁取渣,炒热用布包裹,渐渐揉熨于胸胁下,其满痛豁然自愈。若姜渣冷,加入姜汁再炒再熨,热结者不用炒。

（10）熨脐法

适应证:凡寒疫初起,六脉如丝,大腹、小腹痛甚,手足厥冷,寒战。

具体治法:取长葱白三寸,先以火炙热,一面以着病人脐下,上用熨斗熨之,令葱气热气入腹内,若病人醒,手足温,有汗则瘥,然后按症用药。

（11）刮舌苔法

适应证:凡舌有苔,不拘于舌苔颜色。

具体治法:用井水浸新布擦拭净后,用生姜浸水刮之,或以薄荷为末,加蜂蜜少许,刷牙并擦拭舌苔。

（12）生水法

适应证:凡温疫头身手足热甚,口燥咽干,唇焦舌黑。

具体治法:取大雪梨汁频频饮之,解渴退火最妙。或用天水散,滑石六钱,甘草一钱,研细末,用开水调,频服。

（13）升水法

适应证:凡温疫津不上承之热甚。

具体治法:麦门冬去心三钱,炒酸枣仁一钱五分,五味子一钱,枸杞子二钱,甘草一钱,煎取浓汁,频频温服。

（14）蜜煎导法

适应证:凡疫病脉微弱,自汗,小便利,大便秘结,属津液内竭,大便虽硬,不可用下法者。

具体治法:将蜂蜜用铜器微火熬,频频搅动而勿令其焦,待凝固如饴,将其捻作细条状,掺加皂角末少许于细条尖上,趁热纳于肛门中,加盐少许亦可,盐能润燥软坚。

（15）猪胆导法

适应证:同“蜜煎导法”。

具体治法:用猪胆一枚,取汁,加入醋少许,用竹管长三四寸,将一半入肛门中,将胆汁灌入竹管,少顷大便即排出。

（16）皂针导法

适应证:同“蜜煎导法”。

具体治法:用蓄麻捻成一条,长四寸,用新鲜的猪牙皂挫碎,将铜勺盛水,将皂角放入,与麻条同煮十数沸,取出麻条,用麝香四五厘,为末,染于麻条尖上,将小半插入肛门中,留大半在外。

（17）解斑毒法

适应证:温毒时气,发斑如锦纹者。

具体治法:生地黄四两,淡豆豉半升,用猪脂一斤合煎,至浓汁,加入雄黄五分,麝香一分,搅匀,取丸如弹子大,白水冲服,未效再服;又白虎汤加人参亦有效;又猪胆鸡子汤(猪胆、米醋各三合、鸡子一枚)治热毒发斑,或咽痛,或声音不清,或心烦不眠,即上三味合煎三四沸,身体壮者尽服之,弱者需煎六七沸,分为三次服下,汗出乃愈。

（18）护胎法

适应证:凡孕妇温疫,药力一时不及,内外如炙,恐防堕胎。

具体治法:取井底泥,涂至满腹寸许厚,干后再重新涂,必达到内外皆凉的程度方止,胎自不动,然后随症治之。

（19）下药护正气法

适应证：凡疫病有身体弱，但又不得不下者，恐伤其元气。

具体治法：服下药时，预先煮浓粥待温，利一次即吃粥一次，后用天地煎：大地黄一斤，天门冬半斤，捣烂，煎浓汁一小碗，待利将止之时，频频服之，以滋肾水，不致竭阴。

（20）未载取汗法说

多种医书对于温疫取汗法都有记载，但熊氏认为，温疫一症，属感受外邪，邪气入里多结滞壅塞，待下法后，里气通，则自然得汗，况且已经用解肌之法，或又有自汗淋漓者，若一味妄用取汗药，恐导致亡阳，故熊氏未敢将取汗法载入卷内。

（21）病后调理法

凡大病之后，必须妥善调理，方能避免病情反复。熊立品指出，疫邪方除，病人胃口方开，因此病人之胃气微弱，至于进食量多，过早进食，以及过晚进食都是不可取的。应该先进食稀粥类，其次糊状饮食，再其次软饭，如此循序渐进，不要提前进食，也不要稍后进食，应当在病人想要进食时即稍稍给予，若稍迟则胃气伤反不思食。既不思食，虽然参照前面提供饮食，但不易运化；若进食量多，或进食黏硬的食物，胃气壅滞更重，必然出现腹胀。还强调病后尽量少梳洗、言笑等劳神之举，切忌房劳。

（三）抒己见补充前人之未逮

1. 疫病之病位

熊立品认为，疫邪之侵犯人体，内不在脏腑，外不在经络，而是停于膜原，并解释为，胃为十二经之海，十二经皆都会于胃，故胃气能敷布于十二经中而荣养四肢百骸毫发之间无所不至。凡邪在经为表，在胃为里，今邪在膜原，即半表半里。

2. 疫病兼风寒之新论

诚然，吴又可先生之"温疫与伤寒感受有霄壤之隔"，熊氏亦同意其观点并提出"温疫不可照伤寒之法以为治者也"。但熊立品又在此基础上提出一种临床表现为初起时头痛、身热、节强、恶寒等皆伤寒见症之疫病，熊立品判断其为既感受疫气，又伤于风寒，或突感于风寒兼染及疫气，属寒疫二邪一时混合。指出在临症诊脉时应辨明：

（1）脉若不浮不沉，重按独数，症见头痛，身热，骨节酸痛，饮食无味，面红眼赤，口渴，便秘，神志恍惚等为正时疫，当使用吴氏达原饮、三消舒利之药为主。

（2）若脉见浮洪，或浮紧浮缓，重按不数，症见头痛，身热，背脊强，恶寒，口不渴，饮食知味，大小便不秘，此为新中风寒而兼疫气。若以新中风寒为先，务必以发散之剂驱邪，风寒之邪祛除则可渐除疫邪，故建议用九味羌活汤、五积散、参苏饮、败毒散、防风通圣散。

3. 温疫病情反复之原因

熊立品提出，常见温疫服疏解药而愈，但一二日后复发，用前法前方治疗又愈，愈后又发作，或又加重，终至殒命。熊氏认为温疫病情反复的原因为厉气伏于膜原，一时祛除未尽。

4. 疫病之预后——劳复、食复论

熊立品对疫病的预后研究颇深，提出疫病的预后除上文所论及自复外，临床尚有"劳复""食复"。疫邪祛除但元气未复之时，若因梳洗、沐浴或情志过于激动，或由于过度劳作所致真气亏伤而疫病复发者，称为劳复。由于疫病初愈而恣意饮食，且多肥甘厚味，食积停于脾胃，加之感受外邪因而复发者，称为食复。关于两种疫病复发病情的治疗方面，熊氏提出，劳复之轻者，嘱病人静养即可痊愈，重者则需补气血，血气和真元之气乃足，则余火自消。食复之轻者，注意调节饮食，忌食油腻，宜清淡饮食，即可痊愈，重者宜先行消导之法，再行理气扶脾，气足脾气健运，则脾能统胃而疫病除。

5. "温""瘟"之辨

熊立品认为见诸于各医书之冬温、风温、湿温、温疫、寒疫、晚发、温毒、过经不解之温等诸温与温疫是完全不同的，并指出各自特点。"冬温"，病因为非时之燥热之气与骤至之严寒之气两相搏击而触发，临床见症与伤寒相似，但脉象不浮，治以九味羌活加大黄，重则治以双解散类方。"风温"，见症喘息、口渴、眠多，四肢如瘫，汗出但仍有壮热，其治在心脾，不宜用汗下法，宜用清解法。"湿温"，病因为外界阴雨之气盛，或居处潮湿，或居处气候酷热，或涉入寒溪冷水，伤暑伤湿，症见胸满、妄言、两胫逆冷、身热、自汗等，其治亦在心脾，不可发汗。"温疫"，因夏秋之间暴热所致，内外兼中，症如郁蒸，治宜清热解毒，药物以辛凉为主。"寒疫"，病因为温暖之季节寒邪为病，属阴气反逆，治宜暖胃调中，禁用一切寒凉。"晚发",从发病时间看,自立春至夏至发病者称为春温,自夏至至立秋病因燥热而发者称为"晚发",证分为湿、燥两种,宜审外证与时令不同而施治。"温毒",病因为初病感邪未解,结滞于经络,酿为痈毒,治宜仿伤寒治毒之法。

以上为熊立品对温病诸种之见解,并总结为"冬不藏精,寒邪中肾,遇春而发者,温也"。其对温疫一症理解为,病因起于触犯疠气,即邪自口鼻而入,伏于膜原,郁结蕴蒸,变幻百出,其症独异,其毒最烈者,非以上诸温所能比拟者。瘟与温的关系为:温虽可以统瘟,而瘟终不可以为温也。

6. 温疫之预防

熊立品对温疫的预防方面阐述得非常全面,提出在温疫流行时节的原则为:内养精神,外谨防范,毋犯房劳,毋妄动作,毋忍饥饿,毋伤饮食,毋食生冷,毋食肥甘,毋肆骂詈,毋鸣锣鼓,毋食凉坐卧湿地,毋冒雨感受风寒,毋近病人床榻染其污秽,毋凭吊死者尸棺触其臭恶,毋食病家时菜,毋拾死人衣物。以苍术、雄黄避秽,大蒜、酒驱邪,因此做到正气实而疫邪不能内侵。

7. 论时疫不拘于五运六气

在论及疫病与五运六气间关系时,熊氏认同吴又可之"夫病不可以年气四时为拘"之说,认为既有在天之运气,亦有在人之运气。熊立品认为人身为一小天地,天以水火金木土为五运,而人有五脏以应之。地以风寒暑湿燥火为六气,而人有六腑以应之。且天之雨露风雷霜雪,即人之喜怒恐悲惊。地之山岳河海,即人之精神血脉。因此,人身之一毛一窍,一呼一吸,无一时一刻不与阴阳、天地相通。强调"审形症"诊病法,认为"形症"即人身运气之显见者,故临床察症观形,细察脉理远较按时令治病更为效验。并举例,临床上火运之年,疫病当盛行而反见稀少,水运之年,疫病应稀少而反见盛行,四五六月火运主之,若按运气之说,疫病病情应重,而临床病情可能很轻,九十一月金水主之,疫病应轻而反重者亦有之。因此,熊立品批判某些医家"照年气用药而药有不应,按时令治病而病有不除者,皆拘迁而鲜所通者也"。

(四)防治温疫方药运用特色

1. 疫邪之传变

疫邪侵袭人体,先伏匿于人体表里之间,其传变则种种不一,故必先辨证明确,并确定其人平日所有的旧病,然后审慎用药治疗:疫邪有从表里之间传于表者,症见头痛、身热、脊强、胁痛、耳聋、口苦、眉棱骨及眼眶痛、鼻干、眠差、苔白等,宜于达原饮内加羌活、柴胡、干葛,使疫邪从表而出;若疫邪从表里之间传于里者,症见咽干口燥、胸膈痞满、面红耳赤、渴欲饮冷、舌根黄黑、大便秘结、小便浓黄,宜于达原饮内加入大黄,使疫邪从下而解。

2. 熊立品对白虎汤、承气汤祛疫邪之见

白虎汤是伤寒定例之治阳明经病之方,若疫邪入胃,里有实热,阴气不盛,邪气已离膜原,尚未出表,内外之气已通,故多汗、口渴、脉长、洪而数,白虎汤辛凉解散,服之得此辛凉,必从战汗、自汗而解。但同时,熊氏亦指出,若已用汗法、下法后而自汗,虚热不除者,需当注意,应加入人参能取效如神。

承气汤在治疗疫病中的作用熊氏非常重视,指出疫邪从口鼻而入,位于伏脊之前,膜原之间,在胃附近,距离肌表不远,属于表里之间,即感受疫邪,邪气即从此表里交界之处发泄,或浮溢于太阳、阳明、少阳三经,属于半出于表而临床表现为表证,谓之半表。若疫邪传入胃腑,属于半入于里而临床表现为里证,谓之半里。有的医生见既有表证又有里证,故用大剂量麻黄,却不见汗出,原因就在于发汗是自内由中以达表,而疫邪为蓄积之邪,滞结壅塞,阳气不能敷布于外,即使用麻黄又岂能蒸腾津液以达表。故唯用承气类先通里气,里气一通,则阳气敷布,不用发散而津液自然蒸蒸而出。

熊立品认为,三承气汤是除一切里证之要药,若痞满燥实坚俱全者,主以大承气汤,方中用厚朴苦温以除痞,枳实苦寒以泄满,芒硝咸寒以润燥软坚,大黄苦寒以泄实除热。若胸无痞满,除去枳实、厚朴,名曰调胃承气汤。若肠胃实而未坚,不用芒硝,因肠胃虽实而脐下未结块如石,用芒硝恐其伤及下焦血分,名曰小承气汤。三承气汤治疗疫邪蓄积胃部,属火气内攻,耗气伤血,肠胃如焚,症见胸胁痞满、面红耳赤,舌有刺,唇焦,或狂言谵语,撮空理线,承气汤下夺以存津液,以救肾水。

3. 三消饮的使用

至于三消饮的使用,系膜原邪溃之际,内外分传,表里见症,务必辨明疫邪之传表传里、孰多孰少,然后施治,不可妄用。

4. 下法后变证之治

疫病诸多见症如四逆、脉厥、体厥、下利、热结旁流、大肠胶闭、心下满、心下高起如块、心下痛、腹胀满、腹痛按之愈痛、心下胀痛、善太息、头胀痛等属胃家实者应用下法,但亦有下之后,余邪未尽,出现寒热如疟之状,时冷时热,一日之内有二三次不等,虽有大汗淋漓,热度却不能完全降低,医生有以为疟病治疗的,但若是疟疾,则应有头痛如钻,热则冰水不能解,冷则汤火不能御,发止有时。此症系由温疫引起,症虽如疟,但其头痛不甚,寒热时往来,此种情况,熊氏提出法当以苦发之,以酸收之,桔梗汤加乌梅、黄连,日二服。有十余日不愈者,宗《内经》所谓脏气虚也,宜补其心,用生地黄、黄连、川芎调心血之药,心血一调,其热自退。亦有积热久不愈者,用六味地黄汤之熟地黄、山药、枣皮、茯苓、泽泻、牡丹皮,或用四顺饮之当归、白芍、甘草、大黄。

5. 疫病之用大黄

上文所提温疫之病情反复,临床见症头重身疼,胸膈痞满,面红目赤,便秘者,熊氏认为,疫病之毒火惟大黄之效最捷,并提出"疫症之不可不用大黄也"。但临床尚需辨证而用之,如初起头痛,身热,脊强,恶寒,舌上白苔,或如积粉。熊氏认为此为邪气行于阳经而未入胃腑,当用达原饮而不可用大黄;如脉长洪而数,通身发热,大渴大汗,此为热邪散漫于肌肤而未入胃腑,当用白虎汤而不可用大黄;如心中憋闷,心烦欲吐,不能饮食,此为邪停于胸膈而未入胃腑者,当用瓜蒂散而不可用大黄。熊氏同时提出治疗疫病使用大黄的适应证为:头痛如劈,身热如焚,气喷如火,胸腹满硬,舌苔黄黑,目赤面红,燥渴谵妄,甚则狂走叫号,寻床摸被,或热结旁流,胁热下利,或大肠胶凝,二便秘结,此种情况属疫邪积而为毒,蕴蒸于胃中,不但专用大黄,且需佐以枳实、厚朴、芒硝之类开其壅滞,使里气得通,里气通则表气可透达,表里通透之后,则发为战汗,或狂汗,自汗,邪随汗出,则病情无反复。但熊氏同时指出,若使用下法不当则不仅不能祛除疫邪,还会使病情反复,因此提出有一日一下者;有隔日一下者;有应一下不可再下者;有应三四日连下者;如承气汤有某日应多给予,某日应少与者;有某日既已与,还应再与或不必与者,凡此种种,需临床察脉审症,辨毫厘之异同。

【著作考】

《治疫全书》是温病学的理论著作,全书共六卷,前三卷取《醒医六书》版本的《温疫论》,以品按的方式略加阐释;第四卷摘取喻嘉言《尚论》诸条,用喻氏论温之说,补充吴又可学术所未及者;第五卷广泛收集了散见于各书中的疫病证治经验;第六卷前半部分熊氏采用质疑问难的形式剖析了诸多治疫新说,后半部分为辩孔琐言。《治疫全书》与《痢疟纂要》《麻痘绀珠》共同收录于熊立品《传症汇编》中。《治疫全书》完成于乾隆四十一年(1776 年),现存版本取自乾隆四十二年(1777 年)西昌熊松园先生编次《瘟疫传症汇编》家塾藏版。

【遣方用药】

靖康异人方:靖康二年,京师大疫,有异人书此方。方中黑豆二合炒熟,炙草二寸,以水二盅煎,时时呷之。此方为甘草黑豆汤,大豆能解百药之毒,甘草亦为解毒良药,瘟疫通常为毒气所致,所以用上述两味中药解瘟疫之毒。熊立品在运用此方时认为炙甘草带有补益的功效,故炙甘草解毒之效不如生甘草。

【学术传承】

熊立品生活在新建(古称西昌),是名医喻嘉言的同乡,他所生活的年代正值明末清初温病学派开拓创新之际。熊立品所编《治疫全书》选取吴又可《温疫论》的同时"参之喻论,譬如日月合明,容光必照"。熊氏崇尚吴氏之学,广采前人有关温疫之论述,以明疫病学术之渊源,又据己临证所经历者,补充前人以羽翼之,丰富了温疫临床辨治的内容,更为我国当今防治急性传染病方面做出伟大的贡献,其治疫经验值得我们进一步发掘和整理。

【医话与轶事】

熊立品自成年便喜爱阅读《灵枢》《素问》等医书,在他读书的过程中萌生了将医籍重新整理编撰的想法,所以他将《温疫论》和《尚论》详加考订,编成《治疫全书》。熊氏一生为医兢兢业业,男女老幼病患无论远近都前来向他求诊,而且熊氏医术高超,经过他治愈的病人不计其数。在他七十高龄的时候,仍能做到不好钱财,遇到家境贫寒的病人更是免费资助药物,直到治愈为止。他有一颗济世救人的仁心,值得后世称赞和传扬。

参考文献

[1] 曹洪欣.温病大成第二部.[M].福州:福建科学技术出版社,2007.

[2] 牟宗毅,张茂云,苏颖.熊立品《治疫全书》论疫钩玄[J].时珍国医国药,2014,25(8):1925 - 1926.

[3] 张茂云,苏颖.熊立品《治疫全书》医学思想概述[J].中国中医基础医学杂志,2013,19(3):236 - 238.

[4] 苏颖,鞠煜洁.论《治疫全书》的医学思想[J].长春中医药大学学报,2008(1):1 - 2.

38. 杨栗山(《伤寒瘟疫条辨》)

【生平传略】

杨璇,字玉衡,号栗山,江苏溧水县(今江苏溧阳县)人。生于清康熙四十四年(1705年)。《夏邑县志》称杨氏"寿九旬",则杨栗山当于乾隆六十年去世,即1795年。《庄存与序》中提及杨氏祖先"原籍亳州,明永乐初年迁夏,读书力田,广业四百顷,遂家焉""诗礼名族,忠孝传家"。杨氏自幼通读先辈儒士和历代名臣的言行录,便立志以韩魏公韩琦、司马光等名臣为榜样,为国为民做贡献。

在雍正戊申年(1728年),杨栗山24岁时参加县试,破例提拔为生员(秀才中的一种品阶),当时录取他的老师于公广对他的试卷做出评价:"三试经义论策,沉潜理窟如话家常,有关世教,有裨治道,有切于民生,日用粹然,儒者之言,此国士之风也,他日必非常人。"

于是杨栗山发奋苦读,期待自己早日考上举人,但其在乡试(又叫"秋闱",上榜者皆为举人)中屡次受挫。在经过七次反复尝试失败后,他认为自己的命里无为官之相,不能强求,于是将他的志向转到医学上。此时的杨栗山已经将近四十岁了,他在自序中说道"余留心此道,年近四旬,乡闱已经七困,肇于乾隆九年甲子,犹及谢事"。在之后的行医生涯中,他发现当代医家对于寒温病因的辨证并不准确,经常出现误诊误治事件,杨氏寒温通习,伤寒所学颇多。杨栗山在自序中言:"如庞安常、许叔微、韩扺和、王海藏、赵嗣真、张璧、王实、吴绶、江机、与林氏校正、成氏诊注、朱氏《活人书》、陶氏《六书》《景岳全书》、王氏《准绳》。"从此句不难看出,伤寒诸家,杨栗山皆有涉猎,《伤寒瘟疫条辨》中所论伤寒,多出诸家。杨栗山在"温病脉证辨"中曰:"寸口脉阴阳俱紧者,法当清邪中于上焦,浊邪中于下焦,清邪中

上焦名曰洁也,浊邪中下焦名曰浑也。阴中于邪,必内栗也。"以此解释温病的发生、发展及变化,正如杨栗山所言:"此四十六字,全非伤寒脉证所有事,乃论温病所从入之门,变证之总。"温病方面,杨栗山推刘河间之《直格》、王安道之《溯洄》,认为他们最早能辨别寒温,并立新方以治温病,但是未能阐发到底,颇有遗憾。此外,杨栗山有关寒温之辨,亦是总结前人经验,结合自己感悟所得。如从《伤寒缵论》得"伤寒自气分而传入血分,温病由血分而发出气分"。从《温疫论》得"伤寒得天地之常气,温病得天地之杂气"。结合《伤寒论·平脉篇》所论,清邪、浊邪为杂气,上、下为血分,温病之源,变证之总,自此清矣。他对于当世的医者评价"于病寒病温两者之辨不明,故处方多误,以致杀人"。因此对伤寒及温病进行了深入的研究,"集群言之粹,择千失之得",结合个人体会及临证经验,终著成《伤寒瘟疫条辨》。

【学术思想】

纵观杨栗山的《伤寒瘟疫条辨》一书,其内容引用了众多前辈医家的学术观点和思想。上承《黄帝内经》《伤寒论》,下继刘河间、王安道、张璐、喻嘉言、吴又可等医家,其中又以吴又可《温疫论》的学术思想对其影响至深。正如杨栗山在《卷一·温病与伤寒治法辨》中表明自己在学术上对前人的继承:"多采王刘二公,并《缵论》《绪论》《温疫论》《尚论篇》,及诸前辈方论,但有一条一段不悖丁是者,无不零星凑合,以发挥仲景伤寒温覆消散,温病刺穴泻热之意,或去其所太过,或补其所不及,或衍其所未畅,实多苦心云。"杨栗山对于《黄帝内经》的研究,在"弃举子业"后,"熟复《灵》《素》"。在《伤寒温疫条辨》中,杨栗山多次引用《黄帝内经》的原文,作为自己

立论和理法方药的依据,并多有发挥。

(一)阐明伤寒与温病病因、发病途径之不同

杨栗山对伤寒与温病的病因、病机、辨证及治法进行了分析,并在文中详细阐述,原文中说道:"伤寒得天地之常气,先行身之背,次行身之前,次行身之侧,自皮肤传经络,受病于气分,故感而即动。认真脉证治法,急以发表为第一义……温病得天地之杂气,由口鼻入,直行中道,流布三焦,散漫不收,去而复合,受病于血分,故郁久而发。亦有因外感,或饥饱劳碌,或焦思气恼触动而发者。一发则邪气充斥奔迫,上行极而下,下行极而上,即脉闭体厥。从无阴证,皆毒火也。"这段话将伤寒和温病的发病机制做出了非常完善的鉴别,对二者的治法也做出了阐述,其中指出伤寒感天地之常气,病发部位为气分,治法上以发表为首选。而温病是感天地之杂气,没有阴证,多是毒火,在治法上应当以清热解毒为主。

(二)伤寒与温病用药寒热大不相同

在杨栗山看来,伤寒、温病判若云泥,二者绝不可混淆,正如杨栗山自序:"于是集群言之萃,择千失之得,零星采辑,参以管见,著《寒温条辨》九十二则,务辨出温病与伤寒另为一门,其根源、脉证、治法、方论,灿然昌明于世,不复掺入《伤寒论》中……"杨栗山所著正是为了明辨寒温,他指出寒热为治病之大纲领。杨栗山在文中指出同为表证,伤寒与温病用药寒热大不相同;同为半表半里之证,伤寒与温病治法亦有和解与内外攻伐之不同;同为里证,温病与伤寒治法大略同,均可用攻伐之法。

(三)注重脉诊

杨栗山在诊断温病时很重视脉诊,其理论源于《黄帝内经》。如《脉义辨》中引《黄帝内经》有关脉义的原文作为温病脉诊的理论基础,"脉至而从,按之不鼓,诸阳皆然。王太仆注曰:言病热而脉数,按之不鼓动于指下者,此阴盛格阳而致之,非热也。又曰:脉至而从,按之鼓甚而盛也。王太仆注曰:言病证似寒,按之而脉气鼓动于指下而盛者,此阳盛格阴而致之,非寒也"。从中可得出:"大抵诊脉之要,全在沉脉中分虚实,如轻手按之脉来的大,重按则无者,乃无根蒂之脉,为散脉,此虚及而元气将脱也,切不可发表攻里,如误治之则死,须人参大剂煎饮之。"此"乃脉证治例之妙",并告诫后世医家切脉

时对"水火征兆之微,阴阳倚伏之理,不可轻易而切之,要当穷究其旨趣"。故《黄帝内经》曰:"微妙在脉,不可不察。"

在诊察疾病时,杨栗山遵从《黄帝内经》中"能和脉色,可以万全"之旨,认为"看病者,得先要察色,然后审证切脉,参合以决吉凶也"。在温病的转归中,杨栗山也很重视《黄帝内经》理论。如《卷三·复病》中因饮食所伤所导致的食复,引用《黄帝内经》中"帝曰:热病已愈,时有所遗者何也?岐伯曰:诸遗者,热甚而强食之故也。若此者皆已衰,而热有所藏,因其谷气相搏,两热相合,故有所遗也。帝曰:病热当何禁?岐伯曰:病热少愈,食肉则复,多食则遗,此其禁也"。故杨栗山强调在温病即将痊愈时,"慎勿便与粥食,只宜先进稀糊,次进浓者,须少与之,不可任意过食,过食则复,此一著最为紧要"。在组方配伍方面也遵从《黄帝内经》"热淫于内,治以咸寒,佐之以苦"之训,认为温病是热盛于内,故治温十五方用药以苦寒为主。由此可见,杨栗山在熟读经典的基础上,紧密结合自己的临证经验,而有所新见。

(四)温病三焦伏邪观

杨栗山论温疫禀吴又可之论,认为温疫类病证多感受杂气而病,与感受时气行邪不同,具有先伏而后行的伏邪特征,但与吴又可邪伏膜原表里九传的伏发观不同。杨栗山持杂气伏郁三焦化毒发出的伏发观,具体又包括杂气伏郁三焦与火毒发出三焦两方面内容。

1. 杂气伏郁三焦

(1)杂气本为秽浊之气 杨栗山尊崇吴又可温疫所病由杂气所感之论但有所发展,认为杂气虽因病而异,但查其所见之杂气实为秽浊之气,多由地气所生,可因时而盛。吴又可论杂气统领种种不正之气,强调其无形无象,受本难知,故称"其来无时,其着无方",因此只能"究其所伤不同,因其气各异也"。根据其发病特点,推断其杂气之属性与来源,根据"物之可以制气"的原理,寻找相应治疗方法。

杨栗山结合自己的经验,辨析前人之论,论杂气则概其所见温疫之不正之气,强调其有根蒂可寻。一者"在方隅有盛衰",因其"虽曰天地之气,实由方土之气也""其气从地而起",为"种种秽恶,上涸空明清净之气,下败水土污浊之气",实由其地气所

生之秽浊之气；二者"多起于兵荒之年"，以兵荒之年"物皆疵疠"，秽浊杂气由物化而多见，同时"在四季有多寡"，以春夏之交"气交互蒸"，秽浊杂气蒸动使人触之而多发，故言其为"天地之间疵疠旱潦之气"。认出此类杂气本是秽浊之气，多由地气所生，可因时而盛。这些认识，为杨栗山进一步分析杂气伏郁三焦的原理以及其逐秽法的确立奠定了理论基础。

（2）秽分清浊流布三焦　杨栗山同意吴又可杂气感之而伏之论，但与吴又可邪伏膜原之论不同，认为秽分清浊流布三焦，以杂气伏郁三焦立论。

杨栗山之论首先以三焦为杂气伏郁的中心，指出秽浊杂气"由口鼻而入"，继而"流布三焦，散漫不收，去而复合"。其次根据所感秽浊杂气、蒙上害下的特点，依据张仲景《伤寒论·平脉法》之论，进一步指出秽浊杂气又有清邪与浊邪之分，流布三焦有亲上亲下与蕴中之别，其中"毒雾烟瘴"之类，为"杂气之浮而上者"是为清邪，其"从鼻息而上入于阳"，而见发热头肿、项强颈挛等症状，此印证了张仲景"清邪中上焦"之言；而"水土物产"之类，为"杂气之沉而下者"化为浊邪，"从口舌而下入于阴"，而见腹痛吐泻肠鸣、足膝厥逆，此印证张仲景"浊邪中下焦"之言；而清邪与浊邪分布上下，需"先注中焦"，故中焦最先受邪，因此若"清浊相干"则中焦酿变，"气滞血凝"，出现胸高胁起、身发如瘤等症状，此印证张仲景"阴中于邪"之言，并指出两类秽浊杂气病邪性质、感染途径、伏郁部位与临床表现之不同。与此同时还进一步指出，清邪与浊邪致病之所以不同，关键在于其属性之差异，"人受之者，亲上亲下，病从其类"，这些论述为杨栗山分消逐秽治法的创制提供了理论基础。

2. 火毒发出三焦

（1）邪伏三焦化火化毒　与吴又可以膜原为中心酿变传化的观点不同，杨栗山认为当以三焦为杂气酿变伏发的中心，以邪伏三焦化火化毒为其变。杨栗山指出此类温疫类病证多感之不查，"先时蕴蓄"随邪甚而发而重，仅依其所发而治之，多难遏其势，每见病势日重，说明秽浊杂气致病具有伏郁而发的伏邪特点。同时指出此类伏邪特点有二：① 其发虽势不可遏、怪证奇出，但有其特定的属性特点，病性"皆毒火也"，而毒火之来总因"邪涸为一，怫郁熏蒸"而成。也就是说，因秽浊杂气伏郁而化火化

毒。② 虽发时之证不可凭，但此类病证却有特定病变中心，不似感受时气之行邪传变无常，其病位"不过专主上中下焦""发则邪气充斥奔迫，上行极而下，下行极而上"。也就是说，郁发病位在三焦，发则可现毒火充斥三焦同病的表现，因此其郁发之机可用"秽浊杂气伏郁三焦化火化毒"一语概之。另外，杨栗山根据运气大司天之理指出，其所论疫病发病之时，"大运转为相火"，而三焦属少阳，相火所应正在少阳，结合此论也可以反证，此类病证当多以三焦相火为病变核心，病变核心的确定为杨栗山进一步分析其阴阳表里同病的原理以及其解毒法的确立奠定了理论基础。

（2）表里俱病阴阳并传　与吴又可以膜原为中心的九传传化观不同，杨栗山实际倡导的是以三焦为中心的发病观，其以三焦为中心表里俱病阴阳并传。杨栗山通过与伤寒三阳经证比较提出，温疫类病证关键在于表证大异，一者其"虽有表证，实无表邪"，断不可汗，"一发汗而内邪愈炽"；二者发则见里热，多见"邪热亢极"之证。据此进一步结合张仲景三阳经合病并病之论，指出温疫之所以表现此类特点，在于其"合病并病极多"，三焦伏郁之热，久而自然蒸动，或受引触而发，其暴起竞起，"邪气充斥奔迫，不仅三焦俱病，还可见三阳合病并病，表现为"表里三焦大热，其症不可名状"。因此，三阳经表里之热实皆由三焦火毒化出，表现出表里俱病的特点；而其表证为里热郁发，表现出发病虽有表证、实无表邪的特点。

通过与伤寒三阴经证比较，杨栗山提出温疫类病证三阴经多见热证少见寒证，认为"温病无阴证""热变为寒，百不一出"。同时，进一步结合张仲景表里阴阳经两感之论，指出温疫"两感最多"，并与伤寒"外感之两感"不同，邪气以秽浊杂气"直行中道，流布三焦""受病在脏腑"，常以内伤触动里气而发，为"内伤之两感"，邪气由三阴发出三阳，在三焦火毒化出表里，表现阳经见证的同时，可同时伴见火毒伤阴等阴经见证，出现两感之阴阳并传的情况，也因此表现出三阴证多热证而少见寒证的特点，这些论述为杨栗山双解解毒治法的创制提供了理论基础。

（五）分消双解法

1. 分消逐秽法

杂气本为秽浊之气，故杨栗山在治疗上以"急

以逐秽为第一义"，但由于其杂气流布三焦伏郁而发的三焦伏邪观，与吴又可开达膜原、攻下逐秽的方法不同，他采用的是三焦分消、解利逐秽法。

（1）升降分消化邪　杨栗山三焦分消的治法，禀自喻嘉言《尚论篇》，其论先引"逐秽"之言，随后三焦分论："上焦如雾，升而逐之……中焦如沤，疏而逐之……下焦如渎，决而逐之。"紧接着有"恶秽既通"之言，可见其三焦分治句句落在逐秽，其逐秽之法以"通"为要，非攻下一法。查"升、疏、决"之语，又实为三焦升降分消开化逐邪立法，因秽浊之邪伏郁结聚三焦，欲逐之而去，必须先开化使之能透能通，方可逐之。

杨栗山立温疫十五方以升降散统领之，升降散之主药多论其升降透邪之功，但升降透达之药众多，为何独取此四味？升降散一个更加核心的作用是分消开化秽浊伏邪。秽浊之邪虽有种种不同，但既有流布三焦亲上亲下之异，依同气相求之理，自与人身所生之上下病气相近，入客虽殊，从化有类，治从其类则有法可依。

其清邪在上者近风痰，可从化痰祛风治之，升降散选用僵蚕、蝉蜕既有化痰祛风之意，而温疫十五方中又有白附子、瓜蒌、半夏、神曲等开化痰浊药，以及天麻、全蝎等息风搜风药也是此意。故杨栗山言"僵蚕、蝉蜕升阳中之清阳"，非指升清，而是指化透伏于上之清邪，此升之法；浊邪在下者近浊瘀，可从化瘀泻浊治之，升降散选用姜黄、大黄，即有化瘀泻浊之意，而温疫十五方中又有牡丹皮、紫草等凉血化瘀药，以及当归、泽兰等化瘀利浊药，也是此意。故杨栗山所言"姜黄、大黄降阴中之浊阴"非指降浊，而是指化逐伏于下之浊邪，此决之法；清浊之邪相混在中者，可以二法同用，合之则有分消透泄之功，即杨栗山所言"一升一降，内外通和，而杂气之流毒顿消矣"，此疏之法。三法据证进退则为三焦升降分消开化之法。升降散虽非杨栗山所创，但阐明其在温疫病证中升降分消开化逐秽的作用却是他所创见，此发前人未发之义，值得后学者学习与进一步的深入研究。

（2）配合解利逐秽　升降散为核心的分消化邪药物，虽然同时具有透泄逐秽的作用，但其总以开化通秽为功，应用时常需配合解利逐秽以增其效，所以杨栗山认为，待"恶秽既通"，还需"乘势追拔，勿使潜滋"，解利逐秽之法，也可以三焦分论之。

《素问·阴阳应象大论》认为"其高者，因而越之"，故其在上之清邪，当发越而逐之，查温疫十五方配用柴胡、荆芥、防风等药即是此意。其祛风透表达邪，与僵蚕、蝉蜕等药化透之升法相配，共奏逐邪之功；同时"其下者，引而竭之"，故其在下之浊邪当通下而逐之，查温疫十五方配用芒硝、滑石等药即是此意，其通利二便，与姜黄、大黄等药化逐之降法相配，共奏逐邪之功；而其在中者则又以疏利气机为法，查温疫十五方中配用桔梗、陈皮、枳实、厚朴等药即是此意，以之行气开郁，调其气机升降，与分消透泄的疏法同用，共奏逐邪之功。此三法虽以解利、逐秽为要，但实际需与升降分消化邪同用，使秽浊杂气郁聚得化而后升降解利而去。与杨栗山同时代的吴鞠通创制温病三焦辨治体系，不知是否曾受杨栗山三焦分消解利、逐秽治法的启发，但学者可从其治法中看出相通之处，于临证中变化而用之。

2. 双解解毒法

杂气伏郁三焦化火化毒为害最甚，故而杨栗山在治疗上又特别注重"解毒"之法，其言三焦逐秽中皆必同时配以解毒，虽称其法"非清即泻，非泻即清"，但查温疫十五方及其"辛凉苦寒清泻"之语，可以发现清泻实则言其主法之变，更完整地说，他采用的是表里双解郁热、气血双清火毒之法。

（1）表里双解郁热　由于对瘟疫表里俱病的认识，杨栗山对刘河间表里双解法极为推重，明言其温疫十五方为推广河间三黄、双解之意而制，但其所论双解与刘河间稍异，实是解透郁热，有其独到之处。首先，杨栗山指出温疫类病证"凡见表证，皆里证郁结，浮越于外"，使用发汗解表如"抱薪救火"，可致"轻者必重，重者必死"，故"当以清里为主"，以"开导其里热，里热除而表证自解矣"，此表证治里之法。

其次，杨栗山指出此类病证"热毒至深，表里俱实"，此时单纯使用清泻之法会导致火郁难透，以其"降之则郁，郁则邪火犹存"，而需要配用疏表之法，"兼之以发扬，则炎炎之势皆烬矣"，取火郁发之之意，此里证治表之法。二法相合，则为杨栗山之表里双解之法，可见其治表非为解散而以透郁为要。因此，杨栗山取法刘河间三黄、双解，却不用麻黄，而以僵蚕、蝉蜕、薄荷代之，即是取其升透之力。

杨栗山论表里双解，根据其开导里热法之不同，又可分为解表清里与解表通里二法，并言其治法"非清即泻，非泻即清"，已暗含清泻两法之变。后又明确指出其"轻则清之"，如神解散、清化汤等，查其方药是治以辛凉苦寒清利，实自刘河间三黄石膏汤化出，为解表清里之法，但其清者实以清利为要，此又与刘河间不同；其言"重则泻之"，如增损大柴胡、增损双解散等，查其方药是治以辛凉苦寒通泻，实自刘河间双解散法化出，为解表通里之法。其解表主用辛凉，选药如薄荷、金银花、连翘等；清里则清利导热，选药如滑石、木通、车前子、龙胆草、泽兰、泽泻等，含导赤散、龙胆泻肝汤之变；通里则通腑泻热，以大黄为主药，含承气法之变。可知其清泻二字实是借以明示解表清里与解表通里二法之不同。法虽有不同，但总以其郁化之毒热得解而不致生变。蒲辅周"温疫最怕表气郁闭，热不得越；更怕里气郁结，秽浊阻塞；尤怕热闭小肠，水道不通"之语，所言正是杨栗山解表、通里与清里法立法之要。

（2）气血双清火毒　由于杨栗山对温疫阴阳并传的认识，其既注重发于阳之气分证的治疗，也注重阴分受邪之血分证的治疗，虽未明言但实际采用的是气血双清火毒的治法。杨栗山对温疫阴阳并传的认识，源自张石顽"温病由血分发出气分"之论。他反复引用此论并发挥有二，一者言其发病由阴出阳，虽见发于阳之气分证，但实际有阴分血分受邪而伤的潜在病机，此为温疫发病与伤寒时邪不同之处，所以其治气需兼顾其阴血；二者邪自阴血发出、化火化毒，易进一步损伤阴血、由阳入阴，导致邪毒内陷血分出现变证，而此时治疗又需气血同治。这两点杨栗山又以温疫阴阳表里并传之论统之。杨栗山所论其实有发出气分与陷入血分之两变，其言杂气伏郁三焦化火化毒，"卫气通者"则发于阳出于表，见"痈脓"等症，此时当气血双清，治重在气；"荣气通者"则入于阴通于里，见"下血如豚肝"等症，此时当气血双清，治重在血。

温疫十五方中常有解毒清气与清营凉血药物同用，即是此意。其清气者选用药物如石膏、竹叶、知母等，蕴白虎、竹叶石膏汤之法；凉血者选用药物如栀子、牡丹皮、犀角等，蕴犀角地黄汤之法。由于气分火毒自三焦化出，血分之热也自三焦传入，欲清气血，需首先苦寒直折三焦火毒，故其十五方中多选用泻三焦火毒之黄连、黄芩、黄柏与栀子等药，蕴黄连解毒汤之法；又因发出与内陷都有阴分血分受伤之潜在病机，"表里枯涸，其阴气不荣"，欲解毒凉血需配合益阴凉营，故其十五方中又常配用生地、玄参、麦冬、白芍等药。此杨栗山气血双清火毒的治法。

（六）在瘟疫研究的其他方面

杨栗山不仅融会《黄帝内经》《伤寒论》等经典，还广泛采辑历代医家的论述，汲取其精华，其中尤推崇刘河间、王安道、张璐、喻嘉言、吴又可等医家的学术精华。刘河间在《伤寒直格》中，提出"六气皆能化火"论，其机制为"阳热怫郁"，治疗"不可峻用辛温大热之剂，纵获一效，其祸数作"，而宜用辛苦寒药，并创立双解散、凉膈散、三黄石膏汤等为治温主方的观点。杨栗山借鉴了此观点，指出温疫是"杂气由口鼻入三焦，怫郁内炽"所致，用药以辛凉苦寒为主；并对刘河间把双解散、凉膈散、三黄石膏汤视为治温主方的观点评价甚高，称"其见高出千古，深得长沙不传之秘"，故治温时多效法其方。不过杨栗山认为刘河间、王安道虽"能辨温病与伤寒之异治者"，但"对病源之所异处，亦未能道出汁浆"。故其说"惟刘河间《直格》、王安道《洄集》，以温病与伤寒时不一，温清不同治方，差强人意。然于温病所以然之故，卒未能阐发到底，使人见真守定，暨于临证，终属恟恟何以拯危殆而济安全"。

杨栗山受张璐《伤寒缵论》"伤寒自气分而传入血分，温病由血分发出气分"的观点影响，故对温病病机的阐述，多继承于之。他认为"温病得天地之杂气，由口鼻入，直行中道，流布三焦，散漫不收，走而复合，受病于血分，故郁久而发""一发则邪气充斥奔迫，上行极而下，下行极而上，即脉闭体厥，从无阴证，皆毒火也"。

杨栗山极力推崇喻嘉言《尚论篇》对温疫的治疗，"强调逐秽为第一要义"，其逐秽之法，"上焦如雾，升而逐之，兼以解毒；中焦如沤，疏而逐之，兼以解毒；下焦如渎，决而逐之，兼以解毒"，他认为温疫基本病机为三焦火毒"怫郁内炽"，故应急以逐秽为第一义，以清泻三焦热毒。具体体现于治温十五方中。

需要特别指出的是,对杨栗山影响最深刻的,要数吴又可的《温疫论》。他说:"一日读《温疫论》,至伤寒得天地之常气,温病得天地之杂气,而心目为之一开。"又说"又可《温疫论》以温病本于杂气,彻底澄清,看得出与伤寒判若云泥,诸名公学不逮此,真足启后人无穷智慧"。由此可见,杨栗山对温疫病因的认识,继承了吴又可《温疫论》杂气致疫学说。同时,对于温疫的治法,也吸收了吴又可"逐邪为第一要义""勿拘于下不厌迟说"的观点,并有所创新,提出"温病热胜即下""下不厌早"。虽然杨栗山深受吴又可的影响,但是在温疫传变上却与其不同,认为杂气虽因病而异,但查其所见之杂气实为秽浊之气,多由地气所生,可因时而盛。杨栗山结合自己的经验,辨析前人之论,论杂气则概其所见温疫之不正之气,强调其有根蒂可寻。一者"在方隅有盛衰",因其"虽曰天地之气,实由方土之气也""其气从地而起",为"种种秽恶,上溷空明清净之气,下败水土污浊之气",实由其地气所生之秽浊之气;二者"多起于兵荒之年",以兵荒之年"物皆疵疠",秽浊杂气由物化而多见,同时"在四季有多寡",以春夏之交"气交互蒸",秽浊杂气蒸动使人触之而多发,故言其为"天地之间疵疠旱潦之气"。此类杂气本是秽浊之气,多由地气所生,可因时而盛。这些认识,为杨栗山进一步分析杂气伏郁三焦的原理以及其逐秽法的确立奠定了理论基础。

杨栗山指出"独惜泥在膜原半表半里,而创为表里九传之说,前后不答,自相矛盾,未免白圭之玷"。主张上、中、下三焦传变,并确认温病有表证、有里证,也有半表半里证。杨栗山建立了一套较完整的温疫病学术体系,在温病学方面做出了重大的贡献。

杨栗山根据吴又可《温疫论》"常气""杂气"说和张璐《伤寒缵论》"气分""血分"之说,将二者互相结合,认为"伤寒得天地之常气,风寒外感,自气分而传入血分;温病得天地之杂气,邪毒内入,由血分而发出气分"。常气者,乃风、寒、暑、湿、燥、火天地四时之六气错行,太过不及,常为致病。杂气者,非风、非寒、非暑、非湿、非燥、非火,乃是"偶荒旱潦疵疠烟瘴之毒气也"。伤寒多由风寒外感所致,轻者感冒,重为伤寒,温病则是感受旱潦疵疠之杂气所发,是

邪毒内侵所致。

(七)注重妇孺之温病辨治

1.关于妇人温病的研究

在卷三中针对妇人的生理特点,单列四条对妇女伤寒温病、热入血室、妊娠、产后等进行了详细辨治。在妇女伤寒温病中,杨栗山认为妇女六经辨治与男子无异,只是多兼经候,调治较为困难,用药当和中兼调血为主。如伤寒表证居多,治多用生地四物汤合麻黄汤、桂枝汤、葛根汤、小柴胡汤等;温病里证居多,治用神解散、小清凉散、升降散之类;然无论寒温都应随证治之。在热入血室中同样以寒温对比的方法来论述证治。在伤寒当针泻期门者或用小柴胡汤,在温病则用增损大柴胡汤加当归尾、桃仁、穿山甲。

在伤寒病无犯胃气、中上二焦者,无须治疗,经尽热随血散而自愈。在妊娠部分,杨氏认为寒温皆以保胎为要。伤寒外感风寒,以表证居多,治宜汗、宜解、宜和,且应照顾气血,以麻黄、桂枝、葛根小柴胡等汤合四物汤随证治之。温病内蕴邪热,里证居多,不可发汗,轻者以井底泥或青黛、伏龙肝为末涂脐至关元,干而再易。大热干呕、错语呻吟则用清剂之增损三黄石膏汤和清化汤。若热甚燥极,胎动不安,必须以下法治之,不可拘泥于用人参、白术安胎,酌用升降散、增损双解散、加味凉膈散或去芒硝,邪去热清而胎安。世人皆惧芒硝、大黄之大寒,以为虎狼之药而不敢乱投,更何况是妊娠之期,然而杨栗山却认为:"结粪瘀邪,胃肠中事也。胎附于脊,胃肠之外,子宫内事也。大黄直入胃肠,郁结一通,胎得舒养,是兴利除害顷刻之间,何虑之有?"在燥实之下,非硝、黄不可解,芒硝虽有化胎之嫌,有病当治,用之也无妨碍,故在前论杨栗山云或去芒硝。

2.关于小儿温病的研究

在小儿温病方面,杨栗山一针见血地指出世人弊端。一是对温病则知之甚少:小儿感冒伤风、咳、呕等证,人人皆知,但是感于温病,人多不料,所以幼儿温病多有耽搁。且幼科专于痘疹、疳积、吐泻、惊风等杂症,对于温病则甚略之。二是临证不知思为温病:如小儿不思乳食,心胸臌胀,一般医生多怀疑是内伤乳食,而不知温病邪热在胃亦可致此。小

儿呕吐、恶心，口干，下利，常医以为常事，不知其为温病协热下利。三是小儿温病多误治：如小儿神气娇怯，筋骨柔脆，感染温病，一经失治，多会二目上吊，肢体抽搐，甚至角弓反张，便当作急慢惊风来治，以神门、印堂灸法治之，艾火内热两阳相搏，死者不计。论及时弊之外，杨栗山还认为杂气为病，大人、小儿治法药物相似，以加味太极丸为小儿温病之主方，升降散亦可。加味太极丸乃升降散加天竺黄、胆南星、冰片，以化痰开窍。

【学术传承】

（一）论病因，主崇吴又可杂气说

吴又可在《温疫论·杂气论》中提出："杂气为病，更多于六气。"吴又可认为除风、寒、暑、湿、燥、火六气为邪致病之外，天地间还存在着另一类致病因素——杂气。其指出："大约病遍于一方，延门阖户，众人相同，皆时行之气，即杂气为病也。"又云："疫气者亦杂气中之一，但有甚于他气，故为病颇重，因名之疬气。"

吴又可的杂气论可总结如下：①气即是物，物即是气；②天地之杂气，种种不一；③杂气为病，一气自成一病；④杂气其来无时，其着无方；⑤杂气致病，有流行性和散发性；⑥杂气的致病性强弱不等；⑦专以某药制某杂气等。就是在这种背景之下，杨栗山兼收并进，提出了自己的温病病因观点。

此外，张仲景的学术观点对杨栗山的病因思想形成也有很大的推动作用。如其推崇《伤寒论·辨脉法》将温病致病之邪按性质分为清、浊二气的观点，认为清邪伤人上焦、浊邪伤人下焦，以及张璐《伤寒缵论》温病"由血分出"的观点。

（二）析病机，主遵王安道怫热外达说

王安道对温病的病机学说，强调"怫热外达"。其在《医经溯洄集》强调"温病不得混称伤寒"，认为伤寒和温病的发病机制迥然不同，温病属于里热外发，即使有表证亦多为里热郁表所致，也就是所说的"怫热外达"的思想。王安道对伤寒与温病的鉴别，虽不够全面系统，但开了伤寒与温病相区别的先河，其对伤寒与温病的鉴别，从病因、初起症状、脉象、治法等论述多为后世所采纳。对于温病恶寒

的机制，王安道认为：怫热内郁，表气本虚，内热达于表，不得宣泄更伤表气，而出现表恶寒。杨栗山将此概括为虽有表证，实无表邪。其论述温病有先表后里的机制，是怫热达表不能宣泄，返而入里成可下之里症。

杨栗山病机继承了王安道的学术观点。其认为伤寒感常气而作，由外之内，由气分传血分；温病感杂气乃发，是"杂气由口鼻而入，直行中道，流布三焦，散漫不收，去而复合，受病于血分，故郁久而发"，强调"怫热内炽"，自里达外，由血分而发出气分。指出伤寒感风寒外邪侵袭肌表，多始于太阳经，按六经传变；温病毒邪通过口鼻侵入机体，首先侵犯中焦，然后按三焦传变，其基本病理变化为"热毒内郁"。杨栗山继承前人思想并结合临床经验发现伤寒与温病初起证候迥异，其云："伤寒是由风寒外袭，自外至内，从气分入，故初起发热恶寒，一二日不作烦渴，脉多浮紧，不传三阴，脉不见沉；温病由火郁三焦，由内达外，从血分而出始病不恶寒而发热，一热即口燥咽干而渴，脉多洪滑，甚则沉伏。"温病有表证无表邪，表证是由里证郁结浮越于外所致。另外，由于"温病无阴证"，因此出现阳证似阴时须仔细辨别。伤寒在诊断时强调四诊合参，但对于温病尤重视舌诊，认为辨舌可指导下法的运用。

杨栗山的病机思想也受其他先贤的影响。他在书中指出"《伤寒论·平脉篇》曰：清邪中上焦，浊邪中下焦，阴中于邪等语，始翻然顿悟曰：此非伤寒外感常气所有事，乃杂气由口鼻入三焦，怫郁内炽，温病之所由来也"。这是其对仲景思想的继承。此外，杨栗山尚受张璐《伤寒缵论》"伤寒自气分而传入血分，温病由血分发出气分"的观点影响，对温病病机的阐述，也继承于之。他认为"温病得天地之杂气，由口鼻入，直行中道，流布三焦，散漫不收，走而复合，受病于血分，故郁久而发""一发则邪气充斥奔迫，上行极而下，下行极而上，即脉闭体厥，从无阴证，皆毒火也"。这些思想都有相通性。

（三）定治法，主宗喻嘉言芳香逐秽说

喻嘉言《尚论篇》对温疫的治疗，"强调逐秽为第一要义"。其逐秽之法，"上焦如雾，升而逐之，兼以解毒；中焦如沤，疏而逐之，兼以解毒；下焦如渎，

决而逐之,兼以解毒"为杨栗山所极力推崇。他认为温病是"杂气怫郁三焦,由血分发出气分"所致,其证候不论在表或在里,都是三焦火毒"怫郁内炽",里热由里出外的表现。故应急以逐秽为第一义,以清泻三焦热毒,所以多用黄芩、黄连、栀子等苦寒药。具体体现于治温十五方中。治法方药上,对于伤寒温病初起病证,伤寒以解表为先,温病以清里热为主;强调温病虽有表证,但忌用辛温之品,以防变证蜂起。

杨栗山治法继承了喻嘉言的学术观点。其在《伤寒瘟疫条辨》中提出:"《内经》热病为冬月正伤寒。至《伤寒论》病位有浅深之变,且治疗各异,加之人体禀赋有别,终有寒热变化,出现郁热而兼有虚寒之证。而医之本,为求病所属,此亦医之难。"杨栗山将寒热作为辨治伤寒温病大纲,应该说是治疗外感病之大纲。治疗外感病,首先应该辨明是伤寒还是温病。因"伤寒自表传里,里证皆表证侵入于内也;温病由里达表,表证即里证浮越于外也",故而"大抵病在表证,有可用麻黄、桂枝、葛根辛温发汗者,伤寒是也;有可用清化、升降、芳香、辛凉、清热者,温病是也。在半表半里者,有可用小柴胡和解者,伤寒是也;有可用增损大柴胡,增损三黄石膏汤内外攻伐者,温病是也。在里证有可用凉膈、承气咸寒攻伐者温病与伤寒大略同。有可用理阴、补阴、温中、补中调之养之者,温病与伤寒大略同。但温病无阴证,即所云四损不可正治也"。指出同是表证,伤寒与温病用药寒热大不相同;同是半表半里,伤寒温病有和解与攻伐之分;同为里证温病与伤寒治法大略相同。

总之,"伤寒以发表为第一要义,温病以逐秽为第一要义"。《伤寒瘟疫条辨》卷四、卷五为"医方"辨,其中"治温十五方"是杨栗山对温病治疗以逐秽为第一义的直接体现,采用非泻则清、非清则泻之法,尤重解毒。从中可以悟出其治温病学术思想首当逐邪,重用苦寒。杨栗山对温病的治法,不仅继承于喻嘉言,对张仲景、刘完素、王安道、吴又可等先贤治法思想也有极大的吸收。

杨栗山辨脉以决定治疗。他认为,伤寒初起脉浮紧,主邪在表,所以治疗应该解表;温病初起脉洪滑或沉伏,主邪热在里,所以治疗应该清里。杨栗

山脉诊思想启于《黄帝内经》。《黄帝内经》曰:"微妙在脉,不可不察"。诊察疾病时,杨栗山从《黄帝内经》"能和脉色,可以万全"之旨,认为"看病者,得先要察色,然后审证切脉,参合以决吉凶也"。这是杨栗山继承《黄帝内经》思想的部分具体体现。

杨栗山认为"读仲景书,一字一句都有精义,后人之千万论,再不能出其范围"。可见杨栗山极力推崇仲景学说。其在《卷一·温病脉证辨》篇中指出:"《伤寒论·平脉篇》曰:寸口脉阴阳俱紧者,法当清邪中于上焦,浊邪中于下焦。清邪中上名曰洁也;浊邪中下名曰浑也;阴中于邪,必内栗也。"杨栗山认为"全非伤寒脉证所有事,乃论温病所从入门,变证之总",此乃"温病脉证根源也",并由此源出温病三焦定位。又如,"《伤寒论》曰:凡伤寒之为病,多从风寒得之。始因表中风寒,入里则不消矣,未有温覆而当不消散者。《伤寒论》曰:凡治温病,可刺五十九穴。"此段明言温病治法与伤寒不同。其认为张仲景"于伤寒则用温覆消散,于温病则用刺穴泻热,温病与伤寒异治判若冰炭如此;信乎仲景治温病必别有方论""可知温病伤寒划然两途矣"。

杨栗山说后世用伤寒方治温病,乃是由于王叔和"搜罗遗稿,编为序例"的过程中"杂以己意,以温病为伏寒暴寒,妄立四变换入《伤寒论》中"造成的。杨栗山认为王安道的"治温当清里热为主,兼用辛凉之法以解表"值得效法,诚如其说"王氏《溯洄》,著有伤寒立法考,温病热病说,其治法较若列眉,千年长夜,忽遇灯炬,何幸如之"。

吴又可对疫邪在气分、血分采取不同的治法,气分解以战汗,血分解以发斑。其认为病情缓解后应重视养阴,不可妄投参术补药。吴又可对应下诸症和应补诸症的论述既详尽也实用。其对寒凉药物尤其是黄连的运用特别谨慎,认为疫邪在膜原,不在胃,用寒凉药物能伤胃气,但是不能除邪。对于温疫的治法,杨栗山在吸收吴又可"逐邪为第一要义""勿拘于下不厌迟说"等观点的同时有所创新,提出"下不厌早""温病热胜即下"等思想。

(四)制方剂,主从刘河间寒凉剂

刘河间在《伤寒直格》中提出温病治疗"不可峻用辛温大热之剂,纵获一效,其祸数作",而宜用辛苦寒药,并创立双解散、凉膈散、三黄石膏汤等为治

温主方。杨栗山秉承其说,指出温疫是"杂气由口鼻入三焦,怫郁内炽"所致,用药以辛凉苦寒为主;并高度评价刘河间"双解散、凉膈散、三黄石膏汤,为治温主方",治温时多效法其方。治疗上首当"热者寒之""以清里热为主"。

杨栗山"治温十五方"以"升降散"为总方,其余十四方贯彻其组方用意,分"轻则清之"和"重则泄之"两类。"轻则清之"是指杂气之浮而上者为病,阳分受伤治宜清之,亦指温病初觉,病情不甚危重之时治宜清之。方列神解散、清化汤、芳香饮、大小清凉散、大小复苏散饮、增损三黄石膏汤八方。"重则泻之"是指杂气之沉而下者为病,阴分受伤治宜泄之,亦指温病中后期,三焦受邪病情较重之时治宜泄之。方列增损大柴胡汤、增损双解散、加味凉膈散、加味六一顺气汤、增损普济消毒饮、解毒承气汤六方。"治温十五方"多用苦寒之品以清热,黄连、黄芩应用最广。除芳香饮但用黄芩,升降散未用黄芩、黄连之外,其余治温十三方均用黄芩、黄连。此外,栀子、大黄、黄柏等苦寒之品的应用,均体现杨栗山以苦寒解温病之毒的基本治疗法则。杨栗山在继承刘河间的表里双解治疗思想基础上,对其也进行了很大的改进,其中之一就是以僵蚕、蝉蜕代替河间原用之麻黄。正如他所说"予谓麻黄性大热,冬时正伤寒发汗之要药也。温病乃杂气中之一也,断无正发汗之理,于法为大忌,即河间亦未言及。不如易僵蚕、蝉蜕得天地清化之气,以涤疫气,散结行经,升阳解毒"。

杨栗山的制方思想是他逐渐积累前人经验加上自己的创新以及临床经验而形成的,其中也吸纳了《黄帝内经》的思想,以及陈良佐、陈尧道等的思想。杨栗山的制方剂理论来源于《黄帝内经》,其结合《黄帝内经》中"热淫于内,治以咸寒,佐之以苦"之训,认为温病是热盛于内,故治温十五方用药以苦寒为主。此外,杨栗山也继承了陈良佐的陪赈散方论,对治疫十方也有很大程度的继承,治温十五方中除升降散来源于陪赈散外,神解散、清化汤、芳香饮、大小清凉散、大小复苏饮均脱胎于治疫十方。治疫十方对僵蚕、蝉蜕治疗湿疫的论述,对清热解毒、辛凉宣透、凉血活血、淡渗通利药物的使用亦均为杨栗山所采用。不仅如此,杨栗山对陈尧道

的《伤寒辨证》也进行了大幅的摘录。同时,杨栗山对《伤寒辨证》在引录时也有许多增删之处,正是在这些增删之处体现其学术理论的区别。杨栗山也丰富了对两感的治疗方法,扩大了两感治疗的选方范围。在继承其理论的同时,杨栗山的论述,更换了更加适宜的方剂,不得不说这是一种很大的进步。

综上所述,杨栗山之所以能够给后世留下深刻的影响,主要还是其博采众长。他崇尚仲景学说;深研《黄帝内经》;在病因上,尊崇吴又可的杂气说;在病机上,遵从王安道的怫热外达学说;在治法上,宗喻嘉言的芳香逐秽说;在方剂方面,依从刘河间的寒凉剂。此外,杨栗山思想的形成,尚受到张璐、陈良佐、陈尧道等的学术的启发。其在继承优秀先贤的各种学术思想的同时,还能结合临床,与时俱进,形成一套完备的温病理论体系。研究其学术思想,对于温病学的发展起到了很大的推动作用,对于当代治疗防治突发的以及严重的传染性热性疾病有重要的参考价值,对于临床实践也有很好的指导作用。值得一提的是,其书中记载的升降散在现代临床中也被广泛地运用。

【著作考】

(一)《伤寒温病条辨》

目前,温病学界对温病学著作的研究多集中在南方温病学家的代表作之上或温病四大名著,如《温病条辨》《温热论》《湿热病篇》等。北方温病学家著作由于地域或时代限制未能引起充分的重视和关注,相关研究略显不足。然而,南北气候不同,温病的发生和发展规律亦不尽相同,所以对北方的温病来说完全照搬南方温病的发生、发展规律,恐多有不适。《伤寒瘟疫条辨》作为北方温病学家著作的代表,在北方温病的治疗方面有其独到之处。《伤寒温疫条辨》对温病学说的丰富和发展做出了重要的贡献,但是日前关于《伤寒温疫条辨》的研究与《温病条辨》《温热论》《湿热病篇》等相比,鲜见于各类刊物,即使有也局限于某些论断或某个方剂如升降散的临床应用研究居多。杨栗山作为北方温病学家,其《伤寒瘟疫条辨》是北方温病著作的典型代表,对其研究有助于了解北方温病发生的发展特

点。此外,《伤寒温疫条辨》书中对瘟疫的发病及治疗有具体论述,深入发掘《伤寒瘟疫条辨》学术思想、辨证规律、病症诊断、用药规律,可为日趋多发的热性传染性疾病的治疗提供思路和方法。

该书有多种版本出版,据不完全统计,有 36 种(不含 20 世纪后)之多,其中流传较广的主要版本有:清乾隆四十九年甲辰(1784 年)刻本、清乾隆五十年乙巳(1785 年)刻本、清道光二十七年丁未(1847 年)文聚堂刻本、清咸丰三年癸丑(1853 年)四川自流文英堂刻本、清同治二年癸亥(1863 年)中湘文会堂刻本、清同治六年丁卯(1867 年)刻本、清同治八年己巳(1869 年)刻本、清同治九年庚午(1870 年)万邑卫永丰刻本、清光绪元年乙亥(1875 年)湘潭黎氏黔阳藩署刻本、清光绪四年戊寅(1878 年)善成堂刻本、清光绪四年戊寅(1878 年)书业堂刻本、清光绪四年戊寅(1878 年)刻本等。

(二)《温病条辨医方撮要》

该书是黄惺溪针对杨栗山《伤寒瘟疫条辨》而作的温病著作,共二卷,刊于 1841 年。主要将《伤寒瘟疫条辨》一书予以提要撮精编撰而成。书中辨析伤寒、温病、温疫之异,并重点地介绍温热病多种病证的辨证治疗和方药,现存几种清刻本。

【遣方用药】

(一)以升降散为首的治温十五方

杨栗山化裁治温十五方,"轻则清之。神解散、清化汤、芳香饮、大小清凉散、大小复苏饮、增损三黄石膏汤八方;重则泻之,增损大柴胡汤、增损双解散、加味凉膈散、加味六一顺气汤、增损普济消毒饮、解毒承气场六方"。此十五方所治方证,代表了北方温病的大部分特征,其致病规律如下:① 初起即热重,无阴证。除升降散外,治疗温病初起之神解散、清化汤主证中,均有壮热、憎寒、口燥、咽干等热重之象而无一阴证。② 传变迅速,化毒流窜。到芳香饮、大小清凉散中即出现表里三焦大热,如耳聋目赤、口鼻出血、谵语狂乱等症;热毒流窜如头肿舌烂、唇口颊腮肿等症;到大小清凉饮中即出现谵语发狂等神志症状。③ 初起以肺胃为主,后期流注全身。初起之神解散、芳香饮、大小清凉饮中有胸腹满闷、呕吐黄痰、胸满胁痛等肺胃之证,芳香饮更是治疗肺胃火毒不宜之主方。在后期重则泻之诸方中,温毒流注,在上则咽喉不利,头面肿大、腮脸肿痛,在中则腹满、呕吐,在下则大便燥实、热结旁流、下血等。

(二)杨栗山指出升降散为治温之总方

升降散为总方,温病轻重皆可酌用。在原著中提到升降散并非杨栗山首创,《万病回春》内府仙方与升降散组成类似,《二分晰义》改分两变服法,名为赔赈散,用治温病,但升降散推广应用与杨栗山有关。杨栗山认为此方可与河间双解散并驾齐驱,故更其名曰升降散。本方由僵蚕、蝉蜕、姜黄、大黄组成,取名升降,主治"表里三焦大热,其症不可名状者"所导致的头面肿大、咽喉肿痛、胸膈烦热、发斑出血、呕哕吐食、心腹绞痛、谵语狂乱、丹毒等。但历经无数医家发皇古义、融会新知,治疗多已超出温疫范畴,在临床中发挥更为广泛的作用。

1. 调畅气机,升清降浊

中医学认为,气的升降出入运动贯穿着生命活动的始终。人与天地相应,气的升降出入协调,则人体脏腑经络、气血津液等功能活动正常,人体的生命活动才能正常进行;若气的升降出入失常,则易导致气机滞塞,正如《素问·六微旨大论》之"出入废则神机化灭,升降息则气立孤危。故非出入,则无以生长壮老已;非升降,则无以生长化收藏"。调畅气机,恢复脏腑气血阴阳平衡状态,是治疗疾病的根本大法。升降散方中僵蚕味辛气薄,轻浮而升,蝉蜕其气清肃,轻灵而升,二者皆升浮之品,纯走气分,升阳中之清阳;姜黄苦泄,理血中之气,大黄苦降,入血分上下通行,二者皆入血分,降阴中之浊阴。四药相合,辛开苦降,清升浊降,气畅血调。就升清而言,杨栗山称僵蚕、蝉蜕为"温病之圣药";只要是人体产生气机失调,无论虚实寒热,都可以运用升降散来调节脏腑气机。

2. 辛凉宣透,宣郁散火

气机失调,内郁不宣,泄越无门,则郁而化火;火郁又能反过来影响气机,则百病丛生。需注意的是,火郁不同于火热,虽有火邪,但治疗不能纯用寒凉清热,以免凉遏气机,郁闭更甚;虽有郁结,也不能纯用燥热宣发之品,以免助热伤津耗气。治疗宜遵从"火郁发之"的原则,即辛凉宣透、宣郁散火。升降散中僵蚕辛散,归肝、肺、胃经,辟一切怫郁之邪;蝉蜕宣郁透发,归肝、肺经,通散郁热;姜黄味苦、辛,性温,归肝、脾经,通经行气而散郁;大黄味苦,性大寒,力猛善走,归肝、胃、大肠经,行气血、宣郁散火。四药配伍,辛凉宣透,郁宣火散。郁热,不仅温疫有之,伤寒温病、内伤杂病、内外儿妇各科皆有之。

3. 清热解毒,化痰散瘀

里热炽盛或外感温热之邪,耗伤津血,血液凝滞不畅,进而导致痰瘀火毒互结,则病情急重。"急以逐秽为第一要义""上焦如雾,升而逐之,兼以解毒;下焦如渎,决而逐之,兼以解毒。恶秽既通,乘势追拔,勿使潜滋"。此乃杨栗山通过大量的治疫实践,基于对温疫病因、病机的独特见解,提出论治温疫的崭新理论。从杨栗山治疗温疫的 15 个方剂的组方用药可知,黄芩、黄连、栀子、金银花、连翘、石膏、大黄等皆为解毒逐秽的常用药。而升降散作为治温之主方,方中僵蚕味辛、咸,清热解毒,软坚散结,兼可化痰,其力雄厚;蝉蜕甘寒,涤热解毒;姜黄清热散结、活血止痛,善理血中之气而化瘀;大黄沉降下走,清热泻火解毒,活血祛瘀。全方合用清热解毒、化痰散瘀,且开上泄下,可将热毒痰瘀有效驱逐。

4. 疏风泄热,透疹止痒

痒不离乎风,外风侵袭,或因虚而生风,证候有虚有实,虚实夹杂者亦多。风邪挟湿热毒郁于肌肤,出现肌肤瘙痒、斑疹、疱疹等,甚则反复发作,缠绵难愈。风性轻扬,治宜以疏风泄热、透疹止痒为基本治法,兼以清热祛湿、凉血散瘀、清热解毒。升降散全方配伍,散在表之风邪,清体内之风热,有疏风泄热、透疹止痒之功。《伤寒温疫条辨》中对升降散有较为详细的方解:"是方以僵蚕为君,蝉蜕为臣,姜黄为佐,大黄为使,米酒为引,蜂蜜为导,六法俱备,而方乃成""僵蚕味辛苦气薄,喜燥恶湿,得天地清化之气,轻浮而升阳中之阳""能辟一切怫郁之邪气""蝉气寒无毒,味咸且甘,为清虚之品""姜黄气味辛苦,大寒无毒,蛮人生啖,喜其祛邪伐恶,行气散郁,能入心脾二经建功辟疫""大黄味苦,大寒无毒,上下通行。盖亢甚之阳,非此莫抑,苦能泻火,苦

能补虚,一举而两得之。人但知建良将之大勋,而不知有良相之硕德也""米酒性大热,味辛苦而甘,驱逐邪气,无处不到,和血养气,伐邪辟恶""蜂蜜甘平无毒,其性大凉,主治丹毒斑疹,腹内留热,呕吐便秘,欲其清热润燥,而自散温毒也"。

5. 升清阳,降浊阴

升降散方名乃升清阳、降浊阴之意,以升清降浊,调畅气机为其基本作用机制,兼有宣郁散火、清热解毒、化痰散瘀、祛风通络止痒的主要功效,能有效地改善风、火、痰、瘀、毒、郁等病理状态,使气血津液调畅,脏腑和调。此即杨栗山所谓"盖取僵蚕、蝉蜕,升阳中之清阳;姜黄、大黄,降阴中之浊阴,一升一降,内外通和,而杂气之流毒顿消矣"之意。其余十四方是在原方基础上,针对温病不同病理阶段,加入升降散全方或部分药味化裁而成。

(三)治温十五方药物使用情况

经统计,治温十五方共涉及药物 54 味(白茯苓、白附子、白僵蚕、白芍、板蓝根、薄荷、柴胡、蝉蜕、车前子、陈皮、大黄、牡丹皮、当归、豆豉、防风、蜂蜜、茯神、甘草、厚朴、滑石、黄柏、黄酒、黄连、黄芩、姜黄、金银花、荆芥、荆芥穗、桔梗、苦参、连翘、龙胆草、麦冬、芒硝、木通、牛蒡子、全蝎、人参、神曲、生地黄、生姜、石膏、天花粉、天麻、童便、五味子、犀角、玄参、泽兰、知母、栀子、枳实、竹叶、紫草),总计 220 药次。其中,在使用药物的频次上:白僵蚕 15 次、蝉蜕 15 次、蜂蜜 14 次、黄酒 14 次、黄芩 14 次、黄连 13 次、栀子 11 次、甘草 8 次、大黄 7 次、黄柏 5 次、桔梗 5 次、生地黄 5 次、薄荷 4 次、陈皮 4 次、牡丹皮 4 次、当归 4 次、姜黄 4 次、金银花 4 次、连翘 4 次、芒硝 4 次、石膏 4 次、知母 4 次、童便 4 次、白芍 3 次、车前子 3 次、木通 3 次、玄参 3 次、泽兰 3 次、枳实 3 次。这些药物主要是发散风热、息风止痉、清热燥湿、清热解毒、清热泻火、清热凉血、补虚、攻下类等,多具有疏风解表、息风止痉、清热解毒、燥湿、凉血、升降气机等作用。

(四)治温十五方

治温十五方的病机、主病、证候分析及服用方法,如表 38-1。

表 38-1 治温十五方

方剂	病机、主病	证候表现	服用方法
升降散（总方）	大头六证、温病表里三焦大热	眩晕头痛，胸膈胀闷，心腹疼痛，呕哕吐食，上吐下泻，身不发热；憎寒壮热，一身骨节酸痛，饮水无度……烦渴引饮，头面促肿，其大如斗，遍身红肿，发块如瘤……小便涩淋出血，滴点作疼不可忍，小便不通，大便臭秽，腹痛肠鸣如雷等各类症状者共计22类	诸药为末，以蜂蜜、黄酒调匀冷服
神解散	温病初觉	憎寒体重，壮热头痛，四肢无力，遍身酸痛，口苦，咽干，胸腹满闷	加蜂蜜、黄酒冷服
清化汤	温病热化（书中未载）	温病壮热，憎寒体重，口燥舌干，上气喘息，咽喉不利，头面促肿，目不能开	加蜂蜜、黄酒冷服
芳香饮	肺胃火毒不宣	头痛身痛，心痛胁痛，呕吐黄痰，口流浊水，涎如红汁，腹如圆箕，手足搐搦，身发斑疹，头肿舌烂，咽喉痹塞	加蜂蜜、黄酒冷服
大清凉散	温病表里三焦大热	胸满胁痛，耳聋，目赤，口鼻出血，唇干舌燥，口苦，自汗，咽喉肿痛，谵语狂乱	加蜂蜜、黄酒、童便冷服
小清凉散	温病气分大热（书中未载）	壮热烦躁，头沉面赤，咽喉不利，唇口颊腮肿	加蜂蜜、黄酒、童便冷服
大复苏饮	表里大热，误服温补、和解、解表药	神昏不语，形如醉人，哭笑无常，手舞足蹈，谵语骂人，不省人事，目不能闭，大汗不止	加蜂蜜、黄酒冷服
小复苏饮	温病大热、误服发汗解肌药	谵语发狂，昏迷不醒，燥热便秘	加蜂蜜、黄酒、童便冷服
增损三黄石膏汤（主方）	表里三焦大热	五心烦热，两目如火，鼻干面赤，舌黄唇焦，身如涂朱，燥渴引饮，神昏谵语	加蜂蜜、黄酒冷服
增损大柴胡汤	虾蟆瘟、温病热郁腠理	此项书中未记载	加蜂蜜、黄酒冷服
增损双解散（主方）	疙瘩瘟、绞肠瘟、软脚瘟、温毒流注	头痛，目眩，耳聋，腰痛足肿，斑疹疮疡，毒利脓血，腮脸肿痛，腹满呕吐，喉痹咽痛，舌卷囊缩	冲芒硝，加蜂蜜、黄酒冷服
加味凉膈散（主方）	大头瘟、瓜瓢瘟	书中未记载	水煎去渣，冲芒硝，加蜂蜜、黄酒冷服
加味六一顺气汤（主方）	少阴厥阴病	口燥咽干，怕热消渴，谵语神昏，大便实，胸腹满硬，热结旁流，绕脐疼痛，厥逆，脉沉伏	加铁锈水冷服
增损普济消毒饮	大头瘟	憎寒壮热体重，头面肿盛，目不能开，上喘，咽喉不利，口燥舌干	加蜂蜜、黄酒、童便冷服
解毒承气汤	瓜瓢瘟、疙瘩瘟、温病三焦大热	痞满燥实，谵语狂乱不识人，热结旁流，循衣摸床，舌卷囊缩，痈脓，下血如豚肝	水煎去渣，加蜂蜜、黄酒冷服

【医案选介】

案一:"乾隆乙亥、丙子、丁丑,夏邑连歉,温气盛行,死者枕籍,杨氏用此散,救大证、怪证、坏证、危证,得愈者十数人,余无算。遂将此方传施亲友,贴示集市,全活甚众"。

案二:有甥年二十一,患温,初病便烦满囊缩,登高弃衣,渴饮不食,日吐血数十口,用犀角地黄汤加柴胡、黄芩、黄连、栀子、元参、荆芥穗灰十剂,间服泻心、承气汤七剂,诸证退而饮食进。越五日,小便不通,胀疼欲死。予细诊问,脉仍沉,脐间按之劲疼,予思此土实气闭不舒,因而小水不利也,以大承气汤下黑血块数枚,而病始痊。

参考文献

[1] (清)杨璿.伤寒瘟疫条辨[M].北京:中国医药科技出版社,2011.

[2] (清)喻嘉言.尚论篇[M].北京:中国古籍出版社,2004.

[3] 张璐.明清名医全书·张璐医学全书[M].北京:中国中医药出版社,1999.

[4] 王履.医经溯洄集[M].南京:江苏科学技术出版社,1985.

[5] 杨进.新编温病学下册[M].北京:学苑出版社,2004.

[6] 肖群益,刘林.杨栗山《伤寒瘟疫条辨》学术思想源流探讨[J].中华中医药杂志,2016,31(4):1257.

[7] 冯哲,叶放,周学平,等.试论杨栗山三焦伏邪观与分消双解法[J].中国中医基础医学杂志,2018,24(3):310.

[8] 王楠,糜泽花,朱平.浅述杨栗山学术思想源流[J].中华中医药杂志,2018,33(10):4434.

[9] 田淑霄,李士懋.升降散及临床运用[J].河北中医药学报,1994,9(1):40-44.

[10] 刘正元.《伤寒瘟疫条辨》学术思想概要及治温十五方用药规律研究[D].郑州.河南中医药大学,2017.

[11] 刘林,肖群益.杨栗山治温病学术思想与用药特色分析.中华中医药杂志,2012(7):1962-1964.

[12] 肖群益,刘林.杨栗山《伤寒瘟疫条辨》学术思想源流探讨.中华中医药杂志,2016,31(4):1256-1258.

[13] 张大鹏.杨栗山学术渊源研究[D].南京:南京中医药大学,2015.

39. 黄元御(《伤寒悬解》《伤寒说意》)

【生平传略】

黄元御(1705—1758年),名玉璐,字元御,一字坤载,号研农,别号玉楸子,是清代著名医学家,尊经派的代表人物,乾隆皇帝的御医。乾隆皇帝亲书"妙悟岐黄"褒奖其学识,亲书"仁道药济"概括其一生。他继承和发展了博大精深的祖国医学理论,对后世医家影响深远。他被誉为"黄药师""一代宗师",清军四川军医馆——久真堂的祖师爷。

黄元御为明代名臣黄福十一世孙。祖运贞,廪贡生,候选训导;叔祖运启,顺治戊戌科进士,官至兵科给事中;父钟,邑庠生;兄德润,增生;德淳,监生。黄元御出身于这样一个世代簪缨的书香门第,自幼深受家学影响。少年时代,其父为之延请侨寓昌邑的名儒于子遽先生为师,学习举业制艺,遍览经史著作,希望他能够登科入仕,光耀门庭。黄元御也"常欲奋志青云,以功名高天下",效其先祖黄福,做出轰轰烈烈的功绩。雍正二年(1724年),甫近弱冠之龄的黄元御考中邑庠生。雍正十二年(1734年),黄元御30岁,因用功过度,突患眼疾,左目红涩,白睛如血,不得已延医就诊。而庸医误用大黄、黄连等寒泄之剂,致脾阳大亏,数年之内,屡犯中虚,左目失明。《素灵微蕴·目病解》曾记载了当时患眼病的经过:"玉楸子中外条固,凤无苛殃。甲寅八月,时年三十,左目红涩,三日后白睛如血,周外肿起,渐裹黑珠,口干不饮,并无上热烦渴之证。延一医诊之,高冠严色,口沫泉涌,以为大肠之火,用大黄黄连下之,不泄。又以重剂下之,微泄,不愈。乃意外有风寒,用滚茶一盆,覆衣熏蒸,汗流至踵,不愈。有老妪善针,轻刺白珠,出浊血数十滴如胶,红肿消退,颇觉清朗。前医犹谓风火不尽,饮以风燥苦寒数十剂,渐有飞白拂上,如轻雾蒙笼。伊

谓恐薄翳渐长,乃用所谓孙真人秘方,名揭障丹,一派辛寒,日服二次。又有熏法,名冲翳散,药品如前,煎汤热覆,含筒吹熏,取汗如雨,每日一作。如此半月,薄翳渐长渐昏,蟹睛突生外眦,光流似电,脾阳大亏,数年之内,屡病中虚,至今未复。"

在清朝的科举制度中,凡五官不端正者,均不准入仕,在遭此眼疾后,黄元御的仕途之路被彻底断送。在哀痛之余,好友刘太吉(当地名医)劝他学医,他发愤立志:"生不为名相济世,亦当为名医济人。"自此走上了弃儒从医的道路。苦读历代中医典籍。黄元御凭着深厚的文化功底,又得到刘太吉细心传授,数年奋斗,初有小成,开始悬壶济世。在行医过程中他不断总结经验,医术精进,名声大震,时人将之与诸城名医臧枚吉并称"南臧北黄"。

乾隆二年(1737年),黄元御开始酝酿《伤寒悬解》一书的编著,并着手撰写《素灵微蕴》,乾隆五年(1740年)九月完稿,共四卷二十六篇,在该书中黄元御首次提出了"培植中气,扶阳抑阴"的诊病理论。对于中气他给予了形象的比喻:"精如果中之仁,气如果中之生意,仁得土气,生意为芽,芽生而仁腐,故精不能生,所以生人者,精中之气也。"有本于此,在施治中他始终贯彻了重视脾土、扶阳抑阴、厚培中气的施治原则,这是他对祖国医学理论的进一步发展。乾隆十三年(1748年),黄元御游幕(出外作幕僚)至清江阳邱,阳邱风景秀美,黄元御心静如水。其间,他南游会稽山,拜谒禹陵,自谓:"身登会稽,亲探禹穴,目睹越国江山……乃有著作斐然之志。"同年四月,他开始撰著《伤寒悬解》,七月三日草成,计十五卷。八月下旬又撰成《金匮悬解》二十二卷,时年四十四岁。乾隆十四年(1749年)春,黄元御初草《四圣悬枢》一书,辨析温疫痘疹之义。二月作《四圣心源》,解内外百病病发过程及预后,仅草创大略篇目,因故辍笔。

乾隆十五年（1750年）四月，黄元御北游至京，适乾隆帝染疾，众太医苦思无策，经举荐，黄元御入宫诊视，药到病除，以精湛的医术得到了乾隆帝的赐书"妙悟岐黄"，并恩赐御医。从此，黄元御开始了供职太医院的生涯。乾隆十六年（1751年）二月，乾隆帝首次南巡，黄元御伴驾至杭州，其间著方调药皆有神效，深得乾隆帝及内外臣工赞誉。四月间，黄元御乘闲暇取道至清江旧寓，继续编写《四圣心源》一书，"十得其九，厥功未竟"。六月删改《四圣悬枢》，誊清定稿。八月十五日开船北上，回到京城。直至乾隆十七年（1752年）十月，黄元御写完《天人解》一章，经过四年时间，《四圣心源》终于脱稿。在《天人解》中，他极力阐发《内经》"善言天者，必有验于人"的观点，高度重视阴阳五行学说的运用，并善与四时相联系，从阴阳变化、五行生克、脏腑生成、气血本原以及精神化生等方面阐述气化自然的妙义，影响巨大。乾隆十七年（1752年）杂谷土司苍旺为乱，四川总督策楞、提督岳钟琪乘机调兵遣将，奏请平乱。鉴于第一次金川之战大批清军水土不服、疾病缠身，致使战斗力低下、伤亡惨重的情景，据说乾隆皇帝认为军士病症皆是由经络不通、气血不循、正气不足造成，所以着尊经派的太医院御医黄元御署理川军军医馆——久真堂，提供解决将士水土不服之症的方剂。临危受命的黄元御仔细了解了藏区的气候，官兵高原缺氧和高寒以及流行的伤寒、咳嗽等情况，将宫廷中御药房中治疗肺病、咳嗽最好的药材和藏区的冬虫夏草、贝母、红景天等名贵药材有机配伍，又把宫廷御药房银质药具和部分宫廷御药房作人一同派往成都，秘制出各类强健体魄，提高免疫力，抗高原低氧环境的膏、丹、丸、散用于清军携带服用，以克各类低氧、伤寒、咳嗽、倦怠、疲惫等病症。乾隆十八年（1753年），黄元御49岁，春二月，取张仲景著作中的方药加以笺解疏证，著《长沙药解》四卷，载药161种，方242首。乾隆十九年（1754年）三月又撰成《伤寒说意》十卷。该书以传经理论立说，辩证分析，多启迪后学门径。同年六月八日，撰成《玉楸药解》八卷，以补《长沙药解》之未备，他在该书中首次记载了浮萍可治疗瘟疫斑疹，对于浮萍的功效发挥是一项划时代的补充。至此，黄元御已完成医书八部，即后世所称《黄氏八种》，时年50岁。因过度劳神，此时的黄元御已是身心俱疲，门人毕武陵在注《素问》《灵枢》时说道："自

唯老矣，谢曰不能。"这段黄元御轶事，至今仍在昌邑县广为流传。

民国十二年，全县缙绅学商，曾为坤载先生立碑于邑城之西南（今烟潍公路路北），碑文记载了黄元御的生平事迹，亦属轶事石刻，今录于后："清高宗御极之三十年，诏开四库书馆，征求天下书籍，分为经史子集，共存一万三千七百余种，而子书分为十四类，儒法兵农而外，购藏古今医书，至为宏富。又诏求天下隐逸之士，有深于医学者，齐集京师，以备顾问。而吾邑玉楸子先生首膺其选。乾隆庚午北游帝城，辛未随写武林，高宗赐以官不受，以布衣之士陪万乘之辇，当时高其节，后世遵其学，至今中国研究医学者，皆奉为山斗。呜呼！此足极天下之至荣也，已有清一代科举奔走天下之士。先生少负奇才，常欲奋志青云以功名高天下，中年得目疾，为庸医所误，自以为无路仕进，遂闭门读书，纵观古今医学数百种，荟萃古今名医学说，集其大成为一家言。所著有《伤寒悬解》《金匮悬解》《四圣心源》《四圣悬枢》《长沙药解》《伤寒说意》《素灵微蕴》《玉楸药解》八种已刊行于世矣。先生自叙云：'心游万仞，精骛八极，灵思妙悟，离披纷来，幽理玄言，络绎奔赴，此亦足天下之至乐也。吾尝观自大豪杰，著书立说藏之名山，传至后世者，当其时必怨郁穷愁，所遇不合而后得闭户著述，以发其抑塞磊落之气。韩子作《说难》，扬雄草《太玄》，屈原赋《离骚》，司马成《史记》，得意之事，皆自失意中来，古人所以不朽也。'先生因失目而得穷困，因穷困而得读书，而后得以学术名天下。后世较世之酣，豢富贵，夸乡里，而荣一时者，固不可以道里计，此难为一二俗人言也。先生姓黄氏，忠宣公十代孙，讳玉路，字元御，一字坤载，玉楸子其号也。呜呼！忠宣公以功业著为一代名臣，先生以学术鸣为一代医宗，后光辉映世济其美，足以光邑乘也。先生所治危症有神效，高宗以'妙悟岐黄'额诸医院门首。"

乾隆二十年（1756年）初春，在门人毕武陵的再次推请下，黄元御着手笺释《素问》，至十一月书成，计十三卷，定名为《素问悬解》。此书中的"五运六气，南政北政"之说，大为发前人之未及。乾隆二十一年五月二日，黄元御完成《灵枢悬解》九卷，五月十六日至二十二日，用七日时间撰毕《难经悬解》二卷，此即所谓黄氏医书三种，合前八种，共计十一种。另尚有《玉楸子堂稿》一书，为黄氏医案、杂著。

乾隆二十一年(1757年)二月,他在从事医著之余还应友人澹明居士之请写了《道德经解》一书,诠释其哲理,发挥其奥义。1757年六月又在精研易理十余年的基础上完成《周易悬象》一书,阐发阴阳八卦爻辞变化之理。四库馆臣评其《周易悬象》谓"近人说《易》中,独可谓学有根据"。乾隆二十二年(1758年),黄元御在行医、著述生活中因过度劳累,身体中虚,渐成重症,抱病回到故里,居于昌邑城南隅书斋,至乾隆二十三年(1758年)九月十七日戌时,溘然长逝,时年五十四岁,归葬新郭祖地。

【学术思想】

(一)传经寒热,取决中气

黄元御指出:"叔和混热病于伤寒,启后来传经为热之讹,注伤寒者数十百家,无不背仲景而遵叔和,一误之误,遗祸千古。"于是以内因传病观,力驳此说,另辟一径。黄元御在《说意》"里气解"中说:"风寒之伤人也,不能为寒,不能为热,视乎人之里气而为变者也。里气和平,则腑热不作,脏阴不动,终始在经,不能内传""里气非平,而表邪外束,腑阳盛者,则阳郁而生内热,脏阴盛者外则阴郁而生内寒""后世庸工,悖谬不通,乃有传经为热、直中为寒种种胡说,千载不得解"。另外,黄元御强调传经寒热,取决中气。其在"里气解"中强调"里气和平",则邪气"终始在经,不能内传""里气非平",则邪气内传寒热。"寒热之分途,全在乎中气,太阴以湿土主令,阳明从燥金化气""故火盛则燥热传于戊土,水盛则湿寒传于己土,此脏腑寒热之所由来也"。

以古人传经与直中的概念而言,难以解释六经发病的基本现象,因而也就不能成为概括六经发病与传变的一种规律。黄元御力驳传经为热说,与他的贵阳气思想密切相关。他认为:"阳生阴杀,显见之理,后世庸工,乃至滋阴而伐阳,泄火而补水,一临伤寒,先有传经为热语横塞胸中,至于证脉阴阳,丝毫不解,人随药死,枉杀多矣。"这里强调勿拘传经为热说。必须根据证脉阴阳以断病求治,体现了黄元御崇尚阳气的思想。

(二)温疫诊疗思想

黄元御认为温病主要由伏寒化温而来,疫病是感岁气之偏而得。黄元御认为,温疫、温病同属热病,治疗绝不能同于伤寒。《四圣悬枢·温病解》云:"温病之家阳盛阴虚,津枯血槁,最忌汗下火攻",主张"热病阳有余而阴不足,故泄其阳以补其阴"。对瘟疫的认识,《四圣悬枢·疫病原始》云:"岁气之偏,乡里传染,证状皆同。"辨温病以六经论证,治温病重视调理脾胃,解表擅用浮萍。在悬解中提出本气为病的观点:"病传阳府则为热,病入阴藏则为寒,名曰病人,实里气之自病也。"温疫又有寒热之分,其中热性温疫多见,并且与温病同属于热病,治疗决不能同于伤寒。他主张"热病阳有余而阴不足,故泄其阳以补其阴""温病之家阳盛阴虚,津枯血槁,最忌汗下火攻"。故黄元御在温病领域的贡献可分述如下。

1. 辨温病以六经分证

《四圣悬枢》五卷,是温病专辑,专论温、疫、痘、疹,对以上四病的辨证,皆按《伤寒论》六经分证方法,对其证候进行分证归类,根据各经的主要症状表现进行辨证施治。如在《温病解》中的太阳经证仅举出"头痛热渴",阳明分列经证和腑证,经证仅举"目痛鼻干",少阳经证仅举"腹痛耳聋"。太阴经证仅举"腹满嗌干",少阴经证仅举"干燥发渴",厥阴经证仅举"烦满囊缩"等。在三阳经之后又列"三阳传胃",在三阴经之后又列"三阴入脏",简明扼要地加以说明。如黄元御在"三阳传胃"中说:"温病内热素积,断无但在经络不传胃腑之理,缘其经热郁隆,外泄无路,而胃腑积热,自当感应而发。但胃热大作,必在三日之后,经热不解而后腑热郁动,此自然之层次。"黄元御在"三阴入脏"中说:"温病内热蓄积,交春夏而受感伤,内热郁隆,原无但传经络、不传脏腑之理,第传脏传腑必在三日之外""阳盛于外而根于内,三日之内病在三阳,阳盛于外,故但是经热而已。三日之外,病入三阳而脏阴消烁,已化亢阳,则非止经热而已矣。积热郁伏,是以内传脏腑耳。"这简明扼要地说明了温病传变的先后顺序和温病最后入脏入腑是病变发展的必然趋势,这也为按部就班、有条不紊地治疗温病提供了可遵循的依据。

温病与伤寒病因不同,初期的证候表现和发展趋向等都不一样,经过历代医学家的努力,至清代叶天士在总结前人治疗温病经验的基础上，提出了以卫气营血作为温病的辨证纲领，为温病学的形成奠定了基础。黄元御（1705—1758 年）与叶天士（1667—1746 年）是同时代的人，但略晚于叶天士。黄元御对名声大噪的叶天士，不可能不闻其名，不闻其术。在寒温之争最激烈的时代，黄元御从遵经的观点出发，以六经辨治温病，可以说独树一帜。在叶天士之先，对于以《伤寒论》统治温病的局面早有争论，但历代医家几乎仍遵仲景《伤寒论》辨治温病。黄元御亦遵《伤寒论》，但施其法而不拘泥于其方，这与以前历代医家以伤寒方法治疗温病有所不同，他既反对用麻黄桂枝，也反对治疗温病一概用寒凉之品。今天看来，黄元御治疗温病的法和方，虽然不及清代四大温病学家叶天士、薛生白、吴鞠通、王士雄在温病方面的贡献，但黄元御的治温经验还是值得借鉴的，有许多宝贵之处很值得我们学习和研究。

2. 释病理以营卫为解

黄元御谈营卫气血与叶天士先生不同，他认为温病主要由伏寒化温而来，时疫之病是感岁气之偏而得。对其发病的解释都是根据风伤卫，寒伤营。他说："肺藏卫气，肝藏营血。寒伤营者，以卫气肃静，孔窍合而寒莫由入，是以不伤，唯血温而窍开，乃伤于寒。风伤卫者，以营血蒸动，孔窍开而风随汗解，是以不伤，唯气凉而窍合，乃伤于风。然寒伤营血而病则在卫，以营性升发。一被寒邪闭其皮毛，则营愈欲发，外乘阳位而束卫气，故卫闭而恶寒。风伤卫气而病在营，以卫性降敛，一被风邪开其汗孔，则卫愈欲敛，内乘阴位而逼营血，故营郁而为热。"

黄元御认为温病、疫病中之温疫、疹病性质都属热，其基本病理改变是"卫闭而营郁"。而疫病中之寒疫及痘病的病理为"营闭而卫郁"。对其每经症状的解释，也是从这一基本病理变化出发而加以阐释，如对太阳经证主证"头痛热渴"的解释，他说："太阳以寒水主令，手太阳以丙火而化气于寒水，阴盛则壬水司气而化寒，阳盛则丙火从令而化热，故太阳以寒水之经而易于病热。温病之家，冬不藏精，相火升泄，伤其寒水闭蛰之气，火旺水亏由来已久，及其春夏并感，卫阳闭密，营热郁隆，寒水之气

愈亏，故受病之一日，即发热作渴而恶寒也。"又如，对温疫太阳经证之"发热头痛"的解释"太阳之经总统营卫，风伤卫气遏闭营血，营血郁迫而生里热。肝木藏血而生火，火者血中温气蓄积而化热也。太阳寒水之经应当恶寒，以营郁而生火，故但热而不寒"。

又如，对痘病太阳经主证的解释："寒自外感而伤营血，故太阳先病，寒性闭涩，窍开寒入，闭其皮毛，血不得泄，是以伤营，阴内阳外，位之常也。寒伤营血，皮毛闭塞，营阴欲泄，肤无透窍，外束阳位，束其卫气，卫气内郁则奎遏而为热，营血外束，则收藏而为寒。阴阳易位，彼此缠迫，故发热而恶寒也。"这对温病初起时，性质属热者发热而不恶寒，性质属寒者发热而恶寒解释得非常清楚。

3. 治温病重视脾胃

黄元御治病崇尚温补，主张扶阳抑阴，所以治病重视"中气"是黄元御学术思想的突出特点。虽然温病与伤寒及其他内伤杂病不同，但黄元御治温病仍非常重视中气。黄元御在《四圣心源·中气》中说："脾为己土而以太阴而主升，胃为戊土以阳明而主降，升降之权则在阴阳之交，是为中气。""中气"即是脾胃之气。脾主运化，胃主受纳，脾气升则肝肾之气亦升，胃气降则心肺之气亦降，所以火降则无下寒，水升则无炎上之变，如果升降悖逆，而百病丛生。温病虽为外感病，其病变发生仍是脾胃之气的偏盛偏衰。黄元御认为"脏以太阴为主，腑以阳明为主""胃为戊土，乃卫气变化之源""脾为己土，乃营血滋生之本"。凡温病、温疫、疹病，其性属热，其病变可归结为胃阳旺而脾阴衰。阳明以燥金主令，"胃土燥热，必伤脏阴，其肺脾津液，肝肾精血，久为相火煎熬，益似胃土燥热，必伤脏阴，其肺脾津液，肝肾精血，久为相火煎熬，益似燥热燔蒸，脏阴枯竭，则人死矣"。阳明戊土胃居三阳之长，温病阳盛之极，必皆归阳明胃腑。所以黄元御说："温病三日之外，三阴脏病悉以胃热为之根本，虽曰五脏六腑皆受病，而阳明胃腑实其纲领也，其里热发作不拘在何脏腑，总以泄胃为主而兼清本部。"又说："外感风寒以及内伤百病，其在太阴无不是湿，而惟温病之在太阴，则化湿为燥，以其冬水失藏，相火泄而脾阴烁也。……太阴之湿夺于阳明之燥，脾阴枯槁则

肝肾精血俱难保矣。"因此,治疗"是宜清散皮毛泄阳明之燥,而滋太阴之湿也"。

寒疫、痘病亦属温病,但其性质属寒,其病理可归结为脾阴旺而胃阳衰。一般认为温病伤阴者多,多死于竭阴。而黄元御认为"寒疫之死,死于胃阳之虚"。又如痘病,黄元御认为:"阳贵阴贱,凡病皆然,至于痘家尤为甚焉""痘家自始至终全赖阳旺,阳减一分,则其异时发达收敛必有一分",其治疗也理应"抑阴扶阳"。

4. 解表邪善用浮萍

黄元御认为温病有热性和寒性两大类,其中又以属热者为多。两者虽同属温病范围,但其病理变化不同,特别是在初期阶段。属热者为"卫闭而营郁",属寒者为"卫郁而营闭",故其治疗用药亦不相同。黄元御用药多是根据《伤寒论》进行加减变通,其用药也是很有规律的。如解表邪,热用浮萍,寒用紫苏,以麦冬润阳明之燥,以生地滋太阴之湿,以知母、元参、天冬清金而壮少阴之水,以当归、牡丹皮、白芍凉血润木而息风。多数方剂皆以这些药物为主而加减出入,其中以浮萍解表是其用药的一大特点。通过临床实践,黄元御创制了以下5首治温方:① 元霜丹(浮萍、麦冬、炙甘草、元参、牡丹皮、芍药、生姜、大枣,流水五杯煎大半杯热服,覆衣饮热稀粥取少汗)。② 素雪丹(浮萍、生石膏、麦冬、元参、葛根、炙甘草、牡丹皮、芍药、生姜,流水六杯煎大半杯去滓,热服,覆衣饮热粥取少汗)。③ 红雨丹(柴胡、黄芩、生石膏、炙甘草、牡丹皮、生姜、元参、芍药,流水煎大半杯,热服,覆衣饮热稀粥取微汗)。④ 白英丹(大黄、芒硝、炙甘草、枳实、厚朴、元参、麦冬、牡丹皮、芍药、生地,流水煎大半杯,热服)。⑤ 苍霖丹(浮萍、生地、芍药、当归、牡丹皮、甘草、生姜,流水煎大半杯,热服覆衣)。

以上方剂用以治疗不同阶段的温病。

为医治热性温疫,黄元御又创制了以浮萍为主药的多方,以下举其中5首方剂为例。① 浮萍汤(浮萍、牡丹皮、芍药、甘草、生姜、大枣,流水煎大半杯热服,覆衣取汗)。② 浮萍葛根汤(浮萍、葛根、生石膏、元参、甘草、芍药,流水煎大半杯,热服)。③ 大柴胡加元参地黄汤(柴胡、黄芩、半夏、芍药、枳实、大黄、大枣、元参、地黄、生姜,流水煎大半杯温

服)。④ 浮萍天冬汤(浮萍、天冬、生地、元参、牡丹皮、生姜、瓜蒌根,流水煎大半杯,热服)。⑤ 浮萍当归汤(浮萍、当归、生地、牡丹皮、芍药、甘草、生姜,流水煎大半杯,热服)。

以上各方多用浮萍为主药,并根据病变部位的深浅,分别加用柴胡、葛根、石膏、大黄、生地、牡丹皮、芍药等寒性药物。由此可见,黄元御并没把他的扶阳抑阴,崇尚温补的论点,一概无原则地搬用于临床。也没有认为任何疾病都属于中气虚衰而无一阳热实证。此外,黄元御虽然对景岳善用地黄极为反对,但他本人在处理温热病时又常用生地黄配伍成方,他写道:"地黄之性,滋湿清风兼而能之,故三阴并宜地黄,泄阳助湿。至下之品,至于温热病土燥而木枯,则反为灵宝莫佳于此矣。"此外,黄元御以浮萍为主巧妙组方,加减化裁用来统治温病、温疫是他独具一格的特点,浮萍为解表药,其功效为发汗解表,透疹止痒,利尿消肿。在此基础上,黄元御在其《玉楸药解》中首次提出浮萍可治瘟疫斑疹的理论,开创了浮萍参与治温的先河,值得临床研究、探讨。

【著作考】

黄元御共著医书十一本,包括《素问悬解》《灵枢悬解》《难经悬解》《伤寒悬解》《伤寒说意》《金匮悬解》《四圣心源》《四圣悬枢》《素灵微蕴》《长沙药解》《玉楸子药解》。以下针对各年份版本进行论述总结。

(一)乾隆本

清乾隆三十七至四十七年(1772—1782年)纂修成《四库全书》。黄元御医书十一种均系,其《总目提要》所著录者,称"编修周永年家藏本"。周永年是山东历城人,精通《易》学,《四库全书》纂修官,一生善好,征集图书,藏书达五万卷。在校勘学、目录学方面造诣颇深。黄元御既是一位名噪当世的医学家,又是一位鸿儒。除十一本医书外,尚有《玉楸子堂稿》,但已散失。道释类著述有《周易悬象》《道德经悬解》。周永年较黄元御年少,又系同乡,搜集黄元御著述较易,因之其家藏黄元御的系列著述,并作为国家标准本注入《四库总目》。《四圣悬枢·自序》中黄元御云:"吾将藏诸深山,虚坐以待矣。"赵汝

毅在《伤寒说意·跋》中说:"乾隆间,四库馆中,校纂诸臣,知医者寡,故其书虽已著,录而率未大显。"从以上诸说推测,刻本的可能性极小,很可能是抄本。至于《四部总录·医药篇》等书目所载的乾隆本,后世医者孙凤据书载遍查了全国数十家大中型图书馆之馆藏,竟无所获。史载的"乾隆本",多系咸丰十一年长沙徐受衡刻于闽的《黄氏医书八种》燮和精舍本或道光及其以后的单行本。

(二)道光本

黄氏医著成书于乾,乾隆十三至二十一年(1748—1756年),由于上述原因,至乾隆五十年后的嘉庆中叶,已难寻觅。嘉庆十八年,举人阳湖张琦(字翰风,号宛邻),是一位有功名兼通医术之士,崇尚元御之学,求黄氏医著全书,积 20 年不可得。乙丑年(1829 年)任馆陶县事时得,掖校官张蕴山(昌邑人)将《素灵微蕴》《伤寒悬解》《四圣心源》《长沙药解》《伤寒说意》《金匮悬解》,于京师刊刻,世所倚《宛邻书屋丛书》中《黄氏遗书四种》(《素灵微蕴》《伤寒悬解》《长沙药解》《四圣心源》)。张蕴山虽仅刻了四种,且带着他大半生苦心访求而终究未能亲睹黄氏医籍的缺憾与世长辞,但他对黄氏医著的流传,起到了不可磨灭的作用。此外,道光年间还有数种《黄氏医书八种》,及其单行本之抄本流传。如《伤寒说意》赵汝毅抄本,杨希闵于道光十八年(1833年)据包慎伯所藏之《黄氏医书八种》抄本转抄之抄本,湘潭欧阳北雄于道光二十八年(1848 年)从江西陈广处所得之《黄氏医书八种》抄本,并将其中的《四圣心源》《素灵微蕴》浸版行世。

(三)咸丰本

赵曾向在《书新刻黄氏遗书后》记载:"未几(指道光十三年癸巳),翰风先生归道山,令子仲远同年承先志将南归,丐其友董子远孝廉、杨用明外翰兼程赴昌邑,拟尽录先生所著书。借先生子姓亦有丧,子远、用明穷一日夜之力,仅录得《四圣悬枢》《玉楸药解》,以报仲远。迄午徐受衡侍郎刻于闽,彭器之观察刻于蜀,世所称《黄氏医书八种》,皆辗转从仲远录出者也。"此话虽不敢断言,完全符合史实,但从杨希闵在《黄先生医书八种·后跋》中说的传播形式"道光戊戌,闵在南昌从包慎伯年丈借得抄本,与陈广夫三兄弟各俶人,誊出,同学中遂多有写

本矣"推测,是可信的。其中的"徐受衡侍郎刻于闽",指的就是咸丰十一年辛酉(1861 年)据杨希闵抄本刻刊的《黄氏医书八种》燮和精舍本。此刻本流行最广,影响最大。同年,有青云堂坊刻本问世。据载,还有咸丰五年乙卯(1855 年)刻刊于湖南的另一种《黄氏医书八种》版本及八种之中的某些单行刊本。

(四)同治本

《黄氏医书八种》刻本,同治年间主要有彭器之于同治七年戊辰(1868 年)刻刊于成都的蜀刻本,即赵曾向所谓的"彭器之观察刻于蜀"者;三山吴玉田于同治元年壬戌(1862 年)于福州翻刻燮和精舍本之刻本;同治五年丙寅(1866 年)武进周鼎铭等九人于重庆校刻之重庆本。据《联目》所载,同治年间还有诸多《黄氏医书八种》刻本及某些单行本。同治十一年壬申(1872 年)冯承熙国学,正于京都厂肆中得黄氏医书数种,其中有《素问悬解》《灵枢悬解》《难经悬解》。此三悬解,世无刻本,此次首见。冯承熙乃据宋刻《素问》《灵枢》新校正本核校,爰付刻刊《素问悬解》《灵枢悬解》,于光绪六年(1880 年)刻刊《难经悬解》,这就是世传冯刻《黄氏图书三种》。

《黄氏医书八种》刻本有二,蜀刻本、重庆本,《黄氏遗书三种》冯刻本不著,刻刊年代及刻刊者的《难经悬解》单行本。《黄氏医书八种》两种刻本,不如燮和精舍本精善,但较其诸本为优。徐树铭在《昌邑黄先生医书八种·序》曾感叹道:"黄氏尚有《素问悬解》《灵枢悬解》《难经悬解》,见《四库提要》目中。今访未得,殆佚遗矣。"《黄氏医书三种》的发现,与刻刊对黄氏医书的完整流传很有意义,结束了"三悬解"从成书到冯氏刻刊长达百余年不能面世的缺憾,且校刻甚精,冯氏对黄氏医书流传之贡献可谓大矣,除《黄氏医书三种》冯刻本外,尚有《素问悬解》《难经悬解》单行本,但都不如"三种"之《素问悬解》《难经悬解》精善,很可能是翻刻冯刻本"三种"者。因此,此次刻本以《黄氏医书三种》冯刻本作为《素问悬解》《灵枢悬解》《难经悬解》的底本,使《黄元御医书十一种》精善本合璧。

(五)光绪暨宣统、民国本

此时期多为铅印、石印之《黄氏医书八种》刊本。如光绪二十年甲午(1894 年)上海图书集成印

书局排印之集成本、光绪三十一年经元堂书屋刻本、宣统元年己酉（1909年）上海江左书林本、民国二十四年上海锦章书局石印本等。这些刊本多为翻印本，不如咸丰、同治本精善，但很通行，可谓泛读本。

（六）其他版本

除上述诸多抄本、刻本外，黄氏医籍尚有某些家塾藏版版本、日本的杏雨书屋《黄氏医书八种》精抄本等。虽《联目》多不载，但某些图书馆有藏，各有特色，不容忽视，但终不如咸丰本、同治本精善。

综上所述，黄氏医籍版本体系较为完整、清晰，能够说明黄氏医著刻刊，流传辗转始末；黄氏医籍之版本，距今年代越远则越少，其价值也越高；保存、研习、传抄、校刻黄氏医籍者，多为有功名兼通医术之士，反映了祖国医学和古代文、史、哲之间的密切关系。《伤寒说意》抄本刻本较多，有毕本、闽本、蜀本、渝本、集成本、石印本等，其中以毕本的价值最高。《伤寒悬解》刻本较多，有宛邻本、闽本、蜀本、渝本、集成本、石印本。

【遣方用药】

（一）黄芽汤

组成：人参三钱，炙甘草三钱，茯苓二钱，干姜二钱。

释名：本方名取义于《周易参同契》中"阴阳之始，玄含黄芽"之意，黄是中土之色，芽乃生机之萌，"黄芽"即涵土生万物之妙思，也说明阳气在阴阳之始，有生机萌发时的启动作用，体现了黄氏天人合一的学术思想。

方解：本方为《四圣心源》开篇第一方，为书中群方之祖，坐镇中宫而运四旁，并充分体现黄氏非常重视中气之学术思想。中气虚衰，脾胃虚弱，运化无力，则脘腹胀满。脾虚生湿，湿邪下注，则大便溏薄。脾失健运，精微不能输布，营气亏虚，气血生化不足，肢体倦怠，气短懒言，形体消瘦，舌淡苔白，脉象虚弱等一系列证候。方中以人参为君，味甘微温，气质淳厚，直走黄庭，可"入戊土而益胃气，走己土而助脾阳"，以达补益中土之气；臣以干姜，辛热性燥，温运中土，以助诸药温胃之阳，燥脾之湿。人

参配干姜，崇阳补火，意在阳升。佐以茯苓，甘淡而平，甘能补脾，淡能利湿，补而不峻，利而不猛，利水燥土，功标百病，效著千方。炙甘草为佐使，甘温培土补虚，固守中土，兼以调和诸药。茯苓配甘草培土泻水，旨在阴降。四药合用，人参补益虚弱之中气，甘草使之固守于中，干姜使之运转于内，而茯苓则淡渗利湿，引湿气外出。如此则中气得补，湿气得去，中土得以斡旋，升降自能自如，诚如黄元御所论："泻水补火，扶阳抑阴，使中气轮转，清浊复位，却病延年之法，莫妙于此矣。"（《四圣心源·劳伤解》）

（二）天魂汤

组成：甘草二钱，桂枝三钱，茯苓三钱，干姜三钱，人参三钱，附子三钱。

释名：关于天，《灵枢经水》曰："故天为阳，地为阴，腰以上为天，腰以下为地。"魂，黄氏认为"盖阳气方升，未能化神，先化其魂"（《四圣心源·天人解》），天与魂均属阳，故黄元御将主治阳虚的方剂命名为天魂汤。

方解：此方为黄元御重视阳气的代表方。《素问·生气通天论》中论述："阳气者，若天与日，失其所则折寿而不彰，故天运当以日光明""凡阴阳之要，阳密乃固，阳强不能密，阴气乃绝"。黄元御认为人身之贵者，莫过于阳气。阳气是生命的象征，有阳则生，阳旺则康，阳衰则病，阳绝则死。病于阴虚者，千百之一，病于阳虚者，尽人皆是。对于阳虚的产生，黄元御认为是因"脾土不升，木火失生长之政，一阳沦陷，肾气渐亡，则下寒而病阳虚"，故治宜"升肝脾以助生长，不止徒温肾气也"（《四圣心源·劳伤解》）。因此，黄元御在黄芽汤的基础上加附子、桂枝，以附子、干姜暖脾温肾；人参、桂枝达升肝木；甘草、茯苓培土泻湿升脾陷。全方重在培土升脾，亦未忘达肝温肾。一方之中三升并进，唯其脾升、水升则下寒渐释，木升则阳化有源，诸药组方，共同温补脾肾之阳。

（三）地魄汤

组成：炙甘草二钱，制半夏三钱，麦冬三钱，芍药三钱，五味子一钱，元参三钱，牡蛎三钱。

释名：地，《灵枢经水》曰："故天为阳，地为阴，腰以上为天，腰以下为地。"魄，黄元御论曰："阴气方降，未能生精，先生其魄。"（《四圣心源·天人解》）地

与魄均属阴,故黄元御将主治阴虚的方剂命名为"地魄汤"。

方解:对于阴虚的产生,黄氏认为"胃土不降,金水失收藏之政,君相二火泄露而升炎,心液消耗,则上热而病阴虚",治疗上,"是宜降肺胃以助收藏,未可徒滋心液也"(《四圣心源·劳伤解》)。因此,地魄汤以甘草、半夏培土降胃;五味子敛降肺金;麦冬、芍药双清君相之火;元参清金益水,润藏肾气;牡蛎敛神以助藏精。本方虽药仅七味,却从四个方面发挥作用:一是以甘草运转中焦,二是以麦冬、元参、芍药滋阴降火,三是以半夏、五味子敛藏中气,四是以牡蛎镇降心神,最后达到"降肺胃以助收藏"的目的。

(四)下气汤

组成:甘草二钱,半夏三钱,五味一钱,茯苓三钱,杏仁三钱,贝母二钱,芍药二钱,橘皮二钱。

释名:下,向下;气,肺胃之气。下气,即推动肺胃之气沉降,使滞气随降而旋消。

方解:对于气滞之因,黄元御认为多由肺胃气机不降所致,其在《四圣心源·劳伤解》中论曰:"凡痞闷嗳喘,吐衄痰嗽之证,皆缘肺气不降。而肺气不降之原,则在于胃,胃土逆升,浊气填塞,故肺气无下降之路。"而肺胃气逆后,易出现上热下寒,即"肺气上逆,收令不行,君相升泄,而刑辛金,则生上热""肺胃不降,君相升炎,火不根水,必生下寒"。对于此种状态,治宜"气滞之证,其上宜凉,其下宜暖,凉则金收,暖则水藏。清肺热而降胃逆,固是定法,但不可以寒凉之剂泻阳根而败胃气"。以此为法,黄氏下气汤用半夏和胃降逆,治在胃而助其降;因"盖胃逆之由,全因土湿,土湿则中气不运,是以阳明不降",故以茯苓健脾渗湿,治在脾而助其升;甘草和中,治在脾胃,助其升降。三味合用,调理后天脾胃,以助气血生化之源,扶正抑邪。针对肺气上逆,用五味子、杏仁开肺郁而降肺逆;肺胃气逆,气滞于中,以橘皮理气和胃;贝母、芍药清润上焦郁火。全方重在调中降胃,又兼顾于清金肃肺,唯其肺胃并降,滞气随降而旋消。

(五)破瘀汤

组成:甘草二钱,茯苓三钱,丹皮三钱,桂枝三钱,丹参三钱,桃仁三钱,干姜三钱,首乌三钱。

释名:破,碎,不完整;分裂。瘀:血液凝滞。破瘀汤,言本方功用可使凝滞不易流动的血液重新流动起来,即有活血化瘀之用。

方解:血瘀的病机,黄元御认为是由阳气亏虚导致乙木生发不足,即"坎阳虚亏,不能生发乙木,温气衰损,故木陷而血瘀"(《四圣心源·劳伤解》)。因为肝藏血而主疏泄,血性温和而升散。实则直升,虚则遏陷,升则流畅,陷则凝瘀。若水寒土湿,阳衰阴盛,温气抑郁,脾土滞陷,生气遏抑,肝无上达之路,则木陷而血瘀。本病因温气抑郁,火胎沦陷,往往变而为热,然热在于肝,而脾肾两家则全是湿寒,故不可专用清润,治宜"下宜温而上宜清,温则木生,清则火长"(《四圣心源·劳伤解》)。破瘀汤中以甘草、茯苓培土渗湿;桂枝、干姜升达肝脾;何首乌养血滋肝,息风润燥;丹皮、丹参、桃仁活血化瘀。同时,黄元御还强调:"水土湿寒,中气抑郁,君相失根,半生上热。若误认阴虚,滋湿生寒,夭枉人命,百不救一也。"(《四圣心源·劳伤解》)

(六)玉池汤

组成:甘草二钱,茯苓三钱,桂枝三钱,芍药三钱,龙骨二钱,牡蛎三钱,附子三钱,砂仁一钱。

释名:此方为黄元御治遗精之方。精为生而之来,藏于肾,肾五行属水,故方名玉池,寓意本方可固精止遗,使精水敛藏于玉池之内而不妄泄。

方解:"精藏于肾而交于心,则精温而不走。精不交神,乃病遗泄,其原由于肝脾之不升"(《四圣心源·劳伤解》)。黄元御认为,遗精的发生,根源在于肝脾不升,是由于脾湿导致脾阳虚衰,"生气不达",乙木生发不及,致使木气下郁,则疏泄太过,"遇夜半阳生,木郁欲动,则梦交接。木能疏泄,而水不蛰藏,是以流溢不止也"(《四圣心源·劳伤解》)。为此,黄元御创立"玉池汤",方中用甘草、茯苓培土渗湿,使己土行其"东升"之职;桂枝、芍药疏肝清风,升达木气;龙骨、牡蛎固涩敛精,助肾行封藏之职;配合附子、砂仁温水行郁,使肾暖脾升则精升而不走。如此配伍则"水土暖燥,木气升达,风静郁消,遗泄自止"(《四圣心源·劳伤解》)。对于遗精之治,黄元御还告诫曰:"人之壬水之失藏而不知乙木之不生,知乙木之不生而不知己土之弗运,乃以清凉固涩之品,败其脾阳而遏其生气,病随药增,愈难挽矣。"

（《四圣心源·劳伤解》）

（七）金鼎汤

组成：甘草二钱，茯苓三钱，半夏三钱，桂枝三钱，芍药三钱，龙骨二钱，牡蛎三钱。

释名：本方为治神惊之方，心藏神，为君主之官，方名为金鼎，喻对于心君失藏之神病，必以被视为传国重器，象征着国家和权力的金鼎以镇安之，方可使神安藏于心。

方解：心主神明，"神发于心而交于肾，则神清而不摇。神不交精，是生惊悸，其原由于胆胃之不降"（《四圣心源·劳伤解》）。黄元御认为神病在于胆胃之不降。胆为甲木，下行化为相火，肝为乙木，上行而生君火，若相火不降而浮越于上，则扰动君火，是致病的根由。相火能否潜降则取决于胃土的和降功能正常与否，即"胃气右转，阳随土蛰，相火下根，是以胆壮而深谧"。制方上以芍药清降胆之相火；半夏和胃降逆，胃降则神潜而不飞；龙骨、牡蛎"藏精聚神"；桂枝达肝护脾；甘草、茯苓补脾渗湿，合为金鼎汤。

【学术传承】

主要学习仲景之伤寒，叙王叔和将热病归于伤寒之误，由此纠正并传承。张仲景著《伤寒杂病论》，自始至终贯穿"保胃气"的临床治疗思想。黄元御对仲景"保胃气"的临证思想作了忠实的继承和淋漓尽致的发挥，对《伤寒论》重视"保胃气"思想的继承。"保胃气"其实就是临证中重土崇阳思想的高度概括。崇中气、贵阳气，反映黄元御一贯的医学思想。

（一）黄元御把胃气称为中气，重视中气

1. 六经传变寒与热的根本决定在于中气

六经传变为寒还是为热，关键取决于中气，黄氏认为"风寒之伤人也，不能为寒，不能为热，视乎人之里气而为变者也"，强调"里气和平"，则"腑热不作，脏寒不动"，邪气"终始在经，不能内传"。"里气非平"，则邪气内传寒热。此所谓"里气"，即指中气也。因此，黄元御在《伤寒说意·里气解》中论述，传经"寒热之分途，全在乎中。太阴以湿土主令，阳明从燥金化气。阳旺之家，则阳明司气，胃腑生其燥

热，阴旺之家，则太阴当权，脾脏生其湿寒……水寒而流湿，火热而就燥，土者，水火之中气也，故火盛则燥热传于戊土，水盛则湿寒传于己土，此脏腑寒热之所由来也"。中气盛衰与否，于六经病之传变，及传经为寒、为热，具有重要的意义。

2. 少阴水火胜负由中气盛衰决定

少阴水与火的胜负，缘于土气的盛衰，中土为水火上下升降之枢。少阴主气为君火，而病则又多见寒水，《伤寒悬解·少阴经全篇》曰："少阴病，但见其下寒而不显其上热者，以水能胜火而火不胜水，病则水胜而火负，一定之理也。"故少阴多寒症、死症。然而"水之所以不胜火者，全赖乎土，水虽有胜火之权，而中州之土堤其阴邪，则寒水不至泛滥，而君火不至渐亡，盖土旺则水邪不作，少阴不病也"。这种从水、火、土三者之间的相互关系来阐发少阴发病机制，的确独具匠心，对临床很有启发。如云："少阴之死证总因土气之败"，胃气败亡也；"少阴死证，总因命门阳败"，火不生土也。

3. 内伤杂病重中气

于内伤杂病，宗仲景"少阴负趺阳者为顺"之旨根据其数十年的临证心得，谓"足太阴脾以湿土主令，足阳明胃从燥金化气。是以阳明之燥不敌太阴之湿。及其病也，胃阳衰而脾阴旺，十人之中，湿居八九而不止也"。又说"胃主降浊，脾主升清，湿则中气不运，升降反作，清阳下陷，浊阴上逆，人之衰老病死，莫不由此"。因此，黄元御临证以辨证论治为前提，多以阳衰土湿、水寒木郁论治内伤杂病，以中气之盛衰作为疾病发展转归的关键，立方遣药，师仲景之方意而多灵活化裁，用药喜温热而远苦寒，注重健脾和胃、培土泄水、扶阳抑阴、疏肝利胆。

（二）黄元御对"保胃气"思想的发展

① 重视中气，扶助阳气。② 善用气化学说来阐释中气。③ 全身气机的正常皆取决于中气的盛衰。黄元御认为，肾、肝、心、肺诸脏气机之升降皆取决于中气，特别强调中气的充足旺盛，"中气衰则升降窒，肾水下寒而精病，心火上炎而神病，肝木左郁而血病，肺金右滞而气病……四维之病，悉因于中气。中气者，和济水火之机，升降金木之轴"。脾主运化宜升，胃主受纳宜降，脾气升则肝肾之气亦升，胃气降则心肺之气亦降。因此，心火降则无下寒之

病,肾水升则无炎上之变。如果"中气虚衰",则升降逆乱,而百病丛生。

参考文献

[1] 王守经.河图洛书在气功中的妙用[J].周易研究,1989(1):88.

[2] (清)黄元御.黄元御医学全书·长沙药解[M].北京:中国中医药出版社,1996.

[3] 河北医学院.灵枢经校释·上册[M].北京:人民卫生出版社,1982.

[4] 王冰.黄帝内经素问[M].北京:人民卫生出版社,1978.

[5] (清)黄元御.四圣心源[M].北京:中国中医药出版社,2009.

[6] 李博文,王聪,杜娟,等.黄元御《四圣心源》代表方剂配伍分析[J].现代中医药,2019,35(5):99-102.

[7] 张奇文,张志远,裴凤玉.黄元御年谱初编[J].山东中医学院学报,1989,13(1):32-33.

[8] 青山,孙凤.《黄元御医书十一种》版本考略[J].光明中医杂志,1996(6):8-11.

[9] 田宗德.黄元御《伤寒悬解》学术思想研究[D].郑州.河南中医学院,2015.

[10] 张谨墉.黄元御学术思想浅探[J].山东中医学院学报,1985,9(3):58.

[11] 邹勇.黄元御学术思想探骊[J].中国中医药现代远程教育,2016,14(12):50-52.

[12] 张鸿彩.黄元御治温浅谈[J].国医论坛,1989(3):11-13.

40. 余师愚（《疫疹一得》）

【生平传略】

余师愚，名霖，师愚是其字，清代著名温病学家，生活于雍正、乾隆年间（1723—1795年），其生卒年尚未定论，其籍贯被论证为江苏常州或安徽桐城。

《冷庐医话》卷三载："常州余师愚霖客中州时，父染疫，为群医所误。"从上文可以看出，为余师愚为江苏常州人的考证提供依据。

《疫疹一得》所附的其他序言，包括蔡曾源、张若溎、吴贻咏等人。蔡曾源序中曰："桐城余师愚先生，与予同客都下，订忘年之交，历二十余年，今年且将七十矣，得摄生之术，貌古而神腴。"蔡氏为四川成都人，为余师愚好友之一，其言可信度更高。张若溎序后署名如下："诰授荣禄大夫刑部佐侍郎同乡姻弟张若溎顿首拜撰"。张若溎，字圣泉，号寿雪，为清初名臣桐城人张廷玉之子。张若溎自称为余师愚之"同乡姻弟"，吴贻咏序中也称"予友余君师愚，儒也，即医也。忆予应童子试，适郡城辄与师愚俱"，吴贻咏也是桐城人，同样说明余师愚可能是桐城人，为余师愚为桐城人的考证提供依据。

其次，据清王士雄《温热经纬》卷四载："纪文达公云：乾隆癸丑，京师大疫。以景岳法治者多死。以又可法治者，亦不验。桐乡冯鸿胪星实姬人，呼吸将绝，桐城医士投大剂石膏药，应手而痊。踵其法者，活人无算。道光癸未，吾乡郭云台纂《证治针经》，特采纪说，以补治疫之一法。然纪氏不详姓氏，读之令人怅怅。越五载，毗陵庄制亭官于长芦，重镌《疫疹一得》。书出始知纪氏所目击者，乃余君师愚也。"这里"纪文达"即纪晓岚。而纪晓岚主要生活在清代乾嘉时期，与余霖同时，又为余师愚为桐城人的考证提供依据。

正史《清史稿·艺术一》本传亦曰："霖，字师愚，安徽桐城人。乾隆中，桐城疫。霖谓病由热淫，投以石膏辄愈。后数年至京师，大暑疫作。医以张介宾法者多死，以有性法亦不尽验。鸿胪卿冯应榴姬人呼吸将绝，霖与大剂石膏应手而痊。踵其法者，活人无算。"

上述资料均为余霖为安徽桐城人提供一定的依据。但余氏曾经自署为"桐溪师愚余氏霖自序"，后世进行相关研究的学者也常认为其为"常州桐溪人"。但经过调查研究，常州古今地名中均未见有"桐溪"字样的地域。查阅臧励龢《中国古今地名大辞典》"桐溪"条，结果为浙江桐庐县东北的溪水名，亦与常州相关性不大。所以常州桐溪之地没有明确得到有效考证。

蔡曾源序记载"岁甲申，桐邑中人大率病疫。时先生方游大梁，痛其尊人为群医所误"，以及余霖自序"乾隆甲申，予客中州，先君偶染时疫，为群医所误，及奔丧回里，检视诸方"。通过原文可知，乾隆甲申（1764年），桐城发生瘟疫，余霖父亲染疾，余氏"奔丧回里"指的是回桐城故里。故可知，余霖父亲居住在桐城。余氏自署之"桐溪"，即为桐城一小地名，或为桐城之别称，但是以上文献据考证，均与常州无明显关联。另一种说法为余霖祖籍常州，后常年居住于桐城，但鉴于余霖父辈已是桐城人，余霖籍贯理应为桐城。

余霖生活年代，正逢瘟疫横行，他的父亲因为染疫后被医生误治而去世，余霖从此便致力于疫疹的研究。因受刘河间火热论、吴又可温疫学说影响，余霖对温疫病进行了深入系统的研究，他在临床实践中积累了丰富的治疫经验，于1794年著《疫疹一得》一书，对温疫病的辨证论治做出了重要的贡献，其学术思想在中医疫病学史上占有重要的地位。

【学术思想】

（一）详细阐述疫疹与运气变化的相关性

1. 用药与运气关系密切

古代医家大多精通运气理论，余师愚对此亦颇有造诣。他在《疫疹一得》中开篇就详细论述了气运变化失常与疫疹发生的相关性。如余氏在自序中云："参合司天、大运、主气、小运，著为《疫疹一得》。"书中对五运配十干之年、六气为司天之岁、南政北政、药之主宰、六十甲子之年逐一详细阐述，令后学者一览而贯通。

五运即甲、己土运，乙、庚金运，丁、壬木运，丙、辛水运，戊、癸火运。六气中客气的司天之气为子午少阴君火，丑未太阴湿土，寅申少阳相火，卯酉阳明燥金，辰戌太阳寒水，巳亥厥阴风木。南政北政是甲己土运为南政，土居中央，君尊南面而行；余四运以臣事之，北面而受令也，所以有别焉。寸尺不应为南政之岁，三阴司天寸不应，三阳在泉尺不应；北政之岁，三阴司天尺不应，三阴在泉寸不应。药之主宰即为甲己岁甘草为君，乙庚岁黄芩为君，丁壬岁栀子为君，丙辛岁黄柏为君，戊癸岁黄连为君。一年为君，余四味为臣。书中具体论述了每一岁主运客运、主气客气、南北政、寸尺不应、用药原则、药之主宰、易发疾病和治疗原则等详细内容（表40-1）。

表40-1 六十年中每岁主运客运、南北政、寸尺不应、药之主宰

年支	年干	五运	客运初运	南北政	寸尺不应	药之主宰
子午岁	甲年	土	太宫	南政	两寸不应	甘草为君
	庚年	金	太商	北政	两尺不应	黄芩为君
	丙年	水	太羽	北政	两尺不应	黄柏为君
	壬年	木	太角	北政	两尺不应	栀子为君
	戊年	火	太徵	北政	两尺不应	黄连为君
丑未岁	乙年	金	少商	北政	右尺不应	黄芩为君
	辛年	水	少羽	北政	右尺不应	黄柏为君
	丁年	木	少角	北政	右尺不应	栀子为君
	癸年	火	少徵	北政	右尺不应	黄连为君
	己年	土	少宫	南政	左寸不应	甘草为君
寅申岁	丙年	水	太羽	北政	右寸不应	黄柏为君
	壬年	木	太角	北政	右寸不应	栀子为君
	戊年	火	太徵	北政	右寸不应	黄连为君
	甲年	土	太宫	南政	右尺不应	甘草为君
	庚年	金	太商	北政	右寸不应	黄芩为君
卯酉岁	丁年	木	少角	北政	两寸不应	栀子为君
	癸年	火	少徵	北政	两寸不应	黄连为君
	己年	土	少宫	南政	两尺不应	甘草为君
	乙年	金	少商	北政	两寸不应	黄芩为君
	辛年	水	少羽	北政	两寸不应	黄柏为君
辰戌岁	戊年	火	太徵	北政	左寸不应	黄连为君
	甲年	土	太宫	南政	左寸不应	甘草为君
	庚年	金	太商	北政	左寸不应	黄芩为君
	丙年	水	太羽	北政	左寸不应	黄柏为君
	壬年	木	太角	北政	左寸不应	栀子为君
巳亥岁	己年	土	少宫	南政	左寸不应	甘草为君
	乙年	金	少商	北政	左尺不应	黄芩为君
	辛年	水	少羽	北政	左尺不应	黄柏为君
	丁年	木	少角	北政	左尺不应	栀子为君
	癸年	火	少徵	北政	左尺不应	黄连为君

2. 气运之变为疫疹之因

余氏详论气运变化失常导致疫疹发生及流行。《疫疹一得·运气之变成疫》中云："夫五运六气，乃天地阴阳运行升降之常也。五运流行，有太过不及之异；六气升降，则有逆从胜复之差。凡不合于德化政令者，则为变眚，皆能病人，故谓之时气。一岁之中病症相同者，五运六气所为之病也。"还在《疫疹一得·论疫疹因乎运气》中云："此天地之疠气，人竟无可避者也。原夫至此之由，总不外乎气运。人身一小天地，天地有如是之疠气，人即有如是之疠疾。"强调气运失常为疫疹之因。余氏认为疫证之流行与四时运气异常变化相关。如他在《疫疹一得·论四时运气》中说："夫四时寒暄之序，加以六气司化之令，岁岁各异。……天有不正之气，人即有不正之疾，疫症之来，有其渐也，流行传染，病如一辙，苟不参通司天大运、主气小运，受病之由，按经络源流而施治，焉能应手取效。"

3. 运气与火毒

（1）二火失调变衍为火毒　余氏认为疫疹的发生与君相二火失调变衍为火毒有关。他举例分析了乾隆戊子年疫疹流行的五运六气变化情况。《疫疹一得·论疫疹因乎气运》中云："缘戊子岁少阴君火司天，大运主之，五六月间，又少阴君火，加以少阳相火，小运主之，二之气与三之气合行其令，人身中只有一水，焉能胜烈火之亢哉？"戊子年气运，少阴君火司天，岁运为火运太过，司天少阴君火与主气三之气少阳相火加临，"二火"合行其令，运气变衍为火毒而发生温疫。《疫疹一得·疫疹案》中也阐述了二火失调变衍为火毒引发疫疹。文中云："瘟既曰毒，其为火也明矣，且五行各一其性，惟火有二，曰君曰相，内阴外阳，主乎动者也，火之为病，其害甚大，土遇之而赤，金遇之而熔，木遇之而燃，水不胜火则涸，故《易》曰：'燥万物者，莫熯乎火'，古人所谓元气之贼也。以是知火者疹之根，疹者火之苗也。"余氏正是针对疫疹之因重用大剂量石膏直清火毒而驰名当时。

（2）胃虚而感火毒疠气　对于疫疹病机的认识，余氏认为主要是由于胃虚而感受四时不正之疠气。他指出："疫疹者，四时不正之疠气。夫疠气，乃无形之毒，胃虚者感而受之。"对吴又可的瘟毒从口

鼻而入，不传于胃而传于募原之说，指出"此论似有语病"。余氏认为"时行疫疹，未经表下，如热不一日而即发者"，因其胃本不虚，偶然邪气，不能入胃，犹之墙垣高大，门户紧密，虽有小人，无从而入，疫邪才达于募原。而对"有迟至四五日而仍不透者"，他认为是"其发愈迟，其毒愈重"，此类疫疹，非属胃虚受毒已深，而为发表攻里过当之故。因"胃为十二经之海，上下十二经，都朝宗于胃，胃能敷布于十二经，荣养百骸，毫发之间靡所不贯。毒既入胃，势必亦敷布于十二经，戕害百骸，使不有以杀其炎炎之势，则百骸受其煎熬，不危何待。瘟既曰毒，其为火也明矣"。因此，对于疫疹发病机制，余氏既重视火毒疠气，又强调胃气的盛衰，在分析吴又可邪伏募原之说的基础上，突出了火毒疠气与胃及十二经的关系。总之，疫疹之症是由胃受外来之淫热所致。盖淫热侵袭，人身之一水，不能胜烈火之亢哉，致使邪气伤人而发病。

4. 治疫当知运气

余氏强调治疗时，重视随气运变化采取不同治法。《疫疹一得·运气便览》中云："运气者，所以参天地阴阳之理，明五行衰旺之机，考气候之寒温，察民病之虚实，推加临补泻之法，施寒热温凉之剂。故人云：治时病不知运气，如涉海问津。"余氏强调"夫人在气交之中，与天地相为流通，苟不立其年以明其气，临病施治之际，乌乎以用补泻之药哉？但运气不可不知也""医者不按运气，固执古方，百无一效"。余氏指出疫症之来，病如一辙，一岁之中病症相同，五运六气所为病。所以他每遇此症，"静心穷理，格其所感之气，随症施治，无不效若影响"。由此看出，余氏治疗疫疹重视运气变化对人体的影响。正如运气七篇大论《素问·五运行大论》所云："先立其年，以知其气，左右应见，然后乃可以言死生之逆顺。"这些都强调了气运变化对人体的影响，而引发各种疾病。这就要求临证的医生必须清楚该年的气运情况，考虑气运变化对疾病的影响，从而选取相应的治疗方法。

5. 余氏行医三十年间疫病流行年份运气分析

余氏行医年间疫病流行年份干支运气，见表40-2。

表 40－2　余氏行医年间疫病流行年份干支运气

序号	年份	干支	主运	司天
1	1763	癸未	火	太阴湿土
2	1764	甲申	土	少阳相火
3	1767	丁亥	木	厥阴风木
4	1768	戊子	火	少阴君火
5	1769	己丑	土	太阴湿土
6	1770	庚寅	金	少阳相火
7	1772	壬辰	木	太阳寒水
8	1775	乙未	金	太阴湿土
9	1783	癸卯	火	阳明燥金
10	1785	乙巳	金	厥阴风木
11	1786	丙午	水	少阴君火
12	1790	庚戌	金	太阳寒水
13	1792	壬子	木	少阴君火
14	1793	癸丑	火	太阴湿土
15	1794	甲寅	土	太阳相火

从表 40－2 可知，1763—1794 年 32 年中，疫病流行年份 15 年。在疫病流行的 15 年中，主运为水运者仅 1786 年，占 6.6％，且该年司天之气为少阴君火，在泉之气为阳明燥金。其余火运、金运各 4 次，分别占 26.7％，土运、木运各 3 次，分别占 20％。从主运分析，此 15 年疫病流行，几无寒疫，而多发热疫、燥疫。疫病流行 15 年中，司天为少阳相火 3 次，少阴君火 3 次，太阴湿土 4 次，厥阴风木 2 次，太阳寒水 2 次，阳明燥金 1 次。火占 40％，土占 26.6％，木占 13.3％，金占 6.6％。而太阴湿土 4 次的丑未之纪，太阴司天之政，二之气客气的少阴君火加临于主气少阴君火，为"大火正"。这 15 年疫病流行从司天之气分析，易多发热疫、湿热疫。综合主运与司天，有火的干支年份共 9 个，占 60％。且从当时运气情况来看，确为暑热疫流行，如甲寅年主运之年而"时久无雨，暑气盛行"。

（二）疫疹与伤寒之辨

余氏因其生活年代世人仍受"法不离伤寒，方必遵仲景"的影响，一切疾病均以伤寒法治之。他在自序中这样写道"……及其临症，只有伤寒一例治之，不知其为疫也。流弊于人，沦肌浃髓，举世同揆，万人一法。究之，死者不知何病以死，生者不知

何药以生，抚今思昔，可胜慨哉！"可以看出余氏对于世人"俱以伤寒立论，其于热疫一症，往往略而不讲"的慨叹和痛心，所以在书中详论疫疹与伤寒之辨，以补前人之疏论。

1. 辨发病季节

余氏明确指出以冬月因寒受病，应曰伤寒。即张仲景论冬至后为正伤寒，可见伤寒发病季节重在"冬至后"三字。而"至春而夏，由温而热，亦曰伤寒，不知寒从何伤？"余氏强调热疫不是伤寒。

2. 辨寒热先后

伤寒初起，先发热而后恶寒；疫证初起，先恶寒而后发热，一两日后，但热而不恶寒。伤寒与疫证初起的证候区别就在于寒热同而先后异。

3. 辨头痛

伤寒头痛多太阳、阳明证者，然太阳、阳明，头痛不至如破；而疫证初起有类似伤寒太阳、阳明证的地方，但不同的是疫证则头痛如劈，沉不能举。

4. 辨汗

伤寒表实多无汗；而疫证则下半身无汗而上半身有汗，尤其以头汗更盛。这是因为头为诸阳之会，而疫证由热毒内踞，火性炎上，五液受其煎熬，热气上腾，如笼上熏蒸之露，故头汗独多。

5. 辨呕

伤寒少阳证有呕恶，少阳之呕胁必痛，耳必聋；疫证之呕，胁不痛，耳不聋。这是因为疫证仅是因内有伏毒，邪火干胃，毒气上冲，胃气上逆频频而作之故。

6. 辨自利

伤寒太阴证可见自利，但太阴自利同时必见腹满；疫证亦见自利但腹不满，这是因为邪热注大肠而下迫，往往导致便下恶垢或热结旁流或日泻数十次。

7. 辨斑疹

伤寒未化热之前，绝无斑疹，必至寒化热后，或可见斑；而疫证邪热入胃，常常发斑，有发热不及一日便见斑者，若发斑越迟，疫毒越重。对于疫疹之证余氏重视对斑疹的辨识。

（三）重论疫疹

余氏在疫证中重视对斑疹的阐述，并以形状及色泽为要点，参合自己丰富的临床经验，确有卓识之见。他根据疫疹形态的浮、松、紧、束以及色泽的

淡红、深红、艳红、紫赤等不同表现,而分别阐述了辨疫疹的方法。

1. 疫疹之形

如疫疹一出,其外形松活浮洒于皮面,不论色泽如何,或红,或紫,或赤,或黑,这些都是热毒外现的征兆,虽有恶症,百无一失,预后良好。若疹出紧束有根,如从肉里钻出,如履底透针,如矢贯的,其色青紫,宛如浮萍之背,多见于胸背,此属胃热将烂之色,治宜大清胃热兼以凉血。务使松活色退,以挽回险象,稍存疑惧,即不能救。

2. 疫疹之色

如疫疹血之体本红,血得其畅,则红而活,荣而润,敷布洋溢,是疹之佳境也。如疫疹淡红有美有疵,色淡而润,此色之上者也;若淡而不荣,或有娇而艳、干而滞,血之最热者。如疫疹深红者,较淡红而稍重,亦血热之象,一凉血即转淡红。如疫疹色艳红如胭脂,此血热极之象,较深红而愈恶,必大用凉血始转深红,再凉之而淡红矣。如疫疹之色紫赤类鸡冠花而更艳,较艳红而火更盛,不即凉之,必至变黑。如疫疹细碎宛如粟米,红者谓之红砂,白者谓之白砂,疹后多有此症,乃余毒尽透,最美之境,愈后脱皮。若初病未认是疫,后十日、半月而出者,烦躁作渴,大热不退,毒发于颔者,死不可救。余氏总结道:"余断生死,不在斑之大小紫黑,总以其形之松浮紧束为凭耳。"至今,此法指导临床仍很有价值。

3. 疫疹不治之症

疫疹初起,六脉细数沉伏,面颜青惨,昏愦如迷,四肢逆冷,头汗如雨,其痛如劈,腹内扰肠,欲吐不吐,欲泄不泄,男则仰卧,女则俯卧,摇头鼓颔,百般不足。此为闷疫,毙不终朝矣。如欲挽回于万一,非大剂清瘟不可,医家即可敢用,病家决不敢服。与其束手待毙,不如含药而亡。虽然,难矣哉!

(1)闷疫的临床表现 "闷疫"是指突然暴发的疫病,临床难治之证。多由感受热毒秽浊病邪,阻滞闭塞于内,以致起病即现内闭而似外脱的险恶症状。因以闷乱阻闭为特征,故名"闷疫"。本证面色青惨,四肢冰冷,头汗如雨,颇似阴寒内盛,四肢冰冷因热毒秽浊闭伏于内;头汗如雨为邪不外达而上逼似脱;神昏,腹部绞痛,欲吐、泻不得为热毒内阻,干乱于内;头痛如劈为秽热上窜;摇头鼓颔因火闭

争越,邪正激争出现的临床表现,如颊车颤动、上下牙齿不自主地不断相叩击的状态。此症状病机正如《素问·至真要大论》所云:"诸禁鼓栗,如丧神守,皆属于火",即说明"鼓栗"是由火热内闭而致;脉细数沉伏则属热毒内伏,脉气受阻。

可见上述"闷疫"表现的证候与"内闭外脱"证虽然相似,但实则不同。内闭外脱证,多见于疾病的危重期或后期,属于正虚邪陷证。闷疫则是病发初起即秽浊火毒内闭,正邪交争而难于舒展所致。

(2)闷疫的治疗 闷疫治疗得当,方能化险为夷。闷疫病势急暴猛烈且病情险恶,如治疗不准确、及时,则"毙不终朝"矣。治疗时需紧扣其秽浊火毒内闭的病机特点,及时投以大剂清瘟败毒饮,辟秽开闭,清解火毒,调畅气血,或可挽回于万一。

(3)闷疫需辨证施治 提示后学者闷疫治疗应用清瘟败毒饮需详辨病情,不可拘泥而一律应用此方而治之。汪曰桢则说:"清瘟败毒饮"有遏抑而无宣泄,故决不可用于本证。王孟英则认为闷疫治疗:"宜刺曲池、委中以泄营分之毒,再灌以紫雪清透伏邪,使其外越,或可挽回。"以上皆属阅历有得之见,临床如遇此病证需详辨病情而施治。

(四)阐发疫疹证治

余霖详论疫疹,强调热毒疫疹证治,倡清热解毒之法在疫证中的运用,丰富和发展了温疫病的治法,对明清时期温病学派的形成产生了较深远的影响,成为温疫学派的重要医家。其阐发疫疹证治主要学术思想如下。

1. 以火毒为本

余霖强调:"疫既曰毒,其火明矣""热疫乃无形之毒",并在分析吴又可"邪从口鼻而入""邪伏募原"之说的基础上,突出强调火毒疠气与胃及十二经的关系。认为疫之发病,因于火热毒邪从口鼻而入,盘踞于内,但以肺胃为其根本,有当日发作者,有四五日后仍不透者,其发作越迟,热毒之邪越深重,甚至遍及十二经脉,出现充斥表里上下、燔灼气血三焦的复杂局面。

若一日即发者,是因为病人胃本不虚,因而邪气不能入胃;若迟至四五日而仍不透者,说明由于胃虚而热毒深入。毒热可布于外,表现为发热恶寒,斑疹可见;毒热可盛于内,表现为烦躁谵妄,口渴不寐;热毒可充斥于上,表现为头痛如劈;热毒可

充斥于下,表现为腹痛下泄;也可伤于心、肺、脾、肝、肾、大肠、膀胱等处,虽然症状表现不一,然其根本在于热毒在胃。

2. 强调以清为主

余霖在其临床实践中,主张热疫乃无形之毒,如果专事攻下,不重视清热解毒,则徒伤胃气。因此,他治疗强调以清为主,创制了解毒的新方——清瘟败毒,融清热、解毒、护阴三法于一体,丰富了温疫治法。余氏治疫,多以此方为基础,从剂量及用药上加减调整。无论重证、险证,但凡用之得当,无不屡试屡验。

3. 勇于大剂用药

余霖认为疫邪具有强烈的传染性且传变迅速,若用药含混或病重药轻,都无以制其急,因此创新性地提出"用药必须过峻数倍于前人"的观点,主张病重毒盛,药量需大;病轻毒浅,药量亦减。所创清瘟败毒饮有大、中、小之分,皆重用生石膏为君药,大剂生石膏用六至八两,小剂亦需八钱至一两二钱。无论大小剂量,皆可直清胃火,杀其炎势,防止疾病传变。

4. 贯穿解毒养阴

余霖治疫清热解毒,保津养阴贯穿始终。余霖认为外感温热病邪热性炎炽,易伤津液。因此,治疫重视保津养阴法的应用,也体现在了清瘟败毒饮中。该方融辛凉、甘寒、咸寒、甘苦于一体,重点在于清热保津,祛除温邪,消除病因,以达清热祛邪和生津保液的目的,又可生津养阴,扶正祛邪。启发后世在治疗温病中认识保津养阴配合清热解毒的重要性。

【著作考】

余霖《疫疹一得》成书于清代乾隆五十九年(1794年),并自序刊行。此节刻本今已不存,其版本特征已无法考知。盖初刻本刊行之后不久,或因余霖去世而流传不广。王士雄《温热经纬·卷四》云:"原书初刻丁乾隆甲寅,而世鲜流行。苟非庄氏,几失传矣。"结合前文所引王士雄之说,可以推知:王士雄认为自《疫疹一得》初刻本之后,庄锦制于道光八年(1828年)的重刻本是此书的第二次刊刻,而且正是庄锦制的及时重刻,才使此书得以继续流传。

实际上,早在嘉庆年间裴奉辰就已重刻此书。

裴氏在重刻本序言中以大部分篇幅叙述重刻此书的原因和过程。裴序称:"嘉庆甲子,予友李寿山患疫,昏闷无声,周身如冰,六脉皆伏,群医无策。或以为阴症,谋进参附。五台徐德夫中翰,寿山戚也,坚执以为不可。且谂知师愚先生所著《疫疹一得》一书,抄本藏张氏家,乃亟求得之。捡其方,得清瘟败毒饮。"徐德夫即以清瘟败毒饮治愈李寿山之病。裴氏序中又提到:"予乙丑入都,寿山见予,庆再生且述颠末。予索其本读之,一夕竟。遂手抄,藏之笥。庚、辛冬春之际,予需次大梁,时疫大作。凡予家患者,依法服之,皆获安痊。其有疑惧不敢肯服者,率多变症,或至不起。其明效大验,予既目击,又身历之矣。师愚之功,顾不伟哉!予不敢秘其传,因略为校订,分为上下二卷,授之梓。"据前文所引庄锦制序,他是在嘉庆甲子(1804年)获得《疫疹一得》一书,与徐德夫所得张氏抄本的时间是同一年。但庄氏得到此书后,并未立即着手重刻,而是"珍如拱璧,以之治疫与疹,奏效尤多",其似乎仅以余氏药方治疫疹,而秘不示人。直到道光年间,庄氏"需次芦醝,见误于此症者不一而足。偶语契好诸君子,咸谓此书不宜独秘,遂助金付梓,以广其传"。这说明庄氏自嘉庆甲子(1804年)得到《疫疹一得》后,24年后才重刻此书。与庄氏不同的是,裴氏于嘉庆乙丑(1805年)得张氏抄本后,即手抄收藏,并在嘉庆庚午(1810年)、辛未(1811年)冬春之际,对此书加以校订并重新刊刻发行。可见,裴氏重刻本比庄氏本要早17年。此外,裴氏在重刻本《凡例》中还称:"是书原本未分卷数,且前后此序亦有溷淆之处,予略加订正,分为上下二卷。"据上可知,余氏原刻本不分卷数,但现存《疫疹一得》各版本,不管是抄本还是刻本,均与裴氏重刻本一样分为上下两卷,且上下卷所分的内容基本相同。据此可以推测,现行各本均参照裴氏重刻本卷帙分法。虽然庄氏延庆堂刻本上卷多出《运气变览》一项内容,但其上下卷的分法与裴氏本相对照,实际上并无两样。

需要特别指出的是,裴氏嘉庆十六年刻本,今亦不存,目前流传的仅仅是据此重刻本抄录的清抄本。然而,令人困惑不解的是,医学界不少人竟然称此清抄本为"嘉庆十六年(1811年)裴奉辰手抄本"。前者如20世纪90年代郭谦亨、孙守才的点校本,收进《中医古籍整理丛书》。后者如曹洪欣总主编《温病大成》当中的连智华点校本。显然,学者混涓了重刻本与手抄本的概念。嘉庆十六年的本子，是裴奉辰据手抄本进行校订后重新刊刻发行的，应该称为嘉庆十六年重刻本或裴奉辰重刊本。而裴奉辰手抄本，应是裴奉辰于嘉庆乙丑（1805年）据张氏抄本而抄录的本子。那么裴氏手抄本自然会保持与张氏抄本相同的面貌，也是不分卷数的。毫无疑问，裴奉辰重刊本与裴奉辰手抄本是两个完全不同的概念。故此，目前中国医学科学院图书馆所藏的抄本，是据嘉庆十六年裴奉辰重刊本抄录的抄本，决不能称之为"嘉庆十六年裴奉辰手抄本"。《续修四库全书》影印此书，即题清抄本，而不题"嘉庆十六年抄本"，显然是正确的。

如今《疫疹一得》最早流传下来的刻本就是道光八年（1828年）庄氏重刻本，即俗称延庆堂刻本。其他刻本，还如光绪五年（1879年）刻本、光绪十年（1884年）敬直堂刻本及清刻本。以上这些刻本，国内藏本较多。至于抄本，主要有咸丰三年（1853年）抄本、清抄本及民国陈在山抄本。另外，《中国中医古籍总目》著录有"清乾隆五十九年甲寅（1794年）抄本"，藏书单位标明为中国医学科学院，但经查考，中国医学科学院并无此书。疑著录者误以抄本序跋所署时间为抄本的年代。近年又有学者宣称，中国中医科学院图书馆藏有嘉庆二年（1797年）五长福手抄本。

综上所考，余霖著成《疫疹一得》一书，并自序刊行，将其30年治疫病经验和药方公诸于世。此书后经裴奉辰、庄锦制等多次重刻，得以保存至今。《疫疹一得》现存最早的刻本为道光八年（1828年）延庆堂刻本，最好的版本是《续修四库全书》所收的清抄本。

【遣方用药】

（一）清瘟败毒饮

余霖针对当时温疫的病因病机，根据临床经验，大胆创新，创制了清瘟败毒饮。治一切火热，表里俱盛，狂躁烦心，口干咽痛，大热干呕，错语不眠，吐血衄血，热盛发斑。不论始终，以此为主。疫证初起，恶寒发热，头痛如劈，烦躁谵妄，身热肢冷，舌刺唇焦，上呕下泄。六脉沉细而数，即用大剂；沉而数者，用中剂；浮大而数者，用小剂。如斑一出，即用大

青叶，量加升麻四五分引毒外透。此内化外解、浊降清升之法，治一得一，治十得十。方中生石膏为君药，其性寒，大清胃热，味淡而薄，能解肌热；体沉而降，能泄实热，非石膏不足以治热疫。斑疹虽出于胃，亦诸经之火有以助之。重用石膏直入胃经，使其敷布于十二经，退其淫热；佐以黄连、犀角、黄芩泄心肺火于上焦，牡丹皮、栀子、赤芍泄肝经之火，而救欲绝之水，桔梗、竹叶载药上行；使以甘草和胃也。此皆大寒解毒之剂，故重用石膏，先平甚者，而诸经之火自无不安矣。

余氏把治疗的重点放在清气分邪热方面，从方剂的配伍上更体现了这一思路，石膏配伍知母、甘草，实际上就是白虎汤；黄连配伍黄芩、栀子，实际上就是黄连解毒汤；犀角配伍生地黄、赤芍、牡丹皮，就是犀角地黄汤。方中用了两类清气分热的代表方剂，辛寒清气以白虎汤为代表，苦寒直折以黄连解毒汤为代表，而凉血化斑则以犀角地黄汤为代表。从全部药物组成来看，凉膈散、清营汤也包含在其中。这个方剂不仅清气凉血力强，而且从多种渠道给热邪以出路，使弥漫周身的热邪得以外泄。

此方在书中结合临床具体体征共加减应用50次，论述非常详尽，涵盖了温疫52症，书中并附医案一一证实其效验。余氏对治疗温疫病所用的清热解毒法的认识和具体运用有独到之处，值得进一步深入研究。

清瘟败毒饮一方现用于温病中气血两燔之热毒亢盛至极者。其临床证候可表现为壮热，目赤，口渴饮冷，四肢厥逆，咽痛，唇肿，甚则面肿，头痛如劈，骨节烦疼，腰如被杖，喘急鼻扇，神昏谵语，狂躁妄动，呕吐，泄泻，或大便燥结，衄血、吐血、便血、尿血、发斑，血色紫黑，或见四肢抽搐，舌绛起芒刺，苔黄燥或焦燥，脉虚大而数，或沉数，或沉细数等。服用此方时除按照余氏所说大剂、中剂、小剂之外，如病情紧急者，可昼夜连续服用，使药力接续不断，直至热毒亢盛之势减退。

清瘟败毒饮是清气凉血的重剂，近年来有研究者曾有报道用它治疗钩端螺旋体病的出血性肺炎取得了良好的疗效。

（二）疫疹方药统计与分析

《疫疹一得》全书共2卷，载疫证之症52种，疫疹瘥后症22种，验案11例。书中选方28首，用药

76味,药物共出现频率207次。其中药物出现频率占前9位的依次是:甘草19次,人参14次,当归10次,大枣、茯神各7次,白术、芍药、远志、麦冬各6次。

1. 不同功效药物使用频率统计

《疫疹一得》药物使用频率统计,如表40-3。

表40-3 《疫疹一得》药物使用频率统计

类别	次数/次	总体比例/%	第一位药
解表药	17	8.21	生姜
清热药	28	13.53	石膏
泻下药	2	0.97	麻仁
祛风湿药	2	0.97	独活
温里药	3	1.45	附子
理气药	7	3.38	陈皮
消食药	2	0.97	山楂
止血药	1	0.48	炮姜
活血化瘀药	4	1.93	川芎
化痰止咳平喘药	8	3.86	桔梗
安神药	14	6.76	远志
平肝息风药	2	0.97	牡蛎
开窍药	5	2.42	石菖蒲
补气药	53	25.60	甘草
补阳药	1	0.48	肉苁蓉
补血药	21	10.14	当归
补阴药	6	2.90	麦冬
收涩药	5	2.42	五味子

2. 不同功效方剂使用数量统计

《疫疹一得》方剂使用数量统计,如表40-4。

表40-4 《疫疹一得》方剂使用数量统计

类别	数量(首)	总体比例%
解表剂	1	3.57
泻下剂	1	3.57
清热剂	5	17.86
温里剂	2	7.14
补益剂	12	42.86
安神剂	6	21.43
祛痰剂	1	3.57

3. 特色治疫阐释

(1) 直中病邪 通过表40-3、表40-4对所用方剂和药物的分析可知,驱除病邪是治疗温疫的关键。概因温疫是外来疫疬之邪所致,并进而造成人体功能失调和实质的损伤,所以总以清除疫邪为要,疫毒得去,病去自安。对温疫的病邪强调祛邪务早、务快、务尽。正如吴又可《温疫论》所说:"大凡客邪贵乎早逐,乘人气血未乱,肌肉未消,津液未耗,病人不知危殆,投剂不至掣肘,愈后亦易平复。欲为万全之策者,不过知邪之所在,早拔去病根为要耳。"及早祛除病邪不仅可以使病人早日解除病痛,而且更能减少人体正气的损伤,有利于康复。

"捣其窝巢之害"。余师愚认为热疫乃无形之毒,因胃虚而感受之,用大黄、芒硝等攻下逐邪,徒伤胃气,"难以当其猛烈"。而火毒之窝巢在阳明胃,胃为水谷之海,而十二经气血皆禀于此,火毒燔炽于胃,则可随十二经气血弥漫全身,故主张不用硝、黄而重用石膏,"捣其窝巢之害,而十二经之患,自易平矣"。余氏称此法"无不屡试屡验"。

直中病因病机。余氏治疫直接针对病因病机,故组方稳定。书中所用主方仅两首,一为经余氏加减之清心凉膈散;一为清瘟败毒饮。尤其是针对温疫"五十二证",除"舌长"和"战汗"二症外,均以清瘟败毒饮为主方,药量加减变化并不多,认为尽管暑热疫变化无恒,但能治病求本,则诸证自消。

重用石膏。余氏认为病重,毒邪嚣张,药量需大;病轻,药量亦减。余氏在自序写道:"因读本草言石膏性寒,大清胃热,味淡而薄,能表肌热,体沉而降,能泄是实热。恍然大悟,非石膏不足以治热疫,遇有其症,辄投之,无不得心应手。三十年来,颇堪自信,活人所不治者,笔难罄述。"温疫具有强烈传染性和传变迅速的特点,余氏认为用药含混或病重药轻,都无以解燃眉之急,甚至贻误人命,所以,面临恶候,用药不可稍存疑虑,并提出"用药必需过峻数倍于前人"的主张。清瘟败毒饮有大、中、小之分,如大剂生石膏用六至八两,小剂用八钱至一两二钱,重用石膏是杀其炎势,强调"非石膏不足以取效耳"。余氏虽以重用大剂量石膏驰名当时,但我们也应该知道他重视"运气理论",而气运有变易,治之亦随之而异的重要理论观点。余氏强调"天有不正之气,人即有不正之疾",疫症之来,病如一辙,一岁之中病症相同,五运六气所为病。所以其每遇此症,"静心穷理,格其所感之气,随症施治,无不效若影响"。

（2）重视扶正　余氏治疫在祛邪的同时，更不忘扶助正气，瘥后并以扶助正气为本。补益剂、补虚药所占的大量比例正说明于此。可见，益气养血、滋阴固液，在温疫的治疗中起着决定性的作用。这与《内经》中论疫篇章《素问·刺法论》所云"正气存内，邪不可干"是一脉相承的。说明人体正气的重要性，虽然疫疠毒邪暴戾猖獗，但如果不大量侵袭机体，正气还是占主导地位的。在温疫病变过程中，邪气不断损伤正气，正气更虚，因此适当扶助正气有利于驱除邪气，加快机体恢复。

补虚药中多用甘草、人参、当归、大枣、麦冬、白术、芍药等，其中补气的甘草应用的频率居诸药之首，占总用药频率的9.18%，居于其他各类药所占的比例之首。《本草正》这样论述："甘草，味至甘，得中和之性，有调补之功，故毒药得之解其毒，刚药得之和其性，表药得之助其外，下药得之缓其速。助参、芪成气药之功，人所知也，助熟地疗阴虚之危，谁其晓焉。祛邪热，坚筋骨，健脾胃，长肌肉。随气药入气，随血药入血，无往不可，故称国老。"人参有大补元气、补脾益肺、生津止渴、安神益智的功效，"人参能回阳气于垂绝，祛虚邪于俄顷。其主治也，则补五脏。盖脏虽有五，以言乎生气之流通则一也，益真气，则五脏皆补矣。邪气之所以久留而不去者，无他，真气虚则不能敌，故流连而不解，兹得补而真气充实，则邪不能容"（《本草经疏》）。

补血药中多用当归、芍药等，当归有补血活血、调经止痛、润肠等功效。《景岳全书·本草正》记载："当归，其味甘而重，故专能补血；其气轻而辛，又能行血。补中有动，行中有补，诚血中之气药，亦血中之圣药也。"芍药既有养血之功、又有敛阴之效，《注解伤寒论》云："芍药之酸收，敛津液而益荣""芍药之酸，收阴气而泄邪气"。此外，白芍在方中还常与甘草配合使用，用以酸甘化阴。可见益气养血、滋阴固液在温病的治疗中起着重要的作用。

补阴药中多用麦冬，占总用药频率的2.90%。温疫病所感受的温邪属阳邪，最易耗津伤阴，病至后期，每有明显的阴伤之象，而阴液的耗损程度与疾病的发展及预后有着密切的关系，正如吴鞠通所说："盖热病未有不耗阴者，耗之未尽则生，耗之尽则阳无以恋，必气绝而死矣。"因此，顾护阴液是贯穿于温疫病全过程的一个重要的治疗指导思想。

可见，祛邪在温疫的治疗中固然很重要，但温疫的发生发展是正邪双方互相抗争的过程，人的体质和正气状况是决定温疫发生、发展和预后的主要内在因素，且祛邪的目的也是为了保护人体的正气。扶正不仅能补充人体损伤的正气，而且能增强人体的抗病能力，从而有助于祛邪外出。因此，扶助正气、固护阴液是防治温疫的根本。

【学术传承】

余霖的治疫思想传承于刘河间火热论和吴又可温疫学说，在传承的基础上又能够有所创新、发挥。据记载，在余霖之前，没有关于瘟疫的专著，伤寒的专著比较多见。但瘟疫发病时间不固定，一年四季皆可患病，所以相对于伤寒，对于瘟疫的研究开展也具有很高的现实意义，且应用范围也十分广泛。

明清时期，瘟疫频发，间接促进了中医温疫学说的发展和成熟，1642年，吴又可《温疫论》的成书问世标志着温疫学说的形成。创立这一学说后，余霖与其他温疫学说的推崇者共同组成中医学术派别——温疫学派，此学派的学说也构成了中医疫病学的主要内容。

上述医家们在学派的发展壮大过程中，将自己的理论著书成说，进一步将学派理论传承、发扬光大。余霖坚守了此学派学说中，认为疫病大多是热证，寒证很少的理论，并且在此基础上潜方用药，进一步将温疫学派发扬光大。在学术的发展过程中，余氏提出伤寒是感受四时不正之气所得，而温疫是感受异气或杂气、疠气、戾气，或偶荒旱潦疵疬疬烟瘴之毒气所得。

【医案选介】

余霖对后世临床辨治疫疹的巨大贡献，不仅在于将其治疫经验悉数总结广播于世，更加难得的是其将临床辨治验案的难症、重症、验症共11帧总结以示人。现举例如下。

案一：原任西林游击蒙古成公名德者，契友也。甲寅五月，夫人左鬓角发一疮，大如豆，白如珠，憎寒发热，头痛如劈，其汗如淋，脸肿过半，胸膈郁闷，坐卧不安，邀予往看。诊其脉，沉细而数。予曰：若以外科断之，则为鬓疽疮，形如此百无一救，然非疽也，乃疫耳。尊宅亲友甚多，需大纸一张，录其脉案，辨明疮疫,以杜认症之讹。遂用败毒饮,石膏六两,犀角四钱,黄连三钱,更加银花、马勃、板蓝根服后肿消过半,自言胸中舒畅,次日,又一服,全消。又两帖,痊愈矣。

疫疹一症,四时皆有,唯春夏更甚。古人有谓:伤寒两感,百全一二。疫症初起,十有八九,都类如斯。治一得一,治十得十,何也?上古无疫,偶一有之,吾思古人或只就伤寒一例以推其症,未究是疫亦未可知,偶遇此症,先断以死,即投冲和、灵宝,服之不效,茫无一策,待死而已。数十年来,吾以此法活人甚众,敢谓补前人之缺,亦以仰体。

按语:本案中余氏诊病不拘泥于发疮之表象,而深究其起病之根源,由表及里,思内揣外,可谓后世借鉴。

案二:癸丑四月,国子监冯公名海粟者,适至舍间,叙及陈令亲病疫后又痢。予曰:若以痢治之,防变别症。及至七月,冯公复至,言陈舍亲病痿两月,百药无效,相邀起之。及至,诊其脉,沉紧弦数;观其色,若无病然,但偃仰在床,不能反侧,自腰以下,痛如火燎。检视前方,总不外滋阴补气,杜仲、续断、牛膝、虎胫等类。予曰:以此症而施此药,谁曰不宜?但以脉合症,以症合形,乃热毒流注于下,非痿也。遂用小剂败毒饮加知母、黄柏、木瓜、萆薢、牛膝、威灵仙、木通。两服痛减而足能运动,六服扶起能立,未至十服,能挪步矣。后用汤药,每送扶桑丸,一月而痊。

按语:余氏治疫不止治发病之时,亦兼顾疫后他证,本案病人疫后又痢,终日卧床不起,余氏并非见痢治痢,见痿治痿,慎查病因,病速痊愈。余氏通过此案亦是强调疫病后,应注意疫邪引起的他证治疗。

案三:四川闻藩台令媛,癸丑冬月一病即斑,其色深红而松浮,症原不重,但脉细数有力,此内有伏热,即用中剂,加大青叶,连投五服,斑退而神安,再二服,可以无事。因素畏药,不肯多服,又不忌饮食,越七日,身忽大热,大渴,嘴唇焮肿,牙缝流血,口秽喷人。予用大剂,加生地一两,次日热渴稍杀,而颈亦红肿,即于本方加牛蒡子、夏枯草、银花各三钱连投三服,颈虽消,右腮又肿,又于本方去牛蒡子、夏枯草,加板蓝根、马勃。又三服而腮肿全消,唇亦稍散,周身泛砂,红白相间,又于本方去板蓝根、马勃,加大青叶。又三服,嘴唇全消,通身脱皮成片。后按

本方调理十余日方痊。此症计用石膏八斤有零,犀角八两有零,黄连七两有零。闻公任部曹时,与予契交,夫人信任无疑,是以得痊。

按语:本案余氏警醒后世若遇病人畏药,未遵医嘱服药,又不忌饮食引起变证者,亦有之。余邪未尽,内热伏而不出,可予大剂量滋阴凉血、清热解毒之品,如石膏、犀角、黄连等,彻底清除余热,以防再生变化。

案四:工部员外彩公名柱者,令亲内务府高某,病疫九日,邀予。其脉浮大而数,身热如炉,目红面赤,赤斑成片,忽然大叫;若有所见,卒然惊惕,若有所惧,语平生未有之事,未见之人。举家惊恐,疑有邪附。本地风俗,最喜看香送祟,以至异端之术不绝于门。予进屋内,香烟一室,满壁符签咒语。予曰:此邪予能祛之,将此一概收去,只用大冰四块安置四角。彩问何故?予曰:当此暑热,病此大热之症,加以香烛辉煌,内外夹攻,不狂何待?此邪热乘于肝胆,故发狂,外用多冰,收其熏蒸暑气,内服清凉散解之药,病除而狂自止,焉有邪附者乎?遂用大剂,七日而愈。

按语:本案能突破时代封建思想的局限,从中医辨证出发,以中医理论为指导,直指旧俗对病人病情发展的间接影响,并强调外界环境对于病人病情转归的作用。

综上所述,余霖《疫疹一得》之治疫经验对于当今的流行性感冒、严重急性呼吸综合征(SARS)、新型冠状病毒肺炎以及各类突发性传染性疾病的临床预防和治疗,具有实际的指导意义和临床参考价值,是一部重要的值得深入研究和继承的古典医籍。《疫疹一得》一书特色鲜明,探病求源,根据疫疹之病因病机,总结出清瘟解毒,不宜表下,应以祛除淫热邪气为急务则重用石膏并兼顾扶正养阴的治疗原则,开拓了温热疫治疗的新门径,为温病学的发展做出了贡献。对于现今 SARS、禽流感、手足口病类等传染病的研究和治疗,仍具有一定的指导意义和参考价值。

参考文献

[1] 岳冬辉.温病论治探微[M].合肥:安徽科学技术出版社,2013.

[2] 岳冬辉,苏颖.余师愚从运气规律认识温疫防治

策略的特色探析[J].中国中医基础医学杂志，2011,17(12):1307-1308,1310.

[3] 岳冬辉.《疫疹一得》论治温疫方药特色探析[J].北京中医药大学学报,2011,34(4):228-230.

[4] 傅建忠.余霖生平及其《疫疹一得》考[J].安徽中医药大学学报,2014,33(4):13-15.

41. 李炳（《辨疫琐言》）

【生平传略】

李炳（1729—1805 年），字振声，号西垣，江苏仪征县人，清代中期医家。与许多医家由儒转医不同的是，李炳自幼就拜师学医，"幼习三世之书"，根据焦循所撰的墓志铭的说法，他幼习医书"苦不能得其蕴，乃学《易》，十年而有得"。李氏勤于临证，外感内伤皆所擅长，治病多用经方，用药简练。虽然医术高明，但他一生清贫，焦循在他的墓志铭中称："君为贫人贱士治疾，必竭尽心力，寒暑暮夜，闻召即行，而短于伺候富室显者，故身后无余财。"李炳终身行医，《辨疫琐言》中有"余临症数十年"语可证，且卒前一月仍为焦循及其家人诊病。根据前述《重修扬州府志》的记载，李炳著有《金匮要略注》22 卷、《辨疫琐言》1 卷和《西垣诊籍》2 卷等三部著作，但除《辨疫琐言》外，其余两种均已亡佚。乾隆四十四年，李炳在为焦循父亲诊病的过程中与其结识，而后在李炳多次为其家人诊病后，焦循被他的医术所深深折服。在李炳离世后，焦循哀痛难忍，为其作《名医李君墓志铭》，并根据他生前诊治过的医案为其整理了《李翁医记》流传于世。

李炳灵活并客观地将仲景理论应用于疫病的临床辨治过程中，但又不完全拘泥于先人，对吴又可《温疫论》中与其治疫观点不符之处大胆且客观公正地提出，有理有据。对于疫病之认识有其独到之见解，创立了临床治疫颇有效验的"清气饮"。李氏极其重视医学的实践性，经过缜密的临床观察及调查取证，验证了"大荒之后，必有大疫"的论点并提出具体依据，为后世研究疫病提供了翔实可靠的素材，更为后世医者树立了谨慎临床、理必穷究的治学榜样。

【学术思想】

（一）提出"疫病见症之有别于太阳表证"

从发病特点来看，风寒暑湿燥火等六淫之邪致病，皆为邪从皮毛而入，为太阳经之所司，表现为发热恶寒，头疼身痛；而疫病之疫邪中人是从口鼻而入，为肺胃之所司，亦表现为发热恶寒，头疼身痛。二者的感邪途径不同，但见症又有相同之处，因此李氏对疫病与太阳表证进行详细鉴别。

1. 疫病与表证之"寒热"辨

疫病表现为"发热恶寒、头疼身痛"等表现，是由于心、肺同居于膈上，所谓心为营肺为卫，若膈上被疫邪所壅滞，则营卫失和，必然会出现恶寒发热；而人之胃属于头，胃被疫邪壅滞故头疼；上、中二焦被疫邪壅遏，则周身之经气皆被壅遏而身痛。

表证之"发热恶寒"，是邪气自外侵袭人体，表现为发热恶寒重，而疫病则是疫邪自内壅滞，而表现之恶寒程度不重，或者恶寒持续半日一日便停止，之后表现为只发热而不恶寒。疫病之发热初起表现在肌肉，逐渐由内及表，里气闭而表气通，故发热为灼热但肌表有汗。

2. 疫病之兼里证说

疫病见症除以上论及之"发热恶寒、头疼身痛"外，尚有胸膈痞闷，甚则两胁胀闷，恶心、呕吐，头目昏蒙等表现。李炳阐述了疫病见症与疫邪的关系为人之口气通于脾，疫邪从口入，必先达于胃，胃为脾之表，胃以下行为顺，胃受到疫邪侵袭，必然出现胸膈痞闷，甚则两胁胀闷；胃气不能下行，势必上逆，则恶心、呕吐；鼻气通于肺，肺主气，则更易受疫邪侵袭，壅闭而表现为头目昏蒙。故李炳总结疫病之表现为寒热表证与诸里证并见，缘于疫邪侵入人体的途径为从口鼻而入，而非皮毛之肌表，因此疫邪本就属里邪,而无关于表,故见症于太阳表证不同。

太阳表证感邪之初,虽表现为以上"发热恶寒、头疼身痛",但无胸胁胀满、头目昏蒙等里症出现,即使有兼里症者,也是在发病四五日后,由于经气郁久而成,发病之初则无里症。

3. 疫病与表证脉之所异

疫病脉象之于表证不同处在于凝滞而有力。李氏指出,"切脉之学即察气之学",疫邪自口鼻而入,壅闭肺胃,上中二焦之气被壅遏,则表现在脉象上寸关被壅遏,壅则凝滞而有力。初起一二日,寸关脉沉弦而有力,往来凝滞,重按微数。寸关脉沉弦而有力,是阳气被壅遏而不升所致。重按微数,系阳气被壅遏于下。脉往来凝滞为疫之浊邪壅闭所致。三四日后脉象表现为弦大有力,甚则弦数弦大,为疫邪壅遏之甚所致。至五六日疫邪传及更深,脉象则难以预料,或者随正气之盈虚而改变,或者随治疗之寒热而改变,但"往来凝滞之脉"始终存在。

4. 疫病与表证治法之异

李炳认为疫病感受之疫邪是浑浊之地气,为汗秽之气、不正之气,故应当治以轻清芳香之法。轻清以开肺舒气,芳香以醒胃辟邪。

(二)创立"清气饮"之来由

清气饮(组成:杏霜、桔梗、蝉蜕、银花、藿香、苏叶、神曲、谷芽、陈皮、半夏、赤茯苓)乃李氏自订以治暑之方。经云:寒伤形,暑伤气。既云伤气,其入必于口鼻。古人治暑方,如香薷饮、大顺散、人参白虎汤等类,发散温里清热,皆非治气之方。李炳认为长夏炎热之气,从口鼻吸入之症最多,其症见发热、头目昏蒙,胸满胁胀,因此订立此方,临床使用颇有效。后逢行疫之年,李炳察疫邪亦从口鼻而入,且也为伤气而致,用清气饮治疗疫病并有效验,因此将此方移为治疫之主方。

(三)悟舌诊之妙

李炳对于疫病验舌之法颇有心得,李氏少时曾求教于前辈,得知舌诊即以舌之红黄黑白分寒热,以舌之燥湿分寒热,但待临床验证,则不尽然,如李氏数十年来行医所见舌黑芒刺,舌红如朱,按常理应判断为热盛津伤之象,但服干姜附子而愈者,又不知多少。见到舌白如粉之干,舌白如腐之湿,而

服黄芩、石膏而愈者,又不知多少。这都是和舌诊的一般规律相悖的,可见治病,"全凭乎脉症,尚不足凭,何况区区之舌色"。因此,李炳细心研究疫病之舌诊,指出疫气伤人二三日,舌上确有白苔,或如积粉,或如湿腐。舌苔如积粉者,为肺气被疫邪所壅塞。舌苔如湿腐者,因上焦如雾,弥漫而化水,疫邪伤人四五日,病人舌心渐黄,舌黄为胃气不得升降,郁久而成热,津液渐伤之象。病程愈久则津液愈伤,于是舌呈现焦黑芒刺。因此,李炳指出,既然舌诊如此,临床辨证时不要尽据舌象之表现,仍当以脉象为主要的依据。

(四)强调先天禀赋之于疫病的重要性

李炳十分重视疫病之正虚,宗仲景之说,战汗乃正虚之候,战而汗出,何以能汗,必是正气来复,与邪气相争,争则战,正气胜而后驱邪外出。表证如此,疫病之战汗亦然,疫病为邪气瘀滞于内,故李炳提出,行疫之时,需察症按脉定为疫病,且脉见微弱无力,便应当培补正气,助其与疫邪相搏而战,使得疫邪之郁得通,疫病通过战汗而解。相反,此时绝不能加消导清凉之剂戕伐病人之正气,如此不但不能战汗,恐怕会发生战而内脱之险。由此,李炳驳斥吴又可《温疫论》"以战而不汗者危,中气亏危也。次日复战……汗不出者死",指出吴又可明明知晓此时疫病病人已经中气亏危,正不胜邪,在治疗用药上仍选用达原饮、三消饮、承气汤类戕伐正气之品,还何谈其"战而不汗"?岂不是自相矛盾。

李炳对于疫病病情甚是强调人之先天禀赋所起作用,并举例说明,乾隆二十二年,岁在丁丑,江苏大疫,其中固然是热症为多,但亦不乏寒症。李氏认为,出现寒热两种疫病的原因取决于人之禀赋。素体阳虚之人,即使感染了疫邪,也多从寒化,素体阳旺之人,再经过疫邪郁闭,其热势更甚。李氏遂举仲景阳明篇"胃家实"的例子说明其观点,其认为胃家实不是病症,而是指那些素体阳旺之人,即胃气素实,被表邪侵犯,郁遏而为燥,成为三承气之实证。

(五)疫病斑疹论

李炳对于疫病发斑一症论述甚详,其认为疫邪在气分者,宣通之法则疫解,疫邪在营分者,必得发斑而解。发斑在临床上有斑和疹两种,斑为成块平塌者,疹为颗粒成点者,斑色红为热,紫为热甚,紫

而带青,则预后不好。如见红紫成块之斑,李氏主张清气饮去陈皮、半夏,加当归、赤芍、大黄以下之。疹则寒热虚实均有,大热疫邪发疹,为邪气向外,顺其性则用疏散法,自然得愈。李氏亦结合自身临床体会,提出在其临证数十年中,"斑症仅见数人,疹症最多"。临床上凡是将要发疹者,表现为发热、腹痛,或壮热、指尖冷,或昏闷、心烦等症是由于心主营,疫邪达于营分所致。疹症以灯照之,隐隐有迹,采用疏解法而不能外达者为虚证,宜用补托法,如补中益气汤之类;疹症属寒者宜用温散法,如葱姜之类。疹症属内实者宜少加大黄以利之。

(六)灾后大疫之缘由

李炳对于"大荒之后,必有大疫"进行了临床检验及考证,据其考证,乾隆二十一年荒,二十二年疫,五十年荒,五十一年疫。李氏考证其原因为彼时三伏无雨,故有亢燥之气郁遏土中。至秋冬时节虽有雨,但所遏之气已经凝结,水土不相和,形成阴闭于外、阳郁于内的局面。待交春雨水节气之后,地气上升,阴郁先起,故发病多为寒症,阳郁后起,多为热症。

(七)与吴又可之仁者见仁

李炳在充分肯定吴又可《温疫论》对疫病重大贡献的基础上,也客观地对其立论、著方等方面提出己见。

1. 肯定吴又可"疫从口鼻而入"

李炳认为吴又可"疫从口鼻而入"之说为千古不易之理,但其达原饮中槟榔、厚朴、草果,皆为破气峻烈之品,《原病》云:本气适逢亏欠呼吸之间,外邪因而乘之云云。可见疫邪可乘虚而入。李炳认为治疗虽以逐邪为主,但不妨于逐邪之中稍存正气;又邪气郁闭,势必为热,但化热过程必待三四日后,其热方实。因此在初受邪之时,即未必化热,如此方中急用黄芩、知母,不仅无热可清,更易伤其阳气,阳气一伤,不但变证蜂起,且恐其内陷。由此李氏提出使用"达原饮"的适应证为,其人形色充盛,声音雄壮,症见烦渴、脉实大而有力。符合以上条件方可应用达原饮,且不可一概用之。一旦阳气被伤,即有轻病变重,重病变危。

2. 倡大黄治疫——驳吴又可三消饮之应用

李炳认为,疫病为由口鼻而入,继而阻遏上焦之气,表现在舌则见白苔。若疫邪壅遏胃气,表现在舌则见舌根黄渐至中央。医家以大黄为治疫之良药的原因在一个"通"字,肺主气,肺气壅闭,则一身之气皆闭。大肠为肺之标,若大肠气闭,胃气从何以下行,故李炳指出若临床疫病使用清气饮三五剂不愈者,并见胸满、胁胀,不恶寒,反恶热等症,即于方中加入大黄三五钱,大肠得通,则胃气得以下行为顺,往往在大便通后,病人即汗出而愈。所以说胃气先降,而后能升,胃气升而能化汗,汗本生于水谷精微。但同时李炳也强调疫病使用大黄时需注意要审人之虚实,因疫病属于气闭,故取气以通气,每有奇验。何谓取气,李炳亦详解之,其法用大黄七八两,先以水润透,用小碗蒸之。取露水,每用露水半茶杯,或半小碗,兑入药而服下,大便通而胃气顺,其疫焕然而解。此种使用大黄的方法无伤人体的正气,对于身体虚弱之人最为恰当。李炳还提出一种汤泡法,即用大黄二三钱,沸汤略泡,去渣,待药煎成即服用。此种服泡之法,仍有轻重之别,温汤泡气多而味少,沸汤泡则气味兼有。在临证时应酌人之虚实而用之。此外,李炳还提到了煎法,有同煎、略煎之别。大黄为血分药,如血分病,宜于同煎,气分病,宜于略煎,略煎者,取其气也。同时,又反对吴氏"三消饮"之用羌活、葛根、柴胡等表药。李氏认为,疫邪从口鼻而入,非从皮毛而入,吴氏用表药治之而无表可散,势必散其正气,正气一旦被伤,变证立现。

3. 反对吴又可应用五苓散、桃仁承气汤、抵当汤

李炳认为此五苓散、桃仁承气汤、抵当汤三方为仲景专为太阳经犯本而设,即指足太阳膀胱经,其为多气多血之经,营卫均主之。故风邪伤于卫分,郁久不散,则邪气影响太阳膀胱经之气分,表现小便不利,仲景用五苓散利其水,而卫分得升。寒邪伤于营分,郁久不散,则邪气影响太阳膀胱经之血分,表现少腹急结,仲景用桃仁承气汤攻其血,而营阴自和。五苓散、桃仁承气汤二方中都用桂枝,因其皆从太阳经而来。如果甚则瘀血凝结,表现少腹硬痛而不可触近,故仲景制抵当汤。故李氏强调以上诸证为"太阳经所有,余经则无",并进一步指出疫病从口鼻而入,与膀胱毫无关系;疫病确有小便不利之症,但是由于气闭于上,失其清肃下行之道的缘故,故开其肺气则小便自通,若用五苓散利水则酿大错。

4. 批吴又可之不解"伤寒"义

吴又可在《温疫论》中提及伤寒与时疫之辨时指出，夫伤寒必有感冒之因，或单衣风露于外，或强力入水，或临风脱衣，或野外沐浴等原因，当时病人自觉肌肉粟起，继而四肢拘急，恶风恶寒，然后身疼头痛，发热恶寒，脉浮而数，脉紧无汗为伤寒，脉缓有汗为伤风。由此李炳提出，鉴于吴又可以上对于"伤寒"之理解：对于伤寒之因，吴又可所列诸种病因不外乎外感风邪、寒邪之类，殊不知仲景所论《伤寒论》中病因是对于六气而言不仅风、寒两种，实则为天之六气伤及太阳膀胱寒水之经，故曰伤寒。吴又可所论伤寒，必有感冒之因，但临床常见感冒，也有无明确病因的。相反，吴又可所论伤寒之病因即单衣风露于外，强力入水等因素，可使六经都受病，而不止太阳一经。吴又可又提及伤寒需投一发汗剂而解，李氏驳之曰"治伤寒宁如是之易乎"。

5. 驳吴又可疫病之感邪途径

《温疫论》所论疫病是从口而入，未提由鼻而入的途径，故吴氏用方无一味开肺之品。由此李氏指出，疫邪为地气，自口鼻而入，吴氏不知由鼻入较口入者更多，人可以有时不开口说话，但没有一刻不呼吸的，指出吴氏对于疫病感邪途径的局限性。

吴又可之《温疫论》认为伤寒与时疫皆能传胃，故均用承气类导邪而出。吴氏认为伤寒与时疫"始异而终同"。但李炳认为，伤寒与时疫一属天气，一属地气，治法也不同。伤寒之传胃，是由于其人胃气素实，即胃阳强，胃阴弱。感受外邪则表气郁闭，胃气已热，于是火流就燥，胃气更实，李氏认为仲景之用硝黄，"虽曰泻阳，实是救阴"。疫病从口而入，必先达于胃，又为何用传胃，气以下行为顺，用大黄是为通其下行之道路，与伤寒用承气类之义截然不同。

李炳反对《温疫论》所论"时疫之邪，匿于膜原"之说。其认为膜原是穴名，不是经名。疫邪从口而入，病位为胃经，而非膜原。关于《温疫论》"阴症世间罕有"。李炳凭自身临症数十年之经验，三阴之病，日日皆有而不是罕见。《温疫论》认为"温即瘟也"。李炳则认为二者完全不能等同，其指出，温疫邪气为实邪，温指正气言为虚邪。《内经》所言冬伤于寒，春必病温。又云冬不藏精，至春而发者为温病。藏于精者，春不病温。精者精明之阳气也，冬令之阳气潜藏于肾水之中。肾水伤，则阳不能藏，阳

无水气之涵养，为阳亢。至春亢阳发动，发为温病。仲景云：太阳病发热而渴，不恶寒者为温病。亢阳内发，故临床表现为发热而渴，邪非外来，故表现不恶寒。与温疫从口鼻而入者，大相径庭。

【著作考】

《辨疫琐言》约成书于嘉庆五年，焦循在《名医李君墓志铭》中称李炳"恶吴又可《温疫论》之惑人也，作《辨疫琐言》以纠之"。据书后焦循之子焦延琥所作后记，李炳完成其书后，曾质正于焦循，焦循命其子延琥"抄录一本，藏于家塾"，时在嘉庆五年庚申，即 1800 年，时李炳已过七旬。《辨疫琐言》初刻于嘉庆十一年（1806 年），亦即李炳去世之次年。1936 年世界书局刊《珍本医书集成》，裘吉生将之辑入"内科类"，注为"稀有本"，后附焦循撰《李翁医记》及《名医李君墓志铭》。

【遣方用药】

李炳自创"清气饮"，旨在轻清以开肺舒气，芳香以醒胃辟邪。李炳提出此方无损于病人正气，若遇疫病，日服二三剂，病情轻者即可痊愈，重者病情可减轻，"历试多人，颇有效验"。

清气饮方药物组成为：杏霜二三钱、桔梗一二钱、蝉蜕去头足，二三钱、银花二三钱、广藿香二三钱、苏叶一钱或一钱五分、神曲二三钱、谷芽三四钱、广皮五七分、半夏一钱、赤茯苓二三钱。水二小碗，煎一碗温服，如未觉，更进一服，觉气通舒畅，是其验也。重者日三服。

杏霜、桔梗，味苦以开肺。蝉蜕，轻清上升而从风化，"上焦如雾"，被疫邪郁遏，则雾气弥漫，用蝉蜕取其清风生雾气潜消之义。金银花、藿香、苏叶，芳香辟秽，能散胸中不正之气。谷芽乃稻米浸渍而成，神曲乃面蒸而成，凡蒸熟之物，能舒展郁遏之气，"同气相求"而使用谷芽、神曲。广皮辛香能通阳，半夏滑利能通阴，赤茯苓能利水，三焦得以通畅，则何气不清，故曰清气饮。

清气饮煎煮法及临床加减情况：二小碗水，煎取一碗，意谓略煎便成，取其清芬未散之故。疫病初起二三日内，宜服用此方。四五日疫邪郁深而热，如有烦渴、面红等热象，本方去苏叶，易冬桑叶二三钱，丹皮一钱或一钱五分；口燥渴去广皮、半

夏,加瓜蒌根一二钱,或芦根五七钱。烦热口苦咽干,加黄芩一钱或一钱五分。小便不利,加白通草四五分,或飞滑石二三钱。腹胀大便不通,喜冷恶热,加大黄三五钱或七八钱。以上所用诸凉药,须慎而又慎,服一剂若无效,便应当揣摩其无效之原因,对病情的掌握不能似是而非。如寸口脉微弱,为里阳不足,于本方加玉竹五七钱,因玉竹甘缓而不滞。李氏遂举例说明:乾隆二十二年大疫,李氏每日诊治多人,如脉大而空,或大而寸脉不满,或大虽似有力而往来凝滞,症虽见烦躁、舌焦诸热象,便要防其人正气虚,如再见心慌,便非疫邪所致,因为疫邪为气遏于内,绝对不能导致心慌。审症若属正气虚,可用补中益气汤、四君子汤、六味地黄汤、理中汤等类。行疫之年,未必人人都感染疫邪,也有劳伤以及里虚里寒,伤湿伤暑诸症夹杂其中,所以医者不可为疫症所拘,审症察脉不能似是而非,应当细心体认。

【学术传承】

1936年,近代名医、藏书家、出版家绍兴裘庆元先生从他所藏的众多医书中,选取较实用的精本、孤本、抄本、未刊稿等九十种加以分门别类,编纂成"珍本医学丛书",由上海世界书局出版。李炳的《辨疫琐言》有幸作为12种"内科类"著作中的一种被刊出。该书对每一种著作均写有一提要,编纂者在写该著的提要时,显然参考了府志中的传记和焦循所撰的墓志铭,准确地介绍了李炳的基本生平。对于著作,提要评论道:"撰者感于世人治疫,皆为吴又可《温疫论》所惑,对吴氏论疫提出异议。……用意周微,亦具至理,泂为辨疫名言"。由于裘庆元在当时中国中医学界的重要影响,以及该丛书所收之书均是编者认为医书中流传少而内容精的珍品,因此《辨疫琐言》乃至李炳自然就开始日渐受到关注。特别是随着温病学的发展,《辨疫琐言》更被视为明清医学发展的最重要的成就之一,李炳及其《辨疫琐言》也不断被人提及。 些温病学和医史论著,往往将李炳的《辨疫琐言》当作吴有性《温疫论》后温病学领域颇具影响的代表性著作。不过就像我们已经看到的,李炳《辨疫琐言》的重要影响并没有发生在李炳生活的时代以及他身后相当长的时间里,而是随着该著作被纳入《珍本医书集成》出版

后,出现在现代温病学和医史学研究者的视野中。

【医话与轶事】

李炳以医术行世,然个性鲜明。焦循《名医李君墓志铭》称其"为贫人贱士治疾,必竭尽心力,寒暑暮夜,闻召即行,而短于伺候富室显者,故身后无余财,则其贫而有节";"胸有定见,不善随众浮沉,病已则戒勿药,不屑以调理为名奔走射利,或制一方,令服百剂数十剂,不更增损,均与世俗医相反,而识者遂稀"。可见其才华出众,不人云亦云。"至于生死在呼吸之际,人攻君补,人塞君通,人寒君热,以口舌争之而不足,以身名性命誓而决之",可见其性格果敢。"手调其药,而坐验其啜,不效不已",可见其仁心之深切。焦循为之铭曰"惟人思之,知君术之神,惟人嫉之,知君学之真",一位勤恳执着而个性鲜明的医家形象跃然纸上。

【医案选介】

案一:岁丁巳,妇妊娠,忽呕逆不已,每呕必厥,日十数度,七昼夜不进饮食,进饮食则呕,呕时时有蛔。族人有自谓能医者,日投以药,皆不应,厥益剧。急迎翁,翁诊良久曰:咳否?妇颔曰:有之,每呕则有微咳倡其先。翁曰:是宜从脉。立秋匝月,肺金乘权,而右寸独沉,病得之失治表,表郁于里,肺失强而肝火扰,寒热相击,所以呕且厥也。用桂枝十六分,干姜五分,黄连七分,半夏、甘草各等分。手摘药趋之服,曰:服已必熟睡。或疑其语之决也。已而服药果然,盖七夜不能瞑,至是呼吸闻于外,举家相庆。二更许,睡醒,突大呼,目上视,手振揺摇,首面赤而厥。族人以医不效自惭,复妒翁之能,见是状大言归咎于桂枝、干姜,迫令灌以梨汁。齿断不受。家母曰:仍宜问翁。翁时犹未睡,闻是即入诊。病者仰卧不知人,喉中喘息。翁曰:非厥也。两寸脉浮,药已有效。左右或咻之。翁耳语谓余曰:无畏。适席间猪蹄汤甚浓,吹去浮脂,灌之以醒为度。如其言,且灌且醒,复酣睡,遂霍然。翁曰:呕七日,胃中液涸,寒气升而枯竭露也。呜呼!向令翁不诊,必杀于他药,且以姜、桂詈矣,则世之谤翁者,果翁之咎耶。

自是至明年戊午四月,妇产女,次日称胸背急痛,少时呕厥如旧年匝,一日命在呼吸,家母即命迎

翁。翁至，值妇痛辗转于床，惨切不忍言，少时呕逆手掣搐而厥。翁曰：此时脉不可据。然去年之厥，责在呕，今日之厥，责在痛，吾观其由痛而呕，由呕而厥，痛已则呕与厥皆已矣，不可迟，速治药。乃书炙甘草二十分，芍药十分，阿胶十分。曰：此血虚而肝气乘之，急食甘，肝急自缓，药入口，痛必平。药熟，值痛起，趋饮之。如翁言。

按语：妊娠妇人呕逆不止，进食必呕，每次呕逆必昏厥，每天发病十几次，且右寸独沉，病人发病时为立秋之时，肺金乘权，病人为表证失治，表郁于里，金乘木则肺失宣发而肝火内扰，寒热相击，所以呕且厥。李氏方中用桂枝祛风，调和阴阳；干姜温中散寒；黄连清肝热；半夏止呕降逆；甘草调和诸药。

服药后二更许，病人睡醒，突大呼，目上视，手振搐摇，面赤而厥。出现此症状是因为病人已经连呕七日，胃中津液枯涸，服药后寒气升而胃津枯的缘故。故李氏命给病人灌以温热之猪蹄汤以滋胃阴，因此，且灌且醒。

妇人产后次日胸背急痛，又呕厥。此是由于产后血虚而肝气乘之，应急食甘，肝急自缓，故李氏给予炙甘草二十分，芍药十分，阿胶十分。

案二：岁乙丑六月，余幼孙病，竟为此族人误药致死。越一月，余子廷琥病，每巳午未三时，则头面热如火蒸，两肺俞穴烦扰不可耐，气促神躁，不大便，恶水不饮，溲短而黄。翁始以暑治之不应，温以姜、术不应，面有红迹似疹，日益见。时闰六月二十五日，翁清晨至曰：君之孙已为医误，此子所关甚重，然病情隐曲，今终夜思之，前此非所治也，当由心阴伤而心阳上越，姑试以甘温。署甘草、大枣等令服，未服而身亦有疹大如戎豆，色且紫，他医议用快斑发疹之剂。翁又至曰：脉弦微而不渴，何敢用凉药？且未有疹出而躁若此者。是时躁甚，坐卧行立皆不宁。翁曰：试以前药服之。服已而躁定。翁曰：未也。候之良久，果又躁，且呼手足不仁，脐下亦不仁，渐及于胃脘间。翁曰：急矣，吾今日必愈此疾。乃去急治药，促煎之。跣足袒衣，自调其水火，诊脉凡七八次，药熟又诊脉，久之自持药令服。曰：是矣，服之必愈。时正躁急，持其母手而呼，药既入，遂能卧，而诸苦顿失，面上之疹悉没，惟热蒸尚存。翁曰：肾气虚，虚则寒。昨所服者，真武汤也，气分之寒消，而血分之寒未去，宜温血，服炮姜、当归、山茱萸、熟地黄、甘草。入口遂酣睡，蒸热悉除。越三日，便脓

血，或曰：热药所致。翁闻之，急至曰：非午游也。少阴之寒，升于厥阴，用理中汤加吴茱萸服十剂，脓血自止。服之果然。余于此始恍然于忌之、谤之者真为庸医，而翁之医真能神也。方廷琥之服真武汤，而势始定。其妻忽大呼遍体麻木，不知人，腹中胎上逼喘促欲笑，或曰：宜投紫苏饮。时三鼓，翁方去，闻此复至，诊良久曰：非子悬也，病得之悲伤惊恐，气血虚且乱，治其虚则胎即安。署熟地黄、白术、炙甘草、当归，重其剂投之，而胎果定。是日也，非翁力则儿与妇皆危矣。

按语：病人之烦躁甚且有斑疹出，李氏诊之为肾气虚，则生内寒，初服真武汤只能祛气分之寒，故又用炮姜、当归、山茱萸、熟地黄、甘草等温血之品，则"入口遂酣睡，蒸热悉除"。又过三日便脓血，李氏辨为少阴寒症升于厥阴，故用理中汤加吴茱萸服十剂，《汤液本草》："入足太阴、少阴、厥阴经"。

案三：翁治徐直生员外家，一寒证，曰：宜附子理中汤。病家曰：已服二剂矣，服之烦躁。翁曰：姑服吾药，服之遂愈。问其故，翁曰：汤名理中者，重在甘草、白术、干姜，彼用附子倍于姜，故剧，吾用附子半于姜，故愈。

按语：病人得寒症，求诊于李氏，予以附子理中汤。但病人求诊前已经服用两剂附子理中汤，病情不但没有好转，反而出现烦躁的症状。李氏嘱其服用他所开附子理中汤，病情定能痊愈。附子理中汤具有补虚回阳、温中散寒的功效。方中附子与干姜同属大辛大热之品，附子长于回阳救逆，干姜长于温中散寒，二者配伍互相扶助补充，可增强回阳之力，从而恢复人体一身的阳气。李氏所用附子理中汤与之前不同，他将附子用量减少到干姜的一半，意在理中，故能治愈疾病。

案四：甲子冬，余（即焦循）每日大便后，则由肛门达于尻骨，酸痛不可耐，得饭乃已。翁曰：此水气也。水气伤肾阳，肾阳虚而脾气下乘，故胀于便后。得食少缓者，阳气足而能摄也。此水气非附子不能祛，非多服不能效。乃以鹿角胶、熟地黄、枸杞子、菟丝子、山茱萸、山药、当归，合附子服之。始服小便夜多，而汗且泻。翁曰：此水气外泄也，何疑之！翁治病多用白术，至此独以术为戒，他医以白术合鹿角霜、鹿角胶、破故纸服之，则汗敛而痛复剧，仍服翁药三十剂而愈。而族人之自谓能医者，忌翁甚，每向余短之，余复惑于其言。

按语：本案病人为便后肛门尻骨酸痛。李氏认为是由水气损伤肾阳所致。因脾肾阳虚导致便后酸胀疼痛，而饭后减轻是由于饮食摄入阳气得以补充。遂以大量附子配合鹿角胶、熟地黄、枸杞子、菟丝子、山茱萸、山药、当归服用。服药后病人小便汗出增多，他认为李氏善于应用白术却在此方中未用白术，故改用白术合鹿角霜、鹿角胶、破故纸服之，汗出虽止但疼痛加剧，最后仍是服用李氏之方痊愈。李氏应用大量温补肾阳之药，使水气外泄，肾阳得复。汗出及小便增多都是病邪祛除的表现，标志着疾病向愈。

案五：鲍席芬尊人病咽，不能食，厚币迎吴中医顾雨田，费千金。以方示翁，翁曰：服之夜必烦。果如其言，吴医惭愧去。翁曰：此阳结也，宜重剂下之。署大黄一两。其家未敢尽剂。次日，翁诊曰：服药宜必效，不效者，未全服也。仍署大黄一两，趋服之，一药而能食。

按语：鲍氏老人因病不能进食，费千金延医未能治愈，李氏查其方后指出服此方必会出现夜间烦躁，认为该病为阳结，宜重用一两大黄下之。其家人担心大黄性猛，未敢尽用，第二日李氏便指出病人未能痊愈是由于没有用足一两大黄。故而服用一两大黄后，病者就能够进食了。《伤寒论》中记载："脉浮而数，能食不大便，此为实，名阳结也。"李氏重用大黄清泄肠道实热积滞，中病即止，实热一除，病即痊愈。

参考文献

[1] 曹洪欣.温病大成(第二部)[M].福州：福建科学技术出版社，2007.

[2] 岳冬辉.温病论治探微[M].合肥：安徽科学技术出版社，2013.

[3] 余新忠.扬州"名医"李炳的医疗生涯及其历史记忆——兼论清代医生医名的获取与流传[J].社会科学，2011(3)：142-152.

[4] 苏颖，鞠煜洁.李炳《辨疫琐言》医学思想探析[J].山西中医学院学报，2007(3)：12-13.

[5] 焦振廉.清代医家李炳及《李翁医记》述略[J].陕西中医学院学报，2012,35(2)：16-18.

[6] 张茂云，牟宗毅，苏颖.《辨疫琐言》医学思想述评[J].中国中医基础医学杂志，2013,19(6)：623-624.

42. 俞根初(《通俗伤寒论》)

【生平传略】

俞根初(1734—1799 年),名肇源,根初为其字,因兄弟中排行第三,乡间咸称俞三先生,浙江绍兴陶里人。清代著名伤寒学家,"绍派伤寒"的创始人。俞根初生于世医之家,早承家学,遍读古今医书,汲取各家之长,医名盛行有清乾嘉四五十年,日诊百数十人,一时大名鼎鼎。晚年完成唯一著作《通俗伤寒论》,为其临床多年"熟验而得"之作,被誉为"四时感证之诊疗全书"。对仲景学说研究尤深,多有发挥。此书后来迭经何秀山、何廉臣、曹炳章、徐荣斋等医家勘按加注而行于世。俞根初治学严谨,结四十余年之经验而成此书。何秀山称俞根初"其学识折中仲景参用朱氏南阳、方氏中行、陶氏节庵、吴氏又可、张氏景岳"。可见其读书之广,学习之勤。

关于俞根初的生平,历史记载相对较少,考证各类文献,多是对俞根初生卒的校正,作为绍派伤寒的创始人,俞根初的临证经验及学术思想给后世带来了深远的影响。

【学术思想】

(一)辨六经之形层与三焦之部分以定病位

俞根初治伤寒宗仲景六经理论,旁参三焦学说、六淫致病说,故其专设六经用药法、三焦用药法、六淫病用药法。何廉臣称其"方方切用,法法通灵"(《通俗伤寒论·后序》)。邓铁涛在三订通俗伤寒论中提出,伤寒兼证已经属于温病范畴。俞根初曰:"以六经钤百病,为确定之总诀;以三焦赅疫证,为变通之捷诀。"俞根初立论执仲景之法,巧变仲景之方,旁参吴又可瘟疫之说,能从伤寒中析出温病证治,集众善而自成一家,卓然自立成风。

俞根初提出寒温一统新论,并在辨证上加以结合,其寒温一统理论并非是对伤寒和温病学说的简单折中,而是有理论依据又能指导临床实践的。后绍派伤寒另一中坚人物胡宝书得"竖读伤寒,横看温病"的观点即源于此。

俞根初宗六经而兼容三焦辨证,他在辨证方面主张寒温一统,即宗六经辨证而兼容三焦辨证,其在《六经总诀》篇头即谓:"以六经钤百病,为确定之总诀;以三焦赅疫症,为变通之捷诀。"何秀山按之曰:"《伤寒论》之六经,乃百病之六经,非伤寒所独也。"说明俞根初认为六经辨证不仅适用于伤寒病,而且适合所有外感热病,故称之为"总诀"。六经又"分主三焦之部分也",《通俗伤寒论·伤寒要义》中提到"太阳内部主胸中,少阳内部主膈中,阳明内部主脘中,太阴内部主大腹,少阴内部主小腹,厥阴内部主少腹"。何廉臣按之曰:"窃谓病在躯壳,当分六经形层;病入内脏,当辨三焦部分……其分析法当首辨三焦部分:隔膜以上,清气主之,肺与心也;隔膜以下,浊气主之,脾胃二肠内肾膀胱也;介乎清浊之间者为隔膜,乃肝胆部分也。"可见,通过六经形层和三焦部分即可以辨其病位,上焦为心、肺病变,中焦为肝、胆病变,下焦为脾、胃、大肠、小肠、肾与膀胱的病变,又说明三焦辨证是六经辨证的补充部分,意义在于使辨证内容更加详实,诊断依据更为充分,这也是俞根初临床疗效较佳的原因之一。此外,俞根初书中亦包括表里寒热及气血虚实等辨证内容。

(二)注重祛邪,强调透达

凡治伤寒病均以开郁为先,为邪留出路,分步祛邪,以通为补。"医必求其所伤何邪而先去其病。病去则虚者亦生,病留则实者亦死。虽在气血素虚者,既受邪气,如酷暑严寒,即为虚中挟实,但清其暑,散其寒以去邪,邪去则正自安"(《气血虚实》)。

故俞根初治感证总以祛邪为首务。

（三）书宜活读，方宜活用

俞根初治病注重临证，何秀山云："其学术手法，皆从病人实地练习、熟验而得，不拘于方书也，一在于其经验耳。"俞根初对读书与临证的关系，有其自己的观点。认为"谚云熟读王叔和，不如临证多，非谓临证多者不必读书也，亦谓临证多者乃为读书耳。"把临证比作读书，主张书宜活读、方宜活用，颇有深意。

《通俗伤寒论》以六经辨伤寒包括寒、温两类感证，又鉴于江南滨海地处温湿，其感症自与中原的感寒燥者迥异，因此俞根初拟定了不少清灵稳定的方剂，全书共载 101 方，以精切实用，疗效确切为临床医家所喜用。其中如羚羊钩藤汤、蒿芩清胆汤、葱豉桔梗汤、柴胡达原饮、加减葳蕤汤、柴胡陷胸汤等被收载于现行全国高等中医药类院校《方剂学》教材中，被后世医家誉为"方方切用，法法灵通"的"四时感证之诊疗全书"。

（四）注重诊法的运用

俞根初注重诊法的运用，在伤寒诊法中有其详尽的描述。俞根初诊法四要诀：目诊、望口齿、舌诊、腹诊。俞根初称："凡诊伤寒时病，须先观病人通与不通，服过何药，或久或新，察其病之端的。"其诊疗顺序从"望目与口舌→腹诊→问口渴与二便情况→切诊"，可见俞根初临证，除了传统的四诊合参外，尤重目诊、望口舌及腹诊，俞根初望、切二诊中的舌诊、按脉亦有其自己的特点，首创六经之下，每经有其主脉、主舌苔统领以为纲，以下细分相兼脉夹杂苔舌为其目，以纲统目，纲举目张，便于分证识证，对临床诊断有很好的实用价值。

1. 望目

俞根初称"望目为诊法之首要"，因《内经》言："五脏六腑之精皆上注于目。"一旦病情危急之时，"视其目色以知病之存亡也"。说明俞氏通过望目以断神，并根据神气之有无来判断病情轻重预后，从而抓住疾病的主要矛盾。又论及通过目开目闭以别阴阳，通过观察目中分泌物来判断食滞之有无，其目诊既从整体着手，又重视细节。

2. 望口齿

俞根初在书中主要论述通过观察口与鼻气的粗细，来判断疾病是外感还是内伤，粗为外，感实证，细为内伤虚证，并称此法为"此辨内、外、虚、实之大法也"。可谓新奇，亦说明俞根初望诊之细致。

3. 望舌苔

俞根初认为舌苔由胃热蒸腾脾湿所结，所以白滑苔、灰滑苔、黑滑苔皆"脾湿上潮也"，而黄苔则是"热已入胃"的标志，并可通过黄苔的状态来判断胃热的程度。

4. 按胸腹

俞根初认为"胸腹为五脏六腑之宫城，阴阳气血之发源。若预知其脏腑何如，莫如按胸腹，名曰腹诊"。"推为诊法上第四要诀"。其部位为"按胸必先按虚里……按腹之要，以脐为先，脐间动气，即冲任脉"。其方法为"宜按摩数次或轻或重，或击或抑，以察胸腹之软坚拒按与否并察胸腹之冷热灼手与否，以定其病之寒热虚实"。俞根初系统地阐述并应用于临证，实为鲜见。通过腹诊确定虚实真假，具有极高的理论依据及应用价值。徐荣斋先生称俞氏腹诊法"能补中医诊断之不逮可法可传"。

通过按胸腹，可以"定病之寒热虚实"，按虚里可定病之吉凶，按冲任脉动以辨病之寒热真假。何廉臣于之按语中称："俞氏按胸以诊虚里，按腹以诊冲任，较诊太溪，尤为可据。故腹诊之法，亦诊断上之必要。"肯定了腹诊在诊断中的实用性和重要性，现代《中医诊断学》教材也录述此法进行教学推广，说明俞根初诊法之实用有效。俞根初"诊法四要诀"中，目诊及望口舌为望诊，可见其对望诊之精熟与重视。除了"诊法四要诀"，其临证亦重视四诊合参，务求全面了解病情。

（五）伤寒温病兼收并蓄

寒温之争论，俞根初力争使寒温融汇，以张景岳《景岳全书·伤寒典》阐述论伤寒之汗法、下法、补法、慎用苦寒药物的学术观点，强调勘病、辨证、论治的统一，干脆把四时外感热病统称为风温伤寒、春温伤寒、湿温伤寒、秋温伤寒、冬温伤寒，等等。以六经为框架，融会卫气营血和三焦的外感病辨证施治，无论伤寒还是温病兼收并蓄渗以己见。俞根初认为"伤寒二字，统括了四时六气外感证"。把伤寒分为本证、兼证、夹证、坏证和变证这五个基本类型并明确指出"伤寒为外感百病之总名"，将"温病""暑病"专篇隶于伤寒名下，主张以六经钤百病。《伤寒论》之六经乃百病之六经，非伤寒所独也，而温热病学说不能赅括一切外感热证。"仲景著《伤寒杂病论》以伤寒二字,统括四时六气之外感证",认为"六经钤百病",强调六经辨伤寒,包括寒、温两类感证。"以六经钤百病为确定之总诀,以三焦赅疫证为变通之捷径"。融六经、三焦于一炉,创立寒温宜统论,诞生了"绍派伤寒"。

寒温统一,实现伤寒与温病的合二为一,俞氏建立了一个较为完整、统一的外感病学体系。

六淫之邪的致病特点以及外感病发生发展变化的规律性、特殊性与复杂性为基础,由此使寒温统一,促进外感病学的发展。正如邓铁涛教授所说《通俗伤寒论》的通俗之处在于发展了仲景的《伤寒论》。书中的"伤寒兼证",很多内容今天看来已属于温病的范围。温病学说的发生是清代之重大成就,是历史发展的必然结果。若以"寒温统一论"观点看,则俞根初先生可说是先行者。

在治法上,俞根初首次提出寒温并用的观点,在本书伤寒兼症中体现。主要体现在六法和轻灵方,这部分内容主要在《重订通俗伤寒论·六经方药》中阐述,俞根初认为:"百病不外六经,正治不外六法……六法为君,十法为佐。"其六法包括发汗、和解、攻下、温热、清凉及滋补,并认为"太阳宜汗,少阳宜和,阳明宜下,太阴宜温,少阴宜补,厥阴宜清"。这是六经治法的总纲。俞根初在后文介绍了其实际诊疗经验:"凡病之属阳明、少阳、厥阴而宜凉、泻、清、滋者,十有七八;太阳、太阴、少阴之宜温散、温补者十仅三四,表里双解,三焦并治,温凉合用,通补兼施者最居多数。"说明阳明、少阳、厥阴之病病情较为单纯,而太阳、太阴、少阴之病病情较为复杂,往往需要多种治法联用。病情变化之多端,病种之多样,再加上病人本身的体质情绪精神状态,当地的环境气候及社会状态等等因素,往往不允许用单种治法来治疗。

俞根初既以六法为立足点,又灵活变通,融合使用各种治法,其拟定的101方均是随证制定的经验方,被何廉臣赞为"方方切用,法法通灵"。再观其具体遣方,以发汗剂为例,俞根初所记录的治法方药,基本上针对所有临床上可能出现的外感表证所有证型,可谓完备。其潜方用药与张仲景《伤寒论》太阳表证所用之药又大有不同。《伤寒论》治疗太阳表证,不外麻黄桂枝二药,而俞根初显然没有用这两味药,反而用苏叶、薄荷、葱白等比较轻灵的药

物,且其药量较少,整体来看,俞根初遣方用药较为轻灵疏散。

(六)祛邪留其出路则正自安

俞根初注重祛邪以发表、攻里为主,使祛邪去而留有出路。俞根初认为"医必求其所伤何邪,而先去其病,病去则虚者亦生,病留则实者亦死。虽在气血素虚者既受邪气加酷暑严寒,即为虚中挟实,但清其暑、散其寒以祛邪,邪去则正自安"。这突显了俞根初以祛邪为主治外感病的学术思想。俞根初认为,伤寒为病,虽千变万化,但究其原因不过是一气之通塞耳,塞则病,通则安。由此在《六经治法》中提出"凡伤寒病,均以开郁"为先的观点,"如表郁而汗、里郁而下、寒湿而温、次燥而清,皆所以通其气之郁也"。风邪自外而入,必先郁肺气。治法以风宜宣气泄卫,用药轻则薄荷、荆芥,重则羌活、防风,并以杏仁、橘皮、桔梗为宣气之通用药。对寒邪之犯,除了外寒宜汗,里寒宜温之外,根据病变部位的不同用药,如上焦佐以生姜、豆蔻,中焦佐以厚朴、草果或丁香、花椒,下焦佐茴香、沉香,或吴茱萸、乌药,以辛香开郁。对于暑病的治疗,俞根初以辛凉宣上之药,轻则薄荷、连翘、竹叶、荷叶,重则香薷、青蒿,而芦根、细辛尤为辛凉疏达之品。俞根初谓"浙绍卑湿,凡伤寒恒多夹湿"。以辨证重湿施治主化,为俞根初治伤寒之特色,充实了绍兴伤寒学派的内涵。

治风湿,俞根初取"风能胜湿"之意,常通用羌活、防风、白芷,重则苍术、白术、麻黄、桂枝,用温散之品以微汗。再如,湿热之病以芳淡之品宣化之,以蔻仁、藿香、佩兰、滑石、通草、茯苓、猪苓、茵陈、泽泻之类通用,重则以五苓、三石取其辛香疏气,甘淡渗湿之功。燥邪为病,虽分凉燥、温燥,治有温润、凉润之异,俞根初采用达郁宣气,轻扬如葱白、豆豉、薄荷、连翘,升达如葛根、柴胡、川芎,以发散郁火,火散而热泄。

祛邪而留出路是俞根初祛邪治法的一种方法,以发表、攻里为主要内容。俞根初在《六经总诀》中云,"邪去正乃安,逐邪以发表、攻里为先"。并说"余谓发表不仅一发汗,凡发疹、发斑、发瘤、发痘使邪从表而出者,皆谓之发表;攻里亦不仅一下法,凡导痰、蠲饮、消食、祛积、通瘀、杀虫、利小便、逐败精,使邪从里而出者,皆谓之攻里"。并指出发表中发汗、

发斑、发疹之不同，由其病位深浅而异，"邪留气分，每易疏透，轻则自汗而解，重则解以战汗、狂汗；邪留血分，恒多胶滞，轻则发疹而解，重则解以发斑发疮"。

俞根初以外风宜散，内风宜息，表寒宜汗，里寒宜温，伤暑宜清，中暑宜开，伏暑宜下，风湿寒湿，宜汗宜温，暑湿芳淡，湿火苦泄，寒燥温润，热燥凉润，郁火宜发，实火宜泻，阴火宜引等治疗方法。何秀山高度评价了俞根初云："此语极为明通，凡邪从外来，必从外去，发表固为外解，攻里亦为外解，总之使邪有出路而已。邪早退一日，正即早安一日，此为治一切感证之总诀。"

俞根初组方遣药的特点从治疗邪热内陷，心包用玳瑁郁金汤中可以看出，方中除用介类通灵之玳瑁、幽香通窍之郁金为主药以外，使以栀子、木通引上焦之郁火屈曲下行，从下焦小便而泄；竹叶、灯芯草、连翘，以轻清透络，使火热、痰邪外达而神清。如加减小柴胡汤方，方中使益元散滑窍导痰，邪从前阴而出。又如导赤清心汤，方中以茯苓、益元散、木通、竹叶引其热从小便而泄，以莲心咸苦达下，交济心肾而速降其热。再如蠲饮万灵汤，方中用芫花、甘遂、大戟峻下逐水，使胸及胁腹之饮，皆从二便而出。邪留出路不仅仅是治伤寒的一种好方法，其他疾病也适用。

（七）以通为补，不固执成法

俞根初善于临证，在祛邪留出路之法后，"以通为补"又是一种特色，认为"以通为补，此皆庞安常之法也"。治疗妊娠伤寒以"疏邪解表，以治其标；扶元托散，以培其本。营虚者，养血为先；卫虚者，补气为亟；营卫两虚，温补并施"。如孕妇见里热壅闭，大便不通，脉洪数者，以黄芩、黄连、黄柏、栀子、大黄组成的三黄解毒汤。如妊娠而见热郁阳明，热极而发紫黯，脉洪数者，若不急治，胎殒在即，俞根初以青黛、鲜生地、生石膏、升麻、黄芩、焦栀子、葱头组成的青黛石膏汤治之。认为"如用血分滋腻之药不效，又当审察应下则下，惟中病则止，不可固执成法"。故在《妊娠伤寒》中治产后伤寒身热，恶露为热搏不下，烦闷胀喘狂言者，抵当汤及桃仁承气汤主之。伤寒小产恶露不行，腹胀烦闷欲死，大黄桃仁汤（朴硝、大黄、桃仁）治之。

（八）护胃气全藉阳明有新意

俞根初治伤寒尤重阳明，指出"伤寒证治全藉

阳明""凡勘伤寒病，必先能治阳明"。俞根初认为"邪在太阳，须藉胃汁以汗之；邪结阳明，须藉胃汁以下之；邪郁少阳，须藉胃汁以和之；太阴以温为主，救胃阳也；厥阴以清为主，救胃阴也；由太阴湿胜而伤及肾阳者，救胃阳以护肾阳；由厥阴风胜而伤及肾阴者，救胃阴以滋肾阳，皆不离阳明治也""伤寒多伤阳，故末路以扶阳为急务；温热多伤阴，故末路以滋阴为要法"。扶阳滋阴，均宜侧重阳明。设九味仓廪汤以益气发汗，此方妙在人参、茯苓、仓米益气和胃，羌活、防风、薄荷、前胡、桔梗、甘草，各走其经以散寒，又能鼓舞胃中津液，上输于肺以化汗，即取"藉胃汁以汗之"之意。如设调胃承气汤缓下胃府结热，方中较仲景调胃承气汤多姜、枣二味，以助胃中升发之气，秉"藉胃汁以下之"之意，别有新意。俞氏认为，治法虽千变万化，但健脾应放在首位，脾胃若不健，药又岂能收功。如治阴虚火旺心阴虚者，以阿胶黄连汤出入；肝阴虚者，丹地四物汤为主方；脾阴虚者，黑归脾丸主之；肺阴虚者，清燥救肺汤；肾阴虚者，知柏地黄丸；冲任阴虚者，滋任益阴丸。对脾胃未健者，先作一番修正。俞氏临证顾及阳明，如在清燥养营汤中，以陈皮运气疏中，预防碍胃滞气，又以梨汁醒胃以增汁。

（九）方药以轻灵见长且实用

《通俗伤寒论》开明宗义，设六经、三焦、六淫病用药法，列方剂 101 方，分为汗、和、下、温、清、补六法，以应六经治之。使医者有规可循，有章可依。起到提纲挈领的作用。所制汤方，每出新意，如羚角钩藤汤、蒿芩清胆汤、加减葳蕤汤、调胃承气汤等方至今为常用名方。

（十）疗疾重调护，饮食讲宜忌

俞根初指出"伤寒温热，大邪退后余热未尽，元气已虚，胃虚少纳，脾弱不运"，应当以清余邪、调脾胃。并告诫"吾绍之病家，一病之安危，多有责之于医，不知侍者对于病人，往往居处不合理，身体不清洁，寒温不适宜，卧起不定时，不但无助医家治疗之能力，实则助长病菌之孳生"。

俞根初在温病后的调理非常重视，在书中对温病瘥后的调理诸法有详尽的介绍。他认为护理与用药并重。《通俗伤寒论》中主要包括病中调护、瘥后调护、食物调理、气候调理和起居调理。详细介绍了各种证型的疾病的调理要求，并结合当地环境

气候、风俗、饮食习惯等因地、因时进行相应的调护，内容十分翔实。

俞根初认为瘥后调理不慎，常易致复发而前功尽弃，并设瘥后调理一节。在瘥后调理时更注重脾胃，俞根初认为瘥后遗症的药物调理，当分补虚、清热两项。补虚有两法，一补脾，一补肾。可以六君子汤、黄芪建中汤、叶氏养胃汤。清热亦有两法，初病时之热为实热，宜苦寒药清之，大病后之热为虚热，宜用甘寒药清之，二者有天壤之别。凡人身天真之气，全在胃口，津液不足，即是虚，生津液即是补虚。故以生津之药合甘寒清热之品以治感后之虚热，如麦冬、生地、牡丹皮、北沙参、西洋参、鲜石斛、鲜茅根、竹沥、梨汁、蔗浆之类，皆为合法，丝毫无苦寒之弊，顾护胃气又注重阳明。

【著作考】

俞根初有其心得之篇名曰《通俗伤寒论》，后经同邑何秀山整理加按，何廉臣再予勘订，于1916年在裘吉生主编的《绍兴医药学报》上陆续刊出。但后因何廉臣谢世致使是书功亏一篑。后又经曹炳章、徐荣斋等浙江省数代名医校勘编修订正和增补，使其内容得到进一步阐发和充实。本书为一部论述四时感证的专著，集中代表了俞根初论治伤寒的学术思想和临床经验。俞根初认为中风自是中风，伤寒自是伤寒，湿温自是湿温，温热自是温热，然皆列入伤寒门中，全书以伤寒为中心，统论一切外感热病的因证脉治，师古而不泥，疏而不漏，翔实可信，切合实用，后人称赞为"酌古斟今，通变宜俗"的佳作，"四时感证之诊疗全书"。

【遣方用药】

（一）太阳经方证

苏羌达表汤

方证：恶寒发热，无汗身痛，或喘，左浮紧有力，右多浮滑，舌多无苔而润，即有亦白滑而薄，甚或舌苔淡白。

苏羌达表汤为俞根初辛温发汗的代表方，是根据仲景学理，因地、因人制宜的结果。苏羌达表汤之茯苓淡渗疏胃之湿，与麻桂二方中甘草、大枣润胃之燥，和胃之意相同。俞根初继承仲景思想，以苏羌达表汤原方治疗无汗的太阳表证，而若症见恶

寒发热，汗出而咳者，减方中羌活、生姜，酌增"宣气泄卫"的荆芥、前胡和桔梗治疗。对风寒湿邪伤表，阻于气分，症见身重关节疼痛，胸痞舌白，小便不利者，加苍术、厚朴辛甘温燥湿邪；若寒邪凝滞血络，症见脚腿木重，足膝疼酸，一身痛有定处，加延胡索、当归辛润活络。其对苏羌达表汤加减，基本上囊括了麻黄汤和桂枝汤类证的治疗。

（二）少阳经方证

柴芩双解汤

方证：寒热往来，发寒时身痛无汗，发热时口渴恶热。

柴芩双解汤是俞根初和解表里法重剂，用于治疗"太阳表证未罢，阳明里证已急……少阳寒热之重证"，以葛根、羌活、防风辛温开太阳治疗"表邪未罢，而兼寒水之气者"，以柴胡、黄芩枢转少阳郁热，以生石膏、知母治疗"里邪已盛，而兼燥金之气者""佐以猪苓之淡渗，分离阴阳""使以白蔻之开达气机"，为三阳合病，从少阳枢转外解的代表方。在此方中，用猪苓、白蔻淡渗除内蕴湿邪与苏羌达表汤用茯苓道理一致，但葛根、羌活、防风开太阳的使用与仲景不同。俞氏对于麻黄、桂枝的使用非常审慎，除特别不能替换的药对，比如麻黄与石膏的配伍等，常用荆芥、苏叶、羌活、防风、葛根等药物代替麻黄、桂枝。

（三）阳明经方证

调胃承气汤

方证：蒸热汗出，心烦腹满，苔黄脉滑者。

俞根初将阳明腑实证分为轻、重、危三种，病情有轻重之殊，病位有胃、小肠和大肠之别。其中调胃承气汤是治疗正阳阳明之轻证——胃腑结热者，症见蒸热汗出，心烦腹满，苔黄脉滑。俞氏调胃承气汤由仲景调胃承气汤加生姜、大枣而成，这种加味的道理在于"邪在阳明，须藉胃汁以下之"，故"以姜枣之辛甘，助胃中升发之气"，益胃生津。这种用药法度与后世温病叶派医家予承气汤合用增液汤咸苦泄热、甘寒养阴的思路不同。

（四）太阴经方证

桂枝橘皮汤

方证：发热，汗出，恶风，鼻塞，咳嗽。

桂枝橘皮汤由桂枝汤加陈皮组成。考察俞氏桂枝橘皮汤的三处用法：一是针对"太阳表证未罢

顺传阳明,表热里寒",先用桂枝汤解太阳之表寒加用辛温的陈皮理气化饮;二是治疗伤寒兼风的咳嗽,"自汗而咳者",用桂枝橘皮汤加杏仁、前胡调卫以治咳;三是治疗风湿伤寒,症见肩背麻木,头重鼻塞,恶风微汗者,用桂枝橘皮汤加制川乌、制苍术治疗。总的来讲,俞根初使用桂枝橘皮汤主要针对风寒表证,加用功能辛温和中的陈皮既能"疏草、枣之滞",又有理气除湿的效果,对于浙绍卑湿之地尤为合宜,可谓对仲景成方善于化裁者。

(五)少阴经方证

阿胶黄连汤

方证:心烦不寐,肌肤枯燥,神气衰弱,咽干溺短,舌红尖绛,脉左细数,按之搏指,右反大而虚软。

阿胶黄连汤由仲景黄连阿胶汤加生地黄而成,功能主治与原方基本一致。俞根初认为少阴从本化热,"外邪挟火而动,阴虚而水液不能上济也",故生此证。若肾阴亏损太过,可酌加炙首乌、醋鳖甲以清滋镇潜。此外,需要指出的是,俞氏鸡子黄的用法与仲景不同,俞根初用鸡子黄"先煎代水"以煮余药,而仲景是其他药物煮好后,"小冷,内鸡子黄,搅令相得"。

(六)厥阴经方证

连翘栀豉汤

方证:心烦懊憹,或心下结痛,卧起不安,或心愦愦,怵惕烦躁,间有谵语,饥不能食,但头汗出,脉左寸搏数,或两寸陷下,右关弦滑,舌苔白滑微黄,或淡黄光滑,或灰白不燥。

连翘栀豉汤由仲景栀子豉汤酌加连翘、枳壳、桔梗、辛夷、郁金、橘络、白豆蔻组成,为俞根初清宣心包气机法的代表方。俞根初认为产生这种懊憹的原因在于"阳明外证未解,不先辛凉开达而遽下之",导致"外邪陷于心胃之间",热郁包络而成。因此,连翘栀豉汤是治疗介乎于阳明外证白虎汤证和阳明热证调胃承气汤证之间的证候,这种证候兼具阳明燥热与气机郁遏的特征。近代姜氏也认为栀子豉汤是治疗阳明热证的第一法。此外,俞根初还在伤寒兼痧中,若臭毒阻逆上气者,以连翘栀豉汤加紫金锭芳香辟秽浊以宣上;若风寒搏束内热,俞氏以新加三拗汤解散风寒后,即予连翘栀豉汤加嫩

桑芽、鲜竹叶辛凉以清泄里热。

【学术传承】

杨栗山之《伤寒瘟疫条辨》对绍派伤寒的影响巨大,俞根初作为绍派伤寒的代表,其传承可与杨栗山归为一派。俞根初从六经气化视角,以标证、本证和兼证为类别整合了《伤寒论》的六经证候,并补充了大量肺经的病候,充实了热病神昏的病因和病理;传变是疾病发生发展的基本特征。俞根初以太阳伤寒为纲,以水火为依归,提出了太阳病失治内传的火化、水化和水火合化三种传变方式,充实和发展了仲景六经传变的转属模式;以太阳伤寒为纲,以因定病,融汇六经证治是俞根初的外感病观,其中寒邪致病是俞根初认知四时感证的基础。在此基础上,俞根初将舌诊进行了更加深入的研究,其舌诊部分论说精辟,尤具深意,惜其论说以舌苔、舌质为纲,理论精粹,但眉目略粗。

参考文献

[1] (清)俞根初.徐荣斋重订.重订通俗伤寒论[M].北京:中国中医药出版社,2011.

[2] (明)张景岳.范志霞校注.类经[M].北京:中国医药科技出版社,2011.

[3] (清)王士雄.林霈注释,王怡句读.温热经纬[M].北京:学苑出版社,2004.

[4] 吴文军.俞根初"以六经钤百病"学术思想研究[D].成都:成都中医药大学,2018.

[5] 沈元良.伤寒温病之争与寒温统一[J].中华中医药学刊,2012,30(11):2382-2383.

[6] 孙旗策,朱飞叶,谢冠群.论叶天士与俞根初治燥之异同[J].浙江中医药杂志,2020,55(1):19-20.

[7] 汤尔群,张立平,黄玉燕,等.俞根初经验方对仲景方的继承和发挥[J].中医药学报,2019,47(4):97-99.

[8] 吴文军,刘业方,党思捷,等.俞根初感证舌诊理论撮要[J].中华中医药杂志,2017,32(12):5306-5308.

[9] 沈元良.俞根初学术思想与《通俗伤寒论》[J].中华中医药学刊,2013,31(10):2289-2291.

43. 吕田（《瘟疫条辨摘要》）

【生平传略】

吕田，约生活在乾隆、道光年间，具体生卒年代不详。字砚平，一字心斋，号春圃，河南新安县人。据咸丰九年己未曲沃裴氏刻本《刻瘟疫条辨摘要·序》记载，吕田"学问人品乃洛西冠"，是道光元年恩贡，同时"兼邃于医，病多奇方，方多奇中"，其传记见《中州先哲传·文苑》吕肃高传附。著作有《澹成轩文稿》《四书书仁汇集》《读书摘要》《诗韵辨字正讹》《切己录》《瘟病条辨摘要笺》《天花精言绪余》，以上7部著作见于《中州艺文录》卷二十四。吕田善治时病，学验俱丰，所辑《瘟疫条辨摘要》（简称《摘要》），曾三次再版，可见其实用价值之珍贵。此书撷陈氏《二分晰义》及杨（栗山）氏《伤寒瘟疫条辨》之菁华，参实践经验，申明要义，颇多新见。全书仅约四万言，言简意赅，切实可法。

【学术思想】

《瘟疫条辨摘要》分上下两卷，上卷开篇首列瘟病与伤寒根源证治不同辨，阐发伤寒、瘟病之异同，并指出时病特点。随后分别详列瘟病与伤寒六经证治不同辨、四损不可正治辨、瘟病与伤寒不同诊脉义、大头瘟六证、瘟病诸下证及有关杂病及妇、儿科瘟病，条分缕析，足见吕田临床经验之丰富。下卷则备载治瘟病诸方，以升降散为诸方之首，皆配以歌诀。

（一）详辨寒瘟，阐发病理

书中开篇首列"瘟病根源证治与伤寒不同辨"，指出"伤寒乃得天地之常气，冬寒之月，邪气外感，风寒外入，从肌肤入，自气分传于血分，治法以发表为第一义"，而"瘟病得天地之杂气，此邪从口鼻入，中于三焦，自血分发出气分，治法以涤秽为第一义"，分别从病因、感邪途径、病位、治法及脉诊等五方面指出二者之异同。关于瘟疫，吕田同意吴又可之杂气论，并强调"大兵、大荒"等社会因素在瘟疫发病中的作用，尝谓"饿殍在野，胔骼之掩埋不厚，甚有死尸连床，魄汗之淋漓自充，遂使一切不正之气升降流行于上下之间，凡在气交中无可逃避。"

瘟病辨治，首推下法。吕田强调"瘟疫无正发汗之理，惟下证最多"，此所谓"瘟病之邪，直行中道，初起阳明者十之八九"之故。强调临证时可从望目、望舌及问全身症状、二便等判断是否可用下法，足见其临床经验之丰富。后又详细摘录《寒瘟条辨》各条，并摘取吴又可《温疫论》中瘟病与伤寒辨治之不同，分别从阴阳、表里、下后诸证、常见证及妇人瘟病、小儿瘟病出发，详列可下之证及用药加减变化之旨，以令阅者了然于心。

（二）推崇升降散，详解其方义

吕田推崇杨栗山的治瘟主方升降散，该方以"僵蚕为君，蝉蜕为臣，姜黄为佐，大黄为使，米酒为引，蜂蜜为导""补泻兼行，无偏胜之弊；寒热并用，得时中之宜""轻重皆可酌用，察证切脉，斟酌得宜，病之变化，治病之随机应变"。在升降散的基础上，病轻者，可用神解散、清化汤、芳香饮、大小清凉散、大小复苏饮、增损三黄石膏汤之类清之；病重者，增损大柴胡汤、增损双解散、加味凉膈散、加味六一顺气汤、增损普济消毒饮、解毒承气汤之类泻之。病之常者，以正治法，病之变者，需随机应变。吕田认为病之变者"非属四损"，即属误治或耽延日久，故"凡遇此等，不可以常法正治。正治不愈者，损之至也"，故在升降散等方后又列治瘟病杂证诸方，共有犀角大青汤、犀角地黄汤、玉枢丹、柴胡养荣汤等21方，供医者随证抉择。《瘟疫条辨摘要》从辨析瘟病与伤寒根源不同出发，阐明瘟病的发病机制，全书说理精当,条分缕析,证治皆备,是一部简明扼要的瘟疫临床实用之作。

（三）强调温病以辨症为要

吕田强调"瘟(温)病以辨症为要"。为启导后学,对复杂的症状加以归纳,辑《瘟病症状五十条》,详载"有头晕,浑身壮热,内烧作渴,呕秽吐食者;有头眩,胸膈膨闷,不利,不思饮食,遍身壮热者……有遍身斑疹杂出者;有似野火丹毒者;有血从出口者;有血从鼻孔出者"等。并就所列症状分别加以辨析,而撰《续增分别瘟病症状八十五条》及《大头六症》两篇,指出:大头瘟"头巅、脑后、项下及耳后赤肿者,此邪毒内蕴,发越于太阳也;鼻额、两目并额上、面部,焮赤而肿者,此邪毒内蕴,发越于阳明也;耳上下前后并头角赤肿者,此邪毒内蕴,发越于少阳也……",虽均从"邪毒内蕴"着眼,但据部位按经络以辨析,诚有见地。由于"瘟病"缘"怫热郁滞,脉结于中",其病"始即不恶寒而发热,一热即口燥,咽干而渴,脉多洪滑"。吕田宗法陶氏"浮中沉"之取脉法,指出"瘟病,脉不浮沉,中按洪长滑数,右手反盛于左手……"总之,他强调"瘟病无阴症"(理似偏激),"惟下症最多",故辑《瘟病诸下症》专篇列宜下之症凡五十一条。如"黄面,身黄,目暗不明,目赤,目黄,目瞑,目直视,目反折,舌黄苔,舌黑苔,舌白砂苔,舌紫赤色,舌芒刺,舌裂,舌短,舌卷,舌硬,唇燥裂,唇焦色,口臭,鼻孔如烟煤,口燥咽干,气喷如火,扬手掷足,大便极臭……"等,皆有宜下之处,就其列症之细致,可见吕田临床经验之丰富。

吕田受《温疫论》之影响,故在治疗上首先提出"瘟病与伤寒六经证治不同",强调伤寒"寒气困蔽在表,不能发越",故"以发表为第一义"。而瘟(温)病因"火郁于内,用风药散之,犹火得风",当"以逐秽为第一义"。具体方法和特点约之有四:① 专病自有专药。吕田尝谓:"瘟病,无论为表、为里,一于清热导滞而已,不宜发表。"故对"发热、头痛、身痛、目痛、潮热、舌黄、胸腹满痛……"等 30 症("瘟病阳症"),咸投"升降散"(僵蚕、蝉蜕、大黄、姜黄);所有"瘟病五十症"之'单见'或'兼见'者,'大头六症'等统以升降散主之"。吕田从长期实践中体会杨栗山升降散应是治疗瘟病之专方,"神解散、清化汤、芳香饮……而升降散其总司也""用治瘟病,百发百中,屡试屡验"。② 常变当须权变。病之常者,以

"正治法",设有变者,亦应随之而灵活。吕田认为产生变的原因"非属四损,即或误治延久亏"。特撰《四损不可正治》专篇辨,指出"气血两虚,阴阳并竭,名曰四损",凡遇此者"不可以常法正治,当从其损而调之"。由于"四损"之成,或"大劳大欲"或"大病久病"或"老人枯槁"……故"温病末后,用参、附等药而愈者"间有之。基于此,吕田在《瘟病正治方》中列升降散、芳香饮、大清凉汤等 21 方,并有《瘟病杂症诸方》载犀角大青汤、犀角地黄汤、玉枢丹、当归导滞汤等 21 方,更有《备用诸方》如增损代抵当汤、人参三白汤、三甲散、五福饮等 30 方,以便随证抉择。③ 师古还要创新。在治疗瘟疫方面,吕田宗又可之说,但不拘泥。他指出:"泥于膜原之说,若逢初得即中阴阳毒,脉伏,体厥,及一切暴症急症,乃疾雷不及掩耳,必待离于膜原,然后议下,恐亦不可救药也。且如三消饮中用草果、羌活、葛根等味,温中发表,与亢阳之症,颇不相宜。"因此,他创订"增损三黄石膏汤""增损普济消毒饮""增损大柴胡汤"等方,沿用迄今,仍为医界所称道。④ 法同而方有异。《医宗金鉴》谓"方者一定之法,法者不定之方"。此说揭示了中医学论治手段之灵活,故有"同病(症)异治""异病同治"之总则。吕田在《诸下症》篇指出"黄面,身黄,此湿热郁于脾土,宜茵陈蒿汤合升降散……舌黑苔,宜解毒承气汤……热结旁流,加味六一顺气汤",虽皆为"下",方药不同。在《续增分别瘟病症治八十五条》篇中,除对"蓄血""小便利""下痢"等分别提出治法外,还指出"谵语,大便难者,热郁三焦,视其轻重,以升降、凉膈、六一、解毒承气之类,消息治之",强调"法同方异",需"详辨脉症,斟酌适中"。此外,吕田认为"瘟病与伤寒,实出两门",因而解析伤寒"所以用温散药以汗解之,是肌一松而邪从汗解",至于治"瘟病"不用表散亦能得汗,是因"汗出于阳而生于阴",用"养阴御阳之药,如水之能制火……五六月亢阳之时,一得阴雨露如潮出"。是论似乎强调治"瘟病"须"护阴",但综观全书则还是侧重于祛邪,所列"正治方"均为"攻邪"而设,如增损双解散、黄连解毒汤等,《杂症诸方》《备用诸方》列当归导滞、柴胡养荣、安神养血、百合地黄、五福饮……诸方,有寓攻于补或攻补相兼等法存其中,而以"存阴为要",与温病学派强调存津液的观点颇相吻合。另有附方 10 首,如治"锦缎瘟之犀牛饮",治"疙瘩瘟之人中黄散"……等,皆有确效,要在选

择恰当耳。

（四）论疫首辨杂气为病因

吕田认为杂气为疫病的直接病因。吕田提出："杂气者，天地一切不正之气。杨栗山曰：毒雾之来也无端，烟瘴之出也无时，湿热熏蒸之恶秽无穷无数，兼以饿殍在野，骴骼之掩埋不厚，甚有死尸连床，魄汗之淋漓自充，遂使一切不正之气升降流行于上下之间。凡在气交中无可逃避，虽童男室女以无漏之体，富贵丰亨以幽闲之思，且不能不共相残染，而辛苦之人可知矣，而贫乏困顿之人又岂顾问哉。《语》云：大兵之后必有大荒，大荒之后必有大疫。疵疠旱潦之灾，禽兽草木往往不免，而况于人乎。观此益知瘟病根源，绝非冬来之常气矣。"他还引用吴又可的杂气理论："杂气之所至无时，所着无方，故有发于一乡一邑而他处安然无有者，亦非年岁四时、五运六气之所可拘也。其亦可互参。"吕田亦指出杂气伤人易出现的病证，认为杂气中人之阳分为阳毒，中人之阴分为阴毒。中杂气的症状大致有："凡中此者，不止面赤、吐脓血、咽喉痛、身痛，甚至心腹绞痛，大满大胀，通身脉络青紫，手足指甲色如靛叶，口噤牙紧，心中忙乱，一二日即死者，但刺尺泽穴在胳膊湾上、委中穴在腿湾上青筋、十指出血，并刺金津、玉液二穴在口内，舌下两青筋出血，或有发泡者，亦刺破兼治七十二番，即令服玉枢丹，最妙。拨正散尤为奇方，男左女右，吹入鼻中，虽危必苏。以增损双解散主之。辛巳之疫，亦间有用温热愈者，须临证详审。"杂气流毒怫郁三焦，可见："发舌上白苔如积粉。譬如，早服凉膈、承气等方下之，至午，舌变黄色，烦满更甚，再急下之，至晚，舌变黑刺，或鼻如烟煤，仍加硝黄，大下之。所谓邪微病微，邪甚病甚，非药之过也。此一日之间而有三变，几日之法一日行之，稍缓，则不及救矣。若下后，摘热渴除，苔不生，方愈。更有热除苔脱，日后热复发、苔复生者，再酌前方下要之，不必疑二也。尝见瘟病一二日即死者，乃其类也。"杂气所致的斑疹会出现："斑出红赤者为胃热，紫红者为热甚，黑色者为胃烂。最忌稠密成片。如热甚，脉洪数烦渴者，白虎合犀角地黄加蚕、蝉、青黛。如热毒内蕴，烦心不得眠，错语呻吟者，犀角大青汤加蚕、蝉，或增损三黄石膏加青黛、犀角。热烦便结者，俱加酒大黄。如斑发已尽，外热稍退，内实便秘谵语者，加味凉膈微下之。

若夫疹与斑等，增损双解主之，加紫背浮萍五七钱，或重加石膏、大黄、芒硝，清散得宜，未有不出者。如身出而头面不出，此毒气内归，危候也。急以大蟾蜍一个，捣和新汲水，去渣痛饮之，自出。屡验。又有虚火发斑，其斑淡红，按之即无，或四肢逆冷，脉见虚弱。古方治以大建中汤，僭拟用人参养荣汤以补气血，临证酌之。然此证，在瘟病百中无一，虽甲戍之疫病者甚众，此证仅见其一，以气血双补而愈。"杂气所致厥逆，因杂气伏郁，阳热内迫，格阴于外，气闭不能达于四肢，甚有通身冰凉，其脉多沉滑，或沉伏或沉细欲绝，或六脉俱闭。吕田对厥逆进一步阐述："所云体厥、脉厥是也，症多怪异不测之状，轻则升降、双解、凉膈，重则六一顺气、解毒承气斟酌下之。若数下后厥不回，热不退者，死。亦有下数十次，利下数十行，厥方回热方退而得生者，即所谓急证急攻也。下之，或可活，不下，必死无疑矣。余治厥逆脉伏而有热状者，于下剂内重加酒浸大生地一两，归身七八钱，甚效。"

《瘟疫条辨摘要》辑成于嘉庆辛未（1812年），于咸丰、光绪间多次付印，流行于豫、晋、苏、皖、浙等省，并有户部主事裴念谟等作序，温州郡守李士彬撰《引言》，均作了较高的评价。中医学与其他学科一样，来源于实践，经过反复验证而逐步发展。因此，吕田此书虽言及瘟（温）病异于伤寒，但不涉及叶、薛之说，可能与其当时所处历史、地理环境有关，此其不足之处。吕田对瘟病根源异于伤寒的见解独到，对发病机制亦有创见，诚属可贵。然而，他否定"伏气"之存在，与其后之温病学家王孟英等的理论相比较，似欠全面，亦为缺憾之事。

【著作考】

现存咸丰九年己未（1859年）洪贞谦、洪贞颐重刻本（即此书底本）。《瘟疫条辨摘要》比题署《寒温条辨摘要》者，更忠实地反映吕氏集录原貌。本书是摘要汇集之作，来源于《二分晰义》《寒温条辨》二书。该书封面题"咸丰九年重镌""瘟疫条辨摘要""原本《二分晰义》《寒温条辨》二书方论"，于书首页题"原本山阴陈良佐（三锡）、夏邑杨璿（栗山）先生方论"，明确指出本书是从陈、杨二先生著作中摘录汇集而成。书中还几次兼采吴又可、喻嘉言之言，方药中精选《伤寒瘟疫条辨》中以升降散为首的治温诸方,并在升降散条下注明"一名二分散""一名陪赈散",以阐明陈、杨学术传承渊源。又在"又补遗诸方"项下,补充收载陈良佐的代天靖疫饮子第二、三方及清心驱疫饮子第二、三方,并注明"《二分晰义》中(代天靖疫饮子)本三方,《条辨》仅录其第一,即清化汤是也",清心驱疫饮子"原本此亦三方,《条辨》录其第一,即神解散是也"。同时,刊刻者又将"甲戌之疫"临证真实体验补入书中,使其内容更切合临床实用。再者,吕田虽"述而不作",但于摘采之中仍显其鲜明的学术观点。例如"温病与伤寒六经症治不同辨"篇末,吕田"进一言"道:"曾是《伤寒论》而犹不足信与!"一语中的,点明寒温分立的见解。吕田推崇杨栗山学术,而对陈良佐的著作更是给予高度评价,尝谓"吴又可《温疫论》出世,人咸奉为金科玉律矣,然尚泥于膜原之说。若逢初得即中阴阳毒,脉伏,体厥,及一切暴症急症,乃疾雷不及掩耳,必待离于膜原,然后议下,恐亦不可救药也……博采温病良方,莫如山阴陈三锡所著《二分晰义》一书之简当详明"。

【遣方用药】

吕田在《瘟疫条辨摘要》中并未创制方剂,书中所录方剂均为收集杨栗山《伤寒瘟疫条辨》中摘录而来,现选其中经典论述陈列于下。

(一)升降散

吕田论瘟病正治诸方条列如下,以便按症施治。轻则清之,神解散、清化汤、芳香饮、大小清凉散、大小复苏饮、增损三黄石膏汤之类。重则泻之,增损大柴胡汤、增损双解散、加味凉膈散、加味六一顺气汤、增损普济消毒饮、解毒承气汤之类,而升降散其总司也,轻重皆可酌用。察症切脉,斟酌得宜,病之变化,治病之随机应变,神明则存乎其人耳。《寒温条辨》云:处方必有君臣佐使,而又兼引导,此良工之大法也。是方以僵蚕为君,蝉蜕为臣,姜黄为佐,大黄为使,米酒为引,蜂蜜为导,六法俱备,而方乃成。吕田曾考诸本草,而知僵蚕味辛苦,气薄,喜燥,恶湿,得天地清化之气,轻浮而升阳中之阳。故能胜风除湿,清热解郁,从治膀胱相火,引轻清气上潮于口,散逆浊结滞之痰也。其性属火,兼土与木,老得金水之化,僵而不腐。瘟病火炎土燥,焚木烁金,得秋分之金气而自衰,故能辟一切怫郁之邪

气。蚕,必三眠三起。眠者,病也,合簿皆病而皆不食也。起者,愈也,合簿皆愈而皆能食也。用此而治合家之瘟病,所谓因其气相感,而以意使之者也,故为君。吕田提出:"蝉,气寒无毒,味咸且甘,为清虚之品,出粪土之中,处极高之上,自甘风露而已。吸风,得清阳之真气,所以能祛风而胜湿。饮露,得太阴之精华,所以能涤热而解毒也。蜕者,退也。盖欲使人退去其病,亦如蝉之脱然无恙也。亦所谓因其气相感,而以意使之者也,故为臣。"吕田考证:"姜黄味辛苦,大寒,无毒,蛮人生啖,喜其祛邪伐恶,行气散郁。能入心脾二经,建功辟疫,故为佐。大黄,味苦,大寒,无毒,上下通行。盖亢甚之阳,非此莫抑,苦能泻火,苦能补虚,一举而两得之。人但知其建良将之大勋,而不知有良相之硕德也,故为使。米酒,性大热,味辛苦而甘,令饮冷酒,欲其行迟,传化以渐,上行头面,下达足膝,外周毛孔,内通脏腑经络,驱逐邪气,无处不到。如物在高巅,必奋飞冲举以取之;物在远方及深奥之处,更必迅奔探索以取之。且喜其和血养气,伐邪辟恶,仍是华佗旧法,亦屠苏之义也,故为引。蜂蜜,甘平,无毒,其性大凉,主治丹毒斑疹,腹内留热,呕吐便秘,欲其清热润燥而自散瘟毒也,故为导。盖蚕食而不饮,有大便无小便。蝉,饮而不食,有小便无大便,以清虚而散火,君明臣良,治化出焉。姜黄,辟邪而靖疫。大黄,定乱以致治,佐使同心,功绩建焉。酒引之使上行,蜜润之使下导,引导协力,远近通焉。补泻兼行,无偏胜之弊,寒热并用,得时中之宜,所谓天有覆物之功,人有代覆之能,其洵然哉,用治温病,百发百中,屡试屡验,万无一失。"此方不知起于何时,自陈三锡略为变通,用治温热之病,杨栗山又从表彰之,活人无数。

(二)清化汤

清化汤主治瘟病壮热,憎寒,体重,舌燥,口干,上气喘吸,咽喉不利,头面猝肿,目不能开等症。此方组成为僵蚕酒炒三钱,全蝉蜕十个,金银花二钱,泽兰叶一钱,橘红八分,胆草酒炒一钱,黄芩二钱,黄连一钱,栀子炒研一钱,连翘去心一钱,元参一钱,桔梗一钱,白附子炮五分,甘草五分。此方当大便实加酒大黄四钱,咽喉痛加牛蒡子炒研一钱,头面不肿去白附子。水煎,入蜜、酒冷服。吕氏述方解:"清化者,以清邪中于上焦而能化之以散其毒

也,芩连栀翘,清心肺之火;元参橘甘,清气分之火;胆草清肝胆之火,而且沉阴下行,以泻下焦之湿热;蚕、蝉散毒消肿、定喘出音,能使清阳上升;银花清热解毒;泽兰行气消毒,白附散头面风毒;桔梗清咽利膈,为药之舟楫,蜜润脏腑;酒热而散,能引诸凉药至热处,以行内外上下,亦火就燥之意也。其中君明臣良,而佐使同心,引导协力,自使诸症悉平矣。"

(三) 解毒承气汤

解毒承气汤主治瘟病三焦大热、痞满燥实、谵语、狂乱、不识人、热结旁流、循衣摸床、舌卷、囊缩及瓜瓤、疙瘩瘟,上为痈脓,下血如豚肝等症。厥逆脉沉伏者,此方主之。此方若加栝蒌一个,半夏二钱名陷胸。承气汤治胸满兼有上症者。僵蚕酒炒三钱、蝉退十个、黄连黄芩黄柏栀子各一钱、枳实麸炒二钱、厚朴姜炒五钱、大黄酒浸五钱、朴硝三钱另入,甚至痞满燥实,坚结非常,大黄加至两余,芒硝加至五七钱余,如动者又当知之。水煎,入蜜、酒和服。吕田认为此乃瘟病要药也。然非厥逆脉伏、大热大实、热结旁流、舌卷、囊缩、循衣摸床等症,见之真而守之定,不可轻投。若用此方救坏证危证大证而愈者甚众。"虚极加人参二钱五分,如无参用熟地一两、归身七钱、山药五钱,煎汤,入前药煎服,亦累有奇效。"《内经》曰"热淫于内,治以咸寒,佐之以苦",此方是也。加人参取阳生阴长,所谓"无阳则阴无以生";加熟地等取血旺气亦不陷,所谓"无阴则阳无以化",其理一也。

(四) 玉枢丹

玉枢丹又名紫金锭。"主治暴中杂气,昏晕欲倒,如霍乱吐泻,搅肠沙,青筋胀,心腹痛胀诸般危症,并一切山岚瘴气,水土不服等症。解诸毒疗诸疮,利关窍,通百病。此方治一切饮食药毒、蛊毒及吃自死牛、马、猪、羊等,肉菌中毒,并山岚瘴气,烟雾恶毒等症。昏乱猝倒,或生异形之状,悉用凉水磨服。凡遇天行疫证,延街遍巷相传染者,用桃根汤,磨浓,抹入鼻孔,次服少许,任入病家,再不沾染"。此方治疗各种疫毒暴发之疾病。若治阴阳二毒,瘟疫痧胀,或狂言乱语,或胸腹肿痛,并喉痹咽肿,俱用薄荷汤,待冷磨服。治痈疽发背,对口天泡,无名肿毒,蚝节红丝等疔诸恶等疮,诸风瘾疹,久痔红肿及阳梅结毒,俱用无灰酒磨服,外用凉水磨涂,日夜

数次,觉痒即消。溃烂者,亦可少减。治牙疼,酒磨涂痛处,仍含少许,良久咽下。治男妇急病、痴邪、奔走叫号,失心狂乱,羊羔猪癫等风,俱用石菖蒲煎汤磨服。治心胃痛,及诸般气痛,诸般血痛,并赤白痢,泄泻,急痛,霍乱,绞肠之类,俱用姜汤磨服。治中气,中风,中痰,口眼㖞斜,牙关紧急,语言謇涩,筋骨挛缩,骨节风肿,遍身疼痛,行步艰难等症,用酒磨,顿热服之。治疯犬毒蛇,涧溪诸虫伤人,及注遍身,毒气入里,命在旦夕,俱用酒磨服,外以水磨涂之,再服葱汤,汗出愈。治年深日久,头胀,头疼,偏正头风及温病后毒气攻注,脑门作胀者,俱用葱酒磨服,仍磨涂太阳穴上。治小儿急惊风,五疳、五痢、黄疸,俱用薄荷汤磨,加蜜调服。治小儿遗毒。生下百日内,皮塌肉烂,谷道眼眶损者,凉水磨服,并涂抹。治妇人经水不通,红花汤下。治传尸痨瘵,诸药不效。一方士指教服此,每早磨服一锭,至三次后,逐下恶物尸虫、异形怪类而愈。治一女子久患痨瘵,为尸虫所噬,磨服一锭,片时吐下小虫十余条。后服苏合香丸,其病顿失,调理月余而愈。真济世卫生之宝药也。

【学术传承】

吕家先代多知医,宦迹所至,每以方药活人,从小受到的训诫是:"夫医,虽小道亦仁术也。"吕田遂于儒书外更读医书,自济人,更懂得或亦"不为良相当为良医"之意。道光戊申、己酉间天时亢旱,晋中瘟疫大作,医者昧于脉证,概从伤寒施治,百无一生。先君子乃手定数方,立局施药,投之罔不应手而起,有穷乡僻壤不能遍及者,刊方布送,全活无算。吕田最后得裴氏刊传《瘟疫条辨》一卷,展而阅之,方药多符合,而论证论治精邃无遗,不复增减一字,遂付剞劂,且不附名于卷,恐掠前贤之美也。在《瘟疫条辨》一书的指导下,吕田治病屡获奇效。

【医话与轶事】

《瘟疫条辨摘要》是吕田集录之作。吕田在治学之余,兼精于医。裴子猷称道:"先生学问人品足以医国医俗""而兼邃于医"。吕田自谓:"以砚田余力出其三折一得之见,爰即陈杨二家言特为《摘要》一卷。"从其撰写的《瘟疫条辨摘要引言》来看,该书完成于嘉庆十六年辛未(1811 年)。现存古籍中有

两本书都载有吕田这篇自序文字，一本题为《寒温条辨摘要》，一本即此书。两书内容大致雷同，但有些微小区别，譬如前者在方剂之后，均附歌诀，显然吕田之作在后世流传时，不同刊刻者略作增删。这部题为《瘟疫条辨摘要》者，刊于道光三年癸未（1823年），由山西曲沃裴念谟（子猷），捐梓。

【医案选介】

案一：原本医案云：丁亥五月，李廉臣女，年十八，患瘟。体厥，脉厥，内热外寒，痞满燥实，谵语狂乱，骂詈不避亲疏，烦躁渴饮，不食不寐，恶人与火，昼夜无宁刻。予自端阳日诊其名病，至七月初三日始识人，热退七八而思食，自始至终以解毒承气汤一方，雪水熬石膏汤煎服，约下三百余行黑白稠黏等物，愈下愈多，不可测识。此真奇贫症怪症也。廉臣曰：若非世兄见真守定，通权达变，小女何以再生。戊子秋，举人李煦南长公，约年十五，患瘟。脉沉伏，妄见妄言，如醉如痴，渴饮无度，以加味凉膈散连下一月而苏。又予甥年二十一，患瘟。初病便烦满，囊缩，登高弃衣，渴饮不食，日吐血数十口，用犀角地黄汤加柴、芩、连、栀、元参、荆芥穗灰十剂，间服泻心承气汤七剂。诸证退而饮食进。越五日，小便不通，胀痛欲死。予细诊问，脉仍沉，脐间按之劲痛。予思此土实气闭不舒，因而小水不利也。以大承气汤，下黑血块数枚而病始痊。此皆证之罕见者也。可见凡下不以数计，有是证即投是药，但恐见理不明，认证不透，反致耽搁。而轻重缓急之际，有应连日，有应间日下者，如何应多，如何应少，其间不能如法，亦足误事，此非可以言传，临时酌断可也。此等证治亦少，存此以备参考。伤寒无此证治。予犹子慎枢治。孟津杜名金鼎者，曾用增损双解散，生石膏八钱、芒硝五钱、大黄八钱，日进二服，连服八日而始愈。是亦大症之一验也。故附志之，以便参酌。

按语：吕田治疫病善用下法，使邪气有出路，通常是下后则安。多用解毒承气汤和犀角地黄汤一类。所谓病有轻重缓急，应急则治其标，因此若用对下法，则可使邪去而正安。

案二：杨栗山曰：病有纯虚纯实，非清则补，有何乘除。设有既虚且实者，清补间用当详孰先孰后、从少从多、可缓可急，才见医家本领。余丙子在亳，生员张琴斯正年过六旬，素多郁结，有吐血证，岁三五犯，不以为事也。四月间，忽而发热头痛，身痛，不恶寒，而作渴，乃温病也。至第二日吐血倍常，更觉眩晕，大热神昏，手足战掉，咽喉不利，饮食不进。病家医家但见吐血，便以发热眩晕神昏为阴虚，头痛身痛战掉为血虚，非大补不可救，不察未吐血前已有发热作渴，头痛身痛之症也。余曰：旧病因温病发，血脱为虚，邪热为实，是虚中有实证也，不可纯补。余用炙甘草汤原方炙甘草二钱，阿胶二钱，麻仁去皮四钱，麦冬去心四钱，生地八钱，桂枝二钱，人参一钱，生姜二钱，大枣二枚，薛氏加当归、枣仁炒各三钱，五味子一钱，炒去桂枝，加归、芍、熟地黄、五味、犀角、僵蚕、蝉蜕，二服，血已不吐，诸症减去七分。举家归功于参，均欲速进。余禁之，竟不能止。又进一服，遂觉烦热顿作，胸腹痞闷，偏体不舒，终夜不寐，时作谵语，余曰：诸证皆减，初补之功也。此乃本气空虚，以实填虚，不与邪搏，所余三分之热，乃邪热也。再补，则以实填实。邪气转炽，故变证蜂起。遂与太极丸微利之而愈。后因劳复，以参柴三白汤治之而愈。后又食复，以栀子厚朴汤加神曲六钱而愈。引而伸之，触类而长之，可以应无穷之变矣。

按语：吕田在此案中提出当临床出现本虚标实证如何辨治。吕田用炙甘草汤初补正气，来对抗邪气，然后用太极丸微利，后病复，用栀子厚朴汤通利气机的方法，而非一味专补，并强调用此法若触类旁通，可变幻无穷。

参考文献

[1] 曹洪欣.温病大成第一部[M].福州：福建科学技术出版社，2007.

[2] 张晓艳.《瘟疫条辨摘要》考证[J].中医学报，2015，30(10):1535-1536.

[3] 陆文彬.吕田《瘟疫条辨摘要》研讨[J].河南中医，1981(1):30-31.

44. 孔毓礼(《评注温疫论》《痢疾论》)

【生平传略】

孔毓礼,约生活在康熙年间,具体生卒年代不详。字以立,清代江西新城县(今黎川县)人。自幼习儒,补弟子学,其少时因父母之疾习医,即淡于应举,后专力为之。医术精湛,全活甚众。治病审慎,尝凝思竟日始定一方。有议增损其方者,虚怀听之,得当而后已。常言:治某疾不得其故,未敢遽药,其家延他人,以某药而愈,吾心识焉。遇少年子弟必戒之曰:慎起居饮食,毋生病,吾药不足恃也。擅治温疫。以温疫而外,惟痢疾最险恶,孔毓礼感慨痢证之危,又深知其有极强的传染性,再加上古今方书少有专论痢疾之证,且先贤言寒言热各执一词。故提出不宜拘于一家,而因兼顾内外,治痢亦不拘成方,独出心裁。孔毓礼收集前人有关论述,并参以个人见识经验撰成此书。

痢疾一证的病因与治疗,清代以前已认识较详,但较零散。《痢疾论》是一部总结性著作。该书汇辑《内经》、仲景著作中有关痢疾之论述,博收历代诸家之说,内容丰富,对病因病机、辨证论治均有涉及,列治法十三则,分述痢疾诸症二十九门,选录治案二十四条,方剂一百零六首。论理条畅,辨证明确,是一部关于痢疾证治的资料完备的专著。难能可贵的是作者对历代诸说并不盲从,对其偏隅之处能加以辩驳。对痢疾主寒主热,各说不一的混乱情况,能从自己的临证实践去认识,用实践去检验。编撰成《痢疾论》一书,其又曾评定吴又可《温疫论》,于清康熙十六年(1751年)刊行。

【学术思想】

(一) 集诸家之说论痢

孔毓礼博览群书,将各家论痢之说进行整合并加以评注。涉及的医书和医家有《内经》《伤寒杂病论》、刘河间、朱丹溪、戴原礼、《卫生宝鉴》、徐东皋、王海藏、赵养葵、王肯堂、张景岳、李士材、喻嘉言、张石顽、聂可久、缪仲淳、杨子建。包括各种类型的痢疾,如寒痢、热痢、间日痢等。孔毓礼对其论述逐句批注,在汲取前人治痢经验的同时,也对诸家论述进行客观的评价,如在评述刘河间引用的《内经》原文时提到:"《经》意本言外感,刘氏则主内伤,然肝木不得升,势必下降,是或一道也。"又如河间曾曰:"此皆脾土受湿,天行为也。"但孔毓礼提出疑问:"既曰'脾受湿',又曰:'天行',何也?岂'湿'即'天行'耶?"再如,在评注《症因脉治》时,孔毓礼反驳其作者鲜有阅历却妄加评论的错误行为,他反驳道:"作是书者,定是好读医书老秀才,断非久年阅历老医家。何以知之?因己而知人也。予少读医书,至痢疾一证,见主清凉攻克者,则信以为然,见言温补者,则不觉嚼古。总以痢发夏秋燥热之时,其证拘急不通,腹痛下血骇人,悉皆壅秘燥热之象,但显有余,未见不足故也。及阅历既多,则得于手之所试、目之所击,然后深悟此证有虚实寒热之不同,而前人之说有大不然者,作论之人亦犹于向日之未经阅历时也。故确宗河间而决意寒凉,及见有用温补而愈者,不能解其何故,于是私心臆度,劈分外感、内伤。妄立名目,支离附会如此也。予为详加辩驳,庶不误后之学者。"足以见其敢于向前人提出质疑,用于发表自己的观点,继承古学却又不拘泥于此的治学精神。

(二) 精论痢疾证治

1. 统论五则

(1)论痢原 他认为河间首倡湿热致痢之说:"大概以痢发于炎暑之末,心肺二经,先感湿热之气,传之于所合,时值大火西流,阳气敛藏,入而内攻,蒸发蓄积,故成滞下。"但他还指出刘氏之偏:"其弊在于弃人事而单言天时,故惟见在天之化与病之见证,本末源流悉皆火象,遂直指为湿。"随后他在乡中治疗痢疾大作时,颇知痢有虚实寒热之不同,方未可概用。

(2)论诸色　孔毓礼反驳诸家以色论痢的观点,认为得痢日久诸色皆备,无关脏腑。诸家论赤白两色,大抵谓肺金色白,湿热伤肺,肺与大肠表里,肺传大肠而成白痢。心火色赤,湿热乘心,心与小肠表里,心传小肠,小肠复传于大肠而成赤痢。赤白相兼者,心肺并受邪也。其论五色,无非肝青、脾黄、肾黑、心赤、肺白为辞耳。而他认为:五脏分配五色,特大概言之。假如以白属肺,则似白非白,不能指为何色者,果何属乎? 以赤属心,则似赤非赤,不能指为何色者,又何属乎? 夫痢疾者,熏蒸腐败秽积之病也,譬盦酱焉溃而蒸之,覆之以草,日久诸色皆备。无肺而能成白,无心而能成赤,吾又乌知赤白之所自来乎? 凡言医者,与其穿凿而取诸远,不若平易而取诸近。人之周身上下,无处不有津液。其在上者,津液之清者也;在下者,津液之浊者也。上无津液,则干槁而食不得入;下无津液,则干槁而糟粕不得出。一有壅遏,则清者化浊而为痰、为脓;浊者益浊而为似痰非痰,似脓非脓,腥秽不堪之物矣。此白痢之所出成,而犹其浅焉者也。伤及津液里之血络,则赤痢矣。

(3)论阳气　孔毓礼推崇在治疗痢疾时,应使阳气通行。他认为阳气者,内则运化饮食,外则分温四体。揆度如常,百病不生。痢疾者,阳气抑郁于脾胃之间而为病者也。然当阳气得位之时,阻抑无所施其技。追夫暑退凉生,肠气敛降,而抑郁之患见矣。因是而里急后重,因是而下利赤白,因是而腹痛食减,水道不通。治痢之用表药者,外感风寒,阳气不得舒越,发之、散之,风寒去而阳气始得舒越也,用攻药者,内伤积滞,阳气不得宜通,刮之、逐之,积滞去而阳气始得宜通也,用温补者,脏腑虚寒,阴邪凝结,阳气无权,不能舒越宜通,温之、热之、升之、补之,所以助其舒越宜通之用也。自古言痢诸家,从未有重及阳气者,一见后重,辄行攻克;一见下血,惟事清凉。不知攻克过度,阳气受伤,因而下陷,而后重益甚;清凉过度,阳气虚冷,血不归经,而便红愈多,甚至纯谷不食,通身逆冷而死。

(4)论湿热　孔毓礼认为痢疾一症,六淫俱可兼伤,不独在湿热也。有深非河间者,谓痢不皆由湿热,虚寒者法当温补,果系湿热者,方可清利,则痢半属湿热矣。又有以湿为主,而分寒热者,曰寒湿宜温,热湿宜凉,则又以痢为皆属湿矣。而于独不然,何也? 湿必有湿之症也,曰"头重如裹,身重如山",曰"跗肿如泥,泻利如水"。而痢家鲜有诸症,纵有先泻后痢,先痢后泻者,然不得以先泻后痢为湿去热存,又岂可以先痢后泻为热去湿有乎? 凡治湿之剂,若五苓,若猪苓,若除湿、胜湿之类,鲜有收入痢科者。虽夏秋太阴湿土司令,痢多发于此时。然观四时之化,春夏二火司令,而反见砒润衣沾,而民多病湿;夏秋湿土司令,而反见烁石鎏金,而民多病热。然则医家治病,当据现在之症乎,抑据司令之脏乎,必有不易之见矣。

(5)论脾肾　孔毓礼认为痢之为病始,则脾胃不能化饮食,久则肾脏开合失职。故治痢疾者,首重脾胃,当顾护之如珍宝。痢之生死,判于能食与不能食。能食则脾胃有权,虽进迫百度,力可支持。周慎斋曰:下痢六七日,经尽当有结粪。若至十三日再经,结粪不出者,胃气告匮也,慎不可攻,攻之则死。缪仲淳云:痢疾不能食者,攻之则死。二公皆以脾胃为重也。其次重肾。肾者,胃之关也。《经》曰:"北方黑色入于肾,开窍于二阴。"痢久津液下竭,未有不伤肾者。故治痢不知重脾肾,非其治也。

2. 辨证七条

(1)辨似痢非痢　孔毓礼认为痢必里急后重。杂症便血,无里急后重。痢必发于夏秋。似痢非痢,四时皆有之。

(2)辨色　孔毓礼认为痢下白色多寒,赤色多热。然白虽多寒,亦有气凝食滞而尚未伤血分者,不得悉认为寒。赤色多热,又看鲜晦浓淡,不得遽谓之热。大都血色鲜红者多热,血色晦暗者多寒。血形浓厚者多热,血形清淡者多寒,赤甚至于紫黑,若浓厚者,乃热极也,宜清热解毒。若紫黑清淡,乃脏腑腐败之色,痢家危证也,急温之。黑光者为瘀血,血中有紫黑块,亦属瘀血,宜行之。至五色痢法当温补脾肾。余治一五色痢,用温而愈。

(3)辨虚实寒热　孔毓礼认为治痢第一紧要处,在先辨定虚实寒热,不轻用通套痢药、痢方,则大段已不差矣。大约形气强壮者多实,形体薄弱者多虚;年壮新病多实,年衰久病多虚;即病痢者多实,病后病痢者多虚;颜色苍赤多实,颜色青白多虚;素纵口腹多实,素甘清淡多虚;胀满硬痛为实,空痞软痛为虚;烦躁不宁多实,安静懒语多虚,鲜红浓厚为热,浅红清淡为寒;脉息滑数为热,脉息沉迟为寒。

(4)纯热纯实症 痢属纯热纯实者,微补即生躁烦,惟清利到底乃痊。直持全痊之后,方为调和气血,渐渐滋养。盖痢不止不敢用补,为实热者言之也,若以律虚冷痢则误矣。痢不止亦补,为虚寒者言之也。

(5)纯虚纯寒症 痢之纯虚纯寒者,凡清凉消克之剂,万不可投。惟宜大温大补,少佐调气血之药。不惟清冷如冻者宜之,即赤白相兼者,亦属对症之剂。其脉自显沉迟细弱,或似微急,而指下全没精神,便不论新久,即以理中、建中、补中主之。

(6)虚实寒热错杂症 痢疾之初,失表、失清、失下,久而元气虚弱,邪气不衰,遂成虚实寒热错杂之候。喻嘉言曰:实者,邪气之实也。虚者,正气之虚也。实七虚三,攻邪为先。七虚三实,扶正为本。此定例也。故此症有先清后补一法,有先补后清一法,有攻补兼施、寒热互用一法。要识先后缓急,宾主轻重。尝见此症,有重元气者,则曰宜清补兼施,不敢概行清凉,循其法以治之,得愈。有重病气者,则曰但当清凉攻克,循其法以治之,亦愈。所以然者,此人元气虽弱,尚能胜任药力。病去之后稍加调理,元气渐复。若虚多实少,必不胜任药力而败矣。

(7)虚实寒热不甚症 虚实寒热不甚者,元气虽不充足,而未至于大虚。积滞虽非全无,而未至于大实。挟寒,尚非大寒;挟热,尚非大热。此病之轻者也。轻病当用轻药。误投温补,则变成实热;误投攻泻,则变成虚寒。由轻而重,由重而死矣。

(三)评注《温疫论》

孔毓礼认为四时不正之气为疫病发病的根本原因。他认为:"四时不正之气,感之者因而致病,初不名疫也,因病致死,病气、尸气,混合不正之气,斯属疫矣。"如"大头瘟"者,头面腮颐,肿如瓜瓠者是也;"虾蟆瘟"者,喉痹失音,颈筋胀大者;"瓜瓤瘟"者,胸高胁起,呕汁如血者是也;"疙瘩瘟"者,遍身红肿,发块如瘤者是也;"绞肠瘟"者,腹鸣干呕,水泄不通者是也;"软脚瘟"者,便清泄白,足重难移者是也,皆为四时不正之气所致。

孔氏评价《温疫论》为开天辟地之宝符,并详细论述了"虾蟆瘟""瓜瓤瘟""疙瘩瘟"等疫病的机制。孔毓礼曾曰:"瘟疫之邪,则直行中道,流布三焦,上焦为清阳,故清邪从之上入;下焦为独阴,故浊邪从之下入;中焦为阴阳交界,凡清浊之邪,必从此区分。"且孔毓礼推崇邪入以逐秽为第一义。上焦如雾,升而逐之兼以解毒;中焦如沤,疏而逐之兼以解毒;下焦如渎,决而逐之兼以解毒。营卫既通,乘势追拔,勿使潜滋。孔毓礼认为疫病的发病与四时、四方及人文相关,体现了"天人合一"的思想。其曰:"是以西北土高地燥,即春夏气难上升。东南土卑地湿,为雾露之区,蛇龙之窟,其温热之气,得风以播之,尚有可耐。蒸气中原杂诸秽,益以病气、死气,无分老少,触之即同一病状矣。此时朔风了不可得,故其气转积转暴,虽有熏风,但能送热,不能解凉,盛世所谓解愠阜财者,在兵荒,反有注邪布秽之事矣。"

孔毓礼强调在疫病辨证时应格外注意脉象的变化。其在书中曾言:"疫邪充斥,脉多变幻。或浮细如丝,按之全无;或沉微欲绝,举之不见;或全伏;或极促,朝更夕改,莫可名状,无非邪滞经络,营卫不通而然。诊家但须明得所以变幻之故,更参外证舌色,用药自不差误。若谓不拘于脉,则表里虚实,且难辨矣。今医皆执此语,予独不然,凡疫病脉如将绝之形,若形色未败,未必主死。神气昏迷,不能言动,究竟待死而终不死,亦可望生,且有似死仅存一线之气复生者,以邪壅不通,脏腑未绝故也。"

孔毓礼在文后提出了十一条治疫法则,意在警示后人慎重用药。其具体如下:

六气之病,外病也;深气之病,疫病也。脉症不能分别得明白,妄以辛温发散治疫疾,以清凉苦降治外感,轻者重,重者死,医之罪也。

疫病不审元气之遗实,妄投攻下,虚者脱绝;擅投温补,实者蔽固,医之罪也。

疫病不审表里传变,病在表而遽攻里,病在里而犹治表,颠倒昏乱,变成坏症,医之罪也。

治疫病者,当思谨治而虑终。倘挟虚者,必不能任十余月之剥削,当初分解邪气之时,不佐人参以托住正气,元气益虚,邪气日盛,补之无及矣,医之罪也。

疫病潮热退清,多在旬日之后。医者才投数剂,见潮热不退,且多日轻夜重妄拟阴虚发热而投六味地黄,投之不效;又拟为气虚发热,而投参芪,热益难解,医之罪也。

小柴胡汤,为投病和解必用之药。倘胸无灼见,虚不能补,实不能攻,徒执此方以图稳当,轻者缠绵,重者变症,医之罪也。

瘟投热毒攻里。亢燥之极,不敢大攻,或攻剂稍效,不敢再攻,致腐肠胃而死,医之罪也。

邪未归胃,热毒散漫,遽投硝黄,先伤阳气,及当攻之时,又因已攻,不敢再攻,邪必难解,医之罪也。

疫病补泻之法,原无一定。有先补后泻者,有先泻后补者,有始泻中补,终又泻者。常见元气虚弱,疫邪不显,但见种种虚象,得补数剂,疫邪始显,而后治疫邪。倘专执疫病宜凉之说,坐视虚极而死,医之罪也。

阴虚水涸之人,病疫既久。表里枯漏,舌干便结,不能得汗。不知养阴退热,不知以水济火,沉困不瘥,医之罪也。

疫病极多耳聋之症。耳聋,邪在少阳,然亦有气虚、肾虚之宜补者。《伤寒》所谓昏冒耳聋是也。执用小柴胡汤,加减出入总不离此,以致败事,医之罪也。

【著作考】

据《全国中医图书联合目录》记载,此书初刊于乾隆十七年(1752年),藏于中国医科大学。现存乾隆三十七年壬辰(1772年)谦益堂刻本(扉页作《医门普度痢四疾论》、咸丰七年丁巳(1857年)荣邑谢氏校刻本(简称"谢本")、民国石印本等,并收入《韩氏医书六种》《医第门普度》。需要注意的是,"疫病篇""林起龙论疫""仿喻嘉言先生法律",并非《痢疾论》内容。这三篇在书中位置在《痢疾论》序言之前。"杨序"中杨大任提到:"陈君恺齐既俾任校订孔文以立评注吴又可先生《温疫论》府刻。……孔丈会著《痢疾论》四卷……陈君即命任录出,与《温疫论》合而梓之",可知这三篇为孔以立评注吴又可《温疫论》的内容,因为与《痢疾论》合而梓之(底本扉页作《医门普度痢疾论》),拆分未善,故被架入到底本中。为保持底本原貌,将其保留并移至《痢疾论》书末。

【遣方用药】

(一)改定聂氏痢疾主方

改定聂氏痢疾主方专治热滞成痢,虚寒者禁服。其组方为川连六分,黄芩一钱二分,白芍一钱二分,山楂肉、枳壳、厚朴、槟榔、青皮各七分,当归、甘草、地榆各五分,红花三分,桃仁泥七分,木香三分。以上水二碗,煎一碗,去渣,空心服,渣再煎服。单白无红者,去地榆、桃仁,加去白陈皮四分,木香三分;滞涩者,加酒炒大黄二钱,服一二剂,仍除之。此方治疗湿热熏蒸发热者,其状熏蒸发热,亦能头痛,但不甚畏风寒,或口渴,或汗多,其脉数滑,不似外邪之浮数弦紧。服此方可清其内热,内热一除,则外热自微。

(二)用药规律及特色

《痢疾论》全书共列中医复方106首,使用中药126种,用药总次数706次。其药物出现频率较多的九味药为甘草57次、人参48次、白术34次、茯苓31次、黄连26次、当归25次、干姜24次、白芍23次、肉桂18次。

1. 复方中使用单味中药频数频率分析

106首方剂中涉及126种中药,用药总次数为706次。使用频率最高为8.07%,最低为0.14%。其中,8种药物(6.35%)使用频率大于3.00%;4种药物(3.17%)使用频率为0.30%～2.00%;14种药物(11.11%)使用频率为0.20%～1.00%;19种药物(15.08%)使用频率为0.50%～1.00%;其频率大于0.50%的45种药物分布情况,如表44-1。

表44-1 复方中频率大于0.50%的45种药物频率频数分析

频数/次	频率/%	中药	例数	%
57	8.07	甘草	1	0.79
48	6.80	人参	1	0.79
34	4.82	白术	1	0.79
31	4.39	茯苓	1	0.79
26	3.68	黄连	1	0.79
25	3.54	当归	1	0.79
24	3.40	干姜	1	0.79
23	3.26	白芍	1	0.79
18	2.55	肉桂	1	0.79
16	2.27	生姜、附子	2	1.59
15	2.12	木香	1	0.79
14	1.98	陈皮	1	0.79

续　表

频数/次	频率/%	中药	例数	%
13	1.84	熟地	1	0.79
12	1.70	黄芩、黄芪	2	1.59
11	1.56	厚朴、泽泻、大枣	3	2.38
10	1.42	大黄	1	0.79
9	1.27	黄柏、川芎、阿胶	3	2.38
8	1.13	枳实、半夏、山药	3	2.38
7	0.99	防风、柴胡	2	1.59
6	0.85	丹皮、枳壳、山茱萸、赤石脂	4	3.17
5	0.71	桔梗、门冬、乌梅、诃子、羌活、桂枝、砂仁、吴茱萸	8	6.35
4	0.57	白扁豆、葱白、滑石、赤茯苓、牛膝	5	3.97

2. 复方中使用药类频数频率分析

根据《中药学》和《中药大字典》分类标准,106首方剂中的126种中药分为17类。药类使用频率最高为补虚药(37.11%),其次为温里药(9.49%)和清热药(9.21%),作为治疗痢疾病的基本配伍药类,解表药(8.78%)是主要增强临床效果的配伍药类,利水渗湿药和理气药等药类在治疗中也有一定的使用频率,其每类中药选用频数频率分布情况,如表44-2。

表44-2　复方中药类使用频数频率分析

药物类别	味数	频数	频率/%	累计频率/%
补虚药	21	262	37.11	37.11
温里药	6	67	9.49	46.60
清热药	11	65	9.21	55.81
解表药	16	62	8.78	64.59
利水渗湿药	8	56	7.93	72.52
理气药	10	51	7.22	79.74
收涩药	10	33	4.67	84.41
化湿药	5	24	3.40	87.81
化痰平喘药	8	20	2.83	90.64
泻下药	5	15	2.13	92.77

续　表

药物类别	味数	频数	频率/%	累计频率/%
活血化瘀药	4	15	2.13	94.90
祛风湿药	5	9	1.28	96.18
止血药	6	8	1.13	97.31
安神药	5	8	1.13	98.44
消食药	3	6	0.85	99.29
驱虫药	1	3	0.43	99.72
平肝息风药	2	2	0.28	100.00

3. 复方中使用药味药性频数频率分析

依据《中药学》和《中药大字典》分类标准,将126种中药进行药味药性的频数频率统计分析:① 药味以甘、苦、辛为主,累计频率达85.99%;② 药性以温、平、寒为主,累计频率达89.86%。其选用分布情况,如表44-3。

表44-3　复方中药味、药性频数频率分析

药味药性	味数	频次	频率/%	累计频率/%
甘	58	388	34.43	34.43
苦	49	306	27.15	61.58
辛	55	275	24.41	85.99
酸	14	72	6.39	92.38
淡	7	45	3.99	96.37
涩	13	36	3.19	99.56
咸	4	5	0.44	100.00
温	58	284	40.57	40.57
平	28	200	28.57	69.14
寒	29	145	20.72	89.86
热	5	64	9.14	99.00
凉	5	7	1.00	100.00

4. 复方中药物归经频数频率分析研究

依据《中药学》和《中药大字典》分类标准,对126种中药进行药物归经的频数频率统计分析,依次为脾、胃、肺、心、肾、肝为主,累计频率85.81%。其中,归脾经频次位居第一,频率24.00%;其次为胃频率15.44%;再次为肺频率14.00%。其分布情况,见表44-4。

表 44 - 4　方法中药物归经频数频率分析

归经	味数	频次	频率/%	累计频率/%
脾	59	516	24.00	24.00
胃	57	332	15.44	39.44
肺	46	301	14.00	53.44
心	29	299	13.91	67.35
肾	37	206	9.58	76.93
肝	42	191	8.88	85.81
大肠	27	136	6.33	92.14
胆	10	77	3.58	95.72
膀胱	10	53	2.47	98.19
三焦	21	22	1.02	99.21
小肠	5	16	0.74	99.95
心包	1	1	0.05	100.00

表 44 - 5　复方中主要中药功效分类

药物分类	中药	功效种类/种	%
补虚药	甘草、人参、白术、当归、白芍、熟地、黄芪、大枣	8	6.35
温里药	干姜、肉桂、附子	3	2.38
理气药	陈皮、木香	2	1.59
利水渗湿药	茯苓、泽泻	2	1.59
清热药	黄连、黄芩	2	1.59
其他	解表药(生姜);化湿药(厚朴);泻下药(大黄)	3	2.38

5. 复方中主要药物功效分析研究

研究分析使用频次前 20 味主要药物的功效,补虚药 8 种,占 6.35%;其次温里药 3 种,占 2.38%;理气药、利水渗湿药、清热药各为 2 种,均占 1.59%;其他药,占 2.38%。其主要中药功效分类,如表 44 - 5。

6. 复方中使用频次前 20 味药物相互间的配伍

在分析治疗痢疾主要药物时,应注意药对的配伍规律。根据分析,甘草与人参药对 38 次(占总方剂数 35.85%);人参与白术药对 28 次(占总方剂数26.42%);甘草与白术药对 26 次(占总方剂数24.53%);人参与茯苓药对 25 次(占总方剂数23.58%);白术与茯苓药对 22 次(占总方剂数20.75%);甘草与茯苓药对 21 次(占总方剂数19.81%)。前 20 味药相互间的配伍情况分析,如表 44 - 6。

表 44 - 6　前 20 味药物相互间的配伍分析

药物	配伍情况													频次/次
甘草(X_1)														57
人参(X_2)	38													48
白术(X_3)	26	28												34
茯苓(X_4)	21	25	22											31
黄连(X_5)	3	5	3	3										26
当归(X_6)	14	13	9	5	9									25
干姜(X_7)	15	12	9	5	6	6								24
白芍(X_8)	13	1	7	5	3	11	0							23
肉桂(X_9)	5	5	6	13	1	9	3	7						18
生姜(X_{10})	13	6	4	6	1	5	1	6	0					16
附子(X_{11})	5	4	2	1	1	5	5	2	2	0				16
木香(X_{12})	7	4	7	2	7	6	1	3	0	1	2			15
陈皮(X_{13})	9	6	7	4	1	4	2	1	0	5	0	4		14
熟地(X_{14})	4	1	4	3	1	5	0	4	2	1	7	0	1	13

续　表

药物	配伍情况																			频次/次
黄芩(X15)	2	2	1	1	9	5	0	4	0	3	0	3	0	1						12
黄芪(X16)	3	2	6	0	0	7	0	5	0	4	4	2	5	0	1					12
厚朴(X17)	7	3	0	0	2	3	1	2	0	5	0	3	0	2	0	1				11
泽泻(X18)	2	1	4	3	0	0	1	0	2	0	4	1	6	1	0	0	1			11
大枣(X19)	3	5	1	0	0	2	0	5	0	9	0	0	1	2	3	2	0	0		11
大黄(X20)	1	1	1	0	1	2	1	3	0	2	1	2	0	4	0	2	1	1	1	10
	X_1	X_2	X_3	X_4	X_5	X_6	X_7	X_8	X_9	X_{10}	X_{11}	X_{12}	X_{13}	X_{14}	X_{15}	X_{16}	X_{17}	X_{18}	X_{19}	

7. 用药分析

痢疾的外因为湿蒸热郁的天时因素,内因为过食生冷食物的人为因素,导致内热积滞于胃肠,泻痢滞下为痢疾。主要证型为寒证、热证、实证、虚证;痢疾诸症:噤口、发热、发厥、腹痛、里急后重等。痢疾坏证:死症、不可治症、半死半生症;痢后诸症:大便、痢后变肿、痢后变痨。常用治则为和血调气、发散、攻下、温补、升补、固涩、表里双解、清热导滞、暂宽法。依据分析研究得出结论:① 治疗痢疾,核心单味药主要为甘草、人参、白术、茯苓、黄连、当归、干姜、白芍等。② 主要药类以补虚药、温里药、清热药、解表药、利水渗湿药、理气药为主。总之,通过对书中126种药物的药类、性味、归经、频数、频率及主要药物功效配伍进行研究,吸取古代医家治疗痢疾必须掌握八纲辨证和随证施治的原则,提示在营养不良或重伤脾胃的情况下,多用温补法治痢,吸取精华不必拘执其成方,正确地理解用药配伍思路,在临床辨治痢疾中可起到更好的治疗作用。

【学术传承】

(一)上承岐黄仲景

孔毓礼自幼喜读医书,钻研医术,尤其是对仲景岐黄之说研究颇深,是对痢疾的论述有颇多感悟。在本书中,孔毓礼开篇就为两本著作作补注,可见对其的重视程度。孔毓礼继承《内经》理论,认为"肠澼便血,身热者死,寒则生"的原因为"身热是阴不内守,阳气外浮,阴阳高绝之兆也,故死。寒则生者,谓身不热也,若四肢厥冷,属痢之死候,阳气将脱绝而难救矣。"对于肠澼下脓血的脉象,孔毓礼理解为:"悬绝者、谓浮空细劲而无根底也。痢症白沫为阴,脓血为阳;脉则悬绝为阴,滑大为阳。脉症相对则生,相反则死也。"对于"肾移热于脾,传为虚,肠澼死,不可治"的理解,孔毓礼认为:"虚,虚损也。肾为水脏,而挟热侮脾为肠澼,阴虚反克,水土皆败。"孔毓礼对仲景之论有着深厚的理解。如:"有热者便肠垢,有寒者下重便血,可见寒热皆能成痢""下利清谷,里寒症也,谁肯攻表?仲景恐因兼见表症者,而人误攻之,故戒之也。倘误发其汗,则阳气外泄,阴气弥塞胸腹,必生胀满。后一条所以先温里,而后攻表也。"这都是对仲景思想的感悟。

(二)师从聂可久

孔毓礼感慨痢疾最为险恶,能死人于数日之间,古今鲜有定训。他初遇聂可久时,就发现了他的奇方妙论,甚是欢喜,遂精心钻研其法,其法简明易懂,又宜遵循,且无不奏效。

(三)推崇吴又可的《温疫论》

孔毓礼极力推崇吴又可的温疫思想,他曾言:"人生疾病之最险恶者,一曰瘟疫,一曰痢疾。吴又可先生作《温疫论》,顿开千古之蒙翳,显示后学之津梁,予已历寒暑而评定之矣。"后又为吴又可的《温疫论》撰写补注,可见对其的重视程度。他在疫病篇中补充道:"夫四时不正之气,感之者因而致病,初不名疫也,因病致死,病气、尸气,混合不正之气,斯属疫矣。以故鸡瘟死鸡,猪瘟死猪,牛马瘟死牛马,推之于人,何独不然。所以饥馑兵凶之际,疫病盛行,大率春夏之交为甚。盖温暑热湿之气,交结互蒸,人在其中,无隙可避。病者当之,魄汗淋漓,一人病气,足充一室,况于连床并榻,沿门合境,共酿之气,益以出户,尸虫载道,腐壤燔柴掩席,委壑投崖,种种恶秽,上混苍天清净之气,下败水土物产之气。人受之者,亲上亲下,病从其类,有必然之势。

(四)旁参诸家之说

孔毓礼对刘河间、朱丹溪、戴原礼、徐东皋、王海藏、赵养葵、王肯堂、张景岳、李士材、喻嘉言、张石顽、聂可久、缪仲淳、杨子建等诸家思想进行了详细的考究,并加以论述和补充,有谬误的地方勇于改正,正是这一点也直接促成孔毓礼独具风格的治痢思想。

【医话与轶事】

孔毓礼治痢,初以聂可久为法,认为聂可久之法简单明了,又有奇效,继知其太简而偏,阅历既久,于河间、丹溪之说亦不尽遵。其认为"治痢第一紧要处,在先辨定虚实寒热,不轻用通套痢药、痢方。"这种认识疾病的思想是客观的,值得我们学习。其所载医案翔实,所选方药,亦多切实用。谢本"重镌痢疾论序"(王愨信作序)中即载有王愨信应用其书治愈自身所患痢疾之始末。孔毓礼同时又能虚怀接受他人意见,在序中提到"至若予说之过,于刻核而未当者,则又自有公论,而亦予之所深望者也。孔毓礼对痢疾一证做了较系统的整理,是研究痢疾一证沿革及深入探讨其理法方药的重要举动。"

孔毓礼治痢已久,形成自己独特的治痢方法。在痢盛之年,有病人上门求医,他不负医者之责,悉心医治,获效颇多,于是乡邑问孔毓礼曰:"子于痢疾,得异传呼?"他笑着答应说:"唯唯。诚有之行将出吾异传以公诸人,可乎?"在他年老之后,他自嘲不敢食前言,于是将他自己所见所闻,亲手试验的经验,著成书籍,昭告天下,以待同志者采择焉。此书便是今天所见的《痢疾论》。

【医案选介】

案一:一妇,孕方九月,下痢白多红少,腹痛甚,不辨为胎动之痛、痢疾之痛。又虑胎堕而痢不止,犯七日必死之例,致招怨谤。不得已暂与养血调气。其母急欲更医,实予之愿也。偶询得舌冷喜热。予曰:舌冷则内寒,可知与干姜甘草汤。又询得痛喜热手按,得热汤则痛稍可,改用理中汤加肉桂、吴萸、当归、白芍。母家之医来矣,竟用滑石、木通、黄芩、木香等药。而先药已验,遂不用后医药,而复商于予。予曰:滑石、木通非孕家所宜,于治痢亦不合。

予踌躇两日,小心审察,方得病情,新进者乌能知之?遂连进理中,建中,归、芍、香砂,痢愈胎亦无恙。

按语:此案是治疗孕妇痢疾的经典医案,意在告诉后世要注意孕妇的用药。

案二:涂姓,痢下二三日,投枳、朴、青、陈、芩、芍、木香,少佐黄连,而四末微冷,连投建中汤,而时冷时温。连服温剂,数日方得手足全温。痢进迫,脉弦急,改用芩芍而痢稍止,又用补气血药,或清补相间,二旬而安。痢发厥,虽人事了了,能行走,俱不足恃。何姓少年,胀痛进迫,肢体厥冷,攻下而厥渐回。

按语:痢疾发厥,当温补者,十常八九,当攻下者,十之二三。非症显进迫、痞满、烦渴等候,脉见滑数有力,四逆散中何敢加连、芩、槟、朴、大黄之属。且不但不敢下,即疏散外邪,必脉弦浮急,然后四末微清而时热,乃为表症,方可解表。"表"之一字,尚当审慎,漫言下乎?三案中宜温者,投建中而仅得时冷时温,连服温剂,数日方得手足全温,于此悟热厥之症,必如何姓少年之胀痛进迫,方为真热厥也。

案三:王姓,患痢,三日不食,食即呕,频迫无度,红白相兼而色浅淡,同溏粪而出,掌心足心热,口渴喜热,小腹痛,小便长,右寸关脉浮大而空,左寸弱甚,左关又浮大无力,一息五至。与连理汤,伊父曰:"岂有料疾敢用人参、干姜乎?另也清利。"予曰:"病已大危。予亦必俟呕止能食,方敢任之。若投清利,三日之内,必变厥逆不治。"越日果厥逆。复问于予。予曰:"有言在前,不可救治。"强而后往诊之,脉沉细欲绝,辞不治。又强开方,勉用附子理中,夜得安卧,所下亦稀,厥亦回,脉亦稍变浮大,有和缓之意,但无神力耳。令仍服原汤,因见扶起大便,戴眼项强,肢体劲硬,予曰:"不必服药,已败矣。"遂请他医调治,红白顿止,能行走。举家庆再生,前笑予之辞不治也。予问人曰:"何谓病痊?"曰:"红白已无亦不频解矣。"予曰:"能食否?"曰:"但不能食耳。"予曰:"病果能痊?痢未愈,必先增食。岂有痢既止而食不进者乎?"是夜果死。

按语:此案为痢疾预后劳复、食复的经典案例。

案四:一邓姓,体肥头,患痢,医用清热导滞。改用六君子汤,诊得脉沉实,予于清热导滞中加大黄。再诊脉变小弱,改用补中益气汤。又苦大便不顺,医用聂氏奇方妙论,于清消之中,少佐参、术,久用不效。予再诊之,色脱神昏,脉时不至,小便全无,四肢厥逆。一医进附子理中汤,厥回脉出,逾时复厥,脉又不至,用金匮肾气汤,以补下元、通小便,不效。一医重用地黄养阴,胸膈痞满而死。详是人体肥多痰,虚寒而夹痰滞,攻补两难。予诊时,其脉沉实,少加大黄,脉变小弱,虚寒可知,改用补中益气汤。大便不顺,气滞食积可知。此时倘用温药峻攻,继以温中调气,未必至于厥逆无脉而不可救也。弊在日夕更医,而医家拘守聂氏之方,清消行补四法兼用,加减出入总不外此,以至败事也。记此一案,以为用药不寒不热、不攻不补误人之鉴。

按语:此案较为经典,意在提示后人治痢应辨明虚实,避免误治,也提示后人,用药不温不寒,不攻不补为误人之鉴。

案五:一吴姓,患时痢,左脉弦空,右脉弱,食减,夜多汗。医进归脾汤,胸膈膨胀。此浊气上乘,芪术固闭之故也。脉变左关弦急,右尺滑大,小便短小,此明系火邪,以芩、芍等清之,百顺丸微利之,攻清之后转用调补。予因急事往邑,委门人黄若海代治,曰:"此症虚中有实,实中有虚,可暂予调和气血。候见虚症虚脉,即当以补为主。"黄生调治旬余,未能全安,众怨补住邪气。黄生曰:"岂不知用大黄然,曾服之不能通。服补而所解愈多,且腹痛喜按,奈何敢用攻伐?"遂用建中汤、八味地黄汤而渐愈,但左关弦急之脉总不能和,以戊己丸作汤,一剂而始和。

按语:痢有肠实而胃虚者,攻之则胃气伤,补之则大肠壅,此候当斟酌用药。大约清利大肠之中不可不照应胃气。又有上热下寒者,胸膈作热,口渴喜冷,心以下畏寒喜热。

参考文献

[1] 曹洪欣.温病大成第四部[M].福州:福建科学技术出版社,2007.

[2] 李生财,李廷保.基于数据分析清代名医孔毓礼中医药治疗痢疾的用药规律[J].西部中医药,2014,27(9):83-86.

45. 陈良佐(《二分析义》)

【生平传略】

陈良佐,生卒年不详。号愚山,清代山阴(今浙江绍兴)人。雍正癸卯(1723年)间,河南发生大饥荒,继而热疫流行,当时陈氏客豫,定方数张,普施救济,药甚平常,功极神速。陈氏总结其治疗热疫的经验方,著成《二分析义》(又名《救济灾黎陪赈散》《陪赈散方论》)一书。因"以热疫多在春分后秋分前",故以《二分析义》名书。"二分者,春分秋分也。析义者,辨析义理也。专治岁饥热疫,讲明热疫根源"。

陈良佐的字号,有不同的称谓:一为吕田书中提及"陈三锡《二分晰义》";二为咸丰本(底本)称陈良佐,陈愚山先生,道光本及同治本同此;三为谢观《中国医学源流论》谓"辨伤寒、温热不容误治者,又有陈锡山名良佐,山阴人"。所以陈良佐有"三锡""愚山""锡山"三个字号,尤其是吕田先生著书之时,离陈良佐所处的年代最近,所以"三锡之字号可能有其来历"。咸丰、同治诸本都称其为"陈愚山先生",亦应作为一说保留。

本书书名为《二分析义》,实际上存在着"晰义"/"晰疑"/"析义"三种。吕田书中用"晰疑"或"晰义";谢观《中国医学源流论》也称该书为《二分晰义》;道光本中也有这句话:"晰义,辨晰义理也。"所以"晰义"是出现比较早的,咸丰、同治三本用"析义"。从书名涵义来分析,"晰"是"辨晰义理"(道光本语)、"晰疑"(吕田语)。按现代汉语,"晰"字作为"清晰"之意,而"疑义共与析"之意是用"析"字。该书内容是剖析热疫根源以及阐述陪赈散方义,从现代汉语用法习惯而决定用"析"而舍弃"晰",因此书名刻作《二分析义》。

【学术思想】

(一)主张热疫致病思想

1. 提出热疫根源

五脏六腑内的郁火不能及时畅达,积久而成热毒,此为热疫之根源。陈氏认为当人饥饿时间过长,不能及时摄入水谷精微,则造成脾胃功能受损,正气虚损,邪火趁虚而入。肺为娇脏,不耐寒热,久困于寒可使肺气损伤;肾为诸阳之根,久困于寒可损伤肾阳,使水液失去温煦。心主神智,肝主疏泄,当人处于贫苦交加时会扰乱心神,使人心情抑郁烦闷,损伤心肝。五脏虚损,阴火旺盛,邪实趁虚而入,伤阴耗液。继而五脏邪火下移六腑,一时凝结不能畅达,积久成毒。总之,热疫源于热毒,乃热病乘天之热而行。

2. 阐明热疫时间

陈良佐认为春分至秋分时节,天气炎热,热毒之邪蜂拥而起,人在其中易感热疫。春分之后,天气渐热,天地间的疫毒渐起,尤其四六月之时,疫毒炽盛,疫疠乘天热而流行猖獗,症状危重,秋分之后,天气渐凉,疫毒之邪得凉而解。热疫是随着天时之热而发,是时疫的一种。体虚之人相互传染,可引起区域流行。

3. 强调热疫"特殊性"

盖热疫之为疫,有其特殊性。防控之时首先应考虑的是疫毒致病的特异性,其次疫毒能够乘天时而发越,造成传染流行,其致病力之强自与普通热病不可同日而语,其病理机转恐也未必拘于普通传变规律。比如余师愚《疫疹一得》以清瘟败毒饮治"一切火热,表里俱盛,狂躁烦心,口干咽痛,大热干呕,错语不眠,吐血衄血,热盛发斑",强调"不论始终,以此为主"。因此,防治热疫用药有其特殊性,不能仅是简单的热者寒之,必须有专用之药,主治之方。

(二)揭示热疫症状

陈良佐总结了三十六个热疫症状,有壮热、自汗、大渴、头痛、身痛等数十种症状。具体如下:有头晕,浑身发热,内烧作渴,呕哕吐食者。有头眩,胸膈膨闷,不思饮食,遍身壮热者。有浑身壮热,饮水无度者。有内烧作渴而身不发热者。有浑身壮热而无汗者。有浑身壮热而自汗无度者。有头疼脑闷,壮热发渴,浑身骨节酸痛者。有壮热发斑者。有壮热,瘾疹发露者。有头面猝肿者。有腮脸偏肿者。有咽喉肿痛,痰涎壅塞,滴水不能下者。有喉项俱肿,上连腮颔而疼痛,痰涎上壅者。有浑身壮热,声音不亮者。有猝然跌倒,喉中痰响如水鸡声者。有浑身壮热,头昏耳聋者。有头项肿大如斗者,俗名大头瘟。有遍身斑疹杂出者。有似野火丹毒者。有似瘾疹风疮者。有血从口中出者。有血从鼻孔中出者。有血从牙宣出者。有血从大小便中出者。有小便热淋如血者。有小便涩痛不通者。有大便闭结者。有大便火泄无度者。有肚腹作痛,肠鸣如雷者。有舌强,口苦咽干,声音不亮者。有浑身壮热内烧,口舌生疮者。有发狂谵语,昏迷不省人事者。有见神见鬼,手舞足蹈,似疯癫狂祟者。有患热疫而误服发汗之剂,变为亡阳之证,发狂叫跳,或昏不知人者。有昏不知人,如醉如痴者。有浑身壮热,头疼,咳嗽不安者。此三十六症,均为热疫的表现。

(三)体现"因时制宜,天人合一"思想

陈良佐在本书各处无不体现"因时制宜,天人合一"的思想。如本书的书名《二分析义》中的"二分"为春分秋分之意,雍正坊刻本首卷序云:"二分者,春分秋分也。"即发生在春分之后至秋分之前,陈氏认定此病为热疫。热疫于每岁自交春分天气渐热,到四月后,天气愈热,疫毒愈炽,疫疠乘天热而流行猖獗,要到秋分后天气渐凉,方见衰减。陈良佐在书中特意强调"立方之旨专为热疫,因时制宜也""若一交秋分后,未交春分前,即有疫证,此药

便不可服",拟方紧扣"二分",也体现了陈氏重视"因时制宜"的思想。本书的特色在于按时令行事,真切地体现了中医"天人合一"的理念。甚至陪赈散服药用量,每次服散剂1.825钱,也恰合春分至秋分占182天半(365天的1/2),这种人文气息,也是当今读者需要继承的古老传统。

(四)崇尚寒温分治

陈良佐推崇寒疫和热疫应分别论治,他在文中提出:"若一交秋分后,及未交春分前,即有疫证,此药俱不可服。须知立方之旨专为热疫起见也。至于寒疫,古人议论纷纭迭出,详且尽也,奚庸多赘。若谬以治寒疫之古方而治今人之热疫,则热疫之人奚罪焉。此陪赈散之所以不得已也。窃观古今之医书,非不有时疫瘟证之条,然皆编入于伤寒部中,其所论之病无非寒疫,其所用之药,名虽谓治疫,实乃治伤寒热病之方也。予窃谓此等方,但治寒疫未尝不验,若误治春分后之热疫,是加之以病而速其死也,可不慎欤!"他认为伤寒诸药皆为治疗寒疫之方,但热疫是乘天热而行,遂不可用治疗寒疫的方法治疗热疫,应予陪赈散以快速祛风散火、清热解毒。

(五)强调热疫的用药及药后禁忌

陈良佐非常注重服药及服药后的禁忌,陈良佐认为凡是治疗伤寒热病发表取汗的药,一概禁用,如麻黄、羌活、独活、葛根、苍术、细辛、香附、艾叶、苍耳子、桂枝、牙皂、巴豆、川椒、乌梅、柴胡,凡此类辛温发汗的药物均不可妄用。另外,陈良佐强调服用陪赈散后其热未净,可再服此药,若热已祛,不可再服此药。服药后不可饱食,不能贪食荤腥,戒房劳,不可发怒,避免其病复发。

【著作考】

《二分析义》一书,核心内容为记载陪赈散方治疗春分后秋分前发生的热疫。记载上述核心内容的陈良佐这部著作,翻刻时有不同的题名封面,又有汇刻本形式,五花八门,十分混乱。现存6种刻本,见表45-1。

表 45-1　现存 6 种刻本

刻本简称	书名		刊刻年代	刊刻者附录内容
	封面题名	内容页书名		
1.坊刻本	二分晰义	二分晰义	清雍正元年(1723 年)坊刻本	—
2.道光本	陪赈散方	陪赈散方论	清道光二十年庚子(1840 年)山阴松溪氏陈杰重刊	—
3.咸丰本	二分析义(复刻)	陪赈散论说	清咸丰十年庚申(1860 年)绍城张文星斋刻字店存版	该书有萧山金石文左鱼校。附录经验神效方 5 首。据称系童莪勇供版
4.同治八年本	集验神效方汇刻	陈愚山先生二分析义论说	清同治八年(1869 年)嘉平重镌,荣寿堂梓行本	该书由童莪勇校梓。附录经验神效方 5 首。又汇刻《倪涵初疟痢方》,故称《集验神效方汇刻》
5.同治十三年本	妙法良方	陈愚山先生二分析义论说	清同治十三年(1874 年)山阴童荣寿堂梓行本	该书由山阴童莪勇梓,萧山金石文左鱼校。附录经验神效方 5 首,又汇刻《倪涵初疟痢方》。书中刻有佛门符偈
6.光绪本	救灾赈黎陪赈散论说	救灾赈黎陪赈散论说	清光绪四年(1878 年)铅印本	—

据新编的《中医古籍联合目录》记载,《二分析义》的最早刻本是坊刻本-雍正坊刻本,见载于《成都市古籍联合目录》(成都图书馆编著,2004 年 10 月版),在子部·医家类 31 094 记载:"《二分晰义》二卷,清陈良佐撰。清雍正元年(1723 年)刻本。一册。"《成都市古籍联合目录》谓:"此书坊刻,版式狭小"(15.3 cm×10.1 cm),"页八行,行二十字,小字双行,行十九字,单鱼尾,四周单边。""首卷序云:'二分者,春分秋分也。'书中所论皆热疫、温病之原与疗治之方。"从仅留的记载文字,可以反映出三个问题。① 二分指春分秋分,论热疫疗治,这与现存的《二分析义》核心内容完全一致。② 版式和咸丰版、同治版不同,因为"页八行,行二十字"等项数据可以确认这是不同版式的坊刻本。③ 关于"雍正元年刻本"的说法,因没有见到原书无法确定。推测有可能是从序言的文字而定为"雍正元年刻本",这是常常遇到的差误。咸丰本序言中记载有相同的文字,"雍正癸卯(1723 年)间,中州大饥,赈恤周至,继以疫。时山阴陈愚山先生客豫……"。可见陈良佐在赈灾时针对热疫拟定陪赈散方,事在雍正元年,陪赈散论说也在此时撰成。

现存最早的版本为清道光二十年(1840 年)山阴松溪氏陈杰重刊本。该书记载:"此方(陪赈散)鸿于道光十五年春间,在山东登郡得之友人阮书山相

传。鸿得方之后,适因偶染寒疾,辞馆进京。时届仲夏,有一门染患热疫者大小三四人,即配此药,如法调服,果见其效。从此贴招施送,每逢取用者莫不见效,真治疾之良方也。自此,每年春分后至秋分前照旧配送,迄今三载,无不效验。查药料仅止四味,其价甚廉,其效甚速。……今鸿心存拯人疾苦,此方不敢秘藏。惟都门地广人稠,势难遍及,用特勉力付梓重刻,广为印送。伏愿善人义士共相传播,或配药施送,俾染病者免受床第呻吟之苦,切鸿之所厚望焉!道光十八年季冬月,山阴逶峰氏俞鸿谨书。"这段文字生动地反映了陪赈散在民间广泛流传。书中强调陪赈散"诚卫生之仙丹,实保民之至宝,不可视为泛常之药而忽之"。值得注意的是,在道光年间山东疫病流行时,并没有采用升降散,虽然杨栗山《伤寒瘟疫条辨》问世之后颇有影响,但陪赈散原方原药服法,并没有为升降散所湮没。

道光二十年陈杰重新刊刻本,无疑是《二分析义》的重要版本。此后,有咸丰本,中国中医科学院图书馆藏有咸丰十年庚申(1860 年)绍城张文星斋刻字电存板、由萧山金石文左鱼校的《二分析义(附刻经验神效方)》。后一个刻本版式为页 8 行,行 25 字。金石文在序言中言道,咸丰二年时疫之际,"童君莪勇出是方见示",说这个刻本出自童氏之手。嗣后,同治八年和十三年刻本都同出童莪勇之手。

根据同治八年嘉平重镌、荣寿堂梓行本《集验神效方汇刻》（内页书名《陈愚山先生二分析义论说》）书末童尧勇题跋记述，附录的5首经验神效方是他经手收集的验方。咸丰、同治三种本都有此5首方。表中咸丰本、同治八年本及同治十三年本书名不同，一作《二分析义》，一作《集验神效方汇刻》，一作《妙法良方》。但阅读三书的内容，都为山阴童氏供版的《二分析义》，都附录有经验神效方5首。而后两种同治年间本系汇刻，又将《倪涵初疟痢方》与《二分析义》汇刻为一册。两种书内容、版式相同，而同治十三年本以佛门书形式行世，号称《妙法良方》，刻有佛门符偈。换而言之，删减掉汇刻《倪涵初疟痢方》以及佛门符偈，上述三种书实为同一刻本（山阴刻本）的陈良佐《二分析义》。其后，光绪铅印本内容雷同，书名在"陪赈散论说"前只加上"救灾赈黎"四个字，《全国中医图书联合目录》将其与《二分析义》视为同一种书的不同版本。

【遣方用药】

（一）专方治热疫，主以陪赈散

《二分析义》一书共记载经陈良佐临床试用有效方剂十一首，分别是陪赈散、大复苏饮子、小复苏饮子、大清凉涤疫散、小清凉涤疫散、代天靖疫饮子三方、宁心驱疫饮子三方。其中陪赈散是这一组方剂的核心，其他十首均是陈良佐在陪赈散基础上创制而来。陈良佐认为热疫多由五脏邪火凝郁蓄久而来，亦可得自传染，但并没有泛泛地使用一般清热方剂来治疗，而认为热疫"非寻常药品所能治也，宜以陪赈散主之"。这是一种专病专方的思想，既不同于一般意义上的辨证论治，也不同于普通温病的按卫气营血或三焦分阶段分部位用药。陈良佐确立的治热疫主方是陪赈散，其书中自称"佐以天下后世生民之性命为重，是以日不暇食，夜不暇寝，半生心力尽瘁于此，从一隅三反而得其旨趣，由触类旁通而得其要归，自阅历以造于精微，屡经验而知其神妙"。可见，陪赈散是在长期临床检验的基础上反复筛选修正而来。"此药计重一钱八分二厘五毫，下咽即苏，半日全愈全活者，不可胜记，诚卫世之仙丹，保民之至宝，不可视为泛常而忽之也"，陪赈散的疗效与陈良佐对此方的重视于此可见一斑。

（二）热疫源热毒，清解擅苦寒

陈良佐提出热疫治法"宜以祛风散火清热解毒为要"。在陈良佐以陪赈散为基础创制的十首方剂中，大量使用了清热解毒药，且陈良佐往往在一方之中群集数味，十面埋伏，以求一击必中，毕其功于一役。如大清凉涤疫散以"胆草、黄芩泻肝、肺热，栀子清三焦……黄连泻心，泽兰行气消毒，银花清热解毒"，又如小复苏饮子，就同时含有黄连、黄芩、黄柏、栀子、知母、木通等。由此可见，陈良佐治热疫擅长用以黄连为首的苦寒之品清热解毒。盖热疫热毒炽盛，病急势危，非多用此类大寒之品不能从速扑灭炎胜之火。

（三）火郁宜发之，升散重蚕蝉

陈良佐认为热疫之毒，是五脏邪火一时不能畅达，凝郁蓄久而成，并说"风木太过，克制脾土，气不运化，邪火自生，热毒郁结，壅塞于上中二焦，停滞于肠胃曲折之处，随生疫病"。《素问·六元正纪大论》云"火郁发之"。因此，陈良佐所提热疫治法除清热解毒外，并以"祛风散火"为要。方中皆用风药，意在发泄郁遏，升清以降浊，疏通壅塞，则热毒自散。所用风药皆为辛凉清化之品，力避辛温解表药物。他提出"凡治伤寒热病发表取汗之药，一概禁用"，麻黄、羌活、独活、细辛、葛根、苍耳子、桂枝等均被列为禁药。当热毒炽盛之时，虽然同有升散开郁之功，但辛温之药易于伤津助火，辛凉之品确实更为安全，有功无过。具体说来，陈氏最常用者首推僵蚕、蝉蜕。他盛赞"蚕以清化而升阳，故能祛风祛疫。蝉以清虚而散火，故能涤热解毒。君圣臣贤，治化出焉"。每方必用，被陈良佐视为治疫要药。

（四）活血并凉血，和胃利小便

热疫多有头面咽喉肿痛者，缘于火热壅盛，血行不畅。因此，陈良佐在清热解毒的同时，每每兼用活血凉血之品，如当归、生地、牡丹皮、紫草、泽兰、黄酒等，活血消肿，凉血止血。除陪赈散外，生地与黄酒在陈氏方中出现八次，当归与牡丹皮则出现七次，最常用组合为当归、生地、牡丹皮。陈良佐在《二分析义》开篇即提出热疫之病"皆因岁歉，久困饥寒所致也。久困于饥，则脾胃受伤而邪火上炎"，热毒"壅塞于上中二焦，停滞于肠胃曲折之处，随生疫病"，加之治热疫必用清热解毒之品，而清解之品多苦寒败胃，是以陈良佐非常重视和胃调中。十分之六的方中使用神曲,其他还有甘草、陈皮。和胃调中药物的使用一可使运化强健,正气遂得水谷精微之充;二可有助于疏通壅滞于胃肠之疫毒;三可防苦寒之品败胃,对于热疫的治疗极有裨益,可见陈氏之匠心独具。凡祛邪,必与邪气出路,切不可闭门留寇。陪赈散以僵蚕、蝉蜕升散,大黄降泻,从上下两途分消热毒,这是自龚廷贤内府仙方继承而来。陈良佐略有不同之处在于与通泻大便法相比,他更为重视利小便,导热下行,随小便而解。其最常用者为木通、车前子,陪赈散以外的方剂十分之六都含有此两味,其他还有泽泻、滑石等,使无形之邪热附于有形之津液,气化而出。过利小便容易伤津化燥而助热,是以陈良佐利小便法均为有制之师,除代天靖疫饮子第二方外,木通、车前子等都是与生地同用,所以利小便而不伤津液,这与"热病以存津液为主"(吴坤安《伤寒指掌》语)的精神是相符合的。

(五)善化古人方,临证参机变

陈良佐治热疫诸方也多是从前代方剂发展而来,且常结合自己的观点与临证实际随机化裁,活用古方以治新病。比如,陈氏最为倚重的陪赈散,是自龚廷贤《万病回春》治肿项大头病、虾蟆瘟病的内府仙方改分量、变服法而来。原方用大黄四两、僵蚕二两、蝉蜕二钱半、姜黄二钱半,比例为16:8:1:1,若依方中各药用量比例而论,则主药当为大黄。但由于陈良佐尤为重视升散,认为"清阳之气既升,而阴浊之气自降,则邪火自散,邪热自除",因而把祛风的僵蚕为君药,蝉蜕为臣药,将用量改为大黄十斤、僵蚕五斤、蝉蜕二斤半、姜黄十二两,比例为40:20:10:3,更名为陪赈散。内府仙方原用姜汁糊丸,蜜水调服。陈良佐因为治热远热回避辛温而去姜汁改为散剂,重视活血消肿而改为生蜜、冷黄酒各五钱调服。陈良佐以陪赈散为基础创制他方时,方方皆用僵蚕、蝉蜕,恐辛温助热,是以不用姜黄,或出于"热疫之病,皆因岁歉,久困饥寒"的考虑,一律去大黄以护胃气,皆是其小心之处。

【学术传承】

清初陈良佐的《二分析义》,无疑是秉承明末吴又可学术,然而在瘟疫治疗的立法处方方面并不是全盘接受,而是有继承、有发展、有创新。陈良佐遵

从吴又可所提出的瘟疫"下不嫌早"的立法原则,但不拘泥于膜原之说。正如吕田所指出的:"吴又可《温疫论》出,世人咸奉为金科玉律矣。然尚泥于膜原之……必待离于膜原然后议下,恐亦不可救药也……博采瘟疫良方,莫如陈三锡所著《二分晰疑》之简当详明。"对清初所流行的疫病,投以达原饮往往不能奏效,而《二分析义》所记载的陪赈散,用于治疗发生于春分之后至秋分之前的热疫显效。陪赈散由僵蚕、蝉蜕、姜黄、生大黄四味药组成,因其疗效显著而广为流传,而最具影响的是杨璿《伤寒瘟疫条辨》中收载此方,杨氏"更其名曰'升降散'"。陪赈散和升降散,四味药物组成完全相同。《伤寒瘟疫条辨》不仅沿袭了《二分析义》的陪赈散,并以升降散为治温十五方之首,还引用了陈良佐治疫的其他方剂。吕田指出:"代天靖疫饮子,《二分晰疑》中本三方,《条辨》录其第二方,即清化汤是也;清心驱疫饮子,原本此亦三方,《条辨》录其第二方,即神解散是也。"温病八大名著之一的《伤寒瘟疫条辨》,所记载的核心内容治温十五方,其中升降、清化、神解三方,均源于《二分析义》,这一点足以体现该书在温病学术发展史上的深远影响。

《二分析义》载明,"专治岁饥热疫,讲明热疫根源"。从阐释学的视角分析,原书所记载的内容,可以看作是记述当时医疗经验的第一文本,嗣后,陪赈散四味药组建成升降散,杨栗山对此进一步深入地阐释,"盖取僵蚕、蝉蜕升阳中之清阳,姜黄、大黄降阴中之浊阴,一升一降,内外通和而杂气之流毒顿消矣。"又追溯及河间双解散的立方意旨,明确指出升降即双解也,从而使得第一文本的记述资料在学术理论上得到升华。杨栗山全面阐述了伤寒、瘟疫分治的学术思想,使得温疫学派在时隔一甲子之后,在学术上迈入一个新的理论高度。考察源流,《二分析义》作为原创性记述文本的地位不容忽视。

【医话与轶事】

雍正癸卯年间,中州(今河南地界)发生大饥荒,百姓饥饿交加,民不聊生,朝廷的赈济粮送发到此,体恤民情。但又继发时疫,饿殍遍野,家家可闻嚎泣之声。时陈愚山先生路过豫地,投入赈灾救民的队伍之中,并根据当地灾民的症状,经过望闻问切,分析出此次疫情为热疫所致,为其拟定热疫证

方,药效显著,被当地人称为神方。因疫疠总伴随饥荒猖獗流行,所以"此药以陪之",故将此方起名为"陪赈散"。其中"散"不仅仅是指剂型,也是一语双关,寓意着散发以济众之意。陈良佐一生心系百姓,以天下百姓的性命为重中之重,并将此方散于民间,救济黎民,解万民痛苦,救万民于水火。他在"陪赈散方论"中说道:"散者,散也,专望有位之君子,以及草野慕义之士,随力施济,散给于人,以寿民也,此陪赈散命名之意也。"足见其为胸怀天下的正义之士。陈良佐不仅有心怀天下的胸襟,还有大医专注求真的品德,为解百姓之苦,他废寝忘食,用尽半生辛苦,钻研要领,终创神方。

参考文献

[1] 曹洪欣.温病大成第一部[M].福州:福建科学技术出版社,2007.

[2] 邵雷,张俪敏,洪素兰.陈良佐治热疫诸方组方特点浅析[J].浙江中医药大学学报,2010,34(1):74-75.

46. 陈耕道(《疫痧草》)

【生平传略】

陈耕道,字继宣,常熟虞山人,清乾隆监生,出身于医学世家,其父名陈石泉。陈耕道子承父业,成为当地名医,善治喉疫,著有《疫痧草》《喉科浅论》。

嘉庆年间,烂喉痧(猩红热)在江浙一带流行,魏玉璜在《续名医类案》有记载:"雍正癸丑年间以来,有烂喉痧一症,于冬春际,不分老幼,遍相传染,发则壮热烦渴,瘾密肌红,宛如锦纹,咽喉疼痛肿烂,一团火热内炽。"陈耕道在治疗大量病例的基础上,根据自己的临证经验,于嘉庆六年(1801)编撰完成《疫痧草》一书。该书继承温疫大家的基本思想,详细阐述了疫痧的诊治特点,丰富了温疫学说,是第一部全面阐述猩红热的专著。陈耕道《疫痧草》列证详而慎,疗精而有常法,被后世奉为治疫痧之圭臬。

《疫痧草》为现存最早的烂喉痧专著。疫痧有"烂喉痧""疫喉痧""烂喉丹痧"等不同名称,以发热、咽喉肿痛糜烂、肌肤丹痧密布为主要临床特征,多发生于冬春两季,大多认为本病为西医之猩红热。历史上猩红热曾经多次流行并危害甚广,但现代其传染性及致死性均有明显下降。该病1550年由意大利医师Ingrassius首先认识并叙述。中国现行最早明确的记载是叶天士在《临证指南医案卷五·疫门》(1746年)中所录医案。

关于本病的起源有两种说法,一种观点认为"古有是病",如《金匮要略》所说的阳毒与本病类似。清代唐容川认为烂喉痧一证,世医不得其要,是未尝探本寻源,按仲师金匮阳毒之文,细绎其义,实与此症相类。另一种观点认为本病为外来传入,于十八世纪传入中国。如陈耕道所言:"顾瘟疫未尝曰发痧,发痧未尝曰烂喉,烂喉、发痧,实起于近年也。"猩红热最早在欧洲大陆多次暴发流行,1785年开始在中国有四次大的传播流行,造成大量死亡。18世纪,欧洲商船开始来往于中国,该病从北方沿海港口城市向内陆和南方扩散,最后蔓延全国。烂喉痧初流行之时,众多医家认识不足,治疗亦不得其要。诚如在疾病流行的数十年间,广大医家积极探索防治之法,在同疾病的斗争中积累了丰富的经验,其间诞生了一大批治疗烂喉痧颇有建树的医家和专著,临床疗效亦大大地提高。陈耕道和其所著的《疫痧草》就是其中杰出的代表。

【学术思想】

《疫痧草》全书三卷,上卷阐述疫痧是因感染疫毒而致,即通过"气息传染",有较强的传染性,并记叙了疫痧的一般病候及治疗原则;中卷详述疫痧的症候,如发热、痧疹形式、舌苔、脉象、咽喉部症状及其他病症,如神昏、肌燥、气促、咳嗽、遗毒等;下卷立疏达、清散、清化、下夺和救液五大法,为其治疗之法则。

(一)病因有内外之分,正气不足是发病关键因素

陈耕道认为疫痧病因有内外之分,外因为疫毒之邪,与普通外感病因不同,"近年发痧,大半烂喉,且复重险,何也? 感疫毒也"。他明确指出疫痧的传染性:"疫痧之毒,有感发,有传染,又有郁蒸之气,霾雾之施,其人正气适行,口鼻吸受其毒而发者为感受,家有疫痧,人吸受病人之毒而发者为传染。"疫痧变化迅速、传染性强。"疫之为病,一感即发,未发之前,安然无恙也,既发之后,迅若雷电也""朝见兄病,而夕即弟病,更有亲(戚)来视病而即染病乎!"同时,他还指出本病传染性与病情轻重有关,重者最

易传染,往往一家连毙数口,可谓险之极也。疫毒之邪的产生多与异常气候有关,疫痧之感发者,每每基于异常之天气,如陈耕道所云"天应寒而反大热,天应热而反大寒;或大寒之后,继以大热,大热之后,继以霾雾,大热之后,继以大寒,大寒之后,继以淫雨;或河水泛而气秽;或疾风触而气毒;或久阴而郁热,或天盛暑而湿蒸"。

内因为正气不足,"斯时,温热疫毒流行,人有正阴虚者,疫毒可乘机自口鼻而入,或着于肺胃,或直干心包,与外感温热表邪者相仿"。同样的外因条件下,正气充足与否是发病的关键因素,即其所谓"正气旺,精神强,故气血充和,呼吸之间,疫毒无自而干"。

(二)传变不分六经,火毒伤阴是病变中心环节

陈耕道曰:"疫痧之火,迅如雷电,身热一发,便见烂喉,神呆,痧隐肌赤,不分颗粒,其毒火炎炎,灼伤脏腑在片刻间尔。"疫痧不同于"伤寒之传变六经,绵延日久"。又说:"肺胃在身半之上,主乎口鼻,疫邪自口鼻而入,故其邪多踞于肺胃,而心包与肺胃相近,宜哉陷心包之径捷也。其余他脏或火盛而波及。"继而其具体说明:呕恶、呃逆、舌绛、口渴、牙关拘急等象,是邪居阳明之病象见也;鼻扇、鼻煤、喉烂、气秽、失音、衄衊等象,是邪犯太阴之太阴病象见也;神烦、神昏、鼾睡、谵语等象,是邪干心包之心包病象见也。

总之,疫痧之温热疫毒,其性属火,毒性甚烈,传变迅速,不分六经,而以肺胃为疫毒盘踞之地,甚者直陷心包。一旦感受,腾腾火毒,消津灼液,上炎则喉烂气秽,外攻则痧隐肌赤,内陷则神昏谵语,瞬息间,便可因阴液枯涸,正气败散而进入垂危之乡。因此,疫痧之证,虽感受于外,表证却非其关键所在,火毒伤阴才是病变的中心环节。故陈耕道云"疫痧之证'表邪末也,火炽本也'",阐明了疾病的本质,指明了辨证论治的方向。

(三)诊断及鉴别诊断全面细致

陈耕道在《疫痧草》对疫痧的诊断要点阐述甚详,并从痧形、喉烂等方面,将疫痧与风痧、时痧相鉴别,使医者一目了然,避免混淆。

1. 疫痧诊断要点

陈耕道在辨论章篇之辨论时痧见象治法中有言:"疫痧'为身乍热而痧细隐约,无汗,脉郁,喉烂,神烦者'。"疫痧(猩红热)病人在口唇一圈以外发痧疹,是诊断要点,他在《面色》中判别险症:"疫毒盛者初发热时,绕鼻现赤色一围亦险。"猩红热的覆盆子舌,亦是诊断要点,如《痧达》言"若痧虽透而喉烂尤甚,神机烦躁,舌绛如朱,口渴唇干"。

2. 鉴别诊断

(1)风痧(风疹) 如《疫痧草·辨论时痧见象治法》中所载:"细小之痧,热不盛,喉不烂者,俗名风痧,非疫痧也,不以此例也。"

(2)时痧(麻疹) 时痧为"身发热而咳呛,神清,有汗,喉不腐,数日后,痧点乃见,三三五五,零星散布;又数日,咳甚脉大,或兼便溏,痧形转大、转多,大块云密,肌肤赤㶷,此为大块时痧,亦如疫痧之易于传人而死者少。自发至退常十余日。"

通过以上的描述,可见疫痧与时痧的鉴别点主要在于:疫痧的痧形细小兼有喉烂;而时痧的痧形大而无喉烂的症状;风痧虽然痧形和疫痧相似,均为细小之痧,但是并无喉烂的症状。因此,可见喉烂与否是鉴别疫痧与时痧、风痧的要点。

(四)视喉、观神、按脉、察痧定凶吉

陈耕道曰:"余观疫痧无所谓部位也,是以透表为顺,隐约为不顺,痧透表而喉烂减,部位虽不顺犹顺也,痧隐缩而喉烂盛,神气呆者,部位虽顺犹不顺也。"对于烂喉痧的辨证,他指出首先应辨其证候的顺逆,其辨别方法主要是观察痧疹、咽喉、神情及脉象的变化。既病之后,由于疫毒既可灼伤肺胃,又可直陷心包,并可因火而涉及他脏,而使外见之象,变幻不一。然陈耕道紧紧抓住火毒伤阴这一病变中心环节,认为喉痧神脉四者为疫痧的主要见症。他云:"医者当视其神,按其脉,观其喉,察其痧。"神脉喉痧四者合参,方可辨证无误,治疗有的放矢,预后明确可辨。另外,陈耕道还特别从舌、发热与否、有无汗等各方面,对疫痧进行层层剖析。

1. 神色

疫火内炽,正气难支横行之疫毒,邪势直欲内陷。扰乱心君则神烦,甚者心神不能自持,语言颠倒而谵语。蒙蔽清窍则神昏,似睡非睡,昏倦不语,更有毒火内陷心包而迷闷鼾睡,且夹痰声,神昏盛矣。至此,危者多而活者少,多属不救。

2. 痧

一般论痧多重视发痧的部位。发痧宜自头至

足,先胸背后四肢,头项背多,胸胁腰少。然陈耕道认为:"余观疫痧,无所谓部位也,总以透表为顺,隐约为不顺。痧透表而喉烂减,神气清者,部位虽不顺犹顺也,痧隐缩而喉烂盛,部位虽顺犹不顺也。"故云:"痧之发也,宜辨其透表不透表也。"欲透表者,痧点隐约,肌痒欲达;透表者,痧点分窠,而有触手之质,痧点之形尖锐,痧点之色红润。不透表者,身热而即见痧点隐约成片,毫不分窠,其色紫滞。需要注意的是,在一般情况下,痧透为疫毒外达之佳兆,痧隐为疫毒内伏之恶象。但亦有特殊情况,如痧"虽透而喉烂犹盛,神机烦躁,舌绛如朱,口渴唇干,脉弦且数,痧点之上毒泡累累,是疫火极盛,症势非轻,宜重用清化也,若见便闭,兼用下法;舌干且缩,重加养阴"。故临证须加分析鉴别,不可一概而论。

另外,根据陈耕道的阐述:"又发白泡,泡密有浆,火毒极盛也。"火毒极盛,其证多险,且更难治疗。这可能是现代医学称之为"粟粒性猩红热"或"天疱性猩红热"。

3. 喉

陈耕道认为,烂喉疫痧以喉为主,发痧有疫毒无疫毒,别于喉烂不喉烂。疫毒轻重亦以喉烂别之,喉烂零星而浅,不及喉底小舌,其色鲜润,疏达之而痧即透,烂即减,是疫轻也;其烂满布而深,其色干黄,其痧隐约不达,或虽达而烂更盛是重也。或有"闷痧恶证,兼有不烂喉者"是"为闷极而并无从烂喉也"。

4. 脉

宜达不宜郁,宜浮数有神,不宜沉细无力。最忌阳证阴脉,如灼热无汗,神昏喉烂而脉细如丝,软如绵,正气大亏,难支横行之疫毒也,预后甚恶。

5. 舌

如陈耕道所指:"疫邪内伏,舌色外见,舌白且腻,疫邪未化火,宜达之。若喉烂盛而痧隐成片,灼热神烦者,症虽乍起,可兼用清;舌赤多赤,疫邪化火,宜清之。"

6. 身热

在身热方面,总以发热者,邪欲外达之机,以有汗而不恶寒为吉。若疫毒内郁,痧点无自外达,多不得汗而兼恶寒,疫痧险恶之证也。陈耕道云:"痧

为阳邪,身热乃透。"又云"若痧隐如朱,神昏烂喉,脉细无神,而身不甚热,是毒火内闭,痧点何自而达,其病险重也"。发热乃正邪交争的反映,痧为阳邪,人体正气为阳,邪重人体正气必定要起而抗之,两阳相搏,必然发热。此时邪已深入,正气抗邪深入并外出,使热势较高。需要说明一点,祖国医学认为还有一种不发热的猩红热。陈耕道云:"至于时痧,竟有身不甚热者,其病本轻,必无他犯。"说明此种不发热的为"时痧",病邪较轻。但此种不发热的时痧,应注意与疫痧隐约、身不甚热、毒火内闭者相区别。

7. 汗

陈耕道认为汗也是辨别本证吉凶的标准,"以有汗为吉,无汗为凶",其尚言"得汗虽吉,然得汗后,必得痧点渐足,喉烂渐退为吉。若不得汗,疫毒内郁,痧点无自而达……疫痧险恶者,多不得汗也"。疫毒乃阳邪,阳邪外透必定蒸逼人体津液,所以同时汗之有无,也反映人体有无津液。

故疫痧之外象,喉烂宜浅不宜深,神气宜清不宜昏,脉象宜浮数有神,不宜沉细无力,痧宜颗粒分明而缓达透表,不宜赤如红纸而隐约成片。以上精辟论述,颇为详细,实属要诀关键,为前人著作所未及。

(五)疏达、清散、清化、下夺、救液为基本大法

《疫痧草》对疫痧的证治辨析详明,其论治特点首先从病原上与时痧及一般温热病做出区别。陈氏认为"疫痧属温热之毒,非温热之邪"。因属疫毒为患,"最宜传染……可谓险而又险也"。因此,在治疗时必须详明此点,"在疫火未肆之前,而先化其火,则其火渐化,其病渐松"。若"在疫火既肆之后,而后化其火,吾恐化之无益矣"。故陈氏立法着重一个"清"字,此点精神在论治时被贯穿于全篇之中,由此陈耕道提出疏达、清散、清化、下夺、救液的治疗原则,成为后世治疗猩红热的治疗大法。

1. 疏达

陈耕道亦云:"邪在表者,宜疏达之。"此处明确说明,在初起之时,疫邪郁于气分,当用解肌散表之法,使邪疏而达之。因此,疏达之法为治理轻症、丹痧较稀喉不烂者,代表方有葛根汤等。假使无汗痧隐,舌白脉郁,喉烂不甚的,上方加枳壳、薄荷、香豉、

防风、马勃、赤芍、焦栀子。

2. 清散

疫痧重者,疏散清化应该也进,但火热炽盛,喉烂神烦,灼热痧密,不可一味疏达,所以立清散一门,代表方剂有葛犀汤等。

3. 清化

若表邪已解,病入营分,火炽已盛,痧透脉弦,喉烂舌绛,口干神烦。此时不可散表,否则火得风助,邪势更嚣张,即使无汗亦不可表。亦"不重用清化之品,如杯水车薪无济耳"。"表邪末也,火炽本也",当用清化。代表方剂有犀角地黄汤清营凉血,另加元参、板蓝根、马勃以利咽,用金银花、紫花地丁、连翘而清热解毒;病情较重者可用犀羚二鲜汤。

4. 下夺

可用于正强邪实,神躁脉实便秘者,陈氏认为此为不得已而用之,代表方剂有双解散、四虎饮。

5. 救液

陈耕道治疫痧重视津液之亏损,曰"疫痧之症,全赖乎液,液亏者,病必危"。所谓"病之液,兵之粮也,粮既匮矣,兵勇何为",故救液为火盛液亏者所必需。疫痧之症不出于火,火盛者液必亏,液亏者症必危,代表方剂有五鲜饮、育阴煎。

虽在表之症,亦必"疏中兼清""达而兼化"。这个治疗要点是陈耕道在当时反复治疗过程中的实践体验。实为截断病势,扭转危机的一种抢救疗法。它不完全拘泥于叶氏卫气营血层次关系,而能从烂喉痧的特点上,提醒大家。他说:"汗虽无,身灼热;痧虽隐,无颗粒;脉虽郁,喉已烂;舌虽垢,神已烦。疏不兼清,每多凶;达而兼化,每多吉。"疏达、清化,说明虽具无汗,痧隐不透等表证,在疏达之中不忘"清"。即"表末火本",治以"疏达清化",深受后世医家赞赏。

陈氏以自己的临床经验和心得体会,历陈上述治疗机要,制定方剂,为后学立一津梁,具有一定的积极意义。因此《疫痧草》问世后,得到医界称赞,曾一版再版。但陈耕道在书中以下夺法,为"不得已而用之"则未免过于保守,盖医者如能掌握以下要点,常能使病期缩短时日而预后良好。救液之法为增进抗病力而用,故救液之剂即在病初亦需应用,若必待液亏而用则未免有临渴掘井之弊也。故在

应用清化或泻下(增液承气)时均可并用,此在治法上已有说明。至于陈耕道在病者神昏时,未曾指出应用神犀丹等开窍之药,气促时不用人参救急,这不能不说是一失着。

(六)未病要先防,病后重调摄

1. 顾护正气

疫痧恶证多险重,其愈亦难。因此,陈氏特别重视未病先防,提出注意摄生、保全正气是预防疫病的有效方式。即"人之气禀厚,正气旺,精神强固,气血充和,呼吸之间,疫毒无自而干",第一要养正气以抗邪气。其次,强调人体正气充盛对于防治疫病的重要性。"即或气禀薄,正气弱,而能寡嗜欲,节饮食,调寒暖,以慎起居,使脏气和谐,精神清畅,疫毒虽厉,究亦邪不伤正""消疫痧之患于无形者,亦未尝无之",指出虽然正气弱,但若注重摄生也可以达到保养正气、防治邪气的目的。

2. 隔离措施

陈耕道强调"不能因弟发痧而决兄必发也,亦不能兄发痧而决弟之必发也;亦有兄发痧而预使弟服药,盍若弟发痧而使兄他居之为妙乎!"通过"弟发痧而使兄他居"是积极的避疫法。但若遇不可避免需接触患疫之人时,则"凡入疫家视病,宜饱不宜饥,宜暂不宜久,宜日午不宜早晚,宜远坐不宜近对。即诊脉看喉,亦不宜与病者正对,宜存气少言,夜不宿于病者之家,鼻中可塞避疫之品",如先涂雄黄或紫金锭于鼻,问疾勿向其面,既出,纸揞取嚏。存正气,避邪气,防患于先,或可避其疫气。

3. 病后调摄

陈耕道十分重视病后调摄,提出"痧后调摄,最宜谨慎"。若调摄不当,不特痧后虚劳,且"种种恶证,随其所犯而乘之,其毙也速"。盖"疫痧之证,毒火内炽,津液为之涸,脏腑为之伤,其后病愈未久,或火虽退而正气甚虚,或正气虚而余火未净,偶有所犯,则邪火复炽,正如摧粪墙,折朽木,往往有直干脏腑而立毙者",同时指出痧后不可恣服生冷硬物,否则"食坚硬而腹胀死,食生冷而水肿死",不可不慎。

纵观陈耕道的《疫痧草》能够正视现实,独立思考,不囿樊笼,打破陈见,独创一格,有许多观点与现代医学吻合,他对猩红热的发病、诊断、预防、隔

离等认识已初具规模。

【著作考】

《疫痧草》成书于清嘉庆六年(1801年),凡三卷,卷上为《疫痧辨论》篇,包括疫痧名义、疫痧治法、时痧见象治法等。卷中为《疫痧见象》,包括痧的形色、部位、脉象、发热及不热等具体症状。卷下为《疫痧汤药》,立疏达、清散、清化、下夺、救液之法,并主方13首,附《汤药总论》及吹药、漱喉方、敷方,并牙疳神方、驱瘟辟邪法。

因甚受江南医家称许,该书流传颇广。朱耀庭和万镛在清道光十八年(1838年)二月,斥资再版并作序,还增加了防疫方法(病家可用大黄、茵陈、降香、茅术烟熏作空气消毒)。而后有清光绪三十年浙江嘉善徐鸿基又刻印第三版,等等。

此书现存主要有清道光十四年(1834年)梓文斋刻本、道光十八年朱耀庭刻本、道光二十年棣华馆刻本等。今有据吉林省图书馆藏道光二十二年棣华馆刻本影印,前有万镛《重刊陈氏疫痧草序》及虞山陈耕道自序,后有棣华馆主人跋、仙源崔国因跋。

【遣方用药】

(一)夺命饮

组成:黄连,石膏,羚羊角,人中黄,金汁。

功效:清热解毒,活血凉血。

主治:烂喉痧。症见咽喉肿痛,疫火极盛,津液干涸,口渴,神烦喉烂,舌绛,脉弦大,痧点云密者。

(二)葛根汤

组成:葛根,牛蒡子,荆芥,蝉蜕,连翘,郁金,甘草,桔梗。

功效:表散热毒。

主治:身热神清,痧隐疏稀,舌白,脉郁,而喉不甚烂者。

(三)加减葛根汤

组成:葛根,牛蒡子,香豉,桔梗,枳壳,薄荷,马勃,蝉蜕,荆芥,防风,连翘,焦栀,赤芍,甘草。

功效:发表,宣风,清热。

主治:烂喉疫痧,邪尚在表,火不内炽,无汗痧隐,舌白脉郁,喉烂不甚者。

(四)香豉散

组成:淡豆豉,牛蒡子,荆芥,桔梗,连翘,栀子,马勃,浙贝母,甘中黄。

功效:散热结,疏风解毒。

主治:痧隐,脉郁,喉腐,舌干,邪火内伏等症。

(五)清肺饮

组成:桑叶,鲜沙参,羚羊角,连翘壳,桔梗,生甘草,橘红,川贝母。

功效:清肺止咳,清热解毒。

主治:烂喉痧后期。症见痧点已足,喉烂渐减,神爽热淡,而咳呛未平者。

(六)五鲜饮

组成:鲜沙参,鲜生地,鲜茅根,鲜芦根,甘蔗汁。

功效:清热养阴。

主治:烂喉痧,舌绛而干。

除汤药外,《疫痧草》中尚有吹喉药及漱口药等。由于本书源于临床实践,故嘉庆戊辰、癸酉两次治疫后具奉它为圭臬,试辄有效。

【《疫痧草》方药统计与分析】

《疫痧草》中选方13首,按照功效分为疏达之剂、清散之剂、清化之剂、下夺之剂以及增液之剂5种。《疫痧草》中所列方剂及其药物组成,如表46-1。

(一)方剂归纳及不同功效药物使用频率统计

表46-1 《疫痧草》所列方剂及药物汇总

方剂类型	方剂名称	药物组成
疏达之剂	葛根汤	葛根、牛蒡子、荆芥、蝉蜕、连翘、郁金、甘草、桔梗
	加减葛根汤	葛根、牛蒡子、香豉、桔梗、枳壳、薄荷、马勃、蝉蜕、荆芥、防风、连翘、焦栀、赤芍、甘草
	香豉散	淡豆豉、牛蒡、荆芥、桔梗、连翘、栀子、马勃、浙贝母、甘中黄
清散之剂	葛犀汤	葛根、犀角、牛蒡子、桔梗、连翘、栀子、蝉蜕、荆芥、马勃、楂炭、甘中黄
	犀豉汤	犀角、淡豆豉、牛蒡子、荆芥、连翘、栀子、马勃、浙贝母、蝉蜕、赤芍、桔梗、甘草

续　表

方剂类型	方剂名称	药物组成
清化之剂	犀角地黄汤	犀角、地黄、丹皮、赤芍
	犀羚二仙汤	犀角、羚羊角、鲜沙参、鲜生地、连翘、黑山栀、甘中黄、人中白、马勃、大贝母、金银花、陈金汁、玄参、生石膏、川黄连
	夺命饮	黄连、石膏、犀尖、羚羊角、生地黄、丹皮、赤芍、鲜沙参、青黛、马勃、大贝、甘中黄、连翘、玄参、金汁
	清肺饮	桑叶、鲜沙参、羚羊角、连翘壳、桔梗、生甘草、橘红、川贝母
下夺之剂	双解汤	大黄、芒硝、葛根、牛蒡子、荆芥、大连翘、薄荷、蝉蜕、枳壳、甘中黄、桔梗
	四虎汤	大黄、黄连、犀角、石膏、知母、玄参、生地、青黛、马勃
救液之剂	五鲜饮	鲜沙参、鲜生地、鲜茅根、鲜芦根、甘蔗汁
	育阴煎	龟板、鳖甲、生地黄、丹皮、鲜沙参、麦冬、知母、花粉、大贝母、犀角、金汁

书中用药 41 味,药物出现频率为 127 次。其中出现频率 5 次以上的药物依次是:连翘 9 次,桔梗、马勃各 7 次,牛蒡子、荆芥、犀角、生地黄(原地)各 6 次,蝉蜕、甘中黄、栀子、沙参各 5 次,如表 46 - 2。

表 46 - 2　《疫痧草》全书药物使用频率统计

类别	次数/次	总体比例/%	第一味药	各味药出现次数/次
清热药	66	51.9	连翘	连翘 9,马勃 7,犀角 6,生地黄(原地)6,栀子 5,甘中黄(人中黄)5,赤芍 4,香豉 3,丹皮 3,金汁 3,玄参 3,生石膏 3,川黄连 2,知母 2,人中白 1,金银花 1,芦根 1,天花粉 1,甘蔗汁 1
解表药	25	19.6	牛蒡子、荆芥	牛蒡子 6,荆芥 6,蝉蜕 5,葛根 4,薄荷 2,防风 1,桑叶 1
补益药	11	8.6	沙参	沙参 5,甘草 4,龟板 1,鳖甲 1
化痰止咳平喘药	13	10.2	桔梗	桔梗 7,大贝(浙贝)5,川贝 1
泻下药	3	2.3	大黄	大黄 2,芒硝 1
理气药	3	2.3	枳壳	枳壳 2,橘红 1
平肝息风药	2	2.3	羚羊角	羚羊角 3
活血化瘀药	1	0.7	郁金	郁金 1
止血药	1	0.7	茅根	茅根 1
消食药	1	0.7	楂炭	楂炭 1

(二)方药运用特色

陈耕道巧解兵书《握奇经》"兵以正合,以奇胜"之思,提出"用药如用兵,立方如立阵,非奇正相需,焉能制胜劲敌乎"。意在主张治疫痧要力争主动,截断病势,如此方能敌挫邪退而我正气不虚。故其以运兵取胜之理,推出奇正相需法,指出立方必明奇正,治病当在邪敌未锐之初而预挫其锐,并阐明临床正治、变治等战胜疾病用药之道。

1. 方剂运用特色——奇正相需法

在《疫痧草·汤药五章》中,陈耕道解释道:"疏达之剂、清化之剂、救液之剂,正中之正也。下夺之剂,正中之奇也。清散之剂,奇中之奇也。"

(1)正中之正,奇中之奇　① 疾病早期,邪在表,病情轻浅,治宜疏而达之,选方宜葛根汤、加减葛根汤及香豉散。② 待疏达之后,继以清化之剂。若疫痧病情严重,则应标本兼顾,疏散、清化并进,因为表邪未解,不予疏散则痧不能透而热难退。③ 但疫痧之证"表邪末也,火炽本也",若不顾在本之火,一味地疏达,那么愈疏达,则汗愈无、痧愈隐、神愈昏、喉愈腐,易使疾病向危。因此,陈耕道立清散一门,以标本兼顾,邪火并治,方用葛犀汤、犀豉饮。陈耕道将清散之剂喻为奇中之奇,施用于我虚彼锐(正虚邪实)之时,取其出奇以制胜。他还强调"疫痧之火,迅而且猛,清化之剂不可缓,更不可轻也"。当表邪未解但内火已炽的情况下,必须化火于疫火未肆之前;若表邪已解除,而火炽正盛,痧透脉弦,喉烂舌绛,口渴神烦,此时应重用清化之剂,苦寒直折,否则达不到救治目的。清化之剂的代表方剂是犀角地黄汤、犀羚二鲜汤、夺命饮和清肺饮之类。④ 由于疫痧毒火,势必伤津灼液。因此,在疏达、清化、下夺之剂中佐以救液之品,"化其火于恬淡之中,养其阴于未涸之时"。也就是说,应根据疫毒伤阴的发展趋势,在病初尽早考虑养阴救液,莫待阴虚征象毕露,甚或阴液枯竭时方用。以保津养阴于未现未溃之时,并使疏不过、清不燥、下不伤,处处防止阴伤,刻刻固护津液。救液之剂的代表方剂为五鲜饮、育阴煎。

总而言之,奇正相需法之正者,抓住火毒伤阴这一关键,清疏透达伍滋液而行,"所谓恃以为胜利者,堂堂之阵,正正之旗,所谓师出以律也"。

(2)正中之奇　陈耕道以为"自古名将,致人而不致于人为奇。所谓兵以奇胜也"。正中之正,需要正中之奇相助。下夺之剂,本是不得已而为之。如表邪未解,内火已炽,可用下夺之剂助疏达之品,而为斩关之将,如双解散。若表已解,火毒太盛,可以下夺之剂佐清化之品,而有夺门之能,如四虎饮。下夺之剂为正中之奇,应用于我实彼锐(正强邪实)之时,"非不堂堂之阵,正正之旗,而所恃以为制胜者,又在遇劲敌于危途,而危事使安,死事使生,致人而不致于人也"。

2. 药物运用特色

从表46-2可看出陈耕道治疗疫痧的用药特点。清热药占总用药量的51.9%,这与"痧为阳邪""疫痧之症,不出乎火""疫痧火痓"等思想理论相契合,故其选药清热之性居多。首选连翘,此药可清热解毒,疏散风热。《医学衷中参西录》言其"能透肌解表,清热逐风,又为治风热要药",因其有解肌、清热之功,所以使用较多。其次为解表药的应用,多用牛蒡子和荆芥。牛蒡子可用于麻疹初起,疹发不畅和风热发疹等症之解表药,可疏散风热,宣肺透疹,并能消斑疹毒。陈耕道于《辨论疫邪所干脏腑》指出:"烂喉疫痧,疫毒自口鼻吸入,干于肺胃,盛者直陷心包。"牛蒡子归于肺经又兼有解毒、透疹之功,故其常用此方治疗痧症。荆芥具有解表散风、透疹消疮、止血的功效,亦可用来治疗麻疹透发不畅的病证。

【学术传承】

叶天士在《临证指南医案》中记录有:"朱,疫疬秽邪,从口鼻吸受,分布三焦,弥漫神识,不是风寒客邪,亦非停滞里证,故发散消导,即犯劫津之戒,与伤寒六经大不相同,今喉痛,丹疹,舌如朱,神躁暮昏,上受秽邪,逆走传中,当清血络,以防结闭,热必大用解毒,以驱其秽,必九日外不致昏惯,冀其邪去正复""姚,疫毒、口糜、丹疹、喉哑,治在上焦"等烂喉痧病案,对该病的症状表现、病因病机、治法治则等进行阐述。同时,叶氏还意识到本病的传染性,并明示如何鉴别是否传染,"一俟传染相同,即是天行之瘟疫,与寻常喉症不同"。

陈耕道精究叶天士医案,深得治温要旨,不断积累实践经验,编著《疫痧草》对本病进行较为全面而系统的论述。叶氏的诸多学术思想,在《疫痧草》中显而可见。除了叶天士,本书书末尚载有同代医家李修纯、祖鸿范、王景伯等对烂喉痧证治的论述。

【医话与轶事】

嘉庆年间,江苏虞山一带喉痧流行,有医陈耕道者,在无数病人的治疗实践的基础上,著《疫痧草》一书。此后,道光年间又流行疫痧,沈青芝辈用《疫痧草》中记述的方法进行治疗,获得良好的疗效。

后世医家夏春农撰《疫喉浅论》对《疫痧草》作较大发挥,指出"治疫喉之关键,惟在善取其汗,有汗则生,无汗则死""疫喉痧皆由口鼻吸受疫疬不正之气而得,方中当参入败毒之品最妙,或加芳香逐秽一二味尤佳",其对诸多变证,予以灵活施治,有不少补充。清代曹心怡在《喉痧正的》评价:"治喉之法,宜辛凉横开,以《疫痧草》《疫喉浅论》两书最善本。"

再有沈青芝《喉科集腋》中载有程镜宇称赞陈耕道云:"其法有条不紊,宜其发一中百,验效如神……斯为老眼,此论诚有胆识。"

直至光绪年间,疫喉痧仍在各地蔓延,散发不绝,其间对疫喉痧的治疗著作除《疫痧草》外,还有金葆三的《烂喉丹痧辑要》,有曹心怡的《喉痧正的》,皆从陈耕道的治法中演绎而出。

民国初年,上海地区流行疫喉痧,丁甘仁氏治此症万余人,著有《喉痧证治概要》,其治则大纲体例,悉遵陈氏《疫痧草》而出。由此可见,陈耕道《疫痧草》一书,对治疗疫痧病,实属有功之作,对后世治疗疫痧一病在学术上的贡献占据重要的地位。

参考文献

[1] (清)陈耕道撰.疫痧草[M].上海:上海科学技术出版社,2000.

[2] 李仁众.《疫痧草》评介[J].安徽中医学院学报,1986(1):63-64.

[3] 方凡,江一平.陈耕道治疗疫痧经验探析[J].上海中医药杂志,1992(1):5-7.

[4] 黄煌.中医临床传统流派[M].北京:中国医药科技出版社,1991.

[5] 张国庆,江一平.《疫痧草》论治试析[J].天津中医学院学报,1991(3):4-6.

[6] 曾庆春.祖国医学对猩红热的认识[J].医学资料选编,1976(1):49-52,29.

[7] 张茂云,苏颖.明清医家防治温疫特色研究概述[J].中国中医基础医学杂志,2013,19(9):998-999,1005.

[8] 续修四库全书总目提要编撰委员会编.续修四库全书总目提要子部[M].上海:上海古籍出版社,2015.

[9] 孙玉信,田力,王晓田.方剂大辞典[M].太原:山西科学技术出版社,2014.

[10] 苏颖.明清医家论温疫[M].北京:中国中医药出版社,2013.

[11] 余永燕.近代中医防治传染病重大创新之一——对"猩红热"病的认识与防治[J].中华中医药杂志,2005(12):716-718.

[12] (清)夏春农.疫喉浅论[M].上海:耕心山房朱氏石印本,1912.

47. 随万宁(《温证羊毛论》)

【生平传略】

随霖,字万宁,清代医家,上元(今江苏江宁)人,出生于中医世家。随霖祖籍山东,其祖先原姓隋,《中国医学大成》即称其为隋霖。随霖祖先明代时于军中为官,随家在军旅生活中逐步积累了许多中医药知识和验方。清军入关后,隋家和流民溃兵一起南迁到南京上元县,由于是从山东迁到南京,特在"隋"字内加一"之"字,改姓为"随"。随家定居南京后,弃军从医,治病救人,代代相传,医名日盛,至随霖已是随门第五代传人。方昂在《温证羊毛论》序中谓随霖"伟躯干,亭亭如鸡群之鹤,时有尘埃外想",其性"诚笃温厚,施与好善"。虽然家贫,仍曾筹集了五百金购买盘槐田四十余亩,每年所得的租金作为春秋祭祀的费用。他兼善写诗,可称一位儒医。

乾隆三十六年(1771年),羊毛温证颇为流行,民间俗称"羊毛疹子"。随霖研读《医宗金鉴·卷七十二·外科心法要诀》"发无定处(上)·疔疮"内载有羊毛证,受到启发,由其治法,会通其意,斟酌处方,使病人多得保全生命。乾隆五十八年(1793年),上元县流行羊毛温证,群医无策,唯随霖与南城周魁(著《温证指归》)治疗瘟疫疗效最佳,一时有"北随南周"之誉。

《温证羊毛论》由随霖著于清乾隆六十年(1795年),刻于次年。虽然吴又可著《温疫论》、戴天章(字麟郊)著《广温疫论》于前,但羊毛温证尚未被言及,随万宁因著《温证羊毛论》书,以期"与吴、戴相发明",和同道进行探讨。该书行世后,他更加受到乡人的推重,被方昂赞为"发前人所未发,而又明白简要,一览无遗"。其子随钺(字中发)校点了该书。

【学术思想】

《温证羊毛论》未分卷,由病因、证治、方药三部分组成,分列伏邪穷源、温病论、羊毛论、辨惑论、羊毛温证治、羊毛温疑似辨、羊毛温不治症、妇人婴儿羊毛瘟治法等,书末载备用诸方及通用药物等。本书所附方药,大多出自《医宗金鉴》。

(一)以发病特征及古今医籍命病名

羊毛温证又称羊毛瘀,被后世称为奇病,一则其症状怪异,二则本病现代未见出现。本病到底为何病,至今未有定论。羊毛瘀的记载最早见于万历丁亥(1587年),以后在明末清初有过几次流行。该病被称为羊毛瘀,以前曾名曰羊毛疔、羊毛瘟,后来又有羊筋瘀、羊毛疹子、羊毛斑、羊毛证、心经疔、朱砂证等名称。关于其症状的描写,各书记载不一,但多数相关文献中都提到有羊毛。至于羊毛指的是什么,则有多种差异较大的说法。例如,果品食物中忽生羊毛一根、背上有羊毛一撮、瘤(或疹或斑)内可挖出毛、胸腹生白毛如羊、头顶有细红毛等。随氏考之《周礼》《易》《曲礼》《月令》《说文》诸书,得出"羊毛"一名,不但取其形似,且暗含"伏藏毒火"的病因。故羊毛温属于伏气温病,虽不多见,较易被误诊误治,遂撰此书。

(二)以"伏邪穷源论"总述其温病源,参《医宗金鉴》羊毛疔创内病外治特色

随万宁在书中对羊毛温证一病的病因、发病特点、临床症状及治疗方药予以详细论述,认为病因为温热之伏邪,并指出"此非六气四时之温,乃疠气伏藏之温也"。此病的临床表现为"始觉微寒发热,或憎寒,或壮热,或发疹块,面色微青,唇红而胀,舌有薄苔、红点、裂纹,胸中滞塞,身胀酸麻,手足不利,前心后心或有斑点,或无斑点。及病至面色青板,身重不仁,皮肤紫胀,脉不至,则无救矣。"

随万宁认为《医宗金鉴》,外科疔疮篇里羊毛疔证与羊毛温证大略相同,"窃思有羊毛,与近日羊

时证大略相同,即以羊治疗之理,而会通其意,治此证亦可也"。故其治法亦可借鉴,创制了一套行之有效的治疗羊毛温的方法。他采用"挑治法"与药物治疗相结合的治法。初起身发寒热,状类伤寒,但前心、后心有红点,以宜服蟾酥丸随之。毒势不尽,憎寒壮热仍作者,宜服五味消毒饮汗之。如发热口渴便闭,脉沉实者,邪在里也,宜黄连解毒汤,加生大黄一钱五分,葱头五个清之。外治法以"针刺皮肤,绝无点血,剔出羊毛,长者七、八寸,短者二、三寸剔未尽者,再以荞麦面用阴阳水和团,自胸前圈滚至腹,背心圈滚至腰,滚处约百余转,面团中毛多,遍身全滚皆有,授以加减双解散,至肺气舒畅,血脉流通,大汗如雨,或发疹块而愈"。随万宁还对羊毛温的各种证候、兼夹证的治疗及针具、药物治疗之方剂有详细论述。随万宁将外科疗疮治疗的挑法用于温疫的治疗,属内病外治之法,颇具特色,对后世有一定的影响。

(三)分层详述病机、治则、治法

随万宁首先总论因人制宜及辨证总则,次为温邪出三阳及攻三阴证治,最后为羊毛温证治。至此,亦先述规则(病位),再为典型证治(双注、单注),其后分别辨疑,在"辨惑论"中,随万宁以问答方式,从岁运气化、羊毛名病、药用轻重方面,进一步阐释了病机中的疑点。其后进一步论述羊毛温类证治(兼证、变证),特殊人群(孕妇、行经妇人、婴儿)证治,并列出羊毛温邪26种不治证,最后详述针刺和用荞麦面除羊毛的外治法。篇目排列井然有序,论述病机、证治分类详细,书末为"备用诸方"及"通用药物",方剂或附汤引,丹方制法甚详。"通用药物"里亦述及慎用药物九味。全书言简意赅,论述较为精炼。

【著作考】

现存嘉庆元年(1796年)江宁顾晴崖局刻本(慈善堂刻本)、《三三医书》本、《中国医学大成》本。清嘉庆元年(1796年)后被裘吉生收载于《三三医书》,曹炳章认为其"穷源竟委辨析无遗,诚治羊毛温证之要书也",故重加校点裘吉生印本,并收入《中国医学大成》中。

【遣方用药】

《温证羊毛论》书后共列举方剂42首,其所附备

用诸方大部分出自《伤寒杂病论》《医宗金鉴》等典籍,也有少量方剂乃作者创立,如五黄丹、大辟瘟丹等。

(一)加减双解散

加减双解散治温证羊毛,毒火头痛,烦躁寒热,胸闷气胀,头目眩晕,口苦耳聋,唇燥咽干,舌有黄苔,或腻滑,或粉白,厚薄不一,夹有红点裂纹,甚至干而有刺,或黑,或中空,或舌本鲜赤无苔,或渴或不渴,或吐痰水恶心,谵言昏厥。并治毒在下部,腰痛足肿;毒在皮肤发赤游丹,疹块瘀;毒在少阳,寒热如疟,口苦而哕;毒在阳明,烦热而吐,腮肿面肿,狂躁而渴;毒在大肠,泻痢脓血;毒在脾脏,腹坚大而痛;毒在少阴,咽痛微热,内烧吐血;毒在阴,头痛目眩,筋惕抽搐,口喎不语,呃逆神昏。以上诸证,不得尽见,若见一二证相同,即用此方。

锦纹大黄三钱,芒硝二钱,黄连一钱,黄芩二钱,山栀子一钱,石膏一两,飞滑石三钱,荆芥一钱,防风一钱,桔梗二钱,甘草一钱,苏薄荷一钱,连翘(去心)一钱,全当归一钱,白芍药一钱,蝉蜕壳十二枚,白僵蚕三钱,广姜黄七分。

河水煎,去渣,下芒硝搅匀,再加无灰酒五钱,黄蜜三钱,和匀温服。

此方为河间论中双解散,加僵蚕、蝉蜕、姜黄;方内减去白术,恐闭毒火,减去麻黄,恐伤卫气。伏邪毒火以里气为主,佐以宣表,方用荆芥、防风、蝉蜕、桔梗、薄荷、连翘、石膏以解表热,姜黄、僵蚕、栀子行气宣郁,芩、连、滑石、甘草解泄毒火,芒硝、大黄荡涤肠胃毒垢,当归、白芍调养血脉,酒和气血,蜂蜜润肠,亦能解毒。是乃除邪解毒之妙方也。

本方减去荆芥、防风、甘草、桔梗、石膏、滑石、芒硝、当归、连翘,加柴胡、橘皮、枳实、黄柏,方名加减大柴胡汤。治羊毛温毒,邪作寒热。

(二)五黄丹

主治一切温毒,宜伐之妙方也。

生大黄二两,人中黄五钱,明雄黄五钱,广姜黄三钱,牛黄一钱,朱砂五钱,冰片五分,蝉蜕壳五钱,僵蚕一两五钱。

共研细末,用黄蜜、陈酒为丸,重二钱一粒。治头面肿大,菊花一钱,薄荷八分,水煎,去渣,和丹一粒,连服数次,以消为度。治羊毛温证,石膏一两,水煎,去渣,化元明粉一钱,和丹服。治斑疹痧痘、火

毒、赤游丹肿等证,石膏一两,犀角(镑屑)一钱,水煎,去渣,和丹服。治温疟,寒少热多,青蒿二钱、石膏五钱,水煎,去渣,和丹服。治红白毒痢,腹痛坠胀,当归二钱、黄芩一钱,水煎,去渣,和丹服。治伏热吐血,秋石五分,开水化,和丹服。治伏邪胸闷头痛,薄荷一钱,川芎五分,水煎,去渣,和丹服。治湿毒、瘴疬、蛊毒、脓疮、疥癣、痈肿疔疡,金银花一钱、甘草一钱,水煎,去渣,和丹服。

按:方名五黄,治从中极,宣表攻里,除邪解毒,安辅气血,旋转阴阳,黄宫内养,安宁之意也。

(三)大辟瘟丹

凡时行疫证,以绛纱囊装丹,悬于当胸,或系左腕,可无缠染。

桔梗三两,陈橘皮三两,麻黄(去根节)四钱五分,藿香(去梗)三两,升麻三两,生香附二两五钱,半夏(姜汁炒)一两五钱,川乌(煨熟,去皮)一两五钱,滑石(水飞)一两二钱,紫苏叶七钱五分,雄黄(研细,水飞)三两,雌黄(研细,水飞)一两二钱,生大黄三两,赤小豆六两,鬼箭羽一两二钱,丹参一两五钱,忍冬藤花三两,山慈菇(去毛)二两五钱,千金子(去油)一两五钱,广木香一两五钱,茅苍术一两五钱,山豆根一两五钱,五倍子二两五钱,北细辛(去叶)一两二钱,麝香当门子三钱,红芽大戟(米泔浸去骨)一两二钱五分。

上为细末,糯米粥和,重一钱一粒,用朱砂一两研细,水飞为衣。忌烘干。宜用天医日合,或端阳午时更妙。治温疫伏邪,阴阳二毒,狂躁昏乱,胸膈阻滞,毒邪未发。用薄荷泡温汤磨服。

治羊毛温邪,毒火发动,微见寒热,恍惚神迷,头痛或眩,面色露青,舌有红点,或有疹块,胸胀身板,用石膏泡水磨服。治霍乱绞肠痧,或感山岚瘴气,温痢温疟,俱用灯草汤磨服。治中蛊毒、狐狸毒,并野菌、河豚、死牛马肉、草木鸟兽等毒,腹痛呕吐,气阻神昏,俱用黄酒磨服。治类中风,口眼㖞斜,语言謇涩,牙关紧闭并治历节风痛,筋骨拘挛,手足肿痛,行步艰难,俱用淡姜汤磨服。治九种心痛,胃痛、腹痛,头晕作啰并治急中癫痫,鬼气狂叫,奔走失心,羊痫诸风,俱用开水磨服,或淡姜汤亦可。治男妇传尸骨蒸,劳瘵咳嗽,为虫所伤,每上半个月,每

日早间用开水磨服一粒。治妇人癥瘕积块,经闭不调,腹中作痛,梦与鬼交,俱用红花煎汤磨,加黄酒少许服之。治小儿惊风发热,积聚腹痛,五疳潮热,痧疹温邪,俱用薄荷叶泡汤磨服。治偏正头风,左右上下牙疼,俱用生莱菔汁磨敷患处,内用开水磨服。治痈疽发背,无名肿毒,俱用烧酒磨,加蟾酥、冰片敷患处,已成即溃,未成即散,内服,用开水磨。

【学术传承】

随氏中医世家相传八代,350年左右。源远流长,代有名医,是南京家传行医连续时间最为悠久的世医之家。随万宁之子随鸿模生于太平天国起事之前,得益家学,颇有乃父遗风,擅长救治瘟疫之疾,也是当年南京的名医。太平天国南京战乱期间,避乱行医于苏北如皋一带。在当时动乱不息,温疫肆虐的年代活人无数,在当地颇具影响。随万宁之孙随仲卿,以重视脾胃后天之本为行医特色,学术造诣深厚,为清末民初南京四大名医之一。曾孙随翰英幼承庭训,发扬家学,重视以德行医,同情人民疾苦,无论贵贱,皆悉心治疗。在他中年以后又专攻儿科,疗效非凡,成为当时南京医药会会长,中医师分会会长。并参与创办了南京中央国医传习所,为当时全国中医教育最高学府。其子随建屏擅治儿科,荣获江苏省名老中医称号。

随氏中医世家诊治疾病的类别经历了外伤、温疫、外感热病、内伤杂病等演变过程,涉及外、伤、内、儿诸科。在治疗方法上,随万宁治疗温疫独辟蹊径,擅用外治疗法,形成了内病外治、内外治结合的特点。随鸿模行医时,除继承父辈内病外治疗法治疫病之外,还治疗外感、内伤杂病,动用清热解毒法较多,以攻邪祛实为主要治法。随万宁之后,其子孙所治疾病,逐渐从疫病转以内、妇、儿科为主,并形成特色。

参考文献

[1] 施亦农,随建屏.南京随氏中医世家简史[J].中医文献杂志,1996,2:29-30.

[2] 曹洪欣,吴文清.温病大成第四部·温证羊毛论[M].福州:福建科学技术出版社,2008.

48. 林药樵 王凯(《痧症全书》)

【生平传略】

王凯,字讳仙,号养吾,清初海宁人,后随父迁家毗陵(今江苏常州),出身中医世家,工词赋,性慷慨,博通医理。

《痧症全书》的原序载有:"晋师林姓,其先闽人,讳森,号药樵,自号深山野人……出'痧书'一册,付予曰:子知医,是书不道人所已言,不经人所已试,持此以往,可与古人颉颃霄汉间矣。既又授我手法,予复综核古今,即所闻见,编成是书……养吾山人王凯(讳仙)志",直言其术得自深山野人林药樵,故著录此书为"林森(药樵)授"。

林森,字药樵,明末清初福建福州闽候人,自号深山野人,康熙时医家,性韬晦,喜游山水,对于天文、术数、地理、方药,无不精通,尤精于治疗痧症,著有《痧书》三卷。清康熙四年(1665年),王凯至闽候县东南部的荆溪,慕名见到药樵后,即被其奇特的民间医术所折服,遂拜药樵为师,"追随不忍释"。药樵被他的虚心好学和诚意而感动,于是就将所著的《痧书》传授予王凯,并将各种手法教给王凯。

王凯得此书后,在自己长期的临床实践中,不断揣摩、研究、修正、印证和创新、补充。经二十年的努力,在康熙丙寅年(1686年),将《痧书》扩充为以后广为流传的《痧症全书》三卷。

【学术思想】

(一)解释"痧胀"由来

在明代及其以前,痧病的主症是寒热、头痛、肢冷、呕恶、闷乱,状类伤寒及疟疾,并没有特别突出"胀"。清初建立在疫病基础上的"痧胀",其主症已经不同于清以前的痧症。

王凯在《痧症全书》上卷开篇阐释了"胀"字的

由来:"夫痧则痧耳,又何以胀名也? 盖发痧,或腹痛,或不腹痛,发于巅顶则头晕眼胀;发于四肢则厥冷战掉,手足十指俱胀;发于脏腑,自小腹胀于脐之上下,自胃脘胀于当心,自心口胀于胸膈咽喉之位。其毒气皆自下而上,故恶血攻心之症居多。更有发于背则背胀,发于腰则腰胀,犹如挥霍闷乱,则名霍乱;外宽里急,鼓之如鼓,则名鼓胀也"。毫无疑问,"胀"是该时期痧症的主要症状。究其原因,在于清初郭右陶所指的"痧胀",是以具有"作肿作胀"特征的疫病为主。明末清初被指为"痧胀"的疾病中,包括大头瘟、蛤蟆瘟、羊毛瘟等疫病,这些疾病中,不能排除烈性传染病鼠疫。

(二)痧症的病因病机

1. 致病因素纷杂

王凯在《痧症全书》曰:"痧不尽系六气七情,或因饥饱劳逸,或为秽触疫染皆可成痧",总结阐明了痧症的一般致病因素。

书中又提出:"岭南烟瘴,尤多痧病。乃溪毒、沙虱、水弩、射工、蜮、短狐、虾须之类",指出痧症的特殊病因。进而分析道:"先吐泻而心腹绞痛者,其痧从秽气发者多。先心腹绞痛而吐泻者,从暑气发者多。心胸昏闷,痰涎胶结,从伤伏热发者多。遍身肿胀疼痛,四肢不举,舌强不言,从寒气冰伏过时,郁为火毒而发者痧多",指出痧多从秽气、暑气、伏热、寒气郁为火毒发。王凯称古时不立痧胀之名,未经说破故耳,并又如"河间云:诸热瞀瘛、暴瘖、冒昧、躁扰、狂越、骂詈、惊骇、胕肿、疼酸、气逆冲上、噤栗如丧神守、嚏呕、疮疡、喉痹、耳鸣及聋呕涌溢、食不下、目昧不明、暴注卒泻、瞤瘛、暴病暴死,皆属于火。以上诸症,今时痧胀,十居八九……痧之属火明甚"。

还指出:"痧无定脉,凡脉与症不应者即为痧脉;亦无定症,不论风食劳痰,而以本症治之不效者,皆痧症也",从而说明有当时未曾发现的致病因素存在。由此可见,王凯对痧症病因观察之细致入微。

2.痧毒是根本原因

全书以"痧毒理论"为指导思想,认为痧者毒也,毒是痧症的根本病因。书中云:"时症谓之痧""痧者疠气也""痧亦疫之类耳",明确指出痧症为季节病、时行病和传染病之类。王凯特别强调痧症由触秽而起,既承认"瘟疫者,气为之也;痧胀者,亦气为之也",同时他还认为"古今来虽有是症,天地间实无是气",也就是天地间本无专门的疫气或痧气。这种致病之气,"或因天之风雨寒暖不时,地之山泽湿热蒸动,又因骸骼之掩埋不厚,遂使积尸之气,随天地升降流行其间,人在气交中,无可逃避,共相渐染。从来疫病行于兵荒之后居多,故痧有触秽一症也。凡人尤忌夜行,夜行多致犯痧,以其受阴浊之气故耳"。

3.痧分阴阳,与气血痰相关

王凯承袭朱丹溪的学术思想,认为痧胀亦与气血痰有关,并强调痧分阴阳,以脉洪数者属阳,脉沉伏者属阴;血热者属阳,血阻者属阴,等等。但他指明,痧胀虽然有阴痧、阳痧之分,但"凡气血痰之为害于痧,有如此者,不得谓阳痧则生,阴痧则死也。纵使阴痧,又不比伤寒直中阴经症,可用姜桂参芪也"。

(三)痧症的诊断

1.辨痧症子病及其命名

清代的痧症虽也讲究辨证,却没有易于遵行的辨证体系,因此整个清代的痧症以辨子病为主要潮流,而不是深入本病进行辨证,王凯也不例外。

他在《痧症全书》中卷首次明确提出将痧症分为正痧、变痧两类,系统归纳为各 36 种,其中变痧包括痧胀的兼症、类症、变症。王凯 72 种痧的病名和分类法多为后世所宗,但 72 种痧症子病的命名方法实际上与郭右陶的《痧胀玉衡》一脉相承。王凯几乎全盘接受了《痧胀玉衡》卷中及卷下共 50 种痧,只删除了其中的"痧热",并把"胁痛痧"并入"痧块"。再将所得的 48 种痧分为 16 种正痧和 32 种变痧,最后再补入 20 种正痧和 4 种变痧。

对王凯的 36 种正痧来说,它的名字构成大致可分为 5 种(表 48-1)。在王凯所添加的 20 种正痧

中,有些是来自他的独创,有些则是来自既往的书著、文献。这些痧症的分类名目繁多,基准不一,尤其是根据外在某症状及体征命名的痧,带有很大的随意性。与温病相比,即便在吴鞠通《温病条辨》中,也只分温病为九,但痧症下属的子病动辄数十上百,令人无所适从。

表 48-1　《痧症全书》正痧之命名分类

命名形式	具体正痧类型归纳
症状+痧	吐痧、泻痧、晕痧、闷痧、绞肠痧、抽筋痧、噤口痧、扑蛾痧、角弓痧、血沫痧、身重痧、心烦嗜睡痧
体征+痧	红痧、斑痧、乌痧、满痧、羊毛痧、羊筋痧、紫疱痧、铜痧、铁痧、痧块、遍身青筋痧、遍身肿胀痧
病因+痧	风痧、暑痧、瘟痧
病性+痧	阴痧、阳痧、紧痧、慢痧、暗痧
病名+痧	落弓痧、蛔结痧、脱阳痧、疯痧

2.详载诸痧特点

痧症起病急,病程短,死亡率高,乃急危重症。就痧症的临床症状而言,所谓痧毒所犯,病变多端:如痧犯十二经,则各受其损;攻及脏腑,则必坏之。"痧感肌表,人不自知",入半表半里,则"胸中作闷,或作呕吐而腹痛生焉""痧毒入里,故欲吐不吐,欲泻不泻,冲心则心胸大痛,攻腹则盘肠吊痛"。而"痧毒中深,逆攻心膂,立时发晕,气血不流"。痧毒又可阻气阻血,夹食、夹痰、夹瘀。其症或晕厥,或吐泻,或抽筋,或昏迷不醒,或心腹大痛等,呈一派急危病象,必须立即抢救。

如绞肠痧症,书中详述其症状:"心腹绞肠大痛如板硬,如绳转,如筋吊,如锥如割;轻者亦微微绞痛,胀闷非常"。又如晕痧,"一时晕昏跌倒,乃痧毒所致,毒血一冲,必坏脏腑,盖毒血与食积痰气结聚心腹胸膈之间,而经络不转,气血不通",明确叙述了晕痧的病因病机和临床症状。暗痧的主要症状表现:"心中闷闷不已,欲食不食,行坐如常,即饮温热,不见凶处,并无心腹腰背疼痛,但憔悴日甚。若不知治,亦成大害,此痧之慢而轻者放之即愈。更有头痛发热,心中作胀类于伤寒;有寒热往来,似疟非疟,烦闷不已;有咳嗽烦闷似伤风;有头面肿胀,两目如火;有四肢红肿,身体重滞,不能转侧。此痧之慢而重者,误吃热物遂沉重昏迷,或喘急狂乱"。

此类内容,书中比比皆是,论证明晰,可直接指导临床治疗。

3. 辨痧脉

王凯曰:"痧脉多微缓细涩,有时弦数,纵浮大亦虚而无力,疾徐不伦,时或六脉俱伏,伏亦无妨,痧退脉即渐还",论述了痧病之脉象,并提到"如头痛壮热,脉应洪实;而反微迟者,痧也。厥冷不语,脉应沉细;而反滑数者,痧也",从而提出"脉症不符,便舍症从脉"的辨脉大法。同时,王凯尚且论及兼痧之脉:"伤寒、杂病,自有本脉,若一兼痧,其脉必变,病必凶暴",指出兼痧之脉自可细考而知也,并列出伤食、伤血、伤暑、伤风、伤气、伤寒湿等具体痧脉,对临床具有重要的指导意义。另外,王凯还强调凡痧察脉的重要性,如"脉微细者生,实大急数者重,洪大无伦者凶。一手无脉者轻,一手无脉者重,两手无脉者死,六脉无根,及诸怪脉现,而放痧服药不应者不治"。这有利于预测痧病发展、轻重缓急、转归。总之,治痧病欲辨明虚实寒热之法,轻重缓急之宜,惟脉是恃。

4. 沿袭传统诊痧法

虽然脉法是辨痧之大法,但若现诸脉伏不可推测者,王凯建议仍以古法断验痧病。《痧症全书》的"痧",虽然内容已经大不同于宋元时的"沙病",但其名称仍然是从"沙病"延续而来。所以在"痧"的诊断方面,《痧症全书》还是沿袭了"沙病"的某些诊断旧法,如:察痧点、验痧筋、试痧方。

(1)察痧点 察痧点是传统痧症最常见的诊断法之一。《痧症全书》记曰:"至于痧,亦因其形而名之。大抵发痧之候,或一日,或二日,必有细细红点散现于头面、胸膊之间,甚至遍身、两腿,如蚊咬,如瘄如疹,必待痧退热解三五日,然后得没……又有痧点不现者,用纸燃条,蘸油燃灯遍照,其红点隐隐皮肤之内"。也就是说,王凯认为"痧"是以其形名症("必有细细红点散现")。

(2)验痧筋 清代郭右陶在《痧胀玉衡》中点明:"若取脉症不合者,认痧筋有无,有则据痧用药,无则据脉用药,乃无差误。故余谓医家当识痧筋"。验痧筋的原理在于:"盖针锋所刺,不过锋尖微微入肉,有痧毒者,方有紫黑血流;若无痧毒者,其锋尖虽刺,点滴全无"。王凯承袭并载此法于《痧症全书》:"当诸痛脉伏时,推验筋之青紫,识其为痧,即诸病不痛而脉伏者,亦必推验筋之青紫,识其为痧。

盖因痧毒气壅血于经络间,故尔脉伏。若刺放,血流气亦泄,毒无壅阻而脉乃复其常。至于重痧,伤在三阴,针刺有所不到,血流有所不尽,惟从食积血痰所阻之毒以治之,脉且随药而复,乃知痧症脉伏,反为平常事耳"。由此可见,痧筋既是刺血散结的场所,又是检验是否为痧症、痧毒藏何处的标志。

(3)试痧方 试痧方亦是一种很古老的药物诊断法。继《叶氏录验方》载饮艾汤吐者是"沙病"后,《痧胀玉衡》指出芋艿可"治痧热,解毒。有芋艿患者,食之甘美"。王凯在《痧症全书》则称"芋艿连毛生嚼,是痧便不麻口,可以试出"。又云:"生黄豆细嚼,不豆腥气,可以试出"。清代比较流行上述试痧方。人们相信服用某些食物、药物或方剂,观察服后反应,可判断是否属于痧症和属于何种痧症。

(四)痧症的治法

王凯在《痧症全书》从内、外治双重阐述了诸痧症治法方药。正如楼云山悟元山人所言:"空立沙胀药方,细辨药饵宜忌,痧毒现于皮外者焠之,隐于肉内者刮之,结于脏腑者刺之,刺放不愈者药之"。

1. 重视治痧手法

强调用手法急救治痧,是《痧症全书》在痧症治疗上的一大特点。王凯认为"痧莫要于善用手法",理由是:"从来有痧症,无治法;今时有治法,无治方。治法者何? 刮痧、焠痧、放痧是也。治方者何? 详脉、辨证、用药是也。脉不明,不可乱用药;症不明,不可轻用药;然手法不明,即药亦不能速取效矣。故手法为痧之要着"。

(1)焠、刮、刺法 王凯根据疾病的深浅表里,将刮痧、焠痧、放痧三大手法有的放矢,可见《手法第十》所载。手法之一是焠法,适用于"痧在肌表未发出者,以灯照之,隐隐肤间,且慢焠。若既发出,状如蚊咬,粒如瘖麸……看头额及胸前两边,或腹上与肩膊处,照定红点,以纸燃条或大灯草,微蘸香油点灼焠之,即时爆响"。手法之二是刮法,若见"痧在肤里发不出者,则用刮。若背脊颈骨上下,及胸前胁肋、两肩臂弯,用铜钱或碗口蘸香油刮之……见红紫血点方止"。手法之三是刺法,即"以针刺放毒血,即砭道也,痧重者经铁器难解,放痧当用银针,银针无毒"。在《痧胀玉衡》总结的放痧十处的基础上,王凯在《痧症全书》中较为详细地论述了各部位的操作要点(表48-2)。

简而言之,王凯主张焠法用于痧在肌表已发出者,刮法用于痧在肌表发不出者,而刺法(即放法)则用来放毒血。经焠、刮、刺后,常可立减痛楚,胸腹宽松。目前,在某些危急病症治疗中,除刺法仍在应用外,其余二法仅在民间流传,而未被医界重视,这是非常可惜的。

表 48-2　放痧十处及其操作要点

放痧部位	操作要点
百会穴	只须挑破,略见微血,以泄毒气,不用针入
印堂穴	头痛甚者用之,针锋微微入肉中,不须深入
两太阳穴	太阳甚痛者用之,针入一二分许
喉中两旁	惟虾蟆、大头瘟可用,亦勿轻用
舌下两旁	惟急喉风、喉蛾痧可用,急吐恶血,不可咽下。有紫疱,用针横挑出恶血去之
双乳	乳头垂下尽处是穴,此处不宜多用。不如看有青筋在乳上下者刺之
两手足指头	用他人两手不计遍数捏紧近痧处,刺十指顶出血。一法用线扎十指根,刺指近甲处出血,或谓针刺手足,无如指顶为妙。指顶勿太近甲,令人头眩
曲池穴	臂弯中名曰曲池。先蘸温水拍打,其筋自出,然后迎刺
委中穴	腿湾中名委中。细看腿湾上下前后,有细筋深青或紫红者,名痧眼,即迎其来处刺之。如无青筋用热水拍打大腿湾,直刺委中,惟此穴可深寸许。其腿上大筋不可刺,刺亦无血,令人心烦。腿两边硬筋不可刺,恐令筋吊,至臂弯筋色亦如此辨之

需要注意的是,上述"看腿湾上下前后,有细筋深青或紫红者,名曰痧眼"。这里的"痧眼"是形容青筋如珠,不可与目疾混淆。直到 20 世纪 20 年代,"痧"字始被借用于眼科,又写作"沙(砂)眼",与现代医学中的"沙眼"并无区别。而现代医学中的"沙眼",在我国古代则多以"椒疮"命名。

(2) 其他手法　《痧症全书》尚载有推拿结合盐擦的手法:"凡痧属肝经者多,肝附于背,第七骨节间。遇犯痧者,先循其七节骨缝中将大指甲重掐入,候内骨节响,方止,以盐涂之。如不响,即将盐重擦,必便透入,遂能止疼"。

鸡痧奇法亦见于《痧症全书》,作为疗腹痛方:"取大公鸡一只,其人仰卧。放肚上,鸡即伏;如痧止,即跳下而愈"。这则奇特的治疗方法曾被多书转载,治疗思路让人百思不得其解。也许是出于以下三个原因:一是精神因素。活鸡卧腹,令人紧张,忘却疼痛;二是鸡为巽禽,主风,以风制风;三是鸡食百虫,借鉴了《诸病源候论》沙虱病的破鸡搨法。虽然王凯声称"此法试过,亦验",但《痉病与脑膜炎全书》载四岁小儿痉作,"其父灌如意油七八瓶,剖活鸡以覆腹,登时气喘痰涌而死",可见它的效验尚待确定。

2. 痧症 64 方

痧症 64 方,始见于王凯的《痧症全书》下卷。痧症 64 方,初以 64 卦排列命名,嘉庆三年(1798 年)重订时,改为"八音"命名,即按"金、石、丝、竹、匏、土、革、木"八门,各八方排列,从"金一方"至"木八方"。但《杂病源流犀烛》则仍接 64 卦顺序,从"一号乾象方"至"六十四号归妹方"。综观痧症 64 方,不难发现其立法用药颇有特色。除了痧后调理 4 方用补疗养血外,其余 60 方,皆从祛邪立法。以行气活血为主旨者,共 40 方;疏风清热化痰,兼以行气活血者,共 12 方。

比《痧症全书》刊行年代较早的《痧胀玉衡》书中所载各方,多与痧症 64 方雷同。除"化毒丹"外,《痧症全书》承继了郭右陶《痧胀玉衡》的全部方剂,将其中的古方归并到"补遗应用群方"中,又从郭右陶治验中总结出 5 首方剂,再另外添加 7 首,凑成痧症 64 方。在"补遗应用群方"中增添了普济消毒饮、祛瘴辟瘟丹等瘟疫方剂。痧症 64 方,先后被收载入鲍氏《验方新编·续集》《沈氏尊生书·杂病源流犀烛》,广为流传。能被几部不同的医著所收载、引用,这至少说明痧症 64 方具备深厚的实践基础,并且曾经引起医坛的高度重视。

3. 痧无补法

实际上,在治痧方面,《痧症全书》始终贯穿着"痧无补法"的指导思想,这在痧症 64 方及全书用药大法中彰显无疑。《痧无补法第二》云:"痧者疠气也,入气分则作肿作胀,入血分则为蓄为瘀,遇食积痰火则气阻血滞。……不论犯者虚实,皆以有余治,绝无补法,用药克削,病自当之,中病即已"。因此,在治疗过程中,除用前述手法透散痧毒外,多用透窍散痧、行气消食、祛痰化瘀、通下解毒方药。在"痧无补法"思想指导下,所用方药均有独到之处。

4. 药食宜忌

本书尚载有用药及饮食宜忌,包括药忌、药宜、宜忌相半、食忌和食宜等内容,清晰地分述了治痧药物、食物的宜忌。

(1)药忌 如"参、芪、白术、山药,恐补毒气,痧所大禁;熟地、白芍,补血敛血,痧所大忌;甘草,用之恐成痧块难治"(《用药大法第十一》)。另如,半夏、白芷、苍术、升麻、麻黄、肉桂、附子、吴茱萸、干姜、杜仲、补骨脂、枸杞子、肉苁蓉、巴戟天等,或辛温燥烈,或滋补柔润,皆属痧症禁忌用药。

(2)药宜 痧症当以疏通流动之品为"药宜"。如疏风解表之荆芥、防风、柴胡、葛根、薄荷、独活、紫苏、细辛,理气宽中之枳壳、枳实、厚朴、青皮、陈皮,活血化瘀之延胡索、五灵脂、赤芍、丹参、桃仁、红花、穿山甲、皂角刺,清热解毒之连翘、金银花、栀子、地丁,化痰之贝母、白芥子、胆南星、天竺黄、僵蚕,开窍散痧之麝香,消导食积之麦芽、神曲、山楂、莱菔子等诸品,凡78种。

(3)宜忌相半 如羌活、川芎、藿香、沉香、檀香、生地、当归、元参、黄连、黄芩、黑丑、大黄、槟榔等28味,书中均明确说明宜忌证候。

(4)食忌 生姜、龙眼、大枣、花椒、胡椒、辣酱、烟、茶、火酒、热滚汤、醋、面、索粉、面筋、猪羊肉、鸡、鱼、葱、蒜、芥菜、瓜茄、水红菱、糯米、团粽、糖食、桃、梅、李、杏。强调生姜为"痧症所大忌,不可作药引"。

(5)食宜 包括黑砂糖、食盐、芋艿、灯心汤、芦粟汤、山楂汤、莱菔子汤、芦柴根汤、阴阳水、荸荠、百合、藕、西瓜、河水井水各半汤等。又云:"待痛止后知饿,方可吃饭汤、清水米粥、米糊汤,亦宜少用,且须冷吃,不然则复发"。这些饮食宜忌一直在民间被沿袭下来。

【著作考】

《痧症全书》成书于清康熙二十五年(1686年),刊行于康熙二十九年(1690年)。该书当属清代中后期翻刻次数最多的痧书,尚不计入合刻本和被他书改编后重梓的次数,达二十余次。但正是因为屡经改编、删补、翻印,传本异常混乱,致使其书形式、内容几经变迁,版本流传错综混乱,致使该书原貌渐失。经比较研究,该书数十种传本,归纳出四类主要传本系统:张本、沈本、何本、胡本。

1. 张本

张本即张仲馨订本(以下简称"张本"),刊行于原编者王凯完成此书4年后,因此该本最能反映王书真貌。

清康熙二十九年庚午(1690年)振古堂跋刻本。在王凯所著痧书中,以此本年代最早,疑是王书初刻本。该本尚有许多附属的篇章,包括序跋、题辞、引言、记事、传记等;还有阐述医学见解内容的某些文章,如张仲馨"抉要篇"、王涵"表微篇"等。后世属于该本衍化出来的版本在附录内容上或有增删,但主体内容未曾变更。其中主要版本有:清嘉庆六年辛酉(1801年)邹裕杲抄本,书名作"痧科"。

清嘉庆十九年(1814年)重刻本楼云山藏版。此本系与刘奎的"杂疫证治"和"瘟疫统治"(即《松峰说疫》卷二、三的部分内容)合刊,书名作《沙胀全书》。

2. 沈本

沈本即沈金鳌改编补订本(以下简称"沈本"),乃将张本改编重组,具有多种单行本,内容、书名、作者名改变较大。此本经历了从掺入《沈氏尊生书》到单行的过程。经过沈金鳌改编补订、冯敬修删补,钱松节选的《痧症全书》虽然保留了原书的主要内容,但形式、书名乃至著者已经面目全非。从学术上来看,沈金鳌并非是《痧胀源流》或《痧胀然犀照》的原创者。不可否认的是,沈金鳌的大名对《痧症全书》的内容传播起着不可忽视的作用。

3. 何本

何本即何汾删订重编本(以下简称"何本"),此本流传最广,反复翻刻。即便是后世多种痧书杂糅而成的汇编本(如《急救痧症全集》等),亦多以此本为底本。因重加编订,眉目清朗,切于实用,故后世每以此误做王凯《痧症全书》原本。该系统版本的特点是:全文分3卷,以金、石、丝、竹、匏、土、革、木命名,每类八方。下列各本正文无甚改动,差别在序跋与附录。

何本的形式和内容均较原本、沈本更为明晰,因此得以广泛流行。紧随其后的胡本内容虽较之更简,但却无法超越何本,影响甚微。此书所以成为大热门,何汾(丹流)当居首功。何氏将一个繁冗复杂且有抄袭嫌疑的本子,改造成一个简明扼要、井井有条的实用之作,其影响已远超《痧胀玉衡》。

4. 胡本

胡本即胡杰删节增补本(以下简称"胡本")。道光三年癸未(1823年),胡杰(云溪)重新校订了《痧症全书》,又增入其所作《痧疫论》。该本较何本之福建盐运使司刻本仅晚一年,且与何本最为接近,可以说是在何本的基础上再加删订。胡本系统其他版本有:道光三年癸未(1823年)上海千顷堂书局石印本、光绪二年丙子(1876年)刻本、光绪十九年癸巳(1893年)上海玉海楼铅印本。书名《注穴痧症验方等四种》,其中《注穴痧症验方》即为胡本《痧症全书》,卷首为《痧疫论》。

综上所述,在本书的传承过程中,除通用名《痧症全书》外,曾使用过《晰微补化(全书)》《痧科》《沙胀全书》《痧胀源流》《痧胀然犀照》《痧书》《林药沙书》《痧症》《注穴痧症验方》等名。还以《痧症要法》为名,作为《验方新编》的附本《验方新编·续集》的组成部分而存在,节选本又称《痧胀名考》(或《痧胀原由》)。而《全国中医图书联合目录》将其中部分书名作为另一种书或不同原著者而著录的做法欠妥。此外,该书的某些版本被混入他书中,如清振古堂刻本错入郭镛所撰同名异书《晰微补化全书》中;相反,某些版本内容却是别书,如清光绪二十一年乙未(1895年)学库山房刻本的正文内容为《神授急救异痧奇方》。

【遣方用药】

(一) 石二方

组成:细辛一两,荆芥五钱,降香三钱,郁金二钱。

用法:共为细末,每服三匙,清茶稍冷服。

功效:透肌散痧,解郁消瘀。

主治:绞肠痧症。

(二) 土二方

组成:贝母二钱,姜黄一钱,橘红、细辛各八分,青皮、紫朴各七分,荆芥六分,乌药五分。

用法:水煎冲砂仁末五分,微冷服。

功效:清痰理气。

主治:痧头痛,痰气壅盛者。

(三) 竹五方

组成:苏木二两,红花一两,桃仁(去皮尖)一两,延胡索一两,白蒺藜一两,五灵脂七钱,姜黄六钱,降香六钱,赤芍药六钱,大黄五钱,乌药四钱,香附(酒炒)四钱,三棱四钱,莪术四钱,青皮四钱,陈皮四钱,皂角刺四钱,独活三钱。

用法:共为细末,每服二钱,温酒下。

功效:理气疏血。

主治:痧毒血瘀成块,坚硬突起不移者。

(四) 金五方

组成:荆芥、防风各一钱,陈皮、青皮各八分,川芎三分。

用法:水煎稍冷服。

功效:散瘀引火下行。

主治:阳痧腹痛肢暖,或因郁气不通。

(五) 革四方

组成:人中白三钱,儿茶、天花粉、硼砂、青黛(水飞)各一钱,雨前茶、薄荷、甘草、黄连各五分,冰片一分,珍珠、牛黄各五厘。

用法:研无声,浓茶拭净,祛腐吹之。

功效:解热毒,祛腐肉,生肌。

主治:痧、痘后牙疳。

(六) 匏七方

组成:柴胡、连翘、山楂、莱菔子、红花、荆芥、天花粉、枳实等分,大黄(酒制)二钱。

用法:水煎微冷服。

功效:清热消积,化瘀止痛。

主治:痧症先因伤食,发热口干等症。

(七) 木五方

组成:乳香(去油)、没药(去油)、天花粉、黄连、雄黄、川贝母(去心炒)、牛蒡子(炒)各一钱,穿山甲(土炒)八分,生甘草七分,大黄(半炒半晒)、赤芍药各二钱。

用法:共研细末,每服五分,蜜汤调下。

功效:清热宣壅。

主治:痧后热毒痈疔,疼痛不已。

(八) 丝一方

组成:神曲、山楂肉、五灵脂、莱菔子、枳实、青皮各一两,莪术、厚朴各八钱,三棱、槟榔各七钱,姜黄、乌药、白蔻仁各五钱,木香、沉香各三钱,阿魏二钱,丁香一钱。

用法:共研细末,水汽为丸,绿豆大。每服十丸,紫荆皮煎汤送下。

功效：消积滞，疏气血。

主治：痧食积成块，痛久不已，推上移下，筋脉抽掣。

（九）炼石丸

组成：千年石（即陈石灰，水飞）一两，松根石（即真琥珀）三钱，水骨石（即滑石，水飞）二两。

用法：研成粉末，水滴和丸。表热烦躁者，青黛为衣；眩晕心闷者，朱砂为衣。每服二钱，垂头芦粟汤下。

功效：泻热清痧。

主治：痧胀通用。

（十）如圣散

组成：枳壳（麸炒）三两，小茴香（微炒）三钱，盐砖（铲上烧红）三分。

用法：研为细末，每服二钱，温酒调下，如不止，再服一钱。

功效：调气行滞。

主治：当心而痛，遍身骨节牵疼，或呕吐、恶心，不时发作者，兼治疝气劳根。此方可补痧胀所不逮。

【学术传承】

《痧症全书》为继《痧胀玉衡》之后的第二部痧科专著，与《痧胀玉衡》共同奠定了清代一系列痧书的基础。客观地说，《痧症全书》的写作确实是建立在《痧胀玉衡》的基础上，理论部分等多处与《痧胀玉衡》重合。但是，王凯也有自己的创见和贡献，故其书传播甚广，清代后期痧书对痧症的分类、病名等多宗此书。

痧症 64 方的立法宗旨，实际上是朱丹溪学说的直接继承和发展。王凯在《痧症全书》中明确指出："丹溪治杂症，以气血痰为先。痧胀何能离此"。其立法宗旨原不在于直接地解痧毒，而主要是通过疏调气血以宣泄毒邪。正如原著诸汝卿跋语所言"盖以痧症之发，原由气血内闭，宣通经络以泄毒邪，诚治痧症入手第一要诀"。

【医话与轶事】

清道光二年（1822 年）和五年，云南各地暴发了大规模的"羊子咳红痰"（痧症），"民病霍乱，而发痧尤甚""夏间，霍乱之症大作""染而死者，远近以千万计……"诸医束手无策。值此万分危急关头，昆明名医程昇（字东旸），特从《沈氏尊生书》和张景岳医书中有关针刺手足治痧的方法、方药"刊单传播"，可惜时人并不信。时任云南省学政的陈鸿拜读《痧症全书》后，深有体会："症各分条，以经验者佐于下，每症方药编为歌诀，委曲详尽，实发前人未发之秘，而滇人所谓羊子红痰皆有专条，始信滇之疫症，皆痧症也"。于是，他赶紧将书转赐程昇，并由程昇刊印后"传述乡里，如法治之，无不奇效"。

清道光巳丑年（1829 年），滇省"固痧毙者指不胜屈"，出身中医世家的张尚谦得到友人赠送的《痧症全书》，拜读后，对痧症治疗有了深刻的了解，他体会到"盖痧因气血痰食阻滞六经。凉之，则凝；表之，则溢；补之，则危，非刮放驱消不痊"。因此，他"依法施治，全活颇多甚矣"。滇省人民于《痧症全书》中受益匪浅，其对当时民众的防病治病所起作用巨大，历史贡献不可磨灭。

【医案选介】

（一）记异症方案一条

靖江刘姓，年四旬，遇疫遭数丧，自外归，母病旋卒，遂成惊悸，不寐，略睡去，即叫跳，其心如荡如撞。服天王补心丸之类，半月不效。予用奇方，制就琥珀丸，三服遂定。又变怪症，饮食如故，忽然目翻涎流，喊如羊，其头侧过左肩，手亦向左反张，突起旋走，面如土色，食顷稍苏，日夜百番。或曰羊痫，或曰痉病。然痫症当见怪脉，今无脉，非五痫可知。若作痉治，用麻黄发汗，续命祛风，恐主毙耳；予书原载角弓痧，症略相似，即投炼石丹一服，日夜各减半，二服日中不发，晚只数次，三服痊愈。但面色不正，另立丸方调理而痊。真琥珀（同灯心研）四钱，辰砂（研细，取猪心血和，包心内，湿纸包煨，心热为度，取出晒干）五钱，整大半夏（洗净和姜汁半盏、牙皂、白矾各三钱煮透心极熟，晒干用）八钱，胆南星六钱，石菖蒲、炙甘草各五钱，枣仁二两，远志肉、白茯神、橘红、归身、柏子仁、山药、麦冬各一两，共末煮枣肉，丸梧子大，金箔为衣。每服三十丸，临卧圆眼、灯心汤下。

按语：此丸兼治怔忡、健忘、惊悸、癫痫等症。

（二）续附络痛方案

一客匠,年十六,发热,久之胸胁痛,脉细弱,或作劳怯治。呕秽便闭,小腹胀急。或参用左金,便溺通而痛愈紧,夜尤甚,小便赤色,投痧症药亦未效。儒医孙敬承云:脉无变,而胸前不可手近,其痛在络,用金铃子肉一个,延胡索一钱,蒌皮一钱,生香附钱半,陈大麦仁三钱,煎饮,一服而愈。

按语:金铃子入络佐以延胡索,气血俱通。似与痧宜,而书中未收,附记于此。又,海浮石治痰甚妙,并附后。金铃子(即川楝子)苦寒,能导小肠膀胱之热,因引心包相火下行,通利小便(脾胃虚寒者忌,肉与核不并用)。海浮石,咸软坚、寒润下,止咳止渴、通淋。化上焦老病,消结核(多服损人气血)。

（三）景岳刮痧新案

向余荆人,年及四旬,于八月终初寒之时,偶因暴雨后,中阴寒痧毒之气。忽于二鼓时,上为呕恶,下为胸腹搅痛,势不可当。时值暮夜,药饵不及,因以盐汤探吐之,痛不为减,遂连吐数次,其气愈升,其痛愈剧,因而上塞咽喉,甚至声不能出,水药毫不可入,危在顷刻之间矣。

余忽忆先年曾得秘传刮痧法,乃择一光滑细口瓷碗。别用热汤一盅,入香油一二匙,却将碗口蘸油汤内。令其暖且滑,两手覆执其碗,于病者背心轻轻向下刮之,以渐加重,碗干而寒,再浸再刮。良久,觉胸中胀滞有下行之意,稍渐宽舒,始能出声。顷之,忽腹中大响,遂大泻如倾,其痛遂减,幸得而活,泻后得睡一饭顷。腹痛、身瘙痒至极,随发出疙瘩风饼如钱大者,不计其数,至四鼓而退。愈后,细究其义。盖以五脏之系咸附于背。故向下刮之,则邪气亦随而降。凡毒气上行则逆,下行则顺,改逆为顺,所以得愈。虽近有两臂刮痧之法亦能治痛,然毒深病急者,非治背不可也。至若风饼疙瘩之

由,正以寒毒之气,充塞表里,经脏俱闭,故致危剧。今其脏毒即解,然后经气得行,而表里俱散也。可见寒邪外感之毒,凡脏气未调,则表亦不解,表邪未散,则脏必不和,此其表里相关,义自如此。故治分缓急,权衡在人矣。继后数日,一姓魏者,亦有二鼓忽患此症,治不得法,竟至五鼓痛极而毙。遇与不遇,此其所以为命也。

按语:刮法用于痧在肌表发不出者,若见"痧在肤里发不出者,则用刮。若背脊颈骨上下,及胸前胁肋、两肩臂湾,用铜钱或碗口蘸香油刮之……见红紫血点方止"。经刮痧法后,经气得行,表里俱散,故可立减痛楚,胸腹宽松。

参考文献

[1] 林森,王凯.痧症全书[M].刻本.万轴堂藏版.1830(清道光十年).

[2] 孙玉信,田力,王晓田.方剂大辞典[M].太原:山西科学技术出版社,2014.

[3] 陈可冀,李春生.中国宫廷医学[M].北京:中国青年出版社,2009.

[4] 高盛华,胡锦泉.介绍中医治疗急危病症的《痧症全书》[J].中医杂志,1981(8):77-78.

[5] 纪征瀚.古代"痧"及治法考[D].北京:中国中医科学院,2008.

[6] 纪征瀚.《痧症全书》及其主要传本[J].中华医史杂志,2008(3):170-175.

[7] 姜法乾.略谈痧证64方[J].吉林中医药,1988(2):10-11.

[8] 林恩燕.民间治痧圭臬林药樵——记《痧症全书》对云南的历史贡献[J].中国民族民间医药杂志,2001(3):131-133.

49. 陈修园(《伤寒论浅注》)

【生平传略】

陈修园(1753—1823 年),中国清代医学家。名念祖,字修园,又字良有,号慎修。长乐(今福建省福州市长乐区)人。生于乾隆十八年(1753 年),卒于道光三年(1823 年)。

陈修园幼年丧父,家境贫寒,祖父陈选严是其医学启蒙老师。据其长子陈蔚记载:"先父少孤,家徒四壁。半治举子业,半事刀圭家。"《医学从众录》卷一"虚痨续论"曰:"先选严公曰:补水以制相火,为相火有余而言也。"可见陈选严具有较高的医学素养,曾指导陈修园诵读医书。除从事医疗之外,陈修园还坚持考取功名。从陈修园相关医书记载可知,陈修园 20 岁成为生员,35 岁时就读于鳌峰书院。在《十药神书注解》"癸字补髓丹"中记载:"乾隆丁未,余肄业鳌峰书院。孟瓶庵师言其督学四川时,患嗽数月,同寅制馈(指明胶)崮素不食牛,拜受而不敢尝。署中阅卷张友患痰症二十余载,喜而尝之,胶痰成块,吐出甚多,半月痊愈。"

1792 年,陈修园乡试中举。陈蔚在《长沙方歌括》卷六中说:"壬子登贤书后,寓都门。""登贤书"即指参加福建省乡试中举人。期间刑部郎中伊云林患中风症,不省人事,手足偏废,汤米不入口者十余日,一时各方名医都手足无措,陈修园以大剂起之,名噪一时,一时就诊者无数,后因当事强令馆于其家,辞弗就,拂其意。于 1793 年托病回到福建,在家乡期间当了教师。《医学从众录》卷四记载:"甲寅(1794 年)岁,余在吴航书院掌教,尝与学徒讲论,以'读于无字处,文到有神时'二句,为举业妙谛,而学医者,可必到此境地,方许出而论证也。"《十药神书注解》记载:"嘉庆丁巳(1797 年)岁,余应兴泉观察阿公、泉州郡伯张公聘主清源书院讲席。"《女科要

旨》卷一记载:"修园与诸生,讲学于嵩山之井上草堂。"陈修园曾任保阳(今保定)县令,在职期间,由于水灾出现疾疫,陈修园自定方剂全活无算。《医学从众录》魏敬中序说:"尝会橄勘灾恒山,时水灾之后,疾疫大作。先生采时方百首,刊示医者,如法诊治,全活无数。"1802 年,陈母去世,返乡守孝。1808 年,陈修园回到保阳,9 年后,做了直隶知州,代理正定知府。1819 年,66 岁的陈修园结束了在直隶(今河北省)的仕宦生涯。

陈修园自幼遍读历代医书,他的著作中几乎引用了所有著名医家的言论。其所创的"六面读书法",在《金匮要略浅注》"读法"一文中有详细的记载:"读《金匮》书,读其正面,必须想到反面以及对面、旁面。寻其来头为上面,究其归根为底面。一字一句,不使顺口念去。一回读,方得个一番新见解,愈读愈妙。"

当时的儒医大多有排斥异端的倾向,重书本,尊圣贤,难免轻视实践,鄙薄民间医者。陈修园以医统正道自命,对不同流派的观点大加挞伐,但对民间医者却表现出一定程度的尊重和宽容。对于偏方、验方非常的尊崇,他在《时方妙用》卷二"肿症"条写道:"野老某,年八旬有奇,传予奇方""余细译此方极妙""此必异人所授遗下,所谓礼失而求诸野也。惜余未试。"陈修园从医 50 年,不仅在理论上有所阐发,而且在临床治疗上也有所创新,但他并没有建立新的医学流派,载入史册的是他在医学教育方面的卓越贡献。

陈修园曾在吴航书院、清源书院、井上草堂执教,深知教育的重要性。在他早期著作《时方歌括》"凡例"中已认识到:"学医始基,在于入门。入门正则始终皆正,入门错则始终皆错。此书阐明圣法,为入门之准。"这一理念在《医学三字经》《医学从众录》中又反复加以强调。陈修园以仲景为宗师,但

为了让时俗能理解,采取了由浅入深的"从众"路线。邓铁涛老先生评价道:"陈修园有旧文人的陋习,自视甚高。"他"既好骂人,又好学人。"他骂得最多的是张景岳,但《医学三字经》的咳嗽诸方,却以景岳的六安煎为治外感咳嗽第一方。陈修园四十多岁以后日益谦虚,谓其言呐呐,如不能出诸口云。

【学术思想】

(一)尊奉经典,厚古不薄今

陈修园被认为是遵经崇古派的代表,认为学医唯《灵枢》《素问》,又推崇张仲景,是维护伤寒派的中坚人物之一。他认为"医门之仲景,即儒门之孔子也""《伤寒论》《金匮要略》为万古不易之准绳"。但他尊崇经典只代表其治学态度的严谨,他曾说过,"学医之始未定先授何书,如大海茫茫,错人半字罗经,便如牛鬼蛇神之域""入门正,则始终皆正,入门错,皆始终皆错"。陈修园的著作《伤寒论浅注》《金匮要略浅注》三易其稿方成书,治学态度之严谨可见一斑。但他尊古却不泥于古,诚如其所言"深入浅出,返博为约,若不识之广,五得其要,若不解其奥,无以出之浅。"谙熟经典,只为返博为约,深入浅出,而不是墨守成规,亦步亦趋。敢于提出自己的见解,坦陈己见,择善从之。在他研究《伤寒论》时对太阳病脉证提纲的认识就有自己的看法,认为太阳病可分为经病、气病,关于六经辨证又提出分经审证,将太阳病分为太阳经证、太阳腑证、太阳变证。能有如此见地必是在深刻理解医圣要义的基础上才能做到的。但他又不盲从,结合自己多年的临床经验和实践体会,提出自己的想法,用自己的切身体会阐明仲景理论,同时泽被后世。

陈修园在《灵素节要浅注》序言中指出,《黄帝内经》对于医家而言,就有如儒家的四书。是日月江河万古不可废的,只是对于那些不了解其中精奥深意的人,擅自解读,而影响后代医家。所以说陈修园对于《黄帝内经》《伤寒杂病论》这些汉唐以前的医学经典著作,皆奉为圭臬,认为其中法理皆是万古不易之理,因此他在《医学三字经》中的医学源流中说道:"医之始,本岐黄;灵枢作,素问详;难经出,更洋洋。越汉季,有南阳;六经辨,圣道彰;伤寒著,金匮藏;垂方法,立津梁"。

对于汉代以后的医家,陈修园总是褒贬参半。

陈修园对于刘完素的认识在《医学三字经·医学源流第一》中记载"若河间,专主火,遵之经,断自我,一二方,奇而妥"。陈修园认为刘完素虽然以火立论,但却未参透经旨,过于狭隘,一味以火热之论而辨证,得出结果往往与事实相反。陈修园虽不认同火热论的观点,但却赞同刘完素的防风通圣散、六一散,认为是奇而不离经旨之方。

对于张从正,他认为"若子和,主攻破,中病凉,勿太过"。张从正的汗、吐、下攻邪理论,打破了《伤寒论》中六经辨证的常规之法与用药规律,在其著作中可以发现所用之药多是大黄、牵牛、芒硝、芫花、甘遂、大戟之类,若是实证,则用药合适,但宜邪去即止,若是祛邪太过则会伤及本体,使元气随邪气而散,而无法挽回,所以提出学习张从正的祛邪之法,实践中不可用之太过,须把握适度。

对于李东垣,他说:"迫东垣,重脾胃,温燥行,升清气,虽未醇,亦足贵。"对于李东垣重视脾胃的学术思想,陈修园是赞同的,补土派的学术渊源来自《黄帝内经》的"有胃气则生,无胃气则死"观点,这一点与陈修园的学术思想不谋而合,因此陈修园对于李东垣的脾胃学说是认同的,而李东垣所创的"补中益气汤"也是陈修园所常用之方,这点在陈修园的著作之中有所体现。不过陈修园认为,东垣学术思想除了脾胃学说之外,其他方面杂说太多,过于繁杂。

对于朱丹溪,他说:"丹溪出,罕与俦,阴宜补,阳勿浮,杂病法,四字求"。在对四大家的评论中陈修园认为朱丹溪学术理论颇高一格,认同朱丹溪"阳常有余,阴常不足"的观点,认为人得天地之气生,此"生"之气即是阳气,阳气进而化为精血。此外,陈修园将朱丹溪的杂病之法归类为"气、血、痰、郁"四字,气用四君,血用四物,痰用二陈,郁用越鞠,相互合用,各得奇妙。

由于金元之后,众说纷纭,莫衷一是,更有甚者庸医误人,让人痛心疾首,那些庸医"不过记问套方,希图幸中,揣合人情以为糊口之计"。陈修园因而对那时的医家颇有微言,不过一切初衷只是为了补偏救弊、补益苍生。如他一面讥讽李时珍的《本草纲目》之"杂沓",一面又认为李时珍的《濒湖脉学》为脉诊最佳。"余观近今医士,有能读薛立斋、王金坛、赵养葵、张景岳、张石顽、李时珍、李士材、喻嘉言八家之言,即为不凡之士。盖此八家虽未能合内经之旨、仲师之法,而书中独得之妙,亦复不少。"直言各家各有所长,而不是一味否定。在其所作《景岳新方砭》中,对张景岳的 186 首新方如是点评,以为"庸""全不足取"者 63 首,持中立态度,不加评说的 81 首,认为"方佳""方超"者 22 首。对景岳如此这般评头论足却自信"侃侃不阿,起立斋,景岳于今日,当亦许为真友也。"古语有云,不为良相便为良医,身为一代儒医,不管为儒为医,他都以天下苍生为己任。"宁获罪于景岳而有补于苍生"。由此可见,后世对陈修园厚古薄今的评价有失公允,遵古亦不薄今,博采众长,择善从之。

(二)著书立说,泽被后世

诚如后人对其评价"生前活人无数,身后济世有书"。陈修园一生勤勉,不但注重实践,临床经验丰富,而且著书颇丰,一部《南雅堂全书》俨然就是一套完整的中医教课书,包括中医的基础理论,经典著作,中医诊断,临床各科治疗,其中临床各科包括外感病、内科杂病、妇科、儿科、外科,甚至还有某些专科著述。不但内容丰富,且体裁灵活。这些著作浅显易懂,深得读者喜爱,是陈修园在熟读经典的基础上结合自己的切身体会才完成的。正如他在《医学实在易凡例》中所说"此书采集《神农本草经》《内经》《难经》、仲景、《千金》《外台》《圣济》《活人》各书之精华,及元明诸家的时贤著作,择其纯粹者约千百言于尺幅之中,而又以时俗浅近之语出之。人人可以共晓,即素未习医,偶然得病,尽可按证用药,丝毫不错,妙在浅而易知也。若平时精究此道,一得此书,可以执此书而括各书,且于无书处而悟有书,妙在从难而得其所以易也"。

(三)门人众多,重视普及

陈修园十分重视中医的普及教育,他的书多采用歌诀、三字经、注解等方式,这些体裁读起来朗朗上口,浅显易懂,便于诵读,且又切合临床实际,深受广大读者的喜爱。他认为自古医书汗牛充栋,卷帙浩繁,初学者每兴望洋之叹,以致畏难而不前。有鉴于此,乃集先秦以至元明诸家之言,造其纯粹精华之论,用浅而易知的语言写成陈修园经典著作的传承。当时西学东渐,许多同道并不重视中医经典著作以及中医基础的研究,以至于医道不明,因此陈修园极力要求学医必先继承《黄帝内经》《难经》《伤寒杂病论》等经典。陈修园鉴于中医典籍众

多,浩如烟海,流派众多,后人不明,难以入门,因此他苦心研究《黄帝内经》《难经》《伤寒杂病论》《神农本草经》等经典著作,并注解经典,编写歌括,以便后人入门。陈修园对于前人学术观点的批评有时会有过激之处,但他丰富的著述对于中医的普及有着很大的贡献,陈修园的著述严谨,往往三易其稿方才成书,其著作深入浅出,方便初学者入门。

(四)陈修园对于热病的辨证论治思想

吴允耀总结陈修园十六种医书中治疗热病的方法,将陈修园治疗热病归纳为五法,统称发汗、解秽、清火、攻下、托养。

发汗之法,陈修园认为三阳伤寒皆有表证,《医学实在易》中记载,太阳表寒有汗桂枝汤主之,无汗麻黄汤主之;太阳表热,无汗烦躁,大青龙汤主之;温病瘟疫温暑表热用麻杏石甘汤;少阳发热用小柴胡汤;四时感冒,阳明表热则用升麻葛根汤。《时方妙用》中对于伤寒感冒者多用以辛温,五积散主之;《医学从众录》中十神汤温经利气,解表发汗,伤寒表热者多以辛凉治之,宜用九味羌活汤,喘加杏仁,无汗加麻黄,有汗加桂枝,胸满闷者去生地加枳壳、桔梗,烦渴引饮加石膏、知母。但若伤寒感冒风湿不能作汗,宜败毒散,若烦热者加黄芩。

四时温病、正令伤寒、三阳风热、热甚格拒不作汗者,宜用防风通圣散。《时方歌括》以香薷饮治内外之暑。

解秽之法,陈修园在《时方妙用》中指出,人之长幼相染,邪自口鼻入,治宜解秽,要知邪自经络入者,别以辛温与辛凉,昏以发汗使邪仍从经络出;邪自口鼻入者,虽为解表,却曰解秽,谓以芳香利气使邪仍从口鼻出,可用香苏饮加玉竹、川芎、忍冬或是神术散加葛根、葱头,或是藿香正气水之类。

清火之法,《时方妙用》指出,邪传阳明宜甘露饮,生其津液为胜邪回生之本,是以清热之要在生津。因此,陈修园使用人参白虎汤多于白虎汤,《医学实在易》认为前者主热证,后者主里证,白虎汤加减如桂枝白虎加人参汤治疗风温虚热汗多、燥渴、醋睡;白虎合黄连解毒汤治疗伤寒内热太甚,服用双解散后仍大热大渴大烦者。

攻下之法以和胃祛邪为主,《医学从众录》指出,伤寒胃实潮热不大便,有微表者大柴胡汤下之,无表者三承气汤下之。《医学实在易》中认为伤寒

阳明经大热大渴,法用白虎汤,为表中之里证及其传里,谵语腹满不大便,为里中之里证,刘河间三一承气汤代三承气汤。《时方妙用》内有实热外有实邪,宜用防风通圣散,以攻下为去路,表实无汗倍麻黄,里实便秘倍硝黄,必令汗出下利而解。凉膈散清三焦六经之火,合天水散治里热尿赤湿。

托养之法以辨气血阴阳为主,《时方妙用》指出,虚人患疫或久病变虚或误治变虚,须用四物汤、四君子汤、补中益气汤加减。《医学实在易》亦指出,伤寒温疫一经已尽仍不愈及病人素禀不足,宜间用六味地黄丸,四物汤加人参、玄参之类补之,得大汗战汗则生,无汗则死。

(五)论治疟疾经验认识

1. 陈修园对于疟疾的认识

陈修园认为疟疾与少阳病关系密切,少阳处于半表半里之间,邪气居于表里之界,入于里与阴争则寒,出于阳与阳争则热,而争则病作,息则病止,发作过后,邪气依然居于少阳半表半里之处,一日一作为邪浅,二日一作为邪深,三日一作邪最深,虽然有时会有其他经脉的表现,但仍是以少阳为主,因此仲景认为,弦脉为疟疾之脉象,浮弦为表,沉弦为里,洪弦为热,迟弦为寒,滑弦为食积,若细微虚弱为久疟之脉。寒热往来发作顺序与疾病预后的联系,先寒后热者为顺,先热后寒者为逆,上午发为阳,下午发为阴。若只发寒而不发热者为牝疟,为阴病,只发热不发寒者为瘅疟,为阳病,因劳而发者为劳疟,因食而发者为食疟,与神志有关的为鬼疟,因瘴疾之气引起的为瘴疟,虽有种种不同,但总体而言以少阳经为主,偏于阴者,寒症表现多,偏于阳者,热症表现多,阴阳皆病者寒热俱有,正虚则不能胜邪,内虚则不能御外,脾胃阳虚则水谷之精不得成形,此皆不离少阳一经。"寒热循环有定时,疟成权在少阳司,热多阳亢邪归胃,寒胜阴生病属脾,开手二陈平胃属,收功六子补中规,更闻肾气丸多效,姜术同煎效更奇"。

2. 陈修园对于疟疾的治疗

"疟为病,属少阳,寒与热,若回翔;日一发,亦无伤;三日作,势猖狂。治之法,小柴方;热偏盛,加清凉;寒偏重,加桂姜;邪气盛,去参良,常山入,力倍强"。陈修园认为疟疾属少阳病,虽《金匮要略·疟病脉证并治》篇并未用小柴胡汤治疟疾,但陈修园

认为疟疾主要表现为寒热休作属于柴胡证,本着"但见一症便是,不必悉俱"的治疗原则,主张使用小柴胡汤加减治之;《医学实在易·疟疾》中认为"疟疾日发者轻,间日发者重,三、四、五日最重。初起者以二陈汤,平胃散倍柴胡、生姜发散以治之,中者用小柴胡汤去人参加青皮以和之,若急于效果,可重用常山三钱驱之,病末者用六君子、补中益气汤加半夏倍柴胡补益素体。病程之中,久必及肾,故服用桂附八味丸以顾肾,正气回复,则邪气亦从汗解"。

(六)论治瘟疫经验

1. 瘟疫的起病原因及传播方式

陈修园治疫,推崇程山龄(清代医家程国彭,著有《医学心悟》等,又有所修订)。在瘟疫的传播方式研究中,陈修园引程山龄云"时疫之症,须知有来路两条,去路五条"。

陈修园认为来路两条就是:疫有在天者,在人者。

疫在天:春应温而反寒,夏应热而反凉,秋应凉而反热,冬应寒而反温,非其时而有其气。如自人受之,皆从经络而入,或为头痛、发热、咳嗽,或颈肿、发颐、大头风之类,斯在天之疫也。陈修园指出瘟疫流行的原因是自然界气候异常变化,人感受异常之气所致。

疫在人:若一人之病,染及一室,一室之病,染及一乡,以及阖邑,病气、秽气互相传染。其气从口鼻而入,其见症憎寒壮热,胸膈饱闷,口吐黄涎,乃在人之疫。以气相感,与天无涉,陈修园指出瘟疫传播是人和人之间的接触,即邪气自口鼻而入。

2. 预防瘟疫传播及流行的方法

对于预防瘟疫的传播及流行,早在《黄帝内经》中就有"正气存内""避其毒气"的记载。

陈修园避疫之法,惟在节欲,节劳,仍勿忍饥,以受其气。胆为中正之官,胆气壮,则十一脏之气赖以俱壮,邪不能入。

对于瘟疫的预防,《家藏心典》治瘟疫不染决天行时疫,凡人病家,用上色明雄黄为细末,涂入鼻孔,或上色极辛香花椒一二两,戴在胸前,从容而入。男子病秽气出于口,女子病秽气出于阴户。其坐立相对之间,必须识其向背。一法入病家,出外即用物自搅鼻孔,取其喷嚏二三个,则邪秽出外,不

致传染,亦妙法也。古人认识到传染病的存在,但对传染途径颇感神秘,所以有"女子病秽气出于阴户"之臆说。以雄黄、花椒预防传染,在当时已难能可贵,值得借鉴。

3. 治疗瘟疫的原则及常用方剂

(1) 上溯张仲景 陈修园曰:"伤寒愈读愈有味,经方愈用愈神奇。日间临证,晚间查书,必有所悟。"在《医学三字经》中,陈修园将伤寒瘟疫的治疗放在同一篇中。其在论述伤寒治法时提到"若温疫,治相伴"。陈修园指出四时不正之气,及方土异气,病人秽气,感而成病,则为温疫。虽有从经络入、从口鼻入之分,而见证亦以六经为据。

(2) 下集程山龄 程山龄云:"时疫之症,须知有来路两条,去路五条。"去路五条也就是治疗瘟疫五法。陈修园总结为以解秽为去路,以清火为去路,以攻下为去路,以补养托邪为去路及以大汗为去路。

在人之疫,邪从口鼻入,或香苏饮加玉竹、川芎、忍冬藤,或神术散加葛根、葱头,或霍香正气散之类,惮其从口鼻入者,仍从口鼻出。此以解秽为去路也。

至于经络、口鼻所受之邪,传于阳明之经,则为自汗、大渴、大热、斑黄等症,宜甘露饮生其津液,以为胜邪回生之本,甚者必用人参白虎汤,以清阳明散漫之热。此以清火为去路也。

如入于胃腑,则为谵语发狂、大便实、小腹拒按等症,宜三一承气汤下之或内有实热,外有实邪者,宜防风通圣以两解。此方疫症第一良方,用之得法,不论新久,头头是道。此以攻下为去路也。

复有虚人患疫,或病久变虚,或误治变虚,须用四物汤、四君子汤、补中益气汤等加减。此以补养托邪为去路也。

要之,疫症必从大汗而解。人壮者,不战而汗;人虚者,必战栗而后大汗。汗未彻者,候七日后而又作汗。

以上五法,赅于发汗一法之中。散邪是发汗正法。而秽浊之气袭经络,不以辛香解之,则汗不出;火邪内燔,血干津涸,非清火则阴气不滋,而汗不出;胃气壅塞,不攻其实,则浊气不解,而汗不出;汗由液化,其出自阳,其源自阴,非补养阴阳,则气血不充,而汗不出。有汗则生,无汗则死。若治之失法,或涸其汗源,或强逼使汗,皆枉其死也,可不慎

哉。未汗宜阳脉,忌阴脉;已汗宜阴脉,忌阳脉。

(3) 质疑达原饮 陈修园在论治瘟疫时,对吴又可达原饮治疫提出了质疑。在《医学三字经》伤寒温疫论治中提到"达原饮,昧其由,司命者,勿逐流"。吴又可谓病在膜原,以达原饮为首方,创异说以欺人,实昧其病由也。医为人之司命,熟读仲圣书而兼临证之多者,自有定识,切不可随波逐流。在《医学实在易》中也记载了瘟疫诗:"瘟疫于今重达原,休询吴氏一偏言,鼻传秽气黄涎吐,经受时邪壮热烦。败毒霍香分两道,散邪解秽各专门。防风通圣神方外,白虎三承虚实论。"陈修园指出,在治疗瘟疫时,不能随波逐流,偏信吴又可一家之言而用达原饮。

(4) 常用方剂 《医学三字经》记载治疗瘟疫常用方为人参败毒散、防风通圣散、霍香正气散、神圣避瘟丹。人参败毒散为陈修园治疗痢疾常用方,防风通圣散见于中风一门。霍香正气散,治外受四时不正之气,内停饮食,头痛寒热,或霍乱吐泻,或作疟疾。霍香、白芷、大腹皮、紫苏、茯苓各三两,陈皮、白术、厚朴、半夏曲、桔梗各二两,甘草一两,每服五钱,加姜、枣煎。神圣避瘟丹为后人据其功效另拟方名。神圣避瘟丹,流传在世间,正元神圣避瘟丹:用时焚之,四季保平安。羌活、独活、白芷、香附、大黄、甘松、三奈、赤箭、雄黄各等分,苍术倍用。上为末,面糊为丸弹子大。黄丹为衣,晒干。正月初一清晨,焚一灶避瘟。

《南雅堂医案》记载治疗瘟疫以清解之剂为正治,如疫病恶浊之气,上从口鼻吸入,直走中道,势易弥漫三焦,宜用清解之剂,佐以芳香之品,藉此宣窍逐秽,解毒泄邪,是为正治。犀角八分,生地三钱,连翘二钱,元参一钱,金银花三钱,石菖蒲一钱五分,郁金一钱五分,金汁一杯冲。当夏忽冷忽暖,感染疫病不正之气,憎寒壮热而无汗出,头目昏眩,口苦鼻塞,面额俱肿,大便闭,小便赤涩。风火相乘,内热壅而为毒,表里三焦俱实,拟用防风通圣散加味。感受时疫之气,头痛憎寒,壮热不已,腮肿喉痹。拟用人参败毒散,为扶正托邪法。总之,陈修园对瘟疫起病原因及传播方式,预防瘟疫传播及流行的方法,治疗瘟疫的基本原则和有效方剂均有独到见解,他"勤求古训,博采众方",宗古而不泥古,对瘟疫的治疗积累了丰富的临证经验,对当今疫病的治疗仍具有一定的指导意义。

【学术传承】

(一) 经分证,阐释伤寒辨证

提出分经审证;用标本中气、开阖枢阐明辨伤寒病机;提出传经直中寒热皆有,和保胃气存津液的论述。这些见解阐明伤寒学说的奥义之所在。如陈修园的六经审证,纲举目张,使六经辨证落到临床实处。伤寒学者有以六经病从表里分证者,亦有以脏腑分证者,都未能把六经统一起来。如以表里分证言,三阳可分,三阴则不可;以脏腑分证言,三阳以腑言之,三阴以脏言之,亦未能概其全。而陈修园的六经分证法,三阳以经腑分证,三阴以阴阳从化分证。这样的分法不落俗套,与六经的病机、证候与脏腑关系更为贴切,使六经辨证能紧密地与临床结合,也能更好地掌握辨证论治。

(二) 开、阖、枢学说,论伤寒病传变

开、阖、枢学说,在《黄帝内经》中本来是用以说明经络中六经传变。随着中医学术的发展,在明清医家里有使用开阖枢学说,来说明《伤寒论》中六经的病机传变机制。而陈修园就是使用开阖枢学说的其中一位,且论述更为深刻。陈修园认为:"按《黄帝内经》云:'太阳为开,阳明为阖,少阳为枢。太阴为开,厥阴为阖,少阴为枢。'此数语为审证施治之大关键。"这段话就是陈修园持开阖枢学说立论的依据,并引其为伤寒六经病机作解,用来说明开阖枢学说在《伤寒论》辨证施治体系中的重要地位。

(三) 六经气化说充实六经理论

历代的医学家对于六经的讨论是多方面的,有从部位、阶段或脏腑、经络或气化等方面来探讨,陈修园的"六经气化学说"认为,三阳病与三阴病,大多数是因为六经气化而产生疾病,而不是经络本身产生问题。他认为,人体的六气与天地之气相通应,若无疾病则人体气血正常运行,若有疾病,则气化活动必会产生明显变化。而张志聪则从生理方面来说明人体六气的产生方式、运作规律和分布的状况,并且对于《伤寒论》三阴病、三阳病的病理变化机制进行深入研究,对于后人研究《伤寒论》有着极大的参考价值。陈修园赞许张志聪的学说,在《伤寒论浅注·读法》中指出:"六气之本、标,中气不明,不可以读《伤寒》。《内经》云:少阳之上,火气治

之,中见厥阴;阳明之上,燥气治之,中见太阴;太阳之上,寒气治之,中见少阴;厥阴之上,风气治之,中见少阳;少阴之上,热气治之,中见太阳;太阴之上,湿气治之,中见阳明。所谓本也,本之下中之见也,见之下气之标也。本标不同,气应异象。"

陈修园认为六经的基础物质是脏腑和经络,而运用气化学说可以解释六经的功能,所以他的六经学说是在集成张志聪学说基础上发展的。陈修园将开、阖、枢这种深奥的理论映证在脏腑之上,使学说更为充实,而成为实用的理论;并将气化学说中深奥的词汇使用简明注释的方式让人容易理解。陈修园将张志聪的气化学说结合了标本中气学说,使他的"六经气化学说"更为充实、更为实用,对临床有一定的指导意义,对于六经的研究做出了一定的贡献。

陈修园敢于提出自己的见解,注重实践。他研究《伤寒论》并提出自己的看法,如在太阳病脉证提纲上,他认为太阳病可以分为经病、腑病,在六经辨证的基础上提出了分经审证,将太阳病分为太阳经证、太阳腑证、太阳变证,这些都是陈修园在深厚的医学基础上结合自己的临床经验而提出来的,进一步阐明了仲景的理论。考证陈修园的学术思想,以他治伤寒之学为主线,即可窥见其学术渊源。因而,从陈修园研究《伤寒论》的指导思想深入考究,不难看出,其主要思维方法、论证说理,一定程度上是师承"钱塘二张",主张维护旧论,用五运六气之理以明伤寒之义。不过,应当肯定的是,陈修园研究《伤寒论》的功夫,不在于"浅注",而在他晚年所著的《伤寒医诀串解》,颇极融会贯通,得其要旨之能事。陈修园在阐发伤寒本旨时,在"二张"的影响下,全面继承了他们的宗旨,并以"标本中气说",发挥伤寒之义,以"开阖枢说",阐明六经病机传变。因此,陈修园在张志聪的伤寒六经气化病理论指导下,以标本中气、开、阖、枢学说作解,说理更深刻、更透彻。陈修园是继钱塘二张之后,反对错简重订、维护旧论的中坚人物。

【著作考】

(一)《伤寒论浅注》

《伤寒论浅注》成书于清嘉庆一年丁巳(公元

1796 年),全书共 6 卷。从张志聪、张锡驹所分章节,专注六经诸篇,至劳复止;以平脉、辨脉、伤寒例、诸可不可等篇为王叔和所增,皆置之不论,而对仲景原文,陈修园认为,《伤寒论》397 节,每一节自成一法。故别创体例,采择浅显文字,用小字衬注于原文之中,使之一气呵成,明白晓畅。又于每一节之后,掘要标明其法之所在。并根据《伤寒论》精神,合若干节为一段,采用"按""述""引"等形式进行综合评论,旨在畅达经义,使学者乐于习诵,故特加意于一"浅"字。

(二)《伤寒医诀篡解》

《伤寒医诀篡解》成书于道光二年辛巳(公元1821 年),全书共六卷,为陈修园晚年之作,是他研究《伤寒论》精华所在。六卷按六经排列。全书以《黄帝内经》理论为依据,以标本中气、经络学说为基础,采用综贯衍绎的方法,把《伤寒论》各篇条文,按不同的内容分成若干段落进行综合分析,既说明了条文之间的相互联系和区别,又指出了辨证要点,使学者能融会贯通而得其要旨。本书集陈修园平生研究《伤寒论》心得之大成,具有一定的学术价值,可作为学习《伤寒论》的参考。

参考文献

[1] 林慧光.陈修园医学全书[M].北京:中国中医药出版社,1999.

[2] 陈修园.家藏心典[M].文焕堂重刊本.1831(清道光十一年).

[3] 王姝琛,崔为.陈修园论治瘟疫经验[J].吉林中医药,2009,29(11):931 - 932.

[4] 崔为.陈修园其人其事索隐[J].北京中医药,2009,28(10):781 - 782.

[5] 宿佩勇.刍议陈修园治疟[J].吉林中医药,2005,25(2):3 - 4.

50. 费养庄(《痧疫指迷》)

【生平传略】

费养庄,名涵,清末医家,归安(今浙江湖州)人,一说云间(今上海市松江)人。研读医书,旁通杂技。由儒业医,先在郡城设诊,与莫枚士友善。后行医于震泽(今属江苏吴江),医名大著。平时手录习医心得,评述医著中不当之处。

【学术思想】

(一)推崇救痧闭通用之剂

费养庄认为时行霍乱和痧胀温疫诸病均为紧急之病,可发展为闭证。闭证有寒热两种,势同冰炭,不可不辨。然险证出现,救闭之药难以仓促制备,当须先备,以防万一。又考虑到预先制备,病人或送药者无法辨察寒热,且博施济众之事难以人人详细问诊,诚恐功不补过。因而推崇制备寒热通用之药以济世急,主张以太乙紫金丹、飞龙夺命丹为救痧闭通用之剂。其中,太乙紫金丹较苏合香丸不热,较至宝丹不凉,又兼有玉枢丹解毒之能;飞龙夺命丹可芳香辟秽,化毒祛邪,宣气通营,尤其以人中白为使,可下趋浊道,有斩关夺隘之功,足可起死回生。两药均不热不寒,寒证热证均可应用。博爱好善之士及市售痧药者可依法预制,实为双方并进有利无害之善举。

(二)临床当辨闭证、脱证

尽管紫金、飞龙二丹相通应用于寒热闭证可贻无害,但闭证和脱证又每每相似,脱证误用闭证之药可致速死。因此分辨闭证和脱证事关死生,需细心体认,避免贻误之憾。具体言之,闭证可见手指麻木,神迷似昏,爪色或板或青,心胸或烦或痞。严重者可见四肢如冰,两手无脉,神情躁乱,口噤难

言,面色或紫或灰,腹中或胀或痛,颠倒不安而闷,或口唇爪甲皆青,手面皆黑,甚至神昏不醒;脱证往往大略相同,但较闭证汗多。闭证多神识昏迷,脱证多神志清爽。闭证小便短涩赤黄,脱症小便清长不热。闭证舌苔不拘或黄或白必黏腻浑浊,闭证之脉忽然便无,脱证之脉渐次而绝。凡此数款细细辨之,方可明辨闭证、脱证。

(三)制定时行霍乱简便章程

为了让病者可以区分吐利腹痛和霍乱,避免对吐泻的惊慌而乱用针刺痧药,贻误病情,费养庄列出了霍乱判断的简便章程。若吐泻后见手脚作麻,胸口满闷,头目昏蒙,面色灰诟或紫胀,眼白泛红,即为感受秽浊时气,或成痧症,或成霍乱,当选择适当的内外治法。尤其当解散病人头发细看,拔去赤色者。宽衣后,胸背若有长毛数茎,系热毒深入营分之征,必尽拔之。见此危症,还需及时以痧药取嚏,且无论病家反应如何,凡肩颈背胸及胁肋两膝,宜用碗口等刮出红紫色绽。推崇少商、尺泽、曲池、委中等简便易行,寻常人亦可熟记运用的穴位,认为这四个穴位是痧疫转危为安的捷径。出痧后见红紫筋梗起或露出红点者,应当以银针轻轻刺破,挤出恶血。刮法后予生熟水(天水半碗煎百沸和新汲井水半碗和匀),病势缓者可用陈皮、藿香等煎汤送服定乱丸。病情危重属闭证者,可根据呕吐物、二便情况及其他体征判断属于寒闭或热闭。若呕吐酸秽,泻下臭恶,小便短赤,面色紫,眼睛红,舌苔黄腻或白厚黏着则为感受热毒;呕吐物不臭,小便清长,舌苔灰白,渴不多饮为感受阴毒。热闭应选用八宝红灵丹、紫雪丹;阴闭宜用霹雳散、蟾酥丸、回阳膏之类。若仓促之际无法辨别,可如前所述予玉枢丹、太乙紫金丹,无论寒热均可无碍。脱证(症见肢体如冰,冷汗频出,脉微欲脱者),宜用大剂量

参附理中四逆回阳等法救之,并可用回阳膏贴脐中。

（四）防治霍乱要法

霍乱属急症险症,及时预防具有重要的临床意义。费养庄认为可于夏令在井水中置入白矾或雄黄以解水毒,水缸内宜浸石菖蒲、降香,天热室内潮湿时,可在室内焚大黄、茵陈、艾绒等,以解秽气,并可以川椒为末,时涂鼻孔,则秽气不入。自觉稍吸秽恶即服玉枢丹数分,且宜稍忍饥,尤忌补物,以防食复。推崇叶氏之说,无论老少强弱、虚实寒热,常以枇杷叶煎汤代茗,可杜一切外感时邪,但仍需慎起居、节饮食,尤其应当节制肉食、酒醪,防治湿热内蓄于中,与外感之邪相合为病。

（五）记录霍乱转筋外治法

霍乱转筋见四肢筋络不得舒缓、胫筋挛结、肉紧痛者,可以手蘸盐,扑之久久自定;若无盐卤,即用新汲井水和食盐亦有效。还可以灯心一撮搓成团,用高粱酒炖温,摩擦转筋处。

【著作考】

著《幼科金鉴评》(1850年),系取《医宗金鉴·儿科编》证治二十四条,予以评述。又辑《急救痧疫指迷》(简称《痧疫指迷》,1850年),以应其时救治霍乱之需,现有《国医小丛书》本、《三三医书》本。为补温热病症之未备,乃溯源于《灵枢》《素问》中"虚风"条文,注释阐发,曲尽虚风传变之机,汇成《虚邪论》《温热论》各一卷(1881年)。另著《诊学汇考》《批正伤寒论》等。门人吴吟香,抄传其医著。

【遣方用药】

（一）痧疫回春散

组成:川厚朴(姜制)一两,广藿梗、白檀香、制茅术各一两,制半夏一两五钱,新会皮一两,宣木瓜一两,淡吴茱萸五钱,川椒种八钱,制附片八钱,高良姜八钱,乌梅肉八钱,广木香、台乌片各五钱。

用法:共为极细末。每服三钱,重者加倍,开水调服。

主治:寒湿霍乱。吐泻,脉沉,肢冷,目陷,肌肉渐次消铄。

（二）太乙紫金丹

本药又名紫金锭,也称玉枢丹,为居家旅行常备之药。

组成:山慈菇、川文蛤各二两,红芽大戟、白檀香、安息香、苏合油各一两五钱,千金霜一两,雄黄(飞净)、琥珀各五钱,冰片、当门子各五钱。

用法:上各为极细末,再合研匀,浓糯米饮为丸,如绿豆大,外以飞净辰砂为衣。每服一钱许,滚开水送下。

主治:暑湿温疫之邪,弥漫熏蒸,神明昏乱,霍乱吐泻,痧胀腹痛,水土不服,岚障中恶。

备考:本方比苏合香丸而无热,较至宝丹而不凉,兼太乙丹之解毒,备二方之开闭,洵为济生之仙品。

（三）飞龙夺命丹

别名渊然真人夺命丹(《丹溪心法附余》卷十六)、再生丹(《增补内经拾遗方论》卷四)。

治感受温暑障疫秽恶阴晦诸邪,乱转筋,痧胀绞痛(腹中急痛也),心腹闷塞,烦,颠倒不安,手面遍身青黑,四肢冰冷,两手无脉,瞀乱昏狂,神昏危急,及时症逆传,神识昏迷狂乱,机窍闭塞诸症。将朱砂(飞)二钱、西牛黄二分、当门子三分、真珠三分、人中白(漂煅)八分、明雄黄(飞)一分、杜蟾酥一分五厘、蓬砂三分、梅冰四分、明矾五分、灯心炭一钱、火硝一分五厘、牙皂三分、麻黄(去节)四分、青黛(飞)五分、飞真金三十页,各研极细末,合研匀,瓷瓶紧收毋令泄气,以少许吹鼻取嚏,重者再用凉开水调服一分。小儿减半,孕妇忌服。

凡遇神昏不省,或虽省而自觉如蒙如雾,浑浑不清,两手忽然无脉,肢冷无汗,小便短涩赤黄,舌苔不拘何色必黏腻浑浊,再兼见上条方下所注证候者,均宜急与此丹。

如遇神气清爽,自汗甚多,小便清长不热,舌苔宣润而和,两手脉逐渐细小,非忽然便无者,便是脱证,切不可再与此丹。

【学术传承】

由儒业医,先在郡城设诊,与莫枚士友善。门人吴吟香传其学。

参考文献

裘沛然.中国医籍大辞典上[M].上海:上海科学技术出版社,2002.

51. 吴鞠通(《温病条辨》)

【生平传略】

吴鞠通(1758—1836年),名瑭,字配珩,号鞠通,江苏淮阴人,清代著名温病学家。吴鞠通出生于书香之家,其父名守让,字逊夫,曾在当地教学,弟子甚多。受其父影响,吴鞠通自幼攻读儒书,希望能够考取功名。但是在他十九岁时,生病卧床多年的父亲最终离他而去,吴鞠通悲痛万分。他在《温病条辨》自序中写道:"父病年余,至于不起,瑭愧恨难名,哀痛欲绝。"认为"父病不知医,尚复何颜立天地间。"于是他下定决心,发愤学医。几年之后,他的侄儿巧官患温病,初起喉痹,外科医师吹以冰硼散治疗,不但没有减轻病症,反而使咽喉更加肿痛,无奈之下又请内科医师诊治,处方多是双解散、人参败毒散之类,因为没有正确的温病治疗方法,终至全身出黄疸而亡。这件事对他刺激很大,遂产生了钻研温病学的念头。不久后,他参与《四库全书》医书部分的抄写、校对工作,阅读了大量的医学典籍。历十年寒暑,吴鞠通医学知识大进,尤其是潜心研究叶天士《温热论》和治温验案,深得治温之大法。乾隆五十八年(1793年),京都大疫流行,不少病人因治疗不当而死亡。吴鞠通利用叶天士之法奋力抢救,不仅治好了不少温病病人,还治愈了别的医师用药后造成的重大疾病。通过这次亲身临床实践,不仅使他加深了对温病的了解,而且也使他进一步认识到庸医误治的危害,以致发出"生民何辜,不死于病而死于医,是有医不若无医也,学医不精,不若不学医也"的感叹。同时,也使他初步体会到所用治温之法的卓越效果,并开始萌发了著治温之书——《温病条辨》的念头。经过十余载的苦心潜心撰写,至嘉庆十八年(1813年),著成中医史上又一部经典著作——《温病条辨》。《温病条辨》一书发展了温病学理论,完善了温病辨证纲领,丰富了温病治法,确立了温病三焦辨证体系。吴鞠通一生献身医学,医德高尚,不仅在医学方面做出了巨大的贡献,在治学和为人处世等方面也给后人树立了榜样。

【学术思想】

(一)论治温病探源运气

温病的发生发展,与五运六气变化规律关系密切,吴鞠通对温病发生与运气变化的相关性做了详细阐述。吴鞠通生平撰有《温病条辨》《吴鞠通医案》《医医病书》等著作。吴鞠通生活的年代温疫多发,温病横行。吴鞠通对温病进行了深入系统的研究,继承和发扬了外感热病的学术成果,积累了丰富的临床治疗经验,对中医温病学的发展做出了重要的贡献。吴鞠通深谙运气之理,认为"医不备四时五行六气之学,万不能医四时五行六气之病"(《医医病书》),总结了温病与运气变化相关性的内在规律,值得深入研究。

1. 温疫发生时段与六气变化相关

吴鞠通强调温疫发生时段与六气变化规律密切相关。在《温病条辨·原病篇》中开篇引用了运气七篇大论原文,"《六元正纪大论》曰:辰戌之岁,初之气,民厉温病;卯酉之岁,二之气,厉大至,民善暴死;终之气,其病温。寅申之岁,初之气,温病乃起;丑未之岁,二之气,温厉大行,远近咸若。子午之岁,五之气,其病温。已亥之岁,终之气,其病温厉"。

可见,六气之中温疫发生时段为初之气、二之气、五之气、终之气,与现代某些传染性疾病的好发季节相近。虽然温疫好发之时主气各不相同,但是客气均为少阴君火和少阳相火,其中所蕴医理值得进一步深入探讨。

2. 君相两火加临易发温厉

吴鞠通特别强调君相两火加临易发生温厉。吴氏指出:"试观《六元正纪》所载温厉大行,民病温厉之处,皆君相两火加临之候,未有寒水湿土加临而病温者。"《温病条辨·原病篇》提到:"叙气运,原温病之始也。每岁之温,有早暮微盛不等,司天在泉,主气客气,相加临而然也。"说明各年发生温病,有早晚轻重的不同,是由于每年的司天、在泉、客气的循环变化和主气、客气之间相乎加临不同的缘故。

吴鞠通指出"痘证与温病之发同一类也"。吴氏在《温病条辨·痘证总论》中提出:"议病究未透彻来路,皆由不明六气为病与温病之源"。并阐述了痘证发生于子午卯酉之年,而他年罕发的原因。痘证发生"人生之胎毒如火药。岁气之君火如火线,非此引之不发。"文中阐述:"盖子午者,君火司天;卯酉者,君火在泉;人身之司君火者,少阴也。少阴有两脏,心与肾也。先天之毒,藏于肾脏。肾者,坎也,有二阴以恋一阳,又以太阳寒水为腑,故不发也,必待君火之年,与人身君火之气相搏,激而后发也。"卓识确论,千古不磨。

3. 气运不同发生温病各异

(1) 子午丑未之年多发伏暑 吴鞠通提出地支为子、午、丑、未的年份多发伏暑。《温病条辨·上焦篇》三十六条原文指出:"长夏受暑,过夏而发者,名曰伏暑。霜未降而发者少轻,霜既降而发者则重,冬日发者尤重,子、午、丑、未之年为多也。"吴氏并阐述了子、午、丑、未之年为独多者的缘由,即原文云:"子、午君火司天,暑本于火也;丑、未湿土司天,暑得湿则留也。"

(2) 气运为寒水之年寒疫易发 吴鞠通强调寒疫的发生与运、气为太阳寒水的密切关系。太阳寒水司天、在泉的年份,阳干丙年水运太过之年或加临之客气为太阳寒水的时段均易发生寒疫。如吴氏在《温病条辨·寒疫论》中云:"盖六气寒水司天在泉,或五运寒水太过之岁,或六气中加临之客气为寒水,不论四时,或有是证"。

吴鞠通还提到阳明司天之年,秋燥之病多发。

4. 亢害承制、标本中气理论阐述温病

吴鞠通运用运气学中亢害承制、标本中气等重要理论论述温病。亢害承制是关于六气相互制约关系的理论,阐述了自然界六气变化具有五行相互承制的特点。标本中气理论主要研究风热火湿燥寒六气变化规律及其与三阴、三阳的相互关系。

(1) 亢害承制、标本中气理论阐发秋燥 吴鞠通根据亢害承制理论的相互承制关系结合标本中气理论阐述秋燥的发生。吴鞠通在《温病条辨·补秋燥胜气论》开篇即云:"秋燥方论,及燥之复气也,标气也。盖燥属金而克木,木之子少阳相火也,火气来复,故现燥热干燥之证。"《温病条辨·补秋燥胜气论》原文第一条云:"秋燥之气,轻则为燥,重则为寒,化气为湿,复气为火。"吴鞠通自注中云:"揭燥气之大纲,兼叙其子母之气、胜复之气,而燥气自明。重则为寒者,寒水为燥金之子也;化气为湿者,土生金,湿土其母气也。"《至真要大论》曰:"阳明厥阴,不从标本,从乎中也。又曰:从本者,化生于本;从标本者,有标本之化;从中者,以中气为化也。按阳明之上,燥气治之,中见太阴。"这也正是吴鞠通述本论"初未著燥金本气方论,而于疟疝等证,附见于寒湿条下"的原因。

(2) 胜复之理、正化对化、从本从标之道分析方药运用 吴鞠通运用胜复之理、正化对化、从本从标之道分析方药应用之理。吴鞠通在《温病条辨·补秋燥胜气论》中指出,近代注释之家,多不深求甚考,而不明"胜复之理,与正化对化,从本从标之道"。并举例张仲景《伤寒论》中之麻桂、姜附"治寒之胜气也,治寒之正化也,治寒之本病也";白虎、承气"治寒之复气也,治寒之对化也,治寒之标病也。余气俱可从此类推"。并在自注的释意中详论其理。云:"太阳本寒标热,对化为火,盖水胜必克火,故经载太阳司天,心病为多。末总结之曰:病本于心,心火受病必克金。白虎,所以救金也。金受病,则坚刚牢固,滞塞不通,复气为土,土性壅塞,反来克本身之真水。承气,所以泄金与土而救水也。在经谓:寒淫所胜,以咸泻之。"

(3) 标本中气理论阐明伤寒当汗、温暑不当汗之理 吴鞠通运用标本中气理论比较阐述伤于寒者当汗、伤于温暑不可发汗之理。《温病条辨·六气当汗不当汗论》原文云:"盖伤于寒者,必入太阳,寒邪与寒水一家,同类相从也。其不可不发者何?太阳本寒标热,寒邪内合寒水之气,止有寒水之本,而无标热之阳,不成其为太阳矣。水来克火,如一阳陷于二阴之中,故急用辛温发汗,提阳外出。欲提阳者,乌得不用辛温哉!"吴鞠通提出温暑伤于手

太阴断不可发汗。《温病条辨·六气当汗不当汗论》原文指出："若温暑伤于手太阴，火克金也，太阴本燥标湿，若再用辛温，外助温暑之火，内助脏气之燥，两燥相合，而土之气化无从，不成其为太阴矣，津液消亡，不痉何待！故初用辛凉以救本脏之燥，而外退温暑之热；继用甘润，内救本脏之湿，外敌温暑之火，而脏象化气，本来面目不可失矣。"此温暑不可发汗之理，并强调不发汗之辛甘，亦在所当禁。

5. 精通气运之理，临证自有准的

吴鞠通在《医医病书·气运论》提出"五运六气之理，天地运行自然之道"，强调精通运气之理的重要性。原文云："精通气运之理，有先知之妙，时时体验其气之已至、未至、太过、不及。何者为胜气？何者为中气？何者为化气？何者为复气？再用有者求之，无者求之，微者责之，盛者责之之功，临证自有准的。"吴鞠通在《医医病书》中设有气运论、医不明六气论和医必备四时五行六气论等专论阐述运气理论对温病的重要影响，值得深入探讨。

（二）创立三焦辨治温疫

吴鞠通认为温疫属于温病范畴，如《温病条辨·上焦篇》第一条载："温病者，有风温、有温热、有温疫、有温毒、有暑温、有湿温、有秋燥、有冬温、有温疟。"并阐释了温疫是由于疫疬之气夹杂秽浊之气广泛流行而成："温疫者，疬气流行，多兼秽浊，家家如是，若役使然也。"

他强调治疗温疫要三焦辨证。太阴温疫宜用桂枝汤、银翘散之类，如《温病条辨·上焦篇》第四条载："太阴风温、温热、温疫、冬温，初起恶风寒者，桂枝汤主之；但热不恶寒而渴者，辛凉平剂银翘散主之。温毒、暑温、湿温、温疟，不在此例。"

阳明温疫宜用白虎、承气之类，如《温病条辨·中焦篇》第一条载："面目俱赤，语声重浊，呼吸俱粗，大便闭，小便涩，舌苔老黄，甚则黑有芒刺，但恶热，不恶寒，日晡潮热益甚者，传至中焦，阳明温病也。脉浮洪躁甚者，白虎汤主之；脉沉数有力，甚则脉体反小而实者，大承气汤主之。"少阴温疫宜用复脉汤之类，如《温病条辨·下焦篇》第一条载："风温、温热、温疫、温毒、冬温，邪在阳明久羁，或已下，或未下，身热面赤，口干舌燥，甚则齿黑唇裂，脉沉实者，仍可下之；脉虚大，手足心热甚于手足背者，加减复脉汤主之。"吴鞠通在治疫时更强调回避疫病之邪的方法，

即要固护正气。他在《温病条辨》"原病篇"即援引《内经》原文："帝曰：余闻五疫之至，皆相染易，无问大小，病状相似，不施救疗，如何可得不相移易者？岐伯曰：不相染者，正气存内，邪不可干。"

（三）辨治寒疫，注意温凉

吴鞠通认为寒疫的主要症状为恶寒、壮热、头痛、骨节疼痛、口不渴，如在《温病条辨·杂说·寒疫论》中指出："世多言寒疫者，究其病状，则憎寒壮热，头痛骨节烦疼，虽发热而不甚渴，时行则里巷之中，病俱相类，若役使者然；非若温病之不甚头痛骨痛而渴甚，故名曰寒疫耳。"明确了寒疫有寒象未化热无口渴之症状则用辛温解肌的方法治疗，寒象入里化热似风温者用辛凉清热法治疗，如"其未化热而恶寒之时，则用辛温解肌；既化热之后，如风温证者，则用辛凉清热，无二理也"。

（四）防治温疫用药特色

在《温病条辨》中，所用方剂多为吴鞠通首创，具有极高的理论和实用价值，同时反映了吴鞠通治疗温病的特点。吴鞠通在运用清热剂时，以甘苦化阴法，治热盛津伤之证，克服了单纯甘寒养阴和苦寒清热治疗热盛伤津的弊端；又以银翘散、桑菊饮等辛凉轻宣之解表剂，治疗肺卫风热之证，避免了辛温发汗之害，开创了温病治疗的新局面。

吴鞠通使用泻下剂时以增液汤增水行舟，寓泻于补，治疗阴亏液涸、无水舟停之大便燥结证，避免了滥用承气汤攻下的危害。创制新加黄龙汤、宣白承气汤、导赤承气汤、牛黄承气汤、增液承气汤等一系列承气方剂，解决了单纯用承气汤下之不通的矛盾，使下法的运用趋于完善。

在《温病条辨》中补阴剂和治风剂共用了 17 首方，占方剂总量的 8.02%。因温为阳邪，最能耗阴竭液，吴鞠通根据此特点，非常重视温病中以救阴为主的治疗原则。吴鞠通还将仲景复脉汤加以化裁，创制加减复脉汤、救逆汤、一甲复脉汤、二甲复脉汤、三甲复脉汤、大定风珠等方，治疗下焦温病、邪少虚多之证，切合温邪深入下焦而重伤肝肾之阴的特点。

吴鞠通还在书中创制了三仁汤、杏仁汤、杏仁石膏汤等方，以杏仁为君，宣肺化气，使气行则水行，气化则湿热俱化，对湿热病证的治疗具有重要的作用。重视宣化湿邪正是吴鞠通治疗温病的特

点,书中祛湿剂使用之多(在方剂使用中居于第二位)也正是此观点的具体体现。

此外,在治疗用药方面,吴鞠通提出了"治上焦如羽,非轻不举;治中焦如衡,非平不安;治下焦如权,非重不沉"的三焦用药原则,在临床实践中更具有重要的指导意义。

【著作考】

《温病条辨》落笔于1798年,经过15年潜心努力,成书于1813年。关于《温病条辨》的最早版本,长期以来有两种说法:一说是嘉庆十七年壬申(1812年)汪廷珍刻本。汪廷珍长吴鞠通一岁,乾隆己酉年(1789年)中进士,道光时官至礼部尚书,亦精医学,不仅催促吴鞠通写《温病条辨》,而且于1812年为之作序,鼓励其早日出版,并予以参订全书,多处加以按语。由于他在序中说"吴子以为然……而授之梓",故有人认为此书最早由汪廷珍刻于1812年。然至今未见此本流传。一说为嘉庆十八年癸酉(1813年)问心堂刻本。从问心堂本来看,为《温病条辨》作序和予以点评或参订者还有朱彬(字武曹)和征保(字以园)二人。朱彬序于1811年4月,征保序于1813年仲秋。朱彬序中未提示该书具体著成年代,而只能据其写序时间推断书稿已于1811年前写成。1813年初版问心堂《温病条辨》的内容并不完整,上焦篇秋燥门中仅有温燥的内容,而无凉燥的证治方药,这与吴鞠通当时对凉燥缺乏足够认识有关。1821年以后,吴鞠通多次经历燥疫流行,始对凉燥有较深刻的认识,并制"霹雳散"一方,救治凉燥疫证,获效良多,遂作"补秋燥胜气论"一篇,于道光十五年(1835年)补入叶刻《温病条辨》中。道光十六年版本应视作《温病条辨》的善本。此书写作始于1798年,初稿约完成于1804年,初版定稿并刊行于1813年,最后完善于1936年。

【遣方用药】

(一)安宫牛黄丸

安宫牛黄丸属于中医"凉开三宝"之首,出自吴鞠通所著《温病条辨》。有人认为,吴鞠通取法万全《痘疹世医心得》牛黄丸(朱砂、牛黄、黄连、黄芩、栀子、郁金)。但吴鞠通方较万全方在清热解毒基础上多出犀角、梅片、麝香、真珠、雄黄、金箔衣6味芳

香开窍药。安宫牛黄丸长于清热豁痰、开窍安神,主治热病,邪入心包,高热惊厥,神昏谵语。凡见温热病邪逆传心包或心包热甚之证,首选安宫牛黄丸。如《温病条辨·上焦篇》31条对手厥阴暑温,逆传心包,而见宜"以芳香开窍,苦寒清热为急"之证,以安宫牛黄丸主之。《温病条辨·上焦篇》53条"热多昏狂……名曰心疟……兼秽舌浊,口气重者",是为疟邪"逆传心包络"之证,以安宫牛黄丸主之。《温病条辨·中焦篇》36条"阳明温病,斑疹温痘、温疮、温毒,发黄神昏谵语者",为温热毒甚,犯于心包之证,亦以安宫牛黄丸主之。需要注意的是,《温病条辨》中常用清宫汤煎汤送服本药,以加强清心解毒之力;若温病初起,邪犯肺卫,逆传心包者,可用金银花、薄荷或银翘散加减煎汤送服本药,以增强清热透解作用;若邪陷心包兼有腑实,症见神昏舌短、大便秘结、饮不解渴者,宜开窍与攻下并用,以安宫牛黄丸调生大黄末内服;热闭证见脉虚、有内闭外脱之势者,急宜人参煎汤送服本药。

后世医家常使用本方治疗温疫、杂疫证属温热邪毒内闭心包者。如《温病指南》使用本方治疗"温病发斑,神昏谵语者"。《温热经纬》使用本方治疗"热邪逆传膻中,神昏目瞑,鼻窍无涕洟,诸窍欲闭,其势危急者"。张锡纯《医学衷中参西录》中有用安宫牛黄丸治疗鼠疫、温疹病热闭心包的成功案例。目前,本方常用治于流行性乙型脑炎、流行性脑脊髓膜炎、中毒性痢疾、尿毒症、肝性脑病、急性脑血管病、肺性脑病、颅脑外伤、小儿高热惊厥以及感染或中毒引起的高热神昏等属热闭心包者。

(二)银翘散

"治上焦如羽"出自《温病条辨·卷四·治病法论》,是吴鞠通对上焦温病治疗原则的高度概括与生动比喻。所谓"治上焦如羽",是因为"肺位最高,药过重则过病所,少用又有病重药轻之患"。此处"轻"是指"轻可去实",即选取药物性味偏轻薄而不用过于苦寒沉降之品,剂量不宜过重,煎药时间也不宜过久。代表方剂如银翘散等。本方见于《温病条辨》上焦篇,本方用药遵循《内经》"风淫于内,治以辛凉,佐以苦甘"之法,宗喻嘉言"芳香逐秽"之说,据李东垣清心凉隔散加减化裁而成。功能辛凉解表,宣肺泻热。

银翘散自问世以来,常用不衰,疗效甚佳。目

前被广泛地运用于温热疾病初起的风热表证阶段,如流行性感冒、呼吸道感染、流行性腮腺炎、口疮、风疹、麻疹、乙型脑炎等。

有人将流行性感冒称为人类最大的温疫。流感病毒的抗原性极易发生变异,如不及时控制,容易引起暴发、流行,甚或世界范围内的大流行。现代医学对流行性感冒的治疗主要采用对症治疗和支持疗法,卧床休息、多饮水和服解热镇痛药。临床报道中药银翘散对流行性感冒有较好的疗效。在目前还没有研究出治疗流行性感冒的特效药物之前,中医药防治流行性感冒的研究仍不失为寻找有效非特异性防治药物的良好途径。

【学术传承】

吴鞠通的学术观念,主要来源于《内经》《伤寒论》《临证指南医案》,而他能在温病学理论与实践上卓有建树,则与其"抗老以希古人,虚心而师百氏"的治学态度密不可分。对经典医著,吴鞠通强调"学者不可不尊经,不尊经则学无根底,或流于异端"的同时,更反对一味地盲目从古,主张中医学术必须以临床体验为准,而"信经太过,则凿之病也"。正因为他具有这一正确的治学态度,才能做到"历取诸贤精妙,考之《内经》,参以心得,为是编之作",更能将自己摆在"诸贤如木工钻眼,已至九分,瑭特透以一分,作圆满会耳"的地位,而成为一代温病大师。吴鞠通十分推崇《内经》,其养阴清热理论、三焦辨证纲领皆出自《内经》。吴鞠通尊崇仲景,奉《伤寒论》为"后世医学之祖"。《温病条辨》在撰文方式上模仿《伤寒论》体例,且于条文之下自撰注疏,予以阐释,以为"羽翼伤寒"之作。全书198方中,引用仲景原方31首,足见其对《伤寒论》之推崇。吴鞠通尊叶天士为师,《温病条辨》198方有92方参照叶案。他认为叶天士"持论平和,立法精细""案中治法,丝丝入扣""然其法散见于案中,章程未定,浅学者读之,有望洋之叹,无怪乎后人之无阶而升也。故本论摭拾其大概,粗定规模,俾学者有路可寻"。可见《温病条辨》与《临证指南医案》间继承与发展的关系。

【医话与轶事】

愤则气生,愤则气盛,所以从古至今,因愤而

学,终成大器者,不乏其人。汉司马迁一生遭遇极其不幸,可他不弃其志,发愤读书,勤于笔耕,终于成为一位在人类文化发展史上做出卓越贡献的大人物,是中国历史上一位光芒万丈的大文学家,历史学家。汉高祖刘邦,四十多岁,才开始奋发读书,而最终开辟了汉朝四百年天下。汉张仲景在宗族死亡三分之二的情况下,而奋发学医,最终著成《伤寒杂病论》。吴子鞠通年方十九,因父病不知医,死于庸医之手,无颜立于天地间,故卖田买书,奋发学医,他悟到单读其书,不临其症,终难成医,于是奔走远近,拜师求教,并遍考晋唐以来各家学说,十阅春秋,取其所长,终有所得。又经京都温疫大流行之验证,去其驳杂,取其精微,参附己见,最终全面、系统、集大成、有创见地论述温病辨证论治的一部专书告成,即《温病条辨》。其书与《内经》《伤寒论》《金匮要略》共称中医四大经典,是温病学的里程碑。其人其事,其景其情,皆一字所激,"愤"也。(节选自《大医吴鞠通轶事》)

【医案选介】

案一:长氏,二十二岁,初四日,温热发疹,系木火有余之证,焉有可用足三阳经之羌防柴葛,诛伐无过之理,举世不知,其如人命何? 议辛凉达表,非直攻表也;芳香透络,非香燥也。

连翘六钱　银花八钱　薄荷三钱　桔梗五钱玄参六钱　生草二钱　牛蒡子五钱　黄芩三钱桑叶三钱

为粗末,分六包,一时许服一包,芦根汤煎。

初五日　温毒脉象模糊,舌黄喉痹,胸闷渴甚。议时时轻扬,勿令邪聚方妙。

连翘八钱　银花一两　薄荷三钱　玄参一两射干三钱　人中黄三钱　黄连三钱　牛蒡子一两黄芩三钱　桔梗一两　生石膏一两　郁金三钱杏仁五钱　马勃三钱

共为粗末,分十二包,约一时服一包,芦根汤煎。

初六日　舌苔老黄,舌肉甚绛,脉沉壮热,夜间谵语,烦躁面赤,口干唇燥,喜凉饮。议急下以存津液法,用大承气减枳朴辛药,加增液润法。

生大黄八钱　玄明粉四钱　厚朴三钱　枳实三钱　玄参三钱　麦冬五钱　细生地五钱

煮三杯,先服一杯,得快便止后服,不便或不

快,进第二杯,约三时不便,进第三杯。

初七日　其势已杀,其焰未平,下后护阴为主,用甘苦化阴。

细生地八钱　黄芩二钱　玄参三钱　生草一钱　丹皮五钱　麦冬六钱　黄连钱半

煮三杯,分三次服。渣煮一杯,明早服。

初八日　脉浮邪气还表,下行极而上也。

即于前方内加:连翘三钱、银花三钱,去黄连。

初九日　脉仍数,余焰未息,口仍微渴,少用玉女煎法,两解气血伏热。

细生地　生甘草　麦冬　连翘　玄参　银花　生石膏　知母各等份,服法如前。初十日脉沉微数,自觉心中躁,腹中不爽,舌上老黄苔,二日不大便,议小承气汤微和之。

生大黄三钱　厚朴三钱　枳实二钱

水五杯,煮二杯,先服一杯,得利止后服,不快再服。

按语:温热发疹治则辛凉达表、芳香透络,方用银翘散。症见"舌黄喉痹,胸闷渴甚",加射干、马勃清热解毒、祛痰利咽,人中黄、生石膏清热、凉血、解毒,郁金清心凉血,杏仁润肺止咳。症见"舌苔老黄,舌肉甚绛,脉沉壮热,夜间谵语,烦躁面赤,口干唇燥",予以"急下存阴法",方用大承气减枳朴。"下后护阴为主,用甘苦化阴",常用玉女煎方,解气血两燔。

案二:谢,五月初三日,酒客脉象模糊,苔如积粉,胸中郁闷,病势十分深重,再舌苔刮白,大便昼夜十数下,不惟温热,且兼浊湿,岂伤寒六经药可治。

连翘钱半　滑石三钱　郁金二钱　银花二钱　藿香二钱　生薏苡仁三钱　杏仁三钱　黄连钱半　豆豉二钱　薄荷一钱

今晚一帖,明早一帖。

初四日　温病始终以护津液为主,不比伤寒以通阳气为主。

连翘三钱　黄芩二钱　桑叶三钱　甘草八分　麦冬五钱　银花三钱　薄荷一钱　豆豉二钱　黄连二钱　滑石三钱

今晚一帖,明早一帖。

初五日　旧苔已退,新苔又出,邪之所藏者尚多。脉象之模糊者,较前稍觉光明。

连翘三钱　麦冬四钱　通草八分　银花三钱　薄荷八分　天花粉三钱　桑叶二钱　滑石三钱

黄芩二钱　杏仁三钱　藿香叶八分　黄连二钱　鲜芦根三钱

初六日　脉洪,舌滑而中心灰黑,余皆刮白,湿中秽浊,须重用芳香。

连翘三钱　荷叶边二钱　豆豉二钱　银花二钱　通草钱半　郁金三钱　薄荷一钱　滑石五钱　藿香三钱　黄芩二钱　芦根五钱　黄连三钱

今晚一帖,明早一帖。

初七日　温病已有凉汗,但脉尚数而协热下利不止。议白头翁汤法。

白头翁五钱　生白芍二钱　秦皮三钱　黄芩三钱　黄连三钱

初八日　热邪虽退,而脉仍未静,尚有余热未清。大泄十余日,大汗一昼夜,津液丧亡已多,不可强责小便。再胃之上脘痛,有责之阳衰者,有责之痰饮者,有责之液伤者。兹当热邪大伤津液之后,脉尚未静,犹然自觉痰饮,断不得作阳衰论。且阳衰胸痹之痛,不必咽津而后痛也。与甘苦合化阴气法,既可以保胃汁,又可以蓄水之上源,得天水循环,水天一气,自然畅流。

麦冬六钱　炙草三钱　大生地五钱　火麻仁三钱　生牡蛎五钱　黄连一钱　炒黄芩一钱　沙参三钱　象贝母二钱

煮三碗,三次服。渣煮一碗,明早服。

初九日　即于前方内加:丹皮三钱、赤芍三钱。

初十日肺脉独大,仍渴思凉。

连翘三钱　知母二钱　银花三钱　桑叶二钱　黄芩二钱　杏仁一钱　生甘草一钱　石膏三钱

今晚一帖,明早一帖。

十一日　左关独大,仍喜凉物,余热未清,小便赤,用苦甘法。

黄连一钱　知母二钱　黄芩二钱　生草一钱　丹皮五钱　细生地二钱　桑叶一钱　赤芍二钱　木通二钱　麦冬二钱

今晚一帖,明早一帖。

按语:酒客,谓平素嗜酒之人。《伤寒论·辨太阳病脉并治上》第17条:"若酒客病,不可与桂枝汤,得之则呕,以酒客不喜甘故也。"本病描述病症"脉象模糊,苔如积粉,胸中郁闷""大便昼夜十数下"。追其病机"不惟温热,且兼浊湿",治以辛凉解毒、清心开窍之法。医案中提到"温病始终以护津液为主,不比伤寒以通阳气为主"。该证与伤寒论中太阳中风证有类似之处,然此为温病,不可用桂枝等通阳化气药物,仍应以清热解毒、燥湿生津为纲。第二日加大连翘、银花用量,加用麦冬顾护阴液。第三日治法上继续以清热解毒为纲,加大麦冬用量,增加天花粉、鲜芦根养护阴津。第四日"脉洪,舌滑而中心灰黑,余皆刮白",故治法调整为"须重用芳香"以"祛湿逐秽"。在清热解毒生津的基础上,重用藿香以达理气、和中、辟秽、祛湿之功。第五日"有凉汗""脉尚数而协热下利不止",予以白头翁汤去黄柏加黄芩、生白芍。黄芩清上焦湿热,生白芍养血柔肝,敛阴收汗。全方清热解毒,凉血止痢,敛阴收汗。第六日,因其"大泄十余日,大汗一昼夜,津液丧亡已多",须以"甘苦合化阴气法""既可以保胃汁,又可以蓄水之上源,得天水循环,水天一气,自然畅流"。重用麦冬、生地养阴清热生津,黄连、黄芩清热燥湿,火麻仁滋脾阴、润肠燥,生牡蛎敛阴收汗,沙参益胃生津,象贝母清热化痰。以后数日,均以清热滋阴凉血为法调理。

案三:赵,七十岁,五月十二日,温病之例,四损重逆为难治。今年老久病之后,已居四损之二。况初起见厥,病入已深。再温病不畏其大渴,引饮思凉,最畏其不渴。盖渴乃气分之病,不渴则归血分。此皆年老藩篱已撤,邪气直入下焦之故。勉议清血分之热,加以领邪外出法。

丹皮二钱　细生地二钱　连翘二钱　郁金二钱　桔梗一钱　羚羊角钱半　甘草五分　桑叶一钱　银花一钱　麦冬一钱　茶菊花一钱　薄荷八分

日三帖,渣不再煎。

十三日　今日厥轻,但老年下虚,邪居血分,不肯外出,可畏,用辛凉合芳香法。

连翘三钱　牛蒡子二钱　藿香钱半　玄参三钱　豆豉三钱　薄荷八分　银花三钱　郁金半钱　桑叶二钱　细生地三钱　丹皮三钱　麦冬三钱　芦根五寸

十四日　六脉沉数而实,四日不大便,汗不得除,舌苔微黄,老年下虚,不可轻下。然热病之热退,每在里气既通以后。议增液汤,作增水行舟之计。

玄参二两　细生地一两　栀子炭六钱　丹皮六钱　麦冬一两　牛蒡子八钱

水八碗,煮三碗,三次服,均于今晚服尽,明早再将渣煮一碗服。

十五日　仍未大便,酌加去积聚之润药,即于

前方内加:玄参一两、细生地一两。

十六日　脉已滑,渴稍加,汗甚多,邪有欲出之势,但仍未大便,犹不能外增液法,少入玉女煎可也。既可润肠,又可保护老年有限津液,不比壮年可放心攻劫也。

玄参三两　知母三钱　细生地二两　麦冬一两　生甘草二钱　生石膏一两　银花六钱　连翘五钱

十七日　渴更甚,加以保肺为急,即于前方内加:黄芩三钱、生石膏一两、知母二钱。

十八日　大便已见,舌苔未净,脉尚带数,不甚渴,仍清血分为主,复领邪法。

麦冬三钱　黄芩二钱　生甘草二钱　细生地一两　玄参五钱　丹皮六钱　银花三钱　连翘三钱

煮三碗三次服。

按语:温病"不畏其大渴,引饮思凉,最畏其不渴",因"渴乃气分之病,不渴则归血分",故"不渴"病势更进一步。厥,即昏厥,不省人事,为病入血分,须清血分热。药用生地、银花、连翘等清热之品,桔梗载药上行,桑叶、茶菊花、薄荷清上焦风热。羚羊角粉平肝息风、散血解毒。邪不外出,用芳香法引邪,药用藿香理气化湿辟秽。"四日不大便,汗不得除,舌苔微黄",老年下焦虚衰,不能轻易使用下法。故方用增液汤。"渴稍加,汗甚多",邪气将出,方用玉女煎,"既可润肠,又可保护老年有限津液"。大便解后,仍以滋阴清热为法巩固。

案四:普,四十四岁,五月二十九日,温热月余不解,初用横补中焦,致邪无出路。继用暑湿门中刚燥,至津液大亏。湿热之邪,仍未能化。现在干呕脉数,大小便闭,烦躁不安,热仍未除。证非浅鲜。议甘寒、苦寒合化阴气,令小便自通。若强责小便,不畏泉源告竭乎!

生石膏一两　玄参一两　细生地六钱　知母四钱　连翘八钱　丹皮五钱　麦冬八钱　银花三钱　生甘草二钱　炒黄芩二钱　黄连二钱

煮成三碗,今日分三次服完,明早再煮一碗服。

三十日　昨用玉女煎、银翘散合法,再加苦寒,为甘苦合化阴气,又为苦辛润法。今日已见大效,汗也,便也,表里俱通,但脉仍沉数有力,是仍有宿粪。与久羁之结邪相搏。议增水行舟,复入阴搜邪法。

麦冬一两　丹皮六钱　生甘草三钱　黄芩炭

六钱　大生地六钱　北沙参五钱　生鳖甲八钱
生牡蛎六钱　柏子霜三钱　黄连钱半

按语：温热病误用补益中焦药，致邪无外出之路，继以化暑湿之刚燥药物，使津液大亏，而温热之邪仍未化。现症见"干呕脉数，大小便闭，烦躁不安"，予以"甘寒、苦寒合化阴气""令小便自通"。方用玉女煎合银翘散。连翘、银花清热解毒，丹皮清热凉血、活血散痕，生石膏清热解毒、除烦止渴，生地、玄参、知母养阴清热，黄芩、黄连清热止呕，麦冬养阴生津。大小便通后，再用入阴搜邪法。重用麦冬、鳖甲、牡蛎配以丹皮、生地等，意在育阴清热生津。

案五：梁，六十二岁，丙辰年六月二十三日，脉数急，身热头痛，思凉饮，暑伤手太阴，切忌误认伤寒而用羌防柴葛。

连翘三钱　桑叶钱半　甘草一钱　银花三钱
石膏四钱　苦桔梗二钱　薄荷八分　豆豉钱半
知母二钱

二十四日　即于前方内加：藿梗二钱、广郁金三钱、杏仁泥三钱、荷叶边一张。

二十五日　六脉洪大而数，渴思凉饮，纯阳之症，气血两燔，用玉女煎。

石膏一两　细生地八钱　知母五钱　玄参四钱　麦冬一两　生甘草三钱

煮三杯，分三次服。

按语："脉数急，身热头痛，思凉饮"为热证，结合发病时间"六月二十三日"为盛夏季节，故为暑邪侵入。"暑伤手太阴"，归肺经病，即手太阴肺经所发生的病候。《灵枢·经脉》载："肺手太阴之脉……是动则病；肺胀满，膨膨而喘咳，缺盆中痛，甚则交两手

而瞀，此为臂厥。是主肺所生病者；咳，上气，喘喝，烦心，胸满，儒臂内前廉痛厥，掌中热。气盛有余，则肩背痛，风寒，汗出中风，小便数而欠，气虚则肩背痛寒，少气不足以息，溺色变。"本经主要病症为：胸部满闷，肺胀，气喘，咳嗽，心烦，气短，肩背痛，及经脉所过部痛，厥冷，掌中热。方以银翘散化裁清热解毒。后加藿梗化湿除秽，郁金清心解郁，杏仁止咳平喘，荷叶消暑利湿，健脾升阳。六脉洪大而数，渴思凉饮，为气血两燔，方用玉女煎凉血滋阴。

参考文献

[1] 吴瑭.温病条辨[M].北京：人民卫生出版社，2005.

[2] 严冰.大医吴鞠通轶事[M].北京：中国古籍出版社，2012.

[3] 岳冬辉.温病论治探微[M].合肥：安徽科学技术出版社，2013.

[4] 岳冬辉.吴鞠通从运气学说论治温病的贡献与特色探析[J].中国中医基础医学杂志，2010，16(12)：1094-1095.

[5] 岳冬辉，毕岩.吴鞠通运用易理遣方用药特色探析[J].中国中医基础医学杂志，2014，20(8)：1038-1039.

[6] 朱德湘.吴鞠通研究温病的思维方法探讨[J].湖南中医杂志，1988(3)：48.

[7] 张志斌.吴瑭及其《温病条辨》的学术思想研究[J].浙江中医杂志，2008，43(1)：1-4.

[8] 李刘坤，凌泽奎.论吴鞠通温病学术思想渊源[J].新疆中医药，2000，18(4)：3-5.

52. 李伦青（《白喉全生集》）

【生平传略】

李纪方，字伦青，清代医家，白果长碧冲（今衡山县松柏桥乡长碧村）人。年轻时跟外祖父尹慎微学医。同治二年（1863年）开始行医，对内科、外科、喉科、肿症等专心研究，医术日见精进。当时白喉病甚为流行，而诊治尚无专著，一般医者对此病束手无策。李伦青开始试用外祖父所传治白喉的一些方法。20年后，积累了丰富的经验，并辑成《白喉全生集》一书，使许多医者解开了白喉恶症的疑难，挽救了不少病人的生命，李伦青因之蜚声国内，时人称之为治白喉神医。李伦青逝世后，后人为他雕刻石像，陈列于河南南阳的医圣祠，与我国历代112位名医像并列，他的名字载入1921年出版的《中国医学大辞典》。

【学术思想】

白喉是由白喉杆菌引起的，以发热、咽痛，咽、喉、鼻等处出现白色假膜不易剥脱为特点的急性呼吸道传染病。

该病在清代以前的文献中记录较少，郑宏纲（1727—1787年）的《重楼玉钥》（1795年）和郑承翰、方成培的《重楼玉钥续编》（1804年）是古代较早记录白喉的中医文献。这两部喉科专著在认识白喉病名、病因、病机及诊断、治疗等方面，已积累了比较丰富的经验。他们所创立的"肺肾阴虚感受燥邪"的致病理论、"重在养阴"的治则和养阴清肺汤等治疗白喉的有效方剂，对后世医家产生了深远的影响。

白喉是以疾病的病状表现直接命名的。郑梅涧《喉白阐微》有言："喉间白腐一证，俗名白菌，即白缠喉是也。"《重楼玉钥》有论述，"喉间起白如腐一

症，其害甚速，乾隆四十年前无是症，即有亦少。自廿年来患此者甚多，惟小儿尤甚，且多传染，一经误治，遂至不救。按白腐一证，即所谓白缠喉是也，诸书皆未论及。"可见，白喉这一病症在乾隆四十年以前非常少见，众医书都未提及，之后开始增多并传染流行，发展较快。1864年，中国第一部以"白喉"命名的白喉专著出版，即张绍修的《时疫白喉捷要》。自此，白喉之名渐次流传，一直被沿用至今。

据记载，此病道光中叶盛行于江浙，"咸丰六年，此症南北大行"。1879年，黄炳乾刊行《时疫白喉捷要合编》，称白喉一病，"道光中叶，始于江浙，迄乎前湘黔滇间发作无时，传染甚速，巷陌街横死者踵相接，惟时西北诸郡邑无有焉"。可见，此时全国大部分地区多已流行过此病。《白喉全生集》全书泛论一切白喉病，汇集了之前众医家在论治白喉方面的主要观点，取其精华，去其糟粕，结合自己20年临证验治，探索研究，编纂而成，内容简要，切于实用。对白喉的诊治、兼证、坏证、妇人白喉、小儿白喉分别介绍其治疗方药及针灸等。以寒证、热证、寒热错杂证为三大纲领，寒热之中又分轻重虚实，以此辨证辨脉，缕析条分，遣方用药，通权达变。作者自序该书简而精，约而备，使人得是书以释疑难，非敢云良方济世，亦足以立起沉疴。

（一）主要依据症状诊断白喉

李伦青对白喉症状的认识与张绍修大同小异。张绍修的《时疫白喉捷要》指出白喉之病，"初起恶寒发热，头痛背胀，遍身骨节疼痛，喉内或极痛，或微痛，或不痛而喉内微梗，有随发而白随现者，有至二三日而白始现者，或有白点白条白块，渐至满喉皆白"，经治疗后，喉内之白或收紧，或稀疏，或微小，或转黄，"久之必然退净"。

（二）治疗以寒热为纲

作者在凡例中指出白喉病热证较多，寒证较

少。寒热所郁,均有蕴毒。因此,当时的医家认为这也属于疫病,且用药多偏于寒凉。殊不知白喉少有寒证,不代表白喉无寒证。白喉之热证有毒,寒证亦非无毒。因此,全书非常重视白喉的寒热辨证,防治偏颇贻误病情。在论述中设置问答,分条详辨。《白喉全生集》在辨证施治方面论述较详细,该书诊疗细腻,"以寒热二字为纲,再分轻重虚实,庶几用药无毫厘千里之谬"。他通过观察小便、舌、脉、饮食、肿痛等诸多方面,确定寒热、轻重、虚实,将白喉分为九大类证,尤其对寒热错杂、误治坏证的治疗有独到见解。所记载之方药都由实际临床经验而来,详实、质朴、有效。分辨寒热的关键在于详细体察四诊信息,通过望、闻、问、切的情况辨证,而且以辨证为要,辨脉从略。重视古人成方,提倡按证寻方,不要随意增减。如有兼证,则不妨变通。至于寒热错杂证,尤其难治,对此方论独详。

(三)主张内服与外治法并用

李伦青主张内服药与外治法并用,当时运用的吹药有"瓜霜散"、噙药有"蚰蜒辟毒散"、贴药有"救急异功散"等。还可配合针灸,具体方法为针刺舌底两边青筋及少商穴放血,效果满意。《白喉全生集·白喉杂治通用方》用药贴喉部肿处后刺破水疱使毒水随针而出,用以消肿止痛,并强调"贴处必起水疱,用针刺破,揩净毒水,即能消肿止痛"。书中专列一节"针穴经络法"介绍白喉的针灸穴位主要有颊车、少商、商阳、中冲、关冲、少冲。凡此六穴,应病行针,穴处俱离指甲一韭菜叶宽,如病者畏针穴之多,只针少商一穴,亦立起沉疴。宜针出恶血为妙,无血者不治,再用生姜擦针口,布条包裹,以避风袭入针口。并绘有针穴图,详细描述了穴位位置、所属经脉、取穴方法。此外,作者在杂治通用方中收录了针刺和贴涌泉穴法治疗白喉急症。

(四)急救当精通吹药

李伦青认为治疗白喉服药应当慎重,医者尤其应当精通吹药。尤其是在乡村僻壤,汤药一时难以得到,全有赖吹药救急。时医有通行的吹药,用于轻证尚可,却易贻误重症。因此,本书吹药也分寒证、热证、寒热错杂三大纲,对证使用,均有应验,不可随意加减。白喉出现险证坏证,牙关紧闭,痰涎上涌,病家无法服药,亦不能吹药治疗。法宜先开关以扫其痰涎,甚则针刺各穴以出恶血,通经活络。

待病人清醒后,再行吹药服药即愈矣。本书的敷贴针刺方法,备极精详,可视具体情况灵活运用。

此外,作者强调该书虽专论白喉,但喉风、单双乳蛾、重舌等证也不外表、里、寒、热、虚、实,若能通权达变,则无有不可治之喉疾。本书并无隐秘之方及杜撰之法,细心研习,可以立开其沉疴。

【著作考】

现存几种清刻本,1917年萧山合义和印书局铅印本。

【学术传承】

李伦青的外祖父尹慎微,博学多才,能诗善画,同时又是一位精通医术的民间医者。李伦青自幼随外祖父读书,吟诵之余,也钻研医书,颇有领悟,为外祖父所喜爱。后来师从外祖父专心学医,对于内外科,特别是喉科,潜心研究。他边学边实践,又常常和表兄赵尚达切磋,医术不断长进。道光中叶,白喉病流行。他试用外祖父所传治白喉的一些方法,小心翼翼地为病人处方用药,一晃20年,他积累了丰富的经验,先后治愈上万人。后来他所写的《白喉全生集》这本书填补了《医宗金鉴》空白。1921年出版的《中国医学大辞典》记载了他的行医生涯。

【医话与轶事】

在1840年鸦片战争的隆隆炮声中,中国近代史拉开了序幕。一系列战争的失败和不平等条约的签订,中国逐渐由一个独立的封建社会转变为半封建半殖民地社会。辛亥革命推翻了清王朝之后,中华大地上又出现了军阀割据混战的局面,接下来的抗日战争、国共内战,直到1949年中华人民共和国成立,中国历史翻开崭新的一页。百余年中,列强的压迫,民族的危机,使国内外各种矛盾日趋激烈。这种动荡不安的社会环境,与疫病的频繁发生有着密切的联系。

据《清史稿》和《近代中国灾荒纪年》中的大概记录,从1840年到1911年清朝灭亡的短短70多年中,有疫病的年份就达50年。其中"道光帝11年中7年有疫病,咸丰11年中10年有疫病,同治帝13年中12年有疫病,光绪帝31年中19年有疫病,宣统帝3年中2年有疫病",平均1.45年中有1年出现疫疾流行。《中国传染病史料》中则记录民国期间年年都有疫病流行。如此高频率的疫病发作，在中国古代历史上比较少见，这一时期劳动人民生活的艰难和困苦可想而知。频繁的疫病流行，为近代中医积累经验，防治重大疫病提出了客观需求。

道光中叶，白喉病流行。而诊治此病尚无专著，也没有师承。即便是《内经》也未涉及此症，乾隆年间编撰的《医宗金鉴》也找不到医治的方法。因此，一般医者对此病茫然不解，束手无策。少数医师各执己见，不偏于寒，就偏于热。正如李伦青所说："偏寒偏热，不独不为济世资且适贻为杀人刀。"这种情况使他非常不安。同治二年(1863年)，44岁的李纪方开始正式行医，此时，白喉病仍在肆无忌惮地侵蚀着人们的生命和健康。

光绪八年(1882年)，李伦青到了长沙。在汪铁珊司马家作幕僚。这时，白喉病仍然盛行。前来请求李伦青治病的人接踵而至。李伦青虽然治疗了很多人，但白喉病人太多，李伦青一人不能解救所有病人。于是，他急于要把治白喉的方法和自己屡试屡验的成功经验，纂写成书，向社会公开。几个月后，书成付梓时，得到了汪铁珊的尽力促成。书名定为《白喉证治全生集》。这本约三万字的大作一时间成为中医行医者的一部宝典。

光绪九年(1883年)，清廷把《白喉证治全生集》印行千本，发于全国各省，使许多医者解开了白喉恶症的疑难，挽救了不少病人的生命，李伦青因之蜚声国内，被人称之为"治白喉神医"。

在西医学知识没有广泛传入中国的清末阶段，中医一直是社会中防治疫病的主力军。无数中医在继承古人治疫经验的基础上，博采众长，精心研求，为治疗和扑灭疫病做出了较大的贡献。李伦青以自己一生的悬壶济世和理论著作证明，近代中医始终是防治疫病的重要力量。

参考文献

[1]（清）郑梅涧著.《重楼玉钥》[M].广州：广东科技出版社，2008.

[2]（清）张绍修著.《时疫白喉捷要》[M].长沙：湖南科学技术出版社，1959.

[3] 李伦青.白喉全生集·《白喉证论.不分卷》[M].萧山合义和印书局铅印本，1917.

53. 徐子默（《吊脚痧方论》）

【生平传略】

徐子默，晚清医家，生卒年代不详，浙江嘉兴人，著有《吊脚痧方论》。

【学术思想】

（一）以症状命吊脚痧之名，区分霍乱与吊脚痧的不同

徐子默对疫病的治疗主要体现在吊脚痧方面，提出其症或吐或泻或吐泻并作，有腹痛者，亦有不腹痛者，吐泻数次后，即两腿抽搐，或手足并皆挛挛，痛亦甚，抽亦愈甚，顷刻肌肉尽削，渐觉气短声嘶，眼窠落陷……旦发夕死，夕发旦死。霍乱来势急骤，多出现转筋的特点，所以吊脚痧与霍乱虽有症状的相似处，病理上却不相同，临床需注意区分。霍乱病为热，多因触臭或饮热饱食所致，多发于肠，热证之筋脉抽挛，不甚通，手足温。霍乱初起，心中不爽，不吐不泻，舌色多红，必须引吐引泻，使其热邪出。吊脚痧为寒，多发于阴，寒邪聚结中州，上冲于胃，胃窍闭则吐，脾窍闭则泻，寒主收，收则筋脉抽挛，必大痛，间有不抽挛者，为寒之轻症，也可伤命。吊脚痧初起心中不爽，非吐即泻，必须治吐治泻，倘阴寒不散，中脘闭住，即四肢渐冷，舌色多白，若用药过程中转黄苔需用清凉，因阳药虽能治寒，但纯阳实能伤阴。

（二）以吐泻辨病情之轻重，提出吊脚痧的三个区分依据

徐子默认为吊脚痧病情的轻重可从以下三个方面辨识：首先，吐者轻，泻者重，先吐后泻者，先泻后吐者皆为重症。其次，以吐泻次数辨轻重，吐泻一二次而止者为轻，吐泻三四次不止者为重。再次，以吐泻后手足及脉象辨轻重，吐泻一二次手足即冷，脉渐细隐者为重，吐泻三四次，手足温和，脉仍分明者尚轻。

（三）以温通为治疗之大法，强调通阳气祛寒邪

徐子默认为吊脚痧病起三阴，属于寒者较多，治疗方面，认为治闭必先助气，助气必先温阳，提倡温经通阳为大法，他说："治吊脚痧之药，首在温经通阳，以祛寒邪，以归阴火""余创温经通阳之法未有不生者"。症轻者可用姜汁烧酒，或煮浓椒桂调涂。病之初期用大、小建中汤，出现四肢厥逆则用桂枝方、四逆汤、真武汤、吴茱萸汤、六味回阳饮、黄连进退汤、干姜人参汤、乌梅丸、十四味大建中汤、参附汤等，若到后期出现六脉全无，冷汗频出，元气欲脱则用回阳温中之法，选用参附汤、姜附汤等。徐子默提出汤药要有辣感："病势方盛时，进药须令人先尝之，如舌上舐之不辣者，非徒无益，反恐因汤水以助寒也。必须尝之味辣者，方可服。"除内服药物，临证也多辅以外用方药，如生姜或艾灸助阳散寒。徐子默也注意到吊脚痧亦有属于热者，提出病家若有暑热则因循误事，临证需详细辨别"有热体而患吊脚痧者"，在用药方面，温热药则要减量，方中需参用苦降辛通救阴之法，或佐用黄连、麦冬、牡丹皮、石斛等清热养阴之药，但他强调"必须手足温、吐下止，见有热象者方可用耳"。

【著作考】

《吊脚痧方论》又名《急痧方论》，一卷。徐子默手定，成书时间不详，从序中咸丰十年六月，推测其成书约为1860年。本书分为总论，论吊脚痧与霍乱相似不同，论吊脚痧有掉与不掉之别，论病机，论吊脚痧为寒闭，论脉象，论用药，论进药法，论风药须察气体，论舌色，论吊脚痧重症必坐守服药，论病发

深夜急先自治,预防吊脚痧方,吊脚痧方(气闷胸前泛泛周身不爽未吐泻方、呕吐方、厥逆方、烦躁方、口渴方、冷汗方),论吊脚痧诸方,吊脚痧所忌,吊脚痧所需,辨吊脚痧死后现色等章节。本书从吊脚痧的病机、脉舌、辨证、用药、治疗、预防等多方面进行论述,辨析了此病与霍乱之异同,提出温经通阳为治疗大法。

现存初刻本等近二十种清刻本,多种石印本和丛书本。其中,清光绪十五年(1889年)刻本藏于天津中医药大学图书馆;清同治元年(1862年)刻本藏于国家图书馆;清同治六年(1867年)玄玄子刻本,藏于山西省图书馆;清同治六年(1867年)悟云草堂刻本;清同治六年(1867年)玄玄子刻本,藏于山西省图书馆;清光绪二十九年(1903年)刻本,藏于国家图书馆;清同治三年(1864年)同善堂刻本,藏于中国中医科学院图书馆;清同治三年(1864年)同善堂刻本,藏于中国中医科学院图书馆;清光绪十七年(1891年)杨近贤斋刻本,藏于南京中医药大学图书馆;清光绪十三年(1887年)绍兴聚文斋刻本,藏于中国中医科学院图书馆;清光绪刻本,藏于中国中医科学院图书馆。

【遣方用药】

呕吐方:川连四分(吴茱萸炒),桂枝八分,法夏钱半,川干姜八分(炒),当归二钱(酒炒),白芍钱半(炒),茯苓四钱,广皮钱半,生姜三片。

厥逆方:人参一钱,麦冬三钱,北五味五分,川附子三钱,桂枝三钱,归身二钱(酒炒),炒白芍钱半,云茯苓五钱,生姜二两(捣汁冲),法半夏钱半,牡蛎四钱,甘草五分。

下利方:人参钱半另煎,焦冬术三钱,茯苓六钱,干姜八分(炒),桂枝八分,吴茱萸三分,归身三钱(米炒),炒白芍二钱,甘草六分,肉果霜一钱,五味子八分,牡蛎四钱,淡附子八分。

烦躁方:川连五分,川附子六分,麦冬三钱(去心),炒白芍三钱,桂枝七分,五味子六分,茯苓六钱,牡蛎一两,干姜八分(炒黑),个鬼神三钱(盐水炒),炙甘草四分。

口渴方:人参钱半(另煎),川连三分(酒炒),石斛三钱,干姜一钱炒,麦冬三钱(去心),茯苓四钱,炒白芍钱半,焦冬术钱半,归身三钱(酒炒),桂枝六分,甘草四分,炙甘草、桔梗各三分,乌梅钱半。

冷汗方:人参钱半(另煎),附子钱半,黄芪五钱,干姜钱半(炒),五味子八分,当归三钱,焦冬术三钱,牡蛎六钱,桂枝钱半,茯苓六钱,炒白芍三钱,甘草炙八分,麦冬三钱(去心)。

参考文献

陈修园.陈修园医学七十二种[M].上海:上海书店,1988.

54. 吴士瑛（《痢疾明辨》）

【生平传略】

吴士瑛,字甫恬,号壶芦山人,又号子虚子,清代医家,生于清代乾隆末年,行医于嘉庆、道光、咸丰年间,生卒年代不详。太学生。暨阳(今江苏江阴)人。为龙砂医学流派,长于痢疾证治,著有《痢疾明辨》。

【学术思想】

(一)阐明痢疾的病因及病变特点

吴士瑛认为痢疾病因不独为湿热,乃内外因素共同作用,内因为饮食之积或生冷油腻,外因为外感六淫之邪,兼感时疫毒邪而成,以暑湿热三气、时毒、秋燥为主要病因,发病多与天气因素相关,尤其是天气干旱或炎热之时。因天气亢旱,暑热异常,暑热盛或有暑湿之邪,易滋生疫毒邪气,暑、湿、热、疫毒之邪滞于肠胃,三焦之气机阻滞而出现腹痛或里急后重等症状,主要病位在脾胃与大小肠,属脾胃湿热者当分阴阳虚实。痢疾具有传变快速、易传染、易流行的特点,发病后可在一家或一方传播,病情的轻重、预后及流行情况与发病情况密切相关,如吴士瑛所说"时毒乃疫气流行,一方盛衰不同,其病速,其症重,每有二三日告毙者"。

(二)详辨痢疾的种类及治疗大法

从初症至坏症,详细论述了痢疾的各种型证,列举了老人虚痢、休息痢、产后痢、胎前痢、噤口痢等种类,将痢疾分为陷邪、秋燥、时毒、滑脱四个大纲证进行辨证,提出分六经,列四纲的辨治原则,认为痢疾发病以外感三阳经为先,首犯太阳经,皆因初起误治或延久不治而入三阴,从未有病起即陷三阴者,治疗方面既提倡应尊崇张仲景六经辨证,又

强调因事制宜,因证施方,参以活法,不可拘古法,泥而不变。吴士瑛认为逐邪与扶正为痢疾的治疗大法,并列举两大治疗的宜忌,同时指出治痢与治泄的不同,阐释了古今治痢疾方法的得失。在具体的辨治与治疗方面,对于邪陷者,吴士瑛认为一切外感恶寒发热,忽而里急后重,下冻白色,或出黄如糜,为三阳经邪热下陷,以暑、湿、热三气最多,用人参败毒散可逆流挽舟。吴士瑛认为小儿痢为感受暑、湿、热邪气所致,但小儿肠胃柔脆,难于克伐,又喜食杂物,形成积滞。八九岁患儿,询其病情,痛与不痛,热与不热,可察病之轻重,邪之浅深。若三岁以下患儿,不能自述病情,全赖医者察色听声,以谛察其病之虚实寒热,根据自身临证经验总结了治疗小儿痢的通用诸方:败毒散、香连丸、青麟丸、龙荟丸、滞下丸、芍药汤、桂圆肉、苦参子、猪小肠垢灰、治痢散。

【著作考】

《痢疾明辨》(又作《折肱心悟痢疾明辨》),成书于清咸丰七年(1857),一卷。本书为痢疾病证专论。从书中自序"四十年来,由折肱而心悟,由心悟而知古今之得失,异议辨之"之句可以看出此书为吴氏由临床到理论,再由理论到临床的著作。书中还载有《辨治痢与治泻不同》《辨痢属大小肠之病》等7篇,并附34首常用治痢方。诸法之得失,间附验案。折肱出自《左传·定公十三年》:"三折肱知为良医,以此典故作书名为引之以喻经历久而成良医。"侧面反映出吴士瑛对人道、人生的态度,书中文字散发出浓郁的人文趣味及成为一名良医的志向。本书有多种抄本,根据无锡陈氏抄本所载,此抄本未有刊印,现有常熟吴玉纯《秘本医学丛书》抄本、《三三医书》抄本,前后书底有少许水渍,整体品好,难

得一见。

【遣方用药】

东风散:黄芩、槟榔、枳壳、山楂、青皮、厚朴、当归、白芍、炙甘草。主治:痢疾。加减:肢冷,加肉桂;热甚,加黄连,兼疟,加柴胡;红痢,加桃仁、红花、地榆;白痢,加香附、陈皮。

治痢奇方:黄连、厚朴、青皮、枳壳、槟榔、山楂、木香、白芍、黄芩、地榆、当归尾、桃仁、红花、甘草。

【学术传承】

自称医术传自喻嘉言之甥舒进贤,并称与当地老名医姜体乾、孙御千有较深的过往。

【医话与轶事】

是书由来,吴公甫恬,醉后诊新产妇,投以安胎药,随诊者不敢下笔,吴公催促用之,第二日酒醒疑虑间,病家来报生一儿。镇江将军妾女病,重金聘诊之,吴公曰非病也,且喜得男,将军曰先生果名医也。吴士瑛狂喜曰"吾三指固未尝醉也"。遂名震迩遐。病家以一盘捧上盖,破腹而出者也,吴公大惊由此得心疾,其门下传抄有《痢疾明辨》一书。以南阳伤寒论六经为主,中分陷邪(外感六经陷下之邪),秋燥及时毒(即疫痢)滑脱四门,实为痢证,特开生面,并能阐发伤寒论之精义。涵窃以是书,为可传不敢自秘,爰加校勘录数语于简端,方得此书。

【医案选介】

案一:吴兴陆养愚,治归安李令尹之岳,路途感冒,至暑头常微痛,身体微热,饮食如故,不以为意。数日后患暑泻,小便赤痛,自服"胃苓汤"不止,后下赤白,又服芩、连、槟、芍、广木香,二剂不效。李公延予诊治,脉两手浮弦,沉按涩数;此表气不舒,故里气亦不顺,偶值脾胃不调而泄泻也,以"五积散"加白术、木香,二剂,大汗,诸症悉退。

按语:此患长途劳顿,感受表邪,内有饮食失调发为痢疾,服用胃苓汤利水止泻,祛湿和胃或用芩、连、槟、芍、广木香清热燥湿行气之痢,只能清在里之邪气,而无法祛表邪,故吴士瑛以五积散既解表又温里,散寒祛湿,理气活血,化痰消积,双解表里之邪,邪气得汗外泄,诸症全解,痢因汗愈。

案二:一人病霍乱,明日发热下痢,进"败毒散"二剂,赤白未止而身发斑,议再投"败毒散"以发表,合"犀角地黄汤"以清里,加槟榔、木香"青宁丸"以理气导滞,两剂而愈。

按语:此患进败毒散而赤白未止,且身发斑,可知其邪有入血之征象,故加犀角地黄汤凉血化斑清在里之邪,并加槟榔、木香行气导滞治疗,药证相合,故速效。

参考文献

[1] 袁钟,图娅,彭泽邦,等.中医辞海[M].北京:中国医药科技出版社,1990.

[2] 李经纬.中医名词术语精华辞典[M].天津:天津科学技术出版社,1996.

55. 王孟英(《随息居重订霍乱论》)

【生平传略】

王士雄(1806—1868年),字孟英,又字梦隐,别号半痴山人。王孟英自幼好学,后以医为业。因其生活的年代时有战乱,疫疠流行,亲人死于霍乱者较多,遂专心于温热病的研究。王孟英毕生致力于中医临床和理论研究,对温病学说的发展做出了承前启后的贡献,尤其对霍乱的辨证和治疗有独到的见解。他重视环境卫生,对预防疫病提出了不少有价值的观点。王孟英对温热病有独到的见识,总结其多年的临床实践,著有《温热经纬》《霍乱论》等书,其中《温热经纬》为我国温病学重要著述之一。《霍乱论》成书于1838年。1862年王孟英避乱于上海,适逢霍乱盛行,死者甚众,王孟英应友人之请,重新修订《霍乱论》,故称《随息居重订霍乱论》。该书阐发前人有关理论,辑录生平经验,首病情,次治法,附医案,羽方药。对霍乱的病因、病机、辨证、防治做出了重要的贡献。

【学术思想】

《随息居重订霍乱论》从病因、病性、症状、治法等方面对霍乱进行了详细论述,于书后附有医案、方药。

(一)运气异常可引起霍乱

1. 湿热致霍乱

王孟英认为霍乱的发生与五运六气密切相关。就五运而言,春分后交火运,天气渐热,芒种后交土运,地气渐湿,湿气上腾,热气下降,人处于其中,湿热之邪由口鼻皮毛侵入人体,邪无出路,故成温热、暑疫等病,而霍乱只是其中一种证而已。对于六气,王孟英认为太阴湿土内应于脾,感受湿邪则易发生霍乱吐下,而不必拘泥于太阴湿土为司天在泉之时方可影响人体之说。即只要是太阴湿土之气来临,都可能引起中满,发生霍乱。王孟英在《随息居重订霍乱论》自序中说:"今避乱来上海,适霍乱大行,司命者罔知所措,死者实多。"本书写于1862年,本年为壬戌年,属木运太过之年,太阳寒水司天,太阴湿土在泉。由于"岁木太过,风气流行,脾土受邪。民病飧泄食减,体重烦冤,肠鸣腹支满""太阴所至为中满霍乱吐下"(《素问·气交变大论篇》),也提示本年可能以呕吐下利为主的脾病为多发。

王孟英根据《灵枢》《伤寒论》《医彻》等书的论述,提出"霍乱有因饮食所伤者,有因湿邪内蕴者,有因气郁不舒者"。王孟英将霍乱与吐利进行区分,明确说明"霍乱者挥霍闷乱,成于倾刻变动不安之谓也,若上不能纳,下不能禁之久病,但名吐利,不得谓之霍乱。"霍乱的主要症状是吐、利,可伴有腹痛。

2. 运气不同则寒热不同

霍乱的寒热性质与五运六气相关。王孟英根据《内经》《治暑全书》《金匮要略》等的论述,认为霍乱之热症是由于"土郁之发""不远热"等引起。他说:"诸郁之发,必从热化。土郁者,中焦湿盛,而升降之机乃窒。"关于"不远热"王孟英则认为"亦非但以药石为言,如劳役于长途田野之间,则暑邪自外而入,所谓热地如炉,伤人最速""或安享乎醇酒膏粱之奉,则湿热自内而生,所谓厚味腊毒不节则嗟"。王孟英据《内经》所论,认为患霍乱后所表现出的昏闷、抽搐、烦躁不安、转筋、小便浑浊、呕吐物酸臭、暴注下迫等症状都是由于感受火热之邪而引起。此外,暑邪亦可导致霍乱。王孟英认为春分以后,秋分之前,受少阳相火、少阴君火、太阴湿土的影响,天之热气下降,地之湿气上腾,人处在气交之中,湿热之气由口鼻侵入人体,气机升降失常而致霍乱,发生恶心、呕吐、腹痛、泄泻等。王孟英还发现

"凡霍乱盛行,多在夏热亢旱酷暑之年,则其证必剧,自夏末秋初而起,直至立冬后始息"。他认为造成这种情况是因为其人本有湿邪蕴于内,又感暑邪,霍乱一旦发生即可发生大范围流行且病情危重,据此提出"霍乱湿多热少,道其常也"。对霍乱热证的治疗,王孟英引《千金要方》《金匮要略》中所论,用新汲井水、鸡矢白散等治疗。王孟英对张石顽的"有一毫口渴,即是伏热,凡术附姜桂种种燥热之药,误服即死,虽五苓散之桂,亦宜慎用"的论述极为赞同。

王孟英认为霍乱之寒证大多是由于脾胃素虚之人,又逢岁土不及之年,中阳不足,虚寒湿偏盛,导致泄泻、呕吐。他明确指出"寒霍乱多见于安逸之人,以其深居静处,阳气不伸,坐卧风凉,起居任意,冰瓜水果,恣食为常,虽在盛夏之时,所患多非暑病"。并在其后详细论述了根据症状如何进行用药,如湿盛用胃苓汤,七情郁结、寒食停滞用厚朴汤、治中汤,内虚阴盛格阳用理中汤。王孟英引《伤寒论》《千金方》《诸病源候论》等书中所论,对寒霍乱用五苓散、理中丸、四逆汤、吴茱萸汤、附子粳米汤等方药进行治疗。王孟英又指出"然此辈实由避暑,而反为寒伤致病,若拘泥时令误设清暑之剂,而更助其阴,则顷刻亡阳莫挽矣",说明寒霍乱多由避暑反伤寒引起,故治疗时要详加辨证。

(二)治疗霍乱要驱邪至尽

对于霍乱的治疗,王孟英认为要使邪有出路,力求做到"驱邪至尽"。因为霍乱与其他疾病不同,其他病证在正虚邪浅时可以采用"养正则邪自去"的治疗原则,但对霍乱来说,这种治疗原则不适合,在治疗霍乱时务必要使邪去才能达到正安的目的。基于此,本书提出多种驱邪至尽的治法,包括外治法及辅助治疗方法等方面。

1. 外治法

王孟英共记录7种外治法。

伐毛:霍乱初起之时,如发现有赤色发或身有长毛,务必将其拨除。因发为血之余,热毒深入营分,毒焰上炎导致发赤或毛长。

取嚏:王孟英认为霍乱是由正气被邪气所阻,浊气不能呼出,清气不能吸入,气乱于中,遂成闭塞之证。用皂角末或通关散,或痧药吹入鼻中取嚏以通气道,使气道通,邪有出路外泄,邪出则症状减轻。

刮法:王孟英提出取嚏后要接着施与刮法。他说:"有嚏者,肺气虽开,恐营卫气机尚痹,当刮以宣之。无嚏者肺既不开,尤必刮松卫气,使已入营分之邪,得以外泄,而病可松也。"并详细说明所刮部位及手法。

焠法:适用于斑痧。其症状表现为:手足厥冷腹痛,身有红点。此症亦是由于营卫之气受邪所阻不通而致。

刺法:王孟英引《玉衡》曰:"凡霍乱痧胀,邪已入营,必刺出毒血,俾邪得外泄,然后据用药,可以望生",并列出所刺穴位,如可刺少商穴、曲池穴、委中穴等;对于痧证引起的头晕,可刺风府、风池;腹痛而吐者可刺上脘;腹痛而泻者可刺下脘;腹痛而欲吐不吐,欲泻不泻者可刺中脘,等等。王孟英之所以将针刺之法记载于此,是"以便穷乡僻壤,皆可按证而施治"。

揾洗法:王孟英选取简便易得之药,用于揾洗以治疗霍乱。如:生大蒜杵烂,贴两足心;棉絮浸酒中煎滚取出,乘热裹患处;以烧酒摩擦其患处,以软散为度等。

熨灸:王孟英主要用熨灸治疗霍乱转筋,干霍乱属寒的病证。如炒盐一包,熨其心腹令气透;吴茱萸、食盐各数两,炒热包熨脐下等。王孟英强调:"凡腹虽痛极,而喜得温按,唇口刮白者,乃内虚阴寒之病,宜用火灸,切忌针刺。若四肢虽冷,而苦渴苔腻,腹痛虽甚,而睛赤唇红,或烦躁喜凉者,乃热郁气闭之证,急宜刺血,切忌火攻。"可见,无论用何种方法治疗,王孟英都强调要在辨证准确下施治,否则会导致病情加重,甚至可引起病人死亡。

总之,上述的外治法都是以使邪气出、通营卫之气为目标。邪气出,营卫和则霍乱病去,人体复健。

2. 鉴别

王孟英提出用生黄豆或生芋可鉴别病是否为痧。意识清楚的病人让其嚼生姜的办法辨别真假寒证。

3. 辅助治疗

王孟英将多部医书中所载辅助治疗方药进行综合整理,按其疗效进行分类。其中治疗霍乱有16方,治疗霍乱转筋14方,治疗干霍乱19方,治疗邪深入络者7方,治疗寒湿干霍乱9方,治疗阴寒霍乱者6方。如陈仓米煮清汤治霍乱大渴,桑叶煎汁服治霍乱转筋,刘寄奴煎汤温服治干霍乱,紫雪丹治邪深入络以及干霍乱、霍乱转筋,陈艾叶煎汤服治寒湿霍乱,三圣丹治阴寒霍乱,等等。王孟英并于其后明确说明"以上数方亦须预备应用,如合送济人,须将病情叙明,庶免贻误",可见王孟英对霍乱用药十分在意,再三讲明要辨证施治,以免贻误病情。

(三)重视病后调理

王孟英对霍乱病后的饮食药物宜忌、病后调养有细致论述。王孟英提出霍乱病后三忌、三慎、三宜,对妊娠、产后妇女的治疗及霍乱善后亦有论述。

1. 三忌

三忌是指忌米汤,忌姜糖,忌热汤、酒醴、澡浴。

忌米汤:自来是得谷者生,胃气的存亡对于病者来说至关重要,但王孟英却说患霍乱之人要忌米汤。王孟英认为时邪、霍乱、痧胀是"以暑湿秽恶之邪,由口鼻吸入肺胃,而阻其气道之流行,乃否塞不通之病,故浊不能降",如果初期进食米汤则会出现"胀逆不可救"。但如果霍乱后期,吐泻太过,邪气衰退正气虚弱,当补养正气之时,应给予"清米汤温饮之,以为接续,不可禁之太过反致胃气难复"则另当别论。

霍乱初期忌米汤其实是强调时邪、霍乱、痧胀之症忌妄补。王孟英提出"霍乱痧胀,邪势方张之际,不可一试,米汤如是,况补药乎!"又说"凡一病有一病之宜忌,先议病后议药,中病即是良药,故投之而当,硝黄即是补药,投而不当,参术皆为毒药",还说"无论外感,不可妄投温补,即内伤证,必求其所伤何病,而先治其伤,则病去而元自复,古人不曰内虚,而曰内伤,顾名思义,则纯虚之证殊少也"。由此可以看出王孟英对霍乱的用药要求,即中病即是良药,补药切勿轻试。

忌姜糖:姜性辛微温,糖可助湿热而腻滞满中,而霍乱多由热湿毒引起,故应忌用。除姜糖外,其他药物如枣子、龙眼、甘草等一切甜腻守灌之药皆应忌服。王孟英认为只有霍乱初起挟寒者可酌情少用姜,除此之外,姜断不可用。

忌热汤、酒醴、澡浴:王孟英认为霍乱多由暑湿热疫秽毒引起,是由口鼻吸入,直接伤人气分,渐入营分,宜用清凉之药,使邪从下走方可病愈。而热汤、酒醴、澡浴皆有驱散表寒的作用,但能助热,故

霍乱忌用。然而因寒邪客表伤人,饮热汤酒醴或用热水澡浴,可趋寒邪从汗而解,则属辛温发散之意。

2. 三慎

三慎是指慎痧丸、慎延医、慎服药。

慎痧丸:痧药方较多,所主之证不一,有的适合暑热病,有的适合寒湿病,还有将多种药物杂合成方,故病后必须要慎重选择药物,以免适得其反。

慎延医:即是指选择医者要慎重,而非道听途说。王孟英将医之用药比作将之用兵,因此,病时医者的选择非常重要,非有真才实学者不能请之。

慎服药:服药同样需要慎重,王孟英提出"观其临证时,审问精详,心思周到,辨证剖切,方案明通,言词慷爽近情,举止落落大方者,虽向未谋面之人,亦一见而知良医矣,其药可服也"。

3. 三宜

三宜是指宜凉爽、宜镇静、宜泛爱。

宜凉爽:王孟英认为"霍乱痧胀流行成疫,皆热气、病气酝酿使然"。所以要使病人居住之处保持空气流通,病人的呕吐物排泄物要及时清理,病人的衣被薄厚要适合,以其不冷为佳,如果贸然增加病人的衣被,可能会导致变证的发生。

宜镇静:患病后病人本身已经很害怕、烦躁,如果家人此时又有慌慌张张的表现,可加重病人的负担,使病情加重,故王孟英提出要镇静,不要慌乱。

宜泛爱:王孟英提出为医者及病者周围的人要有宽大仁爱的心。霍乱一旦发生,往往病情危重,此时医生要尽快给予施治,否则易造成病情加重;对于老弱贫苦及出门在外之人,一旦染病,其周围人的相助犹为重要。可见王孟英不仅重医术,亦重医德。

4. 孕妇及产后用药

对妊娠之人辨证用药更需谨慎。王孟英提出"凡怀妊于夏月而陡患腹痛者,虽在临盆之际,先须握其手,而指尖不冷,抚其额而身不发热者,方是将娩之疼,否则即是痧患。而痧药类多妨孕,概勿轻试"。明确说明对妊娠的病人应如何进行鉴别,并强调不要轻易用药,可采用外治法。王孟英还将妊娠禁忌药单独列出,并指出"薏苡仁、茅根、通草、厚朴、益母之类,性味平和,又为霍乱方中常用之品,最易忽略,不可不加意也"。

王孟英还认为"产后阴血尽脱,孤阳独立,脏腑

如焚,经脉如沸",故而不应轻易用药。如果考虑其感染暑病痧邪,则沙糖、酒、生化汤等皆须禁止服用;如果确定其已感染霍乱痧证,则可以按常法治疗。

总之,王孟英认为对于妊娠及产后的妇女用药要尤为用心在意,如无虚象不可轻用温补之剂;如无寒证,不可妄用热剂。

5.善后

霍乱经过治疗后吐泻止、腿筋已舒,病情稳定,此时后期调理至关重要,如调理不当,可致病情反复。王孟英认为病后进食的时间、种类要依据病人的病情而定。他说:"口渴以陈米汤饮之,知饥以熟萝蔔、熟凫茈或煮绿豆,或笋汤煮北方挂面啖之。必小溲清,舌苔净,始可吃粥饭。鲫鱼台鲞之类,油腻酒醴甜食,新鲜补滞诸物,必解过坚矢,始可徐徐而进,切勿欲速以致转病。"明确指出病后要先进食清淡易消化之物,待机体复元后方可进食油腻之物。对病后如何用药物调理,王孟英亦有明确论述:"肢未全和,或热不遽退,胸犹痞闷,苔色不化,溺涩不行,此皆余热逗留,或治未尽善,亟宜清涤余邪,宣通气道,勿以其不饥不食,而认为吐泻伤元,妄投补滞,勿以其神倦肢凉,而疑作寒凉过度,妄进辛温。"指出由于余热不除而表现的多种症状仍需仔细观察,不可妄用药物。

（四）预防

王孟英在研究中发现,温病特别是霍乱等病的发生与环境污染、水源和饮食不洁有密切的关系。王孟英所处的江浙一带地势坦夷,支河万派,而居民饮食濯秽,共用一水,尤其是暑月旱年,热毒蕴蓄,为害更烈,故多霍乱、疟疾、痈疡诸疾。特别是上海,王孟英亲见商舶群集,帆樯林立,人烟繁萃,地多燠热,室庐稠密,秽气愈盛,附郭之河藏垢纳污,水皆恶浊不堪,以致霍乱疫疠等病流行。有鉴于此,他力倡疏通河道,毋使积污,广凿井泉,毋使饮浊。湖池广而水清,自无藏垢纳污之所,秽浊之源无由孳生,井泉多而甘冽,以为正本清源之计。并主张饮雨水、雪水,贮水以备用。他在刊行《重庆堂随笔》时详细介绍了审水源、定井位、凿井、试水美恶、验水质好坏等方法。同时,倡用药物来净化水液,主张于夏秋季节,将白矾、雄精置井中,解水毒辟蛇虺;将降香、菖蒲投缸内,去秽解浊。他曾认为

田螺能澄浊,宜蓄水缸,这实是用生物净化水质的良好方法。他还提倡改善室内外卫生条件,曾说"住房不论大小,必要开爽通气扫除洁净。设不得已而居市廛湫隘之区,亦可以人工斡旋几分,稍留余地,以为活路"。在注意饮水卫生、环境卫生的同时,主张节饮食,忌厚味,戒醇酒,宜进清淡饮食,以保护脾胃功能,这对预防夏秋季胃肠道传染病,无疑是一项重要的措施。

【著作考】

道光十七年,江浙一带霍乱流行,王孟英感叹自《诸病源候论》《三因方》等提出本于风寒之说,后世医家多认为霍乱有寒无热。王孟英根据多年经验,认为霍乱有寒热之分,"热霍乱流行似疫,世之所同也,寒霍乱偶有所伤,人之所独也。巢氏所论虽详,乃寻常霍乱耳!执此以治时行霍乱,犹腐儒将兵,岂不覆败者鲜矣"。乃于道光十八年(1838年)撰《霍乱论》二卷。

同治元年(1862年),王孟英避乱于上海时,适值苏沪地区霍乱大行,医家不知所措,死者甚多。而《霍乱论》板存杭州,恐亦毁而不存;与《王氏医案》之江西合刻本,亦不知板尚存否。乃应请重订《霍乱论》,名为《随息居重订霍乱论》,内容较《霍乱论》约扩充一倍,益为详备。

现存清道光十九年(1838年)浙江杭州湖墅长胜纸行刻本、咸丰元年(1851年)吟香书屋校刻本、同治二年(1863年)崇本堂藏板刻本等三十种,民国时期刊本十余种。

【遣方用药】

（一）创立王氏连朴饮

王氏连朴饮治湿热蕴伏而成霍乱,兼能行食涤痰。制厚朴、炒黄连、石菖蒲、制半夏、炒香豉、焦山栀、芦根,水煎服。此方能清热化湿,调和肠胃。治霍乱,湿热阻滞肠胃、呕吐泄泻、胸闷、不思饮食、舌苔黄腻者甚效。现亦用于急性肠胃炎、伤寒等时病见有以上症状者,均有效。

（二）方药统计

《霍乱论》列出71味药为治疗霍乱之主药也,将药物按治疗不同的霍乱进行分类。其中原蚕沙为

诸霍乱之主药也；黄芩为温病转霍乱之主药；石膏为暑热霍乱之主药，等等。王孟英在《霍乱论》中选方62首，用药134味，药物共出现频率461次。其中出现频率占前几位的依次是：甘草28次，麝香、当门子16次，半夏14次，雄黄、木香12次，人参11次，茯苓、厚朴10次，黄连9次。

1. 不同功效药物使用频率统计（表55-1）

表55-1 不同功效药物使用频率统计

类别	次数	总体比例/%	第一位药
解表药	37	8.02	生姜
清热药	54	11.71	黄连
泻下药	14	3.03	硝石
祛风湿药	10	2.16	木瓜
化湿药	28	6.07	厚朴
利水渗湿药	35	7.59	茯苓
温里药	31	6.72	丁香
理气药	26	5.63	陈皮
消食药	4	0.86	山楂
驱虫药	2	0.43	贯众
止血药	1	0.21	灶心土
活血化瘀药	3	0.65	莪术
化痰止咳平喘药	37	8.02	半夏
安神药	28	6.07	朱砂
平肝息风药	2	0.43	羚羊角
开窍药	31	6.72	麝香
补气药	68	14.75	甘草
补血药	8	1.73	白芍
补阴药	9	1.95	麦冬
收涩药	2	0.43	芡实
杀虫止痒药	31	6.72	雄黄

2. 不同功效方剂使用数量统计（表55-2）

表55-2 方剂使用数量统计

类别	数量/首	总体比例/%
解表剂	2	3.2
和解剂	1	1.6
清热剂	10	16.1
祛暑剂	8	12.9

续 表

类别	数量/首	总体比例/%
温里剂	7	11.3
补益剂	2	3.2
开窍剂	13	20.9
理气剂	1	1.6
治燥剂	2	3.2
祛湿剂	11	17.7
消导剂	2	3.2
痈疡剂	3	4.8

（三）方药分析

1. 主药治主症

从不同功效药物统计表中可以看出，用药次数前几位的中药，符合王孟英所论治疗霍乱之主药，黄连，常配伍黄芩、半夏治"吐下而热邪痞结上焦，胸次不舒者"；木瓜，"霍乱转筋，溺不秘者之主药"；厚朴，"霍乱胀满之主药也"；生姜，"霍乱因外寒之主药也"；甘草，"霍乱大虚欲脱之主药也，中虚而寒湿霍乱之主药也"；丁香，"瓜果鱼蟹生冷伤中霍乱之主药也"。

从不同功效药物所占比例可以看出，补气药所占比例最大，为14.75%；其次为清热药，占11.71%；解表药与化痰止咳平喘药所占比例相同，均为8.02%；利水渗湿药占7.59%；化湿药占6.07%。由于利水渗湿药与化湿药均为治湿之药，故王孟英所用治湿之药的比例亦较大。由以上统计结果可以看出，王孟英在治疗霍乱时所选药物与其认为霍乱热多寒少且多有湿邪的观点相一致。

需要指出的是，王孟英选用温里药时有独到之处，按照统计温里药中，丁香8次，附子6次，干姜4次。尤其说明，身强之人附子和干姜可加倍用，其原因为"盖无论补泄寒热诸药，皆赖身中元气载之以行，故气强者堪以重剂，若气弱者，投剂稍重，则气行愈馁……"

2. 善用脾胃经之药

《素问·六元正纪大论》曰："太阴所至为中满，霍乱吐下"。王孟英据此指出"太阴湿土之气，内应于脾，中满霍乱吐下，多中焦湿邪为病"。引用《灵枢·经脉篇》"足太阴厥气上逆，则霍乱"分析为"足太阴脾，土脏也，其应在湿，其性喜燥，镇中枢而主升清降浊之司。惟湿盛而滞其升降之机,则浊反厥逆于上,而为霍乱。治宜宣其浊,则逆自平,而乱乃定,清自升也"。统计其用药也可发现用药次数在前几位的方药归经都归于脾或胃经,归于脾、胃经的有甘草、半夏,归于脾的有麝香,归于胃经的有黄连、雄黄,而且除半夏外均有解毒的功用,其中在《本草纲目》中麝香有"通诸窍,开经络,透肌骨,解酒毒,消瓜果食积"之功。上面提到霍乱有因嗜食醇酒而致霍乱,由此可明选麝香之意义,一为而麝香为开窍醒神之药,疗温病热陷心包之症,其二可解醇酒之毒气。

3. 备药救急

王孟英重视急救方药,从其所选录方剂的比例可以看出,他选录的开窍方剂最多,且大多是配好的成药以备用,占总方比例的20.9%,并将开窍醒神及其他具有急救作用的丹丸药物列于诸方之前。他说这些方剂"虽分别热证寒证之治,而和平猛厉,用得其宜,并皆佳妙。然非仓卒可办者",主张"冀仁人君子,量力制备,刊明药味证治,广为传播,俾医家病家一览了然"。可见王孟英对急救方药较为重视。

4. 针对病因用药

从不同功效方剂统计表中可以看出,除开窍剂外,祛湿剂、清热剂、祛暑剂所占比例较大,分别为17.7%、16.1%、12.9%,这与王孟英认为霍乱多由暑湿热毒引起的观点一致。虽然补气药占药物使用比例最大,其中甘草又是出现频率最高的一味药,但补益方剂只有2首,这与甘草具有清火解毒、缓和药性、调和百药的功效密切相关,甘草在清热剂、温里剂、祛暑剂、祛湿剂中均有使用。

王孟英善用叶天士的甘露消毒丹,以利湿化浊,清热解毒。对于湿温时疫,留恋气分,症见发热困倦,胸闷腹胀,肢酸咽肿,身黄,颐肿口渴,小便短赤,吐泻,舌苔淡白或厚腻或干黄者,皆可以本方加减治之。王孟英首创了驾轻汤、蚕矢汤、连朴饮、燃照汤、致和汤、黄芩定乱汤、解毒活血汤、昌阳泻心汤、太乙玉枢丹、太乙紫金丹、行军散、绛雪丹等。现连朴饮为临床治疗霍乱常用方。

5. 寒热分治

王孟英将霍乱分为寒热两种证,对于热证,王氏依据《素问·六元正纪大论》"土郁发之,为呕吐霍乱"之机制,若病属感受暑秽,或饮食停滞,用燃照汤"宣土郁而分阴阳",或用连朴饮"祛暑秽而行食滞";若病因骤伤饱食,方选驾轻汤、致和汤调之。因嗜食醇酒膏粱,湿热从内而生,用栀豉汤、连朴饮,苦辛以泄热。外感暑热,则依据《素问·六元正纪大论》"不远热则热至,热至则身热,吐下霍乱",指出霍乱有因暑热而成者,暑邪自外而伤人,方选白虎汤、六一散,用甘寒以清热。

对于寒霍乱,依据《素问·气交变大论》"岁土不及,民病飧泄霍乱",分析为"岁土不及,则脾胃素虚之人,因天运而更见其虚"。方选理中丸、五苓散等。由于王孟英认为霍乱热多寒少,故其对治疗寒霍乱的五苓散、理中丸的使用尤为慎重。二方均出自《伤寒论》,"霍乱,头痛,发热,身疼痛,热多欲饮水者,五苓散主之。寒多不用水者,理中丸主之"(《伤寒论》),其中的"热多"王孟英认为是表热多于里寒,"寒多"是里寒多于表热,但二者俱是寒证为主。五苓散治"热多欲饮水",是说明有邪在表,宜解表和里,服药后"多饮暖水汗出愈"更是说明有邪在表,需从汗解。理中丸治"寒多热少",说明邪在里,内有寒湿,只可温里,不可解表发汗。王孟英对寒霍乱中的阳虚肾气动、吐多、下多、渴欲饮水、腹中痛等症状的用药进行详细说明,都是在理中丸的基础上加减而成。

由此可以看出,王孟英对霍乱的治疗是以驱邪为主,使邪有出路,热者清,湿者燥化,寒者温,即治病治其本。

【医话与轶事】

王孟英治石氏案,颇能反映他一心为病人,循循诱导,耐心说理,而紧要处又力肩其难,当仁不让的高尚医德。石诵义患感,经多方医治,病情日增,延逾一月,始请王孟英诊治。王孟英一一阅读先前处方,说:"惟初诊顾听泉用清解肺卫法为不谬耳。其余温散升提、滋阴凉血,各有来历,皆费心思,原是好方,惜未中病"。据证拟方,以石膏为主药。次日复诊,病者父告知,石膏不敢予服。王孟英劝道:"药以对病为妥,此病舍此法,别无再妥之方。若必以模棱迎合为妥,恐贤郎之病不妥矣"。三诊,病人诉说胸中觉有一团冷气,汤水都宜热喝,这石膏,怎敢吃呢?结果仍未进药。王孟英耐心解释道,这是邪在肺经,清肃不行,津液凝滞,结成涎沫,盘踞胸中,气机窒塞,所以觉冷,宜服石膏之剂,泄热祛痰,冷感自除。病人信服了,说即服药。四诊,只见群贤毕至,议论纷纷,病人仍未服药,心情惶惑,其父求神拜佛,心慌意乱。王孟英本想与众商榷,又怕节外生枝,贻误病情,于是就不谦让,援笔立案:"病既久延,药无小效,主人方寸乱矣。予三疏白虎而不用,今仍赴召诊视者,欲求其病之愈也。夫有是病则有是药,诸君不必各抒高见,希原自用之愚。古云:'鼻塞治心,耳聋治肺',肺移热于大肠,则为肠澼,是皆白虎之专司,何必拘少阳而疑虚寒哉?放胆服之,勿再因循,致贻伊戚也"。见王孟英有此卓识,其他医者纷纷告退,病人取王孟英药煎服,三剂病告痊愈。这个治例,说明医生治病不仅需要精湛的医术,更需要救人疾苦的崇高精神境界。王孟英正是具备了这两者,所以深为群众爱戴。他的高尚医德医风,将永彪医林史册,为世世代代所传颂、所景仰。

【医案选介】

案一:陈艺圃亦知医,其室人于中秋患霍乱转筋,自诊以为寒也。投热药势益甚,招朱椒亭视之,亦同乎主人之见也。病尤剧。乃延余勘。曰:此冥顽为外束之新邪,热是内伏之真病。口苦而渴,姜附不可投矣,与河间法。人皆不信,再与他医商之,仍用热剂,卒至口鼻出血而死。

按语:陈艺圃室人于中秋患霍乱,上吐下泻,失水过多而出现转筋。误诊为寒,投热药导致病症加剧。此病实为内真热外假寒之证,不可投热药。

案二:季杰之妾,秋夜陡患霍乱,腹痛异常,诊其脉细数而弦,肢冷畏寒,盖覆甚厚,询其口不渴,而泻亦不热,然小溲全无,吐者极苦,舌色甚赤,新凉外束,伏暑内发也。绛雪丹、玉枢丹灌之皆不受。泻至四五次,始觉渐热,而口大渴,仍不受饮,语言微謇。余令捣生藕汁徐灌之,渐能受,随以芩、连、苡、楝、栀、斛、桑、茹、蒲公英、煎服,痛即减,吐泻亦止,尽管用轻清法而愈。

按语:本案为新凉外束,伏暑内发之证。王孟英先以生藕汁清热解毒,以轻清法治疗,病人痊愈。

案三:五月初三日,余抵上洋,霍乱转筋已流行成疫,主镇海周君采山家,不谒一客,藉以藏拙,且杜酬应之劳也。初作日,绍武近族稼书家,有南浔二客同患上证,一韩性须臾而死人,一纪运翔年十七,势亦垂危。采山强拉余往视曰:岂可见死不救哉!然已手面皆黑,目陷睛窜,厥逆音嘶,脉伏无溺,舌紫苔腻,大渴汗淋,神情瞀乱,危象毕呈。时未交芒种,暑湿之令未行,仍是冬寒内伏,春冬过冷,入夏犹凉,气机郁遏不宣,故欲变温病者,皆转为此证,与伏暑为患者,殊途同归,但不腹痛耳,以寒邪化热,究与暑湿较异也。亟令刺曲池、委中,出血如墨,方以黄芩为君,臣以栀子、豆豉、黄连、竹茹、薏苡仁、半夏,佐以蚕矢、芦根、丝瓜络,少加吴茱萸为使,阴阳水煎,候温徐徐服之,遂不吐。次日脉稍起,又两剂,黑色稍淡,肘膝稍和,反加睛赤烦躁,是伏邪将从外泄也。去吴茱萸、蚕矢,加连翘、益母草、滑石。而斑发遍身,苔始渐化,肢温得寐,小溲亦行,随与清溲化毒之药多剂而痊。采山因嘱余详述病因、治法刊印传布,名其方曰:"黄芩定乱汤"。嗣治多人,悉以此法增损获效。

按语:本案王孟英创黄芩定乱汤治疗霍乱转筋,行清热泻火、化浊辟秽之功,主治湿热之邪壅遏中焦,病热暴急,吐泻交作。当见泻下臭秽、头痛烦渴、小便短赤、舌红苔黄等证。

王孟英生活的年代多战乱,疫病时有发生,他在总结前人对疫病认识的基础上,结合自己的临床实践,总结出疫病的发生、发展规律,对疫病的饮食服药宜忌及预防更是详加论述,这些方法简便、实用,为当时救治疫病做出了重要的贡献。

参考文献

[1] 苏颖.明清医家论温疫[M].北京:中国中医药出版社,2013.

[2] 岳冬辉.温病论治探微[M].合肥:安徽科学技术出版社,2013.

[3] 李顺保.温病学全书下卷[M].北京:学苑出版社,2002.

[4] 施仁潮.王孟英.《随息居重订霍乱论》初探[J].浙江中医学院学报,1985(1):34-36.

56. 陆九芝（《霍乱论摘要》）

【生平传略】

陆九芝（1811—1886 年），名懋修，九芝是其字，又名勉旃，号江左下工，又号林屋山人。元和县（今江苏吴县）人。陆九芝家世以儒显，亦为科举显赫之门第，且都会医术。陆九芝初为诸生，以文学著名。咸丰（1851—1861 年）中转徙上海，致力于医而以医名。晚年其子陆润庠登第，就养京邸，即定居北京。陆九芝一生博览群书，著作颇丰。1866 年，撰成《世补斋医书》，包括 6 种，33 卷，刊于 1884 年，内容有《文集》《世补斋不谢方》《伤寒论阳明病释》《内经难字音义》。续集为陆九芝校刊之医著，共 4 种，25 卷，由其子陆润庠刊于 1910 年。另著有《重订傅青主女科》《重订戴北山广温热论》《重订绮石理虚元鉴》《校正王朴庄伤寒论注》等。

【学术思想】

（一）推崇仲景之学，认为温病隶属伤寒

陆九芝基于温病学与伤寒论学术上一脉相承的精神，认为温病与伤寒同属于外感热病范畴，治疗温病为热证者可采用黄芩、黄连、石膏、大黄等药物，在辨证准确的前提下临床投之，确有良效。但他认为"治温病法不出《伤寒论》之外"，认为叶天士由于不识阳明病，误以胃热为肺热，抨击叶天士"温邪上受，首先犯肺，逆传心包"的观点，否定温病的三焦辨证理论和很多创新的治温病的见解以及经验体会和有效方药。如对《临证指南医案》卷五温热门席姓案，乃热邪误治入脏之坏症，且已至极期。叶天士立育阴清邪法以挽救，可谓煞费苦心。但陆九芝却予否定，认为"古人治温，决不育阴"，并说："犀角、石菖蒲二味，并开心窍，送邪入心"。用牛黄清心丸，乃"助犀角送邪入心"。这是对温病治疗上挽救坏症危疾而设的正虚液耗、清热清心的方药执有偏见的武断否定。陆九芝具有自己的学术见地，但过于尊经尊古，思想保守，偏执己见，对不同学术论点，往往采取否定态度，认为当时的温病学说是离经叛道的异端邪说，在一定程度上妨碍了温病学的发展。

（二）认为霍乱有寒有热

陆九芝对霍乱的认知较为客观，认为霍乱有寒有热，如在《世补斋医书》中指出："霍乱一证，有寒有热。热者居其九，寒者居其一。凡由高堂大厦乘凉饮冷而得之者，仲景则有理中、四逆诸方。……同治壬戌，江苏沪渎时疫盛行，绵延而至癸、甲。余尝以石膏、芩、连清而愈之者，则暑湿热之霍乱也。……其肢皆冷，而其脉皆伏。维时大医立方竞用丁、萸、桂、附，日毙数人。"

参考文献

袁钟,图娅,彭泽邦,等.中医辞海[M].北京:中国医药科技出版社,1990.

57. 许起(《霍乱燃犀说》)

【生平传略】

许起(1828—1905 年),字壬甫,又字壬瓠,号吟坞,自号江左老瓠,元和甫里人。职贡生,工诗古文,善书法,著有《霍乱燃犀说》。

【学术思想】

(一)霍乱有寒热之分

许起认为寒热之气皆可导致霍乱,或四时寒湿凝滞于脉络,或夏月湿热郁遏于经隧,或鼻闻臭气或内因停积而壅塞腑气,则胃脘气逆,皆能胀满作痛。他认为霍乱病应分寒热,如同路分东西一样,寒热如冰炭,若一见霍乱不问是寒是热,无不以丁香、附子、干姜、肉桂香燥温热之药,妄投热药,大抵不死于霍乱,而死于霍乱用医。

(二)霍乱当寒热分治

热霍乱是感受夏秋湿土之气,邪从热化,霍乱尚有热极似寒之假寒。热霍乱治疗多以燃照汤、栀子豉汤、连朴饮、六一散、左金丸、蚕矢汤、黄连香薷饮、竹叶石膏汤等方剂。寒霍乱是因人体阳气亏虚,加之贪凉饮冷,致湿从寒而化,治疗可用人参白虎汤、理中丸、四逆汤、通脉四逆汤、藿香正气散等方剂。霍乱的治疗,必以除中焦之湿为要领,药物多选用蚕沙、黄连、黄芩、木瓜、薏苡仁等清热祛湿之药。

【著作考】

《霍乱燃犀说》为许起撰于光绪十四年(1888

年),全书分为两卷,上卷论述热霍乱,下卷论述寒霍乱。详尽地论述了病因、病机、诊治,列方药于后,汇集各家名论并结合许起个人临证经验著成此部关于霍乱的著作。现存清光绪十四年刻本、抄本及《珍本医书集成》本。

【遣方用药】

解毒活血汤:连翘,紫菜,黄连,益母草,薏苡仁,丝瓜络,石菖蒲,蚕沙,地丁,金银花。

黄芩定乱汤:黄芩,栀子,炒半夏,蒲公英,蚕沙,淡豆豉,陈皮,黄连,吴茱萸。

昌阳泻心汤:石菖蒲,半夏,黄连,竹茹,芦根,苏梗,黄芩,厚朴,枇杷叶。

驾轻汤:鲜竹叶,栀子,石斛,佩兰,桑叶,淡豆豉,扁豆,木瓜。

致和汤:北沙参,枇杷叶,扁豆,木瓜,麦冬,陈仓米,鲜竹叶,甘草,石斛。

【学术传承】

少从同里顾惺游,得医学真传。尝避兵沪上,获交道州何蝯叟(绍基),而学益进。

参考文献

袁钟,图娅,彭泽邦,等.中医辞海[M].北京:中国医药科技出版社,1990.

58. 张善吾(《时疫白喉捷要》)

【生平传略】

张善吾,名绍修,清代喉科医家(生卒年不详),湖南淮川(浏阳)人。代表著作有《喉症医案》《喉症神效方》《喉症约精》《白喉症论》《白喉时疫方论》《专治时疫白喉丹痧经验良方》《时疫喉证良方》《时疫白喉捷要》等。

【学术思想】

(一)首论白喉,提出白喉治疗有十难

张善吾所著《时疫白喉捷要》是我国最早的以白喉命名的专著,总结白喉诊治经验提出了白喉诊治有十难。白喉为瘟疫一证,发作有时间,发则传染,传染特别迅速,甚至一室伤数人,病情凶险,为缠喉急痹,治疗要及时得当,缓治则预后不良,甚至死亡。凡咽喉不利,口渴舌燥,颈肿目赤,耳痛唇红,皆为上攻头面之证,邪热客于心肺之间,似与他经无关,有兼见他经者多为体气虚弱,邪气乘虚而入,均为后来的变化,若当时病未传至他经,而施以治疗他经之药,为一难;症初起恶寒发热,头痛背胀,精神倦怠,遍身骨节疼痛,喉内有极痛,有微痛,状似伤寒伤风表证,若投以麻黄、桂枝、细辛、羌活、升麻、柴胡、苏叶等药导致毒气涣散,病情不可挽回,为二难;恶寒发热为毒气初发,至二三日喉内现白,现后寒热自除,误以为表药有功,却不知白喉显现,即使不服治表药物发热也会消失,此为三难;此病热证多、寒证少,此证初发在肺,肺属金,所以色白,肺为五脏六腑之华盖,其位最高,毒气熏蒸,自下而上,肺病日久所以其本色越发明显,治疗当解五脏之毒,使邪气下行而不致蓄积于肺,若以为色白为寒证,用附子、桂枝或炮姜投之,则是抱薪救火,越治疗火热越重,此为四难;即便知道白喉为火毒,不

可轻易投用升提开散之品,动辄用芒硝、大黄攻下,却不知此证已传至上焦气分,妄用攻伐,致使中下焦有损伤,加重元气损伤,此为五难;病之初起用消风败毒引热下行,可是随着病之进展,白喉之症愈发明显,此时需愈发白,愈守方,凝结之火毒方可祛除,万不可随意更用他方,否则必生变故,此为六难;此乃瘟疫之变证,杀人最速,若辨证不明,投以平淡之剂,可能延误病情,致毒气加重,元气大伤,此为七难;有非白喉而转为白喉者,初起喉痛红肿,或恶寒发热,或不恶寒发热,一边肿为单蛾,两边肿为双蛾,治疗稍缓,则气闭,宜用牛膝引热下行,若大便闭则用大黄,此证与白喉证虽不同,但治疗方法相同,若不注意预防,易转为白喉,且病较重,此为八难;有劳证白喉,阴虚火燥,痛极而水米难下,渐至朽烂,形容枯槁,面目憔悴,必须用补剂,以补元气,则喉痛自愈,若以时行疫证阴虚证治疗,则失之毫厘谬以千里,此为九难;白喉若以为见白色即为寒证,而不知无恶寒发热等证,喉内起白皮,随落随长,为寒者,非用桂附不愈,即使误用消风败毒之药,也无大的损害,但是误以为时行疫证白喉,认为此证危害不浅,为十难。

(二)治疗白喉,内外合治引邪下行

张善吾指出:白喉"乃瘟疫恶症,必须详审外证,细察脉情,看明喉咙内外面边白多白少及大小厚薄,方可下药。"张善吾全面分析了白喉的特点,力辨本病与其他病症的疑似,病因上重视火热,准确地提出了消风解毒、引热下行的治疗原则。其将白喉分为疫证、风证、虚寒、痨证以辨证施治,用内服药并适当配合外用药物吹喉或贴服或针灸,多管齐下以共奏良效,为论治白喉开拓了一条新途径。临证用药虽选药不多,但紧抓病变的本质,颇为精当,又注重随证施治,标本兼治,他创制的"除瘟化

毒散""神仙活命汤",与郑梅涧的"养阴清肺汤"一起被列为当时通治白喉的三个主要方剂。

【著作考】

《时疫白喉捷要》又名《治喉捷要》《白喉捷要》,一卷,刊于1864年。卷中首论白喉证治,次载验方,文字虽简略,但多是经验之谈。现存清光绪十一年(1885年)三原善堂铅印本,藏于陕西省图书馆;清同治七年(1868年)经纶堂刻本,藏于国家图书馆;清光绪十二年(1886年)刻本、清光绪三十年(1904年)浙江官书局刻本,藏于南京中医药大学图书馆;清光绪十八年(1892年)刻本,藏于湖南图书馆;清光绪三十年(1904年)浙江官书局刻本,藏于中国中医科学院图书馆;清光绪二十六年(1900年)刻本,藏于天津中医药大学图书馆,另有多种手抄本。

【遣方用药】

(一)除瘟化毒散

葛根二钱,黄芩二钱,生地三钱,栀子二钱,僵蚕二钱,浙贝三钱,山豆根二钱,木通二钱,蝉蜕一钱,甘草五分,冬桑叶二钱。

此方白喉初起宜之,凡单蛾双蛾及喉痛皆可服。

(二)神功辟邪散

葛根二钱,生地四钱,木通二钱,连翘二钱,僵蚕二钱,浙贝三钱,黄芩二钱,牛蒡子二钱,麦冬(去心)三钱,银花二钱,蝉蜕一钱,马勃二钱(用绢包煎),青果三个引,若无青果,用冬桑叶。

(三)神仙活命汤

龙胆草一钱,银花二钱,黄芩三钱,土茯苓五钱,生地四钱,木通二钱,生石膏三钱,浙贝三钱,杏仁二钱,马勃三钱(用绢包煎),蝉蜕一钱,僵蚕三钱,青果五个引,若无青果,用冬桑叶。

以上二方,白喉重者宜之,日服二三剂,少则不效。凡单蛾双蛾喉痛及喉内红肿,去土茯苓、金银花、马勃,其余药均可斟酌加减服。

(四)龙虎二仙汤

龙胆草二钱,生地一两,石膏一两,黄连三钱,犀角(水牛角代)八钱,栀子三钱,板蓝根四钱,牛蒡子四钱,知母四钱,僵蚕五钱,木通四钱,玄参四钱,甘草一钱,黄芩五钱,马勃四钱(用绢包煎),大青叶五钱,粳米二合引。

此方为白喉极险者而设,可日服三四剂,需临证斟酌,不可乱投。

【学术传承】

张善吾从名师数人学医,于白喉一症有独到研究。

【医话与轶事】

丁卯冬,白喉险证极多,有渐至危笃者。延余诊视,询前服之药,皆消风败毒,引热下行之剂,治法良是,终莫能起,不解何故。余详审外证,细察脉情,再三思之,想必是实火为患,热毒凝结脏腑,虽用泻火败毒之药,仍是杯水车薪,拟一龙虎二仙汤,日服四剂,服十余剂愈者有之,有服至二三十剂,而白尚未退净。服雄黄解毒丸一剂,仍服龙虎二仙汤十余剂而愈。故逐此方全活甚众,谨将二方续列于后,以备选用。白点退完,当用清凉之品,以清心涤肺汤主之。日服一剂,彻尽余毒,再服养阴之剂,以养正汤主之,脾胃素虚者,用四君子汤加何首乌、金银花,总赖以圆机行活法也。

【医案选介】

案一:常仙珊,患白喉,初起恶寒发热,寝食为艰,延张善吾诊视,是时疫白喉证,治以除瘟化毒散日服三剂,病加沉重,改用神功辟邪散,仍日服三剂,数日投之,病无增减,其家惊恐异常。张善吾曰,此证危险,虽四五日服药十余剂,实因药不胜病,纵不见减,亦未见加,特恐信任不专,另立别方,必生败证。其家深信之,张善吾又以神仙活命汤投之,白点稀疏,其家犹未知也,而张善吾已知大有起色矣。十日内食不下咽,投药三十余剂,而白退尽,方能饮食,以清心涤肺汤收功。后谈及诸证,始知仙珊深于医书,故信之坚,此见证确信任专,服药守方之明验也。

按语:此患病之初起用除瘟化毒散清热解毒,可是此病进展迅速,若患不信医,改用他法,恐生变证,张善吾用除瘟化毒散数日,每日三剂,但药不胜病,但病未见缓解,故改用神仙活命汤,方中龙胆草、土茯苓、石膏、木通清热解毒泻火之力更强,马勃、僵蚕加量后药证相合,药可胜病,故病大有起色,后期用清心涤肺汤清热养阴以巩固疗效。

案二:周尧阶,患喉证,自头到胸背肿痛,口不能张,食不能下,经十余日,众医束手,延张善吾诊视,尚无败证,细探颈左右各有一核,知为喉痈,以土牛膝煎服数次,引热下行,随服除瘟化毒散二剂,喉内痰涎涌出,不移时吐脓,一日夜约三四碗之多,病稍减,复用神功辟邪散、神仙活命汤加减,去土茯苓、金银花、马勃,日二剂,服至十余剂始愈。此证异治同,加减合法之明验也。

按语:此患白喉初起,用土牛膝引热下行,使邪有出路,配合除瘟化毒散清热解毒化痰,痰涎涌出,伴有吐脓且有三四碗之多,说明痰热蕴结于内,改用神功辟邪散、神仙活命汤加减,因病稍减,热毒稍解,可斟酌加减,故去掉土茯苓、金银花、马勃等清热解毒药物。

案三:周姓女,患白喉,唇白面青,精神疲倦,无恶寒发热证,喉内白块随落随长,饮食如常,服消风败毒药不效,张善吾诊视,脉沉迟无力,知为虚寒,投附子理中汤而愈。此虚寒用热剂之明验也。

按语:此患为白喉,唇白面青,精神疲倦,无恶寒发热证,喉内起白皮,随落随长,脉沉迟无力,说明不是热证,而是寒证,非用桂附不能愈,临证需详加辨识。

参考文献

袁钟,图娅,彭泽邦,等.中医辞海[M].北京:中国医药科技出版社,1990.

59. 郑奋扬　罗汝兰（《鼠疫约编》《鼠疫汇编》）

【生平传略】

郑奋扬（1848—1920年），字肖岩，福建闽县（今福州市）人，晚清秀才，其祖父郑德辉、父郑景陶，均业医，自幼秉承家学。郑奋扬初习举子业，后弃官就医，擅长杂病，处方用药，每以轻灵取效，远近驰名。著有《鼠疫约编》《伪药条辨》《疹症宝筏》《霍乱论新编》《增订验方别录》等书。光绪二十八年（1920年），郑奋扬在福州出版《鼠疫约编》，该书根据广东医家罗汝兰（字芝园）编写的《鼠疫汇编》，删去其繁复及不切实用的部分，并增入自己临床治疗疫病的经验，调整原书的编次，订为8篇，编辑成《鼠疫约编》，现存有清光绪二十七年（1901年）蓉园刻本，清光绪二十八年（1902年）刻本，1911年天津大公报馆石印本，1921年高州福经堂刻本等。

【学术思想】

《鼠疫约编》系统论述鼠疫的预防、辨证和治法，附有医案和验方等内容，对当时防治疫病有一定的参考价值。全书分为探源篇、避疫篇、病情篇、辨脉篇、提纲篇、治法篇、医案篇、验方篇，共8篇。该书的"探源篇"从罗汝兰、陈修园、吴又可、吴鞠通、杨玉甫、吴子存等医家论述有关鼠疫的发病因素、病情演变特点等予以梳理和归纳，参以己意，以探求鼠疫病相关理论渊薮；"避疫篇"介绍鼠疫的预防措施和避疫的内服方剂；在"病情篇"和"辨脉篇"中分别记述了鼠疫的症状和脉象，并运用吴鞠通三焦辨证方法对鼠疫的症状和脉象进行辨证论治；"提纲篇"介绍治鼠疫主要方剂加减解毒活血汤及其特殊煎服法及服药禁忌；"治法篇"介绍治疗鼠疫的主方加减解毒活血汤的方药和临床应用；"医案篇"中，郑奋扬通过临床验案整理，总结出一套辨证施

治法则；"验方篇"中，郑奋扬还介绍内服方17首和外敷方26首的临床应用方法；《鼠疫约编》对临证防治鼠疫病有一定的指导意义。

（一）论鼠疫之因，以探其源

郑奋扬首先开篇梳理瘟疫之因，从吴又可起，为"戾气、浊气"，且其诱因为"大兵之后，必有凶年，凶年之后，必有瘟疫"；继者，陈修园认为瘟病之因为"病人之毒气""鼠死疫作，直断为地气"，加之"天气之鼓荡"，人气、天气、地气合而为之；鼠疫感受途径，从吴又可起，多谓从口鼻而入，杨玉甫认为从口鼻而入为感受主要途径，谓"天气为清邪，独从鼻入，地气为浊邪，独从口入"；陈修园认为"天地之气，暗中摩荡，从毛孔入，病人之气，当面喷薄，从口鼻入"；而郑奋扬认为，"天地之气，自合而言，则曰混杂之气，何能隔别使何气从口入，何气从鼻入，何气从毛孔入乎？""其先起核而后身热者，必由毛孔入，由外而内；其先身热，而后起核者，必由口鼻入，由内而外。"说明鼠疫病感受主要有口鼻、毛孔等途径。

（二）治以"解毒泻热"，防以避诸多"地气"

郑奋扬提出鼠疫"用大苦寒剂得生者，十仅一二而已""多服解毒泻热之品，由是获免者甚众"，说明解毒泻热之品可以预防鼠疫的发生，从而提出治疗鼠疫的主法，为拟定治疗鼠疫的主方奠定了基础。预防上提出诸多避"地气"的方法，例如，同一宅之人，"泥地黑湿者死，铺砖筑灰者免焉，暗室蔽风者死，居厅居楼者免焉""坐卧贴地，赤足踏地者多死，反之则生也"。坐桥归家，"其桥门迎风者愈，闭桥门者竟死"等，提出"避之得当，方有生机"。论述了鼠疫诸多避疫邪的预防方法。

在"避疫篇"郑奋扬详尽地论述了多种"避之之法"，预防鼠疫的发生。如"洒扫庭堂，房间通风透气；近邻有鼠死，即要时时照察，埋鼠时，掩鼻转面，

勿触其气"，即《内经》所谓"避其毒气"。用如意油拭鼻，以避邪气，家中人不可坐卧贴地，下地行走俱要穿鞋，以隔地气，每日全家男女，俱出屋外有树木处，高坐吹凉，夜间回家，仍要开窗透风；平时不可食煎炒太热之物，不可饮冷冻汤水。他还提出了"避疫圣法，能静心调息，一志凝神，以运气法行之，无不灵验"。

（三）立治鼠疫主方，分别轻重证以施治

1. 在提纲篇郑奋扬提出了治疗鼠疫的主方，加减解毒活血汤，且强调"初起切勿减少药味，减轻分两"。并详析了该方的组方原理，"此方以桃红为君，而辅以归，去瘀而通壅，翘芍为臣，而兼以地，清热而解毒。朴甘为佐使，疏气而和药，气行则血通。柴芍以解肌，退热而拒邪，邪除而病愈，惟其对证用药，故能投无不效"。全方共奏清热解毒、活血化瘀、祛除疫邪之功效。

2. 主方后详细论述了以轻、重证进行加减，其加减有独特含义："所谓加者，加于原方之内也。并加者，加外又加也。照加者，照上加也。"即其意是原方药味数不变，仅在原方每味药剂量上增加，不随便增减药物。轻证轻加，"所谓轻加白虎者，石膏五钱，知母三钱也"。重证重加，"重加者，石膏一两，或两余，知母五钱也""至重危之症，必照方照法，加重急追方效"。

3. "煎药尤宜得法"。据病在上、中、下三焦不同，煎药方法，亦有不同："一二三日病在上焦，药味取其轻清，煎宜六七沸。四五六日病在中焦，药味取其稍重，煎宜十沸。七日以后病在下焦，药味取其浓重，煎十余沸。"

4. 先辨轻证、重证，再以论治。"病情篇"中，论述了鼠疫病的发病及病变规律，认为"瘟疫者，天地之戾气浊气，酿为热毒，中于人亦证见热毒""热毒自气管，达于血管，将气管凝结，壅塞不行"。治疗当以"解血毒，清血热，活血瘀""夫治病以本病为重，标病为轻，此证热毒木也，瘀血标也，标实与木同重"。

但在具体论治时，则要辨别轻、重证进行："其轻者如赤眼发颐之类""其病皆热无寒，有表证无表邪，宜解肌，禁发表""其重者，如头肿颈胀之类"，见种种恶症，无非热毒迫血而成瘀所致，用"达原饮、消毒饮、桑菊饮、解毒汤、败毒散、霹雳丹，近方如银

翘散、桑菊饮、升降散、清化汤等方，皆有清热解毒之药，而无活血去瘀之药也"。郑奋扬推荐王清任的活血解毒汤，称"虽制以治吐泻抽筋之时疫，然移治此证，实为得宜"。强调清热解毒、兼活血化瘀的重要性。

（四）创"急追多服法""照原方双剂合服法"专治鼠疫危重证

"急追多服法"又称为"急追连服法"，郑奋扬称："轻症照原方一二服……至稍重症……少则二三剂，多则六七剂，未愈再服。初起如能遵行，亦何至邪毒深入，传变危症。"对于危重证，"皆闻日夜连三服""加味分两，并急追连服法"。对临床上治疗危重证的疫病，有现实指导意义。

"照原方双剂合服法"即在原方药味不变，剂量不变的情况下，采用两剂合起来服用的方法。也是针对鼠疫危重证提出的服用方法。在双剂合服时，"且日夜各一服，即大剂急服法也"。认为"鼠疫之症，病势至此，岌岌殆哉。此时若再疑惑，改弦更张，舍是方而别求治法，或用是方，放胆服之，药力一到，无不易危为安"。说明照原方双剂合服法，虽针对于鼠疫危重证者提出，但至今对临床治疗烈性传染性疾病仍有现实意义，临床对于瘟疫病危重证采用"照原方双剂合服法"或"急追多服法"可以重拳出击，击中要害，及时扭转病情，病情可转危为安。但临床使用时要考虑到病人体质和药物毒性，不能一概而论。

【著作考】

郑奋扬编撰的《鼠疫约编》，成书于1901年，本书以《鼠疫汇编》为底本，删去其繁复及不切于实用的部分，并调整其编次，修订为8篇。书中介绍了鼠疫的溯源、预防、辨证及治法并附医案及验方。本书被收入《珍本医书集成》中。

【遣方用药】

（一）加减解毒活血汤

组成：连翘三钱，柴胡二钱，葛根二钱，生地五钱，当归半钱，赤芍三钱，桃仁八钱（去皮尖，杵碎之），红花五钱，川朴一钱，甘草二钱。

功效:清热解毒,活血化瘀。

主治:鼠疫通治之方。

(二)托里透脓汤

组成:潞党参、漂白术、穿山甲、皂角刺、香白芷各一钱,生黄芪二钱,当归二钱,醋青皮、川升麻各五分,甘草五分,加酒为引。如核发腿足,去升麻加牛膝一钱,水煎,温酒送服。

功效:益气活血,托里透脓。

主治:鼠疫,发核。

【学术传承】

依据考证,郑奋扬的《鼠疫约编》有关鼠疫病的学术思想与其之前的吴子存、罗汝兰编著的有关鼠疫论著的观点是一脉相承的。先有吴子存之《治鼠疫法》,再有罗汝兰之《鼠疫汇编》,最后为郑奋扬将罗汝兰《鼠疫汇编》删减调整,增入自己临床经验编成《鼠疫约编》,这就是他们对鼠疫疫病学术思想传承的脉络途径。

【医话与佚事】

光绪二十年(1894年)、二十一年(1895年)两年福州鼠疫流行时,"螺洲陈宅刊印《鼠疫汇编》分送城乡,活人无算"。1941年永安发现死鼠后,该地人士"恐将致疫,爱将编中要义,删摘节录,医者病者,可资借鉴"。《鼠疫约编》成书时间为1901年,适逢当时地方鼠疫大流行时期,郑奋扬及时总结了当时最新的防治经验并及时刊发。该著作的广泛刊发与流传,反映了当时防治鼠疫的水平和成就。

【医案选介】

一少妇脏素寒,时服温药,初起壮热头痛,大渴身痹,颈核焮红,随时加肿。急用双剂连追,加知母五钱,石膏两半加至二两,羚羊角、犀角、西藏红花各三钱,日夕四服,肿已定,痛渴稍顺,唯热未退,以大便未通故也。次早仍用双剂加知母四钱,石膏一两,朴硝五钱,大黄一两,羚羊、犀角、藏红花如故,一服未通。日中照前大黄加至二两,便通瘀下,热稍减,晚仍照服。以后用单剂加羚羊角、犀角、藏红花各二钱,日夜二服,五六服痊愈。此证加药至重,追药至急,其愈亦至速。

按语:此案中少妇虽平素虚寒体质,但患病后证候以里实热为主,病情危重,医者抓住主症,急用"双剂连追"法,重拳出击,切中要害,同时日夕四服,足量足疗程治疗,随病情转化,不断调整药物和剂量,后症状缓解,病情控制后,由双剂改为单剂照前法,日夜二服而痊愈,正如病案后所总结的"此证加药至重,追药至急,其愈亦至速"。这种双剂治疗急证,急证急攻的治法值得研究。

参考文献

[1] 裘吉生.真本医学集成(七)[M].上海:上海科学技术出版社,1986.

[2] 李禾,赖文.罗芝园《鼠疫汇编》在岭南鼠疫病史之地位及价值[J].中华医史杂志,1999,29(2):100-103.

[3] 郑肖岩.鼠疫约编[M].福州:陈文鸣刻坊.1901(清光绪二十七年).

[4] 罗芝园.鼠疫汇编[M].刻本.佛山:赞美堂.1898(清光绪二十四年).

[5] 林铁城.关于《鼠疫约编》版本等几个问题的辨析[J].海峡科学,2008,5(17):74-76.

60. 朱兰台（《疫证治例》）

【生平传略】

朱增籍，号兰台，清道光至光绪年间，湖南湘乡人，生卒年代不详。朱兰台"聪颖过人，少通经史""三代两汉之书周弗读，读未澈，虽夜分不少休。时改制举文，满拟甲乙科可垂手得"。后因考试不第而业歧黄，师从王平石。其师谓："是道当奉张长沙《伤寒》《金匮》二书为圭臬。"故"研经石龙山"，深得经旨，竟成一代名医。他理验俱富，医闻四方，以病来迎者，遂辐辏于道。其友邓湘杰云："君之医得名三十有余载……余每访君，辄外出赴人，远近请尾之，又为人中途侦邀，递送迎溯不得归。归则户方肩，肩舆、马仆、书刺，已杂遝至。"甚或裹粮携杖，诣就诊，乞方药，坌集一时，躄者弃杖，盅者约带，嬴者控拳，皆称之曰："良医，良医，无异词。"朱兰台集三十余年之经验，撰《疫证治例》五卷。书成于光绪十八年（1892年），前三卷论疫病的病因证治及备用成方，"宗长沙六经之例""融会古义"。概括了伤寒、温病及其他外感内容。后两卷专列医案，皆生平用心体贴，亲见效验者。朱兰台学不背古，亦不泥古，能于古书之外自出新意，于疫病之发挥见长。

【学术思想】

（一）明辨疫证与伤寒

朱兰台认为疫病之病因乃风、寒、暑、湿、燥、火，六气失时，是谓六疫。疫，恶气，亦毒气也。疫气之作，多值阴阳胜复，二五驳杂之候，晦雾蒙空，黄沙蔽天。虽平原旷野，与岭南之岚瘴同气。人在气交之中，呼吸吐纳，清浊混淆，中其毒者，率由口鼻入。口气通地，鼻气通天，口鼻受邪，直干肺胃，稽留气道，范蓄躯壳，病发为疫，证类伤寒。来路既异，初治

与伤寒迥殊，传布六经则一也。伤寒邪自外入，由皮毛而肌肉、而筋脉、而脏腑。疫病邪自中作，或出而三阳三阴之经，或入而三阳之腑。三阴之脏，邪气之出入以为出入，而邪气之出入，又每随人元气之厚薄、脏腑之寒热以为传化。医者当随邪气之传化以施治，不可泥古以疫为热邪，辄用寒凉，草菅人命。如何辨识疫病与伤寒呢？朱兰台主张辨之之法，宜从八方面着手：一在色：伤寒初起面色光洁；疫病初起面色晦滞。一在舌：伤寒之舌在表色白，入里则黄，由黄而燥而黑；疫病之舌初起或白或白厚，或白黄，或淡黄，甚至多有肿者。一在气：伤寒初起室中汗臭气；疫病初起另有一种秽气触人，鼻观善者入室便知。一在耳：伤寒邪传少阳，始有耳聋之症；疫病初起则气通两耳，恍若瓮彼，甚者万籁交集，殊难耐过。一在热：伤寒初起发热恶寒，头疼体痛；疫病初起证类伤寒，或先憎寒而后壮热，或壮热微觉恶寒，沉沉默默，其热入暮更甚，无汗。一在头：伤寒初起头项强痛；疫病初起头颅紧艳，或痛，或眩晕。一在腹：伤寒入里乃腹满胀痛；疫病初起脐腹多板实不灵。一在觉：伤寒初起烦热头痛，确觉其处；疫病则内府挥粗捹乱，无可奈何，莫觉其状，莫觉其所。一在脉：伤寒自外而入，初起脉多浮，或兼紧、兼缓、兼长，迫传入里始不见浮，至数清楚；疫病自中而作，初起脉多沉取，或中取，有数有迟，追自中达表，其脉多中取而数，或兼弦兼紧，至数模糊。"凡此数端，亦不必求备，但有三四确证。"朱兰台以上之辨，若非临证高手，不能言其精当。

（二）论治邪留中道

疫病之作，病情复杂多变，中道之症在伤寒有结肠、痞满，多由误下而致；而在疫病自中作，多有不经误下传变，疫邪乘其虚而干之，因邪留中道，所

以最易造成中焦病证。朱兰台分为三种情况加以论治。其一,为疫邪郁结上焦,塑塞心胸,胸中窒,烦热或发汗吐下后,虚烦不眠,剧者反覆颠倒,心中懊,栀子豉汤主之;若素有饮邪,挟饮上滞,胸中痞硬,气冲咽喉不得息,寸脉微浮,瓜蒂散主之;其或疫炽上部,咽喉肿痛,头面肿大,口疮目赤,二黄汤主之。其二,为疫邪郁结上中二焦,虚则心下痞满,按之自濡,脉关上浮,大黄黄连泻心汤主之;痞而恶寒无汗,附子泻心汤主之;痞而发热呕逆,半夏泻心汤主之;痞而下利、腹泻、干呕、心烦,甘草泻心汤主之;痞而下利腹鸣、干呕食臭,生姜泻心汤主之;痞而噯气不除,旋覆代赭汤主之;痞而尿闭燥渴,五苓散主之。实邪则心下结硬,痛不可近,脉沉紧,大陷胸汤主之;结硬项强如柔痉状,大陷胸丸主之;结硬微热,但头汗,为水结,大陷胸丸主之;结硬微热,便头汗,为水结,大陷胸丸主之;结硬漱水不欲咽,为血结,抵当汤或桃仁承气主之;结硬正在心下,按之始痛,脉浮滑,为小结,小陷胸汤主之;硬结身无大热,口不燥,为虚实夹杂,三物白散主之。其三,为邪结三焦,防风通圣散、三黄石膏犀角地黄汤辈。又有寒实结胸,因屡经下后虚气上逆,胸膈高起,手不可近,枳实理中丸主之。朱兰台论疫邪着意于蕴蓄三焦,对于此之治疗朱兰台继承了河间论治火热病之实火的方法,在用方时采用防风通圣散、凉隔散合天水散主之。如"疫邪蕴蓄三焦,火热烦泻,脉实数,表实无汗,三黄石膏汤主之;里实秘结,三黄汤主之;表里俱实,防风通圣散主之;尿赤而涩,凉隔散合天水散主之;热甚斑狂,烦躁谵语,黄连解毒汤主之;身热脉和,目赤,唇焦,神昏谵语,状如醉人,导赤各半汤主之;烦热惊狂,多言喜笑,水不制火,二阴煎主之;壮热发斑,吐衄便血,漱水不咽,犀角地黄汤主之。可知朱兰台论治疫病既宗仲景伤寒之治,又采河间治热病之里通表和之法。

【著作考】

《疫证治例》现存清代光绪十八年(1892年)木刻版线装本,长25.4厘米,宽15.8厘米,全套5卷,作者为朱兰台。扉页可见"光绪壬辰夏易知堂藏板(版)",卷一主要由"序言四首(则)、凡例十五条、疫病论"组成,其余各卷则多对疫病、六经治例、瘟病治例以及多种疫证、杂证等内容展开记述,并附若干医案。

【遣方用药】

朱兰台主张以透解法治疗温疫,"自临证以来,凡遇疫病,先行透解",故自创芦根方。方中以芦根(生者一二两)甘寒益胃清热,直入肺胃解诊毒而不伤正气,故为肺胃要药,薄荷(二钱)辛凉疏表,银花(三钱)、甘草(二钱)清热化毒;僵蚕(三钱)、蝉蜕(三钱)二味善脱、善化之品,相解于无声无色之中,有匠石研鼻、庖丁解牛之妙。"用之得当,药入口表气即通。有从汗,或衄,或斑疹,或战汗而解者,有表气通而里气亦随之而通,或从小便黄赤,或大便溏,或下黑水、或下黑血而解者;有里气通而表气亦随之而通,郁热一下,登时发疹,或汗出而解者。"本方尚可随"邪气之传化,运用抽添"。如"元气王者,加黄芩、白芍、知母、连翘,元气衰者,加人参、葳蕤或生黄芪;血亏者,加当归、白芍、生地黄;中寒而呕者,加生姜、半夏、藿香;火逆而呕者,加石膏、橘皮、竹叶、半夏;咳嗽属寒者,加陈皮、茯苓、半夏、桔梗,属热者,加贝母、天花粉、杏仁、麦冬;胸膈满者,加枳壳、桔梗、马勃、荆芥;渴者,加竹叶、天花粉、石膏;衄者,加侧柏叶(炒黑)、白茅根;外寒束疫者,加麻黄、杏仁、石膏,正值岭南岚瘴之地,加苍术、荆芥、藿香。兼太阳之经加羌活;兼阳明之经加葛根,兼少阳之经加柴胡;兼太阳之府加木通、泽泻、滑石;兼阳明之府加石膏、知母,大便实加芒硝、大黄;兼少阳之府加黄芩。"

【医案选介】

案一:余性僻好山水,戊子九月望后,率男光馥历览龙山。至廿六日族人邀诊,遣男归。廿九日遇门人方正告余曰:树桂于廿六夜抱病,自服麻桂不应。昨主麻桂败毒散必效,先生可无虑。余心亦适。初一日接归,询属伤寒太阳证,服青龙、败毒、五积等方七八剂汗不出。而发热更甚,热极时,微觉恶寒,欲得衣被盖履,近日反腰痛如折,口渴,小便不通,欲饮热茶,一嗌即止,少顷又索,颠倒床褥,时难耐过。诊之左手细数,右手气口洪大,舌薄微有白色,审问间,适方正至。议前所服之方,本属对证,不惟不愈,而反腰痛如折,小便闭。恐患房事,命正问之,曰否。予不以为然,用温托之剂,腰痛愈,小便通。乃与正义用小柴胡汤加陈皮、白芍二三剂,热渴更甚,病更难耐。周察至夜半,思索病原,如此处治而不应者,必前感山岚疫气故尔。夫疫气中人,由口鼻入,直干肺胃,肺主皮毛,胃主肌肉,其邪透发于肺胃所主之分,故蒸蒸发热,微觉恶寒,欲得衣被盖覆也。邪在肌表,属肺胃气分,故口渴而频索茶水。邪气蕴蒸于表,必致吸动里湿,故口渴而喜热,一嗑即止,少顷即止,少顷又索也。舌苔微白,邪在肌表尚未入里也。其脉气口洪大,属肺胃之部也。肺胃受邪,惟芦根能直达其所,乃手定芦根方。顾谓方正曰:斯病斯方,何其神也。余曰:肌表之邪虽解,而入里之机已兆,汝知之乎。方愕然。余曰:汝不征之舌色乎。微白虽去而深红紫赤,必须下之。昨日大热而不敢下者,恐表邪陷里也。今日热退而欲下者,端倪已露于斯也。不下必至变生,遂主大柴胡汤加硝,兼以大黄一味蜜丸与之。正义高情笃,周视一日一夜,四鼓连下三四次,先硬后溏,里气一通,浑身发疹,乃止服,仍从芦根方数剂而愈,后以参苓白术散调治。

按语:此案为疫邪组蒸肌表,服芦根方解表,而入府之邪不随之而解,通其里,邪复还表而解,此是朱兰台临床运用之一。

案二:吾友谭君新伯患滞下旬日,多方调治不应。余至时,腹痛呕逆,里急后重,坐不离圊。就诊之,脉弦细,神疲力竭,刻难忍过。细思脉证,必是中枢不运,升降失职,法宜扶阳培土,使中气有权,升降自如则愈。遂主黄芽汤加桂枝、半夏,饮入于胃,听中气之旋转,领桂枝以升清阳,则后重无虑,领半夏以降浊阴,则呕逆自止。因腹痛更加砂仁醒脾胃而疏滞气。果一服而效。不日间,族求一患此证。因调治失宜,腹胀两便不通,势危急,求余治。亦是中枢不运,清阳下陷,升清而浊自降,用前方去半夏立效。

黄芽汤

人参三钱　茯苓二钱　干姜二钱　甘草(炙)二钱

水煎温服。

按语:此方为理中汤化而裁之。去白术之壅滞,易茯苓之淡渗,参草养胃阴,姜苓扶脾阳,阴阳合德,中极乃运,道家所谓黄芽生处坎离交也。

案三:族柳溪甫及冠得咳发疾。渠家闻吾师王平石公治侄心衡咳血吐发用六味合玉女煎加螳螂而愈,检方欲进而不敢,延余至以定从违。余诊之,体肥脉滑,咳嗽,吐白痰,痰中有发,由短而长,初四五分,今七八分,脚微白,上截淡黄,逐日而生。思索日夜,吾师成方难用。忆陈远公有怪病多生于痰之说,然犹豫不敢立方。适房兄杏村同寝,言及此子欲心早炽未遂,因获斯疾。余喜曰:得之矣。此病为欲火薰蒸痰涎而成。其发有脚,吾师案中载发生胃脘,凡物遇土而生,论解最确。第病原不同,此宜祛痰开郁。遂主三因四七汤,决服六剂愈。仅四剂痰除发灭矣。是疾吾师早有成方弃而不用者,以病不属阴虚火燥,服之恐成痨瘵,今别生方法而取效如此,憾不起吾师于九原以相质证也。

按语:此案以螳螂治吐发疾者,因螳螂善食发,目黄且食青,取相制之义。

案四:忆新莽周岁时患霍乱证,服附子理中,呕泻难止,两目窜视,有油膜上里,身僵直,不能吮乳,赶余归,亦束手无策。翌早静探气息,呼吸停匀,不无可生之机,乃思或是姜附过剂,喉中干燥,润喉即所以通关。随以精肉数片、龙眼肉三枚蒸汤,茶匙缓缓灌之。初进二三匙,虽不能吞,觉口呀呀然动。少顷又进一匙,似达喉关而下。继进颇能吞,乃挤乳频频进之。至日中则能吮乳矣。因姜附过剂,戒令不药,只以乳调之,旬日乃痊。

按语:此案为小儿患瘟疫,小儿稚阴稚阳之体,不可用药过于峻猛,只可以母乳调之。

案五:余亲家戴君酉斋,乙亥九月下旬,患干咳无痰,引左右胁痛,胸紧,潮热,昼夜不眠,饮食渐废,肌肉消瘦,诸治不效。十月杪,延余治,备述病由。六月府试时,生一外痔,如鸡子大,考一场,发一次,即消,终未灌浓。余思湿热下溜魄门则生痔,不溃而隐,湿热无从而泄,积久上蒸气道,故见干咳胁痛、潮热不眠、食减肌消。差似虚劳之证,不祛湿热,病不能瘳。然元气已坏,燥湿清热,又在所禁,必甘平渗湿,生元气于无形,消湿热于有形,乃克有济。遂以薇蕨一两、山药八钱、苡仁生用四钱、白鲜皮冰糖水炒四钱、当归四钱、酒芍三钱、贝母三钱、茯苓三钱、甘草炙一钱,进一剂,即安睡半夜。次早食饭一顿。余住四日归,病将痊愈,饮食如常,令服廿剂后,加大枣、葳蕤蜜用。服近五十剂,体复元矣。

按语:此案为湿热疫,病人元气已伤,只可用甘平渗湿之法,生元气,消湿热邪气。因病人病情较重,需服数剂才可痊愈。

综上所述,朱兰台论疫以张仲景六经为主,融会诸家学说,参以自己多年的临床经验,对伤寒与瘟疫做了较为系统的区别和分析,具有一定的临床参考价值。

参考文献

[1] 曹洪欣.温病大成第一部[M].福州:福建科学技术出版社,2007.

[2] 朱传湘.朱兰台论治疫证之特色[J].新中医,2009,41(4):112-114.

61. 夏春农(《疫喉浅论》)

【生平传略】

夏云,字春农,又字继昭,谱名国荣,号拙庵稀叟,又号湖村农隐、耕耘老人、存吾春斋主人,清晚期著名医学家。江苏广陵(今扬州)人。道光十年四月十五(1830 年 5 月 7 日)出生于甘泉县黄珏桥中医世家,殁于宣统元年(1909 年),享年八十岁。其曾祖夏庆之、祖父夏廷松、父夏志潮均以医名。

夏春农以文启蒙,以医立业。幼年家境贫穷,父亲以更夫为职业。夏春农天资聪明,擅长诗文。长大后,跟随名医杨慕昭学医。弱冠即悬壶于乡里黄珏桥、邵伯镇。而立之年又应扬郡名医方华林之约,迁至扬城开业。平时研读医书,且与同道切磋,精通内、外科及喉科。他对当时流行的猩红热有专门研究,医术精湛,医学经验丰富,著有《疫喉浅论》《经络穴道歌简》《温病汤头歌注》《气运论》《会厌论》等多部医著,理论与案例并举,易为后学采用,成为晚清医学界名人,名载《扬州市志》。

【学术思想】

(一)提出疫喉为危证,倡导急救三法

夏春农在《疫喉浅论》开篇提出疫喉为危证:"喉痹"古代一般指咽喉痹阻不通,汤药难下之证。疫喉痹是指类似于"猩红热"的一类烈性传染性咽喉病,更属危证,一般医者对此证往往束手无策。夏春农认为"论疫喉痹危证,宜先用刺、刮、吐三法",先用针刺少商穴出血,以泄其火毒;再用刮痧法,疏通气血,宣通其咽喉阻塞;然后施以"探吐法"祛咽喉之痰。探吐法是用鹅翎毛蘸桐油在病人咽部搅动,或可"用土牛膝根,取自然汁,入酸醋少许,探吐"。书中还记载了其他几种针刺放血法、刮痧法和探吐法。

(二)指出疫喉论治,重在清咽的原则

夏春农说:"以清咽二字者,以明疫喉痧治法,全重乎清也。"清咽法在整个过程中又细分为"清透、清化、清凉攻下、清热育阴"。清咽诸法有一定的规律:① 清透:清咽法中,首重清透。清透是"清宣透表,俾邪从汗泄也"。② 清化:若有"余焰在内,清化可解"。③ 清凉攻下:"疫邪羁留,未从汗解,盘踞阳明,化为焰象,又非清凉攻下不可"。④ 清热养阴:"下夺之后,疫化阴伤,清热养阴以善其后"。

(三)论述疫喉诸证皆属于热

夏春农认为,一般喉症有寒热之分,但疫喉皆属于热,"以清透化毒凉营泄热之法为正治,不必分治喉治痧之先后也"。从咽喉及分泌物颜色辨证,可分为几种情况:一是"喉之红肿者热也";二是"紫肿者热极也";三是"黄腐者湿热相乘也";四是"白腐者湿重于热也"。对于咽喉分泌物表现为"白腐"者,一般人会认为白色属寒,不易认识疫喉热证的本质。夏春农对此专门进行阐述:一般人认为咽部白腐属于"寒痰湿结",治法则采用"温散驱痰""殊不知疫喉闷痧毒之火,深藏为本,客风相扰为标""若妄投温散,暗竭津液,火势燎原,杯水难制"。

(四)论述疫喉咽痛与伤寒咽痛的区别

夏春农专列一节"辨疫邪少阴咽痛与伤寒少阴咽痛证治不同论"。夏春农说:"伤寒少阴甚可危也,而疫犯少阴则其危尤甚。"伤寒少阴之为病,特点是脉微细,但欲寐,可伴有咽痛等症。伤寒少阴咽痛,"上虽咽痛,下有寒邪,故小便色白而下利清谷"。这是因为"寒伤少阴之阳,阳伤则肾火不藏,循经而上走空窍,故令咽痛"。疫喉少阴病之咽痛,关键要辨别二便之不同。"疫伤少阴之阴,阴伤则不能潜阳,循经而上走空窍,亦令咽痛,然上已咽痛,下复有热,故小便色赤而下利混浊"。

针对有些医者不善辨证,错用伤寒论治疗少阴病虚寒证的方剂,夏春农着重强调:"疫犯少阴,阴火上冲,上为咽痛,脉象微细,昏昏欲寐,或吐或利,溲赤且少,温热无汗,或有微汗,苔黄或赤,口渴咽干,似此形症来势甚猛,变幻甚速。一投辛温,毒火涣散,上犯心营,外化疫痧隐而不透,内扰神明,神识昏沉,危亡之机更胜于火毒充斥三焦之候!"这些都体现了清代温病学派的观点,至今对临床有指导意义。

(五)重视针刺、放血、刮穴、探吐等外治法的应用

夏春农治疗疫喉,在使用方药的同时,尤其重视针刺及各种外治法。他引用《外科正宗·卷二·咽喉论第二十一》的观点:"凡喉闭不刺血,喉风不倒痰,喉痈不放脓,喉痹、乳蛾不针烙,此皆非法。"同时又有创见,例如,治疗"喉痹牙关紧闭",取巴豆、明雄黄、郁金研末,"用竹管吹入喉中,须臾吐痰则喉关自开"。"喉痹肿闭汤药难下者,急取病人两臂掠数十次,使血聚大拇指上,以发绳系住拇指,针刺指甲里侧少商穴出血""再用油钱先刮风府穴,继刮两耳后颅囟穴、两臂臑穴,两曲池穴、两间使穴"等处。夏春农运用针灸、刮穴等针灸方法治疗喉疾急重病症,提出疫喉先用刺、刮、吐三法,是一位运用刺穴、刮穴治疗喉疾的专家。

【著作考】

《疫喉浅论》二卷,补遗一卷,成书于1875年。上卷列述论疫喉痹至危证、疫喉痧论治、疫喉痧总论、治法机绪分清论、杂气成疫论、辨疫论及辨论疫喉痧形证四言要略等内容;下卷为方药,分清透、清化、下夺、救液、嗽喉吹喉类之剂,载方66首。补遗一卷,简述白喉并发症之证治。现存稿本,藏于中国中医科学院图书馆;并有清光绪三年刻本、光绪五年存吾春斋刻本、上海日新书局石印本等。

【遣方用药】

(一)清咽栀豉汤

组成:生山栀,香豆豉,香银花,苏薄荷,牛蒡子,粉甘草,乌犀角,白僵蚕,连翘壳,苦桔梗,马勃,蝉衣,芦根,灯心,竹叶。

主治:治疫喉红肿,白腐,壮热,汗少,痧隐不齐,心烦懊恼,口舌干渴,脉数,邪郁未透,内火已炽等症。

(二)清咽汤

组成:荆芥穗,防风,桔梗,苦杏仁,苏薄荷,甘草,枳壳,鲜浮萍,牛蒡子,前胡,白僵蚕,青橄榄。温服取汗,如痰多呕吐者,去甘草加化橘红(盐水炒),郁金;汗多者,去浮萍、防风、前胡。

主治:统治疫喉初起,寒热,咳嗽,咽喉肿痛,已破未破者,并宜服之。

【学术传承】

《疫喉浅论》成书于1875年,而陈耕道的《疫痧草》(1081年),金德鉴的《烂喉痧痧辑要》(1867年)早于夏春农之作,其他如张筱衫的《痧喉正义》(1889年)、曹心怡的《喉痧正的》(1890年)、曹炳章的《喉痧症治要略》(1917年)、丁甘仁的《喉痧症治概要》(1927年)均晚于夏春农的《疫喉浅论》。以上都是探讨喉痧的相关专科著作,相互之间,多有影响,多有重叠,各有长短,可相互参考。正如徐兆英所说:"疫喉一证,古无专书,散见于《疡科心得》《缪氏笔记》《烂喉痧论》等书,大多语焉不详,各有偏见。"而春农的《疫喉浅论》一书,"发明岁月及司天在泉之理,断为疫由火化,而一主于清透,篇终附以问答,反复辨论,以申其旨"。

【医话与轶事】

夏春农以文启蒙,以医立业。幼年随其曾祖父夏志潮习四书五经孔孟之道。天资聪颖,文采好,善诗文。继长,曾祖父询问:"尔以何立业谋生济世?"答曰:"愿以继承祖业,从名医杨慕昭习技。"曾祖喜之。从此夏春农立志走祖传杨授立医为业之路,并以"医仁术亦儒术"为主线,为以医救世而奋斗,终身不渝。夏春农弱冠悬壶于乡里黄钰桥,因勤奋好学而医术远近皆知。先有邵伯镇名医朱湛溪慕名邀之,移至邵伯镇开业。邵伯镇为京杭运河重要口岸,来往客商云集,求医者众多,有利于两人开展业务,相互观摩,共同进取,医术迅速提高。后应扬郡名医方华林之约,以而立之年迁至扬城开业。扬邑地处江河交汇,两淮盐业中心,市医林立,视野为之开阔。约定每月逢五,诸医名人聚会,相互切磋,从而学业猛进,经验愈丰。夏春农重视医

学理论的提高,以祖传杨授技艺为纲,吸收朱、方诸名家之长,结合自己的临床经验为目,著书立说。夏春农精通内、外科及喉科,尤其对温病及当时流行的猩红热有专门研究,医术精湛,求治者络绎不绝。凡上门求医或远道慕名邀请者,皆细心治疗。遇有贫困病人免费诊治,代付药费。时遇河北、山东发生严重水灾,夏春农以所著书款赈济灾民,以其实际行动展示"医仁术亦儒术"的行医救世宗旨。他注重医德,一生淡泊名利,声扬郡里,名载《扬州市志》。

夏春农晚年重视后继人才的培养。每遇疑难病症,召集后学静听会诊。在诸后学中,受益最多者当属耿耀庭。夏春农深爱其才,并将数十年临床诊断经验总结为四句话,十六字箴言,传授予他。耿与夏春农成忘年之交,耿尊称他为太师叔。耿曾以词"伟哉先生,颖悟过人,博闻强识,济世寿身,师承有自,家学重新,《疫喉浅论》,普度迷津"赞誉夏春农,以谢得益之恩。夏春农行医救世六十载,所聚家产仅有一厅一住房产而已。他的医术医德深受人们爱戴,一生获得八匾、八牌荣誉。所有匾牌均为治愈病人所赠。其中一匾为两淮盐运使方浚颐所赠,上书"春满上池"四字;另有一匾为扬州知府陈卿云所赠,上书"神存心手"四字,均出于名家手笔。夏春农八十高龄之时,应江西病人慕名求治,溯江而上,为其治愈。因沿途劳累又值炎暑,返回扬州后不久辞世。夏氏以医德行世,以孝德嗣亲,以文辞言志,既有医学专著,又有诗书文集,以及醒世良言《劝孝歌》。八十高龄仍以诗词自娱,曾对镜抒怀:"照我颜如旧,匆匆八十春,须眉都已白,面目尚全真,气爽心无欲,神清志更新。"

【医案选介】

烂喉痧治验。一刘姓者,年三旬余,体质阴虚,烟瘾甚重,患喉痧三日,邀予诊治。咽关白腐,壮热,神烦,痧点紫赤,颗粒无分,诚险候也。随进透化双清之法,烦热稍定,痧点渐分,唯内火鸱张,苔色花斑,舌体纯赤,脉数而洪,便秘溲少,急进清咽三黄汤合滚痰丸,法得大便三次,热减神清,痧点大透,继以养阴救液之品,叠服数剂,诸证皆平,唯喉关白腐未退,予思少阴之脉循喉咙厥阴之脉绕于咽,龙雷沸腾,阴火上冲,致令咽腐不退也,改用导龙归海从治之法,六味地黄汤去山萸肉加麦冬、盐水炒怀牛膝、童便浸上桂心一服,腐退其半,再服而愈。

按语:本病案为烂喉痧典型病例。病人平素阴虚,嗜烟严重,阴虚火旺体质无疑,患喉痧,里热壅结成火毒,遂以透化双清之法,在里之热毒稍减,急进清咽三黄汤合滚痰丸,清热降火,涤痰开结,热退神清,痧点大透,再用养阴救液之品照顾阴虚体质,后期久病入络,余毒藏络深处,故六味地黄汤循厥阴之脉"导龙归海"养阴搜剔络脉之余邪,邪尽而愈。

参考文献

[1] 夏万青.晚清名医夏春农[J].山东中医杂志, 2009, 28 (11):806.

[2] 吴兆利,王庆其.烂喉丹痧溯源及古代文献梳析[J].中华中医药学刊,2012,30(6):1305-1307.

62. 张筱衫(《痧喉正义》)

【生平传略】

张筱衫,字醴泉,又字振銮,别号惕厉子,生卒年代不详。江苏宝应(今江苏扬州)人,清末医学家。主要著作有《厘正按摩要术》《痧喉正义》《鹙婴提要说》等。其中,《痧喉正义》刊于 1889 年。本书汇集明、清时期名医缪仲淳、喻昌、叶天士、吴鞠通、陈耕道、余师愚等二十余家所论疫症、痧症、疫喉、痧喉的经验与理论,间附作者评说,发挥个人识见,全书均有结语。

【学术思想】

《痧喉正义》全书分为两部分,第一部分主要汇集明清时期诸多名医论述喉痧疫病的观点:其一,汇集评述喻嘉言、叶天士、余师愚、邹滋九、顾祖庚、王孟英的论疫观点;其二,汇集并评论王晋三、叶天士、余师愚、邵新甫、陈元益、屠彝尊、缪仲淳、吴鞠通论痧的观点;其三,罗列并评述张善吾、吴鞠通论疫喉的观点;其四,汇集并评述有关李纯修、祖鸿范、唐迎川、王步三、高锦庭、陈继宣、顾玉峰、王孟英、朱铁山、沙耀宗、程镜宇、王聘之、施小桥论痧喉的观点。第二部分为《喉痧正义》总论,对于分论诸医家疫喉痧之观点进行归纳总结,以明正义。

(一)论疫思想

张筱衫分别罗列喻嘉言、叶天士、余师愚、邹滋九、顾祖庚、王孟英六位医家的论疫观点,对诸家有关论疫病的观点进行评析。论疫之因,喻嘉言认为"时疫之邪,从湿土郁蒸而发,从口鼻流入募原,而至阳明之经",有外发、内陷两种传变趋势。治疗有外解和内清之法。叶天士认为"疫疠秽邪口鼻吸受,分布三焦,弥漫神识,既非风寒客邪,亦非停滞里证",并举例"朱姓"案、"姚姓"案、"潭姓"案三案,

论述了其治疫之法,"辛寒以开闭结,芳香以驱秽浊"。张筱衫评价叶天士治法为"千古治疫之祖""痧喉证本于疫,亦宜逐秽为先,司命者法叶治之,自能奏效",对叶天士治疫法高度肯定,认为其他医家治疫"当在叶氏下""上焦以辛苦开之,下焦以咸苦镇之,无不尽之意,无不达之辞"。余师愚著《疫疹一得》论疫,认为疫证与伤寒阳明证不同,从头痛、汗出、呕、下利四个方面予以鉴别。并举例"乾隆戊子年,吾邑疫疹流行"案,说明疫疹的症状、治法,认为"疫疹乃外来之淫热,非石膏不能取效,立清瘟败毒饮专治之方"。张筱衫评价"自古寒疫愈少热疫愈多",热疫当用"败毒饮甘苦寒大剂为古方所未见"。治疗疫病"唯在司命者审病因,参脉色,变通以施治,方不愧为良工"。对余师愚治法评价颇高。

邹滋九论疫病,认为"疫疠从口鼻而入,直行中道,流布三焦",其传变,"上行极而下,下行极而上",宗叶氏之法,邪在上焦,清解中佐以芳香,宣窍逐秽,递传膻中,治以"以有灵之物,内通心窍,搜剔幽通,通者通,镇者镇";邪已入营,理宜咸苦大制之法佐以"轻扬理上"之品。谈及顾祖庚论疫,张筱衫评价为"顾论治疫,以解毒为主,解毒是治痧喉要诀也""历举各家,确有卓见"。评价王孟英论疫,认为王孟英其观点为"疫有清邪、有浊邪,王以风、寒、湿为浊邪,以暑燥为清邪,清邪之疫,暑燥皆火也,白虎凉飚顿除火焰,石膏为寒水之品,以寒胜火"。治疫当分清浊邪,须详察病因,兼参脉证。

(二)论痧思想

王晋三论痧,王氏引聂论痧忌辛热,治以辛寒,初发用防风解毒汤,痧疹热邪壅于肺,逆传心包络,喘咳烦闷,躁乱狂越,可用大剂竹叶石膏汤,加西河柳。并强调西河柳的重要性,"非西河柳不能解",称"加西河柳两许,别出心裁,表里施治",认为西河柳

之"咸温润燥,开结和营以解"。张筱衫评价说:"主聂说以辛寒,主缪说以咸温,一寒一温,两相龃龉,况西河柳生于春,其性温,吴鞠通言之详切,确有见地"。

叶天士论疹,认为"疹喜清凉",治法"宜辛凉为宜,苦辛清热,用凉膈去硝黄,表证加葛根,热甚用石膏,凡病在上焦,药气味宜轻宜辛凉;中焦药,痧火在中,为阳明燥化,用药气味苦辛寒为宜;下焦药,咸寒苦为主"。张筱衫评说,叶天士论及"表邪口渴加葛根升胃津,因喉痧忌升提,葛根轻升非所宜也",再叶天士认为"白疹得温暖而解"以白疹属寒也,但"正不可泥其论",因为"痧为经腑之病,忌温燥涩补,宜辛凉辛寒芳香法,既能开结又能逐秽,即至火郁痰生,亦兼以治之,神乎技矣"。对叶天士论点进行了符合临床的评价。

(三)论疫喉思想

张善吾论疫喉,在其著作《时疫白喉捷要》中认为白喉为至险至危之证,他引陈雨春观点认为,治疗有"十难",其一,疫喉为足三阴经受病传之肺,误治以足三阴经之外他经而论治;其二,误为伤寒伤风表证,投以辛温升散,致毒涣散;其三,疫毒内发,寒热互作,妄投表药;其四,误以白喉色白为寒,妄投辛热,为抱薪救火;其五,误为火证传中下焦,妄投攻下太过,元气愈伤;其六,火毒甚,用消风败毒,引热下行,二三剂甚至十剂,而白色不退,别更方法,致生变;其七,白喉瘟疫变证,杀人急速,投以平淡之剂,优容养奸;其八,非白喉,如双蛾病,误以为白喉病而治;其九,痧证白喉,误以白喉治疗,因误致毙;其十,有白喉,无恶寒发热之症,确是寒证,非桂、附不愈,若以时疫误治,为害不浅,十难也。列出"十难",实际为鉴别,旨在进行正确辨证,防止误诊误治。治疗上,作者倡导以散风消肿,败毒主之。

吴鞠通认为疫喉温毒,为秽浊也,地气秽浊多由少阳之气而上升,上攻咽喉则咽痛,治疗当用东垣普济消毒饮。张筱衫评价说,疫喉温毒即疫疠之气所致,治法以芳香化浊,清轻去实,滋阴降火,被称为"温毒初作之妙剂也",对吴鞠通的治法绝对肯定。

(四)论痧喉思想

李纯修论痧喉,认为其病因病机乃太阴阳明风湿热毒上攻咽喉所致,风热治宜清透,湿热治宜清

透,痰火凝结治宜消降,消降不如清降。张筱衫评价为其"治法宜以清为主,佐以解毒而痧透,痧透而喉腐自痊矣"。张筱衫认为李纯修治法得当,而治疗时能以清透、消降合而治之,则效果更佳。

祖鸿范论痧喉,其乃风寒温热酿为疫气引起烂喉痧,表邪风寒则散表寒,温热则兼清散。张筱衫评价祖鸿范"治法有次第,宜散则散,宜寒则寒,为治痧喉之通论"。

唐迎川论痧喉,主张用《金匮》治阳毒之升麻鳖甲汤治疗痧喉。张筱衫评价该方,有蜀椒、雄黄,辛热施之热毒,以火降火。"迎川擅改经文,移置阴毒谓为贴切,唐氏意在遵经,疏不知穿凿附会之弊,贻误生灵。"

王步散论痧喉,亦与唐迎川大致相同。张筱衫批评为"平日无研究一功,执宜散执宜清,毫无主见"。

高锦庭论痧喉,张筱衫评价用"升麻、葛根升提之品,势必将疫毒上攻,盘踞咽喉,是速之毙也",同时"用羌、防、柴胡一切风燥诸品,皆宜慎用,不可妄犯";其对痧喉分"一二日""三四日""五六日""至七日后"四个期论治,属于"分证见证诸多牵强缪妄之谈"。

陈继宣论痧喉,所论虽条分缕析,发前人未发,但头绪纷繁,徒存琐屑。张筱衫将书中分为三段论述,第一段辨论十五条,第二段审证四十六条,第三段为立法五条、立方十三条。此三段论述,系删繁就简,而原文之真义俱在,读者自能知之。张筱衫评价陈继宣疏达法、清散法、清化法等利与弊,并提出"五法十三方尚少蠲痰之法,亦无破血散结之方,是亦疏漏之处也",补其治法之不足。

顾玉峰论喉痧,顾玉峰认为,"痧喉乃疫疠之气,从口鼻入肺脾,由肺脾而出者,为错误之论",提出治疗喉痧的方法,"是证初作,宜辛凉解肌,疫毒上攻,宜辛寒苦降,总以辛开为主,佐以豁痰破血开结,据先后次第施之。"张筱衫予以肯定,认为顾玉峰论述妥当。

朱铁山提出痧喉小有寒痧,为疫气火寒火湿,属寒湿,采用荆防葛根汤、加减藿香正气散、升麻葛根汤治之。张筱衫予以肯定,提倡"医家临证时宜细心审察,执寒执热,施治得当,乃不愧为司命"。

王孟英论痧喉,张筱衫列举了王孟英治疗喉痧医案十二例,并予以分析。张筱衫认为王孟英善治

温病,善用甘寒大剂,疫喉痧是其所长,王孟英善用"通经络,运枢机"之法。

沙耀宗论痧喉,善用《疡医大全》活血法,佐清肃治肺法治疗喉痧见痧色紫艳者;创立十宝丹吹喉方治疗烂喉痧。另外,沙耀宗的吹喉法、取嚏法、刺法、外敷法、避疫法等,治法丰富,内外结合,"惠人实多"。张筱衫提示临证注意"闷痧证重药轻,以致百无一生"的情况;取嚏药辛燥,似乎有助纣为虐之虞,示临证慎重使用。

程应旄、王聘之、施小桥亦有论喉痧,各有长短,程应旄以清凉解毒,芳香逐秽,凉剂中兼疏达,以及用枣塞鼻之法,确有卓见;王聘之善用大黄,确有见的;施小桥善治小儿痧喉,重视小儿体质,认为小儿为稚阳阴虚,治之得法,宜散则散,宜寒则寒,未有保全者,但应兼顾小儿体质。

(五)总结诸家论疫喉痧,以明其间正确之义

张筱衫认为疫病为重证,仲景医圣提出疫乃"清浊互中"之外,"不置一词",再无其他论述,言其太过简略。认为疫病"古多寒证,今多温证",发病多"夏秋之际为最"。其证候表现多变难料,"其证情之变化不可逆料""疫毒及喉,喉烂甚即不能咽,始有烂喉痧之名",市医仍用"前人寒痧之陈方"即"一切辛温升散诸品"作为"治痧之祖剂"。不懂得疫痧是由疫火而发,误服温升诸药,导致"疫毒上攻,盘踞吸门,初病一误,图救为难"。张筱衫看到这种"天灾人祸,目击心伤,不忍坐视",遂"爰集各家论疫、论痧、论疫疮、论痧喉种种治法,合为一卷,欲为治疫痧而正义"。但各家诸论,"论论纷歧""相互龃龉",叹息这些论点"岂不令人无所适从哉?"后经梦中"汉衣冠人"指教,加之"多读自知",经张筱衫比较分析、总结梳理,再付之临证验证,终获真诠,自能"胸有把握,自有定见以立方",从而对疫喉痧有了"正义"之论,使得疫喉痧诸论,形成系统的汇编,以示后人学习。

【著作考】

现存 1889 年即光绪乙丑年九月的初刻本,1949年后有排印本。张筱衫的同学曲春泽序中提到"痧喉正义叙:喉证一门,自古本有专科,按方取义,不待智者而自知。然识证固属不易,知时则为尤难。南北分途,寒温各异。喉证发于天气炎亢之时,其

常也,发于阴雨湿蒸之候,其变也。同学张君筱衫,攻举业之暇,考究方书历有年,所缘今岁邗上喉患盛行,死亡相继,目击神伤,乃集先辈治喉之良法,缀以案语,名曰《痧喉正义》,抉择甚精,折衷极当,今秋邗上赖君全活者甚众,良工心苦,可敬可慕。书成索序于余。余蒭菲庸材,何敢妄议,不得已,勉赘数言,聊以塞责,未免令方家齿冷尔。

作者在自序中说"余方于《厘正按摩要术》四卷、《鬻婴提要说》一卷之后,爰集近来各家疫喉痧证治,或著一说,或注成书,每篇后系以案语,是则是,非则非,以归于正,颜曰《痧喉正义》,以求方家匡其不逮,共救海内之染是证者"。

【遣方用药】

(一)普济消毒饮去升麻柴胡黄芩黄连方

组成:连翘一两,薄荷三钱,马勃四钱,牛蒡六钱,荆芥穗三钱,僵蚕五钱,玄参一两,银花一两,板蓝根五钱,苦桔梗一两,生甘草五钱,共为粗末,每服六钱,重者八钱,鲜苇根煎汤去渣服,约二时一服,重者一时许一服。

(二)十宝丹

组成:西牛黄三分,贝母三分(煅),人中白五分,血琥珀五分(另研),大珍珠六分(入豆腐内煮去油),大梅片半分(溃烂不宜多用),鲭鱼胆五分(大者佳,阴干收用,如无鲭鱼胆,用青果核,三枚煅,代之),马勃三分,硼砂四分(研极细末)。治疗烂喉痧,无论已溃未溃,能消肿止痛,化毒生肌,以及痧疹后牙疳,杨梅毒结咽喉也。

【学术传承】

本书汇集明、清时期名医缪仲淳、喻嘉言、叶天士、吴鞠通、陈耕通、余师愚等所论疫症、痧症、疫喉、痧喉的经验与理论,后加自己的评议,实属对喉科疾患文献的汇编和总结。正如《喉痧正义》中说:"喉证一门,自古本有专科",认为各家论述"南北分途,寒温各异",观点分歧,临床难以把握。故"同学张君筱衫攻举业之暇,考究方书历有年,所缘今岁邗上喉患盛行,死亡相继,目击神伤,乃集先辈之良法,缀以按语,名曰《痧喉正义》,抉择甚精,折衷极当……""宝应张筱衫先生见疫喉痧证日多,夭殇接

踵,乃折衷诸说,汇为一书,辨证立法,各法具备……"从这些序言中可以看出,本书对疫喉疾病诊治学术进行符合临床实践的梳理和注解,更好地进行了专科理论的传承。

【医案选介】

"朱妇案"选自《喉痧正义·王孟英论喉痧》医案。朱妇患赤疹,神气渐昏,误以犀角地黄汤投之,遗尿痉厥,延诊之,则曰:形瘦阴亏,邪易扰营,幸非湿盛之躯,尚可设法,但心下拒按,呃逆便闭,是痰热尚阻气分,误服升提,每成结胸,地黄滋滞,实为禁药,因以犀角、玄参、竹茹、贝母、旋覆花、枇杷叶、紫菀、白前、石菖蒲为方,调紫雪,两服呃逆止,神渐清而咽痛口渴,去紫雪、白前、石菖蒲,加射干、山豆根、知母、天花粉,吹以锡类散,二日喉愈胸舒,疹回热退,去犀角、紫菀、射干、山豆根,加金银花、栀子、竹叶、海蛇、凫柴,渐安眠食,唯大便久不行,以肉苁蓉、麻仁、当归、生地黄等药,遂愈。

按语:本案病人患红疹,见神气渐昏,误以热入血分,凉血解毒开窍为主,用犀角地黄汤治不效,细诊之,见"心下拒按,呃逆便闭",属邪热入营,兼气分尚有痰热内阻,凉营清解中加入竹茹、贝母、旋覆花、枇杷叶、紫菀、白前、菖蒲,以清气分痰热,后据证候变化,病机转移,随证变法,神清而咽痛口渴,去凉营清热药,加清咽解毒药;后期邪去,"渐安眠食",唯大便闭,遂予以润肠通幽,病自愈。

参考文献

陆拯.近代中医珍本集·五官科分册·喉痧正义[M].杭州:浙江科学技术出版社,2003.

63. 费友棠(《急救痧证全集》)

【生平传略】

费友棠,字山寿,清末江苏吴县笠泽人,生卒年代不详。曾经撰写《急救伤科应验良方》《胎产心法验方合编》《急救痧证全集》(1883 年),主张以针灸治痧证及急证。

【学术思想】

《急救痧证全集》分上、中、下三卷,上卷总论痧证的病因、病机、诊断、治法、饮食用药宜忌等,详论焠刺刮灸等方法,并附各种经络穴位及脉诊图,附载 84 种痧证常选药。中卷论述痧证"痧分症治",分为风痧、暑痧、阴痧、阳痧、阴阳痧、红痧、斑痧、乌痧、泻痧、紧痧、慢痧、晕痧、绞肠痧、抽筋痧、暗痧、闷痧、落弓痧、噤口痧、扑蛾痧、角弓痧、瘟痧、满痧、脱肠痧、羊毛痧、羊筋痧、紫袍痧、蛔结痧、铜痧、铁痧、身重痧等类型的主要证候表现、诊断、方药等。下卷主要包括治痧方歌括,并附《闻是录》,载病案于后。

(一)探求痧证病源,倡导治法宜忌

在"痧证大异"中费友棠提出引起痧证的四大病因:秽气、暑气、伤伏暑、寒气冰伏过时,郁为火毒。痧证总由痧气引发,有入气分、入血分之分;治疗最忌"补法",提出"痧无补法"总则,"不论犯者虚实,皆以有余治,绝无补法"。有余则损之,治疗当"用药尅削,病自当之,中病即已",强调以泻法为主治疗痧证的原则,符合痧证病变机要,值得临床遵循。

(二)辨痧以分经络,看凉热

痧证的辨证,先分经络。费友棠全书上篇详细论述了痧证"按十二经受病见症,随症施治,其引经药不可少"的分经络论治大原则,并在上篇后附有详尽的十二经脉穴位图,并列出相应的引经药,如:

足太阳膀胱经用藁本、黄柏;手少阳三焦经用柴胡、青皮,少用川芎;手阳明大肠经用葛根引经;手少阴心经用细辛、独活;足太阴脾经用酒白芍;足少阴肾经用独活、盐酒等,提示治疗痧证按照经络辨证用药的重要性。

痧证亦须辨凉热。若痧证循经而犯,皆有身凉之症,痧犯太阴则头痛,发热,犯少阳则耳旁肿胀,寒热往来,犯阳明则面丹如火,但热不寒,犯太阴则腹痛,犯厥阴则小腹或胸胁痛,犯少阴则腰痛,其共有症状为"身凉";痧犯肺、心、膀胱、大肠、肝、三焦等不同部位出现相应的症状,但总体以热证居多,"热证之脉洪数有力",痧症身凉而内热者,辨清凉热虚实,治疗"宜攻其里,表实者,宜透其肌,用药随时活变,故不主方"。

(三)辨痧以分表里,别阴阳

痧证亦需分表里,表证症轻发展较快,人往往"不自知"即传为半表半里证,里证多见,且类型复杂,证候严重,当痧入里,常见"欲吐不得吐,欲泻不得泻",冲心则心胸大痛,攻腹盘肠吊痛,痧毒中深,证候越重,病情越恶,故辨表里证,对分清轻重缓急,采取适度治疗方法十分重要。

六淫中风寒暑湿火五者,皆能为痧证,多发生于春夏秋三时。初起袭人肌表及半表半里之间,便觉胸中烦满,头痛目昏或呕或吐,兀兀不安,此表证也;在表失治,则邪毒入里,里者,经络也,脏腑也,脾胃三焦也,痧毒入之,则欲吐不吐,欲泻不泻,腹中大痛,甚至痧毒上升,则心胸胀痛,痧毒下注则盘肠吊肚,若不急加刮放,则表里壅遏,毒攻心脊,立时昏仆。此时气血不通,刮放不出,邪气深入,死在须臾,此宜速用妙药或吞或吸,先与开通,俟气血周流,再行刮放,迟则必无及也。

痧证区分表里,治疗则易。大抵痧证,先身热

或恶寒而里不病者,以透表为先,达之使毒外出也;身凉而内热者,以清里为先,疏之使毒内散也;邪气初客于肌表者,则用刮,更以荆芥防风薄荷之属散之。邪已入里者,利用针兼以陈皮、厚朴、柴胡之属疏之。至于毒气内攻,刮放不出者,急用卧龙丹、通关散之类,取嚏以开上窍,再服红攀石红、至宝丹之类,以开之降;俟其少苏而刮放之,则毒邪自浅;盖痧证头绪虽繁,经络俱到,而治法总以刮放为主,随其表里经络见症而各家引药以治之,无不见功。

辨痧证之阴阳。痧证分阴痧和阳痧两种。阴痧,俗称冷痧,乃人当夏月,乘凉于深堂广厦之中,消暑于冰雾瓜桃之类,遂致遏郁清阳,阴寒内洹,伤脾败胃,凝结成痧;又或寒凉败脾,食痰内滞,或夜凉失被,触犯外邪;又如暑天行路,骤饮冰浆,酷日操劳,多啖生冷,发则呕泻腹痛,面白唇青,汗出肢冷等症。治疗如误以为时令温热,辄用寒凉,无不立毙,是当以脾胃为主,疏散温通以开结滞,加以刮放自安,亦可用仲景真武、理中之类。阳痧即热毒郁结之痧,多因冒暑耕耘,趁炎奔走,或怒劳郁勃,或醉饱迎凉,皆能成痧,发则头痛、眩晕、恶心、腹痛、面赤目红,甚则护心噤口,汗出如油等症。凡此等热痧,其四肢温暖,脉必暴数或沉伏,与阴痧不同。切不可饮热粥、热汤,尤忌姜汤、烧酒之类,反致不救,法当先刮后放,并鼻搐卧丹,调服痧药,以开闭塞而通结滞,或令饮冷水,亦可解毒回生。

(四)辨急慢痧,重在看唇舌,辨脉理

费友棠提出辨痧证当辨急痧与慢痧。急痧"如风雨骤至,其发甚暴,证必霍乱吐泻,腹中绞痛,或哑声或噤口,或头面肿大,或咽喉紧痛,或猝然昏倒,四肢厥逆,或汗出如沐,状似中风中暑中毒等症,宜辨得真切。果是急痧,速宜刺出恶血一二次后,令吸服各痧药,庶可回生,迟则无及"。慢痧"犹小儿之慢惊,其症行坐如常,不知所苦,但胸中闷闷,欲食不食,虽饮温汤,亦不见重,唯日加憔悴,或见他症,似痧非痧,此慢痧之轻者,刮放之可愈;若发热项痛,胸满似伤食,亦似伤风,又似夹疟夹泻,甚或面肿目赤,胸胁不宽,四肢肿赤,或身重不可转侧者,皆慢痧之重者也,宜刮放数次,按证服药,不可轻视也"。

临证辨急痧、慢痧,关键看唇舌和辨脉理。急痧病,病人立时昏迷不醒,口不能言其苦,脉多急隐

伏,无证可辨,此时当辨其唇色,若唇色淡红而润,可生,唇色白者虚冷,唇色黄者为食滞,唇色紫者为热毒,青黑者凶;再看其舌,凡腹痛恶心而舌比常人浮大者,痧也;舌苔淡红,虽有内热亦轻,药不宜过凉;若舌色深红,则内热已炽,药不宜香燥;舌淡白者,多痰,宜利气化滞,苔黄而厚腻者,食积化火也,清之导之,甚者攻之;至于舌苔燥黑,则肠胃如燔,火极似炭之象也,真水内竭,难保生还,或于刮放后再视之,黑色渐退者生,否则不治。痧证辨脉理亦重要。痧证脉多沉伏不现,或滞或歇止,费氏引郭右陶言,凡病证与脉不符者是痧,宜舍脉从证为主。《痧胀玉衡》云:脉浮芤者,肺之痧,散而芤者,心之痧;弦长而动,肝之痧;芤大而滑,脾之痧,至六腑受痧,皆以脉分别论治,等等。详尽论述痧证辨脉象的重要性,值得借鉴。

(五)痧证治疗,旨在精选药物,甄别效方

费友棠于"用药大意"篇中说:"痧感四时不正之气,用药当以驱邪利气为先,养正在后,盖痧毒结滞,药宜疏散,不宜重表;痧毒上升,药宜下降,不宜升提;痧由热毒,药宜凉解,不宜辛热;有实无虚,药宜清理,不宜涩滞;宜消导,不宜滋补;宜开通,不宜收敛;宜行气活血,不宜粘补;唯解毒清火行气,以消其胀,行血以逐其邪,此痧之大旨也"。提出了痧证"以驱邪利气为先,养正在后""唯解毒清火行气,以消其胀,行血以逐其邪"的治疗大法,同时提出了治痧"七宜""七不宜"的治疗守则,称其为治痧"大旨"。

在中卷中的"痧证选药"篇中,精心筛选出84种治疗痧证的中药,并详解每味药物的性味归经,主治以及治痧功效和特点,为痧证证治选药提供了重要的参考。

下卷中详细列出了治疗痧证的方剂,费友棠称为"六十四方",并配有方歌以便记诵。首先,列举出治疗痧证的专方,并命名为"金、石、丝、竹、匏、土、革、木"七大类,各类方均有八个方剂,如"金一至金八""石一至石八",以此类推,专方共有56个,每方皆有方药组成、主治证候、煎煮服药方法,加减法等。其次,列出"应用群方"共60首,"续增诸方"9首,其实共计方剂为115首,诸方包含有丹、散、丸、饮、汤、煎等剂型,可谓治痧方剂丰富、全面,其中包括许多经典名方如五苓散、胃苓汤、普济消毒饮、白

虎汤、六一散等。再次，费友棠单列"痧证汤方"篇，多是作者独创的治疗痧证的时方，比如消风清痧饮、寒痧散表汤、暑痧薷蒿汤、涤秽消痧汤、降火清痧汤、顺气逐痧汤、痧痛活络煎、痧胀破滞汤、三因导滞汤、翘丁金贝煎、痧后消痛散等。这些治痧方值得后世研究。

【著作考】

据考证，费友棠在作平江幕僚期间，目睹痧证流行，杀人甚多，乃依据林森所传《痧书》，以及后世据以增辑之《痧证发微》《痧证度针》等书，间亦参以己见，辑成《急救痧证全集》，刊于光绪九年。现该书仅有光绪九年笠泽三省书屋刊本。

【遣方用药】

消风清痧饮

治痧因冒风者。荆芥、防风、陈皮、金银花、泽泻各八分，蝉蜕五分，红花三分。水煎，稍冷服。加减法：如前症头面肿加薄荷；腹胀加厚朴；四肢肿加威灵仙、倍金银花；小腹痛加青皮，寒热加独活；痰多加杏仁、僵蚕；咽痛加薄荷、山豆根；心胃痛加延胡索、香附；胸腹胀满加蚕沙、枳壳；赤白痢加槟榔；口渴加葛根；面黑瘀血加桃仁、茜草；面红血热加童便。

【学术传承】

费友棠为清朝末年医家，其生卒年月不详，故其所撰写的《急救痧证全集》与晚清的曹心怡之《喉痧正的》、张筱衫之《痧喉正义》、韩凌霄《瘟痧要编》、高午亭之《治痧全编》等同时代同一类型疾病的专著，存在一定的学术传承和关联。

【医案选介】

案一：络痛方案。一客匠年十六，发热久之，胸胁痛，脉细弱，或作劳怯治，呕哕便闭，小腹胀急，或参用左金，便溺通而痛愈紧，夜尤甚，小便赤色，投痧症药亦未效。儒医孙敬承云：脉无变而胸前不可手近，其痛在络，用金铃子肉一个，元胡一钱，蒌皮一钱，生香附半钱，陈大麦仁三钱，煎饮一服而愈。金铃入络，佐以元胡气血俱通，似于痧宜，而书中未收，附记于此。

按语：案中病人发热持久，脉细弱，但胸胁痛明显，此时脉无变，费友棠云脉不变即可判为痧证，而胸胁痛，且胸前不可手近，为络脉不通，不通则痛拒按，为胸胁络脉瘀阻的实热证，治疗当通络止痛，用金铃子肉(川楝子)、元胡(延胡索)理气止痛，疏通络脉，通则不痛，配以瓜蒌皮理气疏通胸膈部经脉，共凑宽胸通络止痛之效，痧证自解。

案二：赤峰巡检陈乐之妇，夏月新产，腹痛寒热，时昏冒，医以为虚寒血瘀，用姜附丁蔻，一服病大剧，延余诊，六脉模糊，胀闷欲绝。经云："阳证见阴脉者死"，但脉证不符，恐是痧证，命刮之，黑斑缕缕，乃刺人中、印堂、少商等三十余针，便觉胸背俱宽，至夜病若失，更服破血药，三日愈。

按语：患妇新产，体质虚弱，再患痧证，主症"腹痛寒热，时昏冒"，医者以为"虚寒血瘀"，用生姜、附子、丁香、白豆蔻等大辛大热治虚寒之品，出现"六脉模糊，胀闷欲绝"。请其诊后，认为"阳证见阴脉""脉证不符"直用刮法，再刺人中等穴位，病人阳气来复，正气得充，再用破血药，三日而愈。

参考文献

曹炳章.中国医学大成续集·二十六集[M].上海：上海科学技术出版社，2000.

64. 曹心怡（《喉痧正的》）

【生平传略】

曹心怡,字叔培,又字侯甫。江苏吴县人,后侨居上海,世业儒,亦旁通《素问》《灵枢》之理,而兼工医。曹心怡承家学,精于医,擅长喉科,尤对喉痧一证研究颇精。光绪十四年戊子(1888年)春始,沪地烂喉疫痧流行,沾染者甚众,死亡不可胜数,其每每施治,效如桴鼓,救活甚多。因将其辨证经验、治法方药,予以梳理,著书立说,于光绪十六年庚寅(1890年)撰成《喉痧正的》一卷,如射侯之有正鹄,以"正的"冠名,专为喉痧而设。

【学术思想】

曹心怡认为喉痧是温疠之毒吸入肺胃,又遇暴寒折郁,内伏肠胃募原,复触及时令毒风而发,故宜以解痧、疏风开表、疏肺为治疗大法,并可用熏香、佩药等预防措施。

(一)论述喉痧,目次分明

在《喉痧正的》总论中概述喉痧发展源流,次述喉痧之病因、证治、脉象。专设论治一节,强调喉痧施治宜畅发其表,书中详述麻黄等解表药之作用。此外,又有验舌、申禁、防先等节,阐明喉痧之舌象、治疗禁忌、预防等。《喉痧正的》目录包括自序一首、例言五条、喉痧源流总论、论因、论证、论脉、论治、验舌、申禁、善后、防先、喉痧条治、喉痧备用各方。书中详列喉痧治疗验方16首。所列诸方皆标明主治、配制及加减方法,以便据证选方,按方配药。

(二)宗叶天士,兼学百家

曹心怡精研叶天士治疗喉痧的医案,吸收其治疗精髓,推崇虞山陈静岩《疫痧草》及顾玉峰《痧喉经验阐解》。他认为:"陈氏以疫名痧,以有疫无疫辨喉痧之轻重,所论颇属精当。"但惜其"开手各方,仍囿于辛凉解肌之成法。"顾玉峰之书,论证虽属透彻,但立方鲜效,故曹心怡结合自幼行医至今的经验,博采众长,将因证脉治及历验之方条列于内,以备参考。

叶天士说:"烂喉痧一症,发于冬春之际,不分老幼,遍相传染。发则壮热烦渴,斑密肌红,宛如锦纹,咽喉疼痛,肿烂一团,火热内炽。医家见其火热之甚,投以犀羚芩连栀膏之品,辄至隐伏昏闭,及喉烂废食,延挨不治,或便泻内陷,转眼凶危,医者束手,病家委之于命谁知。初起之时,频进解肌散表,温毒外达,多有生者。荆防葛根汤加减可也。"

(三)强调三因,重视脉诊

曹心怡认为,喉痧之因除了陈静岩所论及"由温疠之毒吸入肺胃,又遇暴寒折郁,内伏肠胃募原,复触时令之毒风而发"外,尚有三因:一因起居;二因饮食;三因街衢之秽杂。曹心怡还认为,"冬燠春寒,邪郁肺胃,运炎令火结而为伍上窜,咽喉红肿而痛,或但痛不肿不红,憎寒发热或壮热或不甚热或乍寒乍热,微微者饮食如常,甚则胸痞咽阻不能食,脉形弦数,或濡数,或沉数或沉弦不数。或右寸独大,或两寸并沉,或左侧兼紧者,皆邪郁未伸之象也"。

脉象对判断喉痧的表里虚实有重要作用。初起浮之濡涩、按之沉滑;左兼弦紧者,风胜;右反沉者,邪遏气道也;右寸伏者,误进寒凉,喉已腐而肺气不布也;左寸亦伏者,邪陷已深,上焦气道欲闭也;左关独弦者,阴气先伤,邪气乘虚而犯肝胆。治疗上需六脉俱透,内伏之邪尽泄,清而和之。模糊不清之脉,症亦错杂不齐,难治也。

(四)详察丹痧,细辨舌苔

喉痧病情急骤,病势凶险,仔细观察痧、丹、神志、舌苔，十分重要。痧：红晕如尘沙而起，属肺；头面颐项见痧之隐隐及周身肤腠通红，但见此症均属疫痧。此证变幻迅速亦贻误，应及早辨治。丹：成片如云头突起属脾，或隐在皮肤之间，多起于手足身背之上。若发如疙瘩，多痒而麻木，因人其肝热而兼湿痰。神：失治邪陷至神昏谵语，毒焰益烈，恶候并见。其气喘、腹泻、鼻煤之症，微者可治，甚者不可治。舌：喉痧初起，舌苔白滑者，表有风寒也；白而兼腻者，内挟秽浊不正之气；微黄者，渐从火化；黄甚者，痧火烁气也；尖绛者，邪热逼营；纯绛鲜泽、边尖起刺，痧已透者为营热外泄，未透者，舌必绛而紫干；中心焦黑者，痧火内燔，津液枯竭也；舌短缩者，肾气竭也；干绛而硬、中心焦黑、神昏者，痧毒攻心也，俱不治。

（五）治痧要法，发汗、攻下

曹心怡治疗喉痧，最强调用好发汗、攻下两大法。首先他强调治疗喉痧重在治疗"痧子"，不重在咽喉。咽喉之证是由于疠邪不能出于表，上窜咽喉所致，故必须"洞开毛窍"，因此他开手必用麻黄畅发其表，兼以"解秽""开表""疏风""疏肺"等法。若表证已解，里证方急，则取法"釜底抽薪"以急下存阴，用枳实、玄明粉之类。他说："喉痧发表为先，其次即当下夺，燎原之势非杯水所能灭，所以仅施滋清不为功。仲景治伤寒有急下存阴一法，正合此病。"

（六）疫疠之邪，须知防护

喉痧是疫病，因此预防和护理十分重要。曹心怡在书中分别在防先、申禁及善后中论及防护疫疠之邪的重要性。例如，疫痧盛行之际，室中宜"粪除洁净、熏以名香或杂烧檀降苍芷之类"，入病人室宜"啖囫囵皮蛋一枚"，男妇老幼俱宜"佩太乙辟瘟丹一颗""喉痧邪伏在里，初起切忌寒凉……一切瓜果冷饮俱宜禁绝"等。这些都为后人提供了很多预防护理本病的经验。喉痧治愈后，也要注意饮食起居，防止复发，"病人须薄滋味、节饮食、谨嗜欲。邪尽后，尚宜茹素两三旬"。

【著作考】

《喉痧正的》有五种刻本，初刊本为光绪十六年庚寅（1890 年）苏州曹氏朗斋刻本，其他四种分别为光绪二十三年丁酉（1897 年）同心堂刻本，清善成堂刻本，1928 年京江双轩铅印本，1935 年上海三星书店石印本。

【遣方用药】

（一）荆防麻豉汤

组成：荆芥，防风，麻黄（水炙），豆豉，牛蒡子（炒研，便溏者勿研），桔梗，杏仁（去皮尖研，便溏者勿研），土贝母（去心研），人中黄，西河柳。

主治："冬燠春寒，邪郁肺胃，运火令火，结而为伍，上窜咽喉，红肿而痛，或但痛不肿不红，憎寒发热，或壮热，或不甚热，或乍寒乍热，微者饮食如常，甚者胸痞咽阻不能食，脉形弦数，或濡数，或沉数，或沉弦不数，或右寸独大，或两寸并沉，或左部兼紧者，皆邪郁未伸之象也。舌白不渴或微渴，而苔滑腻者，或渴甚而苔仍白滑者，邪在表分也，荆防麻豉汤主之。"

（二）桑防白膏汤

组成：桑叶，防风，豆豉、霍山石斛（二味同打），牛蒡子，桔梗，前胡，杏仁，土贝母，人中黄，西河柳。

主治："痧透喉宽，苔黄尖绛，脉转洪数者，桑防白膏汤主之。"

【学术传承】

曹心怡学理上推崇虞山陈静岩《疫痧草》及顾玉峰《痧喉经验阐解》，但又有自己对喉痧的新创解。受业者有郑伯蕃、康侯等。

参考文献

周仲英,于文明.喉痧正的[M]//中医古籍珍本集成·五官科卷.长沙:湖南科学技术出版社,2010.

65. 章虚谷（《伤寒论本旨》）

【生平传略】

章楠，字虚谷，浙江会稽（今浙江绍兴）人。生卒年未有明确记载，只能从其交游推测其生活于清乾隆中后期至道光年间。

章虚谷自幼体弱多病，遂留心于医学，从师请益，历览诸家。但是由于医理深奥难明，而当时诸家之说则各树旗帜，互相非议，未知孰是。他在《医门棒喝·自序》中言学医十年，尚不知端绪，直到后来读到清代著名医家叶天士的医案，"见其发明奥旨，如龙点睛，而镕铸百家，汇归经义"，由此"略窥医理之奥"，医术方大进，始得左右逢源之乐。章虚谷后曾客游广东、河北、浙江等地，每到一地，皆以医术高明而闻名，在当时很有名望，当道者多折节下之，但章虚谷均淡然而处。

章虚谷不仅是一位医家，还是一位极为博学的学者。虽然他受宋明理学影响颇深，在行文中每每引朱熹"天理"之学，而且还专门写了一篇阐释心性之学的《性说》，但是他并非传统意义上恪守经典的儒生，而是思想多端，出入于儒、道、释之中。虽然他说自己非道、非儒、非释，而事实上何尝不是亦道、亦儒、亦释。这实际上也是时人对他的评价，如山阴名医田鼎祚称"章子笃性命之学，参儒释之理"（《医门棒喝·田鼎祚序》），田晋元评价说："夫天下所重者，莫若性命。儒道，性命之正禅，究性命之微。其能保卫姓名者，医也。三者，其道义而已矣。……章虚谷先生贯通乎三者之理，而尤精于医。"（《医门棒喝·田晋元序》）

此外，章虚谷是一个勇于挑战权威，具有很强叛逆精神的学者，其书斋名为"知非轩"，又信孟子"尽信书不如无书"之言，喜欢独立思考，常谓"知我罪我，皆我师也"（《医门棒喝·自题》）。其弟子孙廷钲评价章虚谷"论证则直揭根源，制方则随宜变化。离乎古而不畔乎古，合乎古而不泥乎古"。（《医门棒喝·跋》）客观来看，这样的评价是较为公允的，颇契合其精神与为人。章虚谷的著述主要包括《医门棒喝》《医门棒喝二集》《灵素节注类编》，前两种生前皆曾刊行。其中《医门棒喝二集》与《灵素节注类编》皆为医学典籍的整理，而《医门棒喝》则是一部医论性质的著作，章虚谷阐述医易观点的内容均集中在该书中。

【学术思想】

（一）循经发挥，阐释方义

章虚谷对《内经》《伤寒论》推崇有加，从流溯源，知其理之所归，以经为旨，反对妄自发挥，对有违经旨者进行质疑，并引经据典予以辩解。但同时学风活泼，在尊经崇圣的基础上能够提出质疑并创新，这一点也体现在他对于仲景经方的方义阐释评析上，试举桂枝汤、乌梅丸、小柴胡汤3首为例。

1. 桂枝汤

有医家认为，对于桂枝汤及证的认识中，章虚谷的论述最为详尽，最得仲景心旨。章虚谷明确提出，"脾胃为营卫之本，营卫为脾胃之标，凡治营卫之病，必从脾胃立法也"。

桂枝汤作为《伤寒论》开篇第一方，也可看出顾护脾胃在仲景学术思想中的重要地位。据统计，《伤寒杂病论》全书中，仲景取桂枝汤之意而进行加减变化之方，有26首。其中有用于解表，有用于补虚降逆，有用于补阴助阳，有用于调血治血，有用于治疗水气病。仲景将本方加减化裁，虽然涉证广泛，然而仍有规律可循，即章虚谷在《伤寒论本旨》中论桂枝汤时所云："此方立法，从脾胃以达营卫，周行一身。融表里，调阴阳，和气血，通经脉。"

另外,对于桂枝汤调和阴阳的功用,章虚谷论曰:"阳胜则阴从阳,阴胜则阳从阴,阴主收摄,阳主疏通,以其姜桂之辛多,芍药之酸少,则阳胜于阴,阴从阳而疏通者也;假使阴阳均平,则疏通之力少;若阴胜于阳,则阳从阴而收摄矣。"因此,无论调阴还是调阳,终都属于桂枝汤调和阴阳的范畴,从这个角度来说,无论是桂枝去芍药汤、桂枝加桂汤属阳胜走表者,还是桂枝加芍药汤、小建中汤属阴胜走里者,均属于桂枝汤的加减方范畴。

2. 乌梅丸

《伤寒论》第 326 条云"厥阴之为病……气上撞心,心中病热"。章虚谷在《伤寒论本旨》中将乌梅丸列入厥阴正治之方,云"乌梅丸为厥阴正治之主方也……重用酸以平肝,佐苦寒泻火,因肝木中有相火故也"。《金匮要略方论·脏腑经络先后病脉证》云"夫肝之病,补用酸"。故方中重用乌梅,乌梅之大酸有泻肝之热、收肝之逆气之功,与味苦之黄连辈以增泄热之功;再者,蛔所伤,肝胆之气必虚,如兼呕吐,阴亦被伤。乌梅味酸入肝为阴,得先春之气,温助生阳而杀阴,此体阴而用阳也,不仅补肝之气,亦养肝之阴。方中或辛甘以通阳,或辛苦以通降,或酸借辛开。诸药相使,治疗肝热肆逆、气上撞心。有医家以原方加减治疗胆道蛔虫症,认为乌梅丸对胆道蛔虫症的治疗作用不仅在于安蛔,还在于对并发症的治疗,如脏寒腹痛、厥阴头痛、痛经等。从仲景乌梅丸中,乌梅 300 个(干品 450~500 g)的用量来看,不仅调厥阴寒热,更合肝虚之证也。虽治疗病种繁多,但正如秦伯未在《谦斋医学讲稿》中所说:"究其所治总不出肝脏气虚、厥阴寒热错杂之证。"

3. 小柴胡汤

小柴胡汤是仲景和解少阳的主方。章虚谷《伤寒论本旨》曰:"人身阳气,由肝胆而升,从肺胃而降,邪客少阳,则升降不利。柴胡味薄气清,专疏肝胆之郁,以升少阳之气,黄芩味薄苦降,凉而解热,半夏归肺胃散逆止呕,此三味通调阴阳,以利升降之气也。人参甘草补中,姜枣调营卫,上下表里之气皆调达,故为少阳和解之主方。凡见一证属于少阳者,即可用小柴胡汤和解,不必诸证悉具也。其有兼证者,须加减治之。"也即章虚谷一贯提倡的"利机枢"法,机枢一转则"阴阳可调,升降可顺,根本可固,营卫可和,气血可平"。

有医家指出,就人体而言,机枢是指在阴阳旋转中处于重要地位和关键作用的某些脏腑。利机枢法,即调整这些脏腑功能活动的治疗方法。具体则指临床应顾护肝胆"喜凉润而条达"的生理特性,宜疏利,勿壅遏;宜柔润,勿克伐;同时健运脾土,通降胃腑,升清降浊,机枢自利。盖肝居中焦,在人体气机升降出入中具有枢纽作用。肝为厥阴之脏,"厥阴者,二阴交尽也",有阴尽阳生、极而复返之特性,为由阴转阳之枢;它下连肾水为乙癸同源,上济心火成子母相应,又为水火升降之枢。少阳胆与厥阴肝相表里,同居中焦,共具枢转功能。少阳为阳枢,通达内外表里;厥阴为阴枢,协调上下阴阳。肝气升则清阳皆升,胆气降则浊阴皆降,脾胃之升降亦赖肝胆以维持。正如《医学求是·血证求原论》所云:"少阳在半表半里之间,为中气之枢纽,枢轴运动,中气得以运行。"此外,章虚谷论葛根汤可"以肌肉营卫而疏通之,则邪自外可解矣"。此论在临床上具有指导意义,对于某些发病部位偏上者,特别是病因与外邪有关的疾病较为适宜,例如原专治颈项强痛的葛根汤可治疗颈椎病、面瘫、颞颌关节炎等上部病症。对桂甘龙牡汤方解云:"或问火逆下之,津液皆伤,何以不用养阴之法? 余曰:其表里阴阳之气俱已乖逆,若用阴柔之药,反致郁滞不和,更变他证。故以味薄气清者,先收散乱之阳,调和而镇摄之,气和而津液自生,此仲景之用法精妙,非常见所能及也。"对四逆散方解云:"言邪由阳经入阴者,邪入日深,则阳郁日甚,不能循环四肢,则阴阳经脉不相交接而厥逆矣……四肢禀气于脾胃者也,故以柴胡升少阳之清,枳实降阳明之浊,芍药、甘草调和肝脾。"这些在病因病机论述及处方用药阐释上均有精彩发挥,颇具研究价值。

(二)注解质疑,剖析药性

同样,对于单味中药在方剂中的配伍意义,章楠也坚持从经旨出发,小心注解,大胆质疑,试举麻黄、桂枝、甘草在不同方剂中的配伍意义为例。

1. 麻黄杏仁甘草石膏汤中麻黄

在《伤寒杂病论》中,麻黄与他药配伍,发挥解表以外的作用,屡见不鲜,如《伤寒论》中论述麻黄杏仁甘草石膏汤证的第 63、第 162 条,虽有汗后、下后之异,但其病机相同,皆为表邪已解,邪热羁留于肺,肺失宣肃而作喘,治疗重在清宣肺热,而非发汗解表。其方中麻黄与杏仁配伍,治疗"其表已解,余邪入里化热,壅闭肺气而喘",能够宣降肺气,发挥自内而外的透散之功。可见,麻黄与杏仁相配,可用于治疗表证无而邪在里。

2. 桃核承气汤中桂枝

对于桂枝,在《伤寒论》中的广泛应用,与其不同配伍所产生的不同作用密切相关,如对于桃核承气汤中的桂枝,就围绕着作为太阳表证主药的桂枝,与活血化瘀之品配伍后,其作用究竟如何?李冀等总结认为桂枝在桃核承气汤中的配伍意义包括解表、温散、行气、利水、通经、引经等。吴崑、张锡纯、章虚谷认为桂枝有引诸药入血分的作用。章虚谷曰:"不以桂枝名汤,见得太阳表邪已解,直从阳明主治,藉桂枝引入膀胱血脉以破瘀结也。"

3. 麻黄汤中甘草

麻黄汤方中配伍甘草的意义,亦有不同的说法。许宏认为"甘草能安中";吴良指出"亦辛甘发散之谓";王子接却说"甘草内守麻黄之出汗,不使其劫阴脱营";张秉成亦持相同的看法。而章虚谷曰:"加甘草和脾胃,以缓麻、桂迅发之性,使阳气敷布于心脾肺胃之间,以达周身经络,则三焦之水气蒸腾以化汗,其邪自随汗解矣……因此方纯乎发表,故先煮麻黄,又用甘草以缓其性,使阳气周行,以取微似有汗。若发散迅速,大汗淋漓,阳气不及周行而外奔,其邪反未能出也,故甘草止用一两,不同桂枝汤之甘草重用,取其守中,为调营卫之法。"综上,甘草与麻黄的配伍意义,有协同作用和制约作用两种不同的看法。应该说,甘草的功用是多方面的,麻黄汤中用此,具有调药和中、止咳平喘等功效,既能调和宣降之麻杏,又能缓和麻桂相合的峻烈之性。

(三)煎服方法,深入阐发

在《伤寒杂病论》中,凡方中有麻黄者,如麻黄汤、厚朴麻黄汤、射干麻黄汤、麻杏薏甘汤、越婢汤、越婢加半夏汤、越婢加白术汤、大青龙汤、小青龙汤,于服药法均先明示"先煮麻黄,去上沫"。章虚谷《伤寒论本旨》云:"先煮麻、葛者,杀其轻浮升散之性,使与诸药融合,以入肌肉营卫而疏通之,则邪自可外解矣。岂有一方而发汗固表互用,以自相悖之理?"批驳了王子接"发营卫之汗为先,而固表收阴袭于后"的观点,意在阐明本方用药与煎法皆属相辅相成为功。究其原因,主要是麻黄轻发,气厚力

猛,发汗之力强,为治太阳伤寒表实之第一药。先煎以衰其烈性,而取微汗,可使浮躁之气出,上浮之沫也为浮躁之气的不良物质,其能使人心烦,故要先煮并去除之。今已证实,麻黄含有植物蛋白,为脂溶性,能引起心烦呕吐,先煮则能使蛋白质凝出,呈沫浮于水面,去上沫则可减少其不良反应。

对葛根,若与麻黄同方,也要"先煮麻黄、葛根,去白沫",这是因为葛根入阳明胃经,为升阳解肌之药,其性升散,先煮是衰其升举之性,取其解肌发表之功,煮时浮散之气先出,故致上沫,也因此易引动胃气上逆引起恶心;另外葛根能生津,先煮取汁以养汗源,载邪外出。由此可看出,对麻、葛先煮去上沫的目的,一恐令人心烦,一恐令人恶心、呕吐。

(四)服药之后,详辨症状

仲景原文中在桃核承气汤的煎服法后有"当微利"的记载,后世医家一般论述分二,其中认为是大便微利者较多,章虚谷遵此说,认为"故可使瘀血热邪从大便而下也"。沈金鳌则认为"此小便尿血也,缘阳气太重,标本俱病,故尿血。若热极则血反结,少腹为膀胱之室,故膀胱之热结,少腹必急结,用桃核承气汤以攻其里之结血,所以解之也"。这种学术争鸣显然对于深刻理解仲景原旨是有益的。章虚谷《伤寒论本旨》出于对《伤寒论》的推崇,循经尊圣同时又创新的学术精神深深体现在他对于仲景经方的阐释评析上,与其他医家的学术争鸣对于活跃学术气氛,深入研究《伤寒论》经旨起到了推动作用,具有重要的研究价值。

(五)"利机枢"法

"利机枢"法是章楠所创,见于《医门棒喝初集·虚损论》中。这是以《内经》脏腑经络学说为基础,将气机升降学说与临床实践相结合的经验总结。利机枢,又称利枢机。利者,通利也;枢者,为门户之转轴;机者为事物发生的枢纽。所谓"枢机",即比喻事物运动的关键。就人体而言,乃指在阴阳旋转中处于重要地位和关键作用的某些脏腑。"利机枢"法,就是以调整这些脏腑功能活动的治疗方法。

章虚谷按照"虚损之人,气血既亏,阴阳运行不能循度,动多窒滞"(《医门棒喝初集·虚损论》)的病理特点和人体清气出肝胆,资源发脾胃的道理,认为"欲培其根本,必先利机枢",肝胆脾胃乃是关键,提出了疏利肝胆,佐以凉润,温健脾胃,佐以滋润的

利机枢法。

章虚谷说："利机枢三字,真为治虚损要法,亦为治虚损秘诀也",可见其在中医治疗学上,有重要的参考价值。现试对其作用机制与运用规律作初步探讨,以期有效地指导实践。章虚谷认为,"利机枢"法能使虚损病人"阴阳可调,升降可顺,根本可固,营卫可和,气血可平"。兹从脏腑生理病理与气机升降学说,试探其作用机制。

1. 疏利肝胆,则人身气机调畅

肝为刚脏,体阴而用阳,主气之升,喜条达而易于升动。肝有调节气机、精神情志活动,分泌与排泄胆汁,以及调节血量的功能。肝气肝阳,主疏泄;肝阴肝血,主濡养肝的阳气,并制约肝阳不致升动太过。肝阴肝血有赖肝气的疏泄,以发挥濡养肢体、筋脉、眼目、冲任等作用,在正常情况下,它们相互依存,相互制约。疏利肝胆,实为疏肝利胆,以促进肝胆疏泄功能的恢复,佐以凉润,实为清肝热养肝阴,以制约肝阳之亢,使肝的阴阳气血和调,胆亦和调也。肝胆和调,可使脾胃升降有节,以利饮食消化、吸收和转输。肝气升发与肺之肃降相合,可使人体气机功能正常。同时,肝之疏泄条达,可使血液环流畅通;肝血充盈,亦可化精,相互资助,使肾精充盛而纳气,与肺相结合,又利呼吸。肝之疏泄,脾之运化,肾之气化,相互配合,可使人体水液代谢有节。因此,疏利肝胆的目的主要是使人身气机调畅。

2. 温健脾胃,则气血生化有源

脾胃为后天之本,脾主运化,为胃行其津液,有输布水谷精微和运化水液的功能;胃主纳,有腐熟受纳水谷的作用。胃为阳土,以降为和,喜滋润而通畅,畅则饮食以时。温健脾胃,实为温脾健胃,佐以滋润,实为养胃阴,脾气得温,其气可升,鼓动化精微,生津液,以使水津四布周流不息,胃气得滋润其浊可降,以使饮食受纳转输有节。浊降则清升,水谷精微上归于肺,可使肺气健,以宣降助其运化,通调水道。其营于心,则为血,使血脉充盈;营于肝,可滋养肝阴肝血。心、肺、肝相互配合,可使人身气血运行循度。同时脾胃之气健,可滋先天之肾,肾气旺又有助于脾胃升降,使中焦受气取汁,化生气血。因此,温健脾胃的目的,主要在于人身气血生化有源。

3. 机枢得利,则升降出入有节

《素问·六微旨大论》云:"升降出入,无器不有""故非出入,则无以生长壮老已,非升降,则无以生长化收藏",并强调"四者之有,而贵常守,反常则灾害至矣"。说明人体物质代谢与能量转换的基本形式是升降出入,提示医者应该注重脏腑气机升降出入的调节。

由于"肝主升,肺主降……心主动……肾主静……脾脏居中,为上下升降之枢纽"的功能活动的配合,升与降,出与入,动与静,在生理状态下,是保持相对平衡的。若脏腑功能失调,有出无入,则正气益衰,有入无出,则糟粕存内;升而无降,则阳气浮越,降而无升,则阳气沉陷;动而无静,则精神耗散,静而无动,为一潭死水,则失生机。在气机升降的功能活动中,脾胃居其中,为升降之枢纽,同时,"左木右金,左主乎升,右主乎降,五行之升降,以气不以质也,而升降之权,又在中气……故中气旺,则脾升而胃降,四象得以轮旋。中气败则脾郁而胃逆,四象失其运行矣"(《医学求是》)。

因此,要使升降出入有节,就必须温健脾胃,补益中气,疏利肝胆,调和气机,同时肺气之宣发肃降,肾阳之蒸腾,亦将起协同作用。

4. 利机枢法的应用规律

章虚谷治虚损之利机枢法,虽以疏利肝胆,温健脾胃为主,然在论中,并未全施其法和固定何方,只是要求医者"随证设法",以防"正虚挟邪,执行补法,则锢其邪,执用攻法,则正气脱"之弊,注意恢复肝胆脾胃功能,顺乎脏腑生理而调治,乃是其法的本意。现就临证管见,试探其应用规律。

(1)掌握适应病证 按利机枢法,使人身气机调畅,升降有节,气血生化有源的作用机制,其适用病证主要是虚损病人气血亏虚,脏腑功能失调,以致阴阳气血运行不能循度,补之不受,攻之不耐之虚中挟实诸证。

对于虚损日久,呆补后致胀闷或泄泻者,用之颇效。肝胆郁滞,脾胃虚弱,本法更为适宜。

同时,本法也适应于非虚损性疾病,如胃脘痛之实证,用治胃方合四逆散,往往效显,正谓"脾病从肝治也"。又如郁证之实者,用治郁之主方越鞠丸合四逆散,其效亦佳,可谓"肝气条达,则诸郁易解矣"。温健脾胃的适应病证更广泛,凡属脾胃虚寒者皆可用之,然佐疏利肝胆或与温补命火法酌参,效更显也。

(2)辨明虚实真假　有效应用利机枢法的关键点是明辨虚实真假。若肝阴亏虚者,单用疏利,就会犯虚虚之戒;若脾胃食、湿、热内积,纯用温健脾胃,就会致实实之弊;若阳气欲脱,阴气将竭,施以疏利,更伤其气,施以温健,则更耗其津,当用养阴益气固脱之法治之。故不可见虚,而执用疏利温健法。

章虚谷所例误补之弊,当引以为戒,如因痰凝气滞,郁火冲动之心跳、头眩、梦寐不安,切不可作虚损怔忡而用补法,风热内客之干咳,更不能当劳嗽而投滋补。若不辨外感内伤,虚实真假,必致一误再误,终不可救。

因此,虚损虽多用补,然虚中挟实者多,久病正虚,脏腑功能失调,卫气虚弱,往往夹瘀或兼感,万不可执用补法,误补呆补必助邪而伤正。

(3)注意升降适度　利机枢法,虽有调节气机升降的作用,但应以顺乎脏腑生理,以防太过或不及。因机体只有在动静升降适度的情况下,才能维持脏腑的正常功能和物质代谢。其正如《医学求是》所说:"静藏不至于枯寂,动泄不至于耗散,升而不至浮越,降而不至于沉陷。"故在用养阴之品,补养精血时,不可过于滋腻,免碍脾胃升降之机;在用理气之品,疏利气机时,不可过于辛窜,以免耗伤阴气,在用升提之品,补益中气时,亦不能升之太过,以防虚阳浮越,在用降逆之品,治疗气逆诸证时,降之太过,必致阳气沉陷。

临床上,应在大队滋补品中佐理气药,在理气之中佐敛阴药,可使动静平衡。升提佐和降,降逆佐轻升,才能升降适度,正谓"欲升先降,欲降先升也"。古代制方如此,现代用方更应如此,切不可顾此失彼,但应分清主次。

(4)酌与八法合参　疏利肝胆,温健脾胃之利机枢法,虽为调节气机升降的关键,但因临床见证有别,亦不可拘泥,应按具体病证,酌情合参八法,才能效果益彰。若肝失疏泄引起的肝气郁结、肝阳上亢等证,郁滞者当分寒热,寒滞肝脉应以疏利而兼温,湿热蕴结应以疏利而兼清。肝阳上亢因郁结日久化火,当用清降,因阴虚,水不涵木,当用滋降。若脾胃虚寒,以胃肠症状为主者,当以温健脾胃,因肺失宣降,脾失健运,肾不化气,以致水肿者,当参合宣降肺气与温阳化气法治之。若病人虚损日久,

兼感者邪轻,可用补托,邪重当先祛邪,当用清解、疏解法以祛表邪,可防内外合邪,使病势加重。若虚损病人内有瘀血、痰饮、宿食,轻者,可用利机枢法,重者应酌情参用化瘀、消痰、导滞法,攻补兼施,则正气易复也。

【著作考】

《伤寒论本旨》有道光十六年(1836年)偶山书屋刊本,同治聚文堂刊本,宣统元年(1909年)蠡城三友益斋石印本,民国八年(1919年)裘吉生刊本,民国十八年(1929年)绍兴墨润堂书苑石印本,1973年台湾自由出版社影印宣统元年(1909年)蠡城三友益斋石印本,2002年上海古籍出版社《续修四库全书》影印同治聚文堂刊本,2014年湖南科学技术出版社《中医古籍珍本集成(续)》影印清同治刊本,2010年江苏科学技术出版社《续修四库全书伤寒类医著集成》点校整理本。《四部总录医药编》著录道光十六年偶山书屋刊本为"清道光十五年乙未刊本",《中国中医古籍总目》著录道光十六年偶山书屋刊本为"清道光十五年乙未偶山书屋刻本",皆有误。《续修四库全书》影印同治刊本,误题为"清道光刻偶山书屋印本"。《中国中医古籍总目》著录《伤寒论本旨》有清道光九年己丑(1829年)刻本和民国广东大生药局刻本,实际上并没有上述两种版本。

参考文献

[1] 苟洪静,刘鹏,步瑞兰.从《医门棒喝》看宋明理学对章楠的影响[J].辽宁中医药大学学报,2006,8(6):28-30.

[2] 霁荣.《伤寒论》营卫学说思想及其与桂枝汤相关性研究[D].北京:北京中医药大学,2005.

[3] 肖相如."解肌"是运用桂枝汤的基础析义[J].辽宁中医杂志,2004,31(9):741.

[4] 张广军,胡森.桂枝去桂加茯苓白术汤考辨[J].实用中医内科杂志,2004,18(1):50-51.

[5] 李飞腾.论桂枝汤的应用[J].陕西中医函授,2000(5):20-21.

[6] 王付.《伤寒论》肝肾气逆证治辨析[J].安徽中医学院学报,1989,8(1):15-16.

[7] 叶义远,马璇卿,蒋恬.胆道蛔虫症证治体会

[J].辽宁中医杂志,2002,29(8):471.

[8] 董胡兴.章楠利机枢法探讨:虚损治法阐秘[J].浙江中医杂志,1996,31(11):483-484.

[9] 吴正治,郭振球.肝脏生理病理述要[J].山东中医药大学学报,1999,23(2):95-98.

[10] 姜静娴.谈汗法的祛邪特点与作用机理[J].中国医药学报,2002,17(2):76-77.

[11] 窦一田,曹式丽.《伤寒论》麻黄连翘赤小豆汤之湿热兼表与瘀热在里证辨析[J].辽宁中医杂志,2008,35(12):1850-1851.

[12] 赵黎.章楠《伤寒论本旨》学术思想浅析[J].安徽中医学院学报,2011,30(2):10-12.

[13] 宋咏梅.《医门棒喝》体质学说探微[J].山东中医学院学报,1996,(20)2:130-131.

66. 雷少逸(《时病论》)

【生平传略】

雷丰(1837—1888年),字松存,号少逸,别号侣菊,祖籍福建浦城,后随其父亲移居浙江衢县,是我国晚清著名的温病学家,著有《时病论》《药引常需》《雷少逸医案》《脉诀入门》《病机药论》《药赋新论》《本草诗三百首》。

关于雷丰的生卒年,至今没有明确的考证。针灸词典、一般医学词典和人物词典有关于雷丰生卒年的内容,有三种未经论证的说法:其一,不加标注,只指出他是清代或晚清医家;其二,谓其生卒年是1833年(清道光十三年)至1888年(清光绪十四年);其三,谓其生卒年1837年(清道光十七年)至1888年(清光绪十四年)。清代史家郑永禧与雷丰及其子有密切的接触,根据其关于雷丰的记载,后人推测其生卒年应为1839—1888年,享年50岁。

雷丰出身医学世家,天资聪颖,家学渊源,博学多闻,自幼随父习医,并继承父亲衣钵,遵从《内经》之学,长于针灸及时病的治疗。他结合自己的临床经验和心得体会,根据其父所说"一岁中杂病少而时病多,若不于治时病之法研究于平日,则临证未免茫然无据",以《黄帝内经》中的"冬伤于寒,春必温病;春伤于风,夏生飧泄;夏伤于暑,秋必痎疟;秋伤于湿,冬生咳嗽"八句经典为全部纲领,于1882年撰写成《时病论》。雷丰能博采众长,汇集诸家之精华,其学术观点不囿于一家之说,值得深入学习和发扬。

【学术思想】

(一)重视运气变化对时病发病的影响

雷丰提出时病发病与五运六气变化有密切的联系。雷丰在《时病论》小序中言:"春时病温,夏时病热,秋时病凉,冬时病寒,何者为正气,何者为不正气,既胜气复气,正化对化,从本从标,必按四时五运六气而分治之,名为时医。是为时医必识时令,因时令而治时病,治时病而用时方,且防其何时而变,决其何时而解,随时斟酌,此丰时病一书所由作也。"他在《时病论》中每一卷开篇都会论述运气变化对时病发病的影响。如在《时病论》卷一中提出"谓当春厥阴行令,风木司权之候,伤乎风也"。又如在《时病论》卷三中提出"盖风木之气,内通乎肝……日久而成泄泻"。由此可见,雷丰对四时疾病与运气之间关系极为重视,强调"治时令之病,宜乎先究运气"。另外,雷丰强调外界环境因素对时病发病有一定的影响。如雷丰在《时病论》卷四中提出"春雨潇潇……人感之者,皆为湿病"。又如,他在《时病论》卷五中强调"因于久受阴湿,湿气伏于太阴"。人体处于阴冷潮湿的环境中,其邪气从口鼻进入体内而患湿证。又如,在《时病论·卷四临证治案》中"霉湿时病"案中记载:"东乡刘某,来舍就医,面目浮肿,肌肤隐黄,胸痞脘闷,时欲寒热,舌苔黄腻,脉来濡缓而滞"。因此时正值入梅之候,乍雨乍晴之天,湿热之邪固所不免。雷丰对时病发病原因的论述提示我们要重视运气与环境变化对疾病的影响。

(二)详细阐述外感时病的特点及治疗

雷丰认为伏邪和新感均可导致时病的发生,在本书中将时病按春、夏、秋、冬四时分别进行论述。

1. 春季

(1)伏气致病　春温、风温及温病都是冬感微寒至春发病的伏气温病。春温是指由于冬受微寒,至春感寒而触发者。风温是由于冬受微寒,当春厥阴风木行令之时,少阴君火初交之际,感受风邪而

473

发为风温。而温病则是因冬受微寒,寒酿为热,至来年春季感寒而发者名温病。雷丰认为风温发病与春温类似,都是邪气未发之时藏于肌腠或少阴,待来年春季感邪而发病,区别则在于风温是至春感风邪而发,春温是至春感寒邪而发。二者新感邪气不同,但其伏气相同,故风温的治疗可参照春温治法。对于春温的治疗,雷丰指出根据症状可用辛温解表法、凉解里热法、清热解毒法、却热息风法、祛热宣窍法等,同时他也说明"春温变幻,不一而足,务在临机应变可也"。而温病与春温外感寒邪、风温外感风邪不同,是感寒后郁而化热致病,初起无表寒证,故其治疗亦不相同,初起无汗者宜清凉透邪,有汗者宜清热保津,热在三焦者宜清凉荡热,热在腑者宜润下救津,但总忌辛温发汗。

温毒和晚发都是在春夏之际发病的伏邪温病,温毒在冬季感受的伏邪是乖戾之气,而晚发在冬季感受的伏邪是寒邪。二者差别在于温毒的复感之邪仅为温热之邪,而晚发的复感之邪有风邪和寒邪,故晚发的治疗需辨明感风感寒而定。温毒除有心烦热渴、咳嗽喉痛、脉浮沉俱盛、舌绛苔黄等表现外,还可表现为发斑、发疹、发颐、喉肿等。故在临证之时要详加辨证,审慎用药。温毒抵于阳明,在其欲发未发之际,宜清凉透斑;邪入太阴而成疹,在其欲发未发之时,宜辛凉解表;温毒袭少阳,又当使其迅速消散,宜清热解毒。对于晚发,雷丰提出"其曩受之伏寒,必较温热之伏气稍轻,峻剂不宜孟浪。如无风寒所触者,仍归温病论治。此宜清凉透邪法,加蝉衣、栀、壳、治之。如有变证,可仿诸温门中及热病之法治之",明确说明晚发的病因、治法及用药。

(2)新感致病 雷丰认为伤风、冒风、中风的共同特点都是风邪致病,有轻重之别。冒风最轻,其次伤风,中风最重。冒风是指风邪冒于皮毛,未传经入里,脉濡滑为其特征,治宜微辛轻解之法。伤风即是仲景所论的中风伤卫之证,初起风邪客卫,汗出恶风,脉浮紧者,宜用解肌散表法治疗,若脉浮紧发热无汗者则不宜解肌散表。中风则如矢石中人,突然而至,令人难防,治疗应采取急则治其标的方法。雷丰认为对中风的分类当属《金匮要略》最为准确:中经、中络、中腑、中脏。他还提出导致类中风的原因有八方面,归纳起来包括:气虚、气实、七情过极、饮食不节、感凉、中暑、中湿、中寒。在治疗

方面,若邪在络宜用活血祛风法治疗,邪在经当用顺气搜风法治之,邪在腑或在脏皆应宣窍导痰。

雷丰认为风寒、风热、风湿、寒疫的共同点为以风邪为主,夹杂他邪而致病。由于风为百病之长,故风邪多夹其他邪气侵袭人体。风寒大多由于初春时节尚有余寒,风中夹寒,侵犯人体,治宜辛温解表,但仍要审其兼证,随证用药,方可收到良好疗效。风热则是由于春季应温而过热,风中夹热,侵袭人体,治宜辛凉解表,如风热已化为火,则宜用清热保津法治疗,如舌燥昏狂或发斑发疹,可参照热病的方法治疗。雷丰认为风热是感新邪而病,风温、热病皆是由伏气致病。春雨连绵,潮湿上泛,风夹湿气伤人则为风湿,治宜两解太阳,但应分清风胜湿胜,辨别阴虚阳虚,随证用药。雷丰认为对风湿的论述以喻嘉言所论为佳,尤其是喻氏提出的"贵徐不贵骤"治疗风湿的汗法,可谓"治风湿之金针"。寒疫是由于春应温而反寒,人体此时感受寒邪亦可引起多人同病,症状相似,即所谓寒疫,治宜辛温解表。寒疫的临床表现与伤寒相类似,故其治疗可与伤寒治法互参。

2. 夏季

(1)伏气致病 泄可分为飧泄和洞泄。飧泄是指泄泻完谷不化,洞泄则是直倾于下。雷丰认为二者皆由于"春伤于风,风气通于肝,肝木之邪,不能条达,郁伏于脾土之中,中土虚寒,则风木更胜,而脾土更不主升,反下陷而为泄也"。飧泄虚多实少,洞泄则多兼湿邪。飧泄宜培中泻木以治泄,若下焦虚寒宜以补火生土治之,若元气下陷则治以补中收脱,若出现脉细小而迟,手足寒,则病属难治,可用暖培卑监法。洞泄以泄泻直倾而下为其特点,是由伏气内留,又感湿气而致,治宜培中泻木,如果肾虚邪陷,宜补火生土。

痢可分为风痢、寒痢、热痢、湿痢、噤口痢、水谷痢、休息痢、五色痢。

《灵枢》云:春伤于风,夏生后泄肠澼。肠澼即痢也,即风痢是由于春感风邪,伏而不去,至夏为痢,故风痢是由伏气致病,治宜培中泻木,其余诸痢则不然。雷丰认为寒痢发于夏秋之际,是由于感寒致痢,此寒邪多因炎热贪凉,过食生冷,伤中焦阳气,阳虚不能运化水谷,清气不升,脾气下陷,发为寒痢,治宜暖培卑监法,由于寒痢也有痢下赤色,故雷丰强调要以舌脉分清寒热。热痢是由于夏秋之交,

热郁湿蒸,邪气伤人脾胃而发,治宜清痢荡积。雷丰认为古人将热痢与暑痢混为一谈似有不妥,暑痢是因感暑邪而致痢,治宜清凉涤暑,与热郁湿蒸所致热痢要详加辨证。湿痢虽有寒热之分,但总因湿邪而致,对寒湿之痢,治宜温化湿邪,热湿之痢则应以通利州都法治之。下痢不食,或呕不能食者为噤口痢,其成因较多,或因脾家湿热,壅塞胃口,或因误服利药而犯胃气,或因止涩太早而使邪留中焦,或本有脾胃虚寒,又有湿邪侵袭,或有气机闭塞不通,热邪阻隔等。雷丰对噤口痢的脉象尤为重视,并提出要"细别其脉而治之,更为确当"。此外,雷丰对于孔以立治疗噤口痢之说较为认同,即初患禁口痢宜苦燥,久患禁口痢宜大补胃气,兼行津液,胃气恢复,则应缓缓调补并兼行气滞。水谷痢由脾胃虚寒所致,治宜暖培卑监法。下痢屡发屡止,久而不愈者为休息痢,可由积热未尽便用止涩,或饮食不节,或过服寒凉,使脾胃肾之气损伤而致,应审明病因而后分别治疗。五色痢则是因为止涩太早,热毒未尽,蕴藏肠胃而致,或由于脏腑之气化伤而致。雷丰认为五色痢亦有虚实之别,虚者宜补,实者宜泻。以上诸痢虽病因各异,但统称为痢,都以夏秋多见,总不离脾胃二脏的病变,或由木胜所致,或由火衰而起,临证之时应先详辨其成因,而后审证论治。

泻有寒泻、火泻、暑泻、湿泻、痰泻、食泻之分。寒泻是因寒而泻;火泻,即热泻;长夏暑湿之令所患泄泻者为暑泻;因湿致泄者为湿泻;因痰而泻者为痰泻;食泻即胃泻也。寒泻是由于脾胃阳虚所致,可表现为澄沏清冷,腹中绵痛,小便清白,脉缓,治宜暖培卑监法。火泻证见泻出如射,粪出谷道,犹如汤热,肛门焦痛难禁,脉数,舌苔黄,治宜通利州都法。暑泻则泻出稠黏,小便热赤,脉濡数或沉滑,治宜清凉涤暑。湿泻表现为脉缓涩,泻水而不腹痛,应用通利州都法治疗。痰泻证见胸腹迷闷,头晕恶心,时泻时不泻,脉弦滑,治宜化痰顺气。食泻可见咽酸嗳臭,胸脘痞闷,恶闻食气,腹痛泻后痛减,是由于脾为湿困,健运乏力,致食积胃府而泻,可用楂曲平胃法、增损胃苓法治疗。

(2)新感致病 雷丰认为夏时"天暑地热,人在其中,感之皆称暑病",暑邪伤人有"伤暑、冒暑、中暑之分,且有暑风、暑温、暑咳、暑瘵之异"。明确提出了夏季伤暑即病的分类及病名。雷丰认为冒暑较轻,其次为伤暑,中暑最重。伤暑又有阴阳之分,静而得之为伤阴暑,动而得之为伤阳暑。冒暑是暑邪冒于肌表者,可见头晕、寒热、汗出、咳嗽等症,治宜清凉涤暑。如失治入里,可据证采用祛暑解毒法或增损胃苓法治之。中暑是忽然卒倒,类似中风者,可见忽然闷倒,昏不知人,躯热汗微,气喘不语,牙关微紧,如中风状,脉洪濡或滑而数,治宜清暑开痰。伤阳暑大多由于长时间处于烈日之下而感,可见壮热心烦,口渴欲饮,蒸蒸自汗,脉浮洪有力或洪数,治宜清凉涤暑。由于因天热在深堂内院用大扇风车取凉而伤暑者称为伤阴暑,可表现为头痛恶寒,身形拘急,肢节疼痛而心烦,肌肤大热而无汗,脉浮弦有力或浮紧,治宜辛温解表。

关于暑风的成因,雷丰认为"暑风之病,良由暑热极盛,金被火刑,木无所畏,则风从内而生",以卒然昏倒,手足抽搐为主症,治宜清离定巽。暑温则比暑热为轻,其表现与阳暑相似,只是病情较阳暑为轻,可依邪气所犯部位以清凉涤暑法、凉解里热法、清热保津法治之。暑咳之病则"独在暑月也",为暑热袭肺而咳,故以热证为主,如暑热入肺宜用清宣金脏法治之,雷丰强调要辨清咳嗽是因暑还是因湿而起,从而辨证施治。暑瘵是因"盛夏之月,相火用事,火烁肺金,复燃阳络,络血上溢所致",以"骤然吐血衄血"为特点,初起体实,宜清宣金脏法治之,体弱者宜却暑调元法治之。雷丰特别指出暑风之风是由内而生,与外感风邪不同,故在治疗上不能用汗法。

雷丰认为此三者皆是由感染暑气所致病证,故亦详加说明。雷丰提出霍乱是"因暑气夹风、寒、湿、食扰乱于中"所致;痧气则由于"南方之人,体气不实,偶触粪土沙秽之气,即腹痛闷乱";秽浊因暑气夹秽袭人而致。霍乱以"呕吐泻利,腹中大痛,脉多微涩,或沉而伏,或大而虚"为主证,宜治乱保安法治之;对于痧证,雷丰提出"痧之为病,不尽六气所触,或因饥饱劳役,或因秽浊所犯,皆可成痧,总宜芳香化浊法治之";秽浊主证可见"头痛而胀,胸脘痞闷,肤热有汗,频欲恶心,右脉滞钝",并且秽浊"有暑湿之分,不可以不察",均宜治以芳香化浊。

疰夏是因感时令之火;热病是由冬之伏气为病;霉湿则是感雨湿之邪为病。将此三者放于此篇论述,雷丰说:"夏令之病,皆全备矣。"疰夏每发于春夏之交,表现为忽然眩晕、头疼、身倦、脚软、体热食少,频欲呵欠,心烦自汗,治宜金水相生法;对于热病,雷丰认为是由冬伤于寒而引起,即是伏气所致,只是其发病较晚,初起宜清凉透邪法,热势不减则宜清凉荡热。比晚发更晚,由于是热病,雷丰提出在治疗热病时"当刻刻保阴为要,辛温劫液之剂,勿浪用也"。霉湿在五月多发,可出现胸痞腹闷,身热有汗,时欲恶心,舌苔白滑,可用芳香化浊法治疗,若太阳少阴两感可用表里两解法治之。雷丰因霉湿与其他湿邪致病有所不同,为湿中有热,热中有湿,故而将其单独列出。

3. 秋季

(1) 伏气致病 雷丰认为疟是由于夏令伤暑,但由于感暑邪较轻,未即发为暑病,却内舍于营,至秋感凉风,合于卫表,因而成疟。雷丰按古时之分法,根据感邪的不同,将疟分为暑疟、风疟、寒疟、湿疟、温疟、瘴疟、痰疟、食疟,从其名即可知所感之邪。根据疟证所表现的寒热多少分为瘅疟、牝疟。根据患疟后的症状可分为疫疟、鬼疟、虚疟。根据患疟病的时间可分为劳疟、疟母、三日疟。

暑疟、风疟、寒疟、湿疟、温疟,此五者为夏伤于暑,至秋感受六淫之邪而为病。雷丰总结其特点为:"暑疟者,恶寒壮热,烦渴引饮也。风疟者,寒少热多,头疼自汗也。寒疟者,寒长热短,头疼无汗也。湿疟者,寒重热轻,一身尽痛也。温疟则先热后寒,因于冬令伏气。"其中温疟是由于冬季感受风寒之邪,伏而未发,至春仍未发,至夏由于阳气大泄,伏邪与汗并出,发为温疟,治宜清凉透邪或清热保津法。暑疟是由新邪袭卫表,引动伏暑发为暑疟,治宜清营捍疟。风暑合邪而成风疟,初起宜辛散太阳法,后可据证用和解之法。寒疟是由于寒气内伏复感外风而致,治宜辛散太阳。湿伏太阴又感外邪而致,湿疟宜宣透膜原法治之。

瘴疟、痰疟、食疟非六淫致病。雷丰称"瘴疟则发时昏闷,因感山岚瘴气",初起之时宜宣窍导痰,然后可用芳香化浊法或和解兼攻法治之;痰疟则多由夏季多食瓜果油腻,郁结成痰或素体痰多,感凉后痰随风起而致病,宜化痰顺气,如出现昏迷卒倒,则又宜宣窍导痰,对于平素痰多者,化痰祛痰之药尤应加用;食疟则由饮食不节,饥饱无常,致营卫失和,如有外邪侵袭即发为疟,治宜楂曲平胃法。

雷丰认为但热不寒者为瘅疟,寒多热少者为牝疟。雷丰认为瘅疟与肺、心、胃三脏相关,易伤阴液,

可用甘寒生津法治疗。牝疟则与肾脏关系密切,且多由于素体阳虚,盛夏之时贪凉饮冷,又受阴寒所伤,故在治疗时应加以温补,宜宣阳透伏法治之。

雷丰总结疫疟、鬼疟、虚疟此三者的特点为:"沿门合境,证皆相似为疫疟。寒热日作,多生恐怖为鬼疟。元气本虚,感邪患疟为虚疟"。疫疟是由于感受天时不正之气,可表现为寒轻热重,口渴有汗,且具有传染性,治宜宣透膜原;鬼疟多见于体弱阴虚之人,可见寒热日作,恶梦多端,言语行动异常,以驱邪辟祟法治之;虚疟则由于元气本虚,复感邪而病,表现为寒热交作,自汗倦卧,食欲不振,四肢无力等,治宜补气升阳或营卫双调,在治疗上应辨证而治。

劳疟、疟母、三日疟与疟病的发病时间有关。雷丰认为"疟疾患久,遇劳即发者为劳疟。经年不愈,结成痞块,藏于胁腹为疟母。正气本虚,邪客于腑,间两日而作者为三日疟"。由此可见,劳疟、疟母是由于疟病日久不愈而致,三日疟是根据疟疾发作的特征而名。对于劳疟可用营卫双调法治疗,补虚疏肝调中畅气法适用于疟母的治疗,对三日疟可用双甲搜邪法、补气升阳法治之。

雷丰认为伏暑是指伏天受暑而发于秋者;秋暑则是指秋时应凉而仍炎热如夏,人感此热邪,但内无伏气而致者。二者皆于秋时而病。伏暑的临床症状较为复杂,或微寒,或微热,或寒热如疟,可伴有脘闷,烦冤渴闷,午后加剧,入夜更甚,直至天明汗出,诸症稍缓,但持续时间较长,很难速愈,可随证用清宣湿化、润下救津法治之。秋暑是由于暑湿之气交蒸侵入而病,可见壮热烦渴,自汗,脉洪濡或数,可参照阳暑而治,宜清凉涤暑。此外,还有秋凉之证,乃燥气胜所致,宜辛温解表法。

(2) 新感致病 伤湿、中湿、冒湿皆为外感湿邪所致。其中雷丰谓冒湿之病,得之于早晨雾露,云瘴山岚或天阴淫雨,晴后湿蒸,可见首如裹,遍体不舒,四肢懈怠,脉濡缓。如湿邪在表,治宜宣疏表湿;如湿邪入里,宜用通利州都法,使湿邪去。中湿因脾胃素亏,宿有痰饮内留,偶被湿气所侵,与痰相搏而上冲,令人神识不清,猝然昏倒,与中风类似,但无口眼喁斜、身体不仁。可用增损胃苓法加减治疗。伤湿有表里之分。湿从外受为伤于表,湿从内生为伤于里。伤于表者以表证为主,宜用辛散之法,使湿从汗解;伤于里者以里证为主,宜用通利州

都法,使湿从小便去。雷丰十分认为同倪松亭治湿之论:湿在表宜发汗,湿积肠胃宜攻下,湿在肌肉筋骨之间,宜温经治之,湿在脏腑之内肌肤之外,微而不甚者,可健脾燥湿,湿气在膀胱治宜渗利。雷丰称此治湿之论"可为治湿之提纲,医者勿忽"。

湿热、寒湿、湿温三者除有湿邪之外,还夹有热、寒、湿之邪。湿热于夏末秋初感受者多,其他季节为少,并且雷丰认为大暑至白露之间所患湿热必夹暑。可见身热有汗,苔黄而泽,烦渴溺赤,脉洪数,治宜用通利州都法。伤湿后伤寒者,称为寒湿。雷丰认为患有寒湿之人,多为素体阳虚,可表现为头有汗而身无汗,遍身拘急而痛,近之则痛剧,脉缓,宜采用辛热燥湿法治疗。湿温是由于"湿邪踞于气分,酝酿成温,尚未化热"而致,其症状、脉象多样,可用清宣温化法、宣疏表湿法、宣阳透伏法、宣透膜原法、祛热宣窍法、润下救津法等随证治之。

秋燥之说由喻嘉言最先提出。按六气而论,秋分至立冬为燥气所主。雷丰认为喻嘉言与沈目南所论有理,深秋燥气当令,于人体应之于肺金,初感燥气,邪客于表,宜苦温平燥;如已化火,则宜金水相生;如仅有腹胀、大便不通,宜松柏通幽法。总之,对于秋燥致病,雷丰提出"燥气侵表,病在乎肺,入里病在肠胃"。

4. 冬季

(1) 伏气致病　关于秋伤于湿冬生咳嗽,雷丰提出有痰嗽和干咳之分,此二者皆为伏气致病。初秋伤湿不即发者,湿气内酿成痰,痰袭于肺作嗽,名痰嗽。雷丰提出痰嗽是由"立秋以后,秋分以前,先伤于湿,湿气内踞于脾,酿久成痰,痰袭于肺,气分壅塞,治节无权,直待冬来,稍感寒气,初客皮毛,渐入于肺,肺气上逆,则潜伏之湿痰,随气而逆,遂成痰嗽之病矣"。明确说明痰嗽的根本原因是由于秋伤于湿,湿气困脾,聚湿生痰而致,也就是伏气致病。在治疗上应理脾渗湿,随证治之。秋末伤燥,不即发者,燥气内侵于肺,肺失清降而咳者,为干咳。雷丰认为干咳是由秋燥伏气而致。以咳逆乏痰,有痰亦清稀而少,喉间丁痒,咳甚则胸胁引疼,脉沉,舌苔白薄而少津,宜用湿润辛金法治之。如燥气化火,伤及血络,宜用清金宁络治之。

(2) 新感致病　雷丰将冬时受寒邪所伤即病者分为伤寒、中寒、冒寒,冬温在其后列出,明确指出"此四者,乃冬时即病之新感也"。冬之寒邪,伤于太阳寒水之经即为伤寒。他提出"伤寒之病,确在乎立冬之后,寒水主政之时,一交春令,风木主政,便不可以伤寒名之",也就是说在立冬之后、春分之前感寒者方可称之为伤寒。至于伤寒的证候及传变,《伤寒论》中均有详细论述,故雷丰未加论述。

冬令受寒,深者为中寒,浅者为冒寒。中寒可见卒然腹痛,面青吐泻,四肢逆冷,手足挛踡,或昏闭身凉,或微热不渴等症。雷丰认为中寒又有三阴的区别,即太阴中寒、少阴中寒、厥阴中寒,故在治疗之时应详加审脉辨证,因证施治。冒寒是因外感寒邪而起,但病情较轻,治宜辛温解表。

冬应寒而反温,是非其时而有其气,人若感之即病,则可发为冬温。雷丰认为冬温亦有在表在里的分别,劳动辛苦之人,邪多犯表;肾经不足之人,邪多入里。故在治疗时应辨明在表在里,按证施治。

(三) 最早区分温疫与温病并详论鼠疫

1. 提出温病与温疫有别

雷丰最早提出温病与温疫有别。温病与温疫是温病学中意义相关又有区别的两个概念,雷丰是最早提出这概念有别的医家之一。雷丰在《时病论》中持有自己的观点,提出"温瘟不同论"。他指出:"又可著书,正崇祯离乱之凶年。鞠通立论,际乾嘉升平之盛世。一为瘟疫,一为温热,时不同而病亦异。由是观之,温病之书,不能治瘟疫。瘟疫之书,不能治温病。"雷丰把二者区分开来是正确的,但把二者完全对立起来又有不妥之处。雷丰对温病、温疫不同之处的认识确为后世正确诊治温病奠定了基础。

2. 详细论述鼠疫

鼠疫是危害人类最严重的烈性传染病之一,雷丰在《时病论·温瘟不同论》中详细记载了咸丰年间衢州发生的鼠疫:"咸丰八载至同治元年,粤匪窜扰吾衢,大兵之后,继以凶年,沿门合境,尽患瘟疫。其时丰父子诊治用方,皆宗又可之法也。更有头面、颈项、颊腮并肿者,为大头瘟。发块如瘤,遍身流走者,为疙瘩瘟。胸高胁起,呕汁如血者,为瓜瓤瘟。喉痛颈大,寒热便秘者,为虾蟆瘟(一名捻颈瘟)。两腮肿胀,憎寒恶热者,为鸬鹚瘟。……此皆瘟疫之证,与温病因时之证之药,相去径庭,决不能温、瘟混同而论也。"其中之"大头瘟"和"疙瘩瘟"与吴又可的描述有所不同。雷丰认为"大头瘟"应包括颈项部的肿大,而颈项部的淋巴结肿大正是腺鼠疫病人的典型症状。据《疫史》记载,在云南及许多地区,直到近代,人们一直称腺鼠疫为"大头瘟",此即与鼠疫症状有关。另外,雷丰所描述"疙瘩瘟"的"遍身流走"的特点,也正符合腺鼠疫病人身体许多部位淋巴结肿大的特征。由于身体各部位的淋巴结肿大有先有后,给人产生"流走"的印象。至于"瓜瓤瘟",是肺鼠疫病人典型的临床症状。可见,雷丰所观察到的腺鼠疫的症状比吴又可记载得更具体、更详细。

(四)明确提出了时病治疗的用药禁忌

1. 勿过用汗法

雷丰主张慎用汗法,中之则止,切勿过用。例如,其在《时病论卷之一》临证治案中记载了一则因过用汗法而导致疾病加重的病案。其人得春温时病,但前医不识,误以为伤寒,遂以大队辛温发汗药,一剂药之后身热尽退,但复用其药后反而热甚。此案因过用汗法,导致其出现汗出津伤,化热化燥的表现。同样,还有雷丰在《时病论卷之八》临证治案中记载的冬温伤阴案,其人患冬温时病,过用辛温散邪后表现为咳嗽痰红、发热颧赤等温热阴伤的症状。雷丰在治疗湿邪在表时明确强调了用辛散太阳法去桂枝、豆豉等过于辛散的药,取微汗而解,为的也是防止过汗伤阴。

2. 勿过用滋腻

雷丰在用药上强调慎用滋腻之品,防止闭门留寇,邪气内陷,病深不解。他在《时病论卷之一》春温甫解几乎勿补中提到"倘今见汗防脱,投以温补,必阻其既解之邪,变证再加,遂难治矣"。此案中,用凉解里热法解春温大热,随后汗出淋漓,脉静身凉,但不可为防止其汗脱而滥用温补之品,使气机郁闭,阻邪出路而生变证。在风温入肺胃一案中,病人咳嗽热渴半月有余,但因平素清瘦,又有吸烟史,前医以为阴虚肺损,遂投阿胶、沙参等滋腻之物,越来越重。此案本因风温盘旋肺胃,但未用疏利之品,反而投大队补益之药,致使气机闭塞,邪不外达,病深难解。

【著作考】

雷丰在其父遗著《医博》《医约》论述时病的基础上结合临证心得,著成《时病论》。后人对本书广为增补批注,如陈炳钧逐条批注,著《加批时病论》

八卷,以为课徒之本;何筱廉重加按语,并新增陆晋笙《新编雷丰六十法歌诀》,著《增订时病论》八卷;以上足见《时病论》影响之巨大。本书曾行销海内,屡经翻刻。现存主要版本有清代光绪九年汗莲书屋刻本、光绪柯城雷慎修堂刻本、宣统元年石印本,以及1923年上海广益书局石印本、1956年人民卫生出版社铅印本等二十余种刊本。而通行的《时病论》版本多是以清光绪十年甲申(1884年)柯城雷慎修堂开雕三衢养鹤山房藏版为底本。

【遣方用药】

(一)方药统计

《时病论》选方106首,用药199味,药物共出现频率1427次。其中出现频率占前几位的依次是:甘草112次,陈皮53次,生姜51次,茯苓45次,半夏36次,厚朴34次,人参、苍术29次,白术、连翘、杏仁各28次。

不同功效药物使用频率统计,如表66-1。

表66-1 药物使用频率统计

类别	次数	总体比例/%	第一位药
解表药	225	15.76	生姜
清热药	193	13.5	连翘
泻下药	20	1.40	芒硝
祛风湿药	17	1.19	独活
化湿药	114	7.98	厚朴
利水渗湿药	97	6.79	茯苓
温里药	55	3.85	干姜
理气药	91	6.37	陈皮
消食药	8	0.56	神曲
驱虫药	14	0.98	槟榔
止血药	2	0.14	地榆
活血化瘀药	21	1.68	川芎
化痰止咳平喘药	103	7.07	半夏
安神药	16	1.12	柏子仁
平肝息风药	14	0.98	僵蚕
开窍药	17	1.19	冰片
补气药	227	15.90	甘草
补阳药	7	0.49	破故纸

续　表

类别	次数	总体比例/%	第一位药
补血药	61	4.27	白芍
补阴药	59	4.13	麦冬
收涩药	16	1.12	乌梅
涌吐药	1	0.07	蜀漆
杀虫止痒药	9	0.63	雄黄

不同功效方剂使用频率统计,如表66-2。

表66-2　方剂使用频率统计

类别	数量/首	总体比例/%
解表剂	14	13.2
清热剂	12	11.3
治风剂	11	10.4
表里双解剂	2	1.9
固涩剂	6	5.7
祛暑剂	11	10.4
和解剂	3	2.8
温里剂	4	3.8
治燥剂	6	5.7
祛痰剂	2	1.9
补益剂	2	1.9
泻下剂	2	1.9
理血剂	1	0.9
开窍剂	4	3.8
祛湿剂	14	13.2
治疟剂	12	11.3

(二)用药特色

1.重用治湿之药,创芳香化浊之法

从不同功效药物使用频率统计表中可以看出,补气药所占比例最大,为15.9%;其次为解表药,占15.76%;第三位是清热药,占13.5%;然后依次是化湿药、化痰止咳平喘药、利水渗湿药,分别占7.98%、7.07%、6.79%。由于化湿药和利水渗湿药均可治疗湿邪为患,故可以认为雷丰重用的药物以补气药、解表药、清热药、祛湿药为多。出现频率占前几位的药物中,半夏、陈皮具有燥湿化痰作用,茯苓具有利水渗湿的作用,厚朴具有燥湿的作用,苍术、白术具有燥湿健脾的作用,由此也可以看出雷丰重用

治疗湿邪之药。这与其久居于浙江、江南湿热之地,所患疾病以暑湿热之邪为主不无关系。暑湿致病可见身热不扬,头重胀痛,胸脘痞闷,恶心、呕吐,肢体困倦,即"暑多挟湿"也。所谓无形邪热不得下,未是纯虚不可补,辛温则助其热,只清热而湿难除,只祛湿而热愈炽,故难以医治。雷丰独创芳香化浊之法。该法以"藿香、佩兰之芳香化浊;陈皮、半夏温燥去湿;荷叶升清以降浊;厚朴宣畅脾胃;大腹皮用以宽胸腹"。湿浊暑热因而得以散化解除,这一治法对后世影响极大。

2.以法代方

由不同功效方剂的统计表中可以看出,本书以解表剂、祛湿剂为最多,其次为清热剂、治疟剂、治风剂、祛暑剂。雷丰所著《时病论》是专为治疗时病而写,纵观本书,春、夏、秋所患时病为多,因此,关于治疗寒、风、暑、湿诸邪所致疾病的方剂也较多。

在《时病论》中,雷丰创立了时病治法六十条,如治春温的辛温解表法:因春温者,由于冬受微寒,至春寒而触发;温毒者,由于冬受乖戾之气,至春夏之交,更感温热、伏毒自内而发,治温毒用清热解毒法,等等。所论热邪温毒为主要致病因素,《时病论》中说"连翘苦寒,苦入心,寒胜热,故泻心经之火邪",所以清热多用连翘并详述了立法的依据和诸法的治疗主证,其制方拟法切贴,配伍严谨。"使方从法出,法随证立",雷丰所拟诸法,严格遵守中医方剂组成原则,君臣佐使,配伍严格合理。如芳香化浊法中,君药藿香、佩兰之芳香以化其浊;臣药陈皮、半夏;佐以大腹皮、厚朴;使药荷叶。又如,治暑热盛极元气受伤的却暑调元法(生石膏、滑石、茯苓、煮半夏、西洋参、麦冬、甘草、粳米),方中君药石膏、滑石祛暑泻火;臣药茯苓、半夏清暑调中;暑热刑金,佐以人参、麦冬保肺;暑热伤气,故以甘草、粳米调之为使。君臣佐使一目了然。综观所拟诸法,实际上就是方,只不过不冠以方名而已,这种用法代方,方法合一,是一种创新,即"方使人规矩,法令人巧"。诸法更接近证型,更易掌握,更适用于临床。雷少逸强调:"医家不可执古书而不读今书,亦不可执今书而不读古书""思成方不在多而在损益",诸法很多由古方演化而来,如辛温解表法为《肘后》葱豉汤加味;治痰泻的化痰顺气法为《局方》二陈汤加味;解肌散表法为张仲景的桂枝汤;清凉涤暑法、祛暑解毒法分别为刘河间天水散、清暑方化裁;补气升

阳法为李东垣的补中益气汤。这种以法代方的创新，对于时病治疗的发展与完善，做出了很大的贡献，值得后世医家继承与发扬。

【学术传承】

雷丰之父雷逸仙，好读书，善吟咏，弃儒而师从程芝田，尽得其传。曾纂集古人医书，汇为 40 卷，名为《医博》，又自撰《医约》4 卷，医书未经刊刻，于战火中遗失。逸仙作古后，雷丰觅其父方案遗稿，而得程应旄遗著《医法心传》，于光绪十一年（公元1885 年）将该书刊行出版。全书计医论 12 篇，包括程应旄对五行、伤寒、温疫、痢疾、痘科、损伤以及治学等方面的学术见解。雷丰第三子雷大震，亦承父业，与雷丰弟子江诚、程曦俱为当时名医，曾合纂《医家四要》，与《时病论》、程芝田所著《医法薪传》合刊，称为《雷丰三书》。可以看出，雷丰的医术虽师承于其父，实又为新安名医程芝田的再传弟子。雷丰能够著出《时病论》这样既继承前人理论，又勇于开拓，创立新的外感病辨治体系的著作，与其家学渊源深厚，学术氛围良好以及个人的聪明勤奋博学都有着密不可分的关系。

（一）源出内经

雷丰治疗时病理论指导主要来源于《素问》对于四时五运六气的认识。他强调"治时令之病，宜乎先究运气""不得乎时令，则不得为医"。认为治疗时病必须掌握一年四时温热寒凉的变化，五运六气的流转运行规律，二十四节气的更换，据此对时令病进行论述。全书以《黄帝内经》"冬伤于寒，春必病温""春伤于风""春伤于风，夏生飧泄""夏伤于暑""夏伤于暑，秋必痎疟""秋伤于湿""秋伤于湿，冬生咳嗽""冬伤于寒"八句经文为纲，分述各种时令病的因证脉治。同时，由于运用了"按四时五运六气分治"的外感病分类方法，就可以根据五运六气性质的不同，对人体生理病理变化产生的影响不同，以寻求相应的治疗方法。

（二）崇尚仲景

雷丰崇尚仲景之学，认为《伤寒论》是辨治时令病的基础，提出"凡学时病者，必须参读仲景《伤寒论》"。他认为《伤寒论》不是只论因感受外感风寒邪而引发的一类外感疾病，而是统论外感风、寒、暑、湿、燥、火的六淫邪气致病的外感著作。例如，他在

《附论·伤寒书统治六气论》言："汉长沙著《伤寒论》，以治风、寒、暑、湿、燥、火六气之邪，非仅为寒邪而设。然则其书名为伤寒何也？盖缘十二经脉，唯足太阳在表，为寒水之经，凡六淫之邪为病者，皆必先伤于寒水之经，故曰伤寒。"并举例说明："长沙首列桂枝汤以治风""白虎汤以治暑，五苓散以治湿，炙甘草以治燥，大小承气以治火"，这是将《伤寒论》所论的"伤寒"解释为广义伤寒，也就是四时外感病。

雷丰不仅继承了仲景论"伤寒"的思想，也继承了仲景的治疗方法及原方。在所列的备用成方里列"麻黄汤""葛根汤""小柴胡汤""理中汤""真武汤""四逆汤"六方，以"明仲景六经伤寒之用"。还在备用成方中引用了一些仲景原方，用以治疗四时外感的其他病症。雷丰所拟诸方也有化裁于仲景的原方。例如：解肌散表法、营卫双调法来源于桂枝汤，两解太阳法来源于五苓散，清凉荡热法源于白虎加人参汤，润下救津法源于调胃承气汤，和解兼攻法源于大柴胡汤。由此可见，雷丰继承了仲景之理，勇于发现和创新，使理论经验与临床紧密结合，做出了极大的贡献。

（三）旁参诸家

雷丰不仅学习《内经》《伤寒杂病论》《神农本草》等经典著作，还对金元四大家、温病诸家之说，无不遍览深研。他认为刘河间，法多苦寒，治疗温病、热病宜参考；李东垣，法多升补，内伤脾胃病宜参考；大积大聚者，需参考张子和的攻下之法；阴虚内损者，参考朱丹溪的清补之法。雷丰诸法中的"补气升阳法""补中收脱法""调中畅气法"就是遵李东垣补气升阳之法，升提补气、扶正以驱邪。雷丰还认为，时贤如李中梓、喻嘉言、吴又可、张介宾等的著作均有可取之处。评论近时医书时，说："阅古吴叶香岩之《临证指南》，可知临时之圆变，用药之灵机。阅若耶张虚谷之《医门棒喝》，可知名家之疵谬，醒医家之聋聩。阅淮阴吴鞠通之《温病条辨》，可知寒伤于足经，温伤于手经。阅昊门之周禹载之《温热暑疫全书》，可知温热暑疫受病之源各别。"雷丰遍览古今医书，精通各家之说，继承了诸多医家积累下来的深厚理论基础和经验，为雷丰创立一个较完备的外感病学理论体系打下了坚实的基础。

【医话与轶事】

民国《衢县志》本传说，雷丰"其父逸仙，自闽浦

来衢,即悬壶于市。丰幼承父训,天资聪颖,诗书画皆擅长,时有三绝之誉。以医道盛行于时,研究医理益精,有《时病论》及《医家四要》之作,盖所以教其及门江、程二生也"。雷丰自幼继承父亲的职业和爱好,跟随习医,也爱好诗书画,文人气十足,雅号闲章展示于《时病论》每一卷的卷端。继承父业,在龙游行医十余年,遇太平军的进攻,父子再回到衢州府城避难。通过《时病论》"临证治案",可部分了解其四处看病的大致情形,其行医范围基本是在江、浙、闽、赣、徽五省,最北达到江宁府城(金陵)。咸丰十一年辛酉(1861年)太平军之乱,衢州士绅程大廉的父亲创办同善局,周济难民,雷丰曾积极参与。

在艺文方面,雷丰擅长诗词书画,据说"尤工写竹",娴丝竹,书画擅绝一时,惟诗始终秘不示人,即或叩之,则笑而逊谢,盖有父风也。殁后,搜得题画诗数十绝。今十首题画诗存世,收入《西安怀旧录》。《时病论》每卷卷首有闲章,印文体现了雷丰多方面的志趣。这些印文均为阳文或者阴文篆字,显示雷丰闲逸风雅、山林中人、好学、谦虚而对自己的医术有些满意的人生姿态,这跟雷丰自提诗《少逸自题》的人生观吻合。

【医案选介】

雷丰对后世临床辨治时病的巨大贡献,不仅在于将其治疗时病经验悉数总结广播于世,更加难得的是其将临床辨治验案的难症、重症、验症总结以示后人。现举例如下。

案一:城东章某,得春温时病,前医不识,遂谓伤寒,辄用荆、防、羌、独等药,一剂得汗,身热退清,次剂罔灵,复热如火,大渴饮冷,其势如狂。更医治之,谓为火证,竟以三黄解毒为君,不但热势不平,更变神昏瘛疭。急来商治于丰,诊其脉,弦滑有力,视其舌,黄燥无津。丰曰:"此春温病也。初起本宜发汗,解其在表之寒,所以热从汗解,惜乎继服原方,过汗遂化为燥,又加苦寒遏其邪热,以致诸变丛生,当从邪入心包、肝风内动治之。"急以祛热宣窍法,加羚角、钩藤。服一剂,瘛疭稍定,神识亦清,惟津液未回,唇舌尚燥,守旧法,除去至宝、菖蒲,加入沙参、鲜生地,连尝三剂,诸恙咸安。

按语:雷丰主张慎用汗法,中之则止,切勿过用。此案因过用汗法,导致其出现汗出津伤,化热化燥。又过用苦寒之药,燥湿伤阴,甚至出现神昏瘛疭。所以急用祛热宣窍法,继用沙参、鲜生地等。雷丰通过此案提示后世医家要随证治之,切勿过用。

案二:施秉罗某之父,大耋高年,素来矍铄,忽于孟秋之初,霍乱吐泻,腹痛肢凉。差人来请丰诊,其脉迟细,神识模糊。曰:此中阴寒之证也。急以挽正回阳法治之,至日晡腹痛益甚,汗出淋漓,逆冷益深,倏然昏倒,大众惊慌,复来邀诊。诊得六脉全无,不语如尸,呼吸微绝。思丹溪有云:仓卒中寒,病发而暴,难分经络,温补自解。忽记其家有真参宝藏,速取一钱,合野山高丽参五钱,淡附片四钱,浓煎渗下,次煎继之,约一时许,忽长叹一声,渐有呼吸,五更时分,身体稍温。次日清晨,又邀复诊,按其脉象,沉细如丝,舌淡无荣,苔白而润,四肢转暖,人事亦清,吐泻腹痛金减,今当温补脾阳,兼养心营,仍用二参、附片,加入姜炭、芪、甘、归、神、柏、枣,服下又中病机,一候遂全瘳矣。

按语:本案为雷丰治疗阴寒霍乱案,其人逆冷益深,倏然昏倒,情况危急。雷丰可迅速回忆丹溪之言,用温补可快速驱散寒邪,其治疗方法及临危不乱的品格值得后世医家学习。

案三:安徽苏某之侄,由远方来,途中感受暑热,即病烦热口渴,渴欲引饮。医谓阳暑,用白虎汤为君,服之热退,腹内转疼。更医治之,遂驳用凉之谬,谓凉则凝滞,将来必变为痢也。用平胃散加姜、附、吴萸,腹痛未除,果变为痢。其叔深信如神,复邀诊视,讵知乃医固执不化,询得病者不思谷食,遂称为噤口痢也。守原方益以石莲、诃子,服后痢虽减少,然腹痛益剧,叫号不已,一家惊惶无策,着人来迓于丰。其叔令阅前方,并述病状,按其脉,数大而强,舌苔黄燥,腹痛拒按,口渴喜凉。丰曰:令侄气血方刚之体,患此暑热夹食之痢,而成燥实之候,非攻下猛剂,不能望瘳。用生军、枳实、花粉、元明、黄连、荷叶,请服一煎,当夜遂下赤白夹杂,稠黏而臭,又得硬屎数枚,腹痛方定,神气疲倦,就枕即熟寐矣。次日用调中和剂,服十余帖而安。

按语:此案因过早使用止涩之法,使体内之邪无路可出,闭门留寇。提示后人治疗时应遵守整体原则,探清病因,不能见痢治痢。

案四:东乡刘某,来舍就医,面目浮肿,肌肤隐黄,胸痞脘闷,时欲寒热,舌苔黄腻,脉来濡缓而滞。

丰曰：此感时令之湿热也，必因连日务农，值此入霉之候，乍雨乍晴之天，湿热之邪，固所不免。病者曰然。丰用芳香化浊法，加白芷、茵陈、黄芩、神曲治之，服五帖，遂向愈矣。

按语：此案体现了雷丰"因时制宜"的思想。湿土之令本始于大暑，终于白露，但四时皆有湿病，所以霉湿发于五月，不足为奇。在治疗上，雷丰自创芳香化浊之法，芳香化浊，温燥化湿，可谓后世借鉴。

案五：己卯夏五，患寒热者甚众，医者皆以为疟。所用咸是小柴胡汤、清脾饮，及何人饮、休疟饮等方，未有方奏效。殊不思经谓"夏伤于暑，秋必痎疟"，疟每发于秋令，今于芒种夏至而发者何也？考岁气阳明加于少阳，天政布凉，民病寒热，斯时病疟者，尽是时行疫疟也。有建德钱某来舍就医，曰：患疟久矣，请先生截之。丰曰：此乃时行疫疟。遂用宣透膜原法加豆卷、干姜治之，其效捷于影响。后来求治者，皆与钱病无异，悉以此法治之，莫不中窾。可见疫疟之病，不必拘疟门一定之方，又不必拘一定之证，更又不必拘二定之时，但其见证相同，而用药亦相同者，断断然矣。

按语：雷丰能够不拘泥于治疟定方，而是通过症状进行辨证，这就是雷丰所提倡的："弗执定某证之常，必施某法，某证之变，必施某法，临证时随机活法可也。"

综上所述，雷丰《时病论》中不但对外感时病有深入阐述和独到的见解，雷丰虽自言此书专为时病而设，一切瘟疫概不载入，但却对痢疾、疟疾、霍乱、鼠疫等多种急性传染病进行了详细的论述，具有不可估量的学术价值和现实意义，值得深入研究。由此可见，雷丰能博采众长，汇集诸家之精华，其学术观点不囿于一家之说，这在历代医家中并不多见，值得深入学习和发扬。

参考文献

[1] 崔迪,岳冬辉.《时病论》学术思想对现今疫病防治的启示[J].吉林中医药,2020,40(11):1432 - 1435.

[2] 岳冬辉.温病论治探微[M].合肥:安徽科学技术出版社,2013.

[3] 李顺保.温病学全书下册.[M].北京:学苑出版社,2002.

[4] 苏颖.明清医家论温疫[M].北京:中国中医药出版社,2013.

[5] 岳冬辉,毕岩,宋伍.清代医家雷少逸论治时病的贡献与特色探析[J].中华中医药杂志,2018,33(6):2534 - 2536.

[6] 俞晓旸,许军峰,石学敏.雷丰生平事迹考[J].浙江中医药大学学报,2017,41(12):967 - 970.

[7] 赵冬丽.《时病论》学术思想及方剂用药特点研究[D].哈尔滨:黑龙江中医药大学,2008.

67. 唐容川(《痢症三字诀》)

【生平传略】

唐宗海(1851—1918 年),字容川,四川彭县三邑人,"中西汇通派"代表人物之一。早年缘于其父体弱多病而立志习医,深得《内经》、仲景书之旨,在此基础上独辟蹊径,形成具有其特色的治疗理论,对于医学知识融会贯通,尤其在痢疾的治疗方面颇具特色。"先世居江西泰和,明纪迁湖南武冈,清初溯江入蜀,分支居金堂、广汉、彭县"。唐容川曾祖一代以耕田为生,逐渐富裕,但是到了祖父家境逐渐贫穷,唐容川幼年时,母亲替人刺绣,供唐容川上学。清代咸丰年间,为了避开战争之祸,唐家举家迁于四川广汉。唐容川自幼跟从李本生习文,战争平定后又跟随四川新都县王利堂学习理学。1862年考中秀才,1863年入学,时年十二岁,此时学习准备举子业。但因其父身体多病,遂开始留心于医学。唐容川于 1885 年考中举人,1889 年考取进士,时年三十八岁,官职授予礼部主事。就其为举子业看来,唐容川早年并非以医为业。1868 年,唐容川为调治其父唐瑞麟羸弱多病的身体,开始涉猎医学书籍。1873 年,其父唐瑞麟突然吐血,继复转为下血,经查阅各医书,施治无效,招请名医,亦无良策。其父血证病情反复发作六年而卒。

唐容川因父亲患病之苦,下定决心精研岐黄之学,开始积极寻找学习医学的途径,尤其是血证治疗的门径。唐容川曾言:"时里中人甚诩乡先辈杨西山先生所著《失血大法》,得血证不传之秘,门下抄存,私为鸿宝。吾以先君病,故多方购求,仅得一览。而其书议论方药究亦未能精详,以之治病,卒鲜成效。乃废然自返,寝馈于《内经》、仲景之书,触类旁通,豁然心有所得,而悟其言外之旨,用治血证,十愈七八。"

唐容川通过自学懂得一些基本医术,虽未能挽回其父危重病情,但在 1879 年其妻患血证时,他已经能自行治愈其妻。唐容川在习举子业的同时,也发出"大丈夫不能立功名于天下,苟有一材一艺,稍足补救于当时,而又吝不忍传陋哉"感慨,表达了寄希望于医学实现自身价值的内心愿望。自癸酉至甲申(1873—1884 年)凡十一年,唐容川总结了治疗其父亲与妻子的病症的临床经验,在此基础上开始着手撰写《血证论》,于 1884 年完稿。此书一出,唐容川随即名闻三蜀,曾居家筑室授徒,有徒弟数十人从其学。

【学术思想】

唐容川论痢疾主要见于《血证论·卷四·血下泄证治·便脓》与《痢症三字诀》中。其中《痢症三字诀》,唐容川以三言韵语夹注文的形式专门论述痢疾,包括病因、病理、辨证、治法及方剂等,内容简明,切于实用。唐容川对痢疾治疗的认识,对后世治疗痢疾提供了有力的帮助。又一种版本附张骥补撰的《痢症三字诀歌括》,即将治痢常用方剂 17 首编成七言歌诀,并加注以说明其主治、方义。现存清末石印本等。

(一)痢疾的病因病机

痢疾多发于秋季,肺气当令,肺金旺,肝气也旺,肝木不受肺金克伐,而致火盛反克肺金,肺失肃降,暑湿之气不消,火与湿结于气血之中发为痢疾。提出痢疾的病因病机为"肝迫注,肺收摄"。唐容川说秋金气旺,若人肝木太旺,金来制之而木不受制之时,则遇郁生火,热气不退,火反克金,于是"金气不得清肃,因之湿亦不化,与热相蒸,蕴结血气,于三焦肠胃之间酿为腐秽胶黏之汁,则成痢矣"。又说"肝主疏泄,疏者调达而上也,泻者顺利而下也"。

木气若太泄则暴注,秋金时节,若肺金不应收敛之令,则必与木争,木愈泄则秋愈收,"是以逼迫艰涩而成里急后重"。总之,痢疾的发生与肝失疏泄、肺失肃降密切相关。肝气郁郁不舒,则肛门闭塞,欲便不便;肺金传送太过,失于肃降,暴注大肠。

医家多以痢下颜色分寒热,实属误区。唐容川从气血的角度分析,《痢证三字诀》言:"白气腐,红血溃。"《血证论·便脓》言:"白痢之故,总是水不清之故,水即气也;红痢之故,总是血分为病,血生于心火而下藏于肝,肝木内寄相火,血足则能济火,火平则能生血,如火太旺,则逼血妄行,故血痢多痛如刀锥,乃血痛也。"多是由于肠中气血病与膏脂水液相混所致,明确指出了痢疾的病因及病位。

(二)痢疾的辨证

辨别痢疾便脓血之病在水分与血分。唐容川说若气不运血,则"气为血所郁则痛,血为气所蒸则化为脓"。根据唐容川的气水血火理论,"气即水也,气至则水至",因血从气化,"则从其水之形,而变为脓"。因此脓的发生与气、水、血关系密切。痢疾便脓的症状是里急后重,欲便不便,或白或赤,或赤白相半,或下痢垢浊,唐容川说都是"非脓而似脓者也"。又说胃肠之中,除了糟粕外,就是些微的脂膏水液而已。"膏脂属血分,水液属气分""病气分则水混而为白痢,病血分则血扰而为赤痢,气血交病,则赤白相半"。提出病在水分,调气治肺;病在血分,调肝理肝。

(三)痢疾的治疗

1. 痢疾多热证,久病致虚

《经》曰:"治病必求于本",痢疾原由肺金克伐肝木,肝木不受,郁郁生火所致。唐容川治疗痢疾多宗仲景之法,以泻湿清热法治之。仲景治痢又有以温药桃花汤治之,唐容川推其为病久则热随脓血而泻,实变为虚,故急以桃花汤温涩。但唐容川同时提出"止后便当涤除余病,无以涩伤气,无以燥伤阴也"。脓血是伤阴病,治疗中少用干姜,以免耗阴伤气。历代医家见痢证病人噤口便以为是中寒所致。唐容川仿霍乱病机,认为痢疾乃是上闭下滞,热结于中,上下不开所致,提出中和之法与霍乱的治法相似。以寒凉治之,生姜泻心汤去干姜,或以人参白虎汤为佳。

2. 病在脾,从肝肺论治

医家多言:凡泄泻皆脾胃所主,痢亦泄泻之类,何以不主脾胃哉?唐容川认为痢疾虽关脾胃,而要以肝肺为主,乃得致病之源。《痢症三字诀》曰:"致痢之由实不责脾而责在肝肺,肺金不能顾母,肝木郁而克土,以致脾土受邪,但当治肝肺,则脾经自治。"病起于肺金对肝木克伐太过,而致肝木不能顺受,治当泻肺火。肝气不受肺金制约,肝气疏泄不畅,郁郁生火,治疗中当疏泄肝气,清热泻肝火。用药方面,唐容川多用钩藤、青蒿、白头翁、柴胡等清肝风,香附、槟榔、青皮、沉香等散利肝气,茯苓、胆草、秦皮、枯芩清肝火,当归、生地、阿胶、白芍滋肝血,桃仁、地榆、五灵脂、川芎行肝血。肝郁得疏,闭塞得通,邪热得出,痢疾得治。

3. 倡导分阶段、分证论治

唐容川认为痢疾初期多是外感引动内热,应在解表的基础上兼清里热,表里同治,以期内外兼顾。中期邪热入里,重在清里,此时不可解表。因为邪热入里伤津,再用解表药只会徒增津液的损伤。陈伯平云:"气调则后重自愈,血和则便脓自除。"虽为千古治痢之定法,后世医家多不得其要旨,以陈皮、木香多服而无效,木香、陈皮乃调脾气之药,痢虽病脾,实则肝肺之咎。白痢为伤及气分,赤痢为伤及血分,唐容川治白痢注重清肺气,轻者用银菊散,重者用白虎汤;治赤痢重凉肝血,承用仲景白头翁汤之意,用金花汤加炒荆芥、地榆、归尾、槟榔、杏仁、白芍、青蒿治之。

4. 注重痢疾的预后调护

唐容川在痢疾止后,注意对病人的调护,强调调理脾阴,不可妄用补胃阳之药,以免助其火而使邪气复来。大多使用当归、生地、白芍一类的药滋补脾阴,恢复后天之本的正常生理功能。

唐容川在血证方面造诣颇深,对于痢疾的治疗拘古不泥,正确地理解经典治法的含义,善于触类旁通。既沿用仲景治痢之方,也提出对痢疾病因病机的独到见解;从霍乱上吐下泻之证,演变到对休息痢的认识及治疗。痢疾多热证少寒证在临床具有重要的指导意义,不可妄用温热药而更损人体津液,下法中病即止,温涩药止后即停,避免过度的克伐导致正气的虚损,实证转虚。

【著作考】

唐容川一生著述较多,主要有《血证论》《中西汇通医经精义》《伤寒论浅注补正》《金匮要略浅注补正》《本草问答》《医学见能》《医易通说》《痢证三字诀》与《六经方证中西通解》等。其中,《血证论》《中西汇通医经精义》《伤寒论浅注补正》《金匮要略浅注补正》《本草问答》5 本著作最具代表性,于 1894 年由上海袖山房合印成书,名曰《中西汇通医书五种》。

《痢证三字诀》成书于清光绪二十年甲午(1894年),是一本三千余字的小册子,是唐容川对痢证治疗的经验总结。此书与张子培所著《春温三字诀》合刊为《春温痢证三字诀》一书,而此书多附于其他医书或丛书之后。最常见到的是附于陈修园医书四十、四十八、七十、七十二种之后,并且在《中西医粹》《三字经合编》中亦可看到。

【遣方用药】

(一)银菊散

治白痢之轻证。银花三钱,白菊三钱,连翘二钱,生白芍三钱,杏仁三钱(研去皮尖),桔梗三钱,栀子二钱,木香一钱,牛蒡子三钱,甘草一钱。用水三碗煎取碗半服。如有宿食,加生大黄五钱。

(二)白头翁汤

治红痢。白头翁五钱,细叶白毛一茎直上,味微苦而气清香,开小黄白色花者为真白头翁也,如无真者用白薇、粉葛、竹茹、天麻代;黄柏三钱,黄连三钱,秦皮三钱。用水二碗煎取一碗服最妙。白头翁能平木疏肝,息风清火使下迫之气条达而上也。如无此味,亦当仿此用药,乃能解除里急。

【学术传承】

唐容川论"痢疾"的诊治见于《血证论·卷四·血下泄证治·便脓》与《痢证三字诀》中,唐容川诸多专著中多有论述痢证,已经形成系列,而《痢证三字诀》为唐容川将其诊治痢疾病的理论编辑成三字歌诀,以便后人学习和背咏用,使得有关痢疾的理论得以传承。

【医话与轶事】

唐宗海,字容川,四川彭县人,其父亲唐瑞麟,平素体弱多病,唐容川自觉为人子不可不知医,开始兼习医学。同治十二年,其父患血证疾患,他遍寻医书,通检药方,延请名家,尽力救治父病,但收效甚微。六年后其父患血证病而亡,唐容川痛憾悟道不早,从此专心岐黄,广汲方书,主攻血证。当时西医传入,西医冲击传统中医,社会上弥漫着一种"贵西贱中"的思潮,唐容川提出"中西医汇通",中医界出现了与唐容川同时代的如朱沛文、张锡纯、恽铁樵等"中西汇通学派"医家。

参考文献

[1] 乔靖,林亮.唐宗海论治痢疾思想探析[J].中医临床研究,2013,5(22):55-56.
[2] 王蜀嘉,姜幼明,刘玥芸,等.唐容川的痢疾诊治特色探析[J].湖北中医药大学学报,2016,18(5):52-55.

68. 陈蛰庐(《瘟疫霍乱答问》)

【生平传略】

陈虬(1851—1904 年),原名国珍,字庆宋,号子珊,后改字志三,号蛰庐,别名皋牢子,浙江瑞安人,祖籍乐清斗山。他是我国近代著名的改良派思想家,是造诣很深的中医名家,也是我国最早的新式中医学校创办人。戊戌变法前和汤寿潜(字蛰仙)合称"浙东二蛰",和陈黻宸、宋恕合称"东瓯三杰"。清光绪十一年(1885 年),陈虬等在瑞安创立利济医学堂,是我国近代史上第一所中医专门学校,是近代中医教育事业的嚆矢。1897 年,向全国发行《利济学堂报》,刊载了部分医学讲义和论文。先后培养了三百多名中医师,对满足群众的医疗要求,促进中西医相结合以及提高中医的理论水平起到了一定的作用。1902 年夏季霍乱盛行,陈虬以白头翁汤加减治疗,疗效甚好。鉴于当时霍乱盛行,医生多寒热莫辨,贻误病情,陈虬于当年著《瘟疫霍乱答问》一书。本书以问答形式对霍乱的病因治法预防等方面进行了全面的阐述,并于书后附方十八首,用以治疗霍乱。

陈虬著作颇丰,其医学著作主要有《蛰庐诊录》《利济医药讲义》八册、《元经宝要》二卷、《瘟疫霍乱答问》一卷、《利济本草》六卷、《利济医统》六卷、《医雅》四卷、《医绎》四卷等,其中《瘟疫霍乱答问》一书已被辑入《中国医学大成》。

【学术思想】

(一)明确概念,提出霍乱隶属于疫病

陈虬提出霍乱是疫病当中的一种,"霍乱不过疫之见证","疫"和"霍乱"之间的关系,犹如"纲"和"目"之间的关系,疫病不只有霍乱一种,论述疫病的书,"所列名目,多至七十余种,霍乱仅居其一"。

"疫"与"瘟"同,是指有强烈传染性并能引起流行的一类疾病。霍乱则是其中的一种病,以"肢厥声嘶,转筋汗出为证"。

(二)阐发霍乱病因,强调运气学说

陈虬认为,霍乱的发生流行与五运六气关系密切,于书中阐述霍乱病因时,也主要从运气学说方面来解释,并参用九宫紫白法和畴星紫白法。

陈虬于书中写道:"本年疫病,何以发霍乱?""当推五运六气知之。"光绪二十八年(1902 年)为壬寅年,本年为木运太过之年,亦是同天符之年,司天为少阳相火,在泉为厥阴风木。综合五运六气分析,本年夏秋之间二运、三运的主客运皆为火土,主客气的三之气皆属少阳相火,主气的四之气为太阴湿土,客气的四之气为阳明燥金,加上本年是木运太过之年,故夏秋之时发为霍乱。即如陈虬所说:"皆系木火相煽,土木相忤,故病发于此时,木邪克土,乃成霍乱"。

霍乱发生的地域性、时间性与运气相关。陈虬认为,霍乱病情轻重的地域性特点、时间范围特点与运气亦有密切关系。陈虬于书中提出:"本年五月,七赤入中宫,五黄到震木,上克土,本方为杀气方,故偏东如沪闽等处独甚。六月六白入中宫,二黑到坎,下克本方,则壬子癸为死气方,故京都独盛"。明确阐述了霍乱病情轻重有其地域性,这种地域性与运气密切相关。陈虬同时还指出当年霍乱病情以五、六、七月份为剧,并说明是因为"五月丙午,六月丁未,七月戊申知之,盖寅午半会,丁壬作合,寅申相冲也"。陈虬还提出"不遇刑冲克合则不发,虽发亦不甚",也就是说运气相合,无相克则不易发病,或虽病亦较轻,即《内经》中所云"气相得则和,不相得则病"。

(三)指出霍乱多为热证

陈虬认为霍乱热多寒少且兼有毒。他提出霍

乱有寒有热,但瘟疫中的霍乱则大多数为热,寒者极少,又说"疫非仅热,实兼有毒"。他于书中明确指出"霍乱有寒有热,若瘟疫之霍乱,则悉属热,而寒者不过虚人百中之一"。虽然有的霍乱初起有肢厥,爪甲唇面皆青的类似寒证的表现,但其实质是由于热引起,即"热深厥深"。陈虬强调霍乱可能会出现"初发之时,并未有所见闻,而无脉可候,无色可参",此时之所以能判断是由热引起,是因为"医家所以不可不读《内经》诸书,预详本年运气,应发何病? 则临证方有把握"。由此也可以看出陈虬对运气致病的重视。

(四)中西汇通霍乱疫虫说

霍乱因疫虫引发并传染虽是西医之说,但陈虬于书中明确指出中医古籍对此早有记载,只是没有明确提出疫虫而已。陈虬指出在治疗瘟病的方剂中,许多中药都具有杀虫的作用,如桃叶、石榴皮、马齿苋、川椒、雄黄等。多种医学典籍对虫亦有明确描述,如陈虬说:"范汪麝香丸,疗天行热毒,明言当下细虫,如布丝缕大,或长四五寸,黑头锐尾"。《外台秘要》中亦有记载治疗因虫致病的方剂。陈虬认为由于"中医束书不观",所以导致人们认为对于疫虫致病的理论上西医要比中医强。

(五)霍乱的治疗

重用清热解毒药。针对霍乱热多寒少兼毒的特性,陈虬提出在治疗上应重用清热解毒药,这与其所用药的特色相一致。陈虬同时指出,富贵人家患霍乱后因误用姜、桂、参、附而致病情加重,甚至死亡的情况时有发生;贫苦人家因无力购姜、桂、参、附,只能随地取雪水、西瓜等便宜之物反使病情好转,亦从用药方面说明了霍乱病性多属热。

强调外治。对霍乱还可以采取针刺或刮痧的方法。但可刺不可刺、可刮不可刮、可刺者应刺何处、可刮者应刮何处则当详辨其证。

禁食防食复。陈虬于书中明确提出"禁食者恐余热未尽,得食则热,着而复发也"。他还强调如果热邪已清,想要进食,要"宜先以绿豆饮试之,继以番茄(地瓜)丝干煎汤,后方可以泡饭取汤,略和胃气。唯舌绛身和,汗出多者,属真阴渐亏,宜用薄粥"。从而可知陈虬对病后胃气的调护非常重视。

(六)霍乱的预防

对于霍乱的预防,陈虬提出从保持环境及饮食卫生、阻断传播途径、提高自身抗病能力三方面进行。

环境预防方面,"沟衢宜打扫清洁,衣服宜浆洗干净""房屋大者宜多开窗牖,小者须急放气孔,而尤要者,则厕桶积秽之处,日施细炭屑其上,以解秽毒"。对于饮食则要"水泉宜早汲,用沙沥过,鱼蔬忌久顿,用冰更佳"。

陈虬并未明确提出阻断传播途径这一说法,但其提出"切不可使病人之气,顺风吹入吾口,又须闭口不言",却足以表明陈虬已经认识到疫病可通过空气传播,并提出预防空气传播的方法,可见陈虬对阻断疫病的空气传播亦有一定的认识。

关于提高自身抗病能力以预防疾病方面,陈虬提出"一切耗神之事,总宜戒断""戒多饮猛酒,戒多吸干烟,戒远视,戒久立,戒远行,戒多言,戒多用心思,致令彻夜不寐"。这与《内经》中"志闲而少欲,心安而不惧,形劳而不倦"的养生防病思想相统一。

【著作考】

《瘟疫霍乱答问》未见其他版本传世,仅收载于《中国医学大成》。

【遣方用药】

本书共载方18首,其中前9首用于治疗霍乱重症,均以"定乱"为名,如定乱救急汤、定乱舒筋汤、定乱泻心汤、定乱排痛汤等,从其方名即可知其主治病证。其余治疗初感霍乱、病后调理及预防的方剂9首,则以"天行应验"为名。陈虬自言书中所载方剂,均从《伤寒论》《千金方》中脱化而出。其定乱第一方即从"白头翁汤"脱化而来,且最为后世称道,也最能体现其学术特色,特摘录如下。

利济定乱第一方(定乱救急汤)

白头翁五钱　大青叶四钱　黄连三钱　木通二钱　东引桃根三钱　秦皮三钱　益母草三钱　黄柏一钱一分　升麻一钱一分　槟榔二钱　大黄八分　吴茱萸八分　鬼箭羽二钱　马齿苋二钱　绿豆六十二粒　赤小豆三十六粒　鲜车前一两　青大钱六枚(古文钱更佳)

上十八味,用地浆水,或阴阳水煎,多煎少服,中病即止。轻者减半,重者再加金汁一杯。得药吐者,加猪胆汁少许,或童便冲服。

主治:男女老幼瘟疫,霍乱吐泻,肢冷脉伏,脐腹绞痛,或不痛而心躁口渴,舌苔秽黄,甚则灰黑,目眶内陷,唇面爪甲俱青,危在顷刻者,此方主之。

方剂分析:本方以《伤寒论》中"白头翁汤"为基础,同时重用大量清热解毒药如大青叶、鬼箭羽、马齿苋、车前草、木通等,体现陈葆善所主张霍乱热多且兼毒的观点一致,这一特色在陈葆善其他方剂中也可见一斑。方中另一特色是用"青大钱",陈虬强调铜可以治疗霍乱,且引用《肘后方》及《圣济总录》中所记载霍乱转筋方用铜钱的例子,佐证此法由来已久。至于其机理,陈葆善认为"盖肝主筋,筋病者,肝火太旺所致,金能平木也"。

【学术传承】

陈虬18岁时(1868年)生过一场大病,体质一般。20岁时第一次参加省城乡试不第,加之过度劳累,以致咯血不眠。陈虬"乃重自抑敛,借医自隐",始有志于医。24岁始,陈虬排日自课,习之数年,26岁始敢出议方药。

《温州市医药志》和《孟河医派三百年》都有陈虬"师事名医孟河费氏",但费氏名字,两书都不详。陈虬藏书多,读书广,费氏著述甚丰,但是陈虬在《蛰庐诊录》序中言学医"排日自课",该书却没有提及他师事费氏。

陈虬重视医学教育,不仅发起创办了利济医学堂,他还希望国家把医学作为"登民仁寿"的十科之一看待,而且在蒙学课本《利济教经》中专门列有医道、医统两章,要青少年从小就知道医学事业的重要性。利济医学堂先后培养了三百多名中医师,对满足群众的医疗要求,促进中西医相结合以及提高中医的理论水平上起到一定的作用。

陈虬弟子陈葆善(1861—1916年),以其精湛的医术闻名于江浙及两湖间,慕名者络绎不绝。陈葆善不仅医术了得,还写就《燥气总论》《白喉条辨》《燥气验案》《本草时义》等医书。其中的喉科专著《白喉条辨》,临床价值很高,得到陈虬的大力推崇,后被载入《中国医学大辞典》。此外,还有胡鑫、陈侠、池源瀚、林獬、蒋瑞麟、程云济、张烈、季腾、刘玉如、郑缉甫、郑叔伦、周焕枢、金铭、周鸿年、王复、杨伯畴、何炯、程云、陈兆麟、李公亮、郑晓庐、陈明、高炳麟、何樾、高树屏、金慎之、徐堇侯等优秀医者。他们是闻名远近的利济名医,凡有重病危症者,必会寻求他们援手。除了医术高超,他们还留下《霍乱病源论》《疫治》《论医家古三学之源流》《利济卫生经图谱》《利济医历》《上医医国论》等著作,带动了医界治学之风。

参考文献

[1] 张学兵,苏颖.试析陈虬《瘟疫霍乱答问》治疗霍乱的学术思想[J].中国中医药现代远程教育,2013,11(15):122-123.

[2] 郑国志,郑国庆.陈虬生平及利济医学堂的历史沿革[J].医学与哲学(人文社会医学版),2011,32(3):72-74.

69. 陈葆善（《白喉条辨》）

【生平传略】

陈葆善（1861—1916年），字粟庵，号湫漻斋主人，世居瑞安杨衙街（今瑞安市区公园路），祖辈皆经商，他不愿继承祖业，勤学苦读，20岁考取秀才，由于生病，改学中医，拜瑞安名医陈虬（字庆宋，号蛰庐）为师，就读于陈虬创办的利济医学堂。以后又协助陈虬兴办利济医学堂，担任利济医院的主治医师兼学堂教师，后来还成为医院的监院兼总理。

陈葆善在医学上博而精，在当时就以其精湛的医术闻名于江浙及两湖、闽东，无论平民百姓还是世家大族，慕名请他治病的人络绎不绝。池志澂说，从清代乾嘉以来，温州博学的良医除了蛰庐（陈虬）外，就是粟庵君（陈葆善）为最。

陈葆善著作颇丰，重要的有《白喉条辨》《燥气总论》《燥气验案》《本草时义》，以《白喉条辨》最有名。

【学术思想】

《白喉条辨》是一部中医的白喉专论，分为辨病源、辨经络、辨色、辨脉等十五个论题，提纲挈领，言前人所不详，系统论述了白喉的病因、病机、诊断、治疗以及用药禁忌、善后调理等内容，虽然篇幅不长，但却汇集了前贤论治白喉的主要精华，并能从实际中辨明各种疗法的是非，辨理明晰，有理有据，同时介绍了陈葆善临证治疗白喉的丰富经验，切合临床实用。

（一）博采众长，推陈出新

陈葆善《白喉条辨》中提出白喉燥气致病学说，其根据喻嘉言、沈目南、吴鞠通等医家对燥气的认识，结合白喉本病进一步引申发明。对当时著名的张善吾、郑梅涧、耐修子等论治白喉的经验，特别是郑梅涧的清肺养阴法，均有选入。正如陈葆善在自叙中说："深悉张氏、郑氏、耐修氏三先生之书，虽各有心得，实未能穷极源流也。于是潜心探索，汇集众长，证以经谊，参以阅历，迟之数年，作《白喉订正论》一卷。"陈葆善先后引用了喻嘉言的清燥救肺汤，吴鞠通的增液承气汤，郑梅涧的养阴清肺汤，张善吾的神功辟邪散、养正汤、雄黄解毒丸等有效方剂。同时，他还继承了前人科学的煎、服法，如先煎、冲服及根据病情采取日二剂或三剂等。

对于前人的观点，陈葆善并非一味全盘接受，而是取其精华，去其糟粕，"于张氏、郑氏、耐修氏三先生之言，间多指摘"。比如，对白喉病因的认识，陈葆善认为："郑氏梅涧虽言此症或遇燥气流行而发，而支离庞杂，尚非能真探及源头者。至张氏漫言火热，耐修氏言肺之灼，由于胃之热，胃之热，实由于肠之寒，模糊影响，全无确见，更不足辨矣。"又如，陈葆善在"辨张氏无治之症第十四"中，针对张善吾所列无治之症十一条，逐条分析辩驳，指出"白喉本无坏病，不识本源，适足碍事。若经误治者，症必危险，亦当悉心讲求，设法补救，慎不可泥张氏之言，委诸无治"。在"辨耐修药并药忌第十五"中，陈葆善则认为耐修子用药虽"颇为简当"，然选药不多，而且其议论多数不以经典为依据，难于指导说服后人，故"取其意而辨之"。

（二）从燥气立论，阐发白喉病因病机

陈葆善认为，白喉的病因为燥邪内伏，病位在手太阴肺，涉及少阳相火和少阴君火。同时，从伏邪的角度对白喉发病机制进行认识，认为白喉的发病是由于秋季气候异常，燥气盛行，人体感受燥邪，郁伏于肺，伏而化火，至春季兼有外感，少阳相火内郁，失其条达之机，于是挟少阴君火循经络而上，与郁伏体内的燥火相冲激，从咽喉清窍发出。

对于白喉的病因,陈葆善首次明确提出燥火致病理论,认为白喉"病属燥火无疑,唯间挟少阳相火,少阴君火而发,不得不兼治耳"。强调了白喉的病机是肺液枯涸,燥火炽盛。文中对燥邪致病的理论源流也进行梳理,指出"历考古人喉科方论,言风、火者固多,言寒湿者亦颇不乏,独未有专言燥气为病者"。究其原因,在《内经》中就缺失"秋伤于燥"一条,以致后人有"燥气不为病"的说法,至沈目南"以化气为湿为主,故立方偏于苦辛微温",而喻嘉言则"以复气为火为主,故立方偏于辛凉甘寒"。吴鞠通论燥颇为全面,指出"燥气为病,轻则为燥,重则为寒,化气为湿,复气为火数语,而燥气发病之理始著,后之治燥气者,亦有门径可入"。不过上述诸家均为泛论外感,并非专治白喉,而当时专论白喉的著作,如郑梅涧所著《重楼玉钥》,虽提及"此证或遇燥气流行而发"但其语焉不详,内容支离驳杂,"非真正探及源头者"。张善吾所著《时疫白喉捷要》,仍从风火二气理论,与手太阴燥火全然不涉。耐修子《白喉治法抉微》又提出"肺之灼由于胃之热,胃之热由于肠之寒",其理论"模糊影响,全无确见,更不足辨矣"。

在病机方面,陈葆善指出白喉以手太阴肺为本,少阳相火,少阴君火为标。《素问·阴阳别论》有言:"一阴一阳结,谓之喉痹",因而喉痹病症多从少阳相火,少阴君火立论,而陈葆善认为白喉"则独以手太阴为本,以二经为表",盖因"太阴为病,主燥气,其有传及他经者,皆非白喉本有之症"。同时,对张善吾提出的"足三阴受病传至于肺"的理论进行批评,引用《内经》及《伤寒论》中涉及三阴经症状的条文,指出白喉"既无是症,其不得妄指为足三阴明矣"。

(三)白喉辨证重视辨色与辨脉

白喉发病有明显的喉部症状,在望诊时观察喉色变化对白喉的辨证尤为重要。陈葆善指出白喉与一般的时疫喉病不同,时疫喉病主要见喉间红肿,甚至紫暗,而白喉则"独发白,或点或片或块,色如鸡脂"。此症的发生时间不定,"或发热后数日始见,或顷刻满喉"。观察服药后喉色的变化,有助于判断疾病预后"服药后转为微黄色者,病将已也"。而色白的原因是"此症初发于肺,肺属金,其色白"。"毒气自下熏蒸而上,肺病日深,故本色日著"。同时

更进一步分析其他肺热喉病不发白,而仅此症发白的原因是此症的病因为燥气,"燥气属金,金为西方白虎,其色亦白,故他肺热喉病不发白,而此独发白也"。另外,陈葆善也观察到"其间有红肿者"是因为"挟少阳相火少阴君火也"。

白喉之脉象,亦有特点,初起如果是太阴伏邪本病,其脉"但右寸微数而涩或沉数"。兼有外感邪气则脉"左寸关动数",属于少阳相火少阴君火并病。若火郁成痰,可见脉洪滑,若经误治之后,火势加剧,则"两手脉滑数甚,按之抟指"。如果"脉洪大无力,按之芤或散大"则提示阴液涸极。

(四)论治白喉,条分缕析

陈葆善论治白喉,详细列出手太阴本病、手少阳标病、手少阴标病及三经标本并病四类,分别论述其病症特点、病机分析、主治方药及加减应用。如手太阴本病多见"白喉病初起,头痛身寒热,右寸脉微数而涩,咽燥无痰,喉间发白",治疗以加减喻氏清燥救肺汤为主。兼有外感时邪,可见"右寸脉浮,恶风寒甚者",则加入辛凉解表药物,"如春则薄荷,夏则荷叶、扁豆花之类"。手少阳标病多见"喉间红肿而痛,甚则颈项亦肿,初起辄多痰涎"。主治以白虎青龙汤,同时可用青黄散吹喉。手少阴标病则"初起心烦,舌根微硬尖绛者",以朱白双清散主之。三经标本并病,则以上三经病症悉见,治疗则根据三经病症的轻重不同,参用三经药物治疗。同时主张病症危急时可用刺血、吹喉等外治法急救。

【著作考】

《白喉条辨》首刊于1897年《利济学堂报》,后被收录入曹炳章编写的《中国医学大成》。1957年人民卫生出版社刊印《白喉条辨》单行本,流传颇广。

【遣方用药】

本书中方剂多为陈葆善参考古方或前贤方剂加减而来,如加减喻氏清燥救肺汤,郑梅涧先生养阴清肺汤、白虎青龙汤、青黄散,加减张氏神功辟邪散等,而其中陈葆善独创方剂"三焦降龙丹"用以治疗白喉重症,最能体现其学术特色,且疗效极佳,特摘录如下。

三焦降龙丹

西洋参,生石膏,海浮石,生牡蛎,阿胶,白芍,生

地黄,败龟板,珍珠母,麦冬(去心),犀角(水牛角代)。

上药十一味,以旋覆花、荆竹茹先煎代水,服时冲入荆竹沥、鲜莱菔汁。如痰涎壅盛,药不得下,加入白苏子另煎冲入,待药得下,即宜撤去,甚则微滴生姜汁数点为引。小儿数龄以内,用药虽当酌量,然亦不可过轻,轻则不得沉降之性,转足以助痰矣。

主治:手太阴本病,症如前。初起咽燥无痰,七八日后忽痰声漉漉,甚则喘促心烦。此必误治,或迁延日久,肺火炽盛,引水自救,吸聚五液而为痰,急用三炁降龙丹主之。

方剂分析:陈葆善自评三炁降龙丹,导龙归海之药也,龟甲、牡蛎、珍珠母得至静之精,介以潜阳,故名三炁。冬、地、西洋参专保肺汁,阿胶、白芍兼导龙雷,石膏直清燥火,坠一切之热痰,犀角通利咽喉,载诸药以下行,旋覆花、竹茹用以代水,使重而不滞,尤能疏通经隧。

【学术传承】

陈葆善学医于浙江瑞安利济学堂,师从清末著名学者和中医名家陈虬。在陈葆善之前,已有多部白喉专著,如郑梅涧所著《重楼玉钥》,张善吾所著《时疫白喉捷要》,耐修子《白喉治法抉微》等。《白喉条辨》主要批判吸收以上三部著作的精华,并在燥气致病理论上参考沈目南、喻嘉言、吴鞠通等学术观点,兼收并蓄,熔于一炉。

【医案选介】

案一:余长女曾病此,咽干音哑,喘促心烦,痰声漉漉如潮,大便泄。张氏所列不治之候,已居其八。竟以此方(三炁降龙丹)日服三剂获效。一剂而大便止,喘促稍安,再剂而痰声如失。世医不知本源,每逢痰喘悉以牛黄、胆南星为主,不知二味为足厥阴少阳消痰火专门之药,与此症风马无关,且苦能助燥,并在所忌。其他蒌、贝、葶苈,辛燥更不可问矣。若初起即多痰涎,挟有少阳少阴火风标病,则

消痰降火门法自在,阴药不可乱投。(出自《白喉条辨》)

按语:三炁降龙丹为陈葆善治疗白喉重症的验方,主症多见痰声漉漉如潮,喘促心烦。陈葆善认为这是肺火炽盛,引水自救,吸聚五液而为痰,此时重在清热养阴,不可用牛黄、胆南星化痰,或用瓜蒌、贝母、葶苈子等辛燥化痰之药,而应以三炁降龙丹,重用石膏、犀角清热解毒,又用西洋参、地黄以养阴双管齐下而取效。

案二:尝闻耐修氏言其戚汪姓之女及婢,相继患此(白喉),鉴于甲医之失,不敢服药,令老姬挖去白块,出涎血斗许而愈。一月后汪自继病,亦用其法而病不减,自言几不解其何理,遂委之于体质之强弱,命数之否泰。此语窃尝疑之。后闻医友薛云如曾言其妻于丙申秋患此(白喉),用刀针红肿处寻愈,及本年林友之女亦病此,喉间红肿非常,肩背胸项等处俱红肿,鼻中出血。余言此证必用刀针,仅服药无效,其家守邑医之言不敢破,后至数日,吐恶血数碗而毙。始恍然于汪姓女婢之症及薛友之妻,均系少阳少阴之标病,风火之势急,故得破而愈,汪君专系太阴燥火本病,破之非徒无益,必又速祸。(出自《白喉条辨》)

按语:陈葆善认为,白喉病因为太阴燥火,肺阴必已受伤,若用刺血之法又伤阴血,必然导致病情不治。但若兼有少阳少阴标病,咽喉红肿紫赤,是实火太盛,郁于喉间,来势急迫,有顷刻毙命之虞,则应刺血以泄其气,是急救之法。并举耐修子医案及自身所见,阐明其理。可见其临床经验丰富,治法灵活,随证变化。

参考文献

[1] 王德鉴,刘森平.试论《白喉条辨》的学术成就[J].新中医,1989(9):47 - 48.

[2] 陈守泽.陈葆善:利济医学堂的一代名医[J].现代养生,2018(24):16 - 17.

70. 连文冲（《霍乱审证举要》）

【生平传略】

连文冲，字聪肃，浙江钱塘县人，清代医家。光绪三年(1877年)进士，官内阁中书，升侍读，充军机章京，擢户部陕西司郎中，江西赣州知府。因义和团事夺职。连家世代为医，祖父连宝善、父亲连自华皆为当地名医，连文冲继承家学，也精于医道。光绪二十五年(1899年)，京师霍乱盛行，连文冲施药诊病，活人无算，不受一钱。著《霍乱审证举要》一部，刊于光绪二十五年。

【学术思想】

(一)采撷群书，荟萃众说，简便易明

《霍乱审证举要》一书文字简朴，条分缕析，症状描述明确，贴近临床，易于辨别使用。连文冲在自序中指出，在霍乱盛行之时，其曾设立公所，赠医施药，但觉得疫情泛滥，此法局限性较大，"可一隅而不可四方也"。本书写作的目的是要让一般百姓都能够看书自救，"印送各家，临证审察，代以医铎"。因此，本书的文字贵在简单易明，"辞尚体要，如老妪说诗，人人俱解"。

连文冲"爱发秘籍，撷群书"，撷取群书菁华。文中自称，自《伤寒》《金匮》以降，凡与霍乱相关文献，都深入学习，如巢元方、孙思邈、刘河间、朱丹溪、张子和、楼英、李士材、陈远公、王肯堂等名家著作。连文冲尤其推崇王孟英《霍乱论》及陆九芝《世补斋医书》，认为两先生明辨阴阳，分清寒热，对霍乱的治疗有真知灼见。在深入学习的基础之上，连文冲"猎菁华而荟萃之，如涂涂附者，言虽夸不取，言近指远者，虽一字必录"。文中所列霍乱阴阳辨证之

法、干霍乱、时疫霍乱、不治症及治疗方药均在其后注明出自何人何书，若为家传则注"先君庭训"，若为个人经验则注"聪肃试验"。同时，为了简要易懂，"篇中所引各书，不过摘其要领，并未罗列全书"。

(二)详列霍乱阴阳辨证之法

连文冲认为，霍乱辨证应当先辨阴症与阳症，"袒热则非寒，袒寒则非热，不知准绳，为害多端"。有感于当时"阴阳霍乱之的，医者或亦懵焉"，于是"细心考校，综各说而为之表，使阴阳洞达，病情如铸"。文中以列表对照的方式，分别从面色、鼻孔、唇、舌苔、转筋、声喑、身、腹痛、大便、小便、呕吐、口渴、自汗、头痛、烦躁、眼、喜、恶、睡、气、发热、厥、舌卷囊缩、脉等二十四个症状对比，列出阴症与阳症的区别，内容简约而易于掌握和辨别，诚如连氏所说"阴阳大致，互勘自知"。由于书中所列症状多是从前人书中摘录，因此每种症状后均列出出自何人经验，以示源流。如大便泻之阴症为"气味不恶(孟英)，色或青白(石顽)"，阳症为"气味极恶(孟英)，色赤或黄(石顽)"。同时，连文冲指出霍乱有"阴症似阳，阳症似阴"的情况，另列假阳症和假阴症两条，分别采用沈芊绿与王孟英之说，以备查验。

(三)阐明干霍乱、时疫霍乱及不治症

霍乱除阴症霍乱与阳症霍乱之外，尚有干霍乱与杂气霍乱之别，连文冲亦在文中详列症状治法。如干霍乱"吐利不得(《世医得效》)，腹痛如绞《痧胀玉衡》，烦躁闷乱，俗名绞肠痧(张石顽)，甚则脉停身冷(《内科全书》)，大小便亦秘，神识不清，不出半日死(先君庭训)"。杂气霍乱，则又根据所兼杂气不同，分为挟湿、挟食、挟风、挟秽、妊娠霍乱及水土不服等类，均分辨清楚。

连文冲还列有不治症十条，"以烛先机"，分别为"遗尿（张石顽，热盛神昏者可治，吴绶），气脱不语（沈芊绿），汗出如油（《内经》谓之绝汗，张景岳），四肢不收（沈芊绿），鼻扇口开，目张手放（聪肃试验），目眶黑陷（先君庭训），环口青黑（先君庭训），神昏极不知痛苦（糜子嘉），施治如法，病不为减（先君庭训），干霍乱手冷过臂，足冷过膝（先君庭训）。"

【著作考】

本书刊行于光绪二十五年（1899 年）。论述霍乱阴证、阳证，列表辨析霍乱诸证证脉。末附王孟英《霍乱论》中的一些方剂，连文冲经验方及外治、针灸诸法。民国期间曹炳章又增补霍乱寒热辨证等内容，将其收录在《中国医学大成》中。本书现有清光绪二十五年己亥（1899 年）聚珍版，1936 年《中国医学大成》本。

【遣方用药】

《霍乱审证举要》所列方剂多为选自王孟英《霍乱论》，唯有九转丹、万应丸、瘟疫丸三方是连文冲经验方，特摘录如下。

（一）九转丹（连文冲经验）

真鸦片三两（冬研夏炖），珍珠一两，西牛黄一钱二分，麝香一钱二分，百草霜九钱。

上为细末研匀，然后将白米饭二两四钱，研如糊，再下前五味，再研匀为丸，每丸重三厘，丸完用朱砂为衣，衣完入大封筒内封固，放在翻转脚炉盖内，将包扎好，草纸盖好，微微炭火烘三炷香，每炷香摇动炉盖三次，三三见九，名曰九转丹。香完移过炉盖，待冷拆封，入瓷瓶内听用。

凡用此丹，大人每服二丸。小儿九、十岁，一丸作一次服。四、五、六、七岁，一丸作二次服。三岁未周，一丸作四次服。无论大人小儿，倘误多服，以浓茶饮之即解。孕妇忌服。

主治：阴阳霍乱，干霍乱，服二丸无不止痛，减利减吐。

方剂分析：本方以牛黄、麝香辛窜芳香而止痛，百草霜、珍珠收敛止泻，药专效宏，专门对霍乱之吐、利二症，经连文冲常年应用，均有确效。另本方

中用鸦片，也是当时常用的治法，对于止痛及治疗泻利均有效，但鸦片容易成瘾，弊大于利，现在不宜再用。

（二）万应丸（屡经试验方）

大黄六两，苍术三两，麻黄三两六钱，天麻三两六钱，雄黄三两六分，朱砂三两六分，甘草二两四钱，蟾酥九分（酒化），麝香三钱，银硝三钱。

主治：干霍乱，气闭闷绝。

（三）瘟疫丸（连文冲祖传）

紫降香四两，广藿香三两，厚朴三两，姜半夏三两，草果仁二两，酒黄芩二两，白芍一两五钱，党参二两，羌活一两五钱，贯众一两。

上十味研细末，用火焙，勿炒，外用。

木瓜三两，知母二两，槟榔二两，藁本三两。煎浓汁，加米汤泛为小丸，每服三钱，白水送下。

主治：一切杂气霍乱。凡停食，停水，受暑，受寒，伤风，伤湿，疫气，诸霍乱，及泻利疟疾等症，服之即愈，屡经试验，特广流传。

连文冲自叙："此先祖手定之方也。先祖先君数十年合药施送，于夏令天时不正之疾，无不治之，苟非传言，何敢广布。"

【学术传承】

连家世代为医，祖父连宝善、父亲连自华皆为当地名医，连文冲医术也是继承家学。

连文冲祖父连宝善，字楚珍，清代浙江钱塘县人。其先世由上虞迁杭，世代精医，尤擅外科。连宝善绍承家学，兼精内科。临证善用膏丹，虽险症必痊，活人甚众。又于居处设药肆，名其堂曰："全仁"，所备善药皆平价出售，遇贫者施赠之。

连文冲父连自华，字书樵，浙江钱塘人，名医连宝善子。以优贡生官湖南知县，累官武冈知州，为官多惠政。得家传，亦精于医道。《连自华医书十五种》是连自华撰写的一本综合性著作，成书于晚清。该医书阐述有关诊断、针灸、温病、杂病等证治及医论。计有《程文仿》《汪仲伊杂病辑佚》《脉诀订真》《望诊》《望诊补》《证治针经广证》《温热指南》《喉证方案》《京城白喉约说》《行余书屋医论附医案》《有恒杂记》《医略》《寄京医札》《示儿篇》《读妇科心法志

疑》等,并附《串雅内外编》《咽喉脉证通论》。

连文冲除家学渊源外,勤学古籍,博采众长,其于霍乱治疗方面,尤其王孟英《霍乱论》及陆九芝《世补斋医书》的学术观点对他影响颇深。其在《霍乱审证举要》中多次引用王孟英的辨证要诀,并附王孟英《霍乱论》中的一些方剂,足见其对王孟英之推崇。

参考文献

[1] 曹炳章原辑,高萍主校.中国医学大成(四)温病分册[M].北京:中国中医药出版社,1997.

[2] 李慕才,刘燕池,肖俊平,等.中国传统医学百科词典[M].北京:中医古籍出版社,2014.

71. 陈伯坛（《读过伤寒论》）

【生平传略】

陈伯坛（1863—1938 年）原名文伟，字英畦，新会外海人（今属江门市江海区）。他行医五十多年，是近代岭南著名的伤寒学派的鼻祖，广东四大名医之一，与赵鹤琴、黎庇留、陈月樵齐名。

陈伯坛出生于一个贫穷的家庭。他的父亲见他少时聪颖过人，且刻苦好学，所以尽管家境贫困也设法供他读书，一心希望儿子考取功名，光宗耀祖。陈伯坛不负所望，21 岁应科第试中秀才，后又考取广东第七名举人。

陈伯坛从少年起便对中医产生浓厚的兴趣，而且已有相当造诣。在书院读书时，陈伯坛向一位同窗学友借阅一本张仲景所著的《伤寒论》，阅后，深为书中精辟的医学理论所吸引，爱不释手，对研究伤寒更有浓厚的兴趣。从此，他废寝忘餐地钻研医学，很快就通经史、精《周易》。

陈伯坛不愿把光阴浪费在八股文章里，无意去猎取一官半职，而立志研究医学，自谓"不为良相，便为良医"。陈伯坛对所有的医学书籍都视如珍宝，虽然他家境困难，但为了积累资料，他宁愿节衣缩食，也要购买医书。有些书一时买不到，他就四处求借、转抄。他日夜攻读古典医学书籍，尤其专注于研究仲景的学说。他曾说过："余读仲景书几乎揽卷死活过去。"功夫不负有心人，陈伯坛以顽强的毅力，累月积年，对《内经》《难经》《伤寒论》《金匮要略》等经典，均能融会贯通，深得其精髓，并自成一家，成为一代名医，治愈了不少难症、绝症。正如陈伯坛的弟子邓羲琴所言："天不派之入仕途者，非厄也，不忍以案牍之劳纷驰其阅历，特留此老以一支好笔解伤寒。"

由于陈伯坛的医术高明，药到回春，被人们誉为"长沙再生，仲景后身"（长沙代指张仲景）。1885 年，陈伯坛已开始在广州行医。1899 年，他在广州府学院前租一诊所，挂牌行医，坚持"富者多取而不伤，贫者减免而受惠"的宗旨，名噪一时。

陈伯坛在广州行医誉满羊城。不少从事医业的人都慕名而来，拜其为师，陈伯坛不辞劳苦，竭其所能，向求学者传授医疗经验。1905 年，两广总督岑春煊创办"两广陆军医学堂"，陈伯坛被任为总教习，主任中医，培养出不少医学人才。1924 年，时局变化，军医学堂停办，他的从学者旭日华、程祖培等作为发起人，由陈伯坛在广州芳书街开办"广州中医夜学馆"，学员达四五十人，大半是执业医生。当时，他坚持日间应诊，晚上业余时间对学员授课及研究医学难题。他开办的中医学校学制为六年，所定教材，所编讲义，早为世人所传诵。即使到晚年，他仍本着"得英才而教育之"之心，对来请执弟子礼的人不遗余力地予以培育。1925 年，陈伯坛携同家眷到香港定居，在香港中环文成街设"陈伯坛寓"挂牌行医。他素有扶携后进之志，亦择人而教，故满门桃李。

陈伯坛在香港十余年，救人无数，对他医术高明的题赠不胜枚举，如著名学者、词家朱祖谋（清礼部侍郎）书赠联云："知君一身皆是胆，与人着手便成春。"著名学者左霈的赠联云："中原麟凤，上相夔龙。"

他最大的遗产是将一生的教学讲义整理删增，著有《读过伤寒论》（1930 年出版）、《读过金匮》《麻痘蠡言》（1939 年出版）等。1937 年 5 月 29 日，陈伯坛在香港病逝，终年 76 岁。作为医生，陈老在弥留之际，依旧牵挂着一位病重的病人，断断续续地说到："唉，这个病人我可以医好的，只是我不能继续为他治疗了……"斯人虽逝，他的医学成就却一直为世人所称颂。

【学术思想】

关于陈伯坛的学术思想,概括起来大概有三个方面:教育上明辨概念,学术上正本清源,实践上敢于创新。

(一)教育上明辨概念

《伤寒论》作为中医学第一部系统论述外感热病及杂病辨证论治的巨著,奠定了中医临床理法方药的基础,乃业医者必读之书。但是因文字言简意赅,理论深奥玄妙,非一般人所能明晰。

《读过伤寒论》原本是用于教学的讲义,在教学中,首先必须让学生掌握的就是书中的基本概念和研读方法。因此,陈伯坛在卷之首,专设"门径"一章,用以阐述《伤寒论》的重要理论和证治概念,立意深远,颇具创意。

(二)学术上正本清源

自《伤寒论》问世以来,历代研究《伤寒论》者不乏其人,各家观点亦层出不穷。陈伯坛在《读过伤寒论》卷之首中,专列"读法",阐述其长期研究《伤寒论》后的新的认识和理论观点。

1.批判历代医家之误

"伤寒论"不能读作"寒伤论"。陈伯坛认为《伤寒论》不能将"伤寒"二字倒读作"寒伤",主要是反对"三纲鼎力"学说——以风伤卫、寒伤营、风寒两伤营卫三种病变为太阳经大纲的观点,指出注家主张"寒伤营、风中卫,寒伤肤表、风中肌腠,便是倒读伤寒"。

陈伯坛批评有些注家"心目中只知有寒,不知何物是伤寒。心目中只知有风,不知何物是中风。只知区别在风在寒,不知寒亦寒,风亦寒。只知区别在中在伤,不知伤亦伤,中亦伤。只知区别在营在卫在肤表在肌腠,不知营卫肤表肌腠,俱是伤寒之被动,不是伤寒之主动。"这句话的主旨是批判了当时医家将伤寒与中风完全分隔开。

陈伯坛认为,伤寒与中风都属于表邪入侵的一部分,伤寒一定兼有中风,中风一定兼有伤寒,二者是相辅相成的。

2.批驳喻嘉言、黄元御、陈修园之误

喻嘉言、黄元御、陈修园均为清代注解《伤寒论》的名家。

陈伯坛认为喻嘉言注解《伤寒论》错误有七:一以王叔和、成无己、林亿为借口,僭乱原文;二以温病为借口,剔除上篇第六条入温病而著诸篇;三以柴胡证为借口,误认柴胡证即少阳证;四以合病、并病、过经不解诸病为借口,另立篇目;五以足太阳膀胱为根据,置手太阳于不问;六以太阳走一身之表,风则伤卫,寒则伤营,营卫俱伤为根据,置外证于不问,置中风伤寒于不问;七以大青龙迥异麻桂证为根据,置证治于不问。

黄元御注解《伤寒论》错误有七:一以王叔和为借口,僭乱原文;二对伤寒传变的解释,支离附会;三循其词于太阳,偏说传经,偏不理会传经;四对于传经病、入腑入脏病的解释颠倒错乱;五抹煞原文,附会作"腑病之连经""脏病之连经"说;六杜撰"少阳阳盛则入腑,阴盛则入脏"之说,附会作"脏病腑病之连经"说;七"六腑六脏为主体,三阴三阳为虚称"之说前后两歧,自相矛盾。

陈修园注解《伤寒论》错误有六:一以本脏本腑为十二经之本,以络脏络腑为十二经之中,以十二经为每脏每腑之标;二以提纲为受病之实,以三阴三阳不过一经署之名;三不识六气之风与寒,以"中人多死之邪风",例"伤寒之中风";四"六气以次相传"之说为混指三阴三阳之传递,不识六气与六经;五"无病则六经顺传""有病则六经逆传"之说为不识经、不识病之举;六以中人伤人之风寒热为病,以中人伤人之浅深微甚生死为证。

陈伯坛指出三家最大的缺憾在于"无一语道及三阴伤寒"。认为"三家复起,吾知其开卷便见三阳之阳伤寒,抑阴伤寒。三阴之阴伤寒,抑阳伤寒"。建议"自今伊始,其未读伤寒者,当读伤寒。其读伤寒者,当读过伤寒"。

3.以经解经

诠释伤寒以经解经的方法,始创于金代成无己,成无己所作《注解伤寒论》,首开全文逐条注解《伤寒论》之先河,每引《内经》《难经》《神农本草经》等理论,阐释《伤寒论》原文,而成为《伤寒论》主要注释方法之一。陈伯坛著《读过伤寒论》,对《伤寒论》全文做了串解,其注释《伤寒论》所采用的方法亦与成无己《注解伤寒论》基本相同,也是用"以经解经"的方法来研究注释《伤寒论》。后又推究出"以经释论、以论释论、以经验经"等方法,其方式大体相同,使得诠释与验证有更强的证据性,避免个人想法对文字的训诂造成障碍。

4.《伤寒论》与《金匮要略》并重

陈伯坛认为:"长沙全集,原序则蔽之以一合字。论合卷亦合,分之则书亡。分卷自叔和始,易十六卷为三十六卷,显与原书有出入,幸在原文无纷更……伤寒分卷不分门,金匮分门不分卷。"《伤寒论》《金匮要略》二书的诸条文、理法方药均互相联系为用,所以陈伯坛在著书时将《读过金匮》列为卷十九,《读过伤寒论》则终于卷十八,二书相应如合璧,读之相应宜互参。

(1)《金匮要略》十七句是仲景原著,并非后人添加 "酸入肝,焦苦入心,甘入脾。脾能伤肾,肾气微弱,则水不行;水不行,则心火气盛;心火气盛,则伤肺,肺被伤,则金气不行;金气不行,则肝气盛。故实脾,则肝自愈。此治肝补脾之要妙也。"此段就是后世医家所称的"十七句"。对"十七句",历代医家见解不一,但归纳起来不外三种。

第一种,以程云来、吴谦为代表的肯定派。程应旄《金匮要略直解》云:"夫五味入胃,各归其所喜,酸先入肝,苦先入心,甘先入脾……是见肝之病,当用甘实脾,使土旺能胜水,水不利,则火盛而制金,金不能克木,肝病自愈矣。此治肝补脾治未病之法也。愚谓见肝补脾则可,若谓补脾伤肾,肾可伤乎?火盛则伤肺,肺可伤乎?然则肝病虽愈,又当准此法治肺治肾,五脏似无宁日也。伤字当作制字看,制之则五脏和平,而诸病不作矣。"吴谦《医宗金鉴》认为是五行学说隔二隔三说的具体体现,"上工不但知肝实必传脾虚之病,而且知肝虚不传脾,虚反受肺邪之病,故治肝虚脾虚之病,则用酸入肝,以补已病之肝;用焦苦入心,以助不病之心;用甘入脾,以益不实之脾。使火生土,使土制水,水弱则火旺,火旺则制金,金被制则木不受邪,而肝病自愈矣。此亢则害,承乃制,制则生化,化生不病之理,隔二隔三之治。故曰此治肝补脾之要妙也"。

第二种,以陈修园、曹家达和尤在泾为代表的否定派。陈修园、曹家达认为是"述中工谬论"。陈修园的《金匮要略浅注》记载:"是述中工之误,以为补脾能伤肾……伤肺……为治肝补脾之要妙。"如此"则是治一脏而殃及四脏,恶在肝虚之治法哉。"曹家达的《金匮发微》记载:"述中工谬论,不著紧要",主张删除。尤在泾认为是"谬添注脚",尤在泾的《金匮要略心典》指出:"酸入肝以下十五句,疑非仲景原文。类后人谬添注脚,编书者误收之也。"

第三种南京中医学院金匮教研组编选的《金匮要略译释》持折中态度,认为就《医宗金鉴》"隔二隔三之治"和尤在泾"谬添注脚"之说都是颇有见地的。陈伯坛在引用《金匮要略·脏腑经络先后病脉证》第一条原文后即说:"开宗便知是仲圣之原书……注家反疑酸入肝以下十五句,非仲景原文,类后人谬添注脚。又有谓十二句是述中工之误之词,由其看似不顶不接,又已见妄为之接,谈何容易割断仲景之文。中工且不晓,况又其次乎!"可见陈伯坛也是属于推崇"十七句"之论者。

(2) 治卒病注重"风"字 陈伯坛在《读过金匮》卷十九开篇即说,《金匮》所言非杂病,而是卒病。("卒"通"猝",是急的意思。卒病,即急病)"《金匮》自开卷一路无杂病二字,独卷末标题妇人杂病四字,殆括妇人三十六病而言""卒字是男妇见惯之词,不同杂病惟妇人独具之""《金匮》劈头一句曰:上工治未病。未字针对个卒字,防卒病于未病之时"。对张仲景《伤寒论》原序有"杂病"二字,陈伯坛亦解释说:"表示非歧视《金匮》,乃爱礼存并之意。缘《金匮》是卒病之代名词,杂字亦姑如其说以存《金匮》。"所以《读过金匮》卷十九开卷即言仲景之《金匮》当如《卒病论》读。

陈伯坛根据金匮各篇多言及风邪为患,提出了"治伤寒则注重个'寒'字,治卒病则注重个'风'字"的观点。《金匮要略·脏腑经络先后病脉证》载:"夫人禀五常,因风气而生长,风气虽能生万物,亦能害万物,如水能浮舟,亦能覆舟。若五脏元真通畅,人即安和。客气邪风,中人多死。"陈伯坛认为这段话,揭示了人体生理及卒中病理。他认为"害物之风多,生物之风少",《金匮》所言疾病虽然有多种多样,但分析其发病原因、传变途径、病位等,不外以下三种情况:一者经络受邪,以入脏腑为捷径,必内风引之入;二者四肢九窍,赖血脉为交通,自有风输通血脉,故通而不塞。若为邪风所操纵,则通到之处无塞,血脉故与之相传,故愈传愈壅。三者房室金刃虫兽之属,无非客感,所伤者半淫凶之人,有乖常道,不啻借邪风以自杀。除第二,前两条均是因邪风所致。疾病的发生发展是由血脉相传所致,血脉之所以相传是由血脉壅塞不通所致,而血脉之所以会壅塞不通,成为脏腑之害,"皆由人不能养慎,致邪风干忤经络,而波及其血脉"。而"不正当之客气邪风,其中人也,必客胜主负而后已,其多死也"。陈伯坛还对《伤寒论》之中风与《金匮》之中风作出了分析："《伤寒论》之中风是中寒气之标阳;《金匮》之中风是中客气之大风。《金匮》中阴邪之风,和寒湿为一类,虽互见于伤寒,究非《伤寒论》所谓风;寒伤中阳邪之风,合热燥火为一类,虽互见于《金匮》,究非《金匮》所谓风。治伤寒则注重个'寒'字,治卒病则注重个'风'字。求合于阴阳之变化,是治伤寒之手眼。求合于五行之变化,是治卒病之手眼"。

（3）脏腑辨证注重五脏五行之传变　陈伯坛认为读《金匮要略》要注意理解"传"字,提出了"金匮脏传脏"的学术观点,主要指除五脏之间疾病的传变关系。除五脏之间的传变,邪气也可以由表浅入内里脏腑,即所谓"风邪亦传脏"。

五脏之中,陈伯坛又特别重视肝和脾,他特举肝脾两脏之间的关系说明金匮脏传脏。他说："知肝传脾一语,太耐人思,肝有肝之部分,脾有脾之部分,何所谓传? 如曰肝属木,脾属土,肝胜脾,故木克土,此语更贻人以口实。"他认为风气通于肝,与卒病的发生密切相关,且肝气为病每易出现乘脾的传变;而脾为化生之源,脾旺则气血充足,不易受邪,或虽患病亦易康复。即"风之病之始,肝得气之先""土为万物之母,从无卒病起于四季常旺之脾"。

（三）实践上敢于创新

陈伯坛一生穷研张仲景的医学理论,旁及各家,但又不全以仲景为依归。他以精、警、整、醒四字为医术(精,是精通三阴三阳、五运六气;警,是警觉那些有误的,对医书不生搬硬套;整,是整理有层次,或从表而入里,或从里而发外;醒,是头脑清醒,临机应变)。对医理坚持"四不":不剥削、不阿附、不随便敷衍、不拾人唾余。

陈伯坛诊病用药,不喜因循前规,尤其用药方面,异于《伤寒论》《金匮要略》的剂量。陈伯坛反对当时一些庸医,对病人施以不着边际的轻淡剂拖延日子,以增加病人痛苦来获得更多诊金的做法。陈伯坛往往用速效主治方对病人大胆下药,处方味数不多,药简效专,对加减掌握十分严谨,方剂分量应重则重。对有些病症,由于诊断精确,故以重剂投之,取效神速。

【著作考】

（一）概况

《读过伤寒论》原是陈伯坛为慕名而来的学医

者编写的教材,同时在学术界正本清源,表达自己的学术观点。这本书是陈伯坛对伤寒论研究理论的集大成者,对现代研究伤寒、研究陈伯坛的思想理论,以及伤寒初学者都有着非常重要的启示和借鉴价值。

《读过伤寒论》篇卷大,评议详,理论独特精辟。全书十八卷,卷首为张仲景原序,谈原序并释,叙言、序、凡例、门径、图形、读法。卷一至卷十八,依次为六经各篇及霍乱篇、阴阳易差、劳复篇、痉湿暍(音 ye,一声)篇,均名之曰斠解。所谓斠解,即作者对《伤寒论》原书全文斠然贯通的见解。而门径与读法两章,则为书中开宗明义的重点。门径阐发了23个主题,即1寒、2病、3化、4气、5径、6脉、7表里、8寒热、9虚实、10汗、11吐、12下、13喝、14小便、15大便、16烦躁、17痞满、18厥逆、19和、20营卫津液阴阳、21阴阳、22三阴三阳、23经脉。其读法共35条,是教人如何去读他的《读过伤寒论》这一书,大有画龙点睛,授匙开锁之妙。

1. 以经解经(见前文内容)
2. 三阴三阳理论

（1）三阴三阳的实质　《伤寒论》中最关键的概念是太阳,少阳,阳明,太阴,少阴,厥阴。关于它们的真实意义,一般认为是人体手足十二经脉的统称。经脉内属于相关脏腑,外络肢节,在生理和病理上相互联系,相互影响。所以六经辨证就是以经络脏腑生理和阴阳属性为基础,将外感疾病演变过程中所表现出的各种病证加以综合、分析,归纳为6个不同的类型(太阳病、阳明病、少阳病,合称为三阳病;太阴病、少阴病、厥阴病,合称为三阴病),用以说明疾病的部位、性质、病机、病势趋向及其相互间的转化,作为诊断和治疗的依据。

这种说法是从经络层次进行了解释,没有说明三阴三阳是如何形成的,与脏腑有什么关系? 在病和证的发生和治疗中会如何变化反应? 所以在具体条文解释中也常常牵强而至于难解。在《读过伤寒论》书中,陈伯坛对此进行了深入细致的解释,说明人体由六气到五行,到脏腑,又化出三阴三阳的一系列过程。并阐述了真火、相火等重要中医学概念,源出于《黄帝内经》而义理深刻。

1) 五运六气与脏腑形成:天有木火土金水五运,地有风寒暑湿燥火六气,天地和气而成人,继而形成人体五脏六腑。所以脏腑含蕴有天地之气。

五行当分为阳五行,阴五行。阳五行生五腑,阴五行生五脏。故寒同而水不同,一寒对应两水:膀胱壬水和肾癸水;同理,热同而火不同:小肠丙火心丁火;燥同而金不同:大肠庚金肺辛金;湿同而土不同:胃戊土脾己土;风同而木不同:胆甲木肝乙木。

2) 三阴三阳的形成与体现:三阴三阳可以有两个途径所成,一是由脏腑化出,就是腑与腑合化三阳,脏与脏合化三阴。膀胱水而小肠火,所以膀胱小肠合化出寒中有热之太阳。同理,心与肾化热中有寒之少阴,热在上为手太阳、手少阴,寒在下为足太阳、足少阴。大肠与胃化燥中有湿之阳明,脾与肺化湿中有燥之太阴,燥在上为手阳明、手太阴,湿在中亦为足阳明、足太阴。三焦与胆化火中有风之少阳,肝与心包化风中有火之厥阴。火在上为手少阳、手厥阴,风在下为足少阳、足厥阴。从脏腑对三阴三阳的合化过程可理解三阳与六腑相离合(离合可以理解为一种相互维系的概念),三阴与六脏相离合。六腑之中有六气(膀胱有寒,胆有风,胃有湿,大肠有燥,小肠有热,三焦有火),六气之标即三阳(标,可以理解为三阳之外现),六脏之中当然也有六气(肾有寒,肝有风,脾有湿,肺有燥,心有热,心包有火),六气之标即三阴,所以三阴三阳本质上反映的是六气。标,也是能够表现的意思,所以疾病症状可见恶寒、发热、口渴等,非常明显就是六气的体现。

同时,阴阳生于二肾,水火互动而生阳,水火互静而生阴。右肾其用阳,左肾其用阴,少阳起化于一阳,厥阴起化于一阴,阳明被化于二阳,少阴被化于二阴,太阳被化于三阳,太阴被化于三阴。起化,说明主要是先天之所成;被化,表明主要为后天之所有。可见,三阴三阳除了脏腑之合化生成途径以外,还有肾这一重要途径。

但是,不可认为六腑的方面即三阳,也不是六脏的方面即三阴。任何一个脏或腑中都包含并化出阴阳两个方面,标本中的关系就在于反映这一点。"太阳本寒而中热,热多于寒其标阳;少阴本热而中寒,寒多于热其标阴;阳明本燥而中湿,燥多于湿其标阳;太阴本湿而中燥,湿多于燥其标阴;少阳本火而中风,火多于风其标阳;厥阴本风而中火,风多于火其标阴。阳主外,六腑之气降,而后阳不过于升,阴主内,六脏之气升,而后阴不过于降。脏气腑气互为其升降,三阴三阳也互为其升降。阴阳本

气于脏腑(由脏腑将六气化为阴阳),阴阳亦还其气于脏腑。人体之三阴三阳是不断变化,往复循环的。三阳虽尽,留无尽者阳之气,三阴虽尽,留无尽者阴之气。六气终而始,斯阴阳剥而复,所以阴阳有保存六气之妙用,有取偿六气之妙用。"

3) 三阴三阳与脏腑:三阴三阳与脏腑之间的关系是"离合","离"就是不可混同,因为脏腑经络是有形之气,三阴三阳源于脏腑而不同于脏腑的"有形",它们是无形之气;"合"就是密切相关,意思是三阴三阳是人体无形之活动的高度概括,与脏腑的功能紧密相关。

(2) 三阴三阳的气化规律

1) "合化"的提出:《内经》标本中气的概念是"少阳之上,火气治之,中见厥阴;阳明之上,燥气治之,中见太阴,太阳之上,寒气治之,中见少阴,厥阴之上,风气治之,中见少阳,少阴之上,热气治之,中见太阳;太阴之上,湿气治之,中见阳明"一般谈论六经气化的医家,如张景岳、陈修园等都认为人体六经之气的属性是单一的,即少阳属火、阳明属燥、太阳属寒、厥阴属风、少阴属热、太阴属湿;而互为表里的两经之气就互为中气。

陈伯坛则认为,三阴三阳的属性并不是单一的,每一经都包含着性质相对立的阴阳二气。他说"本气中气合化成三阳,本气中气合化成三阴",具体说"寒热二气合化成太阳、成少阴;燥湿二气合化成阳明、成太阴;风火二气合化成少阳、成厥阴",每一经都由这样阴阳二气合化而成。这就是他提出的"三阴三阳合化论"的观点。根据这一观点,他认为"中气"不是表里相通的意思,而是"本经中之气"的意思。例如,"太阳少阳交换其寒热……于是太阳之中便见少阴之热,少阴之中便见太阳之寒"。这种"合化"的观点,既反映了他处处运用阴阳理论的一贯思想,也是他提出"旺则从化"规律的根本。

2) 对"从化"的认识:《内经》论标本中气从化谓:"气有从本者,有从标者,有不从标本者。少阳太阴从本;少阴太阳,从本从标,阳明厥阴,不从标本,从乎中。"张景岳解释说:"少阳太阴从本者,以少阳本火而标阳、太阴本湿而标阴,标本同气,故当从本;少阴太阳从本从标者,以少阴本热而标阴、太阳本寒而标阳,标本异气,故或从本、或从标;阳明厥阴不从标本,从乎中者……以木遇火,则从火化,以金遇土,则从湿化,总不离乎水流湿、火就燥,同气

相求之意耳。"陈修园论伤寒六经从化，亦持这种"同气相求"的观点。陈伯坛却认为不必如此机械烦琐。他认为，归根结底，六经从化只有从阳化热和从阴化寒两类情况。他说"伤寒只问阳化阳、抑阳化阴，阴化阳、抑阴化阴"这就是标本中气从化的关键。根据他所提出的六经合化的观点，三阴三阳都由阴阳二气合化而成，本身就具有相反相成的阴阳两重属性，这就是六经为病都可以从阳化热，也可以从阴化寒的内在的根本原因。至于什么情况下从阳化、什么情况下从阴化，则根据六经阴阳之气的盛衰而定，其规律是"阳旺则从阳，阴旺则从阴"，如此而已。

（3）三阴三阳主动论　陈伯坛对六经气化的阐发还有一个重要论点，这就是"三阴三阳主动论"。他指出"《伤寒论》不是'寒伤论'""三阴三阳方是主动病""患不在寒邪之为病，而在太阳之为病，在阳明、少阳之为病，太阴、少阴、厥阴之为病"。也就是说，寒邪袭人只是伤寒发病的条件（即外因），伤寒发病的根据是内因，即人体三阴三阳气化功能的状况。如果六经气化功能正常，则虽有寒邪侵袭也不一定发病，反之，如六经气化减弱、再遭寒邪侵袭，就可进一步导致气化功能的紊乱，并影响及脏腑经络，出现全身症状，发为伤寒病。

3. 经方研究——小柴胡汤

小柴胡汤在《伤寒杂病论》中占有非常重要的地位，更是历代医家所推崇并应用广泛的一首方剂。据不完全统计，现代医家用小柴胡汤治疗的病种就有七十余种，涉及内、外、妇、儿、五官各科。自从日本因为小柴胡汤的应用出现一些不良副作用以后，人们对此方又颇多疑惑，到底此方的意义及应用证是什么。《读过伤寒论》中陈伯坛将《伤寒杂病论》分为十九卷，其中《伤寒论》为十八卷，《金匮要略》为第十九卷。小柴胡相关条文主要出现在太阳篇第五卷，主要条文有：

（1）伤寒五六日，中风，往来寒热，胸胁苦满，默默不欲饮食，心烦，喜呕，或胸中烦而不呕，或渴，或腹中痛，或胁下痞硬，或心下悸，小便不利，或不渴，身有微热，或咳者，与小柴胡汤主之。

柴胡半斤，黄芩三两，人参三两，半夏半升洗，生姜三两，甘草三两，大枣十二枚。右七味，以水一斗二升，煮取六升，去滓再煎，取三升，温服一升，日三服，后加减法。若胸中烦而不呕，去半夏人参，加

栝楼实一枚。若渴者，去半夏，加人参合成前四两半，栝楼根四两。若腹中痛者，去黄芩，加芍药三两。若胁下痞硬，去大枣，加牡蛎四两。若心下悸，小便不利者，去黄芩，加茯苓四两。若不渴，外有微热者，去人参，加桂枝三两，温覆取微汗愈。

（2）血弱气尽，腠理开，邪气因入，与正气相搏，结于胁下，正邪分争，休作有时，默默不欲饮食，脏腑相连，其痛必下，邪高痛下，故使呕也，小柴胡汤主之。服柴胡汤已，渴者，属阳明也，以法治之。

（3）得病六七日，脉迟浮弱，恶风寒，手足温，医二三下之，不能食，而胁下满痛，面目及身黄，颈项强，小便难者，与柴胡汤，后必下重，本渴而饮水若呕者，柴胡汤不中与也，食谷者哕。

（4）伤寒四五日，身热恶风，颈项强，胁下满，手足温而渴者，小柴胡汤主之。

（5）伤寒，阳脉涩，阴脉弦，法当腹中急痛者，先与小建中汤。不差者，与小柴胡汤主之。

（6）伤寒中风，有柴胡证，但见一证便是，不必悉具。

（7）凡柴胡汤病证，而下之，若柴胡证不罢者，复与柴胡汤，必蒸蒸而振，却发热汗出而解。

就第一条来看，常常被认为是小柴胡证的标准，一般认为此为伤寒不愈，发为中风，所谓风寒双感也。伤寒与中风常常被认为是由于感受邪气的性质不同，但在《读过伤寒论》书中，陈伯坛认为太阳包含的中风和伤寒，伤寒是伤寒之寒，中风是中寒之风。明确告诉我们伤寒发于阴，属于表证，中风发于阳，属于外证。

从本书中不难解读到发于阴的阴是指足太阳，发于阳的阳是手太阳，此之谓为太阳病也。言小柴胡主之，此"主"字，就是表明此方解决的关键是太阳也，而阳明篇少阳篇无主之二字，只说"与小柴胡汤"。凡言"小柴胡主之"均出现在太阳篇。小柴胡服法中提到"温覆取微汗愈""却发热汗出而解"等都说明小柴胡是使太阳得汗而解邪的。因此，小柴胡主太阳是很明确的。（需要探讨的是，太阳之邪未必都由汗出而解，只有属于太阳署之外的邪气，才由此途径，而对于牵涉到太阳署之里或其他较为深入的位置，则邪气可以由小便等其他途径排除。）

但是小柴胡又确实对阳明有极大的作用，也会涉及少阳，《读过伤寒论》中也明确提出"属阳明"的说法。所以小柴胡的作用就比较复杂了。这就涉

及到陈伯坛对书中病和证的认识。病和证的关系在《伤寒杂病论》中也有特定的含义，病，一般反映的是邪气的问题，特别是邪气的位置。如太阳病，指的是邪气在太阳的区域，而且太阳受邪而功能受到影响。而证主要反映机体的正气，尤其是三阴三阳的状态，如位置，力量的强弱等。例如表证，是特指太阳不开的状态。外证，就是太阳已开的状态。病和证没有绝对的必然关系，例如表病未必有表证。小柴胡汤可以治疗太阳病、阳明病、少阳病等，所以我们可以说小柴胡主太阳属阳明兼可以拨动少阳。

（三）研究价值

《读过伤寒论》全书共 18 卷，独特精粹，无出其右，被视为近代《伤寒论》研究史上第 3 次高潮的重要代表作之一，具有很高的学术价值。

自清代末叶开始的近代《伤寒论》研究，在 20 世纪 20—30 年代逐渐达到高潮。此间，《伤寒论》研究家和有关论著大量涌现。从王振国的研究可知，从 1840—1948 年的 100 余年间，《伤寒论》研究者即达 150 余家，且卓有成就的医家分布地域也非常广泛。比如北方的张锡纯、中原的黄竹斋等，均各影响一方。岭南医家陈伯坛、黎庇留、谭彤晖、易巨荪（音 gū）等，也俱以研究《伤寒论》而享誉。他们对仲景之学各有心得，临床辨证恪守仲景之法，善于运用经方，足可与曹颖甫等相比较而毫不逊色。据叶发正《伤寒学术史·古今伤寒书目考》资料统计，清代、民国岭南医家撰著的伤寒著作，现存世有 18 部，存目有 13 部，而《读过伤寒论》，乃是其中最出名的伤寒著作。

民国前，岭南医家有别于北方及江浙医家的一大特点，就是重临床而不重著书立说，即使出书，也少有大部专著，唯陈伯坛例外，撰有《读过伤寒论》《读过金匮卷十九》《伤寒门径》《麻痘蠡言》等 4 部医学著作，对后学影响深远。陈伯坛学术思想集中反映于《读过伤寒论》一书中，该书深透仲景之旨，注释富于创见，在岭南很有影响。

当代学者对陈伯坛及其《读过伤寒论》评价甚高。邓羲琴为本书作序曰："若学术同时并进如先生者，寝馈轩歧之日，正茹枕图史之年，既凤业于艺文，旋少诸乎方技，求诸科举时代，无出其右矣。"学生林清珊亦序曰："是书乃《伤寒论》之文澜，先生即

张仲景之书记。两本书若作一本读，则此外如蔓藤，觉有《伤寒论》为之前，是书宜今亦宜古；有是书为之后，《伤寒论》宜古亦宜今也。"彭泽民序云："《读过伤寒论》与《读过金匮要略》，考正字句，抉发经义，复以临床经验相发明，于自晋以后诸家注疏多所批评，由于用力精勤，识见赅富，故能阐幽探奥，融会贯通，自成一家言。"叶发正也评价《读过伤寒论》："别有特点，既不取前贤注释只言片语，亦不采一时风靡之西说，一切解说均独出自胸臆""不纠缠各派之纷争而以临床实践出发……不受陈规教条主义的限制，没有老八股之气，言词生动活泼，颇多新的观点……陈氏在注释《伤寒》上，不落前人窠臼，有许多创新之处……是民国期间以传统方法研究伤寒学的著名医家"。

【学术传承】

陈伯坛培养的中医人才以千百计，其弟子散在粤、港、澳及南洋各地，其中很多成为当地医界名流，如在江门行医的赵景明、陈仲明、吴味范、邓羲琴、林清珊、鞠日华等；在广州行医的程祖培、钟耀奎等；在香港行医的陈甘棠、陈遂初、陈仿周、陈柳一、陈鉴人、陈子石、陈习之、谢瑞甫等。

【医话与轶事】

由于陈伯坛的名气大，慕名前来求诊的人很多，他全心全意对待病人，不论贫富都一样认真进行诊断治疗。为了方便危重病人，他每天下午都出诊。当时，一般轿子都是两名轿夫，最多三名。而伯坛急病人所急，宁愿多付工钱也要雇请四名轿夫，以争取时间。为了替病人治病，伯坛经常很晚才回家吃晚饭，有时是三更半夜才回家。曾有一个友人，筹办药局，欲借"陈伯坛"的大名，以招徕生意，愿给伯坛一份红股，送一部小车，但陈伯坛拒绝了。他说："我行医以济世活人为宗旨，拿我做招牌做生意万万使不得。"

陈伯坛一生不务名利，不重钱财，为人慷慨，乐善好施。当时，村中有一个孤儿，陈伯坛怜其无依无靠，便长期照顾他。陈伯坛的亲朋，因经济困难而求助于他的，他都慷慨解囊相助。当时有一位乡亲，因经济困难，愿把田产卖给他，他说："你急需要钱，我给你，但田不可卖，田契暂时代你保管，以免

你贱卖与他人。"日后,这位乡亲每提起此事,都禁不住热泪盈眶,称赞陈伯坛的为人。陈伯坛一生乐善好施,从医五十余年,没有积蓄。在乡间没有营建新居,置买田地;在港亦无显眼的物业。

当时,两广总督谭仲麟患外感,缠绵一月不愈。谭的好友南海知事裴景福推荐他请陈伯坛医治,并叮嘱伯坛说:"谭曾经服过三分桂枝便流鼻血了,你切不可用桂枝。"陈伯坛诊时,正值初夏季节,谭却穿着棉衣,汗则涔涔出而不自觉,切脉浮弱,诊断为伤寒桂枝汤症。于是大胆落处方以桂枝汤原方,主药桂枝,重用一两二钱,为总督初时所服的三分的四倍。裴知县见了,即时被吓出一身冷汗。因为他知道身为总督大臣,有生杀大权。如服药后,发生意外,不独医者人头难保,自己做介绍人也难免要丢"乌纱",因而当场向陈伯坛提出劝阻。在场的人也认为谭总督必不敢服用此重剂。于是,陈伯坛当即写脉论,根据经旨和谭的症状,洋洋千言。谭看完脉论,甚为信服,并说:"此公下笔千言,定有真知灼见。"于是煎服此剂一饮而尽,次日痊愈。

有一个名为吴君的男子,四十多岁。睡至半夜,忽然昏迷不知人事,经一二小时后才渐渐苏醒,如是者数次发作,四处求医,却日渐加重。后请陈伯坛治疗,切脉弦大。他说:"诸风掉眩,皆属于肝。肝为罢极之本,魂之居也。睡时发昏,乃肝不藏魂。"于是开了茱萸汤处方给吴君,服十剂便痊愈了。

有政界名流唐绍仪的外甥陈国创,得两足强直病,多日卧床不起。陈伯坛经过详细诊察,发现患者除得此病以外,尚有阵发性头痛、失眠、食不下,数日未解大便,小便短少等症状。他指出:"诸暴强直皆属于风,伸而不屈者病在骨,风寒湿三气之邪稽留两足,是不容怀疑的了;其头痛可见元首诸阳受邪;食不下失眠,由于胃不和则卧不安。"此症该从何入手?陈伯坛抓住以通利二便为先着,于是处方重剂四逆散加茯苓,并嘱咐病人吃热粥取汗。还断言:"此病可治,明日将有转机。"果然,服药后小便清长,并解大便一次,通身微以有汗,两膝亦能屈伸,而且能吃又能睡;第二天,再进前方去茯苓,病情继续好转;第三天栝楼桂枝汤,并说:"得喷嚏者

解。"次晨,病者一连打五个喷嚏,顿觉头脑清爽,精神康复。陈伯坛再用甘草附子汤、甘草干姜汤,病人便彻底痊愈了。唐绍仪为此特撰文登报,文章的标题是:"恭颂陈伯坛先生以经方愈病之神速"。

还有郭某之妹,怀孕七个月,发热咳喘,由于误治症变,乳房水肿,腹部膨隆却气喘、面赤、发热、大汗不止,手足厥冷,目斜视,危在旦夕。急请伯坛前往诊治。切脉沉微,他诊断为胎气引水上逆,采用急则治其标的办法,先回阳止汗为急务,及收胎气上逆之水。果断地借用真武汤治疗,一剂好转,热退汗止手足温,乳房水肿略消。再服第二剂,气顺,乳房水肿全消,精神恢复,很快便痊愈了。两个月后,产下一男孩,颇强壮,母子平安。由于陈伯坛的医术高明,不少疑难重症经他施治,多能转危为安,因此他的医名远播,为社会各界群众所推崇。

参考文献

[1] 肖衍初.陈伯坛与《读过伤寒论》[J].新中医,1983(12):41-43.

[2] 许国敏.陈伯坛《读过金匮》学术成就探讨[J].中华医史杂志,1997(4):54-56.

[3] 何丽春.陈伯坛《读过伤寒论》的点校和学术思想研究[D].广州:广州中医药大学,2007.

[4] 何丽春.略论陈伯坛《读过伤寒论》的研究价值与现状[J].新中医,2008(2):113-114.

[5] 何丽春.陈伯坛注解《伤寒论》之方法特点初探[J].广州中医药大学学报,2008(2):165-168.

[6] 马伟辰.陈伯坛《读过伤寒论》中关于小柴胡汤的阐述[J].中医杂志,2010,51(S1):83-85.

[7] 马伟辰.陈伯坛关于三阴三阳的解释[J].光明中医,2011,26(2):205-206.

[8] 李君.近代岭南名医陈伯坛传略[J].中医文献杂志,2011,29(3):43-45.

[9] 李倩,江泳,潘桂娟.陈伯坛学术思想浅析[J].山东中医杂志,2015,34(5):327-330.

[10] 冯慧.陈伯坛伤寒学术思想研究[D].石家庄:河北医科大学,2018.

72. 丁甘仁(《喉痧症治概要》)

【生平传略】

丁甘仁(1865—1926 年),名泽周,我国近代杰出的中医学家和中医教育家。1878 年弃儒习医,并要求自己做到"学无止境,见闻宜广"。18 岁从业于名医马培之,深得马氏内、外、妇、幼及喉科真传,又私淑费伯雄、巢崇山两大家,汲取所长。

经沪上孟河名医巢崇山推荐,丁甘仁于 1890 年前往上海仁济善堂施诊。1896 年之初冬,沪上流行"时疫喉痧"(类似现代猩红热)传染病,惟有丁甘仁的诊所疗效甚佳,而名声大振。丁甘仁自述:"临证二十余年,于此症略有心得,诊治烂喉痧不下一万多次。"丁甘仁潜心研究自己的成功经验并总结出《喉痧症治概要》,毫无保留地加以推广。

丁甘仁于 1916 年 8 月 23 日正式开办中国第一所中医学校——全日制上海中医专门学校(上海中医药大学前身),出任该校总理。1918 年,上海广益善堂筹建南北广益中医院,委丁甘仁出任院长,这是中国第一所纯中医医院。1921 年 11 月 26 日,丁甘仁等发起成立上海中医学会。1925 年夏,丁甘仁与夏应堂又在上海合作创办了上海女子中医专门学校。

1924 年,孙中山以大总统名义亲自赠金字"博施济众"匾额给丁甘仁。1926 年,丁甘仁逝世后,民国北京政府前总理唐绍仪为其作像赞:"汤汤孟河,群医辈出,谁为拔萃,公其首屈,博施济众,仁心仁术,沪之名医,世之生佛。"

代表著作除《喉痧症治概要》外,尚有《孟河丁甘仁医案》《丁甘仁临症用药 113 法》《百病医方大全》《孟河丁氏秘方录》等,由丁甘仁的子孙门人等整理付梓刊行。

【学术思想】

(一)阐明烂喉痧病因病机

20 世纪初,上海人口稠密,日本、英国等国陆续兴建众多近代企业,上海迅速发展,成为当时中国最大的工业中心。庞大的人口和林立的工厂是喉痧产生的先决条件。丁甘仁认为风温疫疠之邪是喉痧的主要病因,即《内经》所谓非其时而有其气,酿成疫疠之邪。丁甘仁云:"壬寅春起,寒暖无常,天时不正,屡见盛行",指出了 1902 年初春时节,上海气温反复无常,不正之气酿成疫疠之邪,同时也提示该病好发于冬春两季。风温疫疠之邪先犯肺与脾胃,肺主一身之气,肺主皮毛,脾主肌肉,脾与胃相表里;肺开窍于喉鼻,鼻气通于天;邪从口鼻入于肺胃之门户,暴寒束于外,疫毒郁于内,蒸腾肺胃两经;厥少之火乘势上亢,攻于咽喉,于是发为烂喉丹痧。本病证候可见咽痛、红肿、腐烂,热毒外溢肌表,则全身皮肤发出痧疹,兼见有咽关白腐烂、舌质红绛、脉象滑数或细疾,诸症急骤出现。

(二)辨治方法提纲挈领

丁甘仁对喉痧的辨证依据温病卫、气、营、血之辨证纲领,尤其重视气、血之分。治法擅用汗、吐、下、清诸法。提出"以得畅汗为第一要义","重痧不重喉,痧透喉自愈"等喉痧的治疗原则,得到后世推崇。具体治法方面,丁甘仁将喉痧分为初、中、末三个阶段进行。在喉痧初起之时,邪郁于气分,症见憎寒发热,呕恶,咽喉肿痛腐烂,舌苔或白如积粉,或薄腻而黄,脉或浮数,或郁数,甚或脉沉似伏。此时病情轻者,选用荆防败毒散、解肌透痧汤,病情重者,可选用麻杏石甘汤。喉痧中期,疫邪化火,由气入营,症见壮热、口渴、烦躁,咽喉肿痛腐烂,舌边尖红绛,中有黄苔,丹痧密布,甚则神昏谵语。病情轻

503

则用加减黑膏汤,病情重则用犀豉汤、犀角地黄汤。喉痧末期,气分之邪已透,痧子布齐,壮热已除,惟午后仍低热,口干唇燥,皮肤干燥脱屑,脉细数,舌质红而干,方用加减滋阴清肺汤、败毒汤。

(三)用药严谨,把握时机

丁甘仁要求在临诊中务必要做到三个方面的考虑:第一,要估计患者体质的强弱;第二,要酌量病势的轻重缓急;第三,对病人的居处习惯、饮食嗜好等也要作适当的考虑。丁甘仁遵循病情进展和变化的规律,严格把握时机,对喉痧进行分阶段治疗,遣方用药更具有实用性和针对性。救病如救火,走马看咽喉,丁甘仁十分重视邪正盛衰的关系,根据不同情况,组方灵活多变,当清则清之,或釜底抽薪,或急下存阴。喉痧初期多使用解肌透痧汤以解表,中期多用凉营清气汤以清热凉血,末期多用加减滋阴清肺汤以滋阴清肺,扶助正气。丁甘仁特别强调以下几点:① 痧症未透时,不可过早使用寒凉之品,如鲜生地、鲜石斛、鲜白茅根等。若早进寒凉,邪郁肺胃不得泄越于外,必然导致内陷神昏等危重症状。应当待邪已透表,痧子布齐,才可以大量使用清营凉解之剂祛邪外出。② 不可以表散太过,如使用大剂量麻黄,否则易使邪火愈炽,伤津劫液,引动肝风而发为痉厥。③ 用吐、泻法予以治疗,津液大伤,此时勿服冷水、甘蔗、水梨等寒凉之物。痧后切忌大荤、海鲜、酸、盐、涩、辣之物,以杜后患。

(四)内服为主,结合外用

喉痧的显著症状为咽喉肿痛糜烂,布满红色痧子。咽喉属于肺系,下连于气道而通肺气。若外邪犯肺,循经上蒸,可发为咽喉红肿热痛。外用药直接作用于咽喉部,可以快速吸收,达到清热解毒的目的,其特点是作用迅速,药效持久。丁甘仁治疗喉痧时,常将外用药与内服汤药结合使用。书中记载外用方8首,其中吹药包括玉钥匙、金不换、加味珠黄散、锡类散。外贴药用贴喉异功散。敷药包括三黄二香散、冲和膏、紫金锭。皆有祛腐生新、消炎退肿的功效。内服外用相结合,共奏拔毒祛腐生肌之功。

【著作考】

《喉痧症治概要》成书于1927年,现存的较早版本有1927年孟河崇礼堂铅印本,今藏于中国中医科

学院图书馆、上海图书馆等;1927年上海丁氏医室铅印本,今藏于北京中医药大学图书馆、中国科学院上海生命科学信息中心生命科学图书馆和上海中医药大学图书馆等。上海科技出版社1960年版《丁甘仁医案》书后亦附有《喉痧症治概要》。

【遣方用药】

《喉痧症治概要》共载方24首,其中自订方8首,古方8首,外用方8首。书中自订8首为丁甘仁针对喉痧初、中、末三各阶段常见证候拟定,临床实用性强。喉痧初期,病情轻者,选用解肌透痧汤,病情重者,可选用加减麻杏石甘汤,头面痧疹不透者,可选用加减升麻葛根汤。喉痧中期,疫邪化火,由气入营,症见壮热、口渴、烦躁,咽喉肿痛腐烂,舌边尖红绛,中有黄苔,丹痧密布,甚则神昏谵语。病情轻则用加减黑膏汤,病情重则用凉营清气汤,身热苔黄,不可发表者,用加减滋阴清肺汤,若痧毒蕴结,颈项肿痛则用败毒汤。喉痧末期,气分之邪已透,痧子布齐,方用加减竹叶石膏汤。8首方剂中以清热药为主,清解里热,配合辛凉解表透发的药物使邪有出路,体现丁甘仁"以得畅汗为第一要义""重痧不重喉,痧透喉自愈"的学术思想。以下摘录丁甘仁自订方8首,以供参阅。

(一)解肌透痧汤

荆芥穗钱半,净蝉衣八分,嫩射干一钱,生甘草五分,粉葛根二钱,熟牛蒡二钱,轻马勃八分,苦桔梗一钱,前胡钱半,连翘壳二钱,炙僵蚕三钱,淡豆豉三钱,鲜竹茹二钱,紫背浮萍三钱。

主治:痧麻初起,恶寒发热,咽喉肿痛,妨于咽饮,遍体酸痛,烦闷泛恶等症(痧麻见咳嗽为轻,无咳嗽为重)。如呕恶甚,舌白腻,加玉枢丹四分冲服。

(二)加减麻杏石甘汤

净麻黄四分,熟石膏四钱,象贝母三钱,鲜竹叶三十张,光杏仁三钱,嫩射干八分,炙僵蚕三钱,白莱菔汁一两,生甘草六分,连翘壳二钱,薄荷叶一钱,京元参钱半。

主治:痧麻不透,憎寒发热,咽喉肿痛,或内关白腐,或咳嗽气逆之重症。

(三)加减升麻葛根汤

川升麻五分,生甘草五分,连翘壳二钱,炙僵蚕

三钱,粉葛根钱半,苦桔梗一钱,金银花三钱,干荷叶一角,薄荷叶八分,京赤芍二钱,净蝉衣八分,陈莱菔三钱。

主治:痧麻虽布,而头面鼻独无,身热泄泻,咽痛不腐之症。

（四）加减黑膏方

淡豆豉三钱,薄荷叶八分,连翘壳三钱,炙僵蚕三钱,鲜生地四钱,熟石膏四钱,京赤芍二钱,净蝉衣八分,鲜石斛四钱,生甘草六分,象贝母三钱,浮萍草三钱,鲜竹叶三十张,茅芦根各一两(去心节)。

主治:疫邪不达,消烁阴液,痧麻布而不透,发热无汗,咽喉肿红、燥痛、白腐、口渴烦躁,舌红绛起刺,或舌黑糙无津之重症。

（五）凉营清气汤

犀角尖五分(磨冲),鲜石斛八钱,黑山栀二钱,牡丹皮二钱,鲜生地八钱,薄荷叶八分,川雅连五分,京赤芍二钱,京元参三钱,生石膏八钱,生甘草八分,连翘壳三钱,鲜竹叶三十张,茅芦根各一两(去心节),金汁一两冲服。

主治:痧麻虽布,壮热烦躁,渴欲冷饮,甚则谵语妄言,咽喉肿痛腐烂,脉洪数,舌红绛,或黑糙无津之重症。如痰多加竹沥一两冲服,珠黄散每日服二分。

（六）加减滋阴清肺汤

鲜生地六钱,细木通八分,薄荷叶八分,金银花三钱,京元参三钱,川雅连五分,冬桑叶三钱,连翘壳三钱,鲜石斛四钱,甘中黄八分,大贝母三钱,鲜竹叶三十张,活芦根一两(去节)。

主治:疫喉白喉,内外腐烂,身热苔黄,或舌质红绛,不可发表之症。如便闭加生川军三钱,开水泡,绞汁冲服。

（七）败毒汤

荆芥穗钱半,薄荷叶一钱,连翘壳三钱,生蒲黄三钱,熟石膏四钱,炒牛蒡二钱,象贝母三钱,益母草二钱,生甘草六分,京赤芍三钱,炙僵蚕三钱,板蓝根钱半。

主治:痧麻未曾透足,项颈结成痧毒,肿硬疼痛,身热无汗之症。如大便泄泻,去牛蒡、石膏,加葛根、黄芩、黄连,此肺胃疫毒,邪热移于大肠也。如初病泄泻,可仿喻氏逆流挽舟之法,荆防败毒加减。

如挟食滞,可加楂曲之类。

（八）加减竹叶石膏汤

青竹叶三十张,桑叶皮各钱半,金银花三钱,鲜苇茎一两(去节),熟石膏三钱,光杏仁三钱,连翘壳三钱,白莱菔汁一两,生甘草六分,象贝母三钱,冬瓜子四钱。

主治:痧麻之后,有汗身热不退,口干欲饮,或咽痛蒂坠,咳嗽痰多等症。

【学术传承】

丁甘仁为孟河医派代表性医家。孟河医派作为中医学的重要流派,其形成背景可追溯至汉魏时期葛洪等于附近茅山地区的道教活动,而清末民初以来,则是孟河医派最为繁盛的时期。其中犹以费伯雄、马培之、巢崇山、丁甘仁四家医术精湛,誉满杏林。

丁甘仁先后受业于马仲清、丁松溪,后业于马培之,又师从伤寒学派大家汪莲石,又私淑费伯雄、巢崇山两大家,汲取所长。其继承孟河学派经验,最早主张伤寒温病学说统一,熔经方时方为一炉,创寒温融合辨证体系。创办全国第一所中医高等院校——上海中医专门学校,当时校内求学者遍及全国,可谓"医誉满海上,桃李满天下"。孟河医派自丁甘仁及其高徒之始走向全国,走向海外。程门雪、黄文东、秦伯未、章次公等孟河医派大家均为该校早期学生。

【医案选介】

案一:烂喉丹痧

王左,年二十岁。本丹阳人,客居沪上。患烂喉丹痧甚重,丹痧虽布,壮热不退,烦躁不寐,汤饮难咽。且是新婚之后,阴液早伤,疫火充斥。合家老幼,焦灼万分,延余诊治。病已七天,诊脉弦洪而数,舌红绛起刺。余曰:此温疫之邪,化火入营,伤阴劫津,内风欲动,势将痰涌气喘,危在旦夕间矣。随用犀角地黄汤合竹叶石膏汤,加陈金汁、竹沥、珠黄散等药,数日而瘥。(摘自《喉痧症治概要》)

按语:丁甘仁辨证烂喉丹痧,首重气血之分,疫痧火毒充斥,见烦躁不安,舌绛起刺,是化火入营,血分热毒炽盛的表现,故以犀角地黄汤清营凉血,同时加竹叶石膏汤兼泄气热而滋阴,又用陈金汁、竹沥、珠黄散等药泻火化痰而效。

案二：喉痧寒热无汗痧麻隐约

顾左，年三十余岁。在沪南开设水果行。患喉痧七天，寒热无汗，痧麻布而隐约，咽喉肿痛，牙关拘紧，甚则梦语如谵。诊其脉郁数不扬，视舌色薄腻而黄。余曰：此疫邪将欲内陷，失表之症也。急进麻杏石甘汤，得畅汗，痧麻满布，热解神清，咽喉肿红亦退。数日而安。（摘自《喉痧症治概要》）

按语：丁甘仁认为喉痧"以得畅汗为第一要义"，喉痧初起，寒热无汗，痧透不畅且脉郁数不扬，皆是表气不通，邪无出路的表现，若不及时透表，疫邪必然内陷。丁甘仁以麻杏石甘汤辛寒宣肺透表，药后汗出痧透，是邪热外透的佳象，痧疹透齐，自然

热退神清。

参考文献

[1] 丁甘仁著,晏飞,张应文点校.丁甘仁医书二种[M].福州:福建科学技术出版社,2007.

[2] 刘心媛,顾紫琦.孟河医派四大家[J].档案与建设,2019(12):83-85.

[3] 张琪,曹震.孟河医派概要[J].江苏中医药,2016,48(10):58-62.

[4] 许岳亭,吴承艳,梁爽,等.《喉痧症治概要》喉痧治疗思想初探[J].中国中医急症,2015,24(3):473-475.

73. 黄维翰（《白喉辨证》）

【生平传略】

黄维翰，字冉生，南陵人，生卒年不详。按《白喉辨证》一书的成书时间推断，当生活于清咸丰、同治年间。据清人王鹤《白喉辨证》序介绍，其人"诗古书法各臻其妙，尤深究岐黄之术"，对治疗白喉很有研究，治法独特，效果甚佳。

【学术思想】

（一）辨证重视寒热轻重

黄维翰认为："凡治病必先循经络，次察寒热，次审虚实。虚实既定，虽杂病百出，可一以贯之。"指出白喉辨证应从寒热轻重着手，对症下药。在白喉的辨证方面，概述提倡望、闻、问、切四诊的结合，并针对具体病灶形态，结合舌脉，进行具体辨证。如："热证必肿，寒不肿，喉内反大而空""热证必痛，痛无止息（略痛者轻，痛甚者重），寒证不甚痛，或时痛时止""热证吃水不甚痛，吃饭则痛；寒证吃水痛，吃饭不甚痛""热证白点必干涩，或一边一点，或一边数点，大小不一；寒白点必明润，或成点，或成块，甚者满喉俱白，状如凝膏""治喉必分气血，上午痛者属气分；下午痛者属血分""热证舌苔或黄或黑，宜察其润燥，燥者是实热，宜下之，润者是假热，宜温补，否则不可求药；寒证舌苔白，或间有黑黄色，亦宜察其润燥，润者寒重，燥者寒轻，表散之而已"。这些辨证方法简单，临床实用性强。

（二）提倡内外治法结合

《白喉辨证》中除记载了大量内服方药，还特别记载了中医外治法中的"吹嚥法"。其为将药物研成极细粉末，用细竹管、鹅翎管或特殊吹药器具，使药物吹入一定部位的一种给药方法。本书介绍了吹嚥法在喉科疾病治疗过程中的应用，并列出治风热、治实热、治阴虚火盛、治虚寒咽痛、治寒痛的5首方剂，提倡内治法与外治法相结合，缩短疗程，利于疾病的痊愈，为喉科疾病的治疗提供了新思路。

（三）载录治疗白喉验方

《白喉辨证》中专设《汇方备用》一栏，黄维翰将平时行医生涯收集并验证有效的医方，根据白喉先辨寒热，再审虚实的原则进行分类，供行医者查阅备用。其中既有经典古方，也有时方验方，理论完备、方药灵验，具有一定的临床价值，对后世也有相当的影响，其中不少方药仍沿用至今。

【著作考】

《白喉辨证》凡一卷，现存清代同治四年、光绪二年刻本及1936年石印本等多种版本。

【遣方用药】

（一）升阳散火汤

荆芥，薄荷，连翘，射干，牛蒡子，甘草，桔梗，柴胡，前胡，僵蚕，防风，升麻，蝉蜕（原方无剂量，下同）。

主治：白喉风热初起轻证。（注：本方与李东垣"升阳散火汤"并非一方，但应当源于李东垣升阳散火之法，又专注于咽喉。《白喉全生集》亦有同名方剂，药味略有不同。）

（二）连翘饮

连翘，葛根，黄芩，赤芍，栀子，桔梗，升麻，牛蒡子，竹叶，甘草，木通，元参。

主治：白喉见肺胃邪热较盛。

（三）清咽利膈汤

荆芥，防风，连翘，牛蒡子，桔梗，薄荷，甘草，银花,大黄,芒硝,黄芩,栀子,黄连,竹叶。

主治:白喉热症之重症。(注:黄维翰自注云:"热症重剂唯清膈汤最妙"。本方在《喉科紫珍集》《幼科金针》《白喉全生集》均有同名方剂,但药味略有不同。)

【医案选介】

案一:一人患白喉,小舌旁一边一点,脉浮数而细,予用败毒散转用连翘饮,未服而予以故他往。其家恐药之太轻也,别请医与凉膈散而病愈剧,继又转服荆防败毒散加升麻而愈。此症轻而用重剂之一戒也。

按语:纵观黄维翰在"辨症法"一篇中所述,白喉小舌旁一边一点,脉浮数而细,均属白喉热症轻症,当用荆防败毒散或连翘饮。若用凉膈散则过于寒凉,症轻而重剂,反而凉遏气机,病情加剧。后用荆防败毒散加升麻,凉透升散毒邪而愈。

案二:一妇孕数月,病月余矣。杂症多端,尚不知为白喉也(不因其痛故也)。一日偶言喉痛,视之内关尽白。予曰:幸而未服凉剂也,急与温胃汤,数日而愈。夫附子、半夏,孕忌药也,竟无恙,后产一女。此虚寒用温补之一法也。

按语:黄维翰认为,白喉有寒热之分,喉痛不甚,内关尽白,当属寒证。寒证用热药,如温胃汤、四逆汤等,多用附子、半夏等味,本为孕妇忌用药,但诚如《内经》所云:"有故无殒,亦无殒也",有是证即可用是药,黄维翰以此例以示后人。

案三:一货翁年五十余,得一子,护惜倍至。凡食物之稍寒者,必禁勿与。忽患白喉症,痛不可当。予知其有积热也,用清咽利膈汤,翁不与服,予辞去。后医迎其意,以附术,未三日而死。此实热必用凉寒之一法也。

按语:此案病人白喉痛不可当,当属热症,又结合病人平素多有积热,自当用清咽利膈汤为治。惜病家固执己见,畏惧寒凉之药,酿生祸端。黄氏以此案示热症必用寒凉,与上案对照,可见白喉必须分清寒热,不可差之毫厘。

参考文献

周仲瑛,于文明,严道南.中医古籍珍本集成五官科卷[M].长沙:湖南科学技术出版社/岳麓书社,2014.

74. 耐修子(《白喉治法忌表抉微》)

【生平传略】

耐修子,清代医家,生卒时间不详。据民国三十年(1941 年)《潍县志稿》记载:耐修老人,籍贯山东省昌邑县,名孙淦,字丽泉,号筱坪。举人,学问渊博,著作甚多,但未大量梓行,大多散见流传于当地。其弟孙淇,字左泉,优增生。当时称他们为"二泉",在文学方面知名度较高。因耐修子家族多患白喉,所请诸医论治多相抵牾,遂自习《重楼玉钥》,知白喉一症只可滋阴,不可发表,乃以养阴清肺汤加桑叶、青麟丸治之,屡获良效,自此坚信"养阴忌表"四字,遂托洞主仙师之名,撰成此书。

【学术思想】

全书分前论、后论等内容,主要阐述"白喉养阴忌表"之妙,并引张善吾《时疫白喉捷要》之语分注于下。序言篇叙述七例白喉病诊治经过,提出"养阴忌表"为治疗白喉历劫不磨之论。前论篇详述白喉的病因症治,提出白喉一症,治法惟有以厚重之药镇其上层,以清凉之药润其次层,极盛者再扫除其中宫,以抽柴薪,开通其下道。将常用药分作正将、猛将、次将三表。每表四层,分为镇药、润药、消药、导药。四层之中,以镇润为定法,以养阴清肺汤为主,消药去其滞,导药利其行,而导药非热极便结不可轻用。共载药 50 味,方剂 3 首,均说明其主治。表后载禁忌药 22 味,补前人未列者 8 种,注明害处,并列举误服禁药后所现 18 种不治症象,指出此症不难治,治之不善而见种种败象,非此症之本象,实投禁药所造成者。针对时医急于求成,解表养阴反复改图,以致一误再误,强调"认症既的,尤以守方为第一义也"的观点。后论篇阐述白喉症的脉象变化及与双单蛾的症治异同,结合兵法详论"三表",提出"养阴清肺汤药味不可移易,即份量亦不可轻重"。

【著作考】

《白喉治法忌表抉微》,系白喉专著,撰于 1891年。相传有洞主仙师降鸾,耐修子笔录。按洞主仙师庙在沈阳,但据考证,事实非然。当光绪戊子(1888 年),京师是症大发,耐修子以戚串中多遭其厄,悉心讲求,乃采郑、张二家之法,撰述是书,依托洞主仙师,所以坚人之信仰而已。该书又名《白喉忌表抉微》《喉症治法总表抉微》《喉症神效方》《白喉瘟神方》,因托名洞主仙师所授,故又名《洞主仙师白喉治法忌表抉微》。全书分为前论、后论等内容,全书字数不多,但在近代流传很广,先后刊刻版本竟多达 96 种。"白喉忌表"之说,在近代医界及民间影响深远。同时,由于书中过分强调"忌表",其后也出现了一些强烈反对此书的医家及医著。

《中国中医古籍总目》记载本书版本多达 130种。该书现存最早的版本为清光绪十七年辛卯(1891 年)保定虎狼街官刻字局刻本、重刻本永盛斋藏版光绪二十年(1894 年)印本,分别藏于中山大学图书馆、中国中医科学院图书馆。

【遣方用药】

(一)养阴清肺汤

大生地一两,麦冬六钱(去心),白芍四钱,薄荷二钱五分,元参八钱,丹皮四钱,贝母四钱,生甘草二钱。

日服二剂,重者日服三剂,若病势无增,即白加甚,仍照方服,始终守定,不可移易。此方乃治白喉之圣药,翼然八柱,颠扑不破。其中但有镇润,而无消导,盖所谓镇润得宜,下元自会通畅,无所用其消导也。分两悉照原方,不可轻重,小儿减半。守方服去,自然痊愈,切勿中改。

如喉间肿甚者,加煅石膏四钱;大便燥结,数日不通者,加青宁丸二钱、元明粉二钱;胸下胀闷者,加神曲二钱、焦楂二钱;小便短赤者,加大木通一钱、泽泻二钱、知母二钱;燥渴者,加天冬三钱、马兜铃三钱;面赤身热或舌苔黄色者,加银花四钱,连翘二钱。

(二)神仙活命汤

龙胆草二钱,元参八钱,马兜铃三钱,板蓝根三钱,生石膏五钱,白芍三钱,川黄柏一钱五分,生甘草一钱,大生地一两,瓜蒌三钱,生栀子二钱。

重者日服三剂,俟病稍减,仍服养阴清肺汤。凡白喉初起,即极疼且闭,饮水即呛,眼红声哑,白点立见,口出臭气者,方可照此方煎服,或已延误二三日,症已危急,或误服表药,现出败象,非轻剂所能挽回者,均须此方,以泄其毒。

如舌有芒刺,谵语神昏者,加犀角二钱;大便闭塞、胸下满闷者,加厚朴二钱,枳实二钱;便闭甚者,再加莱菔子二钱,生大黄二钱;小便短赤者,加知母三钱,泽泻二钱,车前子三钱。

(三)除瘟化毒汤

粉葛根二钱,金银花二钱,枇杷叶一钱五分(去毛蜜炙),薄荷五分,生地二钱,冬桑叶二钱,小木通八分,竹叶一钱,贝母二钱(去心),生甘草八分。

日服一二剂,如症加重,即服养阴清肺汤。白喉初起,症象轻而白未见,即服此方。俟一见白象(白起时甚微,须详细探看,但有星星白点即是),即改服养阴清肺汤,勿迟误,如不白,即此方,均勿发表。

如大便闭者,加瓜蒌二钱,郁李仁二钱;胸下胀闷者,加炒枳壳一钱五分,炒麦芽二钱;小便短赤者,加车前子三钱,灯心一钱。

【学术传承】

相传有洞主仙师降鸾,耐修子笔录。但据考证,无洞主仙师庙。光绪戊子(1888年),京师流行白喉,耐修子家族亲戚中患此病证者甚多,耐修子悉心讲求,乃采郑梅涧《重楼玉钥》、张善吾《时疫白喉捷要》二家之法,撰述是书,依托洞主仙师,所以坚人之信仰而已。后世传承者不少,如刘昌祁的

《白喉治法要言》(1900年)、李庆申的《痎病法门》(1911年)、陈知的《白喉警言》(1917年)等,均追随耐修子"养阴忌表"说。

【医话与轶事】

《白喉治法忌表抉微》中所列方药,如养阴清肺汤、神仙活命汤、除瘟化毒汤等,基本从郑梅涧和张善吾书中而来。即其论中所增诸忌药,也基本不出《重楼玉钥续编》范围,惟过分强调表药不可用治白喉甚至整个喉证,未免有些胶柱鼓瑟。其实在耐修子所选诸方剂内,本就含有其所忌之表药,如薄荷、葛根等,有些自相矛盾。张锡纯就曾评论此书道:"《白喉治法忌表抉微》一书,此时盛行于世。其所载之方,与所载宜用、宜忌之药,皆属稳善。惟其持论,与方中所用之药,有自相矛盾处。"

本书问世后多次刊行,在近代影响颇大。一些推崇此书的医家医著,均追随耐修子"养阴忌表"说。但由于该书过分强调"忌表",也出现了一些强烈反对此书的医家及医著,如张采田的《白喉证治通考》(1901年)、杜同甲的《白喉忌表抉微驳议》(1925年)等,辩驳耐修子之谬误。

【医案选介】

案一:今年正月,余三儿自至戚汪大令处染患白喉,延同乡某甲医诊治,据曰此喉痹也,切不可破,破则不治。方用牛蒡、桔梗、僵蚕、杏仁、荆芥、防风等药,一剂而汗出,然鼻塞矣。再剂而热退,然音哑矣。又延诊之,则曰邪退其半矣。以前方略加增减,一剂而白块自落矣,再剂而鼻流鲜衄矣。又延诊之,则曰邪皆外出矣。又以原方去荆、防、杏仁,加射干、黄芩,一剂而喉外暴肿,再剂而喉内全烂,且顽痰上壅,骨节涨满,神志烦闷,睡癒恍惚。始知药误,急改延某乙医来视,曰:"误服表药,受患过深,不可救矣。"姑以龙虎二仙汤灌之,卒无效。未几而汪之女及婢,相继患此。鉴于甲医之失,不敢服药,令老妪挖去白块,出涎血升许,寻愈,几不解其何理。嗣于友人处,假得郑梅涧先生《重楼玉钥》一书阅之,乃知白喉一症,只可滋阴,不可发表。甲医所用之药,全在禁忌之列,而鼻塞、音哑,与白块自落,鼻孔流红,皆为误表不治之症。惟不可破一语,则与甲医相合,更无解于汪氏女婢之因破而愈也。(《白

喉治法忌表抉微·洞主仙师白喉治法忌表抉微》）

按语：白喉热证多见，容易伤阴，故其治疗忌发表，当养阴清热为主。甲医所用之方，有发表之功，药后则音哑、鼻孔流红，再误，则"喉外暴肿……喉内全烂，且顽痰上壅，骨节涨满，神志烦闷，睡痦恍惚"，危症接踵而至，以致不救。至于汪氏女婢之因破而愈者，或因其素体正气不虚，或虑其所患之证较浅，当属个案，不宜仿效。

案二：又一月，而余妾亦病，始则骨节疼痛，浑身发热，喉间干痛，而无白点，乃立意延乙医诊视，以其向治喉症，类能分别透彻，必可辨悉病源。及诊脉象，云是浮紧，恐系风邪，略应表散，然一剂而音哑，再剂而气逆，似觉不合。适有某丁医过访，请其复按，瞿然曰："此白缠喉也，如何可表？速服养阴清肺汤方可补救。"时热尚未退，探视喉间，微有白象。余以乙、丁之言，迥然相反，茫无率从，乃斋沐设坛，敬请洞主仙师判断，所语悉如丁言，并示白喉断无发表之论，命于养阴清肺汤中，加蚕食过桑叶孔多者三片，青麟丸五分为引，一剂之后，即照原方，不必加引，至愈而止。当即遵服。次日即大解一次，色赤黄，并发斑疹，遍体皆是。（此种斑疹，乃白喉症所恒有，系服药见功，浮邪外出，乃是吉象，切勿误认。寻常斑疹，不敢滋阴，改服表散，以致大误。）此时热已全退，而喉间白块遍满矣。余恪遵仙谕。始终守方，五日而瘳。长、次两儿，次第传染，审其情状，症亦相同，深信不疑，即以养阴清肺汤投服。或便黏痰，或发斑疹，服三剂，而热清，喉间均稍露白点，不移时而退尽，竟未大发。（嗣是一月以来，凡亲

友患此症者，闻信即以养阴方相告，皆二三剂即瘳，已活数人矣。）乃坚信"养阴忌表"四字，治白喉者历劫不磨之论。（《白喉治法忌表抉微·洞主仙师白喉治法忌表抉微》）

按语：此案所列之白喉治愈者较多，有耐修子之妾，长、次两儿，又有其亲友数人。所用之法均为养阴清肺汤加减。以耐修子之临床所见所治，似白喉皆因于热，多见里证，故其大倡"养阴忌表"之说。耐修子非专业之医者，加之不论何医经验皆有限，因此"养阴忌表"之说难免有不足甚或谬误之处。后世之医者医著，赞赏传承者有之，如刘昌祁《白喉治法要言》、李庆申《痰疠法门》、陈知《白喉警言》等；批判反对者亦有之，如张采田《白喉证治通考》、杜同甲《白喉忌表抉微驳议》等，辩驳耐修子之谬误。至于案中所言"斋沐设坛，敬请洞主仙师判断"等语，乃耐修子因托名洞主仙师而撰述是书，不可为信。

参考文献

[1] 曹洪欣.温病大成·第四部[M].福州:福建科学技术出版社,2008.

[2] 孙良擒.对"白喉忌表,误汗则殆,疫喉宜表,有汗则生"的认识[J].中医杂志,1964(2):39-41.

[3] 干祖望.《白喉忌表抉微》作者[J].江苏中医,1993(2):25.

[4] 余永燕.近代中医喉科发展史略[J].中国中医基础医学杂志,1997,3(4):46-48.

75. 余伯陶（《疫证集说》《鼠疫抉微》）

【生平传略】

余伯陶（1868—1944年），字德埙，嘉定（今属上海市）人。光绪二十六年（1900年）迁居上海，精医理，擅内科。因目睹西洋医学影响日广，中医学渐趋衰弱，乃以振兴中医为己任，于1902年与李平书（即李钟珏，近代医家）、陈莲舫（陈秉钧，清末医家）、黄春圃（近代医家）等共同创设医务总会，并参加周雪樵（清末医家）、蔡小香（清末妇科学家）等发起组织的中国医学会，任该会评议员。辛亥革命后（1912年），与包识生（民国医家）会集同道，组织神州医学总会，任会长，并共同主编《神州医药学报》（1913—1916年）。民国初年，临时教育会议颁布各类学校课程，唯独中医课程未予列入，乃愤然通告全国，得到十九省医界的响应，于1914年底组织"医药救亡请愿团"，向北洋政府请愿。1918年，创建神州医药专门学校，担任校长。余伯陶所著《鼠疫抉微》一书，刊于1910年，是根据吴宣崇（字存甫，一说字"子存"或"学存"，广东吴川人，清末医家）的《治鼠疫法》（又名《鼠疫治法》或《治鼠疫传染良方》）、罗汝兰（字芝园，广东石城人，清末医家）的《鼠疫汇编》与郑奋扬（字肖岩，福建闽侯人，清末医家）的《鼠疫约编》三书改编而成。

《疫证集说》是余伯陶继《鼠疫抉微》出版之后的又一新作，初刊于1911年。余伯陶因有感于"天下伤人之事物，孰有甚于疫哉"（李钟珏序）和当时"鼠疫之势东渐蔓延于全国，国家耗费不下千万两白银巨资，而危害民众之深之切，更不是能用银两可以计算"（西林岑春煊序）的现状，况"鼠疫者，不过疫之一端，其他足以杀人者，正复无穷"，如伤寒、霍乱、天花等。在医疗卫生条件极端落后的旧中国，疫病一旦流行，其后果可想而知。因此，深感有必要将古往今来各种论疫之说与治疫之方汇于一书，这样"不独鼠疫一端可以藉资趋避，凡属疫病，固无不概括矣"（西林岑春煊序）。这些都是余伯陶编撰《疫证集说》的初衷。

【学术思想】

鼠疫在中国隋唐时已有发现，但尚乏专书记载。自吴子存有《鼠疫治法》，罗汝兰取而增删之，名曰《鼠疫汇编》。郑奋扬又从而注释之，名曰《鼠疫约编》。余伯陶颇重是书，乃参以己见，略加增损，乃成《鼠疫抉微》。该书分列四篇，一曰病情，二曰治法，三曰药方，四曰医案。按鼠疫一病，实即《巢氏病源》《千金方》所谓恶核是也。《病源》云："恶核者，肉里忽有核，累累如梅李，小如豆粒，皮肉燥痛，左右走身中，卒然而起，此风邪挟毒所成，其亦似射工毒，初得无常处，多恻恻痛，不即治，毒入腹，烦闷恶寒即杀人。"《千金方》云："恶核病者，肉中忽有核累，大者如梅李，小者如豆粒，皮肉疹痛，壮热恶寒是也。与诸疮根瘰疬结筋相似，其疮根瘰疬因疮而生，似缓无毒。恶核病卒然而生，有毒。若不治，入腹烦闷杀人。皆由冬月受温风，至春夏有暴寒相搏，气结成此毒也。但服五香汤主之，又以赤小豆末敷之，亦煮汤渍时时洗之，消后以丹参膏敷之，令余核尽消云云。名虽与鼠疫不同，其理一也。"余伯陶将原书引用古方未及详载者，概行补入，并按方略附议论，附列辨误考证。又择《万国药方》数则，藉资参考，诚治鼠疫之要籍也。鼠疫属于危急重症传染病，从中医角度划分可归于血证范畴，其病理改变主要在于血瘀，发病原因为热毒，治疗以泻热解毒活血为法。《鼠疫抉微》所介绍的中医鼠疫证治之法，实为祖国医学治疗危重血证的又一成功史例，值得当代中医借鉴。

《疫证集说》全书凡四卷,附补遗一卷:卷一《杂俎》篇,引述历代百多部文献中有关疫证病名、症状特点、流行规律、治疗方法、药物运用等内容。紧接着,自撰文八篇,对疫证的病因、症状、防治、方药等进行抽丝剥茧、层层深入的论述。《古今疫名考》篇,详细考证疫病的来源、疫病的发病与流行特点,并从历代医家医著中所载所述的五花八门、名目繁多的疫病中得出:疫病名称虽异,而其为疫则一也,即仲景所谓"人人皆病之疫也"的结论。《古今论疫诸家考》篇,则考证上自《内经》、下迄清末历代论疫诸家,并用高度概括的语言勾勒各家论疫之特点。在《古今治疫异同论》篇中,余伯陶认为:之所以出现异同,乃地土方宜、病人体质不同使然。诚如作者所言:"虽运会有递变,疫病无定名,而往古来今,成法俱在,究其所以异同之故,神而明之,存乎其人。"明确提出人体抵抗力(免疫力)是患病与否的决定性因素。《瘴说》篇中,认为瘴即疫病也,且地域性很强,主要流行岭南山区卑湿之地。瘴之名目繁多,有按发病时间、病程间隔周期、症状特点命名等。《防疫刍言》篇,介绍预防疫病的方法,提出正气内存、饮食有节、保持空气流通、注意个人卫生和公共卫生以及隔离消毒等预防为主的先进理念。《论疫病暴亡》篇,指出疫病的传染途径是口鼻,"口鼻二部最与脑经直接,盖鼻之气通于脑,口之气通于胃亦通于脑,疫邪中人,顷刻震撼全脑,脑中血管爆裂,不待布现病象,而人已毙矣。此其所以传染也易,此其所以死亡也速",阐明疫病传播主要是通过呼吸道及消化道。《论治疫之要首重阳明并辨神经之昏不涉心胞》篇,提出疫病之气从口鼻吸收直入阳明,治疫当以阳明为主,"阳明者,十二经脉之长……五脏六腑之海……盖阳明乃身之纲领,为百病之传舍"的观点。《疫痧条辨》篇,论述疫痧的流行特点、病因、发病特点、症状、预防、治疗与分型。《疫痧新方》自撰青萍汤、紫朴汤、蝉翼饮、龙脑饮、羚羊煎、神犀煎六首方剂。《疫痧选方》则选录玉钥匙、金钥匙、锡类散、清咽方、治烂喉痧证效方、外治异功散六首效方。

卷二至补遗,共汇集上自《内经》、下迄清末历朝历代123部涉及疫证论述的专著,取其论辨治法,按朝代顺序编排,并一一注明书目及医家姓名。余伯陶在篇首即提出:论疫之祖,始自《内经》,但《内经》论疫的两个篇章《刺法论》与《本病论》偏又亡佚,致"疫"字遂不复见于《内经》,故特针对此两遗篇进行归纳分析,将《刺法论》篇中所述疾病预防方法归类编排,并以列表形式将五疫、刺法、民病等归类列述,使阅者一目了然,便于理解与掌握。如五疫列表,阐明五疫成因;刺法列表,根据五行升降、生克规律理论,阐明升降不前、气交有变的防治方法。对《刺法论》篇可谓理解透彻、分析入微。

由于时代的局限和作者个人的原因,书中也存在某些取舍不精,甚至泥沙俱下、精华糟粕并存的现象。如卷二虎头杀鬼丸用法中,提到用"绛囊盛,系臂,男左女右,家中置屋四角,月朔望夜半,中庭烧一丸,忌生血物",以及引述刘松峰《说疫》中的扁担翻、椅子翻治法,提到"用椅子圈于手拿处、扁担肩挑处木片煎服",还有母猪挣"以猪槽水洗手腕"、哑巴挣"用鞋底蘸凉水拍顶门即愈"等说法,可以说都是没有科学依据,甚至封建迷信、荒诞不稽的说法,希读者有批判、有分析地继承。此外,在编排上,条理似欠清晰,方论杂陈,方名随意,甚至有些方名阙如;目录内文不能对应,目录中均不署撰者姓名,刊刻差错较多,等等。

然毕竟瑕不掩瑜,《疫证集说》仍不失为一部颇具时代意义的好书。诚如海丰张鸣岐序中所言:"上下今古,收采靡遗,由广大以致精微,考源流以穷正变……不仅治疫之指南,抑亦挽救世患之一端矣。"又如西林岑春煊所赞曰:"搜摘详备,探本穷源,不独鼠疫一端可以藉资趋避,凡属疫病,固无不概括矣。"同郡唐文治所曰:"君此书足以防患于未然。"而上海李钟珏则序曰:"书中多载诸家论疫,各有精义所在,虽时会所变,病因杂出,病情既异,病名不同,然理法则一。"因此可以说,本书是疫证临床研究的一部颇有价值的参考读物。

【著作考】

《鼠疫抉微》刊于1910年,收录于曹炳章所辑《中国医学大成》之温病分册。《中国中医古籍总目》记载本书版本主要有两种,清宣统二年庚戌(1910年)上海渎素盦铅印本,1918年京师警察厅铅印本,前者藏于国家图书馆、中国中医科学院图书馆、中国中医科学院中国医史文献研究所等24家单位,后者收藏于国家图书馆、中国中医科学院图书馆、中国中医科学院中国医史文献研究所等13家单位。

《疫证集说》自1911年出版后,未见重印或再版,《中国中医古籍总目》记载本书仅有一个版本为清宣统三年辛亥(1911年)素盦铅印本,藏于国家图书馆、中国中医科学院图书馆、中国中医科学院中国医史文献研究所等27家单位。

【遣方用药】

(一)鼠疫经验方

桃仁八钱(去皮尖,打),红花五钱,当归一钱五分,川朴一钱,柴胡一钱,连翘三钱,赤芍三钱,生地五钱,生草一钱,葛根一钱。

罗按:此方以桃仁为君,而辅以归,去瘀而通壅。翘、芍为臣,而兼以地,清热而解毒。朴、甘为佐使,疏气而和药,气行则血通。柴、葛以解肌退热而拒邪,邪除则病愈。惟其对症用药,故能投无不效。

又曰:此方关键全在归、朴二味,盖归为血中气药,朴为气中血药,气血流通,而病安有不愈乎?

又释疑曰:此方针对病源用药,故能投无不效。或疑桃仁、红花过多败血,实误会耳!《纲目》云:桃仁补少而攻多,红花合当归能生血,多服能行血,夫曰补、曰生、曰行,明谓去瘀生新矣。徐灵胎于桃仁亦曰去旧而不伤新,古方多用于伤后、产后,可知二味是去瘀,非败血也。又疑当归助血毒,抑知去瘀必须活血,尤宜生血,然用于凉血解毒剂中,犹不多用,制方者未始无斟酌也。又疑生地引邪入阴,更不可解,考之《本草经》,谓作汤可除痹去烦热。《本草纲目》,谓能凉血滋阴。时医见有阴字,遂疑其引邪入阴,夫阴血也,热毒中血管,邪已在阴,故内外烦热,四肢痹痛,用此正对症良药,而反疑其引邪入阴,是认滋阴阴字,作表里里字解矣。

埙按:方中柴、葛,罗氏置而未辨,岂鼠疫治法,重在活血,而解肌之药,不妨从略耶?抑故置一隙,使人参用活笔,不必拘于常格耶?虽然,病之重者,用药宜重,病之轻者,用药宜轻。经云:过犹不及,盖谓药与病称,便是良药,故审证用药,果能分别虚实轻重,则操纵在我矣。

又按:孙思邈曰"凡用药皆随土地所宜"。徐灵胎曰"中州之卑湿,山陕之高燥,皆宜随地制宜"。岐伯有《异法方宜论》,而《五常政大论》,辨高下温凉之异,由来方家所说,大略相同。考江南、岭表两地,地形之卑湿虽同,而地气之寒温迥别。是以人之体

质,亦随地而异,即药之分量,亦因人而殊,罗汝兰所定之加减活血解毒汤,即吴又可所谓急症急攻法也,施之于壮体重病,谁曰不宜?第强弱有相悬,阴阳有偏胜,或老或幼,或其人本有夙疾,或病后元气未复,是在用药者神而明之,变而通之也。爰是权其轻重之宜,增补加减治法数条。

如肝阳素盛者,去柴胡、葛根,加桑叶、菊花。肺阴素虚者,去柴胡、葛根、厚朴,加桑叶、贝母、知母。肾阴素虚者,减轻柴胡、葛根,加知母、黑小豆。气分素虚者,去柴胡,微加防风。血分素虚者,去柴胡、葛根,加桑叶、丹皮。幼稚纯阳者同。胃热素重者,生地干者易鲜。痰湿素重者,佐以平胃二陈。大病之后,去柴胡、葛根,加丹参、苏梗。老年气衰者同。亡血之后,去柴胡、葛根、桃仁、红花,加丹参、桑叶、侧柏、白薇。产后血去过多者,去桃仁、红花、柴胡、葛根,加荆穗、丹参。产后血枯生风者,去柴胡、葛根、桃仁、红花,加丹参、荆穗、天麻、黑小豆。

(二)吴子存经验方

大黄,厚朴,枳实,朴硝,犀角,羚羊角,川黄连,黄芩,车前,泽泻,连翘,牛蒡子,大桃仁,红花,紫草,紫花地丁,紫背天葵。

各药随病者强弱轻重为加减,各味俱宜重用,多者以两计,不必迟疑。

原按:此证发时,热甚猛速。必须急用猛剂,不必听医师评量斟酌,揣脉论方,延迟片刻,遂致难救,所谓宋人议得定,金兵已渡江也。依此法治之,庶几百无一失,切勿迟疑自误。

郑按:鼠疫之病,热毒既入血分,必以凉血解毒泻热为主。初起病轻,则前承气羚犀六味可去可减。若体强证重,非重剂急服,万难挽回,是在临证者,贵有权宜也。

【学术传承】

近代中国南方鼠疫流行,死人无数。中医在防治鼠疫的过程中积累了丰富的经验,涌现了一批防治鼠疫的专著。吴宣崇所著《治鼠疫法》成书于光绪十七年(1891年),今佚,其内容散见于《鼠疫汇编》等书中。《治鼠疫法》最早提出了凉血、解毒、泄热治疗鼠疫的学术观点,但缺乏系统的理论阐释。罗汝兰于1891年著成《鼠疫汇编》,继承吴宣崇观点并结合自身经验,全面、系统地论述了对鼠疫的认

识,并提出了详尽的理法方药,使"解血毒、清血热、活血瘀"以治疗鼠疫的观点广为人知,直接促成了多部鼠疫著作的形成。因此,无论从学术成就还是影响力而论,罗汝兰的地位均高于吴宣崇。

陈兆祥,字春畋,清末广东番禺人,光绪二十年(1894年)著成《急救鼠疫传染良方》,主要采集吴宣崇、罗汝兰的论述,便于实用,传承并推广其学说,但缺乏自身见解。

黎佩兰,字咏陔,清末广东肇庆人,光绪二十七年(1901年)著成《时症良方释疑》,继承《鼠疫汇编》之理法方药,结合自身经验,分为"鼠疫方释疑""辨症""治法""方药""加减法""论买药""服药法""居处衣服饮食""思患预防""医案"十方面论述鼠疫,较之《鼠疫汇编》,条例清晰,便于实用。

郑奋扬通过重新梳理《鼠疫汇编》的内容,继承罗汝兰的学术思想,并注重地域差异,于1901年著成《鼠疫约编》。该书共有"郑注"44条,按语47段,并增加避疫方法、溃烂治法等内容,通过加"注"、加"按"的形式阐述其对《鼠疫汇编》的理解与发挥。

劳守慎,字朗心,清末广东南海人,著有《济众录》《经验杂方》,两书均收录《恶核良方释疑》。该书成书于光绪二十九年(1903年),采集《时症良方释疑》与《鼠疫汇编》相关论述而成,其对鼠疫的论述缺乏自身创见,所不同的是加入对"标蛇"一症的论述,简单介绍了标蛇与鼠疫的鉴别及标蛇的治法。另外,其"医案"篇很有特色,按服药法和疗效分类,体现了作者对服药法的重视。

余伯陶的《鼠疫抉微》成书于清宣统二年(1910年),是在《治鼠疫法》《鼠疫汇编》《鼠疫约编》的基础上,"参以己见,略加增删",加按语46条,阐述对某些问题的注释、发挥、自身经验及不同意见,强调地域差异。《鼠疫约编》与《鼠疫抉微》用药中亦有采用西药,如"碘质水""华士林"等,《鼠疫抉微》更介绍西人对疫鼠的解剖实验,表明当时作者已渐受西方医学影响。

上述医家除吴宣崇外,均有鼠疫专著传世,均在《鼠疫汇编》的理论基础上有所发挥。可见,罗汝兰《鼠疫汇编》处于核心地位,其学术观点以文献传承的形式影响后世,其研究主题均为中医诊治鼠疫,并有高度相似的学术观点与临床经验,其学术思想一脉相承,在当时中医治疗鼠疫领域独树一帜。

【医话与轶事】

《疫证集说》一书刊行前由陆润庠题笺、张謇题写书端。陆润庠(1841—1915年),江苏元和(今吴县)人,清代名医陆九芝之子,同治十三年(1874年)状元,官至工部、吏部尚书,协办大学士,体仁阁、东阁大学士。辛亥革命后,仍留在清宫为溥仪的师傅。张謇(1853—1926年),江苏南通人,光绪年间状元,清末民初实业家、教育家,曾创办大生纱厂,举办通海垦牧公司、大达轮船公司、复新面粉公司等;创办通州师范学校、南通博物院、女红传习所等。把实业、教育称为"富强之大本",提倡"尊孔读经"。两位晚清堪为师长辈的状元郎为余伯陶题写书名,足见其交游之广、社会活动能力之强。

【医案选介】

案一:次儿启基年及壮,三月初二晚,饮酒后壮热头痛,口渴身瘅,左腿腌连二核。照方一服,次三四日,照方加西藏红花钱半,二服未效。初四下午,予由城回,热懵之甚,急用双剂连追,加石膏一两,知母五钱,羚羊、西藏红花各二钱,犀角三钱,三服仍未效,鸡鸣后谵语,频流屎汁,毒入脏矣。初五早,照前加朴硝二钱,大黄三钱,连二服,已无屎汁,头痛亦顺,惟壮热未退,心胸烦躁,大便转闭,初六仍照前石膏、知母减三分之一,归减半,另加犀角一钱,生竹叶心、生灯心各一撮,生栀子、淡豆豉各三钱,大黄加至五钱,连二服,热稍减,便仍未通。及晚照前大黄加至七钱,一服便通,热始退,谵语仍未尽除。初七八九,用单剂加羚、犀各二钱,西藏红花一钱,竹叶心、灯心为引,每日二服,微热谵语始清,独核不消,坚硬径寸而痛。以后照方日一服,六七日,坚硬已软小成疮,以痛未止,仍日一服,又三四日,始穿流黄水,用托里透脓汤二服,疮已成脓,而颈起微核,复照原方二服,核消,仍涂敷数日始愈。(《鼠疫抉微·医案篇第四》)

按语:本案所言之"照方"是为鼠疫经验方(桃仁八钱,红花五钱,当归一钱五分,川朴一钱,柴胡一钱,连翘三钱,赤芍三钱,生地五钱,生草一钱,葛根一钱)。此证初热邪在表,失在不重加白虎,迨已入脏,又失在轻用承气,以致于甚,其核不散,又失在减轻当归,诚以大热不退时,惑于常说,虑当归助血热,大黄损元气故耳。所幸误用轻而不误用药,不致大误。自后遇证,宜用石膏、大黄,人又强壮者,初用必七钱,次用一两,多于二三服见效。

案二:黄圣征年将五十,海口会隆行股东也。家琼城,以疫死者已四人。伊始病避居海口,延往诊视,其证稍热渴,腿夹各一核,足面一疔疮,毒甚而热不甚也。轻加石膏、知母、紫花地丁,嘱日夜三服,并外涂。伊答云:敢二服,亦听之。次日畏石膏之寒,不得已加羚羊角、犀角、西藏红花各一钱,并紫花地丁,嘱二服。是晚稍见谵语,加羚羊角三味各钱半,并地丁、竹叶心,嘱二服。次早谵语已无,除竹叶心照上加法,连服数日,皆嘱二服,至六七日,瘀下热清,而人弱矣。初愈照初改原方法,嘱每日二服,五六服疗溃腐脱,核亦渐小,再照次改原方法,俱见上治法条加生芪三钱,每日一服,四五服始稍精神,核穿出黄水,疗疮愈而足微肿,再照次改法,加芪间服补血汤,又数服始愈。愈后始知以家人阻止,初二日止服剂半,以后每日止一服。(《鼠疫抉微·医案篇第四》)

按语:本案之基础方亦为鼠疫经验方。因患家不遵医嘱,缓服其药,致使病情久延,倘非年将弱而热未甚,必误事矣。

参考文献

[1] 曹洪欣.温病大成·第一部[M].福州:福建科学技术出版社,2007.

[2] 曹炳章原辑.中国医学大成(四)·温病分册[M].北京:中国中医药出版社,1997.

[3] 范晓艳.简析清代《鼠疫汇编》的理法方药[J].河南中医,2002,22(1):7-9.

[4] 李禾,李建梅.晚清鼠疫专著书名人名及版本相关问题辨疑[J].中医文献杂志,2005,(4):18-21.

[5] 陆翔,戴慎.民国时期江苏籍中医医家的历史地位及影响[J].南京中医药大学学报(社会科学版),2007,8(3):151-155.

[6] 黄子天,刘小斌.近代七部防治鼠疫专著传承关系的研究[J].中医文献杂志,2013,(5):32-36.

76. 丁子良 (《治病捷要新书》)

【生平传略】

丁国瑞(1870—1935 年),字子良,号竹园,回族,北京人,近代著名社会活动家、医师、评论家。丁竹园祖上就定居北京德胜门外西村,受父辈影响,幼时就接受了良好的家庭教育,习经攻文,且酷爱医道。据《京城国医谱》记载,其叔丁德恩是北京较早的著名外科医师,崇尚医道,医术精湛,医德高尚。丁竹园在其叔的耳濡目染下,秉承家学,悬壶济世,年仅 21 岁时就开始在北京德胜门外关厢一带独立应诊,逐渐成为京津有名的医生。清光绪二十一年(1895 年),丁竹园 25 岁携带家眷定居天津,创办"敬慎医室",以"审慎敬业"自勉,开始天津的医师生涯。

天津敬慎医室位于天津西北城角文昌宫西大马路南,主要以内科、妇科、小儿科为主。后扩大规模,又在大安里 55 号设立分诊所。丁竹园深入社会,充分了解民间疾苦,对中下层劳动人民,诊金一减再减,直至免费。丁竹园以其高尚的医德和精湛的医术,深得人们赞誉。

针对当时的霍乱等流行疾病,丁竹园在报刊中专门开辟《济世良方》专栏,专门刊登治疗日常疾病的简单有效方子,为百姓提供方便。其主要著作有《说疫》《治痧捷要新书》《增补瘟疫》等。经其多年精研中医,配制出丁制坤顺丹、舒肝平安丸、滋液润肠丸、九转地黄丸、消核膏、古玉生香露、红色蜜药等数十种中成药。

丁竹园认为"治事必先明理,明理必先读书"。他极力倡导发展教育,普及民众医药卫生知识,提高国民素质。他建议在大学堂、中学堂、小学堂设置卫生学。其课本不可全部抄袭西方学说,应该参考"中西成法",根据本国的风俗人情,循序渐进,因

势利导。在教学中,一边讲解公共卫生学(即基础的生理卫生常识);一边讲解地方性卫生学知识。根据不同的地理环境,因地施教,选择地方知识。

到了近代,面对西医冲击,中医的地位受到影响。西洋近代医学的流入及其对中国传统医学所造成的重大冲击,使丁竹园认识到只有振兴中医界,才能维持中国传统医学在中国社会的影响,而且丁竹园认为中医药界的改革能提高中国人民的健康状况。1905 年,由丁竹园倡导成立天津医药研究会。第二年,由于得到天津及附近地方人士的捐款资助,研究会的活动逐渐丰富起来,研究会也变得更加组织化,成为一个集思广益的社会公益组织。1906 年冬,在天津城北门附近设立了研究会总部。随着研究会规模的发展壮大,参加研究会活动的中医和药商也逐渐增多,会员总数达到近百人。丁竹园边组织研讨交流活动,边开展疑难病症会诊,边总结经验,拟定医学论文,收集古今中外医学典籍。据 1908 年统计,他任职会董的一年多时间里,该会所藏各类医学典籍就达 200 部。遗憾的是,1911 年 6 月,天津发生金融危机,沉重地打击了天津整个实业界,研究会的活动几乎陷于停止状态。一年后研究所会址发生火灾,烧毁了所有财物,最终结束了研究会长达七年的活动。

丁竹园还是一位爱国者。1907 年 9 月,清廷颁布了禁烟"上谕",他立即响应,除撰写了大量宣传鸦片毒害,以及揭露帝国主义向我国运卖鸦片毒品罪行的文章外,还积极开展社会活动。1910 年 11 月,他与刘孟扬(我国文字改革事业的先驱者之一)、张伯苓(南开大学创始人)等社会知名人士,共同倡导建立了中国近代史上第一个"恢复禁烟主权会"(后更名为"中国国民禁烟会顺直分会")。1911 年 4 月,他又邀请刘孟扬等人成立了"国民求废烟约会",任会长兼"求废烟约"代表,赴京请愿,为彻底废

除 1858 年第二次鸦片战争后不平等的中英《天津条约》而奔走。

丁竹园还特别关注民众的健康问题,提倡向广大民众宣传卫生常识,普及医药知识。他积极著文立说,发表白话演说,把卫生常识传播于社会大众当中。先后在《大公报》《天津商报》《民兴报》等刊物上发表论说,内容涉及医药常识、卫生知识、大众保健、日常生活习惯等诸多方面,帮助人们纠正不良的卫生习惯,培养科学的生命观和生活态度。1907年,在天津"报纸虽有数种,而白话报尚付阙如"的情况下,为"广开风气,增益民智起见",丁竹园创办《竹园白话报》,使其抑恶扬善,充满为民请命和爱国爱民族情感的时评、论说,以及寓言故事等佳作,又多了一块面向大众的园地,深受广大读者的喜爱。1907年,《正宗爱国报》辟专栏所选之亦庄亦谐的"竹园白话",甚至被"呈御览",受到思想趋向开明的光绪皇帝之赞许。1924年,丁竹园出版文集——《竹园丛话》,共24册,收录了其在各报刊发表的论文626篇,达百万余言,涉猎的内容十分广泛,除了医药卫生领域以外,还涉及政治、经济、文化、军事、艺术、教育、历史、民族、宗教、天文、地理、水利、交通、体育、伦理道德、社会风俗等,几乎囊括了工农兵商等各个行业,为后世研究清末及民国时期中国的历史和近代回族史留下了重要的原始资料。

【学术思想】

丁竹园手著《治痢捷要新书》,论痢证之病原,列痢证之变化,设痢证之治法,集痢证之药方,列大纲,分细目,井井有条,约而不陋,博而不泛,简捷精要,允称新书。

【著作考】

《治痢捷要新书》具体成书时间不详,民国报纸对丁竹园著书的出版多有记载,《星期报》第七百一十七号登载《治痢要诀》(录丁子良先生治痢捷要新书)。《治痢捷要新书》还收录于《三三医书》第二集第二十八种。

《中国中医古籍总目》记载本书版本有两种,清光绪二十四年戊戌(1898年)紫气堂石印本,1926年天津敬慎医室铅印本,分别藏于中国中医科学院中国医史文献研究所、北京中医药大学图书馆。

【遣方用药】

(一)加减奇效藿香汤

自拟。治暑热湿食兼疫之痢,又治形寒饮冷,霍乱吐泻,呕哕恶心,吞酸膈胀,腹痛,以及小儿呕泻,痰食积热等症。

藿梗二钱,厚朴钱半,云苓二钱,黄连、木香各一钱,槟榔钱半,焦山栀四钱,葛根一钱,橘皮、苍术各二钱,木瓜、枳壳、泽泻各钱半,炙草一钱。

生姜煎。头痛脊痛,加羌活钱半;冒暑成痢,加香薷、扁豆各钱半;赤痢加酒芩、酒芍各钱半;色如黑漆者,再加桃仁、归尾、赤芍、酒军(肛门燥辣治同);白痢加滑石一钱半;冷痢加肉豆蔻、砂仁各一钱;少腹痛加官桂六分、酒芍二钱;呕吐加半夏钱半;气虚年迈皆加人参一钱。

(二)夺命汤丸

自拟。治烟后痢疾初起,治未得法,以致日久不愈,一日夜百十行,腹痛下坠,纯见黑脓,或如鱼脑、屋漏,此阴阳两败,脏气已伤,朝不保夕之候。与其坐以待毙,莫若含药而亡,服此汤丸或救万一。

先用白蜜一两五钱,慢火熬,入阿胶一两,待胶化开,再入川白蜡五钱。赤石脂一两、净羊脂一两,捣烂如泥,肉豆蔻一钱,赤石脂、肉豆蔻俱研细,连羊脂共兑入蜜胶蜡内,搅匀候冷,挫条捻丸,如小绿豆大,用头沥烟灰五钱挂衣听用。

人参二钱,熟地、何首乌、粟壳各四钱,杜仲、当归、诃子肉、炙草各三钱,黄连一钱,酒芍二钱,麻仁三钱,郁李三钱,枳实一钱。

大枣煎,去滓,送前丸三钱。如上焦有实火,去人参;呕加法夏、茯苓二钱,陈皮八分;热呕去人参,加竹茹二钱,黄连加倍;口大渴思凉,去人参,加干麦冬四钱,五味子三十粒;咽痛加桔梗。

【医话与轶事】

1906年,《爱国报》第一号刊登了丁竹园成立医学研究会的新闻,"各省新闻纪医学研究会:天津现经丁子良君,设立了医学研究会,刻下借西宣讲所地方,开会演说,听说考察出许多的假药来,天麻、常山等常行药,大半假的居多,以假药治人的真病,焉能好的了呢? 丁君此举,真是津人莫大的福气,北京城也可以仿照办理才好"。丁竹园所倡导成立的医学研究会不仅是一个学术研究机构，更具有整顿医药界风气，监督药物品质的职能。这在民国西医东渐，中医被打压的形势下，无疑是一股清流，为中医的传承和发扬做出了重要的贡献。

《天津史志》收录《名医兼政论家丁子良》一文记载，"丁子良成为有名的中医，是受他三叔父的影响。他三叔父精研中医外科，但他致力的是内科、妇科和儿科……民国元年天津考取中医时，丁子良被邀担任主考"。民国元年（1912年）天津设置中医考试，可以说是中华民国的首次医师资格证考试，丁竹园担任主考官。

1929年，《广智馆星期报》第六百九十二号"来函照登"登载丁竹园来函："贵报所记，阎俊卿先生印送之专治煤炭熏之良方，甚为有益，救人不少。拙见不如将川贝母改为法半夏，较有力量，因川贝母在此方内无关重要，而法半夏实有开窍豁痰之功能，且川贝母近年市价大涨，五钱高者需费一元，次者亦需五六角，恐寻常人家无力置备，转致废弃不用也。若易以法半夏，则或吹或焚，皆可奏功，而省费、易办，转可普济多人矣。事关公益，故冒昧妄言，是否仍待高明教正，顺颂著安，十八年一月十三日。"丁竹园将川贝母改为法半夏，一方面法半夏在此方中更为有用，另一方面法半夏价廉。在保证疗效的前提下，使用药物以价廉易购为原则，体现了丁竹园的医者仁心。

丁竹园行医多年，配置出多种成药，以方便病人，并撰写和出版医药卫生书籍分送读者，以期民众能预防疾病。《名医兼政论家丁子良》记载"丁子良行医治病以来，自行创制了多种成药"，主要有"太和甘露"，治时疫或小儿痘疹不出；"秘制消核膏"，治瘰疬、乳疮等结核症；"丁制坤顺丹"，治妇女经血不调、久不孕育。在医学论述方面，丁竹园结合多年的实践，著有《说疫》《治痢捷要》《增补温疫论》诸书并以"敬慎医室"的名义出版，还以赠书的形式发送《说疫》，以期民众能防病于未发。

清末民初，天津中医药界通过组织医药研究会及兴办民间医学堂，一直致力于改良中医，但收效缓慢，在奋起急追的心态下，批评中医庸劣，质疑中医学价值的议论越来越多，最终引发了宣统三年（1911年）天津中医与《大公报》冲突事件。这次冲突实际上是近代中西医之间的第一次交锋，双方由竞争发展到互相排斥。这次冲突，关系的不仅是个人的毁誉和中西医学的地位，还关系到国人对中国文化、中国社会发展方向的思考。

冲突的双方是，以西路医药研究会为核心的天津中医界和推崇西医的《大公报》一派。宣统三年正月十七日《大公报》报道的中医路某误治事件，是这起冲突的导火线。失实的报道丑化了中医路某及中医整体的形象，双方积蓄已久的矛盾激化。冲突以笔战方式进行，相关函件被刊登在《大公报》《正宗爱国报》《醒华日报》《民兴报》上，意味着冲突公开化。笔战的核心是"辩诬"。天津中医一方以主动姿态，向《大公报》逐层提出三重辩诬：一是为被侮蔑为庸医的中医路子华辩诬，要求澄清事实；二是为被诋毁的中医全体辩诬，要求《大公报》对频频刊登讽刺中医的言论作出检讨；第三则是为中医学辩诬，《大公报》号召废弃中医，天津中医要为中医学讨说法。通过三重辩诬，中医试图维持其在社会、学界以及人们心目中原有的地位，这是感受到存亡危机后中医界的第一次剧烈反应。天津中医与《大公报》的冲突有朝多个方向发展的可能。笔战的形式没有使中医一方感受到实际的优势，于是要求同《大公报》主笔英敛之当面谈判。在被拒绝后，中医又两次表示要诉诸法律，以昭示行为的正义性，并期待官方能在这场冲突中，对作为国粹的中医学作出公允定位。《大公报》一方则希望用事实说话，由中医赴东三省验证其所言能治鼠疫并非空谈，这就演变出英敛之与天津医药研究会会长丁竹园打赌事件。中西医的冲突不利于防疫大局，以刘孟扬为首的天津绅商居间调停，双方搁笔息战，打赌之事不了了之。

参考文献

[1] 裘庆元辑.三三医书·第二集[M].北京:中国中医药出版社,2012.

[2] 丁宏.丁竹园与《竹园丛话》[J].回族研究,1991(4):76-81.

[3] 许宪隆.丁竹园爱国民主思想初探[J].中南民族学院学报(哲学社会科学版),1993(3):54-57.

[4] 张巨龄.清末民初的回族报刊和丁宝臣等五大报人[J].云梦学刊,2006,27(5):145-151.

[5] 路彩霞.清末京津庸医问题初探[J].中国社会历

史评论,2007(8):128-148.

[6] 户部健.北洋新政时期天津中医界的改革活动与地域社会[J].中国社会历史评论,2007(8):149-162.

[7] 张琴.秉承家学 悬壶济世——记我国近代回族著名医师丁竹园[J].中国穆斯林,2010(2):56-57.

[8] 罗彦慧.京津回族丁氏对中国医学的贡献[J].中国穆斯林,2019(5):14-19.

77. 曹炳章(《喉痧证治要略》《秋瘟证治要略》)

【生平传略】

曹炳章(1878—1956 年),字赤电,又名彬章、琳笙,浙江鄞县曹妙乡人,近代著名医家。父亲曹显卿经商。曹炳章本亦幼承庭训,学习经商,但在很小的时候,就对中医感兴趣,后在料理自己的经商业务之余,诵读医经,孜孜不倦,并拜师于绍兴方晓安名下。其师见其勤奋好学,便赠他《内经》《金匮》及历代医书。在先后十余年期间,曹炳章曾在药店任经理,多方接触并熟悉中医。在经济力量稍强些时,曹炳章广泛收集中医药孤本秘笈,揣摩研读,其在中医药方面的成绩逐渐被社会所知晓。1906 年,浙江名医何廉臣创立了《绍兴医药月报》,邀请曹炳章为编辑。由此曹炳章又得到一位良师益友,在专业上更可以向何老请教,同时曹炳章还不断研究吴又可、叶天士、王孟英等中医名家的医学思想和治疗经验,并先后应诊于同善、同义药局,所治病人多应手奏效,危险大症也可药到病除,一时间名声大振,病家纷至沓来。曹炳章勤奋好学,不仅对中医的一方一药肯于下功夫,而且在当时一片混沌之中,对中医的发展有着自己清醒的认识。

时值西医东渐,中医处于遭受外界强烈排挤和非议的困难时期,曹炳章为中医的生存与发展积极奔走。曹炳章逐步认识到医药卫生在一个国家发展盛衰过程中的作用,面对中医存亡之际,有清醒而准确的判断:请更将国医落后的原因,申辩而改进之,如学术无统一……每全学理本身,无明白标准和定律……偏重于玄理……对各种单方和复方,多无从标准……。

1913 年,曹炳章集组"和剂药局",提倡依法改良,创办《药学卫生报》,"考证传讹药品,改定不良炮制,订正丸散方书,发明新药效用……刊诸药报,做

非卖品分送,以身作则,希冀实行改正,为中药效能立标准"。

1914 年,曹炳章寓庐火灾,著述藏书尽付烬。

1916 年,裘吉生创办《绍兴医药学报》,曹炳章任编辑。

1919 年,绍兴时疫盛行,官立防疫医院,曹炳章参加救治。在曹炳章的倡议下,创办了《医药卫生报》。

1920 年,在废止中医的斗争中,曹炳章被公推为绍兴医药学会会长,与裘吉生等代表中医界赴南京请愿,并组织成立中医国医馆,任南京中央国医馆名誉理事。

1928 年,一些西医又有提议禁固中医药之提案,当时由上海中医协会发起予以反击,绍兴则由以何廉臣为代表的神州医药协会支会加入响应,于 1929 年组织了全国医药团体总联合会,绍兴支会推举曹炳章为出席总会的代表,参与赴首都请愿等工作,并参与筹设国医馆。民国 20 年(1931 年)3 月 18 日,国医馆正式成立,曹炳章为名誉理事。

1933 年,浙江省国医分馆成立,委任曹炳章为董事,绍兴中医公会主席。为改革和发展中医事业,他曾提出"统一病名"及印制"中医处方新衡旧称对照表"等很多建议,得到医药界一致赞扬。

1936 年前,曹炳章除从事中医临床工作外,还参与或组织各种中医期刊的编辑发行。曹炳章指出:"凡我医药同人共处研究预备之时代,学报亦为灌输新智之资料。发表论文,原为学术发言权之基础;阐明学说,以为研究参考之资料;创设问难,以为切磋琢磨之商兑;选录医案,以为神明变化之标准;罗列杂著,以为多得新智之贯输;选刊古籍,以为承先启后之根柢;采收新闻,以为疏通声气,比较学术之盛衰;立研究之机关,开学术之统系。上参之妙,进而世界争学术之地位;下开混朦,进而为国

民减死亡之准的。惟望海内名贤,共策进行,及有鸿篇巨著,发明新理新法,源源惠寄本社。"

1936 年,曹炳章辞去国医馆及绍兴中医公会等职务,专心著述。

中华人民共和国成立后,曹炳章虽年逾古稀,仍在诊治之余从事著述。党和政府很重视他的研究和著述工作,特邀他为绍兴市第一届政治协商会议代表。1956 年初,浙江省卫生厅聘请他为《浙江中医月刊》名誉总编辑,惜因年迈,不幸于赴任前病逝。

【学术思想】

曹炳章把社会、政治、气候、人与疾病等放在一个大平台上,认为这些元素互相影响,是密不可分的整体。其在《中国医学丛书总序》中引用徐大椿的话说:"天地之气运,数百年一更易;而国家之气运,与人身之疾病皆应之。"并进一步认为"如宋之末叶,中原失陷,主弱医弛,而人病亦多阳虚气陷。元初张洁古、李东垣辈立方皆以补中宫、健脾胃,用刚燥扶阳之药为主。至于明季,主暗医弱,膏泽不下于民,病亦多阴虚火炎之证,故丹溪以下至明诸医,皆以补阴益下为主。至崇祯壬午,因兵灾饥荒后,不正之疠气发为瘟疫,男女老幼传染相似,吴氏又可阐发病理疗法,著为《温疫论》。至清康乾间,为清之隆盛时代,冠饰珠缨,口燔烟草,此阴盛于上之明证,其时病多温热阴盛之候,故叶天士著《温热论》。至道光朝,因烟祸辱国损权,民之气郁不舒,病多血郁成瘀,故王清任发明治疗鼠疫、白喉、喉痧等书。皆具独特识见,足前贤所未备。甚至方土之气候有不同,如东南诸省四面环海,地卑气温,湿受热蒸,温热病多,故叶天士之著《临证指南》,陈平伯之著《温热条辨》(《温病条辨》为吴鞠通所著,陈平伯之书当为《外感温病篇》),皆发明江浙之湿温也。北方地高崇山,气候寒燥多风,如仲景、东垣之法亦为正本清源之治。沿至民国,万国互市通商,汽轮、火车、汽车全国贯通,各地方土之病,流传更速,居住、饮食亦多前所未见,而今则多能食之,故人之疾病因此亦多有前所未曾见,而今多普遍。故我国医处此境地,宗一家一派之法,岂能尽治万变之病乎!且更有西医之排挤,若非博览群书,温故知新,何能长治久安图存乎?"

《喉痧证治要略》总结了历代医家对疫喉的论述,曹炳章合个人临证经验,对喉痧和白喉的病因、病理、诊断、治疗进行了扼要的介绍。

民国七年(1918 年)秋,宁波绍兴一带流行疫病,十家九病,病人"自起病至死亡,速则二三句钟(注:"一句钟",旧称一点钟),缓则一二日者""病家非失之迟,即误于药,死亡枕藉,栗栗危惧"。曹炳章"从宁波发见,预先探讯病状,阐明病源病理,研究治法。迨至越城发见,即以预究各法一一征诸实验,初起由余诊治,故无一不起。调查其死亡者,或因初起不即就医,或因误投药物,二者各得其半。炳章目击心伤,不厌繁琐",在考察古今文献的基础上,通过自身治验积累,提出该瘟疫系因秋燥新感、温暑内发所致,并认为偏从温散,或凉遏过早均非正治,从而制订了一整套有针对的理法方药,编写《秋瘟证治要略》。

【著作考】

《喉痧证治要略》具体成书时间不详,但不晚于 1917 年。《中国中医古籍总目》记载该书有 1917 年、1926 年、1936 年绍兴和济药局铅印本,藏于中国中医科学院中国医史文献研究所、北京中医药大学图书馆、上海市中医文献馆、浙江图书馆、浙江省中医药研究院、贵阳中医学院图书馆。

1918 年,曹炳章完成《秋瘟证治要略》,并开始在绍兴地方报纸上连载。1918 年冬,宁波中华卫生公会徐友丞将《秋瘟证治要略》单独整合印刷出版:"鄙人因《越报》登载流传不广,爰印成单行本,以供留神医药、注重卫生者之需求"。此后,曹炳章及其同道又于 1929 年等浙东瘟疫流行年份屡次重刊、加印《秋瘟证治要略》,使得该书在当时的浙东拥有较为广泛的受众群体。

《中国中医古籍总目》记载该书有三种版本:1918 年余姚徐友丞校刻本,藏于上海中医药大学图书馆;1918 年、1919 年、1929 年绍兴和济药局铅印本,藏于中国中医科学院图书馆、北京中医药大学图书馆、上海中医药大学图书馆、南京中医药大学图书馆、安徽中医药大学图书馆、浙江图书馆、浙江省中医药研究院、贵阳中医学院图书馆;1918 年余姚卫生报社铅印本,藏于中国中医科学院中国医史文献研究所。

【遣方用药】

(一)防风解毒汤缪氏

治温毒喉痧初起,憎寒发热,喉痛微肿。

防风,荆芥,知母,薄荷,牛蒡子,连翘,通草,枳壳,竹叶,桔梗,生甘草。此辛凉开透,宣气疏肺,使丹痧发透则毒解矣。

(二)加味翘荷汤

治风温喉痧,脉郁苔白,邪热内伏不达,喉赤肿痛。

连翘,薄荷,牛蒡子,桔梗,焦栀皮,绿豆衣,蝉衣,生甘草,苇茎,紫草。此辛凉清透,热郁痧隐者最宜。

(三)辛凉清解饮

太阴秋瘟,洒洒恶寒,蒸蒸发热,舌白腻,边尖红,咽或痛或不痛,首用辛凉清解饮主之。

连翘壳二钱,苏薄荷钱半,淡豆豉钱半,牛蒡子三钱,蝉衣钱半,苦杏仁三钱,金银花二钱,苦桔梗六分,淡竹叶十片。

胸闷加瓜蒌皮、广郁金各钱半;喉痛加元参三钱,马勃一钱;鼻衄加鲜茅根十支,焦山栀三钱。

(四)辛透双解散

太阴秋瘟,服前剂后,外邪已减,伏热外达,但热不寒,咳呛,痰涎稠腻,喉微痛,目赤多眵,舌绛无垢,烦渴胸闷,寐则自语,醒则神清。此系伏热外达,非热邪内陷,辛透双解饮主之。

鲜生地三钱,拌捣豆豉钱半,广郁金二钱(生打),瓜蒌皮钱半,桑叶钱半,连翘三钱,焦山栀三钱,鲜芦笋一两,鲜竹叶十片。

鼻衄者加鲜茅根十支;热毒重者加鲜大青叶三钱,人中黄钱半,或金汁水一两。

此症状类似犀角地黄及白虎汤证。不知肺卫与心营甚近,此因肺热侵逼络分,非热邪深陷营分,以神醒不昏昧辨之。若遽与犀角、地黄,无异开门揖盗。或已昏蒙窍闭,人事不清,西羚并牛黄清心、紫雪、至宝亦不在禁例,随证酌用可也。至白虎证,必须见脉洪大,自汗口渴,舌黄滑,可以服之。倘用不合法,恐肺经之邪无出路,以致下迫大肠,而为下痢也。总之此证留恋手太阴者居多,故用药宜清宣解,不可用苦温、苦寒沉降之品诛伐中下二焦无过

之地。不可不知也。

(五)浮萍银翘汤

太阴秋瘟,发热脉数,骨节酸或不酸,自汗或无汗,口渴或不渴,浮萍银翘汤主之。

金银花三钱,连翘三钱,蝉衣钱半,薄荷钱半,豆豉钱半,焦山栀三钱,鲜芦根八钱,白桔梗六分,鲜浮萍一两。

自汗者去浮萍、薄荷,加石膏三钱;骨节酸痛者,加秦艽钱半、桑枝八钱;口渴者加天花粉二钱;痰多者加川贝、竹茹各二钱;胸膈闷者加瓜蒌皮、广郁金各钱半。

按语:发热疫之汗,莫如浮萍,故刘松峰、黄玉楸皆赞其妙。余尝考浮萍背浮水,而根亦浮生于水,面向阳而反不受水,为阴中之阳也。能由阴出阳,以其引里出表,故发汗而不伤津,为透泄无形伏热之要药也。

秋瘟证,失表或误表,发热无汗,脉洪大浮数,烦躁异常,必生斑疹,其营分郁者,色赤。卫分郁者,色白。甚则赤白齐发。浮萍银翘汤主之。黄玉楸云:"红斑外发,则营郁泄越,卫闭未能豁开,其发非一次可尽。凡欲发斑,必生烦躁,脉必浮数,陆续出至二三日,继以白斑,则透无遗矣。白斑者,卫气之外泄也。白斑将发,人必烦躁昏晕,脉必浮大洪数。既发则脉静人安,别无余虑。因红斑易生,白斑难出,非郁极不能外发。将发之时,烦乱昏狂,困竭欲死者,往往有之。盖白疹,即白痦也。亦有因病久中虚,气分大亏,而发白疹者,其色白如枯骨,必脉微弱,而气倦怯,多成死候。亦有风热之邪,与湿热相合,流连不解,日数虽多,仍留气分。由肌肉而外达皮毛,发为白疹,即如水晶色之白痦,此邪从气分发泄者也。"

【医话与轶事】

曹炳章在《绍兴医药报继续出版周年纪念辞》中有这样一段话,引人深思:"德国维新,首重医学;英初变政,尤讲卫生,以其医学之发达即是国民强盛之进步……即如东京一区,医学报章,多至数十种,新理新法,朝登报章,暮行闾阎。又且多详医药新书,藉资研究,然研究愈深,发明愈广,进一解,更有一解以随其后;成一书,更有一书以继其纵,日新月异……"不难看出,即在清末民初之际,曹炳章已

站在一定的高度俯瞰中医的发展。其坚信:医学者,博大精深之学也。若不尽读古今书,则不足以识医学之门径;既得其书之精意,而又不能融会贯通,变而化之,神而明之,则又不足以探医学之奥妙……这也正是曹炳章执著于中医文献整理的原因。在另外一篇序文中,曹炳章指出:近年后起之西医,借政治手腕,百般摧残我国医为旧医,并自誉为新医。不知新者,必由旧而产生,旧者新之母也。并预言到:旧有之学说,若能加以推阐发挥而光大之,则新学说成焉。……世界学术,何一非新旧递演之结果,孕育而来之哉。虽然旧固可贵也,然旧而不加变更,则旧之精神无从发挥……否则墨守旧法,固步自封,世界将长此终古,永无进步之一日,岂有可贵之足言乎。观近年西医长足进步,已成喧宾夺主之势,若不急起竭迫,必无图存之余地。苟欲图存,必须设法将旧学术存优汰劣而改良之。

参考文献

[1] 陆拯.近代中医珍本集·五官科分册[M].杭州:浙江科学技术出版社,2003.

[2] 杨杏林,梁尚华.近代中医未刊本精选·第三册 温病[M].上海:上海科学技术出版社,2016.

[3] 王咪咪.曹炳章医学论文集[M].北京:学苑出版社,2011.

[4] 曹幼华.曹炳章[J].中国医药学报,1988,3(1):69.

[5] 邹赜韬,顾学林.《秋瘟证治要略》探讨[J].南京中医药大学学报(社会科学版),2016,17(4):243-246.

78. 凌禹声（《霍乱平议》）

【生平传略】

凌禹声，清代医家，生卒时间不详，祖籍浙江湖州。湖州，古称归安，"归安凌氏"是名闻遐迩的中医世家，数百年来名医辈出，远祖凌云，字汉章，乃明代弘治年间御医，与李时珍同载于《明史》。后人世传祖业，尤以针灸负盛名。凌禹声，为凌云十五世嫡传，青浦名医，前清廪贡生，学识渊博，医术精湛，早年在青浦开业，后迁至上海。

【学术思想】

《霍乱平议》字数不多，却论霍乱甚详，分为霍乱之病源与种类、霍乱之病状与治法、霍乱证象解、论菌、治疫霍乱单方等五个部分进行论述。凌禹声指出，各家关于霍乱病因病机的认识，如"徐洄溪有寒霍乱百不得一之说，刘守真、喻嘉言、王孟英皆主热因。张路玉谓：口渴即是伏热。"之所以出现"立说等诸冰炭，治法判名天渊"的局面，其病在"不问证之如何分别，一于寒热中讨生活，不知病变无常，寒中有热，热中有寒"，进而强调识病不能"执一说以贯通"，徒乱后人耳目，"盖病之现象虽同，而变迁无定，性质各异，所谓寒热者，亦随其症以发现而已"。凌禹声认为"由于夏秋之时气交生变，人处其中，偶一不慎，而病霍乱者为多数"。

凌禹声谈到其他霍乱病名，指出："西医谓霍乱，乃时疫之一种，俗名鬼偷肉、转腿肚，又吊脚、瘪螺等称，统名之为发急痧。"凌禹声所提及的鬼偷肉，非常形象地描述了霍乱上吐下泻、大汗淋淋后，水分迅速丢失，肌肉在短时间内出现的瘦削现象；转腿肚即霍乱转筋的另一种通俗描述。

【著作考】

《霍乱平议》刊登于《中医世界》杂志中。《中医世界》由中医书局聘请秦伯未、方公溥为主编，并邀请章太炎、夏应堂等国内中医界二十余名人为特约撰稿，于民国十八年六月（1929年6月）创办于上海，中医书局出版印刷。自民国十八年六月（1929年6月）创刊至民国二十六年八月（1937年8月）停刊，共出版了12卷67期。该刊以中医为主体，确立了"化中医为世界医"的鸿图远志和精警切实的学术风格。为求信誉，《中医世界》坚持按时出版，并逐步成熟和完善，但由于中日沪战暴发而被迫停刊。《中医世界》的"疫病专论"栏目，先后刊载七十多篇文章，对疫病的预防、病机、方药等问题展开讨论。该栏目于1930年第一卷第三期，刊登凌禹声的《霍乱平议》，探讨霍乱的病原、种类、病状与治法等。

《中国中医古籍总目》记载该书有两种版本，1936年上海国医书局铅印本，藏于安徽中医学院图书馆，另见于国医小丛书。福建中医药大学图书馆藏有民国十九年（1930年）铅印本《国医小丛书之二十五·霍乱平议》，由上海国医书局出版，上海中医书局发行，台湾兰记书局代售。

【遣方用药】

《霍乱平议》中所列治疫霍乱单方九种，其中四种既可以治霍乱也可以试验判断是否为霍乱。凌禹声只有烟膏没有用过，其他都亲自试验过，结果甚效。（以下所写之痧即是霍乱）

1. 嚼古青钱，有痧者，初嚼松脆异常，必嚼至不能碎，其毒始尽。以古钱含铜绿最富，痧毒遇之，可化中和。考铜遇镪水，始能解体，而痧气从口而出，铜即成粉，其毒可知，故此症立能腐脏而死。

2. 吞明矾，如米大7粒，有痧者，味甘而不涩，能消痧毒，立可降浊定痛，并可吐出宿食。

3. 以生黄豆嚼之，有痧者，味觉香甜，继续嚼至豆觉生腥气,其痧已退。

4. 取旱烟杆烟膏,如绿豆大 1 粒,以水吞之,有痧者,味不知辣,盖烟膏极辛,可以杀菌,可以散痧。

参考文献

[1] 凌禹声.国医小丛书之二十五·霍乱平议[M].上海:上海国医书局,1930.

[2] 段逸山.民国时期中医药期刊历史价值论[C].中华中医药学会医古文分会成立 30 周年暨第二十次学术交流会论文集,成都,2011.

[3] 邴守兰,段逸山.《中医世界》特点评述[J].时珍国医国药,2011,22(10):2540-2541.

79. 陈景岐(《七十二种痧症救治法》)

【生平传略】

　　陈景岐(1877—1949年),名文钟,字景岐。江苏常熟人,居南门外陈学士桥。早年从蔡丽生学习中医,苏州江苏省立师范学堂毕业。先后在江苏常熟、上海、苏州等处从事教育工作。因体弱多病,又从母舅周监兹研习医术,学有所成,乃去沪上悬壶。诊余,潜心著述。任教于上海商务印书馆私立尚公小学,1914年被推为江苏省教育会附设的理科教授研究会编审员,后兼会计员,1916年被推选为尚公小学同学会调查部部长,义务任教于私立萃英学校。1921年任教于上海中华公学。1923年当选沪北市教育会评议。1925年当选闸北市议会议员,与人创办中国同益玻璃厂。1928年正式执业行医,擅治痧痢诸病,于妇科及小儿痧疹亦富有经验,誉称名医,兼任国医馆理事。1937年八·一三事变后返乡应诊,后赴广州中山大学任校长室秘书。抗战胜利后,曾任常熟县立图书馆馆长。通日文。曾编译《按摩术讲义》《皇汉医学要诀》《中风预防名灸》《高等针灸学讲义——解剖学》等。编著有《奇病治法三百种》《中国医药入门丛书》《本草药性字典》等。

【学术思想】

(一)治痧总论

1. 治痧当分痧原

　　痧症先吐泻而心腹绞痛者,多从积气痧发;先心腹绞痛而吐泻,多从食气痧发;心胸昏闷,痰涎胶结,多从暑伏热而痧发;偏身肿胀疼痛,四肢不举,舌强不言,从寒气郁久为火毒发痧。

2. 治痧当分表里

　　治疗痧症当分表里,痧症初发感于肌表,而后入半表半里,因此可见胸闷或作呕吐、腹痛,此时病在气分,可刮痧而愈。若刮痧不应,可选用荆芥藿香汤之类;半表半里之邪进一步入里,可见欲吐不吐,欲泻不泻,此时邪在血分,宜选用陈皮厚朴汤之类治之;若在里之痧气壅阻攻心且放痧不醒,宜选用牛黄丸之类。

3. 治痧当明经络

　　陈景岐强调医者当明经络可洞悉痧症病机。痧症发于不同经络可见不同临床症状,如太阳经痧症可见腰背连及风府胀痛;面红耳赤,唇干鼻燥属阳明胃经;胁肋胀痛连两耳,属足少阳胆经;腹胀腹痛,四肢无力属太阴脾经等。

4. 治痧宜看凉热

　　痧症凉热与经脉分属关系密切。如太阳经可见头痛发热,邪犯少阳则寒热往来,邪犯阳明但热不寒,犯太阴则腹痛,犯厥阴则少腹胸胁痛,邪犯少阴则腰痛等。

5. 治痧宜先辨证

　　痧痛类型不同分属不同证型。绞痛者属痧毒瘀阻于食积气分;痛而不移,属热壅血分。不同部位痧症原因不同,发于头面为毒气上壅,发于手足为毒血下注。此外,上吐下泻、烦闷气胀、恶寒发热、吐血便血、咳嗽喘急、腰胁俱痛等病因侧重不同,临证当根据脉之阴阳、脉之神气细查细辨。

6. 辨痧脉唇色

　　文章详细论述了十二经痧的脉象特点,并指出伤食、伤血、伤暑、伤风的脉象不同。陈景岐还强调脉症可能不合,当以四诊资料辨察寒热以作参考辨别。痧症腹痛与其他腹痛类型也可根据脉象及相兼症状不同进行鉴别,在治疗中用吐下诸法及遣方用药亦须详细辨脉症,不可轻率。书中还指出痧脉决死生法,描述了痧症急症、危症的脉象特点。以唇色辨,唇色黑者凶,色黄者重,淡红者略轻。因黄色为有内热,色黑者热极,红色虽热但用药不可太冷。

7. 治痧要法

指出治痧要点为一曰焠,即以香油灼焠肌表未发出之痧;二曰刮,以铜钱或碗口蘸油刮出皮肤内发不出之痧;三曰刺,去除紫黑毒血。放痧位置有十处,分别在头顶百会穴、印堂、两太阳穴、舌下两旁、喉中两旁、双乳、两手十指头、两臂湾外侧、两足十趾头,两腿湾内侧。书中还详细描述十二经经穴及病变临床表现,丰富辨证和治疗依据。认为痧症胀者为气之闭也,因此治痧当以治气为要,且痧者为天地间之疠气,虚者犯病仍从痧毒有余治之,因此痧症无补法,尤其痧症危急见大便不通,宜通大小便。出现痧筋为毒入于血分,但放血治疗。若痧筋微现乃痧毒阻于气分,当先通肠胃则痧筋自现。痧毒结于血分者还可使用桃仁、红花等活血化瘀药散之。书中还记载有杂症救急要法,包括治中恶法、治中臭毒法、治霍乱法、治霍乱转筋法、治射工毒法、治胀气法。治痧务必绝其根,防止痧毒旋而复起。

8. 用药大法

痧症壅遏多伴有寒邪中阻,故多用荆芥、防风之类从表而散,以青皮、陈皮等从中而消,以大黄等从大便而下,用木通、泽泻等从小便而行,以山楂之类消食,以金银花、红花等消血中壅涩,以槟榔、莪术治积滞。书中还概括了十二经引经药、饮食宜忌、痧胀简便救急方。总结痧症备用救急用方,包括玉枢丹(又名紫金锭)、明砜砂、普济消毒饮、益元散、华佗危病方、炼石丹、如圣散、仙方脑麝丸、通灵万应丹、八宝红灵丹、丹平散、卧龙丹、神医七液、寸金丹、治膨香圆丸、大羌活汤、加味活命饮、失笑散、石膏汤等,并详细记录饮药方法。痧症的禁忌,主要是禁饮食温热。这是由于患痧后进食温热,易与痧毒结成痧块,导致病情复杂而难于治疗。需要注意的是,在经过治疗病情有所缓解但尚未痊愈时,仍要守此禁忌,否则很容易导致痧症复发加重,此时除禁食温热外,还不可进食过早,以免食物与未尽之痧毒相裹,结于胸腹而难以解散,可视情况以忍耐一二日为宜。另外,痧气未尽,也不宜服用人参、黄芪等甘温大补之药,否则可能助长残余痧邪之势。痧症病愈后的调理,要注意饮食清淡,勿过油腻。

(二)七十二种痧症救治法

陈景岐认为治痧诸书已然美善,学者果能揣摩施治自可得心应手。因此,将前人关于诸穴部位所属经脉,上、中、下部大症及不治之症用药宜忌——分析详明,编成俚句写于中篇。具体包括痧症诸穴部位歌,痧症诸穴所属经脉歌,上部痧症歌及救治法(共二十种——癫折痧、日月痧、蟹眼痧、头疯痧、蛇舌痧、羊舌痧、耳锁痧、脑后痧、黑眼痧、白眼痧、黑齿痧、黑舌痧、锁喉痧、喉风痧、鹤顶痧、樱桃痧、鼻砧痧、黑泡痧、天顶痧、头痛痧),中部痧症歌及救治法(共十六种——皮肤刺痛痧、邪肩痧、阴阳痧、缩脚痧、天泡痧、反弓痧、腰痛痧、红斑痧、黑斑痧、紫斑痧、手指黑痧、脚趾黑痧、白线痧、黑线痧、对胸痧、心痛痧),下部痧症歌及救治法(共二十种——盘脐痧、盘肠痧、钻心痧、穿胸痧、穿膈痧、疟疾痧、痢疾痧、漏底痧、血逆痧、肚胀痧、闷痧、寒痧、热痧、大肠痧、小肠痧、穿骨痧、邪腰痧、膈食痧、锁颈痧、头虚脚肿痧),大痧症歌及救治法(共十六种——羊毛痧、黑线痧、乌痧、黑球痧、红球痧、痧伤、痧劳、水膨痧、半身麻木痧、阴户胀肿痧、阴阳痧、烂肠痧、花前痧乾、痘后痧乾、气膨痧、阴症痧)及痧症可治不可治歌和一切治法。书中详细论述七十二种痧证症状、治法(包括经脉穴位外治法及方药、煎服和调护方法)。

其痧病命名方式主要有以下几种,如按阴阳辨证命名的阴阳痧;按痧的外证命名的乌痧、斑痧等;按经络循行命名的足太阳膀胱经等十二经痧;按证候特点命名的霍乱痧、绞痛痧、闷痧等;以发病部位命名的头痛痧、腰痛痧等。

如乌痧以主要病症特点命名,此症有二,俱系预先感冒风邪,未经发泄,又因受寒而发者,先发寒战,牙齿眼白俱发青黑色,周身四肢俱胀痛入腹者,延过周时不治则死。有因受热而发者,先身热如火,牙齿眼白皆黑,若周身四肢胀痛入腹中者,半日内不治则死。治法先以三指拍曲池穴,一路拍上至臂臑穴,拍出紫黑块,不拘多少,刺出黑血。热症用麻油四两,滑石末三钱和服,服后呕出臭水而愈;寒症用鹅毛向喉中搅呕,呕黏痰而愈。如腹仍痛,大便闭者,用小红药下之,或瓜蒂箭插入粪门,出大便而止。无论寒热症,针刺刮呕俱用,后再槟榔、藿香、砂仁、芦粟梗、木香、灯心三十寸,阴阳水煎服。

热痧以病因命名,因外受热邪,发热狂躁,一周时不治则死。治法以用三指拍曲池穴,拍出紫黯块,刺出微血;用香油钱刮两臂臑穴,余同上寒痧症各穴,服绿豆清汁碗半而愈。

盘脐痧以主要病变部位命名:"此系肾经受邪,脐上盘旋,悠悠作痛。"治用香油刮膻中、中庭、中脘,再刺中魁、小骨空穴。用砂仁、槟榔、芦粟梗、藿香、木通、灯心等。

缩脚痧以主要症状特点命名,此系肺经受邪,有四症,小儿病人多,满身经络收束,手足拘挛,或左手,或右手,或左足,或右足独缩。治法先以三指拍曲池、阳交穴,拍出紫块,先以钱刮骨边臑穴,续刺阳交穴,斜刺曲池穴,曲池、阳交先拍后刺。

总而言之,对于痧症的治法有外治和内治两种。外治法主要指刮痧,使经络通畅,瘀血肿胀吸收,疼痛减轻、消失。除了刮痧,还有放痧(急刺放血)、扯痧(示指、拇指、中指提扯病人病肤)、挤痧、揪痧等。书中总结的放血部位,为针灸放血疗法总结了许多可贵的临床经验,同时发展了刺血疗法在急症方面的应用。除外治法外,主要使用祛邪通行之内服药以行气治血、解表和胃。

(三)总结痧症药品宜忌

1. 痧症相宜药品

痧症相宜药品主要为祛邪通行之品,主要包括行气药乌药、青皮、陈皮、香附、木香、川楝子等;治血药红花、金银花、茜草、桃仁、苏木、延胡索、阿魏、赤芍、丹参、刘寄奴、益母草、蒺藜等;除胀下气消食和胃药山楂、麦芽、神曲、枳壳、枳实、砂仁、厚朴、白扁豆、石斛等;引经药桔梗、穿山甲、童便、柴胡、葛根等;解表药荆芥、防风;解毒药郁金、蚕沙、紫花地丁、泽兰、板蓝根、血见愁、栀子、青黛、牡丹皮、射干等;消痰药川贝、白芥子、雄黄、牛黄、天竺黄、当归、前胡、桃花等;止嗽药桑白皮、马兜铃等。书中还强调了一些治痧要药,如细辛为开窍破血散痧之要药;连翘为消痧毒解诸经活邪清热而不滞治痧之要药也。

2. 痧症宜忌参半之品

元参、生地、黄连、川芎、檀香、干姜、木香、大腹皮、威灵仙、白豆蔻、瓜蒌、旋覆花、槟榔等应根据临床实际情况斟酌运用。

3. 痧症宜禁用药品

当禁用人参、黄芪、白术、山药、甘草、杜仲、补骨脂、枸杞子,恐补痧气;茯苓、猪苓等渗漏转实痧气;禁用升麻提痧气上升;禁用麻黄,以防发表太过。

禁用肉桂、附子、吴茱萸,恐助痧毒;禁用木瓜、五味子、熟地黄、茯神、柏子仁、酸枣仁、天花粉等敛邪之品;禁用半夏、白芷、苍术等性燥之品。

【著作考】

《七十二种痧症救治法》现存 1935 年、1939 年上海大通图书社铅印本。

【医话与轶事】

1937 年日军入侵,沪居尽毁,举家返常,避难乡间,应诊施治未几,远赴广州中山大学,任校长室秘书。抗战胜利后返常,任县立图书馆馆长。医学著作有《中医入门医学丛书》16 种,《国药字典》等,均刊行于世。

参考文献

[1] 王凯.痧症全书·论痧[M].刻本.1864(同治三年甲子).
[2] 叶大廉.叶氏录验方[M].上海:上海科学技术出版社,2003.
[3] 危亦林.世医得效方[M].上海:上海科学技术出版社,1991.
[4] 郭志邃.痧胀玉衡[M].北京:人民卫生出版社,1995.
[5] 王孟英撰.盛增秀主编.王孟英医学全书·随息居重定霍乱论[M].北京:中国中医药出版社,2010.
[6] 周震,李岩.论《痧胀玉衡》的学术思想及其贡献[J].针灸临床杂志,2007,23(3):6.

80. 冉雪峰(《瘟病鼠疫问题解决》)

【生平传略】

冉雪峰(1877—1962 年),又名敬兴。现代医学家,四川奉节县人。早年攻读文史诗词,因受家庭影响而习医,弱冠之年即开始行医。青年时迁居武汉,1907 年起任武昌医馆馆长。1911 年参加武昌辛亥革命起义,任鄂部军务部秘书,兼湖北省新闻社社长。后悬壶济世,以擅治流行病名噪武汉三镇。1917 年当选为湖北省第一届中西医会会长。1923 年创办湖北中医专门学校,任校长。抗日战争初期组织医药界战地服务团,捐资救治抗日战士及难民病痛。后避难于四川万县,在此期间精研医理,著书立说,又在重庆开业行医。1949 年以后,任重庆中医进修学校校长。1955 年,卫生部中医研究院成立,冉雪峰应聘来京,为该院一级专家,院学术委员会委员。被选为第三、第四届全国政协委员。擅治伤寒、温病,对中风、消渴(糖尿病)辨证论治有丰富的经验,对妇女不孕、小儿麻疹等亦有独到之处。著有《瘟病鼠疫问题解决》《八法效方举隅》《冉雪峰医案》《中风临证效方选注》等,另编纂《冉注伤寒论》由其子整理,于 1982 年出版。

【学术思想】

(一)温病问题之解决

1. 当实指形质

只有实指病源所在,方可避免理论越说越空。温从水,乃水之热也。温为水热,其责在水。三焦司人身之水,因此责在三焦。"温"字概括了温病的病因和病位。三焦发源于肾系,上生油网,再上生膜膈,内连脏腑,外通皮毛。与西医所言人身内外,皆有连网相连,皮里膜肉外皆有膜不谋而合。三焦形

体道路及性质功用是理解多种温病发生的关键。温邪怫郁,不能外出,上窜咽喉则为喉证;郁之既久,酿为疠毒;发为皮毛则为斑症。

2. 精求气化

气化之要,生死关头全在于此。故云"出入废则神机化灭"。气化之物为气水化,而水不能自化,得阳乃化。常人水化气,气复化水,气之所至,水液可内濡脏腑,外泽皮毛。知正气之出入则可明邪气之出入。化之太过则水热成温,正变为邪。郁遏之邪气内壅则气滞,内结则气塞,内干则气涸。故知其常通其变。明其所以不化,以深求其所以化。以滞者导之,塞者通之,涸者润之,化机活泼则无物不化矣。

3. 重视诊断

医者当明寒热之分,尤其是寒邪在外而温邪内郁于里者,不可混同伤寒。温为热类,其本脉为数脉。温病本无紧脉,而兼紧者,乃内有温邪,外复感寒邪,若滑数则为有宿食。

4. 解表为治疗第一义

温由外闭内郁,其来路由外而内,其去路即由内而外。外闭开则内邪得泄,是以病在内责在外,病在热而重在寒。因此,温病以解表为第一要义,且"汗以辛凉则可,汗以辛温则不可"。同时,温由内发,内伤为多,一脏郁结即难外化,因此求外解表同时,"着着当顾内"。

(二)鼠疫问题之解决

中医古籍向无鼠疫名称,冉雪峰认为鼠疫病名的确立是中西汇通的结果。《灵枢·寒热篇》云:"黄帝问于岐伯曰:寒热瘰疬在于颈腋者,皆何气使生?此鼠瘘寒热之毒气也,留于脉而不去者也。"冉雪峰指出:《灵枢》之名鼠,由气化理想得来;西医之名

鼠,由解剖实验得来。"明确指出发于肾脏之水毒者无论为鼠瘘,毒重而具有传染性后无论寒热,为闭为开或为气分为血分,统以鼠疫名之。民国后期,随着中医对西医知识接触的增多,许多中医学家认真观察病情、汲取新知,鼠疫又被细分为核肿性鼠疫、血毒性鼠疫和肺炎性鼠疫。鼠疫病名的细化是近代中医不断融会新知的体现。

近代早期的一些医家如罗汝兰、梁达樵、郑奋扬、余伯陶等,受吴又可《温疫论》"戾气致疫"说的影响较大,他们多认为鼠疫多由感受疫病之气所致。同时,部分医家通过对疫病流行时各种症象的观察,认为鼠疫的发生与疫鼠有关。而冉雪峰认为究鼠疫之病理,鼠疫乃阴极变阳也。水不济火,则为阳燥;火不蒸水,则为阴燥。具体言之又可分为"火衰不交水"和"水凝自不与火交",鼠疫之病为"阴凝成燥,燥甚化毒之病"。认为"其病在上而病源在下,病属热而病源属寒,且病在血而病源在气,病在气而病源在水",提出"燥邪致疫"。故鼠疫必明上下、水火、气血、阴阳之理。

对鼠疫发病机制的阐述,冉雪峰也多从燥邪入手解释鼠疫诸般症象。鼠疫之临床表现可分为四期。初起燥邪干肺,上犯清空则晕眩,上灼咽喉则肿痛,留于脉不去则结核,内逆冲动则干渴,内郁固闭则躁闷,气不化津则咽干,不贯四末则指头冷,不获布于周身则振寒。内郁勃发者面赤肤红气粗,但热不寒,兼有外感者伴有发热恶寒;二期肺燥愈甚,口大渴,咽痛剧,结核渐大,咳逆加喘,胸闷加痛,期间痰中带血丝或吐紫血,或微鼻衄,或出现疹点、斑点和痘点;三期肺已发炎,唇焦舌裂,不得平卧,吐淡红水,为肺炎之特征。又可见吐血或衄血,亦有二便下杂色及秽浊物者,此为肺之功能渐失,为难治;四期疫毒内陷,身热反去,结核反消,原有疹、斑、痘等反化,毒已化脓,胸痛及喉痛反缓,惟吐脓血,音塌耳聋,目无神光,精神恍惚,此肺脏已坏。凡此种种皆属气分,亦即西医所言肺炎性。亦有直入血分,血液凝滞,不上荣面目,则面目青;不贯彻四末则四肢厥,血液凝滞渐成青紫色,腹臟胀气闭难出,身痛如被杖,此为血分,即西医所言之败血性。气分终及血分,肺炎性可变为败血性;血分由阴出阳则转为气分。鼠疫为寒甚化燥之病,然伤人者燥也非寒也,因此治疗重点在于治燥而非治寒。用药务必"甘而不苦,凉而不滞,柔润而不滋腻"。

(三)鼠疫方药探讨

作者认为鼠疫方药选择当十分慎重。肺在天为燥,在变动为咳,且鼠疫本质为阴燥,体阴而用阳,不可妄用苍术、枳壳、橘皮、半夏等燥烈之品以燥治燥,亦不可以泽泻、茯苓、滑石通之渗利,竭其阴而助其燥。又如生地、元参等虽能润燥,而重浊滋腻,未能灵空斡旋,而连翘、红花、牡丹皮、桃仁等疏空血道之品,又有引贼入室之弊。务需清芳润透,不温不烈,不苦不燥,不黏不滞之品,稍加一点重浊不可。书中以"太素清燥救肺汤"和"急救通窍活血汤"示鼠疫气分和血分治法,以方立法,强调鼠疫气分当清凉透表、柔润养液,开之以杀其势,避免病传;鼠疫血分当防病变,令由阴出阳,通窍活血,透出气分为治。冉雪峰认为经方神化无方,其药品察五运六气而取其专长,其分两因生克制化而神其妙用。书中尚征引仲景方切用于鼠疫者十二方并详加解释,如麻杏石甘汤、竹叶石膏汤、葶苈大枣泻肺汤、桔梗汤、大黄牡丹汤、升麻鳖甲汤、升麻鳖甲汤去雄黄、蜀椒等。而汉唐后汇药治病,有药无方,对切于鼠疫的十数方略加评议,如冉雪峰认为千金麦门冬汤清肺热、润肺燥、降肺逆之中,加入达表以透肺邪,可谓精思独到。然桑皮之泄、五味之敛,鼠疫不宜早用,姜半亦非鼠疫燥病所宜。又如银翘散、桑菊饮两方为辛凉解表轻剂,后方主气分,前方兼主血分。燥首伤肺,后方为宜,须结核红硬,已及血分,始可上方。且鼠疫燥病,当再加润燥清燥之品,外邪重者,当加麻黄。再如,喻嘉言清燥救肺汤、辛字润肺膏、生脉散、琼玉膏,按四方均主清润,或淡,或酸,或甘,或同气相求,各具巧思。鼠疫初起无外证,可以此润之,邪泄后阴液未复,亦可以此滋补。但人参之补、五味之敛、生地之质重,燥邪怫郁时,均于鼠疫无用。冉雪峰还对治疫奇方,鼠疫毒核消毒散,治愈鼠疫经验良方等流行方进行驳斥,其弊端主要在于妄用滞涩、辛散、敛邪或呆板腻补之品。由于冉雪峰多从燥邪论治鼠疫,对这些方剂的批驳,有一定的道理,但因为每位医家在治疗鼠疫时,切入角度不同,因此辨证用药出现不同,也是应予以理解的。

在附篇对霍乱问题的认识中，冉雪峰认为张仲景论霍乱"多以寒多热多分疏，独具只眼"，因此认为霍乱病因寒热夹杂，应宗仲景，以寒多热多辨证论治。论及霍乱病因时，冉雪峰写道："夏月伏阴在内，外热逼束，又人受暑热，多贪凉饮冷，内寒外热，外寒内热，寒热夹杂，均为霍乱特因。"强调应知变通，随时论证，随证论治。冉雪峰指出，治疗霍乱，不分寒热或偏主寒热皆有弊端。因此，他根据仲景因寒多热多而立理中五答两法，也将霍乱分为热多证和寒多证两种，分别论治。冉雪峰认为，当霍乱出现"下利清谷，吐泻不臭，小便清利，自汗，舌苔白津满，渴不欲饮，或不渴"，为寒多证；出现"津液肤燥，舌干齿枯苔黄，眼红，大渴，饮冷不休，小便难，吐泻臭，脉未绝时洪数"症状时，为热多证。寒多证可选用理中汤、四逆汤、通脉四逆汤、白通汤、通脉四逆加猪胆汁汤等方进行加减治疗；热多证可选用五苓散、桂苓甘露饮及王孟英所定之黄芩定乱汤、燃照汤、矢汤等治疗。此外，冉雪峰还指出，霍乱病情复杂，多寒热夹杂，在治疗时，热剂中须稍佐寒药，寒剂中须稍佐热药，方能丝丝入扣，方剂可选用连理汤等。

【著作考】

《瘟病鼠疫问题解决》1918年成书于湖北武汉，现北京中医药大学图书馆有藏，列为善本书，珍藏不外借。

【遣方用药】

（一）太素清燥救肺汤

冬桑叶三钱，杭菊花二钱，薄荷叶一钱，瓜蒌皮三钱，杏仁三钱，鲜石斛三钱，鲜芦根六钱，生甘草一钱，真柿霜三钱，津梨汁二茶匙。

上十味，除柿霜梨汁，以水三杯微煮，以香出为度，去滓，入柿霜梨汁，温服。身热，或入暮发热，本方薄荷再加一钱，或加麻黄八分六分，取微似汗，得汗去麻黄。

按：此方治燥气怫郁之在气分者。桑叶、菊花、薄荷芳香清透，清肺热，解肺郁，利肺窍，俾燥邪外泄皮毛。瓜蒌皮、杏仁利膈导滞，内气得通，则外气

易化。石斛、芦根凉而不滞，清而能透。柿霜、梨汁柔润而不滋腻。甘草补土生金，和诸药，解百毒。合之为清凉透表，柔润养液。有热加薄荷、麻黄者，肺合皮毛，开之以杀其势，勿俾久遏，而令肺脏发炎也。

（二）急救通窍活血汤

川升麻一钱五分，青蒿叶三钱，藏红花二钱，净桃仁三钱，犀角尖一钱，真麝香五厘（绢包），生鳖甲三钱，鲜石斛三钱，鲜芦根六钱。

上九味，以水五杯，先煮升麻等七味，令汁出，再入芦根、石斛，微煮五六十沸，去滓，温服。外窍闭，加麻黄一钱五分，如内窍未闭，去麝香，势缓亦去麝香。得微似汗微吐者愈，急刺足委中穴，以助药力。

按：此方治疗燥邪怫郁，直袭血分，气血交阻，面目青，身痛如被杖，肢厥、体厥、脉厥，或身现青紫色。倘仅气分郁闭，未可误用，界限务宜分明。青蒿、升麻透达气分之邪，红花、桃仁透达血分之邪，犀角、鳖甲直入血分而攻之，石斛、芦根转从气分而泄之，而又加麝香以利关节，以期立速透达。合之为由阴出阳，通窍活血，而仍不落黏滞，犯以上各弊。不用柔润者，急不暇择，以疏通气血为务也。外窍闭加麻黄，亦闭者开之之意也，内窍未闭及势缓去麝香，恐耗真气也。急刺足委中穴，恐药力缓不济急，刺之以助其疏利也。或问，石斛、芦根后煮，取其轻透气分固已，升麻、青蒿亦气分药，何以不后煮？曰，石斛、芦根原取清轻，过煮则腐浊，失其功用。若升麻、青蒿混合久煮，取其深入血分，透出气分，若亦后煮，则两两判然，安能由阴出阳乎，噫！微矣。

【医话与轶事】

民国时期的中医，如夏夜群星一般璀璨。在这数不尽的名医风流中，世人公认的医界圣手有两位，号称"南冉北张"。北张指的是大医张锡纯，而南冉便是冉雪峰。张锡纯临终之时，对守候在身边的弟子们说：你们学业未完，医道未精，日后如欲深造，就去湖北找冉雪峰先生请教吧。他医术精纯，足可代我授业，言毕安然而逝。他的弟子们安葬完师父后，便跋涉千里，从沈阳跑到湖北，都想看看这位让张锡纯老师都敬重的人，究竟有多深的修为。

当时冉雪峰正在湖北办中医学校。冉雪峰几节课下来，让慕名前来的弟子大受震动，中医的精深学术在老师嘴里灵动飘逸。他们慢慢地从别的学生口中得知了冉雪峰老师的另一面传奇人生。冉雪峰1879年出生于四川巫山县，他的祖上五代均为清朝皇室御医。从为乾隆诊病的天祖冉天星开始，到随曾国藩湘军南北征战，担任军医的父亲冉作楫为止，已绵延五代上百年。

冉雪峰10岁随父学医，12岁入深山采药，15岁便可诊病处方，挂起"冉雪峰医寓"的牌子，接替父亲为人看诊。他在19岁时考取成都举办的官费留日资格，可由于官府的腐败，这趟日本留学居然凭空消失了。经此一事，冉雪峰就看透了清政府的腐败。28岁没做中医，而是担任《上海民主报》记者，撰文抨击清廷。随后结识孙中山，投身辛亥革命的洪流当中，自此取号"剑虹"以示崇尚荆轲白虹贯日的决心。32岁担任国民政府鄂军都督黎元洪的军机秘书，后来黎元洪篡夺湖北军政大权，冉雪峰当场和他决裂，撰文批判黎元洪私心自用。之后他被黎元洪下于死牢，在狱中被羁押一年，后被同盟会元老于右任等17省代表集体保释而出。出狱后不久，他又赶上袁世凯复辟君主专制，他再次撰文批评袁世凯逆天而行，结果又被袁世凯部下缉拿，因禁于北京军机处牢房。面对刑讯逼供，他丝毫不惧。在狱中写下"刀锯不畏，何论缧绁"的名篇，甚至在狱中发表演讲，用周易的理论鼓吹革命。后来袁世凯在国人的唾骂声中去世，冉雪峰也得以再次出狱。冉雪峰的传奇经历很快传遍各省，但就在他声名鹊起仕途大开的时候，他却选择了遁入医林。他递交了辞职报告，上面写了这样一句话：民国自我辈创始之，不必自我辈安之。如此旷达高逸的人生态度，真不减范蠡、张良风范。

辞职后，他在武汉租下了一个幽静的院落。挂起"冉雪峰医寓"的牌子，准备重操旧业。然而，上天注定让他闲不住。很快武汉大疫，这个刚刚脱离刀光剑影的人，立马又被卷入血雨腥风当中。霍乱，西方又称虎烈拉，一种极具危害的烈性传染病。病人一旦感染，上吐下泻、高热恶寒，往往会脱水痉挛死去。

在100年前，卫生防疫十分落后的时候，一旦蔓延，后果不堪设想。短短几天，武汉呻吟呼救者盈街，恹恹毙命者累累。在当时，医生的水平并不统一，很多医生见到无法医治，干脆闭门束手，那些被感染的病人只能陷入无助，就在他们奄奄一息、绝望待死的时候，冉雪峰记得父亲教过他的那些医书中《伤寒论》里就有霍乱病一篇，里面有理中汤、四逆汤、五苓散等名方。理中汤、四逆汤用于上吐下泻、吐泻不臭、舌苔白滑、不渴的虚寒证。而五苓散用于治疗吐利兼口渴、发热，身痛的热证。他还想起刘完素的桂苓甘露饮、王孟英的黄芩定乱汤。他仔细辨别，对症下药，很多昨天大口呕吐气息奄奄的病人，服完药后第二天便可起床对镜。短短几天，他冒着被传染的风险，救治了300人。大街小巷上都在谈论一个医生，尽管没有人知道他的名字。但毫无疑问，他们说的就是冉雪峰。紧接其后，更严峻的疫情再度暴发，这次是谈之令人色变的鼠疫。从绥远地区暴发一路传到武汉，为害尤烈，鼠疫在传染病中堪称魔王。每一次大暴发都会造成百万级的死亡，中医由于隔离、消毒措施尚未健全，所以在大范围控制疫情上，多显得苍白无力。但这绝不是说，中医的理法方药治不了鼠疫病人。冉雪峰又冒着被传染的风险，义无反顾地走到了鼠疫病人的家中。因为中医治病必须亲自查看病人身体出现的症状才能辨别卫气营血，才能对症施治。在病人的家里，他亲耳听到了病人的咳嗽和喘息，亲眼看到了有些病人皮下的淤青，甚至更严重的紫色。他为了摸取病人的脉象，甚至不得不拿起病人的手。为了查验病人的舌象，他不得不接受病人秽浊的呼吸。病毒与他的距离近在一分一厘之间。没有人能保证他今天好好的，明天会不会跟病人一起死，但他此刻没有时间思索明天。因为他的全部精力都要用在观察疾病是在气分还是血分，气分该用哪些药物透达清热，血分又该用哪些药物凉血活血。对于昏迷的病人又该如何醒神开窍，他又该从哪些古方中汲取经验，时间一分一秒地过去，他的大脑在急速运转，从麻杏石甘汤到麦门冬汤，从升麻鳖甲汤到升麻鳖甲去雄黄蜀椒汤，他在寻找出路。最后他开了两张药方，一张是治疗燥邪袭肺导致气分高热的太素清燥救肺汤，一张是治疗血分出血的急救通窍活血汤。他亲自给病人喝下去，奇迹再次出现,一两剂药后,病人症状消退,濒死而复活。还有麻疹、喉痧这些大灾大疫冉雪峰经历了许许多多,每一场都是一场生死劫,都是真刀真枪的较量。远在东北的张锡纯也十分佩服,张锡纯在给冉雪峰的信中道:我兄医界国手,不负众望,最后张锡纯自己临终还将弟子交托给冉雪峰并说:"真能改造国医者,雪公一人而已。"这真是高手之间的惺惺相惜,绝非泛泛庸俗之辈可比拟。

参考文献

[1] 李向明,陈光曼,王瑞廷,等.中国现代医学家传略[M].北京:科学技术文献出版社,1984.

[2] 冉雪峰.冉雪峰医著全集[M].北京:京华出版社,2003.

81. 恽铁樵（《群经见智录》）

【生平传略】

恽铁樵（1878—1935 年），名树珏，别号冷风、焦木、黄山，江苏省武进县孟河人。出身于小官吏家庭，自幼孤苦，5 岁丧父，11 岁丧母，由族人抚养长大。励志读书，13 岁就读于私塾，16 岁考中秀才。

1903 年，考入南洋公学，攻读外语和文学。

1906 年，毕业后，先后赴湖南长沙某校及上海浦东中学执鞭任教。

1911 年，应商务印书馆张菊生先生聘请，任商务印书馆编译。

1912 年，主编《小说月报》，以翻译西洋小说而风靡一时。后因长子病故，发愤学医，曾就学于名医汪莲石。

1920 年，辞去《小说月报》主编职务，正式挂牌行医，尤其擅长儿科。当余云岫《灵素商兑》以西医理论攻击中医时，作《群经见智录》予以驳斥。

1925 年，与国学大师章太炎及其弟子张破浪等在上海创办"中国通函教授学社"，也即后人所熟知的"铁樵函授中医学校"。

1932 年，恽铁樵身体过于劳累，渐感不支。应章太炎先生邀请，恽铁樵曾到苏州章氏寓所休养。待身体状况稍事好转，又返回上海，继续行医、办学。

1933 年，办铁樵函授医学事业所，受业者千余人。医学著述很多，著作有 22 种，编成《药盦医学丛书》。由于过度透支，长年积劳成疾，恽铁樵晚年瘫痪在床。即使在这种情况下，他仍然坚持口授著书，不曾懈怠。终因病情每况愈下。

1935 年 7 月 26 日，在上海辞世。

作为先学文后攻医者，恽铁樵一生撰写了大量医学著作，计有《文苑集》《论医集》（以上第一辑），《群经见智录》《伤寒论研究》《温病明理》《热病学》（以上第二辑），《生理新语》《脉学发微》《病理概论》《病理各论》（以上第三辑），《临诊笔记》《临诊讲演录》《金匮翼方选按》《风劳臌病论》（以上第四辑），《保赤新书》《妇科大略》《论药集》（以上第五辑），《十二经穴病候撮要》《神经系病理治疗》《麟爪集》（以上第六辑），《伤寒论辑义按》（以上第七辑），《药盦医案》（以上第八辑）等，统名为《药盦医学丛书》。此外，恽铁樵在创办铁樵函授中医学校期间，还主持撰写了数十种函授讲义，如《内经要义选刊》《内经讲义》《伤寒论讲义》等。

【学术思想】

恽铁樵所处的时代正值中西医文化交际的时代，西方科学的大量涌入，现代医学的迅速推广，使得每个中医人都不得不面对新的环境与挑战，不得不思考中医未来的发展方向。关于恽铁樵的学术思想，我们将从内经方面、伤寒方面、温病方面进行详细论述和探究。

（一）内经方面

1."揆度奇恒"为内经之要领

揆度奇恒是一种以正常人的某些指标衡量病人情况，确定病之所在及病之轻重的逻辑方法。经过比较，与正常指数相同的为无病，超过或者未满正常指标的为有病；奇恒，是拿一般情况（恒）与特异情况（奇）作比较，找出两者不同之处，确认病变（奇）之所在及严重程度。如《内经》中以健康人的呼吸来测定病人脉搏迟速的诊断，就是揆度奇恒方法的具体运用。揆度奇恒，在生理上是一种演绎推理的方法，在病理上是一种类推比较的方法，与现代科学的研究方法具有一定的相似之处。

恽铁樵治医很重视《内经》的研究，他认为《内经》全书极具学科性，能阐明人体的生理功能与病理变化,他说:"《内经》之论脏腑,以气化言之,以时序言之……不知四时寒暑,阴阳胜复,岂可为医耶。"并认为《素问·玉版论要》"揆度奇恒,道在于神转不回,回则不转,乃失其机"应是《内经》全书的要领。又说:"奇对恒言,恒,常也;奇,非常也。不病,人之常;病,人之非常也。即奇,病也;恒,不病也。揆度奇恒,审察其人病与不病也。"又说:"《内经》言病者也,病为奇,不病为恒,转为恒,回为奇。"对这些经文的认识,张隐庵把"奇"释为"奇异之病",并以五行相生的规律,说明"神转不回"和"回则不转":"五脏之气相生而传……如逆回则为病矣"。王冰认为"神"是人体的气血,气血调和则"神转不回",如气血不调则"回则不转"。张、王之说虽切经义,但恽铁樵之见则更为恰当。

2. 倡"形能(音 tai,四声,即形态)"之说

王冰谓《内经》,病之"形能",是病之"形态",因古代"能"与"态"通用。恽铁樵认为:《内经》,表面所言为五运六气,配五脏六腑,其里面所蕴者全属病之形能,体工之形能。也就是说:"形能有两方面的内容,一是病理之形能,二是生理之形能。"机体脏腑有异常变化,所产生的症状及色脉的异常表现为"病形",脏腑、组织、器官之功能及相互联系,发生异常变化为"病能",各脏腑、组织的生理功能,以及脏腑和形体、五官、色脉之间有机联系,就属生理之"形能"。中医的辨证就是根据表现于外的"病形",运用脏腑与形体、五官、色脉的有机联系的整体观点,从而推测在里之脏腑、气血的病理变化,即"病能"。如喘证,治肺不效可治肾,因为有的虚喘病形虽在肺,但病能却在肾。他说:"肺与肾何关系?于解剖不能见,就生理、病理之形能而观之,则显然可见。"恽铁樵曾治死胎不下,不用一味攻下药,只投参、黄、归、地之属。而死胎下,就是根据面白、少气、脉细之病形,而知脏腑气血虚衰之病能。这种本质与现象之间的有机联系,就是恽铁樵"形能"之说的理论根据,而"形能"之说,是中医辨证论治理论体系的基础。恽铁樵之论可说是发前人之所未发。

可以讲,形态之说为中西医理论探究的重要基础。形为在外之形,态为内在之态,体现脏腑病变与表现症状之间的关系。

3. "阴阳胜复"为热病之机制

寒证和热证的临床表现,有表里虚实之别。寒热产生的机制,恽铁樵引用了"阴胜则寒""阳胜则热""阳虚则寒""阴虚则热"。经文说:"阴胜则寒,谓外寒侵袭肌表,毛窍洒淅恶寒。曰阳胜则热,谓体温集表驱逐外寒而发热。曰阳虚则寒,谓病重心在里者,明争于内,阳扰于外,汗出不止,体痛恶如之寒。曰阴虚则热,谓神经起反射以为救济,血行失其调节,体工互助之机能悉数败坏,躯体内蕴之热力毕露于外之热。"其意为寒邪袭表,肌表卫阳被郁故恶寒。寒既在表,人体阳气必然与之相争而集于表,卫阳亢盛故发热。如果人体阳气不足,不能集表以驱邪,病邪必内争致阴盛于内,阳气涣散而恶寒。阴若不足,而致机体生理之能表露于外而发热。于此可见,寒热之实证是机体气化功能的表现,为浅一层病;寒热之虚证,则是机体本质亏损,阴阳失调所致,为深一层病。

对"冬伤于寒,春必病温"病理的认识。恽铁樵说:"冬伤于寒是阴胜而寒,春季病热是阳胜而热,胜之病也。冬伤于寒而春病温,非寒之伏,乃阳之复。"于此可见恽铁樵对《内经》研究之深,理解之精也。

4.《内经》与《易经》

恽铁樵认为《内经》与《易经》原理相通,均以四时为基础,以"少壮老病已、生长化收藏"之变化为其运动形式,皆言天人之理。所异者,《内经》言五行、甲子者皆本诸天地阴阳四时之变化,以详人身疾病之逆顺;《易经》则泛言阴阳之消长而论吉凶治乱之道,等等。故书中强调"易理既明,则《内经》所有、《易经》所无者,可以知其所以然之故",从而有助于理解和把握《内经》之基本精神。恽铁樵还强调"揆度奇恒,道在于一,神转不回,回则不转",是《内经》之总纲领,并从《内经》认定人类生老病死,皆受四时寒暑之支配,故以四时为全书之总骨干。四时有风寒暑湿之变化,则立六气之说以属之于天;四时有生长收藏之变化,则立五行之说以属之于地。五行、六气,皆所以说明四时者也"的角度,进一步论证人身气血运行、脏腑气化,亦均以四时为法则,顺之则不病,逆之则为病。在人当使其脏腑之气与天地运行之气合而为一,顺时以养生;在医须揆度奇恒,辨其回或转,可察人病或不病。由是,恽铁樵总以阴阳四时五脏气化之说为纲,反复申述医家之阴阳五行与阴阳家之五行说有本质的区别,绝无虚妄迷信成分。此外,恽铁樵还据理驳斥了《灵素商兑》否定中医理论之谬误,且从中西之学的研究角

度、方法等方面加以对比分析,反对穿凿附会地以西说否定《内经》之科学价值。

(二)伤寒方面

六经辨证是《伤寒论》的核心思想,然对于六经实质和六经提纲,各家莫衷一是。恽铁樵十分重视《伤寒论》的研究,并注重实践,敢于质疑,结合自己的临床经验,提出伤寒六经的新见解。现归纳如下。

1. 伤寒六经源于内经而异于内经

恽铁樵描述《内经》六经云:"经络之为物,亦等于伤寒六经必病而后见,甚明显也。"所以其认为《伤寒论》六经与《内经》六经相同之处在于均是以病状而定之名词。

然不同之处在于《内经》之六经主要描述的是经络的走行以及表里相关,而《伤寒》之六经则着重于六经证候,他认为"伤寒论之六经是区别于六组证候的界限"。《素问·热论》云:"伤寒一日,巨阳受之,故头项痛,腰脊强。二日阳明受之,阳明主肉,其脉侠鼻,络于目,故身热目痛而鼻干,不得卧也。三日少阳受之,少阳主胆,其脉循胁络于耳,故胸胁痛而耳聋。三阳经络,皆受其病,而未入于脏者,故可汗而已……六日厥阴受之。厥阴脉循阴器而络于肝,故烦满而囊缩。"可以看出《内经》之六经主要辨别的是与该经循行部位及络属脏腑的病理特点相一致的证候,范围较窄。而《伤寒论》中的六经辨证继承了《内经》中有关外感热病的阶段性及由表入里的传变规律等理论,结合临床,扩大了辨证范围。恽铁樵对于《伤寒论》六经与《内经》六经之间关系的认识符合大多数医家的观点,如任应秋认为"学习《伤寒论》的三阴三阳,不与《素问·热论》分别对待,很难融会通达"。俞长荣认为《灵枢》六经是指手足十二经的经脉,是适应于针灸运用的经穴线路;而《伤寒论》的六经,是作为说明伤寒病证候出现的六个提纲,也就是将伤寒分作六个证候群,每一经的病名代表某一些证候群。

2. 六经与六气

恽铁樵十分重视"四时"的作用,正如他在《群经见知录》中言:"知万事万物之变化由于四时寒暑,四时寒暑之变化由于日月之运行。欲万物不变,非四时不行不可,欲四时不行,非日月不运不可。""是可知四时之生长收藏,影响于躯体生理之形能,因而变更疾病之形能。"一方面如果机体正气亏虚,不能适应正常的季节变化就会感邪发病;另一方面,如果气候出现异常变化,即"非其时而有其气",则会因邪气盛而发病。四时变化引起的疾病反映于人身之病状,就是六气,而六经则是对六气按一定规律划分而成的六种病理状态。这种观点与标本中气学说中"标"与"本"概念相合,标本中气学说中"标"指六经,"本"指六气,即六经反映的是"风寒暑湿燥火"六气的变化。基于以上认识,恽铁樵在《伤寒论研究》中说道:六经者,就人体所著之病状,为之界说者也。是故病然后有六经可言,不病直无其物。执不病之躯体而指某处是太阳,某处是阳明,则不可得而指名。

恽铁樵的观点对现代医家对于六经实质的认识具有指导作用,有学者通过对六经实质的研究认为:"伤寒六经病的基础是脉症。"在实践中,针对感受寒邪而致的外感热病,以六经为工具,将具体脉症分为六类,形成六经病,在此基础上又引申出伤寒六经概念。要讨论伤寒六经实质,不强调来源于临床实践这一点,就会将伤寒六经与经络、脏腑乃至《内经》中牵涉的六经相混淆。

3. 六经提纲论

柯韵伯在《伤寒来苏集》中首提《伤寒论》六经提纲:"仲景六经各有提纲一条,犹大将立旗鼓,使人知有所向。故择本经至当之脉症而标之。读书者应谨记提纲以审病之所在。"但关于《伤寒论》六经提纲,各家意见出现了分歧。

恽铁樵对此持否定观点,认为若每一条经均以第一节为提纲,那么少阳、少阴、厥阴都不完备,因此提出"每篇之第一节不过为每篇之发端而已,不足当病之提纲也"。并举少阳、少阴、厥阴之例说明,认为少阳当以往来寒热为主,但少阳提纲中并未提出;少阴病仅仅"蜷卧、但欲寐"五字不足以概括;厥阴病当以"厥"为主,吐蛔乃非必有之事,而厥阴条有吐蛔无厥。如对少阳经第一条,柯韵伯说:"口、咽、目三者不能为表,也不能为里,能开能合恰合枢机之象,苦、干、眩又为相火上升所致,为提纲恰如其分。"后世多宗此说。但恽铁樵却认为把每篇第一条作该篇提纲,似非仲景原意,以第一条作提纲是不全面的。他说:"少阳当以往来寒热为主,而第一条无此。少阴提纲脉微细,但欲寐,其实少阴见证又何止此二者呢?厥阴当以厥为主,吐蛔非必有之事,而厥阴条有吐蛔无厥。凡此种种,皆说明仲景下笔时，并不以此为提纲。由此可见，恽铁樵对"六经提纲"是持否定态度的。验之临床，很多证会出现口苦、咽干、目眩，但不一定都是少阳证。脉微细、但欲寐是很多虚寒病的见证，却未必都是少阴证，又少阴证主证远不止。

认同恽铁樵观点的如陆渊雷在《伤寒论今释》中云"六经病篇之首，各有之为病一条，说者相承，以为本经病之提纲。今复考之，唯太阴、太阳二条足赅本经病状，堪当提纲之名，其余四经，颇不然也。阳明之提纲'胃家实'，是但举承气腑病，遗却白虎经病也。少阴之提纲'脉微细，但欲寐'，亦不足尽少阴之病状，观其本篇，及论中用姜附诸药，可以见也。厥阴病自分两种，其一上热下寒，其一寒热胜复，提纲亦举其一，遗其一。本条少阳之提纲，则举其近似之细者，遗其正证之大者，于诸提纲中，尤为无理也。"医家姜春华认为六经提纲不符合各经主要证候，实用价值不大。肖和聚认为前人所沿袭的六经提纲是一个错误的命题，有悖医理，否定六经提纲有利于正确认识，全面理解和准确地发扬仲景学说和经验。张正昭认为伤寒六经病为"病"的概念，其中包括很多证，而"提纲症"其实是六经病初起时的脉证，随着病情的发展转归，"证"发生了变化，则临床症状也不仅仅局限于"提纲症"了。

恽铁樵对于《伤寒论》六经提纲提出了新的观点：认为《伤寒论》六经病的提纲惟"中风""伤寒"二者而已。首先，伤寒有化燥、化火者，但在未转化之前都是以"风寒"为主证。由于伤寒、中风皆是太阳病，故太阳病篇为六经病的总提纲。其次从传经次序上看，病邪由外自内传入的过程中，太阳为最初根据地，不论是顺传、越经传，还是直中，其他各经病均是以太阳病为基础而转化的。并认为中医的热病相当于西医的伤寒、副伤寒、流行性感冒、肺炎、脑膜炎等，这些病十有八九都有前驱症状，大多有头痛、恶寒、发热、筋骨酸楚等表现，而这些表现都是太阳病的症状，所以《伤寒论》自"太阳之为病"至"病人身大热，反欲得衣"为止，论述的均为太阳病中风、伤寒，为全书的总纲领。

4. 六经传变与表里

六经按日相传之说，也非仲景之意。但疾病的传变与预后是有一些规律的，这个规律则由多种因素所决定，一般来说与人体正气的强弱、邪气的轻重、治疗当否有关。仲景说："伤寒一日太阳受之，脉若静者，为不传；颇欲吐，若躁烦，脉数急者，为传也。就是说在邪盛正衰的情况下，病邪可由表传里，由阳传阴；当正气渐复，邪气渐衰时，病邪又可由里达表，由阴转阳。若正盛邪衰，则病邪不传，如果误治伤正助邪，加重病情甚至可出现种种危象。因此，《伤寒论》提出了"循经传""越经传""直中""两感"等多种情况。恽铁樵认为六经传变是按脏腑经络表里关系传变的，他说："然其传变，则太阳与少阴相表里，阳明与太阴相表里，少阳与厥阴相表里；是以太阳虚则是少阴，少阴实则是太阳，少阳虚则是厥阴，厥阴实则是少阴，阳明虚则是太阴，太阴实则是阳明，是乃病传变化之定理。"就是说三阳受邪，有可能传及三阴，若传三阴，那一定是在三阴虚的情况下产生，若三阴不虚，拒不受邪，病邪就只在三阳，或由此而解。仲景说："伤寒三日，三阳为尽，三阴当受邪，其人反能食而不呕，此为三阴不受邪也。"由此可见，传经的关键是在三阴，而不是在三阳。恽铁樵对伤寒传经的认识，实际上也就包括上述各种途径。

5. 六经与治疗

在病邪未传变之前解其太阳证，基于伤寒六经提纲的观点，恽铁樵提出了在临床辨证治疗时"欲识传变之后病，当先识未传变之病"，因为太阳为病邪的最初根据地，所以应在病邪未传经之前解其太阳证。并举其用麻杏石甘汤治疗白喉的事例："时医治喉症，不能收十全功效者，其误全在最初之失表。"因前有"温病忌表"之说，所以医家治疗白喉多忌用发汗之法。但白喉初期的症状（发热、恶寒、无汗、喉痛、舌绛、口渴等）为表闭阳郁的太阳伤寒证，故其用麻杏石甘汤解太阳而病自愈。

使病邪传入阳明，除了上述治疗原则，章巨膺总结恽铁樵的学术经验发现其临床治疗伤寒仅得两法：其一使经不传，其二使传入阳明。正如恽铁樵云伤寒"始于太阳，终于阳明"，恽铁樵认为伤寒由太阳传入阳明，乃是病由重转轻。陆九芝谓"阳明无死症""因太阳从寒化，变化最多；阳明从燥化，少有变化"。若太阳误治而使病未传阳明，深入三阴，则此时正气已衰，则病难治，故使病传入阳明是治疗伤寒的一个关键。这与恽铁樵在《生理新语》中提到的人体的救济功能有关。他对人体的救济功能进行了阐释："大约病势缓则此种救济功能最为有用，病躯所以能维持现状者，皆为此种救济是赖。病势暴则此种救济往往无效,不但无效,且足增病。凡病情有传变转属,皆此救济功能为之。而针砭、艾灸、药石、练功,又利用此救济功能以为治病者也。"这就是现代医学所说的人体的自我调节功能,如他在《生理新语》卷三中提到的失血后的神经调节以及卷四中腺体的分泌即体液调节。恽铁樵十分重视这种自我调节功能在治疗上的作用,认为"药物之为用,拨乱反正则病愈。拨乱反正者,乃顺自然之谓……则当药力助生理之救济,万万不可随意干涉,若随意干涉,是与生理之救济为难"。这些调节功能取决于人体正气的盛衰,当病入阳明时,人体正气相对于疾病传入他经是最盛的,抗邪能力最强,故病易治。

(三)温病方面

恽铁樵学贯中西,自觉地以中医病名规范为己任,以正流通之弊的负责任态度及敢于怀疑古人的批判精神进行认真的思考。出发点是好的,然而正是因为选择了"于《黄帝内经》无征"即予以否定这样一个错误的标准,得出取消温病,而惟取伤寒这样的错误结论。

1. 温病"错误"观念形成原因

(1)自身经历 恽铁樵早年未学医时,家庭曾经遭遇了多个孩子因西医、时医、巫师的误诊误治不幸夭折的经历,促使其发奋学医以求自救。自学中其以经方治好儿子病后,便越发笃信经方之神奇功效,自此确立其研究经方、捍卫经方地位的信念,并对社会上时医所谓的用药"轻灵"的治疗观念从感情的取舍上存在了排斥心态。

(2)温病为伤寒之末的理论 与明末清初的温病学主张寒温有别,此时的温病学主要体现在吴又可的"瘟疫"范畴,主张"瘟疫"有别于"伤寒",温病学以"伏邪"温病为主张;清代中期,温病学以叶天士的"新感温病"为代表,是温热病与伤寒病之争的重要分水岭;清代晚期时,伤寒热病说抬头,主张温热病为伤寒病本义的延续,代表者为陆懋修。而恽铁樵辨议温病主要是以陆懋修的观点为依据,受其影响较大。同时,温病学理论的不尽完善,时医中一些医技不精者所导致的临证疗效的差强人意等原因,也为恽铁樵批驳温病提供了一定的依据。

(3)"正名"思想 恽铁樵深受传统经学熏陶,又经西医学及废医派的影响,使其既具有尊古守经

的保守思想,又具有革新和批判的意识。导致其在晚清至民国时期,伤寒与温病之争所致病名的混淆不清,加之西医微生物学能够将不同微生物所致的疾病,依微生物之不同而能够分清不同种疾病的情况下,力主对伤寒、温病进行一次彻底的正名工作。然而,其却采取了以"一切热病皆伤寒"的正统理论为前提,对温病进行了否定。

2. 一切热病皆伤寒之谓

温病学派认为,温病即热性病,是由温邪所致。恽铁樵则提出自己不同的观点,认为"温病者,热病也;热病者,伤寒也。……故曰:人之伤于寒也,则为热病。冬之热病是伤寒,春之热病仍是伤寒,夏之热病,秋之热病,依然是伤寒。故曰:凡热病,皆伤寒之类也"。既然都是伤寒,又为何有风温、暑温、湿温等温病之谓呢?恽铁樵认为,这都是"因时令之异而兼六气之化,故命名如此"。并认为"凡热之而热,寒之而寒,惟死体为然,生物则否。……故谓受热而病热,无有是处"。从而否定了温邪致病的观点。

恽铁樵还结合《黄帝内经》理论,举出"夏至一阴生,热在外,寒在内,故其病多洞泄寒中。霍乱有转属而为热病者,则因其初病时亦感寒也。乃若伤湿则为脚肿、为皮肤病,而患疮疡亦不发热。其长夏而病发热者,依然是伤寒也"等例子来证明后世所谓的温病之名乃伤寒之谓,温邪致病也是寒邪致病,可谓伤寒为温病之源,推崇"一切热病皆伤寒"之说。

伤寒学与温病学是中医从两个不同的侧面认识外感热性病而形成的不同学说,无论是从传统的病因学角度,还是从现代的传染病病因学角度,只以温热之邪作为温病的唯一病因的理解和认识显然是狭隘的。这种观点也有其不足,从病因上来说,六淫之邪已然不能涵盖吴有性之"戾气病因说"。从证候表现上来说,起病急骤,早期即表现为但热无寒之温病显然很难用辛温发汗的伤寒方来解决。可以说,温病是《黄帝内经》所论热性病的一种,温病学说是伤寒学说的延续和发展,如治疗温病的方剂有许多就是由治伤寒病的方剂化裁而来。如白虎汤加味而成化斑汤,由炙甘草汤化裁而成的一甲、二甲、三甲复脉汤,救逆汤,由调胃承气汤去甘草加生地黄、玄参、麦冬而成增液承气汤等。

3. 批驳温病学派用药

恽铁樵在《温病明理》一书中提出温病学派所

创立的方剂"无有是处",所谓"清宫、增液、一甲、二甲、大小定风珠,一派滋腻之药"。其引用伤寒派陆懋修驳斥温病医家临证医案中用药弊端的观点,对叶天士在热病中使用石斛一例大加批判,认为此物最为热病所忌。他认为正确的用药当是用生地黄,其解释道:"生地黄之功专能凉血,血之就干者,得此可以转润,故暑温证之汗多舌绛者最宜。石斛则非血分药,《本经》言其能厚肠胃,实与血分无与,且此物之功效专能生津。暑温无不兼湿,生津则助湿,胸痞乃益甚,所以不可用。"并痛斥"今之时医,乃以羚羊、犀角为习用品,以石斛为藏身之窟,不问伤寒温病。甘凉之剂,一例混施。最可恶者,以石斛施之风温、痧疹,致咳嗽、发热之病,十九成急性肺炎;当出痧子者,痧不得出,终成内陷。病家不知其故,医家不知其故,覆辙相寻,滔滔皆是,皆鞠通、王孟英所造孽也。"

事实上,任何一种治疗性用药均可以说是双刃剑。用之得当则治病,用之不当则增病。石斛如此,生地黄亦如此。恽铁樵所指"清宫、增液、一甲、二甲"的确都是滋腻之品,但用之得当不失为治病之剂。用药过于清灵,但以花果类入药,不求有功,但求无过,的确是有些温病医家临床用药时存在的问题。但若以此一概否定温病学说的理论,却有失公允。

4. 质疑温病学派"三焦辨证"说

温病三焦辨证说始于吴鞠通的《温病条辨》一书。恽铁樵以为吴鞠通的"三焦辨证说"之"三焦"与《黄帝内经》所言之三焦概念"丝毫无相通之处",并列举《黄帝内经》《难经》中有关三焦之说来说明其之谬。具体如下:

《灵枢·本输》篇云:"三焦者,中渎之府也,水道出焉,属膀胱,是孤之府也,是六腑之所与合者。"《难经·三十八难》曰:"府所以有六者,谓三焦也。有原气之别焉,主持诸气,有名而无形,其经属手少阳,此外府也。"《灵枢·经脉》篇:"三焦手少阳之脉,起于小指、次指之端……下膈,循属三焦。其支者……交颊至目锐眦。是动则病耳聋,浑浑焞焞,嗌肿,喉痹;是主气所生病者,汗出,目锐眦痛,颊痛,耳后、肩臑、肘臂外皆痛,小指、次指不用。"

从上述三段引文大意来看,恽铁樵认为"三焦有三种:其一,三焦者,决渎之官,专指分泌尿液说。其二,三焦者,水谷之道路,气之所终始,专指消化

力与卫气说。其三,三焦为手少阳经,为十二经中之一。滑伯仁、徐灵胎皆云:言决渎之官者,为下焦气化之三焦;言手少阳者,是有名无状之三焦;言消化与卫气者,是有名有状之三焦。准此以谈,是古人定名不讲究也。然无论何种,与《温病条辨》皆不合"。从而否定吴鞠通温病以"三焦辨证"之说。

恽铁樵立论尽管有根有据,然而吴鞠通之"三焦辨证"只是对温病发展阶段以上、中、下(或表里)划分的一种尝试,与叶天士之"卫气营血"辨证说及张仲景之六经辨证伤寒说一样,是想更好地把握温病病程发展规律,从而为临证认识温病、治疗温病提供辨证治疗思路。经长期的临床实践说明,其不失为可以体现某些类型温热病传变规律的一种辨证论治系统。可以说此"三焦"非彼"三焦"。恽铁樵以功能解剖学概念之"三焦"来批驳温病传变阶段概念之"三焦",可以说是前提有误,结论自然就不足取了。

5. 质疑"温病自口鼻而入"说

吴鞠通据叶天士"温病犯肺,逆传心包络"之说,而提出"伤寒从毛窍入,温病从口鼻入"的温邪传播途径。恽铁樵不以为然。其曰:"大约鞠通创温病自口鼻而入,为其最得意之语。不知此说绝不可通,试逐层推敲之。①《黄帝内经》言:凡热病皆伤寒之类,凡邪风之害人,皆始于皮毛。今言:从口鼻入,由里出外,是必温病在《黄帝内经》'凡热病'三字范围之外而后可。②既言从口鼻入,鼻通于肺,故在手太阴。然则口通于脾,不在足太阴乎?③《经》言:天之邪气,感则害人五脏。此言不治皮毛,即有害五脏之可能。所谓病能也,曰水谷之寒热,感则害于六腑,此真从口入者,更证之于实验。饮冰而洞泻,触秽而为霍乱,空气中微菌传染为各种疫病,此真从口鼻入者。若云天之邪气,感也从口鼻入,于《黄帝内经》无征。"但实际上,温邪自口鼻而入,中医温病学的原创性理论,是一种进步。参览现代传染学之传播途径理论,消化系统与呼吸系统两大类传染病占了很大的比例,因而,温邪从口鼻入的观点是正确的。

可见"《黄帝内经》言"是恽铁樵质疑后世温病理论的论据,是一一根据《黄帝内经》的条文,作为判断温病理论是否正确的依据。与《黄帝内经》不符,因而得出温病学派所谓"风温犯肺""温病从口鼻入"的观念就是错误的结论,显然是不足为证的。

如果仅以"于《黄帝内经》无征",便认定一种新理论为谬误,中医理论就不能创新、发展了。

【著作考】

为了使中医进步,零乱的学术整齐,恽铁樵一扫引经考据的陈规陋习,不因袭前人的成见,不附和时行的见解,独辟蹊径,革新旧说,比较全面系统地整理了中医经典及重要著作,他针对《灵素商兑》的攻击,在1922年发表了闻世之作《群经见智录》。他研究了《内经》理论的原委实质,提出了"四时五脏"的观点,认为古人把四时看作是万事万物变化的支配力量,也是古人认识事物变化的方法,由四时的风寒暑湿产生了六气,生长化收藏产生了五行,再由四时五行派生出五脏,因此四时是内经的骨干。他从方法论的高度揭示了中医理论,特别是藏象学说的秘奥,展示了古代医家一条朴实的、可以理解、捉摸的思路,驳斥了《灵素商兑》的攻击,捍卫了中医学术的完整性。

《伤寒论研究》共四卷,卷一讨论六经概念与提纲,卷二分析麻杏石甘汤治疗白喉的经验与机制,卷三、卷四阐述《伤寒论》所涉西医常见急性传染病病种及诊疗见解。

《伤寒论辑义按》是恽铁樵对《伤寒论辑义》的研究与发挥。

【医话与轶事】

正当恽铁樵在事业上取得成就的时候,丧子之痛不时向他袭来。1916年,年已14的长子阿通殁于伤寒,次年第二、第三子又病伤寒而夭折。粗通医道的恽铁樵往往心知其所患某病,当用某药,但是苦于没有临床经验不敢轻举妄动,向医生建议商讨,从无采纳的余地,只是爱莫能助,坐视待毙。痛定思痛,深深地感到求人不如求己,遂深入研究《伤寒论》,同时问业于伤寒名家汪莲石先生。一年后第四子又病,发热恶寒,无汗而喘,太阳伤寒的麻黄证显然。请来的名医,虽熟读《伤寒论》但不敢用伤寒方,豆豉、山栀、豆卷、桑叶、菊花、杏仁、连翘等连续不断,遂致喘热益甚。恽铁樵踌躇徘徊,彻夜不寐,直至天明果断地开了一剂麻黄汤,与夫人说:三个儿子都死于伤寒,今慧发病,医生又说无能为力,与其坐着等死,宁愿服药而亡。夫人不语,立即配

服。一剂肌肤湿润,喘逆稍缓;二剂汗出热退,喘平而愈。于是恽铁樵更加信服伤寒方,钻研中医经典,亲友有病也都来请求开方,而所治者亦多有良效。一日某同事的小孩伤寒阴证垂危,沪上名医治疗无效,恽铁樵用四逆汤一剂转危为安。病家感激万分,登报鸣谢曰:"小儿有病莫心焦,有病快请恽铁樵"。求治者日多一日,业余时间应接不暇,遂于1920年辞职挂牌,开业行医。不久门庭若市,医名大振。

【医案选介】

案一:周孩,2月18日,头热、肢寒、舌润、头痛,二便自可。此伤寒太阳病也,药后应避风,吃素,可以痊愈。

炙麻黄0.6 g,淡(黄)芩1.8 g,竹茹4.5 g,桂枝0.9 g,枳实2.4 g,炙(甘)草1.8 g。

按语:恽铁樵在《药盦医案全集》中指出:"然时方家值此,绝不肯第一即使麻桂辛温解表……利其病不能速愈……"本案是外感风寒,太阳经脉拘急,正邪交争所致,当属太阳伤寒表证。其中病人"二便自可",说明病邪依然在表,尚未进入脏腑。《伤寒论》第56条说,小便清者,知不在里,仍在表也,当须发汗。方中使用黄芩、枳实、竹茹,正是因为病人年龄尚小,恐外邪入里伤及脾胃,故用燥湿清热、行气除满之药。

案二:黄左,8月21日,病经三候,气急,舌苔劫津,胸痞,呕逆,四肢逆冷,肌肤润泽。此时亡阳四逆,生命危险至于峰极,恐难挽回。舌苔之枯,非内热使然,实在是上下隔断,胃气不能上承所致,故此病不宜用寻常凉药。

制附块4.5 g,杏仁9 g,薤白4.5 g,炙甘草1.8 g,吴茱萸1.8 g,炒白芍4.5 g,细地9 g。

按语:本方虽然是在病人预后极其不好的情况下记录下来的,但是仍然仔细地辨明了病因病机,此种精神实在可敬。

案三:程右,10月16日,舌露底,耳聋,胸闷,脉滑,热不甚却不肯退,乍有谵语,溲多腹痛,头易痛,按舌底是营少,不适合燥药,耳聋谵语,病入少阴,有危险。

大生地9 g,川连0.9 g,川贝9 g,象贝9 g,当归身9 g,瓜蒌皮4.5 g,杏仁9 g。

二诊10月18日,舌苔露底,近乎劫津,舌旁隐隐有青黑苔,是湿邪传入厥阴、少阴,故手指战动。咳嗽剧烈,导致呕吐。咳嗽不足为患,但是病情却有趋重之势,热不肯退,犀角地黄汤主之。

按语:舌无苔为津液亏虚,脉滑为有湿热。耳聋为少阴肾经病,耳聋、谵语与持续低热,为邪热入少阴,此时津液已亏极,更见溲多,可知病危需急治。故用生地、贝母、当归身滋其阴血,瓜蒌、杏仁化其痰湿,黄连清其邪热。二诊时病重,邪热不解,津液已竭,湿邪深入,故先以犀角地黄汤之重剂清透营血分热,以救急为主。

案四:楼女士,9月21日,壮热、昨日有汗,今日汗闭,舌苔黄且干,脉数,气急。表里并病,太阳、阳明并见,先用汗解。

知母3 g,枳实炭3 g,竹茹4.5 g,杏仁9 g。

二诊身凉、脉静。外感已除,主要清热。

当归身9 g,川连0.9 g,竹茹4.5 g,潞参3 g,炙甘草1.8 g,枳实2.4 g,焦白术3 g,炒白芍3 g,薏苡仁9 g。

按语:此病最初经过"壮热有汗""无汗"两个阶段,可知邪热逐渐入里,属于二阳合病,外邪不解,卫阳更被郁遏,更易化热,故以解外为主,外解之后,复用清内热。

参考文献

[1] 孙玲,刘松林.恽铁樵医案[M].上海:上海科学技术出版社,2010.
[2] 恽铁樵著.张家玮点校.群经见智录[M].福州:福建科学技术出版社,2006.
[3] 黄英志.略论恽铁樵的学术思想[J].成都中医学院学报,1982(4):63-65.
[4] 李家振.恽铁樵学术思想[J].重庆医药,1983(2):55-57.
[5] 张家玮,关静,王峰,等.从《群经见智录》中的五脏阴阳观谈中医学术发展之路[J].中华中医药学刊,2008(8):1671-1673.
[6] 陆翔.恽铁樵温病观评析[J].中医杂志,2011,52(11):907-909.
[7] 王慧,李鹏英.关于恽铁樵对《伤寒论》六经认识的探讨[J].环球中医药,2017,10(11):1396-1398.

82. 罗振湘(《治痢南针》)

【生平传略】

近代医家,字瑾仁,浏阳人。父业医,幼承庭训,笃志医学。30岁时毕业于湖南官立医学堂。执业于湘、鄂、浙诸省,屡决生死。后任湖南国医专科学校副校长、湖南国医院医务主任。晚年悬壶故里。

【学术思想】

罗振湘《治痢南针》对前人痢疾不辨赤白、身热和滥用苦寒推荡的做法提出质疑,并立新论,使痢疾的证治体系更加完备。

(一)对痢疾辨证的探讨

1. 痢疾之症状

痢疾的主要临床表现是大便下利红白如胶状。下利纯红者为赤痢,下利纯白者为白痢。病状虽与痔疮、肠风相似,其实大有分别。痔疮下脓血伴有肛门肿痛,而肠风下血较为轻微。此二病发生时身体并无特别苦状。而痢疾轻者亦每日更衣四五次,重者常至数十次。痢疾初起,可见腹中胀痛,或头痛,恶寒发热,身痛,或有汗,或无汗,或呕或渴,或不欲饮食,或舌上有苔(可见白色、黄色或黑色),或里急后重,或小便黄赤。随着病情进展,有数日后头痛、恶寒发热自止者,有十余日后头痛、寒热仍在者,亦有初起并不见头痛、寒热者。症状之不同与人之体气寒热虚实及所感之邪在表入里有关。

2. 痢疾的原因

罗振湘认为痢疾由湿热郁结而成,热重者赤,湿胜者白。《黄帝内经》最早提出辨痢下赤白,痢疾有下血、下白沫、下脓血之异,后世医家在此基础上多以"利下白沫属虚寒,利下脓血属湿热"辨之。湿热由口鼻而入,由皮毛人者为少。具体言之,夏秋之交,人体阳气外散,腹内寒凉。且夏日气温较高,食物易腐坏变质。加之瓜果外露,苍蝇群集,易传播多种传染病。因此,陈久饼糕、不洁饮料、外露瓜果等食之往往发生痢疾。痢疾由鼻而入者系吸受戾气,一人沾染可渐次传染多人,引起流行。此外,感受外邪并见下利之里症,若采用解表清里之法,则病自愈;若过此失治,则渐变为痢疾。并指出西医认为痢疾皆由细菌传染而来未必尽然,细菌既然存在,如古之戾气,人有染也有不染者,与人之体气盛衰有关。祖国医学治痢以去湿热、壮体气为主要原则,体气旺则湿热自去。

(二)痢疾预防法

1. 宜慎食物

暑月消化不良是引起痢疾的主要原因。暑月之人,阳气外散,寒气内伏,瓜果寒凉加之多为苍蝇所集,易为痢疾之媒介。夏日饮食物易腐败,陈久食物和不洁之水也是引起痢疾的重要原因。夏月食用膏粱厚味者易成食滞,越日则成痢疾。

2. 宜洁沟渠

地面不洁之物易被雨水推至沟渠,沟渠久不流通,积久成秽,发为戾气,更成痢疾发生的原因。

3. 宜慎寒暑

六气皆足以致人于病,体内有湿热加感外邪,亦可变成痢疾。

4. 宜慎看护

患痢疾之人宜独居一室,看护之人应慎饮食,进入病室应先饮雄黄酒一杯或佩戴香囊,或在鼻中擦香药,或吃预防药。可见罗振湘当时就非常重视隔离和免疫之法。此外,罗振湘不赞成西医以牛乳、肉汁、粥、卵等温和流质食物调护病人,认为胃健能食,无妨仍食硬饭,胃强则体气旺,病气减。但不应食用难以消化的食物,亦不必故意取饱。

（三）痢疾治法

罗振湘以表、里、虚、实、寒、热六门施治,提纲挈领,条分缕析。

1. 表证

痢疾虽为表证,但可因外感不正之气诱发。初起痢下赤白轻微,但见脉浮紧或痢疾流行但见胸腹胀满者之痢疾兼表证、轻,宜《局方》藿香正气散;夏秋之交,内伤食滞,外伤暑气吐泻不止者,宜《局方》六和汤;痢疾发于夏月暑者,有表证,用黄连香薷饮加甘草、芍药、生姜,此方用于暑痢异常神效;痢疾初起有表证(头痛、恶寒、发热等症)无汗,或有微汗,脉浮洪而紧,下利红白,里急后重,或噤口不食者,宜人参败毒散;痢疾初起有表证但热多寒少,下利红白里急后重,或腹痛,或口渴,脉浮沉皆数者,宜柴胡荆芥汤;痢疾发热不休,微恶寒,或不恶寒,协热下利,赤白相间,日数十行,或腹痛,或小便赤,或有微汗,或呕者,宜葛根黄芩黄连汤。

2. 里证

痢疾里证,因湿热滞太阴,郁久而成,其症胸痞腹痛,下堕窘迫,脓血黏稠,里急后重,脉软数者,宜银花荆芥炭汤;腹不痛者,宜芍归榔莱甘汤;痢疾里症,感湿热而成,红白相间,如脓如血,予傅氏大剂归芍汤;痢疾里症,红白相间日久不愈,脉沉紧或呕者,是胃中有寒,肠中有热也,宜用理中汤加黄连、黄芩;痢疾定症,噤口不食,或食入即呕,胸中痞满,宜半夏泻心汤。

3. 寒证

痢疾寒证的主要症状是红白相间,不见有热气,或白色如鱼脑,身无热,口不渴,小便清,舌无黄黑苔,或手足寒,脉沉迟。若痢疾有寒证,腹痛,小便不利,利下不止,寒滑而便脓血,宜桃花汤;若色暗如瘀,或白如鼻涕,服凉药而下反多者,宜理中加附汤;痢疾发于处暑后,秋冬间,腹痛甚,有寒证者,宜厚朴丸。

4. 热证

痢疾热证可见下利红白,或鲜红色,口渴唇焦,舌苔黄黑,小便赤,肛门热,腹内热痛,脉沉数有力。痢疾有热证,下利鲜红,腹痛者,宜归芍连枳香麒汤;痢疾有热证,腹痛、热利下重、欲饮水者,宜白头翁汤加甘草、当归。痢疾有热证,下利脓血黏稠,腹痛后重,身热久不愈,脉洪疾者,宜芍药黄芩汤。

5. 实证

实证与热证大略相同,但热轻而实重,且体气壮实,所患之症内热如焚,或狂言乱语,烦躁异常,脉沉大有力而长。其中,噤口痢呕不欲食,宜大黄黄连酒;里急后重已极,内热烦躁,宜三一承气汤;有喉痛、气呛喘逆者,乃火逆攻肺,急宜养阴,宜大承气汤。

6. 虚证

虚证可因日久未治或治不如法,或其人体气虚寒,加之患痢后医不如法,以致中气虚弱,邪气内侵,下利脓血,里急后重,小便清利,口中和,脉沉弱。虚症日久伤阴,宜地归芍甘陈皮方;痢疾虚症属内伤劳倦、中气虚寒、脾不统血脱肛者,宜补中益气汤;虚症下血暗黑,脉迟,手足冷或休息痢时发时止,宜黄土汤;久痢不止,脉微而厥,间吐蛔虫或休息痢时发时止,宜乌梅丸;下痢赤白,脐腹痛,日夜无度或泻痢日久,赤白已尽,虚寒脱肛,宜真人养脏汤;虚痢气血俱虚,宜八珍汤加厚朴、木香;脾肾两虚,滑利虚脱者,宜扶脾固肾汤;脏腑俱虚,脾气欲绝,肠胃下脱,以六柱饮去附,加益智、白芍;虚症并见风症,以独活寄生汤吞虎骨四斤丸。

【遣方用药】

加味黄连香薷饮

组成:黄连一钱,香薷三钱半,厚朴二钱,扁豆二钱,甘草一钱,芍药三钱,生姜三片。

功能主治:痢疾发于夏月暑时,有表证。

参考文献

[1] 秦玉龙.中医各家学说[M].北京:中国中医药出版社,2009.

[2] 清·张璐,张民庆,王兴华,刘华东.明清名医全书大成·张璐医学全书·张氏医通[M].北京:中国中医药出版社,1999.

83. 蒋璧山（《伏瘟证治实验谈》）

【生平传略】

蒋树杞,字璧山,浙江临海人,清末医家。博学多识,通堪舆、星卜,尤精于医学。其医承之家学,复涉猎西医书籍,故临证每能衷中参医,互为印证,多所发明。著有《伏温证治实验谈》(1920年),阐述瘟证由伏邪蕴蓄而成之理和治法及其经验所得,并能沟通新说,于学术界有一定的影响。

【学术思想】

1918年,伏瘟在上海出现时,当时中医界对此病尚无太多认识,裘吉生还曾在《绍兴医药学报》"问答"栏目设问请教。徐石生、徐相宸诸君曾作答。徐石生名之曰:"痉瘟。"而徐相宸根据西医张绍修所报告之症状,认为此病"与吾国所谓痧胀相仿"。1919—1920年冬春之交,浙江临海盛行此病。蒋璧山根据其各种危险症状,将其定名为"伏气瘟症",简称"伏瘟",也称"痉瘟""热疫"。认为该病"系时感伤寒引动内伏之症也"。1929年,上海此病流行甚剧,神州医药会组织全国医家通过信函、座谈会等方式,讨论该病。严苍山、秦伯未等医家认为,现今流行痉病,具有强烈的传染性,"如徭役之传染,则为疫",因此应定名"疫痉"较为合适。如秦伯未云:"传染之为疫,角弓反张之为痉,痉病不传染,传染者当称疫痉。"严苍山道:"今之痉病,与普通痉病不同……沿门阖境,大小相同。亦可谓之疫气痉病,简称之即为疫痉。"多数医家认同了疫痉这一名称,并将该病名与西医"流行性脑脊髓膜炎"并论。1932年,严苍山作《疫痉家庭自疗集》,直接以"疫痉"命名,阐述中医证治。这一时期突出痉病流行性的病名尚有"急性流行痉病""流行性急性痉病"等。鉴于以上民国中医对疫痉病名的探讨,科技部

"中医内妇儿科名词术语规范与审定"项目在最初选词过程中,特收录了"疫痉"这一病名,并经全国科技名词委中医药名词委员会多次讨论,得以最终保留。《中医内妇儿科名词》对"疫痉"病名的首次规范,也是对民国时期无数中医前辈创新性成果的肯定和继承,具有重要的意义。规范以"疫痉"指代"感受疠邪,以头痛,重者头痛如劈,恶寒发热,无汗,手足发冷麻木,颈项强硬,不能俯仰转动,角弓反张,两手屈而不伸,面红目赤,瞳神放大,牙关紧闭,旋即神昏,苔薄白或厚腻,脉紧弦细等为常见症的疫病"。

(一)伏瘟病原

蒋璧山认为伏瘟病原在于秋令燥气上受,肺病不已,逆传心包,为发生疫症本因。至春令再伤于寒,其病即发;若其人未伤于燥而伤于寒,其寒邪亦伏留而不即发,至春重感于寒,其病亦即发。

(二)症状

蒋璧山根据不同见症将伏瘟分为三种。

第一种,为"肺金本脏之现症",即初起恶寒,旋即发热,咳嗽,胸闷,喘急不得卧,痰多、隘燥,咯不得出,口渴不多饮,食思缺乏,头部有汗,大便或秘或泄等这一类症状比较危急,但"死者不过十之二三"。

第二种,为"太阳兼阳明之现症"。其中又分为两类:一类初起恶寒,呕吐,旋即发热、头痛、身痛、项筋强硬、舌干口渴、目赤,胸闷,神昏谵语,脊部强直,不能转侧,手足乱动,食思缺乏,大便秘结,小便短少,两手脉浮部弦硬、沉部涩数;一类口噤不语,躯体、手足不知运动;或身体发热、目闭昏睡、不省人事;或身无寒热,目开、稍知人事,但不言语;或初起一二日两手俱无脉者。出现这两类症状,"最为危险,死者十之七八"。

第三种,为"太阳、阳明、少阳三经合病者":初起

545

恶寒，呕吐，旋即发热，项筋痉挛最甚，头部疼痛尤剧。有半日或一日即昏厥而死者；有昏厥复苏，缠一二旬或一二月而仍死者；有左右各半身不遂者；有能食粥一二碗，而躯体、手足痿痹不能起立者；有一二月后，精神仍然呆钝，或耳聋，或目盲，或语言无序者。"此一种吾临海流行最广、最盛，亦最延长，死者亦最多数"。

（三）诊断

伏瘟的本质在于时感伤寒引动内伏之症，不可与冬温、春温混称。《素问·至真要大论》言"诸气膹郁，皆属于肺"，"诸痿喘呕，皆属于上"。也就是说呼吸困难、胸闷憋气等疾病与肺相关。而痿指皮毛、筋肉、骨脉的枯萎软弱，临床表现有倦怠软弱、动作少力、手不能握、足不能行等症。痿是上焦功能失常，肺的宣发传布水谷精气的功能障碍而不能开发，不能宣五谷味、熏肤、充身、泽毛引起的，主要责之于肺。《生气通天论》谓：秋伤于燥，上逆而咳，发为痿厥。燥病之要，一言而终，与病机二条适相吻合，主要发为肺金本脏之症。

《六微旨大论》曰"阳明之上，燥气治之，中见太阴"，去秋主、客与天空三气皆燥，燥气太过，故不从中见湿化，而从标本。阳明本燥而标阳，燥阳合气，其化为火。可发为脾阴销铄之脾约、胃家实之正阳阳明症及胃中烦躁、大便难之少阳阳明症，此皆由秋燥伏气之为祸。

《六微旨大论》曰"少阳之上，火气治之，中见厥阴"。少阳主症为"口苦、咽干、目眩"，并可见目赤、咽干、口噤、头痛、腰痛、不能食等循经症状。且春令主气为厥阴，此岁时、主、客三气加临之为患。

仲景《伤寒论》有太阳、阳明、少阳三阳合病之症，症见腹满身重、难以转侧、口不仁面诟、谵语、遗尿。这些症状由冬及春，最为普通，是岁气与伏气合并为病之原因。

（四）治疗

一从《内经》秋燥胜气之治法"燥淫于内，治以苦温，佐以辛甘，以苦下之"，二从秋燥复气之治法，"燥化于火，热反胜之，治以辛寒，佐以苦甘"。具体言之，初起时期，出现恶寒、鼻塞、呕吐、舌白、头痛、项强等纯系外感风寒之症，宜速用辛平发汗散寒诸剂透彻外邪，病可立愈。若一转瞬而发热、口渴、舌红，既已引动内伏之邪，表里化合，混合并发，宜辛平解肌，甘凉安内。若外邪已随内伏而化热，则急当救内，宜治以辛凉甘寒，佐以微咸、微苦，以轻清之剂，大队并进，津液得复，邪气自除。

1. 肺脏现症治法

初起恶寒咳嗽、头痛鼻塞、脉浮紧者，宜杏苏散辛平苦甘之剂发汗利气；若燥火内伏，寒邪外束，症见恶寒发热、鼻塞咽干、黏痰不出，咳嗽喘急等宜仲景麻杏石甘汤；数日后不恶寒，但身热或热不甚，头痛，口微渴，饮水后痰易咯出，宜吴鞠通辛凉轻剂桑菊饮主之；日久无恶寒发热，但诸气膹郁，诸痿喘呕者，宜喻嘉言清燥救肺汤去阿胶加菊花主之。

2. 太阳阳明少阳三经现症治法

分三期治疗。初起期恶寒、鼻塞、呕吐、舌苔白、头项强痛或喘闷昏厥，此为纯外感时期，寒邪外束，宜辛温诸剂，发汗透邪，和中利气，宜紫金锭及诸葛行军散并主之；若出现恶寒发热、呕恶、头痛、项筋拘急，此风伤太阳，寒中经络，胃中有寒，当以辛平之剂泄卫以彻表邪、甘凉之剂护荣而增阴液，宜泄卫护荣方；初起期恶寒发热、项强筋急，头脑疼痛，宜疏风清脑饮。

中泛期见发热口渴，唇舌焦躁，头脑剧痛，颈背痉挛，精神恍惚，谵语惊妄或昏沉不省者，宜救阴清心汤加至宝汤主之；中泛期又有舌润，身凉，脉弦迟或伏，眼或开或闭，口噤不能言，不知痛苦，不能转侧者，宜喻嘉言涤痰汤加减与之；身微热，口噤筋挛，四肢抽搐，口眼㖞斜，神识昏迷，脉弦滑，舌苔黄浊，宜息风安神汤主之；身热口渴，心烦喘闷，头疼身重，舌苔焦黄、浊厚，诟逆，胃中痞实，不知饥，不大便者，当治以咸寒，佐以苦甘，通顺肠胃，宜调胃承气汤或凉膈散微微下之。

终后期，心神清醒后身热未清，口渴舌燥，头痛剧烈，项筋疼胀，身不转侧，身有汗，右关脉洪数者，白虎汤主之；身无汗、但头汗出，左关脉弦数者，宜养液通痹汤主之；神清身凉，躯体强直、重着、疼痛，不能转侧，脉弦硬而涩者，宜宣络通痹汤；身微热，口微渴，头项微痛，四肢痿废、不能起坐，脉数而微弱者，宜益冲养荣汤主之；左半肢体痿痹者，燥伤肝血也。痹症属血瘀，宜络通痹汤亦治之。痿症属血虚，宜喻嘉言人参丸加减治之；右半肢体痿痹者，燥伤肺胃之液也。痹症属湿痰凝滞，脾气不行，喻嘉言涤痰汤加减亦治之。痿症属肺胃阴伤，益冲养荣汤亦治之；终后期见身凉，进食，但觉四肢痿弱不能起立行走者,宜补荣通俞饮;终后期身凉,进食,或二三月后尚然,精神呆钝,语言謇涩,步履困难,脉弦细而涩者,宜天王补心丹主之。

饮食调护强调只宜食稀粥,大忌食饭,误犯酒食、油腻、烧炙之物。

【著作考】

《伏瘟证治实验谈》为蒋璧山社友惠寄新著稿本,撰于1920年。《伏温证治实验谈》现有《三三医书》本。

发明瘟证之由伏邪蕴蓄而成之理,及其治之之法,皆从实际经验所得而成书,并非凭空立论为理想之文章,故名《伏瘟证治实验谈》。

参考文献

[1] 裴吉生.问八十一[J].绍兴医药学报,1918,8(5):20.

[2] 徐石生.答八十一[J].绍兴医药学报,1918,8(7):26.

[3] 徐相宸.答八十一[J].绍兴医药学报,1918,8(7):28.

84. 刘裁吾（《痉病与脑膜炎全书》）

【生平传略】

刘裁吾（1882—1937年），字趁安，湖南双峰人。祖父辈六代均系当地名医。自幼习医，精研医籍，对《黄帝内经》《伤寒论》及唐宋以后诸名家著作博览殆遍，又继承家传学术经验，理验俱富，声誉日振，远近求治者接踵不绝。1931年悬壶长沙，于西湖路创办西湖医社。1934年任职湖南国医专科学校（今湖南中医药大学前身），教授病理学，与吴汉仙合编《中西病理合参》，作为学校教材刊行。1935年春，长沙脑膜炎流行，当时西医竟诋国医不能辨治，他遂刻意撰《痉病与脑膜炎全书》以示抗争。然其日劬诊务，夕则燃灯构思，以致心血虚羸，遂染重疾，手稿告成，一病不起。门人李超凡、汪士瀛于其逝世后，校刊发行其书。

【学术思想】

刘裁吾一生博览医籍，对《内经》《伤寒论》《金匮要略》《千金要方》《外台秘要》及金元四大家、温病学说都有着深刻的见解，尤精于《内经》《伤寒论》。时西学之风盛，亦研习西医之解剖、生理、病理。临床经验丰富，特别是于流行性脑脊髓膜炎的诊治，曾言行医三十余年，诊之十有一届。著有《痉病与脑膜炎全书》，旨在阐发流行性脑脊髓膜炎之中医辨病、病因、病机、治法。

（一）痉病正名，病证结合

刘裁吾认为西医之流行性脑脊髓膜炎与中医之痉病实则为同一类病，西医因其病位而言之，中医因其病症而言之。《内经》有云："热而痉者死。腰折、瘈疭、龂齿也。"龂齿为流行性脑脊髓膜炎常有症状，抽搐亦可见，因腰在脊之中部，脑膜炎往往自大椎至骶骨发生疼痛。刘裁吾指出流行性脑脊髓膜炎病位在脑与脊髓，脊髓在脊柱骨之管内，上端接延髓，下端至尾闾，正是督脉所循行之部位。《素问·骨空论》："督脉为病，脊强而厥。"《灵枢·经脉篇》："督脉实，则脊强反折；虚，即头重高摇。"《难经》："督脉为病，脊强而厥。"《伤寒论》认为督脉为病，背脊强，隐隐痛。以上种种，皆为证实流行性脑脊髓膜炎系为督脉发生之痉病。

他指出痉病的典型症状为"颈项强，背反张，目上视，口噤不语"，这与临床上所见流行性脑脊髓膜炎病发症状相符。历代医家对痉病的理解不一，刘裁吾认为只有仲景得其要旨，后世医家对此的理解多少都有失偏颇，巢元方《病源》，知有痉病，而混于厥、痫。孙思邈《千金方》，亦知痉病，而混于风痫、食痫、惊痫之内，不立痉论。王焘《外台秘要》、许叔微《本事方》、陈无择《三因方》，以及《圣济总录》《和剂局方》，不以痉混于癫、痫、厥，即误认为惊风，皆与仲景痉病之症状相隔甚远。孙一奎《赤水玄珠》虽论及痉病，亦不以痉为独立之门户，仍与厥、癫、惊、痫无甚分别。

在仲景书中，《伤寒论》言"痉"而《金匮要略》言"痓"，然而两书症状，毫无异同，为一类病。刘裁吾却指出流行性脑脊髓膜炎谓之痉病可，谓之痓病则谬，究其原因在于痓病具有时节性，在春令流行，而痉病一年四季都可发生，这与西医所言流行性脑脊髓膜炎与其他类型脑膜炎是同一概念。

总之，受西医细菌学影响，"一病有一病之源"成为当时的一种主流的思想。刘裁吾认为痉病是一种具有时令流行性，临床以"颈项强，背反张，目上视，口噤不语"为主要表现的督脉病变疾患，即西医所言流行性脑脊髓膜炎。

刘裁吾还根据流行性脑脊髓膜炎的发病缓急，将流行性脑脊髓膜炎分为急性痉病、亚急性痉病、续发性痉病三种类型分别论治。急性痉病注重醒神开窍,亚急性痉病注重开泄厥阴,续发性痉病以开泄厥阴为主,兼宣发太阳之表。

(二)时令不正,岁有伏气

刘裁吾指出,流行性脑脊髓膜炎的肆虐与反常气候有着密切的关联。在他诊治流行性脑脊髓膜炎的 11 年里,气候皆是"隆冬不雪,气候过暖;春令严寒,气候不温",且春愈寒,流行得愈厉害,到春分气候逐渐变暖,流行逐渐减少,等到夏至气候大热时,即不再流行。

正是由于这种反常的气候,造就了伏气。天地之气,有浮沉敛散;四时之气,有寒暑燥湿。当天地之气处于散浮之时,更沉敛之气候而为病;天地之气处于沉敛之时,更浮散之气候而为病,这就是所谓的伏气。流行性脑脊髓膜炎虽流行于春季,春寒越峭,流行越严重,但暖冬是发病的前提。人之生理随自然气候变化而变化。冬月气候,当寒冷而反温暖,人之生理当沉敛而反浮散,则厥阴火热冲激;春月气候,当温暖而反寒冷,人之生理当浮散而反沉敛,则太阳寒水收缩。其又指出流行性脑脊髓膜炎病人,青少年多于中老年,男性多于女性,原因在于少小稚阳,生理之气浮散,女性沉静,生理之气沉敛。

(三)宣发太阳,开泄厥阴

刘裁吾认为,流行性脑脊髓膜炎的病机一方面是由于厥阴冲激,另一方面是由于太阳收缩,故使督阳内闭,不能发越于外。六经之中,太阳愈收缩,厥阴愈冲激,则见"卒然神昏而口噤""头独动摇而面目皆赤""颈项强而背反张"。厥阴在内冲激愈厉,而太阳在外收缩愈紧,则见"两脚挛急、屈不能伸""肚腹陷没如舟""巅顶高肿",水液、血质充满于脑,贯注于脊,则"灼热、潮红、肿胀、疼痛"一齐并至。

对于流行性脑脊髓膜炎的治疗,他创造性地提出"宣发太阳"与"开泄厥阴"两大治法。宣发太阳,可使周身之毛孔不为寒冷外闭,则痉作即罢;开泄厥阴,可使周身之脉管,不为火热内冲,则痉作亦罢。太阳寒水外闭,即是水液凝结,水液凝结则见"灼热、潮红、肿胀、疼痛",宣发太阳之寒水则水液消散,脑膜炎亦随之而消散矣;厥阴火热内冲,即是血质凝结,血质凝结亦见"灼热、潮红、肿胀、疼痛",开泄厥阴之火热则血质溶解,脑膜炎亦随之而溶解矣。又因流行性脑脊髓膜炎为督脉病变,溯其由

来,外则寒冷外闭,治太阳之表,即以治督;内则火热内冲,治厥阴之里,亦以治督。督病由于太阳、厥阴,故从太阳、厥阴以治流行性脑脊髓膜炎。

(四)重用辛凉,善用金石、虫药

刘裁吾治疗流行性脑脊髓膜炎,多使用辛凉之品。辛能发散太阳之寒,凉能清泄厥阴之热。流脑起病较急、病情凶险,非草木之品所能顾及。在药物的选择上,多使用矿物药、动物药。矿物药性质沉降,重镇安神之力强。虫类药善行,息风通络之力强。刘裁吾在自创的蕲蛇脑脊消炎丸中,用白花蛇、全蝎、蜈蚣、羚羊角、雄黄、朱砂、犀角、蟾酥、麝香,走脑络而平痉;用蜗牛、地龙清泄热毒,通利小便。

此外,刘裁吾还十分注重三因制宜的原则。他指出,流行病的治疗,既要考虑到四时特殊的气候,亦要考虑到每个人的体质状况。同为宣发太阳,实者宜温散,虚者宜温补;同为开泄厥阴,实者宜镇坠,虚者宜温养。

【著作考】

刘裁吾一生著述甚多,而立之年已有《医学檀儿》百余卷,其中最主要的有《伤寒汇方》《金匮鉴别》《千金外台发挥》《金元四家节要》《景岳选瑜》《喻氏节要》《叶案选粹》《王案类编》《温热精言》《喉科扼要》10 种,可惜未能付梓。晚年于长沙复撰《余氏医学驳议》,系驳斥余云岫攻击中医之论文集,亦未刊行。现流传于世,仅《痉病与脑膜炎全书》。

【遣方用药】

(一)飞龙夺命丹

药品:朱砂(飞,二两),明雄(飞)、灯心炭(各一两),飞真金(三百张),人中白(漂,煅,八钱),明矾、青黛(飞,各五钱),西牛黄(二钱),梅冰、麻黄(去节,各四钱),蟾酥、火硝(各一钱五分),珍珠、牙皂、当门子、硼砂(各三钱)。

制法:上十六味,各研极细末,合研匀,瓷瓶紧收,毋令泄气。

用法:以少许吹鼻取嚏,病重者,再用凉开水调服一分,小儿减半。

应用:流行性脑脊髓膜炎属最急性痉病。无显

著前驱症候,突然暴发,见神昏口噤,猝仆于地,头动摇,目上视,渐见颈项强、背反张者。

方解:宣发太阳主剂。此方特效之处,在于透汗,汗透则周身之毛窍开,而内脏之官能不致失职。神昏卒倒、肢冷脉伏、口噤遗溺,皆内脏官能失职。今既周身透汗,则毛窍开,而肺脏呼吸无碍、血液循环如故,则内脏之官能复职,脉出肢温、噤开溺止、神识不致昏迷。此方药品,其能透汗者,首在蟾酥。蟾,俗呼癞头蛤蟆,以全体皮层之腺液,注之于脑,脑凸突而状如蚪蝼,至夏而注之于眉棱皮下,眉棱皮下凸突而状如卧蚕,过夏则消灭无存。而采者必于端午前后,割取其汁以为酥。夫以气候变化之物质,而治气候变化之疾病,故以之治西医之脑脊髓膜炎,而能使全体皮肤之汗腺溱溱汗出者,则脑脊膜中,其不发生浆液性化脓性变化而为炎也。皂角吹鼻则嚏,麻黄入口则汗,今佐之于蟾酥药中,透汗力倍增。梅冰,为龙脑树所取之汁,浮水面而能旋转,入火烧而无残渣,吸入肠中,破肠壁而入血管,促进血液之循环,大脑神经因之而兴奋。麝香,为麝脐囊腺所储之物,春阳发动,自行剔出,吸入肠中,亦破肠壁、入血管,促进血液之运动,大脑神经亦因之而兴奋。故二物之能调治脑脊髓膜炎也。今佐之于蟾酥药中,而与皂角、麻黄为伍,其能透汗也,又无疑矣。牛黄,生于肝叶胆侧之旁,性质香凉苦平,入肝胆而清热化痰。珍珠,生于蚌母之腹,性质咸寒无毒,入心肝而镇心宁神。合之朱砂、雄黄、金银箔,皆为痉病之要药。国医痉病,属之督脉,为西医之神经系病。朱砂、雄黄、金银箔,唐人用之炼丹,饵以飞升,此种药物之能入督脉也可知矣。能入督脉,即入神经。火硝,则为热带地方之卤,几经制造而成,吸入肠中,混入血管,可增多血液之碱,迟缓悖进之心脏,减退原有之体温,催促大便,增多尿量。明矾,性质苦辛酸,收敛血管,使血液不致外溢,可以消退炎症。硼砂,性质辛酸寒,能收气液而利尿道,亦可以消退炎症。故二物皆收敛之品,能入厥阴,而使厥阴之回血管不致僭越上行。合之青黛性质之咸寒,清血热而泻肝火。总括此方之特效,非独宣发太阳之表,使寒冷不致外闭,而亦能开泄厥阴之里,使火热不致内冲。故透汗之余,旋能排泄于小便。人中白,能从肝脏达之于膀胱。灯心草,秉轻虚之质,内具燃料,能引心包之火下出于膀胱。用治痉病之最急性者,透汗之余,旋即小便,神

昏诸症立即瓦解。

(二)紫雪丹

药品:黄金(一百两),寒水石、磁石、石膏、滑石(各三斤),元参、升麻(各一斤),丁香(一两),羚羊角屑、犀角屑、青木香、沉香(各五斤),甘草(八两,炙),朴硝(十斤),硝石(四斤),麝香、当门子(各一两二钱五分),朱砂(三两)。

制法:先纳黄金、寒水石、磁石、石膏、滑石,捣碎,用水一斛,煮至四斗,去滓;后入羚羊角屑、犀角屑、青木香、沉香、丁香、元参、升麻、甘草,煮取一斗五升,去滓;再入朴硝、硝石,微火上煎,竹篾轻搅,至七升时关火,将诸药倾至盆中;待药冷欲凝时入麝香、当门子、朱砂,搅令调匀。色如霜雪紫色者为佳,瓷器收贮。

用法:凉开水调服。病重者,一服二分;病轻及老幼者,一服一分。

应用:流行性脑脊髓膜炎,急性、亚急性与续发性三种痉病,皆可用之。

方解:开泄厥阴主剂。徐灵胎曰:邪火毒火,穿经入络,无药可治,此药消解,其效如神。此方相比于飞龙夺命丹,清透之力较强。而飞龙夺命丹只可用之于流行性脑脊髓膜炎属急性痉病者,而亚急性与续发性痉病,则无须此开窍透汗之重剂。然飞龙夺命丹,透汗之余,旋利尿道,方中之有灯心炭、人中白也;而此方下泄之余,旋能透汗,方中之有青木香、丁香、沉香诸香也。况硝石一药,合麝香则能汗,得朴硝则泄粪,故此方独重二硝。

(三)千金龙胆汤

药品:龙胆草、钩藤皮、柴胡、黄芩、桔梗、芍药、茯苓、甘草(各六铢),蜣螂(二枚),大黄(一两)。

制法:上十味,㕮咀,以水一斗煮。

用法:取五合为剂,服之得下即止。

应用:流行性脑脊髓膜炎,急性、亚急性与续发性三种痉病,皆可用之。

方解:开泄厥阴主剂。此方以龙胆草命名,取龙胆草直入厥阴之脏,而以大黄排泄于胃肠。钩藤气轻清而性甘寒,擅于镇痉。张山雷所谓最合稚阴未充、稚阳易旺之体质,诚为不错。然《千金外台发挥》用药之奥旨,镇痉之力,不在钩藤而在蜣螂。蜣螂性喜扑火,而脑膜炎之灼热、潮红则为火之剧烈者,蜣螂之气相感召,最易混合。故凡脑神经之智

慧不清者,如大人之癫疾狂妄,小儿之惊痫瘛疭,皆是神经之病,此药无不治之。

加减:表未宣发者,加葱白、淡豉、荆芥、防风、僵蚕、蝉蜕;里热炽盛者,加黄连、黄柏、栀子、木通;肝阳化风者,加天麻、蒺藜、桑叶、菊花;秽毒蕴内者,加板蓝根、马勃、金银花、金汁;颈项强,进而为身体强者,加白花蛇、蜈蚣、全蝎;巅顶高肿、背脊凸突者,加蜗牛、地龙、牛膝、乳香。

【医案选介】

案一:李某某,男,年12岁,宝庆人,住学宫门19号。

症候:既往症:无。现在症:突呼头痛、昏仆于地,比舆至寓,刺其十指爪甲,血色初黑后鲜血。急召予诊。身卧于床,探其头热如烙,足冷如冰,转侧向左,右手拘挛,右足直伸头向后反,目珠上窜,神昏不语,时或呻吟。舌苔灰白厚腻,脉沉细涩迟。

诊断:急性痉病。

按语:此为急性之痉病,故一呼头痛,人即昏仆也;刺其指甲,血色鲜红,决无危险;但病者脉象沉细涩迟,当其转侧向左之时,右手拘挛,右脚直伸;重诊其脉,似有直上下行之概,是毛窍闭塞,血管为之紧急也;况病者头上如烙,足下如冰,火炉焰焰,卧室燠暖,不见汗出,急当宣发太阳,使其周身汗出,则毛窍开而血管流通,庶几体温调节,不致上奔,则脑与脊不受侵害,炎何由而成耶。

处方:葛根(五钱),麻黄(一钱),桂枝(一钱五分),白芍(四钱),川牛膝(四钱),全蝎(一钱,洗净),川蜈蚣(一钱,炙焦),粉草(一钱),生姜(三片),葱白(五枚)。

先以飞龙夺命丹五钱,研末,用豆豉、葱白煎汤,徐徐灌下,续服此汤。

效果:昨下午至夜,以服飞龙夺命丹灌下,呕吐汗出,渐见转侧向右,不见右手拘挛、右足直伸矣,夜深人似鼾睡,不复呻吟。服完前汤,头热退,足冷温。今晨诸症悉平,舌苔薄白,脉象浮缓。续与人参桂枝汤痉愈。

案二:熊春安,14岁,江西人,住下黎家坡94号熊湖印刷局。

症候:既往症:无。现在症:先日鼻衄,越日夜深五鼓,突呼头痛,发痉。明晨,西医诊视,诊断为脑膜炎。注射不应。下午始请予诊。仰卧于床,面赤不语。按脉左手缓弱;右手沉细,忽而弦劲,直上下行;复移诊左手亦然。两颈人迎澎涨跳动。胸挺息喘,肩耸头摇,目上视。顷刻平平复作。头热烙手,汗出如蒸笼,口鼻气喷如火烘,神识似明似暗。舌苔黄,苔有根;左脉缓弱,右脉沉细,忽弦劲,直上下行。

诊断:急性痉病。

按语:先日鼻衄,为血热上冲之报使;越日发痉,人迎脉管跳动,胸挺息促,肩耸头摇,目上视,此为痉病之病态。但病邪犯脑,犹未及脊,故无背反张之一症。《金匮要略》论痉,其脉之直上下行,必见之于发痉之时。今以沉细之脉,忽而弦劲,直上下行,足证《金匮要略》痉脉之有征。现在病者头热烙手,汗出如蒸笼,口鼻气喷如火烘,厥阴火热,冲激于脑,已达极点。急当开泄厥阴,使火热下泄,不致侵害脑腔而成炎也。

处方:龙胆草(三钱),关柏(三钱),云连(一钱),生栀(三钱),川牛膝(八钱),蜣螂(二钱),明天麻(三钱),红花(二钱),白芍(八钱),紫草(三钱),贯众(八钱)。

先以紫雪一钱,嫩钩藤一两煎汤,徐徐灌下。续服此汤。

预效:此即《千金外台发挥》龙胆汤加减。重用贯众入督;重用牛膝、白芍引血下行;先服紫雪以宣泄之,明晨便泄黑黄臭矢,其痉必解。

次诊:舌苔黄白厚滑,中心罩以黑色;脉浮大滑数。

按语:昨下午六时至夜间九时,灌前药头煎二剂,紫雪一钱服完。其父熊宣浦见其昏迷不语,即来询问,谓前方可续服否。予跟诊之,探其头热与鼻孔火气渐减,头汗亦少,足下微微有汗,则厥阴上冲之火热似有下降之机。诊其脉浮大滑数,其痉欲解矣。嘱其父再服前药,头煎二剂,紫雪一钱。其父守视达旦,再召予,述如前痉者,周夜只发一次,今晨泻下黑黄臭矢,神醒,诸症皆退。询其所苦,唯头晕脚软而已。

处方:川牛膝(四钱),白茅根(二两),龙胆草(三钱),关柏(三钱),白芍(四钱),紫草(三钱),蜣螂(二钱),贯众(四钱),生栀(三钱),淡豆豉(三钱),苏薄荷(一钱五分)。

预效:此方仍主苦寒泻热。重用茅根二两,合之淡豉、薄荷,清热透络。病者痉虽解,而留滞脉络之余热不能遽清也。

三诊：舌苔薄黄，右边舌底干光；左脉缓长，右脉缓弱。

按语：服前药四剂，病者连日鼾睡，小溲清长，便由黑黄臭矢转黄瀑，则留滞之余热，皆从下泄。唯后脑风府隐隐作痛，背脊不舒，冷汗时出，此是督阳遏郁，不能外出卫护周身耳，治当助卫舒阳为要。

处方：生黄芪(四钱)，当归(三钱)，白芍(三钱)，葛根(五钱)，鲜石斛(三钱)，麦冬(三钱)，贯众(三钱)，忍冬藤(一两)，白菊花(三钱)，生姜(三片)，大枣(三粒)。

效果：服前药五剂，风府痛除，冷汗止。续予黄芪建中汤加乌梅一粒。愈后宣浦赠予"脑膜炎圣手"方笺千纸致谢。

案三：王森生，24岁，江西人，住金家码头21号。

症候：既往症：淋。现在症：病痉一星期，发热头痛、呕恶，西医诊断为脑脊髓膜炎，注射血清不效；续经国医主葛根汤加当归、细辛亦不效，乃请予诊。侧卧于床，头向后反，两眼上窜，瞳神缩小，两脚弯曲，膝靠于腹，面色炲如烟煤，周身并四肢厥冷，默默不语，但自知唾粉红稠痰。舌苔厚腻黄浊；脉似有似无，沉微欲绝。

诊断：亚急性痉病。

按语：脉象沉微欲绝，症见四肢厥逆，危险已达极点。寻思神志安静不躁，气息和平不喘，口虽默默不语，犹知唾吐痰沫，征诸内脏生机犹有一线未绝。前此国医仿仲景伤寒脉微欲绝，用当归四逆汤，主葛根汤加当归、细辛，似欲从厥阴之里，宣发太阳之表，未为不是，但麻、辛只能散寒，不能泄热；归、芍只能调营，不能逐瘀，此种大症，此药何济？非选用宣发太阳之大剂，配入开泄厥阴之重药，何能使周身之毛窍得开，而新陈代谢之交换如故？又何能使周身之血管得通，而体温之调节如故？故此病开始着手处，必在透汗，汗透则脉乃出，厥可回。前此葛根汤之不能透汗者，盖选药之不当，不能深入重围，使之溃邪外出耳。

处方：龙胆草(三钱)，云连(一钱)，关柏(三钱)，生山栀(三钱)，川牛膝(八钱)，蜣螂(三钱)，白芍(八钱)，全蝎(三钱)，全蝉蜕(五钱)，红花(三钱)，麻茸(一钱)，青葱(五枚)，淡豆豉(三钱)，苦苏酒、童便(各一杯，冲服)。

先以飞龙夺命丹五分，研末，用葱豉煎汤，徐徐

冲服，续服此汤。

预效：此方注重透汗，而不注重下泄，仿仲景疗治卒死大症，用麻黄煮取，取名还魂之意。故宜发太阳之药，倍于开泄厥阴之药也。今病家一日一夜守服二剂，温室暖被，以便汗出为要。

次诊：舌苔厚腻黄浊，脉沉细弦长。

按语：服前药二剂，明日下午再诊，脉象沉细弦长，长则气治，弦则有可生之机，况病家述称微似有汗，则毛窍有欲开之兆，昨夜欲溲，自知解裤，则神经较前有知觉矣。此病太阳寒冷外闭之症重，而厥阴火热内伏之症轻，仍当遵守原方，汗透周身，诸症自减；但不更衣一星期，亦当兼顾。

处方：龙胆草(三钱)，云连(一钱)，关柏(三钱)，生山栀(三钱)，川牛膝(八钱)，白芍(八钱)，红花(三钱)，全蝎(三钱)，全蝉蜕(五钱)，麻黄(一钱)，蜣螂(三钱)，青葱(五根)，淡豆豉(三钱)，苦酒、童便(各一杯，冲服)，玉枢丹(二枚，磨化，冲服)。

先以飞龙夺命丹五钱，研末，用葱豉煎汤调服，续服此汤。

预效：此方以玉枢丹协连、柏、龙胆、山栀、牛膝、白芍开泄厥阴之里，以飞龙夺命丹协葱、豉、麻黄、全蝎、蝉蜕宣发太阳之表，合而为剂，究之开泄之力轻，宣发之力重，俾其汗透周身，庶几诸症渐退。

三诊：舌苔黄浊薄腻，脉浮细长数。

按语：间日一诊，初服二剂，病家见其口似鱼喝，知其欲饮，频频灌之，昼夜罄二三瓶，周身湿润，汗出不绝；服至四剂，便泄两次臭黄瀑矢，小溲短赤，从此渴饮时作，四肢渐温，两目不窜，身能转侧，神昏得醒，时呼痛苦，唯发生咳嗽，唾吐绿痰。此太阳之寒冷不闭，而厥阴之火热外透，故咳唾绿痰，现出少阳胆汁之色耳。

处方：白芍(八钱)，云连(一钱)，龙胆草(三钱)，芦荟(三钱)，胆星(三钱)，竹沥制半夏(六钱)，建黛(三钱)，桑叶(三钱)，玉枢丹(一枚，磨化)。

预效：此方完全苦降，虽有南星、半夏之辛，而制之以牛胆、竹沥，则亦苦矣，使胆火不致上冲，斯咳嗽可除，绿痰则化耳。

四诊：舌苔淡黄薄腻，脉浮细长滑。

效果：服前药十剂，咳减，绿痰亦少，颇思粥食，唯头晕痛、口苦、背脊不舒耳。

处方：西洋参(二钱)，明麻(三钱)，茯苓(三钱)，白芍(三钱)，枯芩(三钱)，桑叶(三钱)，杏仁(三钱)，

紫菀(二钱),广皮(一钱五分,盐水炒),川连(一钱),枳实(三钱,盐水炒),竹沥制半夏(三钱)。

效果:服前药十数剂,诸恙渐痊,续予六君子汤加川连、白蒺藜善后。

案四:郭寿元,40岁,衡阳人,住忍园。

症候:既往症:无。现在症:初发热,头痛、呕吐,国医误主理中汤加桂枝,因其吐物味酸,更主乌梅丸,由是上呕碧绿痰涎,下泻红水血块;过一星期,发痉,卧床不起,始请予诊。颜面红艳,两眼如鸠,头向后反,反罢动摇,摇则两眼上翻,背脊反张,手指厥冷,两足屈曲,张口不语昼夜七八作。舌绛,苔黑糙;脉沉微欲绝。

诊断:续发性痉病。

按语:初起发热、头痛、呕吐酸物,是伏气温病欲从少阳而出,不用理中汤之温补、乌梅丸之酸敛,怎能从厥阴侵犯督脉,发生痉病也。然温敛诸药,不发生壮热烦渴,反现出脉伏肢冷之假象,幸上吐碧绿痰涎,下泻红水血块,虽为险恶之症,亦为生活之机。设使热毒内冲,全不外溃,则脑与脊腔之水液血质,一并腐化,安有生机可言?治当清热解毒,通络化瘀为急,若徒养血滋液,虑其涸竭,则于病情终未当也。

处方:鲜淮地(四两,酒浸,绞汁冲服,其滓入煎),云连(一钱,盐水炒),紫草(三钱),关柏(三钱,盐水炒),茜根(三钱),川牛膝(八钱),旱三七(三钱),槐花(一两),贯众(一两),旋覆花(三钱,布包),蜣螂(三钱),紫雪(一钱,冲服)。

绿豆一升,煮水煎药。

预效:此方清热解毒,通络化瘀,务须脉出厥回,乃为此病初步之效验。嘱其一日夜,煮二三头煎,徐服。

次诊:舌绛,苔黑黄起刺;脉沉细迟。

按语:服前药五剂,脉出厥回,便泻红水血块变作黑黄酱矢,口已不张,便时欲起于床,以哭意示之,则神经似有知觉矣。西医谓肠热为窒扶斯杆菌(肠伤寒杆菌的音译名)所致,而脑膜炎为双球菌所致。此病两症齐发,其为窒扶斯杆菌乎,抑或为双球菌乎?观此则双球菌之不足为脑膜炎原因也明矣。前方既效,嘱病者再服五剂,渐见头不动摇,目不窜视,背不反张,而日晡至夜五鼓,潮热、自汗、口渴,生机勃勃乎动矣;语音低小,能呼巅顶灼痛,大椎压痛,腰背酸痛,则督脉自尾闾贯脊至顶,无一不痛之处。通络化瘀,排脓解毒,是为正治。

处方:川牛膝(八钱),三七(三钱),贯众(八钱),龙胆草(三钱),云连(一钱),桃仁(三钱),蜣螂(三钱),槐花(一两),鲜淮地(四两,酒浸,绞汁,冲服,其滓入煎),干地龙(五分,冲服),紫雪(五分,冲服)。

预效:此方通络化瘀,排脓解毒。服之痛除,犹非预效,唯沉细而迟之阴脉,必变作浮大而数之阳脉,方为脱险入夷;日晡潮热,明晨五鼓乃罢,温度既能高压,阳脉决其必至,斯为此病生死之关键。

三诊:舌绛,苔薄黄糙;脉沉弦数。

按语:服前药五剂,神识清醒,呻吟不绝,然不呼巅顶、腰椎诸痛矣,但昼夜不得安眠,自日晡至明晨五鼓,潮热烦躁口渴。前此便泄瘀腐太多,营阴亏耗无疑,治当滋养血液,兼散余热,倘脉由沉弦变作浮数,则周身微微汗出,日晡及五鼓潮热自解。

处方:西洋参(三钱),元参(三钱),鲜淮地(五钱),旱莲草(五钱),天冬(三钱),知母(三钱),土银花(一两),青蒿梗(五钱),淡豆豉(三钱),升麻(一钱),苏薄荷(一钱五分)。

预效:病者数脉成尤在沉弦之内,则卫阳陷入营阴,非阴虚阳越之象,故此方于滋养营阴之中,配入青蒿、豆豉、薄荷、升麻以升散卫阳也。

四诊:舌红,苔薄黄;脉浮弦长。

按语:服前药五剂。服至第二剂,渐见安寝,能熟睡矣,然脉不浮数而浮弦,日晡至五鼓潮热不罢,则卫阳终为营阴遏郁,务须温养卫阳,而体温乃能调节,非滋阴散阳所能为力也。

处方:西洋参(二钱),当归(三钱),抚芎(二钱),白芍(三钱,酒炒),生黄芪(三钱),红柴(三钱),炙草(一钱五分),生地(五钱),生姜(三片),大枣(三枚),知母(三钱),青蒿(三钱)。

效果:服之四五剂,周身汗出,日晡及五鼓潮热乃罢,颇嗜粥食,改用炙甘草汤加黄芪十数剂,诸症悉愈。

参考文献

[1] 刘裁吾.痉病与脑膜炎全书[M].上海:上海中医书局,1935.

[2] 曾勇.刘裁吾及其《痉病与脑膜炎全书》[J].湖南中医学院学报,1984,4(1):58-60.

[3] 吴文清.近代中医防治重大疫病史[D].北京:中

国中医研究院,2005.

[4] 吴娅娜,阳春林.近代湖南的中医学校教育研究
[J].湖南中医药大学学报,2016,36(11):
96-98.

[5] 皮国立.碰撞与汇通:近代中医的变革之路
[J].文化纵横,2017(1):42-51.

[6] 李永宸,彭胜权.中医文献治疗狂犬病方法探析
[J].中国中医急症,2006,15(10):1142-1143.

85. 孔伯华(《传染病八种证治晰疑》)

【生平略传】

孔伯华(1884—1955 年),名繁棣,别号不龟手庐主人,山东曲阜人。与汪逢春、萧龙友、施今墨并称北京四大名医。学自家传,其祖父为当地名医,孔伯华深受其影响。幼年时攻读经书,并随父宦游各地。14 岁时因母病医药无效,决心专攻医学,志在济人。16 岁时移居河北易州,从学于蔡秋堂、梁纯仁,与名医狄虎堂等人交善。25 岁时在北京外城官医院任职,与当时名医张菊人、陈伯雅等共事,砌磋学问。1917—1918 年两次在缙绥及廊坊一带参加防疫工作。1929 年被选为全国医药团体联合会临时主席,率请愿团赴南京,迫使国民党政府收回"取缔中医"的成命。1930 年与萧龙友合办北京国医学院并任院长。中华人民共和国成立后,任卫生部顾问、中华医学会中西医学术交流委员会副主任,第二届全国政协委员。中华人民共和国成立后一直从事医疗及中央领导人的保健工作。学术上,主张病必求其本,临证注重湿与热。以善治温病著名,喜用并善用石膏,故有"孔石膏"之称。

孔伯华曾多次组织联合中、西医同道赴河北等地进行传染病的防治工作,成绩显著,所到之处群众竞相求治,应防疫会撰述疫病证治之法的要求,孔伯华与曹巽轩等分头将连续参与防疫工作的经验,编写成《传染病八种证治晰疑》十卷,于民国 7 年(1918 年)印刷刊行。在其著作《传染病八种证治晰疑》中,将鼠疫、猩红热、伤寒、斑疹、白喉、天然痘(天花)、霍乱、赤痢列为致病力最强、流行性最广的八种传染病,也是其当时研究传染病的重点。

【学术思想】

孔伯华认为受急性传染病传染者,必其人先有伏病而未发,感受病者之秽气后,如导火之线,一触即发耳。"莫非天地人之杂气相感而成,其病皆从燥化。燥火之气,助阳烁阴,阴津易竭",也就是说传染病的发生是由于外感之邪与人的体质强弱等多种因素共同作用的结果,其病容易化燥化火而伤及津液。养生有素者,其肌肤愉快,腠理缜密,气血荣和,脏腑清洁,虽有杂气,不易感受。即呼吸之间,偶触气秽,内养既足,无隙可乘。在治疗上,孔伯华认为,急性流行性传染病,无不是天地人之杂气相感而成,其病皆从燥化。燥火之气,助阳烁阴,阴津易竭,竭则身体壮硕者也不免于危亡。应用釜底抽薪之法治疗,釜底抽薪,则火息热退,水无干涸之虞。若扬汤止沸,而火不熄,水火相争,旷日持久,水不胜火而亦竭,则终于不治而已。如咳嗽、吐血、咽喉肿痛,常误以为是肺病,实际是胃停积化热,大肠结而不通,热蒸于上,从而导致咳嗽、吐血、咽喉肿痛。此时应清胃,能立即见效。又如发热、头痛、身痛,常误以为是风邪犯表,实际是温邪内蒸、气逆血热,导致发热头痛、身痛。治风会加重病情,清温则病已。

孔伯华在《传染病八种证治晰疑》中对中药进行论述,认为人得天地之正气,动物得天地之杂气,植物得天地之偏气而生。动植物能顺天地之性,故虽偏杂而无伤。人则禀赋不一,或伤于风寒燥湿暑热,或伤于饮食,或伤于情欲,其正遂不能无偏杂。以动植物之偏杂治人之偏杂,复其正气。药之治病,对证则病受之而病除,不对证则病不受。治风温宜辛凉辛寒,风湿宜辛散,风寒宜辛温,燥寒宜辛散,燥热宜辛苦甘寒,湿寒宜温燥,湿热宜淡渗,暑凉宜辛温,暑热宜辛凉,暑湿宜苦寒兼淡渗,此对证用药之大概也。至于治温之药专以辛凉、辛寒、苦寒、甘寒、咸寒之味为主,温燥、升散、酸涩之味,皆在所禁用。

孔伯华治疗温病,有自己独到的见解和思路。

治病求其根本，而不仅仅拘泥于解决病人发热、咳嗽、吐血等症状。第一，先辨病名。病属于温病而非古代传统上所描述的伤寒，而且有本质上的区别，如鼠疫，发病时症状与温病类似，所以将其归为温病一类。第二，审其因。首先，要区别传统意义上的六淫之邪，即风、寒、暑、湿、燥、火。六淫致病虽有邪入气分之症状，但其病过程是由气分入血分，温病是由"杂气"而来，也就是说与季节致病无关，与疾病本身具有传染性有关。第三为审脉。脉象为中医辨病的重中之重，孔伯华对温病之脉有独特的体会，大致如下："凡温病，脉见洪长滑数者轻，重则脉沉，甚者闭塞。脉见洪长滑数兼缓者易治，兼弦者难治。脉沉涩小急，四肢厥逆，通身如冰者危。脉两手闭绝，或一手闭绝者危。脉沉涩而微，状若屋漏者死。脉浮大而散，状若釜沸者死。"除了脉证外，望、闻、问诊也需同参，望、闻、问、切这四者缺一不可。第四，审证及查象。孔伯华与大部分医家总结瘟疫有阳证而无阴证，且阳厥之证虽似阴证，脉体纯阴，但病人谵语烦渴，气喷如火，为温病火闭而伏。治法上，孔伯华"急以逐秽为第一要务"，首要任务就是"驱邪""非清即泻""非泻即清"。若病位在上焦，上焦如雾，清而化之，兼以逐秽；中焦如沤，凉而下之，兼以解毒；下焦如渎，决而逐之，兼以养阴。总结起来，就是以清凉泻下等手段对邪毒穷追猛打，切勿闭门留寇。当然，这些治法建立在辨证准确无误的情况下，观其脉证，随证治之。

（一）斑疹

症见头痛、寒热、身倦、肢痛等。斑、疹虽病情相似，但病源不同，瘢出于胃，而疹出于肺。斑有两类：实斑、虚斑。疹有三类：温疹、白疹和风疹。斑与疹比斑重于疹。疹与疹相比较，温疹重于风疹，白疹最轻。斑疹要多行活血散瘀之品，温疹则应外清内攻，佐以养阴之品，白疹以辛淡凉之法。

（二）猩红热

症见头晕身热，面赤舌黄，身酸口渴喜凉，不食，大小便不利或不通，重则谵妄，甚则神昏，睡不能醒，是为热入心包。再重则手足瘛疭，已作内抽而病危矣。治法不外清其血分之热，而下其肠胃之毒，其热势较重，需用大剂量凉下之品，切勿发表，应急下以存阴。

（三）白喉

病机是肠寒则下焦凝滞，胃气不能下行，而上灼于肺。咽喉一线之地，上当其冲，终日蒸腾，无有休息，不急治与治之不当，则肿且溃，溃且闭矣。白喉初起恶寒发热，头痛背胀，遍身骨节疼痛，喉内或急痛，或微痛，或不痛，而喉内微硬。有随发而白随见者，有至二三日而白始见者，或有白点、白条、白块，甚至满喉皆白者，所治皆同。治疗须直捣贼巢，一鼓而一下之，方为妙手。治之之法，惟有以厚重之药镇其上、清凉之药润其下。极盛者，再扫除其中焦壅滞，釜底抽薪，继而开通下道，急下存阴，医者之能事毕矣。白喉为里证，由内而达外，有表证，无表邪。若以表药治之，犹舍其正途，而辟旁门，反使寒剧矣。

（四）痘证

"诸疮痛痒，皆属于热"，痘证开方定用寒凉。痘证以发透为吉，起发必赖气血滋养，方能自内达外，齐苗、灌浆、结痂，均以阳气为主。痘之始终，全凭气血，但得气血充足，则易出易结。故气虚者，宜服补中益气汤；血虚者，宜服荆防地黄汤；兼寒者，宜大温中饮或大补元煎。痘之紧要，全在养浆，浆成则毒化。浆不成，痘斯坏矣。自发热、见点、齐苗、灌浆，无非为养浆。而设若颗粒稀疏，根盘红润，精神爽健，二便如常，乃上等症也，可以不药。倘形色平常，全凭用药助其气血以养其浆。宜大补阳气、紧防泄泻。补其阳气，助其脾胃，脓干痂结而成功矣。前药方无非补中益气汤、大补元煎之类，相兼服之，万无一失。

（五）霍乱

治法上遵从王孟英《霍乱论》和张仲景《伤寒论》之法，以《灵枢》《素问》为纲，将霍乱分为热证与寒证两大类。热证可用白虎汤、人参白虎汤、竹叶石膏汤、黄芩加半夏汤之类，寒证可用附子理中丸、四逆汤、桂枝汤之类。湿热内生可用平胃散，外感风寒之霍乱可用藿香正气散。

（六）痢疾

对痢疾张仲景时期早有论述，孔伯华对其方药及理论较为推崇，孔伯华认为痢疾之病多属于湿热，发于夏秋之际较多。证属于脾，但与肝的疏泄、肺的宣发、肃降关系密切。气伤者痢疾色白，病入血分痢疾色红,痢疾色白者应当清肺气,用银菊散;重者白虎汤去粳米加杏仁、厚朴、白芍、黄芩;小便不利,再加桑白皮、地骨皮、滑石利水;兼有表邪可加葛根以解表,痢疾在气分切勿不可用血分之药。

【著作考】

孔伯华留传于世的著作有《八种传染病证治晰疑》《脏腑发挥》《时斋医话》《中风说》《诊断经验》等。《孔伯华医案集》由其弟子门人整理而成,有很高的临床参考价值。孔伯华还著有《孔伯华十二养生字诀》等。

《传染病八种证治晰疑》有十卷,包含总论(论病篇、论治篇、论药篇)、瘟疫证治、猩红热证治、伤寒证治、斑疹证治、白喉证治、天然痘证治、霍乱证治、赤痢证治、瘟疫应用药目注释等,于1918年印刷刊行。书中将鼠疫、猩红热、伤寒、瘢疹、白喉、天然痘(天花)、霍乱、赤痢列为致病力最强、流行性最广的八种传染病,也是其当时研究传染病的重点。

【遣方用药】

(一)瘟疫

经验方:连翘(三钱至五钱),银花(三钱至五钱),知母(三钱至五钱),炒栀子(三钱至六钱),黄芩(五钱),黄连(二钱或二四钱),大青叶(三钱至六钱),丹皮(两钱至四钱),薄荷(一钱至两钱),川贝母(三钱至五钱),生石膏(五钱,重可加至三四两),元参(四钱至三四两),竹叶(四钱),菊花(三钱),霜桑叶(二钱),生军(即大黄,二钱至三四钱)。

加减:胸痞加瓜蒌五钱至一两;口渴加生石膏、元参一两至三四两;目赤加龙胆草、青黛三钱至五钱;舌苔黄白或白腻,大便结者,加大黄四五钱;大便不通,或挟热下利,或大便脓血,或热结旁流,加元明粉或芒硝粉二钱至四五钱;尿短黄者,加车前子三钱至五钱;尿赤不通者,加滑石三钱至五钱;身有疙瘩、项肿为发颐(化脓性腮腺炎),面肿为大头瘟,加青黛三钱至五钱、蒲公英五钱至一两;谵语加羚羊角或犀牛角一钱至二三钱,或紫雪丹一钱至二三钱;神呆神昏则热入心包,加安宫牛黄丸一粒至两粒;若舌卷囊缩,病情严重,以上加减及方药效果不佳者,则需要一日服用三大剂,按此法也有恢复的病人。

(二)猩红热

经验方:大生地(五钱至四两),元参(五钱至四两),青黛(三钱至五钱),龙胆草(三钱或四钱),生石膏(五钱至四两,捣碎),黄连(二钱至三钱),黄芩(四钱),炒栀子(三钱至五钱),知母(三钱至八钱),银花(三钱至四钱),连翘(三四钱),大黄(三钱至五钱),川贝母(三五钱),竹卷心(三钱),瓜蒌仁(五六钱),车前子(三钱,包),外加安宫牛黄丸,一剂一粒或两粒,必不可少。

加减:头痛加薄荷一两钱;胸痞加瓜蒌五六钱;项肿加蒲公英五六钱;口渴加花粉四五钱;尿短赤加滑石四五钱;腿痛加炒桑枝一两;挟热下利、热结旁流加元明粉二三钱,冲服;谵语大热不退加羚羊角一钱;若四肢痉挛,舌卷囊缩,或神呆神昏,沉睡不醒,病情危急,则加大剂量,与治瘟疫之法相同。

饮食禁忌:病时只食用稀粥,每日两三次,搭配新鲜水果。禁食油腻食物,或肉、鱼、虾、牛乳、饼干、油果等。半月后可逐渐食用米饭,且保持良好的心态。

(三)斑疹

1. **清血化瘀汤**:生石膏(八钱至二两),元参(八钱至三两),丹皮(二钱至五钱),栀子(二钱至三钱),知母(三钱至六钱),银花(三钱至八钱),赤芍(二钱至四钱),生地(一两至三两),连翘(二钱至四钱),竹叶(二钱至三钱),板蓝根(五钱至一两),水煎服,凉服,滓再煎服。

加减:神昏谵语,轻用紫雪丹一钱至三钱,重用安宫牛黄丸半粒至两粒。斑色紫黑者,加犀牛角、羚羊角一钱至三钱;心烦加竹叶卷心三钱至五钱,连心麦冬四钱至八钱;咳嗽胸膈闷,加川连一钱至二钱,川贝母二钱至四钱,瓜蒌仁三钱至八钱;胸闷不适者加枳实、川郁金;口渴饮凉,重用生石膏;咽痛重用生地、元参、丹皮、赤芍、川连、川贝母;目赤耳聋加龙胆草二钱至五钱,重用生地,丹皮;项肿加蒲公英,重用板蓝根、青黛、龙胆草;小便短黄或赤色,重用竹叶二钱至五钱,滑石二钱至三钱,重用栀子至五钱;舌上苔或黄腻,加大黄二钱至五钱,伤津加生地、玄参、麦冬;舌苔老黄或生芒刺,身热退,去银花、连翘,加元明粉一钱至二三钱;舌上无苔或绛色,用生地、玄参、麦冬、川连之类以养阴,切勿攻下。

2. **解肌透疹汤**:银花(二钱至五钱),丹皮(二

557

钱至四钱),栀子(二钱至四钱),竹叶(二钱至四钱),连翘(二钱至三钱),赤芍(二钱至四钱),大青叶(二钱至五钱),鲜芦根(三钱至六钱),生地(四钱至一两五钱),黄芩(二钱至四钱),水煎服,滓再煎服。

加减:咳嗽去生地,加杏仁、川贝母、桑叶二钱至三钱,瓜蒌皮三钱至四五钱;呕吐加川连一钱至两三钱;口渴加石膏五钱至一两,知母三钱至五钱,生地、元参、麦冬均可多用;热毒甚加犀角、羚羊角、金汁;神昏谵语加紫雪丹、牛黄丸;小便不通或赤涩,重用竹叶、栀子、滑石;疹后应清热败毒,在原方的基础上去丹皮、赤芍,加元参、五谷虫、绿豆皮、甘草等。

3. 薏苡竹叶滑石汤(风热挟湿之白疹):桑叶(二钱至三钱),滑石(二钱至三钱),牛蒡子(一钱五至三钱),甘草(一钱至一钱五),杏仁(二钱至三钱),竹叶(二钱至四钱),连翘(二钱至三钱),通草(一钱至二钱),薏苡仁(二钱至四钱),广皮(一钱至一钱五),水煎服,温服,滓再煎服。

4. 清热化风汤(风疹):银花(二钱至四钱),净蝉衣(一钱至两钱),防风(一钱至两钱),白蒺藜(两钱至三钱),甘草(一钱至二钱),绿豆皮(三钱至六钱),僵蚕(一钱五至三钱),鲜芦根(三钱至八钱),白芷(一钱至两钱),丹皮(二钱至四钱),水煎服,温服,滓再煎服。

(四)白喉

1. 除温化毒汤:用于白喉初起,见白象改服养阴清肺汤。冬桑叶(三钱),金银花(三钱),川贝母(三钱),薄荷(一钱),生地(三钱),竹叶(三钱),小木通(一钱五分),枇杷叶(三钱),生甘草(一钱)。

加减:胸下痞闷者,加枳实二钱;大便闭者,加全瓜蒌五钱至一两;小便短赤者,加车前子三钱、灯心五分。

2. 养阴清肺汤:白喉第二方,此为白喉主方,轻者日服两剂。

大生地(一两),元参(八钱),麦冬(六钱),丹皮(四钱),川贝母(四钱),薄荷(一钱五分),生甘草(二钱)。

加减:喉间肿甚者,加生石膏五钱,渴者加天冬四钱,黄芩三钱;面赤身热苔黄者,加金银花、连翘、青黛三钱;大便燥结者,加青宁丸、元明粉两钱,小便不通或短赤,加车前、滑石各四钱,通草两钱。

3. 神仙活命汤:白喉第三方,病情危笃之时服用第三方。龙胆草(三钱),元参(八钱),板蓝根(六钱),生石膏(六钱),白芍(三钱),川黄柏(二钱),生甘草(一钱),大生地(一两),瓜蒌(三钱),生栀子(二钱),大黄(三钱)。

加减:舌有芒刺,神昏谵语者,加犀牛角二钱;大便闭塞、胸下满闷着,加枳实二钱、大黄三钱;便闭甚者,再加芒硝二钱;小便短赤者,车前、栀子、滑石各三钱。

(五)水痘

1. 补中益气汤:水痘初期方,气虚者,服三四剂。党参(三钱),黄芪(二钱),白术(一钱五分),炙甘草(一钱),当归(二钱),陈皮(五分),升麻(三分),柴胡(三分),加姜煎,与荆防地黄汤相间服用。

2. 荆防地黄汤:治水痘初期方,血虚者,服三四剂。荆芥(一钱),熟地(四钱),山药(两钱),丹皮(一钱),防风(一钱),云苓(一钱),山萸(一钱),生甘草(一钱),生姜二大片为引,黄酒冲服。

3. 大温中饮:水痘补气血之方,兼散痘毒。熟地(五钱),白术(三钱),山药(二钱),党参(三钱),黄芪(三钱),炙甘草(二钱),柴胡(一钱),麻黄(一钱),肉桂(一钱),炮姜(一钱),加生姜三片,灶心土水煎浓,用夏布拧出药汁,少加黄酒,多次灌之,不可减去麻黄,汗多者减之。

4. 大补元煎:水痘补气血之方,专治误服凉药,呕吐泄泻。熟地(五钱),党参(三钱),山药(二钱),杜仲(二钱),枸杞(二钱),萸肉(一钱),炙甘草(二钱),补骨脂(二钱),白术(三钱),肉桂(二钱),附子(一钱),加生姜三大片,核桃仁三个。

5. 六味回阳饮:水痘之大补元阳,治气血本虚,痘疮白塌,或误服凉药,呕吐泄泻。附子(一钱),炮姜(一钱),当归(三钱),肉桂(二钱),党参(三钱),炙甘草(一钱),加胡椒细末三分,灶心土水澄清煎药。

6. 白虎地黄汤:水痘去实火,解邪热,专治小儿出痘发热不退。生石膏(三钱),生地(二钱),当归(三钱),枳壳(一钱),大黄(一钱五分),木通(二钱),生甘草(一钱),泽泻(一钱),加灯心草为药引,热退身凉,即以荆防地黄汤调理。

(六)霍乱

暖脐方:由肚脐纳入,可温暖脏腑。上桂心(八钱,去皮),母丁香(一两二钱),倭硫黄(五钱),生香附(一两八钱),当门子(四钱),共研极细末,每次用三分,纳入肚脐中。

(七) 赤痢

1. 银菊散:用于白痢之轻症。银花(三钱),白菊(三钱),连翘(二钱),生白芍(三钱),杏仁(三钱),去油尖桔梗(一钱),栀子(三钱),炒黑牛蒡子(三钱),木香(一钱),甘草(一钱)。

2. 白虎汤:治白痢之重者。生石膏(五钱或一两),甘草(一钱),黄芩(三钱),白芍(三钱),杏仁(三钱),厚朴(一钱)。

加减:有表证发寒热者,加葛根三钱;小便不利,加桑白皮三钱,地骨皮四钱,滑石四钱。

3. 白头翁汤:白头翁(五钱),黄柏(三钱),黄连(三钱),秦皮(三钱)。

4. 金花汤:黄连(三钱),黄芩(三钱),黄柏(三钱),栀子(三钱),杏仁(三钱),槟榔(二钱),当归(三钱),地榆(三钱),赤芍(二钱),荆芥炭(一钱),生地(三钱),青蒿(三钱),甘草(一钱)。若痢既变赤,或初病即赤者,是湿滞热邪已伤血分,肝气遂下迫,是当引肝气上达,兼为清热导滞,宜白头翁汤或金花汤主之。

5. 小承气汤:大黄(四钱),厚朴(二钱),枳实(一钱)。

下痢无论赤白,中有实者,腹中坚,舌苔黄厚,口渴,心下坚,拒按,三部脉皆平或滑实,或有燥屎谵语,实邪在中蕴酿纠结,不泻其实,病不已,当用大小承气汤急泻之;轻者当归芍药汤加味。当归三钱,生白芍药一两,大黄三钱,枳实二钱,莱菔子四钱,广木香二钱,车前子三钱(布包),知母三钱,黄芩三钱,厚朴三钱,槟榔三钱,滑石四钱主之。其气滞甚者,可佐以香连丸。下痢喉痛,气呛喘逆者,名曰奇恒,以其异于常痢也。火逆攻肺,有即时败绝之象,最为危险,病至是者多死。仲景云:急下之。宜大承气汤或加竹叶石膏汤,间有生者。

6. 大承气汤:大黄(四钱),厚朴(二钱),枳实(三钱),芒硝(三钱,和入药内服)。

7. 大承气加竹叶石膏汤:生石膏(一两,先煎),大黄(四钱),厚朴(三钱),枳实(三钱),芒硝(三钱,和入药内),竹叶(三钱),杏仁(三钱)。

噤口痢者,下痢,热灼津液,舌干咽涩,食不得

下,是赤痢之险者。若失其治,迟不得救,则肠胃腐烂而死。喻嘉言之仓廪汤、朱丹溪之石莲汤,似是而非,难于救治。际此津液干枯,胃火炽盛,非升津清热,不能有效,宜救胃煎及开噤汤主之。

8. 救胃煎:生石膏(四钱或加至一两),生地(三钱),生白芍(三钱),黄连(二钱),黄芩(三钱),花粉(三钱),杏仁(三钱),肥玉竹(三钱),麦冬(三钱),枳壳(一钱),炒厚朴(一钱),苦桔梗(二钱),生甘草(一钱)。

9. 开噤汤:升津液,清热,服后舌上当津液渐复,则渐能饮食,可谓开噤之奇方。党参(三钱),麦冬(三钱),天冬(三钱),生石膏(五钱或加至一两,先煎),炒栀子(三钱),黄连(二钱),黄芩(二钱),黄柏(二钱),大生地(四钱),生白芍(三钱),当归(三钱),杏仁(三钱),枳壳(一钱),槟榔(一钱),甘草(一钱),花粉(三钱),白头翁(三钱)。

10. 乌梅丸:乌梅(十枚,去核),黄连(三钱),黄柏(一钱),人参(一钱),桂枝(一钱),细辛(一钱),黑附子(一钱,炮黑),当归(一钱),花椒(一钱),干姜(二钱)。

【医话与轶事】

(一) 赴京任医官,控疫留良方

北平外城官医院(北京宣武中医医院前身)始建于光绪三十四年(1908 年),是清政府最早仿效西方的医院体制建立起来的官立医院,医院中汇集了大批名医,有不少医生都是直接从太医院转调来的。1910 年,外城官医院向孔伯华发出邀请。

孔伯华接到邀请后,担心自己行医不久,医术不及各位前辈高明,惟恐不能胜任,但又考虑到这是个良机。作为孔子后裔,他并未忘记"天下兴亡、匹夫有责"的古训。"不为良相,便为良医",他仍然希望有机会能发挥自己的一技之长,为社会和民众多做一点事情。到外城官医院就职医官,既可以救治更多的病人,还有机会与众多的名医共事,提高自己的医学造诣。丁是,孔伯华便来到北京,就职外城官医院医官。在官医院孔伯华虚心地向身边的前辈学习,同时又在接诊全国各地的病人中不断地扩展着个人的视野,医术突飞猛进。

1917 年,华北暴发霍乱,时人描述"沿村各家各户,递相传染,大有一日千里之势"。户户哀鸣,家家

悲泣。孔伯华等医官主动请缨,要求赶往疫情最严重的廊坊等地控疫。北洋政府派遣孔伯华与原清廷医官曹巽轩、杨浩如、张菊人、陈伯雅等一道到晋绥及河北廊坊一带,参加防治鼠疫、霍乱等烈性传染病工作。

到达疫区后,只见人烟萧条,家家门户紧闭,哭泣之声日夜不绝,还有更多的人受到传染卧病在床。医疗队立即发出告示,在学校内接诊。那时人们对医疗队并不信任,宁愿留在家中烧香求佛也不愿前往就诊。孔伯华等忧心忡忡,知道只要略一耽搁,就会有更多的病人命丧黄泉。他提议医疗队要亲自深入各村各户进行宣传,送医上门,向人们宣讲防治之法。留下两名医生在学校继续候诊,其余医生挨家挨户地去诊治病人。经过观察,医疗队辨明霍乱发生的缘由,除了气候原因和饮用的井水受到污染外,还与当地人不良的饮食习惯有关,中医辨证属于湿热霍乱或饱食霍乱。经过医疗队数日不知疲劳地对症治疗,不少人转危为安,疫情得以控制。

从疫区归来后,孔伯华与同仁根据收集到的资料,合著了《传染病八种症治析疑》10卷。此书一直是中医治疗各种传染病有价值的参考资料。

(二)为中医传承鞠躬尽瘁

1951年的一天,一辆前苏联制高级黑色轿车停到了土儿胡同的一处四合院前。当孔伯华坐进了汽车后,轿车风驰电掣般绝尘而去。香山,双清别墅内。卫生部部长傅连暲带着孔伯华和他的儿子孔嗣伯,径直来到毛主席的卧室。原来是毛主席感染风寒,连续一周也未见好转,有人推荐了孔伯华。诊病之后,孔伯华口授了一个药方,吃过两服再看效果。结果毛主席吃完两服后,效果甚佳,连忙委托傅连暲给孔伯华打电话,希望孔伯华能再来一次。毛主席一贯重视中医事业,在延安时期他自己就曾经不顾身边同志的阻拦,而请中医给自己治病,吃中药。而他请孔伯华再来一次,为的是听听孔伯华对中医发展有何见解。

第二次来,孔伯华在主席住处凉亭内与毛主席就中医的现状与发展做了深谈。孔伯华表示,中医是老祖宗留下的宝贵遗产,可是在西医的冲击下,越来越不受重视,他希望国家从中医教育入手,振兴国医。毛泽东非常同意他对中医的见解,明确表示新中国绝对不会丢弃中医这样的国粹,并希望他能拿出切实可行的实施方案。回到家中,孔伯华难以抑制心中兴奋,连夜提笔给毛泽东主席写了一封信。信中写道:"医之活人,何分中西,存心一也,但其理法不同。今逢毛主席洞察其旨,发扬数千年之文化,何幸如之。愿努力发挥,以期理法臻于完善,达于全球,使医者有所依,必先从教育人才始。"

毛主席收到这封信后,很快批给周总理,建议总理找机会与孔伯华谈一下。周总理将孔伯华请进中南海,再次表明了毛主席的支持态度,并表示政府正在筹备教学大纲,成立新中国的中医学院。听到这个消息,孔伯华表示愿意把自己创办北平国医学院的有关办学资料献给国家,以资借鉴。周恩来说:"您老年纪大了,不能出任院长,还可以当顾问嘛!"不久,周恩来就责成新华社和教育部人员专程到孔伯华家中取资料,当时孔伯华生病不适,他还是满腔热忱地接待了来访者,并让儿子孔嗣伯把自己当年创办北平国医学院时积累的两柜珍贵的办学资料全部找出来,无偿捐给了国家。

1955年3月10日,年已古稀的孔伯华出诊途中突感不适,从此一病不起。为了让自己的经验能够继续服务人民,他在病榻上依然坚持整理自己的医案,将数十年诊病救人的经验和教训一一总结梳理,整理出来的全都是精华与实学。周总理非常关心他的病情,经常前往探视,得知孔老的病需要很多野山参,便特地派人特供了两斤东北野山参来。并从自己的工资里取出很大一部分来改善孔伯华的生活,让他安心养病。望着送来的野山参,孔家所有人都流下了眼泪。临终前,孔伯华留下了自己的遗训:"儿孙弟子,凡从我学业者,以后要各尽全力,为人民很好服务,以承我未竟之志。"

1956年,新中国在北京、上海、成都、广州创办了四所高等中医学院,成为新中国中医教育之始,孔伯华遗愿得以实现。

【医案选介】

(一)大头瘟

梁姓,北京某银行经理。主诉及病史:1946年孟秋朔后,突发寒热互作,经医予辛温发散,势不减而头面肿大。诊查:症见口渴嗜凉饮,大便燥秘,四日未行,小溲深赤,颜面焮肿如瓮,舌赤苔黄燥,脉至弦滑数大。辨证:诊谓温邪外发,初虽憎寒,实则热邪郁搏使然。辛温表散,助桀为虐,热毒上蒸,酿成"大头瘟"症。

方药:重投生石膏、蒲公英,配龙胆草、焦栀子、青连翘、紫地丁、白僵蚕、冬桑叶、金银花、薄荷叶、生知柏、鲜荷叶、全瓜蒌、元明粉(冲服)、酒川军(开水泡兑),兼用梅花点舌丹(吞服)、紫雪丹(冲服)。

服药三剂,大便得畅下,口渴递减,寒热悉蠲,面肿已消大半,乃去薄荷、元明粉、酒川军,加大青叶。续服药三剂,头面之肿尽消而愈。

按语:大头瘟来势凶猛,治之失当,易致变症。辛温燥热,在所当忌;清热败毒,力在速决,方能药到病除。温病一年四季皆可发生,即在严冬季节,亦多热邪先伏于内,寒邪引发于外。盖四时病温,皆多伏邪为患,且兼湿热之症。时邪外袭后,风寒湿邪化热最速。况平素蕴湿积热伏于内,一旦感受四时不正之气,发则恶寒壮热,表里俱急,而牵营动血,神识昏谵,痉厥抽搐,接踵而至,儿童传变尤速。对四时温热病多从伏邪论治,必予清透疏解,勿犯辛温燥热。往往在温病初起即投生石膏、黄芩、栀子、川连、胆草、莲子心、生知柏、紫雪丹等重剂清涤里热方药,配合桑菊饮、银翘散、甘露消毒丹等法则以轻清宣泄。湿邪偏盛者,佐通草、滑石以淡渗;无汗恶寒身痛者,常佐苏合香丸以辛通芳开;发颐大头咽喉肿痛者,必用六神丸或梅花点舌丹以消肿解毒止痛;见壮热神昏,即投安宫牛黄丸或局方至宝丹以清心开窍,涤热透邪,谨防热极动风、劫阴耗液而有厥脱之变。

(二)伏暑久蕴

昌男,八月初十日。伏暑内发,外为邪束,头部偏痛,发热口渴,饮水不适,思食冷物,脉象伏数,宜清疏芳解。

方药:鲜茅根(一两),鲜芦根(一两),辛夷(三钱),桑寄生(六钱),青竹茹(三钱),生石膏(六钱),薄荷(一钱半),忍冬花(五钱),忍冬藤(五钱),僵蚕(三钱),全瓜蒌(六钱),龙胆草(三钱),地骨皮(三钱),杭菊花(三钱),荷叶(一张),焦栀子(三钱),广藿梗(三钱),紫雪丹五分(分冲)。

二诊:上方加石决明、酒大黄五分(开水泡兑),元明粉八分(分冲)。

按语:伏暑久蕴,新邪引发,发热口渴喜凉饮,脉伏数,一派里热之象。清透之中更用白僵蚕以息风退热,广藿梗引伏暑外达,防伏热内陷而有厥闭之变。

参考文献

[1] 孔伯华名家研究室.传染病八种证治晰疑[M].北京:化学工业出版社,2010.

[2] 孔祥琦.孔伯华[J].中国医药学报,1986(1):57-58.

86. 黄竹斋（《伤寒杂病论会通》）

【生平传略】

黄竹斋(1886—1960 年)，名谦，又名维翰，字吉人，又字竹斋，晚号中南山人，又号诚中子。祖籍陕西临潼。是中国近代著名的中医内科专家和针灸名家，主张中西医团结协作。

1886 年 7 月生于长安(今西安市)，在贫困中度过童年。因无力入学，14 岁即随父以打铁为生。冶炼之暇刻苦自学，苦读经史、数理知识，尤喜中医。他聪颖过人，肯下苦功，弱冠时即能研读《伤寒论》《金匮要略》。

1907 年，研究西医生理学与人体系统分类，顿悟张仲景三阴三阳之学说，于是写出《三阳三阴提纲》，对仲景学说提出自己的见解。

1911 年，在陕参加辛亥革命，然观辛亥革命屡遭失败，黄竹斋企图从学术上探索出路，随同王敬如等创办"日新学社"，编印《日新丛刊》；并问学于著名学者张果斋、牛兆濂等，研读中国古典哲学和自然科学著作，且探讨西方卢梭、柏拉图、达尔文等之学说。对中医学术矢志钻研，尊崇仲景学说，以继承和发扬中医学为己任。

20 世纪 30 年代，他先后任陕西红十字会附设女子职业学校校长、河南国民二军胡景翼部医官、陕西省天文馆馆长、陕西省国学讲习馆副馆长等。他"壮岁虽有志学问"，但"迫于生计，作工养亲"，直到"四旬以后克(能够)专心致力学业"，撰写了《伤寒杂病论集注》《针灸经穴图考》《医圣张仲景传》等医著，还写了《五纪衍义》《佛学考辨》《修历刍言》等著作。

1929 年，他对南京国民政府歧视并妄图消灭中医的倒行逆施深恶痛绝，积极参加抗争工作。在全国中医药界一致抗议的压力下，南京国民政府不得不取消其废止中医的决定，并成立了中央国医馆。

1933 年，他被聘为中央国医馆理事兼编审委员，参加了统一病名等审查工作。1937 年，他被聘任为卫生署中医委员会委员。

1935—1937 年，在中央国医馆和卫生署中医委员会的几次会议上，黄竹斋先后提出发展中医教育事业等深有见地的议案。这些提案当时虽未能实现，但却反映了他主张突出中医特色，吸取现代科学成就，主张和中西医团结合作等学术思想。在此期间，他出版或再版了《医圣张仲景传》《伤寒杂病论集注》《针灸经穴图考》等书。发行后受到高度赞誉。1935 年春，黄竹斋将罗哲初保存之仲景十二稿《伤寒杂病论》(桂林古本)及白云阁藏本《难经》亲手各抄一遍研读。他对这些新发现的版本非常重视。南京为日军侵占后，带抄本返陕，获爱国将领张钫资助，于 1939 年以木刻版印行公世。

1937 年夏，他应针灸学家承澹盦(音 chéng dàn ǎi)邀请，去无锡中国针灸专门学校讲学，并将白云阁藏本《难经》刊登于该校《针灸杂志》上，因抗战暴发，只登三期中辍。黄竹斋基于爱国之情，又在中医委员会的会议上提出设立中医伤科医院、举办中医伤科训练班、分赴战区参加战场救护工作等提案。1938—1939 年，他还为筹办西安中医救济医院和陕西特效中药制药厂四处奔走。1943 年曾被推举为西京中医专科学校校长。但这些事业都因得不到当时政府支持而夭折。

1940 年后，黄竹斋因不满当时政治之黑暗，愤然归隐于长安樊川，从事著述及诊疗。1945 年，他撰成《周易会通》《老子道德经会通》《白云阁藏本难经会通》，修订《孙真人传》。尤其值得称道的是，他根据桂林古本《伤寒杂病论》撰成《伤寒杂病论会通》18 卷，凡 70 万言，购旧石印机自印，于 1948 年行世。

中华人民共和国成立后,黄竹斋热烈响应党的号召,积极参加人民卫生工作,被选为长安县人民代表,陕西省政协委员。1954年被聘任为西安医学院附属医院中医科主任。1955年奉调赴京,受聘为卫生部中医研究院附属医院针灸科主任,后并任该院学术委员会委员。他年近古稀,仍十分勤奋。一生著述多达五十余种,涉及中医药理论、临床各科和医史文献,以及哲学、天文、数学等领域,其中以《伤寒论》研究造诣尤深。他对工作一贯积极负责,治学严谨,为人正直,生活俭朴,受到大家尊敬,曾被评为先进工作者,并出席了全国文教先进工作者代表大会。黄竹斋关心体贴病人,辨证施治精当,善于针药并用,一生救治了许多疑难重危病人,对中风、偏瘫之疾尤为擅长,博得国内外友人的爱戴和赞誉。《中医杂志》和《光明日报》均报道过他的事迹。他治愈国际友人半身不遂的消息,在前民主德国报刊上登载并受称赞。

1960年,逝世于北京。

【学术思想】

(一)伤寒学术思想

纵观黄竹斋的学术思想,几乎终其一生都是在对伤寒理论进行细化和解释。从学术流派上,黄竹斋坚持王叔和整理原本的真实性,在学术方法上,继承了成无己以经释经的方法、全面发扬了中医辩证中的类比思想,从六气、《内经》、其他辨证的角度深度解析了六经辨证,影响深远。

1. 集尊经注法之大成

尊经注法:尊经,即尊重并完全坚持王叔和整理的《伤寒杂病论》,并认为流传下来的此书即是张仲景流传下来的原版书籍。以此为研究原则形成的流派,叫尊经流派,张卿子、张隐庵、陈修园为代表人物。尊经注法,即王叔和创立的独特的注释法。

黄竹斋不仅集其注释法大成,并且有所发挥,主要内容有以下三方面。

(1)以经释论 即用《内经》《难经》的经意注释《伤寒论》是尊经流派的主要注释法,其编写的《伤寒杂病论集注》(以下简称《集注》)宗其法并有发展。例如,《伤寒论》原文"发汗后,腹胀满者,厚朴生姜半夏甘草人参汤主之。"该条是发汗后之变证,伤寒学者大多以气滞解。黄竹斋却用《素问·阴阳应象大

论》"浊气在上,则生䐜胀",以脾胃气机失调,清浊混淆注释。发汗是气机上行的重要方法,同时鼓舞正气,然而若下焦浊气壅盛,气机上行会使得大量浊气停留于中焦,使得中焦水液运化更加困难而失常。因此用《素问·阴阳应象大论》的这句话更为允当。

又如原文第92条"本发汗而复下之,此为逆也,若先发汗,治不为逆;本先下之,并反汗之,为逆,若先下之,治不为逆"。《集注》用《难经·五十八难》"伤寒有汗出而愈,下之而死者,有汗出有死,下之而愈者,何也?然阳虚阴盛,汗出而愈,下之即死;阳盛阴虚,汗出而死,下之即愈"来注释。这句话讨论了一个让一般医生纠结的现象,也就是伤寒病有的时候就要用汗法,有的时候又要用下法,庸医不知其使用原则,会导致病人预后不好,甚至死亡。在这种情况下,黄竹斋给出了一个解答,即伤寒病程如果消耗阳气,阴阳交争剧烈,有汗为重要,通过发汗使得内陷的、虚弱的阳气升上来,如果用下法就会加剧疾病;而如果阳气充盛,病在阳明,说明在身体中可能已经形成实证,应该用下法。

黄竹斋通过以上论述,从而证实仲景是宗《内经》《难经》之旨编撰《伤寒论》的。必须说明,成无己是以经释论的开拓者,与此相比,黄竹斋对其进行发扬而比成无己确切明了,成无己开其端,黄竹斋畅其义也。

(2)以论释论 即是用《伤寒论》条文前后印证,是尊经流派的重要注释法,《集注》常采其法。如原文第191条"伤寒三日,阳明脉大。"黄竹斋注曰:"案此节承上文(第190条)而补申其转属之脉,犹云太阳病三日脉大者,为传属阳明之候也,此倒叙笔法,太阳篇云,伤寒二三日,阳明少阳证,不见者,为不传也(5条)。"该条与第190条、第5条互为印证就更能体现仲景辨证之精华。

(3)前后承接注释 《伤寒论》第397条分为10个章节,每章有一定的主题,前后条文有一定的连贯性,为此,黄竹斋用此注释《伤寒论》。如原文第118条"脉浮热甚,而反灸之,此为实。实以虚治,因火而动,必咽燥吐血"。原文第119条"必微数之脉,慎不可灸,因火为邪,则为烦逆,追虚逐实,血散脉中,火气虽微,内攻有力,焦骨伤筋,血难复也"。黄竹斋注云:"案上节言实热误灸之坏病,此节言虚热误灸之坏病。"

2. 集类比方法之大成

取象比类、揆度奇恒是中医体系的重要方法，同时，类比也是伤寒学习的一个很重要的方法和技巧。《伤寒论》最大的贡献是创立了中医独特的诊疗体系——辨证论治，就此黄竹斋用多种方法类比揭示其辨证精华。

（1）病因类比　伤寒病是风寒外邪侵入人体而成病，因外邪之不同，在人体中产生不同的证候，黄竹斋用病因类比来体现辨证。如太阳病篇中，黄竹斋谓："皮肤外感风邪，则卫气当之，卫在脉外，风性疏散，故玄府不闭，自汗出、脉浮缓……皮肤外感寒邪，则伤营，营在脉中，荣伤则卫亦伤，寒性劲急，故气门不闭，经血凝泣，无汗体痛，脉阴阳俱紧。"在疾病初期注重病因类比，以析辨证心法，在临床中有一定的意义。

（2）体质类比　黄竹斋认为体质对伤寒病的发生、转归有一定的作用。如第94条"病发热头痛，脉反沉，若不差，身体疼痛，当救其里，宜四逆汤。"黄竹斋云："案此条乃表里皆寒之证，然反不恶寒，何也？全盖恶寒者，以素本不寒而外伤于寒，气不相投，故恶之也；若素内寒，复外伤于寒，气自相合，故反不恶寒，故四逆证。"这句话论述了体质在外感于寒的发病过程中起到的重要作用。《集注》从体质类比不恶寒之原因，以此可启迪后学也。

（3）症证类比　黄竹斋运用多种理论类比症状、证候以揭其本质。有用六经理论，如"太阳病无汗之证候，责其邪实也，阳明病无汗之证候，责其里虚也"。太阳病有汗，说明风邪开泄，邪实不深故寒不能郁闭肌肤腠理，邪深则邪能入里；阳明病，里热蒸津外泄，当有汗出，无汗，说明气血阴阳有虚。有用八纲理论解析吐症，黄竹斋曰："食已即吐属胃热，朝食暮吐属胃寒，二证以此分别。"有用气血理论解析瘀热在里证，以小便不利者瘀热系于气分，则发黄；小便利者瘀热结于血分，则发狂。这种不拘一格的症证类比，对阐明仲景辨证心法，大有裨益。

（4）方药类比　方药是辨证论治的主要组成部分，《集注》用方药类比方法揭示辨证心法。如病证方剂，黄竹斋曰："十枣汤治水痞，此汤（大黄黄连泻心汤）治火痞，余四泻心汤治水火交痞。"这种提纲挈领之类比是学术冶炼的结果。《集注》还用药物类比，如生姜泻心汤与小柴胡汤，前方为治痞之方，后方为少阳经之代表方，黄竹斋以"此方即小柴胡汤去柴胡增生姜，加黄连、干姜也，君以生姜者，以其善解食臭，而有和胃散水之长也，半夏止呕降逆，黄连涤热泻痞，参枣补虚以生津，干姜温里而祛寒，甘草补中以和胃，去滓再煎者，邪在少阳之半里，仍不离和之正法也"释义。这从药物类比角度解析方剂，对临床加减运用经方，无疑有很大的作用。

3. 析六经学说之实质

黄竹斋以病位、气化、八纲学说综合解析六经。

（1）病位立说　黄竹斋在《提纲》中指出：太阳者以身体表部躯壳之为病，阳明者躯壳之内，水谷道路，始于口而终于二阴，六腑部位之为病……他在《集注》的注释中也注重六经的翘立，如原文185条"阳明之为病，胃家实是也"。黄竹斋注曰："胃家括胃、小肠、大肠、胆、膀胱在内，胆实为发黄，膀胱实为小便不利，故二证之治法见此篇也。"这是以脏腑的具体部位来解析阳明病的实质。

（2）气化立论　黄竹斋还用六气解析六经之中医属性，用开阖枢认识六经之功用。所谓六气，是指风、寒、湿、热、燥、火。其与六经的关系（六经之属性）是太阳主寒、阳明主燥、少阳主火、太阴主湿、少阴主热、厥阴主风。他在《提纲》中用六气的生理活动来推测其病理变化。如阳明经之功能皆燥气之故。假若燥气太过，则成大便硬之阳明腑实证；假如燥气不及，有胃虚不食，食谷欲呕，大便溏薄之阳明中寒证。开、阖、枢，即三阳经中太阳为开，阳明为阖，少阳为枢；三阴经中太阴为开，少阴为枢，厥阴为阖。少阴经以"脉微细，但欲寐"为提纲，他认为少阴主枢（说文解字曰"户枢也"。引申其义，即机关多变也），外内出入故但欲寐不能寐。从少阴经症状分析，多或然症，有或咳，或悸，或小便不利，或腹中痛，即枢之象也。从其病机而言，少阴病变大多是水火不交；阳格于外则火炎于上，有咽痛、欲吐不吐之格阳病理；阴盛于里则水趋于下，而有下利之阴寒病理。这种水火不交，升降勃逆，即是失枢之故也。

（3）八纲立言　黄竹斋还用八纲揭示六经之性质。如三阳经为阳为实，三阴经为阴为虚。三阳经中太阳主表，阳明主里，少阳为半表半里。《提纲》特别强调六经表里之间的八纲变化，太阳经虚证其病已涉及少阴，故太阳证虚当温其里之少阴；阳明与太阴为表里，阳明虚当温其里之太阴，太阴实当泄其阳明；少阳与厥阴为表里，若厥阴病出现口苦、咽干、目眩、耳无闻，当从少阳实热证求之；若少阳病出现厥逆、下利、寒病,当从厥阴虚寒治之。所以,黄竹斋在《提纲》中,尝谓:"此仲景三阳三阴篇,表里、虚实、寒热错综变化中不易之例也。"

黄竹斋用脏腑揭六经之病位,用气化学说揭六经之病态,用八纲揭六经之性质,堪为全面,至今仍有实用价值。

(二)其他研究方向

黄竹斋丰富的人生阅历、开明的学术包容度使其能够在多方面做出贡献。在文献整理方面,以古代之文献融合现代之西医生理病理;在中医教学方面,提倡包容而为我所用,同时健全了中医的教学体系,促进了中医现代化的发展。

1.文献整理

黄竹斋是一位中医文献学家,文献学功力深厚,擅长于考证集注,深谙版本、目录、音韵、校勘、注疏之学。做学问非常认真,著作《伤寒杂病论集注》曾"稿经四易,时历八年",首刊于1925年。在印行两次《孙思邈传》后,经大量增补,1936年又刊印第三版。该书获得颇高的评价,中央国医馆馆长焦易堂作序说"能自出心裁,发前人所未发"。谢利恒更谓该书"据生理之新说,释六经之病源,贯穿中西,精纯渊博,可谓集伤寒学说之大成,诚医林之鸿宝也"。《针灸经穴图考》是他的另一力作。作者取《内经》《难经》《甲乙经》为主,参考唐宋以降诸家有关针灸论述,撷精删芜,正讹补缺,"成书八卷,都凡正经十四,气穴三百六十有五,奇穴拾遗若干附焉"。经穴图谱以正常人体点穴摄影,制为铜版刊印。不但对每个穴位进行考证,而且在每穴之后列其主治证候及医案,冠以针灸要法,从而为临床应用和科学研究提供了可贵的参考资料。本书亦以考据精实,广征博引而获广泛称誉。

黄竹斋有关中国医学史的著述中,以《医圣张仲景传》最负盛名。《后汉书》《三国志》等正史均未为仲景立传,黄竹斋广搜博采,于1924年撰著《医圣张仲景传》,首载于1925年《伤寒杂病论集注》第一版卷首。赴南阳、宁波等地考察后,再作修订增损,1948年所撰《伤寒杂病论会通》印行时,又将增订本列于该书"卷首"(解放后已有单行本)。全传虽仅8000余字,但内容之赅备,资料之丰富,为现存记载仲景史事者所不及。对张仲景生平籍里,任长沙太守等史事提出考证和看法。这一传记及其所撰《祝告医圣文》,现已刻石立于南阳医圣祠。

此外,还有《孙思邈传》《中华医学学术发明于三皇说》《医家圣贤考》《关中历代名医传》《秦越人事迹考》《医学源流歌》等。黄竹斋热爱祖国医药文化,他主张将医史学列为医学生的必修课,认为这可使学生了解医学学术渊源及其发展规律,表彰前辈医家功绩,更重要的是进行爱国主义教育。

2.中医教学改革

民国时期经过抗争,中医教育的合法权利有所改善。但如何开办中医学校,专业设置以及与之相关的课程、学术整理、统一病名、师资、教材等问题,远未提上中央国医馆的议事日程。黄竹斋对此非常关注,提出许多深有见地的主张。

1934年1月,黄竹斋提出《审查统一病名草案意见书》和《审查病理学意见书》,主要内容是:反对一味依傍西医病名,认为应以中医病名为主,反映中医特点;认为有关草案所列内科疾病,未列证候,且所列者牵强之处甚多;病理学所列病名及证论,全系抄袭西医学说,对中医固有理论毫无阐发。这些意见在今天也有一定的借鉴意义,作为给中医院校讲解的西医知识,应当在教材上体现中西医融会贯通的思想和方法,西医最终是中医的一种认识和纰缪的工具,而不应该完全隔绝开来,让中医学子在医学道路上陷入两难,最终不能正确地认识医学本身。中西医汇通的思想不能仅仅依靠授课老师的一家之言,也不能全部依赖于学生自己的发挥。

1935年,国难方殷,侵华日军已逼近华北。有识之士认识到中医的振兴绝不应是中西医门户之争,而是与民族存亡密切相关的大事。黄竹斋即慷慨陈词:"吾国医药学术之兴废,与民族之存亡国计之盈着实有重大密切的关系"。他同时主张吸取西方现代医学之长,指出:"溯自清道光鸦片战后,海禁大开,欧风东渐,西洋医学传入中华,其生理解剖学说堪以纠正唐宋以后医书脏腑形状之错误。……今得西哲学说参互考正,而古代医经精微奥妙之义理乃克(能够的意思)彰明,有裨(好处的意思)于吾国医学实非浅鲜"。在战争年代,能够做到既不固步自封,又不完全摒弃中医,能够融合自己的爱国理念于其中,这是十分宝贵和难得的。

1943年,西安筹设"西京中医专科学校",校董事会推举黄竹斋为校长,黄竹斋在复函中提出了该校教学计划以及解决校舍、实习基地、实验和图书设备等具体建议。指出教学内容要吸取现代科学成就，并预言："将来必有中西医贯通之日"。有关课程设置除与前述类同者外，还特别提出"德、智、体"教育，其中提到《易经》等中国古代哲学、医师修养学、医学国文、医学天文、医学地理、医学数学、医政学、医史学以及中国武术、体操等课程，表明他希望在进行扎实的专业训练的同时，还应使学生有广泛的文化知识结构和医德素养。他的许多设想在当时确属难能可贵。

【著作考】

《伤寒杂病论会通》是黄竹斋对白云阁藏本《伤寒杂病论》的整理、校勘、注释本。在对《伤寒论》进行校勘的基础上，黄竹斋结合自己对中西医结合的理解进行注释，是对《伤寒论》古为今用的经典之作。黄竹斋在丰富伤寒内容、勘定文字训诂上重点研究，又在对伤寒的原文释义上具有独创性，让人耳目一新。同时，结合西医生理学、解剖学等对伤寒的原理进行的解释，尊古不泥古，创新不唯心。

【医案选介】

案一：风引汤治类中风偏瘫

冯某，女，17岁，北京市人。患痉挛性右半身不遂病近一年，于1956年6月12日初次门诊。检查病人左臂不能举，肘屈腕挛，手指拳曲如钩，不能伸展，下肢强直，脚腕挛急，行走不便，两手脉弦细，诊断为痉挛性半身不遂，初期偏枯病。针肩髃、曲池、阳谿、合谷、后谿、风市、阳陵泉、丘墟、内庭等穴，共针19次；服小续命汤，每日一剂，分二次服，共27剂；防风汤5剂。手能上举至头，但手腕拘急，掌指拳曲，须用右手力擎才能伸屈，而放手随曲如故。改服风引汤散，每剂5钱，水煎服，日二次，共服20剂而手腕舒展，恢复正常。

按语："风引汤"出自通行本《金匮要略·中风历节病脉证并治第五》中。原方由大黄、干姜、龙骨各四两，桂枝三两，甘草、牡蛎各二两，滑石、寒水石、赤石脂、白石脂、紫石英、石膏各六两，共十二味组成。主治风热瘫痫，大人风引，小儿惊痫等证。黄竹斋认为，所谓"风引"，指中风而牵引，即指瘛疭，也就是类似瘫痫的病。刘河间治夏时中暑的"天水散"亦由滑石、甘草、晨砂组成，即从此方化出（语见黄

老手著《伤寒杂病论会通》一书）。

案二：乌头汤治寒痹

董某，女，60岁，家属代述。病人于14年前因冬季受寒致周身关节疼痛，1953年住某医院治疗，用石膏固定，疼痛虽止而肩肘挛急不能屈伸，于1957年7月入院。病人左臂肘不能活动，右臂肘不能屈伸，手仅能举至颊，两膝盖和脚腕强直，行走艰难，六脉迟弱，诊断为寒痹病。针曲池、膝眼、阳陵泉、解谿等穴，隔日一次；服乌头汤日一剂，分二服，共服30剂；外用生乌头细末，醋调煞膏敷患处，外用布包裹，日一换，共敷10次。左手能上举至巅，膝盖、脚腕柔和，行走正常，于8月12日出院。

按语：寒为阴邪，其性凝滞，阻遏经络，血气受阻，则发为痛痹之证。乌头汤出自《金匮要略·中风历节病篇》。原主治为"病历节不可屈伸，疼痛，乌头汤主之。"黄老每用本方配合针灸治疗风寒湿痹，多获良效。近年来，亦不乏用该法治疗类风湿或风湿性关节炎、坐骨神经痛、肩周炎、腰椎骨质增生而取效者，但乌头汤中，乌头大辛大热，过量可引起中毒，故临床使用制乌头为宜，如法久煎，用量从小量开始逐渐增加，以防止毒副作用的发生。

参考文献

[1] 黄竹斋撰.伤寒杂病论会通[M].北京:学苑出版社,1982.

[2] 王三虎.试论《伤寒杂病论会通》之学术成就[J].陕西中医,1984(9):1-3.

[3] 米伯让.黄竹斋先生传略[J].国医论坛,1986(2):14-17.

[4] 沈敏南,阮士军.试述黄竹斋伤寒学术思想[J].中医,1986(8):377-378

[5] 苏礼.黄竹斋运用经方医案选评[J].中医,1988(3):97-98.

[6] 苏礼.黄竹斋医案三则[J].中医杂志,1988(10):30-31.

[7] 李富汉,张曼林.《伤寒杂病论会通》述评[J].国医论坛,1991(4):32-33.

[8] 徐江雁.以六气开阖枢释六经,倡三阳三阴钤百病——记京城名医黄竹斋[J].北京中医,2006(11):650-652.

87. 蒲辅周（《流行性乙型脑炎》《中医对几种传染病的辨证论治》）

【生平传略】

蒲辅周，原名启宇，1888 年出生于四川省梓潼县长溪乡，家中三代行医，15 岁跟师侍诊，18 岁出师，独立行诊于乡，深入钻研《内经》《伤寒论》《温病条辨》《温热经纬》等著作。不忘前人"医乃仁术"之教诲，将名字改为辅周，取辅助贫弱、周济病人之意。

1917 年，蒲辅周至成都开业，数年后返回梓潼行医。1927 年被选为四川梓潼县商会评议员。他热心社会公益事业，1931 年倡议成立梓潼县"同济施医药社"。此慈善机构解决了不少贫苦百姓无钱请医买药的困难。还创办平民教养厂、施棺会、西河义渡等多项慈善事业，活人济世，受到当地劳苦大众的欢迎。1933 年被选为四川梓潼县第一区区长，数月后因病辞职。1936 年，有感于时事日非，且不屑与地方政界同流，蒲辅周又赴成都行医。同时，在成都亦办起"同济施医药社"，并与泰山堂订下合同，无钱买药的病人经他免费诊断后，可持他的特定处方去泰山堂抓药，账记在他名下，由他定期去结算。

1940 年，梓潼霍乱流行，蒲辅周闻讯后，立即汇 200 银元和处方一张，要他的弟弟们将治疗霍乱的药方抄录后四处张贴，广为宣传；把所汇银元买成药品，半价发售，贫穷者分文不取。1945 年，成都麻疹流行，蒲辅周常涉水到御河边和城郊平民聚居区，为他们免费诊治。

1951 年，蒲辅周应聘于成都联合诊所，当选为区人民代表。1955 年，卫生部中医研究院成立，蒲辅周奉命调京工作。进京前，他回梓潼，为群众挂牌义诊 3 天，每天黎明即起，一直诊病到掌灯时分。抵京后，他在中医研究院广安门医院内科工作。1956 年加入农工民主党，应聘到中医研究院任职，

曾任该院副院长之职。1960 年任中医研究院内科研究所内科主任。1962 年加入中国共产党。1965 年任中医研究院副院长，并曾任全国政协第三、第四届常委，第四届全国人大代表，国家科委中医专题委员会委员，中华医学会常务理事，中国农工民主党中央委员等职务。1975 年 4 月 29 日逝世于北京。

蒲辅周一生致力于中医事业，医德高尚，医术精湛，擅长内、妇、儿科，尤其对温热病颇有研究，晚年时期侧重于老年病，尊经不囿经，师古不泥古，反对抱残守缺，固步自封，主张灵活辨证。周恩来总理曾称赞他为"懂得辨证法的高明医生"。蒲辅周对其门人也毫不留私，倾囊相授，后整理出版的著作有《蒲辅周医案》《蒲辅周医疗经验》《流行性乙型脑炎》《中医对几种妇女病的治疗法》《中医对几种传染病的辨证论治》等。

【学术思想】

蒲辅周拥有丰富的临床经验，通读《内经》《难经》《伤寒论》《金匮要略》等经典，历代旁家学说也潜心精读，将《伤寒论》与《金匮要略》融会贯通，除精通内、妇、儿科外，尤其擅长治热病。在几次传染病流行时，他从整体出发，辨病求因，独辟蹊径，救治了大量危重病人，著有《蒲辅周医案》《流行性乙型脑炎》《中医对几种传染病的辨证论治》等著作。

（一）先其所因，伏其所主

"必伏其所主，而先其所因"出自《素问·至真要大论》，即治病求本，审证求因，尤其越是复杂的疾病，越是要找出根本原因。蒲辅周曾指出这一点是临床治疗的绳墨，反复强调不管是新病还是旧病，导致机体产生病变的主要因素就是本。在几种邪气侵袭人体的情况下，对机体危害最大的就是

本,也就是应该解决的主要问题。疾病在临床发展错综复杂,一时不察则容易忽略其原本病因,从而造成失治、误治,使得病情越发严重,这种情况要尽可能地避免,在多变的临床环境中,抓住主要矛盾,则病不愁不愈。

治病求因,注重辨证论治的准则。蒲老在临床实践中辨证论治贯穿始终,他指出疾病发展过程中,不能只关注局部问题,要从整体出发,人是一个有机的整体,脏腑联系,气血相通,经脉相连,正所谓牵一发而动全身。从标本关系而言,蒲老认为若不了解何为标何为本,则无法抓住病因,无法准确辨证,更不要说进行正确的治疗了。一般来说,病因为本,症状为标;正气为本,邪气为标;急则治标,缓则治本,临床上常常出现因虚致实、因实致虚的病例,往往需要医者透过现象看本质。蒲辅周主张无病善防,增强体质;有病祛邪,慎勿伤正。《内经》里有"正气存内,邪不可干"之说,正气虚衰为内因,邪气侵袭为外因,若不顾正气,猛下驱邪药物,则使得正气不复,造成失治。因此,在治疗外因时,更要顾护正气,不能忽视内因的作用。蒲老还指出,对于外感热病,重点是分清表里寒热,而慢性内伤杂病重点是分清虚实寒热。

(二)必先岁气,三因制宜

蒲辅周在治疗时疫病上注重人与自然的整体观,推崇"必先岁气,毋伐天和",并且强调外感热病必须掌握季节性。1945年的夏季,在成都地区麻疹流行,辛凉宣透法没有起效,蒲老那时考虑到成都那年暑期大雨不断,路有积水,老人和小儿久坐在床,不敢下地,遭受暑热雨湿之邪,等暑期一过,湿热蒸发,小孩发热,麻疹皮下隐伏不透,这是因为暑季多雨,湿遏热伏,于是按湿温治法,通阳利湿,疹毒获愈。

1955年夏天,石家庄流行性乙型脑炎盛行,蒲辅周发现石家庄当时正值酷热之际,久晴无雨,气候偏热,病属暑温范畴,治疗以清热解毒养阴,主张用白虎汤辛凉重剂进行治疗,效果明显,死亡率明显降低。而次年北京暴发流行性乙型脑炎,采用石家庄治法无效,蒲辅周指出本年北京地区雨水较多,气候偏湿,病属湿温范畴。他采用芳香化浊和通阳利湿的方法治疗,扭转局势,治愈率大幅度提高。

中医治疗流行性乙型脑炎从石家庄"清热、解毒、养阴"基本大法上进一步发展到"辛凉为主、清热解毒"的方针,并根据临床确立"辛凉为主、佐以芳化""辛凉透邪、芳香开窍""辛凉透邪、芳香开窍、佐以息风"三法。蒲辅周在此基础上,根据暑温有偏热、偏湿、伏暑、暑风和暑厥的不同,运用中医的辨证论治,提出辛凉透邪、逐秽通里、清热解毒、开窍豁痰、镇肝息风、通阳利湿、生津益胃、清燥养阴八法用于临床,但是实际情况还需要灵活辨证。

(三)胃气为本,顾护津液

脾胃为气血化生之源,是后天之本,李东垣在《脾胃论·脾胃盛衰论》中说:"百病皆由脾胃衰而生也。"得胃气者生,无胃气者死。蒲老曾在《辨证求本》一文中指出:"有病祛邪,慎勿伤正,尤其要以顾护胃气为先。"蒲辅周在治疗各种内伤杂病时,注重维护胃气,胃气衰败则万药难施。

从古至今的医家对养护胃气的重要性不言而喻。蒲辅周在对于脾胃虚弱的病人用药上也十分有讲究,用药量宜轻,宁可再剂,也不可为了快速见效而下重剂,欲速而不达,重剂容易造成病人胃气更加虚弱。

蒲辅周调理脾胃多融合李东垣与叶天士二家之言。李东垣善于治脾升脾且温补,叶天士偏于滋养胃阴,且脾喜燥,胃喜润,脾宜升则健,胃宜降则和。蒲辅周取两者之长,在临床辨证论治时补脾土不忘养胃阴,保胃气不忘养脾阳,两者相得益彰,效果更加显著。

(四)治法严谨,用药轻灵

蒲辅周研究各家经典,通读各家学说,尊经不囿经,师古不泥古,他曾指出伤寒温病"始异中同终仍异",伤寒温病两者发病之初,病因不同治法不同,病程发展阶段,出现证治相同,疾病后期又出迥异,则以不同治法。"汗、和、吐、下、温、清、消、补"八法乃基本大法,蒲老指出若是发汗太过则伤正气,如桂枝汤证,遍身微微有汗者即可,若汗如水淋漓,反致坏病。在此蒲老得出"汗而勿伤、下而勿损、温而勿燥、寒而勿凝、消而勿伐、补而勿滞、和而勿泛、吐而勿缓"治疗八法,治法严谨,分寸得当。

蒲老用药轻灵,药味少,用量少,疗效好,反对一病一方一药,反对为投病人喜欢而使用贵重药物,认为药物用对即贵。蒲辅周自创二鲜饮(鲜芦根、鲜竹叶)或三鲜饮(二鲜饮加鲜茅根)加减,药虽两三味,用以益胃生津,效果奇佳。蒲辅周亦曾用桑菊饮治疗 1 例重症流行性乙型脑炎,药虽轻,方虽小,却亦能挽救病人于病危之际。

【医话与轶事】

(一) 医话六则

1. 谈脉之常变及诊脉的价值

1963 年,蒲志孝在京同先父初诊,病人张某六脉皆大。先父说病人禀赋素厚,不能以火看待,这是六阳脉,还有一种六脉沉细如丝,亦不为病者,名六阴脉,如刘某就是这样。我的脉也经常结代,仍然活了这么多年。一女学生,一日为我诊脉,先喜形于色,既则蹙眉不语。余笑问曰:"如何?"良久,始告曰:"我知之而不敢言。"余曰:"何也?"笑答:"四至一歇。"余微笑曰:"汝有功夫。歇止脉危,是否三四动止应六七? 六七日后尔当再来。"后果来,讶其如初,问其故? 余曰:"我有此脉久矣,岂可一见歇止脉即断为不治,须脉证合参。"我在四川、北京都曾见过。六脉俱浮,但从容缓和者,皆了了九十多岁。还曾见一女同志其脉细,沉取始见,但六部均平,也长寿。所以无病之脉亦可见浮或沉。如五部脉皆虚,一部脉独实,其病为实;反之五部脉皆实,一部脉独虚,其病为虚。可见持脉应知常达变。

《金匮要略》云:男子平人,脉大为劳,极虚亦为劳。所谓大,是大而无力或无柔和感,心脏有病者多见此脉。中医所称痰湿体形多见脉沉细,或大而鼓指,皆为气血紊乱所致。临证一定要四诊合参,切不可执一。罗天益云:"医之病,病在不思",确为名言。

2. 谈寒热并用

治病之道,审病求因,寒者热之,热者寒之,实者泻之,虚者补之,使归于平而已。处方驳杂,皆因不肯在临证用功,粗工也。某君曾治一喘证,寒药热药各七味,诘问之:寒喘耶? 热喘耶? 抑或寒热夹杂之喘耶? 寒热夹杂,虚实互见,固然可寒热并用,补泻兼施,但必须分清主次。

3. 肝炎的治疗

以调理肝脾为主,不可滥用苦寒,否则中土日戕,是令其速死也。亦不可滥补,有用黄芪补至肿胀终致不救者,盖未通调理肝脾之理耳。又此病可多服大枣,大枣即脾之谷也,服之反不致胀,何也?

胀有虚实之分,虚胀即可服之。又肝主疏泄,夫病大便不通者,调肝即可,慎勿妄施攻下。

4. 谈麻黄附子甘草汤之治肾炎

某医师有一亲属患肾炎来研究院就诊,曾服五苓、五皮、肾气丸等乏效。查尿中仍然有红细胞、蛋白,身肿如故,乃延我就诊。据其人背寒股冷,乃书麻黄附子甘草汤,服数剂水肿显著减退,不治血而自止。治病重在具体情况具体分析,必须抓主要矛盾,主要矛盾解决了,其他矛盾也就迎刃而解。此病须严忌盐,可多吃豆类(三豆汤)、大枣等。

5. 谈五味子等之治神经衰弱

有神经衰弱病人,又兼高血压,习以五味子一味大剂服之,初尚有效,后则无功。余尝曰:此药岂可久服,酸收敛甚,必成癖。已而果然,急延余诊,乃用五苓散加通草而愈。凡有病失眠来求诊者,某君即处以龙骨、牡蛎、酸枣仁、山茱萸等安神养肝肾类药物。余问曰:为何用此药耶? 彼答曰:虚也。余看过不少失眠病人,并无明显虚象,甚至有属实者。胃中不和、忧思伤脾,皆足以导致不眠,何得一见失眠即安神、滋补? 治病之要,贵在临证布思,方不致落于俗套。

6. 谈泡参可代人参

党参,即上党人参也,大约唐以前人参皆指党参而言。蒲辅周说:家乡梓潼所产生泡参亦不错,虽味淡力薄,大剂亦可代之。蒲辅周早年业医蓉城时,每用泡参代人参。盖泡参形同人参,甘淡补气,补虚而不恋邪,价廉而物美。有一崩漏病人,蒲辅周在救阳固脱方中即重用泡参一两代人参,而获全功。望勿以力薄不堪重任之。

(二) 轶事四则

1. 布衣中医是本色

蒲辅周生活俭朴,在家乡成都行医近 50 年,未穿过一件料子服。他认为医生太奢华,穷苦人往往望而却步。解放前,当地一权贵患病,欲以高价留蒲辅周在家中侍诊,即私人医生,蒲辅周坚辞不受,说道:"我生平在钱上从不留意,我病人很多,不能为你一人的小病而让众人受苦。"到了北京后,生活同样非常俭朴,一般穿着,家中除公家配给的家俱外,其他一无所有。周总理为照顾蒲辅周健康,请国务院在景山东街安排了一套住房,可蒲辅周坚持不去,说道:"我们是医生,不能搞特殊,搬到那里住,病人看病不方便。"他虽长期担任高干、外宾的保健任务,但对找上门来的普通群众从未拒绝,总是热情接待,精心治疗,保持"布衣中医"本色。凡是经他治疗和接触过的人,上至国家总理,下至平民百姓,对其医德医风,无不交口称赞。蒲辅周说:"过去拜师学医,老师都要送给学生三件礼物,即草鞋一双、雨伞一把、灯笼一个。"其意不论路程远近,刮风下雨,白天黑夜,都要克服困难去出诊,以救人为急务。

2. "简直是吃书"

蒲辅周八十高龄仍坚持每日看书,左眼患白内障,读书有困难,就用右眼看书,眼和书距离仅一寸左右。有的书卷文字太小,右眼看不清,他就拿起放大镜,一字一句地读,直似孙思邈"白首之年,未尝释卷"。他的弟子何绍奇目睹此景,感慨地说:"这不是看书,简直是吃书啊,相比之下我们太惭愧了。"

3. "不要掩人之美"

蒲辅周早年悬壶成都时,梓潼富家黄某病重,星夜迎他赴诊。此前已请另一名医郭代兴诊治,郭代兴断为阳明腑实,议用攻下。但富家畏芒硝、大黄如虎狼,不敢服药,单等蒲辅周决断。蒲辅周看过病后,细加推敲,认为郭代兴诊治无误,曰:"方药对证,何必犹豫彷徨,如果昨日进药,今日病已解大半。如此兴师动众,真是枉费人力。"病家经此解说,服药尽剂而愈。事隔多年,蒲辅周犹常提及此事教育后人"不要掩人之美,夺人之功"。

4. 寻常之剂愈高热

蒲辅周曾治某军区司令汪某,因肝炎住院两个月,高热汗出欲虚脱而请会诊。病人肝功能虽已恢复,近半月来体温在 38～39℃,汗出如洗,衣被尽湿。某医见大热大汗,投以犀羚白虎汤清热大剂数剂不效,又进大柴胡汤而病情日重,精神萎靡已报病危。蒲辅周认为大热大汗,但不烦不渴,非实热也。身倦欲脱,舌质艳红,脉大按之无力,为正虚卫外不固,投以玉屏风散合甘麦大枣汤,用方甚是平常,谁知服之汗止热退而痊愈,每剂药才几角钱。

【医案选介】

案一:暑湿并重

王某某,男,9 岁,1956 年 8 月 23 日住某医院。诊断为流行性乙型脑炎。住院检查:(略)。病程及治疗:8 月 19 日发病,高热、头痛、嗜睡,次日发现神识不清,23 日入院,已见昏迷,体温 39.6℃,无汗,目赤,无大便,小便黄,脉象浮洪有力,舌苔黄腻,确为暑湿并重之证,拟用辛凉重剂。

处方:银花三钱,连翘三钱,生石膏二两,知母二钱,淡竹叶三钱,甘草二钱,粳米三钱,淡豆豉一两,葱白五寸,鲜芦根一两。

次日,体温 38℃,目赤已退,仍昏睡,未出汗,小便黄,大便仍未行,口不渴,舌苔黄腻,脉仍浮数有力,是暑湿之邪尚伏而未去,宜清暑利湿。

处方:茯苓皮三钱,杏仁二钱,香薷二钱,鲜藿香三钱,郁金二钱,生石膏一两,滑石五钱,连翘三钱,黄芩二钱,白通草一钱五分,茵陈三钱,神曲三钱,淡竹叶三钱。

服药之后,汗出热解,体温降为 36.8℃,神识清楚,脉亦缓和,予以清热和胃之剂。

处方:茯苓皮三钱,薏苡仁四钱,蒺藜三钱,钩藤(后入)三钱,连翘三钱,桑枝五钱,生稻芽四钱,鲜荷叶一两。

服后食欲恢复,余证皆愈,次日出院。

按语:本例病人暑湿弥漫三焦,营卫闭塞,汗腺不通,热不得解,故先予辛凉解表,新加白虎中复以葱、豉,防其内犯,而热去湿伏仍宜宣透,乃更以二香与正气散加减,服后湿泄热透,引邪外达,遂无惊厥之患。从这里使我们体会到,温病虽然忌汗,而于清解之中,辛开宣透之药仍不可少。

案二:暑湿挟风

韩某某,男,6 岁,因两日来发热,头痛,嗜睡,抽风二次,于 1964 年 8 月 18 日住某医院。住院检查摘要:体温 40℃,脉搏 128 次/分,呼吸 28 次/分,发育正常,营养中等,心肺腹均阴性,神倦嗜睡,偶有烦躁。神经系统检查:颈项部有抵抗,凯尔尼格征(-),布鲁津斯基征(±),巴宾斯基征(+),腹壁、提睾、膝反射俱为(+)。脑脊液检查:外观薄毛玻璃样,蛋白(+),糖(+),细胞数 $6.02×10^6$/L,中性粒细胞比率 81%,单核细胞比率 19%。血化验:白细胞 $24.9×10^9$/L,中性粒细胞比率 83%,淋巴细胞比率 16%,单核 1%,咽拭子培养:有甲类链球菌、奈瑟氏球菌属。临床诊断:流行性乙型脑炎(重型)。

病程与治疗:入院前日开始发热,头痛头晕,嗜睡,食欲不振,入院前 10 小时内抽风 2 次,曾用解热剂无效,病情逐渐转重,体温升高达 40℃,嗜睡明显,入院后即用西药治疗,仍不见有效。

8月19日请蒲辅周会诊:症见高热无汗,面潮红,嗜睡明显,偶有烦躁,舌质红,苔白中挟黄,脉浮弦数,此为暑湿挟风,表里两闭之象,治宜清暑祛风、表里两解。

处方:香薷一钱五分,扁豆花二钱,川厚朴一钱五分,金银花二钱,淡豆豉四钱,炒僵蚕二钱,淡竹叶二钱,杏仁二钱,连翘一钱五分,葱白三寸(后下),六一散四钱(纱布包煎),并以紫雪丹一钱,分五次冲服。

8月20日始服前方,8月21日复诊:体温基本正常,偶有低热,能坐起食饭,大小便转正常,除颈部尚有轻度抵抗外,余症皆消失,前方续服一剂,不再用紫雪,服后诸证皆平,食、眠、便俱正常,停药观察以至痊愈出院。

按语:本例病人入院前曾用解热剂,入院后又经用西药等各种措施,于会诊之时病情逐渐转重,但服药之时,病势已见转机,加之用清暑祛风、表里两解之法,适中病机,因此获效速,先后两剂而获痊愈。可见,中西医团结合作治疗急重症,有其优越性。

案三:暑温挟风

傅某某,女,30岁,1956年8月25日住某医院,诊断为流行性乙型脑炎。住院检查摘要:(略)。病程与治疗:病已6日,初起头痛如裂,身微痛,高热恶寒,食欲不振。曾连服大剂辛凉甘寒及犀、羚、牛黄、至宝、紫雪、安宫诸品,病势始终不减并迅速发展。会诊时仍持续高热,头剧痛,身微痛,头有微汗而身无汗,呕吐,下利灰白稀水,腹不痛,小便短黄,神倦目涩,烦闷,口苦,渴不思饮,舌苔薄白,中心黄腻,边质红,月经刚过10日,今日再见,脉象两寸浮数,右关沉数短涩,左关弦数,两尺沉数。观其脉证原属暑温挟风,其头身痛、脉浮系乎风,其心烦、舌赤苔黄、口渴发热由于暑,因服寒凉太过,冰伏其邪留而不解,脾胃受伤,热入厥阴,迫血妄行,并乘虚而内陷阳明、太阴,形成两脏(太阴脾经,厥阴肝经)一腑(阳明胃经)并病,此时急须温太阴、清厥阴、和阳明,温清和三法并用。方以二香、左金合苦辛为治。

处方:鲜藿香三钱,香薷二钱,川黄连一钱五分,吴茱萸五分,法半夏三钱,郁金二钱,佩兰三钱,钩藤四钱,蒺藜四钱,鲜佩叶一两,竹茹三钱,生姜二钱,伏龙肝二两(先煎取澄清液煎药)。

浓煎,取80 mL,每服10 mL,1小时一服,因吐甚不纳,故少量而频进。一剂诸证皆平,后以调和脾胃养阴益气而愈。

按语:本例系暑温挟风,服寒凉太过,邪陷厥阴、太阴、阳明,故治取温、清、和三法同用,而病人顺利好转,说明辨证论治的优越性。香薷乃清暑解热、利水和胃之药。左金善降肝经逆热之气,佐以法半夏、生姜、竹茹,能升能降,使清阳升而浊热降,肝木条达,脾胃自安。伏龙肝能镇胃温脾。荷叶佐黄连可以清暑消热。郁金、佩兰芳香化浊兼能宣痹开窍。钩藤、蒺藜善祛风而不燥,并能舒肝。本方乃苦、辛、温合成,三焦并治之法。由于胃逆过甚,饮水不纳,所以减少药量,使其徐徐浸入,以期受纳吸收。再由于病势严重,治不宜缓,所以药需频进,每小时10 mL,量不过重,运药之力亦强。在这类情况下,采取量少速进的服药方法,每易见效。但本例援用吴鞠通所谓"过用苦寒,致伤胃阳,亦间有少用刚者"之意。实为应变之法,非治脑炎常用之方。

案四:湿热内闭

李某某,女,3岁,因发热4日,嗜睡2日,于1964年8月26日住某医院。住院检查摘要:意识尚清,微烦,转侧不安似有头痛。体温38.7℃,呼吸26次/分,脉搏126次/分,发育、营养中等,心肺(一),腹软无压痛。神经系统检查:瞳孔对光反射存在,腹壁反射可引出,颈部微有抵抗,巴宾斯基征(+),凯尔尼格征(一)。脑脊液检查:潘迪氏试验(+),糖(+),细胞总数 10.38×10^6/L,白细胞 11.4×10^6/L,氯化物 106.8 mmol/L,糖 3.44 mmol/L,蛋白 0.11 g/L。血化验:白细胞 18.6×10^9/L,中性粒细胞比率87%,淋巴细胞比率12%。临床诊断:流行性乙型脑炎(极重型)。

病程与治疗:病人于8月23日开始精神不振,呕吐,身热,第二日下午体温达39℃,再呕吐五、六次,予退热剂,体温不减,第三日即见嗜睡,第四日入院。入院后,先予黄连、香薷,冲服紫雪散,第二日体温升高至40℃,加服牛黄抱龙丸,注射安乃近,第三日体温仍持续在40℃左右,但汗出较多,呼吸发憋,频率50次/分,脉搏130次/分,呈现半昏迷状态,瞳孔对光反应迟钝,腹壁、膝腱反射消失,前方加至宝散二分,分二次服,病情继续恶化。

8月28日请蒲老会诊:意识出现昏迷,不能吞咽,汗出不彻,两目上吊,双臂抖动,腹微满,大便日二次,足微凉,脉右浮数,左弦数,舌质淡红、苔白腻微黄,属暑湿内闭,营卫失和,清窍蒙蔽,治宜通阳开闭。

处方:薏苡仁四钱,杏仁二钱,白蔻仁一钱,法半夏二钱,厚朴二钱五分,滑石四钱(布包煎),白通草一钱五分,淡竹叶一钱五分,鲜藿香一钱,香木瓜一钱,局方至宝丹半丸(分冲)。水煎服250 mL,每次服50 mL,3小时服一次。

8月29日复诊:药后汗出较彻,次日体温下降至37.6℃,目珠转动灵活,上吊消失,吞咽动作恢复,意识渐清,可自呼小便等,原方去藿香、竹叶,加酒芩八分,茵陈三钱,陈皮一钱五分,生谷芽四钱。药后三天,全身潮汗未断,头身布满痱疹,双睑微肿,意识完全清醒,但仍嗜睡,舌苔渐化,二便正常,体温正常,神经反射亦正常,继以清热和胃,调理善后,痊愈出院。

按语:本例病人湿重于热,故初起用黄连、香薷、紫雪等方,清热祛暑,病不退而反进;旋用三仁汤加味,从湿温治,病由重而转轻。可见乙型脑炎不仅偏热,亦有偏湿、偏热,黄连、香薷自是正治,偏湿则非芳香淡渗不效。

案五:风暑湿内闭

沈某某,男,7岁,因5日前突然发高热,伴有头晕、恶心、呕吐,食欲不振,近2日病情转重,于1964年8月13日住某医院。住院检查摘要:体温41℃,脉搏86次/分,呼吸32次/分,血压110/70 mmHg,发育中等,营养欠佳,前胸可见针尖大小出血点。双目发直,呈抽风状态,但无谵语。神经系统检查:颈项强直,凯尔尼格征(+),布鲁律斯基征(+),巴宾斯基征(+),膝反射亢进。脑脊液检查:外观毛玻璃样,蛋白微量,糖(+)。血化验:白细胞24.5×10^9/L,中性粒细胞比率84%,淋巴细胞比率16%。补体结合试验结果1:8。咽拭子培养为大肠杆菌。临床诊断:流行性乙型脑炎(重型)。

病程与治疗:入院前5日突然发高烧,伴有头晕、恶心、呕吐,食欲不振,经用抗生素无效。近2日病情转重,高烧持续不退,嗜睡明显,但无谵语,双目发直呈抽风状态,呕吐,不能纳食,大便干,小便少。入院后,经用抗生素和解热剂病势仍不解。

于8月15日请蒲辅周会诊:高热持续在41℃以上,身无汗,不时抽风,烦躁,深度昏睡,唇焦,舌少津而不思饮,小便少,面青黄,脉浮弦,舌质淡,苔白厚挟黄。此为风暑湿内闭、三焦遏郁,治宜清暑祛风、渗湿宣闭为主。

处方:鲜藿香二钱,香薷二钱,扁豆花二钱,杏仁二钱,金银花二钱,川厚朴一钱五分,川黄连八分,白僵蚕二钱,钩藤二钱,淡竹叶二钱,白通草一钱,六一散五钱(纱布包煎)。水煎取汁,频频温服之。并以紫雪丹一钱,分五次冲服。

8月16日复诊:前方服后未再抽风,意识稍清,而高热虽减不显,仍处于昏睡状态,动则烦躁,周身仍无汗,面色青黄如前,舌质同前,苔稍薄,脉弦数,前方再服一剂。

8月17日复诊:身热减,意识清,手心潮润,身仍无汗,大便日2次,舌质淡苔转白腻,脉濡数,原方去厚朴,香薷减为一钱,再加薏苡仁四钱、白蔻仁一钱五分、绵茵陈三钱、紫雪丹一钱,分五次冲服。

8月18日复诊:体温再降,仅微有低热,神志已完全恢复,食纳增加,症状消失,乃继续服中药调理,痊愈出院。

按语:乙型脑炎有偏热、偏湿、暑风和暑厥等不同,中医治疗乙型脑炎,尚不能拘守于一法、一方、一药,必须强调辨证论治。本例在入院前5日突然高热,伴有头晕、恶心、呕吐,食欲不振,入院后高热持续不退,并出现抽风等症状,可见乃暑湿挟风所致,风暑湿内闭,三焦遏郁。由于诊断明确,因而在治疗上采用宣透开闭而奏效。

案六:热结旁流

梁某某,男,28岁,住某医院。诊断为流行性乙型脑炎。住院检查摘要:(略)。病程与治疗:病已6日,曾连服中药清热、解毒、养阴之剂,病势有增无减。会诊时,体温高40.3℃,脉象沉数有力,腹满微硬,哕声连续,目赤不闭,无汗,手足妄动,烦躁不宁,有欲狂之势,神昏谵语,四肢微厥,昨日下利纯青黑水,此虽病邪羁踞阳明、热结旁流之象,但未至大实满,而且舌苔秽腻,色不老黄,未可与大承气汤,乃用小承气汤法微和之。

服药后,哕止便通,汗出厥回,神清热退,诸证豁然,再以养阴和胃之剂调理而愈。

按语:此病人症见腹满微硬,谵语欲狂,热结旁流,目赤肢厥,身热无汗,脉沉数有力,乃里闭表郁之征,虽屡用清热、解毒、养阴之剂,而表不解,必须下之。下之则里通而表自和,若拘泥于温病忌下之禁,当下不下,里愈结,表愈闭,热结精伤,造成内闭外脱。说明脑炎治疗并非绝对禁用下法;惟非下证而误下,酿成内陷则属非是。这是一个很明显的"辨证论治"的实际例证。

案七:热病转寒中

朱某某,男,29岁,住某医院已6日,诊断为流行性乙型脑炎。住院检查摘要(略)。病程与治疗:会诊前曾连服大剂辛凉苦寒及犀角、羚羊角、牛黄、至宝之品,但高热不退,四肢微厥,神识如蒙,时清时昏,目能动,口不能言,胸腹濡满,下利稀溏,随矢气流出,量不多,尿不利,头汗出,漱水不欲咽,口唇燥,板齿干,舌质淡红,苔白,脉象寸尺弱,关弦缓。经会诊,分析脉证虚实互见,邪陷中焦之象,与邪入心包不同,引用吴鞠通《温病条辨》所谓"湿热上焦未清,里虚内陷"的治法,主以人参泻心、去枳实易半夏,辛通苦降法。

处方:人参三钱,干姜二钱,黄连一钱五分,黄芩一钱五分,法半夏三钱,白芍四钱。

服后,尿多利止,腹满减,全身汗出,热退。但此时邪热虽去,元气大伤,而见筋惕肉瞤,肢厥汗出,脉微欲绝,有阳脱之危,急以生脉加附子、龙牡回阳固阴。

处方:台党参一两,麦冬五钱,五味子二钱,熟川附子二钱,生龙骨(打)八钱,生牡蛎(打)六钱。

浓煎徐服,不拘时,渐能安眠,肢厥渐回,战栗渐止,神识略清,汗出减,舌齿转润,阴回阳生,脉搏徐复,后以养阴益胃,兼清余热,用三才汤加枣仁、阿胶、石斛数剂,一切正常。停药观察,唯以饮食休息之,观察数日痊愈出院。

按语:此病人因寒凉过甚,已由热中变为寒中,热邪被迫,格拒中焦,故取泻心法,辛通苦泻,病机一转,邪热顿去而大虚之候尽露,急用回阳固阴之品,中阳渐复,但热病伤阴,回阳之后仍宜养阴益胃。

案八:热病转寒中

高某某,男,7岁,住某医院已3日,诊断为流行性乙型脑炎。住院检查摘要:(略)。病程与治疗:会诊时,患儿高热烦躁,腹满下利,呕恶,苔黄少津,舌质淡红,唇干,予水则拒,爪甲青,面青,日夜不安睡,不食,狂叫不宁,脉沉数弦急,曾服寒凉大剂及至宝、牛黄、犀、羚而病势不减,乃热邪内陷阴中,太阴寒化,厥阴蛔动之象。予以椒梅汤去黄芩、半夏。

处方:台党参二钱,黄连一钱五分,白芍二钱,乌梅二钱,川椒二十粒,炮干姜一钱,炒枳实八分,浓煎温服。一剂热退,睡安躁减。再剂利止,胀消烦

除,并下蛔虫一条,续以温脾和胃调理而愈。

按语:此亦因服寒凉太早、太过,已成寒中之证,而苔黄,脉弦数且急,又与热中相似,其间仅有爪甲青,拒水之差。在组方时去黄芩、半夏,因原服苦寒重坠之品过多,故减其制,有枳实之苦泄、黄连之苦降,已中病机,不执成方不变,又说明"辨证论治"的灵活性。

案九:热病后遗

教某某,女,27岁,住某医院越两个月余,确诊为流行性乙型脑炎后遗症。住院检查摘要(略)。病程与治疗:会诊时,病人神呆不语,吞咽困难,二便不自知,左上下两肢麻痹如废,右上下肢日夜乱动,体温37℃,饮食依赖鼻饲,呼吸正常,咽间无痰声,舌无苔,质红润,呼之不答,目中流泪,高热时,见过月汛,今已逾期,再未来潮。详阅病历,前段治疗,是采用以寒治热的方法,曾服辛凉重剂及犀、羚、牛黄等药,于一昼夜之内,服石膏竟达四斤之多,自此神呆不语。据此情况,联想到"寒凉过剂"之弊,而且考虑不仁为痹,躁扰属风,遂议用养血活络、祛风宣痹之合剂送回天再造丸,以针刺。

处方:当归、白芍、天麻、旋覆花、石决明、紫石英、地龙、桃仁、陈皮、佛手、桑寄生、龟板等出入互用。每日服回天再造丸一粒。先后服回天再造丸二十三粒,而麻痹消失,躁扰不作,言语渐可,遂去其鼻饲,调其饮食,停药休养。越数月,完全恢复健康,而月事亦通。

按语:此由寒凉大剂攻之过急,药过病所,以致卫阳凝闭而不宣通,神无所用,三焦失司。或曰:以寒治热,正治之法,何为不可?曰:非谓不可以寒治热,但寒凉太过,则卫气郁闭,营气凝泣,热反冰伏,不能达之出表,遂成热病后遗之症。今幸病人为青年,身体健壮,故能借针药之力和其营,通其输,调其从逆,乃有恢复的可能。"白虎"为达热出表之剂,石膏有解肌清热之能,但吴鞠通对白虎却有"常须识此,勿令误也"的警戒,也就是说必须"凉而毋凝",而且治病用药,还须注意轻重缓急,中病即可。

参考文献

[1] 中国中医研究院.蒲辅周医案[M].北京:人民卫生出版社,2005.

[2] 任光荣.伏其所主,先其所因——蒲辅周治疗疑

难病证学术思想初探[J].甘肃中医,2005(7)：5-6.

[3] 陈锐.蒲辅周乙脑治疗八法[J].中国社区医师,2012,28(29)：11-20.

[4] 薛伯寿.著名老中医蒲辅周的学术特点[J].上海中医药杂志,1981(10):3-6.

[5] 张朝卿.老中医蒲辅周的八法运用经验[J].黔南民族医专学报,2006,19(4)：228,237.

[6] 张如宾,夏中和.论蒲辅周先生用药特点[J].泸州医学院学报,1987(3):190-192.

[7] 蒲志孝,张斯特,刘正才.蒲辅周医话十则[J].辽宁中医杂志,1984(2):29-31.

[8] 张存悌.名人与中医(22)[J].辽宁中医药大学学报,2009,11(10):151-152.

88. 李斯炽（抗"霍乱""钩端螺旋体病"）

【生平传略】

李斯炽（1892—1979年），男，名煐，四川省成都市人。近代名医，成都中医学院首任院长。1915年毕业于成都高等师范学校（现四川大学）理化系，留校任理化助理。早年师承成都名医董稚庵，在其影响下，决意从事中医事业，实现"不为良相，当为良医"的愿望。

1929年，国民党南京政府召开中央委员会通过废止中医药的提案，引起全国中医药界强烈反对，李斯炽怀着"兴灭继绝"的悲愤心情，辞去教职，投身于拯救中医的活动。他积极参加反对"废止中医提案"的斗争，倡导并组建医药学术团体，创办中医刊物，举办国医学院。曾担任四川医学会主席、四川国医学院教务主任、副院长、院长等职。

1932年秋，成都霍乱流行，死亡惨重。李斯炽约集中医同道蔡品三、罗春航、谢子和、李懋勤、李用宾、雷敬之以及尚未成年的儿子李又斯等27人，组成"壬申防疫队"，由私人出资，采用民间验方，制成"防疫避瘟丹"，连同其他有效中成药，深入旧皇城坝、御河街等劳动人民聚居、发病率最高的地区免费治疗病人，同时散发有关卫生防疫常识材料，发动群众灭蝇灭鼠，对控制疫情、减少死亡，起到了积极作用。1934年，李斯炽正式开业行医。

1936年，李斯炽在成都联合中医界同仁，组成"四川医药改进会"，创办《医药改进月刊》，为维护中医事业而奋斗。与此同时，又与赖华峰、杨白鹿、邓绍先、何伯壎等人，创办"四川国医学院"。此后，又与赵源章、王旭光、傅启初等筹办中医医院和新中医疗养院，作为国医学院学生的实习基地。由于国民政府对四川国医学院不予立案注册，学生毕业不发给行医执照，李斯炽为争取学院的合法地位而四处呼吁，不辞辛劳，并通过法律途径对当局提出控告，据理力争。又因办学经费困难，他与同道采取社会筹募、自身捐献、义务上课、借贷典当等办法，将四川国医学院惨淡经营到中华人民共和国成立前夕。他为办学欠债如山，但毫无追悔之意。四川国医学院开办十余年，为四川地区培养造就了一大批中医栋梁。

1950年8月，李斯炽赴北京参加第一届全国卫生会议，得到毛泽东和其他中央领导人接见。1951年，人民政府为李斯炽偿清了他解放前办学欠下的债务。他备感共产党和政府对中医事业和对他本人的关怀，工作更加不遗余力。1956年9月，成都中医学院成立，1958年，被国务院任命为成都中医学院首任院长。先后担任中华医学会顾问、中华医学会四川分会副会长、四川省科学技术委员会委员、《中医杂志》编委、农工民主党成都市代主任委员，第二、第三届全国人大代表，第五届全国政协委员，在第二届全国人民代表大会期间，入选大会主席团。1959年，因对发扬祖国医学工作积极，成绩卓著，获卫生部颁发的金质奖章。

1978年，李斯炽被授予中国第一批中医教授职称。1979年2月28日，李斯炽在成都病逝。

【学术思想】

李斯炽善于读书，认为刻苦读书是学医关键，但从不盲从古人所言，而重在辨析其理。他广问博学，向老师和同道学习，向广大群众学习，学习之余更要进行独立思考，将所学所得精心提炼。他主张诸家兼采，推陈致新，不偏信一家之言，不偏守一家之方。临床上讲究理宜精，法宜巧，方宜平，效宜稳。李斯炽身体力行其"四不怕"之说，即不怕难治之病，不怕难答之题，不怕难讲之课，不怕难写之文，知难而进,方能百炼成钢。

(一)钩端螺旋体病

1958年7月中旬,温江地区瘟疫流行,成都中医学院组织医疗小组,由李斯炽负责,深入疫区。初到疫区时,药物尚未备齐,为了及时抢救病人,控制疫情,李斯炽就地取材,采用7种新鲜植物(鲜荷叶1匹,鲜桑叶2匹,鲜枇杷叶2匹,鲜竹叶心100根,鲜芦竹根60 g,鲜白茅根30 g,鲜车前草5株)煎水作饮料服用,解暑渗湿,清心凉血。既可减轻病势,又可预防传染,适用于夏日头痛身热、口渴、咳嗽、痰中带血、衄血、小便黄少等症。正常人亦可服用。

后研究发现为"钩端螺旋体病",由致病钩端螺旋体引起的一种急性全身性感染性疾病。初发生时,有头昏、头痛、周身疼痛、发冷、腿软无力等症状。部分出现咳嗽气紧、胸背作痛,或呕吐腹泻,或鼠蹊部淋巴肿大、有压痛。少数病人有咳吐血痰,或略血。若治疗不及时,发病两三日,便出现鼻翼扇动、心慌烦乱、面色苍白、嘴唇、指甲发绀、呼吸迫促等心肺两绝的病状而亡。

李斯炽指出此病初发有头痛、恶寒等感冒症状,且发病季节在长夏初秋,所以此病从"暑""温"两个方面着手。李斯炽认为此病属于温病学中暑温、湿温的范畴。本病为暑湿夹秽,先犯上焦,随着病人体质强弱,感邪差异而表现症状轻重不同。大体上分为瘟疫偏热和瘟疫偏湿。根据湿邪夹杂的多少,温邪侵袭的轻重,制订常用四方,其中,临床症状偏于热者使用银翘散和清瘟败毒饮加减,偏于湿者使用三仁汤和藿香正气散加减,病后恢复期,脾气虚弱者使用六君子汤加减,胃阴匮乏者使用益胃汤加减。

(二)痢疾

痢疾是夏秋最常见的消化道传染病,历代医家对此有不同的认识,如"肠澼""滞下""赤白痢"等。现代医学证明,痢疾是由于痢疾杆菌、阿米巴原虫侵犯大肠黏膜引起的传染性疾病。中医认为痢疾由于外受风寒暑湿,内伤生冷及饮食过度引起。

痢疾一般症状为腹痛、里急后重、下痢黏涩脓血、大便次数增多,或有恶寒发热等。李斯炽在此基础上将痢疾分为轻症、重症及险症。轻症表现为初起腹胀痛,脉小弱,一日夜十余行,面红,便色鲜明,噤口痢属实者;重症表现为日久腹中绞痛,身热,脉弦数或虚大,一日夜百余行,里急后重特甚,面色晦黯,便色如鱼脑猪肝,噤口痢属虚者;险症表现为久痢仍大下结粪或直肠自下,脉结代,肛门孔大如竹筒,下痢如尘腐色、如屋漏水、如赤豆汁或纯下鲜血,气短、呃逆,唇如涂朱。李斯炽选用人参败毒散、香连丸、黄芩芍药汤、白头翁汤等随证治疗,效果很好。

(三)疟疾

疟疾根据症状不同,古代有"风疟""疫疟""疟母"等不同的命名。李斯炽认为疟疾除了分为恶寒期、发热期、出汗期的定型疟疾外,还有疟疾并不十分规则,有的发作时间或前或后,有的寒热变化错杂无定,更兼有痰食等各种不同兼症。而恶性疟疾的恶寒发热等比一般疟疾更为剧烈,会出现谵语、昏睡等现象,这些在临床必须特别注意。对于疟疾的治疗,李斯炽遵从徐灵胎之言:"邪疟及新发疟,可行汗吐下,邪气去而正自安也,虚疟及久病疟,宜补养正气,正气胜而邪自却也……若夫痰食血气,宜略加消化,以疏通壅滞,随即滋补脾元"。

(四)痨瘵

痨瘵是一种具有传染性的慢性衰弱病,在宋代之前有"虚劳""肺痿""传尸""虚劳咳嗽"等记载,宋代之后多用"痨瘵"之病名。医学发现病原为结核杆菌,为结核病。虽然痨瘵病名繁多,但是对于症状的记载均大同小异,主要有午后发热、咳嗽、呼吸不利、痰中带血、吐血、盗汗、消化不良、贫血、体重减轻、烦躁、腰膝酸痛等。对于肠结核,古人认为预后不良,称为不治之症,《医学入门》有"虚劳,泄不止者死"的记载,因为肠结核病人出现下利不止,往往已经是肺结核末期。李斯炽认为在治疗痨瘵病人最重要的是调养得宜,注意营养卫生,增强和恢复病人体力。他使用秦艽鳖甲散、紫菀散、清燥救肺汤治疗痨瘵都取得良好的效果。

【著作考】

李斯炽结合教学和临床,对古典医藉进行了深入研究,著有《实用内科选》《金匮要略新诠》《中医内科杂病》《医学三字经浅释》《运气学说管窥》《素问玄机厚病式初探》《实用内经选释义》《李斯炽医案》《医学歌诀三种》等二十余种。

【遣方用药】

(一)霍乱常用方

蚕矢汤

组成:晚蚕沙,生薏苡仁,大豆黄卷,陈木瓜,川黄连(姜汁炒),制半夏,黄芩(酒炒),通草,焦山栀,陈吴萸(泡淡)。

功效:清热利湿,升清降浊。

主治:主湿热内蕴之霍乱,吐泻腹痛,肢冷转筋,口渴烦躁,目陷脉伏,舌苔厚黄而干,脉濡数或伏者。

用法:地浆或阴阳水煎,稍凉徐服。

方解:蚕沙祛湿,尤善化胃肠之湿浊为君。黄连、黄芩、栀子清热燥湿为臣。半夏、吴茱萸降浊止吐,大黄豆卷、薏苡仁、木瓜宣化畅中,利湿舒筋,共为佐,通草渗湿热亦为佐使。

(二)钩端螺旋体病常用方剂

1. 瘟疫之偏于热者,应采用辛凉、甘寒、苦寒的药品,以解表热。以败瘟毒为主,处以第一号方,即清瘟败毒散和银翘散加减而成。

组成:生石膏,川连,栀子,黄芩,知母,元参,连翘,甘草,鲜竹叶,金银花,鲜芦根,淡豆豉。

主治:发热发冷、头痛身痛、口渴思饮、咳嗽、痰中带红、舌红或绛、苔白薄干燥、或薄黄不润、小便短黄、脉数。

加减法:如口不甚渴,无汗或少汗,表证未解者,前六味可酌量减少;如头重昏痛,口渴不思饮,舌红,苔薄白微腻者,可酌去苦寒清热药味,加芳香淡渗及宜化气分湿热之品。

2. 瘟疫之偏于湿者,其发病较缓,出现症状为头重,头昏,身痛,恶寒,发热,或但寒不热,或寒多热少,无汗或汗后复热,脚软无力,胸闷不饥,口渴不思饮,或不渴,间有呕吐腹泻,舌质淡,苔白而润或厚腻,脉濡细微数或缓,宜醒脾阳、利湿邪,处以第二号方,即三仁汤和藿香正气散加减而成。

组成:冬瓜仁,薏苡仁,杏仁,厚朴,法半夏,伏苓,苍术,藿香。

主治:发冷,发热,头重,头昏,身重而痛,身倦脚软,口淡无味,不思食,舌质红,苔白薄润或白厚而腻,渴不欲饮,或不渴,腹泻,脉儒细或缓者。

加减法:如汗后身热不退,或午后热甚,或脉濡数,可酌与银翘、滑石、芦根、淡竹叶之属;如白苔不甚厚又不润,苍术即宜少用或不用。小便短或腹泻便减,当酌加分利之品。

3. 颜面苍白,体温较低,精神萎顿,食欲不振,口淡无味,肢体软弱,苔白润不渴,脉象沉弱者,此由湿伤脾阳,病后体虚,宜健脾开胃温养正气,主以第三号方,即六君子汤加减。

组成:沙参,白术,茯苓,法半夏,广陈皮,甘草。

主治:体温不高,面色苍白,精神萎顿,食欲不振,舌色淡润,脉细弱者。

加减祛:如汗出、肢冷、吐泻、腹痛,可加干姜、吴茱萸,如口微渴,苔微白,口淡无味,尿微黄,可加竹茹、栀子、车前子、灯心草配合施用。

4. 面微潮红,时有微热,咳嗽身倦,不思食,精神倦怠,干呕,少眠,口干舌绛,苔燥少津,心塞气累,脉细弱而数者。此由久热劫灼胃阴、津液枯涸,宜益胃生津,恢复体液,主以第四号方,即益胃汤加减。

组成:玉竹,鲜石斛,生地,元参,麦冬,鲜桑枝,生谷芽,扁豆,甘草。

主治:热退后,因出汗多,体液消耗过甚,肌肉瘦削,口干咽燥,血虚体痛,食欲不振或心塞似饿,干呕,舌干光而燥,或头昏便秘,头面不时发热,脉细弱而数。

加减法:如舌质绛而干燥,心中震颤,呼吸少气,四肢不温,神识模糊,言语轻微,可去桑枝、谷芽、竹茹、扁豆,加重炙甘草,再加西洋参、茯苓、阿胶、枣仁、龙骨、牡蛎,变益胃为复脉汤法以强心救液。

(三)痢疾常用方

1. 人参败毒散

组成:人参,羌活,独活,茯苓,川芎,枳壳,柴胡,桔梗,甘草,生姜。

主治:痢疾初起,寒热迭作,头痛身疼,无汗,脉浮紧,腹不和而滞下者。

2. 香连丸

组成:黄连(以吴茱萸同炒,去吴茱萸不用),木香。

主治:下痢赤白,白多于赤,腹痛,里急后重。

3. 黄芩芍药汤

组成:黄芩,芍药,甘草。

主治:痢疾热证,脓血稠黏,腹痛后重,身热脉洪。

4. 白头翁汤

组成:白头翁,黄连,黄柏,秦皮。

主治:热痢下重,肛门灼痛,欲饮水者。

（四）疟疾常用方

1. 桂枝白虎汤

组成:生石膏,知母,甘草,粳米,桂枝。

主治:疟疾初起,热多寒少,头痛身热,汗出恶风,烦渴思饮,脉象弦数。

2. 柴胡白虎汤

组成:生石膏,知母,甘草,粳米,柴胡,黄芩,半夏。

主治:疟疾初起,热多寒少,头痛欲呕,口苦咽干,胸胁苦满,脉象弦数。

3. 清脾饮

组成:柴胡,厚朴,青皮,黄芩,草果,半夏,茯苓,甘草,生姜,大枣,苍术。

主治:疟疾,呕吐痰涎,胸闷不饥,脉象弦滑。

4. 柴胡平胃散

组成:柴胡,半夏,厚朴,陈皮,苍术,甘草,槟榔,草果。

主治:疟疾,寒重热轻,脘闷,呕吐,渴喜热饮,舌苔白腻,脉象沉迟。

（五）痨瘵常用方

1. 秦艽鳖甲散

组成:秦艽,鳖甲,柴胡,地骨皮,知母,当归。

主治:骨蒸壮热,肌肉消瘦,舌红颊赤,气粗盗汗。

2. 紫菀散

主治:紫菀,人参,茯苓,知母,桔梗,阿胶,川贝,五味子,炙甘草。

主治:虚劳咳嗽,痰中带血。

3. 清燥救肺汤

组成:桑叶,石膏,甘草,胡麻仁,阿胶,麦冬,杏仁,枇杷叶。

主治:咳嗽喘急,口燥咽干。

【医话与轶事】

（一）痨瘵与虚劳

李斯炽说:唐代以前的医家,多将痨瘵与虚劳混为一谈。张仲景把类似于现代的淋巴结核及肠结核的肠鸣、马刀侠瘿诸病也归为因劳而得。他在

《金匮要略》中说:"肠鸣、马刀侠瘿者,皆为劳得之。"到了唐代才认识到痨瘵是由一种肺虫所导致,如《千金要方》说:"肺虫居肺间,蚀肺系故以成痨瘵。"明确地区分痨瘵与虚损,则始于宋代严用和《济生方》。他说:"五劳六极,非骨蒸传尸之比。""夫痨瘵一证,为人之大患,凡受此病者传变不一,积年痊易,甚至灭门,可胜叹哉!"又谓:"医经所谓,诸虚而致损也。"从此以后,历代医家多认为痨瘵与虚劳均为慢性衰弱性疾患,但痨瘵具有传染性,虚损则不传染。

（二）为主席看病

李斯炽一生最为感慨的,是他对新中国的热爱,对毛主席衷心爱戴与感激之情。从1950年到1966年,先后十余次见到毛主席。1958年开成都会议的时候,一天午夜,四川省卫生厅潘阳泰厅长用小车把他接到金牛坝招待所,当他知道要为毛主席看病时,惊喜万分,感到任务光荣,责任重大。他得知毛主席乘火车初来成都,因路途劳顿,感冒发烧。李斯炽步进毛主席的卧室,看见毛主席沉困躺在一张大床上,顿时心情激动,不禁默默念着:"毛主席啊,你为中国和世界人民谋幸福,日理万机,操心累体,疲劳过度啊。"他挨近床前,生怕影响毛主席休息,只轻声说道:"主席,请您把手伸给我吧。"他仔细地给毛主席切脉诊断,用银翘散加减方,让毛主席康复。1959年4月,李斯炽被选为第二届全国人大代表,并选入大会主席团,又一次见到毛主席,毛主席紧紧握住他的手,亲切地称赞道:"名医!"

【医案选介】

（一）钩端螺旋体病

1. 毛某,男性,20岁。咯血9天,治疗时间2天。诊断:钩端螺旋体病。中医诊断:暑温偏热。主要症状:心累,咳痰,痰中带血,每口均有,双下肢软,舌苔薄白,脉弦细微。主要方药:南沙参、生地、麦冬、黄芩、薏苡仁、滑石、甘草、淡竹叶、炒蒲黄、藕节、茅根。

2. 杨某,男性,17岁。咯血9天,治疗时间3天。西医诊断:钩端螺旋体病。中医诊断:暑温偏热。主要症状:咯血量不多,胸不适感,双下肢软,舌苔微白,脉弦细。主要方药:瓜蒌皮、焦栀子、炒蒲黄、藕节、羊角参、白茅根、竹茹。

3. 陈某,男性,22 岁。咯血 10 天,治疗时间 4 天。西医诊断:钩端螺旋体病。中医诊断:暑温偏热。主要症状:咯血量不多,舌苔白薄干燥,脉虚数。主要方药:炒蒲黄、藕节、阿胶珠、侧柏叶、生地、鲜茅根、浙贝母、甘草。

4. 季某,女性,28 岁。咯血 9 天,治疗时间 7 天。西医诊断:钩端螺旋体病。中医诊断:暑温偏热。主要症状:咯血少许,胸部有不适感,腿软,舌质淡红,苔薄白脉濡。主要方药:羊角参、瓜蒌仁、炒蒲黄、藕节、生地、阿胶珠、小蓟、白茅根、竹茹。

5. 谢某,男性,24 岁。咯血 15 天,治疗时间 6 天。西医诊断:钩端螺旋体病。中医诊断:暑温偏热。主要症状:心跳心累,咳痰带血不多,心里不适,苔薄白干燥,脉弱。主要方药:瓜蒌皮、藕节、炒蒲黄、阿胶珠、元参、细生地、酸枣仁、白茅根、鲜竹茹。

按语:钩端螺旋体病在疾病进行期,少数发现咳吐血痰,如不及时控制,则往往因为咳血过多,导致呼吸迫促、心慌烦乱、嘴唇指甲发绀、心力衰竭等严重后果。当此病初发,身热未解,出现咳血时,可按照"暑燥"进行治疗,采用轻清宣肺之法,以清暑涤热为主,并不早使用血药,如出现胸痞,苔腻,脉有濡象,才稍加宣气化湿药物,可使得热退气宁而血止。如病人身热退后,方才出现咳血,即于肃肺药中参用炒蒲黄、小蓟根、玄参、白及之类。

(二)肺结核

郝某,男性,42 岁,工人,1970 年 5 月 7 日初诊。病人患肺结核病多年,长期以来双肺均有结核病灶。据最近医院透视检查,左肺已有空洞。近来咳血甚剧,服西药异烟肼及注射链霉素等,病情均未见好转。目前胸闷,左胸甚痛,心累气紧,全身乏力,午后潮热,晚间盗汗,频频咳嗽,舌干口燥,舌质淡红,脉浮而大。

处方:沙参 12 g,生地黄 12 g,知母 12 g,地骨皮 12 g,紫菀 9 g,五味子 6 g,藕节 15 g,白及 12 g,瓜蒌 20 g,茯苓 9 g,甘草 3 g,阿胶 9 g(另烊化)。

二诊:服上方 8 剂后,咳血已止,精神好转,气紧心累、盗汗、咳嗽等症均有缓解。仍感胸闷、胸痛,口干、潮热。昨日偶感风寒,有寒热头痛等症。阴虚失血者不耐发表,仍本前方意,佐以开提。

处方:桔梗 9 g,枇杷叶 9 g,川贝母粉 6 g(冲),沙参 12 g,五味子 6 g,阿胶 9 g,紫菀 9 g,百合 12 g,白及 9 g,百部 9 g,白果 9 g(打),甘草 3 g。

三诊:感冒已解,精神更有好转,气紧、心累、盗汗症状更减,午后潮热症状亦减轻,口中觉有津液。左肺仍痛,口鼻干燥,喉中觉苦,偶尔咳嗽。仍本前方意,着重养阴补肺。

处方:阿胶 9 g(另烊化),白及 12 g,川贝母粉 6 g(冲),地骨皮 12 g,玉竹 12 g,沙参 12 g,麦冬 9 g,白果 9 g(打),百部 9 g,苇茎 12 g,牡蛎 12 g,甘草 3 g。

四诊:诸症续减,最近痰量增多,仍有潮热,阴津虽有所恢复,但虚火仍不潜降,应重在滋阴退热。

处方:胡黄连 6 g,百合 12 g,知母 12 g,地骨皮 12 g,麦冬 9 g,白芍 12 g,牡蛎 12 g,白及 12 g,白果 9 g(打),川贝母粉 9 g(冲),枯黄芩 9 g,甘草 3 g。

五诊:前方疗效显著,咳痰已转清稀,神态自若,已不觉心累气紧,眠食均可。午后仍有潮热,舌质淡红,中心有裂纹,用育阴潜阳、养阴除蒸之法。

处方:地骨皮 12 g,沙参 12 g,川贝母粉 6 g(冲),鳖甲 9 g,白及 9 g,白果 9 g(打),白芍 9 g,麦冬 9 g,首乌藤 15 g,百合 12 g,知母 9 g,牡蛎 12 g,甘草 3 g。

病人续服上方多剂,诸症消失。后随访,均未见复发。一直工作,并能担任较繁重的劳动。

按语:纵观诸症,应属古之"痨瘵",喻嘉言谓此病"阴虚者十之八九",病人哀伤过度,精血耗伤。阴虚阳亢,虚火蕴蒸,故午后潮热,脉浮而大。虚火内盛,阴不能守,故晚间盗汗。津液暗耗则口燥舌干,娇脏失养则咳嗽频作,咳嗽牵引胸中,发为胸痛。咳震肺络,火旺迫血,均可导致咳血。肺脏受损,不能主气,故出现气紧、心累、胸闷、全身乏力等一系列症状。当前以咳血为主症,故治法当以养阴退热、宁咳止血为主。用沙参、生地黄、知母、地骨皮以养阴退热,用紫菀、五味子、阿胶、藕节、白及以宁咳止血,加瓜蒌以解胸闷,茯苓、甘草以和运脾。

参考文献

[1] 李斯炽.李斯炽医集[M].北京:中国中医药出版社,2016.

[2] 李国臣.川派中医药名家系列丛书 李斯炽[M].北京:中国中医药出版社,2018.

[3] 李斯炽,卓雨农,宋鹭冰,等.治疗瘟疫(钩端螺旋体病)的初步总结[J].成都中医学院学报,1958,(1):19-23.

89. 李健颐(《鼠疫治疗全书》)

【生平传略】

李健颐(1893—1967年),字孝仁,号梦仙。原籍福建省晋江县池店村,早年跟随父亲学医,攻读医书,孜孜不倦。其父李绍明,"医理精明,治病多奇效",于清朝末年携家眷至福建平潭县城。据李健颐在《鼠疫治疗全书》"绪言"中回忆,"时家父经商,不暇为人治病,所以医名未著"。有一年,邻村发生瘟疫流行,诸医"皆谓此证未之前闻,亦不知治法",李父依据《鼠疫汇编》等书,将之诊断为鼠疫,投解毒活血汤,立起沉疴,被人称为"卢扁后身"。在父亲传授下,李健颐研习《黄帝内经》《伤寒杂病论》等中医经典著作,悉心研究诊治鼠疫方法。

1918年,李健颐开始在平潭县城"广德春"药店行医。1921年,平潭县鼠疫流行,他积极诊治病人。1929年,李健颐在平潭县城成立"平潭医学会",并担任理事长职务。1932年,福清县俞慎初(后来为福建中医药大学"五老"之一)创办"现代医药学社",李健颐受聘为董事。1932—1933年,李健颐根据自己多年诊治鼠疫经验,创立治疗鼠疫的有效方剂——二一解毒汤和二一解毒注射液。1934年,李健颐被涵江"双福寿"药店聘为坐堂医生,举家迁往莆田涵江。

1935年,莆田鼠疫流行,李健颐不顾个人安危,日夜诊治鼠疫病人,抢救了许多危重病人。在诊病之余,李健颐将自己多年诊疗鼠疫的体会进行总结,广纳中西学理,著《鼠疫治疗全书》,经中医专家俞慎初校正后,于1935年5月由上海中医书局出版,现代医药学社发行。该年他还编有《实用汉药便览》一书,由台湾汉医药研究室出版。同年,李健颐与平潭县医师林觉民(与革命烈士林觉民同名,后者于1911年就义,"黄花岗七十二烈士"之一)一

起,在医务中广泛开展继承中医遗产的宣传工作,并于1936年11月20日成立"平潭县国医工会",林觉民任主席,李健颐任常务委员,共同推动当地中医药学术的研究工作。

除出版两部著作外,这一时期,李健颐还撰写了许多医学体会、验案、医论及科普文章,多次刊登在福建的《现代医药》上。此外,上海的《医药卫生月刊》《中医杂志》《中医世界》《台湾皇汉医报》等,也都刊登过李健颐的文章。1929—1932年,李健颐在《幸福报》《上海医报》《卫生报》等上发表各类文章百余篇,为普及、发扬中医发挥了重要的作用。

中华人民共和国成立初期,在党中央继承和发扬祖国医学遗产的号召下,李健颐积极投身继承和发展中医的工作中,继续为中医事业的现代化贡献力量。1956年1月,李健颐被福建省中医研究所聘请为董事。此外,还在福建中医学院(现福建中医药大学)和福建省人民医院(现福建中医药大学附属人民医院),从事教学、临床和肿瘤研究工作。1960年,李健颐加入中国共产党,先后担任过福建省政协委员、人大代表,福建省中医研究所董事长、福建中医学院温病教研组主任、福建省人民医院肿瘤科主任等职务。这一时期,他先后发表了一些中医著作,如《内经知要浅注》(刊登在1957—1958年上海《新中医药》杂志)、《四诊概要》(1961年福建省中医研究所油印本)、《临证医案笔记》(1961年福建省中医研究所铅印本)和《内经知要白话解》(1965年人民卫生出版社铅印本)等。1966年,"文化大革命"开始后,李健颐被戴上"资产阶级学术权威"的帽子,终因积劳成疾,罹患贲门癌。同年年底,得准假回莆田涵江休息治疗。他不顾疾病的折磨,边服药治疗,边整理自己的临床经验,编写《中国肿瘤诊治手册》(尚未发表),同时还坚持为家乡人民诊治疾病。1967年,因医治无效,李健颐与世长辞,享年

74 岁。他医术精湛,医德高尚,在福建晋江、福清、平潭、莆田、涵江一带享有盛名。其女儿李如华、外孙黄家凤等,继承遗志,从事中医事业。

【学术思想】

李健颐认为西医治疗鼠疫鲜有妙法,但西医学中关于鼠疫毒菌的认识及鼠疫的分类等内容,则有可取之处。对于鼠疫病因,李健颐赞同西方医学的理论,认为是"疫菌"作乱。

对于鼠疫的主要传染途径,李健颐根据自己的亲身观察,认为除了老鼠是传染源外,其他一些动物有可能也是传染源,如黑蚁和野兔的身上,往往也会带有许多鼠疫毒菌。李健颐对鼠疫传染源的研究尤为重视,曾多次在期刊上撰文深入探讨传染媒介:由病人排泄物为之传染、由虫虱吸毒菌为之传染、由物类受毒菌为之传染、由畜类吸疫毒为之传染……并谈及宣统二年(1910 年),东三省以旱獭作为传染源的鼠疫,为进一步研究治疗鼠疫做了充分的准备。

李健颐认为"鼠疫为危症,初发可救,稍延即不治,故辨证宜详明"。同时,吸取相关西医诊断学知识,来帮助诊断鉴别鼠疫,以便准确辨证。如:对于有些初起症状不明显的病人,他认为"惟有施血液之检查,即可断知之,否则易致误诊也"。肺鼠疫初起时,"其形状与秋温肺燥,或伤风肺炎及肺郁咯血相似,但症状较为险恶,稍有误认,用药迟缓,遂变不治,故于诊断此症,亦不易鉴别,惟当取其咯痰,施以霉菌检查之法,自有分别之处"。

对鼠疫的治疗,除从中医的诊断,反复探讨研究,加减一些成熟的方剂外,且提倡中西治疗观,虽西药对此症尚无特效之方剂,不过尚可用一些对症疗法以减低鼠疫的疫情。李健颐即使在疫情危急之时,在治疗方法上也不忘中西兼用,以加强对疫情的控制。

【著作考】

李健颐将自己多年诊疗鼠疫的体会进行总结,广纳中西学理,著《鼠疫治疗全书》,经中医专家俞慎初校正后,于 1935 年 5 月由上海中医书局出版,现代医药学社发行。当时的许多著名医家都纷纷为该书题词,如张锡纯的题词为"功侔和缓",张山

雷的题词为"济世宝筏",时逸人的题词为"疫证津梁",《台湾皇汉医报》主编、台湾药学讲习会讲师苏锦全题词"济世良方"等,更有曹炳章、秦伯未、俞慎初等为其做序,足见此书在当时影响之广大。《中国中医古籍总目》记载该书仅存一种版本,1935 年福建余庆堂药局铅印本,藏于上海中医药大学图书馆。

【遣方用药】

(一)二一解毒汤方

金银花轻剂五钱至一两,重剂二两,连翘轻剂三钱,重剂四钱,荆芥穗三钱,热甚传里者可除之,浙贝母轻剂三钱,重剂五钱,紫草皮轻剂二钱,重剂三钱至四钱,板蓝根轻剂二钱至四钱,生石膏轻剂二两至四两,重剂六两至半斤,赤芍药轻剂三钱,重剂六钱,桃仁轻剂四钱,重剂八钱,红花轻剂三钱,重剂五钱,生地黄轻剂五钱,重剂一两,大青叶轻剂三钱至五钱,重剂六钱至八钱,正脑片每剂五分至一钱,雄黄精每剂一钱至钱半,鲜芦根四两,熬汤代水煎药。轻症一日服一剂或二剂,重症一日服三剂至四五剂,尤当急追急服,以热退为度。如热甚不退者,可再加大黄五六钱,或至一二两,大泻其火毒,必能奏效。

按:鼠疫一症,其毒最酷,是以清热解毒之药,不可缺也。金银花善能清热解毒,为治核良药,故以为君。惟因其性不厚,气味淡薄,原方分量,似嫌过轻,莫能深入病薮,搜杀疫菌,故加至一两之多。又者,金银花芬香黄色,多生枝叶之上,带有升表发散之性,若一味独用,未免升提表散过甚,以致热邪莫遏,所以增加石膏以兼制之,即可化散热气而变为汗,而退其热。时贤张锡纯曰:"石膏之原质,为硫养轻钙(当指生石膏主要化学成分二水硫酸钙)化合而成,其性凉而能散,是以白虎汤症,及白虎人参汤症,往往于服药后,周身得汗而解者。即使服药后,未即得汗,而石膏所含硫养轻之宣散力,实能排逐内蕴之热,息息自毛孔透出。"可知瘟热之症,与石膏为对症良药。又得银花合用,有相需相济之功。无论核之初起,以及热之传里者,皆可用之而无碍也。余因之每次之试验,必加石膏一味,其退热之灵,竟有立竿见影。大青叶凉血解毒,有血清之功效,可为诸药之领袖。又得石膏之助,其功愈

著。观此方自经过加增分量,并得石膏、大青之用,则其试验之效,多多进步,由是即可确定其方之灵,真是治鼠疫独一无二之良方也。望世人幸勿轻视。

(二)坎离互根汤

张锡纯方。

生石膏三两(轧细),元参八钱,知母八钱,野台参五钱,生淮山药五钱,甘草三钱,生鸡子黄三枚。

将前六味煎三茶杯,分三次温服下,每服一服,调入生鸡子黄一枚。病初起者,加鲜茅根三钱,如无鲜茅根,可用药房中干者一两,煎二三沸,取其汤以煎药。咳嗽者,加贝母三钱。咽喉疼者,加射干二钱。呕吐血水者,加犀角、羚羊角,另煎,兑服三七细末送服各三钱。病剧者,一日当服二剂。其不实者,宜斟酌缓服。若大便滑泄者,下焦有寒,实因小便不利,宜用滋阴清燥汤,系淮山药、滑石各一两,生杭芍五钱,甘草三钱。滑泻之后,再服前方。又宜将方中石膏减作二两,生山药倍作一两,缓缓与服。其脉象间有不微细迟缓,而近于洪数者,此乃鼠疫之最轻者。治以此方,一服当即速愈。总之此证燥热愈甚,则脉愈迟弱,身转不热。若服药后脉起身热,则病机已向愈矣。

(三)治鼠疫方

《中西良方大全》方。

生石膏一两至八两,元参四钱至八钱,野菊花四钱至一两,连翘四钱,甘草一钱,薄荷二钱,丹皮四钱,射干二钱,川贝母二钱,金银花五钱。

上药十味,用清水煎服,不拘剂数,痊愈为止。

按:此方治鼠疫甚善。

(四)太素清燥救肺汤

《温病鼠疫问题解决》方。

冬桑叶三钱,杭菊花二钱,薄荷叶一钱,瓜蒌皮三钱,杏仁三钱,鲜石斛三钱,鲜芦根六钱,生甘草一钱,真柿霜三钱,津梨汁三茶匙。

上十味,除柿霜、梨汁,以水三杯微煎,以香出为度,去渣,入柿霜、梨汁温服。身热或入暮发热,本方薄荷再加五分,或加麻绒八分,取微似汗,得汗去麻绒。

按:此方专为疏肺热,解肺郁,利肺窍之用,若以治肺炎性鼠疫最妙。冉君谓鼠疫初起时,温邪未入血分,早投桃仁、红花、丹皮、连翘之数,是凿空血管,引贼入室,必用清芬润透,不温不烈不苦不黏不

燥不滞,庶可矣。若邪已在血分者,又设急救通窍活血汤,此真神机变化之妙矣。

(五)急救通窍活血汤

《温病鼠疫问题解决》方。

川升麻钱半,青蒿叶二钱,藏红花二钱,净桃仁三钱,犀角尖一钱,生鳖甲三钱,真麝香五厘,鲜石斛三钱,鲜芦根六钱。

上九味,以水五杯,煮升麻等七味,令汁出,再入芦根、石斛,微煮五六十沸,去滓温服。外窍闭加麻绒钱半,如内窍未闭,去麝香,得微似汗微吐愈。急刺足委中穴以助药力。

按:此方治燥邪拂郁,直袭血分之疫症,若见病人脉象急数,身痛肢厥,目赤或发赤疹,是毒在血管。鄙人曾将其方试之,亦能应手取效,特志于此,以备参考。

【医案选介】

案一:有翁姓者,因房后感染鼠疫,初起发热体怠,神识不清,胯下丛生数核,刺痛难堪,自疑为房后风寒直中少阴,其核为寒邪聚结,投以桂枝汤加附子、白术,服后大热增剧,鼻衄、咳嗽,舌黑如煤,狂言乱语,头部极热,四肢厥冷,延余诊治,脉沉数有力。遂与二一解毒汤,石膏用六两,加大黄一两,朴硝三钱,黄连二钱,犀角二钱,羚羊角一钱。服一剂无效,再投一剂,大便连下三次,热退身凉。再将原方减大黄、羚羊、犀角、石膏,服二剂而收功。(《鼠疫治疗全书·关于治疗及方药之研究·验案示例》)

按语:此案为热毒伏于肺胃,误服辛热,鼓动血分,迫血上行,热已极矣。幸脏腑未败,毒气尤堪用药制止,予二一解毒汤两剂见效,减其制,再两剂收功。此症之剧,苟非胆略卓识,未免错误。世人不明病原,屡以房后有病为少阴,投与热药,误死甚多。

案二:严老妪者,系余之姻家母也。于八月十六夜,初觉胯下一核,摸之即痛,口渴烦躁,精神倦怠。是时平潭鼠疫盛行,真是谈虎变色,急来敲余诊所,余即为开二一解毒汤一方,嘱其连服三剂,明日往诊,再行决断。天亮又来敲门,随之往诊,六脉洪数,右部更疾,舌质紫绛,唇齿焦枯,核痛不减。仍与原方,石膏用四两,加知母四钱,大黄九钱,连服五剂,核软而溃,血水渍渍。病家以为核破病瘳,不足为虑,遂改进白虎甘露,至次日又见胸中有物涌

上,窒塞喉间,呼吸困难,四肢逆冷,口大渴,气大急,余断为毒气内攻肺胃,复用原方投三剂,危势渐杀。然如药少进,而病又作,又投其药,而病又安,以是者十余日,热势始平。嗣后又服人参白虎化斑汤十余剂,即见浑身黑癍,肌肤甲错,真皮脱落,如汤荡然者,现尚未恢复原状,乃用白虎甘露调治。(《鼠疫治疗全书·关于治疗及方药之研究·验案示例》)

按语:考此病自发生而至愈者,皆无发热恶寒,外观似非热症,惟口渴舌赤,及小便短赤似柿汁者,即可断为内热。然其斗胆用药,始克建功,苟踌躇延缓,祸即立见,岂不惧哉。

案三:平潭山仔美村林某子,年八岁,于十一月廿日,由外妈家邀回,至夜阑,急啼不休,自谓腿上纽结刺痛,到天亮大热神昏,急延魏医诊治。该医素无学识,嗜用洋泻叶一味,即开小柴胡汤加洋泻叶一两,一日服四帖。甚至大泻欲脱,转筋入腹,一言不语,有千钧一发之危,急改延余。观其形容大改,脉散无伦,急令病家将盐汤灌下,以补体中之水分,一面施用刮法,以回其阳,继以二一解毒汤加川

连、黄土水、淡盐水、芦根、蚕沙合煎,频频灌服,以除鼠毒。廿四日,泻止热退,即能言语,后投甘露饮收功,举家欣慰莫名。

按语:大黄功能涤除垢瘀,故仲景用治阳明实症,泻叶性质相反,其只能逐水,而不能除垢,所以体中水分缺少者忌用。

参考文献

[1] 曹洪欣.温病大成·第四部[M].福州:福建科学技术出版社,2008.

[2] 王咪咪.李健颐医学论文集[M].北京:学苑出版社,2011.

[3] 胡中梁.李健颐学术特点及医案拾萃[J].福建中医药,1988,19(5):11-12.

[4] 刘德荣.福建近代名医李健颐医案选析[J].长春中医学院学报,2000,16(2):12-13.

[5] 吴文清.李健颐《鼠疫治疗全书》学术特点与成就[J].中华医史杂志,2005,35(2):83-88.

90. 时逸人(《中国急性传染病学》《中国时令病学》)

【生平传略】

时逸人,字子民,原籍江苏无锡,祖迁仪征,生于1896年,卒于1966年,擅长瘟疫时病。少时习儒,1912年授业于同邑名医汪允恭,悉得其术。1916年悬壶开业。1928年在上海创办江左国医讲习所,同时兼任上海中医专门学校、中国医学院教授,主讲温病学。1929年任山西中医改进研究会常务理事。

1931年,时逸人所著《中国时令病学》由中医改进研究会出版,该书引现代医学传染病学知识于中医伤寒温病学中,此书成书后,医界反响强烈,曾9次再版。1935年,为"考察各地医学,籍谋中医改进",时逸人先后到南京、杭州、天津、青岛、济南、北平中医界考察访谈。与杭州国医公会、中国医药学社、国药公会、国药职工会、中医专校及裘吉生、汤士彦、邢熙平等中医知名人士广泛交流、密切联系。使山西的中医改进工作与当时业界同步。后时逸人成为近代中医科学化代表人物之一。

1938年抗战全面暴发后,时逸人避难南行,先后至武汉、重庆、昆明等地行医,其间曾参与中医学校立案通则的制订。后赴上海主编《复兴中医杂志》,创办复兴中医专科学校。1941年日寇占领上海租界,时逸人再返山西,在太原行医谋生。1948年受施今墨之约请,主持南京首都中医院。1949年后,时逸人曾任教于南京中医进修学校、江苏省中医学校。1955年受卫生部聘请,任中医研究院(后更名为中国中医科学院)西苑医院内科主任。1961年派赴宁夏任自治区医院中医科主任兼宁夏医药卫生学会副会长,后因病返回南京。

【学术思想】

时逸人从事中医研究、临床50余年。时逸人学识渊博,主张古为今用,洋为中用,致力于汇通中西,中医科学化,精通内科、儿科、妇科,尤其擅长治疗瘟疫时病,著作颇丰。民国元年乡里疫病流行,精治瘟疫时病,求诊者接踵而至,医名日噪。

时逸人主张中西医相互结合,他将中西医病证分别类比归纳,用中西医两种术语描述症状,用中医理论阐释病机,用西医理论解释病理,中西医双重诊断,再根据不同疾病,或专以中药治疗,或以中药为主辅以西药,或中西药并重。注重实效,强调结合,形成了近现代中西医临床各科结合的雏形。他所论言之结合,具有中西医互弥不足之意。

时逸人在《中国传染病学》中亦有引入西医现代传染病学理论,介绍西医特效药物,尤其某些能够直接杀死致病菌的药物,此为西医治疗优势。而中医治疗传染病主要以增强人体自身抵抗力为治疗大法,如以清热凉血法、化滞行瘀法去除人体中的病理产物;如用宣达导浊法来恢复人体排泄功能,如久旱天时多燥,疫之属于温者,宜清火解毒,忌用燥剂;久雨天时多湿,多寒疫,或兼吐泻,宜燥湿散寒,忌用润剂。

(一)鼠疫讲究中西互参,强调预防

清朝乾隆、光绪年间鼠疫流行,传染势凶。时逸人认为冬受温风,至春夏有暴寒相搏,既是疫病之原因非时气,而是病菌感染。鼠疫发病季节与蚤类繁殖有关,空气温度对鼠疫杆菌和蚤类十分重要。华南鼠疫多始于初春,终于八九月;华北鼠疫发于秋季,终于冬季,均以肺炎型鼠疫多见。时逸人治疗鼠疫讲究中西互参,强调预防的重要性。中医诊断鼠疫主要从脉象、体征和发病势急三个方面来论述,鼠疫潜伏期短,最多不过一二日即可病发,脉象不一,无可循之象。病势凶险,初始昏迷,或沉睡,或夜寐发惊,或谵语如狂,或目珠忽然不顺,或

面白如纸,或面黑如炭,有昏昏沉沉气象。鼠疫病发时,不及时治疗,数小时即死,因此查看病人体征尤为重要。时逸人认为腺肿型鼠疫,核虽未起,亦藏于皮肉之内,凡察看发热证候,心有疑难者,必将其两跨、两腋、颈项等处用力按之。他对于鼠疫的诊断,以三点为要:一则胸闷、头晕、咽阻;二则恶寒、内热、夜热气粗;三则居所之特别热。

时逸人认为鼠疫防疫工作可从流行前和流行时两方面入手,流行前就应对来自疫区的交通车辆进行检疫,严行捕鼠灭蚤,环境食物卫生不容小觑,若有疫苗可进行疫苗注射。对于鼠疫流行时的预防工作必须有隔离病院,病人进行隔离以减少与外人接触,严重时实行交通阻断,且防疫人员的预防更要齐备。鼠疫治疗可从中西医两个方面入手,西医链霉素为鼠疫特效药,可及早用之,病重者可加大剂量,磺胺类药物宜用于轻症鼠疫。中医治疗肺炎型鼠疫可用加减清芬解疫汤送服万病解毒丹,败血型鼠疫可服用清瘟解毒饮,腺肿型鼠疫使用加味解毒活血汤。

(二)白喉分别采用中西医治疗

白喉在中医文献又称为"缠喉风""锁喉风""白缠喉""白喉"。时逸人在《中国传染病学》一书中对白喉病因,从中西两方面作了介绍。白喉是1883年发现的白喉杆菌引起的一种传染性疾病,可通过呼吸道,病人接触物传播,且能生存数月之久。中医认为白喉为肺胃之蕴热所致,病人自身抵抗力薄弱,感染疫毒,内外夹杂。

时逸人详细介绍了白喉的西医知识,对咽头白喉、鼻腔白喉、喉头白喉的轻重症状作了详细叙述。诊断主要通过白喉症状和白喉假膜现状来进行。白喉初起症状与普通感冒同,但热度不高,小儿一发即不欲玩耍,甚至卧床不起,经过一二日之后,咽喉大痛,发现假膜。若有神志昏沉、气粗喘促,则为病邪深入。白喉脉象不定,时逸人指出总以洪大弦滑为顺,细小涩濡为逆。而对于舌象,时逸人认为舌苔薄白或黄腻,始终无显著变化,舌质必红而燥。发展到白喉最严重的时候,则出现壮热身困,喉肿极痛且闭,饮水即呛,眼红,声哑,假膜大片布满呈污褐色,口喷臭秽之气。时逸人更是详细地介绍了假膜的各种情况。白喉假膜有初起即现者,也有二三日始现者;有白色小点亦有淡灰色或灰白色假膜。附着肌肉,揩之不出,抉之出血,痛如针刺,四周红肿坚硬,可培养出白喉杆菌。另外,还可以根据假膜的位置及消长速度来判断病情轻重,如"白屑在扁桃腺尚轻,在喉腔则重;白点、白块逾日渐增者为缓,若陡增陡落,顷刻递增,最为险急"。

对于白喉的治疗,时逸人分别采用中西医并用的治疗方法。西医特效治疗用白喉抗生素,2万～4万单位,严重者可加至6万单位;对于同时感染其他病菌,可与青霉素并用之。如果喉头白喉出现气管梗塞,则进行气管切开术治疗。西药常选用青霉素治疗。中医治疗根据临床症状不同,选用药方不同。白喉初期时,微恶寒发热、头痛,扁桃体干红、肿痛,用加味桔梗汤;若咽头红肿坚硬、假膜已现、脉紧,选用除瘟化毒汤;若咽头出现假膜满布,方用神仙活命汤;若咽头白喉继发喉头白喉,则出现声音嘶哑、呼吸困难、咽喉红肿坚硬、假膜满布,方用加减清肺汤送服三物白散。此外,白喉病邪已退者,津液受损,可用养阴清肺汤来消炎退肿,强壮解毒。

【著作考】

时逸人著有《中国时令病学》《中医伤寒与温病》《中国传染病学》《中国急性传染病学》《中国内科病学》《时逸人内经学》《时逸人诊断学》《温病全书》《中国药物学》《中国妇科学》和《中国儿科学》等著作。

(一)《中国时令病学》

此书成书于1931年,分为上、下两篇,上篇对时令病之源流、定名、原因、病理、诊断和治法作了介绍;下篇对多种时令病病症,从病因、病理、诊断和治法方药进行分析。在对熟悉现代科学理论和对传统理论深入掌握的基础上,时逸人较为系统地阐释了新感与伏邪的概念内涵,恶寒与发热在伤寒、温病中的不同表现。该书将伤寒、温病各门户流派的争论高屋建瓴划归一统,为近代时令病的医学理论注入一股清风。

(二)《中医伤寒与温病》

此书于1956年由上海卫生出版社出版,时逸人在《中国时令病学》的基础上改编而成。全书分上、中、下三篇,上篇总论介绍温病发展史,伤寒与温病之争的缘由及焦点,温病与伤寒的病因、病理、症状、诊断及治法等;中篇各论叙述伤寒的病理演变过程及其症状治疗等;下篇温病附录,分别介绍风温、春温、暑温、湿温、伏暑、秋燥、冬温等的病因、病机及证治。

(三)《中国传染病学》

此书于1952年出版。书凡一册,分为上、下两篇。上篇总论,分为九章,概述了传染病的源流、定名、原因、预防、管理等,并对传染病的病理、诊断、调护与治疗等加以论析;下篇分为六章,分类论述临床常见的急、慢性传染病,包括鼠疫、疟疾、百日咳、流脑、狂犬病等三十种。对所载各病分定义、病原、症状、诊断、预后、并发症、鉴别诊断、预防、治法、调护、处方诸项逐项加以讨沦。

全书从总论到各论,从疾病分类到防治等方面,都引入了西医现代传染学理论。如"传染病的预防",重点介绍个人预防法、公共预防法及传播疾病之有害动物的防治法等,但在论及传染病的治疗时则取吴又可、喻嘉言、吴坤安、叶天士等历代中医名家的方法。其间也介绍西医某些特效药物,该书对研究中国20世纪50年代传染病理论的发展及防治水平有一定的参考价值。

(四)《中国急性传染病学》

此书成于1933年,本书分为上、下两卷,上卷分为"总论"及"各论"两部分。上卷的"总论"分述:历代中医论疫之源流、定名、原因、病理、诊断、治法。"各论"分述:鼠疫、霍乱、痘疮、湿温时疫、赤痢、白喉、疫疹、麻疹、流行性脑膜炎等传染病。下卷列流行性感冒、顿咳(百日咳)、丹毒(大头瘟)、风疹、流行性耳下腺炎、疟疾、回归热、恐水病、破伤风、败血脓毒症、麻风、水痘等十五节,每一病包括定名、原因、证候及经过、病理、诊断及预后、治法、处方。

【遣方用药】

(一)肺炎型鼠疫:加减清芬解疫汤

组成:连翘壳五钱,鲜茅根一两,鲜薄荷三钱,防风三钱,生草一钱半,僵蚕三钱,石菖蒲三钱,嫩桑叶枝三钱,杭菊花三钱,忍冬蕊五钱,莱菔子一两,野郁金一钱半,射干三钱,牛蒡子三钱,酒芩二钱,代赭石(打细末)五钱。

煎服法:水煎温服,送服万病解毒丹一钱。

(二)肺炎型鼠疫:万病解毒丹

组成:雄黄精五分,山慈菇二钱,川文蛤二钱,千金霜二钱,红芽大戟二钱,当门子三分,飞辰砂五分,苏合香一钱,梅片三分。

煎服法:各研细末,米粥为丸,每丸约重一钱。

(三)败血型鼠疫:清瘟解毒饮

组成:生石膏一两,酒黄芩三钱,赤芍药三钱,小生地三钱,炒川连一钱半,大玄参三钱,僵蚕三钱,青蒿三钱,粉丹皮三钱,苦桔梗二钱,白知母三钱,炒山栀三钱,生甘草二钱,鲜竹叶五钱,犀角一钱半,青连翘三钱,银花三钱。

(四)腺肿型鼠疫:加味解毒活血汤

组成:桃仁泥八钱,川红花五钱,当归尾三钱,赤芍三钱,银花八钱,连翘八钱,丹皮三钱,小生地三钱,玄参三钱,紫花地丁三钱,人中黄三钱,滑石五钱。

加减:大便秘加大黄三钱,芒硝二钱;肿不消加皂角刺二钱,山甲片三钱;发热重加酒芩三钱,犀角五钱;神志不清加紫雪丹一钱半,分三次服。

(五)白喉初起:加味桔梗汤

组成:桔梗二钱,细木通三钱,鲜竹叶三钱,粉丹皮二钱,炒建曲三钱,陈皮一钱半,甘草节一钱五分,金银花五钱,薄荷叶二钱,酒黄芩三钱,青连翘五钱,炒山栀三钱。

加减法:咽喉痛甚加丹皮、山豆根各一钱半;大便秘加酒军二钱,知母二钱;鼻腔内肿加牛蒡子、杭菊花各一钱半;小便黄赤加滑石、木通各三钱;内热重、心烦、口渴者,加川连一钱。

(六)白喉假膜已现:除瘟化毒汤

组成:射干五钱,山豆根三钱,桔梗钱半,桑叶三钱,银花五钱,川贝一钱半,薄荷一钱半,竹叶三十片,菊花三钱,生甘草一钱,小生地三钱,枇杷叶(去毛布包)七片。

加减法:咳嗽加整杏仁三钱,橘络钱半;内热重加石膏五钱,黄芩二钱;大便秘加瓜蒌仁三钱,郁李仁二钱;胸下胀闷者,加川朴、枳壳各一钱半;小便短赤加滑石三钱,灯心一钱。

(七)白喉假膜布满:神仙活命汤

组成:龙胆草一钱半,小生地一钱半,桔梗二钱,生白芍三钱,板蓝根一钱半,马兜铃一钱半,生石膏五钱,黄柏一钱半,生甘草一钱,瓜蒌皮一钱半,生栀子二钱,射干五钱。

加减法：舌有芒刺，谵语神昏，鲜绛无苔，加犀角一钱，冲牛黄一分；大便闭者加生军三钱，芒硝一钱半；小便不利加木通、滑石各三钱。

禁忌：此汤太苦寒，非极重之症以及误服禁忌之药渐见败象者不可轻用。

（八）咽头白喉继发喉头白喉：加减清肺汤

组成：生甘草一钱半，大麦冬三钱，小生地三钱，生白芍三钱，酒大黄二钱，粉丹皮三钱，炒枳壳一钱半，浙贝母三钱，大玄参三钱，净芒硝二钱，木通二钱。

加减法：喉痛甚加射干、山豆根；胸满加薤白、瓜蒌皮；热甚加黄芩、生石膏。以腻苔退，痰涎减，大便色现嫩黄色为度。如大便色如败酱，或灰黑色，或作红色，仍须照方煎服，待大便色黄，方可除去川军、芒硝，盖通下之剂，去积务尽，以免停留复发也。

（九）咽头白喉继发喉头白喉：三物白散

组成：桔梗，川贝，巴豆霜，各等分，研末，每服一分。

（十）白喉病后调理：养阴清肺汤

组成：大生地三钱，大元参三钱，薄荷叶钱半，粉丹皮钱半，生白芍三钱，川贝母二钱，生甘草一钱，大麦冬三钱。

加减法：大便不通加清宁丸一钱；胸下胀闷加生山楂钱半，送服左金丸五分；小便短赤加通草、灯心各五分；口干舌燥加天冬、知母各二钱；面赤身热加连翘、银花各二钱；不思食加炒建曲三钱，生熟麦芽各三钱；心烦加炒山栀二钱；痰多加瓜蒌皮三钱，半夏二钱。

【医话与轶事】

（一）因人制宜

时逸人曾说："前人表里两解之方如桂枝加大黄汤、厚朴七物汤、大柴胡汤、河间防风通圣散等，余自服每不见效，有时症状反加重，因体虚不任表里两解之故。肠中有积滞，宜从下解；惟外有表邪未解者，必须待表邪解后，即恶寒已罢，方可通其大便。表里两解之法，体气强健者，可以应用，如属体虚，则表邪未解，疏滞通下之剂可致鼓肠。余主张急宜停用疏泄，不但硝黄不宜，即使槟榔、枳实等亦不可妄用；外用蜜煎导或猪胆汁灌肠均佳。虚人外感宜加参并用，否则可生变症，《和剂局方》有参苏饮，正为此病而设。忆余于乙卯之春，疲倦后外感，服发汗药数剂，始无汗，继则大汗而筋惕肉瞤，用黄芪建中汤加党参两许，方觉见功。甲子之秋，又因疲倦过度而外感，数日尚未复元，遇同事某兄毛遂自荐，谓一药可愈，毋须休养，多误时日，处方用柴胡、葛根、升麻、枳实、槟榔、建曲、陈皮等，头煎仅服三分之一，自觉失晕心悸，腹痛下坠，俄而上吐下泻，经过五十余日，方克小愈。余之两次外感，因最初未认清系虚人外感，以致治疗有误。"又云："关于外感初起之时发汗剂中加陈皮、建曲等和胃，有谓此药性燥，与汗解之法不宜。但以余之所验，如病人口黏苔腻，用之恰宜；倘津液不足之人，口干舌燥，则可不必用之矣。"

（二）因地制宜

时逸人云："余常外感。在家乡外感时，每用荆芥、防风、葱白、苏叶、陈皮、建曲等，即可见效。赴晋省后，因气候干燥，如服前方，即有热不退，烦躁口渴等症出现，必加生地、麦冬、银花、黄芩等，方能有效。丙寅冬际，在汉口时，该处地方较为潮湿，因患外感，服上方则上吐下泻、胸闷、脘满不舒，必用桂枝、防风、陈皮、半夏、蔻仁、苏叶、薏苡仁、茯苓、建曲等方效。气候、风土不同，用药之分别如此。四川气候特别潮湿，外感药中需用生附子以温经燥湿，亦用药方法之足异者。"

【医案选介】

案一：寒霍乱

张某，男性，43岁。吐泻突然发作，半日内已达十余次，腹痛肠鸣，烦渴尿少，冷汗自出，四肢逆冷，腿肚转筋作痛，脉弱无力。证属寒霍乱。治以回阳救逆，温中止泻。

处方：野党参30 g，干姜6 g，制附片12 g，白术9 g，白芍9 g，姜半夏9 g，桂枝4.5 g，焦建曲9 g，炙甘草6 g，赤茯苓9 g，泽泻6 g。1剂。

二诊：服药后吐泻减少，四肢转温，脉较有力。守原方去姜半夏，加薏苡米15 g，广陈皮1.5 g，车前子（包煎）9 g。再服1剂。

三诊：吐泻止，时有腹胀肠鸣，纳食欠馨，脉缓，以健脾和胃为治。

处方：野党参15 g，白术9 g，云茯苓6 g，广陈皮

4.5 g,炙甘草 3 g,广木香 3 g,蔻仁 2.4 g,炒建曲 9 g。2 剂后病愈。

案二：干霍乱

李某，女性，24 岁。今日午后突然昏闷躁扰，腹内绞痛，欲吐而吐不出，未见泻下。舌苔黄腻，脉伏。证属干霍乱。治宜开窍，令其吐泻。

处方：① 飞马金丹 10 粒，以食盐炒黄溶于水中调服。② 外以卧龙丹取嚏。③ 于肘膝部青筋处针刺，令出黑血少许。

二诊：昨日经上述处理后得吐泻，腹痛大减，脉搏已起。今日未再吐泻，惟脘腹胀闷，不思饮食，舌苔仍腻，湿浊仍盛。治以芳化和胃。处方：藿香 4.5 g，厚朴 4.5 g，赤茯苓 9 g，陈皮 4.5 g，大腹皮 9 g，蔻仁 2.4 g，枳壳 2.4 g，川黄连 3 g，广木香 8 g，吴茱萸 1.5 g。2 剂后病愈。

按：中医霍乱的主证是上吐下泻，反复不宁，胃肠挥霍撩乱。寒霍乱，吐泻突然发作后，脾阳受遏，阳气不能达于四肢，进一步阴津耗竭。阳气欲脱，故见冷汗自出，四肢逆冷，发生寒厥之证；津液顿亡，宗筋失养，遂见转筋作痛。故急用四逆合桂附理中加味，回阳救逆，温中止泻，药后果然阳气得回，四肢转温。再酌加利湿之品，则吐泻得止。最后以香砂六君加减健脾和胃而愈。干霍乱，症见腹内绞痛，昏闷躁扰，乃邪蚀壅闭，热盛于内，并见脉伏，进一步将有发生热厥之虞。故急宜宣通开窍、取嚏放血、盐汤探吐，并以飞马金丹（巴豆霜、生大黄、没药、山慈菇、雄黄、乳香、广木香、橘红、五灵脂、百草霜、广郁金、上辰砂）通腑，使邪浊得泄，病势大减。二诊仍有湿浊，故以芳香化浊、苦辛开泄之剂收功。

案三：白喉

郭某，10 岁。头痛发热，咽部红肿作痛，有黄白色膜，声哑气急，不思食，小便赤，大便干，脉数，白喉危证，急宜清解。

处方：射干 15 g，枇杷叶 9 g，桔梗 4.5 g，桑叶 9 g，金银花 15 g，淡竹叶 6 g，川贝 4.5 g，薄荷 4.5 g，菊花 9 g，小生地 9 g，僵蚕 9 g，生甘草 5 g，瓜蒌仁 9 g。1 剂，水煎服。

二诊：头痛发热及咽部肿痛略减，出气较匀，仍不思食，大便不利。前方去竹叶、薄荷，加入黄芩 6 g，板蓝根 15 g，酒大黄 4.5 g。2 剂，水煎服。

三诊：服药后已得大便，咽部红肿作痛大减，白膜渐落。前方去酒军，瓜蒌仁增 15 g。再服 2 剂。

四诊：白膜将落尽，咽部微肿，口干欲饮水，仍不思食，宜养阴清热。处方：桔梗 4.5 g，生甘草 4.5 g，金银花 9 g，山栀 4.5 g，牡丹皮 4.5 g，生地黄 9 g，白芍 9 g，麦冬 9 g，谷芽 9 g，麦芽 9 g。

按语：白喉为危证，随病情发展，白膜阻塞气管，甚致呼吸困难窒息致死，故宜急从清解为治。时逸人治疗白喉喜用除瘟化毒汤。本例初诊即是用除瘟化毒汤去山豆根，加僵蚕、瓜蒌仁。去山豆根者恐其作呕，加入僵蚕以祛风散结，瓜蒌仁以润肠通便。全方以金银花、桑叶、菊花、竹叶、薄荷清解宣散，射干、桔梗清热利咽，贝母、瓜蒌仁、枇杷叶、僵蚕化痰散结，再加生地养阴，瓜蒌仁通便，故药后症状减轻。因大便仍然不利，故二诊去竹叶、薄荷之宣散，加黄芩、板蓝根之清解，再加大黄以泻腑热，故药后大便得解，咽部红肿大减，白膜渐落。最后白膜将尽，热病伤阴，以养阴清热善其后。方以银花、山栀清其余热，生地、丹皮、麦冬、白芍凉血养阴。桔梗、甘草以利咽，而使白喉危证得救。

案四：瘟疫发斑

杨某，男性，39 岁。身热有汗不退，胸部隐隐有斑疹未透，口干不思食，舌赤苔黄厚，脉数无力。温邪内蕴有外出之机，正气无鼓动之力。拟透斑解毒汤加减：金银花、黄芩、桑叶、大青叶、牛蒡子、僵蚕、西河柳、牡丹皮、连翘、沙参、建曲、陈皮。

二诊：仍发热口干，斑疹未透，神烦脉数，大便两日未解。原方加入神犀丹。

三诊：斑疹已透，但仍身热烦躁，大便秘结。改用河间双解散加减：金银花、连翘、黄芩、竹叶、栀子、牡丹皮、天花粉、酒大黄、芒硝、白茅根、芦根。另服神犀丹。药后得大便，体温下降，斑疹已回，仍口干。改用养阴生津和胃之剂，用生地、沙参、天花粉、麦冬、陈皮、建曲、茯苓等以善后。

按语：此瘟疫侵袭，毒凝气滞，发为内斑，投以透斑解毒汤。透斑解毒汤系《通俗伤寒论》方，原方为连翘、薄荷、牛蒡子、蝉蜕、淡豆豉、葱白、大青叶、桑叶（以野菰根、鲜西河柳煎汤代水煎药），有辛凉清热、解毒透斑之效。本例身热舌赤，故加入金银花、黄芩、僵蚕、丹皮以凉血清解；因有汗，故减去葱白、豆豉、薄荷、蝉衣等辛散之品，加条沙参、建曲、陈皮以扶正和胃。仍为辛凉清热、解毒透斑之剂。药后斑疹尚未透达，可见热毒较甚，故加入神犀丹以清热解毒，则斑疹见透。三诊时斑疹虽透，但身热未减,大便秘结,仍有里滞停积,故改用河间双解散加减。因斑疹已透,故原方去荆芥、蝉衣、牛蒡子、薄荷等辛散之品;因无胸闷,故去枳壳、桔梗之一升一降;因仍有身热烦躁,故加黄芩、山栀、丹皮、白茅根、芦根、银花之清热凉血;因无人中黄故去之。仍为清热通里之剂,不失原来双解散方意,用后得以双解而热退。

参考文献

[1] 时逸人.中国时令病学[M].上海:千顷堂书局,1931.

[2] 时逸人.中国急性传染病学[M].上海:千顷堂书局,1933.

[3] 时逸人.中国传染病学[M].上海:千顷堂书局,1952.

[4] 时逸人.中医伤寒与温病[M].上海:上海卫生出版社,1956.

[5] 时振声.著名老中医时逸人治疗急性热病的经验[J].上海中医药杂志,1981(11):8-10.

[6] 时振声.时逸人急证治验四则[J].广西中医药,1983,(3):4-6.

[7] 时振声.时逸人治疗急性热病经验三则[J].吉林中医药,1983,(1):33-34.

[8] 王希敏,熊俊.时逸人医学思想转变浅析[J].中医文献杂志,2016,34(5):58-60.

91. 叶橘泉（《传染病提要》）

【生平传略】

叶橘泉（1896—1989 年），浙江吴兴县人，出生于贫苦农民家庭。7 岁进入双林镇私塾学习，他勤奋苦读，历经 10 年寒窗，以优异的成绩修完全部课程。1913 年，叶橘泉拜本县名医张克明为师学习中医。在此期间，他精读了许多中医经典著作，同时还千方百计向上海各书局邮购新书，接受大量各方面的科学知识。1917 年秋，叶橘泉回故乡双林镇东栅头开业行医。在独立开业的同时，他参加了上海恽铁樵函授中医学校的学习，潜心研读了大量的医药著作和文献资料，其中包括相当数量的日本汉方医药中译本，如《化学实验新本草》等。为了能看懂原著，他还自学并掌握了日语。大量的阅读，开阔了眼界，在此基础上，他揣摩得失，以求创新，设计了不少独特的处方，治愈了许多疑难杂症。1933年，他创办单方实验研究社，编辑经验单方，按期出版，征集临床实验的疗效以便互相交流。

1934 年，叶橘泉所出版的《近世内科国药处方集》第一集传到日本，许多汉方医药学家纷纷来信并寄书要求交换作品。大冢敬节为此在《东亚医学》上撰文，题为《读叶橘泉氏之近世内科国药处方集》的书评，详细地介绍了该书的内容。结论中说："此为划时代的佳作"。此著作先后共出六集，均于出版后很快流传到日本等国。与此同时，他也密切关注着日本等国的汉方医药研究动向和方法，并及时将其引入中国，翻译出版了《动植物民间药》《腹诊考》《方证论》等日本医药名著。

1935 年，在章太炎的支持下，叶橘泉应邀去苏州国医研究院任教，在苏州居住时，除了教课，继续对外开业行医。抗日战争暴发后，时局动荡不安，他重回双林镇两年，对外行医，并招收徒弟若干人。

待局势稍趋稳定，又返回苏州。在此期间，他一面对外门诊，一面给 20 多位徒弟上课。20 世纪 40 年代初，叶橘泉在苏州开了一家名为"承济医庐"的诊所，为当地的百姓行医治病。

1949 年中华人民共和国成立后，叶橘泉以极大的热情积极投入医药的研究和临床工作。当时医药形势十分严峻，特别是在广大农村，缺医少药的情况相当严重，有许多常见病和多发病病人由于得不到及时治疗而丧生的惨景使他深深地感到不安。为了改变当时的状况，他主张应把常见病和多发病的防治作为医疗的重点，特别在广大农村，着力培养医药人才，逐步改变缺医少药的现状，最大限度地为人民的防病治病服务。他联络志同道合的朋友在苏州创办农村医疗进修社，编印农村医药小丛书和《中医直觉诊断学》等讲义和教材，培养了大批实用的医药人员，同时为数以千计的病人解除了病痛。

1954 年，叶橘泉出席了江苏省中医代表大会。同年参加了江苏省中医院的筹建工作，被任命为院长，并兼任江苏省中医学校副校长。不久后，又被调往江苏省卫生厅担任副厅长。1955 年，叶橘泉开始担任中国科学院生物学部委员。此后，他还兼任过江苏省中医研究所所长、中国医学科学院江苏分院副院长、南京中医学院副院长。在此期间，他积极组织有关同志开展调查研究江苏省医药文献及中药工作，领导中医研究所同志编辑江苏省现存中医药书籍联合目录，并撰写了《江苏中药名实考》一书，收集了本省各县市地方志中有关中医历史人物资料。1960 年，鉴于中药材供应紧张，他撰写了《本草推陈》正续篇二册。

1959 年，叶橘泉开始兼任江苏省血吸虫病防治研究委员会副主任、卫生部医学科学委员会血吸虫病专题委员会委员。在此期间，他经常下乡蹲点，在吴县、昆山等地开展中医中药防治血吸虫病的研究工作,并参与上海毛守白教授主编的《血吸虫病学》一书中医治疗部分的编写工作。同时兼做江苏中医院中医科临床工作,组织研究固定方剂小剂量的临床观察,并取得了实质性进展,为血吸虫病的防治工作做出了重要的贡献。在下乡防治血吸虫病期间,为帮助农村的中医防治传染病,提高他们的医疗水平,他撰写了《传染病提要》《伤寒与副伤寒》《疟疾与痢疾》《麻疹》《肺炎》《钩虫病》《医学问答汇编》《实用经效单方》等专著及教材,先后函授培训了300多名农村医疗骨干。

"文化大革命"期间,叶橘泉被扣上"里通外国""反动学术权威"和"走资派"三顶帽子被批斗,住牛棚,干杂活。身处逆境,他始终没有放弃为之奋斗的事业,在几十年积累的书稿、笔记、资料都被抄家而丢失的情况下,仍然坚持写作。1969年,叶橘泉被下放到江苏省句容县的省五七干校,继续接受审查和参加劳动。他在干校的3年时间里,协助校部创建了一所中药厂,并利用这个药厂进行中药剂型改革研究。他先后为药厂设计和生产了几十种中药剂型,如感冒冲剂、肝炎冲剂、气管炎片剂、冻疮防治冲剂、复方刺五加片、珠光层粉、溃疡丸等,由于价廉效佳、剂型新颖、服用方便,深受群众欢迎。同时,也为剂型改革的研究积累了经验。

1973年,叶橘泉任南京药学院(今中国药科大学)副院长、院学术委员会副主任,还兼任了社会上许多学术组织的领导职务。在此期间,他曾多次向政府和有关方面建议,要重视发展中医中药,集中力量研究中药,改进中药剂型,开发药材资源。1978—1989年,任全国政协常委,农工民主党中央副主席。1986年,任中国药科大学教授。1989年7月,叶橘泉因病在南京逝世,享年93岁。

【学术思想】

(一)中西医合参,伤寒新论

叶橘泉认为今日的中医既不能死守阴阳五行空泛的理论,又不能背离中医经典专务新奇。中医学乃是以经验医学发展而来的,囿于当时的实践水平,中医的许多理论都是假定的名词,如表里卫气营血、三阴三阳六经,故理解起来深奥晦涩。西医借助着当代科技,如显微镜等,其理论更加明了,易

于科普。他认为中医应该学习西医的理论以此来阐明中国古医学中深奥的条文。

在临床治疗上,叶橘泉坚持中西医两种手段并用。为了更好地贯通中西医理论,他编撰了《中西病名对照表》。由于古代并未对传染病进行专门的归类,他认为百日咳属"顿咳""鸬鹚咳""天哮",霍乱属"暴泄""瓜瓤瘟",阿米巴痢疾属"休息痢"等,以此为对照,方便临床医生辨证施药。

叶橘泉虽然倡导中西医结合,但他反对将中西医简单笼统地对等。当时,肠伤寒属于中医中的湿温一病已是绝大多数医家的共识,但叶橘泉却言肠伤寒非尽属湿温。根据临床观察,他发现肠伤寒病人的普遍症状为定型的发热,肠部症状见鼓肠、腹痛、便秘或泄泻,脾大,舌有苔,发热与脉搏不相称,往往热高而脉不甚数。至第二周高热稽留时,胸腹发玫瑰疹。嗜睡、昏迷、谵语者,若心力衰竭,兼有并发症,预后多为不良,其中最危险的情况为肠出血或肠穿孔导致腹膜炎。追第三周时,轻症病人则于此时热退、诸症缓解,进入恢复期走向痊愈。除了这种典型病人,还存在很多特例。有"闪电样伤寒"者,体温急骤上升,可毙于八九日之间;有"弥久性伤寒"者,历数月之久,往往衰弱而死;有"不全性伤寒"者,初起突然发高热,显危重症状,数日之后,诸症骤然消散而归于治愈;又有"遥伤寒"者,虽患本病一周或二周,病人自觉症状极轻微,往往不愿就医,一旦病势陡然增恶,即发危重并发症;还有"无热性伤寒"者,低热或不发热。"小儿伤寒"则一般症状较大人轻,呼吸及循环系统症状、肠出血、肠穿孔等亦较大人少见,但发热较重。至于"老人伤寒",则高热、玫瑰疹、脾大等均不易见,而极易呈脑膜炎,见呼吸、循环异常等症,预后多为不良。又有复发者,伤寒热降至正常,或在退热后2~3周,重新热升而发伤寒症状,是因体内残留毒素未净,又见新病菌侵入而发,然其持续时间多较原发病时间为短,预后较好。按此分析,叶橘泉认为,对于普遍型的伤寒,以湿温法治之才妥当,至于其他类型伤寒,则要观其证候,随证治之。如脉弱心衰者,用人参、附子、冰片、麝香强心;表证者,宜发汗解表退热;里证急而心力体力不弱者,可与通下法。有医家称伤寒病者小肠生疮,故绝对不可用下药,此亦不可一概而论。叶橘泉在参究新学,探索中西医结合的道路上,始终有着自己的法度,那就是立根于临床实践,

基于事实,始终不忘辨证论

(二)活用经方,诊治流行性脑脊髓膜炎

叶橘泉作为一代方证学家,一生勤学专研《伤寒》《金匮要略》。他善用经方,不仅应用于常见疾病,亦用于传染病的治疗,如流行性脑脊髓膜炎。他认为流行性脑脊髓膜炎起病的根本,是由于双球菌侵入脑脊髓膜引发炎症,诚然不假,但使病情加剧的原因在于血液亢进,致使局部炎灶分泌过甚。故中医治疗流行性脑脊髓膜炎,第一步须解表退热,以排除毒素,降低血压,而减病灶之充血;第二步宜泻下,以肃清消化道内之积滞,而灭血液上亢之势力。对于初起无汗发热者宜用葛根汤,有发汗、退热、排除毒素刺激、缓和挛急之效;汗出发热者用瓜蒌桂枝汤,可利尿、排毒、清凉、缓和挛急;大便秘结者则用大承气汤,有泻下、退热、降低血压之功。如目赤、充血甚者,以前方中加桃仁、丹皮、生地等;呕吐剧烈者,则以对症方中加黄连、半夏等清胃之品。

(三)发掘民间治疫验方

叶橘泉除了使用经方,还十分注重收集民间的验方。他认为验方只要经过科学方法考证其药理作用,确定其适应的病证,购取道地药材,选用合适的炮制方法,剂量精准,配伍成剂,便是可以放心用于临床。中华人民共和国成立初期,我国的物质资源相对匮乏,难以满足国民相当数量的医药需求。民间验方大多药味精简,取材简便,如果能利用好这一资源,将造福民众。叶橘泉考证了许多药物,这些药物常见易寻,且在临床上确有成效。如用芫荽、葛根、西湖柳透麻疹。其指出小儿患麻疹在将透未达之际,因血中毒素不得排泄于表,出现烦热、胸闷等异常的表现。此时为最紧要关头,盖麻疹一发出是抵抗力战胜病毒,若发不出或出而复没那是很危险的,必须使其透发净尽,方可无事。上述药物对麻疹将达未达或发而复没之际投与颇有效验。过去没有治疗百日咳的特效药,西医所研发的金霉素与链霉素在当时价格高,不能应用于广大人民,因此叶橘泉整理了一些中药单方,应用于疾病早期,也十分有效,而且价廉易得,如大蒜头、蚱蜢、南天烛子、刀豆子、柿蒂、车前草、仙人掌等。

此外,叶橘泉还考证了发泡医治疟疾的原理。民间常用斑蝥研细末,放置在普通的膏药中,贴在第三颈椎上,通常经过一夜后,服贴处起一大泡。这种疗法能够医治顽固性疟疾且疗效颇佳。叶橘泉认为这种外用发泡药的作用原理与西医注射血清使机体获得抗体类似。斑蝥膏药贴于第三颈椎部位引起发泡,促进血清抗毒、白细胞吞噬病原功能增进,最终达到治愈疟疾的目的。

(四)吸收外来治疫经验

虽然中医起源于中国,然而在国外亦有值得借鉴的经验,如日本的汉方医学。汉方医学以仲景的《伤寒》《金匮要略》为主要学术理论,注重对经方的方证研究,"方证用药"是其最大特点,某种病症配合某种方剂,如将病症分为柴胡汤证、桂枝汤证、小青龙汤证等,有是证则用是药。叶橘泉认为汉方学者对于经方的研究有着独特理念与经验,值得借鉴。他自学日语,拜读了吉益东洞、和田启十郎、丹波元简、汤本求真等日本医家的著述,翻译了不少日本医书。叶橘泉所整理的民间验方就有不少出自日本医师,如他所收录的一则疟疾方,即出自日本井上医师验方:用花槟榔五钱、煨草果一钱、常山二钱、柴胡一钱,共煎去渣,每日分三次服,可用来治疗一切疟疾。受日本开发的药品"快活来""辟痢精""汤服宁"等黄柏提取制剂的启发,叶橘泉认为黄柏中含小檗碱,与黄连类似,具有杀菌、止泻之效,在临床可制成黄柏浓缩浸膏治疗痢疾。

除了日本医学外,叶橘泉对其他国家的一些医疗经验也抱着开放包容的态度。保加利亚的一位医生以大蒜头一两,切细,加入开水适量浸泡 3 小时,滤汁加入适量冰糖矫味,用于百日咳患儿,每日饮六七次,每次一茶勺。叶橘泉用之临床,亦言颇有验效。西伯利亚医学院用北五味子治疗儿童赤痢,疗效甚好,且不良反应极小。叶橘泉以 50% 的北五味子酊剂试用于儿童痢疾,7～10 岁每次一毫升,一日三四次,混合于糖浆中使用,颇有验效。

【著作考】

叶橘泉作为一位中医研究者,一生对学术研究孜孜不倦,著作颇丰,著有《现代实用中药》《近世内科中医处方集》《近世妇科中医处方集》《古方临床运用》《中医直觉诊断学》《江苏中药名实考》《本草推陈》《食物中药与处方》《传染病提要》《伤寒与副伤寒》《疟疾与痢疾》《麻疹》《肺炎》《钩虫病》《医学问答

汇编《实用经效单方》等。

【遣方用药】

(一)麻疹预防方

组成:紫草根(五钱),广木香(八分),白术(一钱半)。

制法:用水一大碗,煎至半碗。

用法:一日三次分服,小儿依年龄递减。连服四五日,可以免疫,即使传染,亦少危害。

应用:麻疹流行期间,小儿最易传染。如有一人发生本病,未患之小儿及成人,不论男女,均宜速服此方预防,以免传染。

(二)解除霍乱疫毒方

组成:骨炭(兽骨煅炭,五两),木炭(三两),公丁香(三两),肉桂(二钱)。

制法:以上诸药研细,愈细愈佳,密贮瓷瓶。

用法:开水冲服,每次五分至一钱。

应用:感染疫毒,腹痛下利,胸脘不爽,如啖生蒜状,嘈杂似饥,或小儿诸下利,及成人赤白痢疾等。服此药可以吸收疫毒霍乱,初起用之不致转剧。

(三)乌梅白糖饮

组成:乌梅3~5粒。

制法:用水一碗,煎至汤浓,加少许白砂糖;或乌梅膏兑糖水冲调。

用法:重症病人,乌梅须用足够剂量,2~3小时服一次;10岁以内小儿用乌梅膏,每回约三分,糖汤化服。

应用:小儿疫痢或原因不明之突发高热,烦渴恶心,甚至惊厥,呼气有热浊气味者。此属于胃肠型的发热,此时速服,有迅速解热之效。在服此药之前或后,加服一次蓖麻油清除肠内容物,其效更著。

【医话与轶事】

(一)严师教诲,勤学苦读

叶橘泉自幼勤奋好学,因家贫无钱购买纸张,就用毛笔蘸清水,在方砖上写字。放羊时也不忘读书,在农田车水时,由于专心背书,曾屡次失足落水。7岁时,塾师张天源看他求知欲强,便主动提出免费让他读书。17岁拜入当地名医张克明门下学

习中医。老师对其要求十分严格,把家藏医籍借给叶橘泉抄写,并说:抄书一遍,胜于读书十遍。此外,还让其把伤寒三百九十七法、一百一十三方熟读背诵。叶橘泉遵循师教,每日除随师临证录方外,还起早带晚抄录了《伤寒》《金匮要略》《内经》《本草经》等大批医书。经过刻苦学习,4年后出师,开始独立看诊。

(二)病有缓急,人无贵贱

20世纪40年代初,叶橘泉在苏州开了一家诊所,为当地的百姓行医治病。离诊所不远有家规模不小的西药店,店主是一位退役的英国军医,名叫查理逊,此人十分傲慢,看不起中国医药。有一次,此人得了腹泻病,狂泻不止,服了各种西药都不见效。无奈之下,听从朋友劝告到叶橘泉的诊所就诊,叶橘泉给他搭脉后开了三帖中药,服后立即就止住了腹泻。叶橘泉让他每隔几日去复诊,查理逊嫌每次排队取牌与乡人按序看病有失身份,提出每次100元大洋,请叶橘泉上门诊治,遭到拒绝,他又退一步说诊金加倍。叶橘泉回答道:在我眼里只有重病人、轻病人之分,没有穷人和富人、国人与洋人之别。查理逊无言以对,对叶橘泉笃生敬意。

(三)淡薄名利,尚简务实

叶橘泉出生贫寒,在中医界有了名气后,仍然戒奢从俭,衣食不务华美、不求肥甘。自1963年后,叶橘泉把自己所著的大部分稿酬陆续捐赠给了国家卫生部门。就在其逝世的前几个月,还把自己300平米的私人住宅捐赠给了政府。

(四)学海无涯,笔耕不缀

叶橘泉一生勤于写作,共出版和发表44册医学著作和500多篇学术文章。他常年订阅十几种医学杂志,看到有参考价值的内容就立刻摘录到笔记本上,即使在睡眠中,灵感突至,也要翻身而起,挥笔疾书。他常说"人不能同草木同腐""要用小跑步走完人生""生命有限而知识无涯,我已经浪费不起了"。

【医案选介】

陈振华,男,23岁,浙江宁波籍,苏州无线电台主任。于一九三九年五月间患病,虽延中医及西医医治,约经过旬余日,因病日以进,乃投苏州国医医

院住院,于五月二十一日住院,第一次门诊由门生陆以梧医师诊治,方案如下:

湿温十余日,发热,腹部胀满,按之疼痛,心胸烦闷,大便不畅,小溲短赤,口腻,不欲饮,脉濡数,苔腻,与枳实泻心法。制厚朴二钱,茯苓五钱,猪苓五钱,黑山栀三钱,枳实三钱,麻仁丸四钱包煎,姜川连六钱,黄芩三钱,藿香三钱,知母四钱,太子参三钱,大腹皮二钱。

二十二日,叶橘泉往诊,见该病人为瘦长身材,健康肤色(赤褐色),颜面清瘦而目光及神情举动之间一如常人。脉搏虽细,然亦有力,在不迟不速之间,病人要求唯以通大便、清里热、平气开胃而已。明知其为肠伤寒之症状,乃与对症处治之方如下。

二十二日方:湿温里热胶滞,腹膨大便不畅,气升干呕溲赤,舌苔黄厚,渴不喜饮,投枳实泻心汤,热稍减,再以原意出入。枳实三钱,黄芩三钱,黑山栀四钱,茯苓三钱,猪苓三钱,姜川连七分,木通二钱,制川朴一钱,瓜蒌皮三钱,炒豆豉三钱,佩兰二钱,玄明粉三钱。

二十三日方:湿温原是肠热病,腹痛膨胀,疲怠无力,胸脘痞闷热烦,渴不喜饮,脉细数,舌苔黄腻,此乃里热不解,还防发生疹,勿轻视。大腹皮二钱,制少朴一钱,瓜蒌仁四钱,炒豆豉三钱,丹皮二钱,青皮二钱,姜川连五分,枳壳三钱,淡芩三钱,赤芍三钱,冬瓜皮二钱,冬瓜仁二钱,猪苓二钱,茯苓二钱。

二十四日方:再清胃肠之类,小川连八分,清炙柴胡二钱,生山栀三钱,赤芍二钱,黄芩三钱,枳实二钱,淡豆豉三钱,冬瓜仁五钱,青蒿三钱,龙胆草一钱,茯苓四钱,姜半夏二钱。

二十六日方,本方服两剂。

肠热病是真正伤寒,最不易速以见效,迭进清胃解热剂,略见效,已幸矣。再以仲景泻心法。小川连五分,川柏二钱,丹皮三钱,竹茹三钱,制川朴一钱,瓜蒌仁四钱,黄芩三钱,黑山栀四钱,白芍二钱,知母三钱,天花粉四钱,玉泉散五钱。

二十七日方:肠伤寒、胃肠之热渐有退舍之象,渴喜热饮及胸闷烦渴等较减,唯精神渐觉疲怠。亦为应有之状,还须守原法再进。黄芩三钱,赤芍二钱,银花三钱,苦参一钱,小川连五分,冬瓜仁五钱,知母三钱,黑山栀五钱,龙胆草一钱,瓜蒌仁四钱,佩兰三钱,鲜菖蒲二钱。

二十八日方:胃肠积热未清,还宜清涤。黄芩三钱,天花粉三钱,瓜蒌仁五钱,小川连五分,苦参五钱,知母三钱,冬瓜子五钱,黑山栀三钱,竹茹三钱,蜜制青宁丸四钱(包煎)。

二十二日方服后,因大便之不爽,病人要求加泻下药,但肠热病何得过激其肠?以病人每至晚则腹胀,非得排出其便不能入睡,因嘱陆生另以玄明粉三钱冲服,以一次通便为度,因思盐类下剂,不损肠黏膜,始为之以徇病人之要求,每晚如是,如一日不与玄明粉,则腹胀不通,辗转不能安静,冲服玄明粉之后,约两小时后,即泻下稀薄之粪水,臭恶异常,其色则灰黑如茅屋檐漏之水,中夹黑色粪屑。如是者,经过六七日,舌苔渐化,体温减低,饮食渐增(每次稀粥可一盏),体力亦较振,病人颇思起床行动,因嘱此为肠部病,切勿起坐,不料病人乘护士不在病房之际,竟起床试步,且移椅靠楼窗叠膝坐而阅报纸半小时之久,后经护士禁阻而始睡,是晚(二十八日)热骤升,大便自下,夹血液,其时幸脉搏尚好,故不至于衰脱,亦幸矣。

二十九日处方:肠热病最怕肠出血,屡屡关照勿起坐劳动,迭进清肠解热之剂,已渐见松,无如乘无人在房之际起床试步行动,昨夜热骤升,竟便血,是为出血,有极大危险,奈何奈何,急挽救之,效否不可必。白头翁一钱,黑山栀五钱,丹皮三钱,生甘草一钱,川柏三钱,阿胶蛤粉(炒)三钱,秦皮三钱,赤芍三钱,冬瓜合皮子八钱,知母三钱,益元散(包)三钱,鲜石斛三钱。

三十日叶橘泉因诊务忙,不及到院,由陆生代理处方如下:肠热病因起立行动,而致肠出血,昨经师用白头翁汤加味,昨夜大便未见带血,刻腹部觉胀,疲怠无力,体温脉搏虽无变化,然须防反复之虞,治法仍宗原意。陈皮二钱,白头翁二钱,川柏三钱,知母三钱,大腹皮三钱,阿胶蛤粉(炒)三钱,秦皮三钱,淡芩二钱,丹皮二钱,冬瓜合皮子八钱,黑山栀四钱。

三十一日方:昨夜大便一次,幸未见血,但腹部仍时觉气胀,热于下午较升,舌苔未全化,此病虽逾险关,还未入坦途,再以白头翁汤加味。白头翁一钱,冬瓜合皮子八钱,赤芍一钱,小川连五分,黄柏一钱,秦皮三钱,知母二钱,黑山栀三钱,淡芩二钱,青皮三钱,陈皮三钱。

六月一日方:湿温病至肠出血,药后两次大便幸未见血,病势已渐正常,但还须防其反复,治法仍以原意出入。白头翁二钱,知母二钱,淡芩二钱,青皮二钱,陈皮二钱,冬瓜合皮子二钱,秦皮二钱,小川连五分,制厚朴一钱,大腹皮二钱,黑山栀二钱。

自五月二十八日起,绝对不敢与下剂,以致又闹腹胀,欲大便而不得之状,因思既出血,何可再行通腑。而腹胀潮热等症状,又无法可使其退舍,其病则经已四周,而症象则依然如是,是日适病人之兄及其友等来院探视,叶乃告以此病殊已技穷,劝其另请高明或转其他西医医院,以免贻误云。彼等谓已曾几经中西医治,现在绝对信仰国医医院,且深知叶之诊治颇诚恳,新经波折(下血),而现已渐好,故决主张不作他图,病期纵属缠绵,请勿顾虑,即使预后不良,亦决不抱怨。拜托费神云,叶乃不得已,为处方二日方如下。

六月二日方:肠热病迄已四候,腹部之膨胀及下午之潮热依然不减,且曾一度肠出血,经小心谨慎竭尽绵力之治疗,虽略现松象,但舌苔依旧不化,胃肠之症状不退,危险性终难脱离,最好另再商请高明,以免贻误病机,兹姑再竭尽愚诚,冀邀天鉴。玉泉散(包)四钱,冬瓜合皮子五钱,陈皮二钱,冬术一钱,藿香二钱,广木香一钱,益元散(包)四钱,黄芩二钱,太子参二钱,佩兰二钱,谷芽三钱,麦芽三钱,姜半夏二钱,清炙柴胡一钱。

六月三日方:昨药后腹胀较减,今日热度亦较退,舌苔略有松化之象,自是佳兆也。但愿近数日内平顺经过,不起变化或可脱险。益元散(包)四钱,冬瓜仁四钱,太子参二钱,清炙柴胡一钱,玉泉散(包)四钱,黄芩二钱,佩兰一钱,广木香一钱,知母一钱。

六月四日方:热度较减,腹胀略和,但肠部尚膨,按之漉漉有声,大便不行即膨胀,足证肠黏膜之炎症未消,尚未脱险。大白芍三钱,淡芩三钱,通草二钱,猪苓二钱,飞滑石三钱,丹皮二钱,冬瓜皮四钱,青蒿二钱,阿胶蛤粉(炒)二钱,太子参二钱,龙胆草一钱。

六月五日方:照昨日原方再进一剂。

六月六日方:肠部症状虽未退,而热度较减,亦幸事也。但肠热病已曾见血,最虑其穿孔,须小心谨慎,勿起坐,可免回腹之虞。太子参二钱,丹皮二钱,冬瓜皮五钱,冬瓜仁五钱,猪苓四钱,佩兰二钱,木通二钱,大白芍二钱,淡芩三钱,青蒿二钱,益元散(包)四钱,黑山栀二钱。

六月七日方:守原方。太子参一钱,黄芩三钱,黑山栀三钱,猪苓三钱,茯苓三钱,木通一钱,赤芍三钱,白芍三钱,丹皮二钱,冬瓜合皮子四钱,益元散(包)三钱,青蒿二钱,归尾二钱。

六月八日方:守原方。太子参一钱,黄芩二钱,黑山栀二钱,猪茯苓合三钱(即猪苓和茯苓各1.5钱),木通二钱,小川连八分,丹皮二钱,冬瓜合皮子四钱,玉泉散(包)五钱,益元散(包)二钱,青蒿二钱。

六月九日方:遵原方。青蒿二钱,猪茯苓合六钱,黑山栀三钱,冬瓜合皮子四钱,益元散(包)二钱,淡芩二钱,丹皮一钱,太子参二钱,玉泉散(包)四钱,泽泻二钱,小川连六分。

六月十日方:肠热病出血虽即止,肠部之炎症未全退,幸下午热度之升已减低,心脏搏动尚佳,唯肠中时感不适,还须清肠炎,冀近日内不再增热,可望脱险。玉泉散(包)四钱,猪茯苓合六钱,大腹皮(洗)二钱,黄芩二钱,柏子仁三钱,冬瓜仁四钱,益元散(洗)四钱,天花粉四钱,丹皮二钱,太子参二钱,黑山栀二钱,知母二钱,归身二钱。

六月十一日方:肠出血后腹中究未和,大便不能自动排泄,热度幸渐低降,舌苔未化,定系肠中有余滞,而肠部麻痹影响运动之故,姑再清导之。桃仁三钱,归身三钱,冬瓜仁四钱,赤芍二钱,生甘草二钱,炎麻仁三钱,丹皮二钱,生米仁五钱,天花粉四钱,泽泻二钱,益元散(包)二钱,生蜜(分冲)二钱。

六月十二日方:照昨日原方去泽泻、生米仁、生蜜,加知母三钱,柏子仁四钱,生厚朴二钱,生大黄二钱,玄明粉(冲)二钱。

六月十三日方:遵守原法,稍事加减。桃仁三钱,川柏四钱,生川朴二钱,天花粉三钱,益元散(包)四钱,丹皮三钱,冬瓜仁四钱,猪茯苓合四钱,麻仁三钱,通草一钱。

自六月二日起,以病人之不能自动排便而闹腹胀,大便不爽,不得已又以每日傍晚令服蓖麻油约二十毫升,以助排便而减其胀,至是其肠之运动功能竟有麻痹之象,后来蓖麻油亦失其作用,又非玄明粉三钱、生大黄二钱开水泡下不能奏通便之效。不论蓖麻油或玄明粉、生大黄等,其所通下之粪水一如前次之黑褐,是时热渐降,至十三日热始平,粪色始转黄。

六月十四日方:大便色较正常,但不能自己解便,下腹部尚觉不适,舌苔还未化,食欲稍见增,睡眠尚安,肠热病虽退,肠管之麻痹未恢复,治法再和肠胃。玉泉散(包)一两,橘红一钱,归身二钱,冬瓜仁四钱,桃仁四钱,猪苓苓合三钱,佩兰三钱,知母四钱,车前草三钱,赤芍二钱。

六月十五日方:照原方连服一剂。

六月十六日方:守原法,稍参扶正之剂(因体温较低,排便虽畅而肠管运动仍较弱。且病人至此时,瘠瘦甚,两颧高耸,颜面四肢肌肉消削殆尽,诚所谓形瘦骨立者也)。别直参八分,冬术二钱,归梢二钱,茯苓三钱,生米仁五钱,益元散五钱,盐附子(洗淡)二钱,赤芍二钱,冬瓜仁四钱,败酱草二钱。

六月十七日方:照原方去败酱草,连进一剂。

六月十八日方:病状已大有进步,肠管功能有自动之佳兆,昨晚腹不胀,食欲稍振,用药再步原程。别直参八分,归梢三钱,盐附子(洗淡)二钱,赤芍二钱,冬瓜仁四钱,益元散(包)五钱,冬术三钱,大腹皮(包)三钱,茯苓三钱,生米仁五钱。(本方服两剂)

六月二十日方:守原方,加入润便剂。别直参八分,麻仁丸(包)五钱,知母三钱,归梢三钱,茯苓三钱,淡芩二钱,冬瓜皮子合四钱,泽泻二钱。

六月二十一日方:照昨日原方连服一剂。

六月二十二日方:照昨日原方去别直参、淡芩,加生黄芪三钱、银花四钱,再进一剂。

六月二十三日方:照昨日改方再进一剂。(至此因食欲猛进,且精力已大振,颜面肌肉已渐复生,不数日间遂由瘠瘦而转呈丰腴之象,其恢复之迅速诚出乎意外)生黄芪三钱,生米仁三钱,知母三钱,

茯苓三钱,银花四钱,归梢三钱,冬瓜仁四钱,泽泻三钱,麻仁丸(包)四钱。

六月二十四日方:照昨日方去银花、茯苓,加火麻仁四钱、淡芩二钱,连服一剂。于二十六日痊愈出院。

按语:此病虽未经验血证明,而据其症状,亦是真性肠热病,但其病状有些特别,肠症状严重,而须通便,始终以通导为主,亦奇特之一例也。

参考文献

[1] 叶橘泉.叶橘泉临证实用方剂[M].中国中医药出版社,2015.
[2] 叶庭兰,叶加南.怀念我们的父亲叶橘泉[J].前进论坛,2019(9):56-58.
[3] 卢祥之.叶橘泉——学界的楷模[J].前进论坛,2007(1):41-42.
[4] 叶橘泉.肠伤寒非尽属湿温[J].国医砥柱,1941,2(12):9-10.
[5] 叶橘泉.流行性化脓性脑膜炎之中西疗法比较[J].光华医药杂志,1933,1(2):24-25.
[6] 叶橘泉.介绍对于小儿科屡奏良效的几种国产药物[J].广济医刊,1933,10(7):5-6.
[7] 叶橘泉.百日咳之临床诊断及中药治疗[J].江西中医药,1953(03):20-23.
[8] 叶橘泉.发泡医治疟疾的原理[J].光华医药杂志,1936,3(8):49.
[9] 叶橘泉.单方汇报(五)[J].明日医药,1936,2(3):259-263.

92. 程门雪（《伤寒论歌诀》）

【生平传略】

程门雪（1902—1972年），近现代著名中医学家，中医教育学家。又名振辉，字九如，号壶公等，江西婺源人（婺源古属黄山南麓的徽州地区，为新安所辖）。程家书香门第，祖父世炘、父亲伯仪皆有诗名。程门雪6岁开蒙，随宿儒吴国昌先生研习四书五经、诗词赋曲，奠定了深厚的传统文化基础。后经程氏族老程有绳（号良书）推荐，15岁只身抵沪，投师新安婺源籍名医汪莲石（1848—1925年）。汪莲石崇尚伤寒学派，善用经方，服膺于清代舒驰远《新增伤寒集注》；悬壶申城，名闻遐迩，当时诸多名医如恽铁樵、丁甘仁等都求教其门下。程门雪秉性聪颖，初涉医门即得汪莲石先生口授心传，学验俱进。后经古稀之年的汪莲石介绍，程门雪又拜师孟河名医丁甘仁（1865—1926年），丁甘仁崇奉伤寒，信从叶天士、薛生白温病学说，用药以平淡、轻巧见长。1916年，丁甘仁创建上海中医专门学校，程门雪入学就读，成为该校首届学生。1921年，程门雪以优异成绩毕业，留学校附院广益中医院担任医员。1926年，程门雪回到母校上海中医专门学校讲授《金匮要略》，次年底，担任中国医学院教授。后应同窗好友丁济万（1903—1963年）聘邀，于1928年9月，程门雪出任上海中医专门学校教务长兼沪南广益中医院医务主任，主持全校教务。1929年8月，第二次全国中医学校教材编辑会议在上海召开，程门雪作为上海中医专门学校代表与会，9所中医学校就采用学说的标准、学制年限、学习科目、学科内容、学时分配和比例、教材体例等问题达成比较一致的意见。返回学校后，他积极开展课程改进和教材编写，形成上海中医专门学校（1932年1月改名为私立上海中医学院）开办以来第一套自行编写的较为完整的中医药教材。程门雪亲力亲为，编写

《伤寒论歌诀》《妇科讲义》《诊断学》等教材；代表作《金匮篇解》即源自《金匮讲义》和《杂病讲义》，在上海中医专门学校、私立上海中医学院、中国医学院、中华国医专科学校等校作为教材，经程门雪本人、黄文东、朱霖生、管理平、何时希等执鞭教学，沿用二十多年。此外，他又编著《妇科摘要歌诀》《西溪书屋夜话录歌诀》《藏心方歌诀》《妇女经带胎产歌诀》等，这些歌诀通俗易懂，朗朗上口，成为中医学习的门径。程门雪这一时期的教学实践，为新中国的教育理念提供了深厚积淀。例如，当代国医大师裘沛然教授于1932年亲手抄录的《读医抄本拾遗》，还保存着"今殆绝迹"的程门雪所编之《妇科学》讲义。1935年，程门雪脱离教务工作，专注临床，在上海西门路自设诊所，医名蜚声沪上，因而慕名求诊的大多来自富贵人家。程门雪根据这些病人"易虚易实"的体质特点，遣方则从丁甘仁平淡法出入，用药轻灵机巧，重视配伍和炮制，从而形成他临床用药的独特风格。他深研叶天士温热理论，1935年评注《叶案存真》，1944年校注《未刻本叶氏医案》。中华人民共和国成立后，中医教育事业百废待兴。1954年，程门雪出任上海市第十一人民医院中医科主任。1956年，国务院批准在北京、成都、上海、广州建立我国四所最早的中医药高等院校。程门雪被任命为上海中医学院院长，同时担任上海中医学会主任委员、中共中央血吸虫病防治领导小组中医组组长等。同年，当选第二届上海市人民代表，后当选为第二、第三届全国人大代表，多次受到毛泽东主席等中央领导接见。

【学术思想】

（一）论伤寒与温病

1. 力倡寒温统一

在温病学说创立以后，伤寒与温病之争持续已

久。继后又有寒温一体之论,但在寒温一体论中,又有以伤寒统温病的"伤寒温病学派"和以温病统伤寒的"广温病学派"的不同。程门雪伤寒受师于汪莲石,温病得之丁甘仁的亲授,两学皆造诣较高。程门雪在伤寒和温病的研究方面都是中医界公认的大家,他学识渊博,一生崇尚张仲景与叶天士,深得伤寒与温病理论精髓,以实践为依据,提出伤寒与温病融合,然后根据辨证而用其方的理念。极力主张把伤寒温病对热病理论相统一,将伤寒、温病融合的辨证学说。程门雪早年就在《未刻本叶氏医案》校读记中指出:"天士用方便采诸家之长,而于仲师圣法用之尤熟。……近人以叶派与长沙相距,以为学天士者,便非长沙;学长沙者,不可涉天士。真真奇怪之极。其实即以温热发明之故,貌似出长沙范围之外,宗奉者复加以渲染,或逾其量。如柴胡劫肝阴,葛根耗胃液之类,下语太死,引起反感。宗长沙者,因而大诋之,愈积愈深,竟成敌国。承其后者,竟不窥天士一字,但知谩骂鄙弃,不知叶氏对于仲师之学,极有根底也。"

2. 温病是对伤寒的继承

程门雪认为,叶天士的《温热论》是在张仲景《伤寒论》的基础上发展起来的,在温热证治和方药应用上,又是对伤寒六经证治的补充,两者绝不可孤立起来认识。因叶天士对于仲师之学极有根底也。所以,他决定从叶天士入手,以跻仲景学术之室,融会伤寒、温病证治方药,从而统一伤寒与温病学说,这对现代中医热病学的创立具有较大的影响。程门雪认为:"伤寒本寒而标热,温病本热而标寒,病源不同,治当各异。伤寒是基础,温病在伤寒的基础上有较大的发展。卫气营血辨证是六经辨证的发展与补充。"他从退热、攻下等方面来讨论这个问题,认为"伤寒用石膏、黄芩、黄连清热,温病也用石膏、黄芩、黄连清热,没有什么不同,但是温病在伤寒的基础上发展了一个轻清气热的方法,如金银花、连翘之类;发展了一个凉营清热的方法,如鲜生地、犀角(现已用水牛角代用)、丹皮、茅根之类。伤寒用下,温病亦用下,不过有轻重、早晚之不同。在神昏谵语方面,温病与伤寒就大不相同了。伤寒谵语多用下法,温病增补了清心开窍法,如紫雪丹、至宝丹、神犀丹(犀角现已代用)一类方药,是非常可贵的。温病偏重于救阴,处处顾其津液;伤寒偏重于回阳,处处顾其阳气,救阴是一个发展。救阴

分甘寒生津,重在肺胃;咸寒育阴,重在肝肾,更是一个发展。其实伤寒由经入腑入脏,由表及里,与温病由上而下,并没有很多区别"。程门雪认为两者其实可以合二为一,用于一个病人身上。而不应把六经和营卫气血分得太死、太拘泥,应该胸有成竹、心无成见地看待两者之间的关系,拘泥是有损无益的。

程门雪对于伤寒、温病学说,结合自己的经验,多有独到之见。他对李东垣、叶天士学说下过很深的功夫,但并不囿于脾胃润燥之偏,而是撷取其精华,加以实践运用。程门雪不仅对古今医学名著治理甚勤,亦喜在诊余之暇,披览稗官野史,对其中验案单方,亦加欣赏。由于他有惊人的记忆力,故能随时运用于临床之中。其学识之渊博,视野之广阔,取精用宏,于此可见。程门雪在治病过程中,辨证时细心剖析,周密考虑,处方时能采纳各家之长,加以灵活运用。程门雪治学严谨,学术上不分古今厚薄。他对《伤寒论》《金匮要略》以及金元诸家、温病学派,均深入研究,临床上尤善灵活运用仲景方。

(二) 程门雪用药

1. 对仲景的继承

(1) 用药法度的继承 程门雪对仲景用药法度娴熟,进行过总结、分类、归纳、综合。如将小柴胡加减用药法归纳为"烦而不呕去参可,加入栝蒌实一枚,清热除烦结满化,渴therefore半夏加蒌根,再加人参以生津,腹痛减芩加芍药,外热加桂须除参,胁下痞坚去大枣(枣),加以牡蛎软坚好。小便不利心下悸,通阳利水茯苓效""咳加五味与干姜,枣姜人参减宜晓"等,指出仲景咳必用干姜、五味,减人参、大枣以防补壅,心悸必用茯苓,腹痛必用芍药,胸满去芍药,烦者去人参,渴者去半夏、人参等。对后人掌握伤寒方加减有很大启迪。此外,对有汗不得用麻黄,无烦躁不得用石膏等也结合临床经验进行解释,强调不可一味执着。

(2) 用药剂量的继承 程门雪对仲景方药的剂量也深有体会。如讲解大青龙汤与麻黄汤,认为"大青龙汤,类似麻黄汤,独取麻黄六两,倍麻黄汤之数,固由旨在取汗,亦以内有石膏,不得不重其分量,故云服汗出,停后服";又如解释麻杏石甘汤除石膏加薏苡仁,化为麻杏苡甘汤治疗风湿在表之无端而一身尽疼,法当微汗使风与湿俱去,故麻黄只

用半两而余药相等，且每服仅四钱匕。强调经方非特药味取舍甚严，分量需斟酌。综上所述，程门雪以其对《伤寒论》独到的见解，并结合温病治疗方法，进行了辨析、补充、注释，并撰写成歌诀，便于诵记，具有极高的学术价值。此外，程门雪还善于在张仲景经典方基础上灵活化裁治疗温病，实乃将伤寒、温病学说融为一体，灵活运用于临床之典范。

2. 程门雪之特色经验

（1）大刀阔斧之第一阶段　以大刀阔斧见称。这是程门雪在 28 岁以前任广益中医院医务主任时期。该医院以施诊给药为贫苦大众服务。因为劳动人民常受饥寒之苦，饱经风霜忧患，即使染病在身，非至万不得已不上医院。对此类病例的治疗，因其栉风沐雨而表实，故重以散表；因其营养不足而里虚，故轻以攻下；因病多久延，势已转重，邪实正虚，故须求速效，用药以坚决敏捷、骠悍迅猛见长，挽救许多危疾。

（2）轻清灵巧之第二阶段　以轻清灵巧为主。此乃 30～40 岁自设诊所时期。病家多为"膏粱之体"和知识分子，病情以表虚里实为特点，故处方风格为之转变，以经方的精炼配合时方的轻灵，并以丁甘仁的平淡为主，讲究配伍和炮制。程门雪崇尚轻可去实，深受《内经》及后世医家如张子和、李东垣和叶天士等治疗思想的影响。其用药，或轻以去实，或重药轻用，或轻药引经，每每奏效明显，形成独到风格。

程门雪临证处理外感病变，尤善用轻以去实，典型例子莫过于大豆黄卷。他认为，临证中唯贵在辨证准确，运用相宜，强调轻药亦可治重病，而善用大豆黄卷。在《程门雪医案》首篇"寒热"中计 17 案，其中 8 案取用大豆黄卷。第一案"春温重症"，初诊时即已病，历"十日不解，热势甚壮""白痦隐隐不多，胸闷口干，苔黄腻"，并至"谵语神昏"，虽未明言湿病，其为春温挟湿重症无疑，险重若此，而程门雪竟以大豆黄卷四钱书于首方首味，以之为君药，实为奇着。盖取大豆黄卷轻清泄化，以除与热毒相合之湿邪，历十六大十二诊，便化险为夷，足见程门雪学验俱丰，并对大豆黄卷之性能、效用识见邃确。前四诊中，其间虽症情迭变，药物数易，而用大豆黄卷四钱未动，可见其深得叶天士"渗湿于热下，不与热相搏，势必孤矣"之治湿原则。第二案"春温挟湿滞"，点明其"挟湿"，又以大豆黄卷书于首方首味，

五诊中前三诊均用，其意与一案同。程门雪用本品诸案，多见于寒热、四肢酸楚、口腻或甜、舌苔厚腻等见症。针对虚中夹实证，亦常灵活运用轻攻邪气及轻补正气之法，每获正复邪祛之效。如湿温病后期，邪恋阴伤之证，症见虚热起伏、小便短黄、苔腻舌尖红、脉濡滑数等。程门雪辨明病机，认为此时用药每有养阴燥湿之相碍，从而提出以三仁汤合玉泉散化裁治之。选用沙参、石斛等以轻润肺胃之阴；再以银花、蔻壳、野蔷薇露、白薇、青蒿等轻清之品以芳开余湿。其不落俗套之处，在于化湿避免厚朴之偏燥，养阴不用生地、玄参之偏腻，从中可见程门雪轻攻轻补的高明巧妙之处。

程门雪曾谓："对于处方的份量，当如东垣法，宜轻不宜重。药物的作用，是导引，是调整，是流通，所谓'四两拨千斤'是也。"因此主张用药轻灵，并专门拟有轻宣、轻开、轻香、轻化、轻清、清泄、缓下和轻补等多种轻可去实的治疗大法，其轻可去实的治疗思想，较之前人显然更有其丰富内涵和新的发展。此时程门雪正钻研清代叶天士、薛生白的温病学说，颇能入其堂奥而啜其英华，故其用药实有苏州吴医之长。如麻黄 0.9～1.5 g 用蜜炙（用药量少，用蜜炙进而又减轻药性），白术、苍术用米泔水浸，熟地炒松，用砂仁或蛤蚧粉捣拌，体现了程门雪轻灵平稳的用药特色。程门雪临证用药轻灵平稳的风格，不仅体现在外感病变的治疗思路中，其在各脏腑病变中也普遍运用了轻可去实的治法方药。

（3）复方多法之第三阶段　是程门雪复方多法的创造时期。晚年，他经常到工厂、农村、部队去，从中体会到了劳动人民长期积劳致虚、反复感染，以及湿热瘀滞夹杂，导致病情错综复杂，但各有其特异之处，故法随证变，治疗上均有所变化。他糅合经方时方，冶于一炉；温散、疏化、宣导、渗利、扶正达邪、祛邪安正、祛瘀、清化，凡诸治法往往撮于一方，故能表里、上下、虚实、寒热、标本兼顾，遂能取得较快的疗效，并使病人体力得到较快恢复。

（三）治湿温之经验

程门雪治湿热交阻三焦之湿温证，症见寒热起伏、咳嗽、口腻而甜、舌苔厚腻，先以吴鞠通三仁汤合小柴胡汤、甘露消毒丹宣化三焦、分化湿邪，药后未能获效；继则认定口腻而甜之证候实属湿热交阻三焦，复兼痰蕴脾胃、胆胃不和所致，故于吴鞠通三

仁汤及蒿芩清胆汤中加入乌梅、佩兰,藉以宣畅气机,强木疏土,醒脾开胃,渗利湿热,使脾胃健运则痰湿自化;同时在方中重用黄连,与乌梅相配,取酸苦涌泄之用药思路,以加强泄热之功。其临证用药的高明,于此可见一般,尤其值得借鉴。

(四)程门雪之宣化法

程门雪拟宣化法,治疗寒热后,舌苔黄腻不化,口干苦,胸闷不舒,脉濡滑之证。方用黑山栀二钱,黄连三分,竹沥半夏(竹沥半夏是指将制半夏用鲜竹沥拌匀,使之均匀吸尽,晾干,即可制得,每制半夏 100 kg,需要用鲜竹沥 12.5 kg。)三钱,橘红一钱半,白杏仁三钱,白蔻壳八分,炒枳实五分,竹茹一钱半,生薏苡仁四钱,干芦根八钱(去节),益元散四钱(包煎),共三剂。《内经》说"始为寒中,终为热中",湿为阴邪,郁蒸可以化热,正是此意。本例舌苔黄腻,口干且苦,此苔黄色,与口中之苦味,即系湿热交蒸之见证。治湿热与寒湿不同,着重在辛香以化湿,苦寒以清热,甘淡以渗湿。如本例橘红、半夏与枳实、竹茹同用,是温胆汤法;半夏与黄连同用,是泻心汤法,杏仁、蔻仁、半夏与生薏苡仁、滑石同用,是三仁汤法。目的是求湿开、热降,从小便以为去路。程门雪常用的苦辛开泄配合法如:川连配半夏,山栀配橘红、川连配生姜或干姜,川连配苏叶,黄芩配半夏,生姜配山栀等以治湿热交蒸。其中有几种意义:一是"寒因寒用、热因热用"的"从治"即"反佐"法,因为"苦从燥化",燥与热同气相从,所以苦寒能清化湿中之热;二是不致因单用燥药,燥湿而助热,单用凉药清热而助湿;三是辛能"开湿于热上",苦能"渗热于湿下",湿能开,热能泄,则不致湿热混淆,如油入面而胶固难化;四是三焦的湿热,系交蒸而混合,与脾湿兼胃热,湿热分开者不同,故不用苍术燥太阴脾湿,也不用石膏、知母清阳明胃热(湿热分治),而宜用湿热同治的"苦辛合化"法;五,这也是一种"相反相成"的"药对法"。湿热交蒸上见于舌苔,则为黄腻或兼灰兼黑(不是白腻苔罩黄色;也非白腻厚苔,或白滑,或白如积粉苔),湿热蕴结于胸中,气机不宣,肺气失于清轻,则有胸闷不舒、胸痛等症状,胃中浊气弥漫失其和降宣化之能,则干呕或泛恶,湿热相结,其湿多者为口腻苦或甜,热多者为渴弃热饮、饮水不多或水入泛吐等症。

【著作考】

《程门雪医案》,上海中医学院编写,由上海科学技术出版社于 1982 年 10 月出版。

内容简介:《程门雪医案》介绍了江南名医程门雪从医五十多年的验案 168 则及程老学术思想的主要内容,所选病案为内科常见病、多发病、妇科、儿科等,包括一些疑难重病案。

《金匮篇解》,程门雪编写,何时希、莫雪琴、程焕章整理,由人民卫生出版社出版于 1986 年 8 月出版。

内容简介:《金匮篇解》原是《金匮》与《杂病》两门课的教材,中华人民共和国成立前的私立上海中医专门学校、中医学院、中国医学院、中华国医专科学校曾用作课本,经程门雪本人、黄文东、朱霖生、管理平及何时希等先生执教,使用了二十多年。书中部分章节还曾在杂志上发表。程门雪生前曾有意增补和修订,但未能实现。后其弟子根据程门雪的有关著述整理编写而成。该书深入地阐发了《金匮要略》原文的含义,并结合作者的临床体会逐篇、逐条、逐句地加以发挥或评注,对条文中的疑点、难点进行透彻的解析,在汲取历代医家研究成果的同时,阐述了作者独到的见地。书中附有整理者的按语,介绍了多年跟随程老先生学习体会和应用讲稿的心得,画龙点睛。颇有借鉴价值。另外,还收入了程门雪晚年的有关论著,使本书的内容更加丰富充实。本书分为二十六篇(外加一篇学习体会),包括痉病、百合病、中风病、历节病、虚劳病等。程门雪于仲景学说致力颇深。上自《内经》《难经》,下至百家,亦都兼收并蓄。经方与时方并重,取长补短。贯通变化,见诸实用,融合无间。本书行文流畅,句式典雅,全篇通解,融会贯通,旁征博引,熔古今医家成果与程门雪几十年的从医心得于一炉,是学习或研究《金匮要略》难得一见的重要参考书。

《书种室歌诀二种》,张镜人、张天、夏玲整理,由人民卫生出版社于 1988 年出版。

内容简介:《书种室歌诀二种》为近代著名中医学家程门雪结合读书心得和长期临床实践经验,为便于学生学习领悟而编著的歌诀。全书以《伤寒歌诀》为主,另有《女科摘要歌诀》和《西溪书屋夜话录歌诀》。程门雪师从名医汪莲石,深得老师的青睐和心传,毕生致力于中医临床和教学工作,尤其对伤寒、温病学说有深邃的理论造诣,博采古今,熔经方、时于一炉,善用复方多法治疗热病和疑难杂症,用药以简洁、轻巧、灵动见长。所编歌赋虽为辅导课本,但其言简意赅,朗朗上口,便于记诵和应用,故其"门弟子珍比珠玉"。正如国医大师张镜人在其序中所说:"撷医论之菁华,汇方药之分析,于'古书则研求古训,于后人书必分别疑似'。且去取审慎,注释明白,音韵和谐,堪称歌诀上乘。"该书由国医大师张镜人等整理,十分难得;后经程门雪亲自审定出版,更为可贵。

4.《校注未刻本叶氏医案》叶天士著,程门雪校,由上海科学技术出版社出版于1963年6月出版。

内容简介:《校注未刻本叶氏医案》共录叶天士医案一千一百余则,病种范围不甚广,以时温、暑疟、咳逆、虚损、血证为多,内颇多复诊。虽其案语过简,然反映了叶天士独特的临证经验和学术思想。制方选药精湛,是又一特色,处方一般以六味为多,颇寓深意。对于络病的治疗,书中提出"络以辛为泄"的原则,根据具体病证,常用辛润宣通、辛温成润、辛补甘缓等法,对后世临床有相当影响。程门雪校订的《未刻本叶氏医案》,是根据叶天士学徒周仲升每日抄录叶天士的临诊脉案,整理成册,以供日后临诊参考、借鉴之用。顾其年借周之抄本再抄,由朱周燮于乾隆己丑(1769年)孟夏作序(此书未曾发行)。现行的《未刻本叶氏医案》之底稿,系上海张耀乡医师收藏的抄本。程门雪借得校读,认为此书确实是叶天士门人周仲升所抄录之本,并有顾其年于辛卯(1771)年三月初六始刻。程门雪认为这册虽转辗抄得,但距叶天士卒年未久,且内容未经选择修饰,浑朴可珍。尤其是人人虽皆知叶天士是苏州人,但其祖藉确实是安徽。此书称"古歙叶桂、天士著"看来非知根知底者,不会知其籍贯。加上案语虽简单,处方却极精细;药味虽不多,然选药至严;运用古法,变化尤妙,真属天士手笔,非伪托者或抄集旧案,改头换脚成书者可比。

【遣方用药】

1. 疏解宣化汤

组成:清水豆卷 12 g,带叶苏梗 4.5 g,荆芥穗 4.5 g,薄荷叶 3 g(后下),冬桑叶 9 g,炒杭菊花 4.5 g,嫩前胡 4.5 g,白杏仁 9 g,象贝母 9 g,竹沥半夏 4.5 g,赤茯苓 9 g,广陈皮 4.5 g,焦六曲 9 g。

主治:恶寒发热,头痛身楚,或胸闷不舒,或咳嗽多痰,苔薄腻,脉浮。

加减:痰湿较重、苔腻较厚者加荷叶边一圈,寒热较高、口干苦或小溲黄赤者加甘露消毒丹 12 g(包煎)或去薄荷叶加鸡苏散 12 g(包煎),恶心、呕吐者加姜川黄连 0.9 g,纳呆者加谷芽、麦芽各 9 g。

按:外感风邪而有湿热,临床甚为常见,程门雪常用疏解宣化法治之。他曾说:"凡治外感,如无痰浊湿热瘀滞之类,则'体若燔炭,汗出而散',不致迁延时日。如有痰浊、湿热、瘀滞,内外合邪,则病必纠缠难解。因而必须详细审证,才不失治疗时机。"外邪夹湿解表退热,需佐以二陈化痰利湿,内外同治,方能获取速效。本方即针对风邪夹湿而设,为疏解宣化、表里同治之法。

附记:程门雪用薄荷有三法:外感风邪者,取其发汗祛邪,用时后下,取其轻扬;外感余邪未清者,需减其发汗之性,用薄荷炒炭,不须后下;肝阳上亢或气火上炎头眩或胀痛者,或其他头面官窍疾患,取其辛凉清泄,也用薄荷炭,不后下。

2. 和解宣化汤

组成:银柴胡 3~12 g,竹沥半夏 4.5~6 g,酒炒黄芩 3~4.5 g,块滑石 12 g,赤茯苓 9 g,广陈皮 4.5 g,白蔻壳 2.4 g,生薏苡仁 12 g,白杏仁 9 g,干芦根 24~30 g,佛手花 2.4 g。

主治:湿热互阻,气机窒塞,寒热有汗不解,胸脘痞闷,小溲黄赤,口苦,苔腻,脉濡数。

加减:恶心、呕吐者加姜汁炒竹茹 4.5 g,姜川黄连 0.9 g,胸脘闷痛者加广郁金 4.5 g,胸中懊恼者加焦山栀 4.5 g,清水豆卷 12 g,兼形寒咳嗽者加冬桑叶 9 g,杭菊花 6 g,象贝母 9 g,口苦苔黄湿热较盛者加甘露消毒丹 12 g(包煎)。

按:湿温或风温夹湿,湿热互阻寒热不解者,不宜多用表药,多发汗易致湿从燥化。程门雪常以小柴胡汤或合泻心汤、二仁汤化裁,或合栀子豉汤,甘露消毒丹化裁,以和解枢机兼化湿热。若兼有表邪,亦以柴胡配解表药,使邪从表解。程门雪对泻心汤尤为重视,认为胸痞主要原因是湿热痞结。干姜配黄连、半夏配黄芩,辛开苦降是治胸痞主药,参草姜枣乃理中之意,可随证加减。若无表证,程门雪多不用生姜,而以姜汁炒川黄连、姜汁炒竹茹等代之,意在避免辛温太过。而常用陈皮、白豆蔻、佛手花、川厚朴花、广郁金旨在芳香宣通,有助湿热开化。

3. 桂芍甘麦龙牡汤

组成:川桂枝15~30 g,炒白芍9 g,炙甘草3 g,淮小麦15 g,煅龙骨9 g(先煎),煅牡蛎18 g(先煎),炒酸枣仁9 g,红枣5枚。

主治:自汗、形寒,或汗出烘热、汗后畏风,或兼心烦不宁、寐差多梦。脉濡滑,苔薄腻。

按:本方为桂枝汤加减而成,旨在调和营卫、安养心神。桂枝量小,不作发汗之用,白芍酸以制辛,取其敛汗和营之功,配以龙骨、牡蛎、淮小麦、枣仁增强收敛止汗、安神养心作用。程门雪指出:"桂枝汤是发汗剂,不是止汗剂。但方药经过适当配伍后,亦可作止汗之用。桂枝汤的主证是自汗、恶风、发热,但热势并不高,如有些病人常出虚汗,又有些怕风,并无寒热,亦可用桂枝汤。"程门雪的经验:用于发汗解表,重桂枝(4.5 g),而轻芍药(4.5~6 g),并配合柴胡、葛根、羌活、防风之类;用于止汗,重芍药(9 g),而轻桂枝(0.9~1.8 g),并配合煅龙骨、煅牡蛎之类,常可获效。

4. 百合地黄合淮麦甘枣汤

组成:野百合15 g(先煎),大生地12 g,淮小麦30 g,炙甘草3 g,炒酸枣仁9 g,川贝母6 g,合欢花6 g,珍珠母15 g(先煎),红枣4枚。

主治:神志不宁,精神失常,头眩或痛,心悸,胸闷,夜寐不安,便难等症。

按:百合补肺阴,地黄滋心营,配以淮麦、甘枣养心安神,珍珠母平肝抑阳,川贝母、合欢花解郁化痰,酸枣仁养血安神。程门雪曾指出:"脏躁症喜悲伤欲哭,象如神灵所作,不仅见于妇人,也常见于男子。因此,如果把甘麦大枣汤作为妇科专方,就未免失之狭隘了。叶天士最赏识此方,在甘缓和阳息风诸法中用之最多,散见于肝风、虚劳、失血等门内,凡见头眩、心悸、胸闷等症状时,辄用此方加味。又曾说:"叶氏用淮麦甘枣汤最得法,屡效大症。《古今医案按》附记中载之可证也。吾亦喜用此方,得效亦多。"还说:"甘麦大枣汤是一张治心病、养心气、泻虚火的好方子。也是肝苦急急食甘以缓之、损其肝者缓其中的好方子。如果进一步与百合地黄汤同用,来治神志不宁、精神失常的一类疾病,更有

殊功。"

5. 通补奇脉汤

组成:鹿角霜3~9 g,盐水炒黑小茴香4.5 g,炙穿山甲片4.5 g,菟丝子9 g,沙苑子12 g,炒杜仲6 g,补骨脂3 g,炒延胡索3 g。

主治:奇脉亏虚,络道不和。腰髀酸楚疼痛,甚则不能转侧,动则痛不可忍。

加减:肾亏较甚者,可加肉苁蓉4.5 g,巴戟天6 g,狗脊6 g,川续断6 g。高年痛久者,可加胡桃肉2枚,桑寄生9 g,台乌药3 g。有外伤史者,可加炙乳香1.5 g(研冲),炙没药3 g(研冲),全当归9 g。阴雨天痛著者,可加白芥子3 g,台乌药3 g,川独活6 g,桑寄生9 g。兼便溏者,加生白术12 g。

按:腰痛日久,多有肾经亏虚,特别高年体弱者,较难取效,程门雪取叶天士善用调奇经八脉之术以治此证,见效多著。盖奇经八脉与肾脉关系密切,故多以补肾药配活血止痛、理气通络之品以获通补之效。程门雪每以鹿角霜、小茴香、炙穿山甲片为主药,因鹿角温经补肾、茴香理气、穿山甲活血,故能紧扣病机。鹿角、穿山甲味咸,茴香盐水炒黑,"咸先入肾""色黑入肾",而腰为肾府,三味相配,既能温通肾脉、流畅气血,且可达腰、脊、髀、尻等肾与督、带诸脉交会之处,于是奇脉虚寒、气血痹阻之腰痛可望得以解除。

【医话与轶事】

程门雪每遇棘手的疾病,必请教于古人。他的记忆力特别强,某方某症出于某书,查阅时常能一索即得,但有好多病例,他临床已有所悟,却因处方下笔迟疑(他毕生处事,总是谨慎小心的)以致错失良机,他的说法是"缺乏果断",或者回家,经过苦思冥索,已得之法,病家却另请他医,始终不治,他也认为是自己的失误。如果在治疗中死亡,他尤引咎自责。不怡者累日,以为属于失手之例,以后在别的地方见到病人家属,能招呼他,他认为是宽恕他了(其实病人家属根本不认为他是致成事故者)。如果该家属以后再来请他诊治,他尤为自慰,说病家仍能对他信任。在中医界曾广泛流传着一个关于程门雪治学的故事:程门雪对《伤寒论》曾于1940年做了一次评点,隔了5年,又做了一次评点。此时他对原来的评点有了完全不同的看法,于是就实事

求是地把自己前后不同的见解和想法如实地写了出来。《伤寒论》原文："伤寒六七日,大下后,寸脉沉而迟,手足厥逆,下部脉不至,咽喉不利,唾脓血,泄利不止者,为难治,麻黄升麻汤主之。"(厥阴篇)程门雪的前批:"麻黄升麻汤之误甚明""方杂不纯,药不符证,其非真无疑"。后批:"前谓此方之误甚明,今觉不然。记于下:此证上热下寒也。因大下之后,而致手足厥逆,泄利不止,下部脉不至,其为下焦虚寒当温之候甚明。所可异者,则在咽喉不利,唾脓血一症耳。夫唾脓血可见非虚火迫血之故,与阴盛格阳者不同,况以方合症,更可知矣。此乃表寒陷营,寒束热郁之故。故以升麻升提之;石膏、知母、黄芩清之;天冬、玉竹润之;一面更以当归、芍药、桂枝、甘草治其手足厥逆、脉不至;干姜、茯苓、白术治其泄利不止;仿当归四逆、理中之意也。不用附子者,防唾脓血之上热。辛凉清润治其上,温通止利治其下,复方亦费苦心。其药似杂乱而实不杂乱,纵非仲师方,亦后贤有得之作,未能一概抹杀也。东垣治吐血有麻黄人参芍药汤一法,即此方上一半之法,可知世固有此等证,然则上实下虚之证,又安能必其无邪?柯氏未之思,遽下断语,不当也。乙酉读此条,得其解,因记其大略于旁,学无止境,勿遽自以为是也,观此可征。"

【医案选介】

案一:春温重症

陈××,女,成年。

初诊:1949年2月25日。春温十日不解,热势甚壮,烦不安寐,谵语耳聋,咳不爽,气急,白㾦隐隐不多,胸闷口干,苔黄腻,舌尖绛,脉濡滑数,左弦。温邪不得外达,肺胃肃化失常,素虚之体,需防内陷。拟请温透热法。

清水豆卷四钱,黑山栀三钱,桑叶皮三钱,白杏仁三钱,辰赤苓三钱,象贝母三钱,块滑石四钱(包煎),广郁金一钱半,带心连翘三钱,生薏苡仁四钱,冬瓜子四钱,竹叶心一钱半,碌灯心两扎,甘露消毒丹五钱(包煎)。

二诊:白㾦隐隐不多,红疹已布而不显,耳聋,谵语神昏,咳不爽,气急胸闷,口干唇焦,苔黄腻,舌尖绛,脉濡滑数,左弦。温邪为病,热势鸱张,气血两燔,病情重险。再拟气血双清,以望转动。

鲜生地五钱,清水豆卷四钱,黑山栀一钱半,桑叶、桑皮各三钱,辰赤苓三钱,净银花三钱,带心连翘三钱,生薏苡仁四钱,冬瓜子四钱,竹叶心一钱半,白杏仁三钱,象贝母三钱,甘露消毒丹五钱(包煎),块滑石四钱(包煎),牛黄清心丸一粒,分两次化服。

三诊:红疹虽多,色不显明,耳聋失聪,唇焦,神昏谵语,咳痰不爽,气急,喉有痰声,舌尖绛而干,脉弦滑数。症势重险,防其动风内陷,再从昨方加减。

鲜生地五钱,清水豆卷四钱,黑山栀三钱,桑叶、桑皮各三钱,净银花四钱,带心连翘四钱,广郁金一钱半,生薏苡仁四钱,冬瓜子四钱,竹叶心一钱半,象贝母三钱,茅芦根各一两(去心、节),块滑石四钱(包煎),牛黄清心丸一粒,分两次化服。

四诊:白㾦渐多,红疹隐隐,色不明显,耳聋,神昏谵语,大便难行,咳痰不爽,气急,喉有痰声,唇焦齿垢,舌绛而干,脉弦滑数,症势重险至极,动风、内陷可虑之至。再从昨方加重。

鲜沙参五钱,鲜生地五钱,清水豆卷四钱,黑山栀三钱,桑叶皮各三钱,净银花四钱,带心连翘三钱,广郁金一钱半,川黄连四分,生薏苡仁四钱,鲜竹叶、竹茹各一钱半,象贝母三钱,茅芦根各一两(去心、节),鲜石菖蒲八分,嫩钩藤一钱半(后下),枇杷叶露四两,淡竹沥二两,炖温,调服牛黄清心丸一粒,分两次服之。

五诊:咳嗽气急,喉有痰声略见轻减,神昏谵语,依然如故,唇焦齿垢,舌苔干绛,脉弦滑数。温邪化热伤阴,内蒙心包,上蔽脑腑,肺胃清肃之令不行,症在危险关头,仍从昨方加减,以冀外透。

鲜沙参五钱,鲜生地五钱,京元参三钱,黑山栀三钱,鲜石斛四钱,净银花三钱,带心连翘三钱,川雅连四分,鲜竹茹三钱,川贝、象贝各二钱,茅芦根各一两(去心、节),鲜菖蒲八分,嫩钩藤一钱半(后下),枇杷叶露四两,淡竹沥二两,炖温,调服牛黄清心丸一粒,分两次服之。

六诊:大便已通,通而色黑,唇焦齿垢,咳嗽气急,咳痰不爽,神魂谵语依然如故,白㾦多而不透,色欠晶明,脉弦滑数不静。症势仍在危险关头,慎防下血、痉厥之变。仍拟生津清温,而化痰热。

鲜沙参五钱,鲜生地五钱,京元参三钱,鲜石斛四钱,净银花三钱,带心连翘三钱,煅蛤壳五钱,川贝、象贝各二钱,茅芦根各一两(去心、节),生薏苡仁四钱,冬瓜子四钱,鲜石菖蒲八分,嫩钩钩一钱半(后下),枇杷叶露四两,淡竹沥二两,炖温,化服至宝丹一粒。

七诊:大便频行,先硬后溏色黑;唇焦齿垢,神蒙不清,谵语,耳聋,白㾦多而不显,舌苔干绛,脉弦滑数。阴液暗伤,温邪留恋不化,肺胃肃化不行,痰热逗留,上蒙清空,下迫大肠需防下血、痉厥之变,症势严重之至,再拟一方,以求转动。

鲜沙参五钱,京元参三钱,鲜石斛四钱,辰赤苓三钱,银花炭五钱,带心连翘四钱,煅蛤壳五钱,川贝、象贝各二钱,冬瓜子四钱,鲜石菖蒲八分,天竺黄一钱半,广郁金一钱半,枇杷叶露四两,淡竹沥二两,炖温,化服至宝丹一粒。

八诊:今日大便未行,昨晚汗出颇多,白㾦满布,唇焦齿垢,神昏谵语,咳嗽气急,咯痰不爽,舌苔干绛,脉濡滑数。阴液大伤,肺胃清肃不行,痰热逗留,蒙蔽清空,本虚标实,症势仍在重险关头,再从前方出入。

鲜沙参六钱,京元参三钱,鲜石斛四钱,辰赤苓三钱,桑白皮三钱,带心连翘四钱,煅蛤壳五钱,川贝、象贝各二钱,冬瓜子四钱,鲜石菖蒲八分,天竺黄二钱,广郁金一钱半,枇杷叶露四两,淡竹沥二两,炖温,分两次冲服。

九诊:白布而渐化,唇焦齿垢较前轻减,神昏谵语时轻时剧,咳嗽气逆,咳痰不爽,苔干,舌绛稍淡,脉濡滑数未静。肺胃清肃不行,温邪伤阴,内蒙心包,症势稍见转动,仍在重途。再从昨方出入。

鲜沙参六钱,鲜石斛四钱,净银花四钱,辰赤苓三钱,桑白皮三钱,带心连翘四钱,煅蛤壳八钱,川贝、象贝各二钱,冬瓜子四钱,灯心两扎,鲜石菖蒲八分,天竺黄二钱,广郁金一钱半,枇杷叶露四两,淡竹沥二两,炖温,分两次冲服。

十诊:白㾦既化而重布甚多,唇焦齿垢较前轻减,神昏谵语时轻时剧,咳嗽气逆,咳痰不爽,脉濡小数,舌红绛稍淡,前方生津养肺,清温化痰热,尚觉合度,仍从原法加减之。

鲜沙参六钱,鲜石斛四钱,桑白皮三钱,带心连翘四钱,煅蛤壳八钱,川贝、象贝各二钱,天竺黄二钱,冬瓜子四钱,天花粉三钱,灯心二扎,生薏仁四钱,广郁金一钱半,枇杷叶露四两,淡竹沥二两,炖温,分两次冲服。

十一诊:白已化,唇焦齿垢已减,神蒙渐清,谵语亦少,病势渐有转动之机。唯咳嗽咳痰不爽。再拟养肺阴,化痰热。

鲜沙参六钱,辰茯神三钱,桑白皮三钱,带心连翘三钱,煅蛤壳八钱,川贝、象贝各二钱,冬瓜子四钱,炙远志一钱,天花粉三钱,生薏苡仁四钱,生芦根一两,广郁金一钱半,枇杷叶露四两,淡竹沥二两,炖温,分两次冲服。

十二诊:白㾦已回,身热亦退,咳嗽未清,寐欠安,偶有谵语,舌红已淡,脉濡小数,再从前方加减,以资调理。

鲜沙参四钱,辰茯神三钱,桑白皮三钱,煅龙齿三钱(先煎),煅蛤壳八钱,川贝、象贝各二钱,冬瓜子四钱,炙远志一钱,天花粉三钱,甜杏仁三钱,生薏苡仁四钱,干芦根八钱,枇杷叶露四两,分两次冲服。

按语:程老生前治疗温热重症甚多,以应变迅速,能攻能守,稳扎稳打著称。本例经他16日、十二诊次的抢救,病人从昏蒙到清醒,从壮热到热退,过了内陷和动风两个大关,其辨证和治疗方法,很有参考价值。

初诊见症,咳不爽,气急痰声,为温邪犯肺,痰热逗留,壮热历十日而不退,白隐隐不多,是邪在气分,欲透不得之象;胸闷口干,苔黄腻,系温邪夹湿,三焦与阳明胃腑同病。其严重处在于谵语、烦不安寐,是温邪虽主要在气分,但已经入于营分,以致心神不安。惟尚未至于内蒙心包而昏迷的境地。此时用药要点,急需清温透热,促使邪由气分而外解,遏制其深入血分而内传心包。程老此方除用连翘心、灯心、竹叶心等清心安神外,其余均为透气解表药;其中薏苡仁、滑石、赤茯苓等渗湿之品,是叶天士"渗湿于热下,使湿不与热相搏"的治则,以孤立其温邪,也很重要。

从二诊到四诊,症状由烦躁不安而转为神昏不清,见了一些红疹,但色泽不鲜明,温邪已入血分,不能透出(白㾦为气分之邪外透,贵在粒小晶明;红疹为血分之邪外透,最好色泽红润);舌干、唇焦、齿垢(齿根黄如豆酱,或紫如干漆),说明其温邪在气分者更见狂炽;而且耳聋舌绛,可知肾阴之早虚。程门雪在这三诊方中,逐步用了鲜生地、鲜沙参、芦根等甘以生津,寒以清温;又加入银花、白茅根、川连、牛黄清心丸等凉血清热;竹沥、枇杷叶露、竹茹、贝母等清肺化痰,石菖蒲、郁金以开窍,他在前四诊中用的是气血双清法,至第五诊才撤去豆卷、桑叶等清气透气药,而致力于透血。

六至七诊大便频行,先硬后溏而色黑(此黑便是炽热),气分的温邪,得由阳明大肠而下泄,这是至宝丹开窍泄热,天竺黄、竹沥、郁金等豁痰润肠之力,为病情好转的迹象,第八诊形势更好,大便通后又得畅汗,所谓"里和表自解",白㾦也满布了,可见温邪已得透解,这是关键性的一诊。以后治则转为清肺养阴,化痰开窍的调理法。

第九诊神昏时轻时剧,已有清醒的征象,唇焦齿垢也轻减。第十诊白化而重布,而且很多,仍属气分之邪陆续外透之故,不是坏象。此后昏蒙清醒,险症以得挽回,转入坦途,治则是养肺阴,化痰热的调理法。

本例咳嗽历久不止,气逆至第十诊方平,虽然顽固,但尚不属坏象,因为一是说明气分之邪没有完全陷入血分,仍有部分逗留在肺,咳嗽即其表现;二是常有在温邪陷入血分,神识昏迷的同时,咳嗽倏然而止,痰声曳锯,反有肺闭之危,所以咳止太早也未必是佳象;三是咳能宣通肺气,以利于引邪由血透气。程门雪在治疗全过程中,花了很多力量以宣肺气化痰热,正是这个目的。

此例温邪由气入血,再由血透气,先㾦后疹,再二次见㾦,在病程中程门雪采用的治法和主要药物,再综合如下:第一阶段(初诊)为清热透气法,以豆卷、桑叶、甘露消毒丹为主。第二阶段(二至四诊)为气血双清法,以鲜生地、鲜沙参、豆卷、桑叶、牛黄清心丸等为主。第三阶段(五至七诊)为清营开窍法,撤去豆卷、桑叶等气分药加入鲜石斛、元参、鲜石菖蒲等为主,其中牛黄清心丸(清热解毒)改为至宝丹芳香开窍,兼有防止痉厥的作用。第四阶段

(八至十诊)病情转危为安,改用养阴清肺化痰热法,以鲜沙参、鲜石斛、元参、桑白皮、川贝、象贝、竹沥等为主。其中养阴清肺一法,既能生津,兼能清余热。第五阶段(十一至十二诊)调理善后,撤去鲜石斛(生胃津)、元参(滋肾阴),退而用天花粉、芦根,配合远志、茯神、龙齿等安神制品。

程门雪吸取叶天士学说的精髓,结合他自己的心得,掌握透气、透血和轻、重、缓、急的全局变化,用药应、对、进、退有条不紊。其经验丰富,于此可见一斑。

参考文献

[1] 杨奕望.程门雪的中医教育思想与启示[A].中华中医药学会.中华中医药学会第十六次医史文献分会学术年会暨新安医学论坛论文汇编[C].中华中医药学会,2014.

[2] 胡建华,何时希,程焕章.程门雪院长学术渊源与成就[J].中医杂志,1979(10):19-24.

[3] 楼绍来整理.程门雪.倡伤寒温病融合的辨证学说[N].中国中医药报,2014-12-18(4).

[4] 杨奕望,戎倩雯,王一凡,等.海派名医程门雪的中医教育思想与启示[J].中医文献杂志,2016(3):51-53.

[5] 周向锋,连建伟.程门雪《伤寒论歌诀》之学术特色[J].上海中医药杂志,2000(9):44-45.

[6] 安艳丽.程门雪学术思想研究[D].乌鲁木齐:新疆医科大学,2010.

[7] 上海中医学院.程门雪医案[M].上海:上海科学技术出版社,1986.

93. 郭可明（《流行性乙型脑炎中医的治疗纪实》）

【生平传略】

郭可明（1902—1968 年），字大德，河北省正定县东仰陵村人。著名中医温病学家，擅长中医内、外、妇、儿各科，尤其注重温病的研究。

郭可明出身于中医世家，祖父擅长内科，父亲擅长内外科。郭可明 14 岁从父学医，20 岁在家乡应诊，30 岁时他来到石门（今石家庄），开设了"碧云堂药房"，于内、外、妇、儿各科均有独到之处。郭可明从父学医时，父亲家教甚严，以三条家教严格要求：第一，作为医生，不得嫌贫爱富，对穷苦病者要施舍药品；第二，不得贪图安逸，严冬降雪、风雨之夜有求医者，多有急病，不可怠慢；第三，不得对病者言其所爱之物，不得索要钱物。出诊时，有牛车、轿车来接，不可径自先乘轿车，必分清先后，妥为安排。这三条在郭可明一生行医过程中，始终恪守，并以此作为家传信律。他又以唐代大医学家孙思邈《大医精诚》为借鉴，"视彼苦恼，若己有之……一心赴救"。良好的医德医风，为他的医务生涯奠定了坚实的基础。

中华人民共和国成立前，郭可明治疗烈性传染病流行性乙型脑炎（简称乙脑）成绩卓著。1954 年后任石家庄传染病医院主任医师，石家庄人民医院中医科主任、河北省政协委员，担任中医治疗流行性乙型脑炎专家组长。1954 年、1955 年夏全国多地暴发流行性乙型脑炎，郭先生提出"清热、解毒、养阴"的治疗原则，配合透邪开窍、芳香化湿、息风通络等法救治，获得 90％以上的治愈率。当时卫生部确认这一疗法，是国内治疗流行性乙型脑炎最有效的方法，并向全国推广，在医学界产生了重大的影响，被定为中华人民共和国成立后第一个部级甲等奖。1956 年 2 月 5 日，郭可明受到毛泽东主席等党和国家领导人的亲切接见。

【著作考】

郭老先生参与编著的《流行性乙型脑炎中医的治疗纪实》一书详细记述了他对"流行性乙型脑炎"的认识、治则、治法及多种病案；《河北省验案集锦》编集了他对流行性乙型脑炎后遗症的治法。他撰写的关于多种传染病的论文，在中医学术期刊上发表，其中《流行性乙型脑炎的辨证论治及体会》《对温病的认识与治疗》《麻疹的辨证论治》《郭可明医案》《运用中医软脚瘟与痿证理论对脊髓前角灰白质炎的认识与治疗》《182 例麻疹治疗经验介绍》《麻疹治疗中有关几个问题的讨论》等二十余篇，为中医治疗传染病积累了宝贵经验，受到中医界的重视和好评。

【学术思想】

在诊治流行性乙型脑炎的过程中，郭可明淋漓尽致地体现出中医临床思维的特点与优势。

（一）辨识主因，强调清热解毒

根据发病季节、传播途径、发病特点与临床表现，郭可明认为流行性乙型脑炎属于中医学瘟疫病范畴，是由于夏季外感暑热疫毒之邪所致病，为暑温中具有强烈传染性的一类病证"暑瘟"，是具有强烈传染性的急性外感热病。其特点是发病急骤、高热势盛、易耗气伤阴，其病变化多端而急速，极易热毒深入内陷，出现窍闭动风及津气欲脱等危重证候。

他认为流行性乙型脑炎病症产生的根本原因是毒和热，所以非常重视清热解毒法的应用，并把清热解毒法作为流行性乙型脑炎主要治疗方法，贯穿在流行性乙型脑炎的治疗中。他强调在应用清热解毒法治疗时要掌握几个法度：一是早用，在流行性乙型脑炎初期,卫分阶段即可加入清热解毒之品;二是重用,量要大,用少量频服法服用,甚至可日夜连服,这样才能截断病邪,这对把好气分关,扭转病势尤为重要;三是配合透邪法,开门逐寇,透邪外出,火郁发之,达到事半功倍的效果;四是勿伤正气,注意养阴保津和顾护脾胃,在疾病极期,根据病情需要亦可用人参白虎汤清热解毒兼以益气养阴。常用的清热解毒药有生石膏、南银花、青连翘、川黄连、枯黄芩、生山栀、蒲公英、大青叶、知母、莲子芯、紫花地丁、野菊花、龙胆草、鲜芦根等。

(二)创新求变,注重截断扭转

流行性乙型脑炎是一种发病迅速、进展极快的急危重症。此病多发病突然,在短时间,甚至在24小时内即呈现高热或超高热、剧烈头痛、烦躁不安、呕吐、嗜睡、抽风、谵语、昏迷等症。郭可明在治疗该病时,注重"截断扭转",强调截病于初,采用"迎而击之"之法,用果断措施和特殊方药直捣病巢,祛除病邪,快速控制病情,截断疾病的发展蔓延势头,以求缩短病程,提高疗效。若因循失治,则病邪步步深入,进逼五脏而致病情恶化甚至死亡。

郭可明重视清热解毒法的使用,认为该法是重要的截断病势的方法。急性外感热病主要特点是有热有毒,邪毒侵入,热由毒生,病毒不除,则热不去,必生逆变。经常是卫分气分药同用,卫分气分营分药合用,临床使用时相机配合应用宣透、养阴、化浊、清营、凉血、开窍、止痉等诸法,皆有截断扭转之义。

郭可明认为学习叶天士的卫气营血辨证论治,不仅在于认识疾病发展的规律,更重要的是掌握这一规律,采取有力措施,截断温病的病势,扭转疾病的发展,及时治好疾病,防止其向重症传变,要在更早的阶段而治愈它,而不能听其自然发展、加重以致于死亡,尤其像流行性乙型脑炎这类凶险的传染病的治疗更应注重截断扭转的研究。这是他对《内经》"上工救其萌芽""上工治未病"治疗学思想的具体发挥,是对中医理论继承发展和创新,在急症治疗学上具有重要的临床指导意义,值得我们深入研究和探索。

(三)求真务实,倡导病型证结合

郭可明认为明确疾病的诊断,可使医者掌握其发展变化规律,预测变化趋势,制订治疗策略。一

种病往往具有特定的病因、病机、病位和症状,具有特异性,并反映在病因作用和正虚邪凑的条件下,体内出现一定规律的邪正交争、阴阳失调的全部演变过程。因此,辨病论治可以把握疾病的基本矛盾变化,有利于从疾病的全局考虑其治疗方法,而且还可能采用某些特异性治法和方药,进行特异性治疗。同时,辨病论治在主病、主方主药,专病、专方专药形成方面也具有重要的意义。前人在这方面积累了丰富的经验,如用青蒿治疟,白头翁治痢,茵陈治黄疸等。中医自古以来就重视辨病,清代医家徐灵胎强调"欲治病者,必先识病……病必有主方,一方必有主药"。郭可明在流行性乙型脑炎的治疗中,创造性地使用截断扭转法是以辨病为基础和前提,从而选择能清除病因和截断病势的特异性针对措施和方药。

辨证论治是中医诊疗疾病的一大特色,辨病与辨证结合运用,既识病,又辨证,则既可把握疾病的发展规律,注意不同疾病的不同特点,又能考虑到病人的个体差异,并注意到不同疾病在某些阶段所表现的共同证候。因此,辨病论治和辨证论治既不可相互割裂,也不可相互代替,二者相结合是目前中医临床最常用的诊治疾病的方法。郭可明在治疗流行性乙型脑炎过程中,尤其在复杂的流行性乙型脑炎后遗症治疗中注重辨病与辨证相结合的治疗。他列举了流行性乙型脑炎后遗症17个临床常见证型,提出其治法和药物选择,并提出流行性乙型脑炎后遗症是非常复杂的,有些是交叉出现,或者先后出现,或者是重叠出现,应根据病情变化,辨证论治,方能取得满意的疗效。

辨型论治是郭可明治疗流行性乙型脑炎重要的诊疗方法,也是一种创新的论治方法。他根据流行性乙型脑炎临床病情轻重及阶段的不同,把流行性乙型脑炎分为轻型、普通型、重型和极重型进行论治,与西医临床分型一致,易于与西医对照、沟通及合作治疗。流行性乙型脑炎临床分型反映了疾病的分期、阶段、轻重缓急,反映了疾病当时的状态,不完全同于温病卫气营血证和伤寒论经证,治法、处方、用药均不尽相同。他在辨型论治流行性乙型脑炎时,轻型用石膏银翘汤清热解毒佐以辛凉透邪;普通型用白虎银翘汤清热解毒、辛凉透邪;重症型用清解养阴息风汤清热解毒养阴、通络止痉息风;极重型用大剂清瘟败毒饮、白虎加人参汤加味

清热解毒、滋阴养液、镇肝息风、芳香开窍。单刀直入，直接明了，易于掌握应用。他常说："把复杂问题简单化是有真知灼见，抓住了主要矛盾的表现。"辨型论治是进行截断扭转治疗流行性乙型脑炎的具体治法，是对疾病发展规律的深刻认识、把握的产物。

在治疗流行性乙型脑炎过程中，他首先辨病，其次辨型，然后辨证，注重病型证结合，用方精专，选药精当，随症加减，取得显著效果，值得深入研究和思考。

（四）开门驱寇，重视透邪通络

中医重祛邪扶正、调理脏腑功能，"开门逐寇，透邪外出"为中医所特有。这种独特的治疗学思想在《内经》已有体现。如《素问汤液醪醴论》中"开鬼门、洁净府、去菀陈莝"及《素问阴阳应象大论》中"上则越之、下则竭之"的论述，初步奠定了以邪的性质及位置给邪以出路，开门逐寇，就近祛邪、祛邪外出的治疗原则。郭可明在继承前贤经验的基础上，根据流行性乙型脑炎的主因是毒热壅滞体内，非常重视开门驱寇、透邪外出的方法治疗，取得了事半功倍的良好效果。他在治疗流行性乙型脑炎时以清热解毒为主要法则，经常加用辛凉透邪、通络止痉等药物，如辛凉透邪多选用南银花、青连翘、绵茵陈、苏薄荷、生栀子、蝉蜕、僵蚕等。邪深病重者多用犀角、羚羊角透邪开窍。通络止痉选用僵蚕、蜈蚣、地龙、全蝎、鲜忍冬藤、鲜银花藤等，往往取得良好的疗效。

这种治疗思想在郭可明治疗乙脑的经验方中均有体现。如治疗流行性乙型脑炎轻型的石膏银翘汤；治疗流行性乙型脑炎普通型的白虎银翘汤中均用南银花、青连翘、苏薄荷透邪清热；治疗重症型的清解养阴息风汤中用南银花、青连翘辛凉透邪，用蜈蚣、淡全蝎通络透邪；即使治疗极重型的大剂清瘟败毒饮、白虎加人参汤加味中亦用南银花透邪清热，用犀角、羚羊角、蜈蚣、全蝎开窍透邪、通络透邪，用石菖蒲、天竺黄开窍化痰。开门逐寇，透邪清热，通络透邪，开窍透邪，步步透邪，自始至终注重透邪是他治疗流行性乙型脑炎的一个非常突出的特点，也是其治疗思想的体现，体现出中医临床思维的特点与优势。

（五）参悟病机，强调养阴保津

郭可明治疗流行性乙型脑炎把养阴作为第三

个治疗原则，可见其对养阴保津的重视。如在白虎汤的使用中，常以天花粉易知母。因为知母苦寒性降，和石膏并用有影响生石膏辛凉透邪作用之虞。天花粉能清热、润燥、生津、止渴、解毒、通络，又其味甘而不伤胃，有补虚安中之誉。天花粉为瓜蒌之根，盖凡藤蔓之根皆有活络之力，天花粉具通络之力，寓透邪之意，况且此品又有解毒之功，他始终以天花粉辅佐生石膏运用，似还能减少肢体运动障碍之后遗症。

在用药的选择上，郭可明特别注意尽量选用药物生品、鲜品，如生品药物多用生山药、生甘草、生杭芍、生栀子、生白术、生地、生薏苡仁、生麦芽、生鸡内金、生石决明、生代赭石、生乳香、生没药、生玳瑁、血琥珀等，不用炒炙、香燥之品，以防伤阴津；鲜嫩之品如鲜石斛、鲜生地、鲜荷梗、鲜忍冬藤、嫩茵陈、青连翘、青竹茹等，以免药物损伤阴津。

在用白虎汤加人参时，郭可明常以野台参易人参。他认为白虎汤加人参取其生津益气，然古之人参出于山野，性本微寒，正当其用。后世之人参多为人工种植，恐虫为害，又多用砒石防之。砒石之性燥烈非常，因气化之故，参也燥热。燥热之药以治热病，本非所宜，故以味甘微寒之野台参易人参。清代张德裕《本草正义》曰："党参力能补脾养胃，润肺生津，健运中气，本与人参不甚相远。尤可贵者，则健脾运而不燥，滋胃阴而不湿，润肺而不犯寒凉，养血而不偏滋腻，鼓舞清阳，振动中气，而无刚燥之弊。"保护生机，顾护后天之本。

脾胃为后天之本，气血生化之源，气机升降之枢纽。脾升胃降则清阳得升，以养五脏六腑、四肢百骸，浊阴得降则废物得以排出体外。若脾胃的功能失常，脾不升、胃不降，五谷之精气不能运达全身，代谢废物不能排出体外，五脏六腑均因之而病。郭可明治疗疾病非常重视调理和顾护脾胃，用药既避苦寒以免伤胃，又避滋腻以免碍脾，以利于治疗。

在治疗温热病中，尤其是流行性乙型脑炎过程中，因多重用清热解毒之品，不论辛寒或苦寒药均易伤脾胃之气，所以他特别重视顾护脾胃，且贯穿始终，以防脾胃之气受损，认为一旦脾胃受损，中气不足，则气血津液化源不济，病更难愈。在临床应用白虎汤和人参白虎汤时，常以山药易粳米，以天花粉易知母。他说："白虎汤中的粳米主要是固中气护脾胃，防止石膏性沉下降，然其作用远不及生山药。"山药性平味甘,色白入肺、味甘入脾;补肾填精、滋润血脉。归脾、肺、肾经,为健补脾、肺、肾三经之药,滋阴养液之品,具有补脾养胃、生津益肺、补肾涩精的功效。温热之病最耗阴液,以滋阴养液之山药辅佐,优于粳米;又如在方中经常用生甘草,甘草味甘性平,生用为凉,补脾、润肺、益精、养气、解毒、泄火、长肌肉、通九窍、养阴血、利百脉、除邪热、散表寒。同热药用之缓其热,同寒药用之缓其寒;使补药不至于聚,泻药不至于速。用于白虎汤中寓有甘寒化热、生津益胃之意,并取其性缓,使药力不致速下。在治疗流行性乙型脑炎的中后期,出现脾胃之气不振而纳少神疲之时,郭老多加用生谷芽、生麦芽、生鸡内金等醒脾健胃之药,以恢复脾胃纳化功能,以助疾病向愈。

中医认识疾病、治疗疾病的思维方法与西医不同,郭可明在治疗流行性乙型脑炎这种发病迅速,进展极快的急危重症时,采取清热解毒、截断扭转、病型证结合、透邪通络、顾护正气等综合治疗方法,取得了显著的临床疗效,处处体现出中医临床思维的特点与优势,值得我们思考研究。

首届国医大师路志正说:"中医不但善治慢性病而且善治急症,在重大疫情和卫生突发事件中,中医是一支不可或缺的生力军和中坚力量。"首届国医大师张学文也多次提到:"新中国治疗乙型脑膜炎的经验始于河北郭可明先生,学习郭老先生治疗流行性乙型脑炎的经验对发扬名老中医经验,提高中医人员学习应用温病学说治疗外感热病及各种以发热为主的急症的能力,具有重要的意义。"

【著作考】

著有《流行性乙型脑炎中医的治疗纪实》以及论文《流行性乙型脑炎的辨证论治及体会》《对温病的认识与治疗》《麻疹的辨证论治》《郭可明医案》《运用中医软脚瘟与痿证理论对脊髓前角灰白质炎的认识与治疗》《182 例麻疹治疗经验介绍》《麻疹治疗中有关几个问题的讨论》等。

【遣方用药】

(一) 石膏银翘汤

生石膏 24 g,连翘 18 g,金银花 12 g,薄荷 5 g,生甘草 3 g。

用于卫分证微恶寒,发热,头痛,无汗或有汗不透,口干,渴饮不多,神志清楚,干呕,舌苔薄白,脉象浮数。治宜清热佐以辛凉透邪,应用石膏银翘汤。

(二) 石膏银粉汤

生石膏 60 g,金银花 18 g,天花粉 12 g,生山药 9 g,甘草 6 g,连翘 15 g,薄荷 3 g。

用于气分证高热,头痛,口燥咽干而渴,自汗出或无汗,呕吐,或有嗜睡,间有谵语,小便黄,大便秘结或腹泻,舌苔白黄而干,脉洪数或滑数。治宜清热解毒兼顾养阴,应用石膏银粉汤。

(三) 石膏地参汤

生石膏 90 g,玄参 15 g,鲜生地黄 15 g,天花粉 18 g,金银花 30 g,连翘 15 g,甘草 9 g,生山药 15 g,蜈蚣 3 条,全蝎 3 g,黄连 6 g,黄芩 9 g。

用于营分证高热不解,嗜睡,昏迷,谵语,抽风,时有四肢厥冷,舌苔黄厚而干或无苔,舌质赤红间或绛色,脉象沉数或沉细而数。治宜清热解毒养阴,佐以镇肝息风,芳香开窍,方用石膏地参汤。

(四) 石膏犀羚汤

生石膏 180 g,犀角 15 g,羚羊角 1.5 g,天花粉 30 g,金银花 30 g,生地黄 18 g,玄参 18 g,蜈蚣 6 条,全蝎 6 g,川黄连 9 g,条黄芩 12 g,石菖蒲 5 g,天竺黄 15 g,生山药 24 g,野台参 15 g,大甘草 9 g。用于血分证热势甚高,或表热不甚显著,而神志深度昏迷,四肢厥冷,舌卷囊缩,抽搐不止,角弓反张,或发斑疹、衄血,头汗不止,唇燥齿干,舌赤无津或绛干,或黑干,脉沉细而数或沉伏不见。治宜清热解毒,大剂甘寒养阴,佐以镇肝息风,芳香开窍,方用石膏犀羚汤。

【医话与轶事】

(一) 攻克石家庄流行性乙型脑炎获卫生部肯定

1954 年夏天,河北省石家庄市连降 7 天暴雨,天气潮热,加上洪水过境,湿气大盛,以致湿热熏蒸。受当时卫生防疫条件所限,灾后石家庄蚊虫孳生,很快暴发了流行性乙型脑炎。由于当时西医缺乏有效的治疗手段,病人死亡率高达 50%,疫情一时难以控制。

时任石家庄市卫生局局长的袁以群决定以石

家庄市传染病医院郭可明为首,组成中医治疗小组,奔赴流行性乙型脑炎救治一线。从流行性乙型脑炎的发病节气、以发热为主症且具有强烈传染性等临床表现来看,郭可明认为流行性乙型脑炎应该属于中医"温病"中"暑温"的范畴,并提出了以白虎汤、清瘟败毒饮为主方,重用生石膏,配合使用安宫牛黄丸和至宝丹的治疗方案,快速运用于临床。在这种治疗方案的指导下,经中西医合作治疗的 34 名流行性乙型脑炎病人无 1 例死亡,取得了奇迹般的效果。

石家庄市卫生局向卫生部和党中央报告了中医治疗流行性乙型脑炎取得的成绩。卫生部非常重视,三次派出专家考察团,专门到石家庄考察中医治疗流行性乙型脑炎的过程和效果。考察团经过三次考察,查阅了大量临床病案,走访了许多病人和家属,并亲自观察了郭可明救治流行性乙型脑炎病人的过程,目睹了病人由危重转危为安的全部过程,也看到了郭可明为了救治病人日夜守在病房,每天只休息三四个小时的医德情操。最后专家组鉴定了中医治疗流行性乙型脑炎的病例真实可靠,效果实属奇迹:"这样卓越的疗效,在近代医学中对流行性乙型脑炎的治疗效果上,无出其右者。"

1955 年 9 月 2 日,卫生部召开部务扩大会议,会议确认中医治疗流行性乙型脑炎的显著疗效,并作出决定:"卫生部责成凡是有流行性乙型脑炎发生的地区的卫生部门及医院,必须学习和推行这种疗法。"同年 12 月 19 日,在卫生部中医研究院(现中国中医科学院)成立大会上,卫生部向以郭可明为首的石家庄市传染病医院流行性乙型脑炎中医治疗小组颁发了新中国成立后的第一个部级科技进步甲等奖。3 米多高的奖旗上写着"奖给石家庄传染病医院治疗流行性乙型脑炎小组,中西医合作治疗流行性乙型脑炎取得的辉煌成就"。时任石家庄市卫生局局长袁以群、石家庄市传染病医院院长齐致宜以及郭可明一起前去领奖。中央新闻纪录制片厂还拍摄了纪录片,并将领奖时的照片刊登在《人民画报》上。卫生部决定向全国推广石家庄中医治疗流行性乙型脑炎的经验,并向世界公开。

(二)救治苏联专家 接受主席接见

1955 年,一位援华的苏联专家不幸罹患流行性乙型脑炎,病倒在北京。时任卫生部部长李德全邀请郭可明来给苏联专家治病,并委派卫生部中医司魏龙骧及西医专家林兆耆共同参与治疗。

郭可明接到通知后连夜赶往北京,当时病人高热昏迷,痰声漉漉,昏不识人。郭可明以人参白虎汤、安宫牛黄丸、至宝丹加减为主方,连续治疗 7 天,病人逐渐清醒,可以自主进食,并能够坐起身跟医生打招呼,用俄语问候"你好!""谢谢!""再见!"

当时恰逢全国第二届政协会议在北京召开,郭可明作为特邀代表列席参加了这次会议。在政协会议召开期间,1956 年 2 月 5 日,大会安排部分代表到中南海怀仁堂接受党和国家领导人的接见。当晚 7 时,毛泽东主席、周恩来总理等党和国家领导人健步走入会堂,会议代表们都激动地起立鼓掌。当毛主席走到郭可明面前时,李德全部长向主席介绍说:"这位就是石家庄的郭可明大夫,苏联专家的流行性乙型脑炎就是郭大夫治好的。"毛主席亲切地握着郭可明的手,说"了不起啊,了不起",郭可明成为受到毛主席亲自接见并且握手合影留念的唯一一位中医。

(三)无保留传授经验 影响传至国内外

1957 年夏,北京市再次出现流行性乙型脑炎疫情,当时采用了大锅汤煎服白虎汤的方法进行治疗,没想到治疗效果不甚理想,疫情没有得到有效控制。此时有人开始质疑中医治疗流行性乙型脑炎是否真的有效,同时也引发了关于温病暑温治疗"湿重还是热重"的广泛讨论。在这种情况下,卫生部再次调郭可明进京,帮助北京市救治流行性乙型脑炎。

郭可明到北京市中医医院,与北京的名老中医宗维新、姚正平等共同治疗流行性乙型脑炎。当年在北京市中医医院共收治流行性乙型脑炎病人 50 例,其中治愈 45 例,死亡 5 例,治愈率达到 90%,再次用事实证明了中医治疗流行性乙型脑炎疗效的可靠。

有著名中医学者曾这样评价:"西医给中医开出的第一份优秀证明,就是中医对流行性乙型脑炎的治疗,这就是最好的中西医合作的奉献。"石家庄市传染病医院治疗流行性乙型脑炎也堪称中西医合作的典范。时任卫生部副部长郭子化在 1956 年的中华医学会第十届会员代表大会上介绍:"有组织、有领导地在中西医密切配合下由中医主治流行性乙型脑炎,是在1954年毛主席对中医工作指示后,从石家庄市传染病医院首先开始的。"

1955年,石家庄市卫生局将相关病案整理出版了《对流行性乙型脑炎治疗的观察及纪实》一书,推广石家庄治疗流行性乙型脑炎的经验。同年5月,时任河北省卫生厅厅长段慧轩组织召开"中医防治流行性乙型脑炎座谈会",郭可明、钱乐天等10位名中医出席。座谈会后,河北省卫生厅出台了《流行性乙型脑炎中医治疗法》。1957年又出版《中医治疗流行性乙型脑炎纪实》一书。之后,天津、沈阳、广州、长沙、上海、西安等地都开始学习石家庄的经验,也都获得了比较理想的疗效。至此,石家庄治疗流行性乙型脑炎的经验推广到全国,产生了巨大

的影响,闻名国内外。

参考文献

[1] 张照琪,郭媛,刘洪德,等.当代著名温病学家——郭可明[J].河北中医,2009,31(12):1949.

[2] 张照琪,刘洪德,郭媛,等.郭可明先生治疗乙脑的学术经验[J].河北中医,2009,31(10):1561-1562.

[3] 王义和.郭可明老师治疗乙脑经验[J].四川中医,1991(3):14-15.

[4] 河北省首届名中医——郭纪生[J].河北中医,2009,31(9):1278-1279.

94. 章次公（《章次公医术经验集》）

【生平传略】

章次公（1903—1959 年），男，名成之，字次公，号之庵，以字行世，江苏省镇江丹徒人。早年就学于丁甘仁创办的上海中医专门学校，师从名医丁甘仁、曹颖甫及国学大师章太炎先生。民国 14 年（1925 年）毕业后在上海开业行医，并任职于广益中医院，一度兼任上海市红十字会医院中医部主任；曾执教于上海中医专门学校、中国医学院、新中国医学院、苏州国医专科学校；民国 19 年（1930 年）与陆渊雷、徐衡之合力创办上海国医学院。中华人民共和国成立后，进入上海市第五门诊部工作，任上海市中医门诊部特约医师兼中医师进修班教师。1955 年冬赴京工作，历任北京医院中医科主任、卫生部中医顾问、中国医学科学院院务委员等职。1958 年被选为全国第三届政协委员。

章次公精研医书经典及诸家学说，于伤寒学造诣尤深。认为仲景之书确系大经大法，为医者不可不读，而明、清温病学说则是《伤寒论》之发展，应汲取两家之长。又认为发扬中医须参合现代医学理论，打破中西医间的界限，力求两者的沟通。临诊主张运用中医之四诊、八纲、辨证论治，兼采现代科学诊断手段，"双重诊断，一重治疗"，提高疗效。用药则博采众方，无论经方、单方、验方乃至草药，兼收并蓄，机动灵活，注重实效。剂量或轻或重，突出重点，击中要害。尤其善用虫类药物，如蜈蚣、全蝎用于头风痛；蜂房、蕲蛇用于风痹；蟋蟀、蝼蛄用于积聚、肿胀等，对症下药，每收显效。章次公对本草深有研究，早年讲授药物学，曾编著《药物学》5 卷，收常用中药 95 味，每一味均介绍名称、科属、品考、产地、形态、修治、性味、成分、用量、方剂名称、作用、效能、禁忌、编者按。具有内容丰富、用语精炼、中西

合璧的特点，其中不少内容被收入《中国药学大辞典》。另著有《诊余抄》《道少集》《立行集》《杂病医案》《中国医学史话》及医学论著数十篇。另与徐衡之合辑《章太炎先生论医集》。晚年拟修订《历代医籍考》和校勘《内经》，未竟病逝。1980 年，门人整理出版《章次公医案》一书。1999 年，门人朱良春等汇集其遗著、医案等出版《章次公医术经验集》。

【学术思想】

（一）对伤寒学派与温病学派之争的见解

中医界存在着伤寒学派与温病学派之争，由来已久。章次公认为这种派别的本身，就有一定的局限性和片面性。他主张阐扬两家之长，而反对互相排斥。章次公虽服膺曹颖甫先生用经方的经验，他说："师治病，非仲景方不用，予虽立程门，有负期许。"他主张博采众长，不必有经方、时方的界限；对各家的特长，理应兼收并蓄。他认为金元四大家中，河间主凉，子和主攻，东垣主温补，丹溪主滋阴，分之则抱残守阙，各执一端，囿于前人之一方一法，合之而取其所长，则可随宜而施，只要胸有成竹，处方用药便能得心应手。他说："读古人书，或臧否人物，切不可割断历史，最重要的是为了更好地继承前人丰富的临床经验，来扩大自己的眼界，增加治病的疗效。"又说："《汉书·艺文志》方技四家，为医经、经方、房中、神仙，经方之所以成为学派，乃当时对待医经家而分的，汉时任何学问，都重师承家法，医学当然不能例外。到了宋代以后，医家用《医经》的理论解释《伤寒论》和《金匮要略》，所谓经方、医经两家的界限，已不复存在。仲景书确是大经大法，它对祖国医学的发展，起着承先启后的作用。《伤寒论》辨证论治的法则，不但为热性病的治疗定出了许多处理方法，而且也可以推广运用于一般杂

病,为中医整体疗法奠定了基础,在医学上的贡献极其伟大。自叶天士总结前人的理论,充实了许多辨证方法与治疗方药,成为温病学派,这本是经方的进一步发展。他以卫、气、营、血作为辨证纲领,也并没有离开仲景辨证论治的规矩准绳,因此必须肯定伤寒、温病学说之不可分割。温病学说原不反对施用仲景方,也并不务求清淡轻灵,说明经方与时方的界限原不存在。"中华人民共和国成立后,伤寒、温病两派之争,犹未平息,他大声疾呼:"在这两种学说的矛盾中求得统一,才能对多种热性病的辨证与治疗,获得进一步的发展;如果将它们对立起来,各立门户,判若鸿沟,这种现象在这新时代里不应该再继续下去了。"时至今日,伤寒、温病两派的无谓之争,似乎已经不再存在,这可说是一大进步,章次公开风气之先,其功实不可没。

(二)治疗湿温症注重防心力衰竭

一般治外感时邪,阳证以祛邪为主,阴证以扶正为主,此为常法。章次公认为阳证高热不退,最易引起心力衰竭。他说:"凡见脉濡软而神志迷蒙者,应即注意保护心脏,参、附在所不忌。此仲景所谓'急当救里'者是也。"他又说:"余治时病,多有开手即用温补者,且处方早晚不同、昨今各异者,不一而足,盖有此证用此药,药随证转,经方家之家法,如此而已。"章次公治湿温症,如病人邪热尚炽,而心力衰竭之端倪已露,病家又疑惧附子之燥热而不敢用,他在清热化湿药中,用六神丸振奋心脏而获良效。雷丰六神丸原为外、喉科解毒消痈的良药,因方中有蟾酥、麝香、冰片等,实兼有振奋心力之效。但他又认为六神丸只能兴奋心力,而不能兴奋周身细胞的生活力,病人如见肤冷、汗出等阴寒症状,则非人参、附子不为功。他说:"湿温症,神昏谵语,唇燥口渴者,每有用参、附之法,前辈医案中已数见不鲜。同是神昏谵语,而此中有虚实之分,同是唇燥口渴,而此中有寒热之判,稍有不慎,危可立待。病者脉已沉细,其为当温当补,人所易知,倘病人脉大而软,辨证就很易混淆,在有胆识者,尚不难毅然投以参、附,若顾虑其苔腻不当补,怀疑其神昏不当温,徘徊于稳健之途,而病者殆矣。"章氏认为治疗湿温初起,温热学说中有辛凉清解、芳香化浊、苦寒燥湿、淡渗利湿诸法,本不难医,若三候未愈,便难于应付。他说:"仲景长于扶阳,温热家长于滋

阴,但温病后期,每多阴阳两虚之证,便应兼筹并顾,不可偏执。"章次公治湿温后期阴阳两虚之证,每采用《冯氏锦囊秘录》的全真一气汤(熟地、麦冬、白术、牛膝、五味子、制附子、人参)阴阳气血并补,有显著疗效。全真一气汤的特点,在参、附与地黄同用,附子扶阳,人参益气,地黄滋阴,为治疗热病后期十分重要的一招。章次公看到张景岳治伤寒舌黑如炭,脉细无神,用参、附、地黄,并进大量冷水,认为非有真知灼见,不臻此。他治舌光无苔而脉散乱无序者,亦用此法,获效比比。盖舌黑如炭与舌光无苔同为阴液消耗过甚,而脉细无神与脉之散乱无序亦同为心力衰竭之征,所以人参、附子、地黄就成为必不可少的要药了。

(三)治疗湿温伤寒注重营养疗法

章次公治疗湿温伤寒,注重营养疗法。他认为凡是日久病重的,最易消耗体内的各种营养物质,应该随时给予补充。伤寒病之所以造成骨瘦如柴,一时难以恢复的原因,都是由于在治疗过程中抱着"饿不死的伤寒"的旧观念而嘱病人忌口过严之故。他说:"先师赵吉浦先生,对于伤寒症之治疗,最重病人全身之营养状态。他好用养阴药,尤重食饵疗法,其原则是:① 凡诊断为伤寒症之病人,除舌苔垢腻者外,三餐食饵,常以老鸭汤予之。② 以大麦糊为副食品,用于病人热将下降,知饥索食之际。③ 蔷薇花露为病人口渴之主要饮料,务令多多益善。④ 一遇舌干无津,虽有黄糙苔,养阴药即有必要。以上皆师法之不可湮没者也。"

清医张令韶治伤寒一案,"予病人粥食数碗,佐以火肉、鲫鱼、白鲞等取效,然则主张营养疗法者,固不仅赵师一人而已"。章次公经常嘱咐伤寒病人多进藕粉、米汤、蔗浆、鲜稻叶露、蔷薇花露,后期病人则持续服用少量的老鸭汤、鲫鱼汤及麦糊等。他认为此等食品,不独能维持营养,增强抵抗力,而且多饮花露,还能补充体内因高热而消耗的水分,又能通利小便,排除毒素,中药中有各种花露,非常值得珍视。

(四)采用八法以治痢

1. 清里疏表法,用于湿热痢病人如又感受风热时邪,表现为脐下阵痛、痛则欲泄、所下系赤冻、壮热头痛、舌边红中腻或光等症状,以葛根芩连汤或四逆散为代表方。

2. 清热解毒法，用于赤痢所泻是血而不爽，日夜达数十次，腹剧痛不可按、后重里急，多伴壮热渴饮、舌红少津、脉来数劲等一派阳热炎炎之症，以白头翁汤、香连丸、芍药甘草汤为主方。

3. 清肠攻积法，用于湿热痢病人，腹痛虽甚，泄后略松，痢下纯赤或带白黏液、脘腹胀满、嗳哕泛恶、脉滑数、舌红苔黄白浊厚者，以小承气汤或十枣汤为主方。

4. 清化固涩法，用于热痢或阿米巴痢后期，便次已减、腑行较爽、后重渐轻，虽仍赤黏，但时可见粪、无热或身热缠绵而不高者，以戊己丸为主方。

5. 温里托表法，用于患痢又感风寒之邪，表现为腹痛便脓又寒热交作者，以荆防败毒散为主方。

6. 温运导滞法，用于"初得痢，热不显"或休息痢将愈，仍有一些积滞未能涤清，而现白痢或努责无所下、胸脘痛、呕哕等脾虚挟滞的病人，以千金温脾汤、洁古芍药汤和保和丸为主方。

7. 温润化浊法，用于对年高身重得痢伴腹部胀满气滞者，以五仁丸与仲师麻仁丸为主方。

8. 温健固涩法，用于休息痢、噤口痢及胎前患痢、产后不止，出现便色青或澹黑，无里急后重或虽有不甚，稍进冷食诸症加剧，甚至二便不能自收持者，以理中汤、三奇散、补中益气汤、乌梅丸、驻车丸、十灰丸为主方。

章次公治痢，从不为"白寒赤热"所拘，而是以辨证为据。虽赤痢，但其证均显寒象，则大胆投附子、炮姜；而自痢通体现热证时，却予以大黄、黄连。或视病情将温清之药合方，但主次有别。他还恪守"大肠者，传导之官"和"痢初无止法"等理论，对泄泻和痢疾初期，不管便之赤白，通常以通便、清热化湿为要着。不但常用小承气、五仁丸、十枣汤等，还将既调气又活血的桃仁、延胡索、香附、莪术等频频入药，通过宣通行滞来达到治痢止痛的目的。在腹痛稍减、痢下渐畅时，纵有表证，却大胆采用"通中寓敛""敛中寓通"之法，突破方书"邪终未去，不可敛"的治痢禁条，为后世治痢别树一帜。章次公治痢，既善宗大家大法用药，亦常取民间之单验方，且更有所创见。如根据桔梗、败酱草均能排脓治肺痈或肠痈之理，将二药借用，排肠道脓液以止痢；根据肺和大肠相表里关系，将治悬饮要药葶苈子、十枣丸等借用，清肠道积滞而止痢；还根据艾叶、延胡索"温宫散寒，活血调气"之理，将二药用于寒痢引起的腹痛。

【著作考】

章次公一生著述有《药物学》《诊余抄》《道少集》《立行集》《杂病医案》等，后世据此编撰整理有《章次公医术经验集》《章次公医案》（朱良春主编）、《章次公论外感病》（朱世增主编）、《章次公药物学纲目》（王羲明主编）。

（一）《章次公医案》

《章次公医案》是由朱良春执笔整理的临证治疗医案，于 1980 年由江苏科学技术出版社出版。全书共载章次公所撰医案 723 则，分为内、外、妇、儿四科，内科 29 个门类，外科 8 个门类，妇科 7 个门类，儿科 12 个门类。该书不仅载有常见外感及内伤杂病治疗经验，还收录了章次公在 1940 年前后诊治的诸多疫病案例，如内科病中肠伤寒、霍乱、痢疾、疟疾、回归热、麻风、喉痧，儿科病中麻疹、百日咳等。对于这些传染病的诊断鉴别、治疗，章次公在医案中给出了不少独特的见解，诸如以发汗剂鉴别普通胃肠型感冒与肠伤寒，单味雄黄散治疗回归热等，给后世留下了宝贵的经验。

（二）《章次公医术经验集》

《章次公医术经验集》由朱良春等根据其生前所著整理而成，该书于 2004 年由湖南科学技术出版社出版。本书共分为四篇：医论篇、药物篇、医案篇、附录篇。医论篇摘录了章次公生前所发表论文以及《诊余抄》《道少集》例选，特别是于伤寒、温病法治疗流行性热病以及寒温统一的探讨；药物篇选自章次公《药物学》卷六，以仲景方、常用时方以及民间有效验方中的有效药物作为探讨对象；医案篇收录了章次公生前医案，分为内、外、妇、儿四科；附录篇为章次公生平事迹介绍。

【遣方用药】

（一）葛根芩连汤或四逆散

人参、银花、桔梗、防风、杏仁为主方；协柴胡、葛根以宣表；佐以秦皮、黄柏、苦参、地榆以助黄连、黄芩清里;并配适量调气和血之品,使里通而表自解。湿热痢疾,又感受风热时邪,表现脐下阵痛,痛则欲泄,所下系赤冻,壮热头痛,舌边红中腻或光等症状,采用清热疏表法,以葛根芩连汤或四逆散为代表方。加减:遇痢疾初起,但腹痛后重颇甚,宗"六腑以通为补"之旨,加入大黄荡积推滞。章次公喜配入荷叶,因其"性微温平,味辛",可"清凉解暑,止渴生津,治泻痢,解火热",更能"生发元气,裨助脾胃",以防过分苦寒败胃伤中。

(二)白头翁汤、香连丸和芍药甘草汤

白头翁汤、香连丸、芍药甘草汤为主方;辅以荠菜花、银花炭、马齿苋、白木槿花、苦参、滑石等,更增清解凉血之效。赤痢所泻是血而不爽,日夜达数十次,腹剧痛不可按,后重里急,多伴壮热渴饮,舌红少津,脉来数劲等一派阳热炎炎之症,采用清热解毒法。并恪守蒋宝素"治痢之法,当参入治痈之义",将消痈排脓之佳品鱼腥草、败酱草等频频入药。

(三)小承气汤或十枣汤

小承气汤或十枣汤为主方;佐黄连、秦皮、白头翁、川楝子苦寒燥湿;配杏仁、当归、青皮、槟榔降气润肠,共奏奇功。对湿热痢病人,腹痛虽甚,泄后略松,痢下纯赤或带白黏液,脘腹胀满,嗳呃泛恶,脉滑数,舌红苔黄白浊厚者,章次公常视病人体质之强弱或病势之缓急,采用清肠攻积法。加减:对身体壮实者,还时投黑丑、皂角、葶苈子、续随子、十枣丸,峻攻逐邪,以求速效。

(四)戊己丸

戊己丸为主方;佐入秦皮、黄柏、槐花、苦参、银花炭、荠菜炭、地榆炭、熟大黄炭、陈红茶、焦山楂。热痢或阿米巴痢后期,便次已减,腑行较爽,后重渐轻,虽仍赤黏,但时可见粪,无热或身热缠绵而不高者,予清化固涩之法。借用治肝胃不和、脘痛吞酸的戊己丸为主方,取其"乙己化土,酸甘敛阴"之意。一面继续清理肠中残余之湿热,一面和胃敛阴作善后调理之计。章次公将荠菜配以苦甘凉的茶叶,不但止痢甚佳,且价廉易觅,值得推广。

(五)荆防败毒散

荆芥、防风、羌活、独活、柴胡、前胡疏在表之邪;配枳实、薤白、木香、白芍、当归等消滞理气和血。对

患痢又感风寒之邪,表现腹痛便脓又寒热交作者,宗蒋宝素"痢如有表,予败毒散、小柴胡汤"之旨,合入喻昌的"逆流挽舟"法,组成温里托表一法。以清在里之湿浊肠积,便使表解里和,寒热退而滞下止。此法亦即是李中梓治泻九法中"升握""疏利"二法的衍化发展。

(六)千金温脾汤、洁古芍药汤和保和丸

千金温脾汤、洁古芍药汤和保和丸为主方,配入槟榔、薤白、青皮、枳壳等。对"初得痢,热不显"或休息痢将愈,仍有一些积滞未能涤清,而现白痢或努责无所下、胸脘痞、呕哕等,用温运导滞法。取其消不克脾,温可生气。加减:为加强消积之力可投大黄,但亦制熟而用,唯恐损伐肺胃之阳;对"腹中剧痛,痛则冷汗出"晰为寒甚者,在用温脾汤的同时,更增入肉桂、艾叶、延胡索、山楂以助温导之功;对"便色黑而黏,量甚少"者,人莪术、香附温理血分;若脾虚较著,瘀浊渐去,便转黄,日仅一二次者,每添加白术、茯苓,可谓方随证转。

(七)五仁丸及仲师麻仁丸

五仁丸及仲师麻仁丸为主方;佐瓜蒌仁、当归、白芥子,以助温润滑肠之功。对高年身重得痢伴腹部胀满气滞者,采用温润化浊法,以富含油脂的药物润导为主,寓通于润,温清镇其痛,下者去其肠所积。补不滞邪,开不伤正,老弱妇孺均可服用,开辟一条用油类润下剂治痢的新途径。章次公根据"痢疾与泄泻皆属肠病,用药实可互通"之理,以降气导浊的青皮易理气和中的陈皮,配合白芍、防风的疏肝理脾及诸仁的温润消滞,用治痢疾,似乎信手拈来,却能恰到好处。

(八)理中汤、三奇散、补中益气汤、乌梅丸、驻车丸和十灰丸

理中汤、三奇散、补中益气汤、乌梅丸、驻车丸、十灰丸为主方;佐石棉皮、生艾叶、制诃子、煨益智、肉豆蔻、焦山楂、罂粟壳、陈红茶、百草霜、伏龙肝等收敛肠气、杀菌止痢。加减:若滞下仅减其半,便黑难自约,深恐敛邪,故减其药,且增木瓜、川楝子以疏木郁,解土壅,更合脏连丸吞服,以厚肠壁而止痢;对阿米巴痢疾,便次频,纯为白黏液者,在温补收涩的同时,多以苦参、槟榔、川楝子、败酱草,一以杀虫一以排脓。

【医话与轶事】

（一）妙手行医

1928年2月，章次公任上海世界红十字会医院中医部主任，执业10年，所治病人日以百计。章次公以"医生小道，乃仁术也"为行医之旨，用药以"验、便、廉"为主。遇重危病候，即用大方以取速效；对疑难杂症，处理方法多变，常能出奇制胜，疗效显著。抗日战争暴发后，开业于徐家汇路寓所，不辞劳瘁为贫民治病，即使深夜有请，也无不迅即出诊。对赤贫者免收诊费，按方给药，被誉为"贫民医生"。中华人民共和国成立后，章次公在上海、北京等地行医。他依旧对于贫困者不收诊金，并免费给药；对患重病不能起床的贫民，邀之即去。

章次公医术高明，精于伤寒学。对本草深有研究，早年讲授药物学，编有《药物学》四卷，大部分资料收入《中国医药大辞典》。章次公主张发扬中医须参合现代医学理论，打破中西医间的界限，力求两者的沟通。临诊主张运用中医之四诊、八纲、辨证论治，兼采现代科学诊断手段，"双重诊断，一重治疗"，提高疗效。用药则博采众方，无论经方、单方、验方乃至草药，兼收并蓄，机动灵活，注重实效。剂量或轻或重，突出重点，击中要害。尤其善用虫类药物，如蜈蚣、全蝎用于头风痛；蜂房、蕲蛇用于风痹；蟋蟀、蝼蛄用于积聚、肿胀等，对症下药，每收显效。

（二）培育人才

1927年，章次公与王一仁、秦伯未等创办了中国医学院。1929年夏，又与陆渊雷、徐衡之共同创办上海国医学院，并担任教学工作，提出"发皇古义，融会新知"院训，培养了一批中医后继人才。1937年，章次公设办私人中医诊所，仍带徒授业。曾在苏州国医学校、上海市中医进修班任教。

章次公治学严谨，崇尚实际。他认为吾人生当科学昌明之世，但问其学说之是非，不问其人在历史上的地位为何。苟仲景学说有背科学，则其罪当与庸医同科；若铃医有一方之效足述，则亦位与仲景同等，当以科学之尺度衡量之，然后始有持平之论。章次公讲课，理论联系实际，敢于推翻陈腐之论，新奇大胆，深入浅出，引人入胜，具有极强的说服力，所以学生最喜欢听他讲课，更容易举一反三，触类旁通。章次公除讲药物学以外，常选前人之医案，加以分析点评，作补充教材，既丰富了教学内容，又可作理论到实践的桥梁。

（三）家国情怀

上海沦陷前，章次公参加由上海世界红十字会医院组织的抗日救亡运动。上海沦陷后，虽然生活窘迫，但他仍严词拒绝敌伪机构委任的重职，他说："宁可全家饿死，也不当汉奸。"国民党政府政治的腐败黑暗，对中医的歧视与"废止"，章次公深恶痛绝地说："国民党不亡是无天理，中医如亡亦无天理。"

中华人民共和国成立后，章次公投身新中国建设，在经营私人诊所同时，兼任上海市卫生局公费医疗第五门诊部特约医生、华东干部疗养院特约医生。1955年赴京工作，任中央卫生部中医顾问、中国医学科学院院务委员、中国亚洲团结委员会委员、北京医院中医科主任，兼任中央保健局中南海保健医生，担负起党和国家领导人的保健工作，曾为周恩来、朱德、邓小平等中央领导看过病。延安五老之一林伯渠患病颇重，呃逆月余不止，章次公赴治，三剂中药，妙手回春。中央办公厅的一位同志在闲谈时对毛泽东主席说："卫生部新来了一位老中医章老，那医术可神了。"将林老的案例讲给毛泽东听。毛泽东主席高兴地说："我早对你们讲过，中医不比西医差嘛，你们还不信。"不久，毛泽东主席身体不适，指名请章次公为他看病。毛泽东主席曾两次约请章次公长谈中医学，称章次公是"难得之高士也"。

【医案选介】

案一：湿温

仲某，男。病伤寒十二日，其热在弛张不定中。热之退，不足喜；热之高，不足虑。所虑在神志迷蒙，脉来糊数。

治法：扶正实为当务之急，医者当权衡其轻重缓急，不可墨守成规。

处方：生黄芪9g，潞党参9g，小生地18g，麦冬9g，连翘12g，石斛9g，陈胆星2.4g，粉甘草3g，鲜石菖蒲 9 g。

二诊：病十三日，已入严重阶段，入夜神识昏糊，谵语不休，热型升降无定。升者邪盛正虚之势，降者正复邪减之候。在此惊涛骇浪之中，只有扶持正气，最关紧要。

处方：大生地 24 g，带心麦冬 9 g，带心连翘 15 g，玄参 9 g，北沙参 9 g，知母 9 g，鲜石斛 9 g，碧玉散 12 g，黄芪 9 g，广郁金 3 g，鲜石菖蒲 9 g，生薏苡仁 30 g。

三诊：伤寒两候，正在严重时期。虽夜间神昏、谵语，幸无重大变化。能再坚持一候，则化险为夷或有希望。今其热不退，津液、体力具已亏耗，故扶正养阴，两属重要。

处方：生地 24 g，连心麦冬 12 g，带心连翘 12 g，北沙参 9 g，鲜石斛 9 g，知母 12 g，鲜石菖蒲 9 g，青蒿 9 g，生薏苡仁 30 g。

四诊：伤寒半月，所幸体力、津液由于将护得当，加之药物补益，形势尚见良好。可见扶正实为治伤寒之要法。

处方：生黄芪 24 g，党参 9 g，大生地 15 g，知母 12 g，连翘 12 g，石斛 9 g，生薏苡仁 18 g，远志肉 4.5 g，五味子 4.5 g，鲜石菖蒲 9 g。

五诊：病已十六日，迭进培元扶正之剂，病势渐向光明之途迈进。多言与不静皆能引起气急，培元扶正乃不移之法。嘱多静卧。

处方：党参 24 g，麦冬 12 g，五味子 4.5 g，浮小麦 9 g，炮附片 4.5 g（先煎），大生地 24 g，山茱萸 9 g，浙贝母 9 g，生薏苡仁 30 g。

六诊：伤寒在此期间最为吃紧关头，扶正之外，滋养饮料尤不可少。若数日内能安然度过，则大海航舟，岸影近矣。

处方：高丽参须 4.5 g，炮附片 4.5 g（先煎），党参 12 g，麦冬 9 g，炙鳖甲 30 g（先煎），细生地 18 g，浙贝母 12 g，生薏苡仁 24 g。

七诊：伤寒十九日，其热仍在高峰，病者自觉胸次烦热，口渴引饮，此壮热内炽；在扶正药中，当复入清润之属。

处方：高丽参须 6 g，鲜石斛 9 g，炙鳖甲 24 g（先煎），鲜荷梗 1 尺，炮附片 4.5 g（先煎），鲜生地 30 g，浙贝母 9 g，连翘 9 g，广郁金 2.4 g，鲜石菖蒲 9 g，生薏苡仁 18 g。

八诊：病势稳定，危险期大致度过。舌边尖红，数日内不可大意。

处方：高丽参须 6 g，鲜生地 30 g，石斛 9 g，连翘 12 g，炮附块 6 g，麦冬 9 g，黑大豆 15 g，大贝母 9 g，鲜荷梗 1 尺。

九诊：病势渐趋坦途，津液将复，舌润，新苔已布，可以无虑。

处方：银柴胡 4.5 g，青蒿 9 g，细生地 24 g，炙鳖甲 30 g（先煎），浙贝母 9 g，生薏苡仁 30 g，黑大豆 15 g，鲜荷叶一角，谷芽麦芽各 9 g，高丽参须 6 g。

按语：伤寒初期，热弛张不定，正邪斗争，扶正为重中之重，章次公运用黄芪、党参等扶正之药。病情发展，邪盛正虚，扶固正气仍然是关键。疾病后期，阴液虚损，此时加入生地、麦冬和玄参等滋阴药品。章次公认为，疾病恢复期治疗也不能大意，培元扶正的同时要关注舌象的变化。

案二：湿温便血

李某，男。诊察：高热，脸热得通红，大便颜色鲜红，整天神志不清，说胡话，生命垂危。章次公诊断，这是湿温最严重的合并症肠出血。

治法：清肠见效，病人不再便血；但高热不退，神烦不宁，时见神志不清，面容黄晦，脉搏细数，表示病人正气衰竭，病势凶险，必须着力扶正强心，保护阳气，顾护阴液。

处方：黄柏、银花炭、马齿苋、滑石等清泄肠热、凉血止血。

复诊采用生地、麦冬、白术、牛膝、制附子、人参六味（全真一气汤）组成。作用是扶正滋阴、摄纳元气。附子与生地同用，双管齐下，心脏既得维持，津液亦不至于干涸，实为两全之策。四诊之后，病人热度退下，神志逐渐清醒。至六诊时体温恢复正常。七诊后基本康复。

按语：针对热病容易伤阴的特点，章次公常以甘寒（如生地、麦冬）、甘温（如黄芪、党参）并用。出现心力衰竭时，章次公果断采用温阳强心等措施，甚则加附子保护心力。"全真一气汤"是参附汤、生脉散加味，温阳而无升浮之弊，育阴兼有化气之功。治疗湿温重证，只要有心力衰竭迹象，用此法能收到热渐退、心脏功能渐复的疗效。若兼有神志昏迷,胡话不已,则加用胆南星、川贝母、远志、石菖蒲之类,甚则加用紫雪丹,挽救了很多生命垂危的病人。紫雪丹由石膏、寒水石、滑石、犀角等组成,附子与之同用,可谓是附子与清热药配伍的极致。

参考文献

[1] 周奕阳,陈东林,李树芳,等.章次公学术思想举要[J].中医文献杂志,2014,32(4):52-54.

[2] 王少华.章次公先生用附子治湿温心法[J].浙江中医杂志,2010,45(5):313-315.

[3] 马继松,韩刚.章次公先生治病八法[J].安徽中医学院学报,1984(4):31-33.

[4] 王羲明,赵凡尘,李雁,等.丁甘仁流派章次公传承脉络的研究[J].中医文献杂志,2014,32(4):39-44.

95. 杨志一(《四季传染病》)

【生平传略】

杨志一(1905—1966 年),名佩贤,江西省吉安人,中共党员。1922 年进入上海中医专门学校学习,为经方大家曹颖甫先生得意门生,毕业后不久即在上海开设中医诊所,1937 年回到吉安城开业。20 世纪 50 年代初期,参加江西省中医实验院筹建工作,曾任《医界春秋》编辑部主任、江西省中医药研究所临床主任,在江西省中医界有较高的声望。他一生致力于《伤寒论》和《金匮要略》的研究,心得颇丰,见解独到,是经方临床的身体力行者。尤其是运用六经辨治急、慢性血吸虫病、传染性肝炎、子宫颈癌、放射性直肠炎、膀胱炎以及下利、湿温等病证疗效卓著。

杨志一幼年时,因家道中落,生活清苦,至 13 岁才启蒙读书。16 岁时,得外祖母培养,就读于吉水李茂斋门下。翌年,至上海中医专门学校学习。由于他以勤为径,以苦作舟,努力学习,加上天资聪颖,虚心好学,成为当时经方大家曹颖甫先生的得意门生,秦伯未等均为其老师,其同学有黄文东、金寿山、张赞臣、沈仲圭等。据他回忆:"问世以前,服膺师训,悉心体验,深知功效宏而应用广者,固舍经方莫属。"杨志一在校学习时,曾作《伤寒阳明证与温热阳明证异同论》一文,曹颖甫评曰:"原原本本,直如水银泻地,无孔不入,杰作也。"杨志一从上海中医专门学校毕业后,即在上海开业行医,与同学张赞臣、朱振声组织医界春秋社,任编辑部主任,出版我国早期的中医药刊物《医界春秋》,达 11 年。该刊除介绍中医药外,还大声疾呼发展中医药,宣传中医药的科学性,反击对中医的攻击、歧视,为争取中医药的社会地位和教育权利而努力。当时中医界的贤士名人,如张锡纯、曹颖甫、恽铁樵以及章太炎等纷纷来稿,《医界春秋》因而被誉为中医界的中流砥柱。1930 年,他与朱振声等医界名流,创办《幸福报》,继而主编《大众医报》,竭力阐扬和普及中医药知识。时人称他为"医界曙光"。

杨志一用六经理论指导对血吸虫病治疗,提倡并应用六经分类方法治疗急、慢性血吸虫病。在江西中医药研究所临床科研人员的努力下,在江西中医学院附属医院、省寄生虫病研究所、玉山县血防站、彭泽县血防站和湖口县血防站等单位的大力配合协助下,经过十余年的探讨和摸索,总结出了一些慢性血吸虫病的六经辨证施治的规律和经验。

杨志一是一位笃学践行的中医专家。对仲景学术造诣尤精,临证恒以六经辨证的眼光审察证情,极力推崇柯韵伯"只在六经上求根本,不在诸病目上寻枝叶"的见解。并且善于守方,往往一经辨证确定,便不因某些微末细节而轻易改方,故他在临床上以一方到底而收到病愈症除效果的病案并不少见。他在讲授《金匮要略》的时候也常以六经辨证的方法概括之,如从六经来看升麻鳖甲汤,应属于厥阴的范畴,方中升麻味甘辛微苦,性凉,入肺、脾、胃、肝经,功能解毒、透疹、升提、散风热;鳖甲味咸性平,入肝、脾、肾经,功能滋阴潜阳、软坚散结;当归味甘辛、性温,入心、肝、脾经,功能养血活血;蜀椒味辛、性温,入脾、胃、肾经,功能温中散寒、止痛、燥湿、杀虫;雄黄味辛性温,入心肝经,功能燥湿、解毒、杀虫;甘草味甘性平,入脾、肺经,功能和中解毒。可见方中多药均能入肝经,而且面赤斑斑、唾脓血显属血分。全方应能从肝经血分中升散热毒、破结凉血、行血解毒,可为厥阴血分热毒内伏证的治疗提供由里达表的治法与方药之范例。

【学术思想】

（一）血吸虫辨证与治疗

血吸虫病为难治病证，特别是晚期的肝硬化腹水病人。故俗有"风含朦隔无药医"的感叹。杨志一先生根据自己渊博的医学理论和丰富的临床经验，对该病采用六经辨证，收到了很好的效果。

1. 血吸虫病的六经辨证

血吸虫病的发展过程，由经络而入脏腑，由早期进入慢性期，病情变化错综复杂，决非一般杂病所可比拟，更不是一方一药所能通治，主要关键在于寻找出它的发病、传变和治疗规律。如急性血吸虫病多有发热，开始阶段，我们从一般规律出发，认为急性血吸虫病以三阳为主，而晚期以三阴居多。

血吸虫病多由湿邪下受，脾胃受伤而起，故在急性期除常出现不规则的发热外，常伴有恶心、呕吐，大便溏泻，食欲不振，四肢沉重乏力等，显为太阴受病。或兼阳明，则壮热脉数，口渴喜热饮；或兼少阳，则寒热往来似疟，口苦苔黄，脉见弦象；更有壮热日夜不息，身不恶寒，自汗，肢体疲乏，少气懒言，口中和，脉象虚数，则纯为太阴虚热之证。故血吸虫病的发热，不同于一般热性病，晚期发热固多从三阴而来，就是早期发热亦必涉及三阴经（主要是太阴），虽有三阳经证存在，亦必须联系三阴经来考虑。

血吸虫病进入慢性期，则已由经络而深入脏腑，主要病变为肝脾大、腹水形成，或并发黄疸。童年即感染血吸虫病，因血瘀气滞、经络阻塞，进而脾不散精、肾少收藏，不能充养形体百骸，最终影响体格发育。

晚期血吸虫病被归纳为三型：湿浊型、瘀热型和虚弱型。湿浊的发病机制在太阴，瘀热在厥阴，而虚弱则在少阴。以面色萎黄，肤腹肿满，食少腹胀，大便溏，舌苔浊腻，脉缓软为太阴湿浊型的典型症状；以面色苍黄或暗紫，腹胀满而急，青筋暴露，肌肤甲错，舌有紫斑或瘀点，舌苔黄，脉弦或弦数等，为厥阴瘀热型的典型症状；以面色苍白或焦黑，腹满而软，足跗肿，形体枯瘦或矮小，唇舌淡白，苔白润，脉沉细等，为少阴虚弱型的典型症状。

杨志一认为本病系湿邪下受，太阴受病，脾胃先伤，然后木乘土位，中运无权，因而形成肝病传脾的局面，这也说明肝脾之间的互传关系。至于病入后期，则不仅是肝脾的关系，主要是涉及少阴的问题。少阴属肾，而肾为水火之脏，如脾肾阳虚，火不生土，多从寒化，肝肾阴虚，水不涵木，多从热化，甚至陷入阴阳枯竭的地步。至于腹水的产生，则和脾虚失运水湿停留、肾阳不足不能化气利水、厥阴停瘀、水血互结三个方面有关。痞块的形成，主要是肝经瘀血结聚，而脾胃为营卫之源，脾胃虚弱见营卫通调运行失常，气血凝滞亦可成为痞块，肾阳虚阴寒内凝和痞块也可能有联系。而黄疸则和太阴寒湿蕴结，厥阴瘀热肝胆不利，以及湿浊结于下焦分不开。

2. 血吸虫病的分经论治

从大体说来，三阳经居表，是一个邪实的局面，三阴经居里，是一个正虚的局面，阳经属实，阴经属虚，实则传表，虚则传里，这是整个六经的传变规律，也是血吸虫病的传变规律。

血吸虫病急性发热阶段，病在阴阳表里之间，为邪正相争阶段，进入慢性期又纯为阴阳失调阶段，在不同阶段，其治疗也就有所不同。在急性发热期以扶正祛邪为主，如见太阴兼阳明之证，用达原饮以透太阴之湿，清阳明之热；或见太阴兼少阳之证，用清脾饮以清理太阴，和解少阳；或见太阴虚热之证，用补中益气汤或黄芪建中汤以甘温退热。这种用药手法，完全着眼于阴经受病的本质上，而不为高热的表面现象所迷惑，倘脱离了分经论治的原则，专用苦寒清热或白虎清降之剂，则适得其反。

慢性血吸虫病的治疗，则以调理阴阳为主，其中又分为运脾、温肾和柔肝三个大法，这是针对腹水、虚弱和痞块而来的。治水莫离太阴，以运脾为主，补土即所以制水；治虚莫离少阴，以温肾为主，补火即所以生土；治瘀莫离厥阴，以柔肝为主，柔肝即所以消痞。但在运用时又必须注意到三阴相兼之证，如火不生土，即有少阴兼太阴，宜取补火生土法；脾虚肝旺，则有太阴兼厥阴，宜取补土泻木法；更有少阴兼厥阴，为肝肾两虚之证，又当滋水涵木，此皆本《内经》"治病必求其本"之意。具体说来，主要又应辨别以下各种不同情况进行治疗：① 太阴停水，用实脾饮为主以温运行水。② 少阴停水，主要用禹余粮丸，或金匮肾气丸以温肾利水。③ 厥阴停水，属于水血互结者，主要用调荣饮化瘀利水，若水热互结又可用葶苈丸。④ 脾肾阳虚停水，用附桂理中汤以温补脾肾。⑤ 肝脾大，而太阴症状较突出者，用黄芪建中汤补脾理肝助通营卫，兼有腹水者，又当用运脾丸。⑥ 肝脾大，而厥阴瘀血症状突出者，用柔肝丸化瘀柔肝，或用大黄䗪虫丸缓中补虚。⑦ 少阴虚弱之证，甚则成为侏儒症者，用温肾丸，或用龟鹿二仙胶合紫河车，以温肾扶元。⑧ 太阴寒湿发黄治用茵陈四逆汤温阳化湿，而属湿浊内结成黑疸者，又当用硝石矾石散。⑨ 厥阴瘀热发黄，治用茵陈蒿汤，或丹栀逍遥散加茵陈以疏肝利胆，清利湿热。

在消痞方面，以归芪建中丸调补肝脾，助通营卫，效果较好。此外，还外贴消痞膏，内外结合，促使痞块软化缩小。消水方面，属于厥阴腹水而有瘀血者，可用调荣饮。

（二）六经辨治黄疸型传染性肝炎

急性期：阳主明，治在胃，茵陈蒿汤为代表方；阴主晦，治在脾，以茵陈四逆汤为代表方。慢性期：阳虚血弱，治在太阴，黄芪建中汤为代表方；阴虚血燥，治在厥阴，以三甲复脉汤为代表方。杨志一在临床中发现，在急性肝炎病例中，往往多有阴证、寒证出现；慢性肝炎病例中，又见有阳证、热证存在。余听鸿在《诊余集》中指出："余治黄疸数百人，用大黄、栀子者，百中仅有一二，用苦温淡渗芳香之品，虽误无妨。余每见误服栀黄，即恶心呕吐而胃惫；若误汗，即见气促汗多，因而偾事者多矣！"《医门法律》也提出警告："阴疸误从阳治，袭用苦寒，倒行逆施，以致极重不返者，医杀之也！"

（三）六经辨治湿温

杨志一认为湿温（肠伤寒）一证，在阳旺之体可化燥而成为实证，即阳明燥结之证，以采用下法为主，以大黄等逐邪外出，清解肠热，或称为湿温阳证，或称为湿温大黄证。在阴盛之体，湿温日久，又可寒化而入太阴、少阴两经，治疗又当用附子等扶阳温解，防止虚脱休克，此证称之为湿温阴证，或湿温附子证，或肠伤寒附子证。杨志一用扶阳温解法治疗湿温阴证，屡起沉疴，即用附片、桂枝、葛根扶正达邪，助阳解热；以法半夏、厚朴、藿梗、陈皮等燥湿化浊；以磁石、黑锡丹潜浮阳；以党参、茯苓、淫羊藿、巴戟天培补脾肾等。这些用药大法，不仅适用于小儿，也适用于大人；不仅适用于湿温阴证，也可参考用于小儿肺炎。此外，杨志一还应用六经分型

论治子宫颈癌、放射性直肠膀胱炎、胃十二指肠溃疡病等，均取得了一定的效果。

（四）遵守古法而不泥于古方

杨氏的医学理论兼通后世诸家医书，其选方用药，善取众家之长，因此，他在治疗血吸虫病时是遵守古法而不泥于古方。如治发热时，有的用附桂理中加味，温补脾肾以退热，有的则以清脾饮加味，清解少阳之热以顾脾，有的则与二加龙骨汤，潜阳以清热。在治腹水方面，有的以运脾丸，温阳健脾，化瘀以利水；有的用王氏厚朴散，结合六君子以健脾逐水，有的则予禹余粮丸等温肾以消水。在治肝脾大时，有以化瘀消痞为主者，有用攻补兼施者，有用温补脾肾者。总之，案中辨证拟方，曲尽其当，疗效卓著，启迪后学。

（五）培土以利水

对腹水的治疗，杨志一认为："治水莫离太阴，以运脾为主，补土即所以利水。"脾为湿土，喜燥而恶湿，主运化、吸收水谷精微及运化水湿等。脾为湿困，运化功能失调，一则不能正常地输送水谷精微，致使营卫来源不足，气血运行不利，再则是不能使水湿及时排出体外，以致水湿内停，气血受阻因而肚腹胀大，或全身水肿等症丛生，治疗的关键当在培补脾土，建立中州，使运化功能得以恢复，水湿之邪自然得以分利。由于脏腑之间的关系十分密切，因此在补脾的同时又要照顾到其他脏腑，特别是肾。因肾为先天之本，为水火之脏，若肾阳虚则不能温脾阳，所以补火可以生土，温肾则能暖脾，故在治案中常有脾肾双补之例。

（六）柔木消肝脾

治疗慢性血吸虫病时，如何软化、回缩肿大的肝脾，杨志一认为："治瘀莫离厥阴，以柔肝为主，柔肝即所以消痞。"肝属木，性喜条达，主疏泄，主贮藏与调节血液等功能。病久肝气抑郁，疏泄失调则气机阻滞，血行不畅，以致肝脾逐渐肿大，治之当以柔养肝木，调理气机为主，以促使肝的疏泄功能尽快恢复，从而达到气血通畅，瘀滞消散。然肝与肾和脾的关系极为密切，病则多有关联，因此在治疗用药时常须兼顾。

【著作考】

《杨志一医论医案集》分为医论与医案两部分。

作者在六经辨证的研究与应用方面有独到的见解，在医论中对肝病与湿证治法的阐述等，很切合临床实际。杨志一擅用经方，在医案中特收选了经方治验录的病案，对经方的临床应用，很有启发。此外，他的著作还有《胃病研究》《吐血与肺痨》《四季传染病》《大众验方集》《食物疗病常识》《儿病须知》《杨志一——中国百年百名中医临床家丛书》等。

【遣方用药】

（一）运脾丸

黄芪150 g，党参、茯苓各120 g，焦白术、苍术、附片、黑姜、当归、广皮、厚朴、椒目、三棱（醋炒）、莪术（醋炒）各90 g，丁香30 g。共研细末，炼蜜为丸，如梧桐子大，每日2～3次，每次10～12 g，开水送服，1～2个月为1个疗程。孕妇忌服。

（二）温肾丸

附片250 g，肉桂125 g，黄芪500 g，当归250 g，白术375 g。共研细末，炼蜜为丸，如梧桐子大，每日2～3次，每次10 g，开水送服，疗程1～2个月。

（三）柔肝丸

当归、丹参各15 g，赤芍、桃仁、五灵脂、郁金各10 g，莪术（醋炒）、炒水蛭、炒甲珠各7 g，鳖甲15 g，桂枝、大黄各5 g。共研细末，炼蜜为丸，如梧桐子大，每日2～3次，每次10 g，开水送服，1～2个月为1个疗程。孕妇忌服。

（四）厚朴散

川朴（姜汁炒）、枳壳（巴豆七粒同炒黄，去巴豆）、木香、青皮（醋炒）、陈皮（盐炒）、甘遂、大戟、干姜（炒黄）各10 g。共研细末，每服3 g，用砂仁、车前子泡汤调下。

（五）禹余粮丸

禹余粮90 g，蛇含石90 g，针砂150 g，羌活、木香、茯苓、川芎、牛膝、桂心、白豆蔻、大茴香、莪术、附子、干姜、青皮、三棱、蒺藜、当归各15 g。共研细末，制如梧桐子大，每服30～50丸。主治水气，膨胀，脚膝肿，上气喘满，小便不利。

（六）葶苈丸

葶苈子15 g，牵牛子15 g，泽泻、海藻、昆布（均洗去盐炙）15 g，炙桑根白皮、甘遂、椒目、郁李仁各10 g，桂心3 g。共研细末，炼蜜为丸，如梧桐子大，每服15～20丸，每日2～3次。主治水肿及脚肿。

（七）茴香消痞丸

五灵脂15 g，阿魏15 g，桃仁60 g，三棱（醋制）60 g，槟榔30 g，莪术（醋制）15 g，炒小茴香15 g，芫花（醋炒）30 g，肉桂15 g，胡黄连15 g，针砂30 g，没药15 g，当归15 g，大黄10 g，禹余粮30 g，蜈蚣12条（去头足），芦荟（化水）15 g，芜夷15 g，青皮15 g。上药为末，用猪肝半具，巴豆30粒炒压去油，入猪肝内，好醋250 g，煮烂熬干，再将药末同捣烂，加麝香0.7 g，米糊为丸，如绿豆大。每天饭后服1次，每次3 g，30天为1个疗程。适用于血吸虫病晚期肝脾大而腹水较轻者，有软肝、消痞作用。孕妇忌用。

（八）消痞膏

生鳖甲180 g，巴豆仁30 g，生草乌120 g（研末），山柰120 g（研末），白芷30 g（研末），细辛90 g（研末），广丹300 g。用麻油2斤入锅内，先放鳖甲、巴豆同煎，煎至药焦为度，去渣滤净，再煎油至滴水成珠不散，乃离火下广丹，再下草乌末调匀，至半冷时，再下山柰、白芷、细辛末，搅匀备用。同时量痞块之大小摊好，外加樟脑、山柰末适量，并先用酒精、生姜将痞块处擦过，后将此膏贴上，每隔3～5天加膏药与樟脑适量，疗程1～2个月。此膏可配合内服药外用，亦可单独用，安全有效而无副作用。

【医话与轶事】

（一）正史与野史

1955年初夏，杨志一奉省里调派参加卫生部在杭州等地举办的徐碧辉先生"腹水草治疗晚期血吸虫病肝硬化腹水"临床会议。参会的有来自南方十三省疫区医务人员，其中有西医专家、名老中医。期间中西医专家作了有关晚期血吸虫病专题讲座，杨志一的"六经辨证治疗晚期血吸虫病"研究方案，得到了中西医务人员赞赏。湖北名中医张梦侬引用大量中医文献资料探讨晚期血吸虫病的病因病机、治法方药，介绍了许多失传或散在民间的秘方验方和自己的临床经验，内容丰富。杨志一丝不苟地认真摘笔记，并多次拜访张老。杨志一说："张老很有学问，记忆力惊人，读了很多书，对经典和历代名医著作很有见地，更重视流传民间的抄本孤本所记载的秘方验方，我不如他。"又说："一个好中医做学问要像鲁迅那样，既研究正史，也重视野史，野史记载史料往往真实丰富，因而他成为一代文豪和历史学家。""中医有不少医家学术经验的抄本、孤本及大量秘方验方散失在民间。所以正史、野史都同样重要。"

1956 年，他在玉山县中心血防站进行"六经辨证分型治疗晚期血吸虫病"的临床研究时，有一女性病人，31 岁，重度腹水，经六经辨证，采用攻逐峻下、攻补兼施、补脾温肾、破瘀活血等法，2 个月余而未见效果，其夫失望地将其带回家。而 3 个月后，病人却步行来站，不仅腹水消退，面色红润，与前判若两人。病人详细地介绍了她回家吃了大量棠棣根（即金樱子根）煮瘦猪肉。杨志一听了很兴奋，当即组织人员进行了金樱子根临床研究，可见杨志一很重视民间验方。

（二）王道与君道

1956 年江西省中医实验院姚荷生院长率领研究组到上饶专区第二血防站研究"六经辨证治疗晚期血吸虫病"。杨志一负责临床研究，治疗腹水和肝脾大，除个别重度腹水又兼喘咳重症暂用 1～2 次控涎、舟车、十枣之类峻下逐水外，均按六经辨证分型选方用药，从根本上缓缓图治，多用王道而少用霸道，因而疗程长、疗效较慢。在此同时，当地某医急于功利，凡腹水病人不论体质强弱，不管病情轻重，一概用三因控涎丹连续攻逐，直到腹水消退，故出院快，名噪一时。杨志一说："为医者要讲医德，不能争名邀功。用药如用兵，治病如治国，宜王道不宜霸道，若蛮攻到底，残伤正气，贼去城空，焉有不毙之理？"果真，不到半年，该医名声日下，所治病人出院不久，旋即复发，轻症转重，重症转危，几经住院多因心力衰竭、肾衰竭或肝性脑病而死亡。而用六经辨证治疗者，疗效巩固，体力渐康，有远期疗效。不到一年，王道与霸道的成败对比鲜明。

（三）无粮之师，利于速战

郑某，患进行性肝硬化腹水，经多次攻下，元气衰弱而转来治疗。入院时不仅腹大如鼓，而且头面、全身高度水肿，虑其气血久耗导致元气虚脱。在大量补充高渗葡萄糖的同时，用补脾温肾益气血之剂、利尿消肿药治疗半月，病情未见好转，而腹水、水肿、喘促日重。杨志一查房后指导"无粮之师，利于速战。病人正气虚亏，虽经入院补养，然病邪过盛势急，急则治标，缓则治本，宜峻下逐水，水消再调补元气而治本，与不论病情轻重缓急再三攻下的霸道不同。"遵嘱改用王氏厚朴散攻下逐水，水肿大消，腹水减轻，又改用归芪建中加防己、茯苓皮、冬瓜皮扶补元气。采用先攻后补、攻补交替的方案，经治 1 个月水肿全消，腹水基本消退，再用鳖甲煎、归脾丸。

参考文献

[1] 杨扶国.老中医杨志一运用六经辨证治疗血吸虫病的经验介绍[J].江西中医药,1980(2):34-38.
[2] 杨扶国.身献岐黄 情系人民——名老中医杨志一先生百年诞辰祭[J].江西中医药,2005(2):5-7.
[3] 罗来成.读《杨志一医论医案集》血吸虫病案后[J].江西中医药,1985(1):61-62.
[4] 张燮均.忆先师杨志一老大夫二三事[J].江西中医药,1985(5):10-38.

96. 姜春华(《伤寒论识义》)

【生平传略】

姜春华(1908—1992年),字秋实,汉族,江苏南通县人,著名中医学家、中医脏象及治则现代科学奠基人。从医六十余年,学验俱丰,临床疗效卓著。先生自幼从父青云公习医,18岁到沪悬壶,复从陆渊雷先生游,20世纪30年代即蜚声医林,曾执教于上海中医专科学校、上海复兴中医专科学校、新中国医学院等,还受聘为《华西医药》《北京中医药》《广东医药旬刊》《国医砥柱》等杂志的特约编辑。20世纪60年代初即提出“辨病与辨证相结合”的主张,治学勤奋,勇于探索,曾提出“截断扭转”独创性的临床治疗观点。为中医和中西医结合事业做出了可贵的贡献。姜春华自幼喜爱书画,他虽在15岁考入南通职业学校,但在学习之余仍用心临摹碑帖画谱。曾拜书法家李梅清(清道人)学生王圣华为师,专攻北魏体。而后,王圣华却劝他,为了为人民解除病痛,并解决生计,还是继承家学,做一名医生为好。姜春华听从了老师的规劝,决定割爱书画,走上了学医的道路。在严父的教导下,姜春华学习了四书五经、诸子百家以及诗词歌赋,在古文方面打下了坚实的基础,以后又熟读了《四言脉诀》《药性赋》《汤头歌诀》等医家必读的启蒙书和《内经》《难经》《伤寒论》《神农本草经》等医学经典著作。在学习医书的同时,常随父侍诊,耳濡目染,取得了不少治病经验。他在年轻时读书喜欢独立思考,不是“纯信”,而是“索疑”,身边备有一本簿子,题为“医林呓语”,专门摘录医书中不切实际的记载。如一本书中说有人患病,诊断为3年以前饮酒所致,予以服药催吐,吐物犹有酒味。他录出并加评语说:“酒置在露天,隔日气味即无,岂有三年之久呕出酒味来。”这种例子甚多,他常说:“学而不思则罔,对于前人的理论,要经过思索,哪些是对的,哪些是错的,这才有益,我不喜欢跟人家脚跟转,古云亦云。”古人云:“道不行于父母之邦”,姜春华为了自求独立,18岁便随着亲戚来到上海,借助同乡亲友,辗转介绍,医治微恙小疾,有一定疗效,从此立下脚跟,开始悬壶行医生涯。当时因年纪轻,诊务亦不甚忙,行医之余他发愤自学,经常跑旧书摊、旧书店买旧书,或到图书馆、大书店看书。他阅读杂志,见陆渊雷先生文,心甚钦佩,及陆先生招收遥从弟子,乃执贽请为弟子,正式拜陆渊雷为师。陆渊雷是革新派,他教中医也大胆地教西医,这对姜春华的学术思想影响很大。他从那时起就认为,中西医之间不应有门户之见,因为两种医学都是面对着病人。只要立足于中医,做到西为中用,古为今用,学点西医只有好处,没有坏处。为此他自学西医大学的教材,还利用晚上去听课,参加西医进修班学习,并向留德医学博士李邦振学习听诊、叩诊,通过中西医会诊查房学习西医检查方法和诊断。由于勤求古训,融会新知,使姜春华的思路驰骋于多学科之间,为他后来学术思想的形成奠定了基础,对于提高临床疗效亦有裨益。姜春华不但撷取中西医之长,而且善于吸取中医历代各家学说精华,方药联系实际,看病读书结合。他30岁后诊务日趋繁忙,凡日间诊治过的病例如疗效不显,他入夜就查阅前人治验,考虑选择前人医方可取之处,适当调整。当时正值抗战时期,上海郊区人民逃集租界避难,饥饱不时,露宿冷食,以致疫疠流行。由于治病需要,他运用西医对急性传染病的知识,翻检了古代的天行、时行、瘟疫、温病等专著,搜求有关“瘟疫”的治法,摸索了一套治疗方法,治好了许多急性传染病病人。有时为了治病救人,他甚至施诊给药,分文不取。实践使他体会到:中医不仅长于调理,对于急性疫病也有很多有效的方药,疗效是不错的。

【学术思想】

疫病,属现代医学中的急、慢性传染病范畴,包括新型冠状病毒肺炎、非典型性肺炎、流行性出血热、肝炎等。虽然目前医学防治水平不断提高,但仍有部分难治性传染病死亡率较高,中医对疫病尚有一定的疗效。姜老临床经验丰富,且善于总结,他常谓:治疗感染性疾病,几十年经验所得,只需两句话便可概括,即"急性感染主攻邪,慢性感染主扶正"。

（一）在急慢性感染性疾病治疗中的主张

1. 急性感染主攻邪

感染性疾病的发病,不外乎"邪之所凑,其气必虚",但其总由病原体,即病邪侵袭机体而成,邪去则病安。故及时抗病驱邪,是截断病势,扭转病情,促使疾病痊愈的关键。为了更好地祛除病邪,临床当"为病寻药",注意有针对性地选用抗病原体的药物,结合辨证论治以提高临床疗效。过去治疗病毒性传染性肝炎,主要是搬用《金匮要略》等治疗黄疸的方法,并没有考虑到古人治的是古代的病,而我们治的是现代的病。黄疸可见于肝炎,但肝炎不都有黄疸,肝炎可以有黄疸,黄疸未必皆肝炎。因而所沿用的主要为清热利湿、消退黄疸的茵陈蒿汤、茵陈五苓散等方,虽对消退黄疸、减轻临床症状有一定的作用,却因清热解毒效差,难以阻止病势发展并纠正机体的病理状态。姜春华着重选用如田基黄、大青叶、板蓝根、半枝莲、平地木、垂盆草等清热利湿解毒的中草药辅以辨证论治,治疗急性黄疸型或无黄疸型传染性肝炎对消退黄疸,减除临床症状,恢复肝功能,尤其是降低转氨酶等,都有较好的作用,临床疗效明显提高。乙型肝炎是较难治的疾病,一般多以清热利湿疏肝解郁、理气散结、燥湿健脾等法治之。有时能使临床症状减轻,而肝功能恢复及乙型肝炎表面抗原转阴则作用甚差。姜春华重点选用清热利湿解毒的田基黄、板蓝根、半枝莲、茵陈,以及对乙肝表面抗原转阴有一定作用的清热解毒药大黄、白花蛇舌草、全瓜蒌和扶正药五味子、太子参、巴戟天、菟丝子等,配合辨证论治组方,坚持较长期给药,确能取得一定的疗效。许多感染性疾病在很多方面都是一致的。故治以攻邪,尤其清热解毒为主,兼以辨证论治,疗效常大有提高。

2. 慢性感染重扶正

慢性感染虽有感染,炎症之名,却不能概予清热解毒,而以为是病因治疗,是治本。中医标本学说明确指出:证候为标,病因为本;病邪为标,正气为本。急性感染正气多未亏损,正气抗邪有力,故治疗时主祛邪。邪去则正安。慢性感染则常由急性感染迁延失治而成。正邪往往两败俱伤,病原体常因累遭攻伐而具有一定的耐力。此时若仍如急性感染之一味攻逐,不仅感染难以控制,正气亦徒遭损伤。故治当着重扶正,以提高机体的抗病能力。正盛则邪去。收效每较单纯攻邪要好。如乙型肝炎,因治疗较难取效,乙肝表面抗原转阴也难,迁延失治,极易转为慢性肝炎。姜春华以抗毒清热利湿合补气益精为法,制"乙型肝炎表面抗原阴转方"。用于乙型肝炎治疗及乙肝表面抗原转阴,有一定的疗效。又如迁延性肝炎和慢性肝炎的治疗,对有气虚、阴虚、气阴两虚等证的病例若仅仅着眼于肝炎,只顾清热利湿解毒,疗效常难令人满意。辨证选用补气养阴、健脾益肾等法,兼清热利湿解毒以治,可收较好的疗效。对于没有明显临床症状的病例,一般重用黄芪、党参(个别病例黄芪可用至15 g),以提高机体免疫功能,并配合清热利湿解毒以攻逐流滞湿热,也常收效甚佳。至于中医感邪所致诸病中晚期,由于气血、津液、阴阳等亏损,证见寒热或虚实错杂,常温清并用,攻补兼施以取效,更为众所周知无须列举。

攻邪和扶正在外感疾病方面的应用,前人已有丰富的经验积累和理论概括。虽然由于历史的原因,其中尚有不少方面值得再探讨,也有不少方面需要进一步完善,但其仍可给我们治疗感染性疾病以许多有益借鉴,尤其是"审因论治""治病求本"。我们比起古人有更好的条件,不能只满足于"西医辨病,中医辨证论治"。中医亦需要辨病论治,对于感染性疾病更需要如此。

（二）"截断扭转"

"截断扭转"是姜春华于 20 世纪 70 年代提出的治疗急性热病的治疗原则。"截断"是指采取果断措施和特效方药,直捣病巢,迅速祛除病原,杜绝疾病的自然发展和恶化,如不能迅速祛灭病因,也要断然救危截变,拦截病邪深入,尽可能阻止病情恶化,为进一步治疗争取时间、创造条件。"扭转"是指扭转病势,使之向好的方向发展,具体是指通过调整邪正比势和病体动态,使病情由危转安,由重转轻,由逆转顺,进而邪退正复,转入坦途。姜春华指出:"截断"好比摧陷廓清,扫荡涤穴,攻坚摧堡,顿挫病势;"扭转"恰似逆流挽舟,峻峰急回,纠正颓势,化险为夷。临床上两者常常相携并用,协同互补。

1."截断扭转"在急性传染病早期干预中的应用原则

"截断扭转"是急性热病治疗学的新观点,正确掌握,灵活运用确能提高临床疗效。然而需要注意的是,热病治疗中强调"截断扭转",既非否定前人既有经验,也不排斥今人的新观点、新见解。临床上我们在使用"截断扭转"早期干预急性传染病的过程中,应当与辨病治疗、辨证施治等相关治则有机结合,重视先证而治及特效方药的探寻,这不仅可以完善外感热病治疗学的内容,也将促进外感热病治疗水平的提高。

(1)"截断扭转"与辨病治疗相统一 辨病治疗的实质是强调治病必须把握疾病本质及其传变规律,掌握了各种重症温病的病理实质对于那些来势猛的疾病有预见性地抢先一步,截断邪气进犯之径,阻断传变,控制病情。这充分体现了温病"截断扭转"的观点。

(2)"截断扭转"与辨证治疗相结合 姜春华认为,辨证论治是中医的基本规律,带有普遍性、原则性;"截断扭转"是辨证基础上的辨病,带有特殊性、灵活性,在急性热病的治疗过程中两者应当有机结合。急性传染病在发展过程中表现出的临床症状已滞后于真实的病理变化,截断疗法正是针对已存在而未显露于外的病机,从而起到有效的治疗作用。要想在急性传染病早期干预中卓有成效地使两者有机结合,必须掌握好以下两个环节:① 临床必须结合现代医学知识,运用现代诊断技术以明确病原诊断,并在此基础上,选用经过实践验证对某种病原体确有疗效的方药。② 在明确病原的基础上,还要根据现代医学理论,了解其导致的病理变化及发展演变规律,只有这样,才能在治疗中,针对不同疾病的病理变化特点,进行截断与辨证的联合用药。

(3)"截断扭转"必须重视先证而治 在"截断扭转"中重视先证而治,对于治疗急性热病与重病沉疴具有重要的临床指导意义。江苏中医药研究所报道,在流行性出血热气营阶段就早用丹参、生地黄、赤芍、牡丹皮等凉血活血破瘀药物,能提高疗效、促进恢复、缩短病程,使 DIC 进程中断或减轻。实践证明,对急性传染病不能仅仅见症辨证,必须要有预见性地先发制病,药先于证,这样不但不会引邪入里,反能主动迎头痛击,顿挫病邪,阻断疾病的恶化。看病不仅要从"有"处着眼,还要从"无"处推想,要"无者求之",以此测彼,求于未知,这样才能掌握主动。先证而治是"截断扭转"的重要措施之一,"截断扭转"中先证而治的法则,充实且丰富了辨证论治的内容。

(4)"截断扭转"必须探寻特效方药 吴又可在《温疫论》中指出:"万物各有所制……能知以物制气;一病只有一药之到病已,不烦君臣佐使品味加减之劳矣。"徐灵胎亦云:"欲治病者,必先识病之名,以识病名而后求其病之所由生,知其所由生又当辨其生之因各不同,而病状所由异,然后考其治之之法,一病必有主方,一方必有主药。"吴、徐二人的观点对拓展临床治疗思路、提高温病的临床治疗效果、促进新药研制水平的提高等均具有极高的实践指导意义。岳美中先生也曾说过:"较妥当之论治,当是专方专药与辨证论治相结合……专病专证专方专药与辨证论治相结合,才是较有成效与可靠的措施。"因此,在急性传染病的治疗过程中,应当在辨证施治的前提下,结合辨病,探寻和运用具有特殊效能的药物,必将进一步提高急性热病的"截断扭转"水平和临床治疗效果。

2."截断扭转"早期干预急性重症传染病的方法途径

由于急性传染病具有起病急、来势凶、发展快、变化速、病势重、威胁大等临床特点,其主要表现在一个"急"字,治疗手段就应"早""速""效",而"截断扭转"法可迅速救危截变,控制病情的发展蔓延,因此对于急性传染病的治疗具有重要价值。

(1)通腑攻下,"下不嫌早" 历代医家向来重视下法在温热病治疗中的作用。仲景首立三承气汤急下存阴,从理论和实践上奠定了下法治疗热病的基础地位。追至金元时期张子和更为强调下法的医疗作用,他认为下药用之得当,可以起到补药的作用:"大积大聚,大病大秘,大涸大坚,下药乃补药也。"吴又可认为逐邪的手段最突出有效的要数下法。在使用承气汤时,吴又可强调"勿拘于下不厌迟之说",认为"承气本为逐邪而设,非专为结粪而设也。必俟其粪结,血液为热所搏,变证迭起,是犹养虎遗患,医之咎也"。戴北山也说:"时疫不论表邪罢与不罢,但见里证即下。""温病下不嫌早"之说,即由此而来,对后世医家治疗温热病具有重要的指导意义。

在急性传染病早期使用通腑攻下法符合"温病早投攻下,不为大害"之说,温热病早期用下法的主要目的是逐邪热,下燥屎、除积滞还在其次。通腑攻下法是清热祛邪的一个重要途径,无论邪之在气、在营,或表里之间,只要体气壮实,或无脾虚溏泄之象,或有可下之证,或热极生风,躁狂痉厥者,均可通下逐秽,泄热解毒,选用承气、升降散之类,或于辨证论治方中加用芒硝、大黄,这既能泄无形之邪热,又能除有形之秽滞,一举数得,诚治本之道。再者温热病治疗中"存得一份津液,便有一份生机",温邪最易戕伐津液,阴津亏耗,化源枯涸,水不载舟,腑实为患,此时滋阴养津仅若扬汤止沸,不如釜底抽薪,急用通腑攻下以存阴津,亦为"急则治其标"之意。在急性传染病早期邪热鸱张,毒盛热甚,即使有表证存在,也可使用下法,这不仅可使热毒邪气随大便排除体外,且能使偏盛偏衰之阴阳趋于平衡,使逆乱乖戾之气机寻于常度,从而使邪正消长向有利于机体的方面转化。

(2)重用清热解毒 中医学认为,急性传染病多为邪毒自口鼻而入,热由毒生,热毒不除,必生逆变,治疗上以清法为主,因此,临床虽有宣透、清气、化浊、清营、凉血等诸法不同,但清热解毒总是交织其中。姜春华根据清代温病学家杨栗山在《伤寒瘟疫条辨》中"凡见表证,皆里证郁结,浮越于外也,虽有表证,实无表邪,断无再发汗之理"的学术思想,认为在急性热病中,表证仅仅是疾病初露端倪时的一种证候,也可能是一种严重疾病的前驱证或外证,因此即使有表证也可重用清热解毒,先清里热,药先于证,直折温毒。因此,姜春华在使用清热解毒法时提出两个法度:一是早用,在卫分阶段即可加入清热解毒之品;二是重用,量要大,剂要重,甚至可日夜连服2~3剂,这样才能截断病邪,这对把好气分关尤为重要。

(3)早用凉血化瘀 姜春华认为凉血化瘀在急性热病过程中应及时采用。邪初入营,一方面仍宜重用清热解毒,一方面及时采用凉血化瘀,不必等

到入血分后再"凉血散血",这样可增加截断病变的希望,避免血分危症的出现。如流行性出血热,容易出现气营两燔而很快内陷入营导致弥散性血管内凝血,并出现休克昏迷,甚至衰竭死亡。有报道在发病早期,就用苦寒活血化瘀的丹参治疗,单纯早期病人中越期者仅占50%,已出现低血压休克者再用丹参,越期者占89%,而且早用丹参的病死率从11.9%下降到4.3%。这就说明邪初入营早用凉血散瘀,不仅不会引邪入血,反能截断病邪于气营之间,不再深陷搏扰血分。传统中医认为,卫气分证并无血瘀改变,用活血化瘀药物治疗有引邪入血分之嫌。而现代研究表明,气分证甚至重症卫分证阶段就已存在血瘀的变化,此时加入活血化瘀药物便可收到良效。因此笔者认为邪扰、阴伤、气耗、血瘀四大基本病理变化存在于温病始终,而清热、养阴、益气、化瘀四种基本治法也应贯穿于其治疗始终,其他各种治法须在此四法基础上配合应用。

(4)早期扶正以祛邪 温热病的治疗以祛邪为第一要义,但并不意味忽略正气在治疗中的作用。致病因素与机体抗病能力相互斗争是邪正消长动态变化的过程,贯穿在温病的始终,决定疾病发生发展,预后转归。因此温热病治疗学在重视祛除病邪的同时,也十分注重正气的调养和顾护。如吴又可治疫顾护胃气,叶天士治温顾护阴津,吴又可、叶天士两人的思想至今对临床仍有重要的指导意义。由于温邪不耗胃津,必耗肾液,而阴液耗损,正不敌邪又是温病传变的病理基础,因此在祛邪的同时,有效防止阴液耗损,及时生津补液,是提高临床疗效,截断病势传变的重要环节之一。从一定意义上讲,祛除病邪的目的就是为了安正,只有祛除了病邪才有可能安正。因为邪不除则正必伤,邪不去则正难复,前人所说的"急下存阴"即寓有此意。由此可见,"截断"不仅强调祛邪,同时也注重扶正,只有邪去正安,才能达到截断病程发展的目的。

"截断扭转"是温病治疗的一种重要思路,它丰富了温病治疗学的内容,是温病辨治理论上的新发展。截断疗法强调阻断传变,早期治愈,对提高临床疗效和温病治疗水平具有积极意义。应当注意的是,在温病治疗中强调"截断扭转"的重要性并不是否定按传统的"卫气营血"和"三焦"等理论进行辨证施治的方法,因为两者不是同一层次的概念,前者是一种治疗学的指导思想,而后者则是具体的

治疗学方法。在急性传染病治疗中应当把"截断扭转"和传统的辨证方法有机结合,在具体应用中不断补充,既病防变,主动攻势,立足在早期阶段消灭病邪,制止其发展。这就要求我们在辨证中要注意抓先兆症。温病先兆症包括卫分先兆症、气分先兆症、营分先兆症、血分先兆症。根据先兆症所出现的病机趋势及时用药,截断传变。急性传染病病势逆传,多由卫分直犯营血,逆传心包,出现高热并见痉厥、闭脱、出血等危重症,一旦有逆传先兆症出现,必须采取果断措施,有针对性地选用相应治法及有特殊功效的药物,以截断逆传。另外,对"截断扭转"的实际作用我们必须要有正确的认识。"截断扭转"作为温病治疗学的一个指导原则,要求我们在临床实践必须以提高临床疗效为己任,要针对不同疾病的发生原因及其病理变化规律,探索有效方药,截断病情发展,争取早期治愈。但是就具体的疾病而言,目前"截断扭转"也不是都能达到预期的目的,究其原因大体有两个方面:首先,由于技术水平的制约,某些疾病的发生和发展规律还未完全掌握;其次,尚未寻找到有效的截断方法且缺乏特效的截断方药。

【著作考】

《伤寒论识义》,是姜春华编写的一本伤寒金匮类中医文献,全书共八章。第一章概论,介绍《伤寒论》作者、书名及卷数;第二章总纲,论述阳病阴病、寒热真假;第三至第八章将太阳、少阳、阳明、太阴、少阴、厥阴病篇原文,分别从临床角度,按类证、类方、类法重新编次,更集各家注解之长,结合己见,述为"识义",书后附怎样学习《伤寒论》、千古疑案话厥阴、《伤寒论》六经若干问题等文章三篇。

《姜春华论医集》分为医论、中医入门阶梯、医话与医事三部分,遴选了姜春华发表在国内各种期刊、杂志上的文章及在各类型学习班、讲座上的专题讲稿115篇。既有长篇专著,又有短篇随笔,包括中医基础理论、临床经验和中西医结合等方面的内容。

《肾的研究》,是一本关于肾脏研究的著作。该书阐述了以现代医学检验与中医辨证论治相结合的方法,对肾的生理病理进行了广泛的研究。初步探讨了肾的物质基础、肾阳虚的机制及治疗方法,

可供中西医临床及研究藏象学说参考。

【遣方用药】

（一）截喘方

组成:佛耳草15g,碧桃干15g,老鹳草15g,旋覆花10g,全瓜蒌10g,姜半夏10g,防风10g,五味子6g,开金锁15g。

功效:降逆纳气,化痰截喘。

主治:咳嗽痰多,气逆喘粗(慢性支气管炎、肺气肿、支气管哮喘)。

方解:本方由姜春华对支气管哮喘进行长期研究,结合临床实际,筛选民间单验方优化而成。方中佛耳草出自《本草拾遗》,功专化痰止咳平喘,治一切咳喘,无问久近,昼夜无时。老鹳草见于《本草纲目拾遗》,祛风活血,清热解毒,原列为祛风湿、强筋骨类药,姜春华采于民间平喘之单方,老鹳草有祛痰、扩张支气管的作用,其药理研究发现老鹳草对金黄色葡萄球菌、肺炎球菌、链球菌及流感病毒等均有抑制作用,故能控制支气管哮喘发作期的呼吸道感染。碧桃干,苦温收敛,本治盗汗、咯血。《饮片新参》有"除劳嗽"的记载,民间有治顽喘的经验,药理研究发现碧桃干有调节自主神经功能及微血管作用。上三味祛痰镇咳而平喘,为方中君药。旋覆花,消痰平喘,降逆下气;全瓜蒌,始载于《本经》,上清肺胃之热而化痰散结,下润大肠之燥,而滑肠通腹。半夏燥湿化痰,降逆下气,与前两味合而为辅。五味子气味酸温收涩,时医不多用,兼有邪时尤不敢用,畏其酸收闭邪。《神农本草经》谓其"主益气,咳逆上气……"仲景小青龙汤治伤寒表不解,心下有水气,用五味子、干姜治咳喘,谓"摄太阳而定喘"。还有谓其"酸以敛肺,色黑入肾,核似肾而补肾"之言。姜春华用其以虚实同治,标本兼顾,治新老虚实之咳喘,此方用五味子补肾纳气、镇咳敛肺为佐。防风主除风之害。《药法类象》谓之"治风通风,泄肺实",是一味抗过敏的良药,能抑制哮喘发作期的变态反应,清除过敏原的刺激。开金锁,清热解毒,活血散瘀,化痰止嗽,使痰液分泌减少,咳喘渐减。全方中西医结合,病证互参,抓住化痰降逆主要环节。痰去喘易平,使支气管痉挛得以松弛,黏膜分泌物得以清除,而取降逆纳气,化痰截喘之功效。哮喘发作期用之一般3～7次即可见效,如结合辨证加减

运用,则疗效尤显。本方如用于哮喘稳定期,能起预防及巩固作用。

辨证加减:气虚者加白人参 3 g,黄芪 30 g;肾虚者加肉苁蓉、巴戟天、补骨脂各 15 g;阴虚有热者加黄柏、知母、玄参、生地各 9 g。

(二)截咳方

组成:百部 12 g,南天竺子 6 g,天浆壳 3 只,马勃 3 g。8 岁以下儿童减半。

功效:温肺肃肺,截治咳嗽。

主治:凡急慢性或持续性或阵发性咳嗽剧烈,无痰或痰少难咳者。

方解:百部味甘、苦,性平,功能温肺润肺、下气止咳。因百部温润而不燥,又有开泄降气作用,故不论外感、内伤、寒热虚实所致的新久咳嗽均可以应用,尤以治久咳、顿咳和肺痨咳嗽为宜。南天竺子,味苦,有小毒,有较好的镇咳作用。该药含有南天竺子碱,有强烈的麻痹呼吸中枢的作用,故过量易中毒,成人用量一般不超过 10 g。天浆壳性温味甘,具有宣肺化痰、止咳平喘之效,先生认为该药稍具强壮作用,与百部配合,治疗百日咳有良效,可以推广使用于诸般咳嗽,尤其对阵发性咳嗽疗效较好。马勃性平味辛,功能清肺利咽,可泄肺热而止咳。从中医传统理论看,4 味药相辅相成,既能温肺润肺,又能肃肺清肺,邪去肺宁,咳则戛然而止。

辨证加减:新感外邪而暴咳者,去南天竺子、天浆壳,加前胡 9 g;兼风寒者加麻黄 6 g;风热者加开金锁(野荞麦)15 g,牛蒡子 9 g,伴发热者再加鱼腥草、鸭跖草各 15 g;如有咽痛喉痒者,加蝉衣或僵蚕 9 g,木蝴蝶 3 g;外感兼湿痰偏盛,痰多而咳者,去南天竺子、天浆壳,加半夏 9 g,陈皮 6 g,胆南星、桔梗各 3 g;久咳而正虚者,去马勃加五味子 6 g;久咳气虚者加党参、黄芪、黄精各 9 g;阴虚干咳者另加北沙参、麦冬、天冬各 9 g;痰黄难咳者属阴虚夹有痰热,可酌加南沙参、竹沥以润肺化痰。

(三)软肝汤

组成:生大黄 6～9 g,桃仁 9 g,白术 30～60 g,炮山甲 9 g,地鳖虫 3～9 g,鳖甲 12～15 g,丹参9 g,黄芪 15～30 g,党参 15 g。

服用方法:每日 1 剂,水煎服。

功效:活血化瘀,软肝散结,益气健脾。

主治:癥瘕积聚,胁痛,臌胀,早期肝硬化,轻度腹水。

方解:此方是由仲景《金匮要略》"下瘀血汤"加味而成。方中大黄主下瘀血,桃仁逐瘀血,地鳖虫主通血闭,三药合用活血化瘀之力甚猛。姜老说:"肝硬化主要是肝络瘀血阻滞而形成硬化,由血滞带来气滞,治疗应首先以活血化瘀为主,使肝脏血行畅通,瘀血化除,瘀化则血行更畅,血行则瘀无所留,由此而肝气亦得畅通而无所窒碍,由此而改善肝硬化产生的一系列指标。"鉴于肝硬化瘀血郁肝,气虚脾弱的病机,姜春华常于大队活血破瘀药物之中,重用黄芪、党参、白术益气健脾,符合仲景"见肝之病,当先实脾"之旨。方中虚实同治,扶正祛邪同用,能相辅相成,其化瘀消积作用比单一组方更为稳妥。应用软肝汤,大黄生者初服可引起便溏次数增加,但连续服用即转正常,若对生大黄特别敏感者,可用制大黄。

(四)扶正化瘀利水汤

组成:生大黄 6～9 g,桃仁 9 g,黑大豆 30 g,木通 9 g,党参 15 g,地鳖虫 9 g,黄芪 15 g,对座草 30 g,茯苓 15 g,白术 30 g,西瓜皮 30 g,陈葫芦 30 g,泽泻 15 g,玉米须 30 g。

服用方法:每日 1 剂,水煎服。

功效:益气养阴,化瘀利水。

主治:癥瘕,臌胀,晚期肝硬化腹水。

方解:晚期肝硬化腹水病情错综复杂,虚实夹杂,姜春华组方从两方面着手:益气健脾以扶正;化瘀利水以祛邪。方中党参、黄芪、白术、茯苓健脾益气;大黄、桃仁、地鳖虫为《金匮要略》下瘀血汤,原治妇人产后腹痛经闭,活血化瘀力强。姜春华治疗晚期肝硬化腹水,认为主证亦在"肝血瘀积",也应用下瘀血汤为主方进行加减。黑大豆功兼逐水胀,除胃热,治水肿与腹水均有良效;泽泻、陈葫芦利水消胀;木通泻火行水,通利血脉;西瓜皮止渴利尿;玉米须利尿利胆泻热,治黄疸水肿;对座草清热利湿消肿;诸药共奏扶正化瘀利水之功。

(五)三合一方

本方由扶正培本、清热解毒、活血化瘀三类药物构成,故名三合一方。根据病人体质与病情,姜春华拟订了甲、乙两方。

甲方组成:黄芪 50 g,党参、全瓜蒌、羊蹄根、田基黄、鸡骨草、鲜茅根各 15 g,苍术、茯苓、赤芍、五味子、黄柏、丹参各9g。每日1剂,水煎服。

乙方组成:生地黄50g,仙灵脾、太子参、丹参、全瓜蒌各15g,菟丝子、五味子、赤芍、桃仁、当归、紫草、黄柏各9g。每日1剂,水煎服。

功效:清热解毒,扶正培本,活血化瘀。甲方益气解毒,活血祛湿;乙方补肾活血解毒。

主治:慢性乙型肝炎,乙型肝炎表面抗原或e抗原阳性。甲方适用于气虚湿滞者;乙方适用于肾气不足者。

方解:乙型肝炎表面抗原或e抗原阳性长期不转阴,是邪正斗争的反复,两者时长时消,故致反复缠绵。正胜则转阴,邪胜则转阳。姜春华认为,治疗时既要祛邪,又要扶正,治法包括清热解毒、扶正培本、活血化瘀三个方面。扶正培本甲方用黄芪、党参、太子参、五味子益气,乙方用生地黄、仙灵脾、菟丝子补肾,以增强人体免疫力,提高抗病能力。清热解毒,活血化瘀是针对病毒的祛邪药物,《普济方》记载全瓜蒌能治黄疸。羊蹄根又称土大黄,凉血止血,有抗真菌、抗病毒、治黄疸作用。黄柏清热燥湿。赤芍、丹参、桃仁活血化瘀,这是针对病邪侵入引起肝血壅滞而用。田基黄又称地耳草,清热解毒,活血消肿。紫草凉血活血,清热解毒。苍术燥湿健脾。茯苓利湿健脾,祛邪兼扶正。

辨证加减:甲方扶正以益气为主,凡四肢乏力、神疲倦怠、面色萎晦者用之。乙方扶正以补肾为主,凡是肢冷畏寒、腰酸膝软、头晕耳鸣者适用。两方均可加入蒲公英、板蓝根以加强解毒作用。运用时凡有以下明显症状者,均应辨证加入对症的药物。如阴虚病人失眠、口干、溲黄,可加石斛、天花粉、何首乌、麦门冬、阿胶;失眠重者加酸枣仁、首乌藤;肝胆火旺者加栀子、龙胆草;心火偏盛者加川黄连;大便溏泻者加诃子、神曲;食欲差者加砂仁、蔻仁、陈皮;腹胀者加藿香梗、紫苏梗、大腹皮、大腹子。

【医话与轶事】

姜春华曾说,中医自从形成一套理法方药之后,就固定下来了,也就有点僵化了。根据一定的理,采用一定的法,选用一定的方和一定的药,这样就造成理外无理,法外无法,方药也是如此。大家就这样学,这样用,哪里还谈得上进一步的发展和进一步的提高?只停留在前人的这些基础上又如

何推陈出新?我们应该超越前人的理法方药。但是原有的理法方药往往限制了我们,即使有了新发现的药物,新组成的方剂,并起到了新的作用,倘若它不符合原来的理法,甚至于和过去的理法相违背,有的人就不敢采用,这岂不是自己阻止了自己的进步吗?姜春华认为,原有的理法方药不能废,废了将没有依据,它毕竟是前人实践经验总结,但必须扩大它的范围。我们现在用的理法方药可以说到了清代才形成,方和药都有它的局限性。我们要发展理外之理和法外之法,并扩大方药的范围。在疾病面前,医生与病人目的是一致的。任何治疗方法,只要能治好病,就达到了目的。治疗后能够达到效果,即使说不出理论,也不等于没有理论。科学性的道理,往往不能一次就说清楚,说透彻。姜春华认为,凡是能够治好病的(除掉偶然性),其中必定有道理。

【医案选介】

案一:方××,女性,39岁。

昨日发热39℃,头痛,恶风,四肢酸痛,伴有急性腹痛腹泻,一日五次,今日腹泻里急后重,见黏冻样大便,有血,经检查为细菌性痢疾。舌质红,苔黄腻,脉弦数。

方用:葛根24g,黄芩9g,黄连4.5g,木香6g,铁苋菜30g,白芍24g,甘草6g。3剂。

按语:本案辨证为太阳、阳明合病。痢疾初起见有表证,投以葛根芩连汤,表里双解。铁苋菜又称海蚌含珠,治血痢早见于《外台秘要》。据现代药理研究,铁苋菜止血收敛,治疗菌痢及阿米巴痢疾疗效肯定。服本方2剂后,果然热退痢解。

案二:陆××,男性,39岁。

腹痛当脐,滞下赤白,为时已半载,现下痢日2~3次,胃纳尚佳。脉细弦,苔薄白。

方用:当归9g,阿胶9g,炮姜6g,肉桂1.5g,黄柏9g,诃子3g,苦参子20粒去壳夹在桂圆肉内吞服。药后痛减血除,右胁觉胀。照上方去苦参子,加乌梅6g,枳壳6g,续方3剂治愈。

按语:本方当归阿胶养血,肉桂、炮姜温肠,黄柏清湿热,诃子止下利,苦参子即为鸦胆子,治原虫痢,是治人、治病、治症,三者相合为用,既相互协助又相互制约,连锁成一条。

案三:冯×,男性,52岁。

体素不足,半年来大便次数增多,有血水黏液,检无致病菌,亦无恶性病变,系慢性结肠炎,神疲乏力,脉弱,舌淡。治法抉正固涩。

方用:附片9 g,肉桂3 g,黄芪9 g,当归9 g,炮姜6 g,桔梗9 g,诃子6 g,赤石脂30 g,石榴皮9 g,煨肉豆蔻1.5 g,川楝子9 g,川黄连3 g。5剂。

按语:此病人体素不足,下利血水黏液,神疲无力,为气血阴阳俱虚。药用附片、肉桂、炮姜振奋脾肾之阳,用当归补血汤气血双补,桔梗去脓,川楝子理气,以诃子、赤石脂、石榴皮、煨肉豆蔻固肠止泻。此邪少虚多,治本之法较前案迥然不同。

案四:吴××,男性,79岁。

下痢色白而黏,有后重感,下腹痛颇剧,汗多肤冷,畏寒,舌苔白腻,脉弦紧。此为寒湿滞下,以大黄附子汤加味。

方用:制大黄9 g,制附片9 g,细辛3 g,党参9 g,干姜6 g,马齿苋30 g,白芍24 g,甘草6 g。5剂。

按语:痢疾古称滞下,亦有寒热虚实之不同。本案高龄病痢,为正虚邪实。治痢以"通因通用法",温下为治。用大黄逐滞清肠,配附片、干姜、细辛温中祛寒,共收温下之功。党参、附片扶阳固正。姜春华说"芍药有缓急止痛又有抗痢疾杆菌及消炎作用,溯从金元时代,张元素、李东垣就用芍药甘草汤治痢,加大剂量芍药,治腹痛效果更好"。若不辨痢之寒热虚实,贸投苦寒清热之剂,则病未却而正愈伤。

参考文献

[1] 贝润浦.试论姜春华教授的"截断扭转"学术思想[J].上海中医药杂志,1983(1):16-17.

[2] 张国良,聂广."截断扭转"在急性重症传染病早期干预中的应用与意义[J].世界中医药,2008,13-16.

[3] 陈杰,明立英.截断扭转法在流行性出血热中的应用[J].河北中医,1998,20(2):81-82.

[4] 王佩芳,姜光华.辨治与专方结合——姜春华教授治哮喘发微[J].辽宁中医杂志,1992,19(9):1-4.

[5] 贝润浦.姜春华治疗肝硬化的经验[J].中医杂志,1983(2):12-14.

[6] 姜春华.伤寒论识义[M].上海:上海科学技术出版社,1985.

97. 潘澄濂(《伤寒论新解》)

【生平传略】

潘澄濂(1910—1993年),1910年出生于浙江省温州市。其故乡温州,地处东南沿海,常有急性热病发生,当地名医于此多有经验,深受敬慕。受此影响,潘澄濂中学毕业后,便选择了中医职业,16岁进入上海中医专门学校学习。在丁甘仁、谢利恒、曹颖甫等名师指导下,他对《内经》《伤寒论》《金匮要略》《温热经纬》《神农本草经》等进行了系统的学习。其他如妇、儿、外、喉等科,以《医宗金鉴》为教材,自行修读。此外,还广泛阅读了《东垣十书》《河间六书》《丹溪心法》《景岳全书》《徐灵胎医书十六种》等医著,对中医知识有全面的积累。

1929年毕业后,年仅20岁的潘澄濂踌躇满志,回温州办起了诊所,同时还参加了某医务所的工作,所中设有病床40多张,收有伤寒、疟疾、痢疾、肺炎、肺结核、肾炎、溃疡病、肝硬变等各种急慢性病例,除用西医药抢救外,其余大都采用中医治疗,使他能对多种疾病进行系统观察诊治,应诊能力很快提高。1938年春,他到了上海,在上海中医学院、上海中国医学院任教,同时为人治病。诊治中他善于总结,颇多真知。他常说,中医诊治,通过四诊的方法,识证辨性是提高疗效之关键。

1956年6月,浙江筹建中医研究所,他被邀到杭州,负责组建工作。在他和同道的努力下,浙江省中医药研究所于1958年7月正式成立。他十分重视科学实验研究,亲自制订了流行性乙型脑炎、肝炎、铅中毒、白血病及晚期血吸虫病等项目的科研计划,从科研设计到观察病例、论文总结,均亲自参加。1958年,他带领科研人员以温病理论为指导,对全省700余例流行性乙型脑炎的疗效进行了总结,获得了卫生部的好评。他以运中分消法、化瘀软坚法治疗晚期血吸虫病腹水、巨脾症,疗效达85%,为脾切除术提供了条件;以扶正祛邪法、配合化疗,治疗急性白血病,明显地提高了缓解率。他十分重视临床实践,在他的主持下,研究所于1976年成立了门诊部,配备了先进仪器,使研究人员得到了锻炼,提高了科研素质。

【学术思想】

(一)对广义伤寒之认识与理解

1. 提倡研究《伤寒论》,应该要与现代医学相结合

潘澄濂认为《伤寒论》是一部系统地论述六经辨证和施治的古典医著,应从各个不同角度,纵横地作深入研究。《伤寒论》是以六经辨证为纲的,中医的诊断就是辨证,与西医的辨病是不同的,但《伤寒论》六经病证在某些方面,与现代医学颇为接近。如太阳病,可认为是急性热病的前驱期,亦包括了部分呼吸系统急性疾患;阳明病似属急性热病的进行期,为胃肠的热证、实证病变;少阳病是肝、胆、胸膜、胰腺方面的炎症性病变;太阴病是胃肠道虚性、寒性病变;少阴病是循环系统、泌尿生殖系统病变;厥阴病的特点是寒热错杂、虚实混淆,并认为厥阴病提纲应以《素问·热论》和薛生白《湿热条辨》等的舌短囊缩,"默默不语,神识昏迷"为参考。中医的厥证范围很广,现代医学中的休克、晕厥、昏迷等,都是属于厥证的范畴。潘澄濂认为,中医和西医,都有自己的长处和短处,要互相学习,取长补短,努力进行理论上和实践上的结合。

2. 倡导研究《伤寒论》应该与《金匮要略》相结合

潘澄濂认为,《伤寒论》六经辨证是用以将各种疾病过程中,从四诊所得的临床表现加以分析归

纳,特别是选择比较突出的证候而概括出六个不同类型的基本症候(主症主脉),再结合其他一般症状和体征,供以辨别其表、里、寒、热、虚、实不同属性的作为治疗依据的一种逻辑法。《伤寒论》以六经辨证为主,《金匮要略》则以证为主,但《伤寒论》经中有证,《金匮要略》证中有经"两书珠联璧合,互为呼应,不可分割"。

3. 倡寒温之统一

谈到伤寒与温病两种学说的关系,潘澄濂则着重从辨证纲领与治疗方法上加以分析。

(1) 从辨证纲领谈伤寒与温病 潘澄濂认为《伤寒论》六经辨证,是温热家卫、气、营、血和三焦辨证的基础。这可以从叶氏的《温热论》中找到它的蛛丝马迹。《温热论》说:"气病有不传血分,而邪留三焦,亦如伤寒中少阳病也。"又说:"三焦不得从外解,必致成里结,里结于何? 在阳明胃与肠也",可以表明卫气营血和三焦辨证,如无《伤寒论》六经辨证作为它的基础,是无源之水,无本之木。所以他主张应将六经辨证与卫气营血和三焦辨证结合起来,相互为用,使辨证方法更加完善。

(2) 从治法谈伤寒与温病 至于治法,《伤寒论》有113方,而温热家亦创制了较多的方剂,而不少方剂如《温病条辨》宣白承气汤、牛黄承气汤、导赤承气汤、增液诸承气汤和新加黄龙汤以及加减复脉汤等,均是由《伤寒论》承气汤和炙甘草汤衍化而来。一般认为《伤寒论》诸方,似偏重于扶正以祛邪;温热家的方剂,似擅长于养阴以清热,各有千秋,未可偏废。特别是温热家推重清热解毒、芳香化浊、养阴生津及开窍安神等法,如银翘散、连朴饮、增液汤、安宫牛黄丸等方剂,实有补《伤寒论》诸方之未备,甚为可贵。又吴有性治疫常用大黄,余师愚治疫重用石膏,他们的方剂岂不是从《伤寒论》的白虎、承气诸方化裁而出者乎? 潘澄濂如此分析,澄清了温病学术源流,辨明了伤寒与温病两种学说的紧密关系。

对伤寒争论较多的是寒温能否统一。潘澄濂认为,伤寒、温病是一致的,寒、温应该统一。《素问·热论》中说:"今夫热病者皆伤寒之类也。"《难经·五十八难》说:"伤寒有五:有中风,有伤寒,有湿温,有热病,有温病。"《伤寒论》也有"太阳病,发热而渴,不恶寒者,为温病"的论述,古人早已提出寒温的一致性,可见温病是属于伤寒(广义)范畴的另一种证。

伤寒学科包括一切外感热病,温病只不过是伤寒学科中的一个病种,也是伤寒学科不可分割的组成部分。寒温统一论是以人体阴阳寒热对立统一规律为其理论基础的,伤寒与温病都属于外感热病范畴,即一类疾病中的两类证治,外感热病之热,是以人体阳热之气为其病理基础的。即其阳热之气亢进的,则病从热化;阳热之气衰退的,则从寒化。其寒或热在一定条件下,又可以转化。这是寒温统一理论的实质所在。因此,把寒温统一起来,不仅还其本意,而且赋予新意,更有利于外感热病学科的发展。

(二) 潘澄濂治多种急性热病之经验

1. 潘澄濂治疗肺热病之经验

(1) 用攻下逐邪泻降肺热之妙用 肺热初期,病势趋表,可用银翘散、桑菊饮等轻扬发泄。若邪热传里,热堆于肺,咳喘难止,壮热、口渴,烦躁不安,舌红苔黄,脉象数大者,当辨别病邪情况施治:若是无形邪热,则宜使用麻杏石甘汤清肺泻热、止咳平喘;若为痰热闭肺,当佐以化痰宽胸之品,以上都是寻常征象,并不难掌握。而潘澄濂独具慧眼,主张不是因为清肺化痰,强调对于痰热壅盛,高热抽搐,遇有可下之证者,应配合通里攻下,釜底抽薪,给邪以出路。究其机理则缘于肺与大肠相表里,肺实则肠壅,腑实则肺闭,通大便足以导肺热从下行,每收事半功倍之效。

(2) 益肾疏络治肺热出血之妙用 肺热出血多见咯血、鼻衄等,病机以热为主,常见于肺结核、支气管扩张症、肺炎、肺脓肿、支气管肺癌等,尤以前两者居多。证系邪热灼伤肺络,迫血上溢所致。初期多实,单纯清肺泻热、凉血止血即可,若出血日久或素体阴虚之人,每伴肺肾阴伤。由于阴伤难以制约火热,易使邪热动络,形成恶性循环。正如张景岳所说:"故凡病血者,虽有五脏之辨,然无由于水亏,水亏则火盛,火盛则刑金,金病则肺燥,肺燥则络伤而动血,液涸而成痰,此其标固在肺,而病本在肾也。"据此原理,潘澄濂指出:凡肺热出血过多,营血耗伤者,养阴是一个重要的方面,遣方用药从益肾着手更不可忽视。此外,出血后留瘀,在肺出血中最为普遍,为此,潘澄濂还强调疏络活血、化瘀止血。

（3）养阴之重要性　潘澄濂认为，阴虚证乃由较多因素所致，由于各种疾病所侵犯的脏器及其特性不同，因而阴虚症状亦有各脏器功能障碍的不同表现，治法方药必有差异。单就肺阴虚来讲，百合固金汤、清燥救肺汤之类颇为适宜。对于肺胃阴伤，宜选用麦冬生地、石斛等甘寒药物。其治肺阴虚热证的特色是早用祛邪以保肺阴，次投清滋以救肺阴终用甘寒清养肺阴。早用祛邪即是指在肺中邪热亢盛或肺燥腑实内结之际，肺阴尚未伤耗，即可大剂清热或攻下救阴。中期肺热阴伤，虚实夹杂，当清滋并用攻补兼施，常选用清燥救肺汤、增液承气汤等。肺热后期，阴津大伤，此时养阴宜轻清，慎勿滋腻重浊。此外，热病后期养阴既要大剂猛投，又要审慎而施，因为此时邪却正虚，但多系炉烟始熄，过用滋腻又有助邪热内蕴酿痰生变。当然，尚应根据病情恰当配伍，并非概用寒凉。

2. 潘澄濂治疗登革热之经验

早在 20 世纪 40 年代，潘澄濂就曾遇到过三次登革热流行，日诊该病 50～60 人次，他按暑湿证治，将本病分为初起期的暑湿壅遏肌表证、发疹期的暑湿复燃伤络证、恢复期的暑湿消解后虚证三个证型进行辨治，用青蒿、金银花清暑解毒，滑石、槟榔利湿除痹为基本方。对初起期之暑湿壅遏肌表证，加荆芥、防风、薄荷、炒薏苡仁等，疏肌表之风湿；对发疹期之暑热复燃伤络证，加赤芍、牡丹皮、黑山栀、蝉蜕等，凉血透疹。鉴于本病发疹无明显伤营出血之证，故一般不用犀角、元参、紫草，与治猩红热、流行性脑脊髓膜炎之斑疹，不可相提并论。

3. 潘澄濂治疗流行性乙型脑炎之经验

20 世纪 60 年代，潘澄濂亲临临床第一线，开展"乙脑"的防治研究，他参考西医分期、分型标准，将本病分为卫分证、气分证、气营两燔证和营分证（传心包证）四种类型。卫分证接近于初期或轻型，气营两燔证和营分证接近于极期或重型、极重型，气分证介于卫分证与气营两燔证之间，并认为上述四个证型往往交错出现，相互兼见，临床未可截然分割。由于本病一般不出现呕血、便血等动血症状，所以他认为单纯的血分证是极少见的。在治疗上，他指导课题组制订了银翘 1 号（银花、连翘、菊花、薄荷、鲜芦根、大青叶）、白虎 2 号（生石膏、知母、银花、连翘、大青叶、鲜芦根、生甘草）、玉女 3 号（生石膏、知母、鲜芦根、鲜石斛、连翘、银花、生甘草）和营

宫 4 号（鲜生地、丹皮、银花、石菖蒲、黄连、玄参、竹叶、麦冬）四个处方，分别适用于卫分证、气分证、气营两燔证和营分证，临床取得了显著疗效。更值得一提的是，潘澄濂鉴于本病演变极为迅速，往往入院时辨证为卫分证，但不到两三个小时，病人即现高热、神昏的"气营两燔证"，他参照吴有性《温疫论》"此一日之间，而有三变，数日之法，一日行之，因其毒甚，传变亦速，用药不得不紧"的名论，主张对于传变迅速的病例，治疗上应突破"一法一方，一日一剂"的框框，大胆、果断地采用"数日之法，一日行之"的紧急措施，如有些病人白天尚用银翘 1 号，晚间根据病情剧变随即改用营宫 4 号，这样确能顿挫和扭转病势向不良方向发展。

4. 潘澄濂治疗病毒性肝炎之经验

潘澄濂认为重症病毒性肝炎相当于中医的"急黄"，在辨治上中西结合，熔古冶今。他指出急性黄疸型肝炎，凡消化道症状严重，黄疸迅速加深，精神疲乏，烦躁不宁，舌苔黄燥，脉象滑数或细数，虽起病仅三五日，就要虑其为暴发型肝炎，其指征是黄疸进行性加深，谷丙转氨酶极高，碱性磷酸酶异常，球蛋白异常升高，血氨明显增高，在这种情况下，乘其未陷昏迷，宜用大黄之类通涤胃肠热毒，实为要务，不可犹豫。如已现狂躁，或伴有出血倾向，舌苔黄燥质红，需加用神犀丹以解毒凉血，或可遏止病情的恶化。对于重度黄疸病人，他经常用牛黄（吞服），及煎服大剂量虎杖配赤芍。对于白、球蛋白比例的失调，认为当慎用生物制品"白蛋白"，一旦停药也许会引发球蛋白的升高。主张用促使肝细胞改善的中药，如鳖甲配失笑散、地鳖虫、穿山甲，大剂量白术等。对于降低谷丙转氨酶，认为只要病人黄疸与白、球蛋白比例有所改善，症状逐渐消失，也不必急于降酶，因为在坏死肝细胞的排泄过程中，肝外血液的谷丙转氨酶有一段时间是偏高，在一定的时间后它就会慢慢消退。强调要从整体来观察病人，不能单纯盲目地凭谷丙转氨酶的指标来判断病变的轻重和预后的好坏，这点值得注意。

【著作考】

《伤寒论新解》一书分为太阳上篇、太阳中篇、太阳下篇、阳明篇、少阳篇、太阴篇、少阴篇、厥阴篇等八篇。本书条文先后依照医宗金鉴编次。《潘澄

濂论温病》是潘澄濂一生治学、行医、教学、科研生涯的心得体会及经验荟萃,包括临证经验、医理阐释、方药解析、薪火相传四部分。

【遣方用药】

(一)徐长卿汤

组成:徐长卿 15 g,白茅根 9 g,木通 6 g,冬葵子 30 g,滑石 60 g,槟榔 6 g,瞿麦 15 g。

服法:上药共研细末,每服 15 g,加清水煎煮后,冲芒硝 3 g 为 1 剂。每日温服 2 剂,早晚各服 1 次。

功效:利湿清热,缓泻解毒。

主治:由急慢性肾炎等多种原因所致的急性肾衰竭。

(二)病毒性黄疸型肝炎治疗方

组成:茵陈 15 g,栀子、郁金各 12 g,黄柏 12 g,半枝莲 30 g,苍术、茯苓各 10 g,厚朴 8 g。

用法:水煎服。

功效:清热祛湿,消除黄疸。

主治:治疗湿热内盛,蕴阻脾胃,熏蒸肝胆之病毒性黄疸型肝炎。

(三)病毒性无黄疸型肝炎治疗方

组成:山栀 12 g,郁金 9 g,丹参 15 g,柴胡、枳壳各 10 g,香附 10 g,苍术、厚朴、陈皮各 4.5 g,炙甘草 3 g。

用法:水煎服。

功效:醒脾化湿,疏肝理气。

主治:治疗病毒性无黄疸型肝炎的急性期,湿邪困滞,气机郁结,淤热内蕴之症。

(四)疏肝舒胆汤

组成:柴胡 9 g,黄芩 9 g,黑山栀 10 g,紫地丁 12 g,桃仁 6 g,红花 5 g,郁金 9 g,炙乳香、没药各 5 g,败酱草 12 g,玄明粉 9 g,枳壳 10 g。

用法:水煎服。

功效:疏肝利胆,调气和血。

主治:用于治疗慢性胆囊炎、病毒性肝炎。

【医案选介】

案一:肠伤寒

邹某,男性,53 岁。病人于 1979 年 12 月 29 日下午自觉恶寒发热、鼻鸣、咳嗽,体温波动在 38.6~39.6℃。经用四环素、青霉素等治疗未效。化验室检查:血肥达氏反应阳性(伤寒"O"1：320,副伤寒"B"1：80)。胸透:两肺纹理增粗,两肺上部见小斑片陈旧性病灶。西医诊断:肠伤寒,上呼吸道感染伴支气管炎。治疗:住院后经用多种抗生素、中药辛凉解表剂等治疗,体温仍不能控制。晚上体温高达 40℃。于 1 月 18 日邀请会诊。症见:身热不扬,昼轻暮剧,夜寐不安,但头汗出,胸胁痞满,渴不欲饮,纳差,肠鸣矢气,大便溏,身重肢怠,微咳,舌苔薄腻,舌尖边红呈三角形,脉象濡数。证属新感引动伏邪,留恋三焦气分,湿遏热伏,治拟和解宣化。小柴胡汤加减。药用:柴胡 4.5 g,黄芪 8 g,黑山栀 10 g,连翘 10 g,姜半夏 8 g,金银花 12 g,滑石 12 g,郁金 6 g,麦冬 6 g,干芦根 15 g,炙甘草 3 g。服 3 剂后,身热已轻(降至 38℃ 以下),胸痞略减。原方去姜半夏、郁金,加佩兰 6 g,生谷芽 15 g,枳壳 6 g。服 5 剂后,身热退净,知饥欲食,胸胁舒畅,大便成形,肠鸣减少,舌苔已转薄净,脉象濡缓。邪热初却,防其复燃,仍宜调饮食适寒温,拟原方去枳壳加太子参 10 g 继服,调理至 2 月 12 日治愈出院。

按语:从这一病例的治疗,说明辨病和辨证相结合能得知病因及病理机制,结合中医辨证能正确地分析虚实之主次,寒热之偏胜,为治疗处方提供更好的依据。此外,本例在西医诊断为"肠伤寒",在中医属于湿温,而从诊断到治疗坚持辨病与辨证相结合的原则,正是潘澄濂"填伤寒与温病之鸿沟,溶中西医于一炉"学术观点之范例。

案二:温毒

王某某,患温毒,即败血症。症见发热,体温日间 39℃,夜间 41℃,且伴两腿疼痛,不能转侧,咳而气急,纳呆腹胀,不大便,精神淡漠,舌干燥质红,脉象细数。血检:白细胞计数 13.4×10^9/L,中性粒细胞比率 80%,淋巴细胞比率 16%,嗜酸粒细胞比率 2%。X 线胸片发现右肺上方炎性病灶。西医诊断:败血症并发肺炎。住院已逾 7 天,经过各种抗生素治疗,均未能控制病情,特邀潘澄濂会诊。证系温毒热结阳明,灼津劫液,肺热叶焦,肃降失司。遂在用西药的同时,加用中药清热养阴、宣肺通腑之剂。方药如下:鲜生地 30 g,鲜石斛 12 g,元参 12 g,鲜芦根 30 g,川贝母 6 g,鱼腥草 30 g,麦冬 10 g,金银花 15 g,凉膈散 15 g。服 6 剂后,热势稍降,体温 39℃,但大便未行,舌质红,苔黄燥,脉象细数,再以原方去凉膈散,改用制大黄6g,加枳壳6g,再服两剂。药后大便通,腹胀消失,气急减经,晌午体温37.6℃,知饥饮食,舌质软润,脉数转和,遂于前方减制大黄,加北沙参10g,再服三剂,身热已解,咳痰消失,两腿疼痛亦除,舌质红苔薄黄已转润,脉象濡缓。辨证属邪却正虚,炉烟始熄,余热尚留,滋补厚味之品切勿妄投,改以养胃汤加减。方用:北沙参12g,伸筋草22g,贝母6g,麦冬10g,生谷芽12g,生薏苡仁20g,茯苓10g,炙甘草4g。继服十余剂,病愈而出院。

按语:此患为肺炎后热毒壅肺,宣肃失司,故而咳喘气急,又由于腑实内停,恋邪不解,遂使邪热缠绵,日夜高热。当此之际,单纯清泻肺热,收效必然甚微,而配用凉膈散,特别是大黄配枳壳攻逐通下,方使邪热得以制约。养阴扶正贯穿始终,既滋其已伤之阴津,又寓增水行舟之深义,诸药合用,攻补兼施,前后二十余剂,病情即由重渐轻继而痊愈。

案三:肺痨

李某,患肺痨(肺结核)已十余年,近五个月来,又有发热,盗汗,体温38.5℃左右,咳痰,咯血,神疲消瘦,纳差,经以多种抗痨西药联用未能控制,舌光红,苔薄,脉象细弦带数。X线胸片提示两侧肺上方浸润型肺结核,右肺有空洞。证属痨瘵重证,肺阴已亏,虚热内生,脾胃虚馁,治以养阴补肺,益气健脾。方用:生鳖甲18g,太子参30g,北沙参120g,银柴胡9g,白及12g,淮山药12g,干地黄15g,百部9g,平地木30g,丹参15g,炙甘草4.5g,川贝母6g。以上方加减化裁,前后八十余剂,骨蒸消退,胃纳增进,咯血控制后,减去西药,以沙参麦冬汤加丹参、山海螺、平地木、百部等出入,调理三个多月,体重增加,病趋稳定。

按语:此案例也属肺热病范畴,但与外感肺热不同,且由于病久损及中州脾胃之气,与单纯肺阴伤虚热者又有差异,治拟益气养阴、清退虚热为大法,缓图久用,终收全功。

参考文献

[1] 潘澄濂.伤寒论新解[M].上海:大众书局,1937.

[2] 浙江中医学院学报编辑部.访名老中医潘澄濂研究员[J].浙江中医学院学报,1986(5):1-4.

[3] 盛增秀.熔古冶今究温病 探得骊龙颔下珠——潘澄濂在温病学研究上的成就[J].浙江中医杂志,2009(9):625-629.

[4] 吴成,樊海.潘澄濂治疗肺热病经验[J].实用中医内科杂志,1990(4):1-3.

[5] 陈勇毅,盛增秀,陈永灿.文献研究结硕果 成就不忘奠基人——缅怀著名中医学家潘澄濂研究员的业绩[J].浙江中医杂志,2010(10):703-704.

[6] 潘跃飞.潘澄濂教授运用经方验案举隅[J].北京中医药大学学报,1999(3):16-17.

98. 何廉臣（绍兴医学会《湿温时疫治疗法》）

【生平传略】

何廉臣（1861—1929年），字炳元，号印岩，晚号越中老朽，浙江绍兴人。

何廉臣出身于世医家庭，祖父何秀山为绍派伤寒名家，何廉臣从小耳濡目染，打下了良好的医学基础。他对中西医均有研究，两相比较，他认为"西医之学未必皆可取，中医之学未必皆可弃"。在绍兴、杭州一带行医者中负有盛名，与裘吉生、曹炳章，被称为绍兴"医林三杰"。何廉臣先后到苏州、上海等地游学，访求名家。1886年，何廉臣来到苏州，因其服膺叶天士温病学说，遂于印证叶天士学说而多所用心并自号印岩。在此期间，他与设诊于吴门的绍兴名医赵晴初（公元1823—1895年）结为忘年交，一起探讨浙东风土民情，提出"绍地滨海，地处江南，民喜酒茶，感证多以温湿居多"的见解。于此同时，他走访名医，探求医理，精研医道，进而悟出医方之切用，全在乎洞察民情禀赋之刚柔、风土温凉之迥异，而不必死死拘泥于经方、时方之定论。

何廉臣汇通伤寒、温病之说，在诊疗上尤对温病、特别是伏气温病，有独到见解，总结了自吴又可以下明、清伏气学派医家如戴北山、杨粟山、陆九芝、俞根初、樊开周等的丰富经验和理论成就，结合个人心得对伏气温病作了系统的总结和大胆的创新。由于他一生大都在绍兴行医，故对滨海湿地之时病尤卓专长，对湿温治疗，用药方法独具一格，这方面的学术经验，具体体现在他整理的俞根初遗著《通俗伤寒论》和《感证宝筏》等书中，为绍派伤寒的形成和发展做出了一定的贡献。何廉臣中年以后，对先前衷中参西的某些做法，深感牵强附会，弊多利少，乃不复侈言衷中参西、中西汇通。而转谓继承发扬岐黄祖道，较中西汇通尤为重要。故总括言之，其早年主张研古而不薄今，中年致力于衷中参西，晚年悉心于继承发扬。现将绍兴医学会学会会长何廉臣的代表作《湿温时疫疗法》论疫思想阐述如下。

【学术思想】

（一）阐明时疫病因，指出传染媒介

本书明确指出了时疫病因是"发病素"的流行。对于"发病素"的理解，西医观点认为"发病素"由肉眼不可见且极具活动性和繁殖能力的细菌或者原虫组成；而中医观点则认为"发病素"是人感霉气之秽毒。两者都承认"发病素"的存在，其理统一。这与吴又可提出的"戾气学说"一脉相承。另外，该书还提出人感受外界弥漫的湿温邪气是时疫发病的重要原因之一。中医注重外部环境对疾病的影响，绍兴居滨海之地，气候常年以湿多为主，又正值夏秋之交，天气之热下降，地气之湿上升，交汇于上下之间，人在其中感受其邪后则患湿温时疫。

《湿温时疫治疗法》中认为"发病素"起于不洁之水及粪溺秽浊等，并依靠"媒介"进行传播。其在中医之诊断疗法中指出："第其所发生时疫者，或由于腐烂之草木，或由于污水之潜热，或由于埃塪粪土之秽浊，或由于死猫死狗之臭毒。"每当盛夏初秋之时，凡此一切不正之气，存在于湿温气交中，升降于上下之间，无论男女老幼，感之即受，无一幸免。而且"发病素"之所以能在人与人之间传染，须依靠于媒介。书中指出："始则风之为媒介，或水之为媒介，继则病人之口气汗气粪溺之气，及其衣服器具，在皆可以传播者也。"凡此种种皆可以成为"发病素"的传播媒介。

（二）辨明时疫证型，明确证治特点

《湿温时疫治疗法》中分别阐述了急性时疫和

慢性时疫的证治特点,阐明了邪气侵犯的位置,明确了湿温时疫的治则。该书将急性时疫分为肝络郁证和心络郁证,将慢性时疫分为湿重于热证和热重于湿证。其原文及证治对比,如表98-1。

表98-1 急性时疫与慢性时疫原文及证治对比

分类	急性时疫		慢性时疫	
	肝络郁证	心络郁证	湿重于热证	热重于湿证
原文	肝络郁而相火劫液,液结化燥者,多发自少阳胆经,首犯胃经血分	心络郁而君火烁血,血热生风者,多发自厥阴肝经,最易上蒸脑筋	湿多者,湿重于热也。其病发自太阴肺脾,多兼风寒	热多者,热重于湿也。其病多发于阳明胃肠,虽或外兼风邪,总属热结在里,表里俱热
病机	肝络被郁,致胆经枢机不利,相火劫烁胃经血分	心络被郁,心经血热亢盛引动肝风内动	风寒湿邪从口鼻而入,湿阻气分使肺失宣发肃降,脾失运化	风湿邪气内陷阳明胃肠,邪热蒸灼气分
症状	面赤如朱,壮热烦渴,目眩耳聋,目赤口干,神多烦躁,或发斑疹,小便赤数,大便燥结,舌鲜红起刺,或有黑点,或有大裂痕,脉强滑盛躁	昏沉如醉,热甚厥深,口燥咽干,头颈摇动,口噤肢挛,时发瘛疭,少腹里急,舌焦紫起刺,状如杨梅,或舌红无苔而干,脉弦紧搏数	萎靡嗜睡,凛凛恶寒,头昏如裹,身重而痛,胸膈痞满,渴不引饮,溺赤便溏,苔白腻而厚,或夹灰黑苔,脉沉细	心烦口渴而不引饮,口干伴耳聋,口气喷人,胸腹灼热,舌边尖红紫欠润,苔黄厚腻而浑浊,或黄燥起刺,或夹灰黑苔,脉数
治则	急清胆经郁火,救胃津之灼	急救血分之燥,息亢盛之火	轻开肺气	表里双解
方药	先与犀地桑丹汤,继用《千金》生地黄煎	先与犀羚镇痉汤或滋液救焚汤并重加瓜霜紫雪丹,继用龙胆泻肝汤或平阳清里汤,终用阿胶鸡子黄汤	藿朴夏苓汤	先与枳桔栀豉汤,后用清芳辟疫汤

由表98-1可知,急性时疫侵犯心、肝、胆、胃经,慢性时疫侵犯肺、脾、胃、经。关于急性时疫所侵犯经络,原文明确提出:"肝络郁而相火劫液,液结化燥者,多发自少阳胆经,首犯胃经血分……心络郁而君火烁血,血热生风者,多发自厥阴肝经,最易上蒸脑筋。"对于慢性时疫侵犯的经络,原文提到:"湿多者,湿重于热也。其病发自太阴肺脾,多兼风寒……热多者,热重于湿也。其病多发于阳明胃肠。"这可以直接确定急性时疫与慢性时疫的病变经络及脏腑。而且从症状来看,急性时疫多出现昏沉如醉、目眩耳聋、目赤口干、壮热烦渴等。慢性时疫常伴有恶寒、头昏如裹、渴而不饮、口秽喷人等。其症状与上述经络被邪气侵犯的表现相符。

急性时疫邪在血分,慢性时疫邪在气分。《湿温时疫治疗法》在论述急性时疫时首先提出:"急性时疫,纯是血分温毒证。"并又在慢性时疫一节中指出:"慢性时疫,纯是气分湿秽证。"这两句话直接阐明急性时疫与慢性时疫的病位与病性。从各证病

机来看,急性时疫两个证型的病机分别为"相火劫烁胃经血分"和"心经血热亢盛引动肝风",可见急性时疫能够引起血分邪热,甚至耗血动风。慢性时疫的两个证型为"湿阻气分"和"邪热蒸灼气分",明确了慢性时疫为湿热之邪阻滞气分所致。从各证症状来看,急性时疫多有壮热神昏、或发斑疹、舌鲜红或焦紫起刺、脉强数等热灼血分的症状。而慢性时疫常表现为头昏如裹、胸膈痞满、苔白腻而厚、脉沉细或数等湿阻气分的表现。这进一步证明了急性时疫邪在血分,而慢性时疫邪在气分。

急性时疫病情较急,治疗上以急救阴伤、快速清除邪火为主;慢性时疫病情较缓,治疗上以清热祛湿、导邪外出为主。急性时疫邪扰血分,有动血耗血之象,且多伴有神志异常,甚至有阴脱之势,病位较深且来势凶猛。慢性时疫邪入气分,其湿热困阻脾胃的表现较为明显,且慢性时疫病势较缓,病位较浅,传变速度较慢。从治则及方药来看,急性时疫以急救为先,继而扶正祛邪,用药多以咸寒或

苦寒之品直捣血分邪热,并以甘寒清热养阴。其方中犀角苦寒,有解毒泻火、安神镇静的功效,可直入血分,凉血止血。生地与犀角相配伍,可助其清热凉血之功,且生地本身具有清热凉血,养阴生津之效。慢性时疫以因势利导,给邪外出为主,用药多以"透""化""渗"为原则,使弥漫周身之湿热多渠道泄出。另外,治疗时疫时可适当加入理气之品。气乃全身之动力,有推动作用,只有气行通畅才能将其他邪气排出体外。

(三)详论昏蒙痉厥,重视舌苔变化

1.时疫之邪易灼伤脑络

疫疠之邪从口鼻咽喉上冲元神之府,以致清窍蒙蔽,邪热蒸灼髓海。《湿温时疫治疗法·中医之诊断疗法》中提出:"口鼻二部,最与脑经直接,盖鼻之气通于脑,口之气通于胃,亦通于脑。"疫邪循口鼻窜入脑络,出现昏蒙痉厥等神志异常和引动肝风的症状。然急性时疫与慢性时疫致昏蒙痉厥的原理不同。急性时疫为疫邪直中筋脑。书中认为:"疫邪中人,顷刻震撼全脑,脑中血管爆裂。"而慢性时疫则多属胃经邪热上蒸于脑。该书提出:"盖胃为五脏六腑之海,其清气上注于目,其悍气上冲于头,循咽喉上走空窍,循眼系入络脑,脑为元神之府,所以胃热蒸脑,无不发现神经诸病也。"即阐明"胃热蒸脑"是发生慢性时疫昏蒙痉厥的重要原因。

2.治疗昏痉应辨明舌苔

治疗时疫昏蒙痉厥时应注意辨明舌苔,对症施治。书中共9次提及湿温时疫昏蒙痉厥的治疗,其中有6次强调了舌苔的形态色泽,且书中多次强调"治宜辨明舌苔",可见书中对舌苔变化的重视。当疫邪邪热已入心经时,若其舌苔黄腻伴有神昏谵语,属于气分湿热,应予以昌阳泻心汤加竹沥姜汁化其湿热之邪,出现昏蒙而厥者可用厥症返魂丹;若其舌色紫而干,并伴有神昏谵语,此为湿温化火,窜入心络而动肝风,应予以犀地清神汤合犀珀至宝丹。倘若其舌苔黄燥或黑燥而有质地,为胃肠实火蒙蔽清窍,应予以犀连承气汤急下之。若舌苔黄滑而厚,伴有神昏谵语,大便不解者,为黏腻湿热与有形之邪相互胶着,可用小陷胸汤合朴黄丸缓化而行。若其舌苔黄如沉香色,或黄黑而燥,伴有烦躁谵语,痞满燥实,为湿热气结化燥,上蒸心脑,应急用犀连承气汤。若其舌色黑而润,并伴有嬉笑如

狂,少腹按痛,大便色黑,为胃肠蓄血,可用桃仁承气汤急下,或合犀角鲜地黄汤凉血逐瘀。总之,遇到昏蒙痉厥时,不能纯用开窍药治其标,而是先通过其舌苔形态色泽辨别其病变脏腑或经络,找到疾病的根本所在,及时驱邪纠正,乃为上上策。

(四)细论变证分类,凸显辨治特色

《湿温时疫治疗法》湿温时疫变证分成八种,并根据其症状特点,将每种变证又分成二至四种证型。湿温时疫的八种变证分别为湿温化痧气、湿温化霍乱、湿温化疟疾、湿温化泄泻、湿温化黄疸、湿温化痢疾、湿温化水痘和湿温化肿胀。各变证的证型分类详细清晰,分别如下:如将痧气分为急痧症和慢痧症;霍乱分为湿霍乱、热霍乱、寒霍乱和干霍乱;疟证分为湿疟症和温疟症;泄泻分为湿泻和热泻;黄疸分为阴黄、阳黄和胆黄;痢疾分为白痢、赤痢、赤白痢和五色痢;水痘分为黄痘和赤痘;肿胀分为阳水肿、阴水肿、气实胀和气虚胀。各证分类详细清楚,一目了然,便于后世医者掌握病人病情,并指导其治疗方向。

1.湿温化痧气

(1)急痧症 急痧症由湿秽阻滞气机,温毒内陷清窍所致。初起即见胸膈紧闷,四肢麻木,躁扰昏乱,大叫腹痛,青筋外露,斑点隐隐。继出现闭目不语,昏厥如尸,手足反冷,脘腹灼热,脉多沉伏,舌多灰苔,或黄腻带紫。此证宜内外兼治。外治如用飞龙夺命丹搐鼻以取嚏,刺两手少商穴,以开肺气,薄荷油搽碗刮后颈背脊至尾,连刮数十余次,以现紫色点为度。观音急救散,速点两眼角以解痧毒。内治宜用芳香宣窍,清芬化浊之清快露,合入行军散或瓜霜紫雪。若兼食积,当先用飞马金丹三五粒,使上吐下泻,以开达之。

(2)慢痧症 慢痧症初起乍寒乍热,继则纯热无寒,头重晕痛,四肢倦怠,肌肉烦疼,胸脘痞满,恶心欲呕,心慌胸闷,甚则神识如蒙。右脉濡滞,或弦滞。舌苔白腻如积粉,口黏不渴。治法宜芳香化浊。用藿香正气散去术、草,加红灵丹。若舌苔黄腻,心烦口渴者,用周氏化浊汤,去川朴,加鲜竹叶、青连翘、青蒿露清化之。若苔兼厚腻,腹满便秘者,浊滞黏涎,胶结于内也。前方去玉枢丹,加控涎丹通逐之。轻则枳实导滞丸缓下之,继用吴氏四苓汤加茵陈、贯众,芳淡苦泄,肃清余热,以善其后。

2. 湿温化霍乱

（1）湿霍乱　偏于湿重者为湿霍乱。症见上吐下泻,胸痞、腹痛,口腻不渴,小便短少,脉多弦滞,或沉而缓,舌苔白滑。治宜辛淡泄湿,芳香化浊,用藿朴胃苓汤加紫金丹,或王氏蚕矢汤、燃照汤等。

（2）热霍乱　偏于热重者为热霍乱。症见上吐黄水,或呕酸水,暴注下迫,泻出稠黏,心烦口渴,胸闷腹疼,溺赤短热,脉多弦急,舌苔黄腻,或黄多白少。治宜苦辛通降,清凉芳烈,用藿香左金汤、连朴饮二方。夹食者多,方中加山楂炭、六和曲、佛手片、焦鸡金等。

（3）寒霍乱　湿重而外中阴寒、内伤生冷者,则为寒霍乱。其症吐泻清水,多生腥气,胸膈坚满,满腹痛甚,手足冰冷,溺短或秘。甚则几次吐泻,即眼眶内陷,两足筋吊,冷汗自出,脉多沉微欲绝,或沉细似伏,舌苔㿠白无神。法宜内外并治,标本兼顾。外治如回阳急救散调葱汁,按入脐中,再贴暖脐膏一张,艾灸三十壮,白芥子末二三钱,烧酒调糊,擦于胸膈之间。樟脑精酒调烧槽,以洋绒布蘸药,搓擦手足。内治初起用椒附白通汤合半硫丸,冲霍乱定中酒,通脉回阳,立止吐泻。次用附姜归桂汤,于回阳之中,兼顾营气,或用参芪建中合二陈汤,调脾胃,和营卫。再用附姜归桂参甘汤,气血双补,刚柔并济。

（4）干霍乱　若湿遏热伏,又进食酸冷油甜者为干霍乱。其人欲吐不得吐,欲泻不得泻,目眩烦躁,肠中绞痛,甚则肢厥转筋,脉多弦坚细数,或沉弦似伏,舌苔灰白,或黄腻带灰。治以涌吐为首要,速进飞马金丹三五粒。吐后或泻后,则用周氏化浊汤,冲生萝卜汁,以消化之。继用香砂二陈汤,以平调之。

3. 湿温化疟症

（1）湿疟　偏于湿重者,为湿疟。症见寒重热轻,脉弦滞,与湿温本症之湿重者相似。治以清脾饮加减达原饮,温脾化湿,以和解之。

（2）温疟　偏于热重者,为温疟。症见热重寒轻,脉弦数,或右脉洪盛,与湿温本症之热重者相似。治以桂枝白虎汤,或柴胡白虎汤,清胃泄热,以凉解之。

4. 湿温化泄泻

（1）湿泻　湿胜者为湿泻。其症腹中微痛,大便秘溏,小便淡黄,口腻不渴,胸痞肢懈,身重神疲,右脉缓滞,舌苔白滑而腻。治法以藿朴胃苓汤为主。兼风者,名飧泄,左关脉弦,必兼肠鸣腹痛。原方加炒白芍、川芎。兼寒者,名洞泄,脉右软迟,泻如鸭粪,腹中绵痛,溺色青白。原方加炮姜、吴茱萸。

（2）热泻　热胜者为热泻。其症泻出如射,粪多稠黏,气极臭秽,肛门热痛难忍,肠鸣腹痛,痛一阵,泻一阵,涩滞不畅,里急后重,俨如痢疾,小便赤涩,口渴喜凉,脉数,苔黄。治法以藿香左金汤为主。

5. 湿温化黄疸

（1）阴黄　脾湿胜者为阴黄。皮肤色如熏黄而晦,胸腹痞满,口腻不渴,小便不利,身冷而痛,右脉缓滞,舌苔滑白,或兼灰黑。治以温脾化湿,用茵陈五苓散加除疸丸主之,茵陈胃苓汤亦主之。若渐次化热,脉转弦滑,舌苔黄腻,口干而不多饮者,藿香左金汤加绛矾丸主之。

（2）阳黄　胃热胜者为阳黄。皮肤色如橘黄而明,身目如金,遍身无汗,但头汗出,渴欲饮水,二便俱秘,脉右浮滑而数,舌苔黄腻而糙。治以清胃解毒,茵陈蒿汤缓下之。继用栀子柏皮汤、三丰伐木丸。

（3）胆黄　湿热入肝,肝火逼胆,胆汁入血,血蓄发黄,名曰胆黄。表现为面目指甲一身尽黄,兼露青筋,小便自利而清,粪色反白,脉左弦涩,右弦滑,舌色紫黯,苔现黄腻。治以通络逐瘀,代抵当汤重加竹茹、茵陈主之,轻则叶氏绛覆汤合当归龙荟丸。

6. 湿温化痢疾

（1）赤痢　赤痢初起,每兼暑燥之气而陡发。其症身热口渴,脐腹大痛,如刺如割,里急后重,下利频繁,或下利带血,或纯下鲜血,日夜数十度。面赤唇红,或兼吐酸,或兼呕苦,胸腹如焚,按之灼手。甚或胯缝结核肿大,小溲赤涩,或点滴而痛,六脉洪数,舌苔黄燥如刺,或红刺如杨梅状。此由血分温毒,与积滞相并,内攻肠胃,劫夺血液下趋。初用加味三黄汤,或拔萃犀角地黄汤,日夜连进二三剂,纯服头煎,以先下其毒。次用鲜生地二三两,鲜茅根二两,金汁二两,以代大黄,重用甘苦咸寒之品,以滋液救焚,养阴解毒。如尚有积热未净者,则用五汁饮清润滑降,以调理之。终用三参冬燕汤,滋养气液,以复其元。

（2）白痢　白痢初起,每兼生冷油腻而夹发。

其症胸腹滞闷,腹绵痛而后坠,渴不多饮,食不知味,小便热涩,痢下色白,或如豆汁,舌苔腻浊白滑,或黄。治宜胃苓汤,加沉香、百消温化其湿食。湿化热透后,即用积实导滞汤,下其积滞。积去痛减后,可用香砂二陈汤,加荷叶拌炒谷芽调理脾胃。

(3)赤白痢　白多者,因过食瓜果所致。其症胸腹胀痛,肠鸣下痢,里急后重不畅,苔白,脉多弦滞。治宜藿朴胃苓汤,加公丁香、紫金片,温化冷滞以止痛。若下痢频进,腹痛拒按,舌滑而厚者,宜先服备急丸五七粒,继以醉乡玉屑调理。

赤多者,因瘀血与食滞互结,横截气机,致气上下升降不利。其症脘腹剧痛,下痢紫黑血丝,甚或夹有瘀血块,舌色紫暗,脉多弦涩或弦劲。速用加味桃仁承气汤,去其瘀积,轻则四汁饮,送五仁丸。继用人参芍药汤,加驻车丸,酸甘化阴,待痛止痢减,即用四炭阿胶汤,清热滋阴,以善其后。

(4)五色痢　五色痢者,青者为胆汁,黄者为粪,赤者为血,白者为脓,黑者为宿垢。实症属毒火,昼夜下痢一二百次,不能起床,但饮水而不进食,痛甚,肛门灼热,脉弦劲紧急,舌色纯红,甚或焦黑。急宜重用三黄甘草汤,或拔萃犀角地黄汤,昼夜连进,服至脉势柔和,改以犀角五汁饮,急救津液。终用三参冬燕汤,滋养阴气以善后。虚症属阴亏,症见腰膝酸软,耳鸣心悸,咽干目眩,不寐多烦,或下利次数虽多,而胸腹不甚痛,饮食不思,速用猪肤汤合黄连阿胶汤,加茄楠香汁,甘咸救阴,苦味坚肠。若按腹不痛,一日数十度,浑身酸软乏力,不耐坐立,寝食俱废者,急宜增损复脉汤,提补酸涩以止之。继用参燕麦冬汤,滋养气液,以善其后。

7. 湿温化水痘

水痘由湿温兼风,郁于肌表而发所致。分为黄赤两种:色黄而含有气水者,曰黄痘,色赤而含有血液者,曰赤痘。未发将发时,症见身俱发热,皮肤如灼,或剧痒难忍。其痘最初发现于颜面,渐及躯干、四肢,三五日后,水痘干燥,成为灰色,或类褐色之痂皮,至七日,则不留瘢痕而剥落。

(1)黄痘　黄色水痘为豆壳水疱。治以五叶芦根汤透解之,继与加味五皮饮,解其皮肤之余湿。

(2)赤痘　赤色水痘为红点水疱。当用加味翘荷汤清解之,继用防风解毒汤,清其皮肤之余热。终则统用三豆甘草汤以善后。

8. 湿温化肿胀

(1)阳水肿　阳水肿者,热蒸湿浮,袭人皮肤也。肿由面目先起,自上而下,皮肤如灌气状,以指按之,随手而起。大便不爽,小便黄热,时或赤涩。甚则气粗而喘。皆由气郁不舒所致。轻则用香苏五皮饮,重则用麻杏三皮饮,使湿热从微汗而泄,汗透则肿胀自消。继以茵陈胃苓汤,健运脾胃以善后。

(2)阴水肿　阴水肿者,湿重热轻,郁结脉络也。肿自两足先起,由下而上,皮肤如真水状,以指按之,陷而不起。大便溏滑,溺短浑浊,时或点滴,甚则气短而喘。皆由水停不行所致。轻则椒目五苓散,重则麻附五皮饮,使水湿从溺道而泄,溺畅则肿自消。继以香砂春泽汤,温补脾肾以善后。

(3)气实胀　气实胀者,或因食积,或因痞块,先有物在胃肠中,而后胀形于外也。按之则坚,腹胀不减。先宜消导以化之,早服程氏和中丸,晚服叶氏宽膨散。若无效,必是久病入络。其湿滞在络者,开郁通络饮,调下宽膨散主之;瘀积在络者,香壳散煎汤,调下代抵当丸主之。

(4)气虚胀　气虚胀者,多因病后不讲卫生,不知禁忌,脾胃久伤而化胀。其外虽胀,其中无物,按之则濡,扣之有声,抑之不痛,时胀时减。宜用温补兼辛通法。早服程氏白术丸,补其虚以化滞,夜服局方禹余粮丸,暖水脏以通阳,耐心静养,缓缓奏功。继以半硫理中丸,温补脾阳以宽之;济生肾气丸,温通肾阳以消之。外治惟针法,最能取效。

(五)注意环境饮食,提倡未病先防

《湿温时疫治疗法》中认为病患要做到病室环境适宜、饮食节制,未病者要注意环境卫生,了解简单的辟秽方法。其具体如下。

1. 重视环境卫生

保持环境适宜、卫生清洁是预防疾病的重要法则。该书认为人们要经常扫洒房间,垃圾等污秽之物要及时处理,不能随意丢弃;大小街道、天井、阴沟等要时常清洗扫洒;遮盖碗盏食物,以免蚊蝇散毒;不用坛罐等储存饮用水等。另外,书中强调要保持室内空气清爽,勿使浊气从口鼻而入,使轻者加重、重者死亡。且本书建议人们晨起开窗通风,交换新鲜空气,夜间不燃长明灯;经常到野外锻炼身体,登高远眺,深呼吸以吸收新鲜空气等。

2. 注意饮食节制

未病者无论疫病是否流行都要注重饮食适宜。瓜果生冷、油腻腥发等多伤脾胃，使其失去运化能力。且生冷之物或过夜的食物中俱存有微生物，应熟透后食用。饮食上更要薄滋味，谨嗜欲，在夏月禁食一切膻腥发物等，必要时可用炒香枇杷叶泡汤代茶等。

3. 了解辟秽方法

在必要时可采取适当的辟秽方法。该书建议家中宜用石灰刷新四壁，用除秽药水扫洒室内；室中宜焚点辟瘟集祥散；胸上佩戴太乙辟瘟丹一颗；进入病人房内，可事先吃一枚囫囵皮蛋，或者喝少许高粱酒。在疫病未流行期间也须做好防范。如夏秋之交，在井中投放白矾雄精块等药物解水中秽毒；水缸内可浸泡鲜石菖蒲根及降香；阴沟中可灌入火油，以免秽湿等。

正确的护理不仅可以缩短疾病的周期，还可以减小疾病传变的概率。及时有效的预防，可大大地减少疫病流行的概率和范围，保护自身安全，对控制疫情有着极为重要的意义。本书中所记载的时疫预防法及护理注意事项较为具体且易于履行，在当时具有一定的先进性。其对现今疫病预防有一定的指导价值和借鉴意义。

【著作考】

《湿温时疫治疗法》又名《医学卫生湿温时疫治疗法》，于1912年（民国元年）浙江绍兴医学会组织会员集体编写，由何廉臣、陈樾乔执笔而成，印发会员，并陆续分载于《绍兴医药卫生报》。全书分四章，第一章为"病名之定义"，简述中西医对该病的定名；第二章为"病因之原理"，论述湿温时疫发生的原因、机理；第三章"病状及疗法"，详细论述湿温时疫的分类及各类病证的诊治方法；第四章"卫生及预防"，论述已病之调护及未病之预防方法。后附治验良方135首。

据《全国中医图书联合目录》记载，该书最早的版本为1913年绍兴医学书报社铅印本，藏于天津市医药技术情报站、长春中医药大学图书馆、上海中医药大学图书馆、浙江省图书馆等地。现存1913年绍兴医学书报社铅印本及《珍本医书集成》本、《中国医学大成》本等。

【遣方用药】

（一）自创名方

枳桔栀豉汤为绍兴医学会各职员的经验方，此方由仲景枳实栀豉汤合河间桔梗汤，加茵陈、贯众而成，用于治疗湿温时疫热重于湿，兼受风邪而发者。仲景枳实栀豉汤原用于伤寒差后劳复发热，其方栀子、豆豉清热除烦，枳实破气，使其郁热外达。而河间桔梗汤主要治疗风温风热等初起证候，其桔梗、薄荷质轻宣肺，使邪有出路，由气分透于卫分而出，竹叶、黄芩、栀子、连翘清气，使邪气从气分而化，诸药合用，有"治上焦如羽，非轻不举"之意，其方尽以轻清之品宣畅气机，透热外达。取两方之所长，再兼茵陈解毒利湿、贯众清热凉血之功，使体内郁热、湿浊及风热表邪无处可藏。正如何廉臣所说："兼风者，透风于热外，刘氏桔梗汤，加味栀子豉二方最灵而稳。"

（二）用药特色

何廉臣擅用攻下清热法直中邪热要害。治疗急性时疫的两个方案都重用甘苦寒凉之品，直中邪气要害，使血分邪热得以快速清除。犀角苦寒，有解毒泻火、安神镇静的功效，还有透络清脑之功，且犀角有较强的走散性，可直入血分，凉血止血。生地与犀角相配伍，可助其清热凉血之功，且生地本身具有清热凉血，养阴生津之效。大黄苦寒攻下，为泻热通便、凉血解毒之品。在治疗时疫时运用其"走而不守"的特点使体内邪热从下而走，可迅速驱逐体内疫邪，为泻火解毒之上品。而甘草本为补气药，但在治疫方中，甘草取其清热解毒驱邪之功，其药性平和，调和诸药之效较为显著。上述四味药皆取其大清血分邪热的优势，特色明显。

重用苦寒药物以突显解毒燥湿之功。除上述的犀角、大黄、生地黄外，其方药中还运用较多的连翘、黄芩和黄连三味苦寒直折的药物。青连翘味苦入心，性寒清热，有清热解毒之功，可用于治疗急性时疫心络郁证。黄连和黄芩相配伍不仅能够清热解毒，而且还有燥湿之效，可治疗湿阻中焦、脘腹痞闷、恶心呕吐等。所以大多用于治疗慢性时疫，而急性时疫方药中较为少见，防止其过于苦寒燥湿，伤及津液。

擅用养阴生津之品以固护人体阴液。急性时疫后期化燥伤阴,有亡阴之势,治疗上应注重保护人体阴津,防止病者阳随阴脱而亡。急性时疫的治疗方药中加入大量养阴生津之品。如犀地桑丹汤、犀羚白虎汤、《千金》生地煎以及平阳清里汤中均有滋阴润燥之白知母;又如滋液救焚汤和竹叶石膏汤以及《千金》生地煎均有养阴生津之麦冬。生地黄也有很强的益阴保津之功。本书中重视固阴的思想与清代医家叶天士推崇"热病救阴"的治疗原则一脉相承。

主张运用分消之法分利体内湿热之邪,使体内湿热尽去,表里双解。如在治疗慢性时疫湿重于热时,运用藿朴夏苓汤。本方为宣化表湿法的代表方之一,用药轻灵,味多而不杂,有解表化湿之功。该方疏中解表,芳淡渗利,既使风寒邪气从皮腠而排泄,又使湿邪从肾膀胱而出,汗利双行,湿去热解。又如该书在治疗慢性时疫热重于湿时,运用了枳桔栀豉汤。该方由枳实栀豉汤合桔梗汤,再加茵陈、贯众而组成。其方内通外达,表里两彻,使体内伏邪从汗利两种渠道而出。清芳辟疫汤也取表里双解之意。该方辛凉甘淡,使邪气下行从膀胱而解,外达从白㾦而出,有泄热化湿之效。另外,治疗时疫时可适当加入理气之品,文中强调:"肺主一身之气,肺气化则脾湿自化,即有兼邪,亦与之俱化。"气乃全身之动力,有推动作用,只有气行通畅才能将其他邪气排出体外。如湿阻气滞,大便不利者,可加入苏子、郁李仁、瓜蒌仁等,此类药物味辛质滑,可流利气机,气通则大便自解,汗自出,效果奇佳。虽然本次湿温时疫在症状上多以热象突出为主要特点,但在湿温初起时,其治湿手法特色明显,值得深入挖掘,并运用于临床治疗中。

【医话与轶事】

民国元年,当时的北洋政府排斥中医于正规教育之外。颁布的《教育新法令》中,《医学专门学校规程令》"漏列"中医药。1913年底,以上海神州医药总会会长余伯陶为首的中医界人士为争取中医教育合法化北上进京请愿。何廉臣与绍兴医界同仁一起全力支持抗争请愿活动,积极为保存和发扬中医学贡献力量。同时,何廉臣认为:"欲保存中国国粹,必先办中医学校。欲办中医学校,必先编医学

讲义。"为此,他在《绍兴医药学报》上发表文章,号召中医界组织起来编写教材。1915年,为了更好地把医药两界同仁联合在一起,何廉臣会同胡瀛峤、裘吉生、曹炳章等将绍兴医药研究社与绍兴医药联合会合并,成立了神州医药总会绍兴分会。何廉臣学业精深,素孚众望,三次被选为该会评议长。

1921年,何廉臣主持绍兴中医考试。之后,每月还要举行朔望学术汇讲、病案讨论会等,对临床医生进行辅导,并定期出题进行考试。何廉臣每每亲自批卷,解答试题,还将试题答案汇编成册,名曰《绍兴医学课艺题解》,发给会员,以供学习参考之用。

1923年春,《绍兴医药学报》出版至第141期,同仁裘吉生迁寓杭州,改组创办《三三医报》。1924年,由何廉臣另办《绍兴医药月报》。该年,何廉臣在《绍兴医药月报》上刊登启事,征集全国名医经验医案,编纂《全国名医验案类编》。1928年,《绍兴医药月报》停刊。《绍兴医药学报》及《绍兴医药月报》前后历时20年,在何廉臣、裘吉生等的努力下,该刊物成为当时全国中医界的学术中心,为交流学术经验,提高业务水平发挥了重要的作用。

1929年,南京政府中央卫生委员会提出"废止中医药案"。这一举措激起了全国中医界的强烈愤慨。为争取中医的合法地位,中医界决定在上海召开全国中医药代表大会,组织医药救亡请愿团,赴南京请愿,抗议"废止中医药案"。为组织此次大会,何廉臣与裘吉生、曹炳章等做了大量工作。终因年迈体弱、重病缠身,何氏本人未能亲自参加请愿活动。于是令其子幼廉代行,随裘吉生、曹炳章等北上抗议。1929年秋,就在请愿斗争初获胜利之时,何廉臣却悄然泯逝。

【医案选介】

案一:张左,年二十八岁,湿温夹食,胸脘烦满,寒轻热重,二便不利,治宜苦辛通降。

栝蒌仁四钱 枳实 钱五分 净郁李仁三钱 焦山栀三钱 淡豆豉二钱 小青皮一钱 泻叶八分 陆氏润肠丸四钱 釜元散四钱包煎 紫金片四分冲

按语:本案为湿温夹食案。病人有上下气机不通,郁滞化热的情况,寒轻热重提示病人虽里热炙

盛,但表证未去。何廉臣运用苦辛通降之法,用辛散之品畅通气机,苦寒之品邪热除滞,双向治疗,使体内邪热郁滞一应而去,表里俱清。

案二:张左,年四十四岁,湿温化火,内热自汗,口苦而燥,溺黄赤,便不畅,治宜清化分消。

新会皮一钱五分　瓜蒌皮三钱　焦山栀三钱　知母三钱　黄芩一钱五分　青连翘三钱　青宁丸二钱　飞滑石六钱包煎　鲜淡竹叶四十片　嫩桑枝二尺

按语:本案为湿温化火案。病人患湿温后郁滞化火,内热蒸灼津液,而至口干舌燥,大便不畅。何廉臣运用大量的清热之品,清除体内郁火,佐以行气利水之味,尽除其体内湿热。

案三:陈右,年三十岁,湿热兼风,头胀,烦热,口淡而腻,肢懈,胃钝,溺短赤热,治宜芳淡疏解。

藿香三钱　苏薄荷一钱　冬桑叶一钱五分　佩兰叶二钱　新会皮一钱五分　生薏苡仁四钱　滁菊花一钱　白蔻末四分　飞滑石四钱(包煎)　嫩桑枝二尺

按语:本案为湿热兼风案。病人因湿热阻滞而出现肢懈、胃钝,又因兼夹风邪而至头胀。何廉臣运用大队化湿行气之品去除体内湿热,又兼用辛凉解表药,祛除表邪风热。

案四:李右,年二十三岁,热霍乱,吐泻,腹痛,小便短热,治宜苦辛芳淡。

藿香三钱　茯苓二钱　新会皮一钱五分　泽泻二钱　香连丸一钱　飞滑石四钱(包煎)　贯众三钱　甘松六分　佩兰叶二钱　春砂壳八分

按语:本案为热霍乱案,病人出现腹痛、吐泻等湿热下注的症状,何廉臣用苦寒燥湿、芳香化湿、淡渗利湿等方法多途径给邪出路,使湿热之邪得以祛除。

案五:包左,伏暑兼寒,咳嗽,寒热,胃钝,溺赤热,治宜芳淡兼疏。

杏仁三钱　广皮红一钱五分　薄荷一钱五分　瓜蒌皮三钱　焦山栀三钱　淡豆豉三钱　青蒿二钱　青连翘三钱　葱白三枚　嫩桑枝二尺

按语:本案为伏暑兼寒案,病人外感表寒而引动伏暑,而出现外有表寒而里有内热的情况。何廉臣运用芳香淡利化湿兼疏散表寒之法,内外合治,表里俱清。

参考文献

[1] 曹洪欣.温病大成第四部[M].福州:福建科学技术出版社,2007.

[2] 鲍玺,黄芸,刘庆生.何廉臣临床学术思想举要钩玄[J].新中医,2018,50(7):228-230.

[3] 何仁谢.清代名医——何廉臣[J].益寿宝典,2017(18):58.

[4] 沈元良.何廉臣学术思想探析[J].中华中医药学刊,2010,28(2):256-257.

[5] 傅维康.何廉臣生平述略[J].上海中医药杂志,2008,42(6):69-70.

[6] 张若霞.何廉臣医案[J].中医杂志,1959(2):61-62.

[7] 张家玮,王致谱,鲁兆麟.何廉臣生平及学术思想研究[J].北京中医药大学学报,2004(6):18-20.

[8] 陆雪秋.何廉臣生平与学术思想研究[D].北京:中国中医科学院,2008.

[9] 钟有添.何廉臣伏气温病学术思想研究[D].广州:广州中医药大学,2014.

99. 盛国荣(《温病要义》)

【生平传略】

盛国荣(1913年10月—2003年6月),出生于福建南安市诗山镇仙美村。盛氏家族于明代中期迁居到高盖山下,祖上世代业医,传到盛老已第九代。父亲盛如珠,精通《内经》《难经》等经典,擅长内科、妇科,在闽南一带享有盛誉。盛父除精于医术,还严于家教。盛国荣幼承庭训,7岁进私塾读小学,学习四书五经等儒家经典,并熟背《汤头歌诀》《濒湖脉学》等中医入门书籍,诗文医书并进,打下良好的古文基础和中医基本功。13岁读完《内经》《神农本草经》《伤寒论》《金匮要略》等经典著作,并写下心得体会。盛国荣边读书边随父侍诊,16岁便走上悬壶济世、救死扶伤的从医之路。在南安乡下行医时,由于他医术高、医德好,深受当地群众好评,且受当地儒医陈大玉、陈志远倾囊讲授医理,解疑释难,大大地开拓知识视野。21岁又师从上海名医陆渊雷、章次公,使医术得到深化和提高。

1946年,盛国荣从南安迁居到厦门,开始在南安会馆行医。1947年,盛国荣通过民国政府考试院的考试确认,取得了"中医师考试及格证书"。该年,他被推举为厦门市中医师工会理事长,并担任上海光华医药杂志社厦门分社舍长及上海《新中医药月刊》编辑,还创办"施医赠药所"。1950年,参加新中国成立后组织的厦门中医进修班,进行包括《解剖生理学》《传染病学》《公共卫生学》等西医知识在内的培训,获得"福建省卫生厅中医师登记证"。1953年,他取得中央人民政府卫生部颁发的"中医师证书"。中华人民共和国成立后,盛国荣第一个参加公立医院工作,曾先后担任厦门集美医院中医科主任、厦门市第一医院中医科主任。

盛国荣用药出奇制胜,屡起沉疴,声名远播海内外。20世纪70年代运用内经五运六气理论结合气象台资料,治疗流行性乙型脑炎、病毒性乙型肝炎,取得良效。20世纪80年代盛老参加中央人民广播电台"为您服务"节目,用闽南话为台湾同胞和海外侨胞空中诊治二十四种疑难病症,深受欢迎和赞扬,被称为"空中名医"。

盛国荣投身中医药事业,其高超的医术和高尚的医德受海内外各界人士的广泛称颂,得到中国官方及民间的高度认可。其先后担任福建中医学院、厦门大学海外函授学院名誉院长、"福建省教授、副教授职称评审委员会"委员。20世纪50年代获福建省卫生厅"发扬祖国医学工作者有成绩"奖,20世纪70年代被中共福建省委评为"先进科技工作者",20世纪80年代获福建省高教厅"从医执教50年"奖,20世纪90年代被聘为"继承老中医药专家学术经验指导老师",并获国务院政府特殊津贴。其学术造诣得到国内同行的认可,被聘为中国大百科全书中医内科编委、全国高等中医药院校教材编委会编委,成就被载入《世界名中医·中国卷》《创业英才丛书·中国当代创业英才》丛书、《中国专家论文选集》《2000中国风·杰出人物特集》,被授予共和国名医专家成就贡献金奖并荣入《共和国名医专家大典》。

盛国荣学术影响远播港台及东南亚,被聘为新加坡同济医药研究院客座教授、香港国际中医学院荣誉顾问、苏颂学术研究会会长、马来西亚中医学院毕业同学会学术顾问、台湾同庆医院名誉院长。

盛国荣关心民生,积极为国家建设建言献策。新中国成立后,先后当选为厦门市思明区人大代表、厦门市第一至第三届人大代表、中国人民保卫世界和平委员会厦门分会委员、厦门市科学技术协会第一届委员会委员、厦门市第一至第二届政协委员、福建省政协第一届会议代表、全国政协第五和第六届委员会委员。

盛国荣的一生,诚如国家中医药管理局在他逝世时发来的唁电中所说:"盛国荣先生献身于中医药事业,一生为人民群众诊治疾病,为中医药学的继承和发展奉献了毕生精力,做出了卓越贡献,是著名的专家、学者。他治学严谨,教学有方,勤求古训,博采众长;他医术高明,医德高尚,平易近人,深得广大同事和患者的爱戴和尊敬。"

【学术思想】

(一)扩大温病方药治疗范围

纵观历代,中医药不断创新,张仲景"撰用素问九卷,八十一难,阴阳大论,胎胪药录,并平脉辨证,为伤寒杂病合十六卷。"从《内经》基础上撰成《伤寒论》,金元四大家从仲景基础上进一步创新,迨至清代叶天士、吴鞠通创立温病卫气营血,三焦辨证,使中医治疗热性病进一步发展。随着科学技术的发展,毫无疑问,中医药也在不断深入和扩大治病范围。

中医的特色在于辨证论治,如明人陶节庵说:"证之一字,有明证、见证、对证之义。"在辨证中,以四诊八纲为依据,以虚实寒热为辨证核心,而虚实更为重要,因万病不离虚实,其中虽病有千变,药亦有千变,只要辨证明确,不难于用药。在临床实践中不仅一方可以多用,一药也可以多用,如鸦胆子,用于急性阿米巴痢,也可用于疟疾,同样可治疗早期血吸虫病及中耳炎、鸡眼等。千里光可用以明目、杀虫、祛腐生肌,治目赤肿痛、腹痛下痢、小儿胎毒、湿疹等。同时实验证明千里光有广谱抗菌作用,对于伤寒杆菌、痢疾杆菌、上呼吸道感染、急性扁桃体炎等疗效较好。因此,盛国荣认为中医药要发展,必须取长补短,温病学中方剂要扩充治疗范围,不限于治疗急性热病,应扩大治疗范围,使中医药学对人类保健事业做出更大的贡献。因此,他根据临床经验,整理举例温病学名方的扩大使用方法,举例如下。

(1)银翘散 为辛凉解表治疗感冒通剂,凡症见发热,微恶风寒,无汗或少汗,头痛,咳嗽等均可用之。银翘散对多种急性传染病初起者如流行性乙型脑炎、流感、百日咳、腮腺炎、扁桃体炎、麻疹、急性支气管炎以及荨麻疹、急性肾炎、尿道炎等均取得满意效果。

(2)白虎汤 主症为壮热、面赤、汗出多、心烦、渴喜凉饮、脉洪大等。盛老认为应用本方,不必有壮热,里有邪热而烦躁者,用之亦效。凡胃火、肝火、肺火所导致之病证,脾胃无虚寒证者,用之辄效。

(3)三仁汤 为化湿宣气之剂,治湿热内蕴,午后身热,汗出不解,胸闷脘痞等。盛国荣认为,凡湿蕴生热,如急性黄疸型传染性肝炎、急慢性肾盂肾炎、尿道炎,虽无发热用之亦效。

(4)清营汤 适用于邪热入营,身热夜甚,心中烦忧,谵语,斑疹隐隐等。依本方加减用于红斑狼疮、白血病、血小板减少紫癜病血分有热证,有一定的疗效。

(5)安宫牛黄丸 乃治热邪陷入心包,出现神昏谵语、身热、语謇肢厥等。应用于乙脑、脑血管意外、脑血栓形成以及肝性脑病、尿毒症等往往疗效显著。

(二)擅用运气学说论治传染病

1. 从运气学说论治流行性乙型脑炎

1960年,厦门市发现的乙型脑炎,其特点是发病急骤,病情变化较快,常出现深度昏迷、抽搐不止、两目上窜、喘急痰鸣、面唇发绀等症状。盛国荣和厦门市乙型脑炎小组从五运六气学说来看,1960年是庚子年,乃少阴君火司天,阳明燥金在泉。《素问·气交变大论》说:"岁金太过,燥气流行。"所谓岁金,乃六庚之年。天干的"庚"与地支的"子"均属阳,故谓太过之年。本年乙型脑炎发病最高峰是在处暑前后(农历7月2日),主运在金,客气在火,又庚运下,加上在泉的燥金,是天气克运,又是天刑年,在1周60年中只有1年,而主运和季节适值燥金(处暑后七日卯三刻起)。本市位居闽南,又属丙火,从6月上旬起,每旬平均温度都超过25℃,7月下旬已达到最高29℃,一般温度都保持在28℃上下,尤其在6月上旬至8月下旬经常保持在20℃左右的恒定气温,也是本病发生最高峰的时候。从运气方面来说,客主加临,燥从火化。《素问·至真要大论》说:"诸热瞀瘛,皆属于火。"吴鞠通说:"暑温者正夏之时,暑病之偏于热者也。"又说:"温者热之渐,热者温之盛也""暑有兼风兼燥,而燥有寒化热化"。因此,盛国荣认为从病因学说来看,厦门市1960年乙型脑炎所发生乃燥金流行之年,为暑燥火三者合并而形成,所以不仅发病急骤,病情亦较严重。

从临床所见,1960年乙型脑炎病人绝大多数有角弓反张、肢体强直、两目上窜或斜视等表现。这一病理机制，从五行来说，是由于运气所造成的"金"和"火"的矛盾。故《素问·气交变大论》说："岁金太过，燥气流行，肝木受邪。"《素问·至真要大论》指出："清气大来，燥之胜也，风木受邪，肝病生焉。"所以在治疗方面，清燥金以白虎汤，平肝风以羚羊角、全蝎、蜈蚣、地龙等。又考虑到暑热过盛，火能克金，遂以西洋参之苦甘补土生金。此外，危重症病例多见有喘急痰鸣，呼吸衰竭，这与《素问·气交变大论》所说"岁金太过，燥气流行，甚则喘咳逆气"相吻合，故用真珠、猴枣之咸寒，牛黄之苦平，麝香之辛温通窍，直达肺经，泻热清痰，通窍安神，以治其标。根据厦门市十年来气象台的气候记载调查，结合运气学说作为辨证论治的指导思想，病情虽然严重，却收到良好的疗效。

1960年，脑炎流行情况较之往年凶猛，盛国荣认为其发病原因是暑燥火相合所致。由于运用了运气学说作为临床辨证论治的思想指导，病情虽然严重，却收到良好的疗效，从而说明了运气学说中科学内容的实用价值。另外，部分危重病例，在表现阴液亏损、阳气不足征象时，采用白虎汤佐以西洋参，获得满意疗效。据临床所见，未用西洋参以前，在70例重型及凶型病例中死亡14例，而在使用西洋参的同型15型中，仅死亡1例，相差悬殊，可见西洋参对痰涎壅盛、呼吸衰竭有着一定的作用。因此，当发现高热而深度昏迷或高热而呼吸迫促，脉象即呈细数或散大；或体温突然下降，四肢厥冷，险状丛生的时候，必配合独参汤，否则往往在几小时之内突然死亡。由于本组病例系暑伤人、火克金、燥从火化，若单纯养阴则生机灭绝，单纯固阳则燥热更炽。所以用白虎汤清热，以西洋参补气固阳而生津液，必要时还必须配合真珠、牛黄、麝香等芳香化浊，清痰利窍，这是阴阳兼顾之法。

2. 从运气学说认识论治肝炎

盛国荣应用运气学说结合厦门市气象报告和厦门市防疫站对传染病发生的统计数据，对1958年1月起至1961年6月共三年六个月收治的558例（包括急慢性肝炎）肝炎病人临床症状特征进行分析，针对其共同点和不同点进行辨证论治，取得良好的疗效。他发现1958年肝病发生的季节与麻疹和疟疾的发生较往年为多，与《气交变大论》所说："岁火太过，炎暑流行，肺金受邪"和"病疟"的记载，是有一定的道理。1959年（己亥年）为厥阴风木司天，少阳相火在泉，为不及之土气。《气交变大论》说："岁土不及，民病飧泄霍乱，体重腹痛。"此为土不及而木乘之，所以胃肠病居多。根据传染病发生情况统计，厦门市的痢疾占几年来最多数，与运气学说亦相符合。1960年（庚子年），为少阴君火司天，阳明燥金在泉，终之气为燥金用事，金性收，五气之余，火内格金。《六元正纪大论》说："终之气，民病肿于上，咳喘……病生皮腠，内合于胁，下连少腹而作寒中。"所以临床上对本年之肝病，多兼见轻度浮肿。又以1960年冬季为甚，这与《六元正纪大论》所说以本气之新寒又作，故水肿生焉。从传染病发生情况来看，本年的流行性乙型脑炎的发生为历年来所罕见，这与《气交变大论》所说："岁金太过，燥气流行，肝木受邪"，亦甚吻合。1961年（辛丑年），为太阴湿土司天，太阳寒水在泉。《气交变大论》说："岁水不及，湿乃大行，寒疾于下，甚则腹满浮肿。"于本年临床所发现的肝病亦多数有轻度浮肿、腹满、腹泻等，这与运气所说土湿太过，阳光不治而大寒在下，肾气虚也不无关系。从收集的558个病例统计显示，1958年发病年以秋季为最多，1959年以冬季为最多，1960年以秋冬两季为最多，1961年以春季为最多。脉象以弦和弦细为最多，舌苔以白和白腻为最多。因此，从发病季节和临床症状的不同，也说明了自然界气候的变化对人体的影响。

运气学说，是古代天文气象学的一部分，运用到医学中来，就成为探求气候的变化对人体的影响，和疾病的发生的一种理论方法。但它具有规律性和灵活性，并不是机械应用，正如《五常政大论》说"一州之气，生化寿夭不同，其故何？"歧伯曰："高下之理，地势使然也，崇高则阴气治之，污下则阳气治之，阳性者先天，阴性者后天，此地理之常，生化之道也。"这就说明地势有高低，气候有先后的不同，治法也有差异。又因气候条件和地理的不同，对人的体质亦有不同，如《五常政大论》说："故治病者，必明天道地理，阴阳更胜，气之先后，人之寿夭，生化之期，乃可以知人之形气矣。"又说："其病也，治之奈何？"歧伯曰："西北之气，散而寒之，东南之气，收而温之，所谓同病异治也"。因此，运用运气学说是相当灵活的，又须因地制宜。《气交变大论》说："善言古者，必敏于今，善言气者，必彰于物，善言应者，同天地之化，善言化言变者，通神明之理。"张景岳说："夫运气者，当知天道有是理，不当曰理必如是也。"应该通权达变，因变求气，并应以人之体质对气象变化的影响，还应注意疾病流行与气候的关系,在临床实践中提供资料,也就是说,研究运气学说,可从错综复杂的疾病中以探病求因,找出其共同性和特殊性,充实辨证论治的内容。

(三)急性肝炎治验

1. 治疗急性黄疸型肝炎在于清利湿热

急性黄疸型肝炎是由肝炎病毒引起的传染病,临床表现一般有短期的轻度或中等度发热,伴有全身乏力、食欲减退、恶心、腹胀、肝区隐痛,且有明显黄疸出现,多有肝大、压痛,伴有不同程度的肝损害。黄疸表现为尿色加深如浓茶,继则巩膜、皮肤黄染。肝功能检查,可见转氨酶明显升高,黄疸指数、尿三胆亦升高。本病属中医"黄疸""胁痛"范畴,病机为湿热郁蒸,脾胃运化失常,影响肝胆的疏泄,气机阻滞,胆汁不循常道泛溢于肌肤而发黄。治当清热利湿,疏肝理气为法,常以茵陈蒿汤加减,药若对证,多数能够痊愈。

2. 疏肝清热治疗慢性肝炎

慢性肝炎多由急性肝炎演变而来(有的急性期可以不明显),病情比较复杂,临床症状表现不一,一般多有肝区肿大。质地或有改变,或胀或痛,乏力,或有食欲不振、恶心,脘腹不舒、大便或稀或干等消化道症状。实验室检查,絮状试验多为阳性;蛋白电泳示丙种球蛋白增高;血浆白蛋白降低,球蛋白增高,白、球比例变小或倒置。若为乙型肝炎,则 HBsAg(+)。本病属中医"黄疸""湿阻""胁痛""虚证"等范畴。其病因病机多由湿热缠绵,日久正气损伤,由实致虚,形成肝郁脾虚、肝肾不足、脉络瘀阻等虚实夹杂的病理表现,其治疗多采用清热利湿、疏肝理气、健脾益肾、活血化瘀等多种方法。由于气滞是整个肝炎病中常有的病理现象,故不管是何种治法,都离不开理气。

3. 卫气营血辨证加脏腑辨证论治艾滋病设想

中国传统医学源远流长,在长期与疾病斗争中,积累了丰富的治疗各种疑难杂病的经验。随着世界性中医热的发展,探讨应用传统中医学防治艾滋病,具有现实意义。事实上,目前美国、日本以及其他一些国家和地区,都在开展以传统医药防治艾滋病的探讨工作。

盛国荣认为从艾滋病的临床表现来看,传统医学虽无此记载,针对人体抵抗力而言,"正气存内,邪不可干"从提高人体抗病毒力或增强人体免疫功能入手,是很有希望的。诸如病毒性疾病、麻疹、天花、肠道病毒性疾病、狂犬病、败血病以及白血病、恶性肿瘤等,以辨证论治为基础,运用中医中药、针灸、气功治疗,实践证明是可行的。艾滋病的临床表现,大多数为本虚标实,初期可用温病学之卫气营血辨证,后期治疗宜益肾健脾、扶正祛邪,以提高人体免疫力。其临床表现与中医心、肝、肺、脾、肾有互相关联。具体治疗可在初起以清热解毒、活血祛瘀,结合扶正祛邪,以血府逐瘀汤加减,热入营血,以清营汤加减,热入心包,神昏窍闭,配合安宫牛黄丸,具有清热解毒,开窍强心作用。高热不退,乃气血两燔,配合紫雪丹。痰盛气粗,配合至宝丹。痰热壅盛,配合玉枢丹或苏合香丸。心阴不足,以知柏八味丸或天王补心丹。阴阳俱虚,以炙甘草汤加减。心阳虚衰,四逆汤合生脉散加减。热毒壅盛,配合犀黄丸。肾阳虚损配合金匮肾气丸或右归饮。肺脏症状,以千金苇茎汤合清燥救肺汤加减。

此外,如脾胃虚寒,症见呕吐泻痢,脘腹饱胀,食欲不振,口淡不渴,舌润苔滑,脉细弱者。温中健脾,以理中汤合黄芪建中汤加减。脾胃虚弱,腹胀食少,肠鸣泄泻,或胸痞脘闷,舌淡苔白,脉细软,以香砂六君子汤合参苓白术散加减。寒湿困脾,脘腹胀满,大便溏薄,舌苔白腻而厚,脉缓,以藿朴夏苓汤或藿香正气散加减。

据近来研究认为具有增强细胞免疫功能的中药有黄芪、人参、女贞子、刺五加、仙茅、菟丝子、山茱萸、白花蛇舌草、薏苡仁、灵芝、锁阳等。有补血作用的有熟地、白芍、川芎、当归、枸杞、首乌、阿胶、肉苁蓉等。能理血行血的有丹参、茜草、藕节、赤芍、郁金、三棱、莪术、五灵脂、生蒲黄、苏木、桃仁、红花、穿山甲、益母草、大蓟等。能祛寒的有川附子、肉桂、干姜、吴茱萸、荜茇、蜀椒、高良姜等。可酌情选用配伍。

【著作考】

《内经要略》《伤寒论浅释》《温病要义》《温病条辨表解(附歌诀)》《温病条辨简解》《薛生白湿热病篇类释》《盛国荣论杂病》《盛国荣医案选》《盛国荣医学论文集》(第一、二集)。

【遣方用药】

泻黄汤由茵陈、郁金、泽泻、车前子、赤小豆、茯苓等药组成,临床可随症加减。功能清热利水,疏肝健脾。用于急性黄疸型肝炎,疗效卓著。

【学术传承】

中华人民共和国成立前后,福建省医药事业百废待兴,盛国荣以其在医学界的声望,临危受命,兴医办学,培养了中医药人才,成为推动福建省医药事业发展的元老之一,对福建省中医教育和医药卫生事业做出了重要的贡献。

盛老桃李满天下,先后为福建中医学院培养了硕士、本专科生 1 000 余人;为厦门培养了中医科学研究班学员 50 余名,中医科学西授班学员近 200 名,中医进修班学员 70 余名,中选大专班毕业生 68 名,厦门海外西授学生累计 17 000 余人,遍布 54 个国家和地区。他把自己对中医理论的体会、临床经验撰写成文,先后在国内外各种期刊、杂志、报纸上发表论文 100 多篇,撰有专著 10 部,供同行和后辈学习,也为现在研究他的学术思想提供记录资料。

1994 年 5 月 28 日,福建中医学院"盛国荣中医研究所"挂牌成立,是福建省首家以老中医命名的研究机构。厦门副市长王榕揭牌,国家领导人方毅为研究所题写牌名,同年成立中医门诊部,位于厦门将军祠路。盛老和福建省中医学院一些著名的医学专家轮流坐堂应诊,研究治疗临床上的各种疑难杂症。研究所设有培训学术部、临床诊疗部、科技开发部。几十年来,研究所对盛国荣祖传秘方及多年行医经验进行了挖掘整理总结,开展对外培训、临床诊疗、中医药科研和科技开发等工作,秉承盛老"药有君臣千变化,医无贫富一般心"的崇高医德,为解决大众疾苦而努力。

【医话与轶事】

盛国荣之所以被尊为一代名医,医名远播港澳台及东南亚地区,是因为他医术高明,用药独到,往往能治他人所不能治之症。有一位高级军官小腹终日冷痛,大便溏滑每日十数次,中西医久治不愈,夏天也得用羊毛巾紧裹腹部,苦不堪言。盛国荣断其乃战争年代长期风餐露宿积下来的慢性结肠炎,决定用重剂附子、细辛等药强力驱寒。药书云,"细辛不过七(分)",盛国荣用细辛重达五钱,药师目瞪不敢给药,盛国荣在药单上写下 8 个字:"医生负责,按量给药。"经 3 次诊治,病人多年沉疴立即消除。盛国荣曾云:"对于疑难顽症,辨证要准,用药要狠,胆大心细,才能起沉疴,祛痼疾。"当然,他用猛药有

绝对把握,且备有应急方案。

【医案选介】

案一:施某某,女性,18 岁,学生。初诊于 1985 年 8 月 14 日。两天前发热头痛,上午入院前神志尚清晰,下午高热 39.5℃,呕吐,烦躁不安,意识昏迷,时有谵语,出现抽搐,角弓反张,两目直视,痰多气急,舌质绛,舌苔黄而干,脉弦数。辨证系热毒炽盛。经医院检查确诊:乙型脑炎。

处方:生石膏四两(打碎合粳米三钱),水六碗先煎 30 分钟,去渣,入元参四钱,知母五钱,竹叶卷心 30 个,连翘心三钱,连心麦冬四钱。安宫牛黄丸二丸,上午下午各服一丸,开水送下。一日服二剂,连服二日。

二诊:神昏谵语减轻,抽搐已消失,痰多气急亦改善,体温 38.5℃,晚上体温 39℃,时有谵语,心烦不眠,舌绛脉数。邪热入营,改用清营解毒,透热养阴。清营汤加减予之。

处方:生地八钱,元参八钱,竹叶心 24 个,紫丹参五钱,板蓝根五钱,寸麦冬五钱,肥知母五钱,川菖蒲二钱,条黄芩三钱。日服二剂,连服二日。

三诊:神志清晰,谵语心烦亦见改善,体温上午 37℃,下午上升 38℃。邪热未净,热在阴分。改用青蒿鳖甲汤加减,以养阴透热。

处方:青蒿二钱(另包后下),鳖甲、龟板各八钱(打碎先煎开 30 分钟),生地黄五钱,肥知母五钱,粉丹皮三钱,地骨皮三钱,大乌梅二钱,银柴胡二钱。日服一剂,连服四日。

诸症均见好转,精神疲乏,嘱以用鳖鱼和西洋参一钱五分,熟地五钱,白芍五钱,当归二钱,黄芪三钱,炖服。调养一个月,体力逐渐恢复。

按语:暑邪病邪为火热之气,发病急骤,传变迅速,易入心营,热极生风,引动肝风,痰火相煽,而神昏谵语,四肢抽搐,痰热气急。根据《内经》云:"热淫于内,治以咸寒,佐以甘苦",以辛凉重剂白虎汤、清宫汤合剂加减。取石膏甘辛而寒,寒能清热降火,辛能发汗解肌,为热邪进入气分要药,有清热泻火之功;知母苦寒以清泻肺胃之热,配合石膏清热除烦之功尤著;甘草、粳米益胃护津;元参苦甘咸寒,清热、解毒、养阴;莲心交心肾;连翘心、竹叶卷心清心胃之热兼治神昏。两方合用具除烦热通窍清实火的功效。加安宫牛黄丸日服二丸,以清热解毒,豁痰开窍。根据病情变化,邪热入营,以清热凉血

为主,改用清营汤加减,佐以板蓝根、黄芩、川菖蒲清热毒而兼通窍。正如叶天士《外感热篇》提出:"入营犹可透热转气",而奏清营透热之效。继用青蒿鳖甲汤加减,配服活鳖鱼及养气之洋参、熟地等清热透络,泻阴分之伏热,咸寒滋阴,助正气而邪热自退。

案二:刘某某,男性,15岁,学生。1975年3月15日症见发热,头痛,咽肿红痛等,经某医院按感冒治疗3天,症状不能缓解,反而加重。于3月18日就诊,发热39℃,咽喉肿痛,全身皮肤出现弥漫性红色皮疹,压之可退,尤以头面为多,舌质红绛如杨梅状。明确诊断为:猩红热病。急用清热解毒,辛凉解表之法。

处方:香连翘、大青叶、黑玄参、生地黄各五钱,银花六钱,川黄芩、牛蒡子、川黄柏各三钱,黄连、生栀、薄荷各二钱,板蓝根三钱。清水煎服,每日一剂,连服三剂。

二诊:服上药后,发热下降,红痧疹消退,仍见烦躁,咽喉疼痛,大便秘结,小便短赤,舌仍红,苔少,脉浮数。照上方加石膏一两,水煎服。另用大黄粉二钱,分2次开水送服。再服三剂。

三诊:服上药后,大便通畅,红疹消失,发热咽痛均减。皮疹表皮脱屑,舌红绛苔无,宜滋阴清热,兼解余毒之法。

处方:鲜芦根二两,金银花、白沙参、大麦冬、生地黄、元参心、天花粉各四钱,杭白菊三钱,牡丹皮三钱。

上药连服五剂,诸症消失。

按语:猩红热是由溶血性链球菌所引起的疾病,属于温毒的范畴。《痧医心得》一书记载:"天行疫疠,长幼传染,外从口鼻而入,内从肺胃而发,其始起也,脉紧弦数,恶寒头胀,肤红肌热,咽喉肿痛,斑疹隐隐。"其发病较急,传变迅速,治疗应清热解毒为主。再观察发疹的色泽、形态、分布等情况,预知后果。余师愚曰:"斑疹一见,苟能细心审量,神明于松浮、紧束之间,决生死临证之倾。"该患者得猩红热,初期见感冒之状,中期出现痧疹,后期痧退见阴亏之状,仍属于正常之变化和转归,用药切中病机,故预后较好,疗效也捷。

案三:王某某,男性,30岁,工人。于1972年8月18日初诊。病人持续发热已十余日,午后热度较重,伴有全身疼痛,四肢乏力,胸脘痞闷,胃纳欠佳,口苦,小溲短赤,舌红苔白,脉滑数。在某某医院进行肥达氏检验,结果提示"肠伤寒"。中医辨证为"湿温病"。宜解表清里,芳香化湿,拟藿朴夏苓汤加减。

处方:鲜藿香二钱,法半夏一钱五分,赤苓五钱,苦杏仁三钱,生苡仁一两,白蔻仁一钱五分,猪苓、泽泻各一钱五分,淡豆豉三钱,厚朴二钱,赤小豆一两,香泽兰三钱。日服一剂,连服三日。

二诊:服药后,发热有降,其他症状也有所缓解,但大便三天未通,小便仍短赤,照上方加草决明五钱、枳实二钱。再服两剂。

三诊:服药后,通暗黑色大便数次,胸脘痞闷大减,自觉四肢乏力,口干欲饮,舌质红,苔已退,脉细数。治宜清热养阴,和中健脾。

处方:云茯苓、淡竹茹各四钱,淮山药、金石斛、肥知母、天花粉、生地黄、沙参各五钱,生栀子三钱。

服上药五剂后,诸症痊愈。

按语:湿温病临床辨证,分为三种:湿重于热用芳香化湿法;热重于湿的,取苦寒清热法;湿热互郁,就清热利湿。根据不同转归,灵活用药。该病初起湿重于热,取藿朴夏苓汤芳香化浊,淡渗利湿;中期出现热邪偏盛,大便未通,取草决明通腑,使湿热由下焦而去;后期出现阴亏现象,用养阴之药,佐以健脾和中而愈。

参考文献

[1] 蔡鸿新,柯联才.盛国荣教授纪念文集[M].厦门大学出版社,2018.

[2] 王长荣、盛国荣——中国百年百名中医临床家丛书[M].北京:中国中医药出版社,2002.

[3] 陈国源,柯联才,盛云鹤.盛国荣临证经验集[M].长沙:湖南科学技术出版社,2007.

[4] 朱世增.盛国荣论杂病[M].上海:上海中医药大学出版社,2008.

[5] 柯联才,盛云鹤.盛国荣医学论文集(第二集)[M].厦门:厦门大学出版社,1993.

[6] 李灵辉,王尊旺.盛国荣教授中医运气学说思想节要[J].福建中医药,2019,50(3):43-44.

[7] 盛国荣.运气学说在肝病治疗上的实际应用[J].福建中医药,1962(1):23-27.

100. 俞长荣（《伤寒论汇要分析》）

【生平传略】

俞长荣（1919—2003 年），出身于中医世家，26 岁开始独立行医，不仅医术精湛，而且中医理论精深，对《伤寒论》造诣尤深，在海内外较有影响。俞长荣先生认为中医的生命在于临床疗效，因此他致力临床研究。即使在"文化大革命"的动乱岁月里，也坚持不懈地潜心临床实践。他擅长中医内科，兼通妇、儿科。在临床研究方面，着重治法和方剂的应用研究，先后总结并在中医期刊上发表了一些论文，内容包括益火生土法、甚者从之（反治法）、养阴法、解表法、引火归元法、温阳法和温胆汤、小建中汤、半夏泻心汤、肾气丸的临床运用等。在病证方面，他进行了慢性腹泻、胃脘久痛、哮喘、冠心病等临床研究。对中医疫病的防治，也有其独到的见解与临证经验。在临证中，以唯物辩证法为指导思想，详细诊察，精心辨证，善于辨识疾病的真假征象，大胆使用反治、反佐、气反等法。在立方用药方面，喜师经方，重视脏腑气化功能，用药简练，配伍有度。他师古而不泥，对现代医学知识也有涉猎。在临证中，既掌握传统的辨证论治原则，也能结合辨病用药。

俞长荣先生治学严谨，强调理论不能脱离实践。从理论出发指导临床实践，又善于总结临床经验，提高中医理论。他在从事中医工作的 40 余年中，积累了丰富的临床经验，深化了中医理论。

俞长荣先生在多年的教学中，对学生循循善诱，诲人不倦。鼓励学生独立思考，提出自己的看法和意见。他经常教导学生，要树立高尚的医德。他为福建省中医人才的培养尽心竭力，做出了很大的贡献。

【学术思想】

（一）论疫思想

治疗疫病，先生强调必须根据中医学传统理论，掌握中医辨证论治精神。

1. 对疫病的认识

中医所谓"疫病"，是指感受戾气，造成流行的急性传染病的总称，其临床特点是发病急剧、病情险恶、传染性强，每易引起大流行。其病因主要由气候失常、戾气感染，体现了"天人相应"的观点（即前人揭示的气运与疫病发生的关系），启发医者如何掌握疫病流行规律，从而能够进行必要的预防措施。戾气虽为发生疫病的主要原因，但如果人体精气旺盛，抵抗力充足，也不致发病，即《内经》所云"正气内存，邪不可干"。所以，治疗方面就应注意扶养正气，增强抵抗力。病性分为寒、热两大类，尤以热性居多，先生临床所见，有大头瘟、烂喉痧、阳黄、霍乱下利、麻疹、天行赤眼等，均属"疫病"范畴。

2. 防治原则

必须根据中医学传统理论，突出中医辨证论治精神，进行精详的调查研究，从而审证求因，准确地诊断，定出治疗法则，然后依法立方，依方用药。从辨证到治疗，理法方药是不可分割的有机综合体。而方药的组合加减和煎服，又须按照其适应规律，掌握其原则而灵活应用，自有得心应手之妙。这就是先生的临证箴言：诊必求细，立法必严，处方必精。

"急则治标，缓则治本"是中医治疗法则之疫。黄疸型肝炎当病情复杂病势垂危时，何者为标，何者为本固宜详审，而治标治本何者为先，并非绝对。因标本可以相移，正气必须顾扶。若病人正气大虚，此时见症虽多，务以扶正为急。中医习惯有"留人治病"说法，乃前人经验之谈，足资借鉴。

3. 治疗大法

根据疫情发病特点,初期主用辛凉解表驱邪;邪入气分,宜大清气热;邪入营分,宜清营解毒;邪入血分,宜凉血解毒。中、后期尚需适当滋阴补液,培养精气,扶正祛邪。但为医者既要"知常",又要"达变",例如,流行性乙型脑炎的一般治法是清热平肝息风,但如挟湿,就要相应采用化湿方药,个别邪从寒化四肢厥冷,则要用温经散寒法。又如寒疫,应以散寒解毒为主,但若表邪内陷,则应"逆流挽舟",使邪气由里出表,先解其外,后调其内;治疗传染性肝炎,一般可用清肝排毒,但"灿灿橘子色,并非尽阳黄"(先生辨证金句),若是脾胃虚弱,又需采取"治肝之病,必先治脾"大法;若疫病末期见阴盛阳衰,脉微细,但欲寐者,又当温阳救逆,用四逆汤或通脉四逆汤,不可墨守成规。其他治法还有:

(1)反治法 由于疾病的发展过程常呈现一大群矛盾,往往寒热虚实错杂,此时从寒从热,从虚从实,必须通过现象,找其本质。甚者,即指错综复杂的生理病理矛盾现象;从之,即去伪存真。正如《大论》中所要求的:"必伏其所主,而先其所因",制伏病根,探求病因,正是中医辨证论治的精华所在。

临床应用反治法的机会很多。常见俞长荣治疗长期发热或低热,因脾虚中气下陷,阴火内生者,用补中益气汤;营血不足阳气外泄者用小建中汤;肾阴虚阳气外越者,用肾气丸等,都是属热因热用法。至于伤寒少阴病,阴极似阳,孤阳浮越出现的真寒假热证,应用四逆汤类方,热因热用更是屡见不鲜。有些慢性病,如肺热阴虚,肺气失宣不主皮毛,或肝气怫郁,阳气不能外达,都可能出现畏寒怕风症状。对此,常分别用沙参麦冬汤合泻白散养阴清肺,或四逆散加丹皮、白芍、李根皮疏肝解郁,也是寒因寒用法。俞长荣先生治痢疾,初起力戒收涩,主张导滞通腑,即使大便一日达十次以上,只要有里急后重、大便拘急不畅,都在导滞通腑方中加大黄,这是他治痢最常用的通因通用法。而对于大便秘结,特别是习惯性便秘则少用泻下药。他说长期便秘不是气虚无力,就是血虚肠燥,不能强通,只能用补(即塞因塞用)。

反治法用之切当,常可收到出奇制胜之效;用之不当,则往往会产生不良后果,故非学验俱丰、辨证周详、心细胆大者不足为之。

(2)"气反"及其治法 气反是一种病理现象,"气反者,本在此而标在彼也"(张景岳语)。俞长荣早在20世纪60年代初,就曾对"气反"的涵义、病变机理及其治法作了专题探讨(《中医杂志》1962年12期)。根据他的体会,针对"气反"这种病理现象,采取从疾病相反的部位去施治,往往能够取得较为满意的疗效。其具体措施有"病在上,取之下;病在下,取之上;病在中,傍取之"。"病在上,取之下":如头痛因胃虚肝逆,浊阴上犯者,用吴茱萸汤泄肝和胃,头痛随之消失;耳鸣因肾阴虚肝阳上亢者,用六味地黄丸(改汤)加磁石、石决明滋阴潜阳,耳鸣可得缓解;脱发用补肾益血之脱发饮(系自拟方);内火炽盛迫血上行之鼻衄,用黄土捣盐敷涌泉穴以釜底抽薪,常见奇效。"病在下,取之上":如气虚下陷之癃闭、脱肛、子宫脱垂,用补中益气法以升提中气;大便秘结,用上焦宣痹汤开其上焦,使上焦畅通,津液得下,气化通调,不用下药而大便自行。"病在中,傍取之":多应用于针灸方面。如心胸痛针内关、大陵,胃肠病针足三里,这是因经脉贯五脏而络六腑,行于上下左右,故病在中,亦可从四旁取之。

(3)益火生土法 益火生土法的临床应用范围甚广,无论何种疾病,凡是因脾胃虚寒所致者均可斟酌应用。俞长荣认为本法较常用于吐、泻、肿、喘四证,尤以泄泻症应用机会最多。虽然脾胃虚寒及脾肾虚寒可产生各种不同病症,但其临床表现有一定的共同性,即口淡无味,清涎自涌,甚或吐水,胃中苦冷,腹胀肠鸣,大便溏泄,面色多苍白,唇舌较淡,舌苔白滑,脉沉细缓弱。脾肾阳虚还可见大便溏滑甚或失禁,肢末不温,或面浮跗肿。俞长荣应用益火生土法,在选方遣药方面,脾胃虚寒常用理中汤,脾胃虚寒者加肉桂、附子,或用理中合四神丸。肾阳虚而有阳损及阴现象者,用金匮肾气丸(改汤)。

(4)引火归原法 引火归原法是针对肾火妄浮(即"浮火""浮阳")而设立的一种治法。根据俞长荣体会,肾阴亏虚容易导致肾火妄浮的病理形成,是由于肾阴亏虚,阳无所附而浮越于上。它所导致的病变是多方面的,如引动肝阳,则为头晕、耳鸣、面赤;挟胃火上浮,则为口疮、齿痛、消渴;扰及心神则为惊悸、失眠;肾气不纳,则为气喘,等等。俞长荣临床上常用引火归原法(以金匮肾气丸为主方),治疗内伤发热、眩晕、失眠、惊悸、消渴、口疮等病症,均获比较满意的疗效。

（5）既济法　根据临床经验，俞长荣先生认为既济法虽非中医治疗常法，但对某些顽症，用之得当，常可收到奇效。如消渴病，有因无根浮火上越者，用玉女煎养阴清热，加肉桂一味引火下行；有因下元不足，阴津内耗，阳气又虚，津液不能升腾于上，用金匮肾气丸（改汤），助气化，升津液，使水火既济，阴阳协和。

传统的既济法常应用于心肾水火二脏不交所出现的病症。俞长荣在实践中还推广用于脾肾不交，他在《谈既济法的临床应用》（载于《新加坡中医学院 1989 年特刊》）一文中曾阐明了这个观点。他指出，中医书中尚未提到"脾肾不交"正名，但临床确见到脾肾不交之证。众所周知，脾之主运化要靠肾阳（命火）的温煦，若肾阳不足或命火浮越，不能上交于脾，则精微不运，痰湿内生；而脾虚水湿不运，流注下焦，又可累及肾的气化功能。又脾居中而溉诸脏，肾之阴精有赖脾之化生转输。脾阴不足亦可导致肾阴不足，肾阴不足又使肾阳不安其位，造成火衰不能煨土，因果循环不休。脾肾不交，治以健脾温肾为常法。但在水湿内停、阳气不布、寒热错杂的情况下，亦可使用既济法。

他强调指出，上述治法是在整体观念的统一指导下，根据脏腑经络相互联系以及全身气化、血行相互沟通的原理，而采取的一种异乎寻常的治法，其关键在于寻找病变的实质部位而进行治疗。

（二）临床用药"稳""准""狠"

俞长荣先生曾总结治疗疾病（包括疫病）的独特经验：稳、准、狠，可资临床参考。

1. 稳：中医立法用药以高效、可靠、安全为基本要求。其中以安全为前提，即稳。危急之症寒热虚实、经络脏腑变化极快，若医治得当，可以转危为安，若一有误差，即祸不旋踵，故为医不可不稳。

2. 准：处方用药首要之务在于辨证准确，治疗疾病当抓住其特点，迅速准确了解病情，辨清虚实、寒热、气血、累及的脏腑，分清标本缓急。在辨证准确的基础上，要求立法、选方、用药要准。留心观察，不难发现名老中医诊治过程中，每能理明、法清、方良、药精，环环相扣，切中要害，十分准确；而临床经验不足的中医则往往容易"头痛医头，脚痛医脚"或不分青红皂白，寒热攻补杂投，五脏六腑兼顾，犯

"譬猎不知兔，而广设攻围，以庶几于一遇"之忌。须知"用药切病有四要：一切见症，二切病源，三切气候，四切体质"。不可脱离辨证妄议用药，盲目追求重剂、大剂、"兼备剂""高效方"或"秘方"。

3. 狠：用药要"稳"但并非四平八稳，而是要稳中求狠。"狠"，主要指要敢用、善用某些治疗急症确有良效的峻药、猛药，乃至有毒之药，如附子、大黄、细辛、麝香等，药量要足够，必要时甚至超常规用量。

此外，先生临证应用方药颇有特色。先生临证经验，伤寒方剂适应范围甚广，寒性病可用，热性病亦可用；慢性病可用，急性病亦可用，用之得当，效如桴鼓。当然，治疗疫病用的最多的是余师愚、吴鞠通、王孟英等大家的治疫良方以及那些奇效时方，如他用人参败毒散加薤白治疗痢疾初起挟表证明显者，解外兼开肺而泄大肠气滞；疫虐邪伏募原发热不退者，用柴胡达原饮或小柴胡汤；流行性感冒用藿香正气散、银翘散；时疫初起，大头天行（流行性腮腺炎）用普济消毒饮；烂喉痧（猩红热）用银翘马勃散、六神丸；天行赤眼用桑菊清目汤（经验方）；传染性肝炎用大剂茵陈蒿汤合大柴胡汤、龙胆泻肝汤；疫毒痢用白头翁汤；暑疫、湿温用雷氏芳香化浊法、甘露消毒丹；里热大盛，用黄连解毒丹；暑疫邪热入营用神犀丹；小儿麻疹并发肺炎用麻杏石甘汤。

【著作考】

俞长荣先生著有《伤寒论汇要分析》《伤寒医诀串解（新校本）》等 9 部著作；撰有《中医辨证论治与唯物辩证法》等 60 篇学术论文，中医科普作品 20 篇。

1960 年，由于教学需要，俞长荣先生编写《温病常用汤方歌诀一百首》，1977 年参与编写方书类中医著作《〈串雅外编〉选注》；他曾组织领导全省中医进行高热、出血等急症的文献整理研究；主编《福建中医医案医话》，书中包含热瘅、人头瘟毒、温毒、霍乱、疟疾、麻疹、流行性乙型脑炎、白喉、烂喉痧等疫病。主编《福建中医临床经验》《中医救治危重疑难病症》《白喉》《麻疹》《乙脑》《肝炎》十余种防治手册。他撰写的《伤寒论汇要分析》（修订本），曾获 1986 年度全国（部级）中医药重大科技成果乙级奖。1994

出版《俞长荣论医集》,书中从学术探讨、临床研究、诊余随笔、医案掇拾四个部分,将其发表的学术论文和临床经验汇集,颇能反映其学术见解和临证特点。

【遣方用药】

(一)银翘散

组成:连翘,银花,苦桔梗,薄荷,竹叶,生甘草,芥穗,淡豆豉,牛蒡子,鲜苇根。

该方出自吴鞠通的《温病条辨》,原文中提到"温病者:有风温、有温热、有温疫、有温毒、有暑温、有湿温、有秋燥、有冬温、有温疟""太阴风温,温热,温疫,冬温……但热不恶寒而渴者,辛凉平剂银翘散主之"。

临床中俞长荣先生根据病情常酌加大青叶、板蓝根或草河车,加强清热解毒的功效。

(二)普济消毒饮

组成:黄芩,黄连,陈皮,甘草,玄参,柴胡,桔梗,连翘,板蓝根,马勃,牛蒡子,薄荷,僵蚕,升麻。

该方出自《东垣试效方》,是东垣先生为感受风热疫毒之邪,壅于上焦,发于头面所致的"大头天行"所拟方剂。

(三)不换金正气散

组成:厚朴,藿香,甘草,半夏,苍术,陈皮。

该方出自《太平惠民和剂局方》,原书载:"治四时伤寒,瘴疫时气,山岚瘴气。寒热往来,五膈气噎,行步喘乏,或霍乱吐泻,脏腑虚寒,下痢赤白,并宜服之。"此方在《古今医统大全·卷七十六》《外科精要·卷下》等历代医籍中多次出现,载不换金正气散治瘴疟,或疫疠等病。药味稍有出入,但所治病证相同。

(四)芳香化浊法

组成:藿香叶,佩兰叶,陈皮,半夏,大腹皮,厚朴,鲜荷叶。

雷氏芳香化浊法方源自清代雷丰的《时病论》。

(五)柴胡达原饮

组成:柴胡,黄芩,青皮,枳壳,桔梗,荷梗,槟榔,草果,厚朴。

达原饮为《瘟疫论》方,功能开达膜原,避秽化浊。

俞长荣先生将其与小柴胡汤合方加减后即柴胡达原饮,常用于温邪伏少阳募原者,症见寒热胸满,发如虐状。

【学术传承】

(一)理顺伤寒与温病的关系

自温病学理论体系形成以来,中医界对伤寒论与温病学的关系观点不一,不少人持有"寒温对立"的说法。俞长荣力排众议,指出伤寒和温病既有联系又有区别。伤寒学说与温病学说都是前人在观察诊治外感热病的实践过程中逐渐形成的。《伤寒论》证候归纳、分经辨证施治范例于前,温病学派则继承发扬、充实于后。他们之间有着相辅相承的关系,不是对立的。因此,学习《伤寒论》不能排斥温病学,而学习温病学,同样不能排斥伤寒学说。他从三个方面进行论证:① 伤寒以六经辨证,温病以卫气营血或三焦辨证,辨证纲领虽有不同,但临床诊治思维方法是一样的,都是按阴阳、表里、寒热、虚实,把临床出现的主要症状和体征归纳为若干证,然后依证立法,依法立方;同时,承认伤寒和温病都是感受外邪所致,表里可以相传,寒热可以转化,虚实可以变移。因此,从认识论和方法论上说,伤寒论与温病学是相通的。② 伤寒伤于风寒,温病伤于温热,初起发病不同,但寒热能够转化。当伤寒病邪入阳明时,与阳明温病证候基本相同,治疗大法并无原则上的差异。《伤寒论》许多主方,如栀豉、柴胡、白虎、承气、五苓、泻心、温中、四逆等,为温病学家所继承。③ 温病学家继承《伤寒论》,在临证实践中,感到论中尚有不足,对许多主方进行加减化裁,如白虎汤、承气汤,就分化出许多类方,这是历史发展的必然。《伤寒论》太阴病记述简略,基本上只提到寒湿,后来温病学家关于温热、湿温的论述,弥补了太阴热化诊治的不足。《伤寒论》厥阴病篇仅总结厥阴寒化的证治,对于厥阴热化阴液亏竭引动内风,仲景限于历史条件未能很好总结出治法,后世温热学家填补了这一空白。

(二)传承温病治法、方药

叶天士发展了张仲景的六经辨证,创立了卫气营血辨证方法,其《温热论》为我国温病学说的发展提供了理论和辨证的基础；吴又可撰写的《温病条辨》，对温热病学说做了进一步的发挥，书中为后人留下了许多优秀的实用方剂，都是后世医家极为常用的方剂。王孟英所著《随息居重订霍乱论》重视"疫病"的预防并提出系统的预防策略，其预防思想包括社会环境、家居环境、饮食清淡、食无求饱、药物预防等方面，这些预防措施对"疫病"防控有重要的借鉴意义。

俞长荣先生不仅汲取温病名家治疗温病的经验，手抄《王孟英医案》，并将温病医家的治法、方药应用于临床，如治疗疫病常用辛凉解表法、清营透热法、养阴增液法等；常用方剂银翘散、桑菊饮、藿香正气散、清营汤、犀角地黄汤，等等。

俞氏世代行医，其中俞晓峰先生最善治疫病，尤其使用苍术治疗时疫颇具特色。俞长荣先生传承其治疫方法，并将其发扬光大。

【医话与轶事】

(一)治痢经验谈

中医治痢，不仅方多药多而且有关议病、治则的论述也不少。基本要领有三：

1. 初起不急于止涩

痢疾初起，俞长荣先生喜用芍药汤(张洁古方)通因通用，祛湿清热，行气活血。通常于方中去肉桂加枳壳(即导气汤)。脓血多者用当归，未挟脓血者去当归。本方是治疗痢疾初起较理想的方剂。若痢疾兼有表证且表证重者以及疫毒痢、噤口痢等，则不宜用。

痢疾初起挟表证明显者，以人参败毒散较好。有寒热往来者用小柴胡汤。喻嘉言说："下痢(有表证)必从汗先解其外，后调其内。"陈修园对此甚为赞赏，认为风寒郁而不解，内陷而为痢，宜以人参败毒散鼓之外出，可得微汗，其利自松。陈氏于本方加陈仓米名仓廪汤，解外而和胃气，很有道理。但现在陈仓米不易得，可于本方加薤白，解外兼开肺而泄大肠气滞，疗效亦佳。

疫毒痢以发病急为特点，初起即发高热、烦躁、腹满痛，大便量不多，多是黏液脓血，甚至一发病即出现邪陷心包，类似中毒性痢疾。前人主张用白头翁汤、黄金汤(黄土、金银花、黑豆、扁豆、五谷虫、白芍、谷芽)。俞氏认为本证按湿热毒处理较好。治宜透热转气解毒，用清营汤合黄连解毒汤。昏迷痉厥者，加安宫牛黄丸。

2. 久痢宜治脾肾

久痢以治脾为先，兼顾益肾，参苓白术散为首选方。偏肾阳虚者，去薏苡仁加补骨脂，以益智仁易砂仁，有呕恶者去桔梗。俞长荣用本方治久痢不下百例，其中有慢性细菌性痢疾、阿米巴痢疾、阿米巴肠病、霉菌性肠炎(后两者中医辨为滞下)，效果均较满意。不过本方甘缓平和，难期速效，须坚持服药 15～30 天，长者达半年以上。久痢而致脾肾两虚，亦非峻补可以解决，急于求成往往反致壅滞再起。要者使胃得资生，脾能纳食则吉。脾复健运，生化有权，传导自如乃安。

3. 不知气化，不是良工

中医治病十分重视气化作用，治痢更是如此，这也是中医特色之一。据药理研究，许多中草药具有抗痢疾杆菌和抗阿米巴的作用。但如不知气化，不辨寒热虚实，不明药性，仅据药理作用给药，也不一定有效，甚至带来许多不良后果。如黄连、黄芩为治痢常用药，临床应用常须与辛芳理气药配伍(热毒壅盛者除外)，否则会致苦寒伤胃，痢疾未愈反增饮食不思。

前述痢疾初起挟表证用人参败毒散，也是强调气化作用的一个例子。痢疾初起，外有畏寒发热或身痛怕风，内见腹痛，里急后重大便胶黏不爽，此为表邪入里陷于阳明。投以人参败毒散，滞下诸症自然缓解。喻嘉言称为"逆流挽舟"。前人亦有用桂枝、葛根、小柴胡汤等治痢疾挟表证者，方虽不同，理法相似。福建闽清有一中医前辈，被誉为治痢高手，用药特点是每于方中加桔梗 9g。永泰有一老中医，治痢方中常加薤白一味，疗效甚好。桔梗宣肺，能升提举陷；薤白入肺、胃、大肠经，能宣开三焦气滞。桔梗、薤白用于痢疾，古时方书有记载，并非这两位老中医发明。但他们善用该药，至少说明重视气化作用。

久痢用参苓白术散有效，也是与调理气机分不开的。曾治一例李姓病人，52 岁，长期大便含黏液，日行 5～6 次，伴腹痛，住某医院治疗，经福建省防疫站检查大便有阿米巴包囊及滋养体。先后用过多种抗阿米巴西药如双碘喹啉、巴龙霉素等，未见效果，反增食欲不振，精神疲惫，遂自动出院由中医治疗。俞长荣认为，病始由脾虚湿滞，久治不愈，中气受戕，脾胃俱虚，累及肾阴，拟参苓白术散健脾兼能益肾，徐徐调理，服药三十余剂后，临床症状解除，大便基本正常，食欲增进，精神好转，但大便复查包囊体未消失。某医认为，病人体质已基本恢复，可以再用抗阿米巴药，但因西药已经长期更替用过无效，遂改用鸦胆子保留灌肠，意为中药副作用较小。岂料事与愿违，灌肠后腹痛再发，大便又日行5～6次，食欲锐减，见食物则恶心，再次邀诊。俞长荣认为，久病脾肾俱虚，调治犹恐不及，今肠腑受此刺激，挫伤中气，致使运化气机紊乱。嘱仍继续服用参苓白术散，劝其宽心缓图，只要中土保安，自能康复。一个月后，诸症好转，至今十余年痢疾未复发。只惜病者临床症状解除后未肯再行大便复检，究竟阿米巴包囊体是否消失是为"悬案"。参苓白术散为何能抗抑阿米巴？想不是药物直接杀灭，而是通过调整脏腑气机作用，增强机体抵抗力，正胜邪却。是否如此，虽未敢臆断，但中医临床家对气化作用则是谨守恪遵的。

（二）灿灿橘子色，并非尽阳黄

黄疸有阴黄阳黄之分。阳黄其色鲜明如橘子；阴黄其色黯晦。若仅据此即判断为阳黄阴黄，则有片面性。阳黄阴黄的辨证，应以是否出现阳明证或太阴证来判断。换言之，辨证要点是证候，而不是黄色如何。如黄色鲜明如橘子，症见发热口渴，大便秘结，尿黄如茶，舌苔黄腻，脉弦滑（不必悉具），其为阳黄无疑。如虽色黄鲜明如橘子，而症见脘腹胀满，食欲不振，大便稀溏，舌淡，苔白腻，脉沉细迟等，则是阴黄而不是阳黄。考《伤寒论》有"太阴当发身黄"的记载，《诸病源候论》阴黄条有"身面色黄"之说，两书都没有指出阴黄色黯晦。从临证来看，黄疸型肝炎面及身黄大都鲜明如橘子，很少出现晦黯的；若见到晦黯，多已是发展到肝硬化或肝癌以及胆道慢性实质性病变等。可见黄疸型肝炎阳黄阴黄之分，主要在证候，而不是依据黄色的鲜与晦。

1972年5月，一黄疸型肝炎病人，发病仅5天，面目及身黄，黄疸指数达100 μmol/L以上，谷丙转氨酶达200 U/L以上，在某医院门诊随访治疗，医予清热利湿，兼用西药保肝。1周后黄疸总胆红素升到200 μmol/L以上，症状加重。病人面目发黄鲜明，自诉脘腹作胀，十分难受。口淡，清涎自涌，饮食不思，大便溏。面部微浮，舌质淡，苔虽薄黄但甚润滑，脉细缓。据此证象，乃是太阴发黄。患者脾胃

已虚，若继进苦寒消利药，必大伤中气，遂嘱停用医院中药，改予理中汤加茵陈、砂仁，试服3剂。服药后自觉舒适，腹胀减轻，大便渐趋成形。如是守方续服7剂，症状继续好转，最可喜的是已知饥能食，中焦阳气已复，可于健脾之中佐以疏肝利湿，遂以香砂六君配合茵陈、郁金、赤芍、柴胡等化裁。1个月后复检肝功，转氨酶有所降低，总胆红素下降到100 μmol/L。3个月后症状完全解除，复查肝功能各项指标均在正常值范围。

本例改用温化寒湿，继用健脾利湿疏肝治法后，症状好转，肝功恢复也较快。也有一些病例，服中药后自觉症状虽有改善，但肝功能指标恢复较慢。在这种情况下，医者必须审度全局，不可急于求成。判断用药是否对证，首先是以病人自觉是否良好作为检验，如果病人服药后感到舒适，症状并随之逐渐改善，就应视为有效，即使肝功能恢复不够满意，也不要轻信某药能降酶、某药能利胆等简单说法，而改弦易辙。

有一蒋姓男病人，48岁，于1986年4月患黄疸型肝炎住某医院治疗。入院时总胆红素和谷丙转氨酶均超过100 U/L。医以阳黄论治，予清热利湿药。治疗半个月，不但化验指标不降，且增脘腹胀闷，大便溏泄，尿少，纳呆厌食等症，服药亦觉恶心欲呕，遂邀会诊。病人面目、四肢发黄其色鲜明，舌苔微黄厚腻，脉细弦。主治医生询问是否可诊为阳黄？俞长荣认为凭黄鲜明一项则诊断依据不足。从症状看，乃是太阴发黄，虽苔、脉不典型，但考虑病者服清热利湿药即感恶心欲呕、脘胀，说明苦寒碍胃已属不宜，今胃失摄纳，脾失运化，中焦斡旋无权，湿浊留阻难去。故不宜再用苦寒，辛热又恐矫枉过正，只宜芳香化浊略佐淡渗，方用雷少逸芳香化浊法加砂仁、茵陈、薏苡仁。服此方后，病人自觉舒适，二、三剂后腹胀见减，胃口渐开。过7～8天，病人自觉症状虽见好转，但肝功能未见改善，总胆红素未降。主治医师认为脾胃功能已恢复，可用疏肝利胆药物（仍是苦寒清泄），冀能迅速降酶退黄。可是病人服药后又感胃口不适，并出现腹胀、泄泻，症状加重。经再次会诊，嘱停苦寒碍胃之品，仍以健脾为主（主方六君子汤），酌加疏肝理气活血药（柴胡、郁金、赤芍、砂仁、茵陈、丹参）。1个月后，自觉症状逐渐好转，转氨酶、总胆红素亦相继降低，但分别稽留在80～90 μmol/L。病人为西医，几经反

复,深感中医辨证施治确有其特点,深信治愈有望,遂要求出院。继与柴芍六君加赤芍、郁金、茵陈、砂仁等,在家休养治疗。至同年11月基本恢复正常。

"急则治标,缓则治本"是中医治疗法则之一。当黄疸型肝炎病情复杂病势垂危时,何者为标,何者为本固宜详审,而治标治本何者为先,并非绝对。因标本可以相移,正气必须顾扶。若病人正气大虚,此时见症虽多,务以扶正为急。留人治病乃前人经验之谈,足资借鉴。

有一赵姓女孩,10岁,因黄疸型肝炎于1986年5月入院治疗两个月,低热稽留,黄疸指数、谷丙转氨酶均在100 U/L以上,因过服清热利湿药,腹胀难受,食欲锐减,食入即感心下支满。每日腹泻7~8次,便稀溏,量不多。伴轻度腹水,腹围60 cm。面目黄色鲜明,面部微浮,极度虚羸而又时见烦燥不安。近半个月来竟至厌食,靠输液维持,每周并输血浆200 mL,每两周注入人体白蛋白一次,医院两度发出病危通知。经邀会诊,认为病已两个月,现胃气大败,上不能纳,下不能固,已成坏证,恐无良策。奈家长求医之情恳切难却,揣思十龄儿童正处发育生长时期,若能挽回胃气,扶持生机,或许有望。乃疏参苓白术散去薏苡仁、桔梗(莲子改荷叶,人参用明党参),嘱药浓煎后分3~4次温服;服后若吐出,待2~3分钟再服,务求药能入胃则吉。并对家长言明:第一步,希望能挽回胃气,这是关键;第二步,若能逐渐纳食,而至食欲改善,能进营养,可撤减输液并停用血浆、人体白蛋白,让病体"自力更生";第三步若能如愿以偿,则留人治病,进而治其热、胀、泄、黄;设若胃气能复,诸症也可随之好转。

患儿服药后未吐,服三剂后能进米汤,腹泻减为日4~5次。半个月后(9月5日)食欲改善,能进普通饮食并要补充牛奶,大便减至日2~3次,质软。但黄疸加深,尿黄,低热、轻度腹水仍存在。肝功检查:谷丙转氨酶50 U/L,总胆红素136 μmol/L。此为胃气已复,脾运未健,湿浊留滞,拟芳香化浊健脾利湿为治,方用芳香化浊法(雷少逸方)与三仁汤交替。建议撤去输液。1个月后(10月8日)面目黄染显退,腹胀解除,腹水消失(腹围50 cm),食欲良好,低热偶见,大便较软;每日2~3次。复查肝功能:谷丙转氨酶32 U/L,总胆红素92 μmol/L。此时中焦气化健复,湿浊开始宣化。善后之计,仍宜健脾养胃佐以疏肝之品,再与参苓白术散(如前法)加柴胡、赤芍。经西医主治医师同意停用血浆、白蛋白。1周后低热尽撤,大便成形,但仍日2~3次,此外无其他症状。观察1个月,食睡如恒,面色好转,精神振作,活动嬉戏如常。出院时临床症状基本解除,肝功复查:谷丙转氨酶42 U/L,总胆红素50 μmol/L。以逍遥散为主方,以明党参、茵陈、田基黄、郁金、滇三七、枳壳等出入化裁,以改善肝功。1987年1月15日复查肝功能:谷丙转氨酶42 U/L,总胆红素10 μmol/L。仍服前方,二日一剂。4月8日复查肝功能各项指标正常,无黄疸,无明显症状及体征。嘱按原方每3天服1剂,以巩固疗效。

【医案选介】

案一:烂喉痧(猩红热)

张某,女性,4岁,1978年12月23日初诊。

母代诉:咽痛3日,昨起寒战高热,咳嗽咯黄痰,今晨痰中挟有血丝,偶呕吐涎沫,流脓样鼻涕,口干,肢末冷,尿黄,大便2日未解。诊察体温39℃。咽峡充血,两侧扁桃体明显肿大,表面有脓性分泌物。背部皮肤遍布红疹,耳后发际及项部皮肤均有同样小红疹。舌暗红苔黄浊,脉细数,筋纹紫晦。

西医会诊印象:化脓性扁桃体炎、猩红热。因患儿对抗生素有过敏史,家属要求中医治疗。拟是风邪袭肺化热,由气入营,热毒内蕴,逼疹外出,仍宜辛凉透表,清热解毒为治。

处方:银花、板蓝根、芦根各15 g,连翘、香豉、牛蒡子各10 g,薄荷、桔梗各6 g,甘草5 g,蝉衣3 g。两剂。

12月25日二诊:高热未退,诸症基本如前,脉舌、筋纹同上。邪热未解,但尚无逆变,再续前法,加柴胡、黄芩斡旋枢机。照上方去薄荷,加北柴胡10 g,黄芩10 g,服2剂。

12月27日三诊:热退,咽痛、咳嗽解除,大便通3次,红疹消失。脉转平,舌仍红,苔黄。症已向愈,尚虑余热未清,仍宜小剂清热,稍佐和脾养正。

处方:北柴胡6 g,黄芩、金银花、连翘、淮山药、明党参各12 g,甘草2 g。

服两剂而安。

按语:本例邪热虽有由气入营之势,但卫、气证候未解,故以银翘散加减,冀透邪外出。用药无奇,大法不谬。初诊服药2剂未效,次诊加柴、芩而大为转机。愚意柴、芩虽有斡旋枢机之功,但银翘散作用仍不能低估。

案二：热入心包（脑垂体机能减退危象）

谢某，女性，14岁。

因昏迷2日，于1977年6月14日急诊住入某医院，诊断为"脑垂体机能减退危象""呼吸道感染"。给予吸氧、抗生素、激素等治疗未效，16日请中医会诊。症见神志昏迷，时有抽风，项强，口噤，目睛手撒，二便少通。脉细较数，舌未能察及。外观形体消瘦。

所呈各症都属风火内动之象。缘阴虚之体，感受时令温热之邪，从卫入营，逆转心包，故一发病即现昏迷状态。邪热引动肝风，木火同化，故时时抽风而口噤。此与病机十九条所说"诸热瞀瘛，皆属于火""诸暴强直，皆属于风"颇为近似。至其目睛手撒，乃神不守舍，已涉危候。亟宜大剂平肝息风，养阴清营，佐以通窍。

处方：钩藤15g，白芍10g，珍珠母30g，玄参15g，生地15g，丹皮10g，淡竹叶10g，羚羊角（磨冲）2g，紫雪丹1支，2剂（鼻饲）。

6月18日：抽风、项强、口噤缓解，略知人事，大便3次，量多色暗味臭。脉细弦数。

邪由营转气，已属佳兆。但神志仍朦胧，小便尚欠通畅，继以清心透气，仍佐平肝通窍。

处方：生地15g，木通6g，淡竹叶10g，麦冬15g，佩兰10g，钩藤15g，白芍10g，石菖蒲3g，安宫牛黄丸2粒（另冲）。

6月20日：进2剂后，神志清楚，知饥索食。但疲乏无力，腹泻，大便溏黏含有未消化食物，小便量多。心营已清，腑浊未净，尚宜化浊清腑。

处方：佩兰、白芍、黄芩、荷叶各10g，厚朴、枳壳、大腹皮各6g，甘草3g。

6月22日：诸症继续好转。大便3次带黏液。舌质红苔薄白，脉弦缓。继以养胃清腑。

处方：沙参、麦冬各15g，黄芩、荷叶、白芍、玉竹各10g，桔梗6g，扁豆花、甘草各3g。

6月23日：大便4次，无黏液，轻微咳嗽。舌红苔微黄，脉细弦数。腑气开始恢复，尚宜适当调补气阴。

处方：党参、麦冬、白芍、淮山药、黄芩各10g，扁豆花6g，桔梗5g，甘草3g。

6月30日：仍咳嗽，夜汗多，痰多不易咯出，饮食、二便正常。舌尖偏红，苔薄白，脉细数。拟滋肾润肺善后。

处方：熟地、淮山药、玉竹各15g，枸杞、丹皮、泽泻、蜜紫菀、蜜款冬各10g，茯苓12g，五味子3g。

经治疗后，诸症解除，出院。

案三：邪伏募原

陈某，女性，29岁。1978年12月19日初诊。

病人于12月10日因发热，畏寒，腹痛，黏液样大便1周，来本院急诊科。据述每日午后即有微恶寒，然后发热，并逐渐增高，至傍晚体温达39～40℃，夜半后开始渐退。伴头痛，口苦，咽干喜饮，偶恶心，腰酸痛，疲乏无力，大便不爽，小便短赤。舌质暗红，苔厚浊，微黄偏干，脉细弦数。拟属湿滞化热，邪伏募原。处方：茵陈15g，党参15g，柴胡、黄芩、槟榔各10g，草果6g，青皮5g，苡米根15g。12月25日：上方服三剂，寒热已撤，知饥能食，口干不喜饮，咽微痛，腰痛已除，小便如常，大便软量少。脉细弦偏数，舌同上。

处方：柴胡、黄芩、白芍各10g，当归、枳壳各6g，太子参、天花粉各15g，甘草5g。服两剂，诸症解除。

按语：本例辨证属湿热邪伏募原。因募原在半表半里之间，邪正相争则发热恶寒反复发作。少阳亦在半表半里，胆火上炎则头痛口苦咽干，横逆于胃则恶心；挟湿热下迫大小肠则大便不爽，尿短赤；邪郁经络则腰酸痛。舌暗红苔厚黄浊，脉细弦，亦湿热郁逆之候。方以柴胡、黄芩清泄少阳，槟榔、草果、青皮直达募原，茵陈、薏苡根清利湿热，党参补中益气，截邪入阳明之路。次诊湿热渐去，惟余邪未尽，气阴已伤，故仍以柴胡、黄芩清少阳余邪，佐以枳壳祛痰行气，当归、白芍、太子参、甘草调和气阴。

参考文献

[1] 俞长荣.俞长荣论医集[M].福州:福建科学技术出版社,1994.

[2] 邱德文.中国名老中医药专家学术经验集[M].贵阳:贵州科技出版社,1994.

[3] 李刘坤.医学全书·吴鞠通[M].北京:中国中医药出版社,1999.

[4] 俞白帆整理.俞长荣临床经验集[M].北京:科学出版社,2013.

101. 任应秋(《伤寒论语译》)

【生平传略】

任应秋(1914—1984年)是著名的中医学家和中医教育家,一生著作颇丰,其学术研究涉及医史、文献、方药、医古文、中医基础理论、中医各家学说等诸多领域,特别是在《黄帝内经》《伤寒论》《金匮要略》等经典著作的研究方面,不论是研究方法,还是研究成果,对业界的影响都是历史性的。任应秋毕业于江津县国医专修馆,开始医学生涯,其祖父又聘请了当地著名老中医刘有余到家中为其教授中医典籍,并设立济世诊脉所,免费为当地群众看病,同时也积累临床经验。在以后3年时间里,任应秋学完了《素问》《灵枢》《伤寒论》《金匮要略》《难经》《神农本草经》《脉决》等中医学理论著作,并有了一定实践经验。1936年任应秋在上海中国医学院读书期间,有幸见到当时上海地区名医丁仲英、谢利恒、曹颖甫、陆渊雷、陈无咎诸前辈,并一一虚心求教,受益匪浅,开阔了知识领域和学术眼界,使其学业大进。翌年,因抗日战争开始,祖国危亡在即,任应秋不得不返回四川家园,自设诊所,行医治病。并凭借其文史知识,执教中学。20世纪40年代,任应秋任《华西医药杂志》主编,同时从事中医文献的整理研究工作。早在1937年,任应秋即发表了第一篇论文。同年,为了反对南京国民政府歧视消灭中医的政策,还发表了题为《教育部不准中医学校立案是何道理》的文章,为中医事业的发展大声疾呼。在其任《华西医学杂志》主编期间,更不断发表学术论文,并于1944年完成了第一部医学著作《仲景脉法学案》,次年,《任氏传染病学》问世,1947年,《中医各科精华》(第一集)出版,使其学识才华渐为医学界所知。中华人民共和国成立后,任应秋受到政府的重视与任用,1950年被任命为江津县医务工作者协会副主任,并当选为江津县第一届人民代表大会代表。1952年,又应聘出任重庆市中医进修学校教务主任和市中医学会秘书长,并被选为重庆市人大代表。1957年被调至北京中医学院任教。任应秋于1984年10月17日在北京与世长辞。

【学术思想】

(一)伤寒之弘扬与继承

任应秋对仲景著作夙有精深的研究,善用伤寒方疗病,其用功之勤、学养之深,不减于其所创之"各家",所穷治深究之《内经》,他的另一部著作《仲景脉法学案》即著于而立之年(1944年)。20世纪50年代著有《伤寒论语译》《金匮要略语译》《伤寒论证治类诠》等专著,还写有《研究〈伤寒论〉的流派》《〈伤寒论〉脉证的再探讨》等重要文章。任应秋曾于1979年、1981年、1982年三次赴南阳医圣祠瞻仰,并主持全国仲景学术会议。1982年10月在南阳召开的有史以来首次全国仲景学术研讨会由任应秋和吕炳奎亲自主持,国内外300多名代表参加,著名的专家教授有杨医亚、吴考槃木、李聪甫、李克绍、李今庸、邓铁涛、董建华、袁家玑,还有日本矢数道明、师寺睦宗、谷美智士等率领的两个代表团。任应秋认为《伤寒论》即疾病总论,是辨识一切疾病的方法论,是辨证施治的总则、大纲。实赅一切外感,内伤诸病,是一切疾病治法的规矩准绳。广义伤寒,是外感诸邪的总称。并引《孟子》,程郊倩所云,认为"寒"即"邪",因而完全可以把"伤寒"理解为"伤邪",《伤寒论》是一部对诸种疾病辨证论治的专著……理法方药兼备,被奉为中医临证的经典著作,一直受到历代医家的珍视与研究。

1. 任应秋眼中的伤寒

身体寒冷,即所谓感冒,有很大临床意义,是发生各种疾病的普通原因。感冒可以理解为全身或个别体部突然遇冷，例如足部浸湿或寒冷，咽喉剧烈寒冷等。所谓感冒病，如流行性感冒、鼻感冒、支气管炎、咽峡炎、肺炎等皆属于其中，是某种传染物所引起。任应秋认为感冒只能使身体的抵抗力减弱（也是弃而不举的含义），而在各组织及器官中为体内既存的细菌发育上构成较好的条件。由此可知，在此类疾患时传染病是发病的原因，而感冒是促成感染的诱因。广义的伤寒可能也就是如此，因而它的内容可能包括有其他若干的具体疾病，可能也就是仲景伤寒杂病，连在一起的实际意义。所患的太阳病，无论已经发热，还是没有发热，只要是有恶寒、身体疼痛甚或呕吐等症状，脉搏亦呈现紧张状态时，这便是伤寒的主要证候。亦有一种很像一般伤寒表证的疾病，但服解表药全不中用，任应秋认为这是由于呼吸道炎症所引起的病变，不单纯是表证，所以它在发热恶寒、头痛等症中，还有咳嗽、喘息等主症，使用小青龙汤解热、镇咳，如有干呕、口渴、腹泻、声嘶、小便不利、小腹胀满等症状时，需根据病证加减应用。患急性呼吸道炎症，咳嗽、喘息、发热这几个症状比较显著时，用小青龙汤方，假如服药后出现口渴，表明呼吸道炎症才消失，唾液腺还未恢复正常的缘故，而此时整个病已经基本好转了。古代文献记载的霍乱，包括急性胃肠炎，亦有真性霍乱的记载，呕吐而利是中医认识霍乱的主要症状，但仍需配合皮肤干燥、腹有皱襞、体温低落、米泔汁样的无臭粪便等才可做疑似的诊断。霍乱的初起和末尾，都很少有发热的，这一特点可用以区别真性霍乱与伤寒。

2. 三阴三阳之认识

在阴阳学说的发展史上，"三阴三阳"的问题至关重要，它不仅是中国传统医学对中国哲学范畴的重大发展，而且是阴阳学说当中一个质的改变，即从对阴阳的定性研究，转而为对阴阳双方的具体的定位、定量标定。因此，研究"三阴三阳"问题对重新认识中医理论框架有重要的意义。

"三阴三阳"的名称，来源很早，不同来源其意义各有不同，大约有三种：① 指经络而言。三阴三阳，各分手足，如手太阳小肠、足太阳膀胱、手阳明大肠、足阳明胃、手少阳三焦、足少阳胆、手少阴心、足少阴肾、手太阴肺、足太阴脾、手厥阴心包、足厥阴肝，共是12经，这是针灸家所谈的。《灵枢经》《甲乙经》以及《素问》里的一部分所谈的"三阴三阳"，大半是属于这种性质。② 指气化而言。子午少阴君火、丑未太阴湿土、寅申少阳相火、卯酉阳明燥金、辰戌太阳寒水，已亥厥阴风木；少阴司天，阳明在泉；太阴司天，太阳在泉；少阳司天，厥阴在泉；阳明司天，少阴在泉；太阳司天，太阴在泉；厥阴司天，少阳在泉，如此往复加临，循环无已，这是运气家所讲的，王冰附入《素问·天元纪大论》，是其专篇。③ 指热病的证候群而言。如《素问·热论》曰："伤寒一日，巨阳（太阳）受之，故头项痛，腰脊强；二日阳明受之，阳明主肉，其脉侠鼻，络于目，故身热目疼而鼻干不得卧也；三日少阳受之，少阳主胆，其脉循胁络于耳，故胸胁痛而耳聋；四日太阴受之，太阴脉布胃中，络于嗌，故腹满而嗌干；五日少阴受之，少阴脉贯肾，络于肺，系舌本，故口燥舌干而渴；六日厥阴受之，厥阴脉循阴器而络于肝，故烦满而囊缩。三阴三阳，五藏六府皆受病，营卫不行，五藏不通，则死矣"。一般认为《伤寒论》"三阴三阳"六经体系直接来源于《素问·热论》。

任应秋认为"三阴三阳代表着疾病发展过程中的几个不同阶段，并以此六个阶段的不同证候群作为提纲而细加分析（即辨证），并据以立法处方（论治），无论在过去、现代都是医学上的一大发明。""真正构成仲景三阴三阳辨证要素的，在于贯通表、里、寒、热、虚、实六变。"这就是三阴三阳（六经）六段论，"六经"即《伤寒论》辨证论治的理论体系和方法论。辨证论治是仲景的伟大发明创造，"证"是功能态，体现统一整体观、系统论、信息论等观点。辨证论治是中医学的特色，优势和强大生命力的重要理论根据之一。任应秋认为，仲景十分重视"平脉辨证"。大论前之"平脉法""辨脉法""伤寒例"是仲景采前人著作，融以己见而成。大论之末所列之"汗吐下""可不可"诸篇中，亦有仲景平脉辨证之论，均应重视，全面研究，切不可"掐头去尾"，单究洁本，有失仲景原旨。大论398条，脉证并举者135条，叙述了58种脉象，含19种主脉，分见于104种证候。强调"大论的平脉辨证既从证以识脉，亦因脉而析证，证因脉明，脉因证著，从而确定证候，而为立法论治的根据。其中尤为重脉，以"平脉"为首，脉证合参。"平脉所以辨证，辨证必须平脉""发明平脉辨证的思想方法，从而确定了辨证论治的理论体系……获得较确切的疗效"。这是一个非常伟大的发明，至今仍有强大的生命力,允为科学上的奇迹。

(二)任应秋对阳气的重视

重视阳气是中国文化学术的重要学术思想,也是中医学的重要学术观点。任应秋推崇《周易》《内经》重阳的学术思想。认为在人的生命活动中,阳为生机之所系,至关重要。对张介宾强调以阳为主导的阴阳学说,最为领悟,对张力主"无阳则无生"《景岳全书·传忠录》)之论极为赏识首肯。除发挥"人之生,阳为主"外,特重心阳之阐发,认为心的功能,以阳为主。① 阳为主导。《素问·生气通天论》云:"凡阴阳之要,阳密乃固""阳强不能密,阴气乃绝""阳气者,若天与日,失其所则折寿而不彰,故天运当以日光明"。说明阴阳双方,阳为主导,而不是阴阳绝对平均。阴处于从属、次要的方面。阳能生阴,阳来则生,阳去则死,阴气之进退,皆由乎阳气之盛衰。真阳或正阳、阳气,皆人身之正气,包括健壮的机能活动是人生机之源泉。② 阐发心阳。心主火,为火脏。心主阳气,心之功能,以阳为主。心"为阳中之太阳通于夏气"《素问·六节脏象论》)为阳中之阳脏。心脏必须具备强大、旺盛的阳气。心主血脉,全赖阳气。气为血帅,阳旺方能推动血行而主血脉,脉舍神,血脉充盈则神明由生。阳气不虚,血脉就不可能瘀阻;心阳一虚,血行必迟滞而瘀塞。心与血脉方面的病变,应以强心通阳复脉为主,这是自不待言的。有人专于活血化瘀,运用桃仁、红花、赤芍、川芎、丹参之类。忽视"心主阳气"的基本功能,舍本逐末,有违中医理论,只不过是"中药西用"而已,故疗效不佳。而临床强心阳的药物与方剂,如参附汤、桂枝、乌头,治疗心与血脉方面的疾病,疗效颇著,说明"阳气在心脏中是居于主导地位的"。

【著作考】

1.《伤寒论语译》由上海卫生出版社于1957年出版。

内容简介:《伤寒论语译》以明代赵开美复刻宋治平年间林亿等校雠的《伤寒论》为蓝本,删去辨脉法、平脉法、伤寒例等十二篇,对汉代医家张机《伤寒论》辨六经病脉证并治,以及辨霍乱、阴阳瘥后劳复病脉证并治诸篇原文三百九十八条,逐一予以解释。每条分校勘、音义、句释、串解、语译诸项。其校

勘以《金匮玉函经》《金匮要略》《注解伤寒论》《千金要方》《千金翼方》《外台秘要》《仲景全书》等为依据。串解主要援引各注家的精义及任氏个人体会,并用现代语进行翻译。本书卷首载编者所撰"学习伤寒论应首先了解的几个主要问题"一文。

2.《中医各家学说及医案选讲义》由上海科学技术出版社于1960年出版。

内容简介:《中医各家学说及医案选讲义》一书是为了适应中医学院设置的"各家学说"课程而编写的。它的目的,主要是了解历代各个医学流派、医药学家的不同学术见解及其演变与成就。故深入研究中医各家学说,对继承发扬祖国医学遗产,具有十分重要的意义。这本教材从宋元明清的医学名家中选出具有代表性的医家22人,以系统分析其学术成就为重点,再附列医案印证其学说。这种学术理论和临证经验相结合的编写方法,通过几年的教学经验证明,对于巩固学习成果,以及进一步开辟其钻研的门径,都起到了一定的作用。但是,根据"系统学习,全面掌握,整理提高"的要求,仍是很不够的。因此,在1963年第二版修订时,又增写总论一篇,分别从祖国医学理论体系的形成、各家学说概述、各家学说的演变和发展以及各家学说对祖国医学的影响等四个方面,作了较为系统的叙述和分析。至于各家学说的具体内容,则在各论中分别叙述。所选医家,自唐至清增为39人,附编中还选辑各家原著74篇,更名为《中医各家学说讲义》。又经过三年的教学经验证明,效果要比第一版好,主要是内容大大地丰富了,对祖国医学所发展的各个流派的基本概念有所加强。惟各医学家仍是分散地存在,所附医家原著,只是按历史顺序排列而已,既显杂乱,又缺乏分析,是其所短。

3.《病机临证分析》由上海科学技术出版社于1963年出版。

内容简介:《病机临证分析》一书主要分临证分析和王冰、刘完素、张景岳三家分析病机的比较观两部分。临证分析包括形体诸病、藏气诸病、二阴诸病、神志诸病四个方面。作者将病机十九条原文拆散,提取其所有三十病证,每一病证都就其原条文的精神所在,分析其为寒为热,属虚属实之不同证候,并各拟附施治方药,足以启发对古典医籍理论的体会和临证具体运用理论的方法。

4.《如何学习中医经典著作》由甘肃人民出版

社于 1981 年出版。

内容简介:本书详细介绍了学习《内经》《难经》《神农本草经》《伤寒论》《金匮要略》,以及有关诊脉等经典著作的方法。包括如何学习原文之精义,怎样鉴别注本之优劣,并列举原文旨意、注本特点等。

《运气学说》由上海科学技术出版社于 1960 年出版。

内容简介:本书是阐述五运六气学说的专题著作。作者根据自己多年研究心得,综合历代运气著作,去粗取精,整理成章先叙述运气学说的由来和产生的科学基础;次述干支甲子的基本知识和对运气学说的意义;再述五运六气的基本内容以及运气同化诸问题;后列"运气学说与辨证论治"专节,以《素问·藏气法时论》为范例,阐述运气学说在中医临床中运用的原则和大法,使理论密切联系实际;文后附有"六十年运气交表",以便于读者学习和运用。全书解说明晰,体系清楚,可供学习和研究运气学说者参考。

《阴阳五行》由上海科学技术出版社于 1960 年出版。

内容简介:阴阳五行学说是祖国医学的中心思想,古代记载阴阳五行学说的书籍很多,而《素问》《灵枢》所言,则纯从医学角度为出发点,保存其原始的、朴素的辩证唯物主义之本来面目。故本书所述,多以《素问》《灵枢》为依据,旁及诸家,使读者在不太多的时间内,对阴阳五行学说有较系统而扼要的理解,俾更有助于研习祖国医学,进而能运用于临床诊断、治疗和摄生各方面。

本书重点提出了阴阳五行的两大规律,这是近代很少有人给以适当确定的,作者大胆地提出希望能引起争鸣。卷末附录河图洛书浅说、阴阳互根论、五行生克论、阴阳治法大要论四篇,供读者前后互参。

《任应秋论医集》由人民卫生出版社于 1984 出版。

内容简介:本书是我国著名中医学家任应秋教授生前的论文集。该书收录任应秋教授已发表和未发表的论文共 119 篇,临床验案 21 例,以及为他书所写的 18 篇序及部分诗词,反映了作者 20 世纪中叶前后 30 余年研究中医学的概貌。全书分为医学小议、学习指导、基础理论、医学史论、典籍研究、医学流派、方药琐言、争鸣碎语、论治管见、医案实

录、诊余文抄等 11 部分。任应秋教授学识渊博,其对中医基础理论的研究、对中医经典著作的研究、对中医各家学说的研究,均有很深的造诣,本书基本反映了作者在以上诸方面的学术思想和研究成果,对从事中医基础理论研究的科学工作者具有参考价值。同时,书中的学习指导部分,又为初学中医的人员指出了学习的方法与门径,因此对初学中医人员也有参考意义。书中还附有其临床验案的详细记录和诊治思路解析,对从事临床工作的中医人员也有启示。因此,本书对从事中医工作的各方面人员均有一定的指导作用。

《伤寒论证治类诠》由科技卫生出版社于 1959 年出版。

内容简介:本书是任应秋对《伤寒论》的重新编著。他把《伤寒论》原条文全部拆散,又按照辨证系统来分汇罗列,便于读者学习《伤寒论》的辨证论治精神,并可以结合临床具体应用。本书分辨症状,类析治法,归纳并探讨方药,均清楚扼要。在每一个专题之后都有提纲和复习,便于学习者的参考和进一步思考体会。其中 112 方,按照各方的组合性质来分类,并选出 30 味药物,将每药在各方中的主要作用,予以分析归纳。这样,既可以明白古人组合方药的法则,又能了解方药随证变化而加减的理由所在。

【遣方用药】

驱寇饮

组成:炒白芍 20 g,焦山楂 10 g。炒陈皮 10 g,姜半夏 10 g,九制香附 6 只,南木香 6 g,炒豆蔻 3 g,带皮茯苓 10 g,醋柴胡 3 g,醋灵脂 3 g,制乳香 3 g,制没药 3 g,荆芥 1.5 g,肉桂 1.5 g,伏龙肝 15 g。

主治:驱寇饮适应于上腹部近心窝处急慢性疼痛为主的病证。包括现代医学的急慢性胃炎、胃痉挛、胃及十二指肠溃疡等引起的疼痛。痛时牵连肋及胸背,或兼有嗳气,吞酸,倒呛,嘈杂,脘腹闷满,形寒倦怠,大便稀溏或干结等,舌淡苔薄,脉多沉弦或沉滑等。

方解:食不节,或过食生冷;或素体脾胃虚弱;或情志、劳倦等因素而致。任应秋认为,胃脘痛虽寒热虚实均可导致,但以虚寒证多见亦较为难治。胃为"水谷之海",只有胃中气血调和,才能消磨水

谷,蒸化精微,以维持胃的升清降浊的正常生理。如果因生冷等损伤胃气,导致胃气不足,消磨无力,胃不能降浊升清,食滞胃脘又可积而化热,邪热内扰就会产生一系列病理变化,出现胃脘胀满痞寒,疼痛泛酸,大便干结,呃逆,眩晕等症。驱寇饮中白芍、柴胡、香附、木香、五灵脂、乳香以舒解肝气郁滞;山楂、半夏、陈皮、豆蔻、茯苓等健脾燥湿,伏龙肝健脾和胃,肉桂温中散寒,少用荆芥以升清阳之气从而达到脾胃健运,清升降浊之目的。任应秋经过几十年的临床实践研制此方以"和脾胃,助消磨,资运化,调气血;消郁滞,止疼痛"。视病证寒热虚实而予以加减运用。临床用之多效。

常用加减法:形寒倦缩,喜热饮或得热则痛减者加高良姜、黑附片、生姜;热痛者去肉桂,加黄连、黄柏、黄芩、黑山栀;嗳气吞酸重者加海螵蛸、煅瓦楞;气虚者加党参、白术、炙甘草;大便干结者加大黄、元明粉;气滞气郁者加枳壳、枳实、川楝子、延胡索、香橼皮、郁金;痰湿重者加制南星、片姜黄、海浮石;腹胀重者加厚朴、大腹皮。

【医话与轶事】

任应秋认为学好了《内经》,才说得上打下了中医学的理论基础。只有打好了中医学理论基础,进而学习临床各科,学习各医学家的著作,才可能左右逢源,事半功倍。这是一条学习中医学的大路、正路,如果舍正路而弗由,又欲期其有成,那是很困难的。有了门径之后,便得讲究方法。任应秋几十年的临床经验告诉我们,做好以下四个方面才能在中医之路上走得更远。

(一)精读

读书有两种方法,最基本的可以少而精,多在精的方面下功夫。其次是结合实际,学以致用。学中医学所担负的任务是:继承发扬,整理提高。因此首先要读好《灵枢》《素问》《伤寒》《金匮要略》,因为它是汉代以前许多医学家的总结,许多文献的结晶,是中医学理论的基础。把它读得烂熟,才能算打下了比较坚实的理论基础。

(二)勤写

写,就是写笔记。一边阅读,一边写笔记,是帮助我们领会和记忆文献内容的一种读书方法,也是积累科技资料的一个重要方法。边读边写,也就做

到了眼到、口到、心到、手到,养成写读书笔记的良好习惯。任应秋经常采取以下几种形式:概括和缩写。把已读过的书的内容,作一个非常概括而简短的叙述,扼要说明某一本书的内容,主要讲的什么问题。这样写的好处是能帮助自己抓住书里所讲的要点,加深对所读书的理解。

(三)深思

深思苦想,是做学问、研究科学不可缺少的一个重要环节。古人谓之"揣摩",我们现在说是"独立思考"。前人的成就,要学习,要继承。但如果止于此,那就永远只能步前人的脚印,也就永远只能停留在一个水平上。

(四)善记

善记,是指要善于锻炼记忆力。记忆有两种,一种叫机械记忆,一种叫理解记忆。机械记忆靠重复,理解记忆靠联想。一两岁的小孩没有什么联想,只有靠机械重复的办法。把学到的一句话来回咕噜,然后就学会了。这种方法是"强记"。一般人说少小时记忆好,都属于"强记"。长大以后,知识多了,就开始使用联想的办法,也叫做"追记"。当他接触到一个新事物时,就会把已经知道的事物联系起来,去记住新的事物。年龄大的人,主要靠运用联想方法。

任应秋不仅中医理论造诣精深,而且医技精湛,医德高尚,临床上既长于灵活运用经方,又善于化裁时方,创制新方。一黄姓女青年,年二十一,自六岁病高热之后,即患尿急频失禁,衣裤常濡湿,羞于见人,缠绵十五春秋。先生诊其脉沉细有力,询其症口渴喜冷饮,溲黄有热感,察其舌正赤无苔。检其所用之方多为补益固涩之品,遂断为肾虚热郁之候,前服温补固涩之剂误之久矣。立方黄柏四钱,知母六钱,肉桂五分,连进六剂,小便已能自制,惟仍有急迫感,继服六剂即完全恢复正常。十五年之痼疾,竟愈于旬日之间。或问曰:"既云热郁为病,何用辛热之肉桂耶?"先生笑答:"《内经》云'通因通用,热因热用',此之谓也。"诸如此病者,若非以中医理论为指导,恐其难为功矣。

【医案选介】

案一:慢性支气管炎。

赵××,男,52岁,夏县水头公社农民,初诊日

期 1974 年 11 月 17 日。

主诉:咳痰已十七年,每年到秋凉以后便要犯病,清早快要到起床的时候,便喉痒咳嗽,不能再睡,披衣起坐咳痰,痰呈白色的清稀泡沫状,咳痰时气急胸满,开头不甚爽快,难于吐出,随后则比较容易,直到痰吐得差不多时,胸部稍舒。整天随时都有咳痰症状,不过比清晨轻。到了晚上快要睡觉时,又必剧咳一阵,吐些清痰,才能上床入睡。经运城××医院检查,X线片上两肺纹理呈条状增加,下肺野尤为明显,诊断为慢性支气管炎。中药西药都没有少吃,就是控制不了,一定要到第二年春暖以后,才可能慢慢地缓解。脉浮取微滑,沉取颇弦。舌苔滑腻色白,咳嗽频,胸满闷,痰清稀,气短促,头眩晕,食欲差,大便溏,小便短,为水气内蓄的支饮证,用小青龙汤温散水饮。桂枝三钱,麻黄三钱,干姜三钱,白芍三钱,炙甘草三钱,北细辛二钱,清半夏四钱,五味子一钱,水煎,热服,三剂。

小青龙汤本是外散寒,内祛饮的表里两解剂。本病全无表证,只是水饮停蓄上焦,肺气失去清肃的功能,逆而上行,则气促咳嗽;不能化水,则大便溏而小便短;水饮停聚,上干清阳则头眩晕,聚于膻中则胸廓胀满;水气逆行则频吐稀痰。方以善于宣通肺气的麻黄为主,辅以半夏、细辛,便能温散水饮;辅以炙甘草、五味子,便能缓急宁咳;辅以桂枝、白芍、干姜的温通苦泻,则清升浊降,眩晕自愈,气行饮消,胸满可除。

服麻桂必发汗,未为通论,以小青龙汤为例子,便足以说明。当有外邪时用,因于肺气的宣通,自然可以出汗,如无外邪,只能使肺气恢复清肃的功能,有助于水道的通调而已。在《伤寒论》中,桂枝本为自汗证的主药,"汗出而喘,无大热者",还有用麻黄杏仁甘草石膏汤的时候。在临床经验中,凡无外邪的,或者并无表虚证的,服本汤后均不曾见有发汗。再看《金匮·痰饮咳嗽病脉证并治》篇有关的两条:"咳逆倚息,不得卧,小青龙汤主之。"下一条"青龙汤下已,多唾口燥,寸脉沉,尺脉微,手足厥逆,气从小腹上冲胸咽,手足痹,其面翕热如醉状,因复下流阴股,小便难,时复冒者,与茯苓桂枝五味甘草汤。"像这样下焦阳虚的人,服了小青龙汤,也不曾有发汗的反映。本例病人服三剂后,亦没有发汗现象。

复诊:11 月 20 日。咳嗽减轻,吐痰很痛快,但量仍多,胸胁满,更主要的是眩晕毫未减轻,脉沉弦,舌苔水滑。这是肺气宣肃的作用,已有所好转,所以气较顺而咳减,痰活动而易出,但肝气又上逆,久病之脾,既无力以抵抗上逆的肝气,更不能充分地运化水饮,肝气逆而上扰则眩晕,痰饮弥漫胸胁则痞满,平肝降逆,扶脾祛饮,当以苓桂术甘汤为首选。茯苓四钱,桂枝三钱,白术三钱,炙甘草二钱,炒枳壳二钱,泽泻五钱,清水煎,热服,三剂。《金匮·痰饮咳嗽病脉证并治》篇说:"心下有痰饮,胸胁支满,目眩,苓桂术甘汤主之。"又说:"心下有支饮,其人苦冒眩,泽泻汤主之。"加泽泻五钱,就是合用泽泻汤的意思。加枳壳二钱,所以配合桂枝以平肝。其余诸药,均在恢复脾气,以利于水饮的运化。

三诊:11 月 23 日。眩晕已基本消失,痰亦大为减少,但咳嗽有反复,尤以早晚剧咳,并作干呕,胸满,脉沉,舌苔水滑。这是停蓄于胸中的痰饮水气,没有得到根除之故,改用苓桂五味甘草去桂加干姜细辛半夏汤。茯苓一两,甘草三钱,细辛二钱,干姜三钱,五味子一钱,清半夏四钱,清水煎,热服,三剂。服小青龙汤后,肺中清肃之气已有所改善,所以咳痰显著减轻。服完苓桂术甘汤后,肝气冲逆得平息,所以眩晕消除。现在咳嗽又有所加重,胸仍满,故必须大力温散水饮,使肺气肃降无所阻滞,方中干姜、细辛的大辛大热以解水饮的黏滞,茯苓、半夏导水使下行,这是全方主要力量,若五味子、甘草之缓急止咳,究在治标,尚非根本之图。

四诊:11 月 26 日。咳嗽大减,吐痰减少多半,胸满的程度亦有好转。现白天很少咳嗽,只在入睡前要稍咳一阵,但吐痰并不多。晨起很清爽,毫无病的感觉,这种情况已经十多年不曾有过,目前主要问题是:口发淡,食欲不振,进食后嗳气,脉沉弱无力,舌苔仍水滑,纯为脾虚之候,疏《外台》茯苓饮:茯苓三钱,党参三钱,炒白术三钱,枳壳二钱,陈橘皮二钱半,生姜四钱,清水煎,热服,三剂。脾胃虚弱,既不能消磨水谷,又不能运化水湿,这是痰饮病的根源所在。方用党参补胃,白术健脾,茯苓利湿,陈皮行气,枳壳宽胸,生姜通阳降逆。则脾胃健行而水饮可消,虚痞可散,湿浊可降,咳逆可止,便使诸症消失。

五诊:11 月 29 日。咳痰、胸满等症完全消失,食欲亦有所增进,究未复元,面色萎黄,脉虚无力,久病之后,总应培补脾胃,使其能较快地恢复体力。

尤其是关于肺方面的病,更应着补养脾胃以巩固疗效,这是《素问》所谓"滋其化源"的方法。用异功散:党参二两,白茯苓二两,炒白术二两,炙甘草二两,陈橘皮二两共研末,瓶收贮,每服二钱,加生姜二片、大枣三枚清水煎服。日服二次,连续服一月。

张介宾说:"久咳曾经泻肺,及饥饱劳倦伤中,以致脾肺虚而饮食少,面白少神,脉虚无力,宜异功散之类,理脾而咳嗽自止。"叶天士说:"脾者肺之母,虚则补其母。"这些都是经验之谈。现代医学对于支气管炎病,只从支气管本身的病变研究,故治疗方法较单纯,中医必须从和肺有关联的几个脏器来考虑,这是很有现实意义的。

案二:长期高热。

赵某石,男,51岁,抗美援朝志愿军,下肢负伤残废,现为稷山县XX公社社员,初诊日期1975年12月26日。患者主诉:从11月5日午后开始,先觉畏寒,继即发热,傍晚全身出汗,热度随之下降,自以为感冒,第二天去公社医院,经诊断为感冒,给银翘解毒片两盒。当时即用开水送服六片。午后又是先畏寒,后发热,继出汗,随即退热。一般在上午没有什么不舒适的感觉,饮食亦吃得很香。20片银翘解毒片已服完,再去公社医院,医院即叫住院观察,经过胸部透视,并对肝、胆、脾进行检查,无异常发现,热度一直持续于39~40℃,每天如此,经公社医院30多天的检查观察,不能明确诊断,仅做些临时处理,如注射"安乃近",服"复方乙酰水杨酸片"之类。12月7日转送来稷山县医院,继续检查,心脏听诊仅有轻度杂音,肺部X线透视,左肺上部有钙化瘢痕,抗"O"不高,血沉不快,肝不大。经医院大夫讨论,怀疑为结核性的发热,10天的链霉素加异烟肼治疗,毫无效果,每天下午仍然有规律性的畏寒、发热、汗出、热退。又经讨论怀疑为风湿热,连续用水杨酸类药物和肾上腺皮质激素进行诊断性治疗了10天,仍无效果。从开始发热到现在已有50多天了。脉浮而弱,舌面满布薄白苔,项背强,上午精神颇佳,饮食正常。午后一至二时,即开始畏寒,经十多分钟便发热,总是在39℃上下,约持续两个多小时以后,即行出汗,口干,不甚思饮,汗出以后,有疲乏感,便昏昏欲睡。据此脉证,应属于太阳中风的表虚证候。《伤寒论》说:"太阳中风,阳浮而阴弱,阳浮者,热自发;弱者,汗自出。啬啬恶寒,淅淅恶风,翕翕发热,鼻鸣干呕者,桂枝汤主之。"又:"太阳病,项背强几几,反汗出恶风者,桂枝加葛根汤主之。"病人亦时或有干呕,惟不太重。据上述两条脉证,除鼻鸣而外,与病人脉证完全符合。因风邪羁迟于太阳经卫分,卫气不能驱之使去,仅与风邪保持着势均力敌的状态,所以每天总是恶寒、发热、出汗。由于不断地发热出汗,津液逐渐缺少,项背肌肉神经得不到足够的津液营养,便出现拘强几几的症状,遂按《伤寒论》立法施治,用桂枝加葛根汤以生津解表。方如下:葛根四钱,桂枝三钱,白芍三钱,炙甘草二钱,生姜三钱,大枣十二枚,清水煎,去滓,热服,三剂。今本《伤寒论》方中有麻黄,惟宋臣林亿校书的意见,谓不当有麻黄。成无己及《金匮玉函经》均没有麻黄。《南阳活人书》亦认为监本有麻黄是错误。既言"汗出恶风",当然没有用麻黄的理由,本病病人每天的发热,都因汗出而热退,也没有用麻黄的必要,因而便不用麻黄。

12月29日复诊,服第二付药后,即不再发热,昨今两日的体温都为37℃,项背拘强的感觉亦已消失。持续50多天的高热,三剂桂枝加葛根汤竟得以完全解决。见其薄白苔尚未退尽,脉尚微浮,再疏桂枝汤原方两剂与之,继续调理卫气,以善其后。但是,在这病的辨证过程中,有两个问题,自己没有做出较好的解答。第一,这不过是一般的太阳中风表证,何以竟持续至50多天,既不解肌而愈,亦不传里而剧?第二,太阳病的发热,少见有这样规律的时间性,而本例病人发热的时间性很强,每天都在午后一点多钟。

参考文献

[1] 张朝和,石学文,张兆云,等.一代大师任应秋(连载一)[J].河南中医学院学报,2004,19(5):9-12.

[2] 任应秋.伤寒论语译[M].上海:上海卫生出版社,1957.

[3] 陈昱良.任应秋先生启蒙教育经历与成才启示[J].中医教育,2015,34(193):68-71,86.

[4] 王勇.任应秋治《伤寒论》学术思想整理及传承方法研究[D].北京:北京中医药大学,2006.

102. 邓铁涛（抗传染性非典型肺炎）

【生平传略】

邓铁涛，当代最具影响力的著名中医大师之一，首届国医大师，曾任广州中医学院副院长、广州中医药大学邓铁涛研究所所长、中华人民共和国卫生部第一届药品评审委员会委员、中华中医药学会终身理事、广东省中医药学会终身理事、广东省中西医结合学会终身理事、广东省第四、五届政协委员。

1916 年 10 月，邓铁涛出生于一个中医家庭。1932—1937 年，就读于广东中医药专科学校。1962年、1979 年两次获广东省政府授予"广东省名老中医"称号。1985 年研制成功的中成药"五灵止痛散"获广州市科技成果四等奖，技术转让费 5 万元全部贡献给中华中医药学会振兴中医基金会。1990 年获国家中医药管理局遴选为"全国老中医药专家学术经验继承工作指导老师"。

1991 年，邓铁涛教授主持的课题《脾虚型重症肌无力临床研究及实验研究》，获得国家中医药管理局科技进步一等奖，被人事部、卫生部、国家中医药管理局聘为首届全国继承老中医药专家学术经验指导老师。1992 年获国家科技进步二等奖，这是建国以来我国中医药学界不易获得的奖励级别。1993 年荣获广东省"南粤杰出教师"特等奖。

2003 年，邓铁涛被国家中医药管理局聘为"抗非"专家顾问组组长，获中国科学技术协会授予的全国防治非典型肺炎优秀科技工作者称号。2005年 6 月被科技部聘为国家重点基础研究发展计划（973 计划）"中医基础理论整理与创新研究"项目首席科学家。2006 年 12 月获中华中医药学会首届中医药传承特别贡献奖。2007 年被评为国家非物质文化遗产（传统医药类）项目中医诊法代表性传承

人。2008 年 1 月被国家中医药管理局聘为"治未病"工作顾问。2009 年 7 月,93 岁的邓铁涛教授被人力资源和社会保障部、卫生部、国家中医药管理局等国家三部委联合评定为"国医大师"。

2019 年 1 月 10 日,103 岁的邓铁涛教授去世。同年 9 月，邓铁涛被追授"全国中医药杰出贡献奖"称号。

【学术思想】

邓铁涛教授既重视理论又着力于临床，对中医理论有较高造诣，对现代中医理论的发展产生积极的影响。"非典"时期，邓铁涛挺身而出，指出中医药可以治好严重急性呼吸综合征（SARS），他临危受命为中医药防治 SARS 提供技术指导，被国家中医药管理局任命为抗"非典"专家顾问组组长。在他的努力下，当时他所在的广州中医药大学第一附属医院共收治了 73 例 SARS 病人，取得"零转院""零死亡""零感染"的"三个零"的成绩。邓铁涛荣获中华中医药学会"中医药抗'非典'特殊贡献奖"。

（一）中医治疗"非典"的可行性

"非典"是传染性极强的一种疾病，病属瘟疫。《黄帝内经》中便有对瘟疫预防的记载，"正气存内，邪不可干，避其毒气"。之后的《伤寒杂病论》更是我国首部治疗发热性疾病、流行性疾病和传染性疾病的专著。吴又可的戾气、厉气、杂气学说是传染病史上一大创举。在此基础上，吴塘经过不断实践创新，创立三焦辨证，著成《温病条辨》。

邓铁涛认为中医对于传染病的治疗理论和辨证方法经历两千多年，充分说明了病原体不是中医治疗传染病的关键，对病原体的认识不是中医治疗的着力点，中医治疗着重于在病原体进入人体后表现的一系列症状，正邪抗争，真假虚实，通过辨证论

治,组方用药使人体达到阴阳平衡而战胜邪气,这些卓有成效的中医理论和辨证方法是可以战胜非典的利器。

(二)中医治疗"非典"的理论依据

中医对于病毒性传染病的治疗有较好的效果,邓铁涛认为因为中医早已将细菌概括于"邪气"之中。吴又可在《温疫论》中指出瘟疫不是六淫之邪所致,而是四时不正之气所为。他的"疠气"之说,首先肯定它是一种物质,"物者气之化也,气者物之变也",从而否定了疫病之由是"非其时而有其气"的旧观点。邓铁涛指出因为气候与环境因素而导致戾气,时行之气等致病物质的活跃,而人体正气不足,不能抵御外邪而致邪气入侵,病程阶段的变化则是正邪相争的体现。

叶天士曾言"或透风于热外,或渗湿于热下,不与热相结,势必孤矣"。驱邪可发汗而解,亦可利小便而去,张仲景以三承气汤祛邪,杨栗山以升降散逐秽,不拘于一法。邓铁涛指出对于非典发热病人不宜随意使用抗生素,抗生素杀菌的同时也强力抑制病人正气,使人体菌落失常,而中医若是辨证准确,可因势利导,正气增强自可驱邪外出,中医的扶正祛邪之法用之可行,因此非典后期可用人参培其根本。

(三)"非典"的中医治疗方案

邓铁涛认为"非典"属于中医春温病伏湿之证,病机以湿热蕴毒,阻遏中上二焦,并易耗气挟瘀,甚则内闭喘脱为特点。治疗方案如下。

1.早期

多在发病后1~5天,病机以湿热遏阻、卫气同病为特点。治疗上强调宣透清化。常见证型有湿热遏阻肺卫、表寒里热挟湿两型。

(1)湿热遏阻肺卫 症见发热,微恶寒,身重疼痛,乏力,口干饮水不多,或伴有胸闷脘痞,无汗或汗出不畅,或见呕恶纳呆,大便溏泄,舌淡红,苔薄白腻,脉浮略数。

治法:宣化湿热,透邪外达。

方选:三仁汤合升降散加减。

药用:杏仁12 g,滑石15 g,通草6 g,白蔻仁5 g(后下),竹叶10 g,厚朴6 g,生薏苡米20 g,法半夏10 g,白僵蚕6 g,片姜黄9 g,蝉蜕6 g,苍术6 g,青蒿10 g(后下),黄芩10 g。

湿重热不明显,亦可选用藿朴夏苓汤加减化裁。

(2)表寒里热挟湿 症见发热明显,恶寒,甚则寒战壮热,伴有头痛,关节痛,咽干或咽痛,口干饮水不多,干咳少痰,舌偏红,苔薄黄微腻,脉浮数。

治则:辛凉解表,宣肺化湿。

方选:麻杏甘石汤合升降散加减。

药用:炙麻黄6 g,生石膏30 g(先煎),炒杏仁10 g,炙甘草6 g,白僵蚕10 g,片姜黄9 g,蝉蜕6 g,薄荷6 g(后下),连翘15 g,金银花15 g,黄芩10 g,芦根15 g,生薏苡仁20 g。

2.中期

多在发病后3~10天,病机以湿热蕴毒、邪伏膜原、邪阻少阳为特点。治疗上强调清化湿热、宣畅气机。

(1)湿热蕴毒 症见发热,午后尤甚,汗出不畅,胸闷脘痞,口干饮水不多,干咳或呛咳,或伴有咽痛,口苦或口中黏腻,苔黄腻,脉滑数。

治则:清热化湿解毒。

方选:甘露消毒丹加减。

药用:生石膏30 g(先煎),炒杏仁10 g,茵陈15 g,虎杖15 g,白豆蔻6 g(打、后煎),滑石20 g,法半夏10 g,僵蚕10 g,蝉蜕6 g,苍术6 g,姜黄10 g,石菖蒲10 g,柴胡12 g,黄芩10 g。

(2)邪伏膜原 症见发热、恶寒,或有寒热往来,伴有身痛,呕逆,口干苦,纳差,或伴呛咳,气促,舌苔白浊腻或如积粉,脉弦滑数。

治则:疏达透达膜原湿浊。

方选:达原饮加减。

药用:厚朴6~9 g,知母10 g,草果1~3 g(后下),黄芩12 g,柴胡15 g,法半夏10 g,杏仁10 g,生薏苡仁30 g,滑石20 g。

(3)邪阻少阳 症见发热,呛咳,痰黏不出,汗出,胸闷,心烦,口干口苦不欲饮,呕恶,纳呆便溏,疲乏倦怠,舌苔白微黄或黄腻,脉滑数。

治则:清泄少阳,分消湿热。

方选:蒿芩清胆汤加减。

药用:青蒿10 g(后下),竹茹10 g,法半夏10 g,赤茯苓15 g,黄芩10 g,炒杏仁10 g,陈皮6 g,生薏苡仁30 g,滑石20 g,青黛6 g(包煎),苍术6 g,郁金10 g。

3.极期(高峰期)

本期多在发病后7~14天,临床的突出表现为气促喘憋明显,或伴有发绀,病机以湿热毒盛,耗气伤阴,瘀血内阻为主要特点,少数可表现为邪入营血、气竭喘脱;治疗在祛邪的同时必须重视扶正,可选用白虎加人参汤、清营汤、犀角汤等加用活血化瘀之品,并静脉使用参附针、参麦针、丹参针等。

(1)热入营分,耗气伤阴　症见身热夜甚,喘促烦躁,甚则不能活动,呛咳或有咯血,口干,气短乏力,汗出,舌红绛,苔薄,脉细数。

治则:清营解毒,益气养阴。

方选:清营汤合生脉散加减。

药用:水牛角 30 g,生地 15 g,玄参 15 g,金银花 15 g,西洋参 5 g(另炖服),麦冬 10 g,山萸肉 15 g。并可静脉滴注参麦针以益气养阴。

(2)邪盛正虚,内闭外脱　症见发热不明显,喘促明显,倦卧于床,不能活动,不能言语,脉细浅数,无力,面色发绀;或汗出如雨,四肢厥逆,脉微欲绝。

治则:益气固脱,或兼以辛凉开窍。

药用:大剂量静脉滴注参麦注射液或参附注射液,并用参附汤或生脉散(汤)送服安宫牛黄丸或紫雪丹。

4.恢复期

多在发病后 10～14 天以后,病机以正虚邪恋,易挟湿挟瘀为主要特点。主要证候有气阴两伤,气虚挟湿挟瘀。治疗强调扶正透邪,并重视化湿、活血。

(1)气阴两伤　症见热退,心烦,口干,汗出,乏力,气短,纳差,舌淡红,质嫩,苔少或苔薄少津,脉细或细略数。

治则:益气养阴。

方选:参麦散或沙参麦冬汤加减化裁。

药用:太子参 15 g,沙参 10 g,麦冬 10 g,白扁豆 12 g,炙甘草 3 g,山药 10 g,玉竹 10 g,法半夏 6 g,芦根 15 g。

(2)气虚挟湿挟瘀　症见气短、疲乏,活动后略有气促,纳差,舌淡略暗,苔薄腻,脉细。

治则:益气化湿,活血通络。

方选:据虚实不同可分别选用李氏清暑益气汤、参苓白术散或血府逐瘀汤等加减化裁。

药用:太子参 15～30 g,生白术 15 g,茯苓 15 g,扁豆 10 g,生薏仁 30 g,佩兰 10 g,郁金 10 g,法半夏 10 g,桃仁 10 g,丹参 12 g,当归 10 g,赤芍 12 g,忍冬藤 30 g。

(四)中医治疗"非典"经验

要抓住挟湿的特点,重视祛湿,忌滥用抗生素,防止伤脾胃生湿。早期用中药控制病情,勿使从卫分向重症传变。早期忌寒冻冰伏,早期慎用补药。中医介入治疗可减少病症,减少后遗症,减少西药毒副作用。

【遣方用药】

(一)治阿米巴痢疾方

组成:鸦胆子肉 20 粒。

用法:以滑石粉为衣,空腹吞服。

功效:清热解毒,杀虫止痢。

(二)治肺结核方

组成:党参 15 g,黄芪 15 g,山药 15 g,知母 15 g,玄参 15 g,生龙骨 15 g,生牡蛎 15 g,丹参 9 g,三棱 10 g,莪术 10 g。

功效:补气养阴,活血化瘀。

【医话与轶事】

(一)灯火醮疗法

灯火醮,其法选用一根灯心,醮食油后,在纸上轻轻一搓,使含油适量,点燃之后,对准某穴位一窒,灯火暴开,发出"啪"的响声而灭火,便是一醮。邓铁涛使用此法治疗痄腮,效果满意。若用此法,宜及早使用。当一侧初起,即于患侧之角孙穴用灯火一醮,只一醮便够,不用其他外治法,往往另一侧便不发病,而且疼痛减轻较快。若两侧齐发,则每侧角孙穴各一醮,加服中药,亦易治愈。由于疗效较快,故继发睾丸炎者极少,邓铁涛用此法多年,未见失败之病例。

(二)轶事三则

1.我是为中医而生的人

邓铁涛说:"我是为中医而生的人。"他始终为中医的发展奔走呼号。1938 年邓铁涛与同学在香港合办南国新中医学院。"中医学受轻视、歧视、排斥,从民国初的政策开始一直到今天,中医在这一百年里经常受到不正确的对待。"邓铁涛说,"自己感到中医这个宝贝不能在我们这一代人手中丢掉。""鲁迅的《呐喊》我读过好多次,我要像他一样去呐喊,为中国文化呐喊。"邓铁涛一生多次上书中央,为弘扬祖国医学大声疾呼。

第一次上书,呼吁成立国家中医药管理局。第二次上书,保住了国家中医药管理局,这就是中医界著名的"八老上书"。第三次上书,为中医和西医院校合并"踩刹车"。第四次上书,重申中医不能丢,呼吁全社会对中医加以重视。第五次上书,建议中医介入抗非典。

邓铁涛不担心中医走不出国门,而是担心中医走出去不姓"中"。他说:"我们中医一定要争气。日本人曾提出,中国人迟早要到日本学中医。我现在最怕的就是中国人没把中医学好、用好,一看到西医那些方法,心里就胆怯了。中医要有底气,要为全球健康提供中国处方。"

2.传承中医不当"完人"

有病人向邓铁涛反映,他在中医院住院一周,医生没有给他摸过一次脉。邓铁涛愤然地说:"这到底是西医的脑袋还是中医的脑袋啊?"传承中医,人才是根本。中医人才,青黄不接,让邓铁涛忧心忡忡。他自嘲,中医薪火不传,我们就是一代"完人"了。邓铁涛说,消灭中医不是外人,外人消灭不了中医,但中医自己能够消灭中医。中医传承一定要培养"铁杆中医"。他多次在培训班上说:"解除人类痛苦的曙光出现在东方。所以对西医的东西,大家不要迷信,对中医的东西要坚信。你做不到就是你的功夫没到。"

在他的倡导下,国家中医药管理局联合国家人事部、卫生部在全国推广名老中医带徒传授制度。1990年10月,首届"全国继承老中医药专家学术经验拜师大会"在北京人民大会堂隆重举行,全国首批500位名老中医开始带徒。2000年,全国中医传承面临青黄不接的困局,他振臂一呼,带头示范,号召全国名中医来广东带徒,传承中医薪火。

3.用行动证明中医不是慢郎中

几十年来,不少人认为中医只能治疗慢性病,对急危重症无可作为。而邓铁涛凭借精湛的医术,用行动去证明中医不是慢郎中。在解放军157医院,一位患肠梗阻的青年战士,疼痛难忍,病情危重,主治医师想手术化解。邓铁涛到病人床前,舌诊见剥苔下有新苔生长,说"这就是黎明前的黑暗啦",他建议先不手术,开以大承气汤处方保留灌肠,之后很快解除梗阻,让病人免去一刀之苦。

某医院曾遇一胎死腹中病人,妇产科医生用非手术治疗十多天不见效,再做手术又怕过不了感染关,于是请邓铁涛会诊。经辨证属实证实脉,邓铁涛开出一剂中药,当夜即排出死胎。

在邓铁涛长达八十余年的中医生涯里,累积了无数个中医治疗急危重症的临床经验,至今很多学科仍在沿用邓铁涛的学术思想指导临床。除了临床上的贡献,邓铁涛在教育研究方面也从不懈怠。在邓铁涛的指导下,广东省中医院提出开设中医经典病房,探索中医药在救治重症肺炎、呼吸衰竭、心力衰竭、多脏器衰竭、脓毒血症等领域的作用,取得了显著的成效,为中医药的发展打开了全新的局面。

【医案选介】

案一:肺炎

邓某某,女性,33岁,广东省三水籍,医务人员,因"发热伴恶寒2天"于2003年1月25日入院。两天前自觉无明显诱因出现发热,入院当天自觉症状加重,测体温38℃,微恶寒,神疲乏力,稍口干,纳差,面红,无头痛,无流涕,无咳嗽、咳痰,无咽痛,无汗,无鼻塞流涕,睡眠一般,二便调。体格检查:体温38℃;脉搏68次/分,呼吸20次/分,血压90/60 mmHg,意识清,全身皮肤、黏膜无出血点,无黄染,咽无充血,双侧扁桃体不大,气管居中,双肺呼吸音正常,未闻及干湿啰音,白细胞计数 $5.0×10^9$/L,中性粒细胞比率63.9%;红细胞计数 $4.31×10^{12}$/L,血红蛋白131 g/L,血小板计数 $95×10^9$/L,行胸片检查示:右下肺少许模糊阴影。

症见:发热,微恶寒,干咳,无痰,动则心慌气短,头痛,微感胸痛,口干口苦,纳差,神疲乏力,舌淡红,苔薄白,脉濡细。

西医诊断:非典型肺炎。

中医诊断:春温伏湿。

治则:清凉解毒,透热达邪。

处方:青蒿15 g(后下),黄芩15 g,柴胡12 g,大青叶20 g,板蓝根30 g,法夏12 g,枳壳10 g,浙贝母12 g,紫菀12 g,天竺黄12 g,杏仁10 g,炙甘草6 g。每日1剂,水煎服,配合清开灵静脉滴注加强清热,西药则投以注射用亚胺培南西司他丁钠、万古霉素。

二诊:1月27日,仍发热,热势上升,以夜间及午后为甚,体温38.6℃,肢体困倦,纳食减少,舌脉未变,二便通畅;化验:白细胞计数2.9×10⁹/L,中性粒细胞比率57.7%;血小板计数90×10⁹/L;胸片与24日比较右下肺感染病灶明显扩大,大片灶;为湿热蕴毒,阻遏中上二焦之表现,治宜清热解毒达邪,解表宣肺化湿。处方:炙麻黄8g,杏仁10g,石膏20g(先煎),甘草10g,柴胡10g,黄芩10g,半夏10g,竹茹10g,白茅根15g,前胡15g,桑枝10g,薏苡仁20g,滑石18g,藿香6g,佩兰6g。

三诊:1月28日,热势仍未遏止,反有上升之势,体温39.2℃,症状未减,疲倦加重,双肺呼吸音粗,肺底闻及少许湿啰音,舌淡红,苔薄白,脉濡细。化验:白细胞计数2.5×10⁹/L,中性粒细胞比率50.96%;血小板计数67×10⁹/L。邓铁涛意见:湿热蕴毒,毒势盛,并易耗气挟瘀,毒瘀互结,且变证多端,有入营之势,治宜加重清热凉血解毒,化瘀软坚散结,少佐益气之品。原方继续服用,加服安宫牛黄丸,并加用仙方活命饮,西洋参10g另炖服。方药如下:金银花30g,浙贝母15g,赤芍15g,白芷12g,陈皮3g,升麻6g,防风12g,当归6g,虎杖20g,皂角刺12g,穿山甲12g(先煎),乳香6g,没药6g,连翘18g,五爪龙15g。根据西医观点,此时属于炎症渗出期,需要注意肺纤维化的问题,而运用仙方活命饮以化瘀软坚散结,甚为合拍。西药则停用注射用亚胺培南西司他丁钠、万古霉素,改用可左氧氟沙星、注射用头孢他啶。至1月30日,应用可乐必妥后出现头晕,故停用所有抗生素,停用后头晕等症状大减,体温降至37.5℃。

四诊:1月31日,体温降至正常,但神疲,乏力,头晕,偶有咳嗽,白黏痰,无口干,舌淡,苔薄白腻,脉濡细,白细胞计数2.3×10⁹/L,中性粒细胞比率50.2%;红细胞计数3.12×10¹²/L,血红蛋白97g/L,血小板计数90×10⁹/L,胸片:病灶增多,肺部密度增高影;热势已退,胸片虽病灶增多,强弩之末也,未足为虑,此乃正虚邪恋,治当清热养阴,扶正透邪,此时舌苔呈现白腻,为伏湿外达之象,治疗上并重视化湿、活血。处方:炙麻黄8g,杏仁10g,甘草10g,黄芩10g,半夏10g,竹茹10g,白茅根15g,桑枝10g,薏苡仁20g,太子参20g,五味子20g,麦冬15g,藿香6g,佩兰6g,仍加服仙方活命饮,并加大补气而性温和之五爪龙至30g;热势既退,停用清开灵,改以参麦针益气生津。

五诊:2月4日,已无发热,乏力,偶咳嗽,未闻

及干湿啰音,舌淡,苔厚微腻,脉濡细。胸片示:有所吸收;白细胞计数2.4×10⁹/L,中性粒细胞47.8%;红细胞计数3.62×10¹²/L,血红蛋白131g/L,血小板计数191×10⁹/L;病势渐衰,但湿性缠绵,如油入面,且易伤气,又易挟瘀为患,治宜清热利湿,益气活血。处方:杏仁12g,甘草6g,青皮6g,桃仁12g,当归6g,苍术9g,五爪龙30g,太子参20g,橘红6g,升麻10g,白术10g,神曲12g,麦冬10g。加服:太子参15g,土茯苓30g,茯苓12g,枳壳6g,陈皮3g,威灵仙20g,杏仁10g,薏苡仁30g,苍术9g,大枣3个。

6诊:2月8日,自觉身轻体爽,舌苔腻转淡,脉细;白细胞6.5×10⁹/L,中性粒细胞比率46.2%;红细胞3.62×10¹²/L,血红蛋白131g/L,血小板161×10⁹/L。2月12日胸片示:右肺炎症全部吸收。守方略有加减,治愈出院。

按语:该病案有以下发病和病机特点:① 起病有接触同类病人的病史,感受戾气,具有传染性,初期即有肢体酸痛等湿重的表现,为伏湿所致,较之普通的风温不同,故诊断为春温伏湿。② 起病后进展较快,2天右下肺即出现大片阴影,毒力强,出现白细胞、血小板下降表现。③ 神疲乏力、发热加重,为毒盛伤正的表现。病人初期之所以感邪受传染发病,是因为先有正气不足,邪乃干之,感受毒邪之后,热、毒、湿使正气更损,内因外因共同导致的结果。根据上述病机,治疗应注重祛邪,所以初期透邪,给以清热解毒达邪,解表宣肺化湿之药。结合伏湿特点,自始至终应注意利湿渗湿使邪有去路。后期注重增强正气,益气养阴,因势利导,扶正驱邪。

本病有戾气、湿、瘀、毒、虚兼夹,故需随证治之。在治疗时注意"三早",即早期应用安宫牛黄丸,可防邪毒内陷心包,阻止传变;早期应用人参扶助正气,及时停用抗生素;早期应用活血软坚散结,防止肺纤维化,防止病灶扩散,以及加快病灶吸收。本病的治疗效果满意,第一,发热至退热仅用6天,如自1月27日体温38.6℃时开始计算,至1月30日体温已降至37.5℃,历时仅4天;第二,症状改善快,整体调理后,较之同类病人,纳食始终正常,大便通畅,胃气未受影响;第三,多数病例最终会演变为双肺炎症,而本例未蔓延至双肺,且较低的白细胞、血小板迅速恢复正常,肺部病灶吸收快,应归功于中医扶正祛毒之法。

案二：乙型脑炎

蔡某，男性，7岁。初诊：1958年7月9日。发热已5天，今早体温极高(40.3℃)。面红唇赤，口渴，意识模糊，间有抽搐。舌苔厚黄，脉滑数。

西医诊断：乙型脑炎。

辨证：证属暑温。

治法：清热化湿开窍。

处方：生石膏60 g(先煎)，知母9 g，甘草3 g，石菖蒲1.2 g，连翘12 g，金银花15 g，芦根12 g，天花粉12 g，滑石15 g(先煎)。紫雪丹1支，分2次隔3小时服1次。

二诊：7月10日晨。热度略低(39.6℃)，其他症状如前。处方：生石膏60 g(先煎)，滑石24 g(先煎)，川黄连4.5 g，芦根30 g，知母9 g，甘草3 g，花粉12 g，全蝎3 g，连翘12 g，石菖蒲1.2 g，双钩藤7.5 g，金银花15 g。安宫牛黄丸1粒，至宝丹1 g，两药合作3次服，每隔2小时服1次。

三诊：7月10日午。前服汤药1剂，证无大变化，继予下方药服之。处方：淡竹叶12 g，甘草3 g，知母9 g，生薏苡米12 g，生石膏60 g。另用冬瓜、莲叶、生薏苡米煎汤作茶。

四诊：7月11日。热略退，面赤唇红，手指微有蠕动。舌质深红，苔黄白，脉滑数。处方：生石膏60 g(先煎)，生薏苡米12 g，知母9 g，甘草3 g，淡竹叶12 g，石菖蒲4.5 g。至宝丹1.8 g，分3包，每3小时服1包。冬瓜、莲叶煎水作茶。

五诊：7月12日。热退，面微赤唇红，嗜睡，神志未完全清醒。舌苔黄，脉数。处方：黄芩9 g，金银花12 g，石菖蒲4.5 g，黄连4.5 g，西瓜皮15 g，竺黄9 g，竹叶9 g，连翘9 g，滑石15 g(先煎)，鸡内金9 g。至宝丹1 g，分两次服。冬瓜、莲叶、生薏苡米煎汤作茶。

六诊：7月13日。热退，眼赤，神志较清醒，不大便数日。舌苔黄较前薄，脉数。处方：西瓜皮15 g，谷芽9 g，天竺黄9 g，鸡内金9 g，黄芩9 g，竹茹9 g，枳壳4.5 g，金银花9 g，元明粉9 g(冲服)，甘草3 g。冬瓜、莲叶、薏苡仁煎汤作茶。

七诊：7月14日。已无发热，神志较清醒，眼赤减退，未下大便，舌苔薄黄，脉数。处方：西瓜皮15 g，冬瓜仁30 g(打)，甘草3 g，金银花9 g，黄芩9 g，薏苡仁12 g，谷芽15 g。

八诊：7月15日。神志清醒，唯神疲肢怠，已大便，胸出白痦，舌微有黄苔，脉滑数。处方：冬瓜仁30 g，生薏苡仁13 g，甘草3 g，茯苓15 g，淮山药12 g，鸡内金9 g，花旗参4.5 g(另煎)。是日下午5时半针足三里、合谷(双)。

九诊：7月16日。神志清，唯神疲肢怠，胃纳不爽，胸部白痦稍退。舌苔微黄，脉滑数。处方：花旗参4.5 g(另煎)，薏苡仁12 g，茯苓15 g，淮山药15 g，甘草3 g，西瓜皮12 g，冬瓜仁24 g(打)。

十诊：7月17日。神志清晰，白痦已退，仍疲倦，不思食。舌苔微白，脉略数。处方：花旗参4.5 g(另煎)，生薏苡仁24 g，淮山药15 g，茯苓9 g，南豆花6 g，谷芽9 g，甘草1.5 g，竹叶6 g。

十一诊：7月18日。神志好，能起床步行，二便如常。舌苔白薄，脉略数。处方：生党参30 g，白芍9 g，茯苓25 g，淮山药24 g，甘草6 g，谷芽6 g，鸡内金9 g。

观察3天，病愈出院。

按语：1958年广州地区出现流行性乙型脑炎，根据治疗过程中的观察，它同1955年石家庄流行性乙型脑炎(偏热)、1956年北京市流行性乙型脑炎(偏湿)都不相同。石家庄流行者偏热，故治疗以大剂清热为主；北京者偏湿，所以以化湿浊为主。而此次广州流行性乙型脑炎之前多雨，发生之时天气极热，所以发病一般多表现为热盛湿伏，所谓外邪热盛而内有伏湿，这是中医辨证所不能忽视的。

从上述病例及同期治疗的其他病例来看，以白虎汤去粳米，加薏苡仁或其他清暑去湿药，如西瓜皮、鲜荷叶、冬瓜、淡竹叶等适用于发热前期，容易退热和减轻症状。后期昏迷抽搐，则量度症情而使用牛黄丸、紫雪丹和至宝丹。至于热盛生风或热极者宜酌用犀角、羚羊角，或以羚羊角骨代羚羊角，亦可收到一定功效。息风则重用石决明。湿气留连中焦气分，应注意其脉象，见有虚象，应加入人参以固气，但湿脉亦似虚象，其间宜细辨。后期宜及时固脾，因湿乃脾土之邪，及时固土，则四肢健运；气足脾旺，可以减少后遗症而加速体力的恢复。但应注意用得其时，否则助邪。

案三：乙型肝炎

卢某，男性，20岁。病人于1979年5月初突发恶寒发热，高热达39℃，并见头痛全身不适，当地卫生院按"流感"治疗，3天后热退，唯觉易疲劳，胃纳不佳，失眠多梦，右胁部时觉隐痛。直至9月13日做体格检查,发现肝大胁下 1.5 cm,即到广州某医院检查:肝功能谷丙转氨酶 217 U/L,其余项目正常,HBsAg 阳性,超声波示较密微小波。诊为"乙型肝炎"。至今已 7 个月。诊时除上述症状加重外,并见烦躁,右胁肋闷痛持续而明显,舌淡嫩,有齿印,苔厚浊,脉弦稍数,两寸稍弱。

西医诊断:乙型肝炎。

辨证:胁痛,证属脾虚肝郁。

治法:健脾舒肝。

处方一:太子参 18 g,茯苓 15 g,白术 12 g,川草薢 10 g,麦芽 30 g,大枣 4 枚,甘草 5 g,黄皮树叶 12 g。

处方二:柴胡 10 g,枳壳 6 g,白芍 15 g,太子参 24 g,茯苓 15 g,白术 15 g,黄皮树寄生 30 g,甘草 5 g。

嘱两方药交替服用,每方药连服 3 天后即转用另方药。

治疗过程中曾根据病情需要,适当选加淮山药以健脾,郁金以舒肝,玄参、石斛、沙参、天花粉、旱莲草、楮实子以养护肝阴。连续服药至 1980 年 7 月 3 日,上述症状基本消失,精神、胃纳均佳,再到该医院复查,肝功正常,HBsAg(±),超声波示肝区稀疏微波,未见明显炎症波型。至此病已基本痊愈,唯肝区时有不适,难入睡易醒等肝炎后综合征症状,乃嘱服健脾之剂以善其后。

按语:从临床上来看,慢性肝炎病人,大都表现为倦怠乏力、食欲不振、身肢困重、恶心、呕吐、腹胀、便溏等一系列脾虚不运之证以及胁痛不适、头目眩晕等肝郁症状。因此,本病病位不单在肝,更重要的是在脾。

本病的病因病机:若病人湿热邪气外袭内蕴于脾胃与肝胆,则发为急性肝炎;若病人脾气本虚,或邪郁日久伤脾气,或肝郁日久横逆乘脾,或于治疗急性肝炎的过程中寒凉清利太过伤及中阳,均可导致脾气虚亏,而转变为慢性肝炎。此时矛盾的主要方面已由邪实(湿与热)转化为脾虚(正虚),故此慢性肝炎之本乃为脾虚。

在疾病发展过程中,由于脾虚不运,可致湿浊内生,湿郁日久则可化热;或气血运行失畅,而致瘀血内留;或气血生化之源不足,阳损及阴,而致肝阴

不足;或脾虚及肾,而致脾肾两虚。临床上则可出现各种相应的兼挟证候。但脾气虚这一基本证候,作为共性症状始终存在于绝大多数慢性肝炎病人身上。

若病人同时有其他兼夹证候出现,则可根据辨证适当采取兼治法,以上方加减治疗。脾虚较甚并见气短声低、精神不振者,加黄芪 15~25 g 以补气,兼湿浊上泛并见脘闷、恶心、呕吐、舌苔厚浊、脉缓滑者,加法夏 10 g,砂仁 6 g 以和胃降浊;若湿浊中阻、身肢困重、腹胀便溏明显者,加薏苡仁 15 g,白蔻仁 6 g 以通阳除湿;兼肝气郁结、胁痛较明显、易急躁、头晕、头痛、脉兼弦者,加郁金 10 g,白芍 15 g 以舒肝解郁,或可合四逆散同用;兼肝阴不足并见头目眩晕、失眠多梦、舌边尖红、苔少、脉弦细弱稍数者,加桑椹 15 g,旱莲草 12 g,菟丝子 12 g,以太子参易党参,去川草薢,以养肝阴;兼肾阴虚并见面白唇红、头晕、睡眠不佳、口干咽燥、腰膝酸痛、舌质红嫩、苔薄白或苔少、脉细数而弱者,加何首乌 30 g,山萸肉 12 g,熟地 20 g,桑寄生 30 g,旱莲草 12 g,以太子参易党参,淮山药易白术;兼血瘀阻络并见面色黧黑或唇色紫黯、胁痛明显、胁下症块(肝大,质较硬易扪及)、舌质紫黯或有瘀点、脉弦缓或涩者,加丹参 15 g,茜根 9 g,土鳖虫 10 g,以活血祛瘀;兼湿郁化热并见有口苦、小便黄浊或轻度黄染或低热、舌嫩红、苔黄白厚浊、脉数者,加金钱草 25 g,田基黄(或鸡草)25 g,土茵陈 25 g,以太子参易党参,以清利湿热。

参考文献

[1] 邓铁涛.邓铁涛临床经验辑要[M].北京:中国医药科技出版社,1998.

[2] 郑洪,刘小斌.国医大师邓铁涛[M].北京:中国医药科技出版社,2011.

[3] 夏洪生.浅谈非典的中医防治[J].深圳中西医结合杂志,2003,13(4):197-198.

[4] 靳士英.邓铁涛教授论传染性非典型肺炎[J].现代医院,2003(4):4-6.

[5] 邓铁涛.论中医诊治非典[J].中国社区医师,2003(11):9-12.

103. 刘渡舟(《伤寒论通俗讲话》)

【生平传略】

刘渡舟(1917—2001年),辽宁营口人,中医伤寒学家,北京中医学院教授,博士生导师。刘氏于16岁正式拜师学艺,凡七年之久,不唯《内经》《难经》《神农本草经》《伤寒论》《金匮要略方论》等中医典籍勤学精研,且对后世名家医著多有用心,加之好学敏思,精读强记,打下了坚实的理论及临床基础。出师后悬壶大连,每以奇方起大症,愈沉疴,故医名噪起。1950年进入卫生部中医进修学校深造,学习西医基础及临床课程,毕业后继续行医于北京城区。1956年调到北京中医学院工作,一直从事《伤寒论》的教学和研究,历任伤寒教研室副主任、主任,金匮教研室主任,中医基础部负责人等职。刘氏从事中医五十余年,在长期的理论研究和临床实践中,逐步形成了独特的学术思想和医疗风格。他认为《伤寒论》六经辨证有其脏腑经络的物质基础,六经之实质为经络、脏腑、气化的统一体,而《伤寒论》是主论外感风寒,兼论内伤杂病的辨证论治专著,故而六经辨证可统摄伤寒杂病,以之广泛应用于临床各科。此外,刘氏还对《伤寒论》的条文排列、六经提纲证、标本气化理论在分析六经生理病理中的重要意义等也有独到见解。他除在全国各中医期刊发表大量论文外,还著有《伤寒论通俗讲话》《伤寒论十四讲》《伤寒论诠解》《伤寒挈要》《新编伤寒论类方》《伤寒论辞典》《金匮要略诠解》《肝病证治概要》《伤寒论校注》等。其中,《伤寒论通俗讲话》和《伤寒论十四讲》在日本翻译出版,名为《中国伤寒论解说》。《伤寒论校注》荣获1992年国家科技进步二等奖。在临床方面,刘氏善于诊治多种疑难重证,推崇经方,然而知守善变不落窠臼,不薄时方,兼通诸家,并蓄其长,且根据自己的实践经验创制

了许多有效方剂,因而在内、妇、儿科的治疗中,均有极高的效验。

刘渡舟是北京中医药大学已故终身教授、《伤寒论》专业首批博士生导师,当代著名的中医学家、中医教育家。刘渡舟行医、执教半个多世纪,上溯岐黄之道,下逮诸家之说,力倡仲景之学,博采众长,学验宏富,形成了鲜明的学术思想和医疗风格,被誉为伤寒泰斗、经方大家,日本汉方界更称其为中国治伤寒第一人,其学术成就为中医同仁所公认,在中医学界享有盛誉。刘渡舟以振兴中医、培育桃李为己任,在繁忙的医疗、教学、科研之余,坚持著书立说,笔耕不辍,培养后学。刘渡舟一生著述颇丰,曾出版中医药学术著作20多部,发表学术论文100余篇,为传承中医药事业作出了杰出贡献。

【学术思想】

(一)辨治乙型肝炎

乙型病毒性肝炎简称"乙型肝炎",是由乙型肝炎病毒引起的肝脏炎性损害和坏死病变,一般以肝区疼痛、食欲减退、身倦乏力、恶心、厌油腻、肝脾大、肝功能异常为主要临床表现,部分病人可出现发热、黄疸等。乙型肝炎是我国当前最常见的一种传染病,其传播途径复杂,具有病程较长、缠绵难愈的特点,同时也是肝硬化、肝癌等的重要发病基础。刘渡舟博采众长,学验宏富,形成了鲜明的学术思想和医疗风格。其六经实质论、方证相对论、辨证知机论、古今接轨论、主症论、气机论、火热论、水证论等从不同侧面展现了刘渡舟对《伤寒论》研究的精深造诣,以及对仲景学术的发展和延伸。刘渡舟强调理论联系实际,他不仅是一名伤寒学的理论大家,而且是一名临床医家。刘渡舟诊治疾病,胆大心细,高屋建瓴,圆机活法,知守善变。推崇经方,不

薄时方,倡言"古今接轨",主张方证相对,有是证用是方,在治疗许多疑难重症时,每能出奇制胜,化险为夷。刘渡舟精于伤寒学说,对经方运用有独到认识,善用柴胡剂类方,尤其精于肝胆病的临床治疗,对病毒性肝炎、肝硬化等病积累了宝贵的临床经验。

1. 刘渡舟辨治乙型肝炎之四期分治

(1)急性期 从当今临床来看,成年人中急性肝炎比较少见,大部分是慢性肝炎的急性发作,或者是无症状携带者出现急性发作的症状,儿童当中急性肝炎反而多见。不管是成年人还是儿童,急性期均以气分证为主,多是由于湿热之邪伤及肝胆所致,但有热重于湿,湿重于热,兼有热毒,兼夹瘀热,兼有脾胃不和等证。治疗以疏肝解郁,清热利湿解毒为主。刘渡舟常用柴胡解毒汤、三草柴胡解毒汤、三石柴胡解毒汤、柴越合方、柴胡桂枝汤等为主方。

(2)慢性期 急性乙型肝炎病程超过半年,临床反复出现肝区疼痛、体倦乏力、纳差、恶心、厌油腻、腹胀便溏,伴有蜘蛛痣、肝病面容、肝掌或肝脾大等,则转入慢性乙型肝炎阶段。此时湿热未清,正气已伤,由气及血,虚实夹杂,寒热互呈,变化多端,治疗颇为棘手,应遵循《伤寒论》"观其脉证,知犯何逆,随证治之"的古训,根据阴阳气血、湿热寒毒、痰瘀互结等不同情况,灵活处理。治疗宜扶正祛邪并举,既要清热利湿解毒、调畅气机,同时也要活络祛瘀、养血和血。刘渡舟常用柴胡活络汤、柴胡鳖甲汤、柴胡止痛汤,以及加味柴胡桂枝汤、大黄硝石散等。

(3)硬化期 乙型肝炎发展至肝纤维化、肝硬化阶段,病情更为复杂严重。此时病邪由气分进入血分,病久入络,气滞血瘀,结聚成癥,甚则影响水液代谢,血瘀水停,出现肝硬化腹水,或伴有消化道出血、肝性脑病等合并症,治疗重点应是活血化瘀、软坚散结,兼以清利湿热毒邪,以控制肝纤维化、肝硬化的发展,保护肝脏功能,尽可能地减轻病情,延长病人的生命。

(4)无症状携带期 是指乙型肝炎病人表面抗原持续阳性,没有明显的临床症状,肝功能亦正常。虽然症状不明显,但如果做肝脏活检,还是有相应的病理改变。刘渡舟指出:乙型肝炎无症状携带期也要很好地调理,要给予密切的观察。这样的病人临床上其实很多,中医有很大的治疗空间。

2. 刘渡舟辨治乙型肝炎之八大关系

(1)病因病机层面

1)湿与热的关系:刘渡舟认为,引发肝炎的主要病因为湿热毒邪,湿热毒邪在一定条件下,可侵犯肝脏及其所连属的脏腑与经脉,首先导致肝脏气机的条达失畅,疏泄不利出现气郁的病变,继而气病及血,由经到络,则可导致经络瘀阻的病变。刘渡舟强调,乙型肝炎病毒属性即为湿热,湿热疫毒贯穿于病情全程,清热与利湿是治疗乙型肝炎最基本的方法。由于湿与热是矛盾的统一体,在应用清热利湿之法时,选药必须注意清热不助湿,利湿不生热,以使热清湿去,则病自愈。同时,由于湿与热的比例不同,则有湿大于热,热大于湿,湿热并重等,应适时把握清热与利湿的轻重,湿重者,加用茯苓、泽泻、滑石、猪苓等,热重者,用虎杖、垂盆草、白花蛇舌草、金钱草、龙胆草、郁金等,总的原则以灵活施治为宜。

2)正邪关系:乙型肝炎的过程从邪正的关系来看,是正气与邪气矛盾双方互相斗争的过程。邪正斗争的胜负,决定着疾病的进退。邪胜于正则病进,正胜于邪则病退。因而治疗疾病,就要扶助正气,祛除邪气,改变邪正双方的力量对比,使之向有利于疾病痊愈的方向转化。正确处理扶正与祛邪的关系,恰当运用扶正、祛邪,是乙型肝炎治疗过程中应当遵循的一条极为重要的原则。刘渡舟强调,治疗本病应切实把握好祛邪与扶正的关系,早期正气尚盛,当以攻邪为主;中期正气有虚,宜祛邪之中兼以扶正;后期气血亏虚之时,宜在补益之中佐以祛邪。如此,方至则事半而功倍。

3)气和血的关系:从临床观察来看,慢性乙型肝炎存在着气分和血分两种基本证型,绝大多数临床病证都属于这两种基本证型,这两种病证可以称之为"气分肝炎"和"血分肝炎"。根据刘渡舟的经验,在对乙型肝炎进行辨证时,辨气血最为关键,临证时若能抓住气血两个纲领,就掌握了肝病辨证的基本规律,就能执简驭繁,使错综复杂的症状有绳墨可循。其中,"气分肝炎"临床较多见,多表现为肝区痞胀或疼痛,胸闷脘痞,纳差,恶心,厌油,烦躁,身体困重,不耐劳作,多睡眠,尿黄,舌质红,苔黄厚腻,脉弦滑或脉大而数,望诊尚可见面生粉刺,如蒙油垢,颜面潮红,或白睛黄赤等。"血分肝炎"少见,临床表现为肝区痞胀或疼痛,身体疲乏,不耐劳作,烦躁,饮食基本正常,舌苔薄腻,舌体不大或见瘦小,脉弦细等。有时血分肝炎可无明显的自觉症状,这是因为毒邪深伏于血分,而不能明显地表现于外的缘故。治疗时,在气者,疏肝解郁,清热利湿解毒;在血者,佐以养血凉血之品,针对气分与血分两种不同情况,刘渡舟创制了针对气分的柴胡解毒汤和针对血分的柴胡活络汤以治之。

4)血和水的关系:乙型肝炎发展至肝硬化腹水阶段,其重要病机即是血瘀水停,水血同病。盖血与水同源于水谷精微,而且在运行输布过程中相辅相成、互相交会,津可入血,血可成津。"水中有血,血中有水""水与血原并行而不悖",共同发挥其滋润、营养作用。在病理上血与水又相互影响,"经为血,血不利则为水,名曰血分"(《金匮要略·水气病脉证并治》)。血能病水,水能病血,水肿可导致血瘀,血瘀亦可导致水肿,这在临证中屡见不鲜。尤其对于肝硬化腹水,刘渡舟认为虚证多而实证少,凡用攻逐水气之方实属下策,往往带来死亡而不可轻试。为此,避开攻逐泻水之法,对臌胀大证,在补攻两难之时而另辟蹊径,创出一条新的治疗方法,即以调动五脏的自然疗能,恢复其自然的气化功能为主,对于肝硬化腹水属水血同病、血瘀水停者,刘渡舟分别创制了白玉消胀汤、消胀除湿汤、珀朱六一汤等方,行气利水,活血通络,上利肺气以行治节,下开水府而利三焦。

(2)辨证与治疗层面

1)宏观辨证与微观辨证的关系:刘渡舟临证时强调辨证与辨病、宏观辨证与微观辨证相结合,把现代医学的理化检查客观指标作为诊断时的参考依据,并且在辨证论治的前提下,加入一些对乙肝病毒具有针对性的药物进行治疗。首先,正确的诊断是恰当治疗的前提,而诊断之正确,辨证之精当,全赖四诊合参,望闻问切不得偏废一诊,从而获得真实可靠、详尽周密的症状、病征、舌象、脉象等。同时,利用现代医学技术,把B超、内镜和实验室理化检查作为望诊的延伸和扩大,深入微观,收集更多的疾病信息,在中医理论的指导下,宏观与微观相结合,就能大大地提高临床疗效。刘渡舟即指出,在传统辨证标准以外,现代医学微观指标对气分肝炎和血分肝炎的鉴别亦有重要的价值。一般而言,谷丙转氨酶(ALT)升高以及球蛋白升高是肝炎病在气分的标志,而乙型肝炎病毒标志物(HBV-

DNA)阳性以及清蛋白降低是肝炎病在血分的标志,在临床辨证时要善于利用这样的指标。不过要特别注意的是,这样的指标对气分肝炎和血分肝炎虽然有重要的鉴别诊断意义,但在临床辨证时又不可拘泥,还应当与中医宏观指标很好地结合起来,即微观辨证虽是宏观辨证的延伸与拓展,但当二者发生矛盾时,以宏观辨证为准,服从于宏观辨证。遇到具体情况时医生应进行具体分析,灵活掌握。

2)疏肝清肝与理脾益肾的关系:乙型肝炎虽然证型种类繁多,病机各异,但仔细分析,均存在不同程度的肝脾失调,气血同病,病久则子盗母气,肝肾同病。因此,疏肝清肝与理脾益肾为临床常用之治法。盖肝藏血,主疏泄,体阴而用阳,性喜条达舒畅而恶抑郁,其气温和,有如春天生升之特点,生理情况下起着生生不息、化生无穷的作用,凡人体之升降出入、营卫气血的运行,必借肝之疏泄才能条达。刘渡舟强调,在整个乙型肝炎的治疗过程当中,都不能忘记疏肝解郁的法则,本法要贯穿乙肝治疗的始终,所以临床常用柴胡剂加减,其理也在于此。同时,乙型肝炎的全过程都有湿热蕴结,或者湿重于热,或者热重于湿,或者湿热并重,或者正虚兼有湿热。因为乙型肝炎病毒从属性上来看,就是属于湿热之邪,由于湿热外受,进入机体之后,往往缠绵难解,如油入面,特别难以清除。而湿热之邪蕴结在内,导致脾胃受困,肝失疏泄,气机阻滞,木土同病,湿热并存,就会出现一系列的症状,例如胁肋胀满、纳呆恶心、口苦心烦、体疲倦怠等,治宜清肝之法,即清热利湿解毒,方用柴胡解毒汤、三草柴胡解毒汤、三石柴胡解毒汤、柴芩茵陈蒿汤等。由此可见,调肝与理脾是治疗乙型肝炎之常用治法,在应用调肝与理脾之法时,应注意健脾而不伤肝,调肝而不滞脾,既要重视"治肝先实脾"之古训,又要注意"疏肝即所以补脾"之法,抓住疾病的主要矛盾,正确处理调肝与理脾的关系,方能取得好的临床疗效。又因为肝肾同源,精血互相化生,肝脏必须依靠阴血的濡养才能发挥正常功能。慢性乙型肝炎乃湿热疫毒为害,病则肝失疏泄,疏泄不及则肾失气化,太过则子盗母气,出现肝实肾虚;乙癸同源,若肝病气郁化火,或肝火素盛,湿热久蕴,则耗肝阴而汲肾水,表现为肾水不足;若肝病过用苦寒,湿热淹滞伤阳,或肾阳素亏又罹肝病,则出现肾阳不足。对于肝肾阴虚内热,气血凝滞,症见疲乏低热,口燥咽干,入夜为甚,五心烦热,失眠少寐,唇红,舌绛少苔者,刘渡舟用柴胡鳖甲汤以滋阴清热,软坚消癥治之。而对于乙型肝炎日久发展至肝硬化腹水,肝病及肾,肾阳虚衰不能主火暖土,下焦水寒之邪泛滥为患,而发生腹胀,腹水,小便不利或点滴难出,两腿肿胀,背部恶寒,头眩心悸等症,治以真武汤温阳利水,或以桂枝去芍药加麻附辛汤温阳散寒,通利气机。

3）清热利湿解毒与温补阳气的关系:乙型肝炎的主要病因为湿热毒邪,此种病因从外界或经由口鼻、或经由皮腠进入人体,此时发病与否,还要视人体正气、情志因素、体内宿邪而决定。一旦湿热挟毒留置肝脏,肝脏疏泄功能即受障碍,气机郁滞,进而血脉瘀阻,这就形成肝炎,此即是乙型肝炎的基本病机。因湿热疫毒贯穿于乙型肝炎病情发展的全程,所以清利热湿解毒成为治疗乙型肝炎最基本的方法。但乙型肝炎病人若长期服用清利热湿解毒类中药,则苦寒之品戕伐正气、伤胃损脾,带来一系列不良后果,此时当及时加用温补阳气的药物。刘渡舟指出,乙肝迁延日久,肝病传脾,出现阴证机转,脾虚气寒则作泻,元气受损抗邪无力,则可使病情发生恶化,成为肝硬化的前驱症状,盖肝硬化一半是乙型肝炎的并发症,一半则是由于服用清利湿热之凉药伤脾阳而继发。因此,在治疗肝炎的过程中,要时时刻刻询问大便的具体情况,要形成"辨大便"的常规,这就是"要诀"。凡是肝炎,无论湿热在气在血,如果出现大便溏薄,每日二三行,腹满而又体疲无力的,就应该重视,于治疗中加入干姜、白术、党参、黄芪等辛甘为阳的药物,也应该减少方中的苦寒阴柔之品。因脾居中州而属土,脾主运化,肝病影响到脾土,使脾失健运必兼见腹胀便溏、小便不利,或因气机不利而兼见口渴心烦、胁痛、手指发麻、舌淡苔白、脉弦而缓等。此为肝热脾寒,气化不利,津液不滋之证,治宜使用清肝温脾之法,柴胡桂枝干姜汤用之最为恰当。若乙肝进展至肝硬化腹水阶段,温补阳气则显得更为重要,刘渡舟临床常用桂枝去芍药加麻附辛汤、实脾饮、真武汤、补中益气汤、理中汤等,即具有温补脾肾以固根本,利气行水以治标邪之功。刘渡舟指出,用温补药乃是治疗肝硬化腹水的根本之法,但要知方善任,加减变化而不要操之过急。尤其值得一提的是,在很多情况下温通肝脏阳气也非常重要,刘渡舟常在清热利

湿解毒的药物当中加入一些温肝阳的药物,不论是降酶,还是清除乙肝病毒,其效果都非常好,常用的温肝药如桂枝、苏子等,用量3～6g即可,并且可以收到很好的效果。

4）清除病毒与保肝抗纤的关系:从临床实际来看,乙型肝炎不管是由何种机制引起的肝细胞损伤,究其根本原因在于乙型肝炎病毒侵害,肝炎病毒在人体内持续存在和复制,是肝组织病变持续进行和慢性化的原因。因此,要阻断肝脏病变的进行和慢性化,必须清除体内的肝炎病毒,抗病毒治疗成为最关键的治疗手段,也是最大的难点所在。目前,中医药抗病毒治疗的研究主要从辨证论治基础上的立法处方与有效方药的筛选两个方面展开,已经发掘出一些有价值的成果,来证实中医药抗病毒治疗具有疗效稳定、复发率低、不良反应小、费用低廉等优点,具有良好的发展前景。刘渡舟结合现代中药药理学研究,常在辨证选方的基础上,加入一些对乙肝病毒具有较强抑制作用的中药,如叶下珠、草河车、大黄、虎杖、丹参、赤芍等,以提高治疗的针对性。刘渡舟尤其强调,在乙型肝炎早期,当全力清除肝炎病毒,但病至后期,若已出现肝纤维化、肝硬化等,乙型肝炎病毒则非主要矛盾,此时应该置病毒于次要地位,集中精力保肝抗纤,保护肝脏功能,抑制肝纤维化的发展,从而延长病人的生命。经过综合归纳乙型肝炎的病理机制与其症状表现,刘渡舟提出肝病之辨治当以气血为纲,即首先辨阴阳气血发病阶段,在气者,疏肝解郁,清热利湿解毒;在血者,又当佐以养血凉血之药物,正符合肝病发病规律而起到执简驭繁之效。

（二）用小青龙之经验

小青龙汤证,是属于伤寒又兼挟水饮的一种病证,简要地说就是外寒内饮证。《伤寒论》用其治"伤寒表不解,心下有水气"以及"咳逆倚息不得卧"的寒饮之证。刘渡舟认为这个方子"辛烈走窜",具有伐阴动阳、伤阴动血之弊,如果用之不慎,往往会出现问题,促使病情加重。因此,刘渡舟主张对小青龙汤脉证辨别及运用必须要抓好6个方面。

1. 辨气色

小青龙证为水寒射肺,或寒饮内伏。寒饮为阴邪,能使心胸之阳不温,病人面部呈现黧黑色,称为"水色";或两眼周围出现黑圈,称为"水环";或者妇

女面部出现蝶斑,称为"水斑"。

2. 辨脉

小青龙证为寒饮之邪,脉见弦,弦主饮病;若脉浮紧,则为表寒里饮之证。如果寒饮内伏,浸循日久,其脉见沉,沉主水病。所以应当注意,凡尺脉迟、微或两寸无力者,是心肾先虚,荣气不足,不能滥用小青龙汤发虚人之汗。

3. 辨舌

小青龙汤证为水饮凝滞不化,肺寒津凝,舌苔多呈水滑,一般舌质变化不大。只有阳气受损之后才造成舌色淡嫩,这时如用小青龙汤就要加减化裁,决不能照搬原方一成不变。

4. 辨痰涎

小青龙汤适用于治疗肺寒津凝气阻之证。咳嗽必然多痰,因为是寒性水饮,痰涎清稀,形如泡沫,落地即化。亦有咳出的痰,好像蛋清一般,这也是寒凝津聚的表现。

5. 辨咳喘

小青龙汤证为外寒内饮,上射于肺,故肺失宣降而咳喘,刘渡舟强调咳喘辨证时一定要分清是咳重喘轻、咳轻喘重、咳喘俱重,以加减用药。尽管咳有重有轻,但治疗的方法都要以小青龙汤温寒蠲饮为主,兼以宣肺平喘之法。

6. 辨兼证

小青龙汤证为水饮之证,除咳喘外,由于水邪变动不居,可随气机升降四处为患,故小青龙汤证的或见证特别多。如水寒上犯,阴气受阻则兼"噎";水寒中阻,胃气不利则兼"呕";水寒滞下,膀胱气化失职则"少腹满而小便不利";如水走于肠道则"下利";如水饮内停,气不化津,则"口渴"等。综上色、舌、脉、痰、咳、喘六个辨证要点,是正确使用小青龙汤的客观依据,但也不是每个病人都必须完全俱备,只要有一两个主证无误,就可以用小青龙汤治疗。若寒饮有化热趋势,而见烦躁证者,可在本方中加生石膏。本方只要辨证恰当,临床用之多有效,但不宜久服,本方药味峻厉,发散力强,如果因其有效而过服,或因辨证不明而误服,则有伤阴动血之弊,故对某些心脏病引起的咳喘以及肺结核等病,应当慎用。

【著作考】

《伤寒论通俗讲话》,刘渡舟编写,傅士垣整理,

上海科学技术出版社出版,1980 年 6 月第一版。

内容简介:《伤寒论通俗讲话》以六经辨证为纲,将《伤寒论》六经病证的病因、病机及证候规律和传变特点,作了概括性的介绍。为了使读者易懂易学,本书将原有条文进行了分类归纳,并广泛吸取了各个注家之长,又参以编著者的体会和经验,每个方证之后多附有临床医案。本书可作为学习伤寒论的参考书,也可与《金匮要略通俗讲话》互相参证阅读。

《伤寒论诠解》,刘渡舟、傅士垣编写,天津科学技术出版社出版,1983 年第一版。

内容简介:《伤寒论诠解》是刘渡舟、傅士垣编写的一本伤寒金匮类中医文献,全书分绪论和各论两部分。绪论概括介绍《伤寒论》的沿革,六经病的传变、证候、治法与方剂,及辨证论治精神等。各论以成无己《注解伤寒论》为蓝本,并依明代赵开美复刻本补入,分六经病、霍乱病及阴阳易差后劳复病等十章。各章之首有概说;每条原文下,将提要、词解、校勘、病机分析、临床意义、方解、方药临床应用、注家见解、上下条文联系,前后方证鉴别比较和医案举例等内容,相贯解析;章末小结全章内容。书末附《伤寒论》原文校勘。

《伤寒挈要》,刘渡舟、聂惠民、傅士垣编写,人民卫生出版社出版,1983 年 8 月第一版。

内容简介:《现代著名老中医名著重刊丛书:伤寒挈要》是北京中医药大学刘渡舟教授在助手协助下,总结其近 30 年从事《伤寒论》教学与临床经验编撰而成的。全书以六经辨证论治为纲,用归类论证的方法将《伤寒论》398 条原文予以归纳,突出临床实用性的同时,又保持了原书的系统性与完整性。在诠释各条文时,尽量将相关条文与方证联系起来,并标示其有关条文号码进行对举比较。在有方证的条文后面,附有作者的治疗验案,便于读者对方证的学习与应用。附录中论述了《伤寒论》条文组织排列的意义,并附有古今剂量折算表、方剂索引和条文索引,利于读者学习时查阅。

《新编伤寒论类方》,刘渡舟编写,山西人民出版社出版,1984 年第一版。

内容简介:全书十八章。在徐大椿《伤寒论类方》基础上,沿用类方概证法,将《伤寒论》原文归为桂枝汤、麻黄汤、葛根汤、抵当汤等十大类。各类方前概述该类方的功用、加减法则,以及在六经病中

的应用等。每方又分药物组成、煎服法、加减法、适应证、原方、方义、选注、按语、方歌等项，并选录古今医家及编者的治案作验证。是书方证一脉贯通，示人从方以识证，从证而知辨。

《肝病证治概要》，刘渡舟、程昭寰编写，天津科学技术出版社出版，1985年第一版。

内容简介：全书共三篇。上篇阐述肝的生理，肝病的病理、诊断、治疗等；中篇介绍肝病的分类、辨证和临床治疗；下篇为清代王旭高《西溪书屋夜话录》评讲。

《伤寒论十四讲》，刘渡舟编写，天津科学技术出版社出版，1982年第一版，修订后，于1985年由原出版社再出版。

内容简介：全书共十四讲。一至四讲阐述《伤寒论》的历史沿革，条文排列的有机联系，六经病提纲证的现实意义及其气化学说，六经、六气阴阳变化规律等；五至十三讲以方带证分类归纳，并附以后世方证和医案；十四讲主述个人体会，认为使用经方的关键在于抓住主证。修订本除校定初版错字、衍文、遗漏之处外，在第一讲内补充了六经析疑、论八纲辨证与六经辨证的关系等内容。

《经方临证指南》，刘渡舟、姜元安编写，天津科学技术出版社出版，1993年10月第一版。

内容简介：《经方临证指南》一书共分上下两篇。上篇精选刘渡舟教授经方治验207例并附其门人姜元安治案19例，下篇精选刘渡舟教授医论12篇。全书所选之医案及医论，紧扣临床治疗这一主题，从辨证思路、病机认识及方药特点各个方面阐述了经方的临床运用，融理论与实践为一体，对于深入理解仲景学说以及掌握经方临床运用具有重要的现实意义。本书不但具有较高的学术研究价值，而且有很高的指导临床实践的价值，是现代临床运用经方的专著。因此，本书是广大中医临床工作者及中医院校本科生、研究生、教师的必备之书。

《金匮要略诠解》，刘渡舟、苏宝刚、庞鹤编写，天津科学技术出版社出版，1984年11月第一版。

内容简介：《金匮要略诠解》全书共二十五篇，凡六百零六条。原文以《医统正脉全书》《金匮要略方论》为蓝本。每篇前冠以概说，介绍本篇的重点内容，篇末缀以结语，总结本篇的主要精神。其前二十二篇计三百九十六条，依次从理论到实践系统地进行诠释，按疾病的客观规律，阐述病因病机、证候特点，遵照张仲景辨证论治的思维方法，说明《金匮要略方论》辨证方法、处方用药规律，指出书中的治略思想和意义，并选列相应的历代名注和医案，加强对原文的理解。对于一些前人存疑的条文、附方，作了一些必要的解释、考证和校勘。最后三篇系《杂疗方》《禽兽鱼虫禁食并治》《果实菜谷禁忌并治》，仅附选注作参考。书末附有《金匮要略方论》原文校勘。此书是广大中医临床工作者及中医爱好者的必备之书。

【遣方用药】

（一）柴胡活络汤

药物组成：柴胡10 g，黄芩10 g，茵陈30 g，凤尾草30 g，土茯苓15 g，草河车15 g，炙甘草10 g，土鳖虫10 g，茜草10 g，当归20 g，白芍20 g，泽兰10 g，红花10 g，海螵蛸10 g。

功效：清热利湿，凉血解毒，活血通络。

主治：急、慢性病毒性肝炎，迁延性肝炎，肝硬化等，证属肝血瘀阻，络脉不通，湿热毒邪入于血分者。临床表现为：心烦口苦，肝脾大，胸胁满闷，肝区不适，有时刺痛或胀痛，固定不移，昼轻夜重，饮食不振，神疲乏力，或见齿龈出血，小便黄赤而短，脉象弦细而涩，舌质暗红，或有瘀斑，舌苔白腻或微黄。

用法：水煎服，日1剂，每日2次。

方解：柴胡活络汤由柴胡、黄芩、茵陈、凤尾草、土茯苓、草河车、炙甘草等7味药组成。方中柴胡疏肝解郁，条达肝气，又可以推陈致新；黄芩清利肝胆郁热；茵陈清热利湿、利胆退黄，是中医治疗黄疸的圣药，不可或缺；凤尾草是一味民间的草药，江南地区使用较多，功擅清热利湿，对乙型肝炎病毒有抑制作用；土茯苓解毒除湿，草河车清热凉血，甘草调和诸药。诸药合用，共奏疏肝清热，利湿解毒之功。若湿热毒邪入血，证属肝炎血分，则在柴胡解毒汤基础上，加入土鳖虫、茜草、当归、白芍、泽兰、红花、海螵蛸等药而成柴胡活络汤。方中土鳖虫味咸软坚，乃虫类搜剔之品，具有较强的活血祛瘀，消积通经之功；茜草凉血活血；当归养血活血；白芍养肝阴、补肝血；泽兰辛散苦泄，活血通络，利水消肿；红花辛散温通，专入血分，功专活血祛瘀，通经止痛；海螵蛸则用于软坚散结。

加减运用：肝区疼痛明显者，加入川楝子、延胡索;若血瘀有热,脉弦细,舌绛紫暗,则加入凉血活血之双丹汤(丹皮、丹参);若湿热毒邪已入血分,而又兼见转氨酶持续不降,气分湿热明显,可加入金钱草、垂盆草、白花蛇舌草,以增强清热解毒祛湿之力,名为三草活络汤。大便溏薄者,加白术、炮姜;脐腹疼痛,加白芍、枳实;小腹疼胀而少尿者,加桂枝、茯苓;失眠少寐者,加酸枣仁、合欢皮;恶心、呕吐,加半夏、竹茹;尿黄、便秘,加水红花子、大黄;心烦懊恼者,加栀子、豆豉;口渴欲饮者,加生石膏、天花粉;两腿无力者,加党参、麦冬、五味子;腰痛加桑寄生、杜仲等。

(二)柴胡解毒汤

药物组成:柴胡 10 g,黄芩 10 g,半夏 10 g,茵陈 18 g,土茯苓 15 g,凤尾草 15 g,草河车 15 g,生姜 10 g。

功效:清热解毒,疏肝利胆,利尿渗湿。

主治:胁肋(肝区)疼痛,厌油喜素,多呕,体疲少力,小便短赤,舌苔厚腻。肝功化验则以单项转氨酶增高为特征。

方解:本方以小柴胡汤之柴胡、黄芩疏肝利胆清热,半夏、生姜和胃降逆,合以茵陈清热利湿;湿热蕴久成毒,故配以土茯苓清热解毒;凤尾草、草河车既可清热解毒,又能凉血疏肝。诸药和合,共奏其效。

加减运用:舌苔白腻而厚,服本方不退时,为热感湿遏,浊邪根深所致,可加滑石 15 g,寒水石 12 g,生石膏 12 g,以加强清热利湿之作用。如肝区疼痛,掣及腰背时,为气滞血瘀之象,可加川楝子 12 g,延胡索 12 g,片姜黄 12 g,刘寄奴 10 g,海螵蛸 15 g,茜草 10 g,活络行瘀,以止其痛;若出现腹胀而二便调者,可加枳壳 10 g,桔梗 10 g,紫菀 10 g,以利肺气,肺与大肠相表里,则腹胀自可消除;如果腹胀而大便溏薄,脉来沉缓无力,则属脾气虚寒,可加炮姜9 g,白术9 g,党参9 g,草豆蔻9 g,厚朴9 g,温脾理气,则大便调而腹胀消矣;若肝功化验转氨酶指标过高,用本方而不效时,可加金钱草 30 g,垂盆草 10 g,以加强清热利湿之作用,而转氨酶自降;若脾区疼痛而又脾大,其脉弦而有力者,可加蜣螂 10 g,蜂房10 g,紫菀 10 g,土鳖虫 10 g,王不留行 10 g。

(三)柴胡鳖甲汤

药物组成:柴胡 6 g,鳖甲(炙)15 g,煅牡蛎15 g,

沙参10 g,麦冬 10 g,生地 10 g,玉竹 10 g,白芍15 g,茜草 10 g,土鳖虫 6 g。

功效:滋阴清热,柔肝活络,软坚消痞。

主治:慢性肝炎后期,肝硬化,证属阴虚内热、气血凝滞者。临床表现为肝脾大,疼痛,夜晚尤为明显,腹胀,口咽发干,面色黧黑,或五心烦热,或低热不退,衄血,舌红少苔、边有瘀斑,脉细。

用法:水煎服,日一剂,每日两次。具体煎药方法:头煎 5 分钟,二煎 15 分钟,三煎 50 分钟。这样可避免因久煎破坏柴胡疏肝调气的作用,又可避免因煎药时间短暂而熬不出补益中药的有效成分之缺陷。

方解:方中柴胡舒肝、调气、解毒;鳖甲、牡蛎软坚散结、化癥;沙参、麦冬、生地滋阴养肝;茜草、土鳖虫活血化瘀;白芍养阴柔肝。诸药合用,共奏解毒、软坚、活血、化癥之功。

(四)柴胡三石解毒汤

药物组成:柴胡 10 g,黄芩 10 g,茵陈蒿 12 g,土茯苓 12 g,凤尾草 12 g,草河车 6 g,滑石 12 g,寒水石 6 g,竹叶 10 g,金银花 6 g,生石膏 6 g。

功效:清热利湿解毒。

主治:急慢性肝炎证属湿毒凝结不开者。临床表现为口苦、口黏、胁胀痛、小便赤短,面色黧黑兼带油垢,体重不减反增,臂背时发酸胀、舌苔白腻或黄腻而厚,脉弦缓。

用法:水煎服,每日一剂。

方解:在柴胡解毒汤基础上加滑石、寒水石、生石膏、竹叶以增加清利湿热作用。加金银花清热解毒以化湿浊。另外,滑石、寒水石、竹叶均有利小便的作用,以期湿浊之邪由小便外排,湿热分解,凝结化解。

(五)加味柴胡汤

药物组成:柴胡 12 g,黄芩 6 g,党参 9 g,炙甘草 6 g,半夏 9 g,生姜 9 g,鳖甲 15 g,牡蛎 15 g,红花 9 g,茜草 9 g。

功效:疏通气血,软坚消痞。

主治:肝火邪衰、气病及血,症见面色青黑不华,右胁作痛如针刺,尤以夜间为甚,或伴有腹胀,体乏无力,肝脾大,舌暗有瘀点或瘀斑,苔白,脉弦而涩者,也可治早期肝硬化。

服用方法:水煎服,日 1 剂,以 10 剂为 1 个疗程;轻者2个疗程,重者4个疗程。

方解:方中柴胡、黄芩疏肝解郁、清解余毒。党参、炙甘草健脾益气、培土抑木;半夏、生姜和胃健脾、消肿散结;茜草、红花活血通络;牡蛎化痰、软坚、散结;鳖甲消癥、散痞、益阴。诸药合用,疏通气血、软坚消痞。

【医话与轶事】

某日刘渡舟与其弟子对弈三局,弟子皆遭惨败。欲求再弈,开饭时间已到。刘渡舟兴高采烈,努力加餐,弟子却久久不能平静,视食而不能进。刘见而笑曰:"思虑过度伤心脾,汝能触事如此费神,长此下去,必伤于脾,老师授汝一方,以备后用。《医宗金鉴·杂病心法要诀》载开胃进食汤,治疗饮食不馨或纳少,凡因脾胃虚弱,运纳无权者,投之即效。"数日后,临床遇一脾虚纳呆病人,刘渡舟有意用上方,三日后病人喜来奔告:"服药后,脘闷消失,饮食倍增,总有欲食感,食多少为宜?"刘渡舟说:"胃气始复,食量应徐徐而增,以防重损脾胃。"后又遇一位不食的病人,弟子欲投开胃进食汤,刘渡舟摇头曰:"此人知饥而不能食,乃为胃强脾弱。胃强,受纳正常,故知饥,脾弱,失其健运,故不能食,正宜消食健脾丸改为汤剂,即平胃散加炒盐、胡椒、麦芽、山楂、白蒺藜。"听毕,真让弟子耳目一新,赞叹不已。弟子随刘渡舟老师临证,发现刘渡舟每重用附子时,必用示指重诊尺脉,不解其故而请教之。师曰:"附子虽能回阳于顷刻,祛寒止痛,神效无比,但其性大毒,古今服中药中毒者,附子居于首位,切不可滥用。附子又属大辛大热之品,最易伤阴,凡一切阳证、火证、热证、阴虚血衰,均须慎用,更不可重用。而虚寒重病,又必须重用之,取其药力专一,能迅速驱病,但须中病辄止。而具体用量,以适合病情为要旨。余重用附子,依据有三:即症状必见形寒肢冷;舌象必见清润有津,不拘何苔;脉象必须尺弱无力,不能浮大长数。"弟子又问:"重用附子,除脉、舌、症外,还有何要领?"师曰:"还须配伍得当,解附子热者莫过知母,解附子毒者莫过甘草、干姜。"又问:"煎法有何奥妙?"刘渡舟曰:"余用附子三钱以上必先煎,用量愈大,煎的时间愈长,若量过一两,必先煎四十分钟以上,皆在去其毒而保其性。"刘渡舟老师不但医术精湛,而且对养生之道也颇有研究,刘渡

舟曰:"凡人四十五岁到五十五岁之十年,是为老年身体健康打基础的十年,可称是养生的关键。而四十五岁左右,又是人体阴阳气血盛衰的转折点。四十五岁以前为生长、发育阶段,此时脏腑功能健旺,即使阴阳气血有所耗伤,只要及时休息、给养,很快即能恢复如常。而四十五岁以后,人体脏腑功能始衰,阴阳气血生源匮乏,但人之兴趣、奢望未减,人仍好动而不好静,譬如有电影、戏剧仍然要看,贪求酒色,七情不节,劳逸逞强,不知自量,最易虚损,又难以补充。逾五十五岁,人之兴趣、欲望淡薄,多喜静而不喜动,损伤途径亦由之大减,无大虑矣。即能保证晚年幸福,健康而长寿,若不明其理,仍然妄作妄为,以致体质虚弱,易罹疾病,病后体虚难复,气血日亏,渐成阴阳俱虚,五脏内伤,无疑晚年痛苦不堪,体弱而寿减。"刘渡舟从年龄方面论述养生,虽为沧海之一粟,但这一粟,却别具一格,十分珍贵难得。

【医案选介】

案一:郑某之子,初春出麻疹,疹未齐而骤回。身热高至39.8℃。气喘鼻扇,环口发绀,症情十分严重,脉数而滑,舌苔黄褐而干。刘渡舟先生选择用了麻杏石甘汤加减(麻黄2.4 g,杏仁9 g,生石膏18 g,甘草1.5 g,桑叶6 g,羚羊角1.2 g,瓜蒌仁6 g,浙贝母6 g)。服用1剂热退而喘平,前胸后背透发痧点甚多(但咳嗽仍甚,转方以桑菊饮加蝉蜕、贝母、竹茹、玉竹等药调理而愈)。麻杏石甘汤的组成为:麻黄+甘草+杏仁+石膏。对于发热症状,比太阳病桂枝汤、麻黄汤的发热要重,但又没有达到阳明病白虎汤、承气汤的热甚,既不是渐渐发热,也不是蒸蒸发热,而是"无大热"。对于汗出情况,既不是微汗的桂枝汤证,也不是大汗的白虎汤证,汗出较多,黏稠,气味较重。对于此方证,有汗、无汗皆可以。本方证重用石膏,而石膏清热有汗、无汗具可。对于麻疹的具体治疗,因为这个病种已很少见到,大多数当代医师都非常陌生。但对于中医而言,更重要的是掌握大局(六经、六证),大局一定,那么针对大局的治疗往往就能够一通百通,不治麻疹而麻疹自治。此处列此医案只是希望能给广大医者一些启发。

案二：咳嗽

郑某，男性，17 岁。1993 年 12 月 1 日初诊。自诉咳嗽月余，刻下咳声连绵，咳吐白色黏痰甚多，胸闷头重，身倦肢懒，伴有腮肿，耳中流出黄色渗出物，舌红，苔白腻，脉浮濡。询其因升学考试，功课繁重，心中急躁，睡眠不佳，又患感冒而发病。观其舌苔白厚，脉右浮濡，脉症合参，辨为湿咳，三焦气郁化热。药方：白豆蔻仁、藿香各 10 g，茵陈、滑石各 15 g，通草、石菖蒲各 10 g，黄芩 5 g，连翘 10 g，浙贝母 14 g，射干 10 g，薄荷（后下）2 g，桔梗、杏仁、前胡各 10 g。水煎服，每日 1 剂。嘱其忌食油腻厚味助湿之品。再诊：服至 7 剂咳嗽明显减轻，胸闷体倦亦大有好转。现痰未全净，大便偏干，提示有湿浊化热之象，上方减前胡、桔梗，加竹叶、水红花子各 10 g，利湿清热从三焦驱邪外出。此后，基本痊愈，见其苔尚有白腻，乃用化湿和中之方，巩固疗效而愈。

按语：咳嗽是常见疾患，湿邪伤肺之咳嗽，临床报道不多。刘渡舟抓住"湿咳"临床特点，应用甘露消毒丹加减治疗。湿咳源于湿热弥漫三焦，肺气失于宣降。临床表现为持续性咳嗽与喘，咳痰较多，苔白而厚，脉来濡细，伴有胸满体倦，头重，少食等。《素问》有"秋伤于湿，冬生咳嗽""秋伤于湿，上逆而咳"的记载。叶香岩《三时伏气外感篇》说："夏季湿热郁蒸……逆行犯肺，必生咳嗽喘促，甚则坐不得卧，卧不得仰。"湿咳虽属外邪所伤，然和人体内生之湿热紧密相关。素有痰湿之人，复感外邪，新旧合邪，弊阻于肺，最易发为湿咳之病。

参考文献

[1] 王庆国，梁永宣，赵宇明，等.以五大平台为基点做好刘渡舟名家研究室建设[J].中医教育，2011，30(6)：8-11.

[2] 闫军堂，刘晓倩，赵宇明，等.刘渡舟教授论治乙型肝炎四期、八大关系[J].中华中医药学刊，2013，31(10)：2174-2177.

[3] 闫军堂，刘晓倩，赵伟鹏，等.刘渡舟治疗乙型肝炎八法浅析[J].辽宁中医杂志，2012，39(1)：35-37.

[4] 刘晓倩，闫军堂，刘敏，等.刘渡舟教授治疗乙型肝炎十六方证[J].中华中医药杂志，2011，26(12)：2887-2891.

[5] 周亚男.刘渡舟治疗病毒性乙型肝炎的经验方[J].世界中医药，2011，6(5)：418-419.

[6] 刘观涛.麻杏石甘汤、桂枝加桂汤案例分析——刘渡舟医案（六）[J].中国民间疗法，2010，18(11)：1.

[7] 范竹雯，李彦知，杨建宇.刘渡舟教授甘露消毒丹治咳喘验案 3 则[J].光明中医，2013，28(12)：16.

104. 赵绍琴（《温病纵横》《温病浅谈》）

【生平传略】

赵绍琴（1918—2001 年），北京市人。赵绍琴先生为三代御医之后，曾祖父以下三代均为皇宫御医，其父文魁公曾任清末太医院院使（正院长），是清末民初北京的著名医家，20 世纪 20 年代曾出任北京中医学社名誉社长。赵老幼承家学，后又拜师于太医院御医韩一斋、瞿文楼和北京四大名医之一汪逢春。三位先生医技精湛，各具特长，又都是文魁公之高足，因此，对赵老青睐有加，悉心教授。先生则侍诊左右，虚心求教，数年之间，尽得三家真传。汪师辨治湿热病的经验，韩师辨治痰郁的心法，瞿师辨析虚实真假的灼见，均赖先生发扬光大。

1934 年，赵绍琴悬壶北京。1950 年，参加卫生部举办的中医进修学校。1956 年，到北京中医学院任教。曾任北京中医学院温病教研室主任，中国中医药学会内科学会顾问，中国医学基金会理事，第七、八届全国政协委员等。享受国务院津贴。先生之学术与医德，亦彰于海外，曾先后赴日本、新加坡、韩国等国传授中国传统医学，为中医药走向世界积极努力。

【学术思想】

赵绍琴教授是著名的温病学大家，生前对温病学的学科体系进行了完善和重新构建，并且将温病学治法治则应用于内科杂病以及传染病的临床治疗，可以说赵绍琴教授是传承者也是创新者。赵绍琴教授能够融合既往优秀中医学理论，并且结合中医实际进行创新，将温病学体系，按照新的分类方法，进行梳理和归纳，可以说他是温病学领域的中继者和奠基者。

（一）温病首立纵横，病邪传变有序

赵绍琴将温病的传变分为纵横之序，将温病分为温热病和湿热病两种，其疾病的变化特征有别。温热病按照卫、气、营、血方向，由浅及深传变，将其作为横向；湿热病按照上、中、下三焦方向，由上到下传变，将其作为纵向。赵绍琴整合了吴鞠通的三焦学说和叶天士的卫气营血学说，并且立论清晰，条理清晰，可谓是温病学扼要简洁的建构之方案。赵绍琴将温病学疾病群，按照纵横两条线，提纲挈领，凸显出温病学学科的条理性和层次性。就临床实践的指导性而言，这种分类方法远大于病名分类法（如风温、春温、伏暑）和发病类型分类法（如新感温病、伏气温病）。温热病按照卫气营血分类，体现了疾病深浅、病邪轻重、治疗过程等动态信息，湿热病按照上中下三焦辨证亦然，这是优于传统分类方法的优势。从治法来分析，温热病有辛凉清解、清除里热、清营凉血、凉血散血等法，忌辛温发汗、忌淡渗利湿、慎用腻补、慎用苦寒；湿热病有辛香宣透、芳化湿浊、辛温开郁、苦温燥湿、苦寒清热燥湿，忌大汗、忌大下、忌滋补、忌温补。

（二）丰富"透热转气"，开辟散邪通道

在《温热论》中有"到气才可清气，入营尤可透热转气"的论述，阐述了热邪深入营血，亦可以通过透散之法祛除热邪。赵绍琴认为对"透热转气"的理解不应该局限在营分，"透热转气"应该是通过祛除气营之间的障碍如痰浊、湿热、瘀血、食滞等或扭转误治（多为过于寒凉而致凉遏冰伏），使气机宣畅，邪气从气分转出卫分而解。分析赵绍琴对透热转气的解释，不难发现，"透热转气"的始动点是营分，"透热转气"的过程是祛除如痰浊、湿热、瘀血、食滞及寒邪等阻碍气机的病理产物，"透热转气"的结局是转出卫分，得微汗而解。开辟邪气透散通道是

"透热转气"的核心,通过此法给邪出路,使得临床所见外感热病引起的神志异常类疾病迎刃而解。

在透热转气的用药方面,赵绍琴也提出创新观点。如《温热论》中"入营尤可透热转气,入犀角、玄参、羚羊角等物",赵绍琴认为此处应为传抄错误,此三药是咸寒清热之品,不具备透热转气之能;吴鞠通《温病条辨》中清营汤,其中包含金银花、连翘、竹叶等三药,故后世认为此三药是透热转气之专药;赵绍琴认为此认识是局限的,不利于指导临床,且吴鞠通在方后自注中强调了"以清营汤急清营中之热,而保离中之虚也",意思是清营和养阴是关键,未提及透热转气。赵绍琴遵叶氏透热转气之法,透热转气之品必须参入清营热、养营阴的药物当中,如风热入营,用犀角、竹叶;烦躁、大便不解用金汁;斑出不解用石膏、知母;舌绛而显泽,邪入心包之轻证,用犀角、生地、连翘、郁金、石菖蒲;舌绛而中心干,心胃火燔,用黄连、石膏;瘀伤宿血在胸膈,用琥珀、桃仁、丹皮。综合分析这些阻碍热邪外透之邪,均是适宜透热转气法治疗的范畴,则其治疗之药物,亦即透热转气之品。

(三)善从火郁立论,喜用名方升降散

赵绍琴对人体气机运行通畅尤为重视,并且以此立据,强调重视引起疾病的根源,即"审证求因"之法,不能专注于症状、证型而忽略核心病因病机。郁有多种,兹借火郁来探析赵绍琴的理解及临床应用。

《素问·六微旨大论》曰:"出入废则神机化灭,升降息则气立孤危。故非出入则无以生长壮老已,非升降则无以生长化收藏。"升降出入是机体正常的气机运转轨迹,若运行失常,易出现火郁证,其表现为热郁于内而不张扬,虽有里热而不形于外。火郁证的舌脉表现为舌体少津,舌形瘦薄,舌面干裂,或见舌苔白腻;脉象多以沉涩、沉弦数、沉弦迟缓多见。常见心烦急躁,恶梦纷纭,头目眩晕,神昏谵语,面色滞暗无华,但头汗出,四肢不温甚至厥冷,小便短赤,大便十结,斑疹隐而不透等表现。

《素问·六元正纪大论》有"火郁发之"之法,发之即为宣发、发泄之意。火郁必先采用解郁、疏利、宣泄、清扬之法。治疗火郁必须"审证求因",如果是六淫所致,要先去外邪;如果是气滞所致,要先疏利气机;如果是血瘀所致,要先活血解瘀;如果是痰湿

所致,要先化其痰湿;如果是食滞所致,要先消导化滞,总之要以疏导气机为第一法则。

赵绍琴喜用升降散为主方治疗火郁证,可谓是近现代继蒲辅周之后善用升降散的中医临床大家。升降散最早见于明代龚廷贤《万病回春》所载的内府仙方,药物组成为大黄四两、僵蚕二两、蝉蜕二钱半、姜黄二钱半,用法为"共为细末,姜汁打糊为丸,重一钱一枚,大人服一丸,小儿半丸,蜜水调服",主治为"肿项、大头病、蛤蟆瘟病"。清代陈良佐,改分量变服法,改名为陪赈散,并载于《二分析义》中,药物组成为大黄十斤、僵蚕五斤、蝉蜕二斤半、姜黄十二两,去姜汁改为散剂,并以生蜜、冷黄酒调服,言其可治"三十六般热疫",并认为其是疫病专方,具有升阳散火、泻热解毒之功效。清代杨栗山《伤寒温疫条辨》"余更其名曰升降散——又名太极丸,太极本无极,用治杂气无声无臭之病也""伤寒治法,急以发表为第一义;温病治疗,急以逐秽为第一义",并以升降散为逐秽总方。赵绍琴采杨栗山对升降散的解释,僵蚕气薄而升,具胜风除湿、清热解郁之功,除结痰,避郁气;蝉蜕祛风胜湿、涤热解疫;片姜黄行气散郁避疫;大黄抑阳泄火。

赵绍琴亦称升降散为"火郁发之"之楷模,该方具有寒温并用、升降相因、宣通三焦、条达气血等特征。在临床常有以下加减法:若外邪所侵而致,加金银花、连翘、薄荷、牛蒡子、防风、苏叶;若气滞所致,加柴胡、川楝子、旋覆花、陈皮、香附;若血瘀所致,加丹皮、赤芍、茜草、紫草、白头翁;若痰湿所致,加半夏、瓜蒌皮、石菖蒲、茯苓、冬瓜皮、炒防风;若食滞所致,加鸡内金、焦山楂、焦神曲、焦麦芽、莱菔子;若火郁热盛,加黄连、栀子、黄芩;若郁火灼津,加芦根、白茅根、沙参、麦冬;并且依据赵绍琴个人经验,火郁证要酌情加入防风、荆芥穗、苏叶等风药行气开郁、通达腠理、调畅气机。

(四)疫病注重气机调达

对于疫病的治疗,赵绍琴教授倡导气机的舒畅和条达,总以条畅气机为主要治疗策略。擅长应用升降散就是为了疏调人体气机而设,不管病位是在哪一级,总以调达气机为要。

1.病邪在表切忌寒凉滋腻

病初起,邪在肺卫,病轻邪浅,只宜辛凉清解,宣郁清热,开达肺卫郁闭。郁开热清,肺恢复其宣

降功能,津液得以布散,自然微汗出而愈,此即"在卫汗之"之意。赵教授认为"在卫的辛凉清解",绝不是发汗解表,温病忌汗。必须区别于伤寒。并举吴鞠通《温病条辨》中辛凉轻剂、辛凉平剂、辛凉重剂为例,即无辛凉解表之说,亦无解表之意。赵教授说:"温病卫分证,属肺经郁热证,火郁当发之。"与治火热证不同,治疗时应注意宣郁达邪,不可寒凉滋腻。寒凉使气机闭塞,郁不开则热不能清,常可使邪气内逼深入。赵教授用药取辛凉轻清透泄之味,配入少量辛温之品,以成辛凉清解之剂。药用:金银花、连翘、桑叶、菊花、豆豉、桔梗、杏仁、前胡、枇杷叶、芦根、蝉蜕等。轻清举上,即叶天士所谓"上者上之也"。赵教授强调说,使用辛凉清解,药量也不可过重。

2. 热入营分,宣畅气机,透热转气

邪入营,病情危重,透热转气是治疗营分证的重要方法。热邪深入营分而不外达,主要是因为气机不畅,邪无出路。在营分证中造成气机不畅的原因很多,如过服寒凉,凉遏气机;或过服温补,壅塞气机;或饮食积滞;或痰热内停、燥屎内结、瘀血内阻等。临证当于方中加入消积导滞、化痰、通下、化瘀、宣降肺气的药物,使气机畅达,导营热外透。若忽视了宣畅气机,不能透热转气,则治疗较难。营分证的基本类型是热陷心包和热伤营阴,均可使用宣畅气机、透热转气法。热陷心包之证,营热阴伤,痰热蒙闭心包,气机不畅,热因痰阻而愈炽,痰因热炽而更固。若苦寒清热,则内窍闭塞而热无出路;若专于养阴,则热邪炽盛而炼液成痰。故必于两者之中,参以涤痰开窍、宣畅气机,合成透热转气之法,方克有济。柳宝诒在论述热陷心包证治时说:"凡遇此重证,第一为热邪寻出路,如在经者,从斑汗解;在腑者,从二便出是也。"所谓"为热邪寻出路",即宣畅气机、透热转气。在清营养阴中,根据具体情况,适当加入开达、直透或通下之品,排除障碍,宣畅气机,使邪去有路,即是"透热转气"的实质。

对于热伤营阴证,赵绍琴认为,气机虽不为有形之物所滞,但初入营多兼气分证未罢,即使入营已久,因气阴两伤,气营之间仍有残留之邪,且此时营热甚高,亦必波及气分。故仍需使用宣畅气机、透热转气之法,因气分之邪轻微,故仅用轻清透泄之金银花、连翘、竹叶之类即可;若热邪入营,兼有湿阻、食滞,及过用寒凉、温补、滋腻等,都可使气机

更加不畅,妨碍热邪外达,须加入相应的疏通气机之品,以透热转气。

3. 治疗湿热,调理肺气,宣畅气机

赵绍琴认为,湿在外遇寒则凝,热在内被遏,则愈郁愈甚;若湿邪不去,则热终难清。故湿热首当治湿,治湿必先化气,化气必当先宣肺。肺主一身之气,肺气宣则一身之气机通达,三焦通畅,营卫皆和,津液敷布。气化得行则湿邪自去矣。故宣肺展气、宣畅气机实为治疗湿热证之要法。

(1)宣肺疏卫,治疗上焦湿热 上焦湿热,多属初起,邪在肺卫,治上焦如羽,用药以芳香宣化为主,轻清宣透,疏通气滞,使邪由肺达卫表而解。大忌苦寒,若误用大剂寒凉,必致冰伏其邪,湿热留恋卫分不解,仍需用宣透肺卫法补救之。邪在肺卫,一般病轻,但亦有重至昏迷者,此非温邪逆传心包可比,乃湿热之邪弥漫胸中,肺气闭而不宣,气机郁闭所致。因邪在肺卫,仍用宣肺疏卫、芳香化湿法。如曾有一病毒性脑炎患儿,住某院治疗两月,仍高热不退,抽搐昏迷,周身水肿,颈肿过其头,静脉滴注抗生素、外敷冰袋而不能退其热。行人工冬眠而不能止其痉。察其舌苔水滑,面色暗滞,脉象数、边缘模糊,高热神昏,肌肉抽动,全是湿邪弥漫,神机被蒙之象,肺卫湿热,唯宜宣化,遂命撤去冰袋。停用抗生素,疏方以藿香、佩兰芳香宣化,杏仁、白蔻宣肺展气,石菖蒲、郁金宣窍开闭,炒山栀、淡豆豉宣扬疏化,服之数剂,即收热退搐停之效。

(2)宣肺展气,治疗中下焦湿热 上、中、下三焦湿热,辨证有别,但每多兼见,诸法配合,奏效更捷。宣肺展气为治疗上、中、下三焦湿热通用之法。以宣肺通腑为例,此法用于治疗中下焦湿热,暑湿互阻不化,症见二便不畅、呕恶、腹胀、苔白腻。盖湿热阻于中下焦,阻碍气机,三焦不畅。二便不通,非攻逐可愈,必调气机,畅三焦,始可湿化便通。而肺主一身之气,又与大肠相表里,且为水之上源,故肺气降则二便通,一身气机流通,湿热自从二便排出。

(3)湿热证误治,赖以宣肺开郁 湿热证往往有高热稽留,医者若只见其热而重用寒凉,可致凉遏其邪,其面色必晦滞,苔必水滑,脉沉取躁动。此时须急开其郁,用升降开郁法。药用升降散去大黄加杏仁,宣肺而流通气滞,开其郁结,使邪有外达之机。若有便秘,亦可少用大黄。此法救误,收效显著。又有湿热未除,而误投滋补,以致湿热缠绵,病

深不解;或余邪未尽而温补过早,以致死灰复燃,则当宣肺开郁为先,以升降散去大黄加杏仁,参入对症方中,开其郁结,每收捷效。

4.善用风药调畅气机

赵绍琴善用辛味轻浮之风药,如荆芥、防风、紫苏叶、独活、白芷、浮萍、杏仁、枇杷叶、前胡之属,少量轻投,盖此类风药宣展肺气,调畅气机。对于火郁证,赵绍琴认为火热郁于里而不得张扬于外,表里不一,气机闭塞,泄越无门,若纯用寒凉之品,则易凝滞气机,使邪无出路,愈清愈郁。《素问·六元正经大论》提出"火郁发之",开治火郁之门径。赵绍琴治火郁证,每先用解郁、疏利、宣泄、轻扬等法,开郁散结,宣通气机,调畅气血,通达营卫,郁火方有泄越之机。用药以升降散为主,随火郁之因而加减;同时又须加入风药,以风药行气开郁、调畅气机、通达腠理而发其郁火也。

【著作考】

《温病纵横》1980 年由北京中医学院编辑印刷,详细讲述了温病学以卫气营血以及上中下三焦为主的纵横两套辨证体系。本书论述了温病的两大类型,即温热病和湿热病,以卫气营血辨证作为温热病的辨证纲领,以三焦辨证作为湿热病的辨证纲领;以卫气营血辨证为横,论述温病传变层次;以三焦辨证为纵,论述湿热病的传变途径。

《温病浅谈》则是赵绍琴教授对温病学进行提纲挈领论述的一本著作,1986 年由人民卫生出版社出版发行。

《赵绍琴温病学讲稿》2008 年由学苑出版社出版发行,2018 年由人民卫生出版社再版发行,本书系赵绍琴为中医本科生授课手稿。全书分为上篇、下篇和附篇共三个部分。上篇分为六章,分别论述了温病的沿革、温病的概念、温病的病因和发病、温病的辨证、温病的常用诊法和温病的治疗方法。下篇分为七章,分别论述了风温、春温、暑温、湿温、伏暑、秋燥、温毒七种常见温病的辨证论治。附篇为温病著选录,对叶香岩《外感温热篇》的前十条内容进行了详细的解读。

《赵绍琴医学全集》2012 年由北京科学技术出版社出版发行,2018 年进行了再版。该书收录了赵

绍琴先生的七部著作:《温病浅谈》《文魁脉学》《赵文魁医案选》《赵绍琴临证验案精选》《赵绍琴临证 400 法》《赵绍琴内科学》和《赵绍琴温病讲座》。

【遣方用药】

赵绍琴教授对自己常用的系列用药和处方并未进行命名,我们根据常用方剂及药物组合将其命名。

(一)解郁升降散

组成:柴胡、黄芩、川楝子、蝉蜕、僵蚕、片姜黄。

赵绍琴教授选择药物有其独特的药物学认识,他是善于使用升降散的中医家之一。赵绍琴教授认为对于机体枢机的调节至关重要,柴胡疏肝解郁,黄芩清肝胆热,川楝子疏肝凉肝,散肝解郁,可以看到赵绍琴选择这组角药是立足于厥阴肝和少阳胆进行,升降散六味药具有解郁散热的作用,此热邪疏散之后我们看到可以转出厥阴,也可以转出少阳,此时应用此三味角药可以清利少阳厥阴。对于调节少阳枢机,清利肝经郁热具有特别好的疗效。

(二)清热升降散

组成:紫草、生石膏、蝉蜕、僵蚕、片姜黄。

在病邪发展过程中,因为郁热壅盛,形成气血两燔之证,紫草清营血分之热,石膏清气分之热,升降散解郁散热,可以说是此种组合针对急性传染病属于气血两燔之证者,效果颇佳。

(三)痢疾三方

痢疾初起多由湿热积滞,蕴结肠胃。若内蕴湿热结滞不化,气机不畅,进而就伤气血而致痢疾。症见寒热头痛,周身酸楚,继则腹痛不适,大便滞下不爽伴脓血。此时治疗,仍须用逆流挽舟法,以辛寒芳化之品,使邪外出,痢易早愈。赵绍琴经验方:苏叶、葛根、藿香、佩兰、黄连、黄芩、草豆蔻、半夏、大腹皮、槟榔、焦三仙。

若暑挟寒湿者,症见胸闷不舒,腹痛较甚。舌白苔腻滑润,脉濡软。用辛温疏化法。赵绍琴经验方:桂枝、藿香、香薷、葛根、黄连、半夏、草豆蔻、枳实、大腹皮。

若暑湿挟积滞较甚者。症见腹痛腹胀,大便滞下不爽,舌苔白腻根厚,脉濡滑,按之有力,用辛温

疏导法。赵绍琴经验方:葛根、黄芩、黄连、藿香、厚朴、半夏、枳实、大腹皮、木香、青皮、陈皮。

【医话与轶事】

(一)少年习医

瞿文楼是赵绍琴父亲的门生,1930 年至 1934 年受其父赵文魁之托教授少年赵绍琴习医,当是先生的启蒙老师,瞿师曾亲笔正楷书写李时珍的《濒湖脉学》,交予少年赵绍琴背诵。后来,先生效仿瞿师,也以工笔小楷书写《内经素问》,并通篇背诵,连唐代王冰的注文竟也成诵,直至晚年,先生对中医经典著作《素问》《濒湖脉学》等仍能背诵如流,中医之童子功有如此者,令人惊叹。

(二)师承有道

赵绍琴在 20 世纪三四十年代侍诊汪逢春学习临床。汪逢春早年执师礼拜谒赵文魁,对先生青睐有加,悉心教授,恒以师弟相称。20 世纪汪逢春组建诊所,由众弟子轮流值班应诊,免费为贫穷病人诊病,欲委任先生管理事务诊所,一些年资较高的弟子颇有微词。先生当时年轻气盛,难忍委屈,托病在家。汪逢春知情后亲自前往探视,开方疗疾,并留信一封希望其放平心态,埋首自忍,殷切之情跃然纸上。先生大为感动,珍藏此信以励志,不敢稍有懈怠。

(三)济世名医

赵绍琴医术高超,总能力挽狂澜。20 世纪 60 年代初,八十岁高龄的原中国画院院长王雪涛患重症肺感染,高热神昏,一日下数次病危通知。先生应家属要求会诊,用温病透热转气之法,使病人转危为安。先生友人之妻旅居美国,因产后尿潴留住院治疗半月余,花费美金逾万,不得已向先生求救。先生口授一代茶饮方,病人如法用之,数日后痊愈出院。

(四)医德高尚

赵绍琴心存仁慈,常教诲弟子"病人是我们的衣食父母",应以真情相待,每逢应诊,病人总是蜂拥而至,候诊费时颇多,遇到有急、危重病人,或老、弱、病、残、幼者,先生必定关照他们提前来就诊;时有腿脚不便、高龄或病重不能上楼者,先生必定亲自下楼诊脉。每当有重病患者乘车前来,或就诊适逢雨雪交加,先生唯恐患者受累,总是亲自到车中为其诊治。

(五)赵绍琴教授与白虎汤的故事

这则故事收录在《赵绍琴温病学讲稿》中,是赵绍琴的自述,现摘录如下。

我(指赵绍琴教授)再说一个。在东直门医院,1964、1965 的时候,有一个重症肌无力(病人),(患了)重症肌无力经常得吃这个十全大补,他在吃饭的时候还得打上一针新斯的明,要不然头都抬不起来。这时候呢,发高热了。当时管病房的大夫都害怕,那时候在东直门我主要管教学,管的是门诊,管的是会诊,病房是别人管。非请我——因为我(要)到协和医院会诊啊,每个礼拜去一次——请我去借那个铁肺。我到那儿跟他们办公室工作人员一说呢,马上给咱们送来了铁肺。因为他们怕重症肌无力(发)高热(并发)肺炎,这个肺啊,停呼吸了就危险,(因此)借这个铁肺。他们头一个给送来了,第二天那个小铁肺也送来了,好使。可是他们很紧张,病人(发热)40℃,素来就吃党参,八珍汤,大量补气啊,人都抬不起头来,必须打几针新斯的明。现在怎么办呢? 后来就会诊。当时我、董建华,我们两个负责内科,请东直门医院的老大夫都来了。六十年代的时候,大约得有十几个七十岁左右的老大夫,都主张还得用十全大补,说甘温除大热啊,非得用大量的甘温(药)。说人参得用多少,几两几两,都这么说。当时呢,我就有个想法,因为人家比我岁数大啊,我呢,有个条件,因为当时我在东直门医院是内科,跟董建华两个人负责,第二个条件,我是老大夫组组长,这些六十岁、七十岁的怎么办呢? 都弄一个小组,政治学习什么的,我管这个。因为对于老大夫特殊,得照顾啊,这老大夫很难,那么大岁数了,说话啊,别人年轻的他们也不服啊。我当时跟董建华谈,我说这个病怎么还这么治呢? 他们就想不到白虎汤吗? 他说那你提提,他也没敢提,我就提了。我当时就提出来了,我说这个病啊,我的看法不是这个,因为我看了脉,是比较有力了,原先是没有力,身上头上也有汗,口干口渴,我说他不见得像一个虚证。当时我的意见就是,我说假如是虚证,虽然吃了人参、十全大补啊,你说力量小吧,可能好不了,但是必须见轻。用一两人参和用一钱人参,虽然力量有区别,必须是(用药)对了就得见点儿轻。他为什么就不退（热）？我就根据这些理论，我说是白虎汤（证）。所以，在《温病纵横》写白虎汤时，我就写上这个病案了。后来我说这个，当然我提出这么个看法，可能是错的，我说现在我们做个试验。管那个病人的大夫，我说你啊，到化验室，去拿一杯，一大杯，大概得有一百（毫升）的凉开水，冰镇的，给他喝，我说现在我们休息一刻钟再开会，看看喝了怎么样。就等于那个大便不通，《伤寒论》的那个，先给小承气汤啊，大承气汤不敢给，先给小承气汤，瞧瞧他转矢气不转矢气。我这先少少给的凉开水，坏不了啊，比石膏力量轻多了。结果呢，这个大夫就用了一杯水（让病人）喝下去了，说，赵老师他还想喝呢。我说再拿。到化验室又拿了一杯，一杯很大，大概有一百多毫升啊。一杯还不行，喝了三杯。（主管大夫）说，赵老师，这时候他困了，他要睡觉，我说让他赶紧躺下睡觉，咱们先开会。根据我的理论，喝的凉水，喝了三大杯，这么大杯（赵绍琴以手示意），喝了三杯，（一共）大概得有五百毫升的水。我说假如他是虚热，他喝两口就不喝了，他喝了三大杯之后他困了，现在真睡了，我说，我们再看看他。一看睡得很安稳。我说：肯定了，这是白虎汤证。当时我开（方），就是白虎汤。开完了，赶紧熬，熬了喝了。第二天热退了，全好了。所以说，我们在虚热病，或者说慢性病，都认为是虚证的时候，要看出实的一方面。

【医案选介】

（一）流行性乙型脑炎

案一：陈某某，女，58岁。

初诊：初起发热恶寒，体温38～39℃，汗出，时有恶心，两天后开始神志不清，烦躁谵语，颈部有抵抗，查脑脊液白细胞23×10^6/L，单核细胞9％；入院即给常规抗生素治疗。第三天开始腹泻，便培养金黄色葡萄球菌。诊为流行性乙型脑炎并发剥脱性肠炎，治疗无效，并产生霉菌，遂邀赵师会诊。

二诊：身热不退，神识昏沉，大便作泄，色黄气臭，小便黄步，舌绛龟裂，苔焦黄唇燥，脉细数。辨证：此为暑热久蕴入营，蒙蔽心包，且积滞互阻，湿热下迫。气热复炽，营阴已伤。治宜清营养阴，开窍透热。

处方：葛根45 g，黄芩9 g，黄连4.5 g，甘草3 g，生石膏30 g，竹茹6 g，石菖蒲45 g，郁金6 g，鲜石斛15 g，紫雪丹3 g（分服），二剂。

三诊：药后热退泄止，神志转清，溲黄，舌干红，苔已渐化，脉弦滑略数。以扶正养阳，清泄余热而愈。

原按：本证为流行性乙型脑炎重证并发剥脱性肠炎，属中医暑热挟湿。暑热久蕴，营阴已伤。热势深重，蒸湿炼液为痰，蒙蔽心包，且气热炽盛，积滞互阻，湿热下迫。上有内窍堵闭，下有湿热阻滞于肠，气机不畅；又气热复炽，热邪源源不断由气直涌营中，以白虎清气热，葛根芩连清利肠热；石菖蒲、郁金配紫雪丹清心涤痰开窍，甘草、滑石、竹叶通利三焦，"排除造成营热不能外达的原因，使气机通畅，开营热外达之路"。服后热退，泄止神清，为营热外透。舌干红溲黄，为营阴既伤，余热未清，故以养阴清泄余热法而愈。

按：此为以透热转气法救治暑温神昏重症。此证神昏与大肠湿热积滞有关，故用葛根黄芩黄连汤合石菖蒲、郁金、紫雪，坚肠止利与清心开窍并举，又用滑石、竹叶通利水道，则三焦通畅，故收热退神清利止之效。

案二：吴某某，男，15岁。

初诊：发热4～5天，两天来加重，体温39.7℃，头晕、恶心、呕吐，颈强，神昏谵语，大便已两日未通，舌绛，苔黄厚，小便短少，两脉沉滑濡数。此暑温湿热逆传心包，姑以芳香化湿，凉营开窍泄热方法：佩兰12 g（后下），藿香9 g（后下），生石膏25 g，连翘9 g，竹叶、竹茹各10 g，石菖蒲6 g，郁金10 g，黄连6 g，金银花15 g，半夏12 g，六一散12 g（布包），紫雪丹6 g（分两次服），服两剂。

即刻煎服一剂，随即送某医院检查，并做腰椎穿刺，诊断为流行性乙型脑炎，当晚又服第二剂汤药。

二诊：今晨大便畅泄两次，且色深气臭甚多，身热已退，神志转清，体温正常，想吃东西，舌微黄质红，脉濡滑。停药观察，数日后出院。

二诊：身热已退，体温正常，无恶心、呕吐，舌苔已化，浮而略黄，脉濡滑且弱，再以养阴清热兼助消化方法。

北沙参24 g，麦冬10 g，连翘10 g，元参10 g，焦三仙各10 g，鸡内金10 g，白茅根、芦根各24 g，服三剂药后已愈。

原按:本案为暑温湿热逆传心包。因湿热阻滞,气机不畅,郁热日深,热蒸湿浊,遂成痰热,外阻气机,内闭心包,且大便两日未通,腑气不畅,心包之热外达之路不通,欲使营热外透,急当宣畅气机,故以紫雪丹清心开窍,且通腑泻热,又以芳香之品化湿开郁,宣畅气机,辛凉清气而透热外达。使内窍开而腑气通,湿化而气机畅,气得展布,心包之热随便下泄外透而去,故神清热退知饥,再以养阴清热调理而安。

按:此亦透热转气案。用药奥妙已见于原按语中。用芳香宣化、清心开窍后,得大便畅行,瘀热得下,即神清热退。说明三焦通畅,气机调畅在温病治疗中十分重要。另外,治疗急重温病,不可拘于一日一剂二煎之常法,服药可日三夜二,或 4 小时一服,务使药力接续,方克有济。

(二)流行性腮腺炎

案一:孙某某,男性,7 岁。

初诊:初春患感,身热,微有恶寒,两侧耳下腮肿作痛,舌红苔白根厚,大便略干,小便短黄,口渴心烦,脉象浮滑且数,按之滑数有力。此温邪毒热内蕴,痄腮初起,当以轻宣清解,火郁当发也,宜外用热敷法。忌荤腥油腻,宜静卧休息。

薄荷 2 g(后下),杏仁 10 g,蝉蜕 6 g,僵蚕 10 g,前胡 6 g,片姜黄 6 g,浙贝母 12 g,白茅根、芦根各 24 g,焦山楂 12 g,两剂。

连服两剂,药后得小汗而身热已退,大便已通,腮肿亦退,原方加元参 24 g,赤芍 10 g,又三剂而愈。

按:痄腮多见于儿童,颌下肿硬作痛,伴发热恶寒,此为温毒之一种,必素体蕴热,复感温邪,热毒上攻,结于少阳之分,少阳乃枢机所在,枢机不利,则邪结不散,治之以升降散疏调气机,运转枢机,合杏仁、前胡、薄荷宣肺散邪,浙贝母消肿散结,白茅根、芦根泄热利水遭,焦山楂和胃助消化。药合病机,故能两剂而愈。其外用热敷之法乃先生独到经验,取"温则消而去"之意,亦《内经》"火郁发之"之一法也。

案二:黄某某,男性,7 岁。

初诊:发热 2 天,体温 37.8℃,头痛寒热不重,昨天开始两侧耳下腮腺肿痛,舌红咽痛不肿,两脉浮滑且数,微有咳嗽,夜间睡眠不安,大便略干,小便赤黄。风温郁热上扰,势成痄腮,用宣郁疏风,防其逆传入里,饮食当慎。

薄荷 6 g(后下),前胡 6 g,炒牛蒡 6 g,片姜黄 6 g,酒炒黄芩 6 g,浙贝母 6 g,僵蚕 6 g,蝉蜕 3 g,元参 10 g,马勃 3 g,芦根 20 g,两剂,并嘱热敷两腮,早晚各 30 分钟。敷后肿势虽增无妨。

二诊:前药二剂之后,两腮肿势较增而疼痛大减,身热渐退,体温 37.3℃,两脉滑数,舌红咽痛皆减,大便已通。风温郁热已透,再以清热解毒之法,仍当静卧休养,饮食当慎。

旋覆花 6 g,前胡 6 g,连翘 6 g,片姜黄 6 g,僵蚕 6 g,元参 10 g,板蓝根 10 g,马勃 3 g,焦三仙各 6 g,两剂,热敷两腮,早晚各 30 分钟。

三诊:身热已退净,两脉数象已差,两侧腮腺肿势已退,转为正常。温邪蕴热已解,再以活血通络,清化折热。仍宜静卧休息一周,防引起睾丸炎症。

前胡 6 g,连翘 6 g,丹参 10 g,茜草 10 g,僵蚕 6 g,浙贝母 10 g,马勃 3 g,板蓝根 10 g,焦三仙各 6 g,三剂。

药后诸证悉平,舌脉二便如常,仍需清淡饮食,以防余热复起。

按:腮腺暴肿,是郁热不得宣散,当宣郁疏风,透邪外出,不可骤用凉药。尤奇者,用热敷不用冷敷,盖寒则凝,温则通,寒则涩而不流,温则消而去之。此为妙法。唯热敷后势必引起肿势暂时加重,故预先告知病家,不令惊慌无措。虽肿加,而痛减,是欲消散之兆也。观外治之法,亦当知内治之理,不当骤用寒凉药也。

案三:张某某,女性,40 岁。

初诊:从 3 月 12 日头痛咳嗽,微有寒热,咽微痛,两侧腮腺作痛。由于工作忙,未能及时到医院治疗,3 月 15 日曾服安宫牛黄丸二丸,并注射消炎针剂。自 17 日始,面目周身浮肿,胸闷气短,小便短少,头晕,周身酸痛,曾化验小便,无异常发现。风温蕴热在肺卫,发为寒热头痛,本当疏和宣化,今反误服安宫牛黄丸寒凉之品,卫气不宣,湿邪遏阻,三焦不通,故面目一身浮肿。热郁于内,不得外解,故两侧腮腺疼痛加重。胸阳为湿邪所遏,气机为寒凉抑郁,必须用辛宣以开其郁,活络兼祛其湿,防其增重。

苏叶梗各 6 g,淡豆豉 10 g,荆穗炭 10 g,防风 6 g,杏仁 10 g,半夏曲 10 g,草豆蔻 3 g,黄芩 6 g,大腹皮 6 g,三剂。

二诊:前药服后,遍体汗出,身热疼痛及周身疼痛皆解,面目、四肢浮肿渐消,今晨体温已基本正常,舌苔白腻滑润已化,舌质红势亦浅,两脉已从沉涩带弦转为滑数,且力渐增。病人自述药后肿、满、闷堵及寒热头晕皆愈,然右腮部肿痛,扪之有核如核桃大。此湿郁蕴热,郁阻少阳络脉,改用宣阳和络,转枢少阳方法。并嘱热敷两侧腮腺,每日早午晚各30分钟。

荆穗炭10g,防风6g,柴胡6g,夏枯草10g,旋覆花10g,枇杷叶15g,杏仁10g,前胡6g,浙贝母10g,黄芩10g,焦山楂10g,两剂。

三诊:病人自述前药一剂后,右腮明显红肿,延及耳前后及面部,其势较重,因医生曾嘱告:"药后肿势大作",故病人及家属并未着急,仍服第二剂药,每早、午、晚各热敷30分钟。3月24日仍服前药,继续热敷。3月25日两腮及面部肿势全消,诸症皆去。静卧休息两天,恢复正常,上班工作。

按:此为痄腮误治案。痄腮一证本属外感风热邪毒,与体内蕴热相合,郁而不得宣泄,故发为肿胀疼痛。治当宣疏散邪。而前医竟投安宫牛黄寒凉之剂,致冰伏其邪,气机被郁,三焦不畅,则为胸闷短气,一身面目皆肿。此皆过用寒凉,火郁于内所致,则治用辛散疏化方法,以解其郁而散其邪。药后得汗,邪随汗泄,立时轻松。二诊改用宣阳和络法,并辅以热敷患部,并预告知肿当加甚。其后果如其言。热敷以助通络,内外合治,促其消散。此与现代医学之冷敷法正相反,其理颇深。热敷后可见肿胀愈甚,宜预先告知病家,以免惊慌。然若无此经验,且不明其理者,未必敢用之也。

(三)猩红热

案一:宋某某,男性,25岁。

初诊:发热2～3天,今晨面部、胸腹、四肢皮肤斑疹红晕,咽痛喉肿,扁桃腺肿大化脓,有白腐,今日体温39.5℃,口周围苍白,舌红尖部起刺,状似杨梅,根部黄厚,质绛且干,自觉头晕心烦急躁,不能入睡,唇焦破裂流血,大便二日未行,小便赤短深红。此温邪蕴热,气营两燔,烂喉丹痧重证。姑以凉营透斑,清气泄热,防其逆传昏厥或高热,忌食荤腥、甜黏、油重之品。

连翘15g,金银花30g,紫草9g,生石膏24g,知母9g,元参45g,生甘草10g,地丁9g,天花粉9g,僵蚕9g,杏仁9g,鲜白茅根、芦根各45g,香犀角0.6g(冲),两剂。

二诊:药后胸腹四肢皮肤丹痧已透,神志清楚,身热渐减,体温38℃,咽痛喉肿皆减,扁桃腺肿见轻,仍有白腐,舌绛起刺,状如杨梅,根部黄厚,两日来,夜寐尚安,心烦也减,唇仍焦破,大便已通不多日,小便短红,烂喉丹痧重证,热毒壅滞,窜扰营分,今日已见转机,再以清透热毒,凉营育阴,病势虽见好转,然毒热甚重,防其逆传。

蝉蜕4.5g,生石膏24g,玄参45g,栀子6g,连翘30g,金银花30g,牡丹皮9g,黄芩9g,竹叶6g,鲜白茅根、芦根各45g,活犀角0.3g(冲),两剂。

三诊:身热渐退,神志也清,体温37.4℃,皮肤丹痧已透齐,咽痛止而喉肿也退,大便每天一次,小便黄少,心烦已除,夜寐甚安,舌苔渐化,红刺已退,唇仍色深紫,病势已减,余热未清,再以甘寒育阴,凉营解毒。病已向愈,防其反复,饮食寒暖诸应适宜。

细生地30g,肥知母9g,淡竹叶3g,连翘24g,金银花24g,丹皮9g,元参30g,赤芍9g,北沙参30g,冬瓜皮30g,三剂。

四诊:身热退净,皮肤已渐脱屑,神志甚清,精神好,饮食如常,二便自调,舌苔化净,舌质略红,两脉细弱力差,烂喉丹痧已愈,再以调理肠胃,以后天补先天之法。

北沙参24g,细生地24g,赤、白芍各9g,冬瓜皮30g,茯苓皮24g,焦麦芽9g,鸡内金9g,四剂。

五诊:烂喉丹痧已愈,皮肤脱屑未齐,诸恙皆平,胃纳甚佳,夜寐安稳,病已愈,用散剂调理。

焦三仙各150g,鸡内金150g,砂仁3g,共研细末,每早晚各服9g,加糖9g,开水冲服,其味酸甜,又助消化,病后最宜。

按:中医所谓烂喉丹痧相当于现代医学的猩红热。其发病急骤,病情凶险,属温毒之类。其临床特征以遍体痧疹如丹,并见咽喉红肿腐烂,故名烂喉丹痧。舌质红绛如杨梅,名杨梅舌,一身皮肤潮红,唯环口唇四周苍白,名口唇苍白圈。此二者具有诊断意义。中医认为本病为感受时气温毒,热毒入于营血,极易痉厥动风。故治疗必须用重剂清热凉血解毒,方克有济。切不可掺入风药发表。此例病人即典型的烂喉丹痧重症,故药诊即重用清热凉血解毒,随着热毒渐消,于原法中逐渐增加育阴之药如玄参、生地黄、北沙参等,终以调理肠胃为善后之法。虽有以后天补先天之语,而用药却以疏调肠胃为主,可见本病恢复期也不宜补。

案二:张某某,男,56岁。

初诊:从本月2日开始,发热较重,体温38.7℃,自觉头晕、胸闷,心烦急躁,阵阵恶寒,周身酸痛,咽痛口渴,近一周来夜间不得入睡,曾服银翘解毒丸等,皆未见效。本月4日请邻居医生看视,认为感冒风寒,随开一方,桂枝9g,防风9g,葛根6g,荆芥3g,生姜三片,红糖30g,水煎分服。一剂。今晨病势突然增重,发热,体温40℃,神志时清时昧,面部青暗,口鼻苍白,舌绛起刺,状若杨梅。苔根厚而黄干,咽喉肿痛白腐,呼吸粗促,口干欲饮,时有谵语,小便赤少,大便三日未行,胸部似有斑点不多,两手脉象沉涩不畅,按之弦细数有力。温邪蕴热,内闭于肺,气营两燔,本当清营泄热,误服辛温表散之剂,温热炽甚,阴分已伤,势将昏厥,防成烂喉丹痧,且火郁内闭,深恐本不胜病,姑予一方,以慰来者之望,备候高明政定。

僵蚕9g,蝉蜕6g,片姜黄6g,杏仁6g,炒牛蒡6g,元参30g,连翘24g,金银花15g,前胡3g,浙贝母12g,鲜白茅根、芦根各60g,一剂。另用鲜九节菖蒲根15g,煎汤送服神犀丹一丸,犀角末0.6g(分两次汤药送下)。

二诊:前药服后,遍身温疹一涌而出,色深皆重,身热略退,体温38.5℃,神志渐清,已能言语,自述心烦渴饮,欲食冰,两脉已由沉涩转为弦滑细数,口唇鼻梁仍苍白,舌绛,尖部起刺,根部焦黄而厚,口味甚臭,大便虽通不多,小便赤少,咽喉肿痛白腐,不能吞咽,胸闷较轻,呼吸粗促已缓。温毒蕴热,已成烂喉丹痧,火郁渐解,气营交织,病势甚重,再以清气热以解温毒,凉营血兼透痧,饮食寒暖,慎之又慎。

僵蚕6g,蝉蜕6g,姜黄6g,生石膏24g,黄芩9g,竹叶6g,连翘24g,金银花24g,紫草9g,地丁草9g,川贝母6g,一剂。局方至宝丹二丸,分两次用鲜九节菖蒲根30g洗净打烂,煎汤送下。

三诊:今诊脉弦滑而按之濡滑略数,周身温疹已透,身热渐退,神志清楚,体温37.5℃,舌苔根部仍黄,尖部起刺已减,面部青暗也退,口周围苍白消失,大便通畅,色深味臭,小便仍黄,但尿量增加,咽红肿已愈,拟以养阴生津,兼去余热之法。

细生地30g,赤芍9g,姜黄6g,连翘12g,石斛18g,北沙参30g,麦冬12g,川贝母6g,鲜白茅根、芦根各30g,焦三仙各9g,丹皮9g,三剂。

四诊:身热退净,皮肤脱屑,体温正常,纳食欠馨,二便自调,两脉沉濡小滑,拟一善后处理方。

茯苓24g,冬瓜皮30g,生山药30g,炒熟薏苡仁30g,半夏9g,陈皮6g,焦三仙各9g,五剂。

五诊:诸恙皆安,皮肤脱屑已净,饮食、睡眠、二便如常,病已痊愈。

按:本例为烂喉丹痧误治案。烂喉丹痧为热毒深入血分,治疗最忌表散。赵师尝述二十世纪二三十年代北京地区流行此病,死亡率很高,凡用风药发表者无不即成坏症。后医政局接纳几位名医的建议,明令禁用风药,告示传诸药肆,凡处方中含风药者一概拒付。此病本属热盛,再以风药发表,则无疑于火上浇油,而成燎原之势,以致难以救疗。本例即困误用表散,致神志昏蒙,火邪内闭,丹不能畅发。故用升降散加清热解毒、凉营开窍之品,升降气机,宣透郁火,服药后丹痧一涌而出,即神识转清,内闭已解。继用气营两清,解毒透疹。待瘟疹已透,热毒渐泄,则及时加入养阴生津之药,最后仍以调理脾胃收功。

(四)肠伤寒

案一:邢某某,男性,21岁。

初诊:身热8天未退,头晕,胸闷,腰酸乏力,大便黏腻不爽,因导而下,临圊腹痛,脘痞,嗳噫不舒,小溲色黄不畅。舌白苔腻,脉象沉缓而濡,暑热湿滞互阻不化,湿温已成。先用芳香宣化、苦甘泄热方法。

鲜佩兰10g,鲜藿香10g,大豆卷10g,炒山栀10g,苦杏仁10g,法半夏10g,陈皮6g,姜竹茹6g,白蔻仁2g(研冲),两剂。

二诊:药后身热渐退,头晕胸闷渐减,腰酸已减而未除,腹痛未作,大便如常,时有嗳噫,舌仍白腻,脉来沉濡。汗泄已至胸腹,此湿温邪有渐化之机,病已十日,得此转机,势将热减湿化,仍拟芳化湿郁,兼调气机,饮食当慎。

藿苏梗各6g,佩兰叶10g,淡豆豉10g,炒山栀6g,前胡6g,苦杏仁10g,半夏曲10g,陈皮6g,焦麦芽10g,鸡内金10g,两剂。

三诊:身热渐退。昨日食荤之后,今晨热势转增,大便两日未解,小溲色黄。舌苔根厚黄腻,脉象两关独滑。此湿温虽有转机,却因食复增重,当防其逆转为要。再以栀子豉汤增损。

淡豆豉10 g,炒山栀6 g,前胡6 g,苦杏仁10 g,枇杷叶10 g,保和丸15 g(布包入煎),焦麦芽10 g,炒莱菔子10 g,枳壳10 g,白蔻仁2 g(研冲),两剂。

四诊:药后大便畅通,身热略减,体温仍高,38.5℃,舌苔渐化,根部仍厚,脉象两关滑势已退,自觉胸中满闷大轻,小溲渐畅。湿温有渐解之机,积滞化而未楚,仍须清化湿热积滞,少佐清宣,希图21日热退为吉。饮食寒暖,诸宜小心。

淡豆豉10 g,炒山栀6 g,杏仁10 g,前胡6 g,厚朴6 g,陈皮6 g,白蔻仁3 g,炒薏苡米10 g,通草2 g,焦三仙各10 g,两剂。

五诊:身热已退净,皮肤微似汗出,津津濡润,已遍及手足,两手脉象沉滑力弱,舌苔已化净,二便如常。湿温重症,三周热退,是为上吉,定要节饮食,慎起居,防其再变。

蒺藜10 g,粉丹皮10 g,香青蒿5 g,大豆卷10 g,炒栀子5 g,制厚朴6 g,黄连3 g,竹茹6 g,炙枇杷叶10 g,保和丸15 g(布包),半夏曲10 g,鸡内金6 g,三剂。

药后身热未作,食眠二便如常,停药慎食,调养两周而愈。

按语:湿温病湿与热合,如油入面,难解难分。故其病程较长,发热持续难退。治当芳香宣化,宣展气机,分消湿热之邪,使气机畅,三焦通,内外上下宣通,乃得周身汗出而解。从头至足,遍体微汗,是气机宣畅,腠理疏通之征,如此则热必应时而退。按七日为一候,热退必在满候时日,如二候14日、三候21日、四候28日等。此等规律皆从实践中来。此案初诊后已有转机。本当14日退热,因病人不慎口味,致食复热增,遂用仲景治食复法,于宣化方中,合入栀子豉汤为治,并增入消导积滞保和丸、莱菔子、焦麦芽等,食滞一去,则湿热之邪无所依附。凡湿温之病(不独湿温)极当慎饮食、节口味,肥甘助湿,辛辣增热,皆当忌之。否则,虽用药精良,亦不能效也。

案二:牛某某,男,20岁。

初诊:9月15日病人开始发热,已5天未退,体温逐渐上升至39℃,脉搏76次/分,白细胞计数5.4×10⁹/L,营养发育中等,意识尚清,表情呆滞,反应迟钝,食欲减退,胸前见大小不等的3~4个玫瑰色红疹,压之退色,咽充血,扁桃体Ⅱ°肿大,余无异常改变。诊断:肠伤寒。于9月22日请中医会诊:

发热,头晕,微汗,腰部酸痛,前胸布红疹5~6粒,其中一粒呈疱疹,白痦透露于颈下及胸部,数量不多,状如水晶,脉濡缓,舌苔薄腻。湿热郁蒸气分,治以清化湿热,清气透痦法加减。

杏仁、薏苡仁各10 g,淡竹叶4.5 g,连翘10 g,大豆卷12 g,六一散10 g(包),通草3 g,茯苓6 g,荷叶一角,芦根12 g,佩兰叶6 g,西秦艽6 g,两剂。

复诊:药后体温已趋正常,诸症均除,惟白痦继续外布,精神较好,舌苔前半腻已退,湿化热清,上方获救,当以原方进退。

生薏苡仁10 g,淡竹叶4.5 g,光杏仁10 g,藿佩兰各10 g,滑石10 g(包),通草3 g,豆卷12 g,荷叶一角,茯苓10 g,神曲10 g,三剂后痊愈出院。

按语:白痦多见于湿热证,外发于颈胸皮肤之上,呈白色小颗粒,晶莹剔透,内含水液。是湿热证特有的征候,故见白痦外发,其必为湿热证。其病机为湿热之邪郁蒸气分。其自痦发出,则邪气有外泄之机。若颗粒饱满,如水晶色,是正气尚足,气液未伤,诚佳兆也;若形瘪色枯,是气液大伤为逆。治当因势利导,用清气化湿方法,常用薏苡竹叶散加减,本案即是一例。

案三:华某某,男性,30岁。

初诊:身热6~7天,体温39℃,头晕目沉,面色淡白,胸中满闷不舒,周身酸楚乏力,大便略溏,小溲短黄,腰际酸沉,夜寐不安。经某中医治疗,先服银翘解毒丸,后又服汤剂,甘寒清热,拟生地、元参、知母、沙参等为主。药后大便溏泄,身热加重,周身乏力,舌白滑润,根部厚腻,两脉沉濡,按之无力,近似迟缓,小溲短少,口淡无味。病属素体中阳不足,脾胃运化欠佳,外受暑湿之邪,留连不去,误服甘寒之品,湿邪增重+气机受阻,三焦不利。湿重于热,故面色淡白,唇口不华,脉象亦为寒湿遏阻中阳之象,拟以芳香宣化,疏调气机,以畅胸阳。俟湿化阳复,气机宣畅,则三焦通利,病自渐愈。忌食甜、黏及有渣滓食物。

淡豆豉12 g,炒山栀3 g,藿香叶10 g(后下),陈香薷15 g(后下),焦苍术45 g,厚朴4.5 g,白蔻仁3 g,杏仁泥10 g,川连2 g,半夏10 g,陈皮4.5 g,煨姜3 g,冬瓜皮20 g,二剂。

二诊:药后身热渐退,体温38.5℃,头晕沉重渐解,胸闷渐轻,胸部头额略见小汗,大便仍溏,小溲赤短,腰痛,周身酸楚乏力,苔白滑腻,根部略厚,两脉弦滑力弱,按之濡缓。此为暑热湿邪互阻不化,且过服甘寒,脾阳受遏,三焦不通,气机不畅,再以芳香宣化,通阳祛湿。

淡豆豉12g,炒山栀3g,藿香叶10g(后下),香白芷6g(后下),白蔻仁4.5g,杏仁10g,半夏12g,厚朴6g,炒薏苡仁12g,焦苍术4.5g,川连2g,煨姜3g,茯苓皮12g,两剂。

三诊:叠服芳化通阳祛湿之剂,自觉遍体潮润,已下至两腿,胸中满闷大减,气分亦畅,头部沉重渐解,小溲通畅色深,体温37.8℃,大便今日已渐成形,腰痛,周身酸楚乏力,舌苔白腻略厚,脉象已转濡滑,较前有神。暑湿互阻不化,连服芳香宣解,湿邪渐减,热象亦轻,再以宣化上、中二焦,希图三周热退为吉。

白蒺藜10g,香豆豉12g,嫩前胡3g,香青蒿4.5g,制厚朴4.5g,焦苍术6g,焦薏苡仁10g,制半夏10g,白蔻仁3g,煨姜2g,杏仁泥10g,白米30g炒焦煎汤代水,两剂。

四诊:身热已退净,体温36.6℃,头部尚觉微痛,大便通畅,咳嗽痰多,口淡无味,舌苔白腻,两脉和缓有神,湿温三周而解,遍体潮润,唯胃纳欠佳,脘闷仍不思食。再"辛泄余邪,调和阳明"。病虽向愈而正气未复,由虚涉怯,意中事也,饮食寒暖,备宜小心。

白蒺藜10g,香青蒿4.5g,粉丹皮4.5g,厚朴花4.5g,川连2g,川贝母10g,杏仁10g,香砂枳术丸15g(布包),范志曲12g(布包),香稻芽10g,新会皮3g,白米30g炒焦煎汤代水,三剂。

三付之后,诸恙皆安,停药后一周而饮食、二便皆正常,遂渐康复。

按语:湿温乃感受湿热之邪,胶固难解,缠绵难愈。因其高热不退,医者往往执寒药以疗之,每致误事。此案前医不知湿温初起当芳香宣化透邪外出,反用寒凉之剂,湿邪遇寒则凝,阻塞气机,三焦不利,邪无从出,其身热更甚,恐将昏蒙矣。故初诊即重用芳香宣化,疏调气机,其方用藿香,不用佩兰,以佩兰性寒不利于湿重故也,炒山栀,川黄连等清热之药用量极轻,其余诸药皆为芳香化湿宣展气机之用。俟三焦畅、气机行则邪可透出矣。药后微汗出从头至颈胸,乃邪透之标志。此后数诊,皆宗此法进退,终至汗出至下肢,乃断其三周退热,果不

其然。治湿温证必得教汗遍及周身,至双脚趾缝中亦似潮润,斯为邪透尽之征。若误用寒凉滋腻,则湿邪愈盛,邪不得出矣。湿温虽禁发汗,然必得汗出,乃得邪解。

案四:王某某,男性,15岁。

初诊:据其家属述病情:自4月5日开始,病人出现发热,头晕,恶心,呕吐,胸中满闷不适,曾服银翘解毒丸8丸,其热退,4月8日经本街某医诊为春温,即服清解方剂,药如银花、连翘、桑叶、菊花、元参、沙参、芦根、石膏,二剂后病势加重,胸闷如痞,夜不能寐,饮食不进,且已卧床不起,小便黄少,大便略稀。又请某医往诊,时4月11日。某医谓:此乃温病日久深重,方用元参、知母、石膏、生地、地骨皮、青蒿等,并加安宫牛黄丸,服两剂。4月14日因病势日重,身热不退,神志不清,4月7、8日未能进食,胸中满闷异常,大便稀,4月15日,医谓病势沉重,原方改安宫牛黄为紫雪丹五分继服两剂,病愈危重。

4月17日上午,邀赵师往诊。时体温39℃,高热不退,神志不清,面色苍白,胸中白痦已渐退,周身干热,大便溏稀,两脉沉濡略数,舌白腻而滑,舌质边尖红绛。此湿温之证,过服滋腻寒凉,乃湿阻不化,遂成冰伏之势,逼热邪入营。非通阳温中并宣化疏解之法不能开闭通窍,用辛温开闭以畅气机,芳香宣解而通神明,病势甚重,诸宜小心,饮食当慎,防其增重。

香豆豉12g,炒栀子3g,前胡3g,藿香叶10g(后下),石菖蒲10g,郁金6g,厚朴3g,半夏10g,杏仁10g,白蔻仁末1g,淡干姜末1g,后二味同研装胶管,分两次随药送下。服两剂。

二诊:连服辛开温化宣阳疏调之剂,身热已退,体温37.2℃,遍体小汗,下至两足,面色红润,神志已清,语言清楚,舌苔渐化,胸中白痦基本消失,小溲较畅,大便未通,两脉中取滑濡,冰伏渐解,寒湿得温渐化,气机宣通,仍疏辛宣疏化方法:

香豆豉10g,炒栀子3g,杏仁10g,前胡3g,藿香梗10g,厚朴10g,半夏10g,草豆蔻3g,三剂。

三诊:病情逐渐好转,病人已下地活动,饮食、二便如常,舌白滑润,脉濡滑,宜调理中焦,以善其后。

香豆豉10g,旋覆花10g,生白术5g,陈皮6g,白扁豆10g,生薏苡仁10g,茯苓10g,焦麦芽10g,三剂之后诸恙皆愈,调养半月而安。

原按:湿温宜宣气化湿。最忌滋腻,滋腻之品腻滞气机,且助于湿,反使病胶着难解。湿为阴邪,非温不化。虽湿热为患,治宜分清湿之与热,孰多孰少,当用苦寒也要恰如其分。若误用苦寒,克伐阳气,不仅湿不能去,反致冰伏,气机闭塞,邪无出路,被逼入营,必成昏厥之变。其治法全在开冰伏之郁闭。脾胃位居中焦,为气机升降之枢纽,寒凉入胃,冰伏于中,中焦不通,气机不行。开之必以辛热峻烈之品,如干姜、草豆蔻。宜"半夏、厚朴辛开苦降,燥湿行滞宣畅中焦,前胡、杏仁宣降肺气,"开上焦,菖蒲、郁金涤痰开窍,又加栀子豉汤,以豆豉宣郁热而展气机,栀子畅三焦而泄火。诸药配合使冰伏解而寒湿化,湿郁开且三焦畅,邪有去路,故入营之热则外透而解。

本证固过用寒凉遏伤阳气,湿热为寒凉冰伏于内,邪无退呼,被逼入营,阴伤不甚,关键在于解冰伏、开郁闭、宣气机以透热。若营阴被伤,热已透转,仍当兼顾营分。

按语:此为湿温误治案。病人于4月份发病,前医据时令以为春温,而选用寒凉滋腻,湿邪得冷而凝,遂成冰伏之势。此时治法,非辛热不足以开闭结,非芳香不足以畅其气机,醒其神明,故有草豆蔻、白豆蔻、干姜之用。药后遍体小汗,面转红润,是冰伏之势已解,而余邪未尽,故续用前法。终以调理脾胃而安。

案五:倪某某,男性,37岁。

初诊:湿温经月甫愈,两天来陡然低热口干,心烦且渴,一身乏力,中脘闷满堵塞不舒,时时泛恶,纳谷不馨,舌红苔腻,两脉濡数无力。病似湿温劳复,余热尚未清除,故低热不重,疲乏无力,胃不思纳,时时欲恶,用清热生津,益气和胃法。

竹叶3g,生石膏12g,北沙参15g,半夏9g,麦冬9g,淡豆豉9g,栀子3g,生甘草3g,两剂。

二诊:低热未作,体温36.5℃,口渴心烦已止,纳谷渐香,仍觉脘闷,湿温初愈,余热留恋,清气热少佐补正,化湿郁以开其胃。以饮食为消息。生冷甜黏皆忌。

竹叶茹各3g,生石膏9g,沙参9g,杏仁9g,半夏9g,淡豆豉9g,茯苓9g,白蔻仁末0.3g分冲,鸡内金9g,两剂。

三诊:连服清气开胃之药,低热退而乏力减,中脘堵闷也轻,饮食二便如常。湿温甫愈,正气未复,

仍需休息二周,防其劳复。

按语:湿温初愈,因劳作复发,致低热、烦渴、乏力、纳呆,是余热未尽,正气不足,故取竹叶石膏汤法,清热生津,益气和胃。凡温证初愈,须防劳复、食复。若过劳,或饮食不慎,过食或早进肉食,皆可致复热,或高或低,迁延难退。必用清余热,和胃气法,令胃和则愈。故此案二诊即加用开胃消导之品,化其湿消其滞,则余热不复久留矣。

参考文献

[1] 赵绍琴.赵绍琴内科学[M].北京:北京科学技术出版社,2002.

[2] 赵绍琴,胡定邦,刘景源.温病纵横[M].北京:人民卫生出版社,2006.

[3] 赵绍琴.赵绍琴内科心法与温病浅谈[M].北京:学苑出版社,2010.

[4] 赵绍琴.温病浅谈第6辑[M].北京:人民卫生出版社,2010.

[5] 赵文魁,赵绍琴.文魁脉学与临证医案[M].北京:学苑出版社,2010.

[6] 赵绍琴.赵绍琴内科心法与温病浅谈[M].北京:学苑出版社,2010.

[7] 赵绍琴.赵绍琴临证400法·赵绍琴亲传医学全集[M].北京:中国医药科技出版社,2018.

[8] 赵绍琴.中医名家名师讲稿丛书·赵绍琴温病学讲稿[M].北京:人民卫生出版社,2018.

[9] 赵绍琴.赵绍琴医学全集[M].2版.北京:北京科学技术出版社,2018.

[10] 尉万春,颜文强,邱模炎,等.赵绍琴温病学术思想撷要[J].中华中医药杂志,2020,35(9):3906-3908.

[11] 马梅青,田思胜,赵雨薇.赵绍琴"保存津液,调畅气机"治疗温病学术思想探析[J].山西中医药大学学报,2020,21(1):45-46,49.

[12] 李钢磊,艾军,王志威,等.赵绍琴从郁热辨治温病医案4则[J].新中医,2019,51(2),302-303.

[13] 傅明光.赵绍琴教授对高热昏迷证治的经验谈[J].内蒙古中医药,2011,30(21):60-61.

[14] 张仕玉,李增华.赵绍琴调畅气机的治疗思想[J].中国中医药信息杂志,2007,10(9):

78,108.

[15] 夏云峰,余慧琳.赵绍琴教授温病证治经验考释[J].中医药学刊,2006,10(9):1607-1610.

[16] 艾军.赵绍琴教授论治郁热经验[J].中医药通报,2005,45(4):14-16.

[17] 何宽其.赵绍琴用宣透法治疗温病经验探析[J].浙江中医杂志,2002,21(11):9.

[18] 郑建功.赵绍琴辨治热病神昏经验介绍[J].中医杂志,2002,11(1):17-18.

[19] 安潇.浅谈赵绍琴卫气营血辨治观点[J].陕西中医函授,2000,21(2):14-15.

[20] 赵文兰.赵绍琴教授治疗温病、湿温病的经验选介[J].中国医刊,1999,2(9):3-5.

[21] 周群,赵绍琴.赵绍琴教授治疗泄泻经验[J].实用中医内科杂志,1990,2(2):1-2.

[22] 邱建荣.赵绍琴教授治疗痢疾经验[J].辽宁中医杂志,1989,2(9):1-2.

[23] 李士懋,田淑霄.宣展气机解郁透邪为治疗温病之要义——学习赵绍琴老师阐发温病理论的心得[J].河南中医,1988,8(2):2-5.

[24] 谢路.赵绍琴教授治疗温病的几个关键问题[J].新中医,1985,2(9):7-10.

[25] 谢路.赵绍琴教授治疗湿温病的经验[J].福建中医药,1984,1(3):30-32.

105. 董建华（《温热病论治》《伤寒论释义》）

【生平传略】

董建华（1918—2001 年），上海青浦人，著名中医学家、教育家，中国工程院院士。其祖父、外祖父均为当地儒医。11 岁跟随前清秀才邹谱生、贡生赵雪炎学习古文。16 岁拜上海名医严二陵为师，跟师六年。1941 年，悬壶故里。曾在秦伯未开办的中医函授学校学习。1951 年，带头组建青浦县城厢区联合诊所，任所长。1955 年，被选送江苏省中医进修学校第一期进修班深造。1956 年，毕业留校任教，负责伤寒教研组工作。1957 年，奉调北京中医学院。1960 年，被评为全国先进工作者。1963 年，调任北京中医学院东直门医院内科主任。1974 年，出席联合国第 27 届世界卫生大会，作中医相关报告。1978 年，晋升教授，同年被任命为东直门医院副院长。1986 年，获北京市"五一"劳动奖章。1990 年 7 月，首批享受国务院政府特殊津贴。1991 年 7 月，被国家人事部、卫生部、中医药管理局联合确定为首批"全国继承老中医药专家学术经验指导老师"。1994 年，当选中国工程院院士。曾任全国科学大会代表、国家科委中医专业组成员兼发明奖特约评审员、卫生部学术委员会委员、中国中医药学会常务理事及内科分会主任委员等职。曾任全国政协第五届委员，第六届、七届、八届全国人民代表大会常务委员会委员及教科文卫体委员会委员。代表论著有《伤寒论释义》《温热病讲义》《中医内科学》《临证治验》《中医疑难病例分析》等。

董建华祖父医术高明，外祖父儒医风范，闻名乡里；这些都在幼小的董建华心里埋下了中医的种子。十一岁那年，眼看着父亲病重无力回天，含泪遵从父亲遗嘱，在母亲教导下立志学医。之后拜上海名医严二陵为师，苦读《黄帝内经》《难经》《伤寒

论》《景岳全书》《温病条辨》《金匮要略》《丹溪心法》《诸病源候论》等经典著作。他每读一书，都认真摘录，并结合临床实践写出心得体会，虚心求教师长，日积月累经验。他精益求精地探索严先生的学术思想，同时博采众家之长，广泛收集名家验案，临证加以运用、比较，开拓了思路，为逐渐形成自己的学术风格打下了坚实的基础。后于 1941 年出师，悬壶故里。1942 年，董建华在上海青浦开业行医。当时正值抗日战争时期，社会动乱，百姓生活困苦，天花、霍乱、伤寒等传染病流行，董建华不计报酬，无论贫富，精心为患者治病，积累了丰富的经验。1950年，任青浦县城厢联合诊所主任，县卫生协会主任。1955 年，董建华被选送到江苏省中医师资进修学校深造，使其十多年的实践经验得以升华。由于成绩突出，受到了学校的嘉奖，而后留校负责伤寒与温病的教研工作。1956 年，国务院批准成立北京中医学院（即北京中医药大学前身）等四所高等中医院校。1957 年，为加强并充实北京中医学院的师资力量，董建华奉命首批由南京调到北京工作，任北京中医学院温病教研组组长。在他担任组长期间，致力于理论联系实际的教学改革试点工作，提出"多临床、早临床"的理念，参与编写了全国第一部统编教材《中医内科学》，率先在全国开展二级学科的专业分化，促进了学校热病、脾胃病、脑病、老年病等三级学科的发展。1963 年，任北京中医学院内科教研室主任，东直门医院内科主任、主任医师。正是在董建华的带领和努力下，北京中医药大学东直门医院中医内科学成为教育部首批重点学科，而他本人也成为中医内科首届学科带头人。至今，他所传承的中医脑病科、肺病科、脾胃病科仍是国家中医重点专科。

董建华一生精勤不倦、克勤克俭，几乎把所有的精力都献给了国家、献给了党和人民。从医六十

多年,对任何病人都是耐心、谨慎诊治,不敢疏忽大意。他非常重视临床工作,除了在医院里收治病人,还经常到矿区、农村、基层诊治病人,治好很多疑难杂症。他医德高尚,想病人之所想,急病人之所急。他常说,用药不在多、不在贵,而要用得巧、用得准。他一生看病无数,力求减少病患负担,真正用爱心为人民服务的典范,深受百姓爱戴。此外,他还常年从事党和国家领导人的医疗保健工作,作为国家医学专家先后专程为菲律宾、喀麦隆等国家首脑进行医疗保健,因疗效突出得到肯定和嘉奖。董建华因医术精湛蜚声海内外,很多海外归侨和外国友人都慕名而来治病,经他诊治后都获得很好的疗效。董建华还无私地将医治胃病的药方献给药厂,如今胃苏冲剂、荜铃胃痛颗粒都已上市,造福无数胃病病人。2017 年,北京中医药大学中医学和中西医结合入选"双一流"建设学科名单,这也离不开董建华先生等一批先贤一生不断努力与探索。正是他们教学质量的提高,为教研室的建设,为开创阶段的北京中医学院的教学、医疗、科研工作开展,发挥了卓有成效的作用,也为学校后期的腾飞跨越奠定了坚实的基础。

【学术思想】

(一)董建华承《伤寒论》之寒热并用法

1.《伤寒论》寒热并用的特点

"热者寒之,寒者热之",乃治疗之常法,为中医治疗之定则。而《伤寒论》诸方中,寒热并用极具特色,《伤寒论》所列方剂 103 首,据初步统计,寒热并用的方剂,竟多达 53 首,可见使用之广泛。其内在的构建规律极具科学价值,对后世方剂创建及临床辨证影响深远。所谓寒热并用,即是指将寒热异性的药物合并使用,此法在八法中属温清两法,亦称温清并用。寒热并用观念的提出,首见于《内经》。《素问·至真要大论篇》曰:"奇之不去则偶之,是谓重方。偶之不去,则反佐以取之,所谓寒热温凉,反从其病也。"《伤寒论》面对复杂多变的病情,组方无不考虑到疾病的寒热虚实,处方中无不考虑到药物的相互作用。其寒热并用主要有 3 个方面的特点。

(1)表里双解法 表里双解法,这里所谓的表里双解法,是针对表寒里热而言。表有寒,里有热,寒热并见。表寒当用温热之药散之,但里有热则恐其助热;里热当用寒凉之药清之,但纯用清热又顾其表寒不解。是故寒热并投,外散表寒,内清里热。如 27 条"太阳病,发热恶寒,热多寒少,脉微弱者,此无阳也,不可发热,宜桂枝二越婢一汤"。此处外寒里热,因此用麻黄、桂枝辛温解表,生石膏辛寒以清里热,寒热并用,使表邪得解,里热得清,共奏表里双解之功。此种配伍方法,对外寒入里化热的诊治,极具指导意义。董建华认为,临床治疗感冒,一见发热,就投银翘、桑菊之属,甚投苦寒重剂,使一般的感冒,本可汗解却迁延不愈,或生变病。其实外感风寒,桂枝汤、麻黄汤发汗解之;入里化热者,寒热并用,表里双解,才更有效。

(2)清上温下 清上温下,《伤寒论》此法用于上热下寒之证。上热下寒是临床较为常见的寒热错杂证。80 条"伤寒,医以丸药大下之,身热不去,微烦者,栀子干姜汤主之"。此乃表证误下,邪热内陷胸膈,又见脾虚中寒下利,以苦寒之栀子清胸膈之热,辛热之干姜温中散寒,药虽二味,最能体现仲景寒热并用之法度。此外,359 条干姜黄芩黄连人参汤,以黄连、黄柏苦寒清热,干姜、附子、桂枝温散下寒,都是寒热并用,清上温下的代表方剂。此法在现在临床中,也得以广泛应用,如慢性肠炎病人,腹痛便溏肠中有寒,复见慢性胃炎胃中灼热,董建华往往遵仲景之法,黄连干姜同用,上可清胃热,下可止腹泻,疗效确实。

(3)辛开苦降 辛开苦降法,《伤寒论》寒温并用,辛开苦降多用于痞证。痞的主证为"心下痞,按之濡,但满而不痛"。其病机是寒热错杂,互结中焦,气机痞塞。149 条、157 条、158 条对痞证做了具体的阐述。"伤寒五六日,呕而发热者,柴胡汤证具,而以他药下之,但满而不痛者,此为痞,柴胡不中与也,宜半夏泻心汤"(149 条),此乃误用下法,伤及脾胃,寒热错杂中焦,脾胃升降失司而致心下痞满。以半夏、干姜辛温燥湿,治中焦之寒;黄芩、黄连苦寒降泄,清中焦之热;党参、大枣、甘草甘温疗中焦之虚。如此寒热并调,辛开苦降,则脾升胃降,痞满自愈,成为中医治疗痞满之法门。寒热并用,辛开苦降是治疗脾胃病中焦痞满的基本方法,切中病机。推测此方绝非先制而后用,而是来自大量临床实践的经验总结,堪称经方中之经典。

2.用药配伍寒热并用

《伤寒论》寒热并用,除了是治法上的温清并用,治疗寒热错杂证之外,还有药物配伍,舍性取用和反佐用药的特点。如《伤寒论》中有多首方剂的煎服方法都标注为去滓再煎,而此做法的目的正是为了调节药物的寒热之性。

3.董建华临床寒热并用法的运用

董建华教授学贯寒温两门,对伤寒论娴熟在胸,深受影响,处方中寒热并用的证治随处可见,既有寒热病性的需要,也有舍性取用的法度。

(1)感冒 外感风寒,寒郁化热,咽喉肿痛,董建华将外散风寒之荆芥、防风与内清里热之黄芩、栀子同用,重者直接用麻杏甘石汤。在温热病治疗中,也在苦寒剂中少佐温通,令寒药不致呆钝。

(2)暑湿 夏令外感暑湿,常将芳香化湿之藿香、佩兰与苦寒清热之青蒿、黄连、黄芩同用,且多用芳香,少用苦寒,辛散以化浊,苦降以开结。

(3)麻疹 麻疹疹出不畅,董建华以辛凉之升麻、葛根、蝉蜕、牛蒡子与辛温之麻黄、杏仁配伍,发散肌表,透疹外出。

(4)湿热痢疾 湿热痢疾,董建华用芍药汤,黄连、黄芩与当归、肉桂同用。黄连、黄芩苦寒清热;肉桂温热防止冰伏,有反佐之意。至于久痢,脾阳已伤,湿热未净,则以制附片、炮姜、白术与黄连配伍,寒热并用,温脾清肠兼施。

(5)内伤发热 内伤发热是由于脏腑阴阳气血失调,治疗各异。因于气虚发热者,以甘温之黄芪、白术与微寒之银柴胡、白薇、地骨皮合用,甘温除热;气虚明显者,直接运用补中益气汤,此方正是寒热并用之剂。

董建华对寒热并用法的运用十分广泛,涉及内科诸多病证。其法度深受仲景之影响。《伤寒论》诸多方证看似寒热象不甚明显,但深入分析有寒热错杂之病机。董建华处方主张灵动,温阳防止伤阴,清火防止过用苦寒;湿热痢疾之用肉桂则是反佐,取法于仲景。寒热并用,是有经验的医家常用的处方配伍。使用的关键,是要准确分析疾病的病因病机,要确实存在寒热错杂的病性,或舍性存用,才能收到好的临床疗效,而用之有度是关键。董建华曾谓,左金丸中黄连、吴茱萸用药比例是6:1,变化比例,功效就变了,人体阴平阳秘,受诸多致病因素的侵扰而失衡,或表里阴阳失于会通,或上下阴阳失于均平,导致阴阳偏盛偏衰之病理,出现表寒里热证,中焦寒热证,上下寒热证等寒热错杂证。若仅

顾一面而疗之,其功难全甚至有害。但寒热并用,不是简单的寒热药相加,而是辨证地分析病机主次,寒热转化,才能提高临床疗效。至于配方中的舍性取用,则更见医家的功力。

(二)董建华对外感热病的辨证论治

董建华认为对于急性热病的辨治,之前存在伤寒派和温病派之分,伤寒提出的六经辨治,温病提出的三焦、卫气营血辨治对于认识和治疗热病,三者各有其优势及缺陷。董建华提出将六经、三焦及卫气营血三种理论有机的结合起来,以八纲辨证为基础,进行综合辨证,把热性病分为表证期、表里证期和里证期,三期里面再分为几个证候,以便通过临床实践,探讨其证治规律,为基础理论研究创造条件。三期证候的具体内容如下:表证期指病邪尚浅,居于卫分,病位在皮毛,以肺卫症状为主,临床上具体分为表寒证、表热证、秋燥证、表湿证候。临床治疗以解表宣肺为总则,按其所感病邪之不同,舌象、脉象之差异具体论治。表里证期可分半表半里和表里同病(包括表寒里热、表热里寒)共证候。病在半表半里时,当通达表里,驱邪外出,用和解法。表里同病时宜双解法。里证期:是正不胜邪,病邪已经入里。包括气分热炽、热结肠胃、湿热壅肺、湿热困脾、肝胆湿热、膀胱湿热、湿热痢疾、气营两燔、邪热入营、邪热入心、热极生风、阴虚动风、血热发斑、阴竭阳脱候。病在气分,出现肺、脾胃、大肠、肝胆等症状,可分别运用清热、生津、通下、利胆、化湿等法;气热入营,则见气营两燔,治宜清气凉营;热在营分、血分,出现心、肝、肾症状,可用清营、凉血、开窍、息风等法;正气虚衰时,益气、回阳、滋阴等法,亦可随证应用。在治疗热性病方面,董建华辨证准确,处方精练,用药简捷轻灵,看来平淡无奇,却有惊人的效果。外感热病往往变化快,危重症多。董建华认为中医治疗外感病,一方面要注重逐邪解毒,另一方面调整机体气血、脏腑功能也不能忽视。他治疗外感病善于抓住病性、病位、病机,以轻宣透达、疏通气血为主要特点,一些急重热病,经多种治疗无效,经他治疗就可热退身凉、脉静而转危为安。如治疗一位老人,高热一月余,体瘦、舌红、苔灰腻,经他人治疗多次毫无效果。董建华辨证认为,患者虽然年迈阴虚,但中焦湿热阻滞,故高热不退,屡治无效。董建华用豆卷栀子豉汤加味,3剂服

下,热即退尽,再给予调理。

【著作考】

《温热病论治》,董建华编写,江西人民出版社出版,1985年5月第一版。

内容简介:《温热病论治》,是董建华编著的一部温病类中医文献。本书简要地论述了温病的症状、诊断、辨证及治法。

《中医内科急症案辑要》,董建华编写,山西科学教育出版社出版,1988年第一版。

内容简介:全书分为痉证、厥证、风温等35章。每章之前有概述,每案列有标题,并附西医诊断,案后加有按语。

《董建华医案选》,杜怀棠、田德禄、侯力那整理,北京中医学院东直门医院出版,1978年12月第一版。

内容简介:《董建华医案选》一书搜集了董建华二十世纪六七十年代会诊有效病例,共计68病症,103例。

《中国现代名中医医案精华》,董建华编写,北京出版社出版,1990年7月出版。

内容简介:《中国现代名中医医案精华》介绍了中国现代多位名中医的医案及中医病症。

《董建华医学文集》,王永炎编写,北京科学技术出版社出版,2000年4月出版。

内容简介:董建华教授从事中医事业六十余年,先生多年来孜孜不倦、勤求博采,在继承前贤经验基础上,又于中医学理论和临床等方面颇多心得和感悟,成为具有高深中医学理论、独到的学术思想和学术风格、丰富的临床经验的中医大家。同时,作为当代中医教育的开拓者之一,在中医教育领域辛勤耕耘四十余载,对于我国中医教育事业尤其是中医高等教育事业的发展颇多贡献。董建华先生作为一代中医学家、中医教育家,其学术思想、临床及教学经验,无疑具有很高的学术价值,因而也颇为医界同道所推重。学习继承董建华学术经验对于提高中医学术水平,亦具有重要的意义。

【遣方用药】

药物组成:川楝子10g,延胡索10g,香附10g,陈皮6g,枳壳10g,大腹皮15g。

功效:行气解郁,活血止痛。

主治:慢性胃炎或胃溃疡,症见胃脘痞塞满闷,胀满与疼痛并重者。

用法:每剂水煎一次,两次服。

方解:川楝子行气中之血滞,延胡索行血中之气滞;香附入肝理气解郁止痛,主入气分,行气时兼行气中血滞,为气中血药。上述三药配伍,既能活血止痛,又能理气宽中。陈皮理气和胃化湿,与川楝子、延胡索、香附为伍,既能活血止痛和胃,又能舒肝理气,配合枳壳、大腹皮,取其下气消胀除满,通利大小肠。

药物加减:如气血郁久,化热化火,伴见灼痛或烧心、反酸者,可加黄连、吴茱萸清火解郁行气,煅瓦楞子化瘀止酸。若见胃脘胀痛,喜温畏寒者,加用高良姜、肉桂、甘松以行气散寒止痛;如见心烦喜呕、舌红苔黄者,可加栀子、黄芩以清热除烦。

按语:上消化道疾病常见胃脘部痞塞满闷,嘈杂纳少,大便或无或稀,久之多兼有腹痛、灼痛,或刺痛诸症。其病位在胃,与肝、脾关系密切,生理上,胃主通降,以降为顺;肝主疏泄,调畅气机;脾主升清,以升为健。若脾失健运,胃失和降,肝气郁滞,疏泄不利,均可直接影响气机的通畅,三者相互影响,互为因果。如木郁不能疏土,可致肝胃不和或肝脾不调;脾不升清,胃不和降,则升降气机痞塞,或逆乱失常,导致气滞中满;脾胃不和,则木可侮之,使气机乖常而生痞满。董建华院士认为其总的病机是以气机停滞,脾胃升降失常,以"滞"为重点。因此治疗强调以通降为法,顺应胃的生理特征。又胃为多气多血之腑,外邪内积,郁于其中,气血必受其阻。一般初起在气,日久病由气入血,导致气血同病。气滞则血行不利,血行迟缓而形成血瘀。常采用调气以和血,调血以和气的治法。所拟金延香附汤舒肝理气、活血和胃,针对病机,每获良效。

【医话与轶事】

董建华的精湛医术蜚声于海内外,慕名而来的患者甚众,有专程从海外归来的华侨,也有从偏僻地方来的农民,他都一一精心诊治,其中不少疑难重症,中医、西医治疗未获效的,通过他的治疗获得很好的疗效。为弘扬我国中医学术保持和发扬中医特色而尽力。

董建华在长期从事中医工作过程中,十分关注中医事业的发展和前途,在教学时,他谆谆教导学生热爱中医工作,练好基本功,在继承前人学术经验的基础上不断创新和发展。他强调,学习西医或其他知识都是为了更好地继承和发展中医,决不能见异思迁,学了西医,丢了中医。他致力于中医事业的精神,给学生们留下了难忘的印象,受到深刻的教育。在他当选为全国政协委员和全国人大代表以后,更是时时刻刻把发展祖国中医事业作为己任,多次在政协和人大会议上发言,呼吁全党全国重视中医工作。他在 1980 年全国政协会议小组会上的发言《大力发展中医事业》在《人民日报》刊登以后,在全国中医界引起了很大的反响,得到中医各界人士的积极支持和响应。接着在 1983 年的中医辩证法学术讨论会上,作了《当代中医发展的几个重大问题》的讲话,并发表于《大自然探索》和《大公报》上,引起了国内和港澳中医界的高度重视。他当选为第六、七届全国人大常委会委员和教育科学文化卫生委员会委员以后,在他的倡导和组织下,每次全国人大会议期间都召开一次来自各省市代表团的中医代表的座谈会。听取各位代表的意见和建议,并与国家中医药管理局的领导同志一起共商振兴中医之大计。向政府有关部门提出改进和促进中医事业发展的议案和建议。如关于中医立法问题、中医发展规划、中医人才的培养、建立健全中医药管理体制等问题,均得到有关方面的重视和肯定,有些正在落实。他还向国家中医药管理局提出"迅速抢救老中医的学术和经验"的建议,得到有关领导的高度重视,决定恢复中医教育的师承办法,并召开了"第一次全国继承名老中医经验拜师大会"。组织了一批有一定学术水平和临床经验的中高级中医师,继承老中医经验。这一计划,无疑将为推动和发展中医事业起到重要的作用。

董建华担任全国人大常委会委员和教科文卫委员期间,联合其他人大代表和政协委员提出了很多中医立法的议案,奠定了中医发展的基础,有些至今我们还在受益。记得当年每当两会期间总是董建华最忙的时候,不光是提议案,还组织来京的各地专家代表义诊,让大家有幸领略名医大师们的风范。他还是仅有的几个第一批中国工程院院士之一,期间他对中国医学的发展做出了卓越的贡献!董建华是泰斗级的人物,但他关爱病人,体贴疾苦,把病人当亲人,从来不拿大医生的架子。他的名气虽很大,全国慕名来就诊的病人很多,但医院有规定要限号,当当天限号满后,外地或急、难重症病人有需就诊时,他都嘱咐学生通知挂号室增加号并延长工作时间,直到耐心处理好病人后才下班回家吃饭。他绝不为了经济效益而乱开大方和用贵重药去增加病人负担,他常教导学生,病人生病时已经非常痛苦了,千万不要再给病人雪上加霜,一定要处处为病人着想,花钱少治好大病才是高明的好医生。我们做学生的都很高兴学到了他用药轻灵,精心配伍的诊疗精华,医生和病人都很受益,尤其是使学生们在老师的言传身教下养成了良好的医德,最为珍贵。有一次在召开董建华学术思想研讨会后,他因年事已高,自己身体也开始出现状况,但没有推脱,仍然带病坚持了出诊,之后才检查自己的身体。董建华各方面事务繁忙,除了诊务工者外,社会活动很多,他经常利用看完病人后和学生们聊天谈心,发现问题,及时帮着解决问题,了解学生生活,工作,家庭中有什么困难需要解决和处理,有时对有的学生的问题毫不客气地严厉批评,当时学生觉得很没有面子,但事后学生都明白了老师的父母心,都是为了学生好,避免今后更大的问题出现。

董建华是老一辈的中医专家,但他思想解放,善于引进新生事物,为中医所用。比如他治疗胃病的独特临床经验和卓越的疗效,全国闻名,但他深知一个医生的能力是有限的,不可能诊治所有的病人,他在学生的帮助下开发了胃痛专家电脑软件,经过测试和验证,达到了非常接近专家本人的思路,并迅速得到推广,使得很多基层医生学习到了他的宝贵经验,并使更多的病人直接受益,就此开辟了中医标准诊疗系统的先河。

董建华的一生是不平凡的一生,他取得了举世瞩目的成就,被全国公认为当世的中医泰斗,为中医事业做出了不可估量的贡献,他的成就远远不是短短的描述所能概括的。他是北中医的旗帜,是整个中医界的骄傲。

【医案选介】

案一:患某,男性,22 岁。2 年前患急性菌痢,因治疗不当转为慢性腹泻,遇冷而症情加重。近 2 个月大便 3~4 次/日,多为黏液,偶有脓血。左下腹隐痛,晨起必泻。肛门有下坠感。四肢欠温,舌黯红,苔薄黄,脉沉滑。此为脾阳已伤,湿热留滞。治以温清并用。

处方:葛根 15 g,黄芩 10 g,黄连 5 g,荷叶 10 g,山药 10 g,扁豆 15 g,炮姜 10 g,肉桂 3 g,陈皮炭 10 g,槟榔 10 g。服 6 剂。药后腹痛消失,大便成形,偶有少量黏液,唯仍口苦,守方加减续服 18 剂而愈。

案二:郭××,女性,47 岁。1977 年 8 月 18 日初诊。6 个月前因泌尿系统感染后常发低热,热势在 37.2~37.5℃,偶至 37.8℃,且伴头晕、心慌易汗、口苦纳呆,胁痛腹胀,精神疲倦,失眠多梦,五心烦热、肩胛骨酸痛等。有肝炎史,近查肝功能均正常。尿液检查等均未见其他阳性体征。舌质红,苔薄黄,脉象沉细而弦。病属肝胆郁热,表里失和。治宜和解清热。

处方:柴胡 10 g,桂枝 5 g,黄芩 10 g,青蒿 10 g,片姜黄 5 g,当归 10 g,地骨皮 10 g,白芍 10 g,知母 10 g,秦艽 10 g,鸡血藤 15 g。

二诊:8 月 25 日,服上方六剂,热势渐退,纳谷转香。唯肩胛仍痛,有时烦热。脉舌如前,守原方续进。

处方:黄芩 6 g,青蒿 10 g,当归 10 g,赤芍 10 g,香附 10 g,秦艽 10 g,全瓜蒌 15 g,枳壳 6 g,地骨皮 10 g,郁金 5 g,柴胡 5 g。

三诊:8 月 31 日,服二诊方六剂热势尽退,五心烦热亦除,肩胛疼痛减轻,经来量多,唯感怕冷。守方出入续进。三剂后诸症均消。拟五味异功散加柴胡、桂枝、白芍,再服六剂,以善其后。随访半年,未见复发。

按语:病人以发热为主症,为热病。董建华结合患者低热、五心烦热、胁痛腹胀、口苦纳呆,辨证为肝胆郁热,又由于患者易汗、头晕、心慌、失眠、多梦,可见表里之气不和,根据三期二十一候的辨证体系将此证分为表里同病期。治则为和解表里,疏泄肝胆郁热。处方以柴胡桂枝汤,因患者久热伤阴,于柴胡桂枝汤基础上加当归、白芍、鸡血藤养阴血之不足,地骨皮、秦艽退虚热。诊三次后,肝胆郁热得以疏泄,表里营卫之气得以和解,疾病告愈。

案三:患某,女性,54 岁。1960 年 3 月 10 日初诊。近日发热,头痛,咳嗽气促,口干喜饮,汗出,溺

黄,舌质红,无苔,脉洪大。病属冬寒内伏,郁久化热,复感时邪,伏气外出气营。治宜透伏热,清气生津。予生石膏 15 g,知母 10 g,粳米 3 g,玄参 10 g,生地 10 g,桑叶 20 g,连翘 10 g,薄荷(后下)3 g,黄芩 5 g,栀子 6 g,天花粉 10 g,麦冬王 10 g,甘草 3 g。服 2 剂药后表解,伏热外泄,津伤得充,舌干转润,余症均有好转,因咳逆有痰,遂加入化痰利肺之品。牛蒡子 6 g,连翘 10 g,杏仁 10 g,桔梗 5 g,贝母 6 g,生石膏 10 g,知母 6 g,栀子 6 g,甘草 3 g,生地 12 g,玄参 6 g,麦冬 3 g。服 3 剂,热渐退,咳逆亦平,略思饮食,舌红转淡,脉见缓,病情近愈。三诊:以竹叶石膏汤合沙参麦冬汤,1 剂病愈。

按语:董建华说:"但救得胃中津液不竭,其人必不即死。"肺胃炽热用白虎汤清热生津。若高热不退,汗出不止,气短神疲,脉洪大而芤,气阴两伤者,方用白虎加人参汤,清其里热以祛其邪,同时补益气阴以防虚脱之虞。病势较缓者用竹叶石膏汤加减,清热生津,托邪外出,取效最捷。

案四:患某,男性,19 岁。初诊:1960 年 7 月 25 日。壮热不退(体温 39℃),无汗,两目红赤,心烦,口渴但不欲饮,臀部有一小疖,灼痛化脓,四肢有红疹,潮红如涂丹砂,舌质红绛苔白腻,脉细数。证属暑热湿毒蕴结,外透肌肤,内灼营血。治宜清暑护阴,解毒利湿。先予金银花 12 g,滑石 10 g,甘草 3 g,藿香 6 g,佩兰 10 g,绿豆衣 20 g,黄连 2 g,黄芩 5 g,薏苡仁 12 g,荷叶 6 g,竹叶 10 g,桑叶 10 g,野菊花 10 g。服药 3 剂,身热、红疹均退,臀部小疖亦消,腻苔也化,暑热渐清,饮食增加。继以原方出入:滑石 10 g,甘草 2 g,竹叶 10 g,绿豆衣 10 g,栀子 5 g,薏苡仁 10 g,通草 1.5 g,桑叶 6 g,菊花 5 g。服 3 剂,诸症消除。

按语:暑热邪气为患,多发病急骤,见高热、汗出、口渴、脉洪大等热盛证候。进而消耗津液,损及肝血肾精。暑令湿盛,必多兼湿,故治暑者,须知治湿。

案五:卢某火,男性,44 岁。初诊:1977 年 8 月 27 日。咳嗽胸闷三年余。经胸透为慢性支气管炎、肺气肿。服药暂能收效,药停则发,秋冬稍剧。诊见咳痰清稀,胸闷不舒,咳剧则喘。舌质红、苔白腻,脉细弦而滑。此属湿痰阻滞气机,脾失健运,肺失肃降。治当燥湿化痰、降气平喘。方用二陈汤加减。法半夏、陈皮、款冬花、白果、葶苈子、枳壳、薤白、当

归、赤芍等各 10 g,茯苓、全瓜蒌各 12 g。六剂。

二诊:9 月 6 日。药后胸渐舒,咳嗽减轻,痰仍多稀。宗上法去白果之收敛,加苏子梗以宽胸降气。法半夏、陈皮、苏子、苏梗、款冬花、葶苈子、枳壳、薤白、当归、赤芍各 10 g,茯苓、全瓜蒌各 12 g。六剂。

三诊:9 月 14 日。胸闷已除,咳痰减少,守原意出入。法半夏、茯苓、葶苈子、杏仁、枳壳、苏子、枇杷叶、神曲(包)各 10 g,川贝母、橘红各 5 g,全瓜蒌 12 g。六剂。

四诊:9 月 20 日咳嗽已除,痰液亦化,嘱其停药。后随访未见复发。寒痰宜温,热痰宜清,燥痰宜润,湿痰宜燥,此系一般常法。本例乃湿痰阻滞气机,故须在燥湿化痰剂中,辅以降气行气之品,非理气则聚结之痰不解,故止咳平喘之剂虽收暂效,但痰巢之穴不能开,肺窍必然不利,咳喘自然复发。方用二陈汤燥湿化痰,去甘草之甘缓,加瓜蒌、薤白、枳壳以理气开胸,款冬花、白果、葶苈子以祛痰定喘,使其气顺则痰化;久咳气滞,血必受阻,佐当归、赤芍以活血,因而效良。二诊去白果之收敛,加苏子、苏梗以温肺行气,故胸闷得除,痰液得化,终以气降痰除咳止而病解。

参考文献

[1] 王勇.任应秋治《伤寒论》学术思想整理及传承方法研究[D].北京:北京中医药大学,2006.

[2] 谢娟.寒温融合的形成、发展及现代临床应用研究[D].广州:广州中医药大学,2012.

[3] 吴寅保.董建华治疗慢性胃炎经验拾零[J].山西中医,2002,18(6):7-8.

[4] 季秀芬.董建华教授治疗温热病医案七则[J].河北中医杂志,1992(5):18-19.

[5] 杜怀棠,马朋人.董建华咳喘医案[J].湖北中医杂志,1981(1):15-16.

106. 黄星垣 (《温热求新》)

【生平传略】

黄星垣出生于四川省峨眉县。1943年考入国防医学院,就读于大学部医科,学习勤奋,成绩优秀,在医学基础方面扎下了坚实的功底。1949年5月,正当他在结束医学理论学习转向临床实践之际,解放战争胜利的号角吹响,新中国的曙光激励着黄星垣救死扶伤的责任感,他毅然参加了中国人民解放军进军大西南,到最艰苦的地方为人民解除病痛。随着地方医疗卫生保健的需要,他先后在重庆从事临床医疗和首长保健工作。

1958年,党中央号召西医学习中医,继承发扬祖国传统医学,黄星垣同志参加了重庆西医离职学习中医班。在学习中,他与中医学结下了不解之缘,开始锲而不舍地对中医药进行了不懈的探索。探索的起步,首要的是以提高中医临床疗效为主攻目标。他开始从临床常见病入手精选方剂,设计方案,大胆尝试,使中药对一些常见病的参与治疗率有了较大的提高。

黄星垣对中医急症的理论进行总结和创新,提出温病的"毒邪"理论。他认为温病的传变除了传统的致病因素外,"毒邪"是导致诸多急症特别是温病及其传变的重要因素,可归纳为:"毒寓于邪,毒随邪入,热由毒生,变由毒起"。这一论点得到了中医界同仁的普遍重视,在一定程度上丰富和发展了中医传统的温病理论。

黄星垣年近七旬仍坚持临床第一线工作,奔波于各地讲学,甚至远赴香港,传播中医急症研究的新思路、新方法和新成就。他德高技精深得同行的敬重。他对中医急症研究工作做出的巨大贡献,先后担任中华中医学会常务理事、中国中西医结合学会常务理事、国家科委中医药组成员、国家中医药管理局中医药评审组负责人、《中国中医急症》副主编、《中医杂志》《中西医结合杂志》编委、四川省中西医结合研究会副理事长、重庆市科学技术顾问团顾问、重庆市中西医结合学会理事长、重庆市中医研究所所长。1982年及1986年分别被卫生部评为全国中西医结合先进个人、全国卫生文明先进工作者。1991年经国务院评为国家级有突出贡献、享受特殊津贴的专家。

【学术思想】

(一) 热毒学说

20世纪70年代末黄星垣就提出"毒寓于邪,毒随邪来,热由毒生,毒不除则热不去,变必生危"的论断。这个学说的学术意义:第一,有中医特色,是对中医温病理论的发展和丰富。第二,其阐明和概括了高热的病因、病机、治则、转归、预后和发展过程,能指导临床实践,有利于提高疗效。第三,对于开展急症、振兴中医,有先声作用。"热毒学说"理奥而意博,科学而实用,独树一帜。有临床医生将其比喻成"高热链""一环扣一环,环环相连"。关于邪、热、毒、变的观点,同仁都各有体会,见仁见智,但是其理念及关系,黄星垣赋予了新义。邪,指的是外邪,是从外侵入人体的,有的不致病,有的立即致病,有的成为伏邪,日久才发病。致病后有的发热,也有的不发热。作为急症所言的邪,是属于引起发热的一种。热,是一种症状,既是病人自己的感觉,临床中也有客观表现,又是温病急症临床过程中最常见的症状,由外邪所致。关于高热的辨证方法,有用伤寒的,也有用温病的,还有用三焦辨证的。对于"热病"的研究,黄星垣在其著作《温热求新》中引述了其中医研究所的研究结果,"热病"范畴的2 000多例疾病中,属于病毒性感染的8个病种占

15.2%，属于急性细菌性感染的 50 个病种占70.4%，两者占"热病"病例中的绝大部分。

黄星垣虽然提到"伤寒三阳"三个不同热型，但总体上还是主张用温病的观点，按卫气营血划分。多次言及治疗温热病宜从解毒着手，卫气证治宜清热宣透，气分证治宜清热解毒，营分证治宜解毒清营，血分证治宜解毒凉血。依据急性感染的临床表现与热病的脉症相似，黄星垣从内科热病 2 393 例急性感染病种分析证实，表现为典型卫气营血证候者近80%，其中卫分、气分证又占绝大多数。毒，是引起高热的根源，也是各种温邪的共性，人体受毒发病而出现高热。毒在先，热在后；毒是因，热是果；毒是本，热是标；毒在内，热在外。不同的高热证候，反映了毒的深浅轻重。只有邪而没有毒，是不会产生热的。如若外邪多，或峻猛，必然产生毒。所以，毒随邪来，"邪毒"二字又伴随在一起而并称。温病学、温疫学文献称，温病温疫邪非风、非寒、非暑、非湿，和"六淫"有本质的区别或者说是另外一种"六淫"。它是"异气"，有传染性和季节性。黄星垣所指的毒，意义很广，包含六淫和异气。总之，毒是外邪之中的一部分，或是由外邪进入人体后，逐渐衍变而生，并不都是一开始就有彼邪而伴彼毒。他明确指出"温热、湿热、燥、暑之邪，均有此共同致热因素，所以将此致热的共同因素，以毒概之，既有助于温病高热病机的深入探讨，也有利于临床疗效进一步提高"。变，指变证、坏病、阳气衰微、多脏腑衰竭等，是治疗不及时，或失误，邪毒内陷，正气受损，或热盛而真阳大伤，酿成正衰邪实的局面，逆转为沉重的危险病情，是质的变化。它的表现多为热闭心包、热盛逼血、热邪动风、痉厥闭脱、神昏谵语、颈项强直、气亡、阴脱。黄星垣把毒与变的关系概括为："热由毒生，变由毒起，毒不除，热不退，变必生，危必现"。温病卫气营血的传变是一个过程，其中气营传变是关键时期。因此，把好气分关，防止温邪入营，或固阴护正，令其透气，避免心神受扰，是至关重要的。

（二）温病"三关"

"三关"是指高热、伤阴、厥脱，是温病中的急症三关，高热、厥脱是病证，伤阴是病机，但是从高热来看，三者之间有着密切的联系。如若把握好机会，审时度势，研究高热就会事半功倍，使疗效提

高。热邪属阳，容易伤阴。高热的结果，必然导致伤阴，只不过是轻重和早迟而已。伤阴不是局部的损害，关系着全局，涉及病情的加重和逆传。所以治疗伤阴是温热病中的一个重要原则。从文献和实践中都可看出，治疗高热时，无论清之解之、退之撤之，都同时要顾护阴液，使阴精存之保之，固之增之。如果保津不成功，伤阴的程度势必重，变为精津枯竭，出现危急证候。这种突变的病证不是气机逆乱，便是阴阳离决，不是多脏腑功能衰竭，便是热深厥深，终成厥脱类的颓势。

（三）防止伤阴，重视驱邪

黄星垣认为，伤阴是温热病的基本病理变化之一。阴液损伤程度的轻重，直接关系着温热病的转归和预后。温热学家强调：温热为法，法在救阴，防止阴液受损，对伤阴进行正确的治疗，才是提高温病疗效的重要环节。防治伤阴的基本原则如下。

1. 驱邪撤热

伤阴是温邪的特点，其机制主要与发热有关。阳盛则热，温病无论病邪在卫在气，入营入血，或在上、中、下焦的不同脏腑，多以发热为主症。这种发热乃因邪气引起的，故称邪热。邪热可逼津液外泄，消烁阴液，热势的高低久暂，直接影响阴液损耗的轻重。发热越高，越易伤阴；时间越长，伤阴越重。若能顿挫邪热，就可以避免伤阴的发生，或减轻伤阴的严重程度。欲撤其热，必先驱邪。吴又可说："因邪而发热，但能治其邪，不治其热而热自已。夫邪之与热，犹形影相依，形亡而影未有独存者。"由此可见，驱邪即所以撤热，撤热即所以保津。驱邪撤热可以预防和终止阴液的损伤，已伤的阴液通过养阴治疗和人体自我阴阳调节而得到恢复。对已伤阴者来说，驱邪撤热还能消除病因。水谷摄入不足、阴液化生障碍和邪热对阴液的耗伤是造成温病伤阴的三个基本因素，而前两者都是损伤机体正气，使机体紊乱的结果，故邪热是温病伤阴的主要矛盾方面。在伤阴发生时，驱邪撤热是治疗伤阴的重要举措，除非邪热已退。

2. 养阴增液

养阴增液是对伤阴的治疗。按照虚则补之的原则，运用甘润多液或滋腻重浊的药物和方剂，补充耗伤的阴液，增强人体抗御邪气和自我阴阳调节能力，改善和纠正伤阴引起的病理变化，使阴阳重

归于平衡。在邪热阶段,伤阴可出现口渴明显、渴而喜冷饮、饮不解渴、尿量减少而色黄、大便燥结等。为防止病情恶化,养阴增液有助于驱邪撤热方药更好地发挥保津作用。避免苦寒药物化燥伤津。对阴液亏损,邪少虚多者,可托邪外出。在病邪已退的恢复期,可加速脏腑功能恢复,促使早日痊愈。养阴增液也有预防伤阴的作用,一般是在方剂中配伍合适的养阴药物,如桑菊饮、银翘散之用芦根,白虎汤之用粳米、甘草等。若感邪太盛,发病后邪热迅即充斥表里,弥漫三焦,燔灼营血,更易伤津液,当重用驱邪撤热药物的同时,佐以玄参、生地等养阴之品。

驱邪撤热和养阴增液对预防和治疗伤阴具有双重作用,同时也有局限性;在阳明腑实证中,对于"液干多而燥结者少者",攻下则非所宜,应用养阴增液之增液汤,增水行舟,"以补药之体,作泻药之用"。这样可以攻实兼防虚;但热结极甚而致伤阴者,养阴增液便难取效,若不急下存阴,则有生命之危。非用大承气汤之类,以泻药之体,作补药之用。

(四)多法联用,尤重清热解毒

若病势较急,温病多由卫分证直入营血,逆传心包,出现高热并见痉、厥、闭、脱、出血等危急的变证。为了截断病势逆传,应在危急变证出现之前,警惕高热骤降,或降后骤升、大汗淋漓、面色苍白、呼吸迫促、唇面发绀、脉微欲绝、尿少尿闭、厌食呕吐、血压急降等危险征候的出现,一旦先兆出现,则应果断采取措施,选用具有特殊功效的方药,阻止病情深入,截断病势逆传。其证治要点有三:其一,重用清热解毒之药,如鱼腥草、肿节风、土地榆、败酱草等;其二,早用苦寒攻下之药,如承气汤;其三,及时用凉血化瘀之药。这三点的应用,是在重用清热解毒剂的基础上进行的。"毒"是温病致病因素,故清热解毒贯穿温病治疗的始终,一可抗菌、抗病毒、抗炎、灭活内毒素;二可增强机体的免疫功能,保护细胞器,维护细胞钙稳态,达到扶正祛邪的目的。临床上以清热解毒为主治疗流行性乙型脑炎、出血热、钩端螺旋体病等,均收良好的效果。

(五)充实卫气营理论

卫气营血理论是温病辨证立法遣药的重要依据。通过实验研究与临床观测,黄星垣发现与传统卫气营血理论一些不同之处。传统理论中,舌绛被认为是邪热深入营血的特异性指征。临床观察中,黄星垣发现有时舌色不绛也不能排除外邪未入营,应结合神志、斑疹、热型等进行综合判断。根据观测,乙脑中极重型有发热、意识障碍、惊厥等营血分症状者 19 例,仅 5 例为舌红或舌边红,无 1 例舌绛。黄兴垣认为造成这种现象的原因,一是可能流行性乙型脑炎传变迅速,舌象未能发生相应变化;二是采用降温、输液等措施使得热势减轻,影响舌象变化。再者,瘀血是营血分的重要病变之一。临床中对 103 例温病卫气营血证候患者与 40 例健康人员进行微循环和血流变等指标检测,发现微循环积分随卫气营血的演变而递增,卫气营血的全过程均属于高黏综合征。黄星垣指出,这说明卫、气、营、血的全过程都有瘀血存在的可能,随卫、气、营、血变化而加重。这些发现,将引导我们不断完善温病理论,更好地指导温热病的临床治疗。

(六)瘟疫学说、温病学说互补为用

瘟疫学说与温病学说是温病学史上的两个学术流派。黄星垣认为尽管当代论治温病的某些理论与方药来源于温疫学说,但瘟疫学说并未受到重视。他提出应博采两家之长,以此提高温病治验疗效。一是于温病病名的规范。温病学家对于温病的命名多沿用六淫病因,按四时节气归类,故定义上较为模糊。据统计,历代医籍所论及的流行性热病种类达四十余种,但叶天士、吴又可、薛生白、王孟英等温病学家等论及此类甚少,即便是此前已确定为独立病种的天花、霍乱、麻疹等,也未在温病范围内。黄星垣指出,如果能运用瘟疫学家关于杂气不一,"一病有一病之气,某气专入某脏"这一病因学思想,就可以将普通外感热病与流行性热病统一起来,以解释温病的广泛多样性,还能够对四时温病进行更精准的分类,如风温肺病、春温脑病、暑温脑病等,有利于鉴别诊断与指导治疗。二是于治疗思路。瘟疫学家主张把祛邪除因放在首要地位,强调客邪早逐的早期攻击性治疗,倾向于寻找祛除病因的特效药。而温病学家,基于卫气营血病理变化的不同,采用顺应性治疗,如叶桂所言"在卫汗之可也,到气才可清气,入营犹可透热转气,入血就恐耗血动血,直须凉血散血"。黄星垣认为瘟疫学家所倡导的治邪论与现代医学抗感染的出发点是一致的,适用于邪在卫气时分,能有效截断疾病的发展。

对于闷疫、体厥这类疾患,以清热、攻下法治之,疗效极差,当以扶正祛邪,改善病理变化为宜。

【著作考】

其著有《中医急症大成》《中医内科急症证治》《温热求新》《中医各家学说》《实用中医内科学》等。其中《温热求新》引证历代名家温热理论,着重论述了温热急症心法、温热新疗法新制剂,并提出自己对温热证治的新见解,总结 1949 年以后,特别是 20世纪 70 年代后期全国各地治疗温热病的重要临床经验。

【医话与轶事】

(一)西学中专家

黄星垣作为一名西医,坚持学习和研究中医药。通过长期的临床实践,他深刻地体会到,中医药学不仅是一门古老的传统医学,也是一门融医理、哲理、心理为一体,具有高深科学内容的人体生命科学。他认为西医学习中医的关键是学以致用,学用结合,而且这种学和用,应该是"古为今用""洋为中用"和"推陈出新"。

(二)不惧困难编书

黄星垣主编了《实用中医内科学》,时任国家中医管理局局长胡熙明说:"编写如此大型的著作,其困难是可以想见的,上海科学技术出版社和该书编委会的专家,为适应中医事业的发展,团结协作,历经四载,数易其稿,乃成是书。尤其是主编黄星垣同志和责任编辑李迪臣同志,在确定选题、制定大纲、组织编写、审稿定稿等方面做了大量工作,对于完成全书起了重要作用。"上海科学技术出版社也肯定"黄老为该书的组织和编写做了大量的工作,对该书的完成起了重要作用"。黄星垣品格高尚,不重名利,只要是为了中医事业,求同存异,甘心情愿做实实在在的工作。

【医案选介】

案一:萧某,男性,19 岁,未婚,重庆市人。住院号 41250。入院时间:1982 年 7 月 22 日 16 时30 分。

主诉:倦怠乏力 1 周,恶寒发热 4 天,寒热往来

1 天。

发病及治疗经过:患者于 7 月 15 日无明显诱因始感周身违和,倦怠乏力。18 日晚又恶寒发热,头昏闷痛,自服银翘片,症状未减。次日至医务室诊治,测体温 38℃。检查:白细胞 12×10⁹/L,中性粒细胞比率 42%,嗜酸性粒细胞比率 1%,淋巴细胞比率 57%,诊断为病毒性上呼吸道感染,给予银柴合剂、四环素,治疗两天,未见好转。21 日上午又改服感冒冲剂,肌内注射柴胡针,下午恶寒加重,约半小时后热势加剧,周身酸楚,头昏痛难忍,入夜后汗出自觉发热下降,头身痛楚减轻,22 日午后寒热再次发作,体温升至 39.2℃。X 线胸部透视无异常发现,以发热待诊收入院。发病以来,无鼻塞清涕、咳嗽咳痰,无胸胁疼痛、呕吐腹泻,也无尿频、尿急、尿痛。

现在症:寒热往来,日发一次,先寒后热,热多寒少,寒时加衣覆不暖,寒已而热,热时肌肉酸痛,头痛头晕加重,至夜汗出热降,余症稍缓。伴见咽部疼痛、困倦乏力、口干口苦、饮水不多、胃脘痞闷、纳食减少、大便秘结、小便短黄。

望诊:面垢微赤、目珠不黄、咽红不肿,舌红苔黄腻。

闻诊:语言清晰,有轻微汗臭。

触诊:肌肤灼热,颈项有散在结节,左胁下可触及痞块。

切诊:脉浮数。

西医诊断:传染性单核细胞增多症。

治疗经过:7 月 22 日当晚,给予柴胡针 4 mL 肌内注射,共 3 次。第二天用银翘散合甘露消毒丹加减(金银花 12 g,连翘 20 g,竹叶 12 g,荆芥 12 g,薄荷 12 g,芦根 30 g,藿香 12 g,茯苓 12 g,石菖蒲 12 g,茵陈 10 g,滑石 30 g,甘草 6 g),服药一剂,寒热往来如故。7 月 24 日修改为湿温病,邪客少阳,枢机不利,用蒿芩清胆汤化裁(青蒿 30 g,黄芩 12 g,法半夏 12 g,薄荷 10 g,桔梗 12 g,藿香 12 g,金银花 12 g,连翘 20 g,六一散 30 g),和解少阳,化湿达邪,清热解毒。次日寒热往来未再次发作,体温下降至 38.4℃,四天后体温正常,头昏、咽痛、脘痞、便结症状相继消失,但口干苦,思饮明显,溲黄依旧。7 月 29 日原方去薄荷、桔梗改黄芩 24 g,加丹皮 12 g,大青叶30 g,生石膏 30 g,以增强清热解毒之力。又过两日,口干苦、溲黄消失,已无自觉不适,乃去生石膏加夏枯草 30 g,软坚散结。随访半年,健康状况

良好。

病案分析:患者起病缓慢,有倦怠乏力等前驱症状,病程较长,入院时发病已1周,有头昏闷痛、周身酸楚等清阳被遏及脘腹、纳差等脾胃病候,与湿邪致病的特点吻合。患者年轻体壮平素健康,此次发病因嗜食生冷瓜果、伐伤脾阳等诱因。入院后未见面色白、形体消瘦、舌胖脉细等脾虚之候。其病发于长夏,疾病演变过程呈现明显的由表入里趋势,知湿非内生而为受。结合伴见的身热口渴、溲黄便结、舌红苔黄脉数等"热象",可知本病属于湿热为患而非寒湿所致。根据前述病因分析,此病属湿热,为温病范畴。同时,患者无"夏暑发自阳明"和暑伤气阴见证,发病又非秋冬,因此,本例病名应为湿温。

从卫气营血看,患者既有脘痞纳差、口干口苦、大便秘结、苔黄腻、寒热往来等邪客脾胃、膜原等气分见症,还有胁下痞块,颈项结节等瘀血的血分病变。究其病理变化,一是湿热阻滞气机,二是湿热入血分,影响血液运行。

案二:何某某,女性,21岁,四川营山县人,汉族,未婚,护士。1983年10月25日入院。

主诉:反复发热年余,伴胸闷、心悸1个月。

现病史:去年初秋,因游泳后感头身困痛乏力,继则高热(体温39.7℃),以发热待查住入某院。用多种抗生素治疗,病情未减。再转某医院住院治疗,仍反复高热。1个月前出现胸闷、心悸,心电图提示Ⅱ度房室传导阻滞。经用泼尼松、青霉素、能量合剂等治疗,半月后症状减轻,心电图恢复正常,但体温仍在38.5～40℃。继后,在激素减量过程中,患者胸闷、心悸症状又复加重,心电图复查提示广泛性心肌损害。于1983年10月25日转我所住院治疗。入院时觉恶寒发热,其热午后无甚,并见头昏、胸闷、心悸、乏力、气短、纳差。观其形体消瘦、面色无华。入院后第二天,在去心电图室检查途中,突发面色苍白、四肢厥冷、呼吸短促、唇甲青紫、表情淡漠、语言低微、脉细微欲绝。检查:体温37.8℃,心率96次/分,呼吸30次/分,血压70/50 mmHg。慢性重病容。表情淡漠,反应迟钝,面色苍白。浅表淋巴结无肿大,肤、目无黄染,无斑疹、瘀点。除心音低钝外,胸、腹、神经系统均未见病理征象。脉细弱数,舌质红、苔黄腻。血常规、尿常规、血电解质、肝功能肾功能、血蛋白电泳等均在正常范围内。X线

透视(一)。心电图示:① 低钾血症;② 心肌损害。

中医辨病:① 伏暑;② 心悸。

中医辨证:气阴不足,湿热内蕴。

西医诊断:① 发热待查;② 病毒性心肌炎?

病案分析:

病人反复高热年余,其起病急骤,既往无失血、跌仆、劳倦等病史,故其发热非内伤而为外感。患者于1982年初秋处暑后,因游泳后起病,初为头身闷痛、体倦乏力,两日后出现高热,根据发病诱因和时间,所为感冒伤混所致。吴鞠通说:暑温、湿温、伏暑,证本一源。所谓源是指湿热为患,只不过湿热有偏重,发病时间有早迟而已。患者入院时仍有胸闷、纳差,舌质红、苔黄腻等湿热见证,亦为暑湿致病之佐证。吴鞠通又说:长夏受暑,过夏而发者,名曰伏暑,霜未降者轻,霜已降者重。本例虽感而即发,但病势缠绵达年余,热势时程中出现心悸、短气,且有肢厥等心与血脉的并发症,故辨为伏暑较为适宜。

病情分析及临床特点。本例病情大体可分为三个阶段:第一阶段为暑湿袭表,传入气分,稽留不解。表现为感而即发的头痛身困,发热及近一年的反复高热。第二阶段为脏器受损,即入院前1个月出现胸闷、心悸,心电图提示Ⅱ度房室传导阻滞。可能与暑伤气阴,心脉瘀阻有关。第三阶段为心气暴虚,不能营运血脉,出现面色苍白、四肢厥冷、呼吸短促、唇甲青紫、表情淡漠、语言低微、脉细微欲绝、气阴欲脱、血脉淤阻等证象。就入院至翌日的临床表现而言,一是有恶寒发热、头昏纳差、舌红苔黄腻等暑温病象和唇甲青紫等瘀血证,二是有胸闷心累、乏力短气、面白神萎、肢冷气微、脉细弱数以及形体消瘦、肌肤干燥等气阴受损的表现。盖暑湿久留不去,不但耗气伤阴,而且同气相应,入于火脏而影响心主血脉的功能。稍有不慎,动则阳气暴泄,遂发为厥脱。与上述三个阶段相应,中医辨证依次为:① 按温病辨证,属暑湿稽留,由新感暑湿转为伏暑。② 按脏腑辨证为心悸。③ 按标本缓急辨证为厥脱。

治疗经过:入院时中医辨证为暑湿久留,气阴受伤,治以清化暑湿,益气养阴。予甘露消毒丹化裁(白蔻仁9g,藿香10g,薏苡仁30g,连翘20g,栀子9g,木通12g,法半夏12g,茯苓15g,苍术9g,茵陈30g,忍冬藤30g,太子参30g,焦三仙各30g),

水煎,每日 1 剂。并肌内注射板蓝根针每次 4mL,每日 2 次。入院后第二天,患者在去心电图室途中,突然面色苍白,四肢厥冷,心悸,唇色青紫,脉细弱数,血压 70/50 mmHg,脉搏 90 次/分,呼吸 30 次/分,表情淡漠,反应迟钝,唇指发绀,心率 90 次/分,律齐,心音低钝。心电图提示:① 低钾血症;② 心肌损害。即予低流量给氧,保暖,参麦针 20 mL 加 50%葡萄糖液 40 mL 静脉注射,枳实针 5 mL 加 50%葡萄糖 30 mL 静脉注射。约 30 分钟后测得血压 74/50 mmHg,脉搏 78 次/分。续用枳实针 20 mL 加 10%葡萄糖液 500 mL 静脉滴注,参麦针 100 mL 加入 10%葡萄糖液内静脉滴注。5 小时后,患者面色红润,述心慌不适。血压 110/80 mmHg。血电解质检查;钾 3.7 mmol/L,氯 86 mmol/L。给 5%葡萄糖生理盐水 500 mL 加 10%氯化钾 10 mL 静脉滴注。10 小时后,继续给参麦针 100 mL 加 5%葡萄糖生理盐水 500 mL 静脉滴注。12 小时后病稍稳定,血压维持在 110~90/4~60 mmHg。次日继续给予参麦针 100 mL 加 5%葡萄糖生理盐水内静脉滴注。经上述治疗后,厥逆纠正。但患者仍感头昏,不思食,身软乏力,发热,午后热甚,胸闷,心悸,胃脘不适,舌淡红,苔黄厚腻,脉细弱,体温

38.5℃。中医辨证仍属暑湿未解,证情未变,仍守原方治疗。服上方 5 天后,患者体温降至正常,自觉精神转佳,纳食增加,二便调,甘露消毒丹方加味再进。服药 25 剂后,胸闷、心悸、头昏、发热,畏寒身软诸症悉除,复查心电图已恢复正常。住院 26 天,病愈出院。出院时中医诊断:外感暑湿发热、心悸、厥逆。西医诊断:① 病毒性感染(心肌炎?);② 低钾血症;③ 心肌损害。出院后半年随访,身体健康,恢复工作。

参考文献

[1] 黄星垣.温热求新[M].重庆:重庆出版社,1989.

[2] 陈犁,江洪,吴桂华.中医急症研究领域的开拓者——记著名中西医结合专家黄星垣研究员[J].中国中医急症,1993(1):5-6.

[3] 冯涤尘.论黄星垣高热急症学术成就[J].中国中医急症,2001(3):121-122.

[4] 黄星垣,黄晓苏,黄晓岸.中医药治疗急性感染的思路[J].中医杂志,1996(1):47-49.

[5] 冯涤尘.略论黄星垣对中医事业的贡献[J].中国中医急症,2001(1):5-6.

107. 方和谦(《北京市流行性乙型脑炎治疗纪实》)

【生平传略】

方和谦(1923—2009 年),祖籍山东掖县(今山东烟台莱州)西北郊头村,中国共产党党员,著名中医学家,首届国医大师。他出生于中医世家,父亲方伯屏、兄长方鸣谦皆为京城名医,幼年在私塾学习《三字经》《论语》《春秋》《左传》《古文观止》等,并接受书法训练,后又接受新学教育,初中毕业后,考入中央日本语学院日语系学习日语。期间,在其父方伯屏先生举办的中医讲习班学习《医学三字经》《药性赋》《汤头歌诀》《医学心悟》《内经》《伤寒论》《金匮要略》等医学专著。从中央日本语学院毕业后,方先生随父行医会诊。

1942 年,方和谦参加北京市卫生局中医考试,取得医师资格,在诊所正式执业。1948 年,其父病故,临终嘱兄弟二人"不谋其他职业,仍当业医工作"。1949 年,方和谦参加北京市举办的中医学习现代医学学习班,学习现代医学生理、病理基础课及传染病、内科、妇科、儿科临床课程,获得西医执业资格。1954 年,调入北京市卫生局中医科任科员,主管医务行政,包括中医师资格审批、参与北京市中医医院组建、北京第七医院中医科及市级综合医院中医科的筹建等工作。1958 年,调入北京市中医医院任内科医师、教研组组长,兼任北京中医进修学校伤寒教研室组长,从事《伤寒论》及中医医案学教学,期间曾带教第一、二届西学中医班学员实习。1968—1999 年,任北京朝阳医院中医科主任、主任医师,兼任首都医科大学教授。1991—2008 年,先后担任第一、二、三、四批全国老中医药专家学术经验继承工作指导老师。1993 年被批准享受国务院颁发的政府特殊津贴。2007 年获"全国老中医药专家学术经验继承工作优秀指导老师"及"北

京市老中医药专家学术经验继承工作优秀指导老师"称号。2009 年获北京市卫生局、北京市人事局(现北京市人力社保局)、北京市中医管理局授予的"首都国医名师"称号,同年被人力资源和社会保障部、卫生部和国家中医药管理局评为首届"国医大师"。

方和谦从医六十余年,具有丰富的临床经验,擅长中医内科疑难杂病的治疗。历任中华中医药学会理事、中华中医药学会内科分会委员、中华中医药学会仲景学说分会副主任委员、北京市红十字会理事、北京中医药学会会长、北京市科协常务委员。发表《中风证治研讨》《论痰饮》《日本在针灸医学科学研究上的成就》等学术论文,承担国家科技部等科研课题,兼任《北京中医》(现《北京中医药》)杂志常务编委。2009 年 12 月 23 日因病在北京逝世,享年 86 岁。

【学术思想】

(一)治疗"乙脑"的经验论述

1. 流行性乙型脑炎发病与季节的影响

流行性乙型脑炎(简称乙脑)的流行,在北京地区,每年以八月份为极期。这个时期的气候,正是小暑大暑的节令,湿热正盛,引用中医对"暑温""伏暑""暑风""暑厥"证的治法治疗本病,原则上是正确的。因为结合乙脑的病情,属于外感热性病温热性质的疾患。在掌握这方面的知识与临床相结合的时候,还必须注意到当时的具体气候情况。因为大自然气候环境的变迁,是不可能在同一季节、同一地区,总保持着一定的气候常度,前人就"有至而不至,至而太过,至而不去……"等有关气候变化问题的论述,正是针对这种现象提出来的。根据报道,1955 年石家庄市治疗脑炎、发病偏于暑温证型者较

708

多,原因在于1955年燥火当令,阳明内热,患者症见高热惊厥、谵妄、舌苔黄厚,此时用白虎汤加减治疗恰当对证。1955年,方和谦参加本病治疗时,发现病人又偏于表邪闭郁,无汗喘促者为多,入院的危重病人,常先伤于肺气之化源(呈呼吸衰竭状态),而不同于前数年的心神内闭,内崩外脱症(心力衰竭状态),所以在医疗处理上就采取了透表达邪、清热解毒的治法,每收到预期效果。而1956年北京市的发病又多夹湿邪,湿热为浊之患,原因在于1956年雨水多,湿气重,病人虽为高热惊厥,发热不退,但观察舌脉,舌苔薄腻湿润,脉象濡缓,是湿温为病,改用芳香化浊,透表散邪,用藿香正气散之类的治疗。对于湿温病,应慎用石膏清热,名医岳美中说过:“暑必挟湿,湿热之邪如油入面,很难分离。”湿热在里,应化湿清热两解,湿热在表则芳香化之。

2. 乙脑的辨证论治

整体观察,辨证施治,是中医几千年来所积累的宝贵经验。乙脑病既属温病范畴的疾患,要运用温病学说的辨证方法来进行诊断。这还不够,因为温病的证,是从“六经辨证”的基础上发展起来的。正如创立“三焦”辨证的吴鞠通,亦自称其立论是羽翼仲景之意,不应单纯地依靠温病学说来辨证。所以医治乙脑疾患,仍有需要将“三焦”“卫气营血”和“六经”等辨证方法进行比较并全面地综合运用。这种说法,并不是把“伤寒”和“温病”的关系从病因学上等同混淆起来。总而言之,辨证的问题,要以有机体临床客观“证候”反映的存在为依据。“卫气营血”“三焦”辨证,对疾病的传变层次,以及其影响或涉及的内脏气机的活动,从生理到病理都有着具体的分析。而“六经辨证”又有合病、并病、表里相传等错综复杂的关系。

(二)有关“非典”的论述

方和谦认为非典型性肺炎(简称非典)从中医学术来说当属春瘟病范畴,从始发到中期都是体表的反应为著,如咳嗽、喷嚏、畏寒、发热、头疼身痛等,参之脉候、古诊,应及早进行治疗,早隔离。至于病势缠绵,病情较重就应极其重视,因为祖国医学早就观察到“温邪上受,首先犯肺,逆传心包”,高热不解,肺气失清,宣降不利,肺的化源不利,可导致生命垂危,就要发挥辨证施治的原则进行抢救性的治疗。

人们运用现代医药学的对症支持疗法外,应该引用中医药辨证治疗,中西医学并重来抗击“非典”,总结治疗经验,应是当前一个很好的途径。虽然“非典”是一个新发病种,新认识到的病原,但病候表现在中医界的辨证论治原则下,可以探究出很多的医治方药,因人、因时、因地随证治疗,如能在临床上总结出一套有效药,是会有益于“非典”的防治的。

【著作考】

主编《北京市中医治疗乙型脑炎纪实》《燕山医话》《辨证论治纲要》《中国现代百名中医临床家丛书—方和谦》等学术著作。

【学术传承】

方和谦教授身为首都医科大学附属北京朝阳医院中医教研室的第一任主任,一贯重视中医、中西医结合人才的培养,可谓桃李满天下。他带教、指导的各类学生遍布京城内外,已成为中医药事业的骨干和栋梁。他发表学术论文多篇,承担国家科技部等科研课题5项。方和谦教授自1991—2008年先后带教4批国家中医药管理局老中医药专家学术经验工作继承人。他培养后学从不保守,常毫无保留地将自己的学问和临床经验传授给学生,是继承人的恩师和楷模。学生们不仅学习到了他的学术思想和临床经验,更学到了他行医做人的高尚品德,终身受益。2007年11月,北京市中医管理局薪火传承“3＋3工程——方和谦名老中医工作室”建设项目启动。他不顾85岁高龄,主动请缨,率先在北京市中医管理局启动的“名医大讲堂”上系统讲授课程。

【医话与轶事】

(一)从读《温病条辨》谈怎样读经典

方和谦常说读书要读活书,活读书,读书活。读经典非泛泛读之,看表面意思,而是要多联想,多思想,深入地去读,反复地去读,温故知新。方和谦拿出随身携带的《温病条辨》,翻取上焦篇第11条,既有正式的条文,也有作者自己的批注,此条说的是温病死状,大纲不越五条,肺、心、脾、肝、肾之化源绝。方和谦说：五脏化源绝，非仅仅针对温病，对所有的疾病都是适用的。此指死法，未提及死证，联系现代医学，此可对应五衰。肺之化源绝，对应肺衰、呼衰；心之化源绝，对应心衰；脾之化源绝，指热入中焦，消耗津液；肝之化源竭，可对应肝硬化、腹水、肝衰；肾之化源绝，指热入下焦，对应肾衰等。故五脏化源绝适用于所有疾病之晚期。读书应展开联想，举一反三。《温病条辨·湿温》第 69 条，治疸之法，仔细阅读吴塘的批注，此疸包括现代多种疾病，如黄疸、肝硬化、癌症转移症、肝肾综合征。主因各不同，起病有缓急，病程有长短。故治法用药也非一法一方，而治法多样，可芳香化浊，可利胆，可活血化瘀，等等。方师教导阅读经典应阅读加思考，触类旁通，联系现代医学，联系实践，才能真正达到读经典的目的。

（二）从《时病论》看诊治时病

关于时病，方和谦认为除了要读《伤寒论》《温病条辨》之外，可先读《温热经纬》，因其浅显易懂，还一定要读《时病论》，《时病论》对方师启发颇深。《时病论》是晚清医家雷丰所作，专论四时所发生的常见时病。时病者，指"乃感四时六气为病之证"。此书以《素问·阴阳应象大论》"冬伤于寒，春必温病""春伤于风，夏生飧泄""夏伤于暑，秋必痎疟""秋伤于湿，冬生咳嗽"冠于卷首，对外感病病因、病机、证治逐一论述，力图使寒热统一，构成完整的外感病学体系。

方和谦说："时令，即岁时节令，指季节和时序变化而言。"时令因素是指时序变化对人体的致病作用和影响。一年四季，寒暑变迁，而六气运行，时令交替，因而所发生的外感病，包括风温、春温、冬温、晚发、风寒等 72 种外感热病和外感风寒，十分详尽。外感六淫致病，分风、寒、暑、湿、燥、火，但只有湿与众不同，一年四季都可伤湿，春季为风湿；夏季为暑湿，"夏伤于暑，暑必夹湿"。秋季正令为"秋伤于湿"，湿可"化气为燥"，到了晚秋多于伤燥；冬季有寒湿。以 2005 年为例，7 月 20 日以前是温燥，7 月 20 日至 8 月 20 日进入湿温季节，一过 8 月 20 日湿退燥生。方和谦对"秋伤于湿"和"秋伤于燥"作了区分，与雷丰看法一致："湿气在于秋分之前，燥气在秋分之后。"即秋分之前的大暑至白露的长夏季节为湿土司权，秋分至立冬燥金主令，从而统一了"秋

伤于湿"和"秋伤于燥"两种对立的说法。

雷丰对外感病的诊断治疗十分强调知时论证，《时病论》云："医者之难也，而其最难者尤莫甚于知时论证，辨体立法。盖时有温、热、凉、寒之别，证有表、里、新、伏之分。"时医必识时令，因时令而治时病，治时病而治时方。方师临床诊治疾病时，在这方面体现尤为突出。每遇节气，必于诊前说予大家，并在处方之中加入当令药物，常常教导"人与天地参，与日月相应"，要做到"必先岁气，勿伐天和"。如惊蛰，少阳当令，积聚了一冬的郁火夹岁气升发，故方师用滋补汤去肉桂，和肝汤去柴胡，以防燥热；且每于方中加竹茹以清热除烦，莲子心清热去火。夏至以后多湿热，方和谦每于方中加清暑化湿之品，像竹叶、藿香、芦根、佩兰等。药物用量也细细斟酌，如和肝汤中加入柴胡，进入春季，柴胡由 9 g 减至 5 g，暑湿季节则去柴胡不用，进入秋季则逐渐加用，由 5 g 增至 9 g。充分体现了天人合一的整体观。

（三）外感热病法宜宣解

方和谦取《伤寒论》《温病条辨》之精华，指导自己的临床实践，在外感热病的诊治中形成了具有方氏医学特点的宣热透解法。宣透表里，疏达三焦，达到引邪外出，邪去正安之目的，是对中医汗法治疗的充实和发展。要点有六：① 首辨寒热，不可混淆。外感热病的治疗虽同用宣解之法，确有辛温、辛凉解表之分，临证应当首先辨析，免致药不中病，延误病情。② 宣透为主，寒热并用。宣热透解，重在一个透字。透即是引邪外出，使新邪不致入里而内陷，内伏之邪易于疏散而达表。透要开其毛孔，令邪从汗出，定要透达。常用薄荷、荆芥、防风、菊花、豆豉等轻清辛散温凉宣透之品，尤其用豆豉和豆卷透表，达到处方遣药的妙意。③ 药取轻灵，芳香清冽。遵吴氏"治上焦如羽，非轻莫举"之意，应用宣热透解法。其解表之品，药取轻灵，选发汗之药至清至淡，芳香清冽，功专宣开肺气，以透达肌腠，驱邪外出为目的。④ 药证相宜，防邪传变。宣热清透之剂的应用，其药味和力量要做到药证相宜。如银翘散，用于治疗温病初起的感冒，银翘用量为 6～10 g，取其辛凉疏解之功；而治疗急性腮腺炎之重疾，则取其清热解毒之力，银翘达 20～30 g。同时要注意谨守病机，防邪传变。⑤ 遣药，注意时令。禀必先岁气，勿伐天和，故宣热透解法的应用，应当根

据时令气候和外感六淫不同,选择不同的方药。⑥外感热病,注意保津。方和谦提出"治伤寒注意存津,治温病重在养阴"的观点。在采用宣热透解法时,选用微辛轻清之品,疏肌解表而不伤津。若津液已伤,则加入天花粉、玉竹、麦冬、百合等,兼顾阴津。若津液大伤,须投以大剂量保阴保津之品,佐以宣达透解之辈,求得透达而受损之阴津复常。

(四)积极抗疫

1956 年夏,北京地区乙型脑炎流行。方和谦先生时任北京市卫生局中医科科员,全程参与此病的防治工作。当时,北京市卫生局请中医研究院蒲辅周老先生与岳美中老先生会诊,挽救了很多患者的生命,并请蒲老先生进行学术讲座,将 1955 年华北地区流行的乙型脑炎和 1956 年夏北京地区流行的乙型脑炎进行对比,阐述了伤寒与温病的关系,方先生对此印象深刻。1957 年,由方先生主编的《北京市 1956 年流行性乙型脑炎治疗总结》手册,收集了 200 多个验案,下发至各医院,其中《参加流行性乙型脑炎工作的点滴体会》一文,受到关幼波、赵炳南二位专家的充分肯定。在乙型脑炎事件所获的经验,也为方先生日后治疗传染病提供了借鉴。

2003 年 3 月,非典型性肺炎("非典")暴发,方和谦教授向北京朝阳医院中医科及院党委请命赴一线诊治患者,但上级顾及其已年逾八十,未予批准。作为国家级老中医药专家,方先生在"非典"高峰期,仍坚持出门诊、查病房,拟定预防处方,积极向国家中医药管理局建言献策,并提出"非典不同阶段有夹寒夹湿的区别,仍需辨证论治"的观点,为战胜"非典"做出了重要的贡献。除此之外,方和谦教授还积极向国家献计献策,发挥中医药抗瘟疫的强大作用,指导中医科拟定了中药处方,制成"抗病毒口服液",应用于临床。

【医案选介】

案一:孙某平,女性,年 5 岁,1963 年 9 月 9 日入院,病历号 18836,西医确诊为流行性乙型脑炎(危重型)。患者于 9 月 5 日开始发病,早期有高热、嗜睡、恶心,旋由市立儿童医院转来我院。现症状:患儿热盛神昏,体温 39℃,苔白,舌质淡红,脉浮数,乏力,咳嗽,气促,息短,皮肤干燥无汗,小便不利,抽搐,意识不清,肢厥,颈项强直,时有烦躁,时有嗜睡。

证系表邪郁闭,肺气失宣,邪热阻遏,气阴两伤,拟以宣透表邪、辛凉清热、育阴法。

方药:葱白五寸,淡豆豉三钱,金银花五钱,连翘四钱,丝瓜络三钱,鲜芦根一两(后下),黄芩三钱,枳皮三钱,天花粉四钱,冬桑叶四钱,杭菊三钱,西洋参二钱(先煎)。

9 月 9 日晚:患儿药后,已得微汗,神志偶有清楚表现,手足回暖,阳气得以运行,体温下降至 38.5℃,表闭虽开,里热耗津之势未除,气短、息促、烦躁、抽搐减轻。肺胃热盛,应再清透,并佐以通络法。

方药:金银花五钱,连翘四钱,鲜芦根八钱(后下),鲜茅根一两(后下),生石膏一两,黄芩三钱,知母二钱,小生地三钱,丹皮四钱,竹叶三钱,钩藤五钱,全蝎三钱,蜈蚣五条,西洋参二钱,栀子二钱。

9 月 10 日上午:患儿经过前两方后,热势呈阶梯形下降,苔薄白,脉滑数,体 37.3℃,按照前法加减化裁,邪热得清,药亦减量。

方药:金银花五钱,连翘四钱,知母二钱,黄芩三钱,生栀子二钱,竹叶二钱,钩藤三钱,鲜芦根一两(后下),桑叶三钱,生石膏六钱(先煎),生扁豆四钱。

9 月 11 日中午,患儿神志已清醒,未抽搐,脉象缓细,苔薄白而润,体温持续在 37℃上下,时有烦躁,仍宗前法辛凉清络并用。

方药:金银花四钱,连翘三钱,生栀子二钱,鲜芦根八钱(后下),鲜佩兰四钱(后下),生石膏四钱(先煎),生扁豆五钱,竹叶二钱,滑石四钱,生甘草一钱,淡豆豉三钱。

9 月 12 日以后,患儿服前药后,证候稳定,体温基本正常,意识清楚,二便佳,乃以吴氏《温病条辨》清络饮法加减(金银花、连翘、丝瓜络、芦根、竹叶、扁豆、六一散),拟方四剂,至 9 月 15 日停药观察,9 月 18 日痊愈出院。

按语:季节气候的演变与乙脑的证型变化有着密切的关联。六淫的邪气伤人,六气只受一气就可发生一气之为患;如复以两气以上的可有两气以上之病证,其体质与所受邪气之轻重与病情的缓急变化密切相关。虽然本病是符合"暑温""伏暑""暑风""暑厥"的疾患,但对于前人的"必先岁气,勿伐天和"的示戒,不应当机械地拘守固执,需根据辨证施治原则,结合病情灵活对待,才不致发生错误。

案二:史某英,女性,11 个月,1963 年 8 月 31 日入院,病历号 18768,西医确诊为流行性乙型脑炎

（重型）。1963 年 8 月 31 日夜,发病三天,高热 39.3℃,嗜睡,神昏,阵抽,无汗,息促,舌苔白薄滑,舌质略红。病邪在表,热迫于内,三焦少阳相火俱盛,项强筋急,脉弦滑数,指纹偏紫在气关以上,采用宣泄解表,清透里热之剂。

方药:大豆卷三钱,淡豆豉三钱,鲜芦根四钱（后下）,金银花三钱,蝉蜕一钱,连翘二钱,竹叶一钱,钩藤二钱,桑叶二钱,栀皮二钱。

9 月 1 日中午:患儿体温下降(38.5℃),微汗,苔浅薄白,脉滑数,下黄稀粘便,尿淡黄,仍有嗜睡项强,采用清透略加化浊之法。

方药:金银花三钱,连翘三钱,鲜芦根五钱（后下）,淡豆豉三钱,石菖蒲二钱,荷叶三钱,鲜佩兰三钱（后下）,淡竹叶钱半,钩藤三钱,桑叶三钱,菊花三钱。

9 月 2 日:患儿已见清醒,热势继呈阶梯下降,继昨方去石菖蒲、荷叶加栀子皮钱半,以清少阳三焦膈热,入晚体温 37℃。

9 月 3 日:热势趋平,能哭闹,颈能抵抗轻度,舌苔薄白,尿淡,脉滑略数,裁上方增损为治。

方药:金银花三钱,连翘二钱,竹叶一钱,鲜芦根四钱,桑叶二钱半,蝉衣二钱,灯心草一钱,钩藤二钱。

9 月 4 日:患儿诸证已稳定,纳食及二便均佳,体温 36.6℃,项强缓解,脉势稍缓,善哭闹,热邪初退,舌洁,采取退余热和胃法。

方药:丝瓜络二钱,扁豆衣二钱,生谷芽二钱,灯心草一钱,竹叶一钱,净蝉蜕二钱,桑叶二钱,银花二钱。

按语:患者 11 个月大,虽暑邪兼表,无汗脉数,但阵抽已呈惊风之征,除透达外,或偕蝉蜕,或偕桑菊、钩藤之属,以息肝风。

案三:代某立,男性,7 周岁,1963 年 9 月 2 日入院,病历号 18786。西医确诊为流行性乙型脑炎(中重型)。1963 年 9 月 2 日夜初诊:发病四天,脉滑数,苔白滑,嗜睡懒言,面少赤,发热 39℃,无汗,早期曾有呕逆,不渴,头痛重,微有谵语,证属暑温夹湿,三阳邪热闭阻之象,拟取透表化湿。

方药:鲜芦根一两（后下）,豆豉四钱,扁豆衣三钱,荷叶三钱,六一散三钱,鲜佩兰三钱,竹叶二钱半,金银花四钱,连翘二钱半,桑叶三钱。

9 月 3 日晨:夜间急服药后,症势未见转机,热

有续增之势,头痛较重,嗜睡无汗,脉舌依前,再取辛凉透解。

方药:鲜芦根一钱（后下）,豆豉四钱,扁豆衣三钱,鲜佩兰四钱,生栀子二钱半,金银花五钱,连翘三钱,竹叶二钱半,生石膏六钱（先煎）,桑叶四钱。

9 月 4 日:药后表热得退,证势趋佳,嗜睡、头痛均轻减,二便佳可,拟方竹叶石膏汤配入清热解毒法。

方药:淡竹叶二钱,生石膏八钱（先煎）,栀子三钱,黄芩三钱,知母三钱,连翘四钱,桑叶三钱,金银花四钱,鲜芦根五钱。

9 月 5 日:体温已正常,惟苔淡黄而厚,舌尖稍红,头痛已减,轻度嗜睡,脉滑略数。病情已稳定,拟昨方化裁,予三剂,每日一剂。

方药:金银花四钱,连翘三钱,生栀皮二钱,竹叶二钱,丝瓜络三钱,冬桑叶三钱,蝉衣钱半,滁菊二钱,灯心草一钱。

9 月 8 日:症状消失,查体均正常,未予处方,停药观察一周,痊愈出院。

按语:此例病人较前两例症状稍轻,邪火虽盛,正气未乏,始终只用辛凉重剂,宜透暑热为治。我们几年来的经验,有些患者是用清热、解毒、养阴方法治愈的;有些是用利湿清热法治愈的;医治本病时,不拘于温病禁汗、禁下的问题,一般多采用透表得汗而解,个别病例,也有用攻逐法的。

参考文献

[1] 方和谦.中国百年百名中医临床家丛书-方和谦[M].北京:中国中医药出版社,2011.

[2] 方和谦.抗"非典"国医担重任——中医释"非典"[J].中国健康月刊,2003(6):35-35.

[3] 沉痛悼念国医大师方和谦教授[J].北京中医药,2010,29(1):3-5.

[4] 赵艳.国医大师方和谦生平及治学特点简述[J].北京中医药,2015,34(10):828-829.

[5] 陈文伯.一代苍生大医——方和谦[J].北京中医药,2010,29(1):4-6.

[6] 冯静.方和谦精诚为医[J].中国卫生人才,2010(2):66-69.

[7] 方和谦.参加流行性乙型脑炎治疗工作的点滴体会[J].中医杂志,1964(7):8-10.

108. 陈亦人(《伤寒论求是》)

【生平传略】

陈亦人(1924—2004年),南京中医药大学教授,著名伤寒学专家,一生致力于张仲景学术思想研究,孜孜不倦,其毕生心血《伤寒论求是》《伤寒论译释》是当今伤寒学研究的代表性著作,受到海内外研究《伤寒论》同道的赞誉。先生博古通今,上溯岐黄之道,下逮诸家之说,汲汲仲景之学,形成了自己独特的学术思想和医疗风格。一生宣讲活人之书数十年,诲人不倦,培养了大批当代中医经典学术脊梁。先生自幼习医,精研中医经典著作,对张仲景、孙思邈及叶天士更是推崇备至。弱冠后,适值沭阳乡里温疫流行,先生普为救治,愈者甚众,以此名噪一时。先生一生读书、教书、著书,以书为乐,朴实无华,淡泊名利,虚怀若谷,平易近人,深受同行及患者敬重。其在1982年与李培生、刘渡舟等先生合编《伤寒论讲义》时,呕心沥血,逐条标释,剖析毫末,不辞辛苦,编写了讲义大部分内容,却依然放弃主编或者副主编的头衔,而只作为编委以留纪念。传道授业方面,先生要求学生坚持认真踏实的医疗作风,不可马虎了事,敷衍病人;其讲授《伤寒论》第一节课不是宏论六经,而是力倡《伤寒论·自序》中张仲景为后人树立的为医品德,常批判那种"省疾问病,务在口给;相对斯须,便处汤药"的不负责任的医疗态度,以警醒后世,饱含了先生树人育德的良苦用心。

陈亦人一生治学严谨,求是而不牵强附会。他反对教条,广开讨论之门;兼容并蓄,敢于质疑旧说。作为一名热爱经典的伤寒大家,先生几十年笔耕不辍,将自己的学识、经验毫无保留地贡献给了社会。先生充分肯定了张仲景对祖国医学的贡献,简要概括出《伤寒论》的学术特点:变(言变多于言常)、辨(教人如何辨证)、严(方剂的配伍极其严谨)、活(示人活法)、简(原文398条,仅有13 404字;方剂112首,仅有87味药,文字极简)、杂(多数条文为外感夹杂杂病)。此为对《伤寒论》的高度概括,对后世研习仲景之说具有重要启示作用。《伤寒论》学术思想对后世温病学说的产生及发展具有重要的意义。先生推崇柯韵伯伤寒温病一体思想的认识,批评了当时学术界某些医家将《伤寒论》纳入狭义伤寒范围内研讨的做法,认为有悖张仲景寒温一体广义伤寒之本意,与《伤寒论》实际内容不相符合,极易将《伤寒论》研讨导入迷津。先生认为张仲景辨证论治思想涵盖了几乎所有疾病的诊治规律,提出的"《伤寒论》非外感病专著"学说填补了《伤寒论》价值研究的空白,推动了当代伤寒学学术的进步,赋予了《伤寒论》研究新的生机。先生欣赏柯韵伯、俞根初"六经钤百病"思想,认为《伤寒论》绝非外感病专著,而是伤寒杂病合论。通过外感与杂病情况的综合分析,揭示辨证论治的规律,这是《伤寒论》的最大特点,也是最大的优点。先生同时亦强调六经辨证与其他辨证尤其是八纲互参完整辨证体系的重要性,认为六经辨证概括了疾病内在共性的"病所",但只知知之所在,还不能完全解决问题,必须同时辨清病的性质,才能全面掌握病机。《伤寒论·六经病》篇的全部内容都贯穿着八纲辨证精神,只不过没有八纲名称而已。先生认为仲景之说启示医者诊病需掌握规律,灵活化裁。在辨证前提下,治随证变,方因证立,切不可墨守成规,教条主义。然具体选方还得对全部病情进行具体分析,权衡轻重缓急,选用相应的方剂,即注重定性辨证与定量辨证的结合,决不是什么呆法、板方。

【学术思想】

（一）译释伤寒，启迪后世

陈亦人作为一名热爱经典的伤寒大家，几十年笔耕不辍，将自己的学识、经验毫无保留地贡献给了社会。其毕生心血《伤寒论求是》《伤寒论译释》更是受到海内外研究《伤寒论》同道的赞誉，成为当今伤寒学研究的划时代之作之一。陈亦人认为，学习《伤寒论》必须熟读原文，深入领会其精神实质，但切忌死记。元·王安道说："读仲景书，当求其立法之意，苟得其所以立法之意，则知其书足以为万世法，而后人莫能加莫能补矣。苟不得其所以立法之意，则疑信相杂，未免通此而得彼也。"清·汪廷珍认为学习《伤寒论》的方法应着重理解，提出"学者诚能究其文，通其义，化而裁之，推而广之。以治六气可也"。皆阅历有得之谈。陈亦人强调学习《伤寒论》尤须联系实际，指出"能否联系实际是能否学好《伤寒论》的关键"，他对叶天士尤为推崇，认为叶氏不仅是临床家，也是运用《伤寒论》理论的典范，主张研究《伤寒论》，探讨其理论的运用，除博览历代诸家的注释以外，最好对叶天士医案下一番功夫。

1.《伤寒论》之理解

（1）秉承寒温一体之思想　陈亦人充分肯定了张仲景对祖国医学的贡献，简要概括出《伤寒论》的学术特点：变、辨、严、活、简、杂（多数条文为外感夹杂杂病）。此为对《伤寒论》的高度概括，对后世研习仲景之说具有重要的启示作用。《伤寒论》学术思想对后世温病学说的产生及发展具有重要的意义。先生推崇柯韵伯伤寒温病一体思想的认识，批评了当时学术界某些医家将《伤寒论》纳入狭义伤寒范围内研讨的做法，认为有悖张仲景寒温一体广义伤寒之本意，与《伤寒论》实际内容不相符合，极易将《伤寒论》研讨导入迷津。

（2）主张"伤寒杂病互参"，为《伤寒论》正名求实　先生认为张仲景辨证论治思想涵盖了几乎所有疾病的诊治规律，提出的"《伤寒论》非外感病专著"学说填补了《伤寒论》价值研究的空白，推动了当代伤寒学学术的进步，赋予了《伤寒论》研究新的生机。认为对于《伤寒论》传承应纠正讹误，明辨是非，客观认识王叔和当年命名《伤寒论》的利弊，恢复其《伤寒杂病论》之正名。只要真正做到正名求

实，即使是千古沿误，也必会逐渐得到纠正，仲景伤寒杂病合论之旨也必定会被更多人理解和接受。

（3）秉承"六经钤百病"，互参其他辨证体系　先生欣赏柯韵伯、俞根初"六经钤百病"思想，认为《伤寒论》绝非外感病专著，而是伤寒杂病合论。通过外感与杂病情况的综合分析，揭示辨证论治的规律，这是《伤寒论》的最大特点，也是最大的优点。先生同时亦强调六经辨证与其他辨证尤其是八纲互参完整辨证体系的重要性，认为六经辨证概括了疾病内在共性的"病所"，但只知病之所在，还不能完全解决问题，必须同时辨清病的性质，才能全面掌握病机，《伤寒论·六经病》篇的全部内容都贯穿着八纲辨证精神，只不过没有八纲名称而已。

（4）坚持法寓于方、方归于量思想　先生认为仲景之说启示医者诊病需掌握规律，灵活化裁，泛应曲当。在辨证前提下，治随证变，方因证立，切不可墨守成规，教条主义。然具体选方还得对全部病情进行具体分析，权衡轻重缓急，选用相应的方剂，即注重定性辨证与定量辨证的结合，决不是什么呆法、板方。以阳明病腑实证运用下法为例：如证重势急的，治用峻下的大承气汤；证轻势缓的，治用和下的小承气汤；邪实正伤的，治用缓下的调胃承气汤。三承气汤之外，还有润下法的麻子仁丸，用于"不更衣十日无所苦"的脾约证；外导法的蜜煎方和猪胆汁导用于津伤便结证。虽同为阳明腑实证，但由于其热结腑实程度的不同，所选用方剂亦有所不同，医者临证常须识此。

（5）经典以脉言理，但须脉证合参　先生认为汉代及以前的中医经典著作如《黄帝内经》《伤寒杂病论》等多以脉言理，充分肯定了脉学在中医诊疗系统中的重要性。然后世脉学，虽皆源于上述经典，在实质上却有许多不同，其最明显的不同处就是对于脉象主病说得太穿凿，于是求深反晦，这正是后世脉学的一个缺点。脉象虽然重要，但决不能以其为唯一依据，以《伤寒论》言，一证多脉与一脉多证者比比皆是，故医者临证须脉证合参，全面分析，不可拘泥。

（6）为《厥阴病》篇平反，强调其杂而不乱　围绕《伤寒论》中素有争议的《厥阴病》篇，先生驳斥陆渊、雷丰"杂凑成篇"的观点，认为该篇内容皆环绕主证论述，并非杂乱无章，而是有章可循。除脏腑经络之厥阴病外，与阴阳顺接转换亦密切相关，此

外处处突出寒热虚实辨证,极有指导意义。因此,厥阴病篇不是"千古疑案",而是有着自身的特点,无论证候、治法以至主方,皆与其他经不同,决非是其他经所能概括。其中有些内容虽然不是厥阴病,但是与厥阴病主证连类而及,颇有鉴别意义,有助于提高辨证论治的水平。

2. 对《伤寒论》理论的运用

陈亦人对于《伤寒论》理论的运用,并不拘泥于板方套法,而是师法其"辨证论治"的原则,变通运用,灵活化裁。

(1)着眼整体,全面考虑　陈亦人认为整体观是中医的精华,《伤寒论》非常重视人的整体性,从六经证候的辨别,到治疗原则的确立,都必须从整体出发,也就是从患者的全部情况来考虑,决不能头痛医头,脚痛医脚。如发热一证,论中记载有属于表热的,有属于里热的,也有属于虚热的。表热又分表虚表实、里热又要辨病在何经、气热、血热、虚热,还要进一步辨清阴虚、阳虚,然后给以针对性的治疗,如果不以整体出发全面考虑,只知"治热以寒""热者清之",而用寒凉药物清热,就不会收到预期效果,反而会促使病情恶化,招致不良的后果。

(2)具体分析,紧握病机　陈亦人认为,具体分析不仅是《伤寒论》理论的精锐,更是中医辨证的原则和重要方法。例如痞证,临床特征是胃脘部胀闷,按之濡或硬,但病机各异,有因胃虚,有因中虚热结,有因中虚饮阻,有因水蓄气滞,只有通过具体分析,才能得出病机,只有紧握病机,随机施治,才能取得较好的疗效。

(3)抓住主证辨别真伪　临床上比较简单的、典型的证候不难辨证,但有许多非典型的、复杂的则较难辨证,尤其是一些真伪疑似的证候,则辨证尤难。依据《伤寒论》中白虎加人参汤,也会出现无大热、背微恶寒,或时时恶风等类似阳虚寒证,但同时具有舌上干燥与大烦渴等胃热津伤的主证,

抓住了这个主证,可不被寒象迷惑,从而确诊为假寒真热。如果没有这两个主证,即使大汗出、脉洪大,也不是阳明经证,而是汗不如法,病必不除,仍然是风寒表证。又如据身大寒不欲近衣,身大热反欲得衣,虽然是喜恶之情的自觉证,但亦是带有关键性的主证,所以陈亦人常说,只要抓住主证,就不难透过假象,认清本质。

(4)重视胃气,清热佐以益胃　《伤寒论》的处方选药十分重视胃气,在方药方面,论中112方、89种药,其中用甘草70方,用大枣计40方。在护理方面,如服桂枝汤,须吸热稀粥。服十枣汤,宜糜粥自养等。在方药宜忌与用量方面,如清宣郁热的栀子豉汤,脾胃虚寒、大便平素微溏者不宜使用,又如太阴病证见腹泻时痛或大实痛,方中须用大黄、芍药,若见脉弱,表明中气虚弱,即使当用亦应减轻用量,以免损伤胃气。陈亦人临证,遇到气血两虚证,凡是胃纳不佳,首先调治脾胃,以冀胃开食进,使营养能有来源。遇中气虚弱,即使患热证,也不单纯用清,每佐入补益胃气之品,如党参、白术等。对于阴虚患者,使用滋阴生津方药,每佐入醒脾开胃之品,如佩兰叶、制半夏等,既可避免滋腻之弊,又可加强滋阴功效。

(5)异病同治随机立法　陈亦人临证处方,善师仲景,但坚决反对墨守条文,板执成方,主张随机立法选方。《伤寒论》的方剂配伍,既极其严谨,又极其灵活,只要病机相同,随机立法,再能随证加减,灵活化裁,均可收到一定的疗效。

关于疑难杂病,陈亦人认为目前临床疗效欠佳的主要原因有二:即辨证不清晰,用方不对路,因此难以轻易奏效。为此提出将《伤寒论》排除法、类比法、审独法、求异法的辨证思路与抓住方药功用、结合科研成果的用方思路相结合,认为这是对张仲景辨证论治理论的继承发展。

陈亦人在《伤寒论求是》中所言:"兹本着'实事求是'的精神,试对《伤寒论》理论进行探讨,对于一些不切实际的传统概念加以商榷。但是由于水平所限,'求是'却不一定'是',今天认为'是',明天又未定'是'。"如陈亦人斟酌柯韵伯所言之"实则阳明,虚则太阴",认为阳明病不单是实证,也有虚证,"食谷欲呕者,属阳明"之吴茱萸汤证即是虚证;而太阴亦不只有虚证,尚有实证,脾络气滞血瘀之桂枝加芍药汤及桂枝加大黄汤即是实证。

（二）对叶香岩桂枝汤运用的总结

1. 治疗外感

并不局限于风寒,也不一定太阳表虚。如虚有外感,只有轻微的寒热,表明正气较虚,邪亦不重,用本方加人参、当归以益气养营,佐广皮以理气和中;治病后复感寒邪,症见背寒、头痛、鼻塞,肺气失

宣,本方加杏仁以宣肺,更加花粉以生津清热;劳倦复感温邪,理应用寒剂,但鉴于病延两旬又六,营卫之气在伤,有虚脱可能用桂枝汤去生姜的辛散,加黄芪、牡蛎以固护卫阳,希望营卫之气复,庶几寒热可解。

2. 治咳嗽

叶氏运用桂枝汤治咳嗽大多阳伤饮结,或中虚少运,湿痰阻遏气分。所以多形寒畏冷(间有发热),头痛,苔白,脉或沉细,或兼神疲,而且咳嗽的时间往往缠绵不已,或虽暂愈却容易复发。以温阳化饮为治,桂枝汤温阳,或加杏仁苦降以肃肺,或加茯苓、薏苡仁淡渗以利饮,或加半夏辛燥以祛痰;如阳虚较甚,去酸寒之芍药和辛散之生姜;痰湿较甚,去大枣之泥滞;如卫阳伤受风则咳,还可加玉屏风散以固卫,佐当归以温营;若兼见津伤口渴,也可入天花粉以生津止渴。

3. 治寒热如疟

叶案所载的寒热如疟,既不是寒热之邪郁于肌表,也不是风热之邪羁于少阳,而是起于产后失调,或烦劳抑郁伤阳,以致阴阳并损,营卫循行失其常度,累及阳维所致。叶氏宗《内经》"阳维为病苦寒热"的理论,独创性的采用桂枝汤加当归、茯苓以宣通气痹,温养营分;或去芍药加鹿角霜(1例为生鹿角)以补奇脉;或另服回生丹以推陈致新。

4. 治疟、泻、喘、痞

案中所载治高年发疟,寒热夜作;胸闷不欲食,烦渴热烦,虑其邪陷为厥,所以用本方和营达邪,因胸闷故去甘草,因烦渴热频,故加黄芩、花粉、牡蛎清热滋阴(疟门孙案)。洞泄不已,针对营气不振、清阳亦伤,确定辛润宜减,甘温宜加的治疗原则,故用本方煨姜易生姜,更加肉桂、人参、茯苓以增强养营温阳的力量。《伤寒论》中治喘,原有桂枝加厚朴杏子汤,叶案所载的喘证,因中焦虚而痰饮留伏,故亦用桂枝汤去甘草以温中,佐杏仁泄肺,茯苓、薏苡仁淡渗,使三焦得通则伏饮自化,然饮伏既久,有酿热之虑,故又佐以砂糖炒石膏,取其清热而不伤胃,且石膏借辛热亦能豁痰(《名医方论·喻嘉言》)。何况石膏本身能镇坠下胃家痰热(缪仲醇《医学广笔记》),至于对该证的诊断,如询问过去服药的情况,据曾用苦寒药不效,服三拗汤音出喘缓,因知里有伏饮;再如据曾有"呕逆下血"的宿恙,因知中焦必

虚。这对辨证亦很有指导价值。叶氏运用桂枝汤治疗痞证,主要是针对"中阳虚而旋运失司",诊断方法同样是参考以往的治疗经过,据患者精气内损,是皆藏病,过去用芪、地甘酸,虽然未为背谬,但是,清阳先伤于上,阴柔之药反碍阳气之旋运,遂致中痞食减,再结合患者"食姜稍舒"的特有情况,证明这是辛以助阳的缘故,从而确诊为阳虚致痞。既属阳虚失运,那么,辛甘理阳自是正确的治法,桂枝汤去芍药加茯苓自是针对性的方剂。方证切合,"可效"也自是意料中的事。那么,以前用黄芪、麦冬、枣仁诸药,反蒙上焦,肯定是极其背谬了(痞门沈案)。

5. 治时常发疹

治气血凝滞,五六年来时常发疹,发时身不大热,每大便则腹痛里急。与本方去姜枣加当归以温通营血,加酒制大黄、枳实以行气通滞。

【著作考】

1.《伤寒论求是》,陈亦人编写,上海科学技术出版社出版,2008年9月第一版。

内容简介:《伤寒论求是》为中医的经典著作,前人誉为"众法之宗,众方之祖",历代医家都极重视《伤寒论求是》的学习、研究,专为作注的就有数百家,其中不乏真知卓见,对于深入理解《伤寒论求是》的精神实质很有帮助。但是,有些认识尚不一致,见仁见智,给学习又带来一定的麻烦。特别是附加的成分较多,如传经学说,气化学说,以及太阳病三纲论,太阳腑证,阳明经证等名词,或失之机械,或脱离实际。原文注释,也有曲解臆断的地方。即使大家公认对《伤寒论求是》理论卓有贡献的医家如喻嘉言、柯韵伯等,也在所难免。可见对任何注家都不可盲从、迷信,正如辩证法所证明,"科学权威观点,未必都是真理""认识未知,要善于利用前人的成果,但不能盲从,不能迷信"。

2.《伤寒论译释》,陈亦人编写,上海科学技术出版社出版,1959年4月第一版。

内容简介:《伤寒论译释》用现代语译释了全部《伤寒论》,对读者可有一定的帮助。全书分上、下两编。上编共六篇,根据伤寒六经病证治内容,用综合方式加以系统的阐述。每篇有概说、主要脉证、辨证、治疗、方组论述、预后、兼变证治、合病、并病、

小结等,既作了全面性的分析介绍,又揭示出便于重点掌握的规律。下编十卷,依据明代赵开美本原文编次,逐条译释,除原文外,分列校勘、词解、语译、提要、浅释、选注、按语、方解、应用范围、医案选录、结语等项目,从原文的一字一句,到每一证治的理法方药,不厌求详,反复阐释,为归纳古今,揭示新义,提供了很多的探讨材料。本书的译释,浅显易懂,注家精义,择善而从,并有重点地把原书的精神实质,加以综合论述,使读者既能掌握重点内容而用于实践,又便于深入研究。本书可供学习中医,西医学习中医,以及教学工作者阅读和参考。

【遣方用药】

开肺宣郁汤

药物组成:秋桔梗 6 g,炙紫菀 12 g,川郁金 9 g,炒枳壳 9 g,炙枇杷叶(包)12 g,粉甘草 3 g。

功效:开宣肺气,利气疏郁。

主治:食道炎,食道痉挛,慢性胃炎,习惯性便秘,胃肠神经官能症等属肺失宣降,气机郁滞者。

用法:每日 1 剂,水煎服。

方义:本方法度谨严,遣药精当,疗效显著,凝聚着名医毕生的心血,闪耀着智慧的灵光,代表了当代中医学术临床水平和发展趋势,具有极高的应用价值。肝是人体气机运行畅达之保证,然气机运行之正常又赖于肺气之肃降,才能使周身之气流行无阻,如环无端。《医碥·五脏生克说》:"气有降有升,无降则无升,纯降则不升。何则?浊阴从肺右降,则胸中旷若太虚,无有窒滞。清阳则以从肝左升,是谓有降有升。"因此人体全身之气只有肝升肺降协调,才能维持体内气机之畅达,不致令气郁罹病。纵观气郁之治,古来取肝者多,而气之流畅又不只取决于肝气之条达升发,更赖肺降之辅助,因此,气郁因肝升不及者,治肝处当有效,而若属肺降不能者,则疏肝纯虚徒劳,甚或有伤肝助火之弊。因而,虽同为气郁之证,然仍当细加分辨。庶可方证得当,疏肝气之郁古方殊多。治肺不及气郁者却无方可循,开肺宣郁基于此而创。方中桔梗为一味舟楫之剂,有开提肺气之功,更具欲降先升之能。紫菀温润下气,《本草正义》谓其实为"专开肺郁……宣通窒滞"。川郁金,不独入肝,更通诸肺,因此其攻不惟在散肝郁,"更能开肺金之郁"。《本草从

新》曰"是药而兼二职,于肺降不力,气郁不畅者用之极佳"。炒枳壳《珍珠囊》谓其能"泄肺中不利之气",与桔梗相伍,有一升一降之妙。于肺降之不及用之最多炙枇杷叶,攻专降利肺气,合他药则加强全方降利肺气之攻。本方以降肺气为立方之旨,然又非降气之药一味堆砌,而是降中寓升,升中求降,充分体现了升降相因辩证思想。

加减变化:若肺郁化火者,佐用泻火开郁之品,如栀子、豆豉、丹皮之类;肺郁扰神伍入远志、首乌藤;肺郁痰阻加入菖蒲、陈皮、桔梗;肺郁而肠痹者佐用瓜蒌、麻仁,或用适量硝、黄,取小承气意;肺郁阴血不足者,当兼以养阴益血,可伍以白芍、当归、鸡血藤之类;肺郁兼气虚则又当配用参、芪之类以助其推行之力。

【医案选介】

案一: 1997 年 6 月 8 日曾治杨某,女,53 岁。汗出恶风 1 个月余。患者初因感冒咳嗽、发热、汗出、恶风,经治后发热咳嗽除,而遗汗出恶风,起初尚未在意,月余后前症加重,汗出不止,恶风,某医与服玉屏风散加麻黄根、煅牡蛎、五味子 10 余剂,汗出益甚,慕名来诊。刻诊:汗出不止,周身湿凉,恶风怕冷,余无不适,苔薄白,脉缓。此与《伤寒论》53 条"病常自汗出者,此为荣气和,荣气和者外不谐,以卫气不共荣气谐和故尔。以荣行脉中,卫行脉外,复发其汗,荣卫和则愈,宜桂枝汤"条文相符,即予调和荣卫法,以桂枝汤加味治之。处方:嫩桂枝 10 g,杭白芍 10 g,炙甘草 6 g,生姜 3 片,红枣 4 枚,炙紫菀 10 g,桑叶 15 g,制半夏 6 g,八月札 10 g。日 1 剂,水煎服,嘱药后啜粥温复取汗。6 月 25 日复诊:服上药后汗出减少,恶风轻微。惟近日外感,间有咳嗽气逆,而汗仍不多,药已中的,仍宗前法,上方加旋覆花 10 g,苏梗 10 g,再服 10 余剂,诸症消失,病告痊愈。本案病程较短,有恶风,卫外不固,风寒外束之象明显,故以桂枝汤原方解肌发表,调和营卫,加紫菀、桑叶开宣肺气,助桂枝汤调和营卫,加半夏取其滑利走窜,通络祛痰,与桑叶等相合,一升一降,合于桂枝、白芍,一散一收,正合气机之升降出入,对营卫之变,颇为相宜;八月札宽中理气,以促中焦升降,复脾胃,以强营卫之根,诸药合用,效果显著。二诊时患者不慎复染外感,引发气逆,

故随佐旋覆花、苏梗以除新疾,二药有升降之妙,与诸药合用,颇为相宜,故守方又服旬日,疗效巩固而痊愈。

案二:腹痛泻泄案。

谷某,女性,55 岁,1984 年 5 月 22 日就诊。诉曾患胆结石于 1981 年行胆囊切除术,术后不久,每于食后即觉肠鸣作痛,继而腹泻,完谷不化,屡服西药不效,遂来院求治。刻诊:近来腹常作胀,口淡无味,面色萎黄无华,舌淡苔白,脉弦细。此为肝失疏泄,土虚木乘,治以疏肝健脾法。

处方:炒白芍药 10 g,炙甘草 6 g,春柴胡 6 g,炒枳实 10 g,炙黄芪 12 g,潞党参 10 g,粉葛根 10 g,5 剂,水煎服。

二诊:药后腹痛减轻,便次减少,食量略增,然夜间口燥。效不更方,原方加麦门冬 12 g,5 剂。后以本方调治月余,诸恙尽除。

按语:清·程钟龄在《医学心悟》中说:芍药甘草汤"止腹痛如神"。此证土虚木乘,故用芍药、甘草缓急止痛;柴胡、枳实行气疏肝;党参、黄芪益气补脾;葛根升清止泻。药证相合,故经年旧疾应手而愈。

案三:结核性胸膜炎案。

结核性胸膜炎是以胸胁疼痛,咳嗽气喘为临床特征。因机体反应性不同,西医有湿性、干性之分。其中 X 线检查有积液者属"湿性胸膜炎",无积液者属"干性胸膜炎"。中医则一般认为前者多类"悬饮",后者则多属气滞血瘀、痰湿内阻之证。陈亦人异乎此,谓少阳脉布胸胁。经曰:"邪客于少阳之络,令人胁痛不得息。"说明胸痛、咳喘与少阳关系密切。中医辨证认为,少阳属胆和三焦,主枢机而出水道。邪偏于胆,则枢机郁滞,经脉不利,而发胸胁疼痛,木邪犯肺,而生咳嗽气喘。邪偏三焦,则水道壅塞,而痰湿内生,阻滞胸胁脉络,亦使胸胁疼痛;上犯清虚肺府,更见咳嗽气喘。然津血同源,痰瘀互生。痰湿滞,必然影响气血运行,而使瘀血暗生,痰瘀胶固。因而本证瘀血之有无,大要不在可征之舌脉,而在有形之痰水。及其治疗,若偏于胆者宜和解,方用小柴胡汤增损;偏于三焦者,因其病兼痰瘀,故宜在小柴胡汤基础上,更兼化痰活血。至于两者临床鉴别,又需借助胸透检查,有积液者病偏三焦,无积液者偏于胆。

杨××,男性,44 岁,句容人。1966 年 2 月 22 日诊,右侧胸胁疼痛,咳嗽,深呼吸更甚,发热,已周余。诊时伴见纳少,无汗,脉弦数,苔薄白。检查:体温 38.8℃,右下胸压痛,胸透无异常 X 线征。病史:24 岁时曾患肺结核。西医诊断:"右侧胸膜炎(干性)"。中医辨证:少阳枢机郁滞,木邪犯肺(病偏胆)。治宜和解少阳。药用:柴胡、黄芩、制半夏、太子参各 9 g,炙甘草 3 g,枳壳 5 g,桔梗 3 g,生姜 3 片,大枣 2 枚。五剂。药后热退痛减,体温 37.5℃。原方加枳实5 g,再二剂,诸证若失。

按语:小柴胡汤为"少阳枢机之剂"。用柴胡升透少阳之寒,以黄芩泄降少阳之热,合而能升清降浊,和解枢机。佐参、枣、草以助正达邪,半夏开结顺气。更益少量枳壳(实)、桔梗取其升降相因,舒展气机。诸药合用,则不治其胁而疼痛自止,药不关肺而咳嗽自宁。此乃求本之治也。

王××,男性,49 岁,南京市人。1970 年 3 月 2 日诊。左胸疼痛二日,伴咳嗽,气短,神疲,纳呆,恶寒,微发热,脉缓,舌苔薄黄稍腻。检查:体温 37.8℃,左下肺区叩诊浊音,呼吸音减弱。X 线胸透:左下肺积液,肋膈角变浅。西医诊断:"左侧渗出性胸膜炎(湿性)"。中医辨证:邪郁少阳,痰瘀阻络。治当和解少阳,化痰活血。药用:炒柴胡、黄芩各 9 g,瓜蒌 12 g,白芥子 3 g,葶苈子 6 g,薏苡仁 9 g,郁金 6 g,丹参 9 g。服药 12 剂,病情好转,除咳嗽时隐痛外,余症皆退。X 线胸透复查:左胸膜粘连稍厚,未见明显积液。以病痰瘀胶固,故原方加桃仁 6 g,又 10 剂。X 线胸透正常,咳嗽、胸痛亦消失。

按语:本例据胸痛寒热,辨为邪郁少阳;据有形积液和腻苔,辨为痰瘀胶固。故既用柴胡、黄芩和解少阳,以清其源;又用瓜蒌、白芥子、葶苈子、桃仁、丹参活化痰瘀,以杜其流。源流并清,故愈顽证。

案四:支气管肺炎案。

王小九,男性,1 岁,发热四日,西医诊断为支气管肺炎。经常规治疗,用青霉素、链霉素、安乃近等,未愈。刻诊:体温 37.6℃,咳嗽,鼻有清涕,苔薄白,舌质如常,指纹见于风气两关,色红,二便一般,除发热外,别无热像。

辨证:风寒外袭,肺气失宣。

治法:辛温达表。

方药:麻黄汤加减。

麻黄 3 g,杏仁 9 g,桂枝 5 g,炙甘草 3 g,苏子 6 g,橘红 3 g,一剂,水煎服。

药后热退,体温正常,咳嗽减轻,但夜寐烦扰哭闹。苔中部薄腻,此表解而里未和,胃不和则卧不安,原方去麻黄、苏子,加白芍 5 g,生姜 5 g,半夏 6 g,神曲 6 g。一剂愈。

按语:传统认为麻黄汤为发汗峻剂,临床较少运用,其实麻黄汤不但可用于风寒表实正,对风寒袭肺的气喘、咳嗽,也颇有效。本案虽西医诊断为肺炎,但并不等于肺热,只要辨证为风寒,就可以放胆用之,收效卓著。

参考文献

[1] 陈亦人.论《伤寒论》的特色与优势[J].国医论坛,1996,11(1):1-2.

[2] 陈亦人.张仲景与《伤寒论》[J].江苏中医杂志,1980,12(4):50-52.

[3] 陈亦人.《伤寒论》非外感专著[J].国医论坛,1991,6(2):1-2.

[4] 陈亦人.略论六经钤百病[J].山东中医学院学报,1986,10(4):13-17.

[5] 陈亦人.厥阴病篇析疑[J].山东中医学院学报,1983,7(3):23-26.

[6] 马俊杰,周春祥.陈亦人学术思想探析[J].南京中医药大学学报(社会科学版),2015(2):118-120.

[7] 陈志刚,王亚玉.陈亦人先生总结叶香岩桂枝汤的运用[J].中国医药指南,2015,13(14):214.

[8] 陈一峰.宣肺开郁汤加味治疗老年性便秘 65 例[J].安徽中医临床杂志,2001,13(6):32.

[9] 曾庆明.陈亦人教授从肝胆论治杂病拾零[J].江苏中医杂志,1987,19(12):3-5.

109. 屠呦呦("青蒿素之母")

【生平传略】

屠呦呦,女,汉族,中共党员,药学家。1930年12月30日生于宁波,1951年考入北京大学医学院药学系生药专业,1955年毕业。毕业后曾接受中医培训两年半,并一直在中国中医研究院(即中国中医科学院)工作,期间前后晋升为硕士生导师、博士生导师。现为中国中医科学院的首席科学家,中国中医研究院终身研究员兼首席研究员,青蒿素研究开发中心主任,博士生导师,药学家,诺贝尔医学奖获得者,共和国勋章获得者。

(一) 早年经历

1930年12月30日,屠呦呦出生于浙江省宁波市,是家里5个孩子中唯一的女孩。呦呦鹿鸣,食野之蒿,《诗经·小雅》的名句寄托了父母对她的美好期待。当时社会男尊女卑,女孩不能抛头露面,父亲思想开明,把6岁的屠呦呦送往崇德女校就读,因战火又转到鄞县私立鄮西小学读书。没多久,她再次被迫中断正常学习。回到家中,向自己的父亲以及哥哥们求教,在家中努力自学。13岁屠呦呦就读于宁波私立甬江中学初中,15岁就读于宁波私立甬江女中初中。16岁的屠呦呦经受了一场灾难,不幸染上肺结核,被迫终止学业。所幸经过两年多的治疗调理,屠呦呦得以好转并继续学业。这段患肺结核的经历,在屠呦呦看来,正是自己对医药学产生兴趣的起源。"医药的作用很神奇,我当时就想,如果我学会了,不仅可以让自己远离病痛,还可以救治更多人。"一代药学家的原始起点,来自于"治己救人"的朴素愿望。

家庭的熏陶,也让屠呦呦对医药渐生兴趣。父亲屠濂规是银行职员,平时则喜好读书。家中楼顶摆满古籍的小阁间,既是父亲的书房,也成为屠呦呦最爱的去处。虽然看不太懂文字部分,但是中医药方面的书,大多配有插图,这让屠呦呦十分享受那段简单而快乐的读图岁月。

1950年3月,屠呦呦转学进入宁波中学读高三,这是她在宁波求学生涯的最后一年。

1951年,屠呦呦考入北京大学,在北大医学院药学系学习,专业是生药学。在大学期间,屠呦呦努力学习,取得优良的成绩。在专业课程中,她尤其对植物化学、本草学和植物分类学有着极大的兴趣。

(二) 研究经历

1955年,屠呦呦毕业于北京医学院(今北京大学医学部),分配在卫生部中医研究院(现中国中医科学院)中药研究所工作。1956年,全国掀起防治血吸虫病的研究高潮,她对有效药物半边莲进行生药学研究;后来,又完成了品种比较复杂的中药银柴胡的生药学研究。这两项成果被相继收入《中药志》。1959—1962年,参加卫生部全国第三期西医离职学习中医班,系统地学习了中医药知识,深入药材公司,向老药工学习中药鉴别及炮制技术,参加北京市的炮制经验总结,从而对药材的品种真伪和道地质量,以及炮制技术有较为系统的认识。屠呦呦参加卫生部下达的中药炮制研究工作,是《中药炮炙经验集成》一书的主要编著者之一。

【研制青蒿素】

(一) 样品发现

1969年,中医研究院接到"中草药抗疟"的研发任务,那是军事计划的一部分,代号523,该项目的短期目标是要尽快研制出能在战场上有效控制疟疾的药物,长远目标是通过筛选合成化合物、中草药药方与民间疗法来研发出新的抗疟药物。实验的过程漫长而复杂，屠呦呦和她的课题组成员系统收集整理了历代中医药典籍记载如《五十二病方》《神农本草经》《补遗雷公炮制便览》《本草纲目》，拜访著名老中医用于防治疟疾的方剂和中药材，调阅大量民间秘方验方，在汇集内服药和外用药 2000 余方的基础上，编写出以 640 种中药为主的《疟疾单验方集》。这些药材涵盖了植物、动物、矿物等。他们以鼠疟原虫为模型检测了 200 多种中草药方和 380 多个中草药提取物。

这其中，青蒿单药治疗疟疾的方子仅有一例，屠呦呦第一轮药物筛选中主要对常山进行分析，因为常山碱的副作用无法消除而选择放弃，后来屠呦呦又制备了 50 多个样品，其中胡椒提取物能改善疟疾症状，杀灭疟原虫效果差，效果不及当时被淘汰的氯喹。最后青蒿引起了屠呦呦的注意。然而，古籍虽多，却没有明确青蒿的植物分类品种，当时青蒿资源品种混乱，药典收藏了两个品种，还有四个其他混淆品种也在使用。后续深入研究发现，仅一种含有青蒿素的品种有效。这客观上增加了发现青蒿素的难度，加上青蒿素在原植物中含量并不高，还有药用部位、产地、采收季节、纯化工艺的影响，提取来之不易。屠呦呦实验发现，青蒿素对鼠疟原虫的抑制率可达 68%，但抑制率不稳定，甚至在后续的实验中，抑制率只有 12%～40%。屠呦呦推测低抑制率可能是由于提取物中有效成分浓度过低造成，于是她着手改进提取方法。

通过翻阅古代文献，特别是东晋名医葛洪的著作《肘后备急方》中的"青蒿一握，以水二升渍，绞取汁，尽服之"，她意识到常用煎熬和高温提取的方法可能破坏青蒿的有效成分。改用乙醚低温提取后，研究人员发现青蒿乙醚中性提取物能抑制疟原虫，后经历 190 次失败之后，终于在 191 号得到青蒿乙醚中性提取物理想的样本，抗鼠疟的抑制率为 100%。

（二）以身试药

191 号样品不是药品，接下来的工作需要进行对样品有效成分的提纯和临床毒性试验，当时没有合适的药厂能够配合实验工作，所以大量的青蒿乙醚提取物需要屠呦呦"523"课题组自行制备，而中药所实验室设备简陋，没有通风设施，当时的实验人员都因吸入高浓度乙醚而身体不适，然而经过不懈

努力，排除万难，课题组终于成功制备实验所需的青蒿乙醚中性提取物。

有了足够提取物，屠呦呦为了加快研究进度，将临床前毒性试验和找到有效抗疟单体结晶共同进行，但是动物实验中出现了毒副作用。问题出自提取物，还是动物？青蒿对人体有多少毒副作用？到底多少剂量才是安全的？没有人体试验，也很难做人体试验，况且疟疾的发病有时间规律，夏季 7～10 月份是高发季节，到了冬季就很少了。历史上有不少伟大的科学家都会用生命选择一种方式：以身试药。李时珍这种精神编纂了历史经典《本草纲目》，屠呦呦也选择了为科学事业献身。她和 2 位同事一起住进北京东直门医院，亲自试验 191 号青蒿乙醚中性提取物的毒副作用，所幸 191 号青蒿乙醚中性提取物没有显示出对人体的毒副作用，为了确保不会对临床产生不利结果，中药所又进行了大剂量试药，结果无不良作用。

（三）临床验证

1972 年屠呦呦亲自携带青蒿乙醚中性提取物赶赴海南疟区进行初次临床观察。在海南，屠呦呦完成了 21 例临床抗疟疗效观察，结果显示该药品对当地、低疟区、外来人口的间日疟和恶性疟均有一定的效果，尤其是对 11 例间日疟患者，有效率达 100%。这一年，同时在北京 302 医院验证了 9 例，亦均有效果。从海南疟区返回北京后，屠呦呦继续投入研究工作，进行鼠疟药效评价。课题组成员钟裕蓉 11 月 8 日分离得到的晶体能使疟原虫转阴，这是首次以药效证明，青蒿提取出的单一化合物具有抗疟活性，这便是青蒿素的诞生，11 月 8 日成为青蒿素的诞生之日。

青蒿素的动物以及人体的安全性试验已经通过，然而临床验证却是一波三折。1973 年青蒿素片剂被送到海南治疗外来人口疟疾 8 例，分两个阶段完成。9 月 22 日前观察青蒿素治疗恶性疟疾 5 例，结果仅 1 例有效；2 例血中疟原虫数量有所降低，因患者心律有前期收缩而停药；2 例无效，效果不理想。查找原因，青蒿素纯度、动物实验数据没有问题，难道问题出在剂型上？当检查剩余药片时，发现药片很硬，用乳钵都难以将片子碾碎，发现原来是崩解度出了问题，影响了药物的吸收。屠呦呦决定，用青蒿素单体原粉直接装胶囊，赶在海南疟区

现场观察季节结束前抓紧验证,以明确青蒿素的临床疗效。时任中药所副所长章国镇身负重任,携青蒿素胶囊赴海南,9 月 29 日抵达疫区现场,观察了 3 例间日疟,服药总剂量 3～3.5 g。结果表明,药后平均 31 小时内体温恢复正常,18.5 小时血疟原虫转阴,全部显效,未见明显副作用。这是青蒿素的首次临床试用,说明青蒿素就是青蒿的抗疟有效成分。青蒿素胶囊剂治疗的 3 个病例说明,青蒿素的临床疗效与实验一致。

1973 年,屠呦呦在青蒿素的衍生物实验中发现双氢青蒿素,双氢青蒿素的发现是屠呦呦及其课题组的又一个重要贡献。双氢青蒿素不仅具有强于青蒿素的抗疟活性外,还是合成青蒿素类药物的前体。由于双氢青蒿素临床药效可以提高 10 倍,用药量小,复燃率降至 1.95%,进一步体现了青蒿素类药物"高效、速效、低毒"的特点。

(四)荣誉加身

青蒿素的发现给屠呦呦及其课题组带来了应有的荣誉,在 1978 年全国科技大会上,卫生部中医研究院"523"组获全国先进工作者和先进集体奖。1979 年 9 月,抗疟新药——青蒿素获得国家科学技术二等奖。1984 年,青蒿素的研制成功被中华医学会等评为"建国 35 年以来 20 项重大医药科技成果"之一。1986 年,青蒿素获得了一类新药证书(86 卫药证字 X-01 号)。1992 年"双氢青蒿素及其片剂"获一类新药证书(92 卫药证字 X-66、67 号)和"全国十大科技成就奖"。1997 年,双氢青蒿素被卫生部评为"新中国十大卫生成就"。2011 年 9 月,青蒿素研究成果获拉斯克临床医学奖,获奖理由是"因为发现青蒿素——一种用于治疗疟疾的药物,挽救了全球特别是发展中国家的数百万人的生命"。2015 年 10 月 5 日,瑞典卡罗琳医学院在斯德哥尔摩宣布,中国女药学家、中国中医科学院中药研究所首席研究员屠呦呦与威廉·坎贝尔、大村智获 2015 诺贝尔生理学或医学奖。这是中国科学家因为在中国本土进行的科学研究而首次获诺贝尔科学奖,是中国医学界迄今为止获得的最高奖项。2017 年 1 月 9 日,国务院授予屠呦呦研究员国家最高科学技术奖。2018 年 12 月 18 日,党中央、国务院授予屠呦呦同志改革先锋称号,颁授改革先锋奖章,并获评"中医药科技创新的优秀代表"。2019 年

9 月 17 日,国家主席习近平签署主席令,授予屠呦呦"共和国勋章"。2019 年 10 月 22 日,屠呦呦获 2019 年度联合国教科文组织-赤道几内亚国际生命科学研究奖。

(五)攻坚耐药性

青蒿素联合疗法在全球疟疾流行地区广泛使用,每年治疗患者上亿人。但令人担忧的是,目前疟疾疫区已经出现了青蒿素耐药迹象。青蒿素抗药性的问题已经成为疟疾高发地区所面临的公共卫生难题。抗药性又称耐药性,一旦形成耐药性,药物的疗效就会大大地降低。世界卫生组织发布的《2018 年世界疟疾报告》显示,全球疟疾防治工作陷入停滞状态,根本原因就是疟原虫对青蒿素类抗疟药物产生了抗药性,这也成为人类抗疟工作面临的最大挑战。

屠呦呦多次强调相关研究的重要性和急迫性。在获得诺奖之后的几年中,屠呦呦团队发表了 15 篇以上的科研论文,其中包括 2 篇影响因子超过 10 的重要论文,有 3 项专利正在申报中,针对青蒿素耐药机制的研究早已启动。屠呦呦认为,要破解"青蒿素抗药性"难题,就必须搞清楚青蒿素的作用机理。"青蒿素抗药性"的产生原因主要是青蒿素在人体内半衰期很短,仅 1～2 个小时,而临床推荐采用的青蒿素联合疗法疗程为 3 天,青蒿素真正高效的杀虫窗口只有有限的 4～8 个小时。而现有的耐药虫株充分利用青蒿素半衰期短的特性,改变生活周期或暂时进入休眠状态,以规避敏感杀虫期。同时,疟原虫对青蒿素联合疗法中的辅助药物"抗疟配方药"也可产生明显的抗药性,使青蒿素联合疗法出现"失效"。如何解决"青蒿素抗药性"这个棘手的问题,屠呦呦团队一直在进行研究,经过 4 年科研攻坚,他们在"抗疟机理研究""抗药性成因""调整治疗手段"等方面取得突破,提出新的治疗应对方案:一是适当延长用药时间,由 3 天疗法增至 5 天或 7 天疗法;二是更换青蒿素联合疗法中已产生抗药性的辅助药物,疗效立竿见影。国际顶级医学权威期刊《新英格兰医学杂(NEJM)》刊载了屠呦呦团队有关青蒿素药物机理、现有治疗方案、抗药性的特殊情况等论文,这些研究成果和"青蒿素抗药性"治疗应对方案,引发业内关注。

屠呦呦表示,解决"青蒿素抗药性"这一难题意

义重大。一方面能够坚定全球青蒿素研发的方向，而青蒿素在未来很长一段时间内依然将是人类抗疟的首选药物，另一方面青蒿素抗疟药价格低廉，适用于疫区集中而且经济落后的地区，有助于实现全球范围内消灭疟疾的目标。

【著作考】

《青蒿及青蒿素类药物》由屠呦呦编著，是第一部系统阐述青蒿素的发现和发展历程的专著。从青蒿的本源，青蒿素的原创发明，其第一个衍生物——双氢青蒿素的创制及其后的青蒿素类药物研究系统论述，旨在明确表达青蒿素的发现和发展历程。本书由主要发明者及其研究团队的一些成员所编写，具有较高的学术价值，可供医药工作者和从事创新性研究的其他领域的学者参考。

【医话轶事】

（一）学习中医

1959 年，屠呦呦成为中医研究院西医离职学习中医班第三期学员。在两年半的脱产学习中，她不但掌握了理论知识，而且参加过临床学习。根据自己的专业，屠呦呦深入药材公司，向老药工学习中药鉴别及中药炮制技术，参加北京市的中药炮制经验总结，参加卫生部下达的中药炮制研究工作，是《中药炮制经验集成》一书的主要编著者，该书广泛收集了各省各市的中药炮制经验，对有关文献进行了比较系统的整理。

正因为有这样一次极具开创性的脱产培训，屠呦呦真正开始比较熟练掌握中医和西医两种医学，能够了解各自的历史和理念差异，进而将传统医学知识和现代生物医学技术相结合，为今后青蒿素的研究打下基础。

（二）感恩母校

在获得国家最高科技奖一个月前，屠呦呦拿出 100 万元捐献给母校北京大学设立"屠呦呦医药人才奖励基金"，激励更多年轻人热爱从事中医药科研事业。据宁波网介绍，屠呦呦和母校宁波中学一直互动频繁，10 多年来，学校从未间断地将校报寄给屠呦呦，她也曾回赠书籍给母校。在获得诺贝尔奖后，屠呦呦曾寄语宁波中学："要激励年轻人，要

告诉青年一代，我们中国人是可以的。老师、同学得给自己鼓气，要相信自己。"在宁波中学 120 周年校庆之际，51 届校友屠呦呦发来贺信，对母校双甲子华诞表示热烈的祝贺。屠呦呦在贺信中寄语母校，继续坚持"崇尚个性，追求卓越"的理念，坚持立德树人，遵循教育规律，弘扬优良传统，为祖国的发展源源不断培养大批德才兼备的优秀人才。

（三）师恩难忘

1955 年，刚分配到中医研究院工作的屠呦呦在老师楼之岑的带领下，开始进行抗击血吸虫战役。与血吸虫相关的研究资料特别少，屠呦呦的专业是生药，她决定从中医的角度研究血吸虫。在楼之岑的引导下，她把目光放在半边莲上，半边莲在《本草纲目》里记载，除了治疗蛇虫咬伤和风寒气喘外，民间也有用来治疗血吸虫引起的腹水和肿胀。楼之岑和屠呦呦以此为据，开始研究半边莲，经过一年多的研究，证明了半边莲是治疗血吸虫病的有效药物，为我国防治血吸虫病做出重要贡献。应诺贝尔委员会的邀请，2015 年 12 月，屠呦呦在瑞典卡罗林斯卡医学院演讲。她在现场展示了一张老照片并介绍说：这是我刚到中药研究所的照片，左侧是著名的生药学家楼之岑，他在指导我鉴别药材。

（四）淡泊名利

继 2011 年获得拉斯克奖，2015 年诺贝尔生理学或医学奖，屠呦呦又获得国家最高科学技术奖。对此，屠呦呦平淡地说：抛掉奖项的光环，回归本真。科研的目的是解决问题，是缓解人们的病痛。她说更应考虑的，是如何把尊重原创和发挥团队精神有机结合。屠呦呦说话直来直去，不会说场面话，而是直接指出问题所在。在她的心里，只有研究是第一位的，只有造福患者是最重要的，名利之类看得淡泊。屠呦呦说：我是搞研究的，只想老老实实做学问，把自己的事情做好，把自己的课题做好。我这把年纪了，从来没有想到去国外，也从来没想去获奖。青蒿素的研究，其实不是我一个人的功劳，是我们团队的成果。

参考文献

[1] 屠呦呦传编写组.屠呦呦传[M].北京:人民卫生出版社,2015.

[2] 白雪原.屠呦呦:不一样的故事,不平凡的成

就——健康巨星再观察[J].健康中国观察，2020(1):36-40.

[3] 徐婧.屠呦呦:一株济世草,一颗报国心[J].科普天地,2020(1):20-24.

[4] 赖晨.屠呦呦与老师楼之岑[J].华人时刊,2019(7):16-18.

[5] 冯翔慧.屠呦呦:铸就青蒿素抗疟传奇[J].中国科技产业,2017(2):26-27.

110. 郭子光（《伤寒论汤证新编》）

【生平传略】

郭子光（1932—2015 年），成都中医药大学教授。1947—1951 年，亲仁中学肄业后读私塾 1 年，后师从舅父廖济安习医 3 年。1952—1955 年，悬壶乡里，后任县城关医院主任。1953 年，西南军政委员会卫生部中医进修学校专修班进修 1 年。1956 年，成都中医学院（现成都中医药大学）医学系本科。1960 年，毕业后留校任教，从事中医内科、伤寒、各家学说、养生康复等课程的教学、临床及科研工作。2015 年 5 月 17 日 21 时 04 分，因病医治无效，在四川成都逝世，享年 83 岁。他是全国首届国医大师、全国老中医药专家学术经验传承工作指导老师、中华中医药学会终身理事、四川省首批学术、技术带头人。从事伤寒论、中医内科学、养生康复学和各家学说教学、科研与临床近 60 年。提出"病理反应层次"学说解释六经方论，被认为是伤寒新说，还提出创立"六经辨证新体系"作为发展伤寒学说的远景目标。在全国率先开掘中医康复学科领域，提出创立"现代中医康复学"的框架构想。2008 年获四川省康复医学会颁发的"学科发展杰出贡献奖"。2009 年获中华中医药学会"终身成就奖"。1992 年被国务院表彰为做出突出贡献而享受"政府特殊津贴"专家。临床主张"病证结合"，提出"临证八步骤"，擅治中医内科疾病，尤其对外感疾病、心脑血管和血液疾病、肾脏疾病以及癌症的中医诊治有较深入研究。主编出版的教材、论著有《现代中医治疗学》《伤寒论汤证新编》《日本汉方医学精华》等共近 20 部，参编著作 20 余部，发表论文 160 余篇。曾多次应邀去日、韩等国讲学交流，深受好评。"郭子光学术思想及临证经验研究"课题，被纳入国家"十五"科技攻关计划加以研究。国医大师郭子光教授学识渊博，中医理论造诣深厚，在 60 年的临床实践中，尤擅博采众方、兼收并蓄、融会贯通，并在其所倡导的"病证结合"诊疗模式下形成了一系列理法方药独具特色的诊疗思路和经验。郭子光先生是中国杰出的中医大家，他崇高的师德和医德，执着创新的科学精神，丰富的学术思想，诲人不倦的教学态度，高山仰止的人格，堪为"杏林楷模，国医之光"，给我们留下了宝贵的精神财富。

【学术思想】

（一）"六经病理反应层次学说"的提出

郭子光对方书之祖《伤寒论》倍加推崇，研究颇深，他提出了《伤寒论》的六经病理反应层次学说，并指出六经病就是六个大的病理层次阴阳失调的反应，各经病所属方证就是由浅而深的若干较小的病理层次阴阳失调的反应。阴阳失调的反应状态，就是人体在内外环境各种因素综合作用下的总体反应，因人、因时、因地而不同。六经病之太阳、阳明、少阳、太阴、少阴、厥阴，实际是按阴阳的偏胜偏衰，即阴阳的多少，所呈现的反应状态强弱依次划分的。六经病理反应层次学说使《伤寒论》中看似杂乱无章的症状、体征在六经阴阳理论的指导下形成了浑然一体的联系。

郭子光认为《伤寒论》就是根据《黄帝内经》的理论，创造性地把错综复杂的疾病现象及演变归纳为六经辨证体系，《内经》以阴阳为总纲，而仲景所著之《伤寒杂病论》则是阴阳变化调节的示范平台，仲景的调节方法就是从整体着手去改变失调的病理层次的反应状态，达到治疗目的，这对临床用活六经方证有着重要的理论指导意义。郭子光教授在六经辨证中主张以病机为核心，抓定证、定则，提纲挈领地掌握辨证要点，在内伤杂病辨证中力主以病机为核心、以脏腑辨证为脉络的辨证策略,其主编的《郭子光各家学说临证精要》中有翔实的论述。而六经病实际是六大病理反应层次的总结,一个证候就是一个病理层次的阴阳失调的反应。三阴三阳反映机体六大病理层次,并不是与六经经络完全对应。在六大病理层次里面又有若干小的病理层次,这种小的病理层次的反应与针对其治疗的方药联系在一起,就形成汤证,如太阳病的麻黄汤证、桂枝汤证、葛根汤证及其类证,《伤寒论》汤证可归纳成桂枝汤证类、四逆汤证类等 31 大类汤证,三阴三阳的顺序和方证的排列反映了层次深浅及疾病传变规律。

在较小的病理层次中,亦可同时出现两个或两个层次以上的阴阳失调,如桂枝麻黄各半汤证、桂枝二麻黄一汤证、桂枝二越婢一汤证等。在两个或两个以上较小病理层次的阴阳失调中,由于阴阳量的差异性,有的层次阳大于阴,阳占支配地位;有的层次阳小于阴,阴占支配地位,这种情况同时出现,便形成所谓寒热交错,阴阳混杂的症候,如大青龙汤证等。不仅如此,即使同一病理层次,在不同的人身上,或不同时间,也可因阴阳量的不同,或阳占优势,或阴占优势,而出现性质不同的症候。如病皆在表但有麻黄汤证、桂枝汤证之别;病皆在心下为痞,却又诸泻心汤证之异。可见,阴阳层次和阴阳定量一样,是形成和确定症候的依据。

(二)对伤寒的理解

1. 伤寒学术发展的三阶段

郭子光研究伤寒,认定伤寒学术的发展经历了 3 个阶段。宋以前仲景伤寒为狭义伤寒,唐宋医家对仲景《伤寒论》的搜集编次、发挥,致使曾经与仲景辛甘派同时代的苦酸派逐渐沉没,辛甘派跃居主流;《宋版伤寒论》始发展为广义伤寒(以上二阶段是日本人《宋以前伤寒论考》提出);明清是伤寒学派发展的兴盛阶段,形成了伤寒杂病合论,伤寒辨证法既指导外感热病,亦指导内伤杂病。如《伤寒论》中指出"外证不解,当先解外""脉若静者,为不传……脉急数者,为传也",以及诸"可与不可"等,内、妇、儿、外各科概莫能外,都得遵循。

2. 伤寒方的运用

郭子光在临床中擅长运用伤寒方治疗内伤杂病,如治疗胸肺疾患用小青龙汤、小陷胸汤、麻黄汤、麻黄杏仁甘草石膏汤、桔梗汤、栀子豉汤等,心系疾病用炙甘草汤、麻黄附子细辛汤、桂枝甘草汤、真武汤、四逆汤、黄连阿胶汤等,脾胃疾患用诸泻心汤、四逆散、葛根芩连汤、吴茱萸汤、黄连汤等。其在临床杂病诊治中伤寒方十居其七八,或用全方,或随证加减,或用其法度组方,每获良效。

(三)论外感发热

外感发热,古代常名之为"发热""寒热""壮热"等,是指感受六淫邪气或温热疫毒引起发热的一类病症。郭子光认为,此类疾病的发病特点是:起病急、病程短、热势高、传变速,其治疗上当以顿挫热势为急务,以免亡阴亡阳迅速传变之虞。辨治这类疾病时,必须明其所因,先其所主,知其传变,方药中的,才可速效。中医所谓的发热不一定依据体温的高低为标准,体温仅作为诊断及疗效参考,而是依据患者个人感觉及脉症为标准。辨证论治的优点就体现在这些方面。

1. 以"寒""温"为纲辨治外感发热

郭子光熟谙经典,在治疗发热类疾病时常有妙手回春之效,其辨治要点如下。抓住"寒""温"二纲,辨清层次深浅和兼夹因素,如夹湿、夹暑、夹燥等。郭子光辨治外感发热,以"寒""温"为纲,按六经传变,外感寒邪多从肤表而入;按卫气营血传变,温邪多从口鼻而入。郭子光认为,"寒""温"外感常夹时令之气而为病,春多夹风、夏多夹暑、秋多夹燥、长夏多夹湿。其兼夹邪气也与地域密切相关。注意到此点,辨治的疗效要高一筹。又因"六气皆从火化",故外感六淫邪气都易化火化毒,耗伤气阴。郭子光认为,现今气候变化很大,未至而至、已至未至的情形使得四季不分明,而且人们吃的蔬菜也基本没有四季之分,冬吃夏菜、春吃秋菜已习以为常。由于这些因素的影响,使得时下外感发热往往是多因素引起、多层次受累,通常表现为"寒温合邪""合病并病"等复杂演变,很少单纯风寒、风热。

郭子光认为,寒温合邪当寒温并重,不可偏废。据此,以重剂小柴胡汤、白虎汤为主,加羌活、防风、葛根解太阳之表,金银花、连翘、牛蒡子、板蓝根清解表卫之热,组成基本方,再视兼证灵活加减。郭子光认为,辛温辛凉的区分,重点不在温性凉性之异,而在发散力量之强弱。风寒束表,表气郁滞重,故宜辛温之剂,强力发散之;风热在表,表气郁滞轻,故宜辛凉之品轻清发散即可。辛温辛凉并用,辛凉实际起轻清散热之作用。郭子光在临床上观察到,当寒温两感时,寒邪多侵袭人体肌表,出现恶寒、无汗、身痛等症状;而温邪则上受,多侵袭上呼吸道黏膜,引起咽干痛、咳嗽等症状。寒温合邪,其病因病位不同,故治疗上当寒温合法。

2. 初期之"阻截"

治疗外感热病(多为"病毒性感染"的高热症),大多于初期即能阻截传变,服药一两剂,即可热退身凉,诸证缓解。《伤寒论》第 4 条云:"脉若静者,为不传;颇欲呕,若躁烦,脉数急者,为传也。"阻截传变途径,御邪于三阳之域,卫气之野,以免内陷三阴、亡阴亡阳或逆传心包,入营入血之变。要达到"阻截"目的,具体措施如下:① 重剂祛邪,切勿姑息,以免病重药轻,药不到位。② 顾护津液,是真诠。外感发热最易耗伤津液,而津液的存亡则是外感发热传变、转归的病理基础,所以要阻截传变,必须顾护津液。清代陈修园总结《伤寒论》辨治外感热病的精神实质为"存津液"三个字,确实慧眼卓识。具体包括:解表清里,顿挫热势,消除耗液因素;解表中取微汗,不要大汗;清里用甘寒不用苦寒(苦寒化燥),以免损伤津液。同时啜稀粥、饮水等以补充津液。如太阳病的解表祛邪之法、阳明病的清法和下法都是为了减少耗液因素,少阳病的和解之法、忌发汗、忌利小便亦为存津液之义。③ 莫妄施补涩:郭子光认为,外感发热的发生,是外邪侵入和正气抗拒所致。病邪犹如寇匪,常趁虚侵入人体。当病邪侵入人体时,应当先将病邪祛除,再考虑补虚。若先行补虚则资寇,往往造成病症传变,而且许多补药具有抗利尿、止泻、止汗等收敛作用,服后不利于病邪从大小便或汗孔排出。④ 服药到位,日 3 夜 1 或日 3 夜 2 与服。

(四)主张突出中医特色

1. 病证结合

病证结合,即通常所称的辨病与辨证相结合的诊疗方式。对某一种疾病来说,病是其过程的共同性反应,证是其过程的特殊性反应。辨病论治是以致病因子或病理损伤为特点,区分不同疾病并进行处理;辨证论治,则是着眼于机体对致病因子和病理损伤的反应状态来认识疾病的变化并进行处理。二者从不同的视角揭示了疾病发生发展及其诊治规律。二者结合,取长补短,相辅相成,无疑是提高诊疗效果的途径,也是中医临床医学发展的方向。现今所谓辨病,多指辨西医的病名诊断;所谓辨证,仍是辨中医的证候,但出现了以中医理论为指导,对西医化验检测结果进行辨证的探索。如在内伤杂病中认为,白细胞减少多属气虚,而增加则是"气有余便是火";辨病与辨证相结合,扩大了中医辨证的视野,使中医学术的确定性增高,促进疗效的提高,是中医学进步与发展的标志。为了正确选用"病证结合"诊疗方式,郭子光归纳出"病证结合"论治的四种形式,指出了每种形式的特点、优点和适应范围。

(1)分型论治 即分证分型论治,就是对同一种疾病分辨出几种不同的证候类型进行治疗。不过,目前对许多疾病的分型尚未形成共识,处于见仁见智、各有经验的状况,但有一条必须遵循的原则,即对某一种疾病来说,其分证分型的标准应该统一,或以病因,或以病机,或以突出症状,总以利于临床辨证和治疗为准。分型论治,最适于多因素所致,多脏腑累累,多病机演变的疾病。

(2)分期论治 即分期分阶段论治,就是根据疾病过程不同时期、不同阶段的病机变化特点进行治疗的形式。这些疾病不同阶段的病机变化,在人群中具有共同的、突出的特点,而在同一阶段的证型类别则不明显,因其原始致病因素比较单一的缘故,多属外感热病一类。如肺痈初期、成痈期、溃脓期和恢复期等。分期论治能抓住其传变、转归的一般规律,掌握治疗上的主动。

(3)方证相对论治 就是把辨证与治疗融为一体,方与证合,以方名证。如小柴胡汤证、白虎汤证,有其证就用小柴胡汤、白虎汤。此虽仲景伤寒的论治形式,现今实际上也发展成"病证结合"的一种诊疗形式。

(4)以基础方加减论治 以基础方加减论治就是固定一方为基础,据病情加减通治一病,是现今常用的论治形式。这种论治形式大体适于两类疾病:一是病因病机单一,病程较短,如疟疾、痢疾等,二是致病因素虽然比较复杂,病程也长,但其基本病机始终是共同的,如冠心病、心绞痛便是一例。这种论治形式的优点是,便于掌握运用,便于总结经验。就目前而言,辨证论治的形式约有上述四种,各有其适用范围和优点。认为只有某一种形式才是辨证论治的看法显然是片面的。

2. 注重临证辨治步骤

在临床上证候的表现往往是复杂多样的,要求医者通过辨别证候,把握病机,审察情由,于复杂的病情中,排除疑似假象,分清标本主次,采取先后缓急的步骤,遣方用药或采取其他治疗措施。经过多年探索,郭子光总结出自己临床治疗的八个步骤要领,也是其临证上的要诀。

(1)凡有外感先治外感 外感时邪既是外感病的主要原因,又是许多内伤杂病复发、加重和影响治疗计划的主要因素。因此,凡有外感先治外感。

(2)气机不疏先治郁 如无外感存在,就应考虑有无气机郁滞不通的问题。尤其是慢性疾病,多虚亦多郁,常虚郁互见,如单补其虚,不疏其郁,则愈补愈滞塞,病无宁日。故凡有郁者,必以疏郁为先,而后言补。

(3)运化失司先理脾 脾胃健运方能纳能化,气血有源,五脏得养,生机旺盛,才有抗拒邪气、修复损伤的能力,而且药物亦赖脾胃运化输布才起作用。所以,除某些外感病(如湿热蕴结中焦等)、伤食症等有一时性脾胃气机郁滞、运化失司之外,许多疾病过程,尤其是慢性疾病,脾胃的功能状态,通常是其病情好转与恶化的标志。一切慢性疾病,只要脾胃不虚,则虽重无虞。

(4)平调阴阳治原病 从广义讲,前述3个步骤,其目的都属于平调阴阳范围,许多病证往往因此而缓解或治愈,这里所谓平调是指经过前述3个步骤的治疗而原病未愈,当从平调阴阳入手,以改变脏腑间的病理反应状态,达到治疗目的。如果原病不存在前述3个步骤治疗的病情,也应该从平调阴阳着手治疗,即"虚者补之,实者泻之,以平为期"。此中切忌片面而单纯地根据现代医学病因概念来采用中药治疗原病,而应用平调阴阳之法,改变病因致病的条件性,常能收到较好的效果。这正是具有中医特色的治疗手段,也是中医学的优势所在。

(5)整体局部善处理 许多疾病是由于整体失调而波及局部,局部病变突出而根源在整体,如胃痛、狐惑病等。有的疾病则由局部病变波及整体,导致整体失调而根源在局部,如痢疾、淋证等。有的疾病则主要是整体失调,无明显局部病变,如百合病、脏躁病等。中医学强调整体治疗,即通过整体调节促进阴阳平衡,这一过程实际是调动人体正气抗病能力,对疾病损伤和局部病变进行修复的过程,这是主要的方面。与此同时,也要善于处理整体与局部的关系,才能收到良好效果。

(6)无证可辨亦须辨 "有诸内,必行诸外",这条定理是以四诊为条件的。在临床工作中经常遇到这样的情况:一是患者没有任何自觉症状,四诊检查也未发现异常,但经化验或其他检测方法却发现了疾病的存在;二是经过治疗之后,患者的自觉症状完全消失,形神色泽、舌象脉象完全正常,中医认为病已痊愈,但化验或其他检测指标表明并未痊愈。必须认识到,传统中医四诊发现的异常脉证是疾病的表现,现代化验检测的异常结果也是疾病的表现,二者都是客观存在,都应该承认。但是,"无证可辨"怎么办呢?郭子光指出,"无证可辨"的具体内容在中医书上无记载,说明固有的理论已经不能概括和解释新出现的事实,解决的办法就是要在临床实践中摸索规律,做到"无证可辨"亦须辨,"无证可辨"亦可辨。

(7)治标药物逐步减 这里所谓"治标药"是指用来控制某些主要症状和某些疾病的发作而长期服用的中西药物。例如,一些慢性发作性疾病如支气管哮喘、癫痫等,患者需长期依靠西药控制其发作,用量越来越大,用次越来越频,或一种药失效了,又用另一种药。这类药物的作用局限,仅能控制症状,因长期使用已成习惯,在治疗期间如突然停用,不仅不能控制病情,患者的心理也承受不了。所以,对于这类病症缓图根治时,要着重治本,通过治本而逐步减除治标药,最后逐步解除治本药而达到根治目的。

(8)西医诊断作参考 郭子光指出,在现实的学术环境中,病人多半要求明确西医诊断,而西医诊断也确能指出许多疾病的本质、转归和预后,对中医的治疗无疑是具有参考价值的。例如,借助于西医诊断,可以把疟疾与疟证分别开来,若是疟疾则及时使用截疟药,以免"须观察数发后"才使用截疟药,徒伤正气。当然,这不是说没有西医诊断,中医就无法判断疾病的转归和预后,中医对许多疾病的顺逆与善恶都是有明确的认识的。以黄疸为例,古人认为,腹满小便不通,或呕吐烦躁,都是病情恶化的转归。总之,既要参考西医检查诊断提供的信息,但又不要受其束缚,始终运用中医理论去分析、判断和采取措施,尤其是遣方用药,必须坚持中医辨证论治为指导，疗效才佳。

【著作考】

《伤寒论汤证新编》，郭子光、冯显逊编著，上海科学技术出版社出版，1983年第一版。

内容简介：《伤寒论汤证新编》选定"六经"汤证归类法，以汤名证，按证分析，力图反映《伤寒论》理、法、方、药的三个方面的内容：古注家的倾向性认识、近代人的实践经验以及作者个人的理解。全书共分为七章。第一章导论，阐述笔者理解《伤寒论》"汤证"的基本观点。第二至第六章，即太阳病、阳明病、少阳病、太阴病、少阴病、厥阴病，将《伤寒论》112个"汤证"，根据其阴阳性质分别归入此六章中进行讨论。每个汤证以原文汇要、辨证要点、基本病理、药理方理以及现代应用五个方面进行阐述。附篇则就六经病机与传变、病机、治法进行归纳总结。本书见解独特，研究资料翔实，析理清晰，可供中医临床医师及学习、研究中医者参考。

《日本汉方医学精华》，郭子光著，四川科学技术出版社出版，1990年2月第一版。

内容简介：《日本汉方医学精华》以如实地、系统地介绍日本汉方医学独特的认识与经验为编写方针，旨在为临床者实用，供研究者参考。该书广泛涉猎日本汉方医学古今文献，包括原著与译著，其内容源流相承，丰富至极。该书导论部分，简述了日本汉方医学的历史沿革、医学流派、学术特点和发展概况。上篇总论，第一章医论；第二章诊法，介绍望、闻、问、切，着重叙述颇具特色的腹诊学的主要内容；第三章医方，包括仲景方、后世方、日本名医经验方，阐明其应用要点与目标；第四章药论，通过与中国中药学的对比与分析，展现二者对药物功效、用途的不同之处；第五章针灸，介绍不同派别特有的选穴、针法、针具及其具体应用。下篇介绍了各种常见病的具体治疗。全书内容丰富、析理清晰，可供中医临床医师及学习、研究中医者参考。

《肺结核病》，郭子光著，人民卫生出版社出版，1983年第一版。

内容简介：《肺结核病》全书共分四章。分别为肺痨病的一般认识、肺痨病的证候表现、肺痨病的自我调养及肺痨病的中医治疗。该书除对肺结核病的临床表现、诊断与鉴别诊断、常见证候与辨证要点、顺逆证、中医治疗法则与禁忌、分证遣方、单验方以及针灸、饮食疗法等部分叙述较详尽外，亦对该病的自我调养作了简介。以期为临床医师与患者带来参考。在此书中郭子光还提出了"三因鼎立"学说，并形成了发病公式：原因＋诱因＋素因→疾病，这被认为是对中医病因发病学的创新，此书内容丰富，值得我们去好好体会。

《郭子光伤寒临证精要》，江泳等整理、郭子光审，人民军医出版社出版，2011年9月第一版。

内容简介：《郭子光伤寒临证精要》集郭子光教授60余年研习运用伤寒的真知卓见，由郭予光教授的弟子江泳副教授等整理完成，并经郭子光先生审定而成。主要内容共三部分：第一部分介绍郭子光教授从医历史及学术贡献，对于后学之辈颇具勉励意义；第二部分精辑郭子光多年来对《伤寒杂病论》的精辟论述，展现郭子光对仲景理论深入细致的剖析；第三部分精选郭子光多年临床中运用经方治疗常见病、多发病、疑难病，罕见病的真实医案，并加以评述，展现郭子光活用经方的精湛医技以及用方要妙。《郭子光伤寒临证精要》内容翔实，严谨考究，文字精炼，层次分明，有论有案，展示了郭子光教授辨证精确、选方精当、用药精妙、化裁精准的临床造诣，突出了郭子光强调的"人-症-病-证相结合"的辨证论治完整体系，颇为独到，对进一步深入研究仲景学说大有裨益，还可从中一窥郭子光教授的学术思想与临床经验。

【遣方用药】

（一）柴胡白虎合方加味

组成：柴胡20～30 g，黄芩20 g，法半夏12 g，太子参20 g，生石膏40～50 g，知母15 g，羌活15 g，防风15 g，葛根20 g，金银花20～30 g，连翘15 g，牛蒡子15 g，板蓝根20 g，甘草5 g，谷芽30 g。

煎服方法：水煎2次，首次煎沸10分钟（淡煎），第二次煎沸20分钟（浓煎），日3夜1,4次分服。

按语：此方以石膏、知母、柴胡、黄芩、葛根为君，清阳明和少阳；以羌活、防风解太阳之表，以金银花、连翘、大青叶、牛蒡子疏表卫之热共为臣药；太子参、谷芽生津养胃，法半夏降逆气，共为佐药；生甘草为使调和诸药兼有解毒之功,全方药专量宏,顿挫热势,存阴保津,防止传变。此方配伍亮点在于石膏伍太子参,近代名医张锡纯认为"此二味独能于邪热炽盛之时立复真阴"。郭子光也认为小柴胡剂中去参则解热之力明显减弱。药理研究表明,柴胡含有柴胡皂苷、柴胡醇、挥发油等,有明显的镇静、镇痛、抗炎、解热作用,另有增强体液和细胞免疫作用,具抗病毒、抗菌作用;生葛根有明显的解热、抑菌作用;生石膏能抑制体温调节中枢的亢进而产生强有力的解热作用,并有镇痛、镇静作用;黄芩对金黄色葡萄球菌、溶血性链球菌等10余种细菌有抑制作用,还有解热、镇静、抗过敏反应等作用。综合上述,郭子光验方既符合中医辨证用药,亦包含现代医学抗菌消炎、抗病毒、解热镇痛等多重功效,用于治疗外感发热疗效满意,值得推广应用。

(二)肺部感染方

组成:苇茎30 g,薏苡仁30 g,桃仁15 g,冬瓜仁15 g,瓜蒌皮20 g,法半夏15 g,黄芩20 g,桔梗12 g,鱼腥草30 g,白花蛇舌草30 g。

方解:本方为《千金》苇茎汤与小陷胸汤二方组合加味而成,《千金》苇茎汤由苇茎、薏苡仁、桃仁、冬瓜仁组成。小陷胸汤由黄连、半夏、瓜蒌实(全瓜蒌)组成,鉴于黄芩更擅清肺火及上焦之实热,所以用其替换黄连,而瓜蒌壳长于清肺化痰、利气宽胸,故用之替换瓜蒌实。两方组合加味并在临床长期观察调整,才形成了现在的肺部感染方。桔梗宣肺、利咽、祛痰排脓,鱼腥草清热解毒、消痈排脓,白花蛇舌草清热解毒、消痈散结,加之则宣肺气、清痰热的力量倍增。该方治疗凡属痰热壅滞之气管、肺部感染(如急、慢性支气管炎,支气管扩张,肺下部感染等)均可取得较满意的疗效。有的肺下部感染,由于在肺之下部,病人咳嗽、吐痰等症状不显,体温、血象不高,多为混合感染,抗生素往往效果不佳,只要X线片等检查诊断为肺下部感染,即可用肺部感染方加减治疗。

按语:因蜀人嗜辛辣,外感久咳病证多从热化,常表现为痰热结滞之"结胸"或属"肺痈"范围,所以郭子光认为不论脉症如何,一律从痰热论治,概以本方每日1剂治之。

(三)外感发热方

组成:柴胡20 g,葛根20 g,羌活15 g,防风15 g,银花30 g,连翘15 g,大青叶20 g,板蓝根20 g,黄芩20 g,生石膏40 g,知母15 g,甘草5 g,谷芽30 g。

方解:外感发热多寒温合邪、三阳合病,此方通治也。方中羌、防、葛根散解肌表之风寒;银、翘、大、板疏解肺卫之风热;柴胡、黄芩清解少阳半表半里之邪热;石膏、知母、甘草等有白虎之意,以清除阳明气分之邪热;而谷芽则预保胃气也。

【医话与轶事】

有一次,一位研究生跟着郭子光坐诊。查看病情后,郭子光说出《内经》上的一句话,结果这位研究生写不出来。"这怎么能行呢?"研究生遭到郭子光的批评。曾有位学生是福建一所医院的内分泌科主任,当时字写得不够好,郭子光就要求他一天练一篇毛笔字。他果真照着做,"教研室的报纸都让他写完了",字也有了很大提高。郭子光有次晨练看到一位贫困女生靠给同学送牛奶赚1毛钱,他联系到该班班主任,匿名向年级10名贫困学生每人提供500元钱,并在信封上写道:成功永远属于那些艰苦奋斗的人——赠给中医"明日之星"。郭子光曾在学校校报上看到一位学生写自己父亲的艰辛,颇为感动。随后找到校报编辑,让他转交200元钱给这位作者。郭子光的生活丰富多彩,性情开朗。闲时喜欢和老伴一起切磋书法、欣赏京剧,两人还爱读武侠小说,是不折不扣的"金庸迷"。前不久他还做红娘,帮女白领相亲,陪着见面。郭子光从不排斥现代通信工具,乐于学习,他可以自己上网用"QQ"聊天,利用网络视频给患者诊病,熟练地收发手机短信,来电铃声竟是周杰伦的"千里之外"。他是充满爱心的,是勤奋和智慧的,他为所有的中医院校学子提供一种勤学奋进的成功范式。郭子光精力充沛,满怀憧憬,他说中医未来会更好,会有更多的大师。

【医案选介】

案一:夏某,女性,59岁。2005年7月31日初诊。

病史：2 日前午后突发恶寒发热，自测体温：39.2℃，医院就诊时血常规示血象正常。予以输注先锋类抗生素、柴胡注射液等，一度汗出热退；次日午后体温又上升，全身酸软乏力。

现证：体温 39℃，恶风寒，发热，汗出，头疼身痛，口苦欲呕，咽干微痛，口渴喜冷饮，心烦，四肢烦软，两小腿疼痛，饮食尚可，小便正常，大便二日未解。察其面色红光，唇红而干，咽喉部红，舌质红苔白干，脉浮洪滑数。

辨治：患者恶寒发热、头身痛是风寒在太阳之表；其高热、汗出、脉洪数等症，表明寒邪化热已入阳明之里；其口苦、心烦、欲呕诸症，提示病涉少阳之域；其咽干而痛、口渴等，表明温邪上受初感。故本案乃三阳合病，寒温合邪为患。治当寒温合法，三阳并治。

方药用柴胡、白虎合方加味：柴胡 20 g，黄芩 20 g，法半夏 15 g，生石膏 50 g，知母 15 g，防风 15 g，羌活 15 g，葛根 20 g，金银花 20 g，连翘 20 g，牛蒡子 10 g，板蓝根 30 g，谷芽 30 g，甘草 10 g。服 2 剂，1 日 1 剂，每剂煎两次，首次淡煎，2 次浓煎，两次药液混合，分 4 次（日 3 夜 1）服完。进清淡饮食。

8 月 5 日二诊：上方服完 1 剂，当天夜半汗出热退身凉，昨晨解大便一次，量甚多，诸症缓解；已服完 2 剂，体温一直正常，一身轻松，惟两小腿仍然疼痛，口干咽干，口淡乏味。察其神色正常，舌苔白干少津，扣其小腿，触痛明显，脉细缓。上诸症，系热病解后，津液损伤，脾胃未复，而其小腿之触痛，当是寒温之毒留滞筋肉，未能尽解，以及阴液损伤失于濡润之故。治以养阴生津、清热解毒之法。拟方：金银花 30 g，连翘 15 g，板蓝根 30 g，牛蒡子 15 g，麦冬 30 g，玄参 15 g，生地 15 g，沙参 15 g，白芍 30 g，炙甘草 10 g，谷芽 30 g。1 日 1 剂，服 4 剂，每剂浓煎 2 次，两次药液混合，分 3 次服。

8 月 9 日三诊：服完 4 剂方药后，诸症皆消。

按语：患者初诊时二日不大便，提示阳明气分之热有入腑成实之兆，服药 1 剂即解大便，量甚多，是上焦得清，津液得下，胃气因和之故，不通腑而腑自通也。治疗上总以清热解毒、养肝柔筋、清热除湿为主。郭子光认为上呼吸道感染多为细菌、病毒、支原体等混合感染，有时用抗生素疗效不满意，而中医却可取得较好的疗效。

案二：吴某，男性，2 岁。1 周前因受凉感冒，出现咳嗽，痰多而清稀，流清鼻涕，夜间啼哭，未曾服药，继而上述症状加重，以"小儿肺炎"急诊入院。经西药抗感染治疗 3 天，未见明显好转。检查：患儿急性病容，面色青暗，精神萎靡，鼻翼煽动，容色青紫，咳声低微，呼吸短促，舌苔白滑，指纹淡滞。心音低顿，双肺满布干湿啰音，诊为风寒犯肺，营卫不和。

治法：祛风散寒，宣肺平喘，调和营卫。

选方：桂枝加厚朴杏子汤加减。组成：桂枝 6 g，白芍 6 g，大枣 3 枚，生姜 6 g，甘草 3 g，厚朴 6 g，杏仁 6 g。服上方 2 剂悉平，后以六君子汤调理善后，5 天后痊愈出院。

按语：小儿肺炎以热证居多，本案营虚卫弱，若按常法治疗，实难奏效。改用桂枝汤调和营卫，厚朴、杏仁降气平喘，标本同治，故收效满意。

案三：黄某，男性，56 岁，某学院院长。1997 年 2 月 14 日初诊。

病史：半月前因受凉感冒（恶风、咳嗽、胸痛、咳血）而住院，经 X 线摄片及 CT 等检查，均认为："右肺下部炎症"，一直应用青霉素、头孢呋肟酯、交沙霉素等治疗，毫无效果。主治医生认为当排除肺癌，需要做纤维支气管镜检，患者不愿而自动出院前来求治。

现症：一日数度轻微恶寒发热，身酸痛乏力，咳嗽痰少而稠，不易咳出，偶有痰中带血，咳嗽牵连两侧胸胁作痛，以右侧为甚，常主动控制咳嗽力度，口燥咽干，口渴喜饮，口苦心烦，自觉手足心热，睡眠、饮食、二便均尚可。察其体形中等，精神不振，呼吸尚平匀，面红，唇干燥，不时呈抑制性咳嗽。舌质鲜红，苔白中黄厚干。有长期吸烟嗜好。

辨治：本案乃外感风寒表不解，病由太阳传少阳，形成太阳少阳并病。故有寒热、身痛、胸胁痛、口苦、咽干诸症。由于表邪不解，导致肺气不宣，郁而生痰、化热，久则损伤脉络而咳血。此种太阳少阳并病，痰热结胸之症，进一步发展，则其痰热化火成毒，可使肉腐血败而形成痈脓，种种坏证由此发生。治疗之要，重在和解太阳、少阳，辛开苦降，清逐痰热，凡止咳止血等有碍邪气排出的治法方药均在禁列。

处方:黄芩 20 g,瓜蒌皮 20 g,法半夏 15 g,苇茎 30 g,薏苡仁 15 g,桃仁 15 g,冬瓜仁 15 g,柴胡 20 g,防风 15 g,鱼腥草 30 g,白花蛇舌草 30 g,浙贝母 10 个,泡参 15 g,甘草 10 g。

煎服方法:浓煎,1 日 1 剂,日 3 次夜 1 次,4 次服毕。嘱服 4 剂。

二诊(1997 年 2 月 19 日):症大减。寒热、身痛、口苦咽干等症状消除,胸胁痛明显减轻,咳痰利落,已无痰血,痰淡黄而白稠,易出汗,手足安和。察其面唇红润,舌质淡红苔薄白,脉滑。表证已解,肺气开宣,尚失清肃。继续清逐肺中痰热。

药物组成:黄芩 20 g,瓜蒌皮 20 g,法半夏 15 g,苇茎 30 g,薏苡仁 15 g,桃仁 15 g,冬瓜仁 15 g,鱼腥草 30 g,白花蛇舌草 30 g,桔梗 15 g,浙贝母 15 g,甘草 6 g,谷芽 20 g。

服用方法:每日 1 剂,服 7 剂。

三诊(1997 年 2 月 26 日):咳嗽、胸胁痛等诸症消失,已上班工作,诊其舌正脉平,毕竟热病之后,气液有伤,尚恐余邪未尽,死灰复燃,继续清逐痰热,兼益气生津养胃,上方去浙贝母、桔梗,减黄芩、瓜蒌皮之量,加沙参 20 g,麦冬 20 g,再服 1 周。患者于 1997 年 3 月 2 日去四川省人民医院做 X 线摄片检查,与原来的 X 线片对照,报告右肺下部炎症消失。

按:泡参与桔梗同科属,故有桔梗祛痰之作用,而无桔梗开提肺气之烈性。病者有咯血之象,故用泡参代桔梗。肺下部感染其病位较深,一般需大剂量、日夜连服,坚持治疗,方可取得较好疗效。此等病人一般正气较虚,反应力弱,大多症状轻或不明显,故必经 X 线摄片或 CT 检查方可确定疗效。病愈之后,当继续补养正气,增强抗病能力,以减少重复感染。

案四:黄某,男性,52 岁,教师。1999 年 8 月 27 日初诊。

主诉:寒战高热 1 日。

病史:1 日前患者无明显诱因出现午后突然恶寒发热,自测体温 39.2℃,立即去某医院急诊,行血常规检查:白细胞及中性粒细胞正常。考虑为"病毒感染",当即输注青霉素、柴胡针等,一度汗出热解,今日午后体温又上升,全身酸软无力。

刻下症见:恶风寒,发热(上午 11 时测体温 39.2℃),汗出,头身疼痛,口苦欲呕,咽喉干微痛,口渴喜冷饮,心烦,四肢烦软,两小腿疼痛,饮食尚可,小便正常,大便 2 日未解。体格检查:体质中等,意识清楚,面色红光,唇红而干,舌质红苔白干,脉浮数。

辨证:寒温合邪,三阳合病。

治则:寒温合法,三阳并治。

处方:柴葛羌防、银翘大板合白虎汤加减。

柴胡 20 g,葛根 20 g,黄芩 20 g,金银花 20 g,连翘 20 g,防风 15 g,羌活 15 g,法半夏 15 g,大青叶 15 g,知母 15 g,板蓝根 30 g,谷芽 30 g,石膏 50 g,甘草 10 g。

2 剂,1 日 1 剂,每剂煎两次,首次淡煎(煮沸 10 分钟),两次浓煎(煮沸 30 分钟),两次药液混合分 4 次(日 3 夜 1)服用。

8 月 29 日二诊:上方服 1 剂后,当天夜半汗出身凉,昨晨解大便 1 次,量甚多,诸症缓解。服完 2 剂,体温一直正常,一身轻松,唯有两小腿疼痛随减未消,口干咽干,口淡乏味。查其神色正常,舌苔白干少津,扪其小腿有触痛感,脉细缓。是热病解后,津液损伤,脾胃未复,而其小腿之触痛,当时寒温邪毒,留滞筋肉,未能尽解之故。治以养阴生津,清热解毒法,用银翘大板、益胃汤、芍甘汤合方与服。具体药物如下:

金银花 30 g,板蓝根 30 g,麦门冬 30 g,白芍 30 g,连翘 15 g,大青叶 15 g,玄参 15 g,生地 15 g,沙参 15 g,甘草 10 g。

4 剂,1 日 1 剂,每剂煎 2 次,每次煎 25 分钟,两次药液混合分 3 次服用。

9 月 8 日三诊:服完 4 剂,诸症如失,今索方善后调理,预防感冒,乃书玉屏风散加板蓝根与服:

黄芪 20 g,防风 20 g,白术 20 g,板蓝根 30 g。

10 剂,1 日 1 剂,浓煎 2 次,两次药液混合分 2～3次服用,连续服用 10 剂为 1 个疗程,休息两三日,再服 1 个疗程。

按语:本案以柴葛羌防解太阳之表而散风寒,银翘大板清解卫分而散风热,其中有小柴胡之主药柴胡、黄芩和解少阳,药物不多而面面俱到,药皆重剂而又有针对性。

参考文献

[1] 李炜弘,江泳,刘渊,等.国医大师郭子光教授固表清里妙用玉屏风散的经验[J].成都中医药大学学报,2019,42(1):1-4.

[2] 郭子光,冯显逊.伤寒论汤证新编[M].上海:上海科学技术出版社,1983.

[3] 成都中医药大学"郭子光学术思想及临证经验研究"课题组.郭子光的中医临证要诀[J].世界中医药,2007,2(1):51-54.

[4] 骆丽娟,黄金珠,郭子光.郭子光教授辨治外感发热的经验[J].四川中医,2006,24(1):11-12.

[5] 李炜弘,刘杨,江泳,等.国医大师郭子光教授学术思想撷菁[J].成都中医药大学学报,2015,38(2):1-3,20.

[6] 周天寒.郭子光应用经方验案[J].实用中医药杂志,1994(1):6-7.

111. 杜雨茂(《伤寒论辨证表解》)

【生平传略】

杜雨茂(1932—2013年),历任陕西中医学院临床教研室主任、伤寒金匮教研室主任(1978年1月—1981年7月)、基础部副主任(1981年7月—1984年7月)、教务处处长(1984年7月—1987年3月)。1987年3月至1994年8月任陕西中医学院副院长,主持学校行政工作。1978年,先生首批晋升为副教授,同年确定为研究生指导老师,招收硕士研究生。1986年晋升为教授,1987晋升为中医内科主任医师。自1978年以来,招收培养伤寒专业硕士研究生44名,他们毕业后分赴全国各地中医药院校、医疗、科研机构,都已成为中医药教育、管理、临床、科研工作的骨干。他爱生如子,严格要求,言传身教,谆谆善诱,既传授知识,又教其做人。曾先后应邀赴意大利、日本、韩国、新加坡、泰国及我国香港、台湾讲学和会诊,并为全国温病师资班、全国中医急症研讨班、国内外留学生及进修教师、台湾函授生多次讲学。

1990年,杜雨茂被国家人事部、卫生部、中医药管理局批准为全国首批名老中医药专家学术经验继承工作指导老师;1991年国务院批准授予"有突出贡献的专家",终身享受政府特殊津贴。2008年5月被陕西省人事厅、卫生厅、中医药管理局授予"陕西省名老中医"称号。先后担任咸阳市第一届人大代表、主席团成员,咸阳市秦都区第十届人大代表,陕西省第七届人大代表。美国柯尔比中心授予他"国际著名替代医学肾病专家",事迹载入世界电脑信息中心,被载入英国剑桥大学主编的《世界名人录》。兼任美国亚拉巴马东方医学院名誉院长、意大利巴莱姆针灸学院名誉院长及客座教授、日本汉方交流会顾问、全国中医药成人教育学会名誉理事长、中国中医药学会陕西分会副会长及肾病研究组组长、中华中医药学会仲景学术分会委员、学术顾问。

杜雨茂不仅医术精湛,而且医德高尚,敬业救苦精神可嘉,人皆仰慕。他十分推崇药王孙思邈的医德风范,要求门人"学贵有恒,医贵有德,德高技精,普济万民"。先生擅长于中医内科临床及针灸,尤致力于钻研肾病、肝胆病等疑难病的治疗。他终身以继承发扬中医药事业为己任,退休后于1996年创办了"中国咸阳雨茂医院",专门从事肾脏病及疑难病的研究。2002年创建"咸阳雨茂制药有限公司",从事中药新药的研制开发与生产,与医院相得益彰,共同促进,为弘扬中医药做出贡献。2010年杜雨茂教授为了支持中医教育事业的发展,在陕西中医学院设立了"杜雨茂奖学金",以激励后学。

杜雨茂先生秉承家学,精研岐黄,辛勤耕耘,颇多创见,学验俱丰,医德高尚,广育桃李,薪火相传,普施仁术,苍生有幸。医传三世,诚一代之良医也。行医六十载,活人无数,实医林之巨匠,世医之楷模。

【学术思想】

杜雨茂对于诊治疫病有着丰富的经验,通过对杜雨茂论著及病案的整理、研究,现将其诊治疫病学术思想总结如下。

(一)"正气即大药"理论学说的应用

杜雨茂"正气即大药"理论来源于我国古代朴素唯物论的正邪理论,是我国特有的理论学说。多年来,尽管现代医学对发热性疾病的治疗和研究不断深入,以及对中药有效成分进行不断的实验研究,但在发热性疾病中,中药本身对病毒、细菌等微生物的抵抗作用并不明显。而中医从整体观念,辨证论治的特点出发可以通过各种途径,如中医中药、针灸、药浴、推拿按摩等,对机体整体进行系统调节,使机体气血调畅,阴阳调和,正气恢复,使机体处于"稳态",则邪自去,从而达到病愈的目的。

1.治从六经,以和为期

杜雨茂治疗发热性疾病重在调和阴阳,其要点在于协调或调动人体的自愈本能,即通过气血阴阳自身的协调、正气的恢复而达到"阴阳自合必自愈"目的。仲景《伤寒论》中六经辨证辨病,始终以顾护正气为其治则,调和阴阳为其基本法则,以"扶正气"和"存阴液"为基本精神,以期达到阴阳合则不病或痊愈。通过正气恢复,机体内部自身调节机能,使阴阳之气,不借药力而能趋于平衡,其病自愈;再则在药物的作用下,调整阴阳,促其调和,而使疾病痊愈。

2.扶助正气,祛邪达表

对于发热性疾病,杜雨茂主张无论是在平时的保养还是治疗的过程中,都应顾护正气,同时避免邪气侵袭或给邪以出路。即"正气内存,邪不可干""邪之所凑,其气必虚"。《灵枢·口问》:"邪之所在,皆为不足。"意思是邪气聚集的地方,是因为正气的不足。反过来,我们从"正气即大药"出发,可以理解它为气血阴阳,如果不足,且不能正常运行,则邪气易于进入体内从而发病,如果气机升降正常,血行脉内,气血充足,阴阳和合,则机体功能正常,不易发病。少阴病,多为无热恶寒,今始病即见发热,仲景以附子温经扶阳,细辛通达内外,通过协调机体阴阳来治疗发热,而不是以寒凉清热的药物清热。

3.早期干预,防治未病

杜雨茂主张发热性疾病重在早期预防。中国古代医家非常重视疾病的预防,认为疾病"防"重于"治"。对于发热性疾病的认识,杜雨茂根据"正气即大药"理论并结合"正气存内,邪不可干"的思想,为寻求一种方便、实用的方法,发明了肺心宁背心,它是由一个背心,一个心悸病治疗药芯,和一个喘咳病治疗药芯构成,并选取肺门、膻中、定喘、肺俞等穴位,当穿上此背心时,通过刺激这些保健穴位,使气血正常运行,增强人体正气,使人体运用自身之"大药",免受邪气之入侵,预防疾病发生。此外,杜雨茂在临床常用提高机体免疫力的中药方用葛根、生地黄、丹参、秦皮、黄连、柴胡、当归、白术等配伍;抗病毒加减方用大青叶、板蓝根、金银花、紫花地

丁、蒲公英、半枝莲、天花粉、土茯苓等,可滋阴培元、扶正固本。

总而言之,调和气血阴阳,恢复正气正常,可以预防或治疗发热性疾病,杜雨茂通过正气即大药理论预防疾病发生,或感受邪气后使邪尽早祛除。

(二)"背反偕同"思想的应用

杜雨茂认为在疾病的发展演变过程中,总病机为阴阳失衡,在治疗中要调其偏胜偏衰,使阴阳处于动态平衡。由于阴阳之间相互转化,故在疾病中很少出现纯寒、纯热之证,往往寒热错杂,因此在唯物辨证阴阳的基础上中提出了"背反偕同"的治疗原则。"背反偕同"原则的实质,是针对各司其职却稳定有序的生理本性及胶着缠绵且复杂多变的病情实况,本着整体观念和辨证论治精神,采取的遣方用药虽相反相成却和谐统一,配伍组方既异曲背反又偕同划一的基本原则。

1.寒温并用,表里双解

杜雨茂认为外感热病起初在太阳,太阳为病,表寒为其常,里热为其变,外寒不其解,阳气怫郁,郁热内生乃生常变。邪在太阳时,辨证要点抓住恶寒与发热并见,其表邪未解而里有郁热的表里寒证,善用桂枝和芍药相配,桂枝辛温,助卫阳,解肌发汗,而芍药酸甘而凉,固外泄之营阴,桂枝与芍药寒温并用,调和营卫;若风寒外束,阳郁里热证,选麻黄、桂枝辛温开腠理发散表寒,石膏辛寒以清里热除烦,大青龙汤化裁;若风寒束表,水饮内停证,选桂枝、麻黄解表散风寒,干姜、细辛温化内饮,佐芍药酸寒益阴以防阴耗血,小青龙汤化裁;若太阳风寒未解,入里化热传变三阳,选羌活、葛根、柴胡解三阳之表寒,配以辛凉的石膏、黄芩清里热,柴葛解肌汤化裁。若表邪不解,循经入里化热,血结下焦,选大黄泻热,佐桂枝辛温通行血脉,桃核承气汤化裁;若表寒轻里热重,选薄荷、荆芥解在表之邪,桑白皮、金银花、黄芩、石膏泻里热,佐以酒大黄导热下行,双解汤化裁,此方辛温复辛凉,以达表里双解。杜雨茂提出对于高热不退兼有恶寒者慎用辛凉之剂,首先明确有无表证,其次察看舌苔与舌质的变化,若舌苔黄腻为有形之邪内停化热,舌质红为阳热亢盛,故治疗中重用石膏。

2.补泻同用,扶正达邪

杜教授认为持续性发热服用抗生素或退热剂

无效者,长期发热病邪入里伤正,人体处于邪盛正衰的状态,一味地选用抗生素或辛凉解表剂,伤及人体正气,导致热邪郁闭,病情加重。因此,在治疗外感热病时,应首当分清有无正气虚损,气血阴阳属于哪一种虚损,虚损到什么程度,然后有针对性地选择扶正药物。若素体气虚外感风寒湿,出现憎寒壮热,头项强痛,抓住脉象浮而重按无力,宜益气解表,败毒散化裁;若素体阳虚,外感风寒表证,主证热轻寒重,抓住舌脉特征,再造散化裁;若恶寒较重,寒证不解,神疲乏力,麻黄细辛附子汤化裁;若素体阴虚外感风热,滋阴解表,加减葳蕤汤化裁;素体血虚外感风寒,葱白七味饮化裁;若持续性低热,以补正气为主,祛邪为辅,补中益气汤合玉屏风散再加苏叶、防风、荆芥等解表之剂,临床上效果颇佳;以六经辨证,若邪入少阳,小柴胡汤化裁,和解少阳,疏利三焦;若邪入少阳,兼阳明燥实者,大柴胡汤化裁,和解与通下并行,以解少阳、阳明之邪;若太阳病误下致脾虚里寒下利兼表证发热,桂枝人参汤化裁,温中止利;若太阳病误治,重伤心阳,桂枝甘草龙骨牡蛎汤化裁,温通补益虚损心阳,镇静安神定悸;若少阴阳虚兼表寒轻证,麻黄附子甘草汤化裁,温经扶阳,微汗解表。采用扶正达邪的治疗方法重中之重就是辨清虚实。

3. 升降相因,调畅气机

外感热病中,若失于宣升,出现腹泻、无汗等症;失于和降,出现大便秘结、咳喘等症,病机归根于气机逆乱,失于宣降。杜雨茂提出"人体气机升降无器不有",气机的升降出入有序进行,人体气机时刻在进行着升降出入。升降是一对统一的矛盾体,升不能独升,以降为基;降不可独降,以升为用,故在治疗外感热病中十分重视气机的升降调节,多为升提配降逆,降逆伍升提之法而组方。太阳表邪未解,出现无汗咳喘,选麻黄解表发汗,杏仁苦降止咳;若发热无汗而大便干结,选麻黄宣发解表,大黄通腑泄热;若外感风寒,营卫不和,选桂枝解肌发汗,芍药益阴敛液而和营气,一散一敛,调和营卫;若太阳表证未解,热入大肠,选葛根,取其性味升散解肌发热,升阳止泻,芩连苦寒向下,清里热止利;若太阳病误治而导致热郁胸膈,选栀子苦寒清透胸膈之郁热,豆豉透表解热又和降胃气;若太阳表邪未解内迫阳明,大肠传导失职,选葛根汤解表升清止利,半夏和胃降逆止呕。

(三) 重视体质学说

杜雨茂言:"人的体质不同,邪气被从化的结果不同,疾病的转归就不同。"如阳盛质感受外邪,病从热化,易表现为温热病症;阴盛质感受外邪,病从寒化,易表现为寒凉病症,即"阳胜则热,阴胜则寒"。故应考虑患者的体质、年龄、居所的所在地和气候的寒温燥湿来辨证论治。

1. 根据体质的类型指导用药

杜雨茂在临证用药时主张"以人为本"的思想,尤其重视根据患者体质的差异选方用药。杜雨茂曾诉某年流感大流行,自己和家人及邻居同时患流感,有风热证、有风寒证,其家人两次患病先后服用银翘散、白虎汤遂病安;自己以1剂桂枝汤即病除;邻居丈夫与孩子皆属风热证,其妻却为风寒证,自行服用其丈夫的药恶寒反而加重,且呕吐不止,后改服辛温解表药后病渐痊愈。由此可见,病因相同,患病时间、地点相同,然而因人之禀赋和体质各有所异,证候并非尽同,阳盛之人外感邪气易成风热证,阴盛之人外感邪气易成风寒证,即所谓"病之阴阳,因人而异"。临床上属阴盛体质的病人,患热证时应投以升麻、金银花、丹皮、地骨皮、地丁草、蒲公英等较为平和的寒凉药,若投大苦大寒之剂易伤阳气;属阳盛体质的病人,患寒证时应投以较为温和的温热药,若使用大热之剂易伤人之营阴。另外,湿热质常配以苍术、藿香等;痰湿质常给予荷叶、橘红、厚朴等;气虚体质通常予以党参、白术、黄芪等药物益气,以扶正祛邪;气郁质常予以陈皮、柴胡、薄荷等具有理气功用之品;瘀血质常投以红花、当归、川芎等活血之品。

2. 根据体质的强羸指导用药

杜雨茂认为《伤寒论》中体质有平人、盛人、强人、瘦人、羸人之分,体质强弱不同,临证用药亦有不同。羸人体质亏弱,容易受七情、六淫所伤随之使气血津液亏损,不容易迅速康复;强人胃气和,正气充足,不易患病,即使受邪气侵袭,病症也轻,正气能战胜邪气,容易康复。《伤寒论》:"脉浮而迟,表热里寒,下利清谷者,四逆汤主之",炙甘草二两,干姜一两半,附子一枚,用法强调:强人可用大附子一枚,干姜三两;外感疟邪之寒热往来常用驱疟汤,常山、草果、知母、贝母各等分,用法中强调服四钱,虚弱老人小儿只须三钱,酒一盏略煎八分,不可过熟,熟则不效。同样,通脉四逆汤、三物白散等也需辨强人与羸人来斟酌用药,故杜雨茂提倡应根据患者的体质状况决定用药剂量。另外,杜雨茂临床治疗外感病时,强人常用麻黄、桂枝等解表、解肌之力较强的药物,羸人一般治以扶正与祛邪兼用,祛邪选温散但发汗不峻猛之品,如荆芥、防风等,以达到祛邪不伤正,扶正不敛邪的效果。

3. 体质与外感热病的预后及调理

外感热病中,体质的特殊性也决定着疾病的预后。从体质功能角度可将其分为偏阳质、偏阴质、阴阳平和质。体质偏于阳者和体质偏于阴者,两人同为寒证时,前者多表现发热,即邪正相争较为剧烈,正气强盛,抗病能力强,一般预后较好;而后者多表现恶寒,其对致病因子作用较弱,正气较衰,抗病能力弱,一般预后较差。狗肉、羊肉、桂圆等属于温热辛辣之品,体质偏阳者慎食之,病后初愈之人尤需注意;而龟鳖、熟地黄等属滋腻药物,乌梅、五味子等是酸涩收敛之品,体质偏阴者宜少食,病后初愈不宜食用。不同体质个体感受同一种病邪时,证候会出现不同的转归,如:阴盛或阳虚体质的个体,易化湿或化寒,出现湿证或寒证;而阳盛或阴虚体质的个体,易化燥或化热,出现燥证或热证。张仲景《伤寒论》麻黄汤服用方法:“复取微似汗,不需啜粥,余如桂枝法将息”。杜雨茂认为,此为仲景在治疗外感热病时,祛邪同时顾护正气以保存体质的思想。

综上所述,外感热病的发病、传变、证候类型、治法及调理预后均与患者体质密切相关,“因人制宜”在临床治疗疾病应用中尤为重要,临床辨证不可忽视对患者的体质状况的观察与分析。故对外感热病的治疗应密切关注患者素日的生活习惯、饮食偏好,以正确辨识患者平素体质,从而达到临床正确辨体论治。

（四）“重脾胃”学术思想

杜雨茂从医五十余载,深感“重脾胃”思想在辨证施治的重要性,故在辨治外感热病时,非常重视调治脾胃,重视“胃气”强弱在疾病的发生、发展过程中的“导向”作用,并形成自己独特的诊疗风格。

1. 治外感热病,宜调补脾胃,畅其气机

（1）和降胃气,通腹泄热 杜雨茂指出:“无论何病,若有较为严重的呕吐,或纳呆、脘腹胀满及泄泻等脾胃病变,患者难以受纳药物,或纳后即排,药难吸收等,又当先调理脾胃之气……”伤寒有“太阳病或已发热,或未发热,必呕逆”“伤寒表不解……或利”“浊气不降而上逆”,则导致位居其上之胃的气机逆乱,出现呕逆等症。杜雨茂认为,胃肠贵在通降,脾机重在转输。如胃肠气机不调,脾机不转,补之无益。太阳病经治不愈或久病不治,若只予解表,毫无顾及兼挟之邪,宿食在里,最易致胃家积热化,且里气不和,则表不易解。故他常强调“阳明三急下”与“少阴三急下”,《伤寒论》253 条云:“阳明病,发热汗多者,急下之,宜大承气汤”,合参 213 条“阳明病,其人多汗,以津液外出,胃中燥,大便必硬……”可知本条是急下的辨证要点。其次少阴热化,里热盛极,有灼尽真阴之势,出现口燥、咽干、胃腹胀痛,热邪逼近阳明而见自利黑水臭秽或不大便,易可用急下存阴,釜底抽薪之法。他常用大承气汤以通腹泄热。

（2）扶正达邪,防其传变 外感热病的发生发展乃正邪斗争的过程,邪盛于正则病进,正盛于邪则病退。杜雨茂认为,在先天已定的情况下,脾胃之气乃为正气,能食者,胃气强,内顾无忧,固可专治外证。不能食者,胃气弱,中州坐困,祸起萧墙。外感热病,首犯太阳,久治不愈,易传他经,故需扶正达邪,防其传变。病势之盛,多致传变,只有早期诊断,及时治疗,不使蔓延扩散,才是治病防变的上策。现代医学认为,中医学所言“正气”是包括免疫功能在内的一切抗病能力,“邪气”则代表一切可导致人体微生态失衡、免疫功能紊乱的因素,正是以脾胃升降功能涵盖了现代医学包括肠道在内的消化系统的诸多功能。故杜雨茂特别重视脾胃,调补脾胃以扶正达邪,防其传变。若其脾胃运化正常,清阳得升,浊阴得降,阴阳调和,五脏俱安,四季脾旺不受邪,即达正气存内,则邪不可干。

（3）补益脾气,既病防变 杜雨茂认为,外感热病,久治不愈,过用克伐,损伤太阴阳气,邪陷从阴化寒可形成太阴病;外寒直中太阴或恣食生冷伤脾,亦可导致太阴病。太阴病治之得法,多阳复邪解而愈,但若失治或误治,往往导致正气愈衰而内陷少阴、厥阴;少数病例可因脾阳渐渐恢复而自愈。“既病防变”是“治未病”的早期治疗观之一。清代医家叶天士提出“先安未受邪之地”,是对既病防变思想的应用和发挥,可见“治未病”之旨,不仅指未病先防,还包括既病防变。补益脾气,脾主运化功能正常,化生气血,灌溉脏腑,维持人体正常的生理活动,故而达到既病防变的治疗原则。

2. 治外感热病,需顾护胃气,培植中州

(1)药宜精择,不伤脾胃　杜雨茂认为外感热病多因机体正气不足,邪气侵袭,治疗以发汗解表为主,而苦寒药易伤脾胃之气,故在选药时不过用寒凉药物,主张寒温并用,顾护脾胃。胃气的盛衰在一定程度上反映患者正气的盛衰,外感热病,屡用清凉表散,其症不减者,非药力之不专,乃正气不能使药力达表,阴液不能随阳气作汗也。治疗外感热病,杜雨茂时时不忘顾护脾胃,寒温并用,固守中阳,祛邪而不伤正。他常用银翘散合四君子汤加味,银花、连翘、薄荷、荆芥皆辛凉之品,轻扬解散,清利上焦者也。豆豉宣胸化腐,牛蒡利膈清咽;竹叶、芦根,清肺胃之热而下达,桔梗解胸膈之结而上行。白术性温而燥,气香不窜,味苦微甘微辛,善健脾胃,消痰水,止泄泻,为后天资生之要药;人参之甘以补元气,白术协人参顾护胃气,白术配茯苓可祛邪,脾得健运。甘草,味甘,气平,性缓,无毒。入脾胃二经。和诸药,解百毒;养育二土,培植中州。上行宜头,下行宜梢。生用泻火热,熟用散表寒。甘草佐茯苓,益津液而和卫。故杜雨茂选用银翘散取其寒温并用之意,合用四君子汤,其一护胃气,其二达到祛邪而不伤正。

(2)细究用法,保护胃气　杜雨茂治疗外感热病,主张中病即止,勿使过之,并且他常用丸药、白汤送服以保护脾胃,缓而治之。人体质的强弱在于胃气的强弱,脾胃之气下流,使谷气不得升浮,是生长之令不行,则无阳以护其营卫,不任风寒,乃生寒热,皆脾胃之气不足所致也。对于外感热病,胃气强者,邪气无法入侵脏腑,机体易于恢复;若胃气弱者,无法抵御邪气入侵机体,以致全身脏腑气机紊乱。杜雨茂认为病有轻重,体质有强弱,对药物的耐受程度不同,故他常从小剂量开始,观察病人反应,一有汗出,停止给药,特别强调:"不可令如水流离,病必不除,若一服汗出病差,停后服,不必尽剂。"避免方剂用量过大伤及脾胃。同时他善用丸药,丸药可直达病所发挥作用,再则丸药可以久服,"少生火气",逐渐地培补中阳;同时蜜制甘缓益元,培补元气。气味厚着则急,外感热病患者,常用白汤调服,加强其发汗解表之功,有护其脾胃,防其寒凉药物伤其脾胃。若患者胃气已伤,难接受药治,常用食疗法,以扶正祛邪而缓图之。

综上所述,外感热病病因、病机复杂,常伴有严重的呕吐,或纳呆、脘腹胀满及泄泻等脾胃病变,现代医学多以治疗原发病为主,对于其伴随症状多以对症治疗为主,尚无统一的治疗标准。杜教授根据多年临证经验,以中焦脾胃为本,从"调补脾胃"与"顾护胃气"的角度去探索该疾病的治疗思路,遵"脾胃运化正常,清阳得升,浊阴得降,阴阳调和,五脏俱安"的思想,临床疗效颇佳。因此在杜老治疗疾病过程中,始终立足脾胃,调补脾胃。强调了脾胃在疾病发生发展过程中的重要地位,脾胃功能正常,升降相因,气血畅行,中气得健,其病自愈。

(五)辨治"肺疫"经验

疫病为外感疫戾邪气而引起的具有强烈传染性的一类急性发热性疾病。夫外感疫戾邪气,从口鼻、皮毛侵入人体,肺合皮毛,开窍于鼻,故肺卫首先受邪,导致肺脏功能失司,则致"肺疫"。

(1)宣肺祛邪,理气开闭　杜雨茂认为,肺主宣发肃降,喜开而恶闭,治肺疫当顺肺之性,因势利导,重在宣肺驱邪,理气开闭,复其宣发肃降之功,调畅气机,以之为总则。肺疫之初起,邪从外入,感邪不深,出现发热恶寒等卫分表证,从宣肺立法,使在表之邪随汗出而解,以达透邪解毒之效。他认为疫戾毒邪犯肺,常伏于肺系之咽喉,临床常以薄荷、连翘、射干、桔梗等解毒利咽之品透解伏于肺系之邪毒。然邪毒闭肺,非辛散之品不解,微辛药物难以宣透肺之郁闭,必以强力辛散之品开宣肺气,达邪外出。杜雨茂强调邪气闭肺首当开肺宣闭,减轻呼吸困难,喘憋喘促症状,以防肺气闭郁,气机失常,邪不得越,内陷入里,常用麻黄、桔梗、前胡、苏叶、细辛等药开肺宣闭,诸药中尤推麻黄,旨在宣肺开闭,其宣肺之力尤强,其因势利导,火郁发之,使肺内闭郁之邪热外散有出路。

(2)清热为要,表里同治　杜雨茂认为,肺疫病因感受疫戾之邪,毒邪闭肺,壅遏肺气,阳怫化热。故肺疫无论是寒温,皆可发热或热势高涨。肺朝百脉,合大肠,毒热内陷,可耗伤阴血津液,使诸脏腑失养,变证丛生,产生逆传心包、热入营血、阳明腑实等重证;若痰热胶着,阻碍气机,可进一步加重肺气郁闭。是以清热法为治疗肺疫热毒内盛的基本方法。在用药原则上,邪在卫分宜辛凉疏散,在气分宜清热解毒,若内陷营血,则当清营凉血解毒为宜。然外感疫疠毒邪,起病急、传变快,常表证未解,热已入里,是以治疗此类急性热病,当熟知病势发展,投药及时,或表里同治,截断病势,防止病邪传变。若表邪未解,里热已炽,宜在宣肺解表的基础上配合清热法,前者可开宣肺气,驱散外邪,轻而扬之;后者可清热、泻火、凉血、解毒,表里同治,使邪毒表里同去。如《伤寒论》中大青龙汤,以麻黄、桂枝等辛温解表药配合石膏辛寒之品,外解表寒,内清里热。

然肺与大肠相表里,外邪干肺,若邪热入里,里热郁结,热闭肠腑,则诸窍不通,升降紊乱。肺与大肠司人体气机升降出入,也是逐邪外出的重要通路,故重视宣肺清里的同时,还要着眼于气机闭阻,应适当使用通腑泻下之法,使邪有出路,恢复气机升降。临床常以苦寒之生大黄、芒硝等通腑泻热,或凉膈散、宣白承气汤等方,以达其畅通肠道气机之效。

(3)痰瘀同治,肃清肺浊 杜雨茂认为,在肺疫的治疗中,肺为最先受邪的脏器,痰为最典型的病理因素。因气机失常,气、血、津液运行亦随之紊乱,导致各种病理变化,以生成痰浊最为典型。肺气宣降失司,津液不布,停饮成痰;又或肺被热灼,邪热炼液为痰;再则若其人素有痰湿,复感外邪,内外合邪,痰郁而化热,皆使肺失清肃,肺气上逆而喘。痰浊既为病理产物,也是致病因素,而气为血帅,气不行血,或痰浊阻滞,脉道不通,瘀血内停。故维持肺之清肃宣降,需清除肺内浊邪,所以祛痰化瘀为治喘要务。外感疫疠之邪挟痰,其病理变化复杂,据其病因不同所产生痰浊性质不一。从痰治喘,必辨痰饮诸症,从临床来看疠气所生痰浊大致可归纳为痰热、痰湿两大类,或因感邪而生,或素体有痰,邪侵病发,当标本兼顾。首当辨痰性质,痰分类不同,药有针对。痰热证为外感致喘主要的证型,清化痰热是治疗的关键之一。热邪去则痰不自生,痰浊去则热邪无所依。若痰火炽盛,喘咳气粗,常用黄芩、瓜蒌、浙贝母、半枝莲、连翘等清热解毒化痰;若痰热郁肺,气逆壅盛,咯痰黄稠,常用鱼腥草、败酱草、桑白皮等清化热痰,再配合桔梗宣降肺气,郁金行气解郁,其中鱼腥草、败酱草可用达50 g。若外感寒邪或邪热不甚,痰饮内阻,当以温化立法。若为寒痰,喘咳胸闷,咳痰稀白,常以干姜、细辛、皂荚、白芥子等温化祛痰;若痰浊壅肺,痰稠量多,常用葶苈子、半夏、紫菀、杏仁等配伍,葶苈子专治痰涎壅肺,紫菀可宣通壅滞顽痰,疏肺家气血,再配合杏仁破壅降逆,调理气机,使痰浊得去,气机得复。用药诸法,总司截断病势,外感热病传变迅速,若投药不及时,未解热祛邪,导致痰热不解,高热不退,一方面壅闭肺气,喘憋气急,肺气衰竭;另一方面痰热毒邪逆犯心包,邪热内闭,气机无法外达而至脱证。此时以石菖蒲、郁金之力难以开闭,当急以牛黄等三宝之类开窍复苏为要务。

(4)因人制宜,个体论治 杜雨茂曾言:"余临床数十载,深感中医理论之恢宏,治疗之精妙",其中辨证施治过程中"个体化原则"颇具特色。其言"个体化原则",精髓即"因人制宜"。人体质各异,感邪与发病也各异。杜雨茂认为,肺疫一方面由于感受外邪,肺气郁闭为实,另一方面气血耗伤,正气不足为虚。临床常见小儿肺炎喘嗽或老年病毒性肺炎,皆因小儿"脏腑娇嫩,形气未充",肺功能尚不完善,或中老年人久病体衰,正气不足,气血亏虚,卫外力弱所致。若患者素体阳盛,感受外邪易从火化,痰热易结,形成邪热或痰热闭肺之证,可见高热、喘咳气促、胸痛、咯痰黄稠的表现,治法当清热化痰为宜;若患者平素肝气不舒,感邪则易气郁化火,木火刑金,形成肝火犯肺证,可见发热、喘咳、面目红赤、口苦、口臭等表现,治法当以清肝泻火为宜;若其人素体阴虚,外感热邪更易耗伤阴液,可见发热、咳嗽、唇燥、口干、溲黄等证,宜用清热养阴之法;若素体阳虚之人,治喘当攻补兼施,固肺培元,且不可投大量寒凉之品,更损伤阳气,临床常佐附子、肉桂、干姜等疗效显著。

综上所述,杜雨茂认为肺疫首在于肺,肺失宣降为基本病机,首当宣肺开闭,同时配合肃降肺气,宣降结合,驱邪外出,畅达气机;再则痰瘀为病理产物,也是致病因素,郁于肺内,阻碍气机,故祛痰化瘀为治喘要务;最后杜雨茂强调辨证施治过程中的当个体论治,因人制宜,因证施治,切勿一概而论。

(六)辨治难治性发热经验

难治性发热的病因有200多种,传染性疾病为常见原因之一,西医往往感到束手无策,治疗上尤其局限,而中医则不然,中医药的参与能够提高临床有效率,根据患者病情及病体的抗病情势进行全面综合分析,做出相应的诊断而予以施治,以期绝处逢生,柳暗花明。难治性发热在中医主要分为外感发热和内伤发热两大类,杜雨茂精研古籍,尊古鉴今,不泥古说,经过多年临床实践,形成了独特的诊疗思路,具体介绍如下。

(1)六经辨证,重视传变 杜雨茂认为现代疾病发展过于灵活,并不均遵循此规律,但也"学古不泥古,发展不离宗",不会有过多差池。邪气入侵,首犯太阳表经,邪客肌表,阳气怫郁,表现为太阳病发热,以发热与恶寒并见、咳嗽、头痛、呕吐、乏力、有汗或无汗等一派表象。有医家说过:"有一分恶寒,便有一分表证",所以治疗以解表散寒为主,选用《伤寒论》中桂枝汤以解肌发表或麻黄汤发汗解表,宣肺平喘。太阳病失治误治,或邪正相争,邪胜正虚,邪气继续入侵,由表及里,入侵脾胃经,损伤脾阳,表现为太阴病发热,发热特点为手足自温而身不热,出现恶心、呕吐较严重,伴有腹痛、腹泻等消化系统症状,则给予理中丸汤以温中健脾,和里缓急。邪热炽盛,耗气伤津,里热亢盛,直犯阳明,出现高热、口渴、汗出、喘憋气闷、烦躁,日晡潮热、腹胀满、大便硬等一派里实热证,则给予白虎汤以辛寒清热或大小承气汤以泄热通腑。邪气伏于少阳半表半里,枢机不利,正邪相争,正胜则热,邪胜则寒,表现为少阳病发热,以寒热往来为特点,并伴有口苦、咽干、目眩、胸胁苦满、心烦喜呕、脉弦细等,治疗以和解少阳,调达枢机为则,方选小柴胡汤。若见"少阴病,始得之,反发热,脉沉者,麻黄细辛附子汤主之"。此为太少两感,治以助阳解表为则。热病日久,素体虚弱,阴盛阳微,则出现少阴病发热,以身反不恶寒、面色赤、反发热为特点,表现为五心烦热、失眠等,给予黄连阿胶汤以滋阴清热安神。前期误治,正气大伤,疾病进展,或邪气过盛、正气不足,病情加重,气机逆乱,阴阳气不相顺接,则出现厥阴病发热,出现手足厥逆、厥热胜复、呕吐下利等,则给予参附注射液以回阳温里。厥阴病同时也通过厥热胜负理论,成为患者预后的关键,厥热相等或厥少热多为阳复病愈,厥退热不止为阳复太过,厥多热少为病进。

(2)燥湿清热,宣畅气机 难治性发热之所以难治,是因为其发病原因不明,对抗感染等对症治疗无效,而且反复发热,杜教授以为其湿热为患。

湿性重浊、黏腻,湿邪侵犯人体,易阻滞气机,导致疾病黏滞缠绵难愈,病情反复,所以形成的发热就比较难治。对于湿邪的形成,杜雨茂认为现代人们生活水平普遍提高,喜食肥甘厚味,贪恋酒水,长期以往,损伤脾胃,滋生湿热邪气留恋;或者经西医的大量补液退热等对症治疗后,缓解不佳,但水湿留置体内,未能及时排出,加之本身体温高,热邪蒸腾,形成湿热之邪留恋。湿热留恋导致发热缠绵反复,难以缓解,形成的发热以低热,身热不扬,午后发热,汗出热退、继而复热等为特点。杜教授基于其发热特点,给予王氏连朴饮以燥湿清热,宣畅气机,方中黄连清热燥湿,厚朴行气化湿,二药合用为君药,则湿热去,气机通。所以对于湿热留恋所致的发热,若表现典型,辨证准确,就应该坚守此方治疗,如果低热持续不退,动辄改弦易辙,则难以收效。

(3)以毒攻毒,清热解毒 毒邪,是中医学重要的病因概念之一。毒邪侵犯人体,起病急、来势猛、变化快、变证多,火盛化毒,毒性火热,侵犯肌体,出现高热猛烈,持续反复,西医抗生素治疗效果不佳,退而复热,难以治愈;毒热躁扰神明,还会出现烦躁不安,神昏谵语;毒邪壅滞气机,造成气血津液代谢失常;毒邪耗阴伤津,煎熬血液。毒邪上述特点中,最为严重的就是败坏形体,损伤经络脏腑,毒邪入脑则中风偏瘫,入于心致昏迷,入于肠腑则大便干结难下。基于此,杜雨茂提出,毒性虽热烈,但不可一并清热解毒,须以毒攻毒合于清热解毒,方可共奏良效,选方喜用清瘟败毒饮以清热解毒,并加入水蛭、斑蝥、蜈蚣、全蝎等毒虫类药物以毒攻毒。

(4)凉血化瘀,药到病除 杜雨茂认为难治性发热之所以难治,瘀血与热相结合,热附血而愈觉缠绵,血得热而愈形胶固。瘀血内结,阻滞全身气机,阳气不得宣通,瘀而发热,尤以午后或夜间发热明显,并伴有口干咽燥不多饮,以及刺痛,肌肤甲错,舌质瘀斑等血瘀现象。瘀血引起的发热特点为午后或夜间发热,晨起热退。若不密切监测,很难发现其规律,并且夜间发热很容易误诊为阴虚发热,若误用滋阴清热之法则会加重病情,使发热更甚,更加难以消退。同时瘀热相搏,其病位于营血,治疗上应以凉血化瘀并重,而不能单单使用其中一种,若失治,则会使治疗不彻底,热退复起,病情反复。根据其发病特点及经验认识,杜雨茂擅用犀角地黄汤凉血化瘀合用代抵挡丸攻逐瘀热,两方合用,直达病所,药到病除。

(七)治疗慢性期布鲁氏菌病经验

布鲁氏菌病是一种严重的人畜共患的传染性疾病,主要通过职业接触或环境接触病毒或其产品而发病。全球每年有约50多万人感染布鲁氏菌病,在2013年法定传染病发病情况总结中,布鲁氏菌病报告发病数位居第6位,且发病率在我国有回升趋势。杜雨茂曾主持完成"中医辨证分型治疗慢性布鲁氏杆菌病"的研究。现将杜雨茂治疗慢性布鲁氏菌病经验介绍如下,以供同道参详。

(1)调补气血,扶正达邪 布鲁氏菌病中医学并无此病名,因其多以"乏力、多汗、关节及肌肉疼痛"为主要临床表现。杜雨茂认为,布鲁氏菌病当归属于祖国医学"虚损""顽痹"的范畴。疾病发展初期多因"疫疠"之邪气侵入人体而发病,因此杜教授特别注重鼓舞人体阳气以阻邪气。杜雨茂谨守经方指出用"小柴胡汤"治疗疾病初期出现的反复恶寒发热、汗出、全身肌肉关节游走疼痛。小柴胡汤有和解少阳枢机、清热调气补虚之功,方中柴胡为君药,黄芩和解清热为臣药,柴胡、黄芩同用,一散一清,清透并用。人参、炙甘草、大枣匡扶正气,养足正气。随着病情进入慢性期,再加之抗菌药物的副作用,必将损耗人体气血津液,往往会出现气阴两虚的病证。杜雨茂常常采用"八珍汤"以气血双补。杜雨茂指出,八珍汤在增强机体免疫力、治疗慢性虚损性疾病方面有较好的疗效。此外,常以黄芪、党参、白术健脾益气,用生地、川芎、麦冬养血滋阴,气阴双补以治其本。

(2)清热祛湿,通痹止痛 杜雨茂认为,慢性布鲁氏菌病病势缠绵,病程较长皆为湿邪作祟。不仅如此,湿邪往往可因患者阴阳盛衰之不同,或酿积日久出现湿热错杂、湿瘀互结的辨证。杜雨茂认为,内伤久治不愈者,施治时要"治内伤如相,贵在圆通。"

(3)活血化瘀,祛邪通络 杜教授认为,在布鲁氏菌病的辨证中瘀血是其主要病机,同时还指出瘀血是形成痹症的一个重要病因。因此,在临床治疗上注重活血化瘀药和养血和血药的应用。杜教授常用"身痛逐瘀汤加减"以活血化瘀,祛邪通络。

综上所述,杜雨茂认为,慢性期布鲁氏菌病其基本病机为正气虚损,湿热瘀血内阻。"湿-热-瘀-虚"在慢性布鲁氏菌病中起着重要的作用。并提出正虚邪恋为其本,湿热潜伏及血瘀内阻为其标,治疗总则应扶正与祛邪并施的观点。因此,在治疗上从湿-热-瘀-虚的基础病机理论着手,强调阴阳同调、兼顾气血、祛湿通痹、活血化瘀的基本治疗方法,使正气得复,经络通畅。杜雨茂遵循中医学"辨证论治""整体观"的重大特点,立法用药分清缓急,正邪兼顾,丝丝入扣,从而诸症皆消,取得满意的临床疗效,以供中医学者共同研讨。

(八)善用外治法

杜雨茂遵循叶天士卫气营血来分析温病病因病机,根据患者临床表现,诊断疾病后,以卫气营血为辨证纲领的前提下,采用外治法以清-泄-补的治则治疗疾病。采用药浴、针刺、推拿等方法治疗发热性疾病。

(1)药浴,解表清里 杜雨茂认为,在此证阶段时,温邪容易夹风,郁闭肌肤较重,单用传统辛凉解表法不能达到目的,恐延误病情,提出了在治疗时可通过药浴,解表清里。因此,杜雨茂自组药浴方药,其以银翘散为基础方,组成包括银翘50 g,金银花30 g,桔梗20 g,薄荷20 g,竹叶15 g,甘草6 g,荆芥穗20 g,淡豆豉15 g。将上述药物装入布袋中,进行5分钟的煎煮,将煎好的药汁放入适量的温水中,维持水温在38~40℃,对病人进行擦拭。在药浴方中,杜雨茂以金银花、连翘、牛蒡子等辛凉清热药中加入荆芥穗、淡豆豉等辛温之品,加强解表力度,利用药浴,借助水温,使得药物的药效通过腠理而进入机体发挥作用,降低患者体温,促进气血运行。

(2)针刺,清营泻热 杜雨茂师从况乾五先生,在学习过程中提出用针灸疗法以清营泻热。热入营血时应迅速刺血放热,重在泄热之本,多选用五腧穴,其中井穴、荥穴主要位于十二经脉阴阳结合处,对人体阴阳调节具有重要的意义。其可开窍、泄热、醒神,在邪热动血时,井穴与荥穴相配伍则邪泄热退。《灵枢·九针十二原》谓"五脏有疾,当取之十二原",热入营血,损伤五脏,《灵枢·邪气脏腑病形》言"合治内腑",五脏之俞,出于背者。以经脉巡行路线为基本,体表对应相对脏腑,刺激其相对应脏腑使其清热解毒。杜雨茂根据自己多年临床研究提出在高热时可电针针刺大椎、曲池及五腧穴等,利用其表里相对,使深入营血之邪毒随针而出,现代研究也表明针灸通过针刺可激活胆碱能抗炎通路,清除体内炎性因子,保护机体。

(3) 推拿,扶正驱邪 杜雨茂认为"正气存内,邪不可干"。当人体正气受到侵损时,正气与邪气相互敌对状态被打破,邪气侵入机体,邪正斗争,而发热。《素问·金匮真言论》指出:"夫精者,身之本也,故藏于精者,春不病温。"说明了保护体内精气对疾病预防及预后的重要意义。疾病后期,机体五脏六腑受到损伤,正气耗损,营卫不固,不能够抵御外邪,加重机体耗损,阴阳失衡,反过来又影响病情,造成疾病再次加重。杜老针对"二次损伤"自创推拿方法。主要穴位:补脾经、补肾经、内关、神阙、中脘、足三里、三阴交、肝俞、脾俞、胃俞、肾俞等。操作顺序:从上肢、背部到下肢、腹部。方法:坐位或仰卧位,医师采用拇指蘸适量滑石粉,补脾经:操作者用拇指桡侧沿指尖向指根方向直推患者拇指末节螺纹面,共 100 次。补肾经:操作者用拇指桡侧沿指尖向指根方向直推患者小指末节螺纹面,共 100 次。于患者腰骶部和背部直擦督脉,点按肝俞、肾俞 5 分钟,反复 5 遍。自长强穴沿患者下肢向下,直至三阴交,反复 5 遍。最后摩腹:用一手四指指腹轻放在腹部,以脐部为中心顺时针旋摩 1 分钟,1 天 1 次,持续治疗 30 天为 1 个疗程,连续 3 个疗程。

总结:杜雨茂认为从祖国医学上将温病可称为发热性疾病。其可按卫气营血辩证。在临床中大多医师应用内治法治疗,然副作用明显。杜雨茂提出利用外治法治疗发热性疾病,从疾病侵入不同的部位及疾病进展的速度,分别提出了不同的见解及治疗方法,经过大量的临床观察及实践发现,外治法治疗这类疾病往往疗效优于内治法,能够有效缓解症状。因此他按照"卫气营血"理论,提出"外治法"治疗发热性疾病疗法,为治疗该病提供了一种新的思路,值得借鉴。

【著作考】

《伤寒论选读》,由上海科学技术出版社于 1979 年 7 月出版。

本书选取原文 326 条,凡原文部分均按成都中医学院主编的《伤寒论讲义》(1964 年版)的文字及号码。《伤寒论》文字古朴,而且条文前后交错,学习困难,故本教材采取按证候归类方法,将同类证候归为一体,于是,因证设方则眉目清楚。每条原文按:原文、词释、提要、释义、治法、方药、方义、参考资料的顺序编写。关于证候命名,本教材采取下述几种方式:按传统习惯命名、按主证命名、按病机命名、以病机主证结合命名,总之以命名与证候相符,明确易懂为原则,不在形式上作统一要求。关于"合病""并病"及"火逆"等内容,按其证候性质,分别列入有关章节,不另立项目。因原文中有的虽有合、并病之名,但无合、并病之实者;亦有虽无合、并病之名而有合、并病之实者。同时"火逆"并非一个单纯的证候,其病情演变十分复杂,故以不另立名目为宜。关于方剂:① 由于按证候归类,有些原方必须前后移动,如调胃承气汤及四逆汤,原载太阳篇第 39 条,今分别移至阳明、少阴篇之适当原文下,有利于理法方药之连贯性。② 原方之剂量及煎服法照录,书后附原剂量与米制克计算折算表,供学员参考。

《伤寒论阐释》,由陕西科学技术出版社于 1983 年 6 月出版。

内容简介:本书分概论和本论两部分。概论主要论述了《伤寒论》的来历、注释书、主要内容、学术特点、六经辨证的基本概念、治则及传经等,着重阐述了《伤寒论》的学术特点和成就,反映了编著者多年来研究《伤寒论》的心得体会,使读者学习能得其要领,为进一步融会贯通全论精神奠定基础。本论以宋本《伤寒论》各篇原文为基础,逐条加以注释、译解、按语,并选附历代注家精湛论点作为参考,各方列有方义解释,还精选历代及编著者运用《伤寒论》理法方药的临床验案。本书释疑解惑,言有所据,并重视理论联系实际,对于学习理解原条文的精神实质颇有启发和帮助。

《中国百年百名中医临床家丛书杜雨茂》,由中国中医药出版社于 2003 年 10 月出版。

内容简介:本书有两个特点是值得一提的,其一是文前部分,我们尽最大可能的收集了医家杜雨茂的照片,包括一些珍贵的生活照、诊疗照以及医家手迹、名家题字等,这些材料具有极高的文献价值,是历史的真实反映;其二,本书将笔墨的重点放在杜雨茂最擅长治疗的病种上面,将其在用药、用方上的特点予以详尽淋漓地展示。

《伤寒论释疑与经方实验》由中医古籍出版社于 2004 年 3 月出版。

内容简介：本书主要收载杜雨茂数十年钻研伤寒论的心得体会、学术见解和临证宝贵经验。本书尤其对历代《伤寒论》注家争论不休、悬而未决的一些重要学术难题，进行了精辟分析，见解新颖，立论公允，独具一格。书中还选录了其门人在继承整理杜氏学术见解、临床经验方面的部分文章，体现医学薪传之脉络，颇有启迪。本书是一部具有较高理论水平和临床适用价值的优秀著作，可供中医药各科医师及中医教学、科研工作者阅读参考。展其文稿，本书共分为五卷，卷一"伤寒论释疑"，为杜氏从事《伤寒论》研究及教学近五十年之精粹，对众多古今争论悬而未决的问题共五十六项见解独到，评论公允，有理有据，另辟蹊径，别有洞天，一决是非于百家，力剖精粗于毫芒，颇有茅塞顿开之感。卷二"伤寒论辩证分析表"忠于宋本《伤寒论》原文，以类证为主，参以类方和类法，按六经辩证论治纲领，系统归纳，扼要加注，纲目分明，层次清楚，是仲景原意活现，诚然如程郊倩所云：全论如"神龙出没，首尾相顾，鳞甲森然"，使学习钻研《伤寒论》者直蹈捷径，易于领悟。卷三"经方临证实践举要"选载杜氏多年运用《伤寒论》经方及理法治疗外感病及各科有关杂病的医案精华数十则，辩证精确，选方遣药运思巧妙，疗效不逊，发仲景本义，扬经方新用，对后学颇多启迪。卷四"医教生涯"，载文二篇，有全国著名作家所撰，有弟子所述。较为系统地介绍了杜氏医学之路，学术生平及主要成就等，其从初入医道，至成就医学大家之成功经验，足资后学者仿。卷五"师徒薪传启示"，收载了杜氏门徒及部分再传弟子对其所传之学的心得体会，从不同角度探讨了杜氏学术的渊源与特点，进一步阐发了杜氏之学，虽只能反映杜氏之学的一个侧面，但积土成山，积水成渊，由点而面，一则可补前卷因篇幅所限未能全收杜氏大著之不足，再则简卷览之，亦可领略其学术思想之梗概，且显示杜氏之学薪火相继之大势，此皆名师高足，一脉相承也。信杜氏之学，必有寿世，其传承脉络，对后学定有借鉴与启迪意义。

《杜雨茂奇难病临证指要》由人民军医出版社于2011年11月出版。

内容简介：本书所载病种106种，案例188例。以病证归类，中医病名为主，西医诊断明确者咸加注出，以便于参阅检索。案简而病繁，举案识病，终难概全，案叙扼要，思路幽玄，若不指明，领悟非易。

故每一病证之末，悉加按语，首揭斯病证辨治要领，以明临证大法，次析各案辨证依据，用药法度和经验，由博返约，自抽象而归具体。冀教人以活法，示人以规矩，临证之时有所借鉴。本书之旨，意在阐明奇难病证诊治大法，辨证用药思路及个人临证经验与心得，着眼于实用，致力于经验普及，广施仁术，惠及万民。

【遣方用药】

（一）秦艽藤梨汤

组成：柴胡 12 g，黄芩 9 g，制附片 9 g，藤梨根 30 g，木瓜 12 g，秦艽 9 g，当归 15 g，川芎 12 g，丹参 24 g，没药 7 g，桃仁 12 g，赤芍 15 g，益母草 30 g，乌蛇 5 g（研成细分冲服）。

功效：活血化瘀，祛邪通络。

主治：布鲁氏菌病等传染病，以关节疼痛、屈伸不利为主要表现，证属湿浊瘀血，阻滞经络者。

方解：该方为杜雨茂自拟方剂。杜雨茂结合日常行医的经验首次用此方治疗布鲁氏菌病，疗效佳。藤梨根为中华猕猴桃的根，多产于陕西，用量多在30 g以上。藤梨根性平，味甘、微酸；入少阴、阳明经，具有健胃、清热解毒、利湿的功效。善于祛风除湿、活血利尿消肿，适用于风湿痹痛、关节肿痛；秦艽、藤梨根、木瓜合用祛风化湿，舒筋活络，善除肢体肌表之邪；柴胡、黄芩清少阳阳明之热；当归、川芎、丹参、没药、赤芍、桃仁等活血化瘀定痛，当归长于活血而行滞，川芎辛香走散，为"血中气药"，两者为活血化瘀的经典配伍，既通滞祛瘀，又能活血止痛；生益母草一味，并且用量均在30 g左右以求重剂取效，其性辛凉微苦，归肝、肾经，以活血祛瘀、调经利水为突出功能，只要有瘀水并存情况均可用；乌梢蛇以搜风通络；附片以取其温阳通络之效，使诸类药物速达病所，更好地发挥作用。

（二）柴胡连翘汤

组成：柴胡 18 g，连翘 15 g，西洋参 8 g，党参 15 g，玉竹 12 g，炒黄芩 12 g，姜半夏 12 g，白芍 12 g，炙甘草 6 g，炒枳实 10 g，酒大黄（后下）8 g，知母 12 g，金银花 24 g，荆芥 10 g，桔梗 10 g，薄荷 6 g，鱼腥草 30 g。

功效：益气养阴，扶正达邪，和解清里，兼疏太阳。

主治:外感热病表现为太阳少阳合病者。

方解:该方为杜雨茂根据伤寒论原方小柴胡汤及连翘散化裁而来,方中以柴胡、连翘为君药,故称之为柴胡连翘汤。《药品化义》所载"连翘治血分功多,柴胡治气分功多",柴胡、连翘合用,加强其清热之功,黄芩入少阳而清热,连翘性味辛苦微寒,可入心、肺、三焦,具有清热解毒,佐入荆芥、银花、薄荷、鱼腥草等。取其辛散之性,藉辛散之力去邪退热,使邪有去路,得以发散,投之无不随手取效,又能助柴芩疏解太少外邪之力。如张锡纯所说:"按连翘诸家皆未言其发汗,而以治外感风热,用至一两,必能出汗,且其发汗之力甚柔和,又甚绵长。"实属卓见。知母气寒主降,苦以泻肺火,辛以润肺燥,玉竹益气养阴;枳实宽中理气,半夏辛通滑利,开结降逆;甘草,味甘,气平,性缓,无毒。入脾胃二经。和诸药,解百毒;养育二土,培植中州。上行宜头,下行宜梢。生用泻火热,熟用散表寒;桔梗解胸膈之结而上行;芍药利太阳膀胱,大黄祛邪外出,推陈致新;西洋参益气养阴,清热生津,党参益气生津,两者合用加强其益气养阴之功。

【医话与轶事】

(一) 针药合用疗疟疾

前人有"医者之学问,全在明伤寒之理""读仲景书、用仲景法,然未尝守其方,以为得仲景心"之论。"疟病"篇指出"疟脉自弦……弦紧者可发汗针灸也……以饮食消息止之"。此认为针灸治疗疟疾疗效确切,有时甚至优于药物治疗。饮食疗法和善后调养也有一定的意义。

曾治一 60 岁女性,患疟疾五日,每日一发,先寒后热,多汗头痛,恶心食少。曾服中药及西药奎宁等未效。诊其脉弦细,舌淡红、苔薄黄微腻,面痿黄,体瘦弱。而决定以针刺截疟,于当日疟疾发作前两小时刺大椎穴,针感指督脉下达配穴后谿,行捻转泻法,此日疟疾未作,次日照上法再针一次,疟未再发,后经饮食调养而康复。又一例患间日疟已二月余,虽经多方治疗无效。现形体瘦弱,头晕目眩,气短心悸,足胫软弱,舌淡红少苔,脉细无力。嗅及药味即恶心欲呕。杜师诊断此乃疟邪久羁,伤耗气阴,尤以阴血亏损为甚。且因久服截疟药物,戕伐胃气,已难接受药治,拟用食疗法,以扶正祛邪而缓

图之。令患者自炖食鳖肉(即甲鱼),每日一只。旬日后体力渐旺,胃纳渐佳,疟疾发作亦甚微;再进食一周而疟止。调养半月痊愈。

(二) 因人制宜治热病

"个体化原则"用之于指导临床,确有其异常之功用。中医理论认为:人体各自体质差异不同,诸多病邪侵犯不同的机体,自然会产生诸多不同的病证。虽然《黄帝内经》有言:"五疫之至,皆相染易,无问大小,病状相似……"但这只是症状的相似,究其病机、主症却不尽相同。所以中医讲究审因论治、辨证论治。

某年 2 月份,流感横行,不少人登门求诊。余观其病情,虽同为感冒,但病机、主症则不尽相同,所以施治亦不同,处方用药每从病人之个体差异考虑。如李某,男,56 岁,诊见发热(体温 38.9℃)恶寒,口渴,咽痛,舌红,苔薄黄,脉弦数,治拟白虎汤化裁,3 剂而愈。又一病人洪某,女性,36 岁,发热轻,恶寒重,自汗出,舌淡红,苔薄白,脉浮稍数,主以桂枝汤治疗,亦 3 剂而愈。另一病人,症见发热(体温 38.9℃),咳嗽,吐黄痰,咽干口渴,小便黄,舌红,苔黄,脉浮数,治以桑菊饮加减,服 3 剂遂愈。

关于用药,因于老、少、妇、幼,则用量与健康人不同,像苦寒之石膏、金银花,辛温之麻黄、桂枝,当应减量,处处应体现出中医诊疗的辨证施治及个体化原则。

(三) 五夺并非皆不可泻

《灵枢·五禁》曾言:"形肉已夺,是一夺也;大夺血之后,是二夺也;大汗出之后,是三夺也;大泄之后,是四夺也;新产及大血之后,是五夺也。此皆不可泻。"上述五夺皆属气血津液耗损,所谓精气夺则虚者,遵补虚泻实之常,禁用泻法理所当然。但临证时亦宜活看,不应胶柱鼓瑟。譬如有的病人虽已具五夺之一,但却因有实邪内留,屡用固补而正虚难复者,斯时若能洞察病之本源,主攻邪实,待邪衰之后转而扶正,则病多可治;若泥于"五夺不可泻"之禁,反会延误病情,甚至不可救药。

尝治一妇,年逾六旬,身体虽瘦而精神尚佳。一日忽感胃中不适,泛恶欲吐,进而吐血甚多,夹有食物,旋即人事昏沉,被急送某军医大学附属医院住院救治。诊断为"胃出血",给予止血及输血等对症治疗。血止神清,旬日未见复发,出院回家调治。

患者自止血之后即感头昏倦怠,胸脘胀闷,时微刺痛,食欲锐减,大便不畅,脉沉涩,舌淡而略暗,苔薄黄,面黄少华,体更羸瘦。延医治之,皆从大失血后血亏正虚论治,补血汤、八珍汤、归脾汤之属纷投无效,且食纳更减,进食日仅一二两(50～100 g),精力愈加不支。邀余诊视,脉症如上。此病人从病因来看显属"精气夺则虚"的虚证,为何用补而无效,其中必有蹊跷。深思良久,方悟此人失血之后,止之过急,离经之血未全排出,留滞胃脘而为瘀血,碍其受纳水谷化生气血之能,故血虚难复而成,实属虚实错杂之证。治此当先活血行瘀,乃予桃核承气汤化裁。处方:桃仁 10 g,红花 6 g,酒大黄 9 g,枳实 9 g,炙甘草 6 g,当归尾 12 g,三七 3 g。煎服 1 剂后,先下燥屎,继为黑色黏液腻便,随即脘腹胀减。再进 1 剂胀痛全消,胃口亦开,日进食四五两(200～250 g)。遂转用益气养血法,而以化瘀之法为佐。调理月余,康复如初。

【医案选介】

案一:董某,女性,51 岁。因关节疼痛伴时发热恶寒两年余就诊。

病史:既往因家中所养奶羊流产,因接触感染而发病。当时发冷发热,全身肌肉关节呈游走性疼痛,出汗。按照"重感冒""风湿性关节炎"治疗无效。后经县、省防疫部门确诊为"布鲁氏菌病",西医以抗菌药物联合治疗,两年多来,症状时轻时重,反复发作。

中医诊察:现在仍感全身乏困,倦怠,以致不能参加劳动,上下肢关节疼痛,尤以两膝关节为甚,时而恶寒发热,自汗,盗汗,头昏,气短,精神萎顿,食欲尚可,二便正常,黄带多,口唇淡白,舌质淡红,舌体微胖,边有齿痕,脉弦细无力。

辨证:据舌脉辨证应属顽痹。由气阴两虚,湿热余邪留滞所致。

治法:治宜"益气养阴,佐以肃清余邪"。

处方:黄芪 30 g,党参 15 g,白术 12 g,川芎 6 g,木瓜 6 g,麦冬 9 g,生地 12 g,鸡血藤 15 g,黄柏 9 g。二十剂,水煎,每日一剂,早晚分服。

服完第 1 个疗程后(20 日为 1 个疗程),自觉各症较前显著减轻,盗汗停止,能参加轻劳动,仍按原方治疗,第 2 个疗程结束后,除仅劳累后觉乏力外,其他自觉症状均已消失,参加正常劳动。一年后远期观察,自停药一年来一切恢复正常,参加正常劳动,无任何复发症状。

按语:病人全身关节肌肉呈游走性疼痛,似属行痹,若依常规治疗,当祛风通痹,佐以散寒除湿,然是类药物,多辛温刚燥,用之多伤阴耗气,助火损血。而本病病程久,现症:全身乏困无力,头昏气短,自汗盗汗较为明显,气阴两虚显而易见。分析其因,实由湿热毒邪日久不化,伤阴耗气,气虚则血行迟滞,推动无力,阴血亏则血少而黏,故瘀血内生,瘀血阻络,气滞不通,加之气阴皆虚,关节失养,发为疼痛;气虚表阳不固,故见恶寒;湿热留滞,发热自可缠绵,湿热下注则黄带较多,实非风邪所致,若照常法施治,将虚其所虚,产生不良后果。故以黄芪、党参、白术健脾益气,除湿固表。用生地、川芎、麦冬,养血滋阴,气阴双补,以治其本。佐以鸡血藤,养血和血,通络化瘀,引气血达于病所,营养关节;以木瓜舒筋活络,除湿清热,以黄柏之苦寒,既可燥湿,又可清热,合以共祛其邪。全方合用,气阴得补,湿热得除,络通痛止,故服 40 余剂,彻底治愈。

案二:朱某,男性,5 岁,2010 年 3 月 13 日发热。

病史:病人发热后在家自行口服退热药物后未见好转。第 3 天,病人面色潮红、口唇干燥、连续性咳嗽、咳黄痰、呼吸急促,夜休差,食纳差。体格检查:满肺湿啰音。辅助检查:血常规示:白细胞、中性粒细胞、C 反应蛋白均见明显升高,X 线片显示肺部大量阴影,病理学检查为支原体肺炎,故西医诊断为肺炎。给予口服抗生素和补液治疗,同时细菌培养。输液后 3 天,病人热退,但夜间又再次发热、多汗。

中医诊察:咳嗽、咳黄痰、呼吸急促,精神差,大便干燥难下,小便正常,舌质红,苔薄黄,脉沉细,尺脉尤甚,寸脉稍浮。

治法:豁痰宣肺为标,扶正驱邪为本,采用针刺与药浴并治。

具体方法:商阳穴(右侧)、鱼际穴(右侧),尺泽穴(右侧),大椎穴,行间穴(左侧),足三里(左侧)。操作:商阳穴(浅刺 0.1 寸,或点此出血),鱼际穴(短针于右侧鱼际穴压痛点处采用探刺手法),尺泽穴(右侧,点刺出血),大椎穴(右侧,以 1 寸短针行以捻转泻法),行间穴(左侧,以 1 寸短针行捻转泻法),足三里(左侧,以 2 寸短针行捻转补法),留针 30 分钟。然后进行中药药浴:麻黄 10 g,杏仁 10 g,生石膏

30 g，款冬 10 g，连翘 50 g，金银花 30 g，桔梗 20 g，薄荷 20 g，竹叶 15 g，甘草 6 g，荆芥穗 20 g，淡豆豉 15 g，共煎 5 分钟，放入备好温水中。

2010 年 3 月 29 日二诊：病人自诉针刺、药浴结束后，咳嗽、咳痰、大便秘结明显好转，痰较易咳出，色白较清稀，食纳可，夜休可，二便调。视其舌淡红，苔薄白，脉沉细。考虑患者年纪小，服用药物配合欠佳，再次给予患者针刺治疗和推拿治疗。针刺处方：鱼际（右侧），尺泽（右侧），太溪（右侧），行间（左侧），列缺（右侧），操作手法同前。推拿主要穴位：补脾经、补肾经、内关、中脘、足三里、肝俞、脾俞、肾俞等。操作顺序：从上肢、背部到下肢、腹部。时间 30 分钟。2 周后随访时，病人告知咳嗽、咳痰症状基本消失，无其他明显不适。

按语：针对这一疾病，首先，病人病程日久，邪毒传入气分与营分，毒邪侵袭肺部，肺热郁蒸，在外之邪则热身，在内之邪迫汗外出，邪热郁肺，肺失宣降，肺气郁闭，肺与大肠相表里，肺气不通则腑气不通，故出现发热大汗出、咳嗽咳痰、喘促不宁、大便干燥等症状。治疗上主要部位在于肺，累及到脾胃、大肠等部位，针灸治疗从肺脏入手。针灸处方由商阳穴（右侧）、鱼际穴（右侧）、尺泽穴（右侧）、大椎穴、行间穴（左侧）、足三里（左侧）组成，"泻鱼际，补尺泽"来自于皇甫谧的《针灸甲乙经》记载的泄肺方。鱼际为荥穴，五行属火，具有清泻及宣肺功效。尺泽为合穴，属水，清泄肺金之火，两穴均一左一右，为"左肝右肺"之意，共为君穴，共奏宣肺、清热、止咳、化痰之功。行间穴位，为肝经火穴，清泄肝火以护肾阴使其清泄而不伤本，足三里则取其培土生金之意可顾护人体之本。针刺后使患儿药浴，以白虎汤和银翘散，石膏大寒，胜热，味甘入脾主降，故以为君。知母气寒主降，苦以泄肺火，辛以润肺燥，故以为臣。甘草能土中泻火，为中宫舟揖，粳米，味温和，顾护胃气。银翘散中金银花、连翘均清热解毒、辛凉透表共为君药，薄荷、牛蒡子清热解毒作臣药；桔梗、竹叶、芦根主要用来退热、生津、止咳、止渴，三者共同用作佐药。此两方合共同清热解毒，驱邪外出。在此疾病中，运用针刺、药浴，完美的结合针对疾病的临床表现灵活运用，从而使疾病迅速得到控制，减少患者痛苦，进一步证实了外治法的可行性。

案三：姚某，男性，62 岁，农民，住城固沙河营公

社，1966 年 1 月 25 日，因我假期返家而邀诊。

病史：病人于 1 周前感冒，恶寒发热，头痛身痛，不思饮食，脘腹作胀。经某中医治疗，先用发汗解表之剂，得微汗而表证略轻。继之转为中午至夜间寒热往来，头痛，身痛，大便不畅，小便黄。又改用消导攻下之药，服后虽得大便 2 次，但各症依然未减。

中医诊察：就诊时病人仍诉有头昏痛，周身疼痛，脘痞胁满，脐腰胀痛，大便秘结，小便黄少，口苦，不思食，每日午后恶寒明显加剧，至夜间 8 时许发热，继之出微汗热退，晨起精神稍好，脉弦紧，两尺较有力，舌质略红，苔白，舌心及根部黄腻。

辨证：细审此证，初起乃系风寒夹食之证，治未得法，使积滞与热结于阳明，部分表邪又化热入侵少阳，以致形成三阳并病。

治法：治宜三经兼顾，宗大柴胡汤与桂枝汤合方化裁之。

处方：柴胡 12 g，黄芩 9 g，姜夏 9 g，桂枝 9 g，白芷 6 g，防风 9 g，藿香梗 6 g，白芍 9 g，枳实 9 g，大黄 9 g，生姜 4 片，炙甘草 4.5 g。一剂，水煎服。

二诊（1 月 25 日傍晚）：服上药后，当日寒热大为减轻，头痛身痛亦减，大便下老黄色粪便 1 次，便时肛门觉灼热，脘腹稍舒，但仍有痛感，思进米饮；诊其脉弦缓而有结象，约五七至一停，苔腻稍退。药已中病。三经之邪均有所衰减，但为何出现结脉，令人颇费踌躇。察其人病势减轻，精神好转，并未露正衰之败象，方知此表里邪郁，气机不畅，脉道一时不利所致，乃宗上方减去防风，桂枝改为 6 g，另加神曲 9 g，焦山楂 9 g。两剂，水煎服。

1 月 30 日三诊：服上药后饮食更增，除略感头昏及午后至夜有轻微之寒热外，余无所苦，脉弦而不见结象，舌苔变薄。乃处以小柴胡汤原方加桂枝 4.5 g，白术 9 g，以肃余邪而健脾胃。服两剂，遂至痊愈。

按：传变问题是伤寒辨证的重要内容之一，《伤寒论》在六经辨证的基础上，反复讨论传经及合病并病，原则性提示了外感热病的易变性和证候的复杂多样性。但临证者往往只注意六经典型证候，对号入座，按图索骥，而忽视传变及非典型证候，其结果轻则疗效不佳，重则甚或偾事。从案中分析，患者初起证候着眼点有二：一为"恶寒发热，头痛身痛"，二为"不思饮食，脘腹作胀"，前者为太阳风寒表证，医者易晓，后者则为兼夹宿食之辨证眼目，不容

忽视。证属风寒夹食,治当表散风寒,和胃消积。但前医不察,只予解表,毫未顾及兼夹之邪。宿食在里,最易致胃家积热化燥,且里气不和,则表不易解。部分表邪复化热入于少阳半表半里,故其证遂转为寒热往来,头疼身痛,大便不畅,脘腹作胀,小便黄。诸症之中,寒热往来,脘腹作胀,大便不畅等症于辨证最为吃紧,病机已露三阳并病之端倪。此时苟能审因析证,明其机转,挫其三阳之邪,病气可望迅解。但医者不知传变,滥用消导攻下之剂,冀获一效,反促津伤化燥,阳明腑实形成,导致三阳证候毕现。杜雨茂老师接手初诊,以其深厚的理论素养和丰富的临床经验,洞悉病因来路,从传变入手,揭示了患者三阳并病的面目,为正确地治疗奠定了基础。伤寒传变与感邪轻重、治疗当否、体质差异及有无宿疾等因素相关,本案提供了治疗失误与内有宿食导致传变的生动例证。

本案详细记载了一例伤寒三阳并病传变及证治的整个过程,体现出杜雨茂教授对外感热病传变的重视及并病证候的辨治技巧,是学习伤寒传变不可多得的参考资料。

附篇　名家论烈性传染病

1. 名家论流行性脑脊髓膜炎

流行性脑脊髓膜炎（以下简称流脑）是由脑膜炎双球菌引起的一种急性呼吸道传染病，多发生于冬春季节，患者以儿童为主。其临床主要表现为发热、头痛、呕吐、出血点及颈项强直等脑膜刺激症状。但是人感染脑膜炎双球菌后，发病者仅少数，多数表现为带菌状态或仅出现鼻咽部的轻度炎症。

在历史上，本病曾是危害人类极其严重的传染病之一，在 19 世纪初期，病死率曾高达 70%～90%，至 20 世纪 30 年代后，由于普遍应用磺胺类药物进行防治，病死率下降至 10%。近些年，我国采用中西医结合方法防治流脑，在流脑菌苗的研制和流脑疫情的预测、预报方面也取得显著成绩，从而使流脑的发病率和病死率有了显著下降，暴发型流脑的病死率已降至 5% 以下。

本病一般表现为散在发生，但当人群免疫水平低下、流行菌株发生改变或人口流动较大时，也可引起暴发或流行。目前，在我国各类法定传染病中，流脑每年的发病率与病死率仍占重要的位置，仍然是当前危害居民健康，特别是儿童健康的一种常见传染病，是各地冬春季防疫工作的重点。

一、流行病学特点

1. 传染源

带菌者和流脑患者是本病的传染源。流脑隐性感染率高，流行期间人群带菌率高达 50%，感染后细菌寄生于正常人鼻咽部，无症状不易被发现，而患者经治疗后细菌很快消失，因此带菌者作为传染源的意义更重要。

2. 传播途径

病原菌主要经咳嗽、喷嚏借由飞沫经呼吸道直接传播。因脑膜炎双球菌在外界生活力极弱，故间接传播的机会较少，但密切接触如同睡、怀抱等对 2 岁以下婴幼儿的发病具有重要的意义。

3. 人群易感性

人群普遍易感，流脑隐性感染率高。人群感染后仅约 1% 出现典型临床表现。新生儿自母体获得杀菌抗体而很少发病，在 6 个月至 2 岁时抗体降到最低水平，以后因隐性感染而逐渐获得免疫力。因此，5 岁以下儿童，尤其是 6 个月至 2 岁的婴幼儿发病率最高。人感染后产生持久免疫力，各群间有交叉免疫，但不持久。

4. 流行特征

流脑遍布全球，在温带地区可出现地方性流行，全年经常有散发病例出现，但在冬、春季节会出现发病高峰。我国曾先后发生多次全国性大流行，流行菌株以 A 群为主，自 1985 年开展 A 群疫苗接种之后，发病率持续下降，未再出现全国性大流行。近几年有上升趋势，尤其是 B 群和 C 群有增多的趋势，在个别省份先后发生了 C 群引起的局部流行。

5. 全世界流行现状

目前，全球流脑处于低流行态势，报告发病率降至历史最低水平，但是局部暴发时有发生。欧美地区国家亦经历了流脑的高发和流行，自脑膜炎球菌疫苗广泛接种后，流脑发病率大幅下降，流行高峰被削平。我国历史上 A 群流脑高发，发生过数次全国性大流行。1967 年，相关文献记载的流脑流行发病率高达 403/10 万，超过 304 万例发病，死亡病例超过 16 万，病死率为 5.5%。20 世纪 80 年代，我国 A 群脑膜炎球菌多糖疫苗研发成功。1984 年实施普遍接种 A 群脑膜炎球菌多糖疫苗策略。随着人们居住条件和卫生状况的不断改善，中国流脑发病率呈现逐年下降趋势。至 20 世纪 90 年代，流脑发病率维持在 1/10 万以下。

6. 发病机制

脑膜炎双球菌自鼻咽部侵入人体，由于脑膜炎双球菌的侵袭力不同,最终是否发病以及病情的轻重取决于细菌和宿主间的相互作用。细菌释放的内毒素是本病致病的重要因素。内毒素引起全身的施瓦茨曼反应,激活补体,血清炎症介质明显增加,产生循环障碍和休克。脑膜炎双球菌内毒素较其他内毒素更易激活凝血系统,因此在休克早期便出现弥散性血管内凝血及继发性纤溶亢进,进一步加重微循环障碍、出血和休克,最终造成多器官功能衰竭。细菌侵犯脑膜,进入脑脊液,释放内毒素等引起脑膜和脊髓膜化脓性炎症及颅内压升高,出现惊厥、昏迷等症状。严重脑水肿时形成脑疝,可迅速致死。

7. 临床表现

流行性脑脊髓膜炎潜伏期一般为2~3日,最短1日,最长7日。按病情可分为普通型及暴发型。其中普通型约占发病者的90%,普通型临床分为四期:① 前驱期(上呼吸道感染期):主要表现为上呼吸道感染症状,如低热、鼻塞、咽痛等,持续1~2天,但发病急,进展快。② 败血症期:多数起病后迅速出现此期表现,高热、寒战,体温迅速升高达40℃以上,伴明显的全身中毒症状,头痛及全身痛,精神极度萎靡。幼儿常表现为哭闹、拒食、烦躁不安、皮肤感觉过敏和惊厥。70%以上的患者皮肤黏膜出现瘀点,初起呈鲜红色,迅速增多、扩大,常见于四肢、软腭、眼结膜及臀部等部位。本期持续1~2日后进入脑膜炎期。③ 脑膜炎期:除败血症期高热及中毒症状外,同时伴有剧烈头痛、喷射性呕吐、烦躁不安以及颈项强直、凯尔尼格征和布鲁津斯基征阳性等脑膜刺激征,重者谵妄、抽搐及意识障碍。有些婴儿脑膜刺激征缺如,前囟未闭者可隆起,对诊断具有很大的意义,应注意因呕吐、失水等可造成前囟下陷。本期经治疗后通常在2~5天内进入恢复期。④ 恢复期:经治疗体温逐渐下降至正常,意识及精神状态改善,皮肤瘀点、瘀斑吸收或结痂愈合。神经系统检查均恢复正常。病程中约有10%的患者可出现口周疱疹。患者一般在1~3周内痊愈。由免疫复合物反应引起的表现,多见于病后7~14天,以关节炎较明显,可同时出现发热,亦可伴有心包炎。

二、中医对流行性脑脊髓膜炎的认识

中医认为流行性脑脊髓膜炎的病因主要是温疫邪毒,其发病大多暴急,传变迅速,卫气营血之间常无明显界限,而以热毒内盛、陷营动血、内犯厥阴为其常。若天行疫病之气已衰,或感之轻浅,则病情可见轻。本病过程中的演变趋向和病情轻重,主要决定于邪正相争的结果。如若正能胜邪者,其病情多较单纯,病程中变化较少,病情较轻,预后大多良好;反之,邪盛正却,正不胜邪,则病情多较险恶,病程中变幻丛生,预后严重。中医学虽无流脑病名,但根据本病的临床特征,应归于冬温、春温、风温及温疫范畴。在治疗原则和方法上应以"清热、解毒、养阴、透邪"为主,初得病无汗者,宜清凉透邪法,有汗者宜清热保津法;如高热谵语昏迷者,宜清凉保津解毒法;如高热便秘、昏迷、口唇干燥、舌苔黄厚者,宜消下救津法。

三、名医论治流行性脑脊髓膜炎

(一)仝示雨

河南省安阳市名老中医仝示雨先生认为流脑属于中医"春温"范畴,是一种发病急骤,病情险恶,流行性强的温毒之证。仝老按照卫气营血及三焦辨证分型论治,将流脑分为以下六型:

(1)卫分型　发热,头痛,头晕,鼻咽黏膜充血,分泌物增多,咳嗽,流涕,口渴,便秘,舌苔薄黄,脉浮数,治以辛凉解表,轻清宣气,方用银翘散合桑菊饮加减。若兼见恶心、呕吐可加竹茹;体温在38℃以上者可酌加生石膏、知母。

(2)卫气型　高热,面赤,头痛剧烈,颈项强,大汗出,渴欲冷饮,烦躁不安,舌苔黄燥,脉洪数,治以清热解毒,生津防痉,方用白虎汤合银翘散加减。

(3)气营型　壮热口渴,烦躁不宁,肌肤发斑,口腔黏膜充血,口唇疱疹,吐血衄血,舌绛苔黄,脉洪大,治以气血两清,方用玉女煎去熟地牛膝加生地元参方。若兼有消化道出血者,方用白虎汤合犀角地黄汤加味。

(4)逆传型　颈项强直,角弓反张,意识不清,谵妄昏迷,高热,脉数,应以"邪陷心包"论治,治以清心开窍,方用清宫汤送服安宫牛黄丸、紫雪丹或至宝丹。

(5)伤阴型　身热面赤,手足心热,口干舌燥,脉虚大,治以滋阴镇摄,方用救逆汤加人参。

(6)营血型　起病急骤,高热,头痛剧烈,呕吐频繁,眼神呆滞,舌绛苔焦或生芒刺,脉浮大而数,治以清瘟解毒凉血重剂,方用清瘟败毒饮。如有痉厥者可加用五虫粉(地龙、全蝎、僵蚕、蝉蜕、蜈蚣),成人每用 1.5～3 g,儿童酌减。

(二)汪受传

汪受传先生为南京中医药大学教授、主任医师、博士生导师,历任世界中医药学会联合会儿科专业委员会会长,中医药高等教育学会儿科分会常务副理事长,国务院学位委员会学科评议组成员,全国临床医学专业学位指导委员会委员,国家医师资格考试中医儿科学学科组组长,享受国家特殊津贴,曾任多届中华中医药学会儿科分会会长。

在治疗流行性脑脊髓膜炎上,汪受传先生认为:流行性脑脊髓膜炎属于中医风温、温疫之类。其病程经过基本符合卫、气、营、血的发展规律,同时具有肝经淫热的证候表现,重症者传变迅速,易出现逆险证候。

汪受传先生将治疗流脑分为三种类型:

(1)邪在卫气,早截其势 流脑病因是感受温疫时邪。病初,虽与一般外感热病之卫分表证相似,但往往头痛、项强、呕恶等肝经风热证象较为明显,并较快进入气分。若用药过于轻清,则难以遏其邪势。邪在肺卫,主方取银翘散,金银花、连翘用量宜偏大,常加葛根解肌达表,蔓荆子、菊花、钩藤清肝祛风,竹茹、黄芩清肝和胃。诊断明确,证情发展较快者,可早加生石膏、栀子、龙胆草类截其邪火。下述病例,初起病在卫表,治以辛凉解肌,次日似有转机,但终因病重药轻,热势枭张,改予清气解毒,辄而取效。

案一:丰某,女性,18 岁。急剧发热(体温39.5℃),畏寒,无汗,头胀痛,全身酸痛,喷射性呕吐2次而入院。刻诊:神识尚清,颈有抵抗,咽红,肤有瘀点数枚,舌苔薄白。有流脑密切接触史。查血常规:白细胞计数 14.5×10⁹/L,中性粒细胞百分比80%,淋巴细胞百分比20%。诊断为流脑。辨证为疫毒袭于肺卫,肌表不和,胃气冲逆,治以解肌清热,辟秽止呕。药用:金银花、连翘各 15 g,葛根、竹茹、大青叶、蔓荆子各 10 g,菊花、天麻、荆芥各 6 g,薄荷 6 g(后下),生姜 3 片。另:玉枢丹 4 g,分 2 次服。次日,汗出热降,头痛减轻,未呕吐,继予原方 1剂。第 3 日,身热又炽(体温 39.3℃),头痛如劈,烦

躁不宁,全身酸痛,疹点显露,舌苔黄,脉洪数,凯尔尼格征(+)。此为疫邪入气,肝火上炎。改予清气解毒,凉肝泻火。药用:金银花、连翘、大青叶各15 g,生石膏 30 g(先煎),山栀、黄芩、生地、龙胆草、牡丹皮各 10 g,天麻、菊花各 6 g,甘草 6 g。上方连服 2 剂,身热平,头痛解,项强舒,能起坐谈说。减其制,继服 3 日,痊愈出院。

(2)气营两燔,解毒泻肝 流脑患者气营两燔,邪火充斥肆虐,以清气凉营,泻火解毒治疗,常取清瘟败毒饮加减。但《疫疹一得》指出:"疫证循衣摸床撮空,此肝经淫热也。"肝属木,木动风摇,风自火出。流脑病人头痛如劈,呕恶频频,项强痉厥,昏谵躁动等症,无不与肝火上炎、肝木犯胃、热盛动风有关。汪受传教授从疫证肝经淫热证治角度提出用清瘟败毒饮加龙胆草。常在方子中伍入龙胆草、黄芩、山栀、生地、石决明等药物清泄肝火。若见火煽风动,频频抽掣,又配用羚角钩藤汤、紫雪丹之类。

案二:耿某,女性,22 岁。发热 1 日,头痛,呕吐,项强,渐至神志昏迷而急诊住院。刻诊:壮热无汗(体温 40℃),神识不清,手足躁扰不宁,两目红赤,肤有瘀点,便癃闭,舌红苔黄。凯尔尼格征(+),巴宾斯基征(+)。查血常规:白细胞计数 25.3×10⁹/L,中性粒细胞百分比为 93%,淋巴细胞百分比为 7%。诊断为流脑。辨证为邪入气营,肝火炽盛,热扰心神,治以清气凉营泻肝。药用:银花,连翘各15 g,黄连 3 g,龙胆草、黄芩、牡丹皮、赤芍、知母各10 g,生地 12 g,生石决明、生石膏各 30 g(先煎),生甘草5 g。一日 2 剂,每 6 小时灌服 1 次。另:玉枢丹4 g,分 2 次服。上方连服 2 日,高热降,神识清,躁扰宁,惟后枕部仍痛。上方减为轻剂,每日 1 剂,继服 4 日,痊愈出院。

(3)血热发斑,凉散可安 流脑热入营血,常以神昏、舌绛、动血为主要表现,并可呈现气阳虚脱证候。流脑出血,以肌衄为主,小者为瘀点,大者呈紫斑,可成片密布。斑疹系热盛迫血妄行,兼夹瘀滞,取凉血散瘀消斑治疗。

案三:姚某,男性,18 个月。起病 3 日,发热,头痛,恶食,前一日全身出现大量瘀斑及休克,在当地抢救,休克纠正后转来本院。查患儿意识清楚,颈强,全身皮肤密布瘀点、瘀斑,右下肢膝关节以下皮肤全部紫黑,右足枯黑。凯尔尼格征(+)、布鲁津斯基征(+)、巴宾斯基征(±)。查血常规:白细胞计数

$15.8×10^9$/L,中性粒细胞百分比为70%,淋巴细胞百分比为24%,单核细胞百分比为2%。诊断为流脑(暴发型)。辨证为热入营血,络伤血溢,治以清营凉血,活血散瘀。药用:板蓝根、玄参、生地、赤芍、当归、麦冬、竹叶各10 g,牡丹皮6 g,黄连、生甘草各3 g。服药2日,头痛、项强、发热已解,瘀斑色转红活。加重化瘀消斑,上方去板蓝根、竹叶,加紫草10 g,红花5 g。此方增损,连服十余日,瘀斑色渐转淡,范围缩小,右下肢正常肤色日渐向下延伸。后全身瘀斑尽退,惟右下肢瘀斑退至足部时,第4、第5趾已完全坏死,手术切除二足趾。共住院25日,痊愈出院。

(三)罗道揆

罗道揆先生为江西省名中医,从医五十多年,擅长治疗疑难疾病,挽救急危病人400例以上。其曾诊治过一例流脑暴发型败血症。

易某,男,11岁,1964年4月12日就诊。起病5日,发热肢颤,精神呆滞,昨日入院。检查:腋温36℃,呼吸21次/分,脉搏90次/分,血压80/60 mmHg。神识昏迷,干呕,消瘦呻吟,颈项有抵抗,两足呈弯曲状,凯尔尼格征阳性,腹壁反射消失。脑脊液化验:脑压较高,稍浑浊,细胞数$0.37×10^9$/L,中性粒细胞百分比为80%,淋巴细胞百分比为20%,蛋白试验阳性,糖2.78 mmol/L。诊断为流脑。给予磺胺嘧啶、青霉素、维生素、鲁米那、输液等。当日下午,病势加重,腋温上升至40℃,深度昏迷,口鼻出血,唇干裂起黑痂,皮下出血,斑块隐隐,遗尿,大便不通,灌肠后解下稀红血水,考虑为流脑暴发型败血症。因病势危险,而邀罗老会诊。壮热(腋温41℃),多汗,两手抽搐如循衣状,神识昏愦不识人事,不语不渴,口鼻衄血不止,唇上起疱,干裂有黑痂,齿燥,有酱色齿垢,口噤不能开,胸腹及下肢隐隐有大块赤斑,小便自遗,大便灌肠解血水,舌苔因口噤未见,脉洪数有力。此温邪由气入血,热甚动血,为春温险症。治宜大剂清热凉血,犀角地黄汤合化斑汤加减,药用:犀角(先煎)6 g,生地18 g,丹皮6 g,赤芍6 g,阿胶(另蒸兑)9 g,山栀9 g,玄参15 g,麦冬9 g,生石膏24 g,知母9 g,西洋参(另蒸兑)6 g,酒大黄6 g。水煎服,日夜各1剂。4月13日:服药2剂,无明显好转。家属认为无挽救希望,坚决要求出院。因动员其照原方买1剂回家试服,以冀万一。4月15日:其父来易方,服第3剂后,神

识略清,稍知人事,抽搐、遗尿已除,斑块透发而色转淡。惟仍壮热多汗,口渴引冷饮,唇干裂,口中起疱。此血热略减,透于气分,阳明邪热仍盛。原方去大黄,嘱服3剂。

4月20日:复来易方,据述热势大减,斑块已退。惟下午仍潮热谵语,精神不佳,食欲不振,大便仍燥。此邪热虽减,但津气大亏,腑滞未行。改用清热增液解毒之剂。犀角(先煎)3 g,生地12 g,熟地9 g,麦冬12 g,天冬9 g,黄芩6 g,山栀9 g,黄连3 g,玄参9 g,阿胶(另蒸兑)9 g,丹皮6 g,酒大黄6 g,金银花9 g。

4月24日:服3剂后,谵语已止,潮热亦除。改用滋阴补津法,用甘露饮、增液汤加减以善后,2个月后,已康复如常。

罗道揆先生认为本病有三大险症,一为衄血、便血与发斑、酱色齿垢等血热妄行症。二为神昏遗尿之心热肾涸症。三为痉厥抽掣如循衣状之津枯风动症。《温病条辨·上焦篇》16条自注云:"温邪郁肌肤血分,故必斑疹。"薛生白《湿热篇》33条说:"上下失血或汗血,毒邪深入营分,走窜欲泄。"叶天士《温热论》说:斑疹皆是邪气外露之象;发宜神清气爽,为外解里和之意。如斑疹出而昏者,正不胜邪,内陷为患,或胃津内涸之故。又说:"斑疹宜见而不宜见多。"又云:"齿为肾之余,龈为胃之络,热邪不燥胃津必耗肾液。且二经之血,皆走其地。病深动血,结瓣于上。阳血者色必紫,紫如干漆;阴血者色必黄,黄如酱瓣。阳血若见,安胃为主。阴血若见。救肾为要。"本病上下出血,斑疹弥漫不透,加之神志昏愦,故为邪毒内陷之险症。又因齿龈衄血如酱色,为血热妄行,劫烁肾阴之征。至于痉厥抽掣如循衣,不仅如《湿热篇》所说:木火同气,故热极生风致痉厥。且系津涸不能养筋,如《伤寒论》111条所述:"太阳中风,以火去发汗"之变症,阳盛则欲衄,阴虚则小便难,出现"循衣摸床"者,为津竭难治之症,辛热从血出,毒可外泄,且小便尚利,阴津尚存,有一线生机。故用大剂清凉滋阴法救治。用化斑汤清气分胃热,犀角地黄汤清心肝血热。随宜加阿胶滋血,西洋参益气,银花解毒,又用大黄行滞,山栀、黄芩、黄连清热,麦冬、天门冬、玄参、生地增液。不止血而血自止,不息风而抽自除。总以清热滋阴治其病之本源,病源既清,故能显效。再则按照常法,对危急、重病,多采用西医抢救,配合中药,以徐徐

发挥药效。然此病系在危急时出院,未用救急西药,纯用中药治愈,足证中药亦可救治急危疾病。

(四)屠揆先

屠揆先,师承家学,后开业行医。1956年后,历任常州市中医院内科主任、主任医师、副院长,中华全国中医学会第一届理事。

屠揆先先生认为流行性脑脊髓膜炎的发病原因是由于重感温邪,复受外寒所致。温邪为外寒所束伏,不能从外表达,乘机内窜,故大都发病不久,迅即转入昏迷重候。对此重症流行性脑脊髓膜炎患者的治疗,如果仅以辛凉解表,冀图邪从外达,为势所难及。只有以大量清热、解毒之剂,直抑其内陷之热,佐以芳香开窍,确保神明之府;君主之官,庶能转危为安。待症情稳定,再以辛凉解表达其余邪。此先治其内,后治其外的方式,与一般温病治疗的步骤稍有不同。但对病情较轻的病例,则不妨解表清里双管齐下。中药方面根据清热解毒,芳香开窍的原则,采用"普济消毒饮、银翘散、牛黄清心丸、安宫牛黄丸"等为主方,配合以化痰、镇痉及辛凉透表之品。

参考文献

[1] 魏承毓.流行性脑脊髓膜炎[J].预防医学文献信息,2002,8(6):764-768.

[2] 李兰娟,任红,传染病学[M].8版.北京:人民卫生出版社,2013.

[3] 邵祝军.流行性脑脊髓膜炎流行现状及防控形势[J].中华预防医学杂志,2019,53(2):129-132.

[4] 高濯风.中医治疗脑脊髓膜炎的经验介绍[J].中医杂志,1959(8):38-40.

[5] 马健.流行性脑脊髓膜炎的中医治疗概况[J].中医药信息,1989(3):42-45,30.

[6] 仝示雨.中医中药治疗流行性脑脊髓膜炎111例[J].河南中医,1982(5):23.

[7] 汪受传.流行性脑脊髓膜炎辨证治疗体会[J].辽宁中医杂志,1990(11):24-25.

[8] 孟跃,周根香.罗道揆治疗重症脑炎经验举隅[J].辽宁中医杂志,2008,35(2):287-288.

[9] 刘寿年,彭述宪.133例流行性脑脊髓膜炎分型和治疗[J].新中医,1975(6):32-34.

[10] 屠揆先.流行性脑脊髓膜炎的中、西医综合治疗及中药预防[J].江苏中医,1959(7):14-15.

2. 名家论流行性乙型脑炎

流行性乙型脑炎简称乙脑，又称日本脑炎，是由乙型脑炎病毒引起的以脑实质炎症为主要病变的中枢神经系统急性传染病。本病经蚊传播，常流行于夏秋两季，主要分布于亚洲。临床上以高热、意识障碍、抽搐、病理反射及脑膜刺激征为特征，病死率高，部分病例可留有严重后遗症。

一、流行病学

1. 传染源

乙脑是人畜共患的自然疫源性疾病，人与许多动物（如猪、牛、马、羊、鸡、鸭、鹅等）都可以成为本病的传染源。人被乙脑病毒感染后，可出现短暂的病毒血症，但病毒数量少且持续时间短，所以人不是本病的主要传染源。动物中的家畜、家禽和鸟类均可感染乙脑病毒，特别是猪的感染率高，仔猪经过一个流行季节几乎 100% 受到感染，感染后血中病毒数量多，病毒血症期长，加上猪的饲养面广，更新率快，因此猪是本病的主要传染源。病毒通常在蚊-猪-蚊等动物间循环。一般在人类乙脑流行前 1～2 个月，先在家禽中流行，故检测猪的乙脑病毒感染率可预测当年在人群中的流行趋势。

2. 传播途径

乙脑主要通过蚊叮咬而传播。库蚊、伊蚊和按蚊的某些种都能传播本病，而三带喙库蚊是主要传播媒介。三带喙库蚊在我国分布广泛，是最重要的蚊种之一，对人畜危害大。近年来，我国北方及云南先后从三带喙库蚊中分离到数十株乙脑病毒，是带病毒率最高的蚊种。在家禽的圈里，这种蚊最多，当它们叮咬感染乙脑病毒的动物后，病毒进入蚊体内迅速繁殖，然后移行至唾液腺，并在唾液中保持较高的浓度，经叮咬将病毒传播给人和动物。由于蚊可携带病毒越冬，并且可经卵传代，所以蚊不仅为传播媒介，也是长期储存宿主。

3. 人群易感性

人对乙脑病毒普遍易感，感染后多数呈隐性感染，显性与隐性感染之比为 1 :（300～2 000）。感染后可获得较持久的免疫力。病例主要集中在 10 岁以下儿童，大多数成人因隐性感染而获得免疫力，婴儿可从母体获得抗体而具有保护作用。

4. 流行特征

迄今为止，全世界共有 28 个国家或地区报告乙型脑炎，如马来西亚、缅甸、新加坡、菲律宾、印度尼西亚、中国、俄罗斯（远东沿海地区）、孟加拉国、老挝、柬埔寨、泰国、越南、印度等。我国是世界上乙脑发病最多的国家，除新疆、西藏外，其他省（市、自治区）均有乙脑的流行和发病报道，每年乙脑发病数占世界发病总数的 80% 左右，特别是河南、安徽、陕西、湖北、湖南、江苏、江西、海南等都是发病率较高的地区，这与我国地域广阔、水稻种植面积大、各地养猪较为普遍、三带喙库蚊等媒介分布广泛有密切关系。虽然我国乙脑疫区分布较广，发病数也较多，但我国的人群发病率不是最高。从我国以往疫情报告看，各年龄组均有发病，其中 1～10 岁儿童发病数占全国总病例的 90.56%，说明 <10 岁的儿童是发病的主要人群。近年来，由于儿童和青少年广泛接种乙脑疫苗，加上成年人的流动性增加，非疫区成人进入疫区，发病的年龄有上升趋势。如 2006 年我国山西省运城市乙脑暴发流行，成年人发病相对较多。2017 年夏季陕甘两省流行性乙型脑炎临床特征分析，该次乙脑疫情中患者年龄为 15～79 岁，也进一步印证了乙脑发病年龄有上升趋势。

5.世界流行现状

在 20 世纪的前半叶，乙脑主要在日本、朝鲜和中国等温带地区形成长期性的流行。日本和韩国由于采取大面积人群疫苗接种,目前病例已下降至每年 5 例以下。但 1969 年以后泰国、缅甸、越南、老挝、柬埔寨、马来西亚、印度尼西亚、印度、尼泊尔开始有较多的病例发生或流行。近年来,乙脑在尼泊尔的流行尤为严重,1997 年一次最大的流行,报告 2 336例,病死率为 24%。我国自 1968 年开始大面积接种灭活疫苗,1989 年开始接种减毒活疫苗,乙脑基本得到控制,但年发病人数仍有 10 000～20 000,其中不包括一些未住院的轻型病例。

6. 发病机制

带有乙脑病毒的蚊叮咬人后,病毒进入人体内,先在单核-吞噬细胞系统内繁殖,随后进入血液循环,形成病毒血症。感染病毒后是否发病及引起疾病的严重程度不仅取决于感染病毒的数量及毒力,还取决于人体的免疫力。当被感染者机体免疫力强时,只形成短暂的病毒血症,病毒很快被清除,不侵入中枢神经系统,临床上表现为隐性感染或轻型病例,并可获得终身免疫力。当被感染者的免疫力弱,而感染的病毒数量大及毒力强,则病毒可侵入中枢神经系统,引起脑实质病变。乙脑脑组织的损伤机制与病毒对神经阻滞的直接侵袭有关,致神经细胞坏死、胶质细胞增生及炎性细胞浸润。细胞凋亡现象是乙脑病毒导致神经细胞死亡的普遍机制,免疫反应的强烈程度与病情的轻重及预后密切相关。

7. 临床表现

乙脑的潜伏期为 4～21 天,一般为 10～14 天。

(1) 初期 为病初的 1～3 天。起病急,体温在 1～2天内上升至 39～40℃,伴有头痛、精神倦怠、食欲差、恶心、呕吐和嗜睡,此期易误认为是上呼吸道感染。少数患者可出现意识淡漠和颈项强直。

(2) 极期 病程的第 4～10 天,除初期症状加重外,突出表现为脑实质受损的症状。① 高热:体温常高达 40℃,一般持续 7～10 天,重型者可达 3 周以上。发热越高,热程越长,病情越重。② 意识障碍:表现为嗜睡、谵妄、昏迷、定向力障碍等。意识不清最早可见于病程第 1～2 天,但多发生于第 3～8 天,通常持续 1 周左右,重型者可长达 1 个月以上。昏迷的深浅、持续时间与病情的严重程度和预后成正相关。③ 惊厥或抽搐:发生率为 40%～60%,是病情严重的表现,主要系高热、脑实质炎症及脑水肿所致。表现为先出现面部、眼肌、口唇的

小抽搐,随后肢体抽搐、强直性痉挛,可发生于单肢、双肢或四肢,重型者可发生全身强直性抽搐,历时数分钟至数十分钟,均伴有意识障碍。长时间或频繁抽搐,可导致发绀、脑缺氧和脑水肿,甚至呼吸暂停。④ 呼吸衰竭:主要为中枢性呼吸衰竭,多见于重型患者,由于脑实质炎症、缺氧、脑水肿、颅内高压、脑疝和低血钠脑病等所致,其中以脑实质病变,尤其是延脑呼吸中枢病变为主要原因。表现为呼吸节律不规则及幅度不均,如呼吸表浅、双吸气、叹息样呼吸、潮式呼吸、抽泣样呼吸等,最后呼吸停止。此外,因脊髓病变导致呼吸肌瘫痪可发生周围性呼吸衰竭。脑疝患者除前述呼吸异常外,尚有其他的临床表现。小脑幕切迹疝(颞叶疝)表现为患侧瞳孔先变小,随病情进展而逐渐散大,患侧上眼睑下垂、眼球外斜,病变对侧肢体的肌力减弱或麻痹,病理征阳性。由于脑干受压,可出现生命体征异常。枕骨大孔疝(小脑扁桃体疝)的生命体征紊乱出现较早,意识障碍出现较晚。脑干缺氧,瞳孔可忽大忽小,由于位于延髓的呼吸中枢受损严重,患者早期可突发呼吸骤停而死亡。高热、抽搐和呼吸衰竭是乙脑极期的严重表现,三者互相影响,呼吸衰竭为引起死亡的主要因素。⑤ 其他神经系统症状和体征:多在病程 10 天内出现,第 2 周后就很少出现新的神经系统表现。常有浅反射消失或减弱,深反射先亢进后消失,病理征阳性,还可以出现脑膜刺激征。但婴幼儿多无脑膜刺激征而有前囟隆起。由于自主神经受累,深昏迷者可有膀胱和直肠麻痹,表现为大小便失禁或尿潴留。昏迷患者尚可有肢体强直性瘫痪,偏瘫较单瘫多见,或者全瘫,伴有肌张力增高。⑥ 循环衰竭:少见,常与呼吸衰竭同时出现,表现为血压下降、脉搏细速、休克和胃肠道出血。产生原因多为心功能不全、有效循环血容量减少、消化道失血、脑水肿和脑疝等。

(3) 恢复期 患者体温逐渐下降,神经系统症状和体征逐渐好转,一般患者于 2 周左右可完全恢复,但重型患者需 1～6 个月才能逐渐恢复。此阶段的表现可有持续性的低热、多汗、失眠、痴呆、失语、流涎、吞咽困难、颜面瘫痪、肢体强直性瘫痪或不自主运动,以及癫痫样发作等。经积极治疗大多数患者能够恢复,如半年后上述症状仍未恢复,则成为后遗症。

(4) 后遗症期 5%～20% 的重型乙脑患者留

有后遗症,主要有失语、肢体瘫痪、意识障碍、精神失常及痴呆等。

二、中医对流行性乙型脑炎的认识

流行性乙型脑炎,为感受乙型脑炎时邪引起,临床以发病急骤、高热、头痛、呕吐、项强,重者神昏、抽搐,甚至内闭外脱为特征。中医称为"小儿暑温",据其临床表现,尚有"暑风""暑痉""暑厥"等病名,"暑风"者手足搐搦而动,"暑痉"以项强或角弓反张为名,"暑厥"必见手足逆冷。流行性乙型脑炎的病因为感受乙脑时邪,邪毒从肌表而入,按温病卫气营血规律传变,热、痰、风相互转化为主要病机。暑邪初侵肺卫,表卫失和,可见发热、微恶风寒等症;暑邪迅速化火,传入气分,阳明热炽,则见高热、口渴、便秘等;暑多夹湿,若湿邪偏重,易困阻太阴,蒙闭清阳,可见脘痞、呕恶、便溏、嗜睡等。热毒内窜营分,陷于厥阴,闭阻心窍,引动肝风,则见高热、昏迷、抽搐三大主症,此即是热盛生风,风盛生痰,痰盛生惊,相互转化,互为因果,形成热、痰、风三证。邪毒深入营血,营血热炽,伤津劫液,阴分受伤,热伏于内,则见身热夜甚。痰热交结,深闭心窍,内动肝风,则见昏迷不醒,反复抽搐,血分有热,迫血妄行,则见皮肤发斑、衄血等。壮热日久,元气大伤,则可见呼吸深浅不均匀,节律不整,甚则正不敌邪,内闭外脱,而见面白肢厥,脉微欲绝。暑易耗气伤阴,邪正交争,病至后期常致气阴受伤,余邪留恋,热、痰、风不清,使病情迁延。若日久不愈,脏腑经络难以恢复功能,可致终身病残的后遗症。其辨证重在辨别病情的轻重,以及热、痰、风的变化。治疗以清热、豁痰、开窍、息风为基本治则。

三、中医各家对流行性乙型脑炎的认识

(一)王永炎

王永炎院士是中医内科学、神经内科学专家,中国工程院院士,中国中医科学院名誉院长,中央文史研究馆馆员。

王院士认为痉病是以颈项强直、角弓反张、筋脉拘急为主要表现的疾病。《景岳全书》记载:"痉之为病,强直反张病也,其病在筋脉,筋脉拘急,所以反张,其病在血脉,血液枯燥,所以拘挛。"

疫痉亦名痉瘟,始载于近代医家王松如先生所著之《温病正宗》一书,是以疫毒传染为患的时行疾病。与普通痉病不同,沿门合境,大小相同。疫痉之毒分为热疫、火疫、暑疫、风疫、寒疫、燥疫、湿疫之类,本病病位在脑,证候要素以热、火、暑、湿、毒为主。流行性乙型脑炎属于中医温疫范畴,以往中医常诊断为"暑温",尚涉及"温热痉""暑痉""湿痉"等,今将其与疫痉联系,可参照中医对疫痉的辨证论治进行治疗。疫痉是夏季感受暑热病邪而引起的一种急性热病,发病急骤,一般按卫、气、营、血的规律传变且多较迅速,初起即见壮热、烦渴、汗多等气分证候,且易伤津耗气,常有窍闭、动风之变。

王永炎教授认为,乙脑的基本特点可用"急""速""危""残"4个字加以概括,其病理变化,体现于热、痰、风,三者相互转化,又互为因果。热是产生风和痰的根本,表现为热盛生风,风盛动痰,痰郁热炽。其卫气阶段,临床表现以热证为主,气营两燔和热陷营血阶段则以风火痰瘀、灼伤血络证候为多见。乙脑最为主要的病因病机是毒损脑髓,疫毒侵入人体,集结于肌腠募原,繁衍蕴毒。待毒强邪盛之时,乘人体正虚于内,营虚脉气不足之时,营气不能护血抗邪,卫气不能固表防邪,三维防御系统失调,引起正气、营气、卫气不能互用,虚而不能抗毒,疫毒得以由募原玄府透达络脉、经脉、脏腑。其途径是由气及营,由营入血,或由津液入血,通过血脉或津液之道,泛游人体上下。上者以脑髓为主,因脑髓正气不足,营卫二气失调,不能束邪制毒,毒损血脑募原之藩篱,总以损伤脑髓为纲,一损脑之精质体,二伤元神之肌核,三阻断元神、神机、神经三维功能,造成脑髓表里上下广泛病变,故不能统帅于下之脏腑、经络、皮腠,其中以肺、胃、肝、肾受邪为要。毒犯于肺者,肺失治节,肃降无能,必生呼吸紊乱之态;毒进犯于肝,则出现疏泄机能障碍,肝气内变,生热化火,火动为风,风为动象,故见抽搐、拘急之态;阳明受邪,胃失和降,胃气上逆,故生恶心呕吐,邪毒内结,腑气不通,必见痞、满、燥、实、坚等腑实之候,病重伤及肾命,则气化动力乏源,必险情横生。心为毒扰,则神舍不宁,必见心动悸之象;乃至脏腑之气不相顺接致厥,甚而心阳暴脱,此为下不能应于上,导致上下神、魂、魄三维功能失调,督脉受累,故有头痛、抽搐、脊背反张、神昏、瘫缓等象,乃至病情危笃。

王教授认为乙脑在治疗上应该审因论治,解毒

为要。疫痉病急证险,病情变化迅速,因而医者必须掌握"必伏其所主,而先其所因"之理。"所主"者,致病之本也,本以脑髓病变为主,引发脏腑也相应发生病变为病之标,疫毒是本病之源。疫毒之中以热疫、火疫、暑疫、湿疫为病成之根,此即"先其所因"之义。所以辨证是关键,解毒泻火、育阴柔肝、益气敛阴、凉血活络、解痉宣窍、扶阳救逆是治疗常法。中医药的疗效优势在于早期介入——清解毒热,临床上不能墨守卫、气、营、血四个阶段的陈规来辨证论治,应从本病的特殊情况出发,不论在卫、在气或在营血均应以解毒为总则,在解毒的基础上进行辨证论治。

在治疗乙脑方面,王永炎教授将其临床主证分为:

(1)疫毒浸淫肺胃证 症见:发热,微恶风寒,头痛或头痛如裂,项稍强,神倦嗜睡,恶心,呕吐,舌质红,苔薄白或微黄,脉浮数或弦数。常用药:金银花、连翘、薄荷、大青叶、莲子心、芦根、葛根、板蓝根、夏枯草、淡竹叶等。

(2)暑热蕴毒夹湿证 症见:壮热烦渴,汗多溺短,脘痞身重,苔黄腻,或苔灰腻、中心黄腻,脉洪大或弦滑数。常用药:生石膏、知母、甘草、粳米、苍术、滑石、寒水石、薏苡仁、杏仁、竹茹、金银花等。

(3)邪毒燔灼气营证 症见:高热灼手,汗多气粗,口渴引饮,头痛,呕吐,烦躁不安,嗜睡或昏迷,时有谵语甚,或痉厥抽搐,舌红绛,苔黄或黑腻而干,脉洪数或细数。常用药:生石膏、知母、玄参、生地、连翘、金银花、黄连、大青叶、竹叶芯等。

(4)毒热内陷营血证 症见:高热稽留,入夜尤甚,神昏谵语,舌謇肢凉,反复惊厥,抽搐不止,或呼吸不畅,喉间痰鸣如曳锯,舌红绛,苔黑而干,脉细数。常用药:生地、石膏、石菖蒲、牡丹皮、羚羊角、钩藤、大青叶、板蓝根、莲子心、丹参、阿胶等,同时送服安宫牛黄丸或紫雪丹。

(5)气脱阴损风动证 症见:高热骤降或低热,午后较著,烦躁或神昏,时有抽搐,突然喘欲脱,呼吸不规则或抽泣样呼吸,舌红少津或古光红,苔剥脱,脉细数或微细欲绝,甚则出现面色苍白,四肢厥逆,冷汗淋漓。常用药:人参、麦冬、五味子、炙黄芪、附子、白芍、阿胶、干姜、知母、牡丹皮、炙甘草等。

(6)痰瘀阻滞窍络证 症见:神志呆钝,失语,精神异常,肢体瘫痪,面色苍白,舌淡或紫,脉细涩。

常用药:黄芪、当归、赤芍、桃仁、红花、石菖蒲、郁金、贝母、桑枝等。

(二)蒲辅周

蒲辅周先生精于内、妇、儿科,尤擅治热病,伤寒、温病学说熔于一炉,经方、时方合宜而施。在几次传染病流行时,他辨证论治,独辟蹊径,救治了大量危重病人,为丰富、发展中医临床医学做出了宝贵的贡献。曾任全国政协第三、四届委员。

在治疗乙脑方面,蒲辅周先生也总结了治疗流行性乙型脑炎的八法,认为治疗乙脑不可胶执一法、一方、一药。具体为以下八法:

(1)辛凉透邪 是治疗乙脑的主要方法之一。前人经验有风淫于内,治以辛凉,在卫汗之可也。温热病初起,邪未深入,总宜辛凉透发,使其热邪外达而愈。否则,滥用苦寒或香窜之品,必致邪遏郁不解,或引邪深入,贻误病情。邪在卫分可选用银翘散、桑菊饮加减;邪在气分,选用白虎汤加减;夹湿身重者,用白虎加苍术汤加减。

(2)逐秽通里 临床治疗乙脑,若邪尚在卫在气,应以宣透达邪而从表解为原则。若暑秽内阻,热结阳明,治宜芳香以逐秽,清下以通里,里通表自和。否则,热毒内陷,升降失司,三焦不利,诸窍闭滞。温病最怕表气郁闭,热不得越;更怕里气郁结,秽浊阻塞。就是说,当下则下,当通即通,随证施治,不可拘泥。可选用诸如安宫牛黄丸、紫雪丹、小承气汤、调胃承气汤等。

(3)清热解毒 暑热伤人,其性最烈,热甚化火,火极而为毒,乃暑温发展所致,治宜采用清热解毒法,急清其热,直泻其毒。临床应视热邪深浅,辨在营在血等,随证施治。可选用清瘟败毒饮、升降散、清营汤、清宫汤等。

(4)通阳利湿 必须注意临床上有湿热并盛、有热胜于湿、有湿胜于热等不同类型。治湿之法,宜用淡渗以通其阳,通阳不在温,而在利小便,即通阳利湿。临床可选用杏仁滑石汤、橘皮竹茹汤、宣痹汤、三石汤、《千金》苇茎汤等。

(5)清燥养阴 热性病初中期, 般则撤热以救阴,急下以存阴,选用白虎汤、承气汤之类。若津伤液耗,而致内燥,宜清凉甘寒之剂,才能收到养阴清燥之效。前人有"首用辛凉,继用甘寒"之法,即此意也。若手太阴暑温,发汗后,暑证悉减,但头微胀,目不了了,余邪不清者,用清络饮加减。若阳明温病,脉浮而促者,选用竹叶石膏汤加减。若暑邪久羁,睡不安,食不香,神昏不清,阴液元气两伤者,选用三才汤加减。以上三方,均可收到养阴清燥和余邪外达之效。

(6)镇肝息风 临床凡因壮热不解,邪窜心包,神昏谵语,手足抽搐,角弓反张,舌苔黄焦,或兼痰热壅闭,脉络不通而抽风者,治以清热化痰,常选用《局方》至宝丹或钩藤熄风散之类,热退痰清而风自熄。若热邪深入,津液被劫,或在少阴,或在厥阴,风动抽搐者,则选加减复脉汤或加生牡蛎、生鳖甲、生龟板之类阴复而风自平。若邪踞下焦,消灼真阴而为厥者,治以柔肝息风,选用小定风珠加减。若邪去八九,真阴仅存二,或因误表,或因妄攻,神倦瘛疭,脉虚气弱,舌绛苔少,时时欲脱者,治以育阴潜阳,选用大定风珠之类加减。

(7)开窍豁痰 暑邪攻心,痰涎蒙蔽心包,三焦受阻,内外不通,神志昏迷,卒倒不省人事。必须遵循"急则治其标,缓则治其本"的原则,先开窍豁痰,后以清热祛暑之法进行治疗。若因热闭内窍神志昏迷,谵语烦躁,治宜芳香开窍,以使深入的热邪透出,可选安宫牛黄丸或紫雪丹之类芳香开窍、清热解毒之品。若因浊痰闭塞,神志昏迷,手足抽搐,口流涎沫等症,治宜开窍豁痰,清热安神并用,可选牛黄抱龙丸加减。若因痰厥气闭,牙关紧闭不开,神志昏迷,手足抽搐,或吐泻者,治宜辛温开达,可选苏合香丸或玉枢丹之类,于芳香开窍之中兼有逐秽之意。

(8)生津益胃 热性病未有不灼伤津液者,治疗当以存津液为要。但是热性病末期,胃阴消烁,津液越亏,治以生津益胃,可收到泽枯润槁之效,临床选方用药,当视病情而定。若暑热伤气,可选用生脉散加减;若热伤胃阴,选用五汁饮加减;若体质素虚,或误伤津液,可选用增液汤加减;若阳明温病,下后汗出,或下后脉静,选用益胃汤加减。

(三)何炎燊
广东省名老中医何炎燊曾有治疗过一例典型重症乙脑患儿的医案:林某,男,16岁。1964年6月29日发热头痛,渴饮呕逆,次日即壮热神昏,某医院作流脑治,两日未效。7月1日来我院治疗,患儿高热40℃,面赤烦躁,谵妄狂叫,目赤唇焦,溲赤便秘,舌边尖绛起刺,中布黄厚燥苔,脉洪大滑数。在诊察之际,患儿面色突变,目窜上视,四肢抽搐,不省

人事,值班医生急针人中、合谷,注射苯巴比妥钠、青霉素,随即入院,由中医治疗。诊断:乙型脑炎(重型)。中医辨证:暑热充斥,气营同病。一方面是阳明腑气不通,一方面是热陷心包、火炽风生之候,予凉膈散合白虎汤荡涤热邪,至宝丹清心镇惊。患儿入院后,抽搐频繁,下午7时,中药已分次灌完,泻下黄秽稀粪,量中等,抽搐略减,当夜由深度昏迷转为烦躁谵妄,惊厥,体温仍高(40.3℃)。2日会诊,众议下后不可再下,改用泻火清营息风之剂,清瘟败毒饮加减和服紫雪丹2剂。4日,热稍降(39.5℃),谵妄略少,掐之有痛感,昏沉如故,仍时时抽搐,自第一日下后,未解大便,舌干绛,中心焦黑,脉弦滑数,用犀连承气合白虎汤清心胃,再下其热结。此后用竹叶石膏汤加减调理而愈,无后遗症,二十年来健康良好。

何炎燊先生认为阳明乃五脏六腑之海,居中土而万物所归,伤寒温热之邪皆可传入胃腑,既然"夏暑发自阳明",其热性又较伤寒温热为甚,热已经传经入脏腑,所以主张使用通腑泄热,让邪有去路的方法治疗重症乙型脑炎。叶天士提到"温病在卫汗之可也,到气才可清气,入营犹可透热转气。"所以何老使用了凉膈散合白虎汤荡涤热邪,配合至宝丹清心镇惊。何老的治疗更符合吴鞠通《温病条辨》中"面目具赤,语声重浊,呼吸具粗,大便闭,小便涩,舌苔老黄,甚则黑有芒刺,但无恶热不恶寒,日晡益甚者,传至中焦,阳明温病也,脉浮洪躁者,白虎汤主之""手厥阴暑温,身热不恶寒,神清不了了,时时谵语,安宫牛黄丸主之,紫雪丹亦主之"的理论。使用凉膈散合白虎汤荡涤热邪,泻热通腑,也起到了釜底抽薪之功。故患儿抽搐减少,温度略有下降。后来病情继续发展,热稍降,谵妄略少,掐之有痛感,昏沉如故,但还时时抽搐,而且自第一日下后,未解大便,舌干绛,中心焦黑,脉弦滑数,又出现了阳明腑实、气阴两伤的症状。因此,应用犀连承气汤荡涤肠胃,急下存阴,以免阴精耗绝,并继续用白虎汤清心胃,清解阳明气分之实热。最后患者逐渐好转,正如吴又可所说:"但得秽恶一去,邪毒从此而消,脉证从此而退。"患儿病情虽重,但救治及时,清热通脏得当,迅速让邪有出路,热病退却,所以患儿无留有任何后遗症。研究也表明泻下药可增加肠液分泌,扩大肠道容积,促进肠道蠕动,有利于毒素的排出,并可直接抑制细菌,降低毛细血管通透

性,减少炎症物质渗出,从而有利于控制炎症蔓延。在乙型脑炎救治中,下法可改善呼吸循环功能,迅速退热,控制抽搐,但是应注意在使用下法时要中病即止,顾护脾胃。

（四）江育仁

江育仁教授从事中医儿科医疗、教学、科研工作60多年。对小儿脾胃病及急性热病等有深刻的研究,尤其擅长于小儿麻疹、流行性乙型脑炎、疳证、哮喘、反复呼吸道感染、癫痫等疾病的诊治。他善于通过大量的临床实践,总结提炼,提出了在现代儿科学术发展史上有重大影响的"脾健不在补贵在运""流行性乙型脑炎从热痰风论治""小儿疳证分疳气、疳积、干疳证治""反复呼吸道感染不在邪多而在正虚"等具有创新意义的学术观点。

江育仁教授认为,卫、气、营、血是温病病机演变的普遍规律,但温病种类很多,各种温病又有其自身的特点,尤其"乙脑"的重型病例,发病急骤,往往起病即见昏迷、痉厥等营血症状,如一律沿用卫、气、营、血循序辨证似欠合拍。同时,也由于急性期与恢复期、后遗症期的病因病机未有统一的认识,形成阶段之间的割裂,缺乏对本病系统、整体的认识。为此,江育仁教授组织江苏省中医院儿科与南京市传染病医院协作,通过对"乙脑"121例急性期患者的系统观察,按中医理论分析认为符合温病中"暑风""暑痉""暑厥"的发病规律,暑邪为本病的主要病因,热、痰、风证为主要临床表现及辨证依据,内闭外脱是导致病情剧变和病死的重要原因,经临床治疗统计,以中医为主治疗的121例中病死率为0.6%,是乙脑同期病死率最低的一组。后又系统观察了135例恢复期和后遗症期患儿,治愈53%、有效44%、无效3%。根据"乙脑"在急性期临床所出现的高热、昏迷、抽风三大主症,恢复期、后遗症期的不规则发热、意识障碍、吞咽困难、失语以及强直

性瘫痪、震颤样抽动等症状,提出其临床主证可以用"热"（表热、里热、虚热）、"痰"（无形之痰和有形之痰）、"风"（外风、内风、虚风）三大证候来概括。急性期的热、痰、风证,以实证为主;恢复期及后遗症期的热、痰、风证,则以虚为主或虚实夹杂。江育仁总结的"从热痰风辨证治疗流行性乙型脑炎",1966年由国家科委在全国推广。

参考文献

[1] 李兰娟,任红.传染病学[M].北京:人民卫生出版社,2013.

[2] 刘楠,高永利,谢紫阳,等.我国流行性乙型脑炎临床流行病学研究现状[J].西北国防医学杂志,2019,40(6):362-370.

[3] 俞永新.流行性乙型脑炎的全球流行动态及控制策略[J].中国公共卫生,2000,16(6):567-569.

[4] 王永炎,王志国,张志斌.当代中医诊治疫病范例——疫痉[J].北京中医药大学学报,2005,28(5):66-71.

[5] 陈锐.蒲辅周乙脑治疗八法[J].中国社区医师,2012,28(29):11,20.

[6] 蔡玉仙,谢忠平.下法治疗乙型脑炎40例[J].中国中医急症2004,13(5):320.

[7] 涂晋文,董梦久,刘志勇.清热解毒法治疗重型流行性乙型脑炎42例[J].中医研究,2012,25(9):15-17.

[8] 温广伟,罗宝玲.何炎燊治疗重型乙型脑炎的临床体会[J].光明中医,2012,27(12):2406-2407.

[9] 韩新民,汪受传.江育仁对中医儿科的学术贡献[C].中华中医药学会.中华中医药学会儿科分会第三十次学术大会论文集.2013:4-10.

3. 名家论流行性出血热

流行性出血热是一种人兽共患疾病,它是由汉坦病毒引起的,以鼠类为主要传染源的自然疫源性疾病。根据流行病学调查,流行性出血热人群普遍易感,青壮年发病率较高,鼠类是其主要传染源,鼠向人的直接传播是人类感染的重要途径,病人多有与鼠类等宿主动物的血液、唾液、尿液、粪便及其污染物的接触史。流行性出血热的主要病理变化是全身小血管和毛细血管广泛性损害,临床上常以发热、出血、低血压、肾损害为临床特征,对人们的生命健康有着严重的危害。因为流行性出血热的病人发病后常可见不同程度的肾损害情况,世界卫生组织(WHO)在 1982 年又将其命名为"肾综合征出血热"。该病潜伏期多在 4～46 天,一般为 7～14 天,以 2 周多见,典型病例的病程发展有发热期、低血压休克期、少尿期、多尿期和恢复期的五期经过。临床上,大多数病例表现并不十分典型,可能会出现某期表现较为突出,或者其中一期较不明显而出现"越期"的现象,甚至有可能出现两三期重叠的情况。

一、流行病学特征

流行性出血热是一种世界范围内广泛分布的自然疫源性疾病,疫区遍布亚洲、欧洲、美洲、非洲,主要分布于亚洲,其次为欧洲和非洲。中国是全世界受肾综合征出血热危害最为严重的国家。据国家卫健委统计数据显示,中国流行性出血热的发病数占全球总发病人数的 90% 以上,年发病人数波动在 40 000～60 000 这一较高水平。自 1950 年以来,中国已报告超过 1650 000 例的流行性出血热患者,其中死亡病例超过 47 000 人。流行性出血热一年四季均可发病,有明显的高峰季节,以黑线姬鼠为主要传染源的发病高峰多为 11 月至次年 1 月,小高峰则在 5～7 月,而褐家鼠多在每年的 3～5 月份较为肆虐。

流行性出血热的病原是布尼亚病毒科的汉坦病毒属病毒。汉坦病毒进入人体后,可直接破坏受感染细胞的功能和结构,进而诱发固有免疫反应和适应性免疫反应,甚至引发炎症因子风暴。此外,汉坦病毒还可随血液到达全身,在血管内皮细胞、骨髓、肝、脾、肺和淋巴结等组织中增殖后再次释放入血引起病毒血症。研究调查显示,全球有 170 多种脊椎动物可自然感染汉坦病毒,在中国就有 50 余种动物携带此类病毒,它的主要宿主动物是啮齿类动物。在中国,病毒的宿主动物以黑线姬鼠、褐家鼠为主,鼠类携带病毒的排泄物等污染环境后形成气溶胶后可通过呼吸道感染人体。此外,还可通过消化道、接触、虫媒传播等渠道进行播散。流行性出血热人群普遍易感,感染人群多为青壮年,男女比例约为 3∶1,职业以农民和工人为主,农民占发病人群的 80%。近年来,流行性出血热在中国的总体发病率略有下降趋势,但全国监测点鼠密度/带毒率还是维持在较高的水平线上的,流行性出血热的预防及治疗仍不容忽略。

二、中医学对流行性出血热的认识

中医学认为,流行性出血热属中医瘟疫、疫斑、疫疹。流行性出血热的病因多为素体体虚,疫毒之邪趁虚而入,大多数病人起病急骤,卫气营血传变过程迅速,病情发展快速,温热毒邪传入人里,郁而化火,火毒炽盛,灼伤营阴,易导致气营两燔的情况。因此,流行性出血热的病因为疫毒为患,主要病机点在于热毒炽盛、营阴耗伤。

中医对瘟疫病的治疗主张"以驱邪为第一要义",主张尽早采取祛邪的方法,可采用开达膜原、清热解毒、泻下逐瘀等方法及时祛邪外出。由于流行性出血热传变过程较为迅速,常常在气分甚至卫分阶段邪热就已经波及营分,故强调治疗上要注重清气凉营,及时截断病情发展。在整个疾病治疗过程中,滋阴生津也是治疗流行性出血热的一个重要原则。"留得一分津液,便有一分生机",本病疫毒之邪性质温热,极易耗伤阴液,故治疗上应注意固护阴液。

三、名医论流行性出血热

(一)张学文

张学文,首届国医大师,全国著名中医内科学专家,在中医急症、中医脑病、温病学、疑难病等诸多研究领域均有着很高的学术造诣。在 20 世纪 80 年代,流行性出血热横行肆虐,张老及其团队经过10 余年的不懈努力,进行中医药防治流行性出血热的研究,研制出的"出血热预防片"在陕西省防治流行性出血热中取得了良好的效果。张学文对流行性出血热的研究主要包括以下几方面内容。

1. 内为体质之虚,外为温热病毒侵袭

张学文认为流行性出血热属于温病范畴,通过对其发病特点的分析,认为该病为内外因素相互作用所致,其病因是正气亏虚,复感温热毒邪,病机为热盛伤津、毒害营阴、毒瘀交结。《黄帝内经》有云"邪之所凑,其气必虚",《温疫论》亦云"本气充满,邪不易入,本气适逢亏欠,呼吸之间,外邪因而乘之",认为正气虚弱是感受温病的基本原因。清代吴又可提出"温疫之为病,非风、非寒、非暑、非湿,乃天地间别有一种异气而感",吴又可又将这种异气称为疠气。疠气,是一类具有强烈传染性的外感病邪,多经过口鼻、皮肤侵入人体而致病。《温疫论》有云"其年气来之厉,不论强弱,正气稍衰者,触之即病",由此可见,流行性出血热以正虚为本,疫疠之气乘虚而入为其外在因素。

2. 流行性出血热的三种发病形式

张学文认为流行性出血热的发病形式有三:一为卫分证候;一为气分证候;一为卫气同病。这与新感、新感引动伏邪、伏邪郁发有关。从流行性出血热的发病特征来看,大部分病人具有潜伏期,潜伏期为 4~46 天。病人临床表现不尽相同,可大致分为三类:第一类病人,病情较轻,病初可见畏寒重

而发热轻,伴有咳嗽、鼻塞、咽痛等卫分证候,出血症状不明显,符合中医学所说的新感温病。第二类病人,发病初起为发热、咳嗽等卫分证候,病情持续几天后突又出现高热,头痛,腰痛,皮肤泛红较明显,病情严重程度属于中型,与新感引动伏邪较为相符。第三类病人,起病急,病初起即有高热,体温可高达 39℃以上,颜面部、颈部、胸部发红,头痛、腰痛以及出血症状明显,伴有渴喜冷饮、烦躁等症,病情发展迅速,甚至出现神昏谵语、休克、尿闭等症,病情危重,可能为伏邪郁发。

3. 治疗应重视截断扭转

流行性出血热在发热期即疾病初期时,就应该重视截断扭转,加强清热解毒,重用抗病毒作用较强的药物,如板蓝根、连翘、山豆根、贯众等。张学文认为治疗流行性出血热,要遵循卫气营血辨证论治的治病原则,但不可拘泥于"入营才可凉血"的治疗方式,提出要及时凉血下血、急下存阴。在发热期,张学文善用解毒汤,方中重用板蓝根以清热解毒,石膏、连翘既可内清肺胃之火,又可疏散风热,还能辟秽化浊;而玄参、丹参、牡丹皮能够凉血散血,知母可清营阴之热,几者相合,可截断热毒转入营阴;竹叶、白茅根有清热利尿之效,可使热毒急下而出,白茅根又有生津作用,可起到生津存阴的功效。

4. 治疗重在清泄热毒,凉血止血

张学文认为流行性出血热多为疫毒之邪侵犯人体,疫毒之邪性烈,极易传热入里,其发病多为里热较重,常表现为高热口渴、小便短赤、大便干结。疫毒化热,燔灼营血,迫血妄行,又可见神昏谵语、皮肤斑疹、呕血、便血等症状,治疗上当以清泄热毒、凉血止血为主。张学文治疗流行性出血热常用清泄热毒之品,如生石膏、金银花、板蓝根、大黄等;同时常佐以清疏之品,如牡丹皮、生地黄等。临证加减方面,口渴可加芦根清热生津;大便干结常加大黄通腑泄热;皮肤斑疹加玄参、丹参、赤芍、大青叶等清热化瘀、凉血散斑;呕血、便血加地榆、侧柏叶凉血止血。

5. 治疗应重视存津液、保胃气、护肾阴

"温病最善伤阴",疫毒之邪性温热,易化热入里,热盛伤津,营阴耗散,气随液伤,甚至阴枯阳衰,形成厥逆等证,因此温病治疗始终要注意顾护津液。

"留得一分津液,便有一分生机",温热之邪易

伤津耗液，温病治疗中应重视保护阴精，滋阴生津。叶天士曾说"救阴不在血，而在津与汗"，温病治病在于生津增液，使得津液复以制衡邪热。汗为五液之一，发汗多则容易耗伤津液，故治疗温病有"温病忌汗"之说。张老治疗流行性出血热，常用生地黄、玄参滋阴生津，麦冬、五味子、炙甘草益气养阴、生津润燥。

《黄帝内经》云："胃者，水谷之海也，主禀四时，故皆以胃气为本，是谓四时之变病，生死之要会也。"李东垣也在《脾胃论》记载："元气之充足，皆由脾胃之气无所伤，而后能滋养元气。若胃气之本弱，饮食自倍，则脾胃之气既伤，而元气亦不能充，而诸病之所由生也。"这说明，胃为水谷气血之海，胃气的盛衰有无关系到人体生命活动的正常运行，临床上诊治疾病，应该要重视保护胃气，胃强则正气充足。在流行性出血热的治疗上，张老将护胃气贯彻到整个治疗过程中，特别是疾病恢复期，更是注重脾胃的护养，常佐以健脾和胃之品，如党参、白术、甘草、山药、粳米等。

流行性出血热发病与正气亏虚有关，疫毒之邪侵袭，伏邪郁里，热毒循经入肾，肾脏受损，开阖无权，封藏不固，肾阴受损，尿液不受控制，故可见少尿、多尿、尿闭等症状。治疗应注重固护肾阴，临床多用补骨脂、菟丝子、益智仁、何首乌、山茱萸、白茅根等补肾滋肾之品。

张学文强调，治疗流行性出血热应以卫气营血辨证为大纲，以"清热毒、保胃气、存津液、护肾阴"为核心疗法，重视截断扭转，清热解毒，凉血止血。另外，以中医药治疗流行性出血热的同时，不能忽视西医疗法，应该做到中西医配合治疗，保证病人的生命安全。

（二）周仲瑛

周仲瑛，国医大师，全国老中医药专家学术经验继承工作指导老师，第一批国家非物质文化遗产项目"中医诊法"代表性传承人之一，擅长诊治外感热病、疑难病症，主张辨证当首重病机，首倡脏腑病机证素辨治。周老深入流行性出血热疫区十余年，提出"三毒""病理中心在气营"的理论，形成"瘀热病机"学说，对于流行性出血热的治疗已经形成较为系统的论治方法。

周仲瑛治疗流行性出血热已有几十年的临床经验，他认为流行性出血热是由于素体正虚，复感温邪疫毒所致，其病理中心在气营，病机在于热毒、瘀毒、水毒为患，治疗上应以清瘟解毒为主要原则，同时要注意固护阴液，还要根据各个病期的具体情况进行相应的辨证论治。

1. 流行性出血热"三毒论"

周仲瑛通过十余年来对流行性出血热的深入研究，认为其病因是感受温邪疫毒，进而酿生热毒、瘀毒、水毒，"三毒"几乎贯穿病变的整个过程。发热期、低血压休克期以热毒、瘀毒为主，少尿期以瘀毒、水毒为主，多尿期、恢复期则为正气亏虚，余毒未尽。少尿期是流行性出血热病人死亡率最高的时期。针对流行性出血热少尿期，周老认为其病机核心是瘀热水结，病机特点为"三实一虚"。"三实"是指热毒、瘀毒、水毒互结，"一虚"是指阴津耗伤。周仲瑛认为，流行性出血热的基本治疗原则应是清瘟解毒，病情危重的少尿期则当治以泻下通瘀，兼以滋阴利水。在"三毒论"的理论基础上，周仲瑛结合承气汤、猪苓汤等中医经典名方，创制了泻下通瘀合剂用于本病的治疗。该方由大黄、芒硝、枳实、麦冬、生地、猪苓、白茅根、桃仁、牛膝等组成，全方起到泻下通瘀、滋阴利水的功效。方中大黄泻下通腑、逐瘀荡结，芒硝软坚润燥、泻下攻积，枳实苦降下行、破气消积，桃仁活血祛瘀、润肠通便，以上药物相互配合，泻下通瘀之力更甚，起到涤荡"瘀毒、热毒"的功效。此外，猪苓性平，味甘淡，重在利水消肿、渗湿，白茅根又可清热利尿、凉血止血，两药相伍，清热利尿之效倍增，可引热邪从下路而走，以起到疏泄"水毒"的作用。生地性甘苦寒，麦冬甘苦微寒，二药相伍，既能泻火而凉血生津，又能清热润燥滑肠，一泄一生，可有"增水行舟"之效。方中药物相互配合，泻下瘀浊，滋阴利水，可起到"三毒并治"的效果。

2. 气营两燔是流行性出血热的基本病理特征

周仲瑛经过多年的临床实践经验总结，认为流行性出血热虽有卫气营血传变的一般规律，但其病情发展变化极为迅速，常常在气分甚至于卫分阶段，邪热已波及营分，甚至出现重叠兼夹、两证并见的情况，而气营两燔基本贯穿于病程的大部分阶段，故其病理中心在于气营。周仲瑛认为气营炽热是辨治疫斑热的关键所在。他认为流行性出血热发病后可迅速出现气营两燔证并且气营两燔基本贯穿发热期、低血压休克期和少尿期这三个阶段，若能及时进行干预治疗，往往可以阻止病情的进一步发展。因此，在整个疾病的辨证论治中，必需紧扣基本病机，治疗上应以清气凉营为主，及时控制热毒，防止病情进一步传变。针对气营两燔的基本病机，周老提出了清瘟解毒的基本治疗方法，临床上常运用清气凉营的药物，常见的药物有大青叶、金银花、知母、生石膏、赤芍、大黄、白茅根等。此外，周仲瑛还结合具体病情，根据各个病期的不同病理特点，提出了不同的治疗大法。

3. 发热期当治以清气凉营法

周仲瑛认为，不必拘泥于"到气才可清气"的温热病气分证的治疗原则，在发热期就可治以清气凉营法，到气即可气营两清，当病人出现面红、肌肤斑疹隐隐、舌红等热传营分的先兆，即可清气与凉营并行，在方中加入凉营之品，及时控制高热，尽早阻止病势进一步向内传变，提高治疗效果。同时，周仲瑛深受叶天士影响，认为"入营犹可透热转气"，治疗流行性出血热发热期的处方中亦需加入清热透解之品，使营分之热转出气分而解。故周仲瑛在流行性出血热发热期常以大青叶、金银花、知母、生石膏、青蒿、大黄、白茅根、赤芍等药物组合成方，并根据病人具体病情随证加减。

此附上医案一则：李某，男性，34 岁，4 天前突起发热（体温最高时达 39.8℃），畏寒，头痛，腰痛，眼眶痛，浑身酸痛，神疲乏力，食欲不振，口干口渴，腹胀腹痛，大便两日未解。诊断为流行性出血热发热期。刻下：意识清楚，神疲乏力，面色潮红，腹胀腹痛，球结膜充血水肿，V 形胸，口腔黏膜及腋下出血点密集，舌质红绛，苔黄干燥，脉细滑数。周老治予清气泄热，凉营解毒。方药组成：大青叶 30 g，生石膏 50 g，金银花 30 g，知母 15 g，赤芍 15 g，生大黄 10 g（后下），白茅根 30 g。

药后 2 小时病人身出微汗，体温开始下降，解稀便 3 次，26 小时后体温降至正常，服药 5 剂，恶心、呕吐消失，食欲渐增，尚有口干口渴，尿量增多，继以养阴清余热之剂调治，1 周后诸症均除。

4. 低血压休克期当治以开闭固脱法

周仲瑛认为，病情发展到低血压休克期是因为热毒炽盛，易耗伤营阴，气随液伤，附加瘀毒阻滞，气机不畅，气不外达，最后导致阴阳不相交接，出现厥证、闭证，甚则由闭转脱。根据低血压休克期的

病因病机及症状表现，周仲瑛认为此阶段要注意分辨闭证、脱证。在闭证阶段，当以清热宣郁、行气开闭为主，常用清热、行气之品，如柴胡、石膏、大黄、枳实、知母、石菖蒲、黄连、连翘等。如果出现内闭证候明显的病人，还可以加用安宫牛黄丸以清热解毒开窍。如果热毒过盛，导致气阴两伤，出现厥脱之势，应当以养阴增液、益气固脱为主，常用药物有西洋参、麦冬、五味子、炙甘草、山茱萸、龙骨、牡蛎等。周老还认为，瘀毒也是低血压休克期重要的病理基础，在此阶段还应配合行气活血的药物进行治疗，可在辨证论治的基础上，酌情加用牡丹皮、枳实、丹参、赤芍、川芎等活血化瘀之品。

5. 少尿期当用泻下通瘀法

流行性出血热的病人病情发展至少尿期时，概因温邪入里，热毒传及营血，热与血结，热郁血瘀，瘀热内结，壅堵下焦，肾与膀胱气化不利，进而瘀热与水毒互结，以致"血结水阻"，故而出现少尿甚至尿闭的情况。周仲瑛在治疗流行性出血热少尿期时，常治以泻下通瘀法，以疏泄下焦瘀热水毒为主，临证常用大黄、芒硝、麦冬、生地黄、猪苓、桃仁、牛膝等药。

6. 出血者宜凉血化瘀止血

流行性出血热中医又称之为"疫斑热"，卫分证候较短，容易热入营分，燔灼营血，迫血妄行，出现皮肤斑疹、咯血、便血等出血症状。周仲瑛认为，此时应及时清热解毒，凉血散血，清血分之热，化血中之瘀，由此来达到活血止血的目的。临床上常结合个体病情的特点，通过辨证论治，适当使用水牛角、牡丹皮、赤芍、生地黄、丹参、白茅根、山栀等清热凉血的药物。

7. 各个病期均应注意固护津液

周仲瑛结合流行性出血热的发病特点，认为治疗过程中必须注意养护阴津。吴又可有云"疫乃热病也，邪气内郁，阳气不得宣布，积阳为火，阴血每为热搏"，也提示温疫治疗过程中需注意固护阴液。由于每个疾病阶段的具体病机并不完全相同，因此需在辨证论治的基础上酌情选用养阴生津的药物，临床上常见有北沙参、麦冬、石斛、玄参、西洋参、阿胶、生地、芦根、龟甲、鳖甲等。

（三）刘仕昌

刘仕昌，广东省名中医，全国继承老中医药专

家学术经验指导老师,1994 年被遴选为"全国抢救 100 名中医药专家学术经验"的专家之一。刘仕昌擅长治疗温病、中医内科病,对温病学说有很深的造诣,在临床实践中对流行性出血热的治疗颇有见解。

1. 毒热挟湿为其病机

刘仕昌认为流行性出血热的病因为温疫热毒,其病机为毒热挟湿。概因岭南地域气候炎热,雨湿偏盛,外界湿热之邪较盛,当人体正气不足时,温疫热毒乘虚而入,湿热内蕴而发病。温疫热毒性烈,传变迅速,极易化燥伤阴,故病邪很快传入气分,出现气分热炽;热毒不解,传变迅速,可深入营、血分,故见气营两燔。如疫毒内陷,深入下焦,耗伤肾阴,肾阴枯涸,可致少尿、尿闭等;若阴损及阳,下元不固,则可见多尿。

2. 治以清热解毒祛湿为本

刘仕昌认为岭南地区的流行性出血热,治疗要以清热解毒祛湿为本。该病初起症见发热,恶寒,头痛,恶心欲呕,纳呆,腹胀,皮肤斑点隐隐,舌红苔黄腻,脉数,此为邪在卫气,治宜清气解表,泄热解毒,临床上常用银翘散合白虎汤加减治疗。当气分热毒不解,传入营血,气血两燔,多表现高热不退,面如醉酒貌,烦躁不安,甚则神昏谵语。皮肤出血点或紫斑,或吐血、便血等,舌红绛,苔黄腻,脉数,治宜清热解毒,凉营止血,临证常用清瘟败毒饮加减。

3. 后期治宜清余热、补气阴

刘仕昌认为本病后期毒热内蕴,耗伤营阴,津液亏损,治疗上应重在清余热、补气阴。流行性出血热疾病进展到多尿期时,常表现神疲乏力,低热,口干,尿频,量多清长,舌红,苔白腻,脉细数,治疗上应以清除余热、养阴生津为主要原则,临床常用茵陈、知母、墨旱莲、黄芩、天花粉等药物。病至恢复期时,身热已退,斑疹隐退,刘老主张治疗要重在补益气阴,方用沙参麦冬汤加减,基本药物常见太子参、沙参、麦冬、天花粉、生地黄、石斛、甘草等。

(四)邓世发

邓世发,四川省名老中医,全国第二批五百名老中医药专家带徒导师,擅长治疗中医疑难杂症,对治疗流行性出血热有着独到的见解。

邓世发认为,流行性出血热属于中医温病学疫毒发斑、瘀血为患的范畴。温热疫毒侵袭人体,循

着经脉内传脏腑,郁而化热,熏灼血液,血行不畅,瘀积不行,形成血瘀,因而此病发病机制在于瘀血为患。在治疗方面,邓老基于唐容川"故凡吐衄,无论清凝、鲜黑,总以祛瘀为先"的治疗原则上,认为流行性出血热以血瘀为主要病机,治疗应首选活血化瘀,他创制以活血化瘀法来治疗流行性出血热的基础方,方药由牡丹皮、赤芍、郁金、当归、川芎、丹参、生地黄、墨旱莲、白茅根、大黄等药物组成。方中牡丹皮、赤芍凉血散瘀,郁金、川芎行气活血化瘀,当归、丹参补血活血,祛瘀生新,几药相合,起到"祛瘀生新而不伤正"的效果,生地黄、墨旱莲化瘀止血、养阴生津,大黄攻下,可使清泄血毒瘀血,白茅根又养阴生津,利尿止血而不伤阴。全方起到活血化瘀、凉营生津的功效。另外,邓世发结合流行性出血热的临床特征,按温病卫、气、营、血辨证将其分为热毒在卫、热炽气分、热灼营阴、热盛动血、正气虚脱、肾阴枯涸、元气耗伤等证型,对流行性出血热的中医辨证论治进行了较为系统的梳理。治疗上根据证型变化,以此活血化瘀的方药为基础,随证加减:热毒在卫者,常加辛凉清解之品透邪外出,如金银花、连翘等;热炽气分者重在清气分热,可加生石膏、知母等药;热灼营阴者应注意清热凉血,常加麦冬、玄参等凉血养阴之品;热盛动血者可加大黄、芒硝荡涤瘀热;正气虚脱要注意养阴生津、益气固脱,可加用生脉散;肾阴枯涸应当重用生地黄、大黄、麦冬、玄参等以起到攻下逐瘀、增水行舟的作用;元气耗竭者则要注意扶正培元,可在基础方中加用白术、山药等益气培元之品。

参考文献

[1] WU J, WANG DD, LI XL, et al. Increasing incidence of hemorrhagic fever with renal syndrome could be associated with livestock husbandry in changchun, northeastern china [J]. BMC Infectious Diseases, 2014, 14:301.

[2] JIANG H, DU H, WANG LM, et al. Hemorrhagic fever with renal syndrome: Pathogenesis and clinical picture [J]. Frontiers in Cellular and Infection Microbiology, 2016, 6:1.

[3] JIANG H, ZHENG X, WANG L, et al. Hantavirus infection: A global zoonotic challenge

[J]. Virologica Sinica, 2017,32(1):32-43.

[4] SCHMAL JOHN C, HJELLE B. Hantaviruses: Aglobal disease problem [J]. Emerging Infectious Diseases, 1997,3(2):95-104.

[5] 王芹,李建东,张全福,等.2014年全国肾综合征出血热监测总结和病情分析[J].疾病监测, 2016,31(3):192-199.

[6] 华华,陈淑红,杨明,等.2007-2016年黑龙江省肾综合征出血热疫情分析[J].现代预防医学, 2017,44(22):4033-4035.

[7] 张志强.西安中药厂生产的"出血热预防片"在陕西防治出血热中发挥了有效作用[J].临床荟萃,1987,5(5):230.

[8] 刘陕西,张学文.卫气营血辨证在流行性出血热治疗中的应用[J].陕西新药,1977(2):31-35.

[9] 刘绪银,张宏伟.国医大师张学文临床经验传承集[M].北京:人民卫生出版社,2014.

[10] 郑志攀,叶放,朱垚.基于辨证思维探讨周仲瑛教授对流行性出血热病机辨治方法[J].南京中医药大学学报,2017,33(2):180-181.

[11] 郑志攀,周仲瑛.基于流行性出血热探讨周仲瑛辨治外感热病的学术特点[J].中医杂志, 2017,58(1):14-15,37.

[12] 陈锐.周仲瑛流行性出血热治验[J].中国社区医师,2012,28(38):19.

[13] 郭立中,金妙文,王志英,等.周仲瑛教授防治病毒感染性疾病学术思想探析(一)[J].南京中医药大学学报,2010,26(6):401-403.

[14] 王志英,周学平.周仲瑛教授治疗病毒感染性高热撷菁[J].辽宁中医杂志,1995(1):12-13.

[15] 史志云.刘仕昌教授治疗流行性出血热经验[J].新中医,1994(8):13-14.

[16] 龚昌奇.邓世发治疗流行性出血热的经验[J].四川中医,2013,31(2):21-22.

4. 名家论麻疹

麻疹是由麻疹病毒引起的病毒感染性传染病，在我国法定传染病中属乙类传染病，好发于冬、春二季，易在人口密集而未普种疫苗的地区流行。麻疹病毒属副黏液病毒，通过呼吸道分泌物飞沫传播。临床上以发热、上呼吸道炎症、皮肤出现红色斑丘疹和颊黏膜上有"麻疹黏膜斑"，持续时间3～4天，压之退色，按其出疹先后顺序逐渐消退，疹退后遗留色素沉着伴糠麸样脱屑为特征。出疹早期可在病人鼻咽部分离出病毒，出疹2～3天可在病人血液中检测到麻疹抗体。一般认为出疹前的2～3天至出疹后4天为麻疹传染期。常并发呼吸道，如中耳炎、喉气管炎、肺炎等，甚至麻疹脑炎、亚急性硬化性全脑炎等严重并发症。

一、流行病学特征

麻疹的流行呈典型周期性，随着麻疹疫苗在世界各国的广泛应用，许多国家有效地控制了麻疹流行。2018年11月29日，WHO发布了关于麻疹发病率激增是由于免疫覆盖率下降的报告，指出2017年全球麻疹死亡人数激增，其中大多数是5岁以下儿童。美洲、东地中海区域和欧洲的病例明显增加，各地区都暴发了疫情，特别是在已经实现或接近消除麻疹的国家。在中华人民共和国成立初期，麻疹报告发病率波动平均在766/10万人，尤其是1959年我国发生了麻疹大流行，大概有900万人感染，其中导致26万人死亡。1965年，我国开始接种麻疹疫苗，麻疹疫苗接种率逐年提高，发病水平呈持续下降趋势，1987年后我国麻疹发病率一直控制在10/10万人左右，病死率也由10/10万人降低至0.1/10万人。但由于我国地域广阔，人口众多，各地工作发展极不平衡，麻疹控制工作仍处于不稳定状态，尽管麻疹控制工作取得一定的进展，但麻疹疫情形势仍较为严峻，尤其是出现婴幼儿发病率增高的现象。

二、中医对麻疹的认识

麻疹在我国作为一种古老的传染性疾病，中医称"麻毒"，亦称"痧疹"，属中医学"温病"范畴。对麻疹病名最早的解释见于元代滑寿所著《麻证全书》："麻字无疾，披麻即麻，如麻之一片，以形名病，内中不言脉象，因此证童稚最多……"即"麻"是以形态命名的疾病名称，儿童发病较为多见。历代医家在长期的医疗实践中，形成麻疹病因的三种学说——"胎毒"学说、"胎毒外邪"学说、"天行疠气"学说。胎毒内蕴，外感天行时气，内外相因，从内而发，因而发病。麻疹毒邪侵入肌体先从口鼻，而肺开窍于鼻，又因肺为华盖，故麻邪为病初始为肺经病，表现为发热咳嗽、鼻塞流涕等一系列肺经之证。有中医学者认为麻为阳毒，根据麻疹"麻不厌透""麻喜清凉"的特性，所以治疗麻疹主张"以透为顺，以清为要"原则。透发、解毒、养阴是治疗麻疹的三大治法。麻疹以外透为顺，内传为逆。若体质强壮，治疗及时得当，外邪从机体向外透发，则为顺症，这就是上焦肺经所感麻邪，内传中焦脾胃，内外感邪，邪正相争，疹毒外发，直至正胜邪却，热退疹消。但若感邪过重，治疗不当，调护失宜，则为逆证。

三、名医论麻疹

（一）江育仁

1. 麻疹的诊断与分期要明确

中医儿科学术界奉为当代儿科泰斗的江育仁认为，对于麻疹的诊断不仅要注意麻疹的流行季节、年龄、症状、实验室检查等方面，而且要在麻疹的疹前期时与感冒相鉴别，出疹期时应与幼儿急疹、风疹、猩红热等疾病相鉴别。

2. 治麻疹顺证宜宣透、清解和养阴

麻疹分顺、逆证，江育仁教授认为麻疹顺证的治疗原则为：疹前期宜宣透，出疹期要清透，疹退期重养阴。在治疗麻疹疹前期时，江教授注重因势利导，促使麻毒宣外透达，方选《痘疹仁端录》中的宣毒发表汤加减。宣毒发表汤由升麻、前胡、杏仁、葛根、薄荷、桔梗、荆芥、防风、木通、牛蒡子、淡竹叶、枳壳、连翘和生甘草组成。此外，伴有发热恶寒，鼻流清涕，加苏叶、羌活；发热烦躁，咽红口干，加金银花、蝉蜕；咽喉疼痛红肿，加射干、马勃等。当麻疹欲透未出时，可另加浮萍、芫荽煎水外洗。江老认为治疗时更应根据时令气候选择用药，如夏季患麻疹，可酌加香薷、扁豆、浮萍等以祛暑透疹。

出疹期因麻毒外透，热盛易伤肺胃，江育仁教授认为此时治疗应清热解毒透疹以退其热毒，保脏腑，方选竹叶石膏汤加减，常用药物为生石膏、竹叶、牡丹皮、炒牛蒡子、紫草、连翘、金银花等。壮热、烦躁，加石膏、黄连；皮疹密布，皮色红赤，紫暗成片，加牡丹皮、红花、紫草；神识昏蒙、嗜睡，加石菖蒲、郁金；身不发热，皮疹未透或疹稀色淡，加黄芪、太子参；口渴舌绛、疹隐不透，加西河柳、豆豉以透疹。

疹退期气阴两伤，治宜养阴益气，方用沙参麦冬汤等。麻疹收没过缓，加牡丹皮、丹参；苔黄口渴、汗出心烦，加生石膏、栀子；神倦自汗，食欲不振，加谷芽、麦芽、鸡内金；大便秘结，加瓜蒌仁、火麻仁；咳嗽不止，加枇杷叶。

江老认为治疗过程中麻疹应注意三禁，即禁滋补、禁升提、禁固涩。早期滋补，犹如火上加油，疹点不易透出；出疹期应以清肺为主，佐以解毒透疹，若疹点已透，仍投以柴胡、葛根，犹如举火助燃；麻疹病程中火轻嗽轻，火甚嗽甚，毒火下泻则泻泄，宜禁固涩而投清导之品，上清肺而解火郁，下导肠泻火毒。

3. 治麻疹逆证宜清热、凉血和回阳

麻疹逆症有以下几种情况：热毒闭肺，在出疹过程中因复感风寒，或因麻毒深重，或疹回而热不退，高热、咳嗽、气喘及鼻扇者，治以清热开肺；热毒内陷，壮热持续，疹点大而紫黯或成斑块，舌红起刺，甚则神昏谵语，宜治以凉血解毒；正气衰脱，体质较差，疹出而疹色苍白，或突然隐没，面色㿠白、气短、自汗、四肢厥冷，治以回阳固脱。

4. 倡导麻疹肺炎辨证分类的新方案

我国1965年以前关于麻疹肺炎的分类,各地的报道多,但无统一的标准:有按病邪性质分类的,有按麻疹病情分类的,有按病期分类的……江育仁教授认为,疾病分类的目的在于指导临床实践,方便于临床医生所掌握。因此,应明确分类分型的具体概念,类型标志应明显,突出主要症状,不宜把各种次要的兼症和伴随症状作为分类分型的依据,否则会导致主次不清,失去分类分型的目的和实用价值。江育仁教授通过临床的大量实践和观察,将麻疹肺炎辨证分型为肺闭型、火毒型、内闭型和闭脱型4型,肺闭型症状较轻,闭脱型则较为危重,而火毒型正好介于两者之间,是病机的关键。江老所倡导的麻疹肺炎辨证分类的新方案为广泛开展麻疹肺炎的防治工作提供了依据。

5. 治麻疹合并肺炎宜透达、解毒和固脱

麻疹患儿的并发症中,肺炎是最常见的一种并发症,也是引起患儿死亡的主要原因。江育仁教授通过长期的临床实践,灵活运用透达、解毒、固脱三大法则,大大地提高了麻疹肺炎的治愈率。

透达作为三法中的"重中之重",是阻断麻疹发生并发症的首要环节。《医宗金鉴·痘疹心法要诀》指出"凡麻疹出,贵透彻,宜先用表发,使毒尽达于肌表",阐述了透疹的重要性。透达即是使疹毒透于毛窍外,疹毒若能透出则邪毒可从外解。透疹外出须宣肺气,肺气宣畅则上焦气机通调,使麻毒不致内陷。我国地大物博,各地气候寒暖不同,病人体质也存在差异,致使感邪亦有所轻重,临床就需根据不同的病情,采取不同的透疹方法。江育仁教授在临床常根据患儿不同证型灵活运用辛凉、辛平、辛温、益气、护阴等法透疹。麻疹初期,江老认为"疹喜清凉,不喜温燥,初期治宜辛凉宣表"。若疹未出齐,表证较重,发热咳嗽,舌苔薄白,脉浮者,多采用辛平宣透,使邪从外泄,方选葛根解肌汤加减;若气候寒冷,风寒袭表,身热无汗,疹点透发不顺,舌苔白,脉紧者,治宜辛温宣透,选三拗汤加味以辛温发汗散寒以助透疹;若为风温郁表(疹出之时,天气炎热,患儿症见发热汗出,目红羞明,咽红,咳嗽不爽,舌红苔黄,脉浮数),治宜辛凉宣透,以银翘散加减;若平素体虚者,疹出稀少,疹色淡,舌淡苔薄,此乃禀赋虚弱,无力透疹外达,治宜托邪扶正以透疹。此外,江育仁教授亦总结出麻疹是否出齐的标志应

重在观察鼻准部位,如透疹期内,鼻准出现2～3个疹点者则表明麻疹已经透达;即使全身疹点密布,亦不能视为麻疹透齐,仍应按证施以透达,务使疹毒及时外达,力避麻疹肺炎等并发症的发生。麻疹肺炎是由于麻毒内闭所造成的,所以清解麻毒是防止麻疹肺炎形成的关键。麻疹三期都应注重解毒,疹前期、出疹期,宜透疹解毒;疹退期则宜养阴解毒。麻疹肺炎从病理性质上属于实热证,治疗常应清热解毒。江育仁教授认为麻疹肺炎病程中出现阳气外脱,是温热病中的坏证、变症,此时病在正虚,治疗关键在于抓得准、治得早,及时应用固脱之法。脱证虽来势突然,但在由闭转脱,由阳证转为阴证的过程中,一般都有先兆征象,如病程中出现面色苍白,山根、年寿部位青灰暗滞,脉细数疾而无力,呼吸浅促,意识淡漠,容易出汗,四肢欠温等。治疗的关键主要在于分清其正邪消长的具体变化。邪气盛则实,精气夺则虚,邪盛则伤正,正虚则邪张。当正不胜邪时,必致病情突变,出现脱证,治疗当以急用回阳救逆法。

(二)张学文

国医大师张学文认为中医药防治麻疹病依然发挥着西医不可取代的独特优势,在继承了叶天士、薛生白、吴鞠通、王孟英等前贤的理论基础上,更加重视机制探讨和防治方药研究,造诣颇深,自成风格。

1. 明确麻疹发病特点

在没有麻疹疫苗之前,常引起大流行,多发于幼儿。近年来麻疹的发病年龄后移,不典型病例呈上升趋势,常见于成人麻疹。其特点为:病初期即出现发热,大多为高热,病人亦可见腹泻;皮疹典型,多表现为充血性斑丘疹;柯氏斑明显,常融合成片,持续时间长;常合并肝脏和心肌的损害。

2. 擅用卫气营血辨治,重视温病毒瘀交结

张学文认为“毒”涵义广泛,从病因而言,凡对机体有严重损害的致病因素皆是毒。气血是机体生命活动的内在本质,各种致病因素皆可导致气血运行失常,温病无论因何种病邪所致,皆有气血运行失利、血脉瘀滞之证。瘀血可见于卫气营血的各个病变过程之中。张学文认为治疗麻疹,清热解毒、活血化瘀之法可酌情贯穿应用于卫气营血的各个阶段之中。然防治麻疹时,首先应辨三期(初、中、

后期),其次分二证(顺证、逆证),最后明确治法——初期解表、中期清里养阴、后期偏重活血。

邪在卫分时——瘀毒症状较轻,治疗主要以清热解毒透疹为主,若有瘀证兼以治疗。麻疹初期(疹前期),邪毒由口鼻而入,邪在肺卫,治宜清热透表,选银翘解毒汤或者自拟清解散(柴胡、黄芩、葛根、牡丹皮、生石膏、薄荷、菊花、连翘、金银花、白茅根)加减,此期需重视与感冒相鉴别。中期(见形期)疹出颜色鲜红、分布稀疏,则为顺证,治疗重在疏表透疹,可予升麻葛根汤加减。后期(疹退期)顺证则3～4天可疹退痊愈。

邪在气分,热盛津伤,血热而黏滞,治以解毒养阴、凉血散血为法。若初期邪毒炽盛,正不胜邪,发展至中期疹出不畅或疹出即没,或疹色紫暗,疹点密集,则为逆证,亦称“麻毒内攻”。若病邪尚在气分,邪热壅肺者治宜清热解毒,泻热化痰。方用麻杏石甘汤去麻黄合白虎汤治疗,方中生石膏性甘寒,有清热、养阴之功效;白虎汤治气分热盛证,方中粳米清热养阴。热毒阻滞中焦可予甘露消毒丹加牡丹皮治疗;有形热结、腑气不通之热毒壅肠者治宜通下解毒,可选用承气类方药加减。

若邪入营血时因毒热壅盛,搏血为瘀,瘀毒交结,治宜解毒活血。卫、气分证若误治或治不及时,毒热不解,毒入于血,与血相搏,煎炼营阴,致血少黏稠,瘀阻经脉,毒能致瘀,瘀可生毒,毒胜瘀阻,蚀脉腐肉,直接损伤脏腑,发生麻疹逆证,可见疹色紫黑,形成斑块,舌干绛起刺,咳喘明显的危急证候,治以清热解毒、凉血化瘀为法,可给予清营汤加减。若热毒壅盛,毒瘀交织致使肝风内动,出现神昏谵语、惊厥抽风,这是热毒内陷心肝的危、急、重症,给予安宫牛黄丸、紫雪丹、犀珀至宝丹口服以镇静安神,清热解毒;若余邪留恋、瘀滞不解,反复低热、烦躁者,可用青蒿鳖甲汤加减以养阴清热。

3. “毒瘀交结”病机指导用药

麻疹总的治疗原则为清热解毒透疹,兼以养阴。张老在上述基础上总结出贯穿病程始终的“毒瘀交结”病机学说,他强调解毒的同时注重活血化瘀,尤其是在血分证时,指出治疗成人麻疹必须解毒加活血,方能阻止逆证的发生发展。活血药物张老习惯选丹参、牛膝、杏仁、天冬这四药分期而用。他强调麻疹病位在肺,心支络于肺中,易伤及心血;肺主津,与大肠相表里,但凡伤肺者,皆可能出现口

干,舌燥,小便短少,大便不通,舌红嫩少苔,脉细弱等临床表现,此时需加用养阴药。诸如牛膝性平,味甘、酸、苦,能引血热下行,逐瘀通经,用于麻疹神志不清、头痛眩晕的重症患者;丹参性平,味微苦,能补养心血,亦能清除体内毒瘀,活血通便。杏仁味苦,性温,归肺、大肠经,上能宣肺、下能润燥,若出现咳喘、大便秘结者,用杏仁效果甚好。麻疹后期加用天冬补气阴,气短明显者加人参、西洋参。

4. 注重预防调摄

麻疹治疗过程中,生活、饮食的调理更为重要。张老指出:麻疹冬春季节发病多见,以前的人有个错误认知——一旦患上麻疹病则要"捂麻疹",不能开窗透气,受寒吹风。但这样反而使得热毒不易透发,更容易出现麻毒内攻而成逆证。所以患上麻疹切记要保持室内空气流通,良好的居住环境有助于疾病治愈。患病期间宜清淡饮食,避免进食辛辣刺激、油腻之品,以免助热毒内生。可常服用绿豆、白粥等以助毒解。大小便通畅也尤为重要,可以多用一些活血类药,比如丹参、当归、桃仁、牡丹皮等以祛瘀通便。在预防调护中最有特色的就是张学文教授独创的沐足外治疗法——用口服药渣沐足。张老认为人体三阴经和三阳经皆交会于足部,沐足法可助疏通经络,透邪外出。沐足法在整个病程中皆可使用。

张老强调,一切温热类的急性传染病,都可参照麻疹病种的防治按卫气营血进行辨证,重视毒瘀交结病机,证同治亦同,异病同治,遵清热解毒大法,兼以养阴活血,灵活变通,临证方可辨证准确,药到病除。

(三)吴光烈

吴光烈,从医六十余载,为首批国家级名老中医,在防治麻疹方面有自己独特的学术经验。

1. 麻疹与胎毒病邪有一定的关系

宋代医家钱乙认为麻疹病源为胎毒所致,"小儿在胎,食五脏血秽,伏于命门,若遇天行时热,或乳食所伤,或惊恐所触,则其毒当出。即胎毒伏于命门之间,出生后遇时气冒感而发"。他发现贫家孕妇饮食清淡单一,生子出疹稀少而平顺;富家孕妇多食肥甘厚腻之味,生子出疹稠密而多端。这说明饮食淡则气血清而胎毒轻,出麻疹稀少;饮食厚,则气血浊而胎毒重,出麻疹稠密。

2. 用"纸捻照法"判出疹与否

麻疹的诊断方法除了按照上述的诊断标准之外,吴光烈认为在麻疹流行季节,若患儿持续发热不退又无出疹,可观察患儿耳后是否出现红丝赤缕之迹象,若有则可诊断为麻疹。若此迹象不明显,可用"纸捻照法",即用竹纸做成纸捻饱蘸芝麻油或花生油,门窗俱遮闭,以火点纸捻于两颧照之,以目斜视,如果可见皮内疹子隐隐,即可诊断为麻疹无误。

3. 麻疹治疗之法——形出毒解即无忧

吴光烈治疗麻疹亦分三期,辨顺、逆,从而明确治法,在此就不再重复。仅撷取一验案以阐述吴老治疗麻疹独特的学术经验。

某年冬季一麻疹患儿,9岁,持续发热3天,面部见疹后遂即隐没,面赤,鼻翼煽动,喘促,神志朦胧,病情危重。吴光烈急用胡荽透疹法治疗,几日后复诊患儿面部、胸腹部疹子密布,体温渐降,喘息缓解,谓神方也。

按语:凡麻疹之候,发热后3天,疹应该出现,若隐于皮肤之间,必是皮毛受风邪所闭。吴光烈认为疹子欲出不出,乃热毒之邪内陷,必然发喘,危亡立至,应急用胡荽(干、鲜都可)适量,切碎布包,放入杯中,加酒盖密煮沸,取其趁热熨擦皮肤,从项背胸腹擦至足部,要卧床休息,注意保暖,忌风寒外袭,此疏散风邪,透疹外出之良法。胡荽性味辛温香窜,有内通心脾,外达四肢之功效,能辟一切不正之气。凡疹出不透或病人素体虚弱及疹出期气候阴寒,可用此法透毒外出,所谓"形出毒解即无忧"。吴光烈用此法透疹,治人无数。

吴光烈亦强调,适度的发热有助于透疹外出,这说明机体抗邪有力,能驱毒外出,此时不可妄用退热之剂,以免妨碍疹毒外透。

4. 疹退后之症的治疗

声音嘶哑,甚至不能发出声音的症状称为失音,致病的原因与肺有关,正如《直指方》谓:"肺为声音之门",说明声音出肺系。若肺气旺盛,则声音响亮;若肺之脏虚弱,可能导致失音;若外邪阻塞肺或肺气耗损于内,皆可导致声嘶之病。麻疹病邪易袭肺卫,故疹后声哑之症责之于肺。凡麻疹后出现咳嗽声嘶之症,皆因体弱,风寒犯肺,肺气失宣,灼伤肺津故也。闽南地区的医生在治风热咳嗽声嘶时常用雪梨合冰糖熬水代茶频服,症状可缓解。吴光烈在此法基础上加用甘蔗头、冬瓜糖各适量治疗疹后声哑症。盖因雪梨性味甘蜜,有治风热润肺、凉心、消痰、降火解毒之功。甘蔗头性味甘甜,生津润燥,取其头部入土,秉地气生金之义,有生津润肺、健脾消痰止嗽之效。冬瓜性甘,加沙糖制作为冬瓜糖,有润肺气、助脾胃、生津润燥、止嗽消痰之力,三者合用,共奏润肺生津、补脾清热之功。

若失音日久,肺虚干咳,咳痰带血,可用吴光烈自创方——梨榄清音汤以补肺滋肾,宣肺扬音。方药组成:鲜梨(带皮)1枚,盐橄榄2粒,百合15 g,蝉蜕6 g,五味子(打碎)6 g,生地黄15 g,麻黄4.5 g,冰糖适量。方中麻黄、蝉蜕宣肺扬音,故新久虚实失音者均可用之。虽然麻黄味辛温,其性轻扬为发汗之药,但是方中有甘寒之鲜梨、百合、生地黄,加之配伍五味子酸收之功用,既可避免发汗,又可达到扬音之效,故用之亦收良效。

麻疹期间,因饮食护理不当,或治疗失误,均可导致双眼赤肿而痛,甚则眼不能睁,治以清毒拔翳为法。吴光烈认为此症状为疹毒入眼,更甚者可有翳膜遮蔽,不能视也,如果没有及时治疗将导致终身失明。麻疹是有形,疹毒是无形,而无形甚于有形,故麻疹愈但更应该重视麻疹遗留症。此时用清毒拔翳汤治之,可使其毒气自退而元气不损。吴光烈强调切不可用寒凉峻攻之药,损其元气,亦不可轻用凉药点洗,否则会造成失明。清毒拔翳汤(黄连酒炒、当归酒炒、天花粉、牛蒡子、草决明、桔梗、甘草、蒺藜炒研去刺各1.5 g,川芎、羌活、防风、柴胡、生地黄、薄荷、酒炒栀子各1 g,生姜1片)治疹毒入眼轻者不过10剂可愈,毒重者服数十剂始能获效。此方水煎,须饭后饮服。若病人兼有大便秘结可加酒炒大黄4.5 g微利之。

5. 用药宜权变

吴光烈指出,疹有缓急,治宜权变。先宜谨始,尤当慎终。宜谨始者,不妄用解热发汗之法;慎终者何也,盖人之一身气血而已,麻疹痊愈之后,五脏真气被耗,虽有余毒未尽,而正气极虚,须用凉药解毒者,必须以酒或黄土炒制,以免损伤脾胃,切不可以麻疹既沉,无复他虞,而遂漫不经心,而变生他症。治麻疹与治他病一致,病深而药浅,终无见功;病浅而药深,反而增剧。以本药治本病,病去便当另行别论。遇变证则应变药,这就是所谓的药随病

更。于未见疹点之前上升麻,身无壮热者勿用三黄、石膏。脾弱胃虚便溏者勿用黄芩、黄连,发热下泻勿急止,气粗腹胀伴便秘可通。若内热未尽误用辛燥之药,如丁香、肉桂类,可导致目疾。热冲作呕,勿拘泥于干姜发表散邪,重柴葛而轻桂枝。疏通实热,微枳壳而甚大黄。解毒热,宜黄芩、黄连、栀子。紫草、荆芥、防风、牛蒡子、连翘能治斑疹。元参、桔梗能治咽喉肿痛。木通、车前子可用于膀胱不利者。止呕吐,用砂仁、藿香。定惊搐,宜天麻、僵蚕。润肺止咳而定喘,用五味子、杏仁。消食行滞,用山楂、枳实。牡丹皮为活血化瘀之圣药。地骨皮为去骨蒸潮热之良药。天花粉消痰、清胃且敛肺气,以发声音,为上品。利肌肤、祛风、止痒,僵蚕效如神。总之,治疗麻疹清热解毒为常法,补法不宜早,且慎用温药。

6. 麻疹之调护

吴光烈认为,麻疹的调护尤为重要。首先,当逢出疹之时,小儿或有发热稍缓,其热或作或止,但未见其疹点,处于怀疑阶段,不可过早投以寒凉解毒清热之药,因疹毒从五脏而发,勃勃欲出其势必不可阻遏,多用寒凉解毒清热之剂,会壅滞麻疹欲出其势,气血不能送毒,蒸于皮肤,反而使毒邪内陷而为害,应予注意。然后,值麻疹欲出之际,内脏空虚,热气一蒸,毛孔俱开,当慎风寒。但衣着被褥应适宜,气候寒冷亦无须太过保暖,以免导致热气壅遏;气候炎热时亦无须过于清凉,以免受凉。保持室内空气的流通。还着重强调饮食方面,忌过饱、过饥及进食生冷、凉水及猪头肉、牛肉、羊肉、鸡肉等肥腻之品及鱼鲜腥发之物。葱、蒜、韭菜与醋酸等物宜少吃。吴光烈强调凉水寒胃、生冷伤脾,猪首发毒,牛肉、羊肉助疾,鸡肉生风,鱼腥助火。葱、蒜、韭菜秽浊,醋酸收敛,饮食宜少食多餐为好。

(四)熊继柏

1. 诊断麻疹抓住"三要点"

熊教授认为诊断麻疹要抓住三大特点:① 麻疹初期是传染期,在流行期间要特别注意保护易感人群,不仅有儿童,也有成人。② 麻疹初期症状类似感冒,发热,畏风,可伴头痛,但它伴有明显的特征——眼睛红,流眼泪,鼻流清涕不止。③ 口腔内发疹点。最早出现疹点的位置在口颊部,即上下牙齿之间的口腔面颊内,西医称为麻疹黏膜斑。根据

熊教授的个人经验,疹点最早出现在上腭,喉咙的上方,鼻腔到口腔之间,然后才到两颊。之后身上、手心、脚心都会有疹点。

2. 麻疹的三期辨治法各异

中医治疗麻疹分为三期,初热期、透疹期、收没期。熊教授认为麻疹初热期与感冒相似,发热,畏风,眼睛红,流眼泪,流鼻涕,出疹。要注意一点,疹点不全透的时候,热势不会退,在透疹前的一刹那,热势会很高,疹点透得越好,热势就降得越快,所以治疗麻疹的关键就在于透疹。若不懂这一原则,病人一旦发热,就用石膏、知母来退热,相当于泼冷水,把麻疹捂在里面,会导致麻毒内陷。在麻疹未透将透的时候,一定要帮助透发,而且要透得快,遍身疹点,提示麻毒外出。透疹期疹点已经开始透发,仍高热,甚至麻疹成片成块,火毒重者可见舌红,苔黄,口舌生疮,或者口唇干裂,甚至还出现鼻衄,此时需清热解毒,代表方为化毒清表汤。第三期收没期,麻疹透完,高热也退,身上留下一些瘢痕,可伴有低热、口干、形体消瘦、纳差或咳嗽等症状,需清虚热、清余热、滋阴。滋阴的重点是滋养胃阴、肺阴,因为麻疹病位在肺胃。这都是按照温病学的法则来辨证论治的。前期是透疹,中期是清热解毒,后期是滋阴。

3. 麻疹的变证

麻疹的变证多样,如黑麻疹色紫黑,又称为黑肤子;白麻疹色白,又称为白肤子。有许多严重的并发症,最突出的是并发肺炎、痢疾、白喉、惊风、腮腺炎、衄血、斑块、牙疳等。麻疹并发牙疳,称为走马牙疳,朝发夕死,夕发旦死;并发目睛云翳,导致失明;并发瘄癞,长癞疮,表现类似银屑病;并发瘄热,表现为长期低热,形体消瘦。熊教授较为推崇《麻科活人全书》,认为其有较高的临床指导价值。

4. 犀角地黄汤合桑菊饮治疗麻疹目衄

若遍身现深紫色疹点,成片成块,身热如火,神志蒙昧,呈昏睡状态。两目红赤,大小眦渗出鲜红色的血水,如眼泪一般,滴滴流出来,舌质红绛,少苔,舌尖起芒刺,指纹深紫,此为麻毒深重,内陷营血所致。熊教授辨此证为麻毒内陷,他认为麻毒是要往外透发的,一旦麻毒内陷,攻入内脏,会导致病人死亡。治疗上应该清热凉血、解毒透疹,方用犀角地黄汤合桑菊饮,使疹点消退,身热、目衄全止。

（五）地方名医"百家争鸣"

吴佩衡先生为云南四大名医之一,其治疗小儿麻疹有其独到的见解。在其著作《麻疹发微》中。吴佩衡认为小儿是稚阳而非纯阳,加上长时间误诊误治,容易阳气虚衰,阴寒内盛。治疗上不宜过于表散,更不宜动辄使用耗散元气的清凉苦寒之药,必须分析寒热虚实,辨证论治。对于阳虚阴寒的麻疹危重患儿,应及时大胆使用四逆、白通等汤大剂连进以扶阳抑阴,亦或有回生之望。

河南名医常志中在临床实践中总结出麻疹重症的救治经验,取得了良好的疗效,形成了较为独特的麻疹变证诊治理念。常志中对于麻疹变证治疗以清热解毒为主,佐以活血通络为原则——用皂刺桃仁追毒汤活血托毒;认为"毒疹不出,非强心活血不救,或配合牛黄朱砂散强心开窍治疗麻疹急危重症"。常志中对于麻疹合并症也有着丰富的临床经验,合并肺炎治以牛黄定喘,合并咽喉肿痛治以金果榄汤,合并耳内肿痛治以银花散,合并牙疳治以儿茶膏。

江西名医黄调钧在治疗麻疹上颇有心得,他认为麻疹与风疹相似,要鉴别。黄调钧对麻疹的分期治疗亦有自己的特色,他认为从开始发热至出疹中期为第一阶段,出疹中期至疹点出透为第二阶段,疹点出透到收没为第三阶段,临床按各个阶段的不同予以相应治疗。

参考文献

[1] 徐谦.痘疹仁端录[M].上海:上海科学技术出版社,1999.

[2] 李玉清,齐冬梅.滑寿医学全书[M].中国中医药出版社,2006.

[3] 郑金生.医宗金鉴(上册)[M].北京:人民卫生出版社,2006.

[4] 佚名.中医创造奇迹:熊继柏诊治疑难危急病症经验集[M].湖南科学技术出版社,2015.

[5] 周凤梧,王万杰,徐国仟.麻疹证治[J].山东医刊,1957,1(1):20-23.

[6] 陈成东,张喜奎.药无虚发方必有验——读《吴光烈临床验方精选》有感[J].安徽中医学院学报,2003(2):64.

[7] 郁晓维,王明明.江育仁教授治疗麻疹临证经验

[J].中华中医药杂志,2008,23(5):407-409.

[8] 刘绪银.继承创新建规范——国医大师张学文对中医学术发展的贡献[J].中医临床研究,2010,2(20):100-102.

[9] 孙林丽,尚莉丽.麻疹的中医病因病机[J].中医药临床杂志,2011,23(9):721-722.

[10] 雷亚玲,罗翌.国医大师张学文教授防治传染病经验访谈录[J].时珍国医药,2012,23(11):2850-2851.

[11] 黄纤寰.黄调钧老中医治疗麻疹经验介绍[J].新中医,2013,45(12):190-191.

[12] 农秋锋.我国现阶段麻疹流行特点及消除策略[J].右江民族医学院学报,2015,37(3):506-507,510.

[13] 李国芳.江育仁教授学术思想简介[J].中医儿科杂志,2016,12(6):6-9.

[14] 李建梅.论吴佩衡《麻疹发微》的学术成就及其意义[J].云南中医中药志,2017,38(11):16-18.

[15] 李建梅.云南名医吴佩衡治疗小儿麻疹验案举隅[J].云南中医中药志,2018,39(1):9-11.

[16] 崔晓雨,李长贵.麻疹和麻疹疫苗的应用[J].中国食品药品监管,2019(3):92-99.

[17] 孟宏伟.常志中麻疹诊治经验及临床运用体会[J].医学研究与教育,2020,37(2):49-54.

5. 名家论百日咳

我国古代文献中并未提及百日咳这一病名,但并非没有本病,只是将其相关论述分散地记录于咳嗽中。中医学对百日咳的认识已历千年,早在《黄帝内经》中就有相似症状记载,明代孙一奎《赤水玄珠》首次以其咳嗽特征而定称,名为"顿嗽"。

一、流行病学特征

百日咳是一种因时邪疫毒侵犯肺系,夹痰交结于气道所致的呼吸道传染病,是以其病程可达百日之久为特点命名。百日咳是儿童常见的呼吸道传染病,发病率明显高于成人,且年龄越小,发病率越高。还可以病因分类命名为"天哮""天嗣咳""顿呛""疫咳",以病症特点分类命名为"虾蟆瘟""顿嗽""呛咳""鸡咳""鹭鸶咳",以治疗药物命名为"鸬鹚咳"。

二、名家论病因病机

1. 肺肝同病

刘如秀认为,此病可分为三期(初期、痉咳期、恢复期),治疗的关键在痉咳期,邪毒困肺,肺失清肃之性,痰浊羁留,气道壅遏不畅,郁热内伏,肝火上逆燔灼。李乃庚认为此病病因与小儿生理特性有关,小儿肺常不足,外感六淫之邪,肺气失宣,又小儿肝常有余,感邪之后,易引动肝火,木火刑金,炼液成痰,风痰相搏,痰壅气道,其病位在肺,涉及肝,病理产物为风、痰、火。简裕光提出百日咳病因是风与火,病位主要在肝与肺。李子丰主张咳虽在肺,而与肝有密切关系,其病机乃肝气挟痰热上壅于肺,阻遏气道,失于清肃,以致肺气上逆。钱育寿认为百日咳痉咳病机除痰热蕴肺外,主要责之于金不制木,木旺生火,木火刑金,木叩金鸣。邵扶顾认为百日咳痉咳期是由外感时邪,侵入肺系,郁而化热,炼痰胶着,肝火随之上逆,痰热互阻,气道不利,

疏泄升降失常。

2. 肺胃同病

高辉远认为本病皆因小儿外感时行病气侵入肺系,夹痰交结气道,致使肺失肃降而发病,发病机制与肺胃同病有密切关联。张贵印主张百日咳的病因虽有时邪贼风为外因,但同时又有素体脾胃不调、痰浊内蕴的内因。一方面,肺胃有攀脉相连,脾胃为气机升降之枢纽,痰浊中阻,胃气上逆,必然会影响肺之清肃;另一方面,脾胃不调,土不生金,肺卫气弱,又每易感受时令风邪,内外合邪,而致此病。

3. 肺脾同病

谢任甫认为百日咳的病机为痰浊瘀血阻滞上焦,使肺气失于宣降,又因小儿脾胃易为乳食所伤,失于健运,生痰生湿,致痰浊饮邪阻遏气道,肺脾同病。

4. 疫气袭肺

刘竹林认为百日咳乃时行疫气侵入肺系,夹痰交结气道,肺失宣肃,肺气上逆。

5. 外邪犯肺,夹痰夹瘀

黄建群提出在百日咳早期多以实证,以痰浊阻肺为主;痉咳期乃痰热蕴肺,气道受阻,多有痰瘀挟而为病,后期多见虚证或虚实夹杂之证。

三、名医论治特色

(一)刘如秀

名老中医刘如秀认为,根据其临床表现可分为初期、痉咳期、恢复期三期。初期由于诸症不显,轻微者可拟疏风解表、化痰止咳为治,方选三拗汤、止嗽散等。治疗的关键期在痉咳期,此期病情已较初起为恶,患者临床常见咳声不已,弯腰曲背,面红目赤,涕泪交横,舌引外出,如鸡啼鸣,乳食俱出,此宜宣肃气机,透泄伏热,调肝降逆,逐痰止咳,既要开

达肺气以复气机,又要配以内清肝火以断痰热之扰,治以麻杏甘石汤加减,配伍以黄芩、白芍、川贝母、桑叶等。方中麻黄辛温,解表散寒,开宣肺气,桔梗气轻上浮,宣肺散风,杏仁性质沉降,镇咳平喘,三药皆入肺经,升降相合,宣肃肺气;紫苏叶辛苦芳香走表,合麻黄解肌发表,发散外邪;芦根有"清降肺胃,消荡郁热,生津止渴"之功,合黄芩走上焦,清肺中郁热,宣畅肺胃气机;橘红理气健脾,燥湿化痰,不仅健运脾气以绝"生痰之源",且合丹溪"善治痰者不治痰而治气,气顺则一身之痰自消"之论。贝母滋阴润燥,合桑叶滋阴润肺,止咳化痰;白芍补血柔肝止痉,正合王好古"白芍可疗肺急胀逆喘咳"之论,恰合小儿肝常有余之特点;甘草调和诸药。鼻衄咯血者,酌加白茅根、焦栀子、藕节炭以凉血止血;痰多苔厚者,加半夏、茯苓、橘红以理气化痰;呕吐乳食者,加枇杷叶、芦根、竹茹以清降肺胃;颜浮目赤者,加冬瓜皮、赤芍、桃仁以活血利水;咳则便遗者,加干姜、五味子以暖上制下;顿咳不止者,加诃子肉、罂粟壳以敛肺止咳。病久咳缓,痰浊未清,肺脾已虚者,则在清肺化痰之中佐以健运脾胃之品,如石斛、谷芽、麦冬、茯苓、太子参等,待脾胃气复,金得土养,木金衡制,五脏以平。

用药时剂量宜小,药性宜轻,遵循"治上焦如羽,非轻不举"的原则,多用辛温、辛平之药调理肺气,同时可配合一些民间的经验方法,如民间治疗顿咳有一鸡苦胆方,以针刺破新鲜鸡苦胆,挤出胆汁加白糖,调成糊状,令患儿每日服2~3次,又如川贝鸡蛋方,以川贝粉3g倒入打孔鸡蛋内,封闭后蒸熟,每日早晚各吃一枚。

在服药方法上当以少量多次分服为宜,如此可使药力相续,且可避免发生呕吐。在婴幼儿阵发性痉咳的间期更应少量频服,力求药入而不吐,才能更好地发挥佳效。因百日咳有昼轻夜重的特点,故可采用睡前频频喂服患儿,可以明显减轻夜间痉咳次数。至于将息之法,因患儿频繁痉咳哭闹,难以正常进食休息,遂乳食亦应采取少量多餐之法,且在痉咳发作之后少量给食,可以补充患儿体力。起居则宜令患儿安舒静卧,尽量保证足够休息,另可于患儿室内床下置中药以熏蒸,使患儿娇嫩之肌肤常处药物气味之中,借"肺合皮毛"之机,外治以辅内疗之不逮。

(二)李乃庚

江苏省名中医李乃庚提出百日咳病因与小儿生理特性有关,小儿肺常不足,外感六淫之邪,肺气失宣则咳嗽,又小儿肝常有余,感邪之后,易引动肝火,木火刑金,炼液成痰,风痰相搏,痰壅气道,则痉咳。阵咳之后,呕出痰涎,则肝火得泄,故咳止。肝火再逆,风痰再动,则痉咳再作,这就形成了典型痉咳期的症状。其病位在肺,涉及肝。病理产物为风、痰、火。

李乃庚根据多年临床经验,总结出在治疗百日咳时要肝肺同治,认为肝失疏泄,肝木无制,肝火犯肺,肺失肃降而成痉咳,即"鸣声在钟,撞钟在木"。顿咳之为病,实乃外风引动肝风,风邪贯穿疾病始终,故在临床中常常加用祛风解痉之虫类药以增强疗效,如蜈蚣、蝉蜕二药。蜈蚣味辛,性温,归肝经,具有息风止痉之功;蝉蜕味甘,性寒,归肺、肝经,功效疏散风热、息风止痉。同时重视健脾和胃,因小儿顿咳临床所见以痰热伏肺证居多,用药偏寒凉,易伤脾胃,且多数患儿临床可见呕吐症状,故治疗本病在清肺化痰同时还应重视健脾和胃,胃气降则肺气降。

通过总结前人经验,并结合自己的临床体会,确立了清肝泻肺、息风解痉的治法,创立验方百部麦冬汤,组成如下:炙百部20 g,麦冬10 g,姜半夏6 g,陈皮6 g,姜竹茹6 g,炒白芍10 g,白前10 g,枳壳6 g,枇杷叶10 g(包),天竺黄10 g,莱菔子10 g,玉竹10 g,蜈蚣1条,蝉蜕6 g,甘草5 g。若患儿小于3岁,2日1剂,浓煎100 mL,分2~3次温服;若患儿大于3岁,每日1剂,水煎200 mL,分2~3次温服。方中重用炙百部以温润肺气,化痰止咳,善治久咳;麦冬益气养阴清热,降逆下气;配以白芍柔肝止痉;姜竹茹清热化痰,降逆止呕;半夏、陈皮理气燥湿化痰,杜生痰之源;白前降气化痰;枳壳肃降肺气;炙枇杷叶降逆止呕,清肺止咳;天竺黄清热化痰;玉竹养阴润肺;莱菔子降气化痰;蜈蚣、蝉蜕二药合用,具有息风止痉之功;甘草调和诸药。全方肺肝同治,温润并用,共奏清肝泻肺、息风解痉、化痰止咳之功。临床中此病多以婴幼儿为主,咳时面色涨红,甚则发绀,家长应勤拍背促进痰液排出,保持呼吸道通畅以防窒息。

(三)简裕光

老中医简裕光认为百日咳病因是风与火,病位主要在肝与肺,临床表现为痉咳,治法应以平肝降火、宣肺疏风为主,可选平肝降火的生牡蛎、白芍、地龙、青黛和疏风散邪的蝉蜕、僵蚕及宣肺化痰止咳的百部、杏仁、胆南星、紫菀等药为基本方,随证加减。如兼风寒外束,加麻黄、荆芥、苏叶等疏风散寒;兼外感风热,配伍桑叶、薄荷、菊花等药疏风清热;兼痰热壅肺加清热化痰宣肺的黄芩、生石膏、贝母、麻黄、金银花之属;兼蛔虫内扰,加乌梅、贯众、花椒、使君子、槟榔、川楝子等以安蛔祛虫;兼饮食停滞,加焦三仙、枳实、谷芽、鸡内金等以消食和中;兼实热内结,加厚朴、大黄、芒硝等药以泻热通腑;兼脾胃虚弱应配伍健脾益胃的山药、茯苓、薏苡仁、扁豆、陈皮等;兼湿邪中阻,加藿香、厚朴、苍术、白豆蔻等以芳香化湿;兼呕吐,加竹茹、半夏、代赭石、枇杷叶等药以降逆止呕;兼咯血、衄血,加白茅根、茜草、侧柏叶等以凉血止血。疾病发展至后期,肺脾气虚可予健脾益气的人参五味子汤,肺胃阴虚可予滋养肺胃之阴的沙参麦冬汤。

(四)李子丰

名老中医李子丰认为,百日咳的治疗关键是控制痉咳期的阵发痉挛性咳嗽,根据百日咳痉咳时面红耳赤、颈脉怒张、咳逆作呕的特点,认为咳虽在肺,而与肝有密切关系,其病机乃肝气挟痰热上壅于肺,阻遏气道,失于清肃,以致肺气上逆而痉咳阵作,故治疗不仅以黄芩、桑白皮、竹茹、百部肃肺化痰,而且常合用平肝潜镇药,以折降木火逆上刑金之势,认为马宝在治疗百日咳上有其独特的功能。马宝为马科动物马胃肠道中所生的结石,其味咸性甘凉,入心、肝经,具镇惊平肝、化痰清热解毒之功,此药材珍贵,多研末冲服,每次3~5g,每日2次,汤药送服。

(五)钱育寿

老中医钱育寿认为百日咳痉咳病机除痰热蕴肺外,主要责之于金不制木,木旺生火,木火刑金,木叩金鸣。痉咳期的治疗应强调肝肺同治,不仅要清肺化痰热,更须泻肝降气火,常用桑丹泻白汤合黛蛤散。麻黄及虫类药则极少用,认为多用易致金木气火相煸,不仅痉咳变剧,且有伤络动血之弊。

(六)邵扶颀

湖州市名老中医邵扶颀认为百日咳痉咳期是由外感时邪,侵入肺系,郁而化热,炼痰胶着,肝火随之上逆,痰热互阻,气道不利,疏泄升降失常,在

进入痉咳期时,时邪恋肺已久,痰热内盛,且小儿肝常有余,上逆犯肺,故有阵发痉咳,横逆犯胃,气机因而失调,血行失畅,导致面红耳赤,颈脉怒张,俯身曲背。进而肝火升腾,上扰阳络,迫血外溢则咳血衄血,两目红赤成瘀片状,又肝为阴藏,故咳嗽入夜增剧。辨证为肺壅肝逆治疗上采用伏其所主而先其所因的原则,法以治肺清肝,豁痰止咳。基本方:甜葶苈、红枣、川黄连、代赭石、蒸百部、炙紫菀、姜半夏。方中甜葶苈、红枣泻肺气壅盛,川黄连、代赭石清肺肝之火上逆,配以蒸百部、炙紫菀、姜半夏化胶着之痰而止痉咳。七味共奏治肺清肝、豁痰止咳之功。

(七)高辉远

名老中医高辉远教授认为本病皆因小儿外感时行病气侵入肺系,夹痰交结气道,致使肺失肃降而发病,发病机理与肺胃同病有密切关联,本病在发病过程中,一般经历初咳期,痉咳期,恢复期三个阶段。

初咳期以肺卫表证为主,约1周,小儿因外感疫病之邪,使肺卫被束,不得宣透,肺失清肃则出现畏寒发热、咳嗽流涕等症,2~3日后,咳嗽日渐增剧,入夜加重,咳声不畅,痰白质稀量少,或黏稠不易咳出,若咳嗽重见呕吐痰涎及乳食、纳差、口微渴等症,伴见舌质红,舌苔薄白或薄黄。治疗上以清肺肃降为主要大法,和胃降逆为辅助手段,使肺胃之气逆同降,咳痰呕吐两分消,药用太子参、苏叶、葛根、前胡、法半夏、茯苓、橘红、桔梗、枳壳、木香、陈皮等。如肺有痰湿已从热化,易耗伤阴液,症见痰黄质稠、不易咳出,烦渴不欲多饮,舌红少津等热伤阴液之象,上方减葛根、枳壳、木香等辛燥伐阴之药。

从第二周开始以阵发性痉咳为主,持续2~4周才逐渐缓解,其病机为外邪入里化热,痰热互结,深伏肺之气道,肺失清肃,气冲上逆,临床可见咳时持续连咳,夜重昼轻,剧咳时伴有深吸样鸡鸣声,直至呕吐痰涎或乳食,痉咳暂缓,继而再发。咳嗽加剧,痉咳发作,或自发,或与进餐食物,哺乳喂汁,气味刺鼻及情绪激动有关,或可兼见咳剧胸胁疼痛,舌质暗红,苔黄或白腻兼见。治疗上宜泻肺涤痰并治,使肺热与痰结两清,邪气去则正气存,但忌用敛肺止咳,以防闭门留邪。方选千金苇茎汤与苏子降气汤化裁,药用鲜芦根、薏苡仁、桃仁、冬瓜仁、前胡、苏子、橘红、半夏、厚朴、贝母、百部、枇杷叶、甘草等。方中宜重用薏苡仁、桃仁、冬瓜仁以祛瘀排脓,痰气

祛则肺亦清，是本方之君药也。若痰邪郁久化热，痰气交结，症见咳痉气喘，痰黄质稠，舌苔黄腻等，加桑白皮、瓜蒌、桔梗降肺祛痰热；若痉咳喘逆不能平卧为肺气壅盛，可加旋覆花、葶苈子以泻肺平喘；若肺热伤阴，症见呛咳痰少，口干渴，舌红苔净，上方去半夏、厚朴、苏子等辛燥伤阴之品，加沙参、麦冬、玉竹养阴润肺；若肺热灼伤肺胃之络，出现咳血、呕血，宜去桃仁、苏子、半夏、厚朴，加鲜茅根、侧柏叶凉血止血；若热邪引动肝火上炎，症见双目眼角青紫等，宜减苏子、半夏及厚朴，加栀子、牡丹皮清泄肝火；若痰火犯胃、胆胃失和，宜予温胆汤化裁。

2～3周后咳嗽日渐减轻，基本消失，此期为恢复期，通过饮食调养，便可恢复正常，不宜过多服药损伤肺气，忌进生冷厚味及油腻食物。临床主要表现为干咳无痰、多汗肢倦、口渴不欲多饮、手足心发热等肺胃气阴两伤病症，宜益肺养阴为主。方选沙参麦门冬汤与生脉散化裁，具体处方：太子参、沙参、麦冬、五味子、玉竹、桑叶、白扁豆、天花粉、甘草等。若症见咳声少而无力，面色萎黄，神疲肢倦，纳少脘闷，大便溏薄，舌淡苔薄，脉虚缓无力等中气不足之象，可选香砂六君子汤健脾补中。具体处方：党参、茯苓、白术、甘草、陈皮、半夏、木香、砂仁、生姜、大枣。

总之，治疗时要做到辨证准确，选方要精，用药要轻，量宜小不宜大，味宜薄不宜厚，忌用大方重方杂方乱方，以调和为主，时时固护胃气及正气，使邪祛而不伤正，药达病止之效。

（八）张贵印

河北名老中医张贵印认为百日咳的病因虽有时邪贼风为外因，但同时又有素体脾胃不调、痰浊内蕴的内因。《素问·咳论》云："其寒饮食入胃，从肺脉上至于肺则肺寒，肺寒则外内合邪，因而客之，则为肺咳。"小儿脏腑娇嫩，形气未充，且多贪口腹，不知节食，故每致脾胃受损，健运失职，最易聚湿生痰。肺胃又有经脉相连，脾胃为气机升降之枢纽，胃气以降为顺，肺主肃降，痰浊中阻，胃气上逆，必然会影响肺之清肃。另一方面，脾胃不调，土不生金，肺卫气弱，又每易感受时令风邪，内外合邪，顿咳成矣。至于病情进一步发展，出现腹胀、呕血、泄泻、脱肛等合并症，则是久咳伤气，子病及母，肺病反过来累伤脾胃所致。因此，在治疗时不仅要治肺，必须同样重视脾胃，降胃即降肺，化痰即利肺，健脾即益肺。方选麻杏代赭汤肺胃同治。方中麻

黄、杏仁宣降肺气而止咳平喘，旋覆花、赭石化痰行饮可降胃气之逆，清半夏可散凝结之痰饮，茯苓、甘草健脾可绝生痰之源。再佐以前胡、枇杷叶、百部、鹅不食草，可共奏降肺和胃化痰散邪之功。若胸满者，可加瓜蒌；痰多者，可加浙贝母；大便干结者，加桃仁、冬瓜仁；热壅者，可加石膏；气虚者，可加人参、五味子。

（九）谢任甫

老中医谢任甫认为，百日咳在治疗初期一般宜宣发肺气，使邪从外达；中期宜清燥润肺，以减轻病势；后期宜养阴清肺，以促进恢复。其病机为痰浊瘀血阻滞上焦，使肺气失于宣降，致咳嗽阵作；舌干燥无津，乃郁火伤津之象。故治疗上应化痰祛瘀、降逆止咳基础上佐以润肺生津之品。若病程迁延难愈，因小儿脾胃易为乳食所伤，失于健运，生痰生湿，致痰浊饮邪阻遏气道，肺脾同病，治疗上以健脾燥湿，化痰止咳。

（十）刘竹林

名老中医刘竹林认为百日咳乃时行疫气侵入肺系，夹痰交结气道，使肺失宣肃，肺气上逆。在治疗百日咳时，要掌握初、中、末3期辨证治疗，初期症似感冒，以达表宁咳为治则，可迅速减轻症状，防止痉咳的发生，方选加减桑菊饮。处方：桑叶、菊花、芦根各9g，杏仁、天花粉、桔梗各6g，前胡5g，荆芥穗、薄荷（后下）各2g，甘草3g。痉咳期，自拟"顿咳方"，处方：麻黄1g，杏仁、桑白皮各5g，生石膏6g，桔梗、前胡、川贝母、瓜蒌皮、百部各3g，牛蒡子、甘草各2g。减退期以养阴清肺为治则，清余邪，保肺阴，方选加味麦门冬合剂，处方：天冬、麦冬各15g，瓜蒌仁、百部各9g，橘红、竹茹各6g，川贝母5g，法半夏3g。

（十一）黄建群

名中医黄建群认为百日咳病程常分为初咳期（1～2周）、痉咳期（2～4周或更长）和恢复期（4～12周或更长）。在早期多见实证，以痰浊阻肺为主，后期多见虚证或虚实夹杂之证。初咳期多属于风邪犯肺，肺失宣肃，治疗一般以疏风解表，宣肺化痰。痉咳期乃痰热蕴肺，气道受阻，患儿就诊时多在此期，通过大量临床观察发现此期多有痰瘀夹而为病，应在清肺润燥的同时，辅以祛痰化瘀，降逆止咳，以减轻病势，方选千金苇茎汤合用葶苈子、紫苏子、百部、丹参等药物；咳痰稀白者，加用二陈汤；若

咳黄稠痰,加用鱼腥草,杏仁等。恢复期邪退正虚,治法宜润肺止咳,调理脾胃。

(十二)宋敬轩

宋敬轩认为顿咳的治疗贵在用药的准与精。早期邪尚在表应以祛邪解表为顺。中期邪实痰盛、气道不利,应以清泻肺热、涤痰降气、解痉止咳为主,兼以凉血。并应分清痰与热之偏盛,分别治之。若见面色苍白,精神萎靡,四肢不温,指纹紫暗,脉细无力等心阳虚衰之象,应先回阳固脱,待阳气恢复再治其本。末期余邪未尽,正气受损,应以扶正为主,兼祛其邪,使邪去正复,病始痊愈。并根据多年临床经验,总结出顿咳Ⅰ、Ⅱ、Ⅲ、Ⅳ号方。

顿咳Ⅰ号方:适用于痰稀白,日渐加重,舌淡红或尖微红,苔薄,指纹浮紫滞,脉浮数或脉弦数。具体处方:桔梗、川贝母、胆南星各3 g,百部、橘红、僵蚕各4 g,紫菀、射干各5 g,生甘草1 g。

顿咳Ⅱ号方:适用于顿咳中期,痰热交阻上犯肺窍,以痰偏盛。见咳阵作,咳时面红目赤,涕泪俱下,双拳紧握,甚则咳吐乳食或痰涎,稍息又作,舌稍红,苔白厚腻,指纹紫青而滞,脉弦滑数。具体处方:炙麻黄、黄芩各3 g,杏仁、僵蚕、马兜铃各6 g,生石膏9 g,天竺黄、竹茹各4 g,全蝎2 g,瓜蒌仁8 g,生草1 g。

顿咳Ⅲ号方:适用于顿咳中期痰热交阻气道,症见发热,咳嗽顿作,夜甚,发作时面赤唇青,气难以续,吐出粘痰方减。剧则鼻目衄,痰中带血,面肿唇红,精神萎靡,偶见抽搐。舌红或赤,苔白或黄腻,指纹紫滞,甚达气关,脉滑数。具体处方:沙参、知母、胆南星、射干、马兜铃、僵蚕各5 g,生石膏、蒲公英各6 g,葶苈子、天竺黄各3 g,黄连2 g,生甘草1 g。

顿咳Ⅳ号方:适用于病末毒邪未尽,气阴俱伤见症轻,吼声消失,咳而无力,痰少或黏,声嘶,唇干色淡,气短声怯,舌淡,苔薄或少,脉细无力,指纹沉紫或沉细。具体处方:麦冬、马兜铃各4 g,五味子、川贝母各5 g,党参、白术、茯苓、杏仁、百合、生黄芪各5 g,甘草1 g,大枣1枚。

(十三)贺耀庭

名老中医贺耀庭将百日咳分为五型。强调治疗不可过早用滋腻之品,如天冬、知母、五味子之类,用滋腻之品可以恋邪而致使病势缠绵难愈。

1.风热犯肺表证型

此型为温邪初犯肺卫,属顿咳初期。临床症

见:发热微恶风寒,鼻窍不利,时流涕,咳嗽少痰,咽喉不利,咳甚则面目红赤,日轻夜重,口干饮水,舌苔薄白或正常,但舌边尖红赤,脉象浮数。治疗上宜辛凉解表,宣肺止咳,方选桑菊饮、银翘散为主,具体处方:桑叶10 g,菊花10 g,百部10 g,白前10 g,薄荷7.5 g,浙贝母10 g,甘草5 g,枇杷叶15 g,牛蒡子10 g。水煎二次合之,分四次服用,五小时一次,一日尽剂。

2.痰热交阻痉咳型

此型为痰气交阻气道,肺气不利,表证已解。临床症见:咳嗽气逆呈阵发性、痉挛性,面红目赤,握拳弯腰,咳后喉间发鸡鸣吼哮声,吐出黏涎痰沫,进食后方能缓解,甚者衄血,痰中带血,舌下点状溃烂,舌苔薄黄,舌质红,脉象滑数。治宜清热化痰,解痉降逆。具体处方:桑白皮15 g,黄芩10 g,百部10 g,射干7.5 g,浙贝母10 g,苏子10 g,胆南星7.5 g,天冬10 g,儿茶4 g,枇杷叶15 g,白茅根15 g,蜈蚣1条,水煎服。方中桑白皮、射干、黄芩、百部清热止咳,胆南星、浙贝母、苏子涤痰利肺,理气化痰,天冬、白茅根、儿茶滋阴清热凉血,上药组合有清热解痉、止咳化痰之效。

3.痰浊壅盛湿阻型

此型已近末期,病势缠绵不愈。临床症见:痉挛性咳嗽,甚则呕吐食物痰涎,面目虚浮,咳时喉中有痰鸣声,不思饮食时呕恶,咳呕甚则涕泪皆出。治宜降气宽中,涤痰止咳。具体处方:半夏10 g,茯苓15 g,百部10 g,紫菀10 g,白前10 g,苏子10 g,莱菔子10 g,沉香5 g,瓜蒌仁7.5 g,天竺黄7.5 g,水煎服。方中半夏、茯苓、百部、紫菀、白前燥湿化痰而止咳,苏子、莱菔子理气化痰、降逆宽中而利肺,天竺黄清热化痰、镇惊解痉,加沉香一味降逆顺气,畅达气机效果更佳。

4.痉咳痰阻缠绵型

此型多是发病中后期,本型具备痰热交阻痉咳型和痰浊壅盛湿阻型共有症状,但不具有1型(风热犯肺表证型)症状,治宜镇痉止咳,燥湿化痰。方选朱珀百咳散。方用:朱砂10 g,琥珀10 g,百部20 g,白前20 g,半夏20 g,浙贝母20 g,天竺黄15 g,蜈蚣2条,沉香7.5 g,上药共为细末,散剂。本方适用于各种类型顿咳,持续服用可有明显改善。

5.气阴两虚余邪型

本型为病后余邪已尽,正气已虚,由于久咳气耗,久吐液伤,故呈现气阴两虚、正虚邪虚之状。临床症见:轻微咳嗽,日久不愈,已无吼哮声,面色青白,食欲不振,不耐风寒,易患感冒,自汗盗汗,舌红少苔,脉细无力。治宜益气养阴,祛邪固本。方选:补肺汤加减,处方:党参 10 g,黄芪 10 g,五味子 7.5 g,麦冬 10 g,桑白皮 10 g,紫菀 10 g,百合 10 g,山药 15 g,扁豆 10 g,熟地黄 20 g,大枣为引,水煎服,每剂煎二次合之,分 2~6 次服之,日服 3 次,食后服之。方中参芪益气扶正固本,麦冬、五味子、百合养阴益肺,桑皮、紫菀清热止咳化痰除其余邪,山药、扁豆、大枣益气健脾固护中州,诸药合用,共奏补气养阴、健脾止咳、扶正祛邪之效。

(十四)张慕骞

张慕骞自拟"顿咳止",汤药配大蒜外敷涌泉穴治疗 7 岁内小儿百日咳 137 例,除 9 例因伴肺炎配用西药外,余均用下方在 1 周内获愈。方药组成及用法:桑白皮、栀子、黄芩、鱼腥草、枇杷叶(布包)、百部、北沙参、天冬、麦冬各 10 g,蜈蚣 2 条,生甘草 6 g。上药加水 500 mL,浓煎成 200 mL 药液。1 岁内每日喂 50 mL,1~2 岁每日 100 mL,3 岁以上每日喂 200 mL。上述用量每日分 3~4 次服完,连服 3 剂后,去蜈蚣,加僵蚕 10 g,再服 3 剂,服法及用量同上。另每晚用大蒜瓣 1~2 枚,捣烂敷于患儿双侧涌泉穴,用纱布带固定,晨起去之,连用 2~3 晚。

(十五)郑启仲

河南省名中医郑启仲自拟"顿咳汤"治疗百日咳,药物组成:蜜炙麻黄 3 g,胆南星 6 g,蜜炙百部 15 g,蜜炙甘草 3 g,硼砂 1.5 g。方中麻黄宣肺、止咳、平喘,有缓解支气管痉挛的作用;胆南星为天南星配牛胆汁制成,能清热解毒,祛痰止咳,牛胆汁对百日咳杆菌有抑制作用;百部润肺止咳,对百日咳杆菌具有较强的抑制作用,并能减退呼吸中枢的兴奋性;硼砂清热化痰,为化痰止咳之佳品,且无任何副作用;甘草清热解毒,调和诸药;其中 3 味药用蜜炙,加强其清热润肺止咳之力。全方配伍,有宣肺化痰、清热消炎、解痉镇咳之功。若为痉咳后期或恢复期出现阴虚者,去麻黄,加沙参、麦冬、知母、五味子等养阴补肺;脾气虚者,加黄芪、党参、白术、茯苓、山药等益气健脾补肺。

参考文献

[1] 刘签兴,罗何维,刘如秀.刘如秀治疗婴幼儿百日咳经验赏析[J].辽宁中医杂志,2017,44(1):37-39.

[2] 李志武,马海龙,顾国祥.李乃庚从肺肝论治小儿顿咳痉咳期经验[J].山西医药杂志,2019,48(23):2980-2981.

[3] 何天贵.简裕光老中医百日咳治验[J].广西中医药,1986(3):8-9.

[4] 过伟峰.李子丰儿科用药经验拾零[J].国医论坛,1990(6):20-22.

[5] 张铭正.钱育寿临证经验撷菁[J].江西中医药,1996(1):11.

[6] 魏学勤.邵扶颐治疗小儿顿咳验案举隅[J].江苏中医,1995(11):26.

[7] 薛长连.高辉远教授治疗小儿百日咳经验撷要[J].中医函授通讯,1994(1):14-15.

[8] 赵进喜.张贵印老中医治疗小儿百日咳经验[J].新中医,1989(3):9.

[9] 谢昱.谢任甫老中医辨治百日咳经验[J].中国中医急症,2003,12(6):547.

[10] 刘任宏,刘杏琴.名老中医刘竹林临床经验简介[J].新中医,1994(2):13-14.

[11] 方芳.黄建群百日咳综合症中医辨证施治经验[A].中华中医药学会儿科学分会第 28 次全国中医儿科学术大会暨 2011 年名老中医治疗(儿科)疑难病临床经验高级专修班学术论文汇编[C].中华中医药学会儿科学分会.中华中医药学会.2011.

[12] 赵建宗.宋敬轩老中医治疗顿咳经验[J].陕西中医,1986(4):159-160.

[13] 贺汝学,贺汝严.老中医贺耀庭治疗百日咳的经验[J].黑龙江中医药,1987(2):3-4.

[14] 杨侃.张慕骞治疗百日咳痉咳期介绍[J].中医杂志,1988(1):54.

[15] 鲁甍,徐江雁.郑启仲教授临证经验点滴[J].中国中医药现代远程教育,2009,7(1):125-127.

6. 名家论流行性腮腺炎

流行性腮腺炎是由腮腺炎病毒感染引起的以腮腺区肿痛、腮腺非化脓性炎症为主要临床特征的急性呼吸道传染病,儿童和青少年是其发病的主要人群。流行性腮腺炎传染性强,潜伏期8~30天,平均18天,一年四季均可发生,但多发于冬春季,病毒由病人和健康携带者的唾液或呼吸道分泌液飞沫经空气传播。每2~5年发生一次流行,好发于学龄儿童。免疫力低下的成人亦可发病,多数病人一次感染后可获得终身免疫,但个别抗体水平低下者,亦可再次感染。一般预后良好,部分病情严重者可引发睾丸炎、卵巢炎、胰腺炎等并发症,而脑炎和永久性神经系统后遗症为罕见并发症,严重影响病人的健康和生活质量。

一、流行病学特征

流行性腮腺炎在全球范围内流行,我国流行性腮腺炎报告发病率仍比发达国家高,其传染性仅次于麻疹和水痘,疫苗接种是预防腮腺炎病毒感染最有效的方法,显著降低了腮腺炎严重并发症的发生率。始接种腮腺炎疫苗后,腮腺炎的发病率明显下降,但仍然存在散在多发和小范围暴发的情况,好发于儿童和青少年。现代医学治疗流行性腮腺炎尚无特效的疗法,以营养支持、抗病毒及预防感染等为主,然中医治疗此病有独特优势。

二、中医对流行性腮腺炎的认识

流行性腮腺炎,中医称之为痄腮,因病人腮部肿胀严重得好像爆炸开来,故有此名。在古代又有"大头瘟""蛤蟆瘟""鸬鹚瘟""时行腮肿""大头天行"等病名。《外科正宗·痄腮》记载:"痄腮乃风热湿痰所生,有冬温后天时不正,感发传染者,多两腮肿痛,初发寒热。"阐明了痄腮(流行性腮腺炎)感邪途径及发病诱因。其病因病机主要由风温时疫邪毒从口鼻而入,壅阻少阳经脉,凝滞耳下腮部而发病,是以腮腺的急性肿胀、疼痛,伴有发热、头痛、恶心、咽痛、全身不适、食欲不振为特征的一类病证。《温疫论》曰:"温热毒邪蕴结少阳,相火上攻耳下,硬结作痛。"《温病条辨》曰:"温毒咽喉肿痛,耳前耳后肿,颊肿,面正赤,或喉不痛但外肿,甚则耳聋,俗名大头瘟。"《疡科心得集·鸬鹚瘟》曰:"鸬鹚瘟者,因一时风温偶袭少阳,络脉失和。生于耳下,或发于左,或发于右,或左右齐发。初起形如鸡卵,色白濡肿……重者或憎寒壮热……此症永不成脓,过一候自能消散。"历代医家不断总结,认为痄腮具有季节性、传染性,好发于小儿等特点,其症状可以从"六经"予以分类,分为阳明受邪、太阳受邪、少阳受邪、三阳受邪、厥阴受邪、少阴受邪等。痄腮的病因有邪热内伏、湿热壅盛、外感疫毒、内伤七情、暑风挟湿、风热犯胃、阳明积热、温毒外袭、风痰内生、少阴亏虚等,这些致病因素通过不同途径导致痄腮的形成,主要因素为外感邪毒。因此,中医治疗本病当以清热泻火、清热解毒、疏风散热、通腑泄热、扶正祛邪为主,疾病后期,邪退正虚,气阴两伤,或阴血亏虚,可以益气养阴补血、升举阳气、滋阴补肾等为法促进机体康复。临床可见温毒在表、热毒蕴结、邪陷心肝、引睾窜腹等证型。

三、名医论流行性腮腺炎

(一)耿鉴庭

我国著名耳鼻喉科专家耿鉴庭先生著有《痄腮的中医疗法》一书,其治疗流行性腮腺炎(以下称"痄腮")颇有造诣。

1. 痄腮轻证治宜清散解表

若始觉耳下有隐痛,视之无肿大,按之则痛甚,身热头痛,胸部胀闷感,呕吐,脉数,舌苔白腻,尿溲少,此为感受时气,方起痄腮,属于痄腮前驱期。治疗宜清散解表,可选用芳香化浊辟秽,能散邪气,辟恶毒而解时疫的藿香。身热头痛、脉数为外感温热邪毒,邪正斗争之象,故除了藿香之外亦可配合善治时疫温病的紫苏,以疏表解肌,辟秽化浊。耳下隐痛为邪蕴少阳经络可用青皮、郁金等理气行气,疏利少阳。亦可用薄荷、橘皮络、法半夏、枳壳、青皮、郁金、赤茯苓、牛蒡子、荷叶等药以清化达邪,治痄腮于未发之时。

2. 运用普济消毒饮加减治痄腮重证

若侧腮部疼痛难忍,肿胀严重,坚硬如石,咽痛口干,高热不退,舌赤苔黄,心中烦躁不安,或伴有头痛如裂,食少纳呆,恶心,呕吐,肌肉酸痛,便秘溲赤,此为痄腮重症(急性期),需以普济消毒饮加减治之,以清热解毒,疏风散邪,防化脓及咽烂。普济消毒饮为治疗痄腮热毒蕴结的常用方药,出自《东垣试效方》。治疗时宗吴鞠通之意,去升麻、柴胡、黄芩、黄连,加金银花,"去柴胡、升麻者,以升腾飞越太过之病,不宜再用也……去黄芩、黄连者,芩连里药也,病初起未来至中焦,不得先用里药,使犯中焦也";以金银花、连翘、板蓝根为主,清热解毒,疏散风热;马勃、牛蒡子、甘草、桔梗清利咽喉;僵蚕既可辛散风热,又可配贝母化痰软坚散结;玄参、赤芍泻火解毒,清热凉血;金果榄清火解毒,为治咽喉病要药,应用时须磨汁,其效方显。此外,耿老在治疗痄腮时常以普济消毒饮去升麻、柴胡、黄芩、黄连制为粗末,用瓷器收贮密封,勿令泄气。用时以布袋包装煎服,煎成待其稍凉再服。既方便又可取得较好的疗效,但此剂型不宜多煎,否则效力即减。

3. 痄腮变证治疗

痄腮虽消,余氛不靖,又发寒热,左睾丸肿痛,良由少阳之邪,不从表解,内传厥阴使然。痄腮并发睾丸炎,中医又称"卵子瘟"。因耳旁属少阳,睾丸属厥阴,肝胆相为表里,邪毒内窜厥阴,蕴结不散发为睾丸肿胀。正如《冷庐医话》所说:"痄腮之症,肿痛将退,睾丸忽胀,乃邪毒内陷,传入厥阴脉络,睾丸肿痛。"治以清泄肝胆、消肿止痛为主,方选龙胆泻肝汤加减治疗。方药:柴胡、栀子、龙胆草、当归、赤芍、橘核、川楝子、枳壳、青皮、山楂、郁金、荔枝核。方中的橘核善治阴核肿痛,荔枝核主瘰疬卵肿如斗,二者均入足厥阴肝经,功专行气止痛,散结消

肿;山楂化瘀消积,可治睾丸偏坠肿痛。痄腮并发卵巢炎,表现为寒热转增,形如疟状,往来无定时,脉象弦数,少腹隐痛,经不及期而行,热入血室之象,以《外科正宗》记载的逍遥散为加减治疗以防其昏陷生变。逍遥散治"血热相搏,月水不调,脐腹作痛,寒热如疟"。以柴胡、薄荷、黄芩、枳实舒畅气机,清泄肝胆郁热;牡丹皮、赤芍、郁金凉血散瘀,清解郁热;当归、泽兰养血活血祛瘀。《本草通玄》曰:"泽兰,芳香悦脾,可以快气,疏利悦肝,可以行血,流行营卫,畅达肤窍,遂为女科上剂"。煨姜、小红枣调和气血,甘草调和诸药。全方疏利枢机,可使邪从表解,郁热得清。

4. 痄腮外治方法

耿鉴庭先生《痄腮的中医疗法》一书中记载了很多外治方法,其中以红豆芙蓉叶方最为常用。《类编朱氏集验方》曰:"赤小豆,治善恶疮并赤肿及痄腮,无不愈者。"耿老以红豆末调入捣烂的芙蓉叶中外敷,病人倍感冰凉,可大大地减少病痛。若无新鲜芙蓉叶,则可改用经霜老芙蓉叶末与红豆末和匀,凉开水调敷,效果亦佳。此外,齐德之《外科精义》记载的"通气散"亦为耿老所提倡,此方既可用于治疗,又能预防。以延胡索、猪牙皂角、川芎、藜芦、踯躅花为细末,塞于鼻中取嚏为效。该方"治时气头面肿,或咽喉闭塞不通,用之喷嚏七八遍,泄出其毒则差。若看病之人用此药,必不传染"。

5. 痄腮调摄护理

耿老认为总的护理原则为"开窗户,以通天气;居楼下,以通地气;宽松衣带,以通血气"。饮食宜清淡,可进食绿豆、冬瓜、丝瓜等,忌食辛辣刺激、油腻之品。若出现胸闷口臭,可食金橘;若自觉口中不爽,可含橄榄。然而,痄腮病性属阳,调摄主张安静,要"外不劳形于事,内无思想之患",慎起居,避风寒,和喜怒。

(二)邓铁涛

1. 用"灯火燋"角孙穴治痄腮

首届国医大师邓铁涛在其《耕耘医话》中谈道:他用灯火灸角孙穴治疗痄腮时,效果使人满意。邓老过去在治疗痄腮时仅使用内服药兼外敷或外搽药,虽然疾病可愈,但时日较长,病人的疼痛减轻不够理想。他翻阅古医书发现:灯火可以治病,而且可以治大病,此法名为"灯火燋",也就是现在所说

的灯火灸。火灸疗法,中医古籍中早有记载,《灵枢·背腧》曰:"……以火补者,毋吹其火,须自灭也,以火泻者,疾吹其火,传其艾,须其火灭也。"灯火灸属火灸疗法范畴,用灯芯草醒香油点燃灼灸,即是疾吹其火,速燃速灭火力强,时间短,借"温以散之"而速泄邪热。角孙是手少阳三焦经之穴位,又为手少阳经、足少阳经之交会穴,灯火灸该穴能疏散少阳经之郁热,速泄邪热外出,而起到清热散结、消肿止痛的功效,故治流行性腮腺炎效好。邓铁涛认为,若痄腮一侧初起,即于患侧之角孙穴用灯火一燋,只一燋便够(亦可加服中药,不用其他外治法),往往另一侧便不会再发病,而且疼痛减轻较快。若两侧齐发,则每侧角孙穴各一燋,加服中药,亦易治愈。

2.养生重于治病

邓铁涛认为痄腮病人更应注重饮食。痄腮病人因腮腺区疼痛、肿大,张口咀嚼困难,伴神疲乏力,故不欲进食,反而助邪滋生。邓铁涛强调食养脾胃,脾胃是人的后天之本,营养物质的消化吸收、气血的化生,都有赖于脾胃的运化功能,故病者更需进食以充后天脾胃,濡养全身气血,以驱邪外出,故病当自愈。但饮食要有节制,不能过分肥甘味,或者过饥过饱,或者食无定时……皆易伤脾胃,脾胃一伤,诸病丛生。只要条件允许,一日三餐需定时、定量饮食,坚持每餐吃七分饱。邓铁涛认为吃得杂、吃得全更能全面摄入营养,比如:米面类、杂粮类、蔬菜类、水果类、薯类、豆类、肉类、虾类、蛋类、奶类。对于患痄腮者,往往医者会嘱咐其忌口,患病期间要忌食辛辣刺激之品,痊愈后亦要清淡饮食,往往易造成病人心生忌惮,恐再患此病,便时时忌口。邓铁涛教授对此持不赞成的态度,他说:"有些人以为自己患病后脾胃虚弱,这个不碰,那个不敢吃,这么过度忌口并不可取,而是一种不知所谓的盲目忌口者。"在他看来,过度忌口,反而变成偏食。邓老认为进食宜杂不宜偏,五谷杂粮,肉、果、蔬都可以吃,关键是不能过量。

(三)盛循卿

盛循卿是国家级名老中医,首批全国老中医药专家学术经验继承工作指导老师。盛循卿善用四逆散联合灸法治疗小儿疾病,尤其是痄腮。盛老认为,小儿痄腮是因外感风温邪毒从口鼻而入,壅阻

少阳经脉,郁而不散,结于腮部而起。足少阳之脉起于目外眦,上行至头角,下耳后,绕耳而行,邪入少阳,经脉壅滞,气血流行受阻,故可出现耳下腮颊漫肿而疼痛。若温毒炽盛,内窜心肝,则可出现高热、神昏等症。治当以平肝清热、散结消肿为法,以解邪入少阳化热之证,方选四逆散加减。盛循卿亦强调内服配合外治,疗效更为显著。故配合用灯心草灸患侧角孙穴,用右手拇示指捏住灯心草上1/3处,将其浸入麻油中约1 cm。用软棉纸吸干表面浮油。点燃后,迅速对准角孙穴猛一接触,发出清脆的"啪啪"声,火亦随之熄灭,即告成功。若无响声,可当即再重复1次。每天灸1次,最多3次。

举一医案如下:沈某,男性,6岁,初诊。患儿高热2天,伴右耳下腮部漫肿疼痛1天。体温39℃,并见头痛,口渴,咽痛,咀嚼困难,舌质红,苔薄黄,脉浮弦。辨证:邪入少阳化热。治法:平肝清热、散结消肿。处方:柴胡5 g,生白芍12 g,枳实8 g,甘草5 g,连翘10 g,僵蚕10 g,板蓝根10 g,夏枯草10 g。每天1剂,共5剂。同时,用灯心草灸患侧角孙穴。此患儿灸治1次后,张嘴即感轻松,复测体温为38.5℃。5天后复诊时热退,腮部肿胀消退。1周后患儿家长电话告知已痊愈。盛老认为小儿脏腑娇嫩,易感外邪;小儿形气未充,脾常不足。小儿藩篱不蔽,感受外邪,郁而化热,则多见高热。同时,阳气郁阻,卫阳不达四末,可见四肢厥冷等症。故盛老善用仲景经方四逆散以发郁结之邪热,透达表热。方中柴胡可疏散少阳风热,白芍泄气分之热,枳实破结,连翘、夏枯草软坚散结,板蓝根解毒利咽,甘草调和诸药,共取解毒软坚、消肿止痛之功效。又因痄腮病位主要在少阳,而角孙穴属于少阳三焦经,统属上、中、下三焦,点烧角孙穴可清中焦阳明经胃热;角孙穴为足少阳胆经交会穴,是主治该病的要穴;胆经属胆络肝,能清肝胆之火。所以用灯芯草灸角孙穴能疏经活络、清热解毒、化痰散结,从而起到扶正祛邪的作用。故用灯心草灸角孙穴可宣透邪毒,是盛老治疗小儿痄腮的经验之穴。盛循卿用四逆散口服配合灯心草灸角孙穴治疗小儿痄腮,疏散少阳郁毒,起到调和阴阳、扶正祛邪的作用,治愈无数。

(四)赵昌基

湖北省名医赵昌基先生集多年临床经验,运用

中草药外敷内服治疗流行性腮腺炎,颇具特色。赵昌基认为痄腮外敷调搽,可直达病所,再合以内服药清热解毒,可使邪毒走表而除,从而达到气畅血行、郁结消散而病愈。

1. 七叶一枝花、地苦胆"解毒消肿,散结止痛",治温毒在表证

若流行性腮腺炎初起,发热,畏寒,头身疼痛,而后双侧耳垂下漫肿,边缘不清,皮肤不红,有触痛感。张口咀嚼困难,咽红,舌苔薄白,脉浮数。此时治宜解毒消肿,疏风清热。药用七叶一枝花与醋研磨成糊状外涂于患处,配合清热解毒方内服,不出7日,可痊愈。七叶一枝花性味苦、凉,归心经、肝经、肺经、胃经、大肠经,故有清热解毒、消肿止痛之功效。

除七叶一枝花外,赵昌基亦用地苦胆治疗痄腮初起表证。某病人发热畏寒,头身疼痛,耳下腮部右侧漫肿,触痛感明显,局部皮肤不红发热,咀嚼张口障碍,吃酸性食物疼痛更甚,咽部红肿疼痛,苔薄白,脉浮数。赵昌基嘱其用地苦胆1枚,加75%乙醇或者50度以上的白酒磨汁,然后将地苦胆药汁涂擦于患处,药干后再涂,每日数次。且与内服药(金银花15 g,连翘9 g,荆芥6 g,桔梗6 g,薄荷6 g,升麻6 g,夏枯草15 g,甘草6 g),令其每日1剂,水煎分3次口服,每次服40 mL左右。地苦胆性苦味凉,功在清热解毒,散结消肿。

2. 独创黄明擦剂"清热解毒,软坚散结",治温毒热盛

若流行性腮腺炎发展甚,耳下红肿疼痛难忍,此时可用黄明擦剂,其组方为雄黄25 g,明矾22 g,冰片4 g,研末。若患者皮肤无热感者,用白醋调成糊状外敷;有热感者,用95%乙醇调成糊状外敷。

举赵昌基所治医案一则:王某,女,5岁,高热烦躁,口渴饮水,头痛,两侧腮部漫肿,疼痛较甚,咀嚼困难。刻诊:咽红肿痛,体温39.3℃,触痛更甚,舌红苔黄,脉滑数。诊断为痄腮(流行性腮腺炎)。治宜清热解毒,软坚散结。外敷黄明擦剂(用95%乙醇调配),药干即涂。内服药:金银花20 g,连翘15 g,板蓝根20 g,黄连6 g,大黄3 g,牛蒡子9 g,白僵蚕9 g,玄参9 g,天花粉9 g,蝉蜕6 g,淡竹叶6 g,甘草6 g,煅龙骨20 g,煅牡蛎20 g;3剂,水煎服,每日1剂,每日3次,每次服30 mL左右。用药后,热退肿消,食欲增加,咀嚼时两侧腮部仍隐痛。复诊嘱停内服药,续涂黄明擦剂,改用白醋调敷,每日5~6次,2日后病愈。方中雄黄味辛、性温,明矾性寒味酸涩,与雄黄共奏解毒化瘀散结之功,冰片清热解毒止痛。三药合用,取其诸药解毒散结止痛之功,外敷调搽,直达病所,再合以内服药清热解毒,使风温邪毒从气分走表而除,达到气畅血行、郁结消散而病愈。

(五)汪逢春

近现代京城四大名医之一的汪逢春,擅治时令病与脾胃病,治疗痄腮以清热解毒为总则,但在疾病的不同阶段,认为应根据病邪侵入的深浅轻重不同而灵活运用。归纳起来,早期要表,中期要清,后期要散。

1. 痄腮抽掣之证,宜宣降化痰以防痉厥

痄腮未透,逆传入里,表现为身热咳嗽不爽,两腮微肿,腹胀便泻,四肢逆冷,抽掣,神烦不寐,舌苔白腻根厚,两脉细数等症状,此为病甚重,需要防止其转生痉厥。汪老拟以宣降化痰为法,药用薄荷、前胡疏散风热;山慈菇、连翘解毒消肿散结;苏子、白芥子、莱菔子相合即为三子养亲汤,降气消痰;冬瓜子润肺化痰;橘皮理气化痰;浙贝母、杷叶清肺化痰;钩藤清热平肝,息风定惊;琥珀抱龙丸化痰镇惊。

2. 痄腮之风温上犯证,治以两解

痄腮伴见恶心,属风温侵及少阳、阳明二经之证(临床症状可见:头晕形寒身热,两腮痄肿,恶心,两脉细弦滑数,舌苔浮黄)。正如明代薛己《外科枢要》所说:"痄腮属足阳明胃经,或外因风热所乘,或内因积热所致。"汪老乃拟疏解肺胃之法,药用:蒺藜、嫩前胡、枯子芩、苏子、莱菔子、浙贝母、姜竹茹、蒲公英、夏枯草、山慈菇、陈皮、枳壳、赤芍、焦麦芽、鲜枇杷叶、保和丸、连翘、忍冬藤、冬瓜子。服用后,若两腮痄肿未消,但身热已退,咳嗽有痰,大便亦通,两脉细弦而滑,再以三子养亲汤为主通络化痰。但需注意避风,且"饮食千万小心为要",方可药到病除。汪老强调本病的发生发展与饮食失宜有密切关系,他认为在痄腮急性期,应以流质、半流质、富含维生素的饮食为宜,少吃酸辣刺激性食物及不易消化的多脂类食物。

3. 痄腮引睾窜腹之证,治宜和解少阳阳明

痄腮传变入里,引睾窜腹之证,可出现下腹疼痛或睾丸肿痛,因足少阳胆经和足厥阴肝经为表里关系,病则相互传变。热邪病毒,循肝胆之脉下行,肝经之脉"循股阴,入毛中,过阴器,抵小腹",正如《冷庐医话》所说:"邪毒内陷,传入厥阴脉络,睾丸肿痛,盖耳后乃少阳胆经部位,肝胆相为表里,少阳感受风热,移于肝经也。"足厥阴肝经之脉"挟胃属肝络胆,上属膈,布胁",气血阻滞,疏泄失常,亦常伴脘腹疼痛,故汪老以清热解毒、疏泄肝胆、凉血活血止痛为治,并不忘通降阳明,使胃热得清,热势顿减,寓表里双解之意。方用连翘、忍冬藤、蒲公英、枯子芩等清热解毒于内;更用焦山栀清泻三焦火热,赤芍凉血清热、活血疏风;全瓜蒌清热润燥滑肠,枳壳消积导滞,酒大黄破积泻下热结;橘核、荔枝核理气止痛,丝瓜络、嫩桑枝通经活络,解毒消肿。诸药合用寓表里上下分消之意。若伴有大便不通时,可将犀黄丸与酒大黄或风化硝同研细末装胶囊与汤剂同服。汪老认为犀黄丸药用牛黄、乳香、没药、麝香,具有清热解毒、化痰散结、活血消肿、祛瘀止痛之功。用汤剂送服药丸也是汪老的用药特点之一,既可避免某些药物入煎后有效成分被破坏,影响药力发挥,又能节约药材。

(六)黄甡

1.善用"柴消饮"治痄腮之热毒壅盛证

河南省名医黄甡认为痄腮主要是由于饮食不洁或感受外邪,风温邪毒从肌表口鼻而入,侵犯足少阳胆经,少阳受邪,毒热循经上攻腮颊,与气血相搏,壅阻少阳经脉,气滞血郁,运行不畅,凝滞耳下腮部,发为本病。热甚化火,出现高热不退,烦躁头疼,经脉失和,机关不利,张口咀嚼困难;足少阳胆经与足厥阴肝经互为表里,肝经循少腹络阴器,毒窜少腹,蕴结不散,可伴有睾丸肿胀疼痛或少腹疼痛。黄老辨该证为热毒壅盛,治疗原则为清热解毒,消肿散结,方选柴消饮加减,该方由小柴胡汤合消瘰丸化裁而成。黄老认为本病病在少阳,邪与毒结,经脉被郁,凝滞耳下腮部而发。故选少阳病之主方——小柴胡汤和解少阳、以利枢机,疏利三焦,去参、姜、枣、草者,因其有助气化火之虞。而《医学心悟》之消瘰丸,取玄参之解毒散结、浙贝母之散结消肿、生牡蛎之软坚散结之功,三药配伍善治瘰疬痰核,善消痈肿疼痛。金银花、连翘、板蓝根共奏清热解毒、消肿散结利咽之功。海藻、昆布消痰软坚,

入肝经,能消少阳之痈肿,夏枯草入肝胆经,清肝火、散郁结,用治痰火郁结之瘰疬痰核。现代药理研究亦表明,柴胡、金银花、黄芩、板蓝根等均有抗病毒作用;诸药合用共奏清热解毒、消肿散结之功。黄老强调药量需随年龄、病情变化。若局部肿痛明显或伴有咽痛、扁桃体肿大者可以加入桔梗10 g、猫爪草10 g,以增加软坚散结之力;若出现高热不退症状时可以加入石膏30 g、知母10 g,直折阳明火热之势;若见大便干结者,可以加入大黄10 g,牵牛子6 g以通腑泄热,取釜底抽薪之意;若传变入里,证兼睾丸肿痛者,可加入橘核10 g、龙胆草10 g,以理气通络止痛。

2.内服联合外用效果更佳

黄甡先生在治疗本病时除了娴熟运用柴消饮外,还提倡配合外治疗法,有事半功倍之效。可用青黄膏(青黛、雄黄各半醋调)或如意金黄散(大黄、黄柏、姜黄、白芷、厚朴、天花粉、生天南星、生苍术、陈皮、甘草醋调)外敷局部,每日1次,或仙人掌适量捣烂涂于患处,每日2~3次。仙人掌有清热解毒、消肿活血之功,为治腮腺炎之良药,其性寒味苦,如《岭南采药录》云其"性涩寒,无毒",《本草求原》云"消诸疮初起,敷之"。黄老认为内服以洁脏腑,外用膏药可协助内服汤剂共奏清热解毒、消肿止痛之功,内外合用,则邪退正安。

(七)邓荫南

邓荫南为江苏省名老中医之一,精于外科,亦擅内科杂病。在治疗流行性腮腺炎方面独有心得。

流行性腮腺炎并发睾丸炎,中医称"痄腮并发子痈"。邓荫南认为系天时不正,外感风温,内蕴痰热所致。治疗当理"三焦",初起病在上焦,当以疏风清热为主,药用荆芥、防风、柴胡、黄芩、连翘、金银花等;一旦温毒之邪蕴而化热,痰浊内生,下移厥阴之络,出现睾丸肿痛,当以化痰消肿,清利下焦为先,药用半夏、杏仁、僵蚕、猪苓、泽泻等。邓荫南在治疗该病时喜重用贯仲,量达30 g。邓荫南在给予病人内服药的同时,强调需配合外敷药——青宝丹(大黄、姜黄、黄柏、白及、青黛等)加姜芷散(僵蚕、白芷)敷患处。

(八)农志飞

农志飞为广西地方名医,从事儿科疾病研究近30年,潜心研究历代医家论著,其结合小儿特殊的

生理、病理特点和多年临床经验，认为小儿气弱血少，正气不足，体禀少阳，其病则生机受伐，少阳升生之气受遏，疏泄宣达之功被抑，以至小儿疾病以少阳病多见，故提出了"儿病论治宜重少阳"的观念。小儿"脏腑娇嫩，形气未充，发育迅速，生机勃勃"的生理特点决定了其为邪侵、御邪驱邪无力，升发之气易被遏，易入少阳，或感受太阳表邪不愈，邪气很快入里，郁于少阳。少阳主枢，是气机升降出入之枢纽，而气机的运动关系着机体的一切生命活动，当少阳受邪、正邪纷争、进退于表里之间时，必影响枢机开阖，郁而化热化火，可见咽干目赤、心烦喜呕、默默不欲饮食，甚至较长时间的厌食等症。故治疗方药则选取和解少阳病主方——小柴胡汤。而痄腮的发病以小儿多见，故其治疗小儿痄腮亦重在少阳。当患儿感受痄腮之毒邪后，痰热壅阻少阳经脉，邪毒循经上攻腮颊，使经脉阻滞，故耳下腮部漫肿疼痛，可予小柴胡汤加生石膏、连翘、夏枯草、僵蚕、桔梗、枳实治疗。方中桔梗既可引药上行，又能化痰散结、行滞止痛；连翘清热解毒，又善散结消肿，入手足少阳、阳明经；夏枯草归肝经，能清热解毒、散结消肿；僵蚕化痰散结；枳实破气消积；石膏味甘、辛、淡，清热又有疏通之能。诸药合用，达到清热与疏通并用，使少阳经脉及枢机通畅，其肿得消，其痛得除，故病愈也。

参考文献

[1] 耿鉴庭.痄腮的中医疗法[M].北京:科学普及出版社,1958.

[2] 陆以湉.冷庐医话[M].北京:中国中医药出版社,1996.

[3] 朱世增.耿鉴庭论五官科[M].上海:上海中医药大学出版社,2008.

[4] 李杲.东垣试效方[M].北京:中国医药科技出版

社,2018.

[5] 邓铁涛.耕云医话[J].新中医,1986(10):31.

[6] 邓君曙.邓荫南治重症流行性腮腺炎[J].江苏中医,1995(2):27.

[7] 牛章杰.黄甡教授运用柴消饮治疗小儿痄腮的临床经验[J].中医研究,2008(1):49-50.

[8] 刘敏.盛循卿治疗儿科疾病验案举隅[J].上海中医药杂志,2009,43(6):8,22.

[9] 陶西凯,陈仁寿,杨亚龙.痄腮的源流与证治[J].中医药信息,2010,27(1):4-7.

[10] 赵艳,孙晓光,彭建中.汪逢春痄腮验案举隅[J].吉林中医药,2011,31(5):444-445.

[11] 赵艳,孙晓光,彭建中.汪逢春治疗痄腮引睾窜腹证验案2则解析[J].世界中医药,2012,7(1):50-51.

[12] Yang Q, Yang Z, Ding H, et al. The relationship between meteorological factors and mumps incidence in Guangzhou, China, 2005 - 2012:A distributed lag nonliner time - series analysis [J]: Hum Vaccin Immunother, 2014, 10(8):2421 - 2423.

[13] 邹敏,彭悠悠,农志飞,等.农志飞教授论治儿科疾病宜重少阳[J].中医儿科杂志,2016,12(6):22-24.

[14] 周波,陈瑞芳.邓铁涛中医养生思想探讨[J].中医杂志,2016,57(24):2146-2147.

[15] 冯雪妍,吴建林.耿鉴庭辨治痄腮经验举隅[J].山东中医杂志,2018,37(8):692-693,696.

[16] 陈瑞芳.邓铁涛.养生重于治病[J].中医健康养生,2020,6(1):29-31.

[17] 赵明敬.中药外敷内服治疗流行性腮腺炎经验[J].河北中医,2007,29(2):135.

7. 名家论传染性非典型肺炎

传染性非典型肺炎，是由冠状病毒（SARS-CoV）感染引起的一种发病急、传播快、病死率高的呼吸道传染病。2003年陆续在中国内地、中国香港、加拿大、美国等地出现。世界卫生组织（WHO）于2003年2月底将其称为严重急性呼吸系统综合征（severe acute respiratory syndrome, SARS）。临床表现为发热、干咳，以肺部为主要病变部位，部分病例很快发展为急性呼吸衰竭，传染性强，病情发展迅速，后果严重。该病潜伏期为1～16天，通常为3～5天，起病急，常以发热为首发症状，伴有畏寒，体温常呈不规则热、弛张热、稽留热等热势，热程可持续1～2周；伴随症状多有头痛、肌肉酸痛、全身乏力和腹泻等。起病3～7天后患者可逐渐出现干咳、少痰，偶有血丝痰，肺部体征不明显。病情发展到10～14天可达到高峰，感染中毒症状可进行性加重，同时出现频繁咳嗽，气促和呼吸困难，略有活动则气喘、心悸等心肺功能异常的表现。若未得到及时的治疗，易并发呼吸道的继发感染。病程进入2～3周后，症状与体征可逐渐减轻乃至消失。但肺部炎症改变的吸收和恢复则较为缓慢。不同患病人群的病情轻重有所差异，轻型病人临床症状轻，重症病人病情重，易出现呼吸窘迫综合征。儿童患者的病情似较成人轻。西医缺乏特异性治疗，主要以支持、对症治疗为主，而在此疾病流行期间，我国中医中药也发挥了一定的作用。中西医结合治疗在控制SARS病情、缩短病程、降低死亡率等方面显示出了优于单纯西医治疗的疗效。

一、流行病学特点

根据流行病学调查，SARS-CoV的中间宿主可能是来源于动物交易市场的果子狸，病毒实现从动物到人的传播主要是直接接触，人与人则主要通过呼吸道飞沫传播和密切接触传播及气溶胶传播。

二、中医对SARS的认识

（一）中医病名

对于SARS的中医命名，目前尚无统一的看法，有的学者认为根据其发病的季节，应属于春温或者风温，应命名为"风温疫"；有的学者则认为，根据其症状表现，属感受湿热毒邪所致，应为春温病伏湿之病；也有的学者根据病因提出"湿毒疫""臭毒疫""肺毒疫"等名称。命名虽有所差异，但也相互联系，大多数学者仍认为SARS当属于中医"温病"范畴。

（二）中医病因病机

SARS的中医病因各家看法各有不同，病属于"温疫"的范畴，病因为感受疫毒时邪；属于"春温"的范畴，发病季节多在冬、春两季，主要因为冬季感寒，伏而后发，外邪引动内邪，一般多夹湿邪；病属风温的范畴，发病季节在春季，感受风（热）邪夹疫戾之气，又可夹湿，感而即发。而目前对于SARS病机的认识有共识的一面，又各有侧重。基于目前对SARS病机的共性认识，认为发病初期的病机，多为卫气同病，表里俱实；发展过程中多为热、毒、湿、瘀内蕴，耗气伤阴，又夹湿夹瘀，甚至发生气急喘脱的危象，病在气分，甚至进入营血分。本病的后期和恢复期，一般多为气阴两伤，肺脾两虚，湿热瘀毒未清。

（三）中医辨治

目前，中医界治疗SARS基本上按照三焦辨证和卫气营血辨证，分期分型论治，各有特点，不同的地域、学术思想、辨治原则都不尽相同。主要以岭南、北京两地为主。

岭南温病学者们将SARS的病程分为早期、中期、极期、恢复期四期,早期以湿热遏阻、卫气同病为特点,治疗上强调宣透清化;中期以湿热蕴毒、邪伏膜原、邪阻少阳为特点,治主清化湿热、宣畅气机;极期除湿热毒盛,还可出现耗气伤阴、瘀血内阻的征象,治宜祛邪扶正;恢复期多为正虚邪恋、气阴两伤,同时挟湿挟瘀,治疗必须扶正透邪,并重视化湿活血。

北京地区将 SARS 病程分为发热期(邪在肺卫、邪热壅盛、气营两燔、毒瘀互结)、喘咳期(阴虚火旺、水热互结、肺热壅盛、痰瘀互结)、喘脱期(宗气外脱、元气外脱)、恢复期。初起阶段,治疗以疏风清热、解毒平喘为主,兼以化湿。

三、名医论 SARS

在 SARS 暴发期间,京粤两地的医家根据"三因制宜、辨证论治"的中医理论提出了不同的针对 SARS 的诊疗方案。广东地区以刘仕昌教授为代表的岭南温病学说,将 SARS 归属于"湿热疫",主张祛风、清热、化湿的治疗方法,而北京方面的专家则趋向于将 SARS 命名为"肺毒疫",强调疫毒犯肺的病机,治疗上更主张清热解毒。两种方案的不同主要与京粤两地的气候、环境、温度、湿度、病人的体质等有关。其他地区的医家也根据对温病的认识、SARS 的疾病特点进行总结归纳出各自的学术特点、理法方药。

(一)岭南地区

1. 刘仕昌

刘仕昌于 1914 年出生于中医世家,1935 年被广州市卫生局录取就读于广东中医药专科学校,毕业后就职于广州中医学院,长期从事中医临床与教育工作。刘老对专业学习精益求精、孜孜不倦,"勤求古训、博采众方"并紧密地结合临床。刘仕昌对温病学说有很深的造诣,尤其推崇叶天士、吴鞠通两位医家,根据叶天士"卫气营血"和吴鞠通"三焦辨证"纲要,结合自身临床实践经验,提出了温病十二治法。另外,根据"三因制宜、辨证论治"的思想,结合岭南地区的气候、环境等特点,提出湿热是岭南温病的主要病因,为独具地域特色的岭南温病学术做出了巨大的贡献。在 2003 年 SARS 暴发流行以后,刘老不惧 SARS 的传染力和致病力,义不容辞

地在临床一线抵抗疫情。根据对 SARS 病人的观察、诊治经验等,结合岭南温病的特点,总结出"风温挟湿"的病因病机,提出祛风、清热、化湿的治疗方法。同时,将 SARS 病人按照"卫气营血"进行分型治疗,卫分证主张银翘散加减,气分证则用麻杏石甘汤加减,营分证、热入心包,可采用安宫牛黄丸或紫雪丹温开水化后鼻饲,至入血分,宜选用犀角地黄汤加减,以此理法方药治疗,在临床上取得了较好的疗效。

2. 邓铁涛

邓铁涛教授出生于 1916 年,生在中医家庭,父名梦觉,毕生业医。1932 年 9 月,邓铁涛考入广东中医药专科学校,系统学习中医理论。学习期间遵照父之吩咐:"早临证,跟名师",先后跟随陈月樵、郭耀卿、谢赓平等各有专长的名家实习。1937 年学成后开始了自己的行医生涯,1949 年以后,邓老开始在广东中医专科学校、广州中医学院工作,从事教学、医疗、科研工作 70 余载。在 20 世纪 80 年代,邓铁涛提出了岭南医学的观点,并明确指出岭南医学是与岭南的地理、人文、环境密切关联的。2009 年 7 月 1 日,93 岁的邓铁涛被人力资源和社会保障部、卫生部、国家中医药管理局国家三部委联合评定为"国医大师"并获证书。国医大师邓铁涛在学术研究上取得了多方面的成就,如五脏相关学说、脾胃学说的研究,中医气血痰瘀理论在冠心病及其他心脑血管疾病的防治,以及重症肌无力的辨证论治研究与危象抢救等。而在 2003 年 SARS 暴发期间,邓铁涛执笔向国家领导建言,采用中医药和中西医结合的方法,协同抗击 SARS。在 SARS 的中医治疗中,邓铁涛仿古不拘,以卫气营血为辨证总纲,将 SARS 分为早期、中期、极期、恢复期,不同分期又根据致病特点进行分型,从而指导方药选择,如针对早期外感加湿的轻症,重在宣化湿热,透邪外达,用三仁汤和升降散加减;针对表邪未解,寒战高热等症则给予麻杏石甘汤合升降散加减,以辛凉解表,宣肺化湿。中期疫毒炽盛,给予甘露消毒丹以清热化湿解毒;寒热往来、身痛、呕逆等邪伏膜原的表现予达原饮加减,以透达膜原祛除湿邪,并配合蒿芩清胆汤分消湿热,清泻少阳,以缓解胸闷、心烦、口干等症。极期针对身热夜甚等热入营血等表

现以清营汤合生脉散加减,清营解毒,益气养阴。逆传之急危重症则用参附、生脉汤送服安宫牛黄丸加减以辛凉开窍,益气固脱。恢复期针对气阴两伤、气虚夹湿夹瘀分别以沙参麦冬汤、血府逐瘀汤加减治疗。邓铁涛认为,尽管 SARS 表现为感受湿热毒邪,但其内必先有正虚。因此,初期治疗宜升散宣透,不可过用寒凉。同时,重视扶助人体正气,改善环境因素等治疗措施。治疗中不拘一方,根据邪正盛衰,提出适合的祛邪扶正之法,以期获得更好的临床疗效。注重病邪性质,祛邪不伤正,仿古而不拘泥,注重三因制宜,确定灵活的辨证思路,在 SARS 的治疗中彰显中医特有的优势。

3. 彭胜权

彭胜权 1939 年出身于四代中医药世家,祖父、父亲均为名老中医,受家庭熏陶,誓愿博及医源,普教众生,术承家技,并于 1964 年毕业于广州中医学院中医六年制本科。毕业后于本校任教,师承刘仕昌教授,同时是全国第二批名老中医药专家学术继承人导师。彭胜权从事中医教学、医疗、科研工作 40 余年,有丰富的教学临床经验,在长期从事教学和古典医学典籍的整理中,结合临床实践,不拘泥于古方,在继承中发扬,提出独特的学术观点,为岭南温病学说做出了贡献。2003 年 SARS 暴发期间,彭胜权分析广东患者发病情况,认为本病初期为风温兼湿之疫毒,或湿热秽浊疫毒侵袭肺卫,或侵犯卫气,随之湿热久蕴化毒留恋气分,出现邪毒蕴肺、肺热移肠,严重者营阴受损,邪入营血,晚期可出现内闭外脱或者阳气暴脱的危象。治疗上重在宣透和渗湿,主张透邪开闭,忌用寒凉。选方上,彭胜权认为早期可用银翘散加祛湿药物,以达到辛凉透邪,祛风除热,渗湿于下之功,疾病入里,则应结合脏腑辨证。

(二)北京地区

1. 周平安

周平安出生于 1939 年,1965 年毕业于北京中医学院中医系,为我国著名呼吸病、热病、疑难病专家。北京中医院薪火传承名医工作站名医,国家中医药管理局第四批全国老中医专家学术经验继承工作指导老师。曾得到秦伯未、董建华等大师的悉心传授,在学术方面力倡寒温统一,以"和法"为核心,形成以表里辨证为纲领独具特色的"三期二十一候"外感热病理论体系。在长期的热病临床实践中,注重外感热病的内伤病理基础及由内伤引起的病机、证治特点和转归的差异,强调"三因制宜";内伤发热则在明辨虚实、缓急基础上,注意外感邪气诱发加重的情况,扶正达邪,以"清""透""泄"三法给邪以出路。2003 年 SARS 肆虐京城,周平安深入东直门医院、地坛医院等临床一线诊治重症病例,创造性地提出中医院分期论治 SARS 的救治方案。认为 SARS 疫毒性热属火,强调祛邪为第一要务,"邪之所凑,其气必虚",易耗气伤阴,必损正气,故"虚"既可见于恢复期,也可见于潜伏期,早期热毒挟湿为主,后期则以气阴两虚、瘀血阻滞为突出表现。

2. 晁恩祥

晁恩祥出生于 1935 年,1962 年毕业于北京中医药大学,其后长期从事中医医、教、研工作,从医 50 余年,重视医德医风,精于医术,勤于诊务,学验颇丰。在继承中医传统理论的基础上,他创新并丰富了"风邪"学说及"通法"理念,将 SARS、甲型 H1N1 流感等传染病以温病理论辨治,重视"温邪上受、首先犯肺"的先导病机,认为毒邪侵袭人体,肺为华盖,上先受之;正邪搏结交争,出现以肺为中心的热毒损伤,毒损络瘀;同时,温毒内蕴,中焦受之,困遏脾胃,以致后期出现肺胃气阴两伤、血瘀痰阻。运用中医药治疗传染性非典型肺炎和甲型 H1N1 流感等急性呼吸道传染病的经验,结合现代医学理论,认为"正虚邪郁、瘀热互结"是其基本病机,提出"清透截断、扶正祛邪"的基本治法。而关于 SARS 的辨证论治,则根据疾病的发展主要分为邪犯肺胃、湿毒内郁,疫毒壅肺、热毒内蕴,肺闭喘憋、浊邪瘀阻,邪实正虚、内闭外脱,气阴两虚、余邪未尽等五种证候,根据不同时期给予透表、解毒、化瘀、祛湿、益气、养阴等治法,选方也多围绕温病卫气营血辨证常用方剂,如银翘散、麻杏石甘汤等。关于预防性用药,晁恩祥提出可不用人人吃药,当结合患者体质、所处地域等因素,预防药也是针对疾病特点而制订的方剂,需包括解毒、化湿、宣邪、扶正等内容,方用绵马贯众、银花、藿香、苏叶、太子参。

3. 路志正

路志正出生于 1920 年,幼继家学,从伯父路益修学中医,后拜盐山孟正已先生为师,1934—1939年在河北中医专科学校学习。毕业后开始从事中医临床工作,精通中医典籍,擅长中医内科、针灸,对妇科、儿科等亦有很深的造诣。路志正崇尚脾胃学说,认为脾胃为后天之本,气血生化之源,气机升降的枢纽,人以胃气为本,治病注重调理脾胃,同时辨证注重湿邪为患。SARS暴发后,路志正和晁恩祥、邓铁涛等名老中医常就SARS的病因病机、辨证论治进行探讨,路老认为SARS的辨证应因时制宜、因地制宜,北京地区不同于广东,患者罹患SARS后往往发展迅速,卫气同病,气营两燔,应先退热,防止传变,如轻清宣化,表里双解,清气凉营,通阳利湿,开达膜原,内服外敷,针灸推拿等中医综合疗法。应重视热、毒、咳、痰、喘、虚、闭、脱的转化和相兼,常用的金银花、紫花地丁、柴胡等清热解毒药,都有一定的疗效,而到后期咳嗽为主,分泌物增多,出现呼吸窘迫症,需以肃肺化痰、止咳定喘、清热解毒、活血祛瘀的法则,可选用麻杏石甘汤加减。

4. 薛伯寿

薛伯寿教授出生于1936年,1963年毕业于上海中医学院,师从当代杰出中医学家蒲辅周老先生,为先生的入室弟子,1975年以后在中国中医研究院广安门医院参加临床工作和教学。1986年被评为国家级有突出贡献中医专家,2017年被评为"国医大师",善于治疗内科、妇科、儿科疑难病证,在临床工作和实践中,薛伯寿教授继承蒲老擅治外感热病,必先岁气,重视节候,对"伤寒""温病""温疫"择优辨证掌握应用,融会贯通。而在内伤杂病中,则继承了善于辨证、治病求本的学术思想。在2003年SARS期间,薛老曾参与中医药防治的相关工作,所著《SARS辨治八法及方药》获北京中医药抗击SARS优秀科研论文二等奖。薛老结合蒲辅周老先生的治疫经验,提出了自己的继承心悟,对SARS辨证论治拟定了八法及相应的中药,其中包括辛凉宣透法、表里双解法、宣化痰浊法、逐秽通里法、清热解毒法、清营转气法、生津益胃法、育阴补肾法。推荐方药,辛凉宣透法可选用普济消毒饮、升降散、增损双解散;表里双解法可选用凉膈散、三黄石膏汤之类;宣化痰浊法可选用千金苇茎汤;逐秽通里法可选用解毒承气汤;清热解毒法可选用清瘟败毒饮;清营转气法可选用清营汤,若邪毒较重,热有入营血趋向,烦躁不安,甚则神识不清者,可选用片仔癀;生津益胃法可选用加减益胃汤;育阴补肾法可选用加减复脉汤。薛老还提出,在临床应用时,应注重因人、因时、因地制宜,同时应结合病人的自身正气强弱、经络气血、脏腑功能等。在SARS的预防方面,根据蒲老经验拟出体质增强方,以玉屏风散加女贞子、百合、生姜、川贝等。

(三)其他地区

1. 任继学

任继学出生于1926年,1940—1945年从师于吉林省名医宋景峰先生学习中医,先后在吉林省扶余县第七区、十六区、十八区从事中医医疗工作,1945年起从事中医临床工作。在临床实践过程中,不断积累经验,同时重视经典著作如《黄帝内经》《神农本草经》《温病条辨》等理论学习,可谓学验俱丰。在学术方面,他提出了应用"破血化瘀、泄热醒神、豁痰开窍"治疗出血性卒中起到了补偏救弊的作用。任继学被评为首批、二批、三批全国继承老中医药专家学术经验导师,2009年被评为首届"国医大师"。在2003年非典暴发以后,任继学和广州中医药大学邓铁涛教授以及他的学生进行了探讨,提出SARS属中医"时邪温疫",并且预测夏季后SARS疫情将得到有效控制,进入4月以后吉林省开始出现SARS病例,任继学在中医药参与吉林省抗SARS治疗的过程中做出了努力,曾用"梅花点舌丹"和"六神丸"挽救了危重病人的生命。同时,他研制了"扶正除疫颗粒",发挥了预防疾病的作用。任继学就SARS的病因提出过"毒疫之邪侵伏膜原"的病机学说,建议以达原饮和升降散为基础方,根据临床实际辨证加减。达原饮出自吴又可所著的《温疫论》,其书中论述"温疫初起,先憎寒而后发热,日后但热无憎寒也,初得之二三日,其脉不浮不沉而数,昼夜发热,日晡益深,头疼身痛"和当时SARS病人的症状相似。

2. 张伯礼

张伯礼于1948年出生于天津市,1982年毕业于天津中医学院,后就职于天津中医药大学,现为天津中医药大学校长,中国工程院院士,全国名中医,张伯礼从事中医药临床、教育和科研工作40余载,在中医药防治冠心病、中风、痴呆等重大疾病方面有丰富的经验,临床疗效显著,深受广大病人爱戴。在防治 SARS 中,张伯礼担任天津市中医治疗 SARS 总指挥,组建中医医疗队,开辟中医病区,应用中医药在控制病情恶化、改善症状、稳定血氧饱和度、激素停减等方面发挥了重要的作用,所总结的 SARS 发病特点和证候特征、病机及治疗方案,被 WHO 颁布的《SARS 中医治疗方案》收录,获国家科技进步二等奖。张伯礼认为 SARS 起于疫毒病邪,建议称其为"肺痹疫"。其病机特点突出了"毒"字,认为中医治疗方案的总原则是任何时期都要注重清热解毒药的应用;同时,尽早使用活血化瘀药,他根据 SARS 的特点将病程分为发热期、喘憋期、恢复期,发热期的病机重点在毒在热,喘憋期的病机关键是瘀和浊,恢复期则主要以虚为主。把握住病机,清热、祛瘀、补虚,分期证治。SARS 治疗无论何期,都应注重解毒方药的使用,辛凉轻剂或苦寒重剂,须随证而用。推荐常用方如枳实导滞汤、承气汤、白虎汤等。

3. 周仲瑛

周仲瑛出生于 1928 年 6 月,1941—1946 年随父周筱斋学医,1947 年以后先后在上海中国医学院中医师进修班、江苏省中医进修学校学习,1948 年 1 月起从事中医临床工作,长期从事中医内科医疗、教学、科研工作。为全国老中医药专家学术经验继承工作指导老师,国家级非物质文化遗产传统医药项目代表性传承人、江苏省名中医。周老在中医内科领域,尤其对危重症及疑难病症研究方面,造诣精深,成就卓著。针对流行性出血热,提出了"三毒"(热毒、瘀毒、水毒)学说;针对病毒感染性高热疾病,主张"到气就可气营两清",以该理论指导研制而成的清气凉营注射液获国家教委科技进步三等奖;针对出血热、乙型病毒性肝炎的治疗常从瘀热着眼并首创"瘀热型血证"这一特殊证型等。2003 年全国 SARS 时期,周老认为造成 SARS 大范围流行的主要原因是"非其时而有其气",病机是肺有伏热,内火偏盛,加之外感时邪疫毒,风邪束表。治疗上强调三焦辨证方法对 SARS 中医临床治疗的重要性。以三焦辨证为依据,将该病分为初期、中期、极期、恢复期四期进行辨证治疗,针对不同病期及主

症特点,制定相应的治法和系列专方专药。根据"治上焦如羽(非轻不举)、治中焦如衡(非平不安)、治下焦如权(非重不沉)"及"忌温补"的治疗原则,及时选用解表、清热、化湿、泻下、开窍、息风、滋阴、固脱等治法,分期制定相应的系列专方。他还发表了《周仲瑛论非典型肺炎的中医辩论》一文,他的弟子运用这一理论,独立使用中医药成功治愈了 16 例 SARS 病人。关于 SARS 的预防,周老认为应芳香辟秽解毒,可选用藿香、苍术、白芷、草果、石菖蒲、艾叶、冰片、重楼等制成香囊,佩挂胸前。对易感人群,或与非典型肺炎病人接触者,治应轻清透达、芳化和中、清热解毒,可选用苏叶、荆芥、藿香各 6 g,野菊花、贯众、大青叶各 10 g,水煎服用,重在芳香辟秽解毒,轻清宣透伏邪。

4. 黄吉赓

黄吉赓于 1929 年出身于中药世家,1949 年毕业于上海中医专门学校,师从丁济万先生,1952 年考入北京医学院医疗系深造,毕业后就职于上海市第十一人民医院(现曙光医院)内科,其间又受到童少伯、黄文东、程门雪、张伯臾、张羹梅等诸位前辈指导,精研医经,博采众长,中西合璧,突破创新。为上海市名中医,上海市及全国名老中医药专家学术经验继承班指导老师。对慢性肾炎、尿毒症、慢性支气管炎、支气管哮喘等疾病进行了一定的探讨和研究,均获得了一定的成果。尤其对肺系疾病的中医论治有深刻的研究,提出"气化失司痰饮伏,论治重在肺脾肾"的肺病临证经验和学术思想。在 2003 年上海抗击 SARS 的斗争中,黄吉赓成为首批站在抗 SARS 前线和走到 SARS 病人身边的中医专家,对于预防 SARS,主张采用"玉屏风散"加减,方中黄芪 15 g,防风 9 g,白术 9 g,贯众 9 g,陈皮 6 g,他认为预防处方有提高免疫力的功效,黄芪补肺气,白术补脾养肺,防风走表,使药性作用到皮肤,陈皮则祛湿。

5. 颜德馨

颜德馨,颜氏内科第二代传人,出生于 1920 年,自幼师从其父江南名中医颜亦鲁学医,1939 年毕业于上海中国医学院,1950 年开始从事临床工作,并于 1990 年成为首批全国老中医药专家学术经验继承工作指导老师。2009 年,被人力资源和社会保障

部、卫生部、国家中医药管理局授予"国医大师"称号。长期从事疑难病证的研究,学术上推崇气血学说,诊治疑难病证以"气为百病之长"、"血为百病之胎"为纲,倡导"久病必有瘀""怪病必有瘀",提出"衡法"治则,为诊治疑难病证建立了一套理论和治疗方法,尤其在心脑血管病领域,取得较好的成效。2003年SARS暴发,颜老提出SARS病机复杂,可挟痰、挟瘀、挟湿、挟经络闭阻、挟气阴亏虚等病理因素,故应随证治之,颜德馨就此分别提出清热法、豁痰法、燥湿法、化瘀法、补虚法。清热法:早期以银翘散辛凉透表,入里则予麻杏石甘汤或可试用肺炎方(开金锁、鱼腥草、虎杖、百部、鸭跖草、半枝莲),状若阳明当用承气汤、升降散,高热不退、口渴引饮为疫毒炽盛可用紫雪丹,病人出现烦躁等症状,可用牛黄清心丸。豁痰法:在SARS呼吸窘迫的治疗中提倡用葶苈子清热豁痰,可加生半夏、生姜等药物,若病人神志昏糊、痰蒙清窍,还常用白金丸、礞石滚痰丸。燥湿法:常用苍术,并配伍黄连、厚朴、石菖蒲、佩兰等药,也可用五苓散利小便渗湿。化瘀法:适当加用清热化瘀的赤芍、牡丹皮、丹参,可减轻并发症,有助于SARS病人的康复,后期热入营血,熬津成瘀,可考虑犀角地黄汤加减。补虚法:应结合病人体质、气候、地域等因素,地处湿热耗伤气阴,可选清暑益气汤,阳虚暴脱立即用参附注射液,气阴两虚则生脉注射液。预防上,颜德馨则主张可以使用"扶正祛邪颗粒"益气固表,提高免疫力。

参考文献

[1] 张少卓,陆小左.SARS中医病因病机及辨证分型概述[J].中国中医药信息杂志,2008(S1):113-115.

[2] 乔闰娟,董碧蓉.从SARS,MERS到COVID-19:已知与未知[J].现代临床医学,2020,46(3):221-224.

[3] 薄敏敏.非典型肺炎的中医研究及治疗进展[J].天津中医学院学报,2003,22(3):55-58.

[4] 王云飞,吴焕林.邓铁涛教授与岭南医学[J].新中医,2007,39(6):92-93.

[5] 张巍岚,王相东,王郁金,等.从国医大师邓铁涛治SARS经验探讨新型冠状病毒肺炎中医诊疗思路[J].中医学报,2020,35(3):483-486.

[6] 冯政,沙磊.大医者,经世以谋立,致用以济众——访中国中医科学院院长张伯礼[J].经济,2013(Z1):48-53.

[7] 张伯礼,王晓晖.非典的中医命名、分期及病机[J].天津中医药,2003,20(3):12-14.

[8] 蒋鼎,卓秦宇,陈欣敏,等.京粤两地SARS中医药诊疗的启示——SARS之十三年回眸[J].时珍国医国药,2017,28(5):1167-1169.

[9] 卓小红.耄耋之年抗非典——访我国著名老中医、温病学家、广州中医药大学终身教授刘仕昌[J].前进论坛,2003(7):23-24.

[10] 史志云.刘仕昌教授谈温病名家[J].新中医,1994(4):15-16.

[11] 冼绍祥."抗非"十年回顾[N].中国中医药报,2013-07-29(003).

[12] 杨剑.彭胜权教授及其学术思想[J].国际医药卫生导报,1998(10):46.

[13] 王虹彩.中医防治急性呼吸道传染病的历史近况及前景[C].中国中西医结合呼吸病专业委员会.第十一次全国中西医结合防治呼吸系统疾病学术研讨会论文集.中国中西医结合呼吸病专业委员会:中国中西医结合学会,2010:122-124.

[14] 王玉光,焦扬,黄秋琴.周平安学术思想初探[J].中国中医基础医学杂志,2009,15(11):821-822.

[15] 任继学.升降散合达原饮治疗非典——任继学教授诊治非典经验溯源[J].中国社区医师,2003,18(11):12.

[16] 王健,兰天野,任吉祥,等.国医大师任继学教授临证思路初探[J].中华中医药学刊,2013,31(8):1579-1580.

[17] 薛伯寿.从蒲辅周先生治疫经验谈非典的辨治思路[J].中国社区医师,2003,8(11):16-18.

[18] 包琳,马健.达原饮防治传染性疾病展望[J].中国中医急症,2010,19(2):263,287.

[19] 中西医结合防治非典有优势[J].辽宁中医杂志,2003,30(5):386.

[20] 名中医工作室巡礼黄吉赓教授[J].上海中医药

大学学报,2014,28(5):2.

[21] 郭立中.周仲瑛谈非典中医辨治思路[J].中国社区医师,2003,18(11):12-14.

[22] 姚玮莉.国医大师颜德馨逝世享年98岁[J].贵阳中医学院学报,2017,39(3):15.

[23] 颜德馨.急性热病诊治经验[J].中国中医药现代远程教育,2004,2(9):18-21.

[24] 王雪京.晁恩祥教授治疗 SARS 的经验总结[C].中华中医药学会内科肺系病专业委员会、世界中医药学会联合会呼吸病分会学术研讨会论文汇编.中华中医药学会内科肺系病专业委员会、世界中医药学会联合会呼吸病分会学

术研讨会论文汇编.中华中医药学会内科肺系病专业委员会:中华中医药学会,2008:152-154.

[25] 封继宏,陈燕,张洪春.晁恩祥教授学术思想及临床应用初探[J].世界中医药,2016,11(12):2729-2733.

[26] 周莹,韩培.中医中药直面 SARS 挑战——访著名中医专家路志正[J].中药研究与信息,2003,5(6):8-9.

[27] 刘兴山,王喜臣.传染性非典型肺炎(SARS)的中医药研究进展[J].长春中医学院学报,2003,19(3):115-117.

8. 名家论甲型 H_1N_1 流感

甲型 H_1N_1 流感是一种新型急性呼吸道传染病,属于正黏病毒科 A 型流感病毒,与以往的普通季节性流感病毒不同的是,它可感染人类、禽类及家畜,一般携带有 H_1N_1 亚型猪流感病毒毒株,主要包括人流感、猪流感、禽流感三种流感病毒的核糖核酸基因片断,同时也有非洲猪流感病毒以及亚洲猪流感病毒的特征。甲型 H_1N_1 流感具有人群普遍易感,严重威胁人类的生命健康。

一、流行病学特征

2009 年 4 月,墨西哥最早出现甲型 H_1N_1 流感。2009 年 6 月 11 日,世界卫生组织将甲型 H_1N_1 流感警戒提升为 6 级,同年,中国明确将甲型 H_1N_1 流感纳入乙类传染病,并采取甲类传染病的预防和控制措施。甲型 H_1N_1 流感的发病情况看则基本与普通流感相似,临床早期症状与流感类似,有发热、咳嗽、疲劳、食欲不振等,还可以出现腹泻和呕吐等症状。虽然其临床表现与普通轻症流感的发病特点相似,但是发病人群、致死性等方面与普通流感还是有很大区别的。截至 2010 的 3 月份,该种病症已经在全世界 213 个国家蔓延,全世界致人死亡数达到 17 483 人。另外,据中国卫生部通报,截至 2010 年 1 月 3 日,中国内地已有 122 591 例甲型 H_1N_1 流感确诊病例(不包括临床诊断病例),其中 693 例死亡。截至 2010 年 1 月 6 日,中国香港有 55 例死亡。本病传播存在易感性强、传播速度快、病情暴发严重等特点。人群对甲型 H_1N_1 流感具有明显的易感性,据报道,甲型 H_1N_1 流感二代感染率为 22%～33%,季节性流感二代感染率为 5%～15%。全国流感中心统计结果显示,凡是较大的流感流行,南方主要在 5～8 月,北方则主要在 11～12 月到次年 1～2 月。有关针对甲型 H_1N_1 流感的流行病特征报道结果为:H_1N_1 在 30 岁以下人群中发病较高,一般在 10 月份发病率最高。有对比研究发现,无论是普通的病人还是感染程度较为严重的病人大多处在青少年阶段,而在重型病人中男性病人的占比数要远远高于普通病人的男性占比数。甲型 H_1N_1 流感的传染性强,感染人群重症转归的风险高,部分病人病情迅速恶化后发展为急性呼吸窘迫综合征或呼吸衰竭而死亡,传染期在病人发病前 1 天以及发病后 7 天,或者病人的病症消失后 24 小时。

二、中医学对甲型 H_1N_1 流感的认识

"流感"是流行性感冒的简称,它是一种古老、多发和常见的呼吸道疾病,也是人类目前尚不能控制的世界性传染病。在 100 多年来,曾发生过 4 次世界性大流行,分别于 1889 年、1918 年、1957 年和 1968 年。流感在我国流行的历史很悠久,虽然古代医书中并没有"流行性感冒"的名称,但是从其临床表现、发病特点来看,本病类属于温病、时行病、时气、风寒、风热、感冒、时行感冒范畴。

三、名医论甲型 H_1N_1 流感

(一)周平安

周平安是国家中医药管理局公共卫生突发事件专家委员会及传染病防治专家组核心成员,第四批全国老中医药专家学术经验继承工作指导老师,第三届首都国医名师。周平安在专业和学术方面融会贯通,衷中参西,大胆创新,力倡寒温统一,形成以表里为纲领独具特色的"三期二十一候"外感热病理论体系,擅长呼吸系统疾病、急性热病及疑难杂症的治疗,尤其在呼吸热病方面做出了开创性的贡献。在 1998 年,北京流感大流行期间,周平安创制"感冒双解合剂""预防感冒合剂",疗效显著,享

誉京城。在甲型 H1N1 流感流行期间,他更是深入传染病医院会诊的中医专家,其对甲型 H₁N₁ 流感的论述如下。

1. "风热疫邪犯卫"为病因病机特点

周平安认为历来的流感病毒乃疫疠之气侵犯人体所发,我国北部的流感常发生于气候寒冷、干燥的冬季,初起多因疫毒袭肺卫,风寒外束,卫阳被遏,毛窍闭塞,肺气闭郁;随之疫毒很快入里化热,引起卫气同病,肺热壅盛。本病的主要特点是外寒内热,表里同病。2009 年的 H₁N₁ 流感发生于北半球的春末和夏季,很快蔓延至南半球的秋末和冬季,疾病的临床表现大致相同,很少有风寒束表的征象。表证短暂,很快入里,主要表现为风热疫邪侵犯肺卫,表里同病。这种迅速由表入里的发病特点很可能就是本次新型流感病毒致病的特异性表现。

2. 以"辛凉宣肺透邪法取正汗"为治疗要点

周平安通过对甲型 H₁N₁ 流感发病特点的分析,认为本病属于"瘟疫病"的风热疫邪侵犯肺卫,在治疗上应以"客邪贵乎早逐""逐邪为第一要义"。张仲景在《伤寒论》桂枝汤服法中,特别强调"温覆令一时许,遍身漐漐微似有汗者益佳;不可令如水流漓,病必不除"。从临床观察,许多发热性疾病在退热过程中都有汗出,尤其是外感热病必须要正确发汗才能药到病除。而在流感早期正盛邪实之时,宜采用表里双解,以辛凉清解、宣肺透邪为法,因势利导,尽快驱邪外出。周老常根据临床选用桑菊感冒类、银翘解毒类、清开灵类、双黄连类、莲花清热类、银黄类及连花清瘟胶囊等中成药。

3. "避其毒气"是防止染疫的关键

《灵枢·九宫八风》曰:"圣人避虚邪之道,如避矢石然,邪弗能害,此之谓也。"《素问·刺法论》曰:"不相染者,正气存内,邪不可干,避其毒气,天牝从来,复得其往,气出于脑,即不干邪。"《素问·上古天真论》有"虚邪贼风,避之有时"的记载。周平安认为"避其毒气"是"不相染"的关键,而邪气之所以能够入侵人体,是因为人体的正气处于虚弱的状态,或者正是因为正气虚弱,才会招致疫毒邪气入侵。因此,只要人体自身的正气旺盛,邪气自然就不能入侵人体而致病,无论身体虚弱或强健,都要"避其毒气",才能达到"正气存内,邪气不干",防止染病的

目的。

(二)路志正

路志正是首届国医大师,国家级名老中医,国家级非物质文化遗产传统医药项目代表性传承人,首都国医名师。路志正行医七十余年,除了擅长中医内科、针灸、妇科、儿科,在治疗各科疑难杂病方面也有很深的造诣,被称为"杂病圣手",曾连续三届担任全国政协委员,为中医药发展积极献言进策。路志正认为 2009 年肆虐全球的甲型 H₁N₁ 流感有较鲜明的湿邪为患的特点,其缘由有以下三点。

1. "风热疫邪犯卫"为病因病机特点

甲型 H₁N₁ 流感的临床特征除了有典型的呼吸系统症状表现,如发热、咳嗽、咽痛、流涕、鼻塞、全身酸痛、乏力、咳痰、头痛等,部分病人还会出现呕吐和/或腹泻的消化系统表现。路志正认为《灵枢·五邪》云:"邪在脾胃,则病肌肉痛",提示肌肉酸痛是湿邪伤脾的一种症状表现。《医方类聚·诸湿门》有言:"(湿)滞而为喘嗽,渍而为呕吐,渗而为泄泻……湿入关节则一身尽痛……至于为身热,为鼻塞……皆其证也。"在对甲型 H₁N₁ 流感病人的症状表现中也可观察到,甲型 H₁N₁ 流感病人常有喘促、胸闷、脘痞、纳差的表现,舌象常表现为舌体胖、质淡或暗淡,苔白腻水滑或苔黄腻等湿邪的特征。《素问·阴阳应象大论》有"湿盛则濡泻""无湿不成泻"之说,说明泄泻的病因常离不开湿邪的侵袭。另外,路志正认为 2009 年的甲型 H₁N₁ 流感疫情特点,与气温相关性较为明显,气温降低则发病增加,反之亦然,提示甲型 H₁N₁ 流感的病因具有风寒的特征,可以归属为"寒疫",中医常说寒邪易伤阳气,致水津不化,留而成湿。

2. "五运六气"提示己丑年甲流证候有湿病特点

2009 年是己丑年,路志正依五运六气分析,己丑年属于太乙天符之年,特点为中运己土不及,太阴湿土司天,太阳寒水在泉,中运同司天,同岁会,其运雨风清,故全年将出现风大、雨多和寒冷的天气特征。在二之气中期之后,五运六气的客气由少阴君火转为太阴湿土,而甲型 H₁N₁ 流感疫情发生于此时,提示此疫病的六气病因中必含"湿"邪。2009 年天人相应,适逢疫病之气流行,易兼夹秽浊,可见腹满、腹胀或泄泻等症。

3. 甲型 H_1N_1 流感临证治疗中当注意失治误治导致湿邪为患

路志正认为大多数病人与医生每见有热象便以清热为治疗大法，闻（病）毒即解毒，清热解毒的中药性味多为苦寒，用之不当往往会伤及脾阳，以致水津不化，留而成湿。己丑的流感病毒除自身的湿病特性外，另可因肺脾同属太阴，手足相传，肺病及脾，脾失运化，湿浊内生，从而出现风邪犯肺、湿浊中阻两证并见。

综上所述，路志正认为湿邪在 2009 年发生的甲型 H_1N_1 流感的发病及演变中起到重要的作用，在临床的治疗过程中适当注重除湿之法的运用，方可达到事半功倍的效果。

（三）周仲瑛

周仲瑛，是著名中医学家，全国老中医药专家学术经验继承工作指导老师，国家级非物质文化遗产传统医药项目代表性传承人，首届国医大师。周仲瑛出身中医世家，自幼随父周筱斋学习中医，从事中医临床工作 60 余年，擅长内科疑难杂症的中医治疗，对流行性感冒等感染性疾病进行了系统的研究。

1. 病因关键是"非其时而有其气"

周仲瑛认为，甲型 H_1N_1 流感临床上常以发热、咳嗽、食欲不振、疲乏、呕吐或腹泻等为主要表现，根据其症状特点，可归属于中医"风温""湿温"范畴。他认为，甲型 H_1N_1 流感的病因关键在于"非其时而有其气"，气候变化无常，忽冷忽热，寒温失调，春天应暖而反寒，从而导致疫气流行，疫气经口鼻侵入人体而发病。甲型 H_1N_1 流感具有一定的潜伏期，传变迅速，病情较重，多可能为病人素体阴虚、肺有伏热，复加感受时邪疫毒，新感引动伏邪而发病。

2. 病机演变以三焦传变为多见

清代吴鞠通有言："温病由口鼻而入，鼻气通于肺，口气通于胃。肺病逆传，则为心包；上焦病不治，则传中焦，胃与脾也；中焦病不治，即传下焦，肝与肾也。始上焦，终下焦。"周仲瑛认为，甲型 H_1N_1 流感属"温病"范畴，疫疠之邪从口鼻而入，首先犯肺，下及胃肠。其病机演变以三焦传变为多见，病位以肺脾为主，变证在心肾，病理特点主要在气分，重则深入营血。传变一般表现为顺传，重证可能会出现逆传，从上焦肺到中焦脾胃，重者既可逆传心包，也

可出现邪入下焦，病及肝肾。

3. 甲型 H_1N_1 流感的中医治疗方案

周仲瑛通过对甲型 H_1N_1 流感病例的观察，认为此病主要是因为肺有伏热，后又外感时邪疫毒，其中外感时邪以风邪为主，风邪又可夹热、夹寒、夹湿，几者相互交杂所致。其基本治疗原则在于解表清肺、化湿和中，主要药物常用连翘、桔梗、黄芩、藿香、紫苏叶等。对于甲型 H_1N_1 流感的治疗，周仲瑛结合其病因病机特点，制定相应的中医治疗方案。若病人症见高热、恶寒、头痛、鼻塞流涕、咽痛、咳嗽、苔黄腻、脉浮数等，可辨为温热犯肺证，治宜解表清肺。临床常用银翘散治疗，基本药物有金银花、连翘、杏仁、石膏、桔梗、牛蒡子等。若病人症见身热不扬，汗出不畅，腹痛，恶心，呕吐，疲乏，纳呆，口干不欲饮，稀水样便，苔黄腻，脉濡数，属湿热中阻证，治宜化湿和中。基础方为藿香正气散加减，主药有藿香、法半夏、连翘、厚朴、紫苏叶、黄芩、苦杏仁等。若病人症见高热，咳嗽，胸痛，喘促，汗出热难退，纳呆，疲乏，口干不欲饮，腹痛，稀水样便，舌红，苔黄腻，脉濡滑数，应辨为温热夹湿证，治宜清宣肺气、芳化湿浊。代表方为藿朴夏苓汤加减，常用药物有藿香、厚朴、法半夏、茯苓、金银花、连翘、桔梗、石膏等。若病人症见神昏，身热肢厥，烦躁不安，咳喘，呼吸急促，喉中痰鸣，舌红，苔黄燥少津，脉细数，应属疫毒内陷证，治宜清热解毒，开闭固脱。基础方为生脉散、黄连解毒汤、牛黄清心丸加减，主药有沙参、麦冬、黄连、黄芩、连翘、石菖蒲等。

4. 分层预防

在甲型 H_1N_1 流感的预防方面，周仲瑛认为要结合实际情况，分为两个层次，区别对待。第一层次，针对大众预防。周仲瑛受叶天士治疫病的启示，认为疫病为秽浊之气所致，涤秽应重在芳香辟秽、化浊解毒，由此制定大众预防方。方中药物以藿香、苍术、石菖蒲、艾叶、贯众、草果、冰片、重楼为主，将这些药物研成粉末，制成香囊，可随身佩挂，起到预防疾病的效果。第二层次，针对密切接触者预防。周仲瑛认为甲型 H_1N_1 流感的病因是温热疫毒，初起病位在表，治疗应遵循"治上焦如羽"的原则，以轻清宣透伏邪为要，对于与甲型 H_1N_1 流感病人的密切接触者，用药应重在轻清透达，芳化和中，清热解毒，方药常见荆芥、藿香、紫苏叶、贯众、菊

花等。

（四）姜良铎

姜良铎是第五批国家级名老中医药专家学术经验传承指导老师，北京市第四批名老中医药专家学术经验传承指导老师，北京市"双百工程"指导老师。早年师从国医大师张学文、陕西名医郭谦享教授，后师从著名中医学家、中国工程院院士董建华教授，是教育部重点学科——中医内科学学科带头人，参加了卫生部、国家中医药管理局、北京市中医药管理局关于中医药防治甲型 H₁N₁ 流感预防方案、诊疗方案、治疗方案的制定和修订工作，并且参加了一线诊疗工作。姜良铎从医三十余载，医术精湛，特别是在发热性疾病、病毒性疾病等以及内科疑难病症的诊疗方面有丰富的经验且疗效显著，素以解决疑难病症而著称，对防治甲型 H₁N₁ 流感有着独到的见解。

1. 甲型 H₁N₁ 流感属于中医学"温疫"范畴

姜良铎认为甲型 H₁N₁ 流感确诊病人无论轻症亦或重症，通过对其临床表现的总结，不难发现，本病属于中医学"温疫"的范畴。因为发热是甲型 H₁N₁ 流感所有病例的共性特点。此外，临床还可表现为微恶寒，咳嗽，痰少，咽痛，咽干，流涕，鼻塞，喷嚏，乏力，全身肌肉酸痛，舌红，苔薄黄或苔薄白或苔薄黄腻，脉浮数。

2. 甲型 H₁N₁ 流感的中医学基本病因性质是"风热毒邪"

姜良铎总结出甲型 H₁N₁ 流感的初期症状，常表现为发热、恶热、咳嗽、少痰或无痰、口渴喜饮、咽干、咽部鲜红如杨梅状、目赤舌红等典型的毒袭肺卫证。由于人体状态不同，又有夹湿、夹食滞的不同。风热毒邪侵犯人体途径是口鼻，风热毒邪外袭，卫气被遏，与邪相抗争，故发热、微恶寒、流涕、鼻塞、喷嚏、全身肌肉酸痛；肺气失宣，故咳嗽；风热毒邪熏蒸则咽痛咽干；舌红、苔薄黄（或苔薄白或苔薄黄腻）、脉浮数均为风热毒邪侵袭卫表的表现，均属于上焦手太阴肺之卫分和气分的症状，符合"温邪上受，首先犯肺""温邪则热变最速，未传心包，邪尚在肺，肺主气，其合皮毛，故曰在表"的论述。此病邪有较强的传染性，有流行性，有特异性，致病力强，染受之后病情重，传变快，符合疫邪致病的特点。

3. 重症病人分期的病机探讨

姜良铎在临床观察到甲型 H₁N₁ 流感重症病人的病程发展可分 3 期：1 期毒热闭肺期（4~6 天）；2 期毒损肺络，津血外溢期（7 天后）；3 期毒邪内陷，内闭外脱期。不同分期的病机是相连续的，又各有不同的特点。第 1 期的邪正关系特点是：毒邪转盛，正气未虚，正邪相搏于肺，热毒盛于肺，闭郁肺气，故第 1 期的治则治法是开闭宣肺，化气流津，兼扶正气。第 2 期的邪正关系特点是：毒热亢盛，肺络受损，元气大亏，津血外渗，故此期以宣肺散邪，大补元气，固摄津血，分清化浊为治则治法。第 3 期的邪正关系特点是：正不胜邪，正气欲脱，此期需回阳固脱，不然任由病情的进一步加剧，可能最终导致阴阳离绝，危及生命。

（五）刘清泉

刘清泉，是首都医科大学附属北京中医医院院长，曾荣获第二届全国百名杰出青年中医、北京市首届群众喜爱的中青年名中医等称号。刘教授几十余年来一直从事中医、中西医结合急危重病的研究，在国内中医界率先引进了血液动力学监测、急诊床旁连续性动静脉血液滤过等多项技术，极大地提高了中医急诊的抢救成功率。此外，刘清泉对呼吸系统急症、临床疑难杂症等的中西医治疗也有着深入的研究，在甲型 H₁N₁ 流感全球蔓延期间，刘清泉作为卫生部派往四川的甲型 H₁N₁ 流感专家组中的唯一的中医专家，参与了我国第一例输入性甲型 H₁N₁ 流感的治疗工作，对甲型 H₁N₁ 流感的诊治有着较为清晰的诊疗思路。

1. 从中医疫病理论认识甲型 H₁N₁ 流感

刘清泉认为通过对甲型 H₁N₁ 流感的临床表现和流行情况的归纳，该病可归属于中医疫病的范畴。疫病是一类传染性极强的疾病，随着不同时期疫病的发生发展，历代医家对其研究也在不断深入。中医学在诊治疫病方面积累了丰富的临床经验，已经形成较为完整的理论体系和独特的辨证论治方法。刘清泉基于中医疫病理论的基础，结合甲型 H₁N₁ 流感轻型病例"发热、口渴、咽痛、舌红、苔薄、脉浮数"的临床特点，认为"风热疫毒"是其病因，"风热毒邪、犯及肺卫"为其核心病机。

2. 甲型 H₁N₁ 流感的辨证论治

基于中医疫病学的理论基础，并且结合国内中西医结合治疗甲型 H₁N₁ 流感轻型病人的临床研究以及近 30 例重症病人的治疗经验，刘清泉分析总结

了我国甲型 H_1N_1 流感的发病特点、临床症状、疾病演变规律、中医证候特点、中医核心病机以及中药干预效果,提出了以下三种中医辨证治疗方案。① 上呼吸道感染类型,其病因为风热犯肺,证属毒袭肺卫,表热轻证,常表现为发热、咳嗽、咽痛、无汗、舌质红、苔薄或薄腻、脉浮数,治宜疏风清热、宣肺止咳,基本方药常用金银花、连翘、桑叶、菊花、杏仁、薄荷、桔梗、芦根、牛蒡子、生甘草等;表热重证常见发热、恶寒、咳嗽、咳痰、头痛、咽痛、肌肉酸痛,治宜清热解毒、宣肺透邪,基本方药有炙麻黄、生石膏、杏仁、柴胡、黄芩、浙贝母、桔梗、羌活、牛蒡子、生甘草等,常用的中成药有连花清瘟胶囊、双黄连口服制剂等。② 胃肠型流感,证属毒犯肺胃,临床表现为发热恶寒、恶心呕吐、腹痛腹泻、肌肉酸痛,治宜清热解毒、化湿和中,基本方药可用黄连、黄芩、藿香、葛根、苍术、姜半夏、厚朴、苏叶等,常用的中成药有藿香正气水、葛根芩连微丸等。③ 肺炎型,证属毒壅气营,临床常表现为高热、咳嗽、痰少或无痰、气短、喘促、胸闷憋气、躁扰不安,甚则神昏谵语,治宜清热泻肺、解毒凉营,基本方药有水牛角、生石膏、生大黄、知母、炙麻黄、杏仁、浙贝母、瓜蒌、赤芍等,中成药必要时可选用安宫牛黄丸等。

3. 把握重症病人的不同病理阶段进行辨证论治

刘清泉认为,甲型 H_1N_1 流感并不完全符合温病"卫气营血"的传变规律,其轻症在卫分,危重症则留连气分传变三阴经,甚者出现厥脱之变。甲型 H_1N_1 流感重症病人多以高热、呼吸急促、剧烈咳嗽、胸腹灼热等为临床表现,其病机为毒热壅肺,甚则闭肺,治疗上应当把握疾病的不同病理阶段进行辨证论治。在甲型 H_1N_1 流感发病早期,应以"既病防变"为指导思想,及时进行中医干预治疗,尽量降低重症病人的病死率。当疾病发展至危重症阶段,治疗上应以清热解毒、宣肺化痰为主,可选用热毒宁注射液、痰热清注射液、清开灵注射液等中药注射液进行治疗,根据其病机演变过程中的"伤气"特点,还可以加用生脉注射液以顾护正气。对于重症病人凝血功能紊乱的情况,刘清泉认为其多表现为瘀毒互结,治疗上当重用活血化瘀解毒之法,中药汤方中可适当加用赤芍、丹参等防止邪气入营动血。当疾病进展至后期,此时邪毒耗伤正气,进而会导致正气大亏,因此在治疗过程中要多加注意固

护正气,可适当加用人参、生黄芪等补气药物等,以防止疾病向 MODS 转化。

(六)顾植山

顾植山,是江阴柳宝诒四传弟子,国家中医药管理局龙砂医学流派代表性传承人,全国老中医药专家学术经验继承工作指导老师,中华中医药学会五运六气研究专家协作组组长,曾任国家中医药管理局特别专项课题"运用五运六气理论预测疫病流行的研究"课题组长,国家 973 项目"中医学理论体系框架结构与内涵研究"课题组专家。顾植山重视《黄帝内经》五运六气理论与临床研究,于五运六气对疫病影响的研究颇深,从五运六气对甲型 H_1N_1 流感进行了全面的分析。

1. 从五运六气分析甲型 H_1N_1 流感的病机

顾植山运用五运六气理论对甲型 H_1N_1 流感进行分析,认为 2009 年的五运六气是太阴湿土司天、太阳寒水在泉,中运又是土,因此此病的病机应侧重于湿和寒。二之气中期以后,五运六气将转为以湿、寒为主,客气由少阴君火转为太阴湿土,甲型 H_1N_1 流感于此时出现并引起流行,与五运六气的转化条件相符合,这也说明其应有湿邪作祟。顾植山分析总结甲型 H_1N_1 流感的病例,发现大部分病人除了常见的感冒症状以外,还出现腹泻、呕吐、肌肉酸痛等症状,提示了此病有湿邪伤脾的表现,其病机应以湿为重点。此外,由于各地环境气候的不同以及个人体质的差异,可能也有部分病例出现湿热或兼风热的表现,可根据症状和舌脉象进行判断。

2. 初起当化湿透表达邪

顾植山认为 2009 年的运气特点以湿、寒为主,湿为阴邪,易伤阳气,寒邪易伤脾胃之阳,又中医治疗外感病,讲究导邪外达,因此,治疗甲型 H_1N_1 流感初起强调以化湿透表达邪为基本治则,处方药量宜轻,慎用大剂量苦寒的药物,以免损伤脾胃阳气。如果在疾病初起时就运用大剂量苦寒清热的药物来攻下、治里等,反而可能会导致邪气入里,加剧疾病的进展。因此,在治疗甲型 H_1N_1 流感时,应当注意对药物的运用,切忌滥用清热解毒的药物,以免引起不良的后果。

3. 主张用药宜偏辛温,慎用大剂量苦寒或攻下

黄元御、王朴庄、刘奎等医家认为,在"太阴湿

土司天,太阳寒水在泉"的运气条件下,治疫应多用温药而慎用寒、下。这些医家认为温疫不单单只能是热毒作祟,也可能是寒邪、湿邪所导致的。清代名医吴达在他的《医学求是》中曾记载:"追忆咸丰己未,湿土司天,寒水在泉……故是年秋季霍乱盛行,悉见纯阴之证,概须用理中加附、桂之剂,所投辄效。有误认为暑火,未投温燥者,一、二日即成不救。饮西瓜浆者,随服随毙。此阴盛之年所患皆同。后历年亦均有霍乱,则多寒热错杂,迥乎不同矣。"说明在"太阴湿土司天、太阳寒水在泉"的五运六气条件下,湿邪和寒邪才是致病的主要病因病机,故用药宜投辛温之品,慎用苦寒、攻下。顾植山认为2009 年甲型 H₁N₁ 流感盛行时期的五运六气是太阴湿土司天,太阳寒水在泉,故治疗上主张用药宜偏辛温,慎用大剂量苦寒或攻下。

参考文献

[1] 李翔,董红军,方挺,等.宁波市甲型流感病毒监测分析[J].中国公共卫生,2011,14(4):209.

[2] 王善雨,高春玉,姚新华,等.甲型H1N1流感的流行病学特征及预防控制[J].中国当代医药,2009,8(15):865-866.

[3] 钟菊迎,崔晓兰,时宇静,等.金柴抗病毒胶囊对甲型 H1N1 流感病毒 FM1 株感染免疫低下小鼠肺炎的影响[J].中国实验方剂学杂志,2010,16(13):109-112.

[4] 于思庶,林继煌,陈观今,等.中国人兽共患病学[M].2 版.福州:福建科学技术出版社,1996.

[5] 中国人民解放军总后勤部卫生部.重要疫病与医学动物防治指南[M].北京:人民军医出版社,2004.

[6] 刘泽玉,栾玉明,潘捷云,等.广州市某区 2009 年甲型 H₁N₁ 流感病例流行病学特征分析[J].现代预防医学,2012,39(3):545-546,549.

[7] 齐琪.甲型 H₁N₁ 流感普通型与重型患者临床特征对比分析[J].心理月刊,2019,14(10):179.

[8] 侯海燕,杨鹏飞,张敏会,等.一起甲型 H1N1 流感暴发疫情的流行病学和病原学分析[J].中华实验和临床病毒学杂志,2015,29(5):405-408.

[9] 周平安.甲型 H₁N₁ 流感中医病因病机治法述要[J].北京中医药,2009,28(9):667-668.

[10] 边永君,杜颖,路洁.路志正谈从湿论治甲型 H₁N₁ 流感[J].中国中医基础医学杂志,2010,16(10):945-946.

[11] 郭立中,金妙文,王志英,等.周仲瑛教授防治病毒感染性疾病学术思想探析(二)[J].南京中医药大学学报,2011,27(1):1-3.

[12] 郭立中,金妙文,周学平,等.周仲瑛教授对防治甲型 H₁N₁ 流感的思考[J].环球中医药,2010,3(1):23-25.

[13] 姜良铎,傅骞,王玉光,等.甲型 H₁N₁ 流感的中医病因病机初探[J].环球中医药,2010,3(1):20-22.

[14] 姜良铎.论风热毒邪致病——甲型 H₁N₁ 流感的中医病因病机探讨[C].中国科学技术协会学会、福建省人民政府.经济发展方式转变与自主创新——第十二届中国科学技术协会年会(第三卷).中国科学技术协会学会、福建省人民政府:中国科学技术协会学会学术部,2010:1384-1387.

[15] 魏文浩,姜良铎.姜良铎教授论当今瘟疫病辨治探析——SARS、禽流感、甲型 H₁N₁ 流感辨治体会[C].中国中西医结合学会传染病专业委员会.全国第 4 届中西医结合传染病学术会议论文汇编.中国中西医结合学会传染病专业委员会:中国中西医结合学会,2012:124.

[16] 刘清泉.中医药在甲型 H₁N₁ 流感防治中的作用[J].中国中医药现代远程教育,2010,8(17):168-171.

[17] 刘清泉.简介甲型 H₁N₁ 流感的中医防治思路[J].环球中医药,2009,2(4):290-291.

[18] 顾植山.从中医五运六气理论谈对当前甲型 H₁N₁ 流感的认识[J].浙江中医药大学学报,2009,33(4):457-458,463.

[20] 顾植山.顾植山对当前甲型 H₁N₁ 流感疫病防治的几点建议[J]浙江中医药大学学报,2009,33(3):297-299.

9. 名家论人禽流感

禽流行性感冒病毒感染简称禽流感（avian influenza），主要发生在鸡、鸭、鹅、鸽等禽类动物中，是由 A 型流感病毒引起的禽类传染病。人禽流行性感冒简称人禽流感（human avian influenza），是由感染禽类的甲型流感病毒中某些亚型毒株引起的急性呼吸道传染病。禽流感病毒属于正黏病毒科流感病毒属的甲型流感病毒，病毒颗粒呈多形性，其中球形直径 80～120 nm，有囊膜。因其病毒亚型非常多，根据病毒表面血凝素（HA）的不同，可以分为 18 个亚型（$H_1 \sim H_{18}$），根据病毒表面神经氨酸酶（NA）的不同，可以分为 11 个亚型（$N_1 \sim N_{11}$），且其病毒不断变异，因此所形成的潜在威胁仍引起全世界的重视。目前，已证实的感染人类的禽流感病毒亚型主要有 H_5N_1、H_9N_2、H_7N_7、H_7N_9、$H_{10}N_8$ 等。

一、流行病学特征

1878 年意大利首次报道禽流感，1997 年中国香港发现首例 H_5N_1 人禽流感，2003 年以来，荷兰、韩国、日本、越南、泰国和中国等地先后在禽类动物中暴发了禽流感，又报道了有人被感染发病的情况，疫情导致数百万家禽感染，也给人类健康带来极大的威胁，造成巨大的社会影响，已成为公共卫生的重大议题之一。

本病的传染源主要为患禽流感或携带禽流感病毒的鸡、鸭、鹅、猪等家禽。主要经呼吸道传播，也可通过密切接触感染的禽类及其分泌物、排泄物、病毒污染的水或直接接触病毒被感染。目前，尚缺乏人与人之间有效传播的确切证据，但本病为人群普遍易感。在发病前 1 周内接触过禽类者，或在发病前 1 周内到过家禽饲养、销售及宰杀等场所者，接触禽流感病毒感染材料的实验室工作人员以及与禽流感病人有密切接触的人员皆为高危人群。

二、中医学对禽流感的认识

我国古代称传染病为疫、疫疠、天行、时气、瘟疫等。中医历史上没有禽流感这一病名，但根据其发病特点及临床表现，多数医家认为人禽流感符合瘟疫特点，《素问·六元正纪大论》曰："民疠温病……疠大至，民善暴死"。人禽流感具有起病急、来势猛、传变快、变化多的瘟疫病特点。临床上可归属于"温热""温疫""春温""风温"等范畴。关于本病的病因，《黄帝内经》言："正气存内，邪不可干""邪之所凑，其气必虚"，因此本病主要由人体正气不足或外感戾气、风温、火毒、伏邪等所致。

三、名医论禽流感

目前，针对人禽流感的治疗，西医多以对症治疗和抗病毒治疗为主，并无针对的特效药物，且相关疫苗尚未研制出来。关于人禽流感，中国医家各抒己见，在临床开展实践。

（一）周仲瑛

周仲瑛在第六届中华中医药学会急诊分会上参考当时所报道的人禽流感患者资料，结合其丰富的中医临床与理论知识，提出中医防治人禽流感的认识与建议。

周仲瑛认为人禽流感具有传染性强，病势凶猛，发病暴急，病死率高，病情多变的特点，属中医学"温热疫病"范畴。且本病主要以"发热"为主症，具有肺系病症和胃系病症的临床表现，故亦属中医肺系温病。本病主要多见三焦传变，病位中心在肺胃，变证在心肾。病理特点主要在气分，重则入营血。基本治则：解表清肺，化湿和中。基本方药：连翘、黄芩、藿香、苏叶、桔梗、重楼、贯众。热盛加金银花，咳甚加杏仁，湿阻加厚朴，身痛加白芷。

1. 温毒(热)犯肺证

疾病初期卫气同病,温热疫毒,从口鼻而入,首先犯肺,肺失宣降,肺卫不和,而见温毒犯肺症状。症见:恶寒、高热、有汗或无汗、鼻塞、流涕、头疼、咽痛、咳嗽、气急;舌苔薄腻,色微黄,脉浮数等。治法:解表清肺。代表方:银翘散、麻杏甘石汤加减。方药组成:麻黄、杏仁、石膏、黄芩、金银花、连翘、桔梗、牛蒡子、甘草。

2. 湿热中阻证

疾病发展,若湿热疫毒,从口鼻而入直趋中道,内困脾胃,则见湿热内蕴证。症见:身热不扬、汗出不畅、热势缠绵,伴见恶心、呕吐、腹痛、腹泻稀水样便、纳呆、疲乏、周身酸疼,口干不欲饮;舌苔黄腻,脉濡数等。治法:化湿和中。代表方:藿香正气散、三仁汤加减。方药组成:藿香、紫苏叶、连翘、茯苓、法半夏、厚朴、黄芩、杏仁、白豆蔻。

3. 温热夹湿证

温毒挟湿伤人,肺胃同病,则两证复合并见。症见高热、咳嗽,少痰难咳,胸痛,憋气喘促,汗出热难退,恶心、腹痛、腹泻稀水样便、纳呆、疲乏、口干不欲饮;舌苔黄腻,质红,脉濡滑数等。治法:清肺解毒,芳化湿浊。代表方:五味消毒饮、藿朴夏苓汤加减。方药组成:金银花、连翘、蒲公英、野菊花、桔梗、杏仁、石膏、藿香、茯苓、法半夏、青蒿、厚朴、黄芩。

4. 变证

如疫毒深重,邪热从气传入营血,则见气营热盛的变证。若昏迷:选用清开灵、醒脑净、苏合香丸;若厥脱:选用生脉散、参附汤加山茱萸;若喘脱:多为虚实夹杂证,既有正气外脱,又有邪热闭肺。若病人出现特殊的个别症状,随证施治。

(二)孙光荣

2013 年春季我国上海、江苏、浙江等地散发 H_7N_9 禽流感,危害重大,死亡率颇高,引起孙光荣的注意。结合中医对温病的发病认识,孙光荣开专题讲座,讲解关于禽流感的相关认识及预防思路。

孙光荣认为,2013 年 H_7N_9 禽流感发于仲春,初起以发热、咳嗽为主症,当属于中医学"春温"范畴。按其病变性质属于温热温病,按其发病类型属于伏气温病。关于本病的病因孙光荣认为无外乎内外两端。外因为温邪,即指具有温热性质的一类病邪,包括以六淫命名的风热病邪、湿热病邪、燥热病

邪等和传统称为"伏寒化温"的温热病邪,以及疫疠病邪、温毒病邪等,此是发病的必要条件。此次 H_7N_9 禽流感发于仲春,当为伏邪所致,正所谓"凡病伤寒而成温者,先夏至日者为病温。"内因则为正气虚弱,精气不足。内因是发病的内在基础,亦正因为此特点,本次发病大多集中在老年人、儿童以及体弱人群。本病发病部位在肺,临床多表现为发热、咳嗽、咯血等肺系症征。此病容易"逆传心包",临证应该引起高度重视,及早预防,既病防变。孙光荣认为本病辨证纲领应为"卫气营血",治疗应该抓住"气、血、热、毒"四个字。

孙光荣认为 H_7N_9 禽流感的病证可以分为三个阶段,每个阶段有三大主证,此为辨证之要,临证之时当抓住主证。

第一阶段(初期):主要病机为温邪上受,首先犯肺,病人会出现发热、咳嗽、肌肉肢体疼痛三大主证。其中,发热多为干热,不伴有寒战;咳嗽多为干咳少痰;疼痛多表现为全身性、多关节性疼痛。临床症见发热,微恶风寒,少汗,咳嗽,舌边尖红,脉浮数等肺卫证候表现,属于邪犯卫分、气分。

第二阶段(中期):主要病机为毒热入营,壅肺伤津,病人会出现高热、咳嗽、烦躁的三大主症。其中,高热可达 40℃ 以上,仍不恶寒,甚至可出现四肢冰凉;咳嗽多为无痰,舌燥乏津,甚则如砂纸;烦躁是邪传心包,影响心神,此为重证。风温之邪,主为风性,兼有热性,均为阳邪,最容易伤及人体津液,其中又以肺胃津液最明显。若伤肺阴,则会出现鼻咽干燥,若伤胃阴,则舌燥便秘。此期已传至营分。

第三阶段(晚期):主要病机为毒邪伤血、内闭外脱,病人会出现高热、咳嗽咯血、神昏谵语三大主症。其中,高热将持续,不恶寒,四肢发凉,甚则汗出淋漓;咳嗽将并发气喘、胸闷,甚为咯血;神志将由烦躁不安转入神昏谵语甚至昏迷,此为危证。"风者善行数变",病邪传变迅速,不几日则逆传心包,转为危候,此属邪至血分。

禽流感作为一种危重传染病,最重要的应从预防着于。孙光荣提出了三大预防原则及具体措施,清源(清除传染源):对有明确或高度疑似的致病禽类应该采取无害化扑杀;辟秽(阻断传播途径):远离疫毒邪气,在此期间应该不进食可能带病菌的禽类,避免出入疫区;强身(保护易感人群):提升自身正气,增强免疫能力,可以采用运动养生、药物养

生、艾灸按摩、佩戴香囊等诸多方法。孙光荣提出了防治 H_7N_9 禽流感的"九味益气清瘟汤":西党参、生黄芪、丹参、板蓝根、蒲公英、金银花、桑叶、麦冬、生甘草。共奏益气活血、清热解毒、润肺生津之功效,具有预防 H_7N_9 禽流感等春温之作用,每日 1剂,连服 7 日。

孙光荣认为本病从中医学角度认识清晰,病因有依据,病机解释合理,证候表现明显,治疗方法可靠,可以预防和控制。

(三)李春生

中国中医研究院第一批学术带头人、香港理工大学中医药临床研究中心李春生教授通过对香港 H_5N_1 型高致病性人禽流感发病的历史回顾,结合中国传统医学理论中的病因、发病和病机学说,初步总结了人高致病性禽流感的发病规律和中医药治疗方案。

李春生认为 H_5N_1 病毒的性质,应当归纳为属"火"的"臭"毒。结合人禽流感发病的症状,以高热、喘促、腹泻,继而昏迷、死亡为主要表现。H_5N_1 病毒的性质之一当属"火"毒。其中高热是火邪燔灼阳明气分,喘促为火邪熏灼致肺气不降,腹泻乃火热之邪下迫胃肠,昏迷属火热阳邪扰乱神明,火性迅猛暴戾,易伤正气,致阴阳离决而死亡。此病毒的特点是致病力强,病重多变,恶化迅速。结合疫毒的来源为携带病毒的家禽和野禽的分泌物、排泄物以及受污染的水,病原的存在环境多为养殖场或环境不洁的地方等,H_5N_1 另一病毒的性质当属"臭"毒。

李春生认为,人高致病性禽流感的病机演变主要是按三焦传变,即疫邪上受,首先犯肺,下及胃肠,逆传心包,伤津动风。人高致病性禽流感侵害人群以儿童、青壮年为主,临床以"邪气盛则实"为常见病型。治疗上,应重在清热解毒、清热降火、苦寒直折、养阴生津及除湿辟秽等,重症使用补药不宜过早,以防"炉烟虽熄,灰中有火",补药使其死灰复燃,致病情出现反复和加重。

李春生通过临床和实验研究发现,温病卫分阶段,常隐含邪入气营之机,在卫分提早使用清气凉营之剂,能够取得优于分阶段施治的疗效。故李春生认可吴又可一派的治疫思想,即"疫者,感天地之疠气"。在认清疫疠病原的基础上,设计一个针对

性强的主方,随证加减,就足够应付一种传染病。在此基础上,李教授以病位、病因结合症状为指导原则,拟定如下人禽流感处方(加味葛根芩连汤):葛根、黄芩、黄连、炙甘草、生石膏、僵蚕、重楼、石菖蒲。恶寒重者,加荆芥、防风;咳喘甚者,加桑白皮、川贝;大便不泻反见便秘者,加大黄;神疲脉微者,加党参。高热病人每日 2 剂,水煎 4 次,每 6 小时服 1 煎,直到热退、喘平、泻止、神志改善为度。

(四)晁恩祥

全国名老中医、第二届国医大师晁恩祥是当代著名中医临床家、理论家和教育家。他从医 50 余年,重视医法医风,精于医术,勤于诊务,学验颇丰,多次参与人感染高致病性禽流感、甲型 H_1N_1 流感、H_7N_9 禽流感等突发新发传染病的中医药救治。国家中医药管理局 2010 年成立了中医药防治传染病工作专家委员会,晁恩祥作为副组长参与了多项传染病中医诊疗方案的制定与实施。

晁恩祥认为人禽流感发展属温疫范畴,该病具有发热时间长、起病急、来势猛、传变快、变化多的温疫病特点。具备毒、热、湿、瘀、虚、脏衰的证候要素表现,乃病毒潜于半表半里发病,邪传于表,发于卫分、气分,传于里而入肺胃,毒热伤及营血及脏腑阴阳所致。

关于人禽流感,晁恩祥强调未病先防,"不治已病治未病,不治已乱治未乱";同时强调固正气而防传染,正如《素问》曰:"正气存内,邪不可干""邪之所凑,其气必虚"。晁恩祥认为平时就应该重视扶正固本,锻炼身体,顺自然而为之,注意养生之道,情志应舒畅。疫病流行时,需劳逸结合,注意个人卫生,开窗通风,改善居室环境等。但晁恩祥不主张人人都服用中药预防,预防中药有其适用范围,根据不同人的体质而有差异,不能随意服用。针对人禽流感,晁恩祥主张辨证论治,毒犯肺卫者,予以清热解毒,宣肺透表;毒伤肺胃者,予以清热解毒,祛湿和胃;毒热壅肺者,予以清热泻肺,解毒化瘀;热入营血证者,予以清营凉血,活血通络;元阳欲脱者,予以益气固脱、回阳救逆。

晁恩祥治疗人禽流感,强调"急则治其标""急症当祛邪,邪祛正自安",也注重辨证论治,重视对疾病过程、阶段证候的治疗。针对急性病毒性疾病,晁恩祥认为有些具有清热、解表、化湿作用的方

药可能具有抗病毒作用,但并非完全针对病毒,而是一定程度的非特异性抗病毒作用,通过强调整体观念及辨证用药,中医药针对的是证候和病机的变化过程整体治疗,从而达到改善症状,调节机体抗病能力等目的。

(五) 张洪春

全国政协委员、中日友好医院保健医疗部主任张洪春,从中西医结合角度阐述了人禽流行性感冒的流行病学、病因病机、临床症状、治疗和预防等。

张洪春认为对于禽流感,中医学根据其发病原因、发病特点、临床表现,可将其归属于"风温""温疫"范畴。本病多因温邪从口鼻而入,侵入人体,在机体抵抗力低下的情况下,加上气候变化、寒温失常,如暖冬、寒春等"非其时而有其气"的原因,复因起居不慎、饮食不节等会增加人体患病的机会。

在防治禽流感的过程中,中医药治疗并非只针对病原体,而是通过整体治疗,使免疫功能恢复正常,抑杀病毒,既注重驱邪,也注重调护病人的正气,并使邪有出路。本病演变可分为初期、进展期、极期和恢复期4期病变过程。治疗上根据病机特点辨证论治,采用截断方法,防止病情传变。

疾病初期,温邪在表,肺卫失和,症见发热,恶寒,头疼,肌肉关节酸疼,咳嗽,少痰苔白,脉浮滑数。治宜宣肺透邪,清热解毒。

进一步发展至中期,病由表入里,由卫分转气分,肺热壅盛,宣降失职而见高热、咳嗽、少痰难咳、胸痛、憋气喘促;或邪犯中土,胃失和降,症见恶心、呕吐、腹泻。治应清热解毒,祛湿和胃。

极期者因邪气太甚或正气不足,毒邪壅肺,肺失宣降,而致高热、咳嗽,痰瘀闭肺而致口唇紫暗,气短喘促甚至神昏谵语,治宜清热泄肺,解毒化瘀。重症因邪毒内陷,气脱,阳脱阴竭而致高热或低热,憋气喘促,手足不温或肢冷,唇甲发绀,脉沉细或脉微欲绝者则应扶正固脱,凉营解毒、清心开窍。

恢复期因余热未清,肺胃阴伤而致低热或不发热,干咳或痰少而粘,胃纳不佳,心烦,心悸失眠,口舌干燥而渴,或腹泻,舌干红少苔,脉细数者,则应养肺胃,兼清余热。

张洪春认为在治疗过程中因温邪易于伤津,故应始终顾护津液。同时,因为禽流感一旦发病则病情重、病死率高,而且目前还没有有效的治疗方法,

所以张洪春强调预防为主,针对病因,谨守病机,并依据疫情流行的不同时间、不同地点的气候变化和人群体质的差异,因时、因地、因人制宜预防性应用中药。总体防治原则以护肺、治肺为主。具体遵循以下几个原则:① 起病初期,卫表不固,多有发热、恶寒等表证,预防时应益卫固表,辅以疏表达邪,以利机体抗击外邪,加强机体防御系统功能,适用于体虚容易感冒的群体。② 发病后由表入里犯肺,使升降失调,气机不畅,因而在预防用药中,有针对性地采取升清降浊、调和表里,以舒畅气机,净化体内生态环境,提高免疫系统能力。③ 对接触过患病禽类、人类或去过疫区者,以温毒犯肺作为可能感染的主导病机,应精选轻清透达之品,以清热化浊,消除病因。但选用此类药物宜少而精,避免伤正。④ 在未病之时,"先安未受邪之地",针对禽流感发病过程中所造成的病理损害,保护容易损伤的肺脏,预防处方中可加入清宣肺气或补益气阴之品。

(六) 洪炳根

洪炳根为第四批全国名老中医药专家学术经验继承工作指导老师。根据人禽流感的临床表现、发病特点、传染性极强等特征,他认为本病归属于"瘟疫"的范畴。春季发病,即感即发,病变以肺为中心,又具有"风温"特征。所以中医当以"瘟疫""风温"进行辨证论治。

关于人禽流感的治疗依其症状、体征、舌脉和检查结果,结合时令及地域情况综合分析,洪炳根认为当分四期进行辨证论治。

1. 早期

疫毒袭肺,肺气郁闭。症见发热,恶寒,无汗,头痛,身痛,乏力,干咳,短气胸闷,口渴咽干,舌尖边红,苔薄粗白或薄黄,脉浮滑数。治当清热解毒,宣肺止咳,疏表通络。方选银翘散合宣解汤加减。方药:金银花、连翘、蝉蜕、牛蒡子、僵蚕、杏仁、黄芩、芦根、甘草。

若兼见身重脘痞,口干不欲饮,大便溏,小便黄,苔黄腻,脉濡数,此乃疫毒袭肺,湿热阻遏。治当清热化湿解毒,宣肺透邪。方选三仁汤合宣解汤加减。处方:杏仁、薏苡仁、法半夏、蝉蜕、连翘、滑石、牛蒡子、甘草、黄芩、白豆蔻、丝瓜络。

2. 中期

疫毒袭肺,表里热炽。症见高热头痛,周身疼

痛,胸闷喘促,咳痰稠黄,难以咳出,口渴喜饮,大便秘结,小便短赤,舌红苔黄,脉滑数。治当清热泻肺,解毒平喘,方拟宣白承气汤加减。方药:生石膏、瓜蒌、大黄、黄芩、杏仁、麦冬、浙贝母、玄参、连翘、甘草。

湿热蕴结充斥表里,气机阻遏,夹湿。症见口渴不欲饮,大便溏,小便黄赤,脘腹胀满,舌红苔黄腻,脉濡数。治当清热化湿,宣肺解毒。用甘露消毒丹化裁。方药:藿香、茵陈、滑石、黄芩、连翘、蚕沙、杏仁、白豆蔻、薏苡仁、白通草、甘草、法半夏、浙贝母。

3. 极期

热毒壅盛,邪盛正虚,气阴两伤,内闭外脱。症见喘促气急,倦怠嗜卧,汗出肢冷,面色发绀,舌绛苔腐,脉微欲绝或沉细而迟。治当益气解毒,化痰利气,活血通络,通闭开窍。先以参麦注射液60~80 mL加5%葡萄糖生理盐水注射液500 mL静脉滴注,以益气养阴,配合现代医学方法救治,待厥回脱固后再口服清瘟败毒饮加减。方药:生地黄、黄连、黄芩、牡丹皮、僵蚕、浙贝母、沙参、连翘、赤芍、板蓝根、甘草。

洪炳根强调极期的病情危重而复杂,治疗方法一定要多种,措施一定要有力,剂量一定要足够,度过极期,病人即可转危为安。

4. 恢复期

气阴两伤、肺脾两虚。症见低热,胸闷咳嗽,动则喘甚,腹胀纳呆,舌苔微腻,脉虚无力等。治疗当以益气养阴、补脾益肺为主。方选生脉散、竹叶石膏汤、参苓白术散加减。方药:太子参、沙参、麦冬、白术、薏苡仁、丝瓜络、山药、白茅根、鸡内金。

洪炳根治疗禽流感重视疾病发展不同的阶段,辨证施治,同时,在治疗过程重视胃气,所谓"有胃气则生,失胃气则亡",保护病人的胃气,使病人保持良好的食欲,增加抵抗力。洪炳根自拟预防方:金银花、连翘、岗梅、茵陈、贯众、白茅根、板蓝根、大青叶、生甘草。若病人为烟酒嗜好、湿热偏重者,用甘露消毒丹冲泡代茶饮。

(七)仝小林

邪犯皮肤者,病在太阳经,当属仲景"伤寒""伤风"病范畴。太阳主表,统摄营卫。风邪袭于肌表,卫气不固,营阴不守,营卫失和,出现发热,汗出,恶风,头痛,脉浮缓的太阳中风证,可选用桂枝汤。邪袭于肌表,卫气郁遏,出现发热,恶寒,无汗,脉浮紧,或头痛项强,骨节疼痛的太阳伤寒证,可选用葛根汤,麻黄汤等。

邪犯呼吸道黏膜者,当属"温邪上受,首先犯肺"的温病范畴,温病初起,邪犯肺卫,但热不恶寒而渴,伴咳嗽咽痛,舌尖红,苔薄黄,脉浮数者,宜辛凉平剂银翘散;但咳,身不甚热,微渴者,宜辛凉轻剂桑菊饮。

邪犯胃肠道黏膜者多因外邪夹湿所致,脾为太阴湿土,外邪夹湿,同气相求,最易侵及胃肠,出现恶寒发热、头痛、胸膈满闷、胸脘疼痛、恶心、呕吐、肠鸣泄泻、舌苔白腻等症,属于外感风寒,内伤湿滞的藿香正气散证,此即西医所谓胃肠型感冒。

三证病位均为在表,故合病常见。临床中出现头痛、身痛、腰痛、骨节疼痛、咽痛、咳喘,腹泻、呕恶诸症并作时,宜合病合方即葛根汤基础上加金银花、连翘、藿香,多管齐下。

发病中后期重症患者出现的高热(体温39℃以上)、呼吸困难、咳血痰、急性呼吸窘迫综合征、纵隔气肿、脓毒症、意识障碍及急性肾损伤等症,则属病邪由表传入气分或阳明阶段,治疗上则不再有"伤寒"与"温病"的不同,正如著名中医学家蒲辅周先生区分"伤寒"与"温病"时所言的"始异终同"思想,视情况选用白虎及三承气汤之类论治。

参考文献

[1] 张国良.人禽流感的研究概况及其中医认识[C].中国中西医结合学会传染病专业委员会.第一次全国中西医结合传染病学术会议论文汇编.中国中西医结合学会传染病专业委员会:中国中西医结合学会,2006:412-416.

[2] 人禽流感中西医结合诊疗专家共识[J].中华传染病杂志,2016,34(11):641-647.

[3] 张兴彩,蔡余力.中医应对人禽流感疫情的思考[J].山东中医杂志,2007,26(3):156-158.

[4] 罗翌,林琳,李际强.周仲瑛教授对防治"人禽流感"的认识和建议[C].中华中医药学会急诊分会.中华中医药学会第六届急诊学术年会论文集.中华中医药学会急诊分会:中华中医药学会,2006:57-58.

[5] 刘应科,梁琳,刘东,等.孙光荣教授对H_7N_9禽流感的认识及防控建议[J].中国中医药现代远程教育,2013,11(15):101-102.

[6] 李春生.对人高致病性禽流感发病规律和中医药治疗方案的初步探讨[J].中华中医药杂志,2006,21(3):134-139.

[7] 李际强,张忠德,张文青.晁恩祥教授治疫学术特点探析[J].新中医,2014,46(12):25-27.

[8] 李际强,张忠德,韩云.晁恩祥教授治疗急症的学术思想初探[J].中国中医药现代远程教育,2010,8(18):194-195.

[9] 沙洪,张洪春,熊佳鹏,等.中西医并重防治禽流感探讨[J].中医药管理杂志,2007,15(2):127-130.

[10] 洪炳根.中医防治流感、非典、人禽流感初探[J].福建中医药,2005,36(4):54-55.

[11] 仝小林.也谈中医对H_7N_9禽流感的认识[N].中国中医药报,2013-04-19(004).

[12] 朱桂,庄乾竹.加强传统医药在人禽流感防治中的作用国际研讨会纪要[J].中华中医药杂志,2007,22(3):176-177.

10. 名家论新型冠状病毒肺炎

2019 年 12 月以来，湖北省武汉市出现了新型冠状病毒肺炎（Coronavirus Disease 2019，COVID-19）疫情，随着疫情的蔓延，我国其他地区及境外多个国家也相继发现了此类病例。该病作为急性呼吸道传染病已纳入《中华人民共和国传染病防治法》规定的乙类传染病，按甲类传染病管理。

一、流行病学特征

新型冠状病毒属于 β 属的冠状病毒，有包膜，颗粒呈圆形或椭圆形，常为多形性，直径 60～140 nm。研究显示与蝙蝠 SARS 样冠状病毒（bat-SL-CoVZC45）同源性达 85% 以上。病毒对紫外线和热敏感，56℃ 30 分钟、乙醚、75% 乙醇、含氯消毒剂、过氧乙酸和氯仿等脂溶剂均可有效灭活病毒。COVID-19 潜伏期 1～14 天，多为 3～7 天，目前所见传染源主要是新型冠状病毒感染的患者或无症状感染者。经呼吸道飞沫和密切接触传播是主要的传播途径，在相对封闭的环境中长时间暴露于高浓度气溶胶情况下存在经气溶胶传播的可能。

中医药在传染病的防治方面已经积累了数千年的经验。面对新发又无特效药物的严重疫情，国家中医药管理局于 2020 年 1 月 21 日就及时派出以院士领衔的中医专家组亲临一线，1 月 22 日国家卫生健康委员会和国家中医药管理局联合发布《新型冠状病毒肺炎诊疗方案》（试行第三版）。此后，24 个省市自治区相继发布中医治疗方案，并根据临床经验的积累不断更新。目前，《新型冠状病毒肺炎诊疗方案》已更新至试行第九版。2020 年 2 月 6 日从武汉传出中西医结合治疗有效的好消息后，相继发表中医或中西医结合治疗有效的论文数十篇，中医已成为防治 COVID-19 的一支重要力量。结合中医学"三因制宜"的疫病防治特色，各地区中医家各抒己见，形成百家争鸣的局面。

二、名医论病因病机

《新型冠状病毒肺炎诊疗方案》（试行第三版）认为 COVID-19 属于中医疫病范畴，病因为感受疫戾之气。基本病机特点为湿、热、毒、瘀。从《新型冠状病毒肺炎诊疗方案》（试行第四版）开始删去了基本病机特点为湿、热、毒、瘀的表述。《新型冠状病毒肺炎诊疗方案》（试行第六版）开始改为：本病属于中医疫病范畴，病因为感受疫戾之气，仍未提及基本病机特点。在临床实践中，各地中医大家通过临床观察及研究，对病因病机提出各自的认识。

1. 寒湿为主

仝小林等认为本病归属于"寒湿（瘟）疫"，病性属寒湿，以寒湿伤阳为主线，兼有化热、变燥、伤阴、致瘀、闭脱等。薛伯寿等认为本病属"寒湿疫"或兼见"秽浊疫"，病位主要在肺，病因为邪毒侵袭人体，或有秽浊偏湿，可归因于伏暑偏湿，伏暑晚发。

2. 寒热、虚实同见

黄璐琦等认为其病机核心是疫毒闭肺困脾，可伤阳，亦可化热、变燥、伤阴，以至气阴大伤，病情错综复杂，寒热并见，虚实同现，病位主要在肺、脾。

3. 瘟毒上受

周仲瑛等认为本病属"瘟毒上受"，基本病机为湿困表里，肺胃同病，感邪后病情加重的主要病理基础为肺有伏热。

4. 温热浊毒

熊继柏等认为本病性质为"温热浊毒"，病因包括疫疠之气和秽浊之气，病位主要在肺，涉及胃肠。

5. 伏燥在先，寒疫为主

王永炎等认为本病属于"寒疫"范畴，"燥"邪居于主要地位，主要病机为疫毒湿寒与伏燥搏结，病位在肺,其次在卫表、脾胃;病因是伏燥在先,寒或湿寒居后,而气候失时,燥热湿寒的时空环境产生的疫毒邪气错综其中,与伏燥和寒邪或湿寒邪气夹杂而居于首要地位。

6.湿热为主

姜良铎等认为其病因病机为"湿热伤肺"。

7.湿毒为主

刘清泉、张伯礼等认为此次疫情属于"湿毒疫"范畴,为感受天地间的杂气—"疫疠之邪"致病,"湿毒"是本病的病理核心,以"湿毒化热"为主,基本病机特点为"湿、热、毒、瘀、闭、气虚"。

三、名医论治特色

(一)仝小林

仝小林认为本病发病初期归属于"寒湿(瘟)疫",病性属寒湿,因其病发于冬季,虽是暖冬,毕竟数九寒天,复遇多雨天气,寒湿过盛化为六淫,恰逢时行戾气,二者合而为患,侵害人体,疫病乃起。通过走访武昌区社区卫生服务中心了解到,天气转晴、气温升高后发热门诊数量大幅度下降,由每天100余人次下降到20余人次,证明此次新冠肺炎病毒性质偏于寒性。病位在肺、脾,可波及心、肝、肾,以寒湿伤阳为主线。寒湿裹挟戾气,则不循常道,一则由肌表而入,表气郁闭,则见发热、恶寒、头痛、身痛;二则由口鼻而入,侵袭肺脏,肺之宣发肃降功能失调,而见咳嗽、气喘、胸闷等呼吸道症状,两者相互影响,肺卫郁闭更甚;三则直中于里,侵袭肺脾,波及他脏,故见呕恶、纳差、腹泻等胃肠道症状。因其传变迅速,兼有化热,变燥,伤阴,致瘀,闭脱等变证。化热之源,一是肺卫郁闭,秽浊着里,湿阻气机,郁而化热,二是体质有别,地域有异,或遇阳热体质,或遇伏热之人,或染疫之人抵达燥热之地。变燥指化燥之急,湿阻气机,疫伏三焦,气机不畅,肺失宣降,水道不通,津液不散,加之阳伤失煦,蒸腾无力,津不上承,旱涝不均,致使一身之中,既有湿阻之象,亦存燥化之征,然所化之燥,与固有燥邪不同,湿寒顿去,津液得复,则燥亦无存。化热变燥,皆可伤阴,病及中后,多有阴伤,重症者气阴亏耗,病将愈者,多有肺脾气虚,亦合伤阴之理。疫毒闭肺,寒凝血脉,湿阻经络,加之气机不畅,瘀血遂生。病之深重,则见闭脱,闭者邪热壅遏于内,炼液化痰,痰热瘀闭阻包络,脱者阴阳离绝,正气欲脱,阴液失于固摄,阳气暴脱,脉细微欲绝。盖寒湿皆为阴邪,寒湿困阻,最伤阳气,故老者得之易亡,少者得之易愈,阳气多少有别之故。上述诸证,既可循序渐进,交替为患,亦可出现暴疡,诸证错杂,变生他证。故寒湿戾气伤人,起病亦可即见化热、变燥。

寒湿疫病,可分为四期。一为初期,寒湿郁阻,进而伤阳,见恶寒发热、干咳、乏力、脘痞、呕恶、便溏诸症,舌质紫暗,苔白厚腻,脉濡或滑,治疗以散寒祛湿、除秽化浊为主,可选藿朴夏苓汤、达原饮、神术散化裁加减,高龄或有心脏病者应注意麻黄用量或不用,兼见初期即有化热者,症见发热、干咳、咽痛、肌肉酸痛,舌红苔黄,脉滑数,可酌情使用清解之剂,选用甘露消毒丹、小柴胡汤化裁。二为中期,见身热不退或往来寒热,咳嗽痰少,腹胀便秘,胸闷喘憋,舌红,苔黄燥、腻,脉数,此疫毒闭肺、内热丛生之象,需宣肺气、启脾胃、通腑泄热,可用宣白承气汤、麻杏石甘汤、葶苈大枣泻肺汤、达原饮化裁加减,酌加解毒通络化瘀之品。三为重症期,疫毒闭肺伤脾,正气已衰,难以抗邪,见呼吸困难,动辄气喘,甚见神昏,烦躁,汗出肢冷,舌质紫暗,苔厚燥、腻,或可因气阴大伤而见舌暗质红、少苔、无苔,或可因阳虚阴盛而见危重伤阳之舌,脉浮大无根,此病邪深重,阴阳不相接续,内闭外脱之兆,治以回阳救逆、开闭固脱,随证治之,方用参附汤、四逆汤之类,配合苏合香丸或安宫牛黄丸。四为恢复期,见气短、乏力、纳差、痞满,大便无力、便溏不爽,舌淡胖、苔白腻,此疫病初愈、肺脾皆有亏损之象,治以益气健脾,方选六君子汤等,酌情加入祛湿解毒之药,若伴肺纤维化,选用活血化瘀通络的中药,以助恢复肺的气机,若老年体弱多病,乏力明显患者,应及早加用温阳补气、健脾除湿之品。

对于疫病中心区的疑似病例,或确诊患者的初期,症见乏力和/或周身酸痛,发热和/或恶寒,咳嗽、咽痛,纳呆和/或恶心、呕吐,腹泻和/或大便不爽、秘结,舌质淡胖和/或齿痕,舌苔白厚腻或腐腻,脉沉滑或濡,治以宣肺透邪、健脾除湿、避秽化浊、解毒通络,从表、肺、脾胃三个角度开通肺气,自拟"武汉抗疫方"。方药组成:麻黄,石膏,苦杏仁,羌活,葶苈子,贯众,地龙,徐长卿,藿香,佩兰,苍术,茯苓,白术,焦三仙,厚朴,焦槟榔,煨草果,生姜。方以麻杏石甘汤、葶苈大枣泻肺汤、藿朴夏苓汤、神术散、达原饮等化裁而成,从"态、靶、因、果"四个层面入手:散寒除湿调理内环境以治"因"调"态",以麻黄、羌活、生姜、苍术等温药散寒,羌活、藿香、佩兰、苍术、茯苓、白术、厚朴、草果等药以胜湿、化湿、燥湿、利湿。从体表、呼吸道、消化道黏膜入手,同时治疗各自相应的症状以治"靶",麻黄、苦杏仁、石膏以麻杏石甘汤法开肺通表,加葶苈子泻肺平喘,治疗发热、气喘等表证和呼吸道症状;厚朴、槟榔、草果以达原饮法开通膜原,祛除秽浊湿;茯苓、苍术、白术、厚朴等药以神术散法健脾祛湿;藿香、佩兰、厚朴、茯苓等药以藿朴夏苓汤法芳香化湿,治疗纳呆、恶心、呕吐、腹泻、大便不爽等消化道症。疫毒损肺阻络,并出现肺纤维化之"果",用大剂量白术、茯苓补土生金,扶固肺气,并用贯众、徐长卿解毒消炎,与地龙合用,共奏解毒活血通络之效,防止已病传变为肺痹、肺闭及肺衰之证。应用时要结合患者实际情况和当地气候、物候条件,因时、因地、因人制宜,辨证施治,随证加减。不可一味滥投苦寒或温燥之药。

(二)薛伯寿

国医大师薛伯寿认为 COVID-19 属于"寒湿疫"或兼见"秽浊疫",病位主要在肺,病因为邪毒侵袭人体,或有秽浊偏湿,可归因于伏暑偏湿,伏暑晚发。治疗上仍离不开伤寒六经辨证与温病卫气营血、三焦辨证、外感热病病因六淫辨证结合,掌握其发生发展转化规律,掌握邪正辨证关系,掌握新病与故疾同治关系,应重视解毒,如透邪解毒,升清降浊、分消解毒,苦寒解毒,凉血解毒,同时整体调治,固护正气与胃气。并据其病机不同,采用分期论治法。

1. 初期寒湿袭肺,肺气不宣

(1)疫邪寒湿外袭,郁遏阳气 临床以发热不高,恶寒,疲乏无力,胸闷不畅,咳嗽无痰,或有白痰,咽痒咽痛,或伴有头痛,肌肉酸痛,食欲不振,或有便溏,或口干不欲饮水,舌苔白腻,脉浮濡数。治宜宣肺透邪,温化寒湿。方选三拗汤、消毒犀角饮、不换金正气散、神术散合方。具体处方:炙麻黄,杏仁,厚朴,茯苓,苍术,防风,陈皮,荆芥,牛蒡子,生甘草,藿香。

(2)冬季严寒挟湿,疫邪外袭 临床以发热恶寒,无汗,甚至寒战壮热,头痛,周身酸痛,呼吸失畅,咳嗽,或咽膈不利,或口干不渴饮,胸脘痞闷,不思饮食,舌质不红,苔白微腻或白秽。治宜疏散寒湿,宣透解毒。方选十神犀角饮(十神汤合消毒犀角饮)。具体处方:麻黄,升麻,葛根,芍药,紫苏叶,香附,陈皮,川芎,白芷,甘草,生姜,葱白,荆芥穗,防风,牛蒡子,蝉蜕。

(3)寒湿袭肺,正气偏弱 临床症见与十神犀角饮相似,重视加人参扶正气,方选十神败毒饮(十神散加人参败毒饮)。具体处方:麻黄,升麻,葛根,赤芍,紫苏叶,紫苏梗,香附,川芎,白芷,甘草,茯苓,羌活,独活,柴胡,前胡,枳壳,桔梗,生晒参。

2. 初或中期寒湿束表,升降失司

临床表现:发热,午后热甚,恶寒,周身肌肉酸痛,无汗,或汗出不畅,咳嗽,有少量白黏痰,胸憋气短而喘,心烦不安,或见头晕,耳鸣,口苦,神疲乏力,纳呆食少,大便欠畅,舌淡红或偏红,苔白腻或微黄。治宜宣肺透邪,和解分消。方选麻杏苡甘汤、小柴胡汤、升降散、栀子豉汤合方。具体处方:炙麻黄,杏仁,生薏苡仁,柴胡,黄芩,法半夏,党参,炙甘草,生姜,大枣,蝉蜕,僵蚕,姜黄,炒栀子,淡豆豉。

3. 中期肺气郁闭,湿热化毒

临床表现:发热,微恶寒,头晕沉,身重疼痛,无汗或有汗不畅,困倦乏力,咳嗽,胸闷,腹胀,小便不利,或小便短赤,呕吐,泄泻,或大便不畅,苔黄腻或苔中干黄。治宜宣通肺气,芳化清利,化湿解毒。方选甘露消毒饮合三仁汤,加麻黄以宣通肺气。具体处方:连翘,黄芩,茵陈,滑石,通草,藿香,薄荷,石菖蒲,白豆蔻,射干,浙贝母,炙麻黄,杏仁,生薏苡仁,厚朴。

4. 中期寒湿闭肺,化生浊毒

临床表现:发热或微恶寒,咳嗽,喘憋,呼吸不利,痰稠黄浊,胸中烦热,口干渴,小便黄赤,大便干或不畅,或面目赤,舌质红或舌尖红,苔黄腻,脉浮滑数。治宜宣肺透邪,凉膈泄热,升清降浊。方选麻杏苡甘汤、千金苇茎汤、升降散、凉膈散合方。具体处方:炙麻黄,杏仁,生薏苡仁,冬瓜仁,芦根,浙贝母,连翘,蝉衣,僵蚕,姜黄,炒栀子,淡豆豉,薄荷,桔梗,黄芩,生甘草,竹叶。

5. 重症寒湿闭肺,邪毒炽盛

临床表现:高热不退、有汗不畅、喘憋、呼吸困难,面赤烦躁不宁,或有谵语、烦渴,目赤鼻扇,鼻干,衄血,唇焦齿干,便秘,尿赤,苔黄浊或焦黄,脉滑数。

治宜清宣肺闭,升清降浊,清热解毒。方选麻杏石甘汤合三黄石膏汤、升降散、栀子豉汤。具体处方:炙麻黄,杏仁,生石膏,生甘草,蝉衣,僵蚕,姜黄,酒军,黄芩,黄连,连翘,浙贝母,炒栀子,豆豉。

6. 危重型

(1)邪毒闭肺、内陷心包 临床表现:持续发热,胸闷气促,心悸,烦躁不宁,神昏惊厥,舌红绛,脉细数。治宜清营透邪,扶正养阴。方选桑杏石甘汤合清营汤、清宫汤合方加减。具体处方:桑叶,杏仁,生石膏,生甘草,生地黄,玄参,麦冬,丹参,赤芍,金银花,连翘,黄连,竹叶,莲子心,羚羊角粉。

(2)邪毒闭肺、气阴欲脱 临床表现:喘憋,气微吸少欲脱,呼吸衰弱,精神萎靡,心律失常,脉细弱。治宜宣通肺气,补气生津固脱。方选生脉饮、佛手散、麻黄细辛甘草汤加味。具体处方:生晒参,麦冬,五味子,山茱萸,炙麻黄,细辛,炙甘草,黄芪,当归,川芎,三七粉。

(3)邪毒闭肺、心阳欲脱 临床表现:四肢厥冷,倦卧,循衣摸床,神色昏糊,体温骤降,血压下降,呼吸微弱,舌质暗紫,脉微欲绝。治宜回阳固脱,温通气血。方选通脉四逆汤、麻黄附子细辛汤、佛手散加味。具体处方:炙麻黄,细辛,制附子,干姜,炙甘草,葱白,当归,川芎,三七粉,黄芪。

(4)经方救逆——寒湿闭肺,病入少阴重证 临床表现:若素体形寒肢冷,腰膝乏力,感疫毒病难抵抗,正气虚弱,畏寒体温不高,阳气被寒湿郁闭太过,胸闷呼吸困难衰弱,咳喘不宁,下肢或有浮肿,面色灰滞。舌质淡胖而黯紫或舌质淡胖,苔薄润或水滑,脉沉细迟弱或脉细数无力。治宜:温阳化饮,表里同治。方选麻黄附子细辛汤合桂枝去芍药汤。具体处方:麻黄,细辛,制附子,桂枝,炙甘草,干姜,大枣,生姜。

(5)经方救逆——寒湿闭肺,病入厥阴重危证 临床表现:若正气与邪毒闭肺相搏,肝肾精血已伤,热厥往来,抵抗能力有提升,多见寒热虚实、错综复杂之症,如胸闷、咳喘上气,时有发热,时有手足逆冷,口疮,纳差,腹泻,脉沉细弦尺弱。治宜发越郁阳,宣肺救逆,清上温下,扶正透邪。方选麻黄升麻汤。具体处方:麻黄,升麻,玉竹,当归,知母,生石膏,炙甘草,黄芩,白术,茯苓,桂枝,白芍,干姜,天冬。

重证危证,及时选用有效名贵药物,秽浊郁闭可选苏合香丸、神犀丹;邪毒热盛可用片仔癀、安宫牛黄丸、紫雪丹;对寒热往来日久,药效差者,可试用青蒿素。

7. 恢复期

可辨证选用小柴胡汤合异功散,六味地黄合小柴胡汤或生脉饮,竹叶石膏汤加山药、连翘、玉竹、石斛,四君子汤加陈皮、黄芪、炒谷麦芽,益胃汤加山药、石斛,百合知母合酸枣仁汤加黄精等。

(三)黄璐琦

黄璐琦院士通过大量临床实践观察总结出重型COVID-19患者其病机核心是疫毒闭肺困脾,可伤阳,亦可化热、变燥、伤阴,以至气阴大伤,病情错综复杂,寒热并见,虚实同现,病位主要在肺、脾。肺与大肠相表里,肺气不降,腑气不通;邪郁化热,或与伏燥搏结,灼伤津液;邪气壅阻,气血不畅,脉络瘀滞;邪盛伤正,可致气血阴阳不足,最终影响心、肝、肾、大肠的生理功能,其病理因素,涉及毒、湿、寒、热、燥、瘀、虚等。重型COVID-19常发生在合并慢性基础病的老年男性患者,可由轻型或普通型转变而来,也可起病就表现为重型。

常见症状如下:发热,气营两燔则热盛面赤,持续高热,伴有斑疹、血衄;逆传心包则神昏谵语;也可见到身热不扬甚至不发热;咳嗽喘促,气短,气促,咳痰,甚或咯血;寒湿困脾,脾失运化,见纳差、便溏、腹泻、乏力等症状;湿郁化热则见口苦,便少;舌质红或暗淡,苔厚腻或黄腻。

治疗上当以解毒化湿、清热平喘为核心治法,再根据病情需要,施以相应的治疗方法。若疫毒与寒湿相合,袭表犯肺,肺气不宣,治宜解毒化湿,宣肺肃降;若邪郁化热,湿热互结,治宜清热平喘;寒湿困脾,清阳不展,治宜芳香燥湿辟秽;邪阻壅滞,气血不畅,滞而为瘀,治宜化瘀通络;疫毒内侵,损伤脏腑,辅以益气扶正。以化湿败毒方为核心处方,具体方药如下:麻黄6 g,藿香10 g(后下),生石膏15 g(先煎),苦杏仁9 g,法半夏9 g,厚朴10 g,苍术15 g,草果10 g,茯苓15 g,生黄芪10 g,赤芍10 g,葶苈子10 g,生大黄5 g(后下),甘草3 g。方中生麻黄、藿香、生石膏三药相辅共为君药,以达解表散寒、芳香化湿、清热平喘之效。杏仁、法半夏、厚朴、苍术、草果、茯苓六药相合共为臣药,以达助君药燥湿健脾,且能够行气通窍,疏泄腠理,助邪外出。生黄芪、赤芍、葶苈子、大黄四药相伍共为佐药,以达顾护正气、泻热凉血、活血化瘀之效。使药甘草调和诸药,配赤芍取芍药甘草汤意以缓急。用法用量:每日 1～2 剂,每日 2～4 次,口服,必要时鼻饲。临床中重型 COVID-19 患者病情变化速、来势凶、病势重,需在化湿败毒方基础上,随证加减,既保持辨病的针对性,又具辨证的灵活性。若邪毒入里,热入营血,高热不退,便秘,舌红赤,脉弦滑,可加入清热解毒凉血之药,如栀子、黄芩、生地黄、升麻、金银花、大青叶、蒲公英、连翘、玄参等,同时加大生石膏剂量,便秘明显者加大生大黄剂量,疏通壅滞,给邪出路;若热灼营血,阴血不足,血行滞涩,喘憋、胸闷气短明显,皮肤斑疹,舌质暗,甚至有发生弥漫性血管内凝血者,应及时加入红花、丹参、牡丹皮、川芎、水蛭等活血凉血化瘀之品,尽早阻断病邪发展;若高龄久病体弱者,或邪盛伤正,出现乏力、口渴、纳呆食少,甚至四肢厥冷,理化检查如低蛋白血症、贫血等,应攻补兼施,扶正祛邪,辨明气血阴阳,气虚者增加黄芪剂量,酌情增加太子参、黄精、白术等;如阴液大伤,应增加麦冬、北沙参、天花粉、五味子等;阳气亏虚者加附子、肉桂、干姜等。同时,还可根据患者不同病理性质和临床症状,单独应用中药注射剂,如辨证为痰、热、毒内蕴,症见发热或无发热,咳嗽,憋闷气短,痰黄黏难咳出,大便或干燥,舌质红,苔黄腻或燥,可与 0.9% 氯化钠注射液 250 mL 加喜炎平注射液 100 mg 静脉滴注,每日 2 次,或与 0.9% 氯化钠注射液 250 mL 加痰热清注射液 40 mL 静脉滴注,每日 2 次;辨证为热、毒、瘀内蕴,症见发热或烦躁,咳嗽,憋闷气短,痰黄黏,心悸,大便或干燥,舌红或暗,苔黄或腻,出现全身炎症综合征、脓毒血症休克和/或多脏器衰竭者,可与 0.9% 氯化钠注射液 250 mL 加血必净注射液 100 mL 静脉滴注,每日 2 次;辨证为热毒内蕴,气营两燔,痰蒙清窍,症见高热烦躁,神昏谵语,喘憋,气短,痰黄黏难咳,舌绛脉数者,可与氯化钠注射液 250 mL 加入醒脑静注射液 20 mL 静脉滴注,每日 2 次;辨证为肺肾气阴亏虚,症见呼吸困难,气促,或需要机械通气辅助,泡沫痰或痰稀,身冷,自汗,夜尿频数,唇青面紫,面色晦暗,舌淡或暗,苔白或白腻,可与 0.9% 氯化钠注射液 250 mL 加参麦注射液 100 mL,每日 2 次;辨证为邪气郁闭,阳气欲脱,临床症状可见呼吸困难,动则气喘或需要机械通气辅助,汗出肢冷,意识淡

漠或昏迷,或烦躁,唇青面紫,舌苔腻或燥,可与 0.9% 氯化钠注射液 250 mL 加参附注射液 100 mL 静脉滴注,每日 2 次。

(四)周仲瑛

国医大师周仲瑛认为 COVID-19 属"瘟毒上受",基本病机为湿困表里,肺胃同病,感邪后病情加重的主要病理基础为肺有伏热。湿毒浊气从外入里,引动伏邪,内外病邪相搏,再因患者平素体质差异,或为厥脱,或迁延不愈。

新型冠状病毒传染性强、潜伏期长、起病隐伏、病状怪异,发则多直中肺胃,卫表证候不显,大多以低热或身热不扬、乏力、干咳为主,伴有头痛、肌肉酸痛、咽痛、纳差、泛恶、腹泻、舌苔厚腻等临床表现,符合感受湿毒浊气,从口鼻而入,既上犯肺卫,又直趋中道、内困脾胃的致病特点。盖湿邪与脾胃同气相感,内外相召,湿邪必归于脾胃,故基本病机为湿困表里,肺胃同病。2019 年冬以来,武汉等地气候应寒反温,且年高体弱者,大都阴气自半,肝肾亏虚,为相火燥热素盛之体质,若同时痼疾在身,痰湿浊瘀等伏邪郁结于内,则成伏热藏匿于肺。湿毒浊气从外入里,邪正交争,引动伏邪,内外病邪相搏,兼夹复合,每致气机逆乱,病机传变迅速,变证丛生,病情危重。如素为阴虚之体,肺有伏热者,湿毒多易化火、化燥,湿浊生痰阻络,或热毒闭肺,或湿毒浊瘀壅肺,气机逆乱,发为厥脱;如素为阳虚之体,湿毒每从寒化,寒湿困脾,或痰饮停肺,病情迁延。

治疗上以祛邪为第一要义,可用汗、和、清、下四法联用,既谋求阻断病邪传变,又能先安未受邪之地。对于湿邪困表,当以微汗为度,不可过汗伤津,反助里湿化热化燥,以辛凉为主,复入辛温之品,如银翘散、麻杏石甘汤。湿困表里者,可选用藿香、苏叶、淡豆豉、羌活等疏风祛湿、解表发汗、透邪外达;苍术、厚朴苦温辛燥,增强祛湿化浊之力,与清法合用也可避免过汗;对于热病见有肺胃同病,表里不和,或湿热郁于少阳者,常用柴胡、黄芩与青蒿配伍,和解少阳郁热,宣湿化浊,以阻断病机传变;对于肺有伏热者,以清法为主,湿毒入里化热,早期予清透里热之品,轻则用金银花、连翘,重则用苍术白虎汤、三石汤;肺胃热盛者,用麻杏石甘汤,烦躁不安者加栀子、黄连,小便不利者加六一散,入

营则加大青叶、丹参等；对于湿毒浊气郁遏肺胃，宜早期开通肠腑，透邪外达，寓下于清，配伍少许制大黄或生大黄。

同时联合分期辨治，根据疾病处于初期、中期、重症期、恢复期，施以不同的治法。初期湿邪由表入里，湿遏肺卫，见低热、干咳、倦怠乏力、肢体酸重；湿热相合，湿遏热伏，见身热不扬、口干不渴、舌质红、苔黄腻；湿阻气机，阳气不达四肢，则四肢发凉、倦怠乏力；湿热郁于少阳，见寒热起伏、呕恶口苦、心烦、胸胁胀满；湿邪直犯中焦，湿困脾胃，见纳差呕恶、脘腹痞满、大便黏滞不爽等，治宜表里双解、肺胃同治，以辛凉、辛温、芳香与苦泄同用，融汗法、和法、清法和透邪，以开达肺卫郁闭为主，避免邪热传变。方用：藿香，苏叶，淡豆豉，羌活，炒苍术，厚朴，前胡，杏仁，柴胡，炒黄芩，青蒿（后下），金银花，连翘。中期湿热蕴蒸，胶着难解，疫毒闭肺；偏于热毒者，为热毒闭肺，症见高热或往来寒热，烦渴喜饮，喘咳，胸闷气粗，咳痰色黄黏稠，咽痛，腹胀，便秘，舌质红或绛，苔黄腻或黄燥，脉滑数。治宜清热化痰，宣泄肺气，重用辛凉宣泄之品，加强清肺平喘之力，方用：炙麻黄，杏仁，生石膏（先煎），生甘草，藿香，苏叶，淡豆豉，苍术，厚朴，前胡，柴胡，黄芩，青蒿（后下），金银花，连翘，生大黄（后下）；偏于湿毒者，为湿毒壅肺，症见身热不高，胸闷气粗，喘咳，咳痰黏稠量少，疲劳乏力，咽干，腹胀，大便不爽，舌苔白浊腻，舌质偏黯，脉滑。治宜：宣肺化湿，祛痰开闭，开泄并举，化湿清热同用，更配伍降气化痰、开通郁闭、宣畅气血等法合用，令湿浊瘀毒自有出路，同时稍顾护正气，避免肺脾之气耗伤太过，方用：炙麻黄，杏仁，葶苈子，桑白皮，炒黄芩，冬瓜子，法半夏，厚朴，苏子，白芥子，瓜蒌皮，旋覆花（包煎），香附，郁金，桃仁，生黄芪。重症期发病周余，湿热毒蕴，化火、化燥，症见呼吸困难，动辄气喘，伴神昏，或烦躁不宁，汗出肢冷，舌质紫暗，苔厚腻或燥，脉浮大无根。治宜益气回阳，开闭固脱，详辨热、痉、厥、闭、脱五大主症，随证变法，方用：人参，制附片（先煎），石菖蒲，郁金，山茱萸肉，炒玉竹，麦冬，五味子，干姜，炙甘草。恢复期气阴两伤，症见气短，倦怠乏力，纳差，呕恶，痞满，大便无力，便溏不爽，舌淡胖，苔白腻，脉细。治宜益气养阴，健脾和胃，方用：党参，茯苓，炒白术，北沙参，麦冬，五味子，陈皮，竹茹，合欢皮，炒谷芽，炒麦芽，炙甘草；肺脾两虚，浊瘀阻络，症

见精神不振，疲劳乏力，胸闷憋气，呼吸不畅，有时干咳，纳少，舌淡或黯，苔白腻或浊腻，脉细滑。治宜补益肺脾，化浊通络，方用：党参，炙黄芪，炒白术，茯苓，胡桃肉，制黄精，北沙参，麦冬，旋覆花（包煎），茜草根，郁金，生薏苡仁，冬瓜子，桃仁，苏子，降香，炙甘草。对于本病的预防，重点针对上焦，用药重在清养肺气，轻清透达，芳香辟秽，避免大剂补益温养之品，也不宜使用过多辛温苦燥或苦寒药物。

（五）熊继柏

国医大师熊继柏认为COVID-19性质为"温热浊毒"，病因包括疫疠之气和秽浊之气，病位主要在肺，涉及胃肠。据其大量的临床观察，总结出新冠肺炎具有以下特点：① 极强的传染性；② 大多数患者共性特征为初期咳嗽、气喘、憋闷为主，部分患者兼有消化道反应，而后迅速进入高热、暴喘重症期；③ 发于己亥年末的冬春之际。并根据其病机将新冠肺炎分为4期9型。分别是初热期、重症期、危重期、恢复期。

1. 初热期

（1）温邪犯肺型　临床以发热微恶寒、干咳、少痰、咽干、咽痛、舌质红、苔薄白、脉浮或浮数等温邪犯表的表证现象，治疗当以吴鞠通所言"治上焦如羽，非轻不举"，选取轻清宣透之品宣肺透邪，方选桑菊饮和银翘散，若邪犯少阳而见口苦、呕逆，可选小柴胡汤加桑菊饮。

（2）咳嗽微喘型　临床上以咳嗽或兼气喘、胸闷、咳痰不爽、舌边尖红、苔薄黄或薄白、脉浮滑为特点，治疗重点是宣肺止咳，方选桑贝散合止嗽散，若咳吐浊痰、苔黄滑或黄腻者，乃痰热结胸，宜合用小陷胸汤。但应注意小陷胸汤中瓜蒌实的用量不可过大，因其用量大可致大便溏泻。

（3）邪犯肠胃型　临床以大便溏、恶心欲吐、或腹胀、纳差、舌质红、苔薄黄或黄腻、脉濡数为特点，治以清热化浊、理气运脾，方选王氏连朴饮去栀子豉汤、藿朴夏苓汤，使用时应注意中病即止。

2. 重症期

（1）邪热壅肺型　临床以发热、咳嗽、气喘、口渴、咳吐黄痰、舌质红、苔黄、脉滑数为特点，治以宣泄肺热，化痰浊，方选桑贝散合麻杏石甘汤，宜选炙麻黄减其辛燥之气，且石膏用量至少是麻黄的4～5倍。

（2）疫毒闭肺型 临床以高热不退、咳嗽咯吐黄痰、胸闷气促、腹胀便秘、舌质红、苔黄腻或黄燥、脉滑数等为特点，治以宣泄肺热、通泄腑气、表里双解，方选宣白承气汤，使用时只待大便一通，喘促一降，高热一退就可以停药，不可久用，以免伤伐正气。

3. 危重期

（1）内闭外脱型 临床以发热神昏、烦躁、胸腹灼热、手足逆冷、呼吸急促或需要辅助通气、舌质红绛、苔黄或燥、脉数或疾或促为特点，治以开闭固脱、解毒救逆，方选生脉散、三石汤。若出现神昏者，宜急送服安宫牛黄丸。

（2）阴竭阳脱型 临床以手足逆冷、出冷汗、体温不升反降、精神萎靡或神识淡漠、舌质紫或黯、脉微细为特点，治以回阳固脱为法，方选参附龙牡汤。

由于人的体质有刚有柔，有弱有强，有短有长，有阴有阳，以及老少之别、南北之异，或是生活习惯，或是素有痼疾，故临证不可拘泥上述成法。在治疗过程中重视"治未病"，以免生变，对于普通人群，特别是幼年儿童人群，可选银翘散加减以辛凉御邪、清热解毒，药量不宜重，时间不宜长。预防重点是要早发现、早隔离、早治疗。

（六）王永炎

王永炎院士认为COVID-19属于"寒疫"范畴，"燥"邪居于主要地位，病位在肺，其次在卫表、脾胃。病因是伏燥在先，寒或湿寒居后，而气候失时，燥热湿寒的时空环境产生的疫毒邪气错综其中，与伏燥、寒邪或湿寒邪气夹杂而居于首要地位。主要病机为疫毒湿寒与伏燥搏结，壅塞肺胸，损伤正气，导致气机痹阻，升降失常，元气虚衰，具体而言主要是疫毒夹杂寒邪或湿寒之邪从口鼻而入，侵袭气道，与伏燥搏结，壅塞肺胸，毒湿寒燥邪气伤及肺气和胸中宗气，导致肺失宣肃，气机逆乱，升降出入失常，水液输布失调；宗气不能助心行血，终端肺泡血络气血交阻，动静脉短路，进而乏氧，血停成瘀，水

湿、瘀血、毒邪进一步加重了肺胸的气机逆乱，形成恶性循环。病机转化特点为初期多见表寒里热、虚实夹杂证。中期素体阳盛，可转化为表里俱热的实热证，若素体阳虚，可出现阳虚寒凝证。若热毒邪气逆传心包，或毒邪内陷，肺气衰败，可致内闭外脱之危急证候。病理性质为寒热夹杂、燥湿错综、虚实并见；病机特点为毒、燥、湿、寒、虚、瘀。

本病可分为两个阶段，2019年11～12月属于寒燥疫，2020年1月及以后属于寒湿疫。溯医籍古献，寒疫概念可以概括为由于非时暴寒气候或阴寒环境产生的疫毒之气所致的急性流行性传染性外感疾病的总称。四季皆可出现，往往先是较温热的天气，气温突然下降，出现寒流或大风，寒邪郁滞温热或温燥时令之气而发病。由于先温热后暴冷的异常气候能够改变病原体生存环境，使病原体短期内大规模繁殖或发生变异，产生疫邪或病毒，这种疫邪除自身的毒性之外，往往携带有产生疫毒的时空环境（寒和温、寒和湿热、寒和燥）的病性特点或信息，同时异常气候削弱了受灾人群的抵抗力和自身调节功能，从而诱发疫病的流行。

就疾病的湿燥属性来说，大部分患者表现为干咳，如为湿性咳嗽，则主要表现为痰多、黏稠为主，因此，干咳这一症状显然不是湿邪或湿热所致。《重订广温热论》中云："湿郁之极，必兼燥化"，但出现"湿极化燥"这种情况应是疾病发展后期，就咳嗽而言，必然有一个痰多转为痰黏难咳的过程，不可能初起即见干咳，而且患者体质各异，也不太可能出现大量患者"湿转燥"情况。故"干咳"的原因只能来自于外感的燥邪，燥邪致病，一为初感，二为伏燥，但初感燥邪应该发生在秋季。本次疫情武汉发现的第一例患者诊断于2019年12月1日，属于小雪和大雪期间，应是伏燥为病。根据武汉气象局官网（http://hb.cma.gov.cn）气象数据，2019年7月18日（大暑前）至11月23日（小雪），湖北省东部绝大多数县市为近70年来同时期降水最少；同时平均气温为近60年来同期最高，高温日数为同期最多。持续高温少雨，旱情发展迅速，出现近40年以来少见的伏秋连旱，2019年武汉的暖冬或"冬温"气候明显属于"冬行秋令"，应至而未至，为秋季亢燥所致。武汉的地理环境偏湿，从中医理论而言，湿邪易与脾胃感召，导致脾失健运、胃失和降，表现为四肢倦怠、脘痞纳呆、恶心呕吐、肠鸣泄泻等消化道症状。

如疫气以湿邪为主，则其相应的脾胃症状应非常突出，然而根据新冠疫情初期已有的报道，本次新冠肺炎的消化道症状并不显著，且患者从入院和出院前后舌苔薄厚变化不太明显，说明湿邪可能存在但并不居于主导地位。燥有温燥、寒燥之别。寒燥易伤阳气，《素问·至真要大论篇》曰："燥淫所胜，寒清于中，腹中鸣，注泄鹜溏"，提示新冠肺炎临床观察到的腹泻或呕吐等症状应属寒燥伤及脾胃阳气或燥甚见湿化。燥为主，湿为辅，肺燥与脾湿同见。此外，燥邪伤人迅速而凶险，湿邪伤人相对和缓。新冠肺炎如果治疗不及时，病情传变可迅速至危候，更符合燥邪特点。此外，根据对武汉气候的分析，其气候特点是 2019 年冬季 11、12 月以燥为主，2020 年 1 月以湿为主。因此，就本次新冠肺炎的"燥""湿"关系而言，"燥"邪居于主要地位。但是无论"燥"还是"湿"，都是冬令"寒"背景下的"燥"与"湿"，疾病整体属于寒疫范畴。若从"燥""湿"的特点细分则本病可以分为两个阶段：2019 年 11、12 月，寒与燥的特点突出，可归属于寒燥疫；2020 年 1 月及以后，寒与湿的特点逐渐显现，可归属于寒湿疫。

首要治法是逐秽解毒，解毒之法首选祛秽解毒法，即用气清性洁，芳香辛烈之品以化浊避秽、宣通气血。因毒邪入里，容易痹阻气机，故疏利气机、通解表里是治疗疫病要义，可以辛温、辛凉解表，配合攻逐泻下、通瘀破结及和解表里、开达膜原等法。用药方面尤其要重视气味辛烈药物的使用，得辛烈温燥之药，行气发散除寒，则腠开窍通寒祛，既驱邪外出，又恢复正常生理机能，疫病自愈。具体药物如蓬莪术、草果、木香、苍术、香附、羌活等。由于疫毒属于毒邪，具有毒烈性，容易损伤人体正气，因此治疗疫病整个过程都要注意顾护正气，随证加入扶正的相关药物。

同时配合分期论治根据其病邪特点，分为初期、中期、危重期、恢复期进行分期论治。

1. 初期

（1）湿寒犯表　太阳表卫受束，湿阻中焦，气机升降不畅。症见恶寒无汗，头痛身重，身热不扬，四肢倦怠，胸膈痞满，渴不欲饮，便溏溺少，舌淡红，苔白腻，脉濡缓。治宜散寒除湿，方选藿香正气散加减，具体处方：苏叶、苍术、白芷、陈皮、羌活、藿香、厚朴、防风、茯苓皮、通草。如初起发热，恶寒或不恶寒，干咳，咽干，未见湿阻脾胃症状，此为伏燥夹寒

致病，宜用蒲辅周先生经验，采用麻杏石甘汤加前胡、射干、芦根、竹叶，由于属于疫病，可配合升降散解毒。

（2）湿寒束表　触动肺中郁伏温燥之邪，表现为疫毒郁滞上焦、肺燥脾湿等证。症见恶寒发热或无热，咽干，干咳，倦怠乏力，气喘，胸闷，脘痞恶呕，便溏不爽，舌淡红或稍红，苔白厚腻、边白滑。治宜辛润利肺，芳化解毒。可选麻杏石甘汤合达原饮加太乙紫金片。如见寒热往来，或无寒热，胸憋胸痛，口苦纳呆，恶心，呕逆，舌淡红，苔白干，脉弦。《疫证治例》认为属于疫毒郁于少阳，枢机不利，治宜和解少阳，透邪解毒，方用小柴胡汤合升降散加枳壳、桔梗；发热者加金银花、连翘，胸憋、胸痛明显，用柴胡陷胸汤加减。如见身热，胸闷烦躁，口渴不欲多饮，舌红，苔黄腻，此为时令转暖，或随体质化热之象，宜麻杏石甘汤合三加减正气散；热象更重者，宜麻杏石甘汤合甘露消毒丹。

2. 中期

（1）毒热闭肺，肺失宣降　热毒损伤肺络，热传大肠，大肠腑实，毒热瘀阻。症见高热不退，咳嗽少痰，或有黄痰，或痰中带血，胸闷胸痛，喘憋气促，腹胀便秘，舌质暗红或紫，苔黄腻或黄燥，脉滑数。治宜宣肺解毒，通腑泻热。方选宣白承气汤合解毒活血汤合升降散加减，具体处方如下：苦杏仁、瓜蒌、生大黄、生石膏、连翘、葛根、柴胡、当归、生地黄、赤芍、桃仁、红花、枳壳、蝉蜕、僵蚕、姜黄、甘草。如见痰中带血，为热邪灼伤肺络，加千金苇茎汤。

（2）阳虚寒凝　水饮不化，停聚心下，气机升降出入障碍。症见不发热，或恶寒，胸憋气促，心下撑急坚满，食欲不振，或伴恶心、呕吐，肢冷便溏，舌淡形嫩、胖大或齿痕，苔白或边水滑。治宜通阳开结，温化水饮。方选桂枝汤去芍药合麻黄附子细辛汤加葶苈子、桑白皮。具体处方：桂枝、生姜、甘草、大枣、麻黄、附子、细辛、葶苈子、桑白皮。如见胸痛舌紫暗，为寒凝血瘀，加血府逐瘀汤。

3. 危重期

（1）热闭心包，毒热内陷　症见胸憋喘促，灼热烦躁，夜寐不安，时有谵语或昏聩不语，舌謇肢厥，舌红绛，脉细数。治宜清心开窍，方选清营汤加减，具体处方：水牛角、生地黄、玄参、麦冬、金银花、连翘、黄连、丹参、郁金、石菖蒲、瓜蒌皮、葶苈子。若见昏迷，肢强舌謇，可加安宫牛黄丸或紫雪、

至宝丹。

（2）元阳欲脱，邪陷正衰　症见呼吸困难，动则气喘，或需要辅助通气，伴体温骤降，大汗淋漓，面色苍白，四肢厥冷，唇指发绀；或初起神志尚清，旋即神昏，烦扰躁动无力。舌淡紫，苔灰黑而滑，脉伏数或散乱无根或微细欲绝。治宜回阳固脱，化瘀开窍。方选回阳救急汤加减。具体处方：制附子、人参、山萸肉、干姜、白术、五味子、茯苓、陈皮、桃仁、红花、炙甘草、生龙骨、生牡蛎。若见呼吸微弱，间断不续，或叹气样呼吸，时有抽搐，神志昏沉，汗出如油，舌红无苔，脉虚细数，此为气阴两竭，宜生脉散合炙甘草汤加生龙骨、生牡蛎、山萸肉益气养阴固脱。若痰涎壅盛，肢强痉厥，加苏合香丸。

4. 恢复期

（1）气阴两伤　症见身热多汗，心胸烦热，气逆欲呕，气短神疲，舌红少苔，脉虚数。治宜清热生津，益气和胃。方选竹叶石膏汤加白茅根、芦根。具体处方：竹叶、石膏、党参、麦冬、半夏、白茅根、芦根、甘草、粳米。

（2）肺脾气虚　症见气短、倦怠乏力，纳差、呕恶、痞满，大便无力，便溏不爽，舌淡胖，苔白腻，脉无力。治宜健脾益气，方选香砂六君子汤加减，具体处方：清半夏、陈皮、党参、炙黄芪、茯苓、藿香、砂仁。

（七）姜良铎

名老中医姜良铎通过大量病例资料分析总结出本次新冠肺炎病因病机为"湿热伤肺"，具有 4 个特点：① 部分患者无明显发热，甚至危重型患者也可以不发热；② 部分患者无典型肺炎症状，但影像学有肺炎改变；③ 部分患者的舌苔偏腻，有一定湿象；④ 部分患者在发病过程中有典型或不典型的腹泻表现。他认为"气不摄津"是 COVID-19 的关键病机和发展为重症的"机转"，肺脾气虚，不能摄津，会导致水液外渗，可快速导致肺实变，肺中如大水泛滥，势不可挡。若肺中阴津外渗必然化为痰湿，进一步阻遏气机，再兼热邪则为痰热上扰清窍，出现神昏。上焦清虚之处尽为有形之邪阻滞，喘憋肺痹。阴液外渗，气无所依，必然出现气阴大虚，因此，本病的重症必见内闭外脱之证。一方面气阴大虚，真气耗散；另一方面痰热互结，甚或兼瘀，很容易出现《温病条辨》所谓"吐粉红色血水者，死不治"的危候，此时救治极难。

本病病位在肺，临床表现有乏力、四肢困重等表现，特别容易被认为是湿邪困脾之证。但本病之乏力、困重表现非常严重，实际上是肺功能受损、机体极度缺氧的表现。肺主气、司呼吸，肺气受损，则会出现明显的乏力、困重表现，且较湿邪困脾证更严重。因此，不能单以湿性而错认病位在足太阴脾经。

治疗关键即顾护胸中大气，强调早予补气之品，治疗新冠肺炎切不可泥于"治上焦如羽，非轻不举"之训，气虚肺闭非大剂恐难奏功，若因循轻剂，则恐错失良机。本病若出现气不摄津之重症，必须重剂力挽狂澜方可，如张锡纯之用大量黄芪以救大气下陷。本病在发生发展过程中，肺部的影像学是辨识病变是否发生转机的重要依据，治疗中应早予补气之品，人参、黄芪均可用，黄芪补气最速，但易化热，可少佐知母以清肺热。人参（生晒参、红参等）、西洋参亦宜早用，轻症用党参、北沙参，用生脉饮口服液亦可。气脱者尚需重用五味子、山萸肉等酸敛固脱。

顾护气阴为前提，根据三焦湿邪之孰轻孰重，宣上、畅中、渗下分消走泄，同时固护正气，以防气不摄津、内闭外脱之危候。在选方用药上，可选麻杏苡甘汤宣肺祛湿，作为早中期之主方。若为水热互结之证，在利湿的同时应固护阴液，可参猪苓汤之用阿胶，对于偏湿热的患者，可萆薢、蚕沙合用开肺痹，分清化浊。治疗时若病机为湿邪化燥，毒邪上受，不可按中焦湿热病施治，亦不可套用风温、温热病治法，须抓住病机，随证治之，在古方基础上化裁加减。治疗湿温疫毒之证，以苦温为主，多取气味俱厚之品，如达原饮之槟榔、厚朴、草果等；以苦温燥湿之品为主，苍术、厚朴理气燥湿解毒，为本病首选之药。

治疗中慎用下法，一则，湿温过用苦寒则伤阳气；二则，肺气不足之证颇多，早下误下又恐造成大气下陷。血分药不可用之过早，如果完全没有入营入血之兆，亦无瘀血阻络之脉症，妄投凉血、活血等药，一则易伤正气，二则分散整个处方的方向性，不利于病情，在治疗时要减少肺实变之肺闭，如出现大面积肺炎、肺水肿、肺实变，临证不可按照肺痈的治法治则处理，但宣肺、开肺气在二者是相同的，千金苇茎汤虽可参入，但芦根、鱼腥草、败酱草属轻清之品，若用于肺闭之重症则恐过轻不能奏效，薏苡仁利湿清热又能除痹，冬瓜子利湿清热兼能化痰，可以用于本病。

治疗时顾护心肺之阳,慎用辛温重剂。本病总属温病范畴,如小青龙汤等方以干姜、细辛、桂枝为主的辛温重剂宜慎用。本病在发病过程中很容易出现大便溏泄,需详细询问病史并四诊合参,大便溏泄未必一定是脾湿,也有可能是肺热下泄,治疗时不可动辄以健脾利湿之套方如胃苓汤等治疗,更不可轻用附子理中丸等热药。热重者以清肺为主,湿重者以渗下为主,若不出现内闭外脱之危候,湿热可分消走泄以缓图。

在治疗时,对于有密切接触风险的高危人群,如患者家属和医护人员,可选预防方:生黄芪9 g,北沙参9 g,知母9 g,连翘12 g,苍术9 g,桔梗6 g,水煎服,每日1剂,或两日1剂,连用6日。本方意在补肺气、透热毒、驱湿浊,方中生黄芪补益肺脾且能举胸中大气;桔梗性善升提,为药中之舟楫。黄芪合桔梗补气且升提,知母苦寒,清肺热又能滋肺肾之阴,且能制约黄芪之热,北沙参善补肺胃之阴,并能益气。连翘清热解毒且能宣发肺气,逐邪外出,有辛凉宣透之意。苍术苦温,功善燥湿且有透达之性。

对于COVID-19轻型患者,大约在发病前5日,临床主要表现为轻微发热或不发热,可有轻度恶寒表现,但常为一过性、体温逐日增高,持续时间较长,服退热药后热退复发热,同时伴有轻微乏力、周身不适、以困重为主、纳呆、便溏等表现,咳嗽常不明显,或有轻度干咳。湿偏重者舌苔白腻或厚腻,多有伴周身困重乏力、大便溏泄、脘腹痞满等湿邪束表之表现;热偏重者舌质较红,舌苔黄腻,甚则黄厚腻而干,此型多伴有口干,咽痛,咳嗽也较明显。通过大量的临床观察发现,只要早期治疗得当,患者病情好转较快,尤其对于退热具有明显的疗效,而对于本病轻症,若治疗后热退、舌苔渐退渐润,周身症状消失,即可判断病愈。对于此类患者,不可频服苦温燥湿甚或辛温解表之剂,建议选择中成药。偏热者选用金花清感颗粒或连花清瘟胶囊(颗粒)。金花清感颗粒由金银花、浙贝母、黄芩、牛蒡子、青蒿等药物组成,具有疏风宣肺,清热解毒的功效,连花清瘟胶囊(颗粒)由连翘、金银花、炙麻黄、炒苦杏仁、石膏、板蓝根、绵马贯众、鱼腥草、广藿香、大黄、红景天、薄荷脑、甘草等组成,具有清瘟解毒,宣肺泄热之功效;偏湿者选用藿香正气胶囊(水、

丸、软胶囊等),主要成分为藿香、茯苓、大腹皮、紫苏叶、白芷、陈皮、桔梗、白术、厚朴、半夏等,具有解表化湿、理气和中之功效;偏于虚证者多以气阴两虚为主,可选用生脉饮口服液,生脉饮由人参(或党参)、麦冬、五味子组成,主要功效为益气养阴,对于有气不摄津表现者尤为适宜;偏实者选用防风通圣丸或连翘败毒丸,防风通圣丸由防风、荆芥穗、薄荷、麻黄、大黄、芒硝、栀子、滑石、桔梗、石膏、川芎、当归、黄芩、连翘、甘草、白芍、白术等17味中药组成,疏风清热、泻火通便,共成解表通里、清热解毒之剂。本方宣通气血,上下分消,表里双解,用于外寒内热、表里俱实之证,恶寒壮热、头痛咽干、小便短赤、大便秘结等症,临床应用极广。连翘败毒丸由连翘、金银花、苦地丁、天花粉、黄芩、黄连、黄柏、大黄、苦参、荆芥穗、防风、白芷、羌活、麻黄、薄荷、柴胡、当归、赤芍、甘草等19味药组成,具有清热解毒、散风消肿的作用,用于脏腑积热、风热湿毒引起的疮疡初起、红肿疼痛、憎寒发热、大便秘结等。

COVID-19普通型患者,大多是因发病早期失于治疗演变而来,是正邪交争的关键期,主要呈现温病气分证发热不退,体温较高,热程较久,咳嗽明显,甚则有胸闷、气短,或伴舌红、苔黄厚腻,口干、口苦、干呕等少阳病表现。此期以宣肺达表、祛湿清热为主,主方选麻杏苡甘汤。具体处方:炙麻黄,苦杏仁,薏苡仁,甘草,苍术,桔梗,黄芪,麦冬,五味子,北沙参,知母,玄参。方中麻黄宣肺,取炙麻黄去其辛温之性,薏苡除湿,苦杏仁利气,助通泄之用,甘草补中,予胜湿之权也。苍术与麻黄相配,行表里之湿,桔梗、苦杏仁宣肃肺气,黄芪、北沙参、麦冬、五味子合用即生脉散之变法。若肺气大虚者加红参或西洋参,病情轻者用北沙参或党参。黄芪固胸中大气且善达表,知母、玄参以清肺养阴兼能制约黄芪、麻黄之热。

COVID-19重型患者,患者此时之病机关键在于正虚邪陷、气不摄津,其形成主要是两个机制,一则湿热久稽,二则正气素虚,气不摄津则津化痰饮,痰饮的增长必定会进一步损伤气阴,如此进入恶性循环,临床表现为发热、咳嗽、少痰、气喘、胸闷等,治疗上因病仍在气分为主,故以透邪为主,不必过度清热凉血及攻下,同时注重固护正气,方选麻杏苡甘汤、麻杏石甘汤、平胃散、黄芩滑石汤加减,具体处方:炙麻黄,炒苦杏仁,生石膏,炒薏苡仁,生黄芪,

苍术,厚朴,黄芩,滑石,青蒿,白豆蔻,法半夏,赤芍,郁金,葶苈子,泽泻。加减法:腹泻加黄连、炮姜;大便干加生大黄;喘憋重,肺部渗出增加,加地龙、萆薢、蚕沙;汗出、喘脱加人参、山茱萸。黄芩滑石汤在《温病条辨》中主治"脉缓身痛,舌淡黄而滑,渴不多饮,或竟不渴,汗出热解,继而复热,内不能运水谷之湿,外复感时令之湿"。白豆蔻芳香化湿,佐以青蒿苦辛寒清透,葶苈子辛寒通利水道,薏苡仁祛湿而又入肺,郁金宽胸开郁,祛瘀理气,亦可解心肝郁热。山茱萸固脱,收敛元气,振奋精神,诸药合用,具有良好的透邪平喘之功。同时,西医予激素治疗以减轻炎症反应。

COVID-19危重型病人,热入营血,耗血动血,瘀血阻络;痰饮结胸,痰热蒙蔽心包,不仅神志昏蒙,而且呼吸之气已难出入;五脏之气阴已被耗竭,宗气已无主持之能。病人可出现呼吸衰竭,或伴有休克、多脏器功能衰竭。此种情况,按照本病之机转,仍需抓住气不摄津之关键,或许可挽回于万一。具体处方:炙麻黄,苦杏仁,薏苡仁,苍术,知母,厚朴,生石膏,红参,西洋参,山茱萸,赤芍,牡丹皮,郁金,萆薢,蚕沙,猪苓。运用大剂量的红参、西洋参、山茱萸肉益气固脱;生地黄、玄参、麦冬增液清气分热;萆薢、蚕沙、猪苓分清化浊,减少渗出;炙麻黄、郁金、苦杏仁、桔梗宣通肺气;猪苓、茯苓、土茯苓利水。水停血分可用益母草、泽兰、败酱草等活血利水,大便不畅者选用瓜蒌、虎杖、车前草等通利二便,可随证加入凉开三宝如安宫牛黄丸等,并结合现代医学的抢救手法。若吐粉红血水者,可考虑采用黄土汤方意,加黄芪、当归、三七粉、艾叶炭、姜炭、阿胶等温阳摄血。

(八)刘清泉

首都医科大学附属北京中医医院院长刘清泉认为此次疫情属于"湿毒疫"范畴,为感受天地间的杂气——"疫疠之邪"致病,"湿毒"是本病的病理核心,以"湿毒化热"为主,进而肺肠同病,逆传心包而表现为危重症。病位在肺,基本病机特点为"湿、热、毒、瘀、闭、气虚"。通过观察608例门诊和急诊新冠肺炎患者认为此次疫情暴发,可归结为"非其时而有其气",暴发时间节点时值冬至、三九之时,寒令当至而未至,应寒而未寒,反为热。在疫情初始的12月,呈现暖冬的迹象,初起患者仅仅表现为呼吸

系统症状,此期以热毒论治,主要运用清热解毒类中药或中成药,以"宣、清、和"三法为主,选方以感冒退热方(小柴胡汤合银翘散化裁组成),起到早期退热、缓解症状的效果。进入1月,武汉天气阴雨连绵,温与天地间的杂气"湿邪"相合,而成"湿毒疫疠之邪",直中脾胃,患者常见热势缠绵,表现以消化道症状为首发,患者常表现为消化道和呼吸道症状共存,出现以湿为主的证和症,这时在感冒退热方基础上减去寒凉药物,加强祛除湿邪,组成宣清和化汤治疗此类患者。亦有患者早期疫毒之邪直中脾胃,湿毒困脾,兼有寒邪外侵,加之抗生素多用过用,使得脾胃衰败,正气亏虚,邪气内陷,故而迅速出现胸闷憋气,胃脘痞满,便溏尿闭。临床上保持汗、尿、大便通畅是关键,三条通路是湿毒排出的重要通道,所以采用汗法、利尿法、攻下法,给邪以出路是取效的法门。此类患者宜肺肠同治,早期用藿香正气散,中后期用麻杏苡甘汤与宣白承气汤为主方。

治疗当以祛邪为第一要义,始终围绕湿邪展开,关键环节是早期正确、及时化湿,配合通腑泄浊,应在辨治规律基础上,注重湿邪的祛除,芳香化浊辟秽,透表散邪,升降脾胃,给邪以出路。治疗上应遵循早诊断,早治疗,重祛邪,防传变,重视分期论治。

早期:其病机多见湿毒郁肺,枢机不利。病程1～10天,此期患者临床常见低热,身热不扬,干咳,痰少,咽喉不利,乏力倦怠突出,多伴消化道症状,舌质多暗或边尖稍红,80%的患者舌苔表现为厚腻,脉濡数。此期患者宜辟秽化浊、宣肺透邪。推荐处方:达原饮,取其辛温燥烈,直达其巢穴,使邪气溃败,速离膜原,促其传变。神术散解表达邪、宣肺祛湿,升阳益胃汤补脾胃升清阳兼以祛湿清热。三方合并加减,宣肺透邪,芳香化浊,清热解毒,平喘化痰,通腑泻热,调畅肺部气机。便秘者加枳壳,发热轻者加栀子、豆豉,发热重加升降散或紫雪散。

进展期:病机为湿毒化热,肺壅腑实,毒损肺络。病程10～20天,临床表现常以高热喘憋为特点,动则气短,痰少或黄或白,或伴咯血,口渴不欲饮水,乏力倦怠加重,纳差,或伴腹胀、便秘,舌暗红或红,苔浊腻或黄腻,脉滑数。治宜宣肺通腑、清热解毒、化瘀通络。推荐处方宣白承气汤肺肠同治,宣肺通腑清热,解毒活血汤清热解毒透邪,升降散

升清降浊，散风清热。高热者加紫雪散，喘重者加牛蒡子、麻黄，大便秘结者加芒硝。

极期（危重期）：基本病机为内闭外脱，心包窍被邪热闭阻，热深厥深。病程约20天以上，临床表现以内闭外脱为特点，患者高热喘憋加重，气短持续，口唇发绀，面色黯黑，极度乏力，烦躁，或手足灼热及手足逆冷，或伴少尿，甚则神昏，舌暗红，苔浊腻或黄腻，脉细数。本期多见氧合下降，肺部CT检查有大量的渗出，需吸氧或呼吸机支持。治疗上宜急开闭固脱、解毒救逆。方选参附四逆汤回阳救逆，安宫牛黄丸清热解毒豁痰，紫雪散息风止痉，至宝丹芳香开窍、化浊辟秽，苏合香丸芳香开窍，行气温中。热闭者服安宫牛黄丸或紫雪散，阴闭者服苏合香丸。

恢复期：基本病机为邪去正虚，气阴两伤，余邪未解，蒙绕三焦，故而以肺、脾症状多见。临床表现为高热已退，可有低热，精神改善，纳差，胸闷，便黏滞不爽，舌质暗，苔多腻，脉细数。治宜清解余邪，方选五叶芦根汤轻清宣肺，益气养阴，芳香化湿醒脾，既有利于肺脾功能的恢复，又能养阴益气而不碍湿邪。

本病的传变存在正局（顺传）和变局（逆传）之分，若在一经不移，经治疗后症状逐渐缓解为正局，预后良好，大部分患者在本期自愈或治愈。若病情在10～14天逐渐出现高热、喘憋气促加剧、咯血，此为湿毒化热，毒损肺络，由肺及胃腑，为变局，将转化为危重症。若患者住院而进行了输液治疗，一定程度上掩盖了湿邪化燥、伤阴的特点，并加重了湿邪，湿热壅肺、闭肺，内闭外脱，肺之化源绝，将进入极期，亦为变局。在疾病进展期和极期，部分患者因湿毒化热，湿邪困阻气机，热无出路，损伤肺络而发生咳血，此时并非热炽营血、迫血妄行，因此仍以祛湿清热宣肺为主。

（九）张伯礼

张伯礼院士认为COVID-19属"湿毒疫"，病因多归为"湿或湿热之邪"为主，或挟热，或挟寒，或热化，或寒化，或燥化，或化为秽浊。病位在肺与脾，核心病机集中在"寒、湿、热、毒、瘀、闭、虚"等证候要素。发病条件为2019年武汉秋燥冬暖，属四时不正之气，应寒而反暖，届12月至1月又长时间阴雨绵绵，偶见阳光。此时期寒温错杂，燥湿相混，不时之

气以湿邪蕴毒而致疫。隐匿性强，潜伏期为0～24天，一般3～7天，初始可能无症状，但具有传染性。病程缠绵难愈。

通过观察88例新冠肺炎患者的中医证候，发现其病机演变具有以下特点：初期发病时主要表现为发热多、恶寒少，咳嗽，咯痰。"温邪上受，首先犯肺"，湿温之邪初起之时，外袭于肺，肺合皮毛而统卫，正邪交争于表，病在上焦肺卫，提示此阶段属于湿邪困表之证。如病情失治，或虽经对症治疗，湿温之邪仍入里直困中焦，脾胃受伤，纳运失常，发为湿浊伤中证，主要表现为纳呆、腹泻、恶心，也有少数患者在发病之初即表现为湿浊伤中证，而非湿邪困表证。部分具有合并症，特别是有心脑血管疾病的患者亦可兼见气虚血瘀证或气虚痰浊证。如犯于肺卫的湿温之邪未循中焦，而是由表入里，或久恋于肺，湿邪胶固，郁而化热，炼液成痰，痰热壅肺，肺热炽盛，肺气郁闭，或可出现高热不退及胸闷、气促、动则喘息等重症表现；火热壅盛，导致口苦、口干、口渴、小便黄等热象，热伤津液，导致舌红、少津、口干之阴虚火旺证。湿邪黏腻，病程绵长，邪正斗争日久，邪虽退而正未复，常见邪气留恋、余热未清和肺脾两伤的症状和体征，如倦怠乏力，少气懒言，盗汗、手足心热，舌体胖大或边有齿痕，苔薄黄或少。

新型冠状病毒肺炎经呼吸道传播，预防尤为关键，以隔离为主，不与患者及疑似患者接触，避免毒气侵袭，做到"两少两勤两通"：少外出、少接触发热患者；勤洗手、勤喝水；室内通风、保证大便通畅。可自制香囊，采用藿香、佩兰、草果、苍术、肉桂、丁香、薄荷、冰片等芳香化湿之品，具有祛浊避秽之功，可通过中医药调节机体状态，提高免疫力，抵御病毒。同时，保持理性的思考、积极的情绪和健康的心态，形成良好的日常生活方式，禁烟限酒，保证睡眠，适当运动，心情恬静。

治疗上尤其重视应用辛开苦降治疗方法，在肺气郁闭之际，升降相伍，复肺之宣降，以辛开之品如麻黄、半夏等宣发肺气，同时配以苦杏仁、黄芩等苦降之药，以升促降，以降复升，恢复肺之宣肃功能，恢复呼吸功能，稳定血氧饱和度。在祛邪外出过程中，以辛开散邪的同时，佐以苦降之品，一则以降制升，稍折其势，防开散之力过耗气血，二则辛药多具温燥之性，而肺为娇脏，其阴易耗，过用温燥有伤津之患，以苦凉之品佐制其性，可保阴津无虞，从而达

到升降相佐,防气阴之耗散,以辛香之草果、藿香芳化开散,引疫气趋表外达;以苦辛之槟榔、厚朴下气泄浊,逐湿邪从下而出,双管齐下,可倍辟疫化浊之效。在治疗肺部的炎性渗出时,实属"饮病"的范畴,以辛开苦降之法一可恢复肺之宣降,使水道得通,津液运行通畅则水饮自消;二可以辛开之力散饮于外,以苦降之力泄水于下,上下分消则饮病得痊。本病乃湿毒疫气而发病,困脾土乃是必然,以辛味之半夏、干姜助脾之升清,以苦味之黄芩、黄连辅胃之降浊,脾胃升降得复,一则湿毒克化有源,二则气血枢机通畅,疫毒方有外出之机。在疾病的初中期,使用辛开苦降法调理气机,可防止肺气郁闭,从而截断疫气逆传心包之势,同时气为血帅,若升降无虞则气机通利,继而防止瘀血内停,从而截断疾病转危的可能。

同时,建议采用中西医结合,新型冠状病毒肺炎是病毒感染和机体免疫状态博弈的结果。对于重症,还是以西医为主,西医的呼吸支持、循环支持等生命支持是必不可少的,有了这些支持才能挽救病人的生命。中医治疗往往不仅着眼于病,还通过调动机体自身的抗病能力,从而调节机体失衡状态,在改善病人症状方面,中药退热平稳,止咳效果比较好,改善乏力效果明显;轻症病人容易痊愈,中度患者向重症转化的较少,对提高重症病人存活率有作用。治疗上采用分期辨证论治,其治则以"化湿解毒、辟秽化浊"为根本,基于三焦膜原气血论治。初期轻症、普通症以"宣肺透邪、芳香化浊、平喘化痰、通腑泻热"为治法,防止病邪深入,截断病势,使之不向重症发展。重症期,以"肺肠同治、解毒活血、通腑泄浊"之法,邪恋中焦,"逐邪是第一要义",把住气分关,防止中焦阳明毒热内闭,达到减少肺部渗出,提升氧合水平,稳定血氧饱和度,减少激素和抗生素使用强度的目的;解毒活血,早期果断使用血必净从而控制炎症反应过度,截断向危重症发展。危重症病人,呼吸支持或循环支持是抢救的根本,在西医规范治疗的基础上用以"清心开窍、益气固脱、凉血养阴"治法辨证论治,一人一策,一时一药。

恢复期,病毒核酸检测虽然已经转为阴性,但乏力、咳嗽、精神状态差等症状仍然存在,肺部尚有残余炎症。此为"正气损伤、邪气留恋、余热未清",主要表现为肺脾两伤,气阴两虚,以清除余邪,扶助正气,改善生活质量,同时可促进免疫系统功能和

损伤脏器组织的彻底修复。恢复期亦可通过有氧运动如太极拳、八段锦、五禽戏等中国传统体育项目促进机体康复。对于肺胃阴虚病人,饮食上宜给予益气滋阴、调理脾胃之物,如山药、百合、红薯、豆腐、蜂蜜等,药膳可选银耳贝母雪梨汤、山药薏米芡实粥、山药扁豆粥等食用。同时,可以根据自身情况酌情加用黄精、党参、人参健脾丸、补中益气丸等中药或中成药促进康复,配合调畅情志,疏肝理气,宁心安神。

附:

新型冠状病毒肺炎诊疗方案
(试行第九版)

为进一步做好新型冠状病毒肺炎(COVID-19)诊疗工作,我们组织专家对《新型冠状病毒肺炎诊疗方案(试行第八版修订版)》相关内容进行修订,形成《新型冠状病毒肺炎诊疗方案(试行第九版)》。

一、病原学特点

新型冠状病毒(SARS-CoV-2)属于β属的冠状病毒,有包膜,颗粒呈圆形或椭圆形,直径60～140 nm。具有5个必需基因,分别针对核蛋白(N)、病毒包膜(E)、基质蛋白(M)和刺突蛋白(S)4种结构蛋白及RNA依赖性的RNA聚合酶(RdRp)。核蛋白(N)包裹RNA基因组构成核衣壳,外面围绕着病毒包膜(E),病毒包膜包埋有基质蛋白(M)和刺突蛋白(S)等蛋白。刺突蛋白通过结合血管紧张素转化酶2(ACE-2)进入细胞。体外分离培养时,新型冠状病毒96个小时左右即可在人呼吸道上皮细胞内发现,而在Vero E6和Huh-7细胞系中分离培养需4～6天。

与其他病毒一样,新型冠状病毒基因组也会发生变异,某些变异会影响病毒生物学特性,如S蛋白与ACE-2亲和力的变化将会影响病毒入侵细胞、复制、传播的能力,康复者恢复期和疫苗接种后抗体的产生,以及抗体药物的中和能力,进而引起广泛关注。世界卫生组织(WHO)提出的"关切的变异株"(variant of concern,VOC)有5个,分别为阿尔法(Alpha)、贝塔(Beta)、伽玛(Gamma)、德尔塔(Delta)和奥密克戎(Omicron)。目前Omicron株感染病例已取代Delta株成为主要流行株。现有证据

显示 Omicron 株传播力强于 Delta 株,致病力有所减弱,我国境内常规使用的 PCR 检测诊断准确性未受到影响,但可能降低了一些单克隆抗体药物对其中和作用。

冠状病毒对紫外线和热敏感,56℃30 分钟、乙醚、75% 乙醇、含氯消毒剂、过氧乙酸和氯仿等脂溶剂均可有效灭活病毒,氯己定不能有效灭活病毒。

二、流行病学特点

1. 传染源

传染源主要是新型冠状病毒感染者,在潜伏期即有传染性,发病后 5 天内传染性较强。

2. 传播途径

(1) 经呼吸道飞沫和密切接触传播是主要的传播途径。

(2) 在相对封闭的环境中经气溶胶传播。

(3) 接触被病毒污染的物品后也可造成感染。

3. 易感人群

人群普遍易感。感染后或接种新型冠状病毒疫苗后可获得一定的免疫力。

三、病理改变

以下为新型冠状病毒肺炎疫情早期病例主要器官病理学改变和新型冠状病毒检测结果(不包括基础疾病病变)。

1. 肺脏

早期和较轻病变区见肺泡腔内浆液、纤维蛋白渗出以及透明膜形成,炎细胞以单核细胞和淋巴细胞为主;肺泡隔毛细血管充血。随病变进展和加重,大量单核细胞/巨噬细胞和纤维蛋白充满肺泡腔;Ⅱ型肺泡上皮细胞增生、部分细胞脱落,可见多核巨细胞,偶见红染包涵体。易见肺血管炎、血栓形成(混合血栓、透明血栓),可见血栓栓塞。肺内各级支气管黏膜部分上皮脱落,腔内可见渗出物和黏液。小支气管和细支气管易见黏液栓形成。肺组织易见灶性出血,可见出血性梗死、细菌和(或)真菌感染。部分肺泡过度充气、肺泡隔断裂或囊腔形成。病程较长的病例,见肺泡腔渗出物内质变和肺间质纤维化。

电镜下支气管黏膜上皮和Ⅱ型肺泡上皮细胞质内见冠状病毒颗粒。免疫组织化学染色显示部分支气管黏膜上皮、肺泡上皮细胞和巨噬细胞呈新型冠状病毒抗原免疫染色和核酸检测阳性。

2. 脾脏、肺门淋巴结和骨髓。

脾脏缩小。白髓萎缩,淋巴细胞数量减少、部分细胞坏死;红髓充血、灶性出血,脾脏内巨噬细胞增生并可见吞噬现象;易见脾脏贫血性梗死。淋巴结淋巴细胞数量减少,可见坏死。免疫组织化学染色显示脾脏和淋巴结内 CD4$^+$T 和 CD8$^+$T 细胞均减少。淋巴结组织新型冠状病毒核酸检测可呈阳性,巨噬细胞新型冠状病毒抗原免疫染色可见阳性。骨髓造血细胞或增生或数量减少,粒红比例增高;偶见噬血现象。

3. 心脏和血管

部分心肌细胞可见变性、坏死,间质充血、水肿,可见少数单核细胞、淋巴细胞和/或中性粒细胞浸润。新型冠状病毒核酸检测偶见阳性。

全身主要部位小血管可见内皮细胞脱落、内膜或全层炎症;可见血管内混合血栓形成、血栓栓塞及相应部位的梗死。主要脏器微血管易见透明血栓形成。

4. 肝脏和胆囊

肝细胞变性、灶性坏死伴中性粒细胞浸润;肝血窦充血,汇管区见淋巴细胞和单核细胞浸润及微血栓形成。胆囊高度充盈,胆囊黏膜上皮脱落。肝脏和胆囊新型冠状病毒核酸检测可见阳性。

5. 肾脏

肾小球毛细血管充血,偶见节段性纤维素样坏死;球囊腔内见蛋白性渗出物。近端小管上皮变性,部分坏死、脱落,远端小管易见管型。肾间质充血,可见微血栓形成。肾组织新型冠状病毒核酸检测偶见阳性。

6. 其他器官

脑组织充血、水肿,部分神经元变性、缺血性改变和脱失,可见噬节现象和卫星现象。可见血管周围间隙单核细胞和淋巴细胞浸润。肾上腺见灶性坏死。食管、胃和肠黏膜上皮不同程度变性、坏死、脱落,固有层和黏膜下单核细胞、淋巴细胞浸润。肾上腺可见皮质细胞变性,灶性出血和坏死。睾丸见不同程度的生精细胞数量减少,Sertoli 细胞和 Leydig 细胞变性。

鼻咽和胃肠黏膜及睾丸和唾液腺等器官可检测到新型冠状病毒。

四、临床特点

1. 临床表现

潜伏期 1~14 天,多为 3~7 天。

以发热、干咳、乏力为主要表现。部分患者可以鼻塞、流涕、咽痛、嗅觉味觉减退或丧失、结膜炎、肌痛和腹泻等为主要表现。重症患者多在发病一周后出现呼吸困难和/或低氧血症，严重者可快速进展为急性呼吸窘迫综合征、脓毒症休克、难以纠正的代谢性酸中毒和出凝血功能障碍及多器官功能衰竭等。极少数患者还可有中枢神经系统受累及肢端缺血性坏死等表现。值得注意的是，重型、危重型患者病程中可为中低热，甚至无明显发热。

轻型患者可表现为低热、轻微乏力、嗅觉及味觉障碍等，无肺炎表现。在感染新型冠状病毒后也可无明显临床症状。

曾接种过疫苗者及感染 Omicron 株者以无症状及轻症为主。有临床症状者主要表现为中低度发热、咽干、咽痛、鼻塞、流涕等上呼吸道感染症状。

多数患者预后良好，少数患者病情危重，多见于老年人、有慢性基础疾病者、晚期妊娠和围生期女性、肥胖人群。

儿童病例症状相对较轻，部分儿童及新生儿病例症状可不典型，表现为呕吐、腹泻等消化道症状或仅表现为反应差、呼吸急促。极少数儿童可有多系统炎症综合征(MIS-C)，出现类似川崎病或不典型川崎病表现、中毒性休克综合征或巨噬细胞活化综合征等，多发生于恢复期。主要表现为发热伴皮疹、非化脓性结膜炎、黏膜炎症、低血压或休克、凝血障碍、急性消化道症状等。一旦发生，病情可在短期内急剧恶化。

2. 实验室检查

(1) 一般检查　发病早期外周血白细胞总数正常或减少，可见淋巴细胞计数减少，部分患者可出现肝酶、乳酸脱氢酶、肌酶、肌红蛋白、肌钙蛋白和铁蛋白增高。多数患者C反应蛋白(CRP)和血沉升高，降钙素原(PCT)正常。重型、危重型患者可见D-二聚体升高、外周血淋巴细胞进行性减少，炎症因子升高。

(2) 病原学及血清学检查

1) 病原学检查：采用核酸扩增检测方法在鼻、口咽拭子、痰和其他下呼吸道分泌物、粪便等标本检测新型冠状病毒核酸。核酸检测会受到病程、标本采集、检测过程、检测试剂等因素的影响，为提高检测准确性，应规范采集标本，标本采集后尽快送检。

2) 血清学检查：新型冠状病毒特异性 IgM 抗体、IgG 抗体阳性，发病 1 周内阳性率均较低。

由于试剂本身阳性判断值原因，或者体内存在干扰物质(类风湿因子、嗜异性抗体、补体、溶菌酶等)，或者标本原因(标本溶血、标本被细菌污染、标本贮存时间过长、标本凝固不全等)，抗体检测可能会出现假阳性。一般不单独以血清学检测作为诊断依据，需结合流行病学史、临床表现和基础疾病等情况进行综合判断。

3. 胸部影像学

早期呈现多发小斑片影及间质改变，以肺外带明显。进而发展为双肺多发磨玻璃影、浸润影，严重者可出现肺实变，胸腔积液少见。MIS-C 时，心功能不全患者可见心影增大和肺水肿。

五、诊断

1. 诊断原则

根据流行病学史、临床表现、实验室检查等综合分析，做出诊断。新型冠状病毒核酸检测阳性为确诊的首要标准。未接种新型冠状病毒疫苗者，新型冠状病毒特异性抗体检测可作为诊断的参考依据。接种新型冠状病毒疫苗者和既往感染新型冠状病毒者，原则上抗体不作为诊断依据。

2. 诊断标准

(1) 疑似病例　有下述流行病学史中的任何1条，且符合临床表现中任意2条。

无明确流行病学史的，符合临床表现中的3条；或符合临床表现中任意2条，同时新型冠状病毒特异性 IgM 抗体阳性(近期接种过新型冠状病毒疫苗者不作为参考指标)。

1) 流行病学史：① 发病前14天内有病例报告社区的旅行史或居住史；② 发病前14天内与新型冠状病毒感染者有接触史；③ 发病前14天内曾接触过来自有病例报告社区的发热或有呼吸道症状的患者；④ 聚集性发病(14天内在小范围如家庭、办公室、学校班级等场所，出现2例及以上发热和/或呼吸道症状的病例)。

2) 临床表现　① 发热和/或呼吸道症状等新型冠状病毒肺炎相关临床表现；② 具有上述新型冠状病毒肺炎影像学特征；③ 发病早期白细胞总数正常或降低，淋巴细胞计数正常或减少。

(2) 确诊病例　疑似病例具备以下病原学或

血清学证据之一者：① 新型冠状病毒核酸检测阳性；② 未接种新型冠状病毒疫苗者新型冠状病毒特异性 IgM 抗体和 IgG 抗体均为阳性。

六、临床分型

1.轻型

临床症状轻微，影像学未见肺炎表现。

2.普通型

具有上述临床表现，影像学可见肺炎表现。

3.重型

(1) 成人符合下列任何一条

1) 出现气促，RR≥30 次/分。

2) 静息状态下，吸空气时指氧饱和度≤93%。

3) 动脉血氧分压（PaO$_2$）/吸氧浓度（FiO$_2$）≤300 mmHg（1 mmHg＝0.133 kPa）。

高海拔（海拔超过 1 000 m）地区应根据以下公式对 PaO$_2$/FiO$_2$ 进行校正：PaO$_2$/FiO$_2$×[760/大气压（mmHg）]。

4) 临床症状进行性加重，肺部影像学显示 24～48 小时内病灶明显进展＞50% 者。

(2) 儿童符合下列任何一条

1) 持续高热超过 3 天。

2) 出现气促（＜2 月龄，RR≥60 次/分；2～12 月龄，RR≥50 次/分；1～5 岁，RR≥40 次/分；＞5 岁，RR≥30 次/分），除外发热和哭闹的影响。

3) 静息状态下，吸空气时指氧饱和度≤93%。

4) 辅助呼吸（鼻翼扇动、"三凹"征）。

5) 出现嗜睡、惊厥。

6) 拒食或喂养困难，有脱水征。

4.危重型

符合以下情况之一者：

(1) 出现呼吸衰竭，且需要机械通气。

(2) 出现休克。

(3) 合并其他器官功能衰竭需 ICU 监护治疗。

七、重型/危重型高危人群

1. 大于 60 岁老年人。

2. 有心脑血管疾病（含高血压）、慢性肺部疾病、糖尿病、慢性肝脏、肾脏疾病、肿瘤等基础疾病者。

3. 免疫功能缺陷（如艾滋病患者、长期使用皮质类固醇或其他免疫抑制药物导致免疫功能减退状态）。

4. 肥胖（体质指数≥30 kg/m²）。

5. 晚期妊娠和围生期女性。

6. 重度吸烟者。

八、重型/危重型早期预警指标

1.成人

有以下指标变化应警惕病情恶化。

(1) 低氧血症或呼吸窘迫进行性加重。

(2) 组织氧合指标（如指氧饱和度、氧合指数）恶化或乳酸进行性升高。

(3) 外周血淋巴细胞计数进行性降低或炎症因子如白细胞介素 6（IL-6）、CRP、铁蛋白等进行性上升。

(4) D-二聚体等凝血功能相关指标明显升高。

(5) 胸部影像学显示肺部病变明显进展。

2.儿童

(1) 呼吸频率增快。

(2) 精神反应差、嗜睡。

(3) 乳酸进行性升高。

(4) CRP、PCT、铁蛋白等炎症因子明显升高。

(5) 影像学显示双侧或多肺叶浸润、胸腔积液或短期内病变快速进展。

(6) 有基础疾病（先天性心脏病、支气管肺发育不良、呼吸道畸形、异常血红蛋白、重度营养不良等）、有免疫缺陷或低下（长期使用免疫抑制剂）和新生儿。

九、鉴别诊断

1. 新型冠状病毒肺炎轻型表现需与其他病毒引起的上呼吸道感染相鉴别。

2. 新型冠状病毒肺炎主要与流感病毒、腺病毒、呼吸道合胞病毒等其他已知病毒性肺炎及肺炎支原体感染鉴别，尤其是对疑似病例要尽可能采取快速抗原检测、多重 PCR 核酸检测等方法，对常见呼吸道病原体进行检测。

3. 还要与非感染性疾病，如血管炎、皮肌炎和机化性肺炎等鉴别。

4. 儿童患者出现皮疹、黏膜损害时，需与川崎病鉴别。

5. 与新型冠状病毒感染者有密切接触者，即便常见呼吸道病原检测阳性，也应及时进行新型冠状病毒病原学检测。

十、病例的发现与报告

各级各类医疗机构发现符合病例定义的疑似病例或新型冠状病毒抗原检测结果为阳性者,应立即采集标本进行核酸检测或闭环转运至有条件的上级医疗机构进行核酸检测,期间单人单间隔离。核酸检测结果为阳性者,进行集中隔离管理或送至定点医院治疗,并按照规定进行网络直报。

连续两次新型冠状病毒核酸检测阴性(采样时间至少间隔 24 小时),可排除疑似病例诊断。

十一、治疗

1. 根据病情确定隔离管理和治疗场所

(1)轻型病例实行集中隔离管理,相关集中隔离场所不能同时隔离入境人员、密切接触者等人群。隔离管理期间应做好对症治疗和病情监测,如病情加重,应转至定点医院治疗。

(2)普通型、重型、危重型病例和有重型高危因素的病例应在定点医院集中治疗,其中重型、危重型病例应当尽早收入 ICU 治疗,有高危因素且有重症倾向的患者也宜收入 ICU 治疗。

2. 一般治疗

(1)卧床休息,加强支持治疗,保证充分能量和营养摄入;注意水、电解质平衡,维持内环境稳定。

(2)密切监测生命体征,特别是静息和活动后的指氧饱和度等。

(3)根据病情监测血常规、尿常规、CRP、生化指标(肝酶、心肌酶、肾功能等)、凝血功能、动脉血气分析、胸部影像学等。有条件者可行炎症因子检测。

(4)根据病情给予规范有效氧疗措施,包括鼻导管、面罩给氧和经鼻高流量氧疗。

(5)抗菌药物治疗:避免盲目或不恰当使用抗菌药物,尤其是联合使用广谱抗菌药物。

3. 抗病毒治疗

(1)PF-07321332/利托那韦片(Paxlovid)。适用人群为发病 5 天以内的轻型和普通型且伴有进展为重型高风险因素的成人和青少年(12~17 岁,体重≥40 kg)。用法:300 mg PF-07321332 与 100 mg 利托那韦同时服用,每 12 小时一次,连续服用 5 天。使用前应详细阅读说明书,不得与哌替啶、雷诺嗪等高度依赖 CYP3A 进行清除且其血浆浓度升高会导致严重和/或危及生命的不良反应的药物联用。

(2)单克隆抗体:安巴韦单抗/罗米司韦单抗注射液。联合用于治疗轻型和普通型且伴有进展为重型高风险因素的成人和青少年(12~17 岁,体重≥40 kg)患者。用法:二药的剂量分别为 1 000 mg。在给药前两种药品分别以 100 mL 生理盐水稀释后,经静脉序贯输注给药,以不高于 4 mL/min 的速度静脉滴注,之间使用生理盐水 100 mL 冲管。在输注期间对患者进行临床监测,并在输注完成后对患者进行至少 1 小时的观察。

(3)静脉注射 COVID-19 人免疫球蛋白。可在病程早期用于有高危因素、病毒载量较高、病情进展较快的患者。使用剂量为轻型 100 mg/kg,普通型 200 mg/kg,重型 400 mg/kg,静脉输注,根据患者病情改善情况,次日可再次输注,总次数不超过 5 次。

(4)康复者恢复期血浆。可在病程早期用于有高危因素、病毒载量较高、病情进展较快的患者。输注剂量为 200~500 mL(4~5 mL/kg),可根据患者个体情况及病毒载量等决定是否再次输注。

4. 免疫治疗

(1)糖皮质激素。对于氧合指标进行性恶化、影像学进展迅速、机体炎症反应过度激活状态的重型和危重型患者,酌情短期内(不超过 10 日)使用糖皮质激素,建议地塞米松每日 5 mg 或甲泼尼龙每日 40 mg,避免长时间、大剂量使用糖皮质激素,以减少副作用。

(2)白细胞介素 6(IL-6)抑制剂:托珠单抗。对于重型、危重型且实验室检测 IL-6 水平升高者可试用。用法:首次剂量 4~8 mg/kg,推荐剂量 400 mg,生理盐水稀释至 100 mL,输注时间大于 1 小时;首次用药疗效不佳者,可在首剂应用 12 小时后追加应用一次(剂量同前),累计给药次数最多为 2 次,单次最大剂量不超过 800 mg。注意过敏反应,有结核等活动性感染者禁用。

5. 抗凝治疗

用于具有重症高危因素、病情进展较快的普通型、重型和危重型患者,无禁忌证情况下可给予治疗剂量的低分子肝素或普通肝素。发生血栓栓塞事件时,按照相应指南进行治疗。

6 俯卧位治疗

具有重症高危因素、病情进展较快的普通型、重型和危重型患者,应当给予规范的俯卧位治疗,建议每天不少于 12 小时。

7. 心理干预

患者常存在紧张焦虑情绪，应当加强心理疏导，必要时辅以药物治疗。

8. 重型、危重型支持治疗

（1）治疗原则　在上述治疗的基础上，积极防治并发症，治疗基础疾病，预防继发感染，及时进行器官功能支持。

（2）呼吸支持

1）鼻导管或面罩吸氧：PaO_2/FiO_2 低于300 mmHg的重型患者均应立即给予氧疗。接受鼻导管或面罩吸氧后，短时间（1~2 小时）密切观察，若呼吸窘迫和/或低氧血症无改善，应使用经鼻高流量氧疗（HFNC）或无创通气（NIV）。

2）经鼻高流量氧疗或无创通气：PaO_2/FiO_2 低于200 mmHg应给予经鼻高流量氧疗（HFNC）或无创通气（NIV）。接受 HFNC 或 NIV 的患者，无禁忌证的情况下，建议同时实施俯卧位通气，即清醒俯卧位通气，俯卧位治疗时间每天应大于12 小时。

部分患者使用 HFNC 或 NIV 治疗的失败风险高，需要密切观察患者的症状和体征。若短时间（1~2 小时）治疗后病情无改善，特别是接受俯卧位治疗后，低氧血症仍无改善，或呼吸频数、潮气量过大或吸气努力过强等，往往提示 HFNC 或 NIV 治疗疗效不佳，应及时进行有创机械通气治疗。

3）有创机械通气：一般情况下，PaO_2/FiO_2 低于150 mmHg，特别是吸气努力明显增强的患者，应考虑气管插管，实施有创机械通气。但鉴于重型、危重型患者低氧血症的临床表现不典型，不应单纯把 PaO_2/FiO_2 是否达标作为气管插管和有创机械通气的指征，而应结合患者的临床表现和器官功能情况实时进行评估。值得注意的是，延误气管插管，带来的危害可能更大。

早期恰当的有创机械通气治疗是危重型患者重要的治疗手段。实施肺保护性机械通气策略。对于中重度急性呼吸窘迫综合征患者，或有创机械通气 FiO_2 高于50%时，可采用肺复张治疗，并根据肺复张的反应性，决定是否反复实施肺复张手法。应注意部分新型冠状病毒肺炎患者肺可复张性较差，应避免过高的 PEEP 导致气压伤。

4）气道管理：加强气道湿化，建议采用主动加热湿化器，有条件的使用环路加热导丝保证湿化效果；建议使用密闭式吸痰，必要时气管镜吸痰；积极进行气道廓清治疗，如振动排痰、高频胸廓振荡、体位引流等；在氧合及血流动力学稳定的情况下，尽早开展被动及主动活动，促进痰液引流及肺康复。

5）体外膜肺氧合（ECMO）：

A. ECMO 启动时机。在最优的机械通气条件下（$FiO_2 \geqslant 80\%$，潮气量为 6 mL/kg 理想体重，$PEEP \geqslant 5$ cmH$_2$O，且无禁忌证），且保护性通气和俯卧位通气效果不佳，并符合以下之一，应尽早考虑评估实施 ECMO：① $PaO_2/FiO_2 < 50$ mmHg 超过3 小时。② $PaO_2/FiO_2 < 80$ mmHg 超过 6 小时。③ 动脉血 pH < 7.25 且 $PaCO_2 > 60$ mmHg 超过 6 小时，且呼吸频率 > 35 次/分。④ 呼吸频率 > 35 次/分时，动脉血 pH < 7.2 且平台压 > 30 cmH$_2$O。

符合 ECMO 指征，且无禁忌证的危重型患者，应尽早启动 ECMO 治疗，避免延误时机，导致患者预后不良。

B. ECMO 模式选择。仅需呼吸支持时选用静脉-静脉方式 ECMO（VV‐ECMO），是最为常用的方式；需呼吸和循环同时支持则选用静脉-动脉方式 ECMO（VA‐ECMO）；VA‐ECMO 出现头臂部缺氧时可采用静脉-动脉-静脉方式 ECMO（VAV‐ECMO）。实施 ECMO 后，严格实施肺保护性肺通气策略。推荐初始设置：潮气量<4~6 mL/kg 理想体重，平台压 $\leqslant 25$ cmH$_2$O，驱动压 < 15 cmH$_2$O，PEEP 5~15 cmH$_2$O，呼吸频率 4~10 次/分，FiO_2 $< 50\%$。对于氧合功能难以维持或吸气努力强、双肺重力依赖区实变明显，或需气道分泌物引流的患者，应积极俯卧位通气。

儿童心肺代偿能力较成人弱，对缺氧更为敏感，需要应用比成人更积极的氧疗和通气支持策略，指征应适当放宽；不推荐常规应用肺复张。

（3）循环支持　危重型患者可合并休克，应在充分液体复苏的基础上，合理使用血管活性药物，密切监测患者血压、心率和尿量的变化，以及乳酸和碱剩余。必要时进行血流动力学监测。

（4）急性肾损伤和肾替代治疗　危重型患者可合并急性肾损伤，应积极寻找病因，如低灌注和药物等因素。在积极纠正病因的同时，注意维持水、电解质、酸碱平衡。连续性肾替代治疗（CRRT）的指征包括：① 高钾血症；② 严重酸中毒；③ 利尿剂无效的肺水肿或水负荷过多。

（5）儿童多系统炎症综合征（MIS‐C）　治疗

原则是多学科合作,尽早抗炎,纠正休克和出凝血功能障碍,脏器功能支持,必要时抗感染治疗。无休克者首选静脉用丙种球蛋白(IVIG),2 g/kg,病情无好转时加用甲泼尼龙1~2 mg/(kg·d)日或托珠单抗等强化治疗;合并休克者首选静脉用丙种球蛋白(IVIG)联合甲泼尼龙1~2 mg/(kg·d);难治性重症患儿应用大剂甲泼尼龙冲击[10~30 mg/(kg·d)]或加用托珠单抗等免疫治疗。

(6)重型或危重型妊娠患者　应多学科评估继续妊娠的风险,必要时终止妊娠,剖宫产为首选。

(7)营养支持　应加强营养风险评估,首选肠内营养,保证热量25~30 kcal/(kg·d)、蛋白质>1.2 g/(kg·d)摄入,必要时加用肠外营养。可使用肠道微生态调节剂,维持肠道微生态平衡,预防继发细菌感染。

9. 中医治疗

本病属于中医"疫"病范畴,病因为感受"疫疠"之气,各地可根据病情、证候及气候等情况,参照下列方案进行辨证论治。涉及超药典剂量,应当在医师指导下使用。

(1)医学观察期

临床表现1:乏力伴胃肠不适。

推荐中成药:藿香正气胶囊(丸、水、口服液)。

临床表现2:乏力伴发热。

推荐中成药:金花清感颗粒、连花清瘟胶囊(颗粒)、疏风解毒胶囊(颗粒)。

(2)临床治疗期(确诊病例)

1)清肺排毒汤、清肺排毒颗粒:

适用范围:结合多地医师临床观察,适用于轻型、普通型、重型患者,在危重型患者救治中可结合患者实际情况合理使用。

基础方剂:麻黄9 g,炙甘草6 g,杏仁9 g,生石膏15~30 g(先煎),桂枝9 g,泽泻9 g,猪苓9 g,白术9 g,茯苓15 g,柴胡16 g,黄芩6 g,姜半夏9 g,生姜9 g,紫菀9 g,款冬花9 g,射干9 g,细辛6 g,山药12 g,枳实6 g,陈皮6 g,藿香9 g。

服法:传统中药饮片,水煎服。每天一剂,早晚各一次(饭后40分钟),温服,三剂一个疗程。

如有条件,每次服完药可加服大米汤半碗,舌干津液亏虚者可多服至一碗。(注:如患者不发热则生石膏的用量要小,发热或壮热可加大生石膏用量。)若症状好转而未痊愈则服用第二个疗程,若患者有特殊情况或其他基础病,第二疗程可以根据实际情况修改处方,症状消失则停药。

清肺排毒颗粒服法:开水冲服,一次2袋,一日2次。疗程3~6日。

2)轻型:

A. 寒湿郁肺证

临床表现:发热,乏力,周身酸痛,咳嗽,咳痰,胸闷憋气,纳呆,恶心,呕吐,腹泻或大便黏腻不爽。舌质淡胖,边有齿痕或淡红,苔白厚腻或腐腻,脉濡或滑。

推荐处方:寒湿疫方

基础方剂:生麻黄6 g,生石膏15 g,杏仁9 g,羌活15 g,葶苈子15 g,贯众9 g,地龙15 g,徐长卿15 g,藿香15 g,佩兰9 g,苍术15 g,茯苓45 g,生白术30 g,焦三仙各9 g,厚朴15 g,焦槟榔9 g,煨草果9 g,生姜15 g。

服法:每日1剂,水煎600 mL,分3次服用,早中晚各1次,饭前服用。

寒湿疫方亦适用于普通型患者。

B. 湿热蕴肺证

临床表现:低热或不发热,微恶寒,乏力,头身困重,肌肉酸痛,干咳痰少,咽痛,口干不欲多饮,或伴有胸闷脘痞,无汗或汗出不畅,或见呕恶纳呆,便溏或大便黏滞不爽。舌淡红,苔白厚腻或薄黄,脉滑数或濡。

推荐处方:槟榔10 g,草果10 g,厚朴10 g,知母10 g,黄芩10 g,柴胡10 g,赤芍10 g,连翘15 g,青蒿10 g(后下),苍术10 g,大青叶10 g,生甘草5 g。

服法:每日1剂,水煎400 mL,分2次服用,早晚各1次。

推荐中成药:金花清感颗粒、连花清瘟胶囊(颗粒)

金花清感颗粒服法:开水冲服,一次1~2袋,一日3次。疗程5~7日。

连花清瘟颗粒服法:口服。一次1袋,一日3次。疗程7~10日。

连花清瘟胶囊服法:口服。一次4粒,一日3次。

针灸治疗推荐穴位:合谷、后溪、阴陵泉、太溪、肺俞、脾俞。针刺方法:每次选择3个穴位,针刺采用平补平泻法,得气为度,留针30分钟,每日一次。

3)普通型:

A. 湿毒郁肺证

临床表现:发热,咳嗽痰少,或有黄痰,憋闷气促,腹胀,便秘不畅。舌质暗红,舌体胖,苔黄腻或黄燥,脉滑数或弦滑。

推荐处方:宣肺败毒方

基础方剂:麻黄 6 g,炒苦杏仁 15 g,生石膏 30 g,薏苡仁 30 g,麸炒苍术 10 g,广藿香 15 g,青蒿 12 g,虎杖 20 g,马鞭草 30 g,芦根 30 g,葶苈子 15 g,化橘红 15 g,甘草 10 g。

服法:每日 1 剂,水煎 400 mL,分 2 次服用,早晚各 1 次。

推荐中成药:宣肺败毒颗粒

服法:开水冲服,一次 1 袋,每日 2 次。疗程7~14日,或遵医嘱。

B. 寒湿阻肺证

临床表现:低热,身热不扬,或未热,干咳,少痰,倦怠乏力,胸闷,脘痞,或呕恶,便溏。舌质淡或淡红,苔白或白腻,脉濡。

推荐处方:苍术 15 g,陈皮 10 g,厚朴 10 g,藿香 10 g,草果 6 g,生麻黄 6 g,羌活 10 g,生姜 10 g,槟榔 10 g。

服法:每日 1 剂,水煎 400 mL,分 2 次服用,早晚各 1 次。

C. 疫毒夹燥证

临床表现:恶寒,发热,肌肉酸痛,流涕,干咳,咽痛,咽痒,口干,咽干,便秘,舌淡、少津,苔薄白或干,脉浮紧。

推荐处方:宣肺润燥解毒方

基础方剂:麻黄 6 g,杏仁 10 g,柴胡 12 g,沙参 15 g,麦冬 15 g,玄参 15 g,白芷 10 g,羌活 15 g,升麻 8 g,桑叶 15 g,黄芩 10 g,桑白皮 15 g,生石膏 20 g。

服法:每日 1 剂,水煎 400 mL,分 2 次服用,早晚各 1 次。

推荐中成药:金花清感颗粒、连花清瘟胶囊(颗粒)。

金花清感颗粒服法:开水冲服,一次 1~2 袋,一日 3 次。疗程5~7日。

连花清瘟颗粒服法:口服。一次 1 袋,一日 3 次。疗程7~10日。

连花清瘟胶囊服法:口服。一次 4 粒,一日 3 次。

针灸治疗推荐穴位:内关、孔最、曲池、气海、阴陵泉、中脘。针刺方法:每次选择 3 个穴位,针刺采用平补平泻法,得气为度,留针 30 分钟,每日一次。

4) 重型:

A. 疫毒闭肺证

临床表现:发热面红,咳嗽,痰黄黏少,或痰中带血,喘憋气促,疲乏倦怠,口干苦黏,恶心不食,大便不畅,小便短赤。舌红,苔黄腻,脉滑数。

推荐处方:化湿败毒方

基础方剂:生麻黄 6 g,杏仁 9 g,生石膏 15 g,甘草 3 g,藿香 10 g(后下),厚朴 10 g,苍术 15 g,草果 10 g,法半夏 9 g,茯苓 15 g,生大黄 5 g(后下),生黄芪 10 g,葶苈子 10 g,赤芍 10 g。

服法:每日 1~2 剂,水煎服,每次 100~200 mL,一日 2~4 次,口服或鼻饲。

推荐中成药:化湿败毒颗粒

服法:开水冲服,一次 2 袋,一日 2 次;或遵医嘱。

B. 气营两燔证

临床表现:大热烦渴,喘憋气促,谵语神昏,视物错瞀,或发斑疹,或吐血、衄血,或四肢抽搐。舌绛少苔或无苔,脉沉细数,或浮大而数。

推荐处方:生石膏 30~60 g(先煎),知母 30 g,生地 30~60 g,水牛角 30 g(先煎),赤芍 30 g,玄参 30 g,连翘 15 g,丹皮 15 g,黄连 6 g,竹叶 12 g,葶苈子 15 g,生甘草 6 g。

服法:每日 1 剂,水煎服,先煎石膏、水牛角,后下诸药,每次 100~200 mL,每日 2~4 次,口服或鼻饲。

推荐中成药:喜炎平注射液、血必净注射液、热毒宁注射液、痰热清注射液、醒脑静注射液。功效相近的药物根据个体情况可选择一种,也可根据临床症状联合使用两种。中药注射剂可与中药汤剂联合使用。

针灸治疗推荐穴位:大椎、肺俞、脾俞、太溪、列缺、太冲。针刺方法:每次选择3~5个穴位,背俞穴与肢体穴位相结合,针刺平补平泻,留针30分钟,每日一次。

5) 危重型:

内闭外脱证

临床表现:呼吸困难、动辄气喘或需要机械通气,伴神昏,烦躁,汗出肢冷,舌质紫暗,苔厚腻或燥,脉浮大无根。

推荐处方：人参 15 g，黑顺片 10 g（先煎），山茱萸 15 g，送服苏合香丸或安宫牛黄丸。

出现机械通气伴腹胀便秘或大便不畅者，可用生大黄 5～10 g。出现人机不同步情况，在镇静和肌松剂使用的情况下，可用生大黄 5～10 g 和芒硝 5～10 g。

推荐中成药：血必净注射液、热毒宁注射液、痰热清注射液、醒脑静注射液、参附注射液、生脉注射液、参麦注射液。功效相近的药物根据个体情况可选择一种，也可根据临床症状联合使用两种。中药注射剂可与中药汤剂联合使用。

注：重型和危重型中药注射剂推荐用法。

中药注射剂的使用遵照药品说明书从小剂量开始、逐步辨证调整的原则，推荐用法如下：

病毒感染或合并轻度细菌感染：0.9%氯化钠注射液 250 mL 加喜炎平注射液 100 mg，一日 2 次，或 0.9%氯化钠注射液 250 mL 加热毒宁注射液 20 mL，或 0.9%氯化钠注射液 250 mL 加痰热清注射液 40 mL，一日 2 次。

高热伴意识障碍：0.9%氯化钠注射液 250 mL 加醒脑静注射液 20 mL，一日 2 次。

全身炎症反应综合征或/和多脏器功能衰竭：0.9%氯化钠注射液 250 mL 加血必净注射液 100 mL，一日 2 次。

免疫调节：葡萄糖注射液 250 mL 加参麦注射液 100 mL 或生脉注射液 20～60 mL，一日 2 次。

针灸治疗推荐穴位：太溪、膻中、关元、百会、足三里、素髎。针刺方法：选以上穴位，针刺平补平泻，留针 30 分钟，每日一次。

6）恢复期：

A. 肺脾气虚证

临床表现：气短，倦怠乏力，纳差呕恶，痞满，大便无力，便溏不爽。舌淡胖，苔白腻。

推荐处方：法半夏 9 g，陈皮 10 g，党参 15 g，炙黄芪 30 g，炒白术 10 g，茯苓 15 g，藿香 10 g，砂仁 6 g（后下），甘草 6 g。

服法：每日 1 剂，水煎 400 mL，分 2 次服用，早晚各 1 次。

B. 气阴两虚证

临床表现：乏力，气短，口干，口渴，心悸，汗多，纳差，低热或不热，干咳少痰。舌干少津，脉细或虚无力。

推荐处方：南北沙参各 10 g，麦冬 15 g，西洋参 6 g，五味子 6 g，生石膏 15 g，淡竹叶 10 g，桑叶 10 g，芦根 15 g，丹参 15 g，生甘草 6 g。

服法：每日 1 剂，水煎 400 mL，分 2 次服用，早晚各 1 次。

针灸治疗推荐穴位：足三里（艾灸）、百会、太溪。针刺方法：选以上穴位，针刺平补平泻，留针 30 分钟，每日一次。隔物灸贴取穴：大椎、肺俞、脾俞、孔最，每次贴敷 40 分钟，每日一次。

（3）儿童中药治疗

儿童患者的中医证候特点、核心病机与成人基本一致，治疗参照成人中医治疗方案，结合儿童患者临床症候和小儿生理特点，辨证酌量使用。可选择儿童适用中成药辨证使用。

10. 早期康复

重视患者早期康复介入，针对新型冠状病毒肺炎患者呼吸功能、躯体功能以及心理障碍，积极开展康复训练和干预，尽最大可能地恢复体能、体质和免疫能力。

十二、护理

根据患者病情，明确护理重点并做好基础护理。重症患者密切观察患者生命体征和意识状态，重点监测血氧饱和度。危重症患者 24 小时持续心电监测，每小时测量患者的心率、呼吸频率、血压、血氧饱和度（SpO_2），每 4 小时测量并记录体温。合理、正确使用静脉通路，并保持各类管路通畅，妥善固定。卧床患者定时变更体位，预防压力性损伤。按护理规范做好无创机械通气、有创机械通气、人工气道、俯卧位通气、镇静镇痛、ECMO 治疗的护理。特别注意患者口腔护理和液体出入量管理，有创机械通气患者防止误吸。清醒患者及时评估心理状况，做好心理护理。

十三、解除隔离管理、出院标准及解除隔离管理、出院后注意事项

1. 解除隔离管理标准

轻型病例连续两次新型冠状病毒核酸检测 N 基因和 ORF 基因 Ct 值均≥35（荧光定量 PCR 方法，界限值为 40，采样时间至少间隔 24 小时），或连续两次新型冠状病毒核酸检测阴性（荧光定量 PCR 方法，界限值低于 35，采样时间至少间隔 24 小时），

可解除隔离管理。

2. 出院标准

(1) 体温恢复正常 3 天以上。

(2) 呼吸道症状明显好转。

(3) 肺部影像学显示急性渗出性病变明显改善。

(4) 连续两次新型冠状病毒核酸检测 N 基因和 ORF 基因 Ct 值均≥35(荧光定量 PCR 方法,界限值为 40,采样时间至少间隔 24 小时),或连续两次新型冠状病毒核酸检测阴性(荧光定量 PCR 方法,界限值低于 35,采样时间至少间隔 24 小时)。

满足以上条件者可出院。

3. 解除隔离管理、出院后注意事项

解除隔离管理或出院后继续进行 7 天居家健康监测,佩戴口罩,有条件的居住在通风良好的单人房间,减少与家人的近距离密切接触,分餐饮食,做好手卫生,避免外出活动。

十四、转运原则

按照国务院应对新型冠状病毒肺炎疫情联防联控机制医疗救治组印发的《新型冠状病毒感染者转运工作方案(第二版)》执行。

十五、医疗机构内感染预防与控制

严格按照国家卫生健康委印发的《医疗机构内新型冠状病毒感染预防与控制技术指南(第三版)》的要求执行。

十六、预防

1. 新型冠状病毒疫苗接种。

接种新型冠状病毒疫苗可以减少新型冠状病毒感染和发病,是降低重症和死亡发生率的有效手段,符合接种条件者均应接种。符合加强免疫条件的接种对象,应及时进行加强免疫接种。

2. 一般预防措施。

保持良好的个人及环境卫生,均衡营养、适量运动、充足休息,避免过度疲劳。提高健康素养,养成"一米线"、勤洗手、戴口罩、公筷制等卫生习惯和生活方式,打喷嚏或咳嗽时应掩住口鼻。保持室内通风良好,科学做好个人防护,出现呼吸道症状时应及时到发热门诊就医。近期去过高风险地区或与新型冠状病毒感染者有接触史的,应主动进行新型冠状病毒核酸检测。

新型冠状病毒感染的肺炎诊疗方案(试行第三版)

2019 年 12 月以来,湖北省武汉市部分医院陆续发现了多例有华南海鲜市场暴露史的不明原因肺炎病例,现已证实为一种新型冠状病毒感染引起的急性呼吸道传染病。截至目前搜集到的病例,显示无华南市场暴露史病例在增加,并出现了聚集性病例和无武汉旅行史的确诊病例,而且在境外多个国家和地区发现了来自于武汉的无明确市场暴露史的确诊病例。鉴于对病毒的来源、感染后排毒时间、发病机制等还不明确,为更好地控制此次疫情,减少和降低疾病在国内和出境传播几率,进一步加强对病例的早期发现、隔离和治疗,最大可能地减少医院感染发生,是当前控制传染源、降低发病率的关键,提高救治能力,同时最大可能地减少医院感染发生,我们对《新型冠状病毒感染的肺炎诊疗方案(试行第二版)》进行了修订。

一、冠状病毒病原学特点

冠状病毒为不分节段的单股正链 RNA 病毒,属于巢病毒目(*Nidovirales*)冠状病毒科(*Coronaviridae*)正冠状病毒亚科(*Orthocoronavirinae*),根据血清型和基因组特点冠状病毒亚科被分为 α、β、γ 和 δ 四个属。已知感染人的冠状病毒有 6 种,包括 α 属的 229E 和 NL63、β 属的 0C43 和 HKU1、中东呼吸综合征相关冠状病毒(MERSr - CoV)和严重急性呼吸综合征相关冠状病毒(SARSr - CoV)。此次从武汉市不明原因肺炎患者下呼吸道分离出的冠状病毒为一种属于 β 属的新型冠状病毒。

冠状病毒有包膜,颗粒呈圆形或椭圆形,经常为多形性,直径 50～200 nm。S 蛋白位于病毒表面形成棒状结构,作为病毒的主要抗原蛋白之一,是用于分型的主要基因。N 蛋白包裹病毒基因组,可用作诊断抗原。

对冠状病毒理化特性的认识多来自对 SARS - CoV 和 MERS - CoV 的研究。病毒对热敏感,56℃ 30 分钟、乙醚、75% 乙醇、含氯消毒剂、过氧乙酸和氯仿等脂溶剂均可有效灭活病毒,氯己定不能有效灭活病毒。

二、此次疫情的临床特点

1. 临床表现

以发热、乏力、干咳为主要表现。鼻塞、流涕等上呼吸道症状少见。约半数患者多在一周后出现呼吸困难,严重者快速进展为急性呼吸窘迫综合征、脓毒症休克、难以纠正的代谢性酸中毒和出凝血功能障碍。值得注意的是重症、危重症患者病程中可为中低热,甚至无明显发热。

部分患者起病症状轻微,可无发热,多在 1 周后恢复。多数患者预后良好,少数患者病情危重,甚至死亡。

2. 实验室检查

发病早期外周血白细胞总数正常或减低,淋巴细胞计数减少,部分患者出现肝酶、肌酶和肌红蛋白增高。多数患者 C 反应蛋白和血沉升高,降钙素原正常。严重者 D-二聚体升高、外周血淋巴细胞进行性减少。

3. 胸部影像学

早期呈现多发小斑片影及间质改变,以肺外带明显。进而发展为双肺多发磨玻璃影、浸润影,严重者可出现肺实变,胸腔积液少见。

三、病例定义

1. 疑似病例(原观察病例)

同时符合以下 2 条:

(1)流行病学史

发病前两周内有武汉市旅行史或居住史;或发病前 14 天内曾经接触过来自武汉的发热伴有呼吸道症状的患者,或有聚集性发病。

(2)临床表现 ① 发热;② 具有上述肺炎影像学特征;③ 发病早期白细胞总数正常或降低,或淋巴细胞计数减少。

2. 确诊病例

符合疑似病例标准的基础上,痰液、咽拭子、下呼吸道分泌物等标本行实时荧光 RT-PCR 检测新型冠状病毒核酸阳性;或病毒基因测序,与已知的新型冠状病毒高度同源。

3. 重症病例

符合下列任何一条:

(1)呼吸频率增快(≥30 次/分),呼吸困难,口唇发绀。

(2)吸空气时,指氧饱和度≤93%。

(3)动脉血氧分压(PaO_2)/吸氧浓度(FiO_2)≤300 mmHg(1 mmHg=0.133 kPa)。

(4)肺部影像学显示多叶病变或 48 小时内病灶进展>50%。

(5)合并需住院治疗的其他临床情况。

4. 危重症病例

符合以下情况之一者:

(1)出现呼吸衰竭,且需要机械通气。

(2)出现休克。

(3)合并其他器官功能衰竭需 ICU 监护治疗。

四、鉴别诊断

主要与流感病毒、副流感病毒、腺病毒、呼吸道合胞病毒、鼻病毒、人偏肺病毒、SARS 冠状病毒等其他已知病毒性肺炎鉴别,与肺炎支原体、衣原体肺炎及细菌性肺炎等鉴别。此外,还要与非感染性疾病,如血管炎、皮肌炎和机化性肺炎等鉴别。

五、病例的发现与报告

各级各类医疗机构的医务人员发现符合病例定义的疑似病例后,应立即进行隔离治疗,并报告医疗机构相关部门和辖区疾控中心,由医疗机构在 2 小时内组织院内或区(县)有关专家会诊,如不能诊断为常见呼吸道病原体所致的病毒性肺炎,应当及时采集标本进行病原检测。

疑似病例连续两次呼吸道病原核酸检测阴性(采样时间至少间隔 1 日),方可排除。

六、治疗

1. 根据病情严重程度确定治疗场所

疑似及确诊病例应在具备有效隔离条件和防护条件的定点医院隔离治疗,疑似病例应单人单间隔离治疗,确诊病例可收治在同一病室。危重症病例应尽早收入 ICU 治疗。

2. 一般治疗

(1)卧床休息,加强支持治疗,保证充分热量;注意水、电解质平衡,维持内环境稳定;密切监测生命体征、指氧饱和度等。

(2)根据病情监测血常规、尿常规、C 反应蛋白(CRP)、生化指标(肝酶、心肌酶、肾功能等)、凝血功能,必要时行动脉血气分析,复查胸部影像学。

3. 根据氧饱和度的变化,及时给予有效氧疗措施,包括鼻导管、面罩给氧,必要时经鼻高流量氧疗、无创或有创机械通气等。

4. 抗病毒治疗:目前尚无有效抗病毒药物。可试用 α-干扰素雾化吸入(成人每次 500 万 U,加入灭菌注射用水 2 mL,每日 2 次);洛匹那韦/利托那

韦每次 2 粒,一日 2 次。

5. 抗菌药物治疗:避免盲目或不恰当使用抗菌药物,尤其是联合使用广谱抗菌药物。加强细菌学监测,有继发细菌感染证据时及时应用抗菌药物。

6. 其他:根据患者呼吸困难程度、胸部影像学进展情况,酌情短期内(3~5 日)使用糖皮质激素,建议剂量不超过相当于甲泼尼龙 1~2 mg/(kg·d)。

3. 重症、危重症病例的治疗

(1) 治疗原则　在对症治疗的基础上,积极防治并发症,治疗基础疾病,预防继发感染,及时进行器官功能支持。

(2) 呼吸支持　无创机械通气 2 小时,病情无改善,或患者不能耐受无创通气、气道分泌物增多、剧烈咳嗽,或血流动力学不稳定,应及时过渡到有创机械通气。有创机械通气采取小潮气量"肺保护性通气策略",降低呼吸机相关肺损伤。必要时采取俯卧位通气、肺复张或体外膜氧合(ECMO)等。

(3) 循环支持　充分液体复苏的基础上,改善微循环,使用血管活性药物,必要时进行血流动力学监测。

4. 中医治疗

本病属于中医疫病范畴,病因为感受疫戾之气,病位在肺,基本病机特点为"湿、热、毒、瘀";各地可根据病情、当地气候特点以及不同体质等情况,参照下列方案进行辨证论治(本方案不可用于预防)。

(1) 湿邪郁肺

临床表现:低热或未发热,干咳,少痰,咽干咽痛,倦怠乏力,胸闷,脘痞,或呕恶,便溏。舌质淡或淡红,苔白或白腻,脉濡。

治法:化湿解毒,宣肺透邪。

推荐处方:麻杏薏甘汤、升降散、达原饮。

基本方药:麻黄、杏仁、草果、槟榔、蝉蜕、连翘、苍术、桔梗、黄芩、牛蒡子、生甘草。

(2) 邪热壅肺

临床表现:发热,口渴,不欲饮,胸闷,咽干少痰,纳差,大便不畅或便溏。舌边尖红,苔黄,脉浮数。

治法:清热解毒,宣肺透邪。

推荐处方:麻杏石甘汤、银翘散。

基本方药:麻黄、杏仁、石膏、桑白皮、金银花、连翘、黄芩、浙贝母、生甘草。

(3) 邪毒闭肺

临床表现:高热不退,咳嗽痰少,或有黄痰,胸闷气促,腹胀便秘。舌质红,苔黄腻或黄燥,脉滑数。

治法:宣肺解毒,通腑泻热。

推荐处方:宣白承气汤、黄连解毒汤、解毒活血汤。

基本方药:杏仁、生石膏、瓜蒌、大黄、麻黄、葶苈子、桃仁、赤芍、生甘草。

(4) 内闭外脱

临床表现:神昏,烦躁,胸腹灼热,手足逆冷,呼吸急促或需要辅助通气。舌质紫绛,苔黄褐或燥,脉浮大无根。

治法:开闭固脱,解毒救逆。

推荐处方:四逆加人参汤、安宫牛黄丸、紫雪散。

基本方药:人参、附子、山茱萸,送服安宫牛黄丸或紫雪散。

七、解除隔离和出院标准

体温恢复正常 3 日以上、呼吸道症状明显好转,肺部影像学显示炎症明显吸收,连续两次呼吸道病原核酸检测阴性(采样时间间隔至少 1 日),可解除隔离出院或根据病情转至相应科室治疗其他疾病。

八、转运原则

运送患者应使用专用车辆,并做好运送人员的个人防护和车辆消毒。

九、医院感染控制

按照我委《医疗机构内新型冠状病毒感染预防与控制技术指南(第一版)》的要求执行。

新型冠状病毒奥密克戎变异株感染中医药防治专家共识

新冠肺炎奥密克戎(Omicron)变异株自 2021 年 11 月在南非首次发现并传播以来,增猛迅速,已席卷全球,全球已有 100 多个国家和地区发现奥密克戎变异株感染病例。新冠肺炎奥密克戎变异株感染疫情发生以来,中医药在防治方面发挥了重要的作用,为了有效地指导疫情临床防治,世界中医药学会联合会急症专业委员会、中国上海中医药大学急危重研究所、美国中医药针灸学会组织国内外中医药防治新冠肺炎领域临床防控一线专家及相关学术机构与学术组织,在参照中华人民共和国国家卫生健康委员会、国家中医药管理局《新型冠状病毒诊疗方案(试行第九版)》基础上,结合新型冠状病毒奥密克戎变异株感染防治临床经验,就新型冠状病毒奥密克戎变异株感染中医药防治相关问题展开调研与讨论,并最终形成本共识:

一、指导原则

坚持中医"未病先防,既病防传"的治未病思想,坚持防治结合、防治并重。

二、适用范围

本共识适用于新冠肺炎奥密克戎变异株感染中医药防治。各地可根据本国、本地区因时因地因人而异,在医师指导下,参照本共识酌情进行辨证使用。

三、专家共识

推荐意见1:本病属于中医"疫病"范围,其主要病因疫疬之气挟"四时不正之气"。

推荐意见2:本病以无症状感染者、轻症患者居多,而重症、危重症发病较少,临床常见中医证型有疫邪袭卫、热毒蕴肺、气阴两虚、正虚邪恋等证型,春季发病者多见于中医"湿热夹风"之证。

推荐意见3:生活调摄顺应气候变化,"避之有时",适时增减衣被。保持生活和工作环境卫生,居处通风、阳光充足、温度适宜。饮食不过食、偏食,以清淡、营养为宜,戒烟限酒。劳逸结合,心情愉悦。加强运动锻炼,在量力而动基础上采用太极拳、五禽戏、八段锦等中医功法以健身强体。

推荐意见4:新冠肺炎流行期间,不仅危害公众身体健康,同时造成了严重的心理创伤,出现焦虑、惶恐不安、孤独、忧郁、沮丧、冲动、烦躁、愤怒等不良情绪。推荐应用"现代冥想新冠肺炎辅助防控"系列专辑音乐悦心,应用合欢花、萱草、薰衣草、玫瑰花、茉莉花等舒情忘忧、调情助眠等芳香怡人中药沐浴、熏洗或炮制茶饮。耳穴或穴位按压有助于改善焦虑抑郁情绪,建议使用心、肝、神门、交感、皮质下、内分泌等耳穴,以及太冲穴、期门穴、章门穴、大墩穴、少海穴等。

推荐意见5:中药香囊里的中草药浓郁的香味散发,在人体周围形成高浓度的小环境,而中药成分通过呼吸道进入人体,芳香气味能够兴奋神经系统,刺激鼻黏膜,使鼻黏膜上的抗体-分泌型免疫球蛋白含量提高,不断刺激机体免疫系统,促进抗体的生成,对多种致病菌有抑制生长的作用,还可以提高身体的抗病能力,无论是易感人群,或者已经出现上呼吸道感染的人群,均可以应用中药香囊提高机体免疫力,预防新冠肺炎并能显著改善患者嗅觉功能,常用香囊中药如藿香、佩兰、白芷、冰片、艾叶、石菖蒲、苍术等味,各地可因地制宜选用有效芳香类中草药制作防疫香包。

推荐意见6:

(1)普通人群 ①水煎方:黄芪9 g,苍术6 g,藿香6 g,薄荷3 g。加水500 mL,水煎两次,每次30分钟,兑取200 mL,不拘时服。②茶调方:野菊花6 g,金银花3 g,西洋参3~6 g,茶叶(视个人情况加入绿茶或红茶)。沸水冲泡或水煎代茶频服。

(2)老弱免疫低下人群 黄芪15 g,金银花6 g,西洋参3~6 g,苍术6 g,加水500 mL,水煎两次,每次30分钟,兑取200 mL,不拘时服。

推荐意见7:密接等高危人群:黄芪15 g,防风6 g,苍术6 g,制大黄3~6 g(视个体情况是否选用该药及其剂量),虎杖12 g。

推荐意见8:愈后防复人群:生黄芪30 g,北沙参20 g,苍术9 g,制大黄3~6 g(视个体情况是否选用该药及其剂量),马鞭草30 g(或虎杖30 g),薄荷6 g,金银花15 g,贯众6 g,加水500 mL,水煎两次,每次30分钟,兑取200 mL,不拘时服。

推荐意见9:无症状感染者选用银翘散合玉屏风散加减:银花15 g,连翘15 g,芦根15 g,薄荷6 g,虎杖12 g,苍术6 g,西洋参9 g(或北沙参18 g),大黄3 g,防风6 g,甘草6 g。水煎服,每日一剂,早晚各一次,温服,三剂一个疗程。

推荐中成药:疏风解毒胶囊(颗粒)、藿香正气胶囊(水、丸、口服液)

推荐意见10:轻症。

(1)湿热夹风证

临床表现:发热、乏力、头身困重、肌肉酸痛、咽痛、胸闷、咳嗽、痰稠质白或黄、舌质淡红或红、苔薄黄或厚腻,脉浮数或滑数。

推荐处方:银翘散合玄麦甘桔汤加减

基础方剂:银花30 g,连翘30 g,芦根30 g,青蒿30 g,虎杖30 g,马鞭草30 g,苍术9 g,竹叶6 g,荆芥9 g,桔梗6 g,牛蒡子9 g,射干9 g,玄参15 g,菊花15 g,薄荷6 g,藿香9 g,西洋参9 g(或北沙参

25 g),大黄6 g,甘草6 g。

服法:每日1剂,水煎400 mL,分2次服用,早晚各1次。

推荐中成药:疏风解毒胶囊、连花清瘟胶囊(或颗粒)、柴芩清宁胶囊、六神丸(胶囊)、银翘解毒片(颗粒)、蒲地蓝消炎口服液

疏风解毒胶囊:口服。一次4粒,一日3次。疗程5~7日。

柴芩清宁胶囊:口服。一次3粒,一日3次。疗程5~7日。

连花清瘟颗粒:口服,一次1袋,一日3次。疗程5~7日。

连花清瘟胶囊:口服。一次4粒,一日3次。疗程5~7日。

银翘解毒颗粒:开水冲服,一次15 g,一日3次,疗程5~7日。

银翘解毒片:口服。一次4片,一日3次。疗程5~7日。

六神丸:口服。一日3次,温开水吞服,一次10粒。疗程5~7日。

六神胶囊:口服。一日3次,温开水吞服,一次1粒。疗程5~7日。

蒲地蓝消炎口服液:口服。一次10 mL,一日3次。疗程5~7日。

(2)寒湿郁肺证

临床表现:发热、恶寒、乏力、周身酸痛、鼻塞、咳嗽、咳痰、胸闷、纳呆、恶心或呕吐,舌苔白腻或薄白,脉滑或濡。

推荐处方:人参败毒饮

基础方剂:柴胡15 g,人参5 g,川芎12 g,茯苓25 g,枳壳15 g,前胡9 g,羌活9 g,独活9 g,苍术15 g,虎杖30 g,苍耳子9 g,桔梗6 g,藿香15 g,甘草6 g。

服法:每日1剂,水煎400 mL,分2次服用,早晚各1次。

推荐中成药:藿香正气胶囊(水、丸、口服液)

藿香正气胶囊:口服,一次4粒,一日2次。疗程5~7日。

藿香正气水:口服,一次5~10 mL,一日2次。疗程5~7日。

藿香正气丸:口服,一次6 g,一日2次。疗程5~7日。

藿香正气口服液:口服。一次5~10 mL,一日2次。疗程5~7日。

推荐意见11:普通型

(1)热毒蕴肺证

临床表现:发热、咽痛、咳嗽、痰黄、胸闷气促、舌红、苔黄腻或白腻略黄、脉滑或滑数。

推荐处方:麻杏石甘汤合宣白承气汤加减

基础方剂:麻黄9 g,杏仁15 g,生石膏30 g,大黄9 g,瓜蒌皮15 g,连翘30 g,芦根30 g,马鞭草30 g,青蒿30 g,虎杖30 g,葶苈子15 g,黄芩25 g,射干9 g,地龙9 g,益母草30 g,北沙参30(或西洋参9 g),生甘草9 g。

服法:每日1剂,水煎400 mL,分2次服用,早晚各1次。

推荐中成药:连花清瘟颗粒(胶囊)、化湿败毒颗粒、宣肺败毒颗粒

连花清瘟颗粒:口服,一次1袋,一日3次。疗程7~14日。

连花清瘟胶囊:口服,一次4粒,一日3次。疗程7~14日。

化湿败毒颗粒:开水冲服,一次2袋,一日2次,或遵医嘱。疗程7~14日。

宣肺败毒颗粒:开水冲服,一次1袋,一日2次。疗程7~14日。

(2)寒湿阻肺证

临床表现:发热、恶寒或不热、咳嗽、痰白、倦怠乏力、胸闷、脘痞或呕恶、便溏,舌质淡或淡红、苔白或白腻、脉沉细或濡。

推荐处方:麻黄附子细辛汤加味基础方剂:麻黄6 g,附子9 g,细辛6 g,苍术15 g,藿香15 g,厚朴9 g,杏仁12 g,干姜6 g,黄芪30 g,橘红9 g,半夏12 g,炙甘草6 g。

服法:每日1剂,水煎400 mL,分2次服用,早晚各1次。

推荐意见12:重症、危重症

新型冠状病毒奥密克戎变异株感染患者重症、危重症发病较少,推荐参照中华人民共和国国家卫生健康委员会、国家中医药管理局《新型冠状病毒诊疗方案(试行第九版)》进行酌情中医辨证论治。

推荐意见13:恢复期治疗

新型冠状病毒奥密克戎变异株感染患者恢复期中医证型主要有肺脾气虚和气阴两虚,建议此两

类患者参照中华人民共和国国家卫生健康委员会、国家中医药管理局《新型冠状病毒诊疗方案(试行第九版)》进行酌情中医辨证论治。

部分患者有肺(间质)纤维化等病理改变,多出现进行性气短、呼吸急促、动则加重、舌质暗淡、脉细数,多属于中医肾不纳气证型,同时少数患者还有瘀血内阻之象,推荐处方金水六君煎加减,推荐处方:熟地 15 g,茯苓 15 g,半夏 12 g,陈皮 9 g,当归 9 g,蜈蚣 3 g,红景天 9 g,五味子 9 g,山萸肉 15 g,桃仁 6 g,沉香 6 g,甘草 6 g。推荐中成药:补肺活血胶囊:口服,一次四粒,一日三次。

推荐意见 14:针灸治疗

针灸治疗传染病自古有之,疗效确切,可广泛适用于新型冠状病毒奥密克戎变异株感染患者各个阶段,建议使用针灸套管针和无烟艾灸。具体使用方法和适用范围推荐参照中华人民共和国国家卫生健康委员会、国家中医药管理局《新型冠状病毒诊疗方案(试行第九版)》相关针灸治疗部分。

推荐意见 15:儿童治疗

新型冠状病毒奥密克戎变异株感染儿童患者,罹患率较其他变异株明显增高,对奥密克戎变异株普遍易感。儿童感染患者在中医证候特点、核心病机与成人基本一致,治疗参照本中医防治共识,结合儿童患者临床症候和生理特点,酌情辨证使用中药汤剂及中成药。

推荐意见 16:后遗症治疗

新冠肺炎患者出院后普遍存在包括焦虑在内的情绪困扰、记忆/注意力减退、睡眠障碍、认知障碍等心理健康问题,应从临床实际对新冠疾病的后遗症的治疗,可通过中药方剂辨证治疗、中医外治法、针灸推拿治疗,中医功法以及患者自我干预疗法等手段进行康复治疗,其中针灸辨证论治疗效显著,推荐使用中医相关的后遗症的中医药针灸治疗方案。

利益冲突:无

参考文献

[1] 中华人民共和国国家卫生健康委员会办公厅,国家中医药管理局办公室.新型冠状病毒肺炎诊疗方案(试行第八版)[J].中国医药,2020,15(10):1494-1499.

[2] 国家卫生健康委员会办公厅,国家中医药管理局办公室.新型冠状病毒感染的肺炎诊疗方案(试行第三版)[J].天津中医药,2020,37(1):1-3.

[3] 仝小林,李修洋,赵林华,等.从"寒湿疫"角度探讨新型冠状病毒肺炎的中医药防治策略[J].中医杂志,2020,61(6):465-470.

[4] 孙良明,陈劲松,薛燕星,等.国医大师薛伯寿治疗新型冠状病毒肺炎思路[J].世界中西医结合杂志,2020,15(3):393-397,401.

[5] 邹本良,李敏,范铁兵,等.中医药治疗重型新型冠状病毒肺炎(COVID-19)经验总结及诊疗方案建议[J].中医杂志,2020,61(15):1289-1293.

[6] 奚肇庆,周仲瑛.从《温热论》考量新型冠状病毒肺炎的中医辨治[J].江苏中医药,2020,52(4):43-44.

[7] 叶放,吴勉华,程海波,等.国医大师周仲瑛教授《新型冠状病毒肺炎中医辨治方案》解读[J].南京中医药大学学报,2020(2):141-144.

[8] 陈四清,周仲瑛.新型冠状病毒肺炎中医诊治策略与方法刍议[J].江苏中医药,2020,52(4):34-38.

[9] 朱成功,赵亭亭,谢雪姣,等.从新型冠状病毒肺炎防治策略探讨国医大师熊继柏用药特点[J].中国中医药信息杂志,2020,28(4):1-3.

[10] 熊继柏.国医大师熊继柏谈《湖南省新型冠状病毒肺炎中医药诊疗方案》[J].湖南中医药大学学报,2020,40(2):123-128.

[11] 范逸品,王燕平,张华敏,等.试析从寒疫论治新型冠状病毒肺炎[J].中医杂志,2020,61(5):369-374.

[12] 范逸品,张华敏,王燕平,等.新型冠状病毒肺炎中医疾病属性归类简析[J].中医杂志,2020,61(11):921-927.

[13] 杨华升,王兰,姜良铎.姜良铎从"气不摄津"认识新型冠状病毒肺炎[J].中医杂志,2020,61(7):561-563.

[14] 杨华升,王兰,姜良铎.姜良铎教授防治新型冠状病毒肺炎遣方用药思路[J].中国实验方剂学杂志,2020,26(12):23-27.

[15] 喻灿,李旭成,王凌,等.608 例门诊和急诊新型冠状病毒肺炎患者中医临床回顾性分析

[J].中医杂志,2020,61(18):1570-1572.

[16] 王玉光,齐文升,马家驹,等.新型冠状病毒肺炎中医临床特征与辨证治疗初探[J].中医杂志,2020,61(4):281-285.

[17] 郑文科,张俊华,杨丰文,等.从湿毒疫论治新型冠状病毒肺炎[J].中医杂志,2020,61(12):1024-1028.

[18] 孙宏源,毕颖斐,朱振刚,等.天津地区88例新型冠状病毒肺炎患者中医证候特征初探[J].中医杂志,2020,61(10):837-841.

[19] 庞稳泰,张立双,杨丰文,等.新型冠状病毒肺炎防治中的辛开苦降之法[J].中华中医药学刊,2020,38(3):7-9.

[20] 杨丰文,黄明,张俊华.应对疫情中医药救治有哪些优势——张伯礼院士权威解答[J].天津中医药,2020,37(4):363-364.

[21] 高树明,马英,杨丰文,等.张伯礼:中医药在防治新型冠状病毒肺炎全过程发挥作用[J].天津中医药,2020,37(2):121-124.

11. 名家论传染性单核细胞增多症

传染性单核细胞增多症（infectious mononucleosis，IM）是一种临床常见的急性感染性疾病，它可能是由许多病原体引起的，EB病毒（EBV）感染是其中最常见的一种。EBV是在1964年由爱波斯堤（Epstein）和巴尔（Barr）首先从患恶性淋巴瘤的非洲儿童的瘤组织中发现，1968年由亨利（Henle）等报道为本病的病原体，它是一种γ-疱疹病毒，感染全球至少90%的人口。这种病毒通过青少年和年轻人之间的亲密口头接触传播。最常见于青少年和年轻人，持续数周。5～9岁儿童中超过90%的感染过EB病毒，亚洲儿童阳性率高于西方儿童，发展中国家阳性率高于发达国家。其临床特征主要表现为不规则发热、咽喉痛、颈部淋巴结肿大、肝脾大、血液中出现大量异常淋巴细胞，血清中可出现EB病毒特异性抗体等。近年来，IM在成人中发病率也有上升趋势。关于传染性单核细胞增多症在西医方面的诊疗方案主要以抗病毒、对症治疗为主，但是抗病毒治疗、免疫治疗仍存在一定的争议。

一、流行病学特点

IM在秋冬季发病率稍高，多为散发，偶见流行。我国仅在40～50年代期间曾有流行性暴发的报道，自此以后未再有此类报告。任何年龄皆可发病，多数病例呈良性经过，少数症状严重，甚至可出现脑炎、肺炎、呼吸道梗阻等并发症，病程长短不一，自数周至数月不等。EB病毒通过唾液或血液、性传播感染机体，其急性感染方式为细胞溶解性感染，IM的传染源为患者和病毒携带者。患病者一般可获得终身免疫。

二、中医对传染性单核细胞增多症的认识

（一）中医病名

中医本无传染性单核细胞增多症（简称传单，下文同）病名，但有与本病相似的记载和描述，根据其临床症状，可以将IM归为"喉痹""痰核""瘰疬""温毒"等传染性疾病范畴。在我国医书古籍中多有记载，如《诸病源候论》言："风热毒客于咽喉、额颊之间，与气血相搏，结聚肿痛。"《疫疹条辨》云："咽喉者，呼吸之出入，毒火熏蒸至于肿痛。"

（二）中医病因病机

中医认为此病为外感温热病邪所致，或兼之体虚或内有湿热、痰湿、瘀毒，内外相合，发而为病，传变迅速，可侵及他脏。疾病多循卫气营血传变，初在肺卫，结于咽喉，继而传入气营、内穿脏腑，流注经络，伤及营血。热、毒、痰、瘀等因素可贯穿始终，热毒内传，灼津为痰，熬血成瘀，痰瘀互结，耗气伤阴为本病的基本病理。

外感温热病邪先从口鼻而入，首犯肺胃，卫表失和，肺气失宣则见恶寒发热，病邪上攻咽喉故见咽喉肿痛，热毒之邪日久渐盛，伤及气营，则见壮热烦渴，热毒炼液成痰，凝血为瘀，痰瘀互结，流注于经络则淋巴结肿大，内瘀脏腑，则可见腹中积聚痞块。邪毒内窜营血，迫血妄行，可见皮疹发斑，或衄血、尿血等症状。若热毒深重，内陷心肝，可发为抽搐昏迷，病至后期，以气阴血耗伤为主，同时邪毒不易速清，症状消失缓慢。

（三）中医辨证论治

本病在中医学中属"温病"范畴，具有温病传变的规律，即卫气营血，辨证的关键在于分清卫、气、营、血的不同阶段，抓住热、毒、痰、瘀的病机本质，同时对实证和虚证之间的相互转化或者兼而有之应有准确的判断，以指导临床的治疗。

疾病早期，邪犯肺胃，肺气郁闭明显，以疏风清热、清肺利咽为主；至疾病极期，热毒炽盛，由表入里，传入气营，则应清气凉营，解毒利咽；至疾病恢复期，虽毒热已大减，但余毒未清，痰瘀未消，且正

气亏耗,故宜益气生津、清解余热。同时,在辨证时应辨轻重、虚实,邪在卫气多为轻,入营血多为重,初中期多为实证,后期则多为虚证或虚实夹杂。

三、名医论传染性单核细胞增多症

(一)陈昭定

陈昭定老师为新中国培养的新中医,于1957年考进了上海中医药学院医疗系,受到传统系统的中医理论教育,有扎实的中医理论基础。1963年毕业后在北京儿童医院至今,积累了丰富的中医诊疗经验,师承京城北京地区祖传三代的儿科大家王鹏飞。王鹏飞在临床中注重气血,认为气血是脏腑功能活动的物质基础,其在生理上相互为用,病理上相互影响,气血充足、调畅是身体健康的重要标志,气血相互伴随,保持气血的协调,身体就能强壮,反之则可出现病态,体现了气血在人体生命活动和病理过程中的重要地位。王鹏飞在多年的经验治疗中,灵活运用行气活血化瘀之法,多取得不错的疗效。而陈昭定老师十分推崇王鹏飞的这一学术思想,认为其具有极重要的理论及临床价值,他指出早在《内经》就提出气血调畅是生命的根本,另外《素问·调经论》曰:"五脏之道,皆出于经隧,以行气血,气血不和,百病乃变化而生。"至宋《普济方》说:"人之一身不离乎气血,凡病经多日治疗不愈者,须当调之血。"指出久病也是气血失调的原因之一。元代朱丹溪阐述了气血失调的关系,突出气血同病,气病在先的思想,"血为气之配,气热则热,气寒则寒,气升则升,气降则降,气凝则凝,气滞则滞,气清则清,气浊则浊"。受这些古籍影响,同时根据现代的一些药理研究,陈昭定老师更坚定自己的学术思想,在 IM 的中医治疗中,这一学术思想就得到了极大的体现。主要采用清透毒热、畅气活血、散结通络的中医治疗方法,以调和气血的常用方剂青紫汤为基础进行加减,此方治疗的核心思想是"清热化瘀、调畅气血",从而达到恢复气血正常运行,促进机体康复的目的。青紫汤以青黛、紫草、乳香、寒水石为基本组成,青黛味咸寒,入肝、肺、胃经。《得配本草》云其"入足厥阴、太阴经血分。除肝火,解热毒",且其性咸,可软坚消痰,化瘀通络,凉血宁血。紫草其性味甘寒,归心、肝经,《神农本草经》"主心腹邪气,五疸,补中益气,利九窍,通水道"。二药配伍既清解郁热,凉血活血,又可化痰通窍,利湿行水。佐以乳香,入心肝血分,活血行气止痛,加强了通畅

气血的功效。对于热邪较重的加用辛甘咸寒之寒水石清热泻火,引热下行。本方配伍味俱辛咸甘寒,可达深入阴分血分清散体内郁热,软化体内瘀滞,行血活血,并兼以甘寒益阴,减少热耗津枯造成虚热血凝。肝主藏血,调血,肝以血为养,以气为用,是保障气血调和的重要脏器。本方剂组合中青黛、紫草、乳香均入肝经,清肝热、行肝血,体现了调肝以畅气血的学术思想,也体现了陈昭定注重保护正气维持气血充足、协调通畅、保持阴阳平衡的理念。同时,通过临床随机对照研究发现,应用此中药方化裁治疗 IM 可以有效地改善患者发热、咽峡炎,扁桃体、肝脏及淋巴结肿大等临床症状和体征,同时可能有一定的抗病毒和提高免疫力的作用。

(二)郑惠伯

郑惠伯(1913—2003年),重庆市奉节县人,为晚清名医郑钦安之孙。自幼随父(仲宾)学医,后又拜奉节名医李建之为师。1931年参加重庆针灸班学习,同年受业于江苏承淡安函授针灸。在民国时考取中医师资格,1932年正式悬壶夔门,同时参加奉节县慈善机构"济贫药局"义诊三年余。1952年创建奉节县城关联合诊所任所长。1956年调万县地区人民医院(今重庆三峡中心医院)创建中医科,先后任副主任中医师、主任中医师。1990年,被国家人事部、卫生部、中医药管理局确定为全国首批老中医药专家学术经验继承指导老师。郑老多研读《黄帝内经》《难经》《伤寒论》《金匮要略》《神农本草经》等,尤其对明清时期温病学著作领悟最深、收获最大。郑老认为温病就其病因病机来分,不外乎"温热""湿热"两类,分清两者的属性,再予以相应的治疗,即可获得疗效。甘露消毒丹是治疗湿热并重的有效方剂,《温热经纬》推崇本方为"治湿热时疫之主方",功效在于化浊利湿,清热解毒。郑惠伯认为无论中西医的病名如何,只要它们的临床表现符合此方的辨证要点,即可使用,在临床上多用于治疗 IM 证属湿热并重患儿,多取得不错的疗效。如患儿周某,男,4 岁。1977年普查白血病时,发现肝脾大,淋巴结肿大,低热,白细胞在 $20 \times 10^9/L$ 以上,淋巴细胞增多,并有异常淋巴细胞出现,患儿午后体温 38.5℃,倦怠,嗜睡,腹胀,食减厌油,舌红,苔黄白滑,脉滑。西医诊断:传染性单核细胞增多症。辨证:病属湿温,湿热并重,邪滞三焦,肝郁血瘀,腑气不通。拟化浊利湿,清热解毒,舒肝活血,通腑降浊法,用甘露消毒丹、升降散加减,15 剂而获效。

（三）丁樱

丁樱出生于1951年，于1977年毕业于河南中医学院中医系。现任河南中医药大学第一附属医院儿科主任医师，二级终身教授，儿科学学科学术带头人，儿科研究所所长，国家中医药教学名师，首批全国名中医，为第四批、第六批全国老中医药专家学术经验继承工作指导老师，第二批国家名老中医传承工作室专家。丁樱临床四十余年，勤于治学，医绩卓著，学验俱丰，力倡中医学术应与时俱进、师古而不泥古的治学理念。在对IM治疗上，将辨证分期论治视为重点，认为热毒之邪乃致病的主要因素，而痰瘀则是病变过程中的病理产物，同时又可与热毒互结成为新的致病因素。因此，清热解毒、化痰消瘀是本病的基本治法。丁樱将IM分为急性期和恢复期，急性期包括风温袭肺、热毒炽盛两型，而恢复期则以气阴耗伤为主，多兼见"邪毒留络"；在分型治疗中，急性期采用银翘散合白虎汤加减、"解毒散瘀汤"加减（由普济消毒饮化裁而来），尤擅用后方，此方为丁樱教授自拟经验方，由黄连、黄芩、升麻、柴胡、栀子、玄参、生地黄、陈皮、牡丹皮、连翘、桔梗、牛蒡子、蝉蜕、僵蚕等组成。此方配伍严谨，有清热解毒、化痰消瘀之功，切合本病热、毒、痰、瘀之病机。在临床观察中发现疗效确切，能有效地缩短病程和减少并发症的发生。现代药理学研究也发现清热解毒与活血化瘀药的合用对机体的免疫功能具有双重调节作用，通过影响免疫系统等方面的作用达到抗感染、抗炎的目的，并可加强清热解毒药的非特异性抗感染作用。恢复期则多用青蒿鳖甲汤合消瘰丸加减或竹叶石膏汤合消瘰丸。

（四）王必舜

王必舜，男性，汉族，河南省新乡县人，生于1938年。1959年以优异的成绩考入北京中医学院，1965年从北京中医学院毕业后，响应祖国的号召，为支援西北人民的医疗卫生事业来到兰州，在兰州医学院第一附属医院中医科工作30余年，有着丰富的临床经验。王必舜师经方而不泥于经方，博采众长，兼收并蓄，去粗取精，为己所用，擅长于疑难杂症、血液病、颈椎病、妇科病等的诊疗。在IM的治疗中，王必舜认为尽管本病临床表现多种多样，但大多有不同程度的发热，且有一定的传染性，故属中医温疫范畴，治疗应以清热解毒为法。自拟三色汤（大青叶、赤芍、紫草、贯众、金银花、甘草）为基本方，化裁治疗本病，获效满意。曾治雷某，男，20岁。

1984年9月26日初诊。发热3天，乏力明显，食欲不振，平时畏寒。自述2年来经常感冒发热，大约每月1次。曾胸透未见异常，发热期间查疟原虫亦未找到，抗"O"：1∶200。服中、西药无效，而乏力越来越明显。查舌苔白稍厚，舌质淡，脉细数，体温39.2℃，咽不红，浅表淋巴结未发现肿大，肝脾未触及，血压13.3/8 kPa，白细胞总数13.7×10⁹/L，中性粒细胞比率20%，淋巴细胞比率80%（异型淋巴细胞比率25%），嗜异性凝集效价1∶28。西医诊断为传染性单核细胞增多症，中医辨证为久病脾虚，新感邪热，治宜清热佐以扶脾。处方：大青叶12 g，赤芍15 g，紫草12 g，贯众12 g，黄芪30 g，党参20 g，桂枝10 g，淫羊藿10 g，甘草6 g。水煎服，日服1剂。先后复诊5次，共进药18剂，热渐退，食欲增加，乏力已不明显，舌苔薄白，舌质淡红，脉细弱，查白细胞总数5.6×10⁹/L，中性粒细胞比率54%，淋巴细胞比率41%（异型淋巴细胞比率3%，单核细胞3%比率，嗜酸性细胞比率2%）。原方继服3剂，以固疗效，随访半年未见复发。

（五）李文浦

李文浦（沙音白尔），男性，出生于1922年，蒙古族，辽宁康平人，教授、主任医师。早年留学扶桑，后毕业于原满州医科大学，卒业留校重用。曾受聘于州福寿医院。新中国成立后，奉调于辽西省立医学、辽宁省中医医院、辽宁中医学院附属医院，临床诊病四十余年，对医术精益求精，积累了丰富的实践经验。李老潜心中医理论与临床研究，注重辨证与辨病相结合，在继承中，通过临床验证，经纠正古人的片面认识，使祖国医学理论更加充实和完善。尊古而不泥古，探索各家学术思想，集先人之精华，结合临床经验，逐渐形成自己的学术观点。在IM的诊治中，李文浦教授认为本证因湿邪困脾，缠绵难愈，属中医湿温病范畴。李文浦把握病机，运用龙胆泻肝汤加减治疗，屡获良效。如治男患，1955年11月7日来诊。发热1个月，日晡尤甚（体温37～39℃），咳嗽胸痛，周身困重，食欲不振，乏力自汗，舌淡红，苔黄腻，脉细数。曾在某院抗结核治疗未效。查体见咽峡部充血，颈部、腋窝、肘腹股沟均可触及黄豆粒大的淋巴结，肺肝界上移，脾肋下2 cm。血常规：分叶核粒细胞50%，杆状核粒细胞1%，淋巴细胞百分比28%，异形淋巴细胞百分比16%，单核细胞百分比5%。B超检查提示：肝大，脾大。诊断传染性单核细胞增多症。中医诊断：湿温。治以清热利湿，益气活血。药用龙胆草 20 g,黄芩 20 g,栀子 20 g,泽泻 15 g,泽兰 15 g,当归 20 g,柴胡 15 g,青蒿 10 g,砂仁 10 g,板蓝根 30 g,甘草 5 g,服药 5 剂,不再发热,食欲转佳,苔薄白,脉弦细。随诊 3 个月,表浅淋巴结消失,脾触不到,血象正常,基本痊愈。

(六)安效先

安效先出生于 1942 年,1968 年毕业于北京中医药大学(原北京中医学院)中医系。1980 年毕业于中国中医研究院研究生部,1968 年以后开始从事中医临床工作,为全国第三批老中医药专家学术继承人导师,从事中医临床、科研、教学工作近五十年,擅长中医儿科、呼吸与肾脏病,对高热、长期发热、小儿肺炎、支气管哮喘、肾病综合征、过敏性紫癜合并肾脏损害、婴幼儿腹泻、病毒性心肌炎、传染性单核细胞增多症、川崎病、抽动障碍、睡眠障碍等疾病进行了较为深入的探索。主要学术思想有三期分治小儿哮喘,同时总结出小儿哮喘"风痰瘀血"致病学说。关于 IM 病名和病因病机,认为属中医"温病""疫毒"范畴。热、毒、痰、瘀是其病理变化的主要环节。其中热毒之邪乃致病的主要因素而痰瘀则是病变过程中的病理产物,临证治疗当抓其主证,根据不同症状、体征,中医辨证分五型:① 风湿闭肺型:发热而咳轻用银翘散加减,热重而喘咳、气促鼻扇者用麻杏石甘汤合泻白散。② 热毒炽盛型:治宜清气泄热,麻杏石甘汤合泻白散。③ 水热郁结型:治宜清热解毒,利水消肿,方选五味消毒饮合四苓散加减。④ 痰热阻络型:治宜清热化痰,通络散结,方用普济消毒饮合消瘰丸加减。⑤ 瘟毒发黄型:治宜清热解毒利湿,疏肝利胆,方用茵陈蒿汤加减。

(八)张涤

张涤于 1971 年出生于中医世家,祖父、父亲都是长沙城里有名的中医,有较高的专业理论水平。张涤毕业于湖南中医药大学,毕业后就职于湖南中医药大学第一附属医院,为湖南中医药大学第一附属医院二楼名医堂儿科主任医师,从事中医儿科临床工作二十余年,擅长治疗小儿呼吸系统、消化系统疾病,精通中医典籍,谙熟本草药性,特别注重中医辨证与辨病结合的诊疗特色,遣方用药严谨,擅用古方化裁,治验甚众。张涤认为 IM 是以热、毒、痰、瘀为主要病理因素,其关键病机为外感热毒,痰瘀内结。故治疗 IM 以清热解毒、消瘀散结为治则,

从银翘散合白虎汤中化裁出自拟荆石通圣汤,方中荆芥为微辛微温之品,解表散邪,既取其"火郁发之"之意,又防诸药过寒之弊;生石膏甘寒,清热泻火、除烦止渴;二药共为君药。芦根、连翘、紫花地丁、蒲公英共奏清热解毒散结之功而为臣药,使咽喉红肿热痛得缓。牛蒡子、淡竹叶助荆芥解表散邪、清透余邪,知母、玄参助生石膏清热泻火、生津润燥,此四药共为使药;桔梗为诸药之舟楫,可达病所,化痰浊,为佐使之用;甘草调和诸药而为使。兼症现颈部痰核者,加浙贝母、生牡蛎、玄参以清化痰热、软坚散结;毒热入营血,现肌肤斑疹,加板蓝根、水牛角以凉血解毒消斑。

验案如治杨某,男性,4 岁,2013 年 6 月 13 日就诊。患儿 3 天前无明显诱因出现发热,体温波动于 38.0~39.5℃,无寒战、抽搐,无咳嗽,大便干结。体检检查:颈部可触及多个黄豆至蚕豆大小淋巴结,硬度中等,无粘连,眼睑稍有浮肿,结膜正常,咽部黏膜充血明显,扁桃体Ⅱ°肿大,有黄白色脓性分泌物,肝脏肋下 2.5 cm,质软,脾脏肋下 1 cm,质软。于外院检查结果示:血常规提示白细胞计数 23.13×10^9/L,淋巴细胞百分比 73%,血小板计数 413×10^9/L;血涂片示:异型淋巴细胞:19%。外院诊断为传染性单核细胞增多症,予以头孢硫脒抗感染、更昔洛韦抗病毒治疗 3 天,疗效欠佳,遂求中医治疗。现症见:患儿烦躁不安、面色潮红、眼睑浮肿、咽红、扁桃体处可见黄白色脓性分泌物,舌红、苔黄腻少津,指纹暗红达气关。此乃外感毒邪、入里化热所致,处方:荆芥 5 g,芦根 10 g,连翘 5 g,牛蒡子 5 g,淡竹叶 5 g,紫花地丁 10 g,蒲公英 10 g,生石膏 20 g(布包),知母 3 g,玄参 5 g,板蓝根 10 g,甘草 2 g。服药 3 剂,患儿诸症渐消,精神尚可,体温降至正常,面色正常,舌红,苔薄黄,咽喉红肿未完全消退,指纹红达风关。此乃余热未清、津液耗伤所致。处方:玄参 5 g,芦根 10 g,连翘 5 g,牛蒡子 5 g,紫花地丁 5 g,蒲公英 5 g,葛根 5 g,茯苓 5 g,浙贝母 5 g,甘草 2 g。服药 2 剂,复查血常规、血涂片均示正常。

关于 IM 的中医辨证论治,广州中医药大学许华认为邪阻气机、湿遏热伏、邪漫三焦、邪盛毒瘀是该病病机特点,治疗以清热、解毒、化湿为要法。河北省中医院张贵印认为该病以热毒为主,故以清热解毒为本病治本之法,清热解毒法贯穿治疗的始终,佐以活血化瘀,软坚散结。北京中医药大学第三附属医院崔霞从瘀热着手,辨证与辨病相结合,

内治与外治兼用治疗IM。此外,北京市西城区妇幼保健院儿科主治医师郭纯全等应用中药清解散结汤治疗IM。一些中成药制剂在临床试验中,对IM的治疗也取得了不错的疗效,如炎琥宁、双黄连口服液、蒲地蓝消炎口服液、清开灵等。

参考文献

[1] 秦李娜,甄小芳,幺远.传染性单核细胞增多症中西医治疗概况[J].北京中医药,2011,30(6):474-478.

[2] 龙宝光.传染性单核细胞增多症的流行病学[J].国外医学·流行病学传染病学分册,1982(5):216-219.

[3] 郑邦本.郑惠伯辨治温病的学术经验[J].四川中医,1990(9):17-18.

[4] 宋雪成,孟艳,郝润璇,等.中医辨治传染性单核细胞增多症研究进展[J].辽宁中医药大学学报,2020,22(2):136-139.

[5] 王连雪,陈鲁.基于温病学说探讨中医对EB病毒感染的认识[J].世界最新医学信息文摘,2018,18(62):110-111.

[6] 甄小芳.陈昭定学术思想与临床经验探讨及调畅气血治疗传染性单核细胞增多症的研究[D].北京中医药大学,2011.

[7] 郑邦本,王光富.郑惠伯巧用甘露消毒丹[J].辽宁中医杂志,1992(11):7-8.

[8] 陈代斌.承家学代有创新 遵祖训仁心活人——名医郑惠伯治学"五字经"[J].中医药文化,2012,7(3):4-7.

[9] 李向峰,闫永彬.丁樱教授分期论治小儿传染性单核细胞增多症经验[J].中国中医急症,2017,26(4):613-615.

[10] 陈春兰.儿科名医丁樱[J].河南教育(高校版),2009(11):24-25.

[11] 闫永彬,丁樱,任献青,等.丁樱学术思想及临证精华述要[J].中华中医药杂志,2016,31(1):132-134.

[12] 何建成.勤奋求实严谨 博大精深创新——王必

[13] 孙圣麟.文韬武略中西合璧之巨将 浦秀峰峻古今医统之上工——著名中西医结合专家李文浦先生简介[J].辽宁中医学院学报,2002(1):82.

[14] 刘歆颖,肖月星,薛燕星,等.薛伯寿治疗传染病经验[J].中医药临床杂志,2015,27(7):937-939.

[15] 王天恩,王尚平,杨留.传染性单核细胞增多症中医治疗近况[J].内蒙古中医药,1996(S1):162-163.

[16] 安效先.小儿传染性单核细胞增多症辨证治疗[J].北京中医,1987(5):25-26.

[17] 何炜星,张涤,张南,等.张涤治疗儿童传染性单核细胞增多症经验[J].湖南中医杂志,2014,30(4):35-36.

[18] 姜雪平,朱沁泉,张涤.基于中医传承辅助系统的张涤教授治疗小儿外感发热组方用药经验挖掘[J].湖南中医药大学学报,2016,36(12):72-77.

[19] 高烁烁,胡小英,许华.许华教授辨治传染性单核细胞增多症经验[J].新中医,2014,46(5):33-35.

[20] 刘翔川.张贵印治疗儿科疑难病验案举隅[J].陕西中医,1999,20(7):312-313.

[21] 姚楠,崔霞,郭璠.崔霞从瘀热辨治传染性单核细胞增多症1则[J].四川中医,2018,36(4):165-167.

[22] TAKEUCHI K, TANAKA-TAYA K, KAZUYAMA Y, et al. Prevalence of Epstein-Barr virus in Japan: trends and future prediction [J]. Pathol Int, 2006, 56(3):112-116.

[23] 郭纯全,幺远,何强.中药清解散结汤辨证治疗儿童传染性单核细胞增多症96例临床研究[J].中国临床医生杂志,2017,45(3):109-111.

12. 名家论登革热

登革热（dengue fever，DF）是由登革病毒（dengue virus，DENV）引起的一种急性传染病，是全球最重要的蚊媒传染病。伊蚊是本病的传播媒介，一般认为埃及伊蚊是城市型登革热的主要传播媒介，白纹伊蚊是丛林型和农村地区的主要传播媒介。该病主要流行于热带和亚热带地区，是分布最广、发病人数最多、危害较大是一种虫媒病毒性疾病。

一、流行病学特征

据史料记载，1873 年我国福建厦门暴发了第一次登革热，此后登革热每隔数年即在我国东南沿海地区暴发流行一次。近年来，全球登革热疫情显著上升，已报道的登革热病例相比过去 50 年增加了30 倍。有调查表明，约 128 个国家和地区感染过登革热，且每年约有 3.9 亿的感染者，而目前预防登革热的疫苗及抗病毒药物仍未成熟，因此对登革热的防控形势仍然不容乐观，这俨然成为热带及亚热带地区的重大公共卫生问题。2019 年初 WHO 将登革病毒引起的登革热疾病列为 2019 年全球健康面临的十大威胁之一。

登革热是一种古老的疾病，在现代医学的记载中已有 200 余年的历史。登革病毒属黄病毒科黄病毒属。成熟的登革病毒颗粒呈球形，直径 45～55 nm。登革病毒是正单链 RNA 病毒，根据不同的抗原共分为 4 个血清型（DENV‑1、DENV‑2、DENV‑3 和 DENV‑4），各型病毒间有广泛的交叉抗原性，与黄病毒科的其他抗原群无交叉反应，4 种血清型均可感染人，其中 2 型流行最广且重症率及病死率均高于其他型。

登革热发病率高，传播速度快，病死率相对较低，但人群普遍易感。该病的潜伏期一般为 3～15日，通常为 5～8 日。典型的临床表现为高热，头痛，全身肌肉、骨、关节痛（故又名骨折热），有皮疹及出血倾向等。

二、中医学对登革热的认识

登革热归属于中医"温疫"范畴。中医学认为，本病的发生乃因素体正气不足，无力抵抗外邪，复感疫疠毒邪而致。主要病机为疫毒内侵，毒盛致热，热毒壅盛，迫血妄行，毒瘀交结，津液、气血耗伤，导致心、肝、肾、脑、胃肠等脏腑功能失常或实质性损害，而出现一系列病证。

三、名医论登革热

目前，西医学对本病尚无特效疗法，而祖国医学对于本病的防控发挥着举足轻重的作用。关于本病的认识，众多中医家各抒己见，百家争鸣，在参与本病的救治上取得了一定的成就。

（一）谭行华

广东省名中医谭行华教授在治疗登革热方面积累了丰富的经验，通过总结多次登革热疫情暴发的临证经验，形成了邪毒致瘀的核心病机认识和毒瘀并治的中医治疗方法，在临床实践中取得良好的疗效。谭教授认为本病发病由内外因共同作用形成，即人体正气不足，复感疫疠毒邪所致。登革病毒在中医温病理论中属于疫毒，其病性属阳热性质，热邪燔灼，阳热亢盛，故起病以发热为主要特征，且本病患者多有憎寒壮热、头痛、周身骨节疼痛等表现，与太阳表证有类似之处。登革热属疫疠毒邪，疫毒内侵，热毒即生，两阳相合，煎熬血液，灼血成瘀，毒瘀胶结，阻塞经络血脉，血不循经而溢于脉外，外窜肌肤，故可见斑疹、皮疹及各种出血等，且各期登革热患者均可见舌暗红或暗淡的血瘀表现。

因此，谭教授认为，本病的核心病机为疫毒内侵、热毒壅盛、邪毒致瘀、毒瘀胶结。而岭南地区潮湿多雨，民众素体脾虚，故本病多兼有脾失健运及气阴两伤。本病的病机特点为：疫毒内侵、热毒壅盛、邪毒致瘀、毒瘀胶结，气血津液耗伤，导致心、肝、肾、脑、胃肠等脏腑功能失常或实质损害。其中毒瘀胶结、扰营动血是登革热极期出现心、肝、肾、脑、胃肠等脏腑功能失常或实质损害的根本原因。

根据中医学"辨证求因，审因论治""客者除之"的治疗原则，基于对登革热"热毒壅盛、邪毒致瘀、毒瘀胶结"的病机认识，谭教授确立毒瘀并治的治疗原则。治疗上强调清热解毒、活血化瘀、凉血止血，兼顾健运脾胃、益气养阴等。对于本病谭教授认为及时运用活血化瘀法，特别是在早期血瘀证候尚不明显的情况下，加用活血化瘀药物是扭转和截断病情进展、防治出血的重要手段。而在登革热热毒壅盛而正气未伤的阶段，应立足于清热解毒，针对登革热邪毒充斥表里内外的特点，及登革热病毒为温热疫毒之邪，性属阳邪，瘀由血热而致，谭教授认为若仅活血化瘀而不清热凉血，实难达到治疗目的，故及时使用清热解毒药物有助于热毒疫邪的解除，治疗上以中医八法中"清"为法，选用余师愚所创制的清瘟败毒饮为基础方进行加减，常配合升麻宣散调达，导邪外出。另外，谭教授认为由于疫毒热邪属阳邪，最易耗伤阴液，在登革热初期有耗气伤津的表现，此时在活血化瘀、清热解毒的同时，也应注意顾护阴液。病至后期，此时邪气已衰，正气亦伤，阴伤之象更为明显，故此时更应重视益气养阴，调脾和中。故谭教授认为可用薛氏五叶芦根汤加西洋参等药物，以轻清消导、益气养阴。结合岭南地域潮湿多雨的气候特点以及岭南人多有脾虚的体质，加用扁豆、薏苡仁等淡渗利湿，谷芽、麦芽等健脾助运。

（二）刘仕昌

根据本病发病情况和临床特点，刘仕昌教授认为本病可归属温病学中"湿热疫"或"暑热疫"的温疫范畴。热毒壅盛、毒瘀交结为本病的病机，疫毒内侵，热毒即生，两阳相合，煎熬血液，灼血成瘀。瘀既是热毒的病理产物，又可成新的致病因子，一则阻滞营卫肌腠，使营卫不和，气血运行不畅导致发热；另则，毒瘀交结，阻塞经络血脉，血不循经而溢

于脉外，外窜肌肤，可致皮疹及各种出血症。疫病毒邪其性暴戾猖獗，起病急骤，起病后热毒充斥表里内外，且病情凶猛，证候变化复杂，临证时应注意辨证施治。

刘老认为临床上本病常表现为以下几种证型：

1. 起病初期，多见卫气同病，治宜清气泄热解毒，佐以辛凉解表。若症见恶寒发热，寒重热轻，无汗，头痛身重，胸闷腹胀，舌苔白腻，脉濡数或濡缓，则属湿重于热。治宜宣透膜原法。若症见憎寒壮热，热重寒轻，颜面潮红，小便黄，舌苔黄腻，脉濡数，则属热重于湿。可用银翘散加减。

2. 极期多见气分热盛，治宜清热解毒，佐以理气化湿。若症见壮热，面红目赤，头痛如劈，骨节疼痛，便秘尿黄，舌红，苔黄，脉滑数，属阳明热盛，方用加味白虎汤。若症见寒热如疟，脘痞，呕恶，苔白腻或苔如积粉，脉濡缓，属湿热阻遏膜原。方用达原饮加减。

3. 极期亦可见气血两燔。症见高热多汗，汗出热不退，头痛如劈，骨节烦疼，面红目赤，斑疹稠密或出血，舌红绛，苔黄燥，脉滑数。治宜清热凉血解毒，方用加减清瘟败毒饮。

4. 毒犯心脑。症见身灼热，舌謇，肢厥，神昏谵语，手足瘛疭，呕吐频作，舌质红绛，脉细数。治宜清心开窍，凉血解毒，方用清宫汤加减。

5. 毒瘀交结。症见发热夜甚，神昏谵语，口干不欲咽，腹痛拒按，肌肤斑疹，色红紫，并见各部位出血症，舌红紫或有瘀斑，脉沉涩。治宜清热解毒，凉血化瘀，方用犀角地黄汤加减。

6. 恢复期多表现为余邪未清，治宜清涤余邪，养阴生津。若症见倦怠，胸满，知饥不食，口干苦，大便烂，舌红，苔黄腻，属湿热未清者，方用五叶芦根汤加减。若症见热退神疲，口干，不思饮食，小便短，大便结，斑疹渐隐，舌苔白干，脉细，属热伤阴液者，方用沙参麦冬汤或竹叶石膏汤加减。

（三）茹清静

第三批全国优秀中医临床人才茹清静教授认为本病可归属外感热病中的"温疫"范畴，但并不能对等。因为一是本病致病因素登革热病毒已明确，二是本病由蚊虫叮咬所致，其传播途径有别于由"戾气从口鼻而入"所致的"温疫"。另外，茹教授认为，登革热发病与湿热内蕴，伤及脾胃密切相关，若

脾胃有司,正气内存,则邪不可干。根据各地暴发登革热的季节、气候现象及登革热病毒性极剽悍,来势凶猛,传变迅速,具有强烈的传染性的特点以及患者感染后的临床表现,茹教授认为登革热的病因病机,一方面是因湿邪挟热于内,脾胃受损,正气不足,无力祛邪外出;另一方面基于吴又可主张的"戾气"虽"茫然不可测",却是一种客观存在的物质。茹教授认为登革热之为病,亦不在"六淫"之中,乃是一种天地异气,而现代医学已明确该"戾气"为黄病毒科黄病毒属的登革病毒。因此,本病的病因病机还包括由于蚊虫携带疬气疫毒内侵于肌肤腠理,伏于膜原,正邪相搏为患。

治疗上,现代医学指南中根据该病临床表现及病程,将其分为急性发热期、极期和恢复期三期。但茹教授认为,临床上的登革热患者常见为急性发热期与恢复期,极期者较少见或持续时间较短,结合湿热交蒸的气候特点,多数患者临床表现为湿热夹邪,因此,茹教授认为治疗登革热应分两期四型辨证论治。

急性发热期,湿热之邪与疫毒邪气交而为患,此期根据湿热盛衰可分为湿热并重证和热重于湿证。湿热并重证,症见恶寒、发热、倦怠、身热不扬、胸闷腹胀、恶心纳差、咽痛、口渴而不欲饮、小便短赤、泄泻,舌苔白厚腻或干黄,脉濡数或滑数。治宜清热解毒、芳香化浊,方选甘露消毒丹加减。热重于湿证,症见高热、头痛如劈、皮下斑疹、吐血、便血、尿血,舌红绛、唇焦,脉沉数或浮大数。治宜清热化浊、凉血解毒,方选清瘟败毒饮加减。

登革热恢复期仍当遵从《登革热诊疗指南》所述进行辨证论治。发病日久,病邪深入营血,灼伤经络,若客邪未尽,久病则伤其阴津,即为余邪未尽,气阴两伤证。症见乏力倦怠、口渴欲饮、恶心纳差、皮疹瘙痒、大便不调,舌淡红,苔白腻,脉虚数。治宜清热化湿,益气生津,方选白虎汤衍化而来的竹叶石膏汤合生脉饮加减。若素体脾虚较甚,运化失常,则可见湿热稽留,脾虚不运证,症见脘腹胀闷、不思饮食、大便溏薄,舌苔白,质淡红,脉虚缓。治宜益气健脾,渗湿止泻,方选参苓白术散加减。

(四)饶师泉

马来西亚华人医药总会理事长、马来西亚著名名老中医饶师泉教授在其行医年代,马来西亚每年都有发生登革热,且有逐年增加的趋势。饶师泉教授认为虽然中医古籍并无登革热病名的记载,但根据其病症可归属于温病范围,可将其归纳为温病中的瘟疫和疫毒,又因登革热有明显出现疹斑的症状,可属于疫疹范畴。饶师泉教授认为登革热之所以致病,必是感染病原合以六气伤人,加上抵抗力不足,其三者相互影响才能导致疾病的发生。

治疗上,饶师泉教授认为虽登革病毒潜伏于体内未病之时可受到体质与六气的影响,且病邪的轻重与正气强弱,都可影响临床证候变化,故此病发病症状多变,应具体辨证治疗,但皆可从伤寒、温病的各种方药论治。

1. 伤寒太阳证,温病太阴卫分证

太阴风温证:临床轻症之登革热,症见发热恶寒较轻或不畏寒,且头痛骨痛不甚者,口微渴,脉浮数。证属太阴风温,邪犯卫分,可用银翘散合桑菊饮。

太阳伤寒证:症见恶风寒发热较重,头身疼痛,项强腰痛,骨关节疼痛,无汗且脉浮紧等。证属太阳伤寒证,可选《伤寒论》太阳病篇的麻黄汤、葛根汤、大青龙汤治之,麻黄汤可用于登革热见恶寒明显,兼有呕逆,是以口不渴为主。葛根汤多用于登革热见周身肌肉酸痛明显及头项背强紧者,或有微渴,是太阳经病未罢,复初入阳明,经脉不利,气津不达,肌表失养所致。青龙汤其为麻黄汤之变证,临床可见有太阳表实之脉浮紧,发热,恶寒,不汗出而身疼痛;但兼有阳明热之口渴及烦躁。

太阴暑湿证:登革热初起,外感暑湿之邪而见脘闷呕吐,头胀痛沉重如裹,肢体关节沉重酸痛,胸闷乏力,舌苔白腻,脉濡等。证属太阴暑湿,因暑伤风,当用祛暑散表,如新加香薷饮之类;因暑伤寒当以温药解表散寒,理气化湿,如藿香正气散之类。

太阳风湿证:登革热临床见骨痛剧烈者,伴有发热恶寒,无汗,周身疼痛沉重等症状,多属外伤于风湿夹寒所致,可选羌活胜湿汤治之;若有明显口苦而渴,为内有郁热,表里同病的表现,治宜九味羌活汤以发汗凉血解热。

2. 伤寒阳明病,温病气分证

阳明气分证:登革热患者表现为高热而不恶寒,口渴,脉洪数,烦躁谵语,此期当以清凉解热之剂为主,可用白虎汤。

阳明里实热证:若见阳明证大便不通者,可以承气汤类。若是风热毒邪上攻头目而头疼,双目赤痛明显,兼大便不通者,是上有热毒中有热结,可用凉膈散。

伤寒温毒证:若登革热患者表现为表里大热不得汗解,身热面赤,神昏谵狂,口苦烦渴,甚则衄血,为三焦郁热,火热毒盛,当选三黄石膏汤以清热解毒。

卫气同病:可选柴葛解肌汤,饶师泉认为虽言其是用于卫气同病、表里双解之法,实为通治三阳之方。

气血两燔:瘟疫重症见大热烦渴,头痛如劈,腰如被杖,谵语神昏,发斑衄血等。可用清瘟败毒饮清热解毒的同时预防热极之出血。

3. 半表半里证

少阳证:饶师泉认为登革热在临床的寒热可见起伏,既是少阳病之往来寒热,休作有时,邪在半表半里之间,而登革热也见胸闷、恶心、呕吐、纳差等胃肠道症状,亦与条文中"嘿嘿不欲饮食,胸闷,心烦喜呕"相同,还可见有口苦咽干等证,可投与小柴胡汤和解少阳,若兼阳明里实热证,可用大柴胡汤。若兼热利,可用小柴胡汤合葛根芩连汤。热退或发热不明显,伴有痞满腹胀,腹痛下利,胃中不和,恶心呕吐者,既见有痞、痛、利、呕四证,可用半夏泻心汤寒温并治。

邪伏膜原:饶师泉教授认为登革热属于疫病一类,其中必由病毒所传染,马来西亚地处湿热地带,故发病亦多有湿热之邪,其病毒潜伏于膜原表里之分界,所致湿温病之半表半里证,当首推吴又可邪伏膜原之达原饮。

4. 温病热入营分,伤寒少阴热证

热入营分:登革热见皮肤斑疹,身热夜甚,心烦而时有谵语,口干不渴之但欲漱水而不欲咽,当以清营凉血、解毒透热为主,可选方清营汤。若见斑疹,营分兼有气分证者,可用化斑汤。

少阴热证:若见出血或热邪伤营所导致阴虚热盛,烦躁而不能眠者,是以心肾共为少阴,此为水竭而火盛,阴不足而阳有余,水火不济也,故烦出于心,而躁出于肾,可用黄连阿胶汤。若烦热甚者,可合栀子豉汤加减以清心除烦。若登革热邪传于少阴血分,症见少腹硬满而痛,小便自利,大便闭结或黑便,其人如狂者,是有瘀血者,可用桃核承气汤加减。

5. 温病热入血分,邪陷心包证

邪陷心包:高热而神昏谵语,狂躁不安或抽搐者,是阳盛而阴衰,属于热厥,其身体机能大热而亢进,热甚而生风,可用安宫牛黄丸或紫雪丹。

6. 伤寒三阴虚寒证

登革热患者若出血量多而呈虚弱状态,四肢不温,疲倦乏力,属于太阴虚寒者,可用出自《金匮要略》的黄土汤。若虚甚者可用独参汤,选用高丽参、西洋参或两参同用,大补元气以防其虚脱。阳气暴脱者可用四逆汤加减。

7. 病后余热

登革热病除之后,多见低热,疲倦乏力,热邪伤及气津,体质衰弱疲倦者,可用王氏清暑益气汤。若是病后余热,气燥津伤,胃气不和,见气逆欲呕者,可以竹叶石膏汤。

饶师泉在治疗登革热上主张寒温并用、辨证论治,善运用伤寒六经学说辨证论治,亦结合温病卫气营血理论;善用经方,兼用时方,认为六经理论是可以灵活运用于疾病的各个阶段,也因时、因人、因地应用时方。饶师泉认为疾病之发生外关乎细菌病毒的侵入,内关乎自身的体抵抗力弱,内外二因之中,仍以内因更为主要,故治疗上要祛邪扶正,注重根本;结合马来西亚的气候及个人体质,应注重寒邪和体质差异。

(五) 梅广源

广东省中医院急症科主任梅广源教授于二十世纪五六十年代赴海南进行登革热的防治工作。梅教授认为登革热属祖国医学温疫范畴。其病因病机乃因疫疠之邪经口鼻或皮毛而伏于半表半里或盘踞阳明,日久内陷入营入血,邪伤经络,迫血妄行,即基本病机为邪陷化火化燥。

治疗上,临床常根据症状分为湿热和暑燥两型论治。湿热型:临床表现为初起憎寒壮热,继而但热不寒,日晡益甚,头痛,眩晕,四肢倦怠,周身疼重,可有胸闷,恶心呕吐,脘腹胀满,或腹泻或便秘,舌质红,苔黄腻,脉数或濡数。治以温运气机,解毒避瘟,方选达原饮加减;1~2天后,如仍壮热,大汗出,脉洪大数,用白虎汤加减。如发斑疹、色赤紫,烦渴,脉数,以化斑汤合黄连解毒汤加减。暑燥型:临床表现初起恶寒或寒战,高热,头痛剧烈,眩晕,关节疼痛,腰如被杖,口干焦或口渴引饮,面目红赤,可

有腹痛、恶心或呕吐，或便秘，或大便如酱，尿黄短，舌质红，苔黄干或黑，有芒刺，脉滑数或沉数。治以清表里气血之热，解毒避瘟。方选清瘟败毒饮加减。同时，对于出血、高热、休克、昏迷等症对症治疗采用综合措施敛阴救逆。

（六）何炎燊

广东省名老中医、东莞市中医院名誉院长、国务院批准为"有突出贡献中医药专家"、享受政府特殊津贴的何炎燊教授在 1985 年秋季东莞及附近地区登革热流行两个月期间治愈二百余例患者。其认为发于秋季的登革热，有伏暑或兼寒、挟湿等各种不同证型，皆可按伤寒、瘟疫之法治之。何教授认为，其所治疗的 1985 年东莞地区之登革热不按卫气营血传变，亦不属于伏邪由里出表。应分三期辨证。

初期：① 登革热初起，或二三日，恶寒甚，重裘不温，壮热无汗，体若燔炭（体温多在 40℃以上），头痛如劈，面赤睛痛，项强拘急，骨楚如被杖，腰脊如折，心烦微渴，脉浮洪而数，舌不绛不燥，苔白或黄欠润者，此卫气同病，表寒盛而里热方炽也，宜用人参败毒散加减，全方组成：太子参、柴胡、茯苓、葛根、前胡、羌活、独活、枳壳、桔梗、石膏、甘草。② 登革热，二三日后，错过表散之机，邪乃迅速化热入里，表现为恶寒未罢，汗出不畅，壮热不退，头痛如刺，项强身痛，面红目赤，心烦口渴，溺赤，便溏黄，肛热，或咽痛，衄血，或四肢发疹，舌红苔黄干，脉弦洪而数者，此卫分之邪未尽，气分之热已燔，类似伏暑，宜用三石汤加减，全方组成：滑石、寒水石、崩大碗、一包针、石膏、金银花、连翘、板蓝根、黄芩、葛根、柴胡。③ 登革热初起，恶寒，发热，头痛而重，或如裹如蒙，肢体沉重，胸脘满闷喜呕，大便溏滞不爽，脉濡数，舌不绛不燥，苔白厚滑，或白底罩黄，或白如积粉者，此疫邪挟湿，盘踞募原，宜用达原饮加味，全方组成：槟榔、黄芩、白芍、知母、柴胡、甘草、厚朴、草果、半夏、僵蚕、蝉蜕。

中期：① 登革热二四日以上，恶寒罢，头痛减，汗出而热不退，骨节疼烦，四肢酸楚尤甚，屈伸拘痛，脉洪大，苔黄口渴者，此邪留阳明气分，宜用桂枝白虎汤加味。全方组成：石膏、知母、薏苡仁、桑枝、白茅根、甘草、桂枝、丝瓜络、地骨皮。② 登革热热退复热，或寒热往来，额颞疼痛，心烦懊恼，干呕气逆，胁脘痞满，纳呆口苦，肢体倦怠，舌心苔厚，向边尖渐薄，脉弦细或滑数者，此邪留三焦，枢机不利，宜用柴胡温胆汤加减，全方组成：柴胡、黄芩、竹茹、焦山栀、豆豉、茯苓、滑石、陈皮、枳实、半夏、甘草。③ 登革热表证未解，头痛，发热，微恶寒，复下利频频，色溏黄或夹红白黏液，腹痛里急，肛热，口渴心烦，苔黄，脉数者，此表证失治，邪陷肠胃，宜用葛根芩连汤合白头翁汤加味，全方组成：葛根、黄连、黄芩、白头翁、秦皮、黄柏、金银花、滑石、木香。④ 登革热恶寒渐罢，壮热如燎，头痛如锥刺、如火灼，身重疼痛，四肢拘急，息鼾嗜睡，或烦躁谵妄，甚则神识昏糊，疹多而密，色赤带紫，或吐血、衄血、黑粪、尿血，舌干红或绛，苔燥唇焦，脉弦数或沉细数者，此热邪内陷营血，宜用清瘟败毒饮加减，全方组成：羚羊角、玳瑁、石膏、甘草、生地、玄参、山栀子、连翘、知母、黄连、黄芩、竹叶、赤芍、牡丹皮。狂躁加紫雪丹，神昏加安宫牛黄丸，吐衄、黑粪加大黄，尿血加白茅根、小蓟。

末期：① 登革热大势已平，仍有低热（体温一般在 37.5℃左右），头目不清，肢体微痛，纳呆，口苦，舌苔未净，此余邪留恋，气机不畅，宜用五叶芦根汤与驾轻汤加减，全方组成：莲叶、霍香叶、竹叶、枇杷叶、佩兰叶、焦山栀、豆豉、芦根、南豆花、冬瓜仁。② 登革热热退，汗多，头项尤甚，口干思水，短气倦息，舌红苔少，或苔薄而干，脉虚数者，此病后气津不足，宜用竹叶石膏汤加减，全方组成：竹叶、麦冬、半夏、粳米、石斛、太子参、甘草、石膏、谷芽。③ 登革热热退净，或仅微热，心烦，口干，舌赤，四肢疹出色深红而痒者，此热伤脉络，血从外溢，宜用清营汤加减，全方组成：玄参、生地、白茅根、白芍、麦冬、牡丹皮、旱莲草、金银花、蝉蜕、甘草。

参考文献

[1] 张复春,杨智聪.登革热[M].北京:科学出版社,2008.

[2] 亨晋涛.登革热防治研究进展[J].第三军医大学学报,2019,41(19):1902-1907.

[3] 刘叶,钟嘉熙,阮静.登革热的中医辨治[J].新中医,2007,39(11):97-98.

[4] 林路平,艾香英,贾士杰,等.谭行华教授从毒瘀论治登革热经验介绍[J].新中医,2016,48(7):

224－226.

[5] 史志云.刘仕昌教授治疗登革热经验[J].新中医,1994(10):11－12.

[6] 徐鑫陵,茹清静,孙涛.茹清静分两期四型辨治登革热经验[J].浙江中西医结合杂志,2019,29(3):173－175,180.

[7] 李松.马来西亚名医饶师泉寒温并用辨治登革热经验探析[D].广州:广州中医药大学,2017.

[8] 李俊.梅广源教授治疗登革热经验[J].现代中西医结合杂志,1997(2):275.

[9] 何炎燊.试论登革热证治[J].新中医,1987,6(5):1－3.